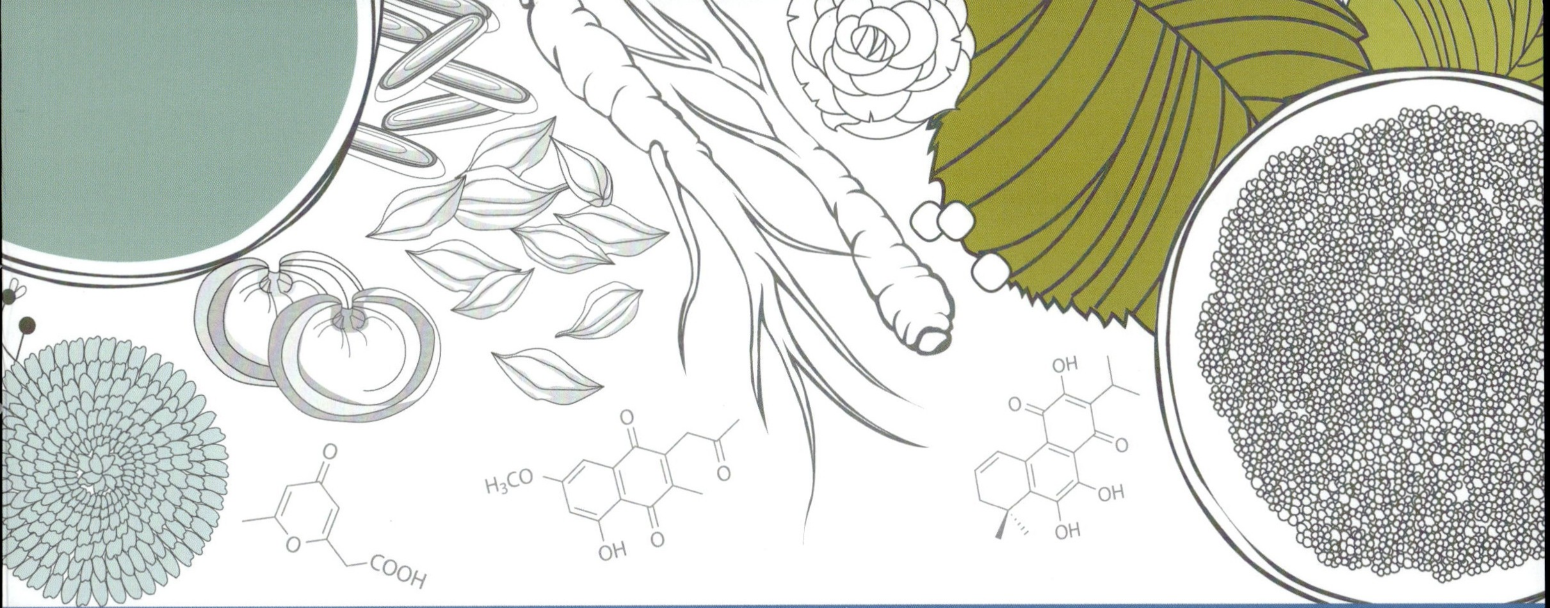

생약학

개정2판

PHARMACOGNOSY

생약학교재 편찬위원회 저

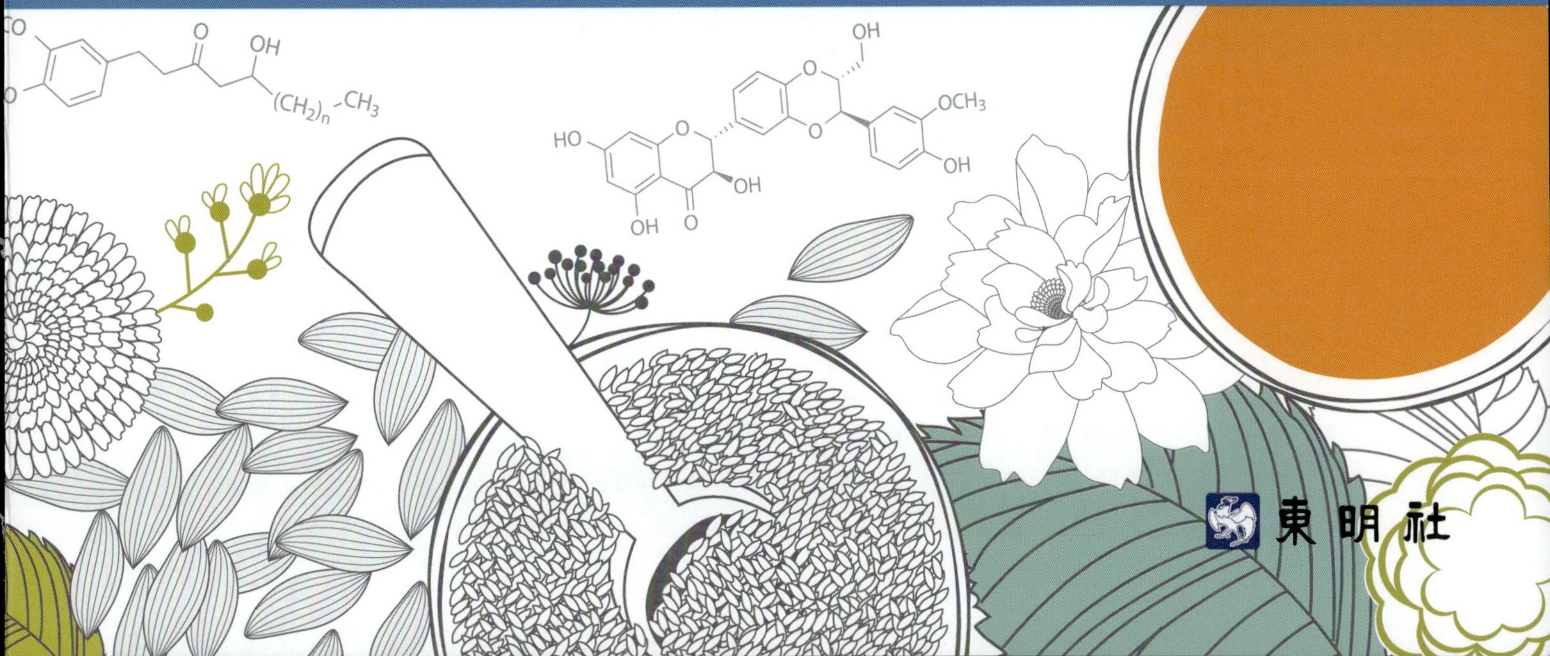

東明社

생약학교재 편찬위원회 편집위원

– 편집위원장 **김진웅** (서울대학교)

강 교 빈 (숙명여자대학교)
권 용 수 (강원대학교)
김 기 현 (성균관대학교)
김 대 근 (우석대학교)
김 선 여 (가천대학교)
김 승 현 (연세대학교)
김 영 호 (충남대학교)
김 윤 철 (원광대학교)
김 정 아 (경북대학교)
김 진 웅 (서울대학교)
김 철 영 (한양대학교)
김 현 정 (목포대학교)
김 혜 경 (경성대학교)
김 홍 표 (아주대학교)
나 민 균 (충남대학교)
남 주 원 (영남대학교)
민 병 선 (대구가톨릭대학교)
박 소 영 (단국대학교)
박 희 준 (상지대학교)
서 은 경 (이화여자대학교)
성 환 길 (한국국제대학교)
송 경 식 (경북대학교)
심 상 희 (덕성여자대학교)
안 미 정 (경상대학교)
양 민 혜 (부산대학교)
양 희 정 (강원대학교)
오 원 근 (서울대학교)
오 좌 섭 (단국대학교)
오 현 철 (원광대학교)
우 은 란 (조선대학교)
유 수 연 (순천대학교)
윤 기 동 (가톨릭대학교)
이 강 노 (성균관대학교)
이 기 용 (고려대학교)
이 동 성 (조선대학교)
이 미 경 (충북대학교)
이 민 아 (순천대학교)
이 민 원 (중앙대학교)
이 상 국 (서울대학교)
이 윤 실 (이화여자대학교)
이 익 수 (전남대학교)
이 종 현 (동덕여자대학교)
임 동 술 (삼육대학교)
장 대 식 (경희대학교)
장 영 표 (경희대학교)
정 기 원 (차의과학대학교)
정 길 생 (계명대학교)
정 은 주 (경남과학기술대학교)
정 지 형 (부산대학교)
조 남 기 (전남대학교)
진 영 원 (동국대학교)
최 혁 재 (영남대학교)
최 형 균 (중앙대학교)
홍 승 헌 (원광대학교)
황 방 연 (충북대학교)
황 완 균 (중앙대학교)

(가나다순)

생 약 학

초판 발행 2006년 2월 25일
개정판 발행 2010년 2월 25일
개정2판 9쇄 발행 2022년 2월 28일

공저자 생약학교재 편찬위원회
펴낸이 최국주
펴낸곳 동명사
출판등록 1950년 11월 1일(제1-76호)
주소 (우 10881) 경기도 파주시 회동길 50(문발동)
전화 031-955-7200(대표)~2, 7203(편집부), 7204(물류)
팩스 031-955-7205
전자우편 webmaster@dmsbook.com
홈페이지 www.dmsbook.com

東明社

ISBN 978-89-411-8117-0 93510
값 60,000원

머리말

우리나라 약학대학의 주요 과목인 생약학을 위한 교재는 1957년 서울대 약대 이선주 교수와 성균관대 약대 이용주 교수가 『생약학』을 펴낸 것이 효시이다. 이 후 『생약학』은 개정을 거듭하면서 전국 약대에서 널리 사용되었다. 그러나 생약학의 발전에 따라 교과서의 개편이 필요하다는 세간의 의견에 따라 1988년에 한대석 교수에 의하여 새로운 모습으로 재탄생되었고, 이를 보완한 교과서가 계속 발간되었다. 그럼에도 불구하고 최근 학문의 진보를 반영하기 위해서는 부분적인 개정보다는 전반적으로 내용을 새로 집필해야 한다는 지적에 따라 이 책을 펴내게 되었다.

이 책은 총론과 각론으로 구분되어 있는데, 총론은 생약학에 대한 배경, 품질 평가, 성분 등에 대한 설명을 하였으며, 각론에서는 대한 약전 제8개정(2002년) 수재 생약 전 품목과 대한 약전외 한약(생약) 규격집(2002) 수재 생약 중 사용 빈도가 높은 생약을 수록하였고, 기타 세계적으로 널리 알려진 생약도 선별하여 실었다.

이 책의 특징으로는 생약재와 기원 동식물에 대한 사진 자료를 전면 칼라로 수재한 것이라 할 수 있다. 또한 최근의 연구 결과를 대폭 수용하여 「약리」 분야를 강화하였다. 총론 부분 중에서는 「생약 성분」 부분을 보강하여 성분의 화학 구조를 쉽게 이해할 수 있도록 생합성 과정으로 구분하여 설명하였다.

생약학 교과서를 집필하면서 여러분의 도움을 받았다. 특히 부산대 약대 박종희 교수는 생약, 내부 조직 및 식물 사진을 제공하였고, 충남대 약대 배기환 교수로부터 식물 사진을 받아서 이 책에 사용하였다. 이 지면을 빌어 다시 한번 두 분 교수님께 감사의 마음을 전한다. 아울러 이 책을 만드는 과정에서 서울대 약대 안미정 박사, 김철영 박사의 헌신적인 도움이 있었음을 밝혀둔다.

제한된 시간 내에 책을 편집하였으므로 미비한 점이 많고, 보완해야 할 곳이 있음을 잘 알고 있지만, 추후에 보다 정돈된 모습으로 선을 보일 것을 약속하면서, 이 책의 간행에 있어서 여러 어려운 점을 극복하여 준 동명사 관계자 모든 분께 감사드린다.

2006년 2월

편집위원장 김진웅

제2판을 발행하면서

2006년 봄에 『생약학』 교재를 새로 편집해 발간한 후 대한민국 약전을 비롯해 중국과 일본에서 약전을 개정함에 따라 2010년에 개정판을 발행한 바 있다. 그러나 2012년 말에 우리나라 약전 제10개정판 및 대한민국 약전외 한약(생약) 규격집이 발행되면서 6년 전에 발간된 『생약학』 교재의 내용을 전반적으로 재검토할 필요성이 제기되었다. 이번에 발간되는 『생약학』 제2판에서는 한 · 중 · 일 약전의 개정 내용을 포함하는 것은 물론 최신 연구 결과 중 교재에 적합한 내용을 포함하도록 편집하였다. 촉박한 출판 일정에 맞추어 편집에 동참하신 편집위원의 협조에 감사드리며 서울대 생약학 연구실 대학원생인 강교빈, 이동영군의 도움이 있었음을 밝혀둔다.

2013년 2월

편집위원장 김진웅

머리말

생약의 역사는 유구하여 인류의 역사와 더불어 존재하였다. 우리 조상들은 자기 주변에서 손쉽게 얻을 수 있는 식물 · 광물 · 동물 등 천연물을 질병치료에 이용하였으며, 여기에서 얻어진 경험과 지식이 그대로 축적되어 오늘의 약학의 바탕이 되었다. 이렇게 이룩된 약학이 근대 자연과학 발전의 기틀이 되어 왔음을 일찍이 의학자요 식물학자인 독일의 석학 Schleiden이 "생약학은 모든 자연과학의 모체이다"라고 갈파한 말에서도 엿볼 수 있다. 또한 작금의 눈부시게 발달한 기기와 그 분석 기술로 인해 모든 자연 과학 분야에서도 그렇거니와 천연물 화학, 특히 생리 활성 물질의 분리, 생합성 과정의 판명, 약리 성분의 체내에서의 동태 등이 속속 구명되고 있다.

한편 의료보험 시행에 있어서도 한의학이 참여하고 있으며, 이를 감안할 때 그 교육의 방향과 내용의 개선이 요망되고 있다.

이 책은 이러한 요망에 부흥하여 편찬하였으며, 총론과 각론으로 구분하였다. 총론에서는 생약과 생약학, 그의 역사적 배경, 의약품으로서의 생약의 특성과 함께 생약을 이해하고 실지로 다룰 수 있도록 품질 평가, 분류, 이용 등을 개설(槪說)하였고, 특히 생약 성분의 이해를 위하여 식물 체내에서의 성분 생합성 경로를 요약하였다. 각론에서는 대한약전 제5개정판 수재 생약은 전부를, 세계의 유명 생약과 생약규격집(1988년판) 수재 생약은 사용 빈도가 높은 것을 택하였고, 배열은 학습과 기억에 편하도록 공용 부위별로 하였다. 생약 각조의 기재 중 성상은 요약하였으나 대한 약전과 대체로 일치하도록 하였다. 생리 활성 성분 검출이나 신약 창출에 있어서 성분의 이해가 중요할 것이므로 개개 생약의 알려진 성분은 비교적 많이 열거하는 동시에 입체 화학 구조식도 될 수 있는 대로 많이 제시하였다.

약사의 직능과 직접 관계있는 한방 처방의 수용을 돕기 위하여 상용 한방 처방을 권말에 부록으로 첨부하였다.

이 책은 약학도의 교재로 또는 약업종사자, 생약 연구원의 참고가 되도록 집필에 노력은 하였으나 생약학 관계분야의 방대한 업적을 한정된 시간 내에 정리한다는 것도 어렵거니와 충분히 퇴고하지 못하였기에 미흡과 오류가 있을 것으로 소료되는 바 이는 여러분의 질정과 지적을 받아 후일에 보완을 기하고자 한다.

이 책의 간행이 있기까지 여러 가지 어려움을 극복하여 주신 동명사 사장님, 동 편집부 여러분에게 감사한다.

1988년 2월

대표저자 한대석

서 문

항생물질 만능시대의 감이 있는 근래에 있어서 의약의 근본인 생약학에 대하여 소홀히 하는 경향이 없지 않다. 그러나 근대 문명을 자랑하는 미국의 약학 대학에 있어서도 생약연구가 진지하며, 일본과 독일에 있어서는 모든 약학의 근원이 되다시피 그 연구에 주력을 기울여 온 것은 우리가 잘 아는 바이다. 우리 한국에 있어서는 그 수요량으로 보나 의료제도로 보나 생약의 역사가 가장 찬란하였고 동양 여러 나라 중에 근대적으로 발달되었다고 선배들은 논하고 있다. 최근 구미학자들이 생약 방면 연구에 착안하여 연구 재료, 문헌 등을 우리 한국에 조회하는 일이 적지 않다고 한다.

약의 모체인 생약은 긴 역사를 가지고 연구를 거듭하여 왔던 것임을 망각하고 경솔히 생각하는 것은 마치 물질 문명이 극도로 이루어진 오늘날 사람들이 고유한 동양 도덕을 외면으로만 보아 천시하는 것과 같다고 생각된다. 즉, 생약을 연구하는 것은 케케묵은 일이 아니고, 고래로부터의 심오한 이치를 해득하도록 더욱 노력하는 데 약학의 발전이 있다고 생각되며 생약학의 무게도 여기에 있다고 본다.

이 책 중 기원 · 재배 · 성상 · 구조 · 도표 · 유사생약 · 약리작용 등과 부록 각항은 이선주가, 성분 · 반응 및 용도의 각항은 이용주가 각각 분담 집필하였다. 미비한 여러 점은 동학 제현께서 지도 편달하여 주시기를 바라마지 않는다.

또 도표제작에 노력을 해준 이승본 군 및 시종 교정에 애써 준 한대석 석사에 대하여 감사의 뜻을 표한다. 그리고 이 책을 출판되게끔 힘써 주신 동명사 직원 및 선미인쇄소 직원제위에게 특히 경의를 표한다.

단기 4290년 4월

이선주, 이용주

차 례

제 1 부 총 론

제 2 부 각 론

2. 근경류 241

5. 전초류 477

6. 엽류 537

7. 피류 565

일러두기

1. 본 책에 수재된 생약은 「대한민국약전」(제 11개정, 2015년) 수재생약 165종과 「대한민국약전외 한약(생약)규격집」(2015년) 수재생약 127종, 그 외 94종을 선별하여 실었다. 생약명과 기원, 성상, 확인시험 및 규격(순도시험 포함) 항목에는 대한약전과 생약규격집의 내용을 수재하는 것을 원칙으로 하였다. 그러나 그 내용이 빈약하거나 필요이상으로 긴 항목에 대해서는 「생약학」(동명사, 1988년, 2003년, 2006년)의 내용을 이용하였다.

2. 생약의 분류는 사용부위별로 하였으며, 「대한민국약전」(KP, Korean Pharmacopeia, 제 11 개정), 「대한민국약전외 한약(생약)규격집」(KHP, Korean Herbal Pharmacopeia, 2015년), 「중국약전」(CP, Chinese Pharmacopeia, 2010년), 「일본약전」(JP, Japanese Pharmacopeia, 2011년)을 기준으로 해당생약의 수재여부를 KP, KHP, CP, JP로 각각 표기하였다.

3. 학명은 「대한민국약전」과 「대한민국약전외 한약(생약)규격집」에 수재된 내용을 원칙으로 하였으며, 오기된 학명이거나 외국생약의 학명은 The International Plant Names Index (IPNI, www.ipni.org)와 「원색대한식물도감」(이창복, 2003년, 향문사)을 따랐다. 생약의 기원에 있어서는 「한약백과도감」(박종희, 2002년, 신일상사), 「한국 · 중국 · 일본의 생약비교연구」(한대석 외, 1996년, 한국의약품수출입협회), 「한국의 약용식물」(배기환, 2001년, 교학사) 및 「원색한국약용식물도감」(육창수, 1997년, 아카데미서적)을 참고로 하였다. 기원과 성상항목에는 박종희 교수, 배기환 교수, 성환길 교수가 제공한 식물사진과 생약사진을 삽입하였다.

4. 보존명이 사용되는 과명(科名, family name)의 경우에는 보존명을 사용하였다.

과명	보존명	합법명
국화과	Compositae	Asteraceae
꿀풀과(순형과)	Labiatae	Lamiaceae
물레나물과	Guttiferae	Clusiaceae
미나리과(산형과)	Umbelliferae	Apiaceae
십자화과	Cruciferae	Brassicaceae
야자과 (종려과)	Palmae	Arecaceae
콩과	Leguminosae	Fabaceae
화본과(벼과)	Gramineae	Poaceae

5. 생약의 사진에는 1cm를 나타내는 검은색 막대(━)를 삽입하여 생약의 실제 크기를 짐작할 수 있도록 하였다.

6. 성분은 주요성분과 활성물질을 위주로 실었고, 특이한 골격의 화합물은 필요할 경우에만 기재하였다. 화합물의 골격별로 나누어 실었으며, 주요성분 또는 주된 생리활성을 나타내는 성분이거나 약리활성이 언급되어 있는 성분에 대해

서는 구조식을 삽입하였다. 보고된 화합물의 구조는 「Dictionary of Natural Products」(Djerassi C *et al.* 1994, Chapman & Hall, Cambridge)나 ScienceDirect (www.sciencedirect.com), SciFinder (www.cas.org/SCIFINDER), Reaxys (www.reaxys.com)를 참조하였다.

7. 약리활성을 「대한약전 및 대한약전외 한약규격주해」(지형준, 1998년, 한국메디칼인덱스사)에 수록된 항목으로 크게 나누었고, MedLine검색 (www.nlm.nih.gov)을 기본으로 하여 새로운 항목을 추가하였다. 약리와 응용항목에 대해서는 화한약백과도감 (和漢藥百科圖鑑) [Namba T, 1995, Hoikusha, Osaka)을 참조하였다.

8. 약리의 각 항목에 대해서는 연구결과가 *in vivo* 또는 *in vitro*에서 얻은 것인지를 괄호 안에 표시하였으며, *in vivo*의 경우에는 실험에 사용한 실험동물의 종류 (예, mouse-생쥐, rat-흰쥐)와 투여경로를, *in vitro*의 경우에는 실험조건을 표시하였다. 수침제의 경우, 생약과 물의 질량비를 표기하였고 (예, 1:3), 전제 (煎劑)라는 용어는 생약을 물로 달인 액이라는 의미로 사용하였다. 항미생물작용은 항세균작용, 항진균작용, 항원충작용 항바이러스작용, 방부작용 전체를 포괄하는 의미로, 항균작용은 항세균작용과 항진균작용을 포괄하는 의미로 사용하였다.

9. 규격 항목에서는 「대한민국약전」에 따라 검화가를 비누화가로, 불검화물은 비비누화물로 바꾸어 기재하였다.

10. 용법에 있어서는 별도의 표기가 없는 한 「대한약전 및 대한약전외 한약규격주해」에 수재되어 있는 물로 달여서 하루 동안에 복용하는 건조된 생약의 양을 기재하였다.

11. 주의 및 부작용의 항목에 독성에 관한 내용을 같이 실었다.

12. 참고문헌은 연속간행물에 한해서 각 항목의 맨 뒤에 일련번호의 순으로 기재하는 것을 원칙으로 하였다. 자주 인용되는 단행본에 대해서는 다음과 같은 기호로 본문 중에 표기하였다.

¶1 향약 (생약)대사전 식물편, 정보섭, 신민교, 영림사, 1990, 서울

¶2 Chinese Drugs of Plant Origin, Tang W, Eisenbrand G, Springer-Verlag, 2nd Edition, 1992, New York, USA

¶3 Pharmacognosy, Phytochemistry, Medicinal Plants, Bruneton J, Intercept, 1995, Paris, France

¶4 The Complete German Commission & Monographs: Therapeutic Guide to Herbal Medicines, Blumenthal M *et al.*, American Botanical Council, 1998, Austin, USA

¶5 완역 중약대사전, 김창민 외, 정담, 1998, 서울

약 어

- a.a.: amino acid
- Ac_2O : acetic anhydride
- ADP : adenosine diphosphate
- AMPK : adenosine monophosphate-activated protein kinase
- BCG : Bacillus Galmette-Guerin
- *b.i.d* .: bis in die, twice a day
- *n*-BuOH : normal butanol
- cAMP : cyclic adenosine monophoasphate
- CH_2Cl_2 : methylene chloride
- $CHCl_3$: chloroform
- COX : cyclooxygenase
- DMF : dimethylformamide
- ds DNA : double strand deoxyribonucleic acid
- EtOH : ethanol
- eNOS : endothelial nitric oxide synthase
- GABA : γ-aminobutyric acid
- GPT : glutamic pyruvic transaminase
- GOT : glutamic oxaloacetic transaminase
- HDL : high-density lipoprotein
- HIV : human immunodeficiency virus

- HL: human leukemia
- HOAc : acetic acid
- HSV : herpes simplex virus
- HUVEC : human umbilical vein endothelial cell
- IDDM : insulin dependent diabetes mellitus
- IL : interleukin
- *i.m.* : intramuscularly
- iNOS : inducible nitric oxide synthase
- *i.p.* : intraperitoneally
- INN : international nonproprietary names (WHO)
- *i.v.* : intravenously
- KD : kilodalton
- L. : Carolus Linnaeus
- LDL : low-density lipoprotein
- LPS : lipopolysaccharide
- MAPK : mitogen-activated protein kinase
- MDR : multi drug resistance
- MeOH : methanol
- MMP : matrix metalloproteinase
- MRSA : multi drug resistant *Staphylococcus aureus* / methicillin resistant *Staphylococcus aureus*
- NFκB : necrosis factor kappa B
- NH_4OH : ammonia water
- NIDDM : non-insulin dependent diabetes mellitus
- NO : nitric oxide
- PAF : platelet activating factor
- PKC : protein kinase C
- *p.o.* : per os, orally
- *i*-PrOH : isopropanol
- RPMC : rat peritoneal mesothelial cells
- THF : tetrahydrofuran
- TLC : thin layer chromatography
- TNFα : tumor necrosis factor alpha
- TPA : tetradecanoylphorbolacetate
- *s.c.* : subcutaneously
- *t.i.d.* : ter in die, three times per day

내부구조에 쓰인 약어

- *bf*: bast fiber 인피섬유(靭皮纖維)
- *c*: cambium 형성층(形成層)
- *ca*: clustered crystal 집정(集晶)
- *cb*: crystal bundle 속정(束晶)
- *co*: collenchyma cell 후각세포(厚角細胞)
- *cot*: cotyledon 자엽(子葉)
- *cr*: crystal 결정(結晶)
- *cs*: single crystal 단정(單晶)
- *cu*: cuticule 큐티클
- *cpr*: primary cortex 일차피층(一次皮層)
- *en*: endodermis 내피(內皮)
- *enc*: endocarp 내과피(內果皮)
- *ep*: epidermis 표피(表皮)
- *esp*: endosperm 내유(內乳)
- *f*: fiber 섬유(纖維)
- *fb*: fiber bundle 섬유속(纖維束)
- *h*: hair 모(毛)
- *hg*: glandular hair 선모(腺毛)
- *hy*: hypodermis 하피(下皮)
- *k*: cork (cork cell) 코르크(코르크 세포)
- *ly*: lysigenous intercellular space 파생세포간극(破生細胞間隙)
- *m*: pith 수(髓)
- *mr*: medullary ray 수선(髓線)
- *mu*: mucilage 점액(粘液)
- *muc*: mucilage cell 점액세포(粘液細胞)
- *o*: oil drop 유적(油滴)
- *obs*: obliterated sieve (portion) 퇴폐사부(退廢篩部)
- *oc*: oil cell 유세포(油細胞)
- *p*: parenchyma (cell) 유조직(柔組織), 유세포(柔細胞)
- *pa*: palisade parenchyma (tissue) 책상조직(柵狀組織)
- *pd*: phelloderm (=cork cortex) 코르크 피층(皮層)

- *ph*: phloem 사부(篩部)
- *psp*: perisperm 외유(外乳)
- *pxy*: xylem parenchyma 목부유세포(木部柔細胞)
- *re*: resin 수지(樹脂)
- *s*: sieve tube 사관(篩管)
- *sc*: sclerenchyma (cell) 후막조직(세포) (厚膜組織(細胞))
- *sec*: secretory cell 분비세포(分泌細胞)
- *sp*: spongy tissue 해면상조직(海綿狀組織)
- *st*: stone cell 석세포(石細胞)
- *sta*: starch grain 전분립(澱粉粒)
- *sto*: stoma, stomata 기공(氣孔)
- *t*: tracheid 가도관(假導管)
- *v*: vessel 도관(導管)
- *wf*: wood fiber 목부섬유(木部纖維)
- *xy*: xylem 목부(木部)

총론

Ⅰ. 생 약 학

1. 생약 및 생약학

지구상에 인간이 존재하였다고 믿어지는 수백만 년의 세월 중에서 역사로 남아 짐작할 수 있는 기간은 고작 5000여 년에 불과하다. 약물의 사용은 인류가 시작된 이래 본능과 경험에 의하여 응급 처치한 예가 차차 발전되어 온 것으로 추측되므로, 생약의 역사는 인류의 역사와 함께 시작되었다고 생각된다. 질병퇴치의 수단으로 동서양을 막론하고, 처음에는 모두 자연 상태의 동물, 식물, 광물 등의 천연물을 직접 사용하였거나, 간단히 가공하여 이용하였을 것이다.

인류의 질병에 관한 지식이 점차 발달하면서 질병의 원인이 밝혀지고 치료방법이 확립되어 감에 따라 약효가 정확하게 증명된 천연물을 엄선하여 채집하고 이를 효과적으로 저장하여 투약하는 방법을 모색하게 되었다.

과학이 발전하게 됨에 따라 화학 및 약리학적인 지식은 약용으로 이용되는 천연물에서 활성성분을 단일성분으로 분리하여 그 작용기전을 밝히는 방향으로 진전하였으며, 현재에 이르러서는 화학구조와 활성관계의 구명으로 단일성분으로 분리된 활성성분을 직접 성분의약품으로 이용하거나(예: taxol) 또는 그 구조를 화학적으로 다소 변형시켜 보다 약효가 확실하고 안정성 및 안전성이 높은 의약품을 합성하는 방향으로 발전되고 있다.

이러한 추세에 힘입어 자연에서 생산되는 각종의 천연물은 의약품으로서는 물론 인간에게 유용한 자원으로서 큰 비중을 차지하게 되었고, 더 나아가 새로운 합성의약품의 소재로서도 주목을 끌고 있을 뿐 아니라 근래에는 대체의약품이나 기능성 식품에 이르기까지 이의 활용성이 점차 확대되고 있는 추세이다.

생 약

생약의 어원은 정확하지는 않으나 서양에서 일컫는 'Crude drug'을 우리말로 번역한 것에서 비롯된 듯하다. 생약은 자연으로부터 얻어지는 동물, 식물, 광물 및 미생물과 그 대사생성물을 의약품으로 쓰기 위하여 이들을 간단히 가공하거나(절단, 분쇄, 연마, 추출 등) 또는 부패, 품질저하를 방지하기 위하여 적당한 훈증제를 분무하는 등 그 본질이 변하지 않은 상태의 천연물이거나 유효성분을 추출하거나 제제를 만들기 위하여 사용되는 천연물 등을 일컫는다. 이때 생약의 본체가 되는 동물, 식물의 기관, 세포내용물, 분비물, 추출물 혹은 광물과 미생물 및 그 대사생성물을 천연산물(天然産物, Natural Products)이라 하고, 이들이 약으로 사용되고 있음을 강조하여 천연약물 또는 천연의약품(Natural Medicine)이라 부르기도 한다.

우리가 흔히 일컫는 '한약(韓藥)'은 생약 중에서 우리나라의 선조들이 치료의 목적으로 약용자원으로 사용하였던 것을 일컫는 말이다. 현재 우리가 배우고 있는 생약은 우리 조상들이 사용하던 한약과 중국 및 유럽은 물론 인도, 아메리카 원주민이나 아프리카 등에서 사용하는 외래 생약들을 포함하고 있다. 현재 눈부시게 발전하고 있는 생물 및 분석기술 관련 분야의 연구결과를 생약에 잘 접목시켜 앞으로 우리에게 유용한 생약자원을 더욱 확대하고 개발하여 이를 발전시킬 필요가 있다.

생약학(生藥學, Pharmacognosy)

생약학은 생약을 연구하는 학문으로 천연약물의 역사, 분포, 재배, 채집, 제제화, 감별, 평가, 보관 그리고 약효성분 및 이용 등에 관하여 연구하고, 사람이나 다른 동물의 건강에 영향을 주는 (생약, 생약성분 유도체, 조미료, 청량음료, 살충제, 제초제 등)에 대하여 탐구하여 인간에게 유익한 천연자원에 대한 활용을 연구하는 학문이다. 이를 좁게 해석하면 생약학은 생약의 감별, 평가, 성분, 약리, 이용, 제제화, 보관 등을 다루며, 크게는 생약자원으로부터 직접 또는 간접적으로 새로운 의약품의 개발 및 응용에 대하여 연구하는 학문분야이다.

의약품으로서의 생약은 한때 현대의약의 발전에 급진적인 공헌을 한 서양산 생약만을 우선적으로 지칭한 경우가 있었다. 그러나 현재는 서양의약과 쌍벽을 이루었던 동양의약의 또 다른 우수성이 점차 입증되고 있어 새로운 치료영역의 확대 및 소재의 개발이라는 측면에서 한의약이론에 입각하여 쓰이는 생약인 한약(韓藥) 또는 본초(本草)를 비롯하여 세계 각지의 토착의술에 근거한 전통민속약물 같은 천연산물도 중요시하고 있는 추세이다.

이러한 의미에서 일반대중이 과학적인 근거는 없으나 경험적으로 이용하고 있는 민간약(Folk Medicine)과 단순히 약용 식물이라는 의미에서 초약(草藥) 또는 식물 전체를 말하는 약용식물에 대해서도 관심을 가질 필요가 있다. 나아가서 앞서 지적한 바와 같이 과거 약용자원으로 사용하지 않은 천연자원에 대하여서도 현대의 발달된 과학적 분석법과 약리학을 토대로 새로운 생약을 개발할 필요가 있다.

2. 생약학의 역사

상고시대의 사람들이 그들 나름대로의 논리를 가지고 질병을 치료하던 방법들은 후세에 처방집이라는 형태로 전수되게 되었고, 상당한 기간 동안 그 자체에 대한 지식만으로도 사람들을 질병의 고통에서 벗어날 수 있게 하였다. 이러한 예로서 현재까지 알려진 가장 오래 된 것에 속하는 처방문헌으로 Mesopotamia의 Sumeria사람들이 기록한 점토판 Clay Tablet (B.C. 3~4세기로 추정)이 있고, 또 Ebers Papyrus는 이러한 사실들을 대표할 수 있는 좋은 예이다.

Ebers Papyrus는 1862년 Georg Ebers가 이집트의 미라 무덤에서 발견한 것으로 현재 라이프치히대학 도서관에 보존되어 있는데, 폭이 약 30 cm, 길이가 약 20 cm이고, 116 column으로 되어 있으며, 상형문자로 쓰여 있다. 구약성서 중 모세의 Egypt시대에 해당하는 B.C. 1552년경인 것으로 추정되며, 많은 약품과 처방을 모아놓은 개인의 처방집으로 보고 있다. 처방은 811종, 약품수는 700종을 넘고, 그 중 대부분은 천연에서 얻어진 것으로, 계피, 석류피, 히요스엽, 박하, 아라비아고무, 알로에, 아편, 꿀 등은 오늘날에도 많이 쓰이는 생약이다.

인구가 많아지고 생활범위가 넓어짐에 따라 질병의 종류 및 증상과 치료방법도 다양해져서 필요에 의하여 국가단위나 교역국 중심으로 이를 체계화시키기 시작하였는데, 바로 이러한 치료체계가 후에 토착약물을 탄생시켰다.

우리나라의 향약(鄕藥), 중국에서 시작된 본초학(TCM : Traditional Chinese Medicine), 유럽의 Homeopathy, 인도의 Ayurveda, 인도네시아의 Jamu요법 등은 현재까지도 유명한 토착요법이며, 그 독특한 이론들은 현대의 약학에서도 관심의 대상이 되고 있다.

이 중 현대의약과 쌍벽을 이루고 있는 동양의약은 물리요법에 있어서는 『황제내경(黃帝內經)』, 약물요법에 있어서는

『상한론(傷寒論)』, 그리고 본초에 있어서는 『신농본초경(神農本草經)』이라는 한의약의 대표적인 세 가지 서책에 근거를 두고 수천 년을 전해 내려온 토착의약으로 그 체계면에서 타의 추종을 불허한다.

신화속의 인물인 중국의 염제 신농(炎帝 神農)씨가 집대성한 것으로 전해지고 있으나 후한시대의 명의인 장중경(張仲景) 또는 화타(華陀)가 저술했을 것으로 고증되고 있는 신농본초경은 365종의 생약(상약 120종, 중약 120종, 하약 125종)에 대해 그 기미(氣味)와 효용을 주로 기재하고 있고, 도홍경(陶弘景)의 신농본초경집주(神農本草經集注)에는 730종, 송대의 증류본초(證類本草)에는 1558종, 명대의 본초강목(本草綱目)에는 1894종의 생약재가 수록되어 있어 점진적으로 생약재의 수가 증가하였음을 알 수 있다. 그러나 실제 처방에 쓰이는 생약재들은 약 300종에 불과하며, 이 생약재들은 모두 우수한 효력과 사용법이 확정지어져 있다.

신농본초경의 서론에 기록된 총론적인 사항은, 중국의 약물요법에 대한 기술이 한나라 시대에 이미 완성되고 있었음을 알려주며, 또한 약물요법이 변천됨에도 불구하고 그 체제나 내용을 같이 한 증보판을 간행하여 그 정통성을 유지하고 있음을 보여 주고 있다. 이러한 측면에서 광대한 중국 대륙의 곳곳에서 모여드는 각종 경험방과 수많은 약재의 실제적인 효용성을 포괄하기 위하여 저술한 명나라 시대의 본초강목은 한의약에서 사용하는 약재를 총망라한 약물서로서 전통본초서와는 그 체제와 내용이 다른, 시대적인 요청에 따른 명저이다.

본초강목은 이시진(李時珍, 1518~1593)이 나이 35세(1552) 때부터 자료 수집에 착수하여 61세(1578)에 1차 완성한 후 임종시까지 증보정정을 계속하였으며, 그의 사후인 1596년에 출간된 역작이다. 정통 본초서와는 달리 상, 중, 하의 삼품분류를 폐지하고 과학적 분류체계인 16부 62류로 나누어 1894종의 약용자원을 수록하고, 아울러 본초처방 11,096종을 수재하고 있다. 본초의 내용은 석명(釋明, 別名의 출전, 약물명칭의 유래, 의미), 집해(集解, 산지, 형태, 진위감별 등), 정오(正誤, 기원 및 치료에 관한 논쟁, 저자의 견해 등), 수치(修治, 조제가공법), 기미(氣味), 주치(主治, 본경 이외 제가의 약효 및 출전), 발명(發明, 약효에 관한 서술), 부방(附方, 간단한 처방) 등 8항목으로 나누어 기재하고 있다.

중국의 수많은 고전문헌 중에서 조심하여야 할 사항은 경험이나 임상에 의하여 실제적으로 인증되지 않은 약초나 처방들을 다른 책에서 인용하거나 다른 사람의 증언을 수집하는 형식으로 정리된 것, 즉 서지학적 연구에 의하여 2차 정보집의 형태로 정리, 출간된 것이 많다는 점이다. 이러한 것들은 실질적인 효능 및 효과가 입증되지 않은 것이 포함될 수 있는 위험이 큰 것으로, 이를 전적으로 믿고 바로 임상에 응용하기에는 무리라는 것을 유념하여야 한다.

또한 옛날에 지칭하던 약초가 오랜 세월 동안 수많은 사람에 의하여 전해 내려옴으로써 전혀 다른 약초로 바뀐 것이나 지역마다 서로 다른 이름으로 불리어지는 약초가 많으며, 지역에 따라 자라나는 약초가 달라 대체되어 사용된 약초도 있으므로 후세에 이를 정확히 바로잡아 연구할 필요가 있다.

서양에서도 여러 종류의 약물서가 저술되었다. 그중 로마 시대의 Dioscorides(A.D. 40~90)가 지중해의 여러 나라를 여행한 경험을 살려 저술한 De Materia Medica(A.D. 77~78)는 16세기까지 1500여 년 간 약물학자의 성서로, 약용 식물에 대한 법률서 등으로 군림한 약물서적으로 중세 약학에서도 최고의 권위를 자랑하였다.

다른 토착요법과 마찬가지로 동양의학이 세계적인 본초서를 탄생시킨 후에 별다른 진전을 보지 못한 데 반하여 서양의학은 17세기까지 본초의 시대(herbal age)를 거치면서 학문의 체계를 비롯한 이론면이나 임상면에서 부단한 노력을 이어 왔다. 그 결과 식물학, 유기화학, 광물학 및 약제학을 비롯한 약학 분야에서 눈부신 업적을 남겼으며, 이를 계기로 하여 현대의 약학으로 변신하기 시작했다.

이후 19세기까지 생약학분야에 체계화된 식물분류학과 식물화학이 도입되고, 독자적인 생약학 교재가 출간되는 등 약초요법 중심의 초기 약학에서 나아가 기원이 확실한 생약과 약효성분 중심인 현대 생약학의 탄생을 보게 되었다.

이 시대의 식물분류학자인 Carolus Linnaeus(Carl von Linné, 1707~1778)는 식물분류학에 획기적인 전기를 마련한 이명법(binominal system of nomenclature)의 토대를 마련하였으며 학명의 선취권 개념을 등장시킨 Species Plantarum

(1753)과 식물속명에서 선취권을 차지한 Genera Plantarum (1754)을 발표하여 생약학 연구에 새로운 장을 마련하였다.

식물화학분야에서 얻은 최대의 업적은 F.W.A. Sertürner (1783~1841)에 의한 morphine의 분리 (1804)라고 할 수 있다. 이는 그 동안 식물이나 동물, 광물 등의 천연물질에 존재하는 기 (氣, Spritus)나 정령 (精靈, Nymph)이 인체 내에서 작용을 한다는 막연한 믿음에서 유기화합물질이 인체에 약리작용을 나타낸다는 사실을 최초로 입증한 획기적이며, 혁명적인 성과이었다. 이 일이 효시가 되어 호미카에서 strychnine (1817), 토근에서 emetine (1817), 키나에서 quinine (1820), 연초에서 nicotine (1828), 벨라돈나에서 hyoscyamine (1833) 등이 분리되어 식물화학분야에서 alkaloid에 관한 많은 업적이 속출되었고, 배당체와 terpenoid를 비롯한 여러 성분들이 활성성분으로 밝혀지면서 투여량이 확실한 약물관이 확립되었다.

이 화합물들의 구조는 발견된 후 100년 이상이 지나서 밝혀진 것도 있지만 현대의 많은 합성 의약품들은 이들을 중심으로 drug design되고 개발된 것이라는 점과 수많은 약리작용이 이러한 물질을 바탕으로 규명되었기에 천연 활성물질은 치료약의 개발에 있어서 견인차역을 담당하고 있음을 알 수 있으며, 아직도 이를 위해 많은 소재를 제시하고 있다.

역사적으로 볼 때 salicin에서 aspirin이, atropine에서 octatropine, ipratropium, oxitropium, benztropine 등의 진경제가, cocaine에서 procaine을 위시한 국소마취제가, 그리고 tubocurarine에서 decamethonium 등의 골격근 이완제가 합성된 것은 천연화합물의 구조를 화학적으로 간단히 변형시킨 좋은 예이다.

또한 papaverine에서 dioxyline phosphate를, anethole에서 난포호르몬과 유사한 작용이 있는 diethylstilbesterol을, 그리고 eugenol에서 vanillin을 합성한 것도 잘 알려져 있는 사실이다.

20세기 후반에 이르러 생약학분야에 일고 있는 새로운 연구동향 중 특히 주목을 끄는 부분은 새로운 약효검정법과 screening법의 개발로 인하여 전승약물로부터의 활성성분 규명이 눈부시게 진전되었다는 점이며, biotechnology를 비롯하여 품질평가방법도 크게 발전된 점을 들 수 있다.

3. 생약의 특성과 연구방법

백만분의 일, 즉 ppm (part per million) 단위의 분석이 보편화되어 있는 요즈음 새로운 생리활성물질에 대한 연구나 생리활성의 작용기전에 대한 연구가 그 어느 때보다 활발하고 나노 테크놀로지 (nano technology)에 대한 연구가 진행되어 가고 있는 현상은 이에 의한 새로운 의약품의 개발에 대한 기대가 그 어느 때 보다도 큰 것을 반영하고 있다.

하지만 인삼의 효능에 대한 정확한 규명이나 명확한 생리활성물질에 대한 규명이 없기에 미국의 FDA에서는 아직도 인삼을 건강 보조 식품으로 취급하고 있는 현실은 앞으로도 수많은 연구가 필요하다는 것을 예시하고 있다. 현재의 발달된 분석 기술이나 약리작용에 대한 이해에도 불구하고 1803년 독일의 약제사 Sertürner가 아편에서 morphine을 발견한 것과 같이 생약의 작용을 대표하는 명확한 성분이 규명된 생약은 현재까지 알려진 만여 종의 생약 중에서 1%에 해당하는 백여 종 밖에 되지 않는다.

생약의 약효는 해당생약 중에 함유된 특수한 어느 한 가지 성분이나 또는 공통된 몇 개의 성분들만이 가지고 있는 약리활성에 의한 것이라기보다는 그 활성이 각기 다를 수도 있는 전체 활성성분간의 상호작용에 의한 것으로 해석하는 편이 타당할 것이다. 생약을 복합제로 투여하는 경우에 있어서 동일한 생약이라 하더라도 처방의 구성, 투여량의 증감 및 조제의 방법에 따라 그 약효가 다른 경우가 많다.

또한 이러한 활성성분들은 대부분이 생물종의 고유한 생합성 경로에 따라 생성되는 것이므로 기원이 다르면 성분계열이 다를 수 있고, 산지와 생육조건이 다르면 성분조성이나 함량이 다를 수 있다. 그럼에도 불구하고, 대부분의 생약은 생물학적 분류방법이 정립되기 훨씬 이전부터 시기와 장소를 달리하여 출발하였기 때문에 근연동식물들이 아무런 비판 없이 대체생약으로 이용되어 왔고 기원이 같은 생약인 경우에도 나라마다 다른 용도로 쓰인 예도 많으며, 그 후에도 약효학적인 품질평가방법의 부재와 교역의 확대로 인하여 생육조건이나 품종으로서의 특성이 희석된 채 검토 없이 전래되어 사용되고 있는 예가 허다하다.

또한 생약의 약효는 고전적인 대중(大衆)요법과 경험에 근거한 것이기 때문에 현대 약물학적인 관점으로는 해석하기 어려운 점이 많고, 또 그 해석이 가능하다 하더라도 약효검정 방법과 분리 조건에 따라서는 전혀 다른 약효성분이 분리되기도 하여 단일 화합물의 확실한 약리활성을 위주로 하는 현대의학에서는 이를 일반화시키는 데 어려운 점이 있다.

그러나 천연화합물로서의 생약의 성분은 화학구조에서는 물론 약리 활성면에서 다양한 특성을 가지고 있기 때문에 분리된 활성성분들을 성분의약품으로 직접 임상에 이용하여 우수한 치료효과를 얻는 경우도 많고, 신약의 창제를 위한 model이나 합성의 선도화합물 또는 중간화합물로서 이용되는 경우도 많다.

뿐만 아니라 이들 생약에서 얻어진 성분 중에는 작용의 확실성으로 인하여 신약의 약리기전을 해명하는 대상 시료로 이용되기도 하며, 또한 몇 종류의 생약에서 분리한 활성성분은 현대 약물학의 미해결분야를 보완할 가능성을 제시하고 있기도 하다.

그러나 지금까지 밝혀진 생약의 활성성분은 극히 일부에 지나지 않는다고 해도 과언이 아니므로 현시점에서 활성성분에 의한 생약의 특성을 총괄하기는 어렵다. 따라서 생약의 우수성을 현대약학에 보다 깊숙이 도입하기 위해서는 생약이 가지고 있는 위와 같은 특성과 문제점을 인접학문의 발달과 보조를 같이 하면서 현대적으로 해석해야 하는 것이 급선무이고, 또한 이를 통하여 새로운 치료영역의 개발 및 새로운 약리기전을 가지는 신약의 창제를 위한 가능성을 제시해야 할 것이다. 즉 이를 위하여 다음과 같은 연구방법 등을 들 수 있다.

(1) 서지학적 연구: 전통약물 중 효능이 인정되는 생약에 대하여 동서양의 각종 고문서 기록, 본초서, 전승의약 등을 조사, 고찰하여 바른 명(名), 기원(起源), 내력(來歷), 사용법 및 유사생약(類似生藥) 등을 밝힌다. 또한 고전 문헌뿐만이 아니라, 최근에 연구 대상의 생약이 어느 정도까지 연구되고 밝혀져 있는지 국내외의 다른 연구실이 같은 목적의 연구가 수행되고 있는지에 대한 사전 조사가 필수적이다.

(2) 생물학적 특성연구: 각국의 산물지와 생물상에 대한 연구를 통하여 분류학적인 위치, 분포 및 생태학적인 특성을 밝힌다. 이는 식물 분류에 대한 정확한 근거는 물론 chemotaxonomy에 대한 근거를 제시한다.

(3) 약효평가: 문헌상에 기재된 약효를 현대의약적으로 풀이하여 그 생약이 나타낼 수 있는 약효를 확실히 밝힘으로써 정확한 약효와 안전성을 기대할 수 있게 하며, 오·남용을 방지하게 한다. 아직 많은 생약의 약효가 과학적으로 정확히 밝혀지지 못하고 있는 실정을 감안한다면 생약의 약효규명은 앞으로 시급히 연구되어야 할 과제이다.

(4) 약효성분의 규명: 주된 활성성분에 대한 화학적인 구조를 밝힘으로써 품질평가를 위한 기초를 마련한다.

(5) 구조와 활성 상관관계의 규명: 활성성분의 화학구조와 생리활성간의 관계를 밝힘으로써 보다 우수한 신약의 창출을 모색하게 한다.

(6) 품질평가법의 설정: 정량, 정성적인 평가법의 설정으로 품질이 우수한 생약을 확보할 수 있게 하고 생약제제, 특히 복합제제의 품질을 효과적으로 관리할 수 있도록 한다.

(7) 재배학적 연구: 활성성분의 함량을 균일하게 하고 수요에 응하여 적시에 공급할 수 있게 하며 위물(僞物)이나, 유사 혼잡물의 혼입을 방지할 수 있도록 한다.

4. 생약성분의 연구와 전망

생약은 매우 오랜 기간 그 자체가 약물로 사용되어 왔다. 그러다가 1800년대에 들어 화학의 발달로 생약으로부터 strychnine, morphine, atropine, colchicine 및 quinine 등이 분리되기 시작하면서 생약으로부터 분리된 "유효성분"이 새로운 의약품으로 인식되기 시작하였다. 그 이후로 다양한 질병에 사용되어 오던 생약들로부터 다양한 유효성분이 밝혀졌고, emetine, strychnine, quinine, reserpine, atropine, cocaine, ephedrine, pilocarpine, ergot alkaloid 등의 alkaloid 계열의 성분과 sennoside, glycyrrhizin, digoxin 등과 같은 배당체 계열의 생약성분 등은 아직도 중요한 의약품으로 사용되고 있다.

또한, 기존에 알려진 생약으로부터 얻은 생약성분을 선도물질(lead compound)로 하여 개발된 의약품도 다수 있다. Salix속 식물의 배당체인 salicin으로부터 유도된 aspirin은 최근 새로운 작용이 밝혀지면서 그 사용이 더욱 늘어나고 있으며, khellin으로부터 혈관확장제 (cromoglycate), dicoumarol로부터 항혈액응고제 (warfarin), morphine으로부터 진통제 (dextromethorphan), eserine으로부터 cholinesterase 억제제 (neostigmine), cocaine으로부터 국소마취제 (procaine), atropine으로부터 부교감신경 차단제 (homatropine), (-)-ephedrine으로부터 각성제 (methamphetamine) 등이 개발되어 사용되고 있다.

한편, 전통의학에서 사용되던 생약들 외에도 다양한 생약들로부터 유효성분이 확인되어 의약품으로 개발되었다. 특히 천연물은 암 치료제 개발에 많은 기여를 하고 있는데 paclitaxel이 그 대표적은 예로 1967년에 주목과의 *Taxus brevifolia*에서 분리되었으며 1993년부터 항암제로 시판되어 난소암, 유방암, 폐암 등 다양한 암에 대해 치료제로 사용되고 있다. 처음에는 100년 된 나무로부터 이 약을 300 mg 밖에 확보할 수 없었기 때문에 매우 고가의 약이 될 수 밖에 없었고 또한 식물자원의 훼손이라는 문제점도 제기되었다. 이러한 문제를 해결하기 위해 다양한 합성법이 연구되어 지금은 반합성법이 적용되고 있으며 연구 과정에서 개발된 유도체인 docetaxel 역시 항암제로 사용되고 있다. 또 다른 항암제로는 일일초(*Catharanthus roseus*)에서 분리된 vinblastine과 vincristine이 있다. 이들은 paclitaxel과 마찬가지로 tubulin에 작용하여 암세포의 세포분열을 억제하는 작용기전을 가진 antimicrotubule agent이다. 이 두 항암제에 대해서도 화학적 변형 연구가 수행되어 vinorelbine과 vindesine이 개발되었다. 이러한 항암제들 외에도 *Galanthus nivalis*에서 분리된 tetracyclic alkaloid 계열 성분인 galantamine은 선택적인 acetylcholinesterase 저해 기전을 가진 것이 확인되어 치매치료제로 개발되었다.

생약성분들은 그 자체가 의약품으로 쓰이기도 하고 합성을 통해 최적화된 유도체가 의약품으로 개발되기도 하며 중요한 약물분자구조를 제공하기도 한다. 따라서 최근 합성 의약품이 전체 의약품의 많은 부분을 차지하고 있으나, 생약은 여전히 중요한 의약품 소재로 활용되고 있다.

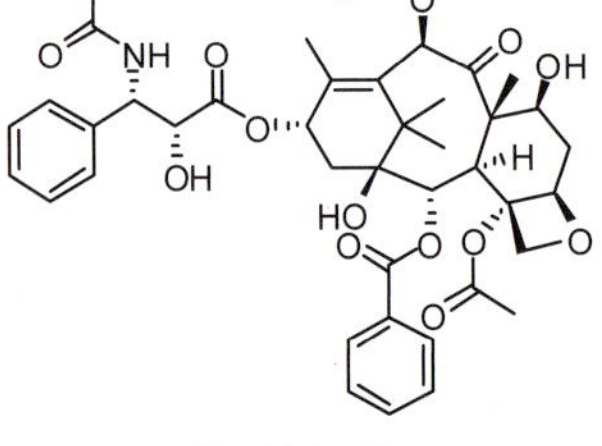

paclitaxel (= taxol)

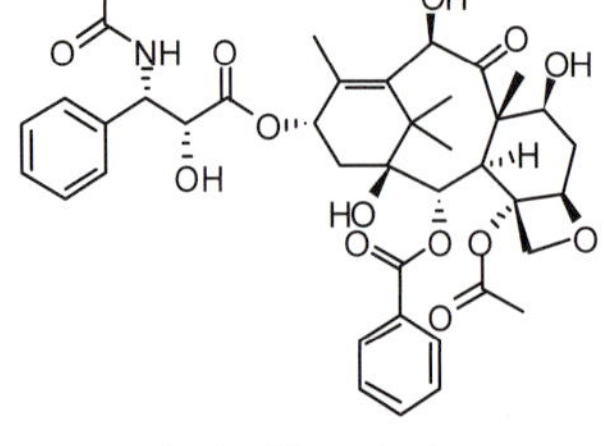

docetaxel (= taxotere)

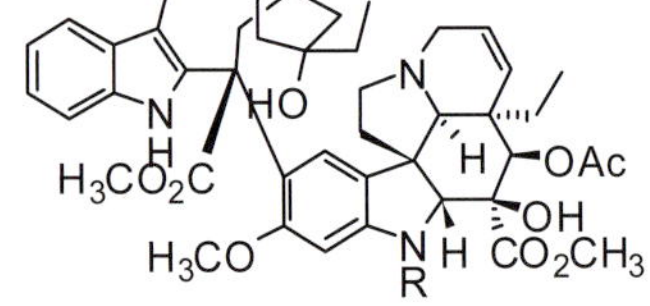

R=CH_3, vinblastine
R=CHO, vincristine

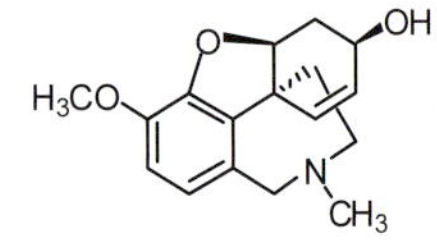

galantamine

최근에 천연물의약품의 상업적 성공으로 생약이 신약 개발의 새로운 돌파구로 주목 받고 있다. 천연물의약품은 생약의 추출물이나 분획물을 전통적인 의약품 개발과정에 동일한 방식으로 개발된 것으로 임상적으로 효능이 증명된 표준화된 추출물을 의미한다. 이처럼 천연물의약품이 신약개발의 새로운 대안 중의 하나로 각광을 받는 것은 기존의 화합물 기반의 신약 개발이 기하급수적으로 늘어나는 투자비용과 노력에 비해 날이 갈수록 성공가능성이 희박해지는 데 그 이유가 있다. 또한 경험적 근거나 전통적인 기록으로부터 출발하는 천연물신약 개발은 기존의 신약개발 과정에 비해 요구되는 시간이나 비용이 훨씬 적으며, 실패확률이 낮다는 장점이 있다. 또한 풍부한 전통 의약지식 자원을 보유한 우리나라에 적합한 신약개발 모델의 하나로 인식되고 있다. 또한 고령화로 인해 급격히 증가하는 만성질환 및 퇴행성 질환의 경우 장기간 약을 복용해야 한다는 특성 때문에 상대적으로 높은 안전성과 적은 부작용을 갖는 것으로 알려진 천연물의약품이 좋은 대안으로 주목을 받고 있다. 그러나, 앞으로도 천연물의약품이 갖는 고유의 특성인 균일한 품질확보의 어려움과 다성분, 다작용점(multi-components, multi-targets)으로 인한 약리기전 규명의 어려움 등을 극복하기 위한 다방면에 걸친 연구와 기술 개발이 필요하다.

Ⅱ. 생약의 생산

1. 채취(Collection)

야생의 식물로부터 채약사(심마니, Rhizomoi)에 의하여 생약이 채취되는 경우는 기원(起源)이 확실하지 않는 식물의 채집 또는 다른 비슷한 식물을 같이 채집하는 경우가 있다. 이는 채취자의 부주의(不注意) 또는 무지(無知)에 의해서 일어나지만, 재배의 경우는 이와 같은 일이 일어나지 않는다. 그러나 계속 오랫동안 재배하는 경우 유전자의 변형 등에 의하여 생약의 특성이 야생종의 경우와 달라질 수 있다. 그러나 자원이 부족하거나 채취가 곤란한 경우는 고의(故意)로 기원이 확실하지 않는 식물을 채집하기도 하며, 이물질을 함유하여 채집하는 경우도 있다. 최근 인건비 등의 상승과 전문 채약자의 감소로 인하여, 대부분의 생약들이 외국으로부터 수입되고 있으며, 국내에서 채약하는 경우에도 채약자의 전문적인 지식의 부족으로 기원이 확실하지 않는 생약들이 많이 채취되고 있는 실정이다.

옛날부터 동서양에서는 채약사(採藥士, Rhizomoi)와 약제사(藥劑士, Pharmacopoi)를 두어 생약의 채집과 생산을 엄격히 관리하여 왔다.

백제에는 약방(藥房)과 의방(醫房)을 두어 약방에서 이를 관리하게 하였으며, 그 후 세종대왕은 농가월령가에서 생약의 적절한 채취시기를 계몽하였다. 생약의 채취 또는 수확의 적기(適期)는 생약으로 사용하는 데 가장 유효성분이 많은 시기에 채취하는 것이 좋으며, 생약의 채취에 관해서 일반적인 원칙은 다음과 같다.

1) 피류(皮類) 생약은 그 원식물(原植物)의 형성층이 가장 활발하게 활동하고 있는 시기에 채취하는 것이 좋다(예: 황백).
2) 근 및 근경(根 및 根莖) 생약에서는 그 식물의 활동이 거의 끝난 가을에 채취하지만, 예외로서 활동이 시작하는 봄에 채취하는 것도 있다. 다육질(多肉質)의 생약은 성장기에 채취하면 건조하는 사이에 수축되어 해면상으로 되는 경우가 있다(예: 벨라돈나근).
3) 엽(葉) 및 가지 끝을 사용하는 생약은 광합성이 가장 활발한 시기에 채취하는 것이 좋다(예: 벨라돈나엽).
4) 화류(花類)생약은 수분기(授粉期)의 직전 또는 그 기간에 채취한다(예: 제충국, 홍화).
5) 과실생약은 성숙기 또는 그 직전, 즉 완숙 전(完熟 前, 예: 흑후추, 개오동) 또는 완숙(完熟)한 것(예: 회향)을 채취한다.
6) 종자생약은 완숙한 것을 채취한다. 일반적으로 과실이 개열(開裂)하기 직전에 채취한다.
7) 삼출물(滲出物) 등을 생약으로 이용하는 것은 삼출이 가장 많을 때 채취한다.

생약의 채취시기는 그 품질에 큰 영향을 미치는 경우가 많다. 예를 들면 산토닌이 함유된 생약인 시나화 *Artemisia* *cina*의 경우, 미개(未開)의 화수(花穗)는 3% 이상의 santonin을 함유하지만, 개화(開花)하면 그 함량이 감소한다.

2. 재배(Cultivation)

재배의 이점은 기원식물 및 생산되는 생약의 순도를 확보할 수 있고, 다른 식물과의 교배, 혼입을 막을 수 있으며, 또한 채취 후의 처리가 확실하게 될 수 있다는 특징이 있다. 실제로 약용식물을 재배하는 경우에 토양의 개량, 비료의 선정, 병충해의 방제, 파종의 조건, 수분(水分), 일조시간 등 최적 환경에서 재배하기 위하여 시험재배 연구가 필요하다.

재배에 있어서 일반적인 영향인자는 온도이지만, 이것은 식물을 온대성, 아열대성, 열대성의 세 가지로 나누면 쉽게 해결할 수 있다. 물을 조절하는 것이 중요하며, 바람도 수분의 증발을 촉진하므로 식물체에 많은 영향을 미치며, 꽃을 형성하는 데 관련하고 있다. 또한 식물에 있어서 햇빛의 양과 세기는 중요한 영향을 미친다.

토양에 있어서는 물리적인 조건과 비옥도가 밀접한 관계가 있으며, 비료는 N, P, K의 3요소 이외에 Ca, Mg, Na, Fe, Mn, B, Cu, Zn, Co, Mo, Al 등의 미량원소가 필요하다. 병충해, 곰팡이, 세균, 바이러스 및 환경이 좋지 않아서 일어나는 병해를 막는 것이 대단히 중요하다.

3. 건조(Drying)

곰팡이, 세균, 효소의 작용, 화학적 또는 물리적인 변질에서 생약을 보호하며, 생약의 관리에 편리한 형태로 하기 위하여 생약의 건조가 필요하다. 풍건(風乾, 공기건조)은 생약의 종류에 따라서 햇빛 또는 그늘에서 건조하는데, 햇빛에 의해서 유효성분이나 색깔이 영향을 그다지 받지 않는 것은 햇볕에서, 영향을 받는 것은 그늘에서 건조한다. 이외에도 건조에는 온도와 공기의 유통을 조절하는 것이 필요하다.

인공적으로 열을 가하여 건조하는 경우에는 생약 중에 함유되어 있는 효소의 작용을 신속히 중지시킬 수가 있다. 디기탈리스는 신선한 잎 중에 함유되어 있는 배당체의 가수분해 효소에 의하여 유효성분이 분해되므로, 가온건조에 의해서 효소분해를 중지시켜 품질이 좋은 디기탈리스를 얻을 수 있다. 정유를 함유하는 생약은 공기건조를 하지만, 휘발성 성분을 잃지 않은 범위 내에서 가온 건조도 가능하다.

근 및 근경은 일반적으로 물로 씻은 후에 완전히 건조한다.

4. 품질(Quality)

생약을 채취 또는 재배하는 사람은 생약에 대해서 정확한 지식을 가져야 한다. 그러기 위해서는 생약의 표본, 약초원을 정비하여 활용하는 일이 중요하다. 생약의 품질을 확보하기 위해서는 생산 전반에 걸쳐서 주의를 하여야 하며, 자원, 채집시기 및 방법, 세척, 건조, 보관 등이 가장 좋은 조건에서 이루어져야 한다.

또한 생약에는 이물(異物, adulterant)이 가능한 적어야만 한다. 완전히 이물이 없는 것이 좋지만, 어느 정도 범위 내에서 이물이 허용되기도 한다. 유기성 이물로서는 원식물(原植物)의 다른 부분, 다른 식물 또는 동물의 조직 등이 있으며, 무기성은 흙이 대부분으로 산불용성(酸不溶性) 회분을 측정하면 함량을 알 수 있다.

생약에 함유되는 이물에는 다음과 같은 것이 있다.

1) 고의(故意)로 위물 및 품질이 나쁜 것을 첨가하는 경우(sophistication):
   예를 들면 생강분말에 밀가루를 혼합하는 경우, 매운맛을 내기 위하여 고추가루를 넣는 경우, 값이 비싼 황련가루에 값이 싼 황백가루을 혼합하는 경우 등이 있다.
2) 혼재물(混在物, admixture): 우연히 또는 무지, 부주의에 의해서 혼재되는 경우, 뿌리 등에 붙어 있는 소량의 토사 등이 있을 수 있다.
3) 위물(僞物, substitution): 본래의 생약과 전혀 다른 물질을 사용하는 경우이다. 대부분의 경우 고의에 의해서 생겨난다.
4) 품질이 떨어진 것으로 대체하는 경우(deterioration): 증류, 추출, 습기, 온도, 곰팡이, 곤충 등에 의해서 유효성분이 현저하게 적어진 생약을 사용하는 경우이다.
5) 손상을 현저하게 입은 생약을 사용하는 경우(spoilage): 곰팡이 등이 발생하였거나, 병충해를 심하게 입은 생약을 사용하는 경우이다.
6) 열등품(劣等品, inferiority): 품질이 현저하게 좋지 못한 것을 사용하는 경우이다.

이상과 같이 이물은 종류가 많으며, 세계 각국에서 이물에 대하여 심각하게 생각하여 철저히 규제하고 있다.

Ⅲ. 생약의 품질평가

약품의 필수 요건의 하나는, 그 품질이 항상 일정해야 한다는 것이다. 그러나 천연약물인 생약은 한정된 자원의 한계로 인하여 유사물(類似物), 위품(僞品)이 많이 있을 수 있으며, 그 채집시기, 계절, 동식물의 나이, 채집 후의 보존 기간, 보존 상태에 따라서 유효성분의 함유량이 변화한다. 따라서 생약이 의약품으로서의 기능을 다하기 위해서는 먼저 품질의 안정화가 필수적인 문제이다.

물론 옛부터 어떠한 형태로든 품질의 좋고 나쁨을 정하여, 그것에 따라 사용하여 왔다. 예를 들면 재배지, 재배법, 채취시기를 일정하게 하고, 같은 방법으로 가공, 수치를 하여 품질을 안정화시켰으며, 야생품(野生品)은 그 산지를 표시하여 상품의 품질을 표시하였다. 또한 부자와 같이 독성이 강한 것은 1000년 전부터 중국의 사천성(四川省) 지역에서 재배를 하였으며, 가공 방법도 일정하게 하여 사용해 왔다.

일반적으로 생약의 품질감정을 선품(選品)이라고 한다. 오관(五官)에 의해서 맛, 냄새, 외관의 색, 형태, 점도 등에 의해 품질의 좋고 나쁨을 구별하였는데, 고도의 숙련과 경험이 필요하다. 특히 산삼, 사향, 섬수, 웅담, 침향 등과 같은 값비싼 생약의 감정에는 그 분야에서 「명인」이라고 하는 전문가를 양성해 왔다. 그러나 이 방법에서 상급품으로 감정받은 생약도 이화학적 품질평가에서 주요성분이 대단히 차이가 나는 경우가 있으므로 비과학적 방법이라고 비난받는 경우도 있다. 따라서 오늘날 의약품으로서 생약을 논하는 경우에는 과학적 근거에 기준한 적극적인 품질평가법이 필요하다.

생약의 품질평가법은 (1) 형태학적 시험(외부형태 및 내부형태), (2) 이화학적 시험(정성 및 정량) (3) 생물학적 시험으로 크게 구분되지만, 『대한약전(大韓藥典)』에서는 생약 개개의 항목 및 일반시험법 중 생약시험법에서 각 항목의 검정방법을 규정하여 생약 전반에 걸쳐서 품질의 안정화를 시도하고 있다.

◉ 이물(異物)

생약 중에 우연 또는 고의로 혼입한 유사물(類似物) 등은 당연히 제거되어야 하지만, 본래 생약에 붙어 있는 약용 이외의 부분, 예를 들면 과실류의 과병(果柄), 근경 및 근에 붙어 있는 지상부 및 잔 뿌리 등은 어느 정도 혼입을 피할 수 없다. 약전에서는 이러한 모두를 순도시험에서 이물로 규정하고, 그 선별방법을 정하고 있다.

◉ 회분 및 산불용성 회분

생약을 강열연소(500 ~ 550℃)했을 때에 남는 회분은 생약 중의 무기물에 해당되며, 그 함량은 각각의 생약에 있어서 고유한 것이며, 생약의 하나의 성상으로 생각된다. 이것은 주로 Na 및 K 등 산에 잘 녹지만, 때로는 산에 녹지 않는 회분이 남는 경우가 있다. 그것은 물로 씻어도 제거되지 않고 생약에 붙어 있는 미세한 토사류에 의한 것이 많다. 이것들은 규산이므로 산불용성 회분으로 측정된다. 즉, 생약의 회분에서 산불용성 회분을 뺀 값이 일반적으로 생약 고유의 무기물 함량이다. 대부분의 생약에서는 이것들의 상한값이 정해져 있다.

건조감량

생약은 본래 건조하여 저장하는 것(건조는 60℃ 이하에서 건조하여 밀폐용기에 저장함)이지만, 그 중에는 흡습성인 것, 고의로 흡습된 것이 있다. 이와 같은 것은 함유성분의 변질, 부패, 변패(變敗), 곰팡이와 병충해 등의 발생이 일어나기 쉽다. 그래서 약전에서는 건조감량 시험법을 규정하여, 비교적 흡습성이 높은 생약에 대해서 수분 함량의 상한치를 정하고 있다.

정유(精油) 정량법

생약은 일반적으로 밀폐용기에 저장하지만, 정유 등과 같이 휘발하기 쉬운 성분을 함유한 것은 기밀용기(氣密容器)에 저장하여야 한다. 특히 정유 함유 생약에 관해서는 그 함량이 품질과 약효에 밀접한 관계가 있으므로, 정유 함량의 측정법과 그 함량의 하한치(下限値)가 정해져 있다.

엑스함량

약전에는 Et_2O 엑스, 묽은 EtOH 엑스, 물 엑스의 3종의 엑스가 규정되어 있다. 특히 엑스 함량이 효력에 중요한 의미를 갖는다고 생각되는 38종에 대해서, 그 조제법과 하한치가 정해져 있다.

1. 형태학적 품질평가(形態學的 品質評價)

형태학적 품질평가법은 생약의 기원(起源)을 명확히 하는 것이 최대의 목적이다. 대한약전의 전형(全形) 생약의 「성상(性狀)」에는 전단(全段)에 외부형태학적 평가법이, 후단(後段) 및 분말생약의 성상에 주로 내부형태학적 평가법이 기재되어 있다.

1) 외부형태에 의한 품질평가

주로 전형(全形) 생약에 관해서 근(根), 엽(葉), 종자(種子) 등은 그 외형을 원식물(原植物)의 외형적 특성과 비교하여 육안 및 확대경으로 관찰하는 것이다. 생약은 천연물이므로 기원이 같은 것이라도 개체에 따라서 외형적 특성이 변할 수 있다. 따라서 약전의 성상에 기재되어 있는 수치도 외부형태에 관해서 그 기준을 나타내고 있는 것에 불과하다. 또한 그 기원은 「…그 밖의 동속(同屬), 근연(近緣) 식물의…」로서 규정되어 있으므로, 그 성상의 기재는 대표 종으로 열거되어 있는 것의 성상의 기재를 주로 하고, 그 밖의 동속 식물을 기원으로 하는 생약의 성상도 포함하여 기재하고 있으므로, 특징적인 성상이 총합적(總合的)으로 되어 있다.

실제로 개개의 생약에 있어서는 보다 엄밀한 평가가 필요하다고 생각된다. 일반적으로 동속 식물은 유사한 성분을 함유하고 있지만, 예외도 많이 있다. 예를 들면 양귀비속 식물은 세계에 약 50종이 있지만, 이 중에서 아편을 함유하는 것은 두 종류에 불과하다. 그러므로 품질면에서 종을 규정하는 것이 제일 중요하다.

절단 생약에 관해서는 전형생약의 규정에 준해서 하도록 되어 있지만, 실제로 무작위로 절단되어 있는 생약이나 분말생약을 외부형태학적으로 평가를 하는 것은 대단히 곤란하다. 특히, 근연(近緣)의 유사한 생약이 혼입되기도 하고, 위품(僞品) 생약이 고의로 혼입된 경우에는 외부형태에 의한 생약의 감정은 거의 불가능하다.

2) 내부형태에 의한 품질평가

1590년 네델란드의 안경연마사 Hans Yanssen이 현미경을 발명한 이래 미세 물질을 연구하는 미세학파(Microsopist)가 생기고, Robert Boyle(1627 ~ 1691)의 제자인 Robert Hooke(1635 ~ 1703)가 1665년에 저술한 『미세의 세계(Micrographia)』에서 최초로 세포(cell)에 대한 기록이 있은 후, 지금까지 경험에 의해서 이루어진 생약의 감정법이 비약적인 진보를 이루게 되었다.

각 생약의 내부조직, 세포 함유물 등을 상세하게 현미경학적으로 부견(剖見)함으로써, 식물의 꽃, 잎, 수피(樹皮), 근경, 근 등의 절단된 생약, 외견이 유사한 위품, 분말생약에 혼입된 위화물(僞和物) 등을 비교적 쉽게 검출할 수 있게 되었다. 이 경우, 경검(鏡檢)된 세포내용물이 생약의 유효성분 및 약효와 관계가 없어도 그것이 원식물의 종을 동정하는 유력한 지표가 되면, 생약의 감별에 큰 근거가 되는 것이다.

이와 같이 세포조직학적 연구에 의한 방법은 생약의 기원을 명확히 하며, 그 진위를 판별하는 내부형태학적 방법은 비교적 최근에 이르기까지 주된 생약의 품질평가법이었다.

그러나 확실한 내부구조가 없는 수지, 유액, 엑스류, 조직 및 세포가 완전히 파괴되어 있는 초미세 분말에서는 이와 같은 방법은 효과가 없으며, 정량적인 방법도 불가능하다.

최근에 개발된 주사전자현미경(Scanning Electron Microscope, SEM)은 광학현미경보다 더욱 미세한 구조를 알 수 있게 되었으므로, 이것을 이용하여 포자(胞子), 화분(花粉), 미소종자(微小種子) 등의 연구를 하고 있으며, 앞으로 주사전자현미경을 이용하여 더욱 활발한 연구가 이루어질 것이다.

나노 테크놀로지 기술의 발전으로 화학적 분석 기술 또한 괄목할 진보를 이루었으나, 일반적으로 많은 종류의 생약을 배합한 한약제제의 경우 정확한 품질관리가 어려운 것이 현실이다. 액제나 엑기스제의 경우에는 해당이 되지 않으나, 환제의 경우는 내부 형태학적인 평가방법으로 50여 종의 혼합제제까지 개별 생약의 확인이 가능하다.

2. 이화학적 품질평가(理化學的 品質評價)

이화학적 검사는 생약의 동정 및 진위 감별, 이물의 검출을 목적으로 하는 확인시험 및 순도시험(정성시험)과 생약의 좋고 나쁨의 판정을 목적으로 하는 성분의 정량시험으로 나누어진다.

생약이 약효를 발휘하는 것은 함유하고 있는 성분에 의한 것이므로, 성분에 착안하여 시험하는 이화학적 검사는 형태학적 품질평가보다 합리적이라고 할 수 있다. 그러나 실제 생약의 약효는 여러 종류의 성분이 복잡한 상호작용에 의해서 나타나므로, 모든 성분을 화학적으로 정량하여서 각각의 조합에 의한 약리 효과가 명확히 평가될 때에 완전한 품질평가라고 할 수 있다. 현실적으로 이와 같이 완전한 품질평가를 할 수 있는 생약은 거의 없다.

생약에 함유되어 있는 성분을 확실하게 정량할 수 있는 방법이 모두 확립되지 않았으며, 아직도 미지의 성분을 함유하고 있는 생약들이 많다. 따라서 실제의 이화학적 검사는 어느 특정 성분을 지표로 하여서, 그 성분을 정성 및 정량하는 경우가 많지만, 그 성분이 반드시 생약 약효의 전부를 대표하는 것은 아니기 때문에 주의할 필요가 있다.

하지만 아직 많은 생약들이 약효성분이 정확하게 밝혀져 있지 않은 관계로 분석이 용이하고 함량이 일정하게 검출되는 성분을 지표성분으로 하여 생약의 감정에 활용하는 경우가 많으며, 지표성분조차 확인하기 어려운 경우는 지문분석처럼 표준화된 엑스의 크로마토그램으로 분석하는 패턴 인식기술도 개발되고 있다.

1) 정성시험[확인시험 및 순도시험]

약전에 있어서 확인시험은 생약에 함유되어 있는 특징적 성분이 나타내는 정색반응(呈色反應), 침전반응 등 화학적 성질을 이용하고 있으며, 대표적인 것은 다음과 같다.

① Alkaloid: Mayer 시약 및 Dragendorff 시약 등 알칼로이드 침전 시약에 의한 침전 반응, 또는 I_2 시약에 의한 발색 반응이 있으며, 일반적으로 이 세 가지 시약에 모두 양성인 경우 알칼로이드로 간주한다.

② Flavonoid: Mg-HCl에 의한 정색반응

③ Anthraquinone: Alkali에 의한 정색반응

④ Saponin: 물을 넣어서 흔들었을 때의 기포 발생여부 시험

⑤ Phenol: 염화제이철에 의한 정색반응

⑥ Triterpenoid, Steroid: 진한 황산과 무수 초산에 의한 Liebermann-Burchard 반응

이와 같은 시험은 생약제제를 시험했을 때 만약 그 반응이 나타나지 않으면 생약제제 중에 그 생약이 없다는 증거이며, 역으로 그 반응이 양성이면 그 생약이 확인된다는 충분한 증거가 된다. 이외에도 각론에 명기된 것처럼 특이한 확인반응에 양성을 나타내는 생약도 다수 있다.

순도시험은 위화물의 혼입을 검출하는 것으로, 약전 시험법에 따라서 하는 것이다. 이화학적 방법에 의한 순도시험의 원리는 그 생약에는 함유되어 있지 않지만, 검출하려고 하는 위화물에 함유되어 있는 성분을 검출하는 것이며, 특히 분말생약, 엑스류를 대상으로 하는 경우에 중요하다. 예를 들면 황련가루 중의 황백과 울금을, 황백가루 중의 울금을, 창출가루 중의 백출을 검출하는 것이다.

박층 크로마토그래피는 간단히 개개의 성분을 박층판에서 분리하여 관찰할 수 있으므로 매우 편리하며, 최근에 확인시험 및 순도시험에 많이 이용되고 있다. 약전에서 해인초의 확인시험에, 대황 및 백출의 순도시험에 이것을 이용하고 있다. 예를 들면 대황 중의 약용가치가 적은 종대황(*Rheum undulatum* 및 *R. rhaponticum*)의 혼입은 박층 크로마토그래피에 의해서 rhaponticin의 검출로서 쉽게 판별할 수 있다.

2) 정량시험

생약의 품질이 좋고 나쁨은 궁극적으로 약효의 강약에 의해서 판정되며, 그것은 유효성분의 함량에 의해서 좌우된다. 따라서 유효성분의 정량이 가장 합리적인 품질평가라고 할 수 있다.

생약 중의 알칼로이드의 함량은 그 염기성을 이용하여 중화 적정법에 의해서 정량하여 왔다. 알칼로이드를 함유하는 생약은 알칼로이드를 정량함으로써 품질평가를 할 수 있다는 측면에서 충분한 의미가 있다고 생각된다.

알칼로이드처럼 특별한 화학적 성질을 가지고 약리작용을 나타내지 않는 다른 성분의 경우에 그 정량은 큰 의미가 없어진다. 따라서 이런 경우 생약이 함유하고 있는 주요성분 또는 특유성분을 정량하여서 품질평가의 지표로 하는 경우가 많다.

생약의 화학성분 연구는 천연물 화학의 진보와 더불어 급속하게 발전하고 있다. 특히, 각종 크로마토그래피에 의한 분석법의 진보에 힘입어 생약성분의 정성 및 정량은 과거보다 신속 정확하게 미량으로 할 수 있게 되었다. 가스 크로마토그래피(GC)에 의해서 생약 중의 휘발 성분인 정유의 분리 정량이 가능하며, 그 밖에 사향 중의 muscone, steroid 정량이 가능하다. 또한 불휘발성 물질을 TMS (trimethylsilyl)화 등의 처리로 휘발성 물질로 변환시켜서 적용하는 방법도 고안되고 있다. 지방산의 분석 및 웅담 중의 담즙산, 인삼의 sapogenin의 정량 등이 좋은 예이다.

박층 크로마토그래피(TLC)와 densitometer의 조합에 의한 TLC-DM법은 직접 박층상에서 가시선 및 자외선 흡수, 형광 등을 측정할 수 있는 이점이 있다. 당약, 용담, 겐티아나 등의 고미배당체, 목단피 및 작약의 배당체, 오수유의 synephrine, 섬수의 배당체 등 휘발되기 어려운 물질의 정량에 많이 이용되고 있다.

최근에 가장 많이 이용되는 방법은 고속액체 크로마토그래피(HPLC)에 의한 분석법이며, 섬수의 강심배당체, 용담 및 겐티아나의 고미배당체, 작약의 paeoniflorin, 우바우르시의 arbutin, 황련 및 황백의 berberine, 고삼의 matrine 등을 정량한 예가 있다. 앞으로 이 방법은 생약성분을 정량하는 방법 중 가장 중요한 방법이 될 것이다.

상기한 방법 외에도 GC와 질량분석(MS)을 조합한 GC-MS법, HPLC와 MS를 조합한 LC-MS법 등이 앞으로 생약성분의 분석에 이용되며, 인삼 및 시호의 saponin을 정량한 보고가 있다.

이와 같은 첨단 분석기기를 사용한 방법은 앞으로 점점 활발해질 것이라고 생각되지만, 생약의 성분은 복잡하며, 또한 많은 성분이 함유되어 있으므로 동일 분석법으로 모든 것을 분석하는 것은 불가능하다. 따라서 각 분석법의 장단점을 살려서 분석하는 것이 필요하다고 생각된다.

3) 화학적 지문(Chemical fingerprint)을 이용한 품질동등성 평가

생약은 한 두 가지의 지표성분만이 아닌 많은 구성 성분의 상호작용에 의해 약효가 나타나는 특성을 가지고 있다. 따라서, 기존의 지표성분에 대한 함량시험만으로는 생약의 품질평가를 대표할 수 없으므로, 최근에는 여러 개의 지표성분 또는 화학적 지문의 패턴분석 등을 사용하는 품질평가 기법이 제안되고 있다. 중국에서는 2005년부터 단삼 추출물의 주사제제의 경우 화학적 지문의 패턴분석을 품질관리법으로 규정하여 관리하고 있으며, 국내에서도 성분프로파일을 이용한 생약이나 생약제제의 품질동등성 평가기법을 도입하고 있다.

3. 생물학적 품질평가(生物學的 品質評價)

생물학적 검정법(bioassay)은 생약의 약효를 평가하는 방법 중에서 가장 중요한 것이다. 약효의 품질평가 방법이 확립되면, 원식물의 품종 개량, 수확법, 가공법 등의 생산면에 있어서도 개량이 기대된다. 그렇기 때문에 약효를 객관적인 data로 표시하는 것이 바람직하다.

그러나 일반적으로 생물검정에는 상당한 시간, 노력, 비용 등이 필요하며, 또한 아직 생물학적 검정평가법이 체계적으로 확립되지 않은 상태에서 모든 생약을 이 검정법으로 평가하는 것은 어렵다. 특히 생약의 작용은 단일하지 않고 복합적이므로, 이 복합작용을 검정하는 것이 문제가 된다. 생약이 가진 작용을 그 유효성분과 관련지어서 모두 해명하는 것은 현시점에서 불가능하다고 생각된다.

따라서, 생약이 갖는 약효의 일부를 추측할 수 있는 유효성분이 판명되면, 그 물질에 관한 이화학적 시험에 따라서 품질 평가하는 경향이 있으며, 현시점에서는 생물학적 품질평가(약리시험)는 극히 한정된 생약에서 이루어지고 있다.

약전에서는 디기탈리스와 같이 종에 따라서 강심배당체의 함량에 차이가 있는 것에 대해서 약효, 독성을 종합적으로 고려해서 비둘기를 사용한 역가 검정법을 정하고 있다. 그 밖에 맥각(麥角)에서는 계관법(鷄冠法)에 의해서 혈관 수축작용을 검정한다. 또한 창출 및 백출의 중추억제 작용을 마우스를 사용하여 비교 검토하며, 황련의 berberine형 alkaloid에 의한 항균작용을 지표로 하여 alkaloid의 시기적인 함량 변동을 조사하며, 인진호의 이담작용을 지표로 하여 품질평가를 한 예도 있다.

생물학적 품질평가에 있어서 앞으로의 문제는 어떠한 생물학적 검정법을 선택하느냐 하는 점이다. 생약의 약효평가를 하는 경우에 주작용(主作用)을 지표로 하는 검정법의 확립이 필요하지만, 문제는 대부분의 생약이 약효가 강하게 나타나지 않으므로 생물학적 검정법으로 측정하기 어렵다.

위에서 기술한 품질평가법은 이화학적 방법이나 생물학적 방법, 모두 장단점이 있다. 생약의 여러 가지 작용을 생각하면 생약의 품질평가는 종합적으로 하여, 각 성분과 약효의 관계를 명확히 할 필요가 있다. 앞으로 생약의 품질평가는 간단히 시장품의 품질을 평가하는 수준이어서는 안 된다.

특히 한약은 국민들의 건강을 위해서 수요가 증가되고 있으며, 기원이 확실하지 않은 수많은 한약재들이 외국으로부터 수입되고 있으므로 품질평가법은 반드시 확립되어야 한다.

4. 생약의 기재

생약은 현대과학이 태동하기 훨씬 이전부터 이용되어 왔고 그 이용방법도 변천을 거듭해오면서 정품에 관한 기재에 많은 혼란이 있었으며, 앞으로도 계속될 것이라 예측되므로 이에 대한 연구가 장차 많이 진행되어야 할 것이다. 아쉬운 점은 우리나라의 연구가 생약성분에 대한 연구에만 편중되어 있고 품종에 대한 연구가 절대적으로 부족하다는 점이다. 그럼에도 생약을 이용한 천연물의약품의 개발 등에 있어서 생약의 원료공급에 대한 부분이 중요한 부분을 차지하고 있으며, 생약의 기재에 있어서도 일반적으로 다음과 같은 항목들이 요구되고 있다.

1) 생약명 : 국명, 한자명, 라틴명, 영명, 독어명, 이명 및 시장명
2) 내력 : 역사 등
3) 기원 : 기원동식물의 국명, 학명, 과명
4) 용부 : 이용되는 부위
5) 제법 또는 생산과정 : 조제법, 채취법 및 시기, 수치법
6) 산지 : 원산지, 주산지, 재배지, 거래지역 및 생산량
7) 성상 : 외부 및 내부 형태학적인 특징
8) 성분 : 유효성분 및 지표성분과 각각의 함량 등
9) 품질평가 : 형태학적, 이화학적, 생물학적 평가
10) 순도 : 순도시험, 이물질 등
11) 약효 : 약리작용 및 생물활성 등
12) 약용 및 그 밖의 용도
13) 용법 및 용량 : 1회량, 1일량, 극량 등
14) 제제 : 생약의 제제화 형태
15) 저장법
16) 동류 및 유사생약 : 학명과 과명, 성분, 약효, 형태 등

Ⅳ. 생약의 성분

생약을 의약품으로 사용한다는 것은 그 생약에 약효를 나타내는 성분이 포함되어 있다는 것을 의미한다. 이 개념은 이미 16세기 초에 Paracelsus에 의하여 제안되어 1804년 Sertürner가 아편에서 morphine을 결정성분으로 추출, 정제함으로써 증명되었다. 생약의 성분은 식물형태와 함께 식물유전자(genotype)의 다른 표현형(phenotype)의 하나로 생약의 약효와 밀접한 관계를 가지고 있다.

생약의 성분은 일부의 예외를 제외하고는 생물(식물, 동물, 미생물)의 2차 대사산물(secondary metabolite)이다. 2차 대사산물의 식물체 내에서의 기능에 대해서는 아직까지 논란이 되고 있으나 생약으로 이용되는 것은 사람을 포함하는 동물에 대한 약리작용이 있는 물질이 대상이 되고 있다. 따라서 생약성분은 넓은 의미로서는 '약리작용을 가지는 천연 유기화합물(pharmacologically active natural organic compound)'이라고 정의할 수 있다.

Morphine이 분리된 이후 19세기에서 20세기에 걸쳐 천연물화학의 발달에 힘입어 현재까지 수많은 생약성분이 분리되어 그 구조가 규명되고 활성이 밝혀지고 있다. 현재까지 이용되고 있는 의약품 중에서 천연물 유래의 물질이 차지하는 비중이 높고, 또한 생약성분을 선도화합물(lead compound)로 하는 신약개발이 최근 들어 새롭게 조명되고 있다.

1. 생약성분의 분류

생약성분을 분류하는 방법으로서는 화학구조, 물성, 생리활성, 기원, 생합성 경로에 의한 분류법이 있으나, 하나의 분류법으로 모든 생약을 분류할 수 있는 것이 아니고 생약성분이 가지는 특징을 고려하여 종합적으로 사용하고 있다.

이들 생약의 분류법 중 과거에는 구조, 물성, 생리활성, 기원에 의한 분류를 혼합하여 사용하여 왔으나 최근 세포내에서의 생약성분이 합성되는 경로, 즉 생합성 경로가 밝혀지면서 이에 의한 분류가 널리 사용되고 있다. 생약성분의 합성에 사용되는 재료는 한정되어 있기 때문에 구조가 복잡한 화합물이라도 대부분이 공통된 생합성 경로에 따라 합성된다. 따라서 생합성 경로에 의한 분류는 화학구조에 의한 분류와 밀접한 관련을 가지게 되고 복잡, 다양한 분류를 비교적 단순화할 수 있게 하며 생약성분의 생합성 과정 중의 위치를 파악하게 할 수 있게 해주기 때문에 편리한 방법이라고 할 수 있다.

생약 성분의 분류법

(1) 화학구조에 의한 분류: 가장 대표적인 생약성분의 분류법으로 유기화합물의 일반적인 분류법으로 다양한 유기화합물의 구조만큼 복잡한 분류법이라고 할 수 있다. 예를 들면 terpenoid, steroid, flavonoid, phenylpropanoid, lignan, quinone, carotenoid 등이 있다.

(2) 물성에 의한 분류: 생약성분이 가지는 물성에 의한 분류법으로 alkaloid, saponin, tannin, 식물 색소, 정유(essential oil) 등이 해당된다.

(3) 생리활성에 의한 분류: 항생물질, 비타민, 호르몬, 강심배당체 등을 들 수 있다.

(4) 기원에 의한 분류: 식물, 동물 기원의 성분 외에도 균류 대사산물, 지의성분 등이 이에 해당한다.

(5) 생합성 경로에 의한 분류: 1차 대사산물, 식물의 광합성 등 기본 대사과정에서 생성되는 물질, 2차 대사산물 중 polyketide, shikimate, mevalonate, amino acid 및 혼합 대사경로 화합물 등이다.

2. 생약성분의 생합성

생약의 대부분은 식물, 동물을 기원으로 하고 있기 때문에 생약성분은 생물의 대사활동에 의하여 생산된 화합물이다. 즉 광합성에 의하여 생산된 당을 분해하여 에너지를 얻고 이 대사과정에서 얻어지는 아미노산, acetyl CoA, ATP, NADPH 등을 재료로 하여 생성되는 물질이다. 식물성 생약성분에는 당, 지질, 단백질, chlorophyll 등과 같이 거의 모든 식물에서 얻어지며, 식물의 생활에 필수적인 역할을 하는 1차 대사산물(primary metabolite)과 alkaloid, terpenoid와 같이 극히 한정된 종의 식물에서만 나타나는 2차 대사산물(secondary metabolite)이 있다. 2차 대사산물은 식물의 생활에 꼭 필요하다고는 할 수 없는 물질로 J. D. Bu'Lock의 정의에 의하면 한정된 종류의 생물에 의하여 생산되며 활발한 대사활동을 나타내지 않고 환경조건에 따라서는 생산되지 않기도 하는 물질이다.

2차 대사산물은 극히 한정된 재료와 대사경로에 의하여 합성된다고 믿기 어려울 정도로 다양하고 복잡한 구조를 지니게 되는데, 이러한 구조의 다양성과 복잡성은 천연물화학 발전의 원동력이 되었다고 할 수 있다. 천연물화학 및 생화학의 발달로 인하여 현재는 1차 물질대사를 기초로, 2차 물질대사의 기본 경로가 밝혀지게 되었다. 즉, 광합성에 의한 탄산가스의 고정에서 시작하여 TCA 회로에서 탄산가스로 배출되기까지 다수의 1차 대사경로(primary metabolic pathway) 및 2차 대사경로(secondary metabolic pathway)는 상호 밀접하게 연결되어 있다(**그림 1**). 2차 물질대사의 관점에서 보면 1차 물질대사는 2차 물질대사를 위하여 에너지와 중간 재료를 공급하는 과정이라고 할 수 있다.

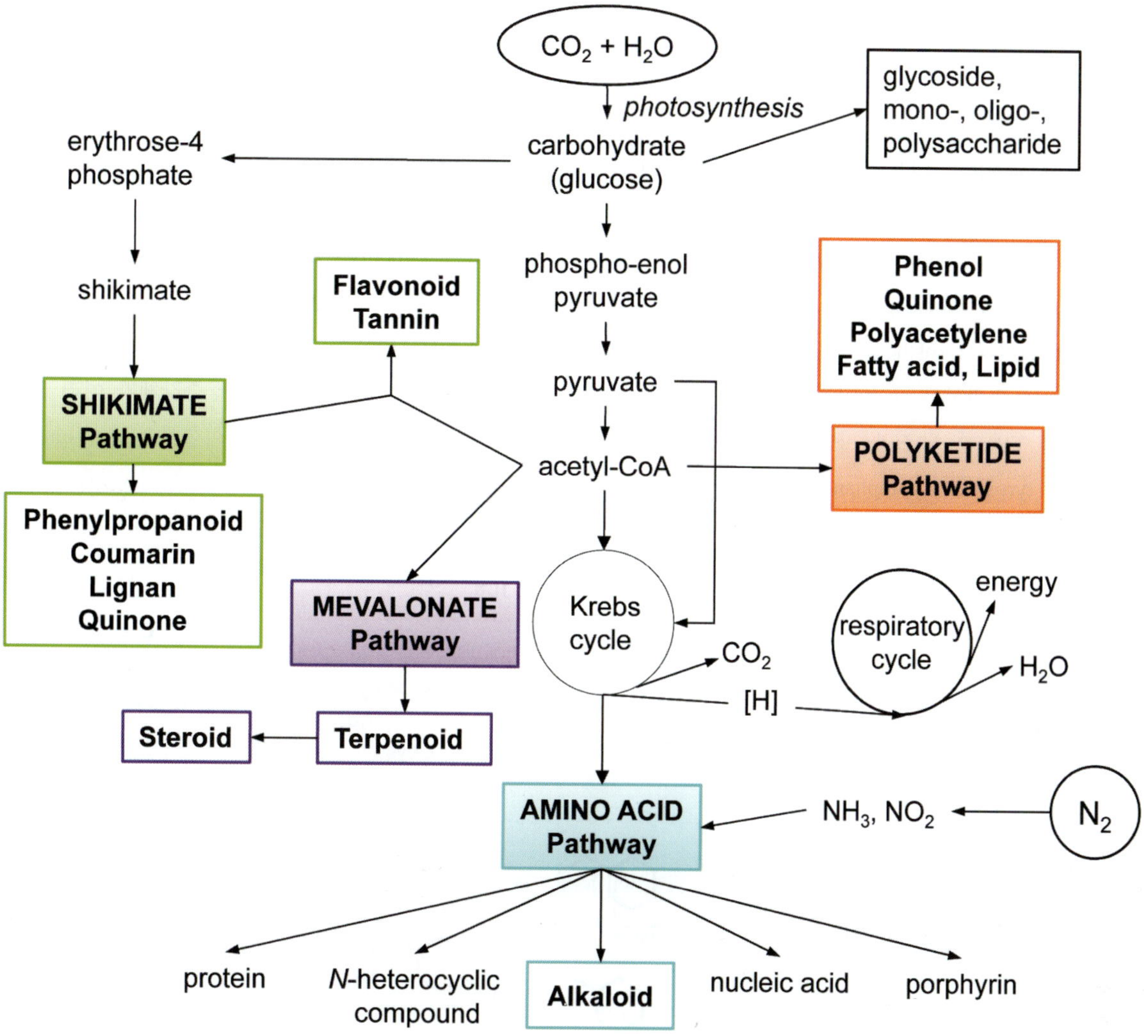

그림 1. 식물 대사산물의 상호 연관성

3. 생약성분의 구조와 생합성

생약성분의 대부분은 2차 물질대사의 결과로 생성되는 2차 대사산물로 구성되어 있다. 현재 생약성분은 그 생합성 기원에 따라서 당류, 지방산 관련 화합물, polyketide계, shikimate계, isoprenoid계, amino acid계, 혼합경로계 및 기타 생약성분으로 나눌 수 있다.

최근 당질(예: β-1,3-glucan), 단백질(예: 활성 peptide) 등과 같이 1차 대사산물 중에도 생리활성이 있는 물질이 있다는 사실이 밝혀지고 있다. 즉, 1차 물질대사는 생물의 생명 유지에 필요한 물질 및 에너지를 생산하는 것은 물론 생리활성 물질 및 2차 물질대사를 위한 중간 재료를 공급하고 있다. 그러나 대부분의 생약성분은 2차 대사산물이며 생물의 생명유지에 꼭 필요한 물질은 아니다.

4. 생약성분 생합성의 building block

생약의 2차 대사산물은 주로 다음과 같은 building block으로 구성되어 있다. 가장 간단한 C1 unit은 methoxyl 또는 methylenedioxy group이 대표적이며 methionine의 $S-CH_3$를 전구체로 한다. Terpenoid 계열의 화합물은 acetoacetyl-CoA에 malonyl-CoA가 결합하여 중간체인 mevalonic acid (MVA)거쳐서 또는 pyruvate와 glyceraldehyde 3-phosphate (G3P)가 결합하여 생성된 1-deoxy-D-xylulose-5-phosphate (DXP)가 환원되어 2-methyl-D-erythritol 4-phosphate (MEP) 거쳐 생성된 isopentenyl phrophosphate가 C5의 isoprene 단위로 작용한다. Shikimate 생합성 경로에 의하여 생성되는 화합물은 phenylalanine이나 tyrosine을 전구체로 하여 C6-C3, C6-C2, 또는 C6-C1 단위를 형성한다. Polyketide 생합성 경로에 의하여 생성되는 화합물은 acetyl-CoA (malonyl-CoA)가 축합하여 C2 unit이 생성되고 이러한 중간체가 여러 가지 화학 반응에 의하여 다양한 구조의 지방산이나 페놀성 화합물을 생합성한다. Alkaloid 계열의 화합물은 ornithine, lysine, phenylalanine, tyrosine, tryptophan 또는 histamine을 전구체로 하여 생합성된다.

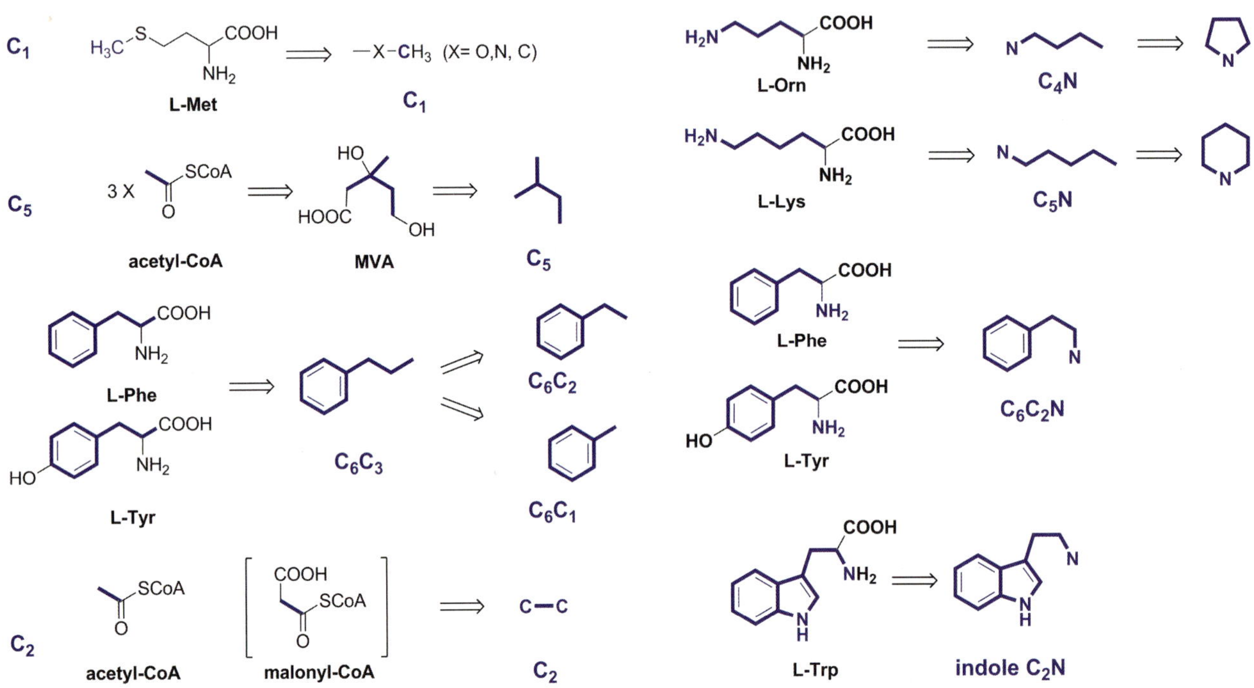

그림 2. 2차 대사산물의 building block

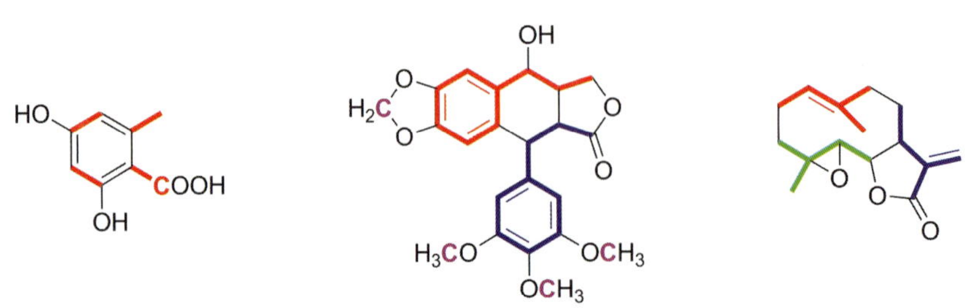

orsellinic acid
4 x C_2

podophyllotoxin
2 x C_6C_3 + 4 x C_1

parthenolide
3 x C_5

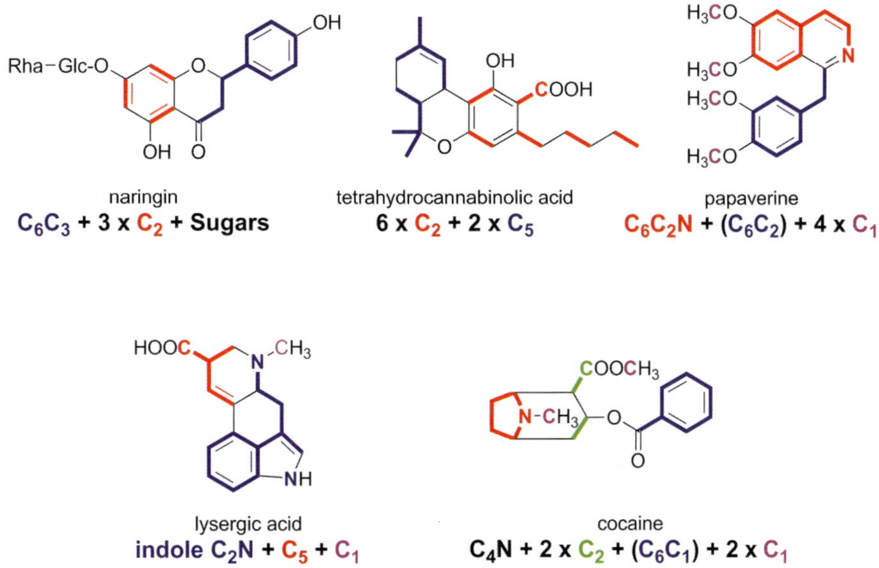

그림 3. Building block으로 이루어진 생약성분의 예시

5. Isoprenoid 경로 화합물

생약성분 중에서 구조가 isoprene을 단위로 해서 구성되는 화합물이 19세기 말부터 알려졌으며, 생합성과정에 있어서 'isoprene 법칙'이 제안되어 이들 화합물을 isoprenoid라고 하였으나, C_{10}의 terpene 탄화수소를 나타내는 의미로 terpenoid라고 쓰게 되었다. Isoprene은 탄성고무의 건류에 의하여 생성되는 탄화수소로 terpenoid 생합성 단위로 생각되었으나, 실제로는 isoprene이 중합을 하지 않고 mevalonic acid (MVA)가 isoprene 단위를 공급하는 것이 증명되어 mevalonate 경로라고 한다. Terpenoid는 2분자의 isoprene인 C_{10}을 단위로 하여 명명된다. 탄소수에 따라 monoterpene (C_{10}), sesquiterpene (C_{15}), diterpene (C_{20}), sesterterpene (C_{25}), triterpene (C_{30}), tetraterpene (C_{40})이라고 불린다.

Tetraterpene은 carotenoid라고도 하며 terpenoid와 구별하여 취급하기도 하고, 생체에 hormone으로 존재하는 steroid도 triterpene에서 유도되는 화합물이나 triterpenoid와 별도로 구분하는 것이 보통이다.

생체 내에서 C_5의 isoprene 단위로 작용하는 물질은 isopentenyl pyrophosphate (IPP)과 IPP의 이성화로 생성되는 dimethylallyl pyrophosphate (DMAPP)이다. IPP는 mevalonate pathway (MVA pathway)와 non-mevalonate pathway (MEP pathway)를 통하여 생합성된다. Mevalonate 생합성 경로는 3분자의 acetyl CoA가 결합하여, acetoacetyl-CoA와 malonyl-CoA의 반응으로 생성되는 β-hydroxy-β-methylglutaryl-CoA (HMG-CoA)가 2단계의 환원을 받아 mevalonic acid가 된 후 인산화, 탈탄산을 받아 생성되는 isopentenyl pyrophosphate (IPP)가 생성된다. Non-mevalonate pathway는 2-methyl-D-erythritol 4-phosphate/1-deoxy-D-xylulose-5-phosphate pathway (MEP/DXP pathway)를 말하며 pyruvate와 glyceraldehyde 3-phosphate (G3P)가 결합하여 생성된 1-deoxy-D-xylulose-5-phosphate (DXP)가 환원되어 2-methyl-D-erythritol 4-phosphate (MEP)를 거쳐 IPP가 생성된다. 식물체에서는 IPP와 이성체인 DMAPP가 생합성되는 경로가 구분 (compartmentation) 되어 있는데 MVA pathway는 세포질(cytosol)에서 일어나고, MEP pathway는 색소체(plastid)에서 일어난다.

DMAPP와 IPP가 head-to-tail 축합하여 geranyl pyrophosphate가 생성되며, GPP에 IPP가 차례로 축합하여 farnesyl pyrophosphate (FPP)와, 이어서 geranylgeranyl pyrophosphate (GGPP)가 만들어지므로 GPP, FPP, GGPP가 monoterpene, sesquiterpene, diterpene의 직접적인 전구체가 된다. Triterpene, steroid 생합성의 중간체인 squalene은 FPP 2분자가 tail-to-tail 결합하여 얻어진다. Carotenoid의 경우는 GGPP 2분자가 tail-to-tail 결합에 의하여 얻어지는 phytoene이 직접적인 전구체이다. 이들 직접 전구체가 환원 등에 의하여 비환상 화합물이 얻어지거나 cyclization을 거쳐서 hydride, methyl 기의 전위반응, 수산화, deprotonation 등의 반응을 거쳐서 해당하는 terpene 화합물이 얻어진다.

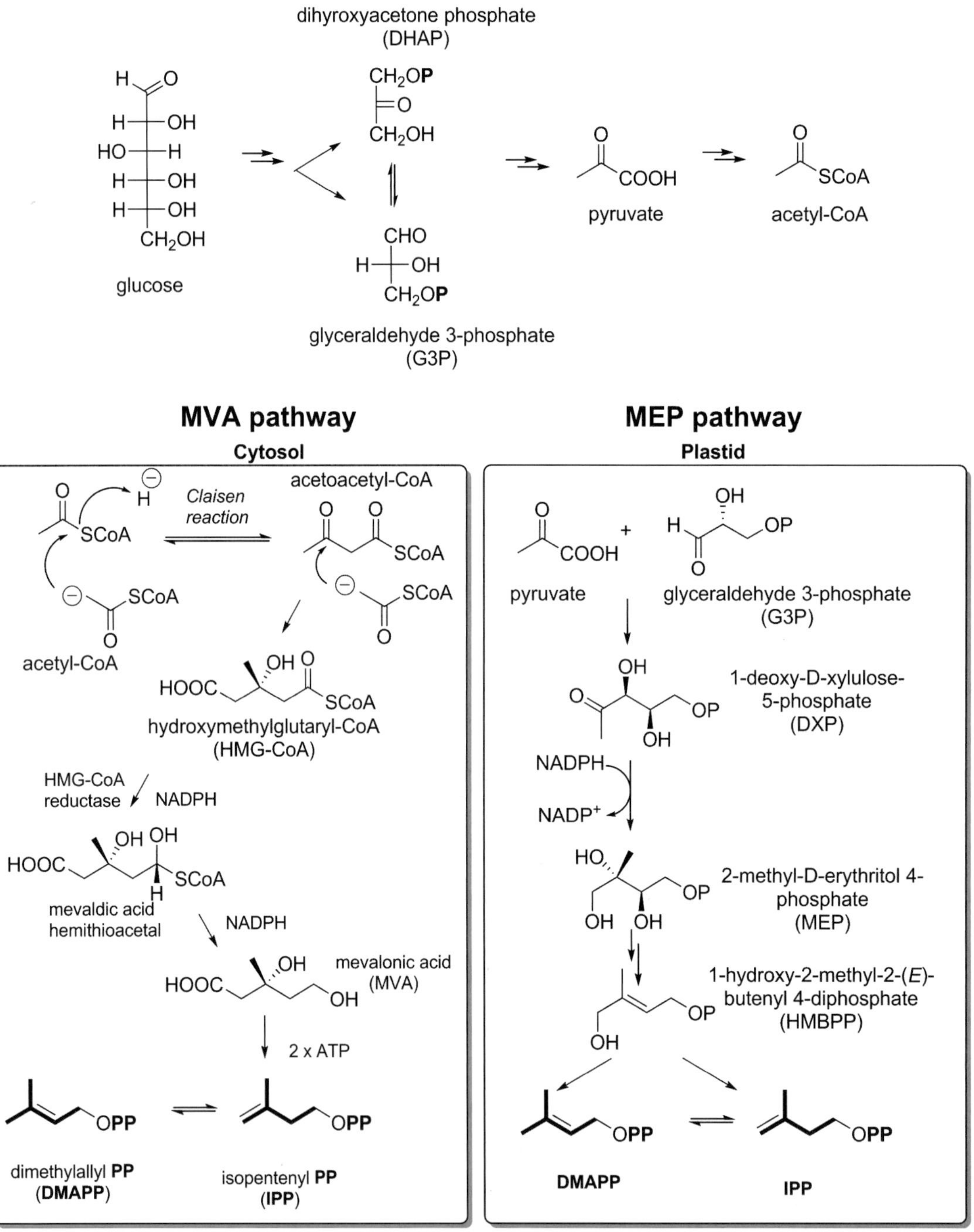

그림 4. Isoprene unit의 생합성

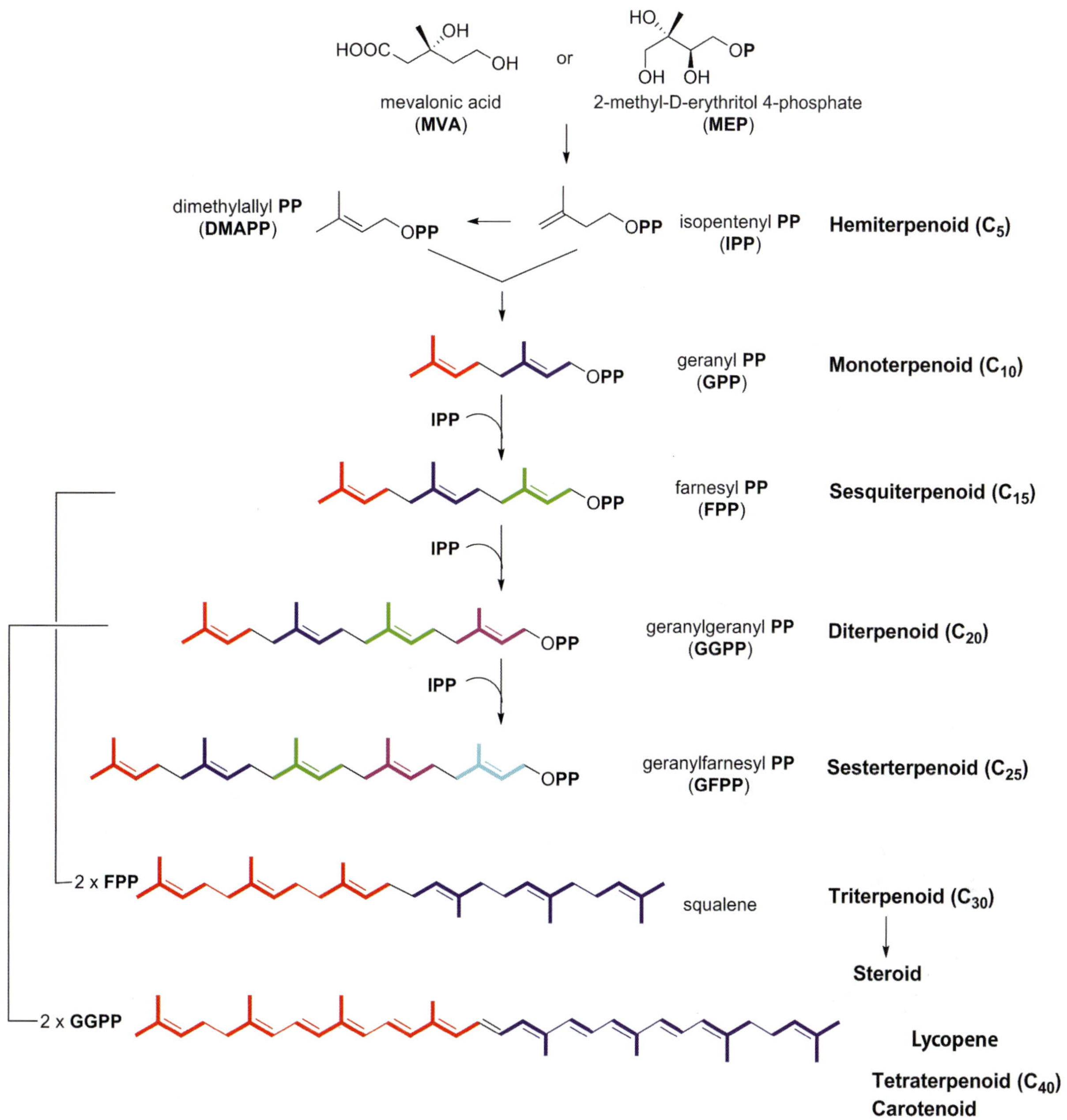

그림 5. Terpenoid 생합성

5-1. Monoterpenoid

Geranyl pyrophosphate (GPP)로부터 유도되는 C_{10}의 terpene으로 GPP의 configuration의 변화에 따라 다양한 구조의 물질이 얻어진다. 환의 유무, 환의 개수에 따라 acyclic monoterpene (geraniol, nerol, linalool, citronellol, citronellal), monocyclic monoterpene (menthol, thymol, α-terpineol, carvacrol, limonene, 1,8-cineole, menthone, pulegone, carvone), bicyclic monoterpene (α-, β-pinene, borneol, thujone, camphor)으로 나누어진다.

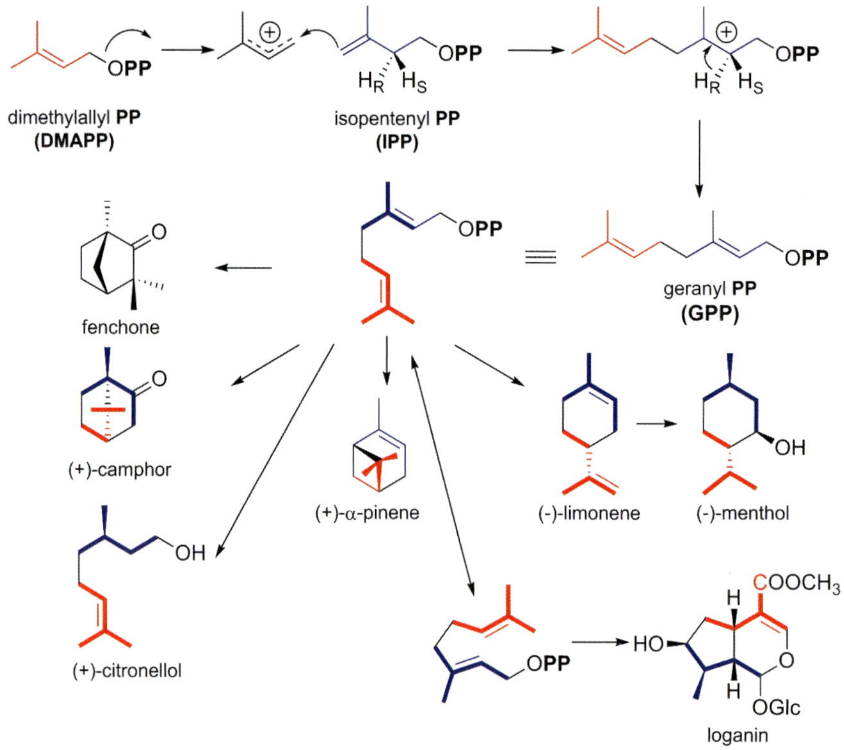

그림 6. Monoterpene의 생합성

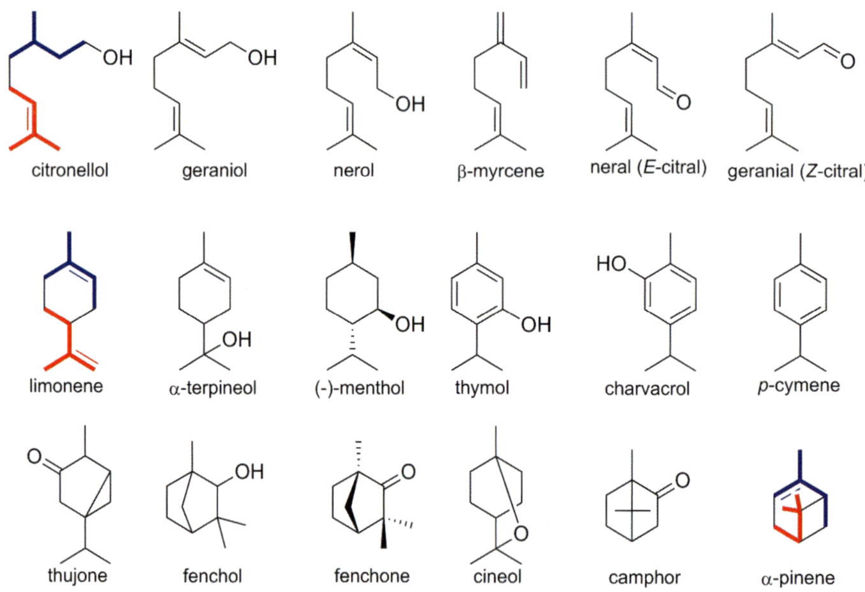

그림 7. Monoterpene 화합물의 구조

이들 화합물은 유리형(free form) 또는 배당체로 존재한다. 유리형 monoterpene은 식물 정유의 대표적인 구성성분으로 주로 수증기 증류나 용매 추출에 의하여 분리된다. 유리형 monoterpene은 동물, 미생물에서도 발견되나 식물의 정유

성분으로 광범위한 식물에서 분리된다. 정유성분은 향료로 사용되며 이외에도 피부자극, 소염, 진정, 거담, 건위, 구풍, 이뇨, 방부 및 살충 등의 작용을 가지고 있기 때문에 의약품 등의 용도로 널리 사용된다.

Pyrethroid는 농업용 및 원예용의 살충제 또는 곤충기피제로 사용되는데, 이 화합물은 2분자의 DMAPP가 축합하여 생성된 화합물로서 대표적인 irregular monoterpene에 속한다.

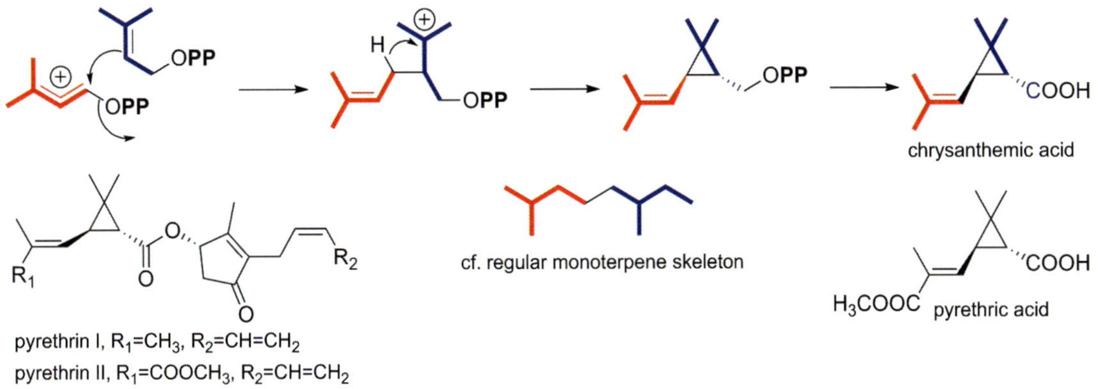

그림 8. Pyrethroid의 생합성 및 구조

배당체 형태의 monoterpene을 함유하는 생약으로서는 작약(paeoniflorin)이 대표적이며, cyclopentane monoterpene인 iridoid 배당체 성분은 지황(catalpol), 발레리아나근(valtrate), 치자(geniposide), 자실(catalposide) 등에 존재하고 iridoid의 5원환 부분이 개열된 secoiridoid도 배당체로 존재하는데 용담 및 겐티아나근(gentiopicroside), 당약(swertiamarin)의 성분으로 고미 건위작용을 가진다.

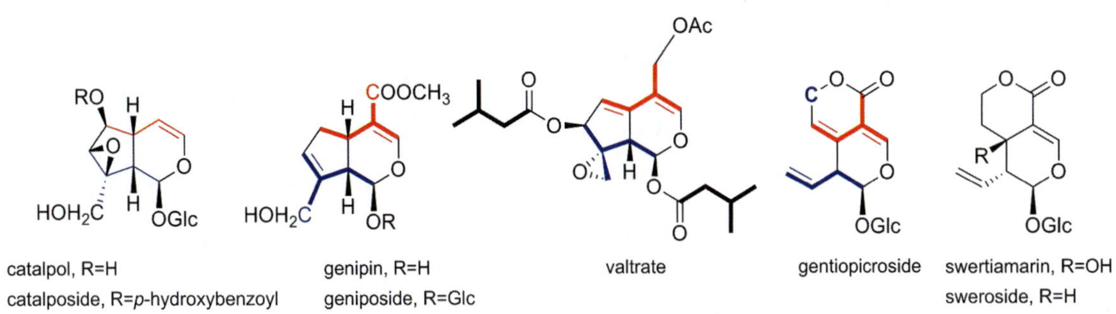

그림 9. Iridoid 및 secoiridoid 화합물의 구조

5-2. Sesquiterpenoid

Sesquiterpenoid는 3개의 isoprene 단위로 된 farnesyl pyrophosphate (FPP)를 공통의 전구체로 하여 생성된 화합물군으로 FPP의 다양한 configuration으로 인하여 비환상 화합물을 위시하여 10개 이상의 특이 골격을 형성하므로 terpene 중에서 가장 다양한 구조를 가진다.

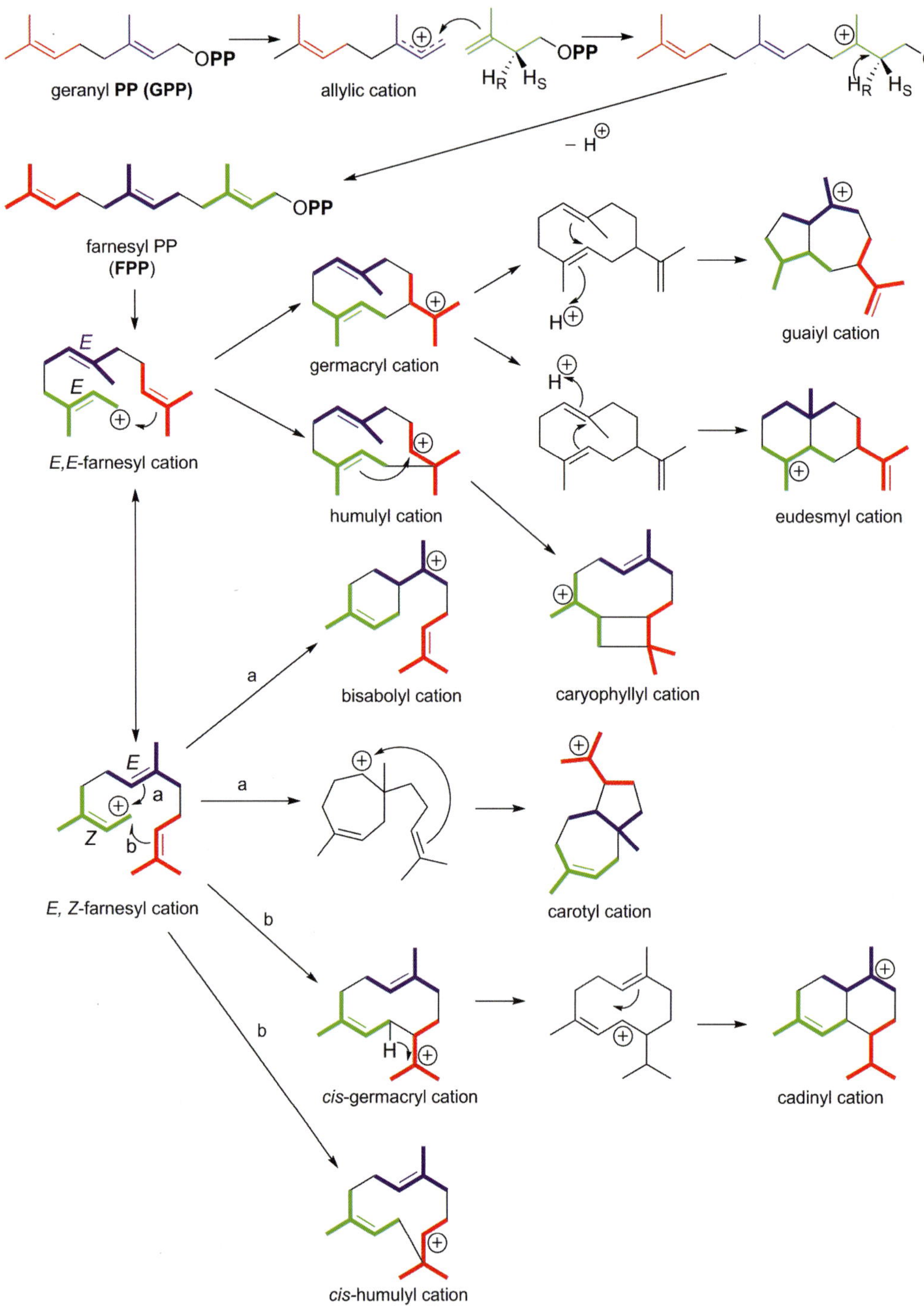

그림 10. Sesquiterpene의 생합성

Sesquiterpene은 monoterpene과 같이 정유성분의 중요한 부분을 차지하고 있으며, atractylon (백출, 창출), absinthin (애엽), columbin (칼룸바근)과 같이 건위 작용을 나타내는 성분이 있으며, santonin (시나화)은 구충 효과를 나타내고, 카모밀라의 정유성분인 bisabolol, chamazulene (수증기 증류중에 matricin이 변하여 생성)은 소염 진통 작용을 갖는다. 개똥쑥 (*Artemisia annua*)의 artemisinin (qinghaosu)은 항말라리아 효과가 있으며, 목화의 gossypol은 sesquiterpene의

dimer 구조를 갖는다. 한편 목향의 costunolide와 같이 germacrane형의 sesquiterpene lactone은 항종양작용을 가지는 것으로 알려져 있는데 화합물의 α-exomethylene-γ-lactone 구조가 활성과 관련이 있는 것으로 밝혀졌다.

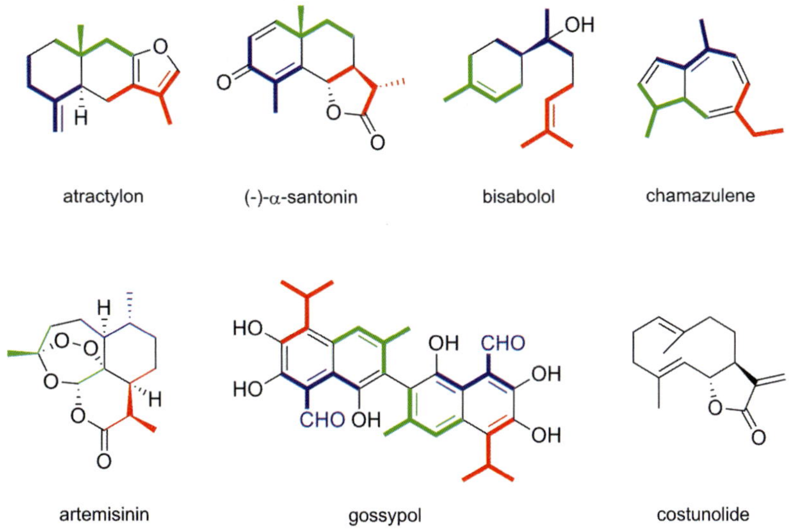

그림 11. Sesquiterpene 화합물의 구조

5-3. Diterpenoid

Diterpenoid는 geranylgeranyl pyrophosphate (GGPP)로부터 생성된 탄소 20개의 비환상 또는 다환상 (2환~4환) 화합물이다. 대표적인 3환상 diterpene인 abietic acid, pimaric acid (로진)는 수지산의 대표적인 화합물로 steroid와 같은 입체구조를 가지고 있다. 그에 비하여 enmein (연명초)의 중간체인 *ent*-kaurene은 steroid와 반대의 입체구조를 가지고 있어 식물에는 입체구조가 반대인 2개의 diterpene 생합성계가 존재하는 것을 알 수 있다. Aconitine (부자)과 paclitaxel (주목)은 diterpene 골격 생성 후 질소 원자가 도입되어 생성된 alkaloid로 pseudoalkaloid라 한다. Aconitine은 강한 독성을 나타내며 paclitaxel, docetaxel은 항종양작용을 나타낸다. Diterpene은 일반적으로 수지의 주성분을 이루고, 발암 (phorbol ester), 감미 (stevioside, 스테비아), 혈소판 활성화 인자 억제 (ginkgolide, 은행잎), 식물 hormone (gibberellin 유도체) 등의 생리활성을 가진다.

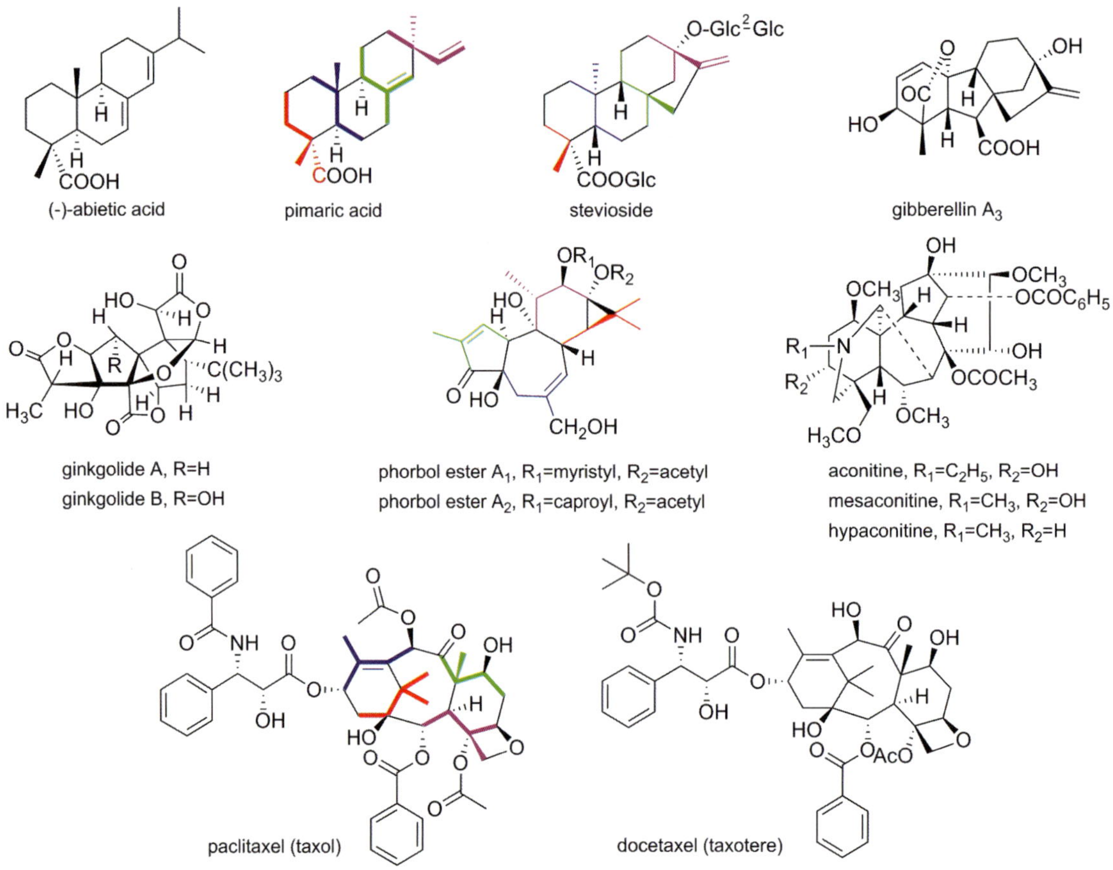

그림 12. Diterpene 화합물의 구조

5-4. Sesterterpenoid

Sesterterpene은 5개의 isoprene 단위가 head-to-tail형으로 결합한 geranylfarnesyl pyrophosphate (GFPP)에서 유도되는 C_{25}의 terpene이다. Sesterterpene은 다른 terpene에 비하여 비교적 최근에 동물, 식물, 미생물, 해양생물에서 분리되고 있는 물질로 복잡한 다환상 골격을 가지고 있으며 생약의 자원으로서 주목을 받고 있다.

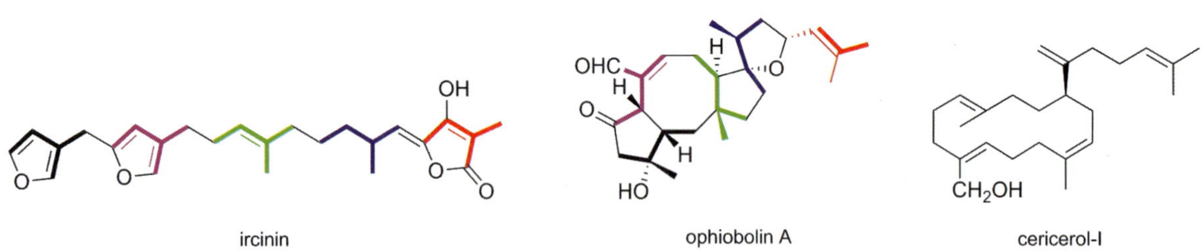

그림 13. Sesterterpene 화합물의 구조

배당체(Glycoside)

생약에 함유되어 있는 알코올성 화합물, phenol성 화합물, terpenoid, steroid 등은 당과 결합하여 배당체(glycoside)로서 존재하고 있는 것이 많고 배당체의 비당부분은 보통 비당체(aglycone)라고 부른다. 배당체 결합은 비당체의 산소 원자에 당이 결합한 *O*-glycoside (*O*-배당체)가 압도적으로 많은데 *S*-glycoside, *C*-glycoside, *N*-glycoside도 발견된다. *C*-glycoside은 산 및 효소에 의하여 가수분해가 되지 않는다. 따로 규정이 없는 한 식물의 배당체는 *O*-배당체를 의미한다.

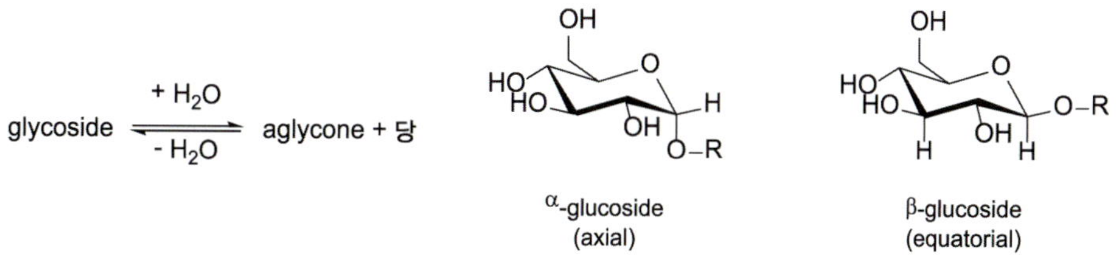

그림 14. 배당체의 일반적 구조

당의 configuration에 따라 배당체도 α-배당체(α-glycoside), β-배당체(β-glycoside)로 나누어지고 α-배당체를 분해하는 효소를 α-glycosidase, β-배당체를 가수분해하는 효소는 β-glycosidase라고 하며 식물체 내에 배당체 가수분해 효소를 가지고 있는 경우가 많다(예: emulsin, myrosinase 등). 배당체의 식물체 내에서의 기능은 잘 알려져 있지 않으나 당의 저장, 독성 제거, 방어물질 등의 역할을 하고 있는 것으로 알려져 있으며, 약리작용은 배당체의 형태로 나타내는 것도 있고, 비당체로서 작용을 나타내는 것도 있다. 자연에는 β-배당체형으로 존재하는 것이 많다.

Glycoside 결합을 하는 데는 당의 hemiacetal이 UDP, ADP 등에 의한 활성화가 필요하다. UDP-glucose는 배당체의 glycoside 결합만이 아니고 전분, cellulose의 생합성에도 관여하고 있다.

5-5. Triterpenoid

Squalene으로부터 생합성되는 C_{30}의 지방족 다환상 terpene으로, 대개의 경우 squalene-2,3-oxide를 경유하여 환을 형성하여 생성되기 때문에 C-3위치에 산소관능기(보통 -OH)를 가지나 일부의 화합물에서는 squalene의 직접 폐환으로 생성되기 때문에 C-3위치에 산소관능기를 가지지 않는 것도 있다. Squalene의 C-2,3 위치가 산화된 squalene-2,3-oxide가 cyclase에 의하여 폐환되어 C-20위치에 cation을 형성하고 이 cation을 중화하기 위하여 수산화, 이중결합 형성, hydride 또는 methyl 전위 등의 반응을 거쳐 다양한 골격을 가진 triterpene이 형성된다.

Triterpene은 생합성 과정에 따라 squalene이 chair-chair-chair-boat 형으로 폐환한 것, chair-boat-chair-boat형태로 폐환한 것 및 양쪽 끝에서 폐환된 것 등 세 가지로 나누어지며, 환의 수에 따라 tetracyclic triterpene (dammarane, euphane, protostane, lanostane, cycloartane, cucurbitane type)과 pentacyclic triterpene (hopane, lupane, oleanane, ursane type)으로 나눌 수 있다.

Limonoid와 quassinoid는 측쇄가 산화되어 골격의 탄소수가 30개보다 적으나 생합성적으로 triterpene에 포함된다. Steroid는 B환이 boat형으로 폐환된 lanostane 또는 cycloartane type triterpene의 methyl기가 탈락되어 생성된다. 생약 성분으로서의 triterpene은 유리형, ester형, 배당체형으로 존재하는 것으로 대별되나 대부분이 배당체형으로 존재한다.

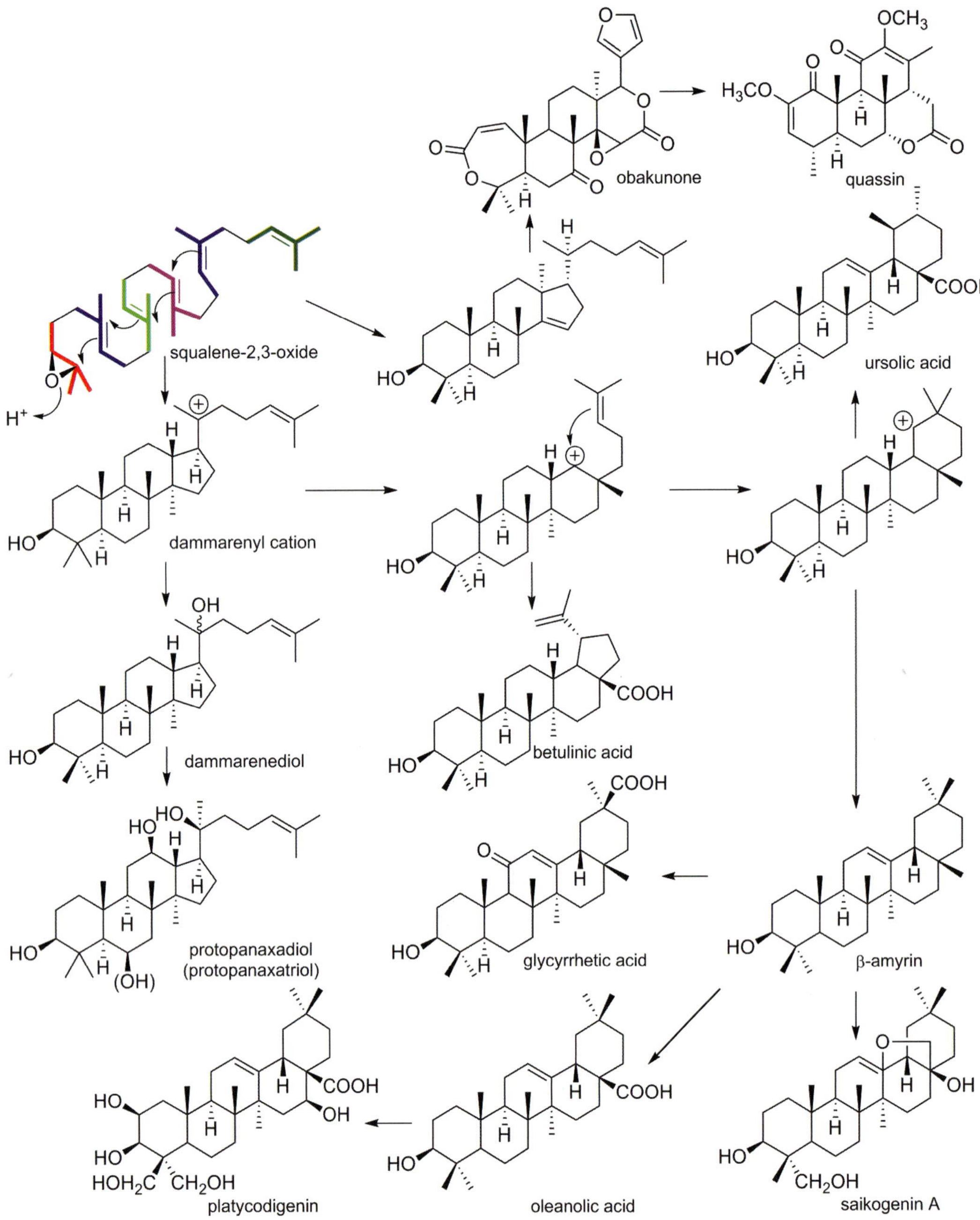

그림 15. Triterpene 화합물의 생합성

5-5-1. Triterpene계 saponin (triterpenoidal saponin)

식물성분 중에서 그 수용액을 진탕할 때 지속성의 미세한 거품을 일으키는 계면활성물질을 saponin이라고 한다. Saponin은 용혈성 (hemolysis), 어독성을 나타내며, sterol과 난용성 복합체를 형성한다. 또한, saponin 함유량이 높은 식물은 거담, 진해의 용도로 약용으로 사용하는 것이 많다. Saponin은 일종의 배당체로 그 비당체 (aglycone, saponin의 비당체는 sapogenin이라고 함)의 종류에 따라 triterpene계 saponin (terpenoidal saponin)과 steroid계 saponin (steroidal saponin)으로 구분한다. 또한, sapogenin의 한 군데에만 당이 결합한 것을 monodesmoside, 두 군데에 당이 결합한 것을 bisdesmoside라 부르며, 용혈, 약물의 흡수 촉진작용 등은 monodesmoside에서 강하게 나타난다. Triterpene계 saponin의 sapogenin으로서는 oleanane 골격을 가진 것이 가장 많고, 기타 dammarane 골격, lanostane 골격 등의 triterpene도 발견되고 있다. 이들 중 sapogenin 부분에 carboxylic acid기를 가진 것, 당으로서 glucuronic acid를 가진 것을 산성 saponin이라고 한다.

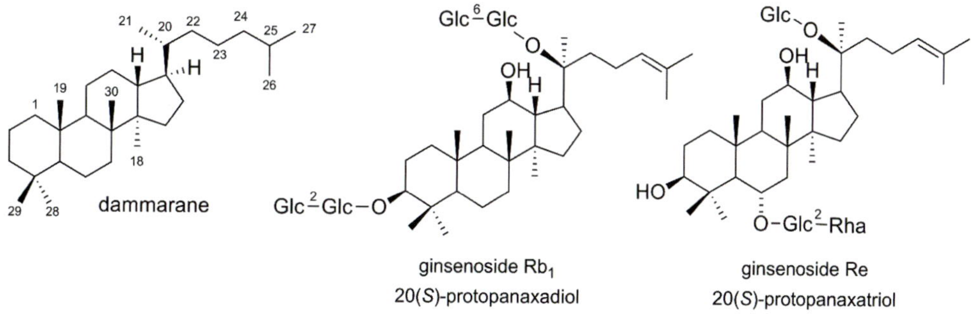

그림 16. Dammarane 화합물의 구조

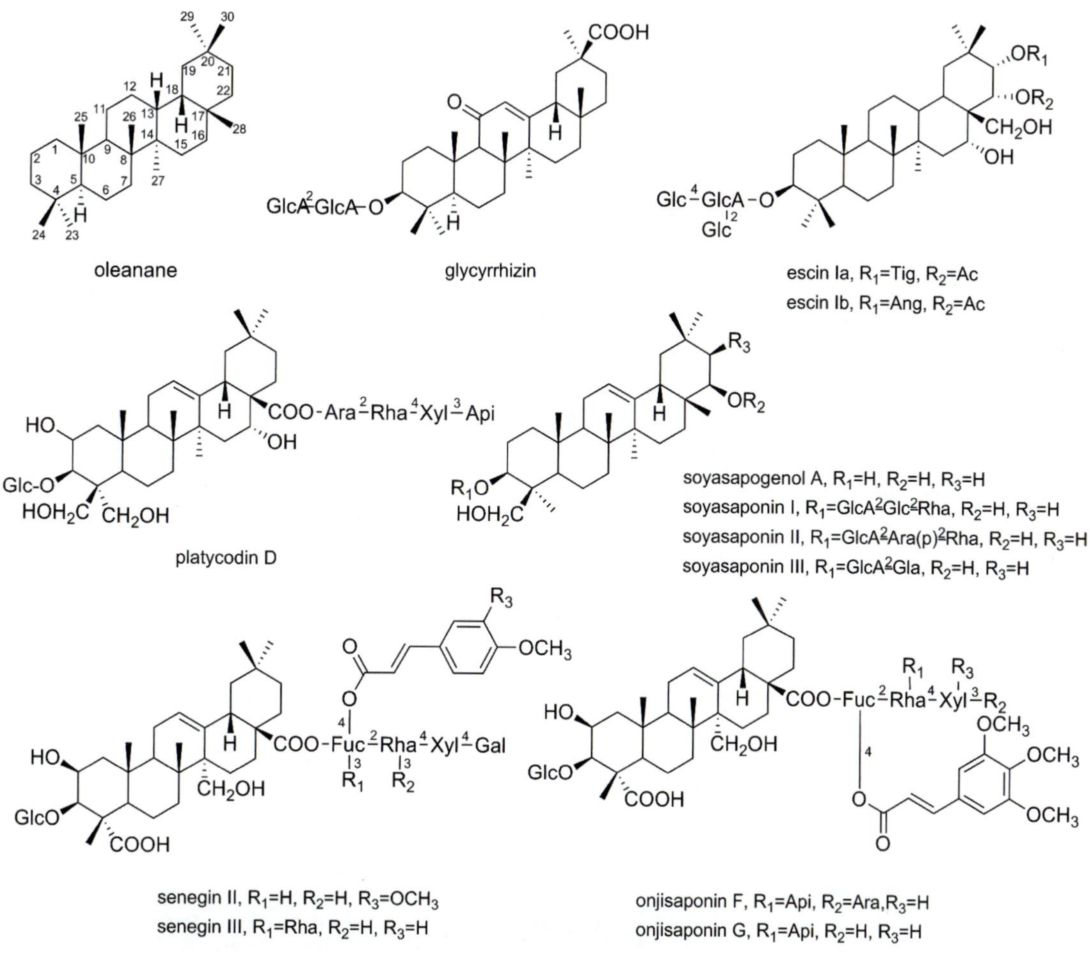

그림 17. Oleanane 화합물의 구조

Triterpene계 saponin의 생리활성은 거담, 진해작용 이외에 소염, 해열, 항종양, 진정, 배농, 대사기능항진, 강장, 항균작용 등이 있으며, 정제된 화합물 형태로 이용되고 있는 것은 감초성분인 glycyrrhizin과 그 sapogenin인 glycyrrhetic acid 정도이고 대부분은 생약 엑스 또는 한방 처방의 형태로 약용으로 이용되고 있다. Triterpene계 saponin으로서 dammarane 골격을 가진 것은 인삼(ginsenoside Rb_1, Rb_2, Rc, Rd, Re, Rf, Rg_1, Rg_2, Rg_3, Rh_1, Rh_2), oleanane 골격을 가진 것은 감초(glycyrrhizin), 길경(platycodin D), 대두(soyasaponin I, II, III), 칠엽수(escin), 목통(akeboside), 시호(saikosaponin a, d), 세네가(senegin II, III), 원지(onjisaponin F, G), ursane 골격을 가진 것은 병풀(asiaticoside), 지유(ziyu-glycoside I, II) 등에 존재한다. B환이 boat형으로 폐환된 것의 대표적인 것으로 prostane 골격을 가진 것은 택사(alisol A monoacetate, alisol B monoacetate), lanostane 골격을 가진 것은 복령(eburicoic acid), 라놀린(lanosterol), cycloartane 골격을 가진 것은 승마(cimicifugoside), 황기(astragaloside I~IV) 등에 존재하며, cucurbitane 골격을 가진 것은 박과(Cucurbitaceae)의 cucurbitacin B, D, E 등이다.

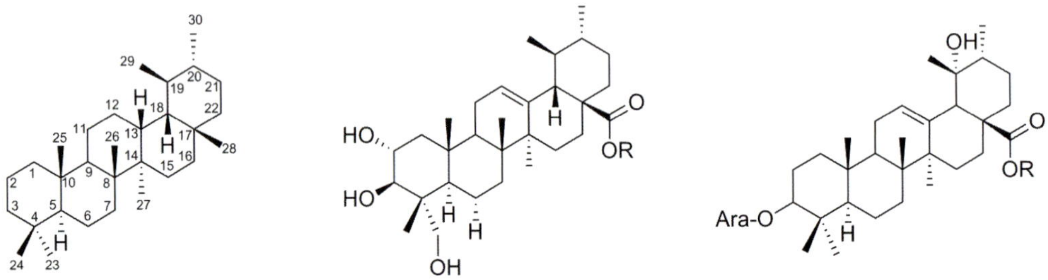

ursane

asiatic acid, R=H
asiaticoside, R=Glc^{6}Glc^{4}Rha

ziyu-glycoside I, R=H
ziyu-glycoside II, R=Glc

그림 18. Ursane 화합물의 구조

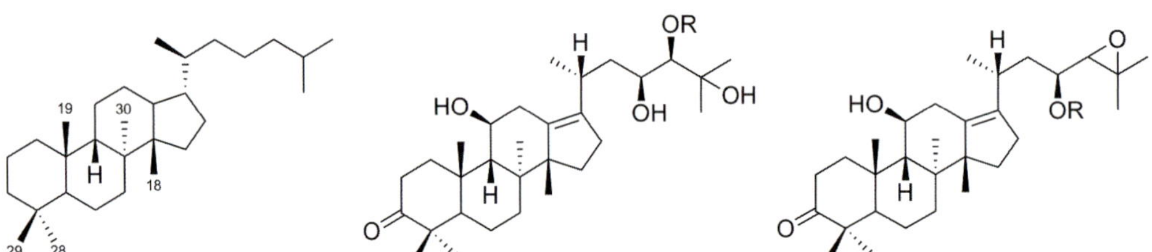

prostane

alisol A, R=H
alisol A acetate, R=AC

alisol B, R=H
alisol B monoacetate, R=Ac

그림 19. Prostane 화합물의 구조

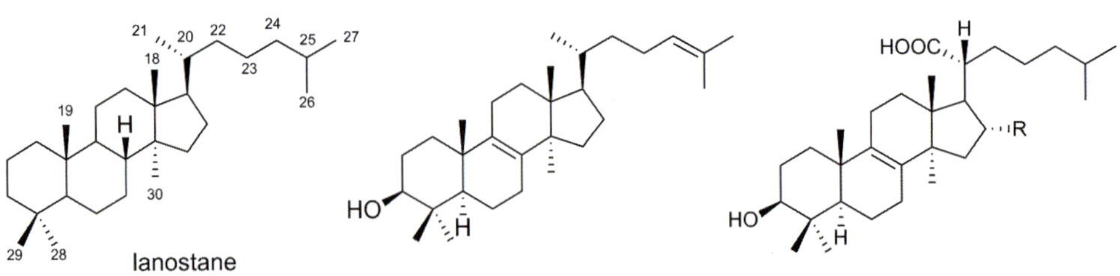

lanostane

lanosterol

eburicoic acid, R=H
tumulosic acid, R=OH

그림 20. Lanostane 화합물의 구조

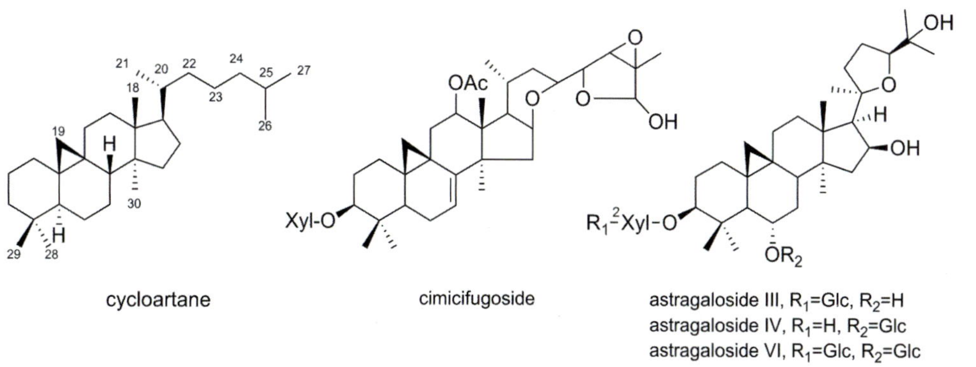

그림 21. Cycloartane 화합물의 구조

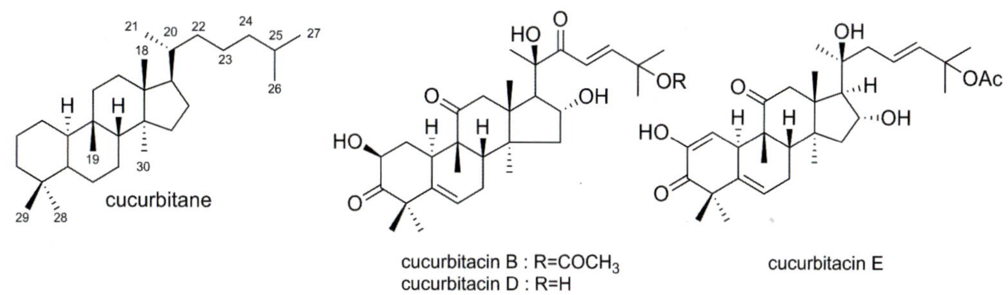

그림 22. Cucurbitane 화합물의 구조

5-5-2. 변형 triterpene

Triterpene 중에서 측쇄가 산화적으로 분해가 되어 생성되는 화합물로는 limonoid와 quassinoid가 대표적이다. 황백의 obakunone과 운향과(Rutaceae) 식물에 존재하는 limonin이 전자에 속하고 고목의 quassin, nigakilactone A 등이 후자에 속한다. 이들은 모두 매우 쓴 맛을 내며 고미건위작용을 갖는다.

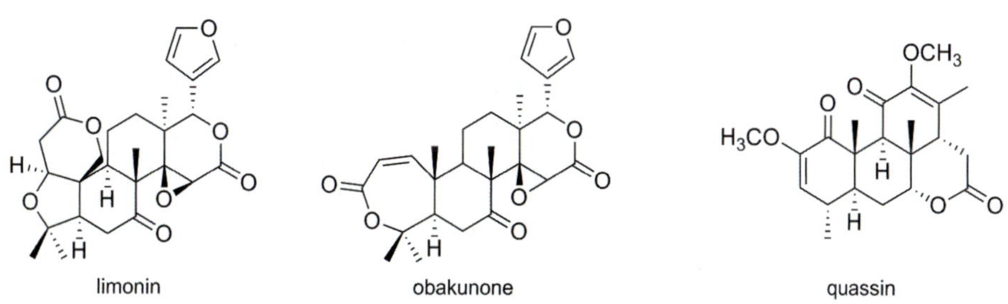

그림 23. Limonoid와 quassinoid 화합물의 구조

5-6. Steroid

Steroid란 cyclopentanoperhydrophenanthrene 골격을 가지고 있거나, 생합성적으로 이것으로부터 유래된 화합물의 총칭으로 isoprenoid의 일종이다. squalene → lanosterol/cycloartenol → sterol을 거치는 일련의 생합성 반응에서 측쇄의 산화 절단, steroid 골격상의 탄소의 산화, 탈수소, 전위 등이 일어나서 여러 가지 다양한 steroid가 생성된다. Steroid의 골격으로는 기본적으로는 cholestane 골격에서 측쇄가 변화, 절단되어서 생기는 것으로 estrane, androstane, pregnane, cholane, ergostane, stigmastane, spirostane, cardenolide, bufadienolide 골격이 있다.

동물에서는 squalene-2,3-oxide를 거쳐 우선 lanosterol이 생성되고 이어서 산화적으로 3개의 methyl기가 탈락되어 cholesterol이 생성되며, 식물의 경우는 cycloartenol이 생성된다는 것이 다르다. 식물에서 steroid는 triterpene과 마찬가지로 유리형 또는 배당체로 존재한다.

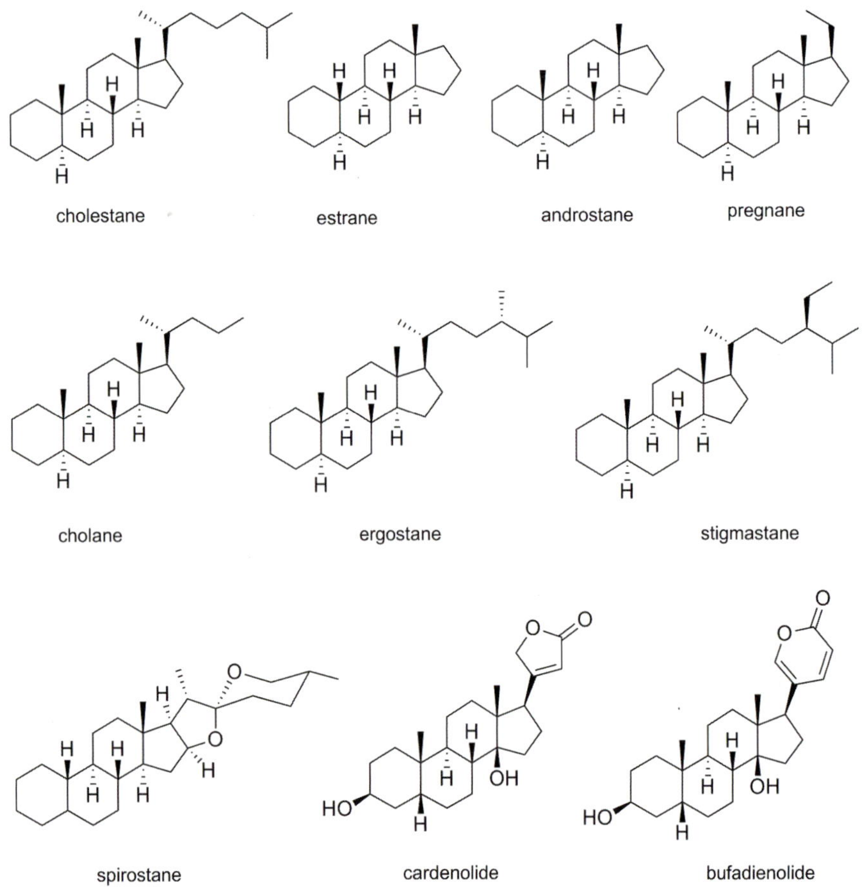

그림 24. Steroid 골격의 구조

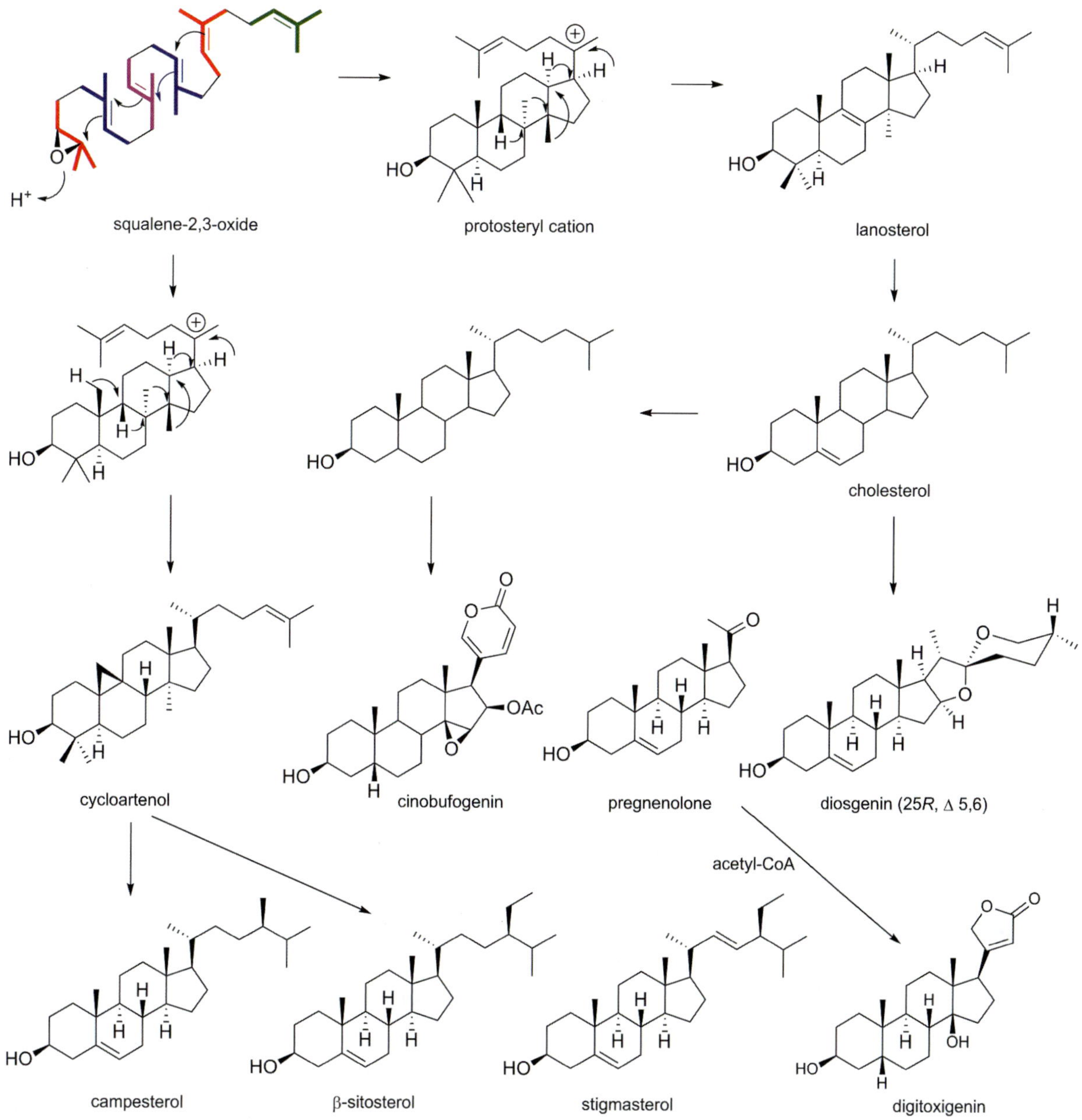

그림 25. Steroid 화합물의 생합성

5-6-1. Steroid계 saponin (steroidal saponin)

Steroid계 saponin 중 cholestane 골격의 C-16 C-22, C-26번 탄소가 산화한 후 C-22와 C-16 및 C-22와 C-26번 탄소가 각각 산소 원자를 사이에 두고 spiroketal형으로 폐환하여 E환과 F환을 생성한 형태를 spirostane이라 부른다.

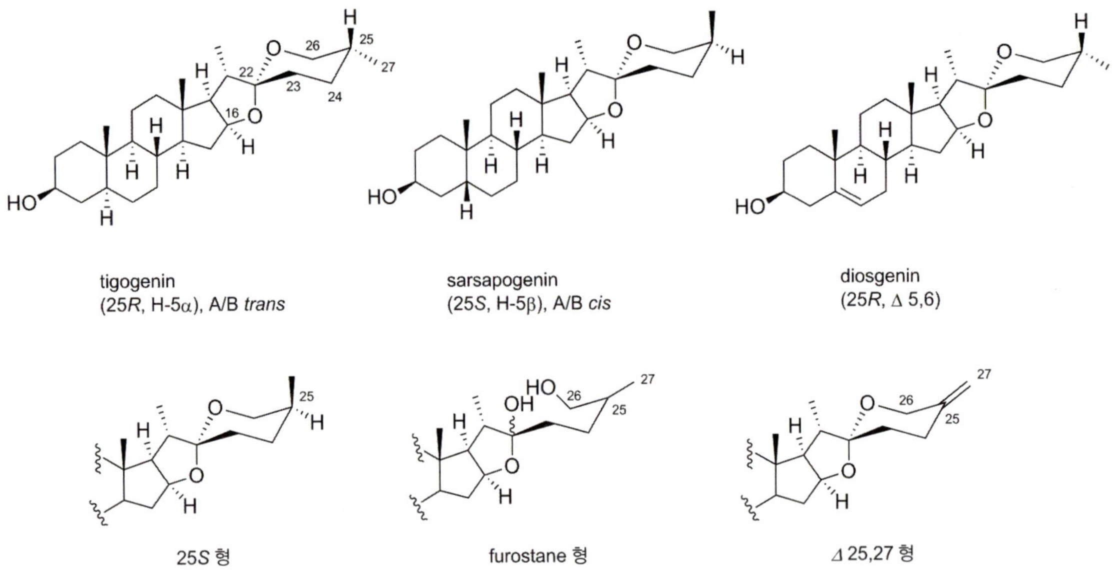

그림 26. Steroid sapogenin의 구조

또한 천연에는 C-26위치의 수산기에 glucose가 결합되어 F환이 열린 상태의 furostane형도 존재하는데, 당이 가수분해 되면 spirostane형이 된다. 가수분해 되어 용이하게 spirostane형으로 이행하는 것으로부터 spirostane형 saponin의 전구체로 생각되어 proto체라고 일컫는다(protodioscin → dioscin). 당은 aglycone의 C-3위치의 OH기에 oligo당으로서 결합하는 것이 많다.

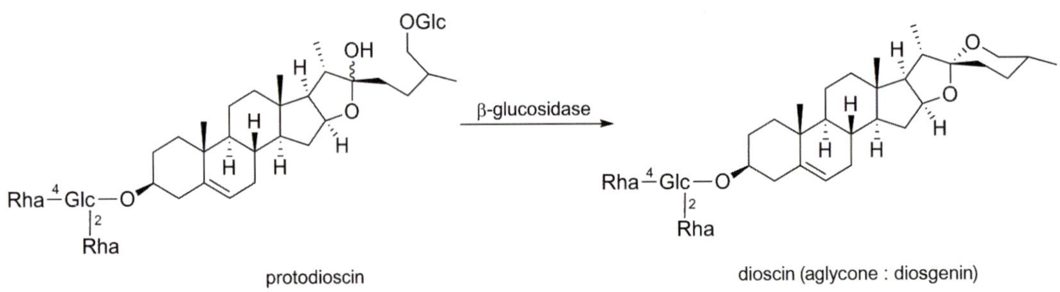

그림 27. Furostane형 saponin의 spirostan형으로의 변환

구성당의 수가 증가함에 따라 기포성, 용혈작용, 어독성, cholesterol과의 침전반응, 항진균작용 등의 steroidal saponin의 특성을 나타낸다. C-3위치 이외의 OH기에 당이 결합한 경우에는 이와 같은 saponin의 특성을 나타내지 않는다.

Steroid계 saponin은 쌍자엽식물에서는 디기탈리스의 digitonin, gitonin, tigonin과 같이 옛날부터 알려져 있는 것이 있고, 이외에도 가지과(Solanaceae), 소태나무과(Simaroubaceae), 콩과(Leguminosae), 남가새과(Zygophyllaceae) 등에서, 단자엽식물의 경우는 백합과(Liliaceae), 마과(Dioscoreaceae), 수선화과(Amaryllidaceae)에서 많이 나타난다. 중요한 생약성분으로는 digitonin(디기탈리스), dioscin(산약), timosaponin A-I(지모), ophiopogonin D(맥문동), smilax saponin A(토복령) 등이 있다.

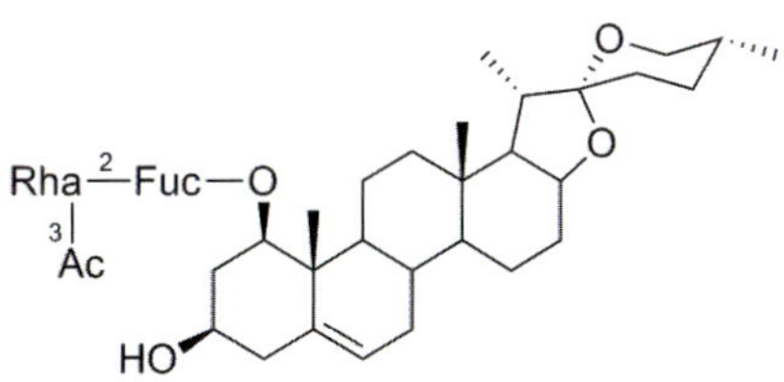

ophiopogonin A
(aglycone : ruscogenin)

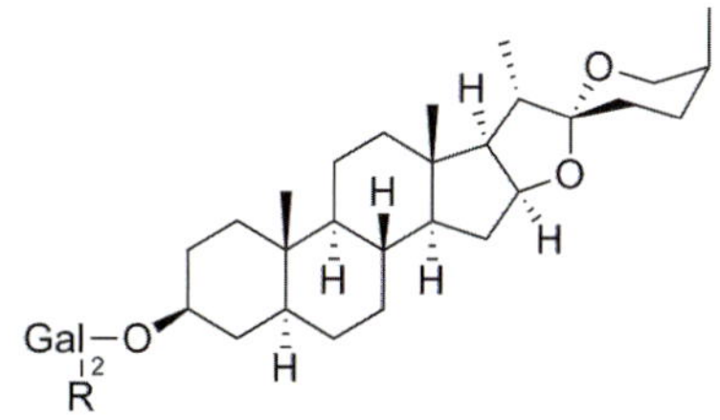

timosaponin A-I, R=H
timosaponin A-III, R=Glc
(aglycone : sarsapogenin)

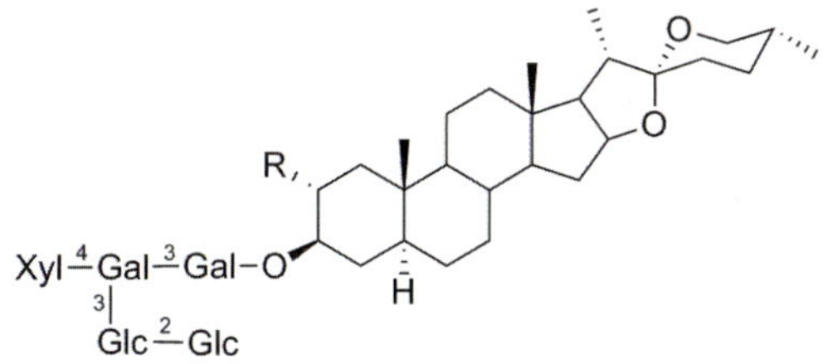

digitonin
(aglycone: digitogenin)
F-gitonin, R=OH
desglactotigonin, R=H

그림 28. Steroid saponin 화합물의 구조

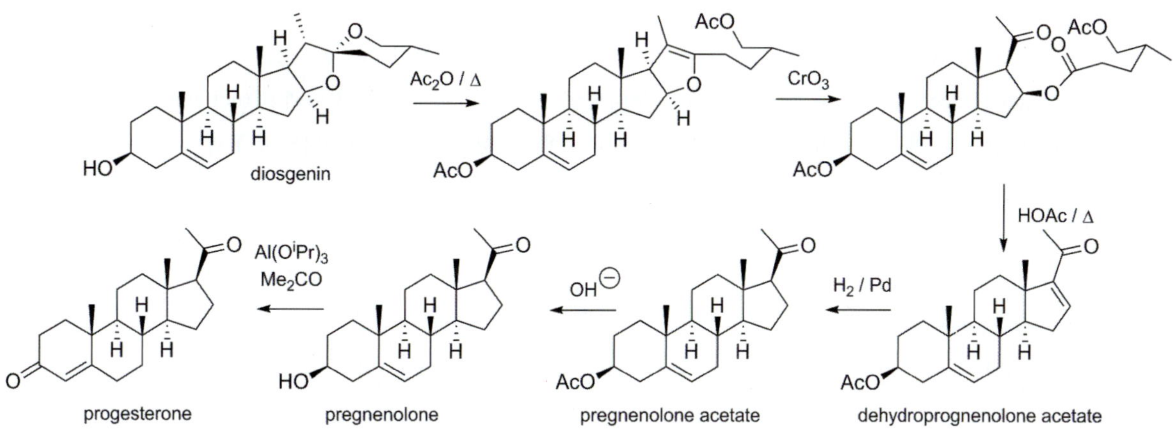

그림 29. Steroidal saponin으로부터 steroid hormone의 합성

Steroidal saponin의 aglycone은 steroid hormone을 만드는 데에 중요한 원료로 쓰일 수 있다. dioscin의 aglycone인 diosgenin의 spiroketal 측쇄를 acetylation, 산화, 가수분해, 환원, 산화를 하면 steroid hormone의 하나인 progesterone이 얻어진다. 이를 이용하면 다른 steroid hormone을 합성할 수 있다. Steroidal saponin을 함유한 생약은 이와 같이 중요한 의약품을 만드는 원료로 사용되기 때문에 그 의의가 크다고 할 수 있다.

5-6-2. 강심배당체(cardiac glycoside)

Steroid 배당체 중에서 심근에 특이하게 작용하여 울혈성 심부전에 대하여 현저한 효과를 나타내는 화합물을 강심배당체라고 한다. 강심배당체는 steroid 골격의 C-17위치의 측쇄의 구조에 따라 2개의 group으로 나누어진다. 즉, 탄소수 23개의 cardenolide와 탄소수 24개의 bufadienolide이다.

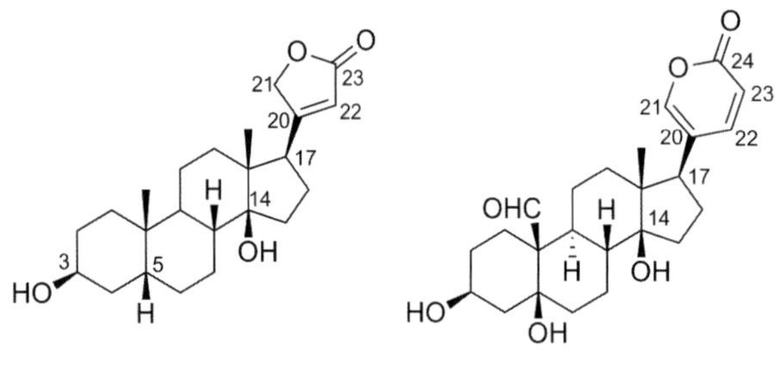

cardenolide (digitoxigenin)

bufadienolide (hellebrigenin)

강심배당체의 구조적 특징

- A/B와 C/D ring의 *cis* 형 결합
- C_{14} 위치에 β-OH
- C_{17}에 불포화 lactone
- C_3의 β-OH에 당결합

그림 30. 강심배당체의 종류

전자는 α, β-불포화 5원환 lactone을, 후자는 α, γ-불포화 6원환 lactone이 결합하고 있다. 당은 보통 C-3위치에 결합하는데 다른 배당체에 결합하는 당에서 볼 수 없는 특징이 있다. 즉, 2,6-dideoxy hexose, 6-deoxy hexose 및 이들의 3-*O*-methyl 당이 1~3개 결합하고 추가로 그 바깥쪽에 1~2개의 D-glucose가 결합하는 것이 보통이다. Cardenolide형 배당체는 현삼과(Scrophulariaceae), 협죽도과(Apocynaceae), 박주가리과(Asclepiadaceae), 미나리아재비과(Ranunculaceae), 대극과(Euphorbiaceae), 뽕나무과(Moraceae), 노박덩굴과(Celastraceae), 십자화과(Cruciferae) 등에서 발견되고, bufadienolide형 배당체는 백합과(Liliaceae), 미나리아재비과에 존재하며, 아프리카산 붓꽃과의 식물에는 비당체와 acetate형이 존재한다.

한편 두꺼비(*Bufo* 속)의 유독성분 중에서도 강심작용을 나타내는 물질이 분리되었는데(bufotoxin, genin은 bufogenin) bufadienolide에 속한다. Bufotoxin의 aglycone에 결합한 것은 deoxy 당이 아니고 주로 suberoyl arginine으로 C-3위치의 수산기에 ester 결합을 하고 있다.

강심배당체의 작용기전은 강심배당체가 Na^+, K^+-ATPase를 저해함으로써 세포 내의 Na^+의 증가를 가져오고, 결과적으로 농도 구배에 의한 세포 밖 Na^+와 세포내의 Ca^{2+}와의 교환기전이 억제되어 세포 내의 Ca^{2+}가 증가하여 심근수축을 일으키는 것으로 알려져 있다.

주요 강심배당체는 cardenolide로서는 purpurea glycoside A, B, glucogitaloxin, digitoxin, gitoxigenin, gitaloxigenin (디기탈리스), lanatoside A, B, C, deslanoside, digoxin (*Digitalis lanata*), G-strophanthin (= ouabain, 스트로판투스), bufadienolide로서는 scillaren (해총), bufotoxin (섬수), vulgarobufotoxin (*Bufo vulgaris*) 등이다.

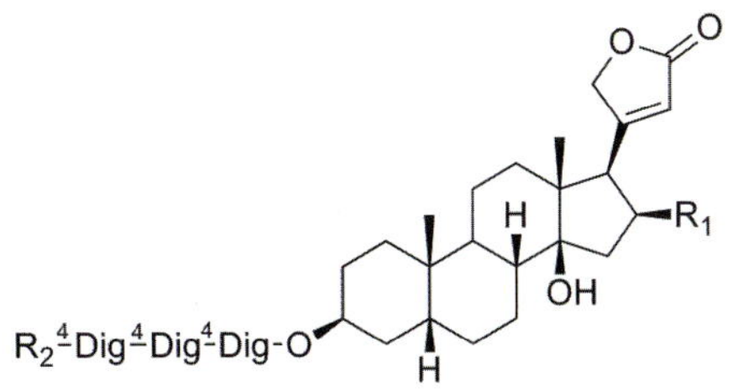

digitoxin, R_1=H, R_2=H
purpurea glycoside A, R_1=H, R_2=Glc
purpurea glycoside B, R_1=OH, R_2=Glc
glucogitaloxin, R_1=COOH, R_2=Glc

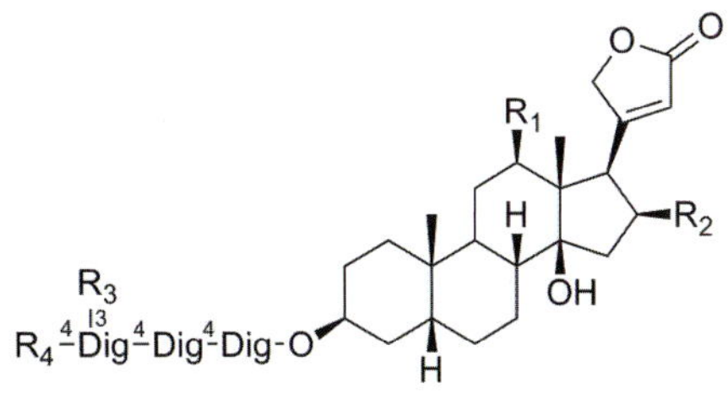

lanatoside A, R_1=H, R_2=H, R_3=Ac, R_4=Glc
lanatoside B, R_1=H, R_2=OH, R_3=Ac, R_4=Glc
lanatoside C, R_1=OH, R_2=H, R_3=H, R_4=Glc
digoxin, R_1=OH, R_2=H, R_3=H, R_4=H
deslanoside, R_1=OH, R_2=h, R_3=H, R_4=Glc

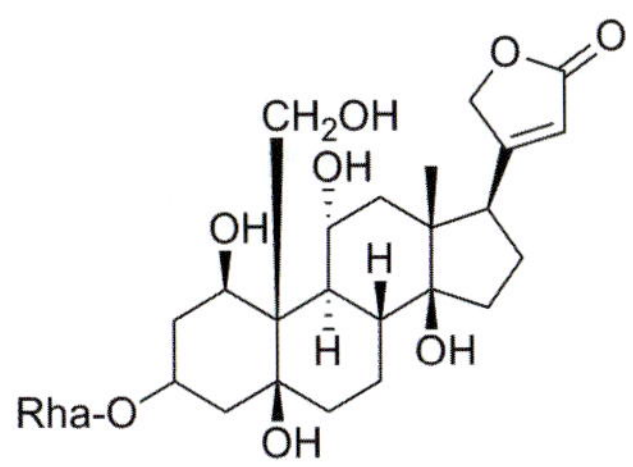

G-strophanthin

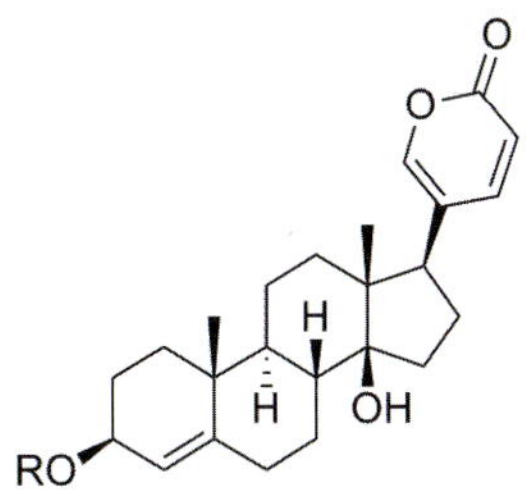

scillaren A, R= Rha^{4}Glc
glucoscillaren A, R=Rha^{4}Glc-Glc
proscillaridin A, R=Rha

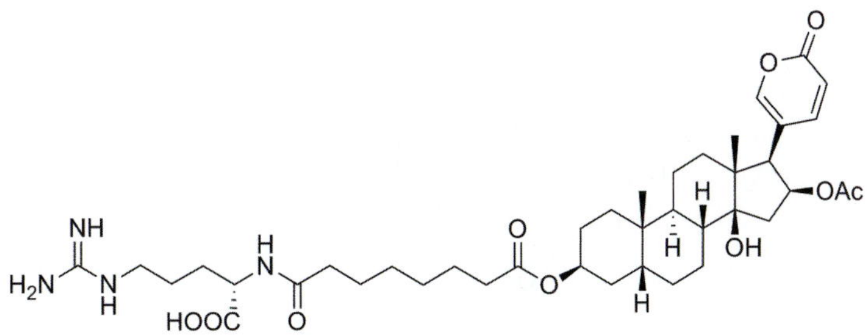

bufotoxin

그림 31. 강심배당체의 구조

5-6-3. 식물 sterol (phytosterol)

식물 생약의 성분으로서 널리 분포하는 세 가지의 sterol (β-sitosterol, stigmasterol, campesterol)을 식물 sterol (phytosterol)이라고 한다. 생합성적으로는 squalene으로부터 cycloartenol을 거쳐서 생성된다. Cholesterol이 동물 세포막 구성의 중요한 역할을 하고 있는 것과 같이 phytosterol은 식물에서 같은 역할을 하고 있다. 최근 cholesterol의 흡수를 길항함으로써 체내의 cholesterol의 농도를 낮추는 역할을 하는 것으로 알려졌다.

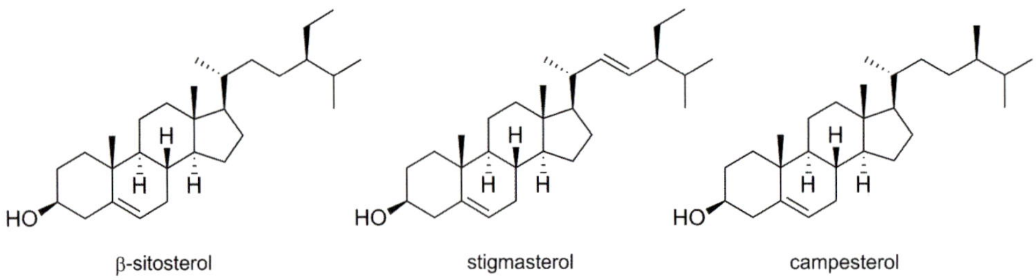

그림 32. Phytosterol의 구조

5-6-4. Ecdysteroid

Ecdysteroid는 곤충류가 유충에서 성충으로 변태를 하는 데 중요한 역할을 하는 탈피 hormone이다. 원래, 곤충에서 합성되는 화합물이나 고등식물에서도 동일한 작용을 가지는 물질이 분리되었는데 식물 기원의 화합물을 phytoecdysteroid라고 한다.

식물의 분포는 꿀풀과(Labiatae), 미나리아재비과(Ranunculaceae), 비름과(Amaranthaceae), 백합과(Liliaceae), 나한송과(Podocarpaceae), 주목과(Taxaceae), 고사리과(Pteridaceae) 등 15과의 식물에서 발견되었다. 생약으로 중요하게 쓰이는 우슬에서 inokosterone, ecdysterone 등이 분리되었다.

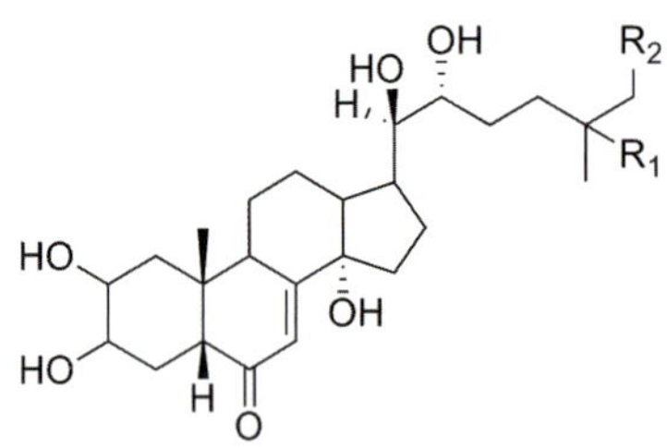

ecdysterone, R_1=H, R_2=OH
inokosterone, R_1=OH, R_2=H

그림 33. Ecdysteroid의 구조

5-7. Carotenoid

Carotenoid는 GGPP 2분자가 결합되어 형성되는 tetraterpene (C_{40})으로서 탄화수소류(carotene)와 그의 산화유도체(xanthophyll)의 총칭이다. 대부분의 구조가 lycopene을 기본골격으로 하여 수소화, 탈수소화, 산화, 환원 등이 조합되어 다양한 구조가 유도된다. 구조적 특징으로 나누어 보면 탄화수소로서 β-carotene(당근 등), lycopene(토마토), alcohol체로서 zeaxanthin(옥수수), 배당체로서 crocin(사프란), ketone체로서 capsanthin(고추), 기타 norcarotenoid, secocarotenoid, retrocarotenoid 등이 있다.

이들 carotenoid는 천연색소(황색 또는 적색, 드물게 단백질과 결합하여 청색)로서 식물, 미생물, 동물에 분포한다. β-carotene과 같이 provitamin A로서 생리작용을 가지는 것, crocin, crocetin과 같이 생약의 유효성분 및 식품의 착색료로서 중요한 것이 포함되어 있다.

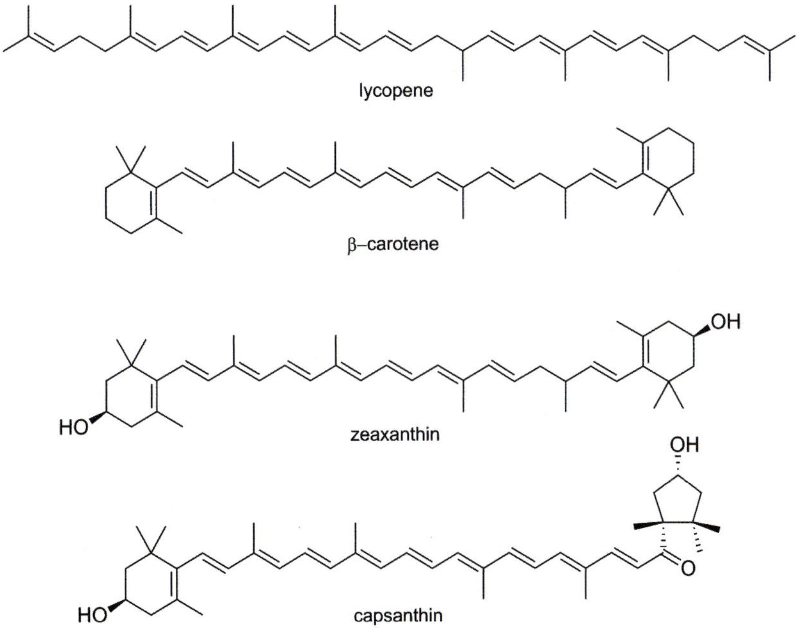

그림 34. Carotenoid의 구조

6. Shikimate 경로 화합물

방향환에 *n*-propyl기가 결합된 구조를 기본골격으로 하는 화합물을 phenylpropanoid 또는 C_6-C_3 화합물이라고 하며, cinnamic acid 유도체, coumarin, lignan, lignin 등이 이에 속하고 shikimic acid를 공통의 전구체로 하여 생합성된다. 해당반응의 중간 대사물질인 phosphoenolpyruvate (PEP)와 pentose phosphate 경로의 중간대사물질인 D-erythrose 4-phosphate로부터 shikimic acid가 합성되고 이로부터 방향족 아미노산이 만들어진다. 즉, chorismic acid에서 prephenic acid를 거쳐서 phenylalanine과 tyrosine이 생합성된다. Shikimate 경로는 방향족 아미노산이 합성되는 경로를 포함하여 넓은 의미로 부르고 있지만 합성된 phenylalanine과 tyrosine에서 탈암모니아 반응을 거쳐서 2차 대사산물이 만들어지는 과정을 말하는 것이 보통이다. Shikimate 경로는 phenylalanine과 tyrosine이 각각 phenylalanine ammonia lyase (PAL)과 tyrosine ammonia lyase (TAL)에 의하여 탈암모니아가 되면서 cinnamic acid와 *p*-coumaric acid가 되고 이어서 수산화, methoxy화, 중합, β-산화 등의 반응을 거쳐서 각종 shikimate 경로 화합물이 만들어진다. 일반적으로 PAL은 쌍자엽식물 전반에 걸쳐 널리 분포하고 TAL은 단자엽식물, 특히 벼과 (Gramineae)에서 높은 활성을 나타낸다. 이 경로에 의하여 생합성되는 2차 대사산물은 phenylpropanoid (C_6-C_3 화합물), C_6-C_1 화합물, coumarin, lignan, lignin, alizarin형 anthraquinone 등이 있다.

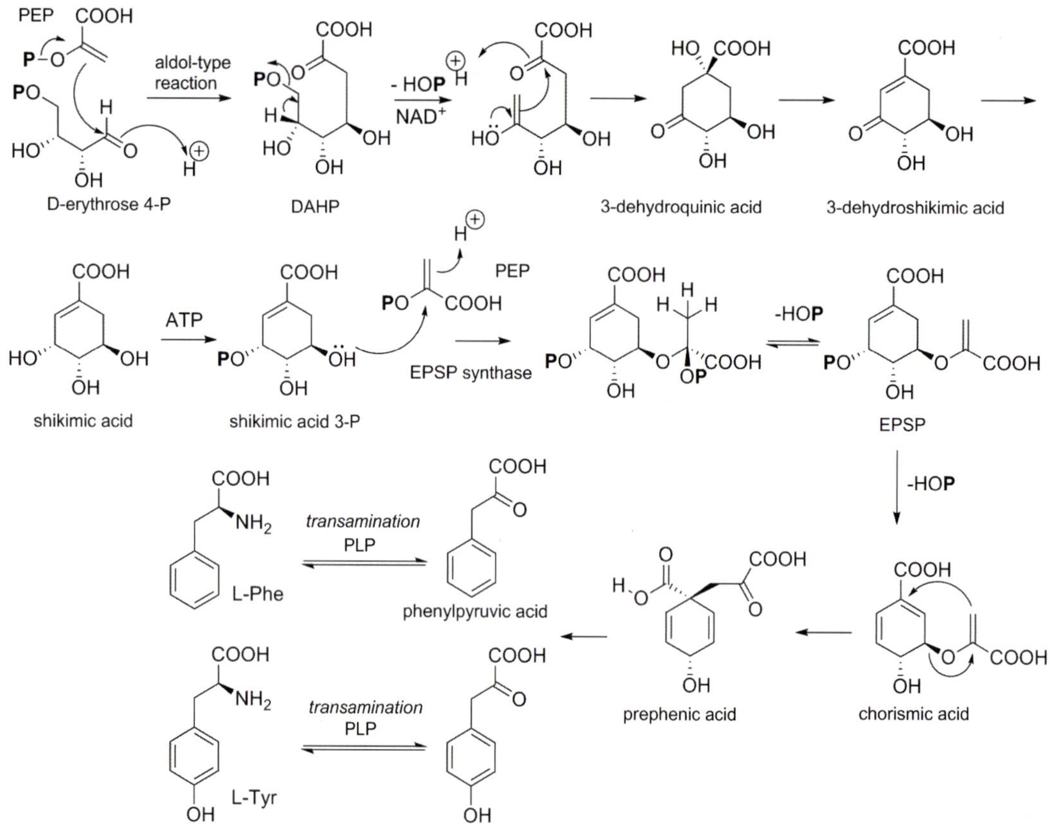

그림 35. Shikimate 생합성 경로

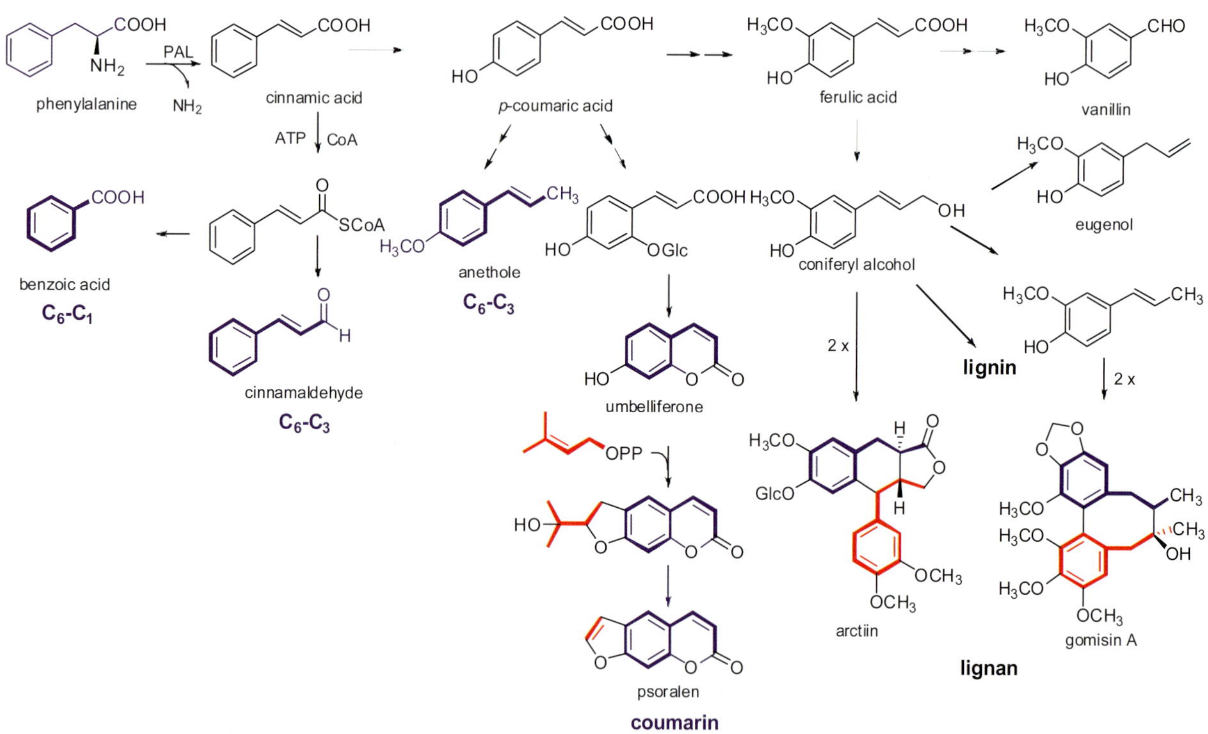

그림 36. Shikimate 생합성 경로 화합물

6-1. Phenylpropanoid 화합물

Phenylalanine, tyrosine에서 탈암모니아 반응에 의하여 생성되는 C_6-C_3 화합물을 phenylpropanoid라고 한다. C_6-C_3 화합물은 저분자량 물질이며 이들 중 비등점이 낮은 것은 정유성분(volatile oil)으로 알려져 있다. 생리활성을 가진 것도 다수 존재하며 향신료로 중요하게 사용되는 것도 있다. Cinnamaldehyde는 계피의 정유의 주성분으로 진정, 해열 작용이 있다. Coniferin, syringin은 배당체이나 그 genin인 coniferyl alcohol, sinapyl alcohol은 lignan, lignin의 생합성 과정에서 중요한 물질이며, 회향, 아니스, 대회향 등의 정유의 주성분은 anethole이며, 정향, 육두구, 계피 등의 정유성분으로 널리 분포하는 eugenol은 산화되어 향료로 중요한 vanillin을 만든다. Methyl *cis*-ferulate, chlorogenic acid, dihydroconiferyl alcohol, safrole, asarone, myristicin도 정유성분이다.

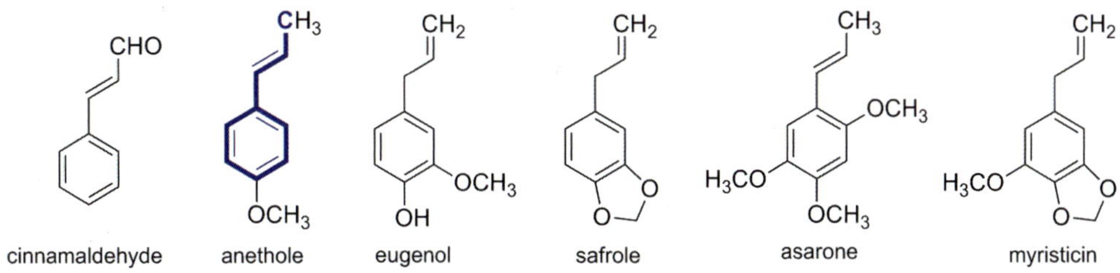

그림 37. Phenylpropanoid 화합물의 구조

C_6-C_1 화합물

C_6-C_3 화합물이 β-산화를 받아 생성되는 물질을 총칭한다. Benzoic acid, benzyl alcohol, benzyl aldehyde의 유도체로 식물체에 유리형 또는 배당체로 존재한다. *Vanilla* 속에서 얻은 vanillin이 대표적인 화합물로 식품, 의약품의 향료 또는 교미교취제로 사용된다. Gallic acid는 shikimic acid가 방향족 화합물로 된 형태이다. 식물계에 널리 분포하고 있는 성분으로 황색 색소성분이나 탄닌(tannin)의 구성성분이다. 탄닌은 식물의 심재, 꽃, 잎, 과일 등에 분포한다.

6-2. Coumarin

2*H*-1-benzopyran-2-one을 기본골격으로 하는 화합물로 C_6-C_3의 C_3 부분이 α-pyrone 골격을 형성한 것이다. 자외선 365 nm에서 청색~청자색 또는 황백색의 형광을 나타내므로 쉽게 확인할 수 있다. 식물계에는 유리형 또는 배당체로 존재하며 미나리과(Umbelliferae), 운향과(Rutaceae), 콩과(Leguminosae), 국화과(Compositae)에 많이 분포하고 있다. 생리활성으로는 담즙분비 촉진작용(scoparone, esculetin), 광감작 촉진작용(psoralen, bergapten, xanthotoxin), 관상혈관 확장작용(visnadin), 항염증작용(esculin, fraxin), 항혈액응고작용(dicoumarol) 등이 있다.

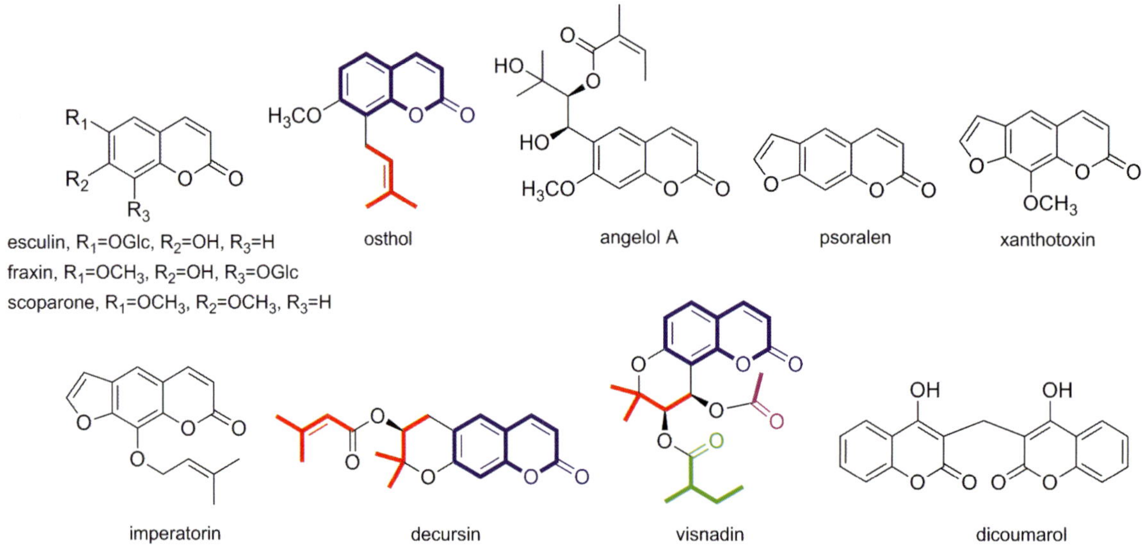

그림 38. Coumarin 화합물의 구조

6-3. Lignan 화합물

C_6-C_3 단위 2개가 산화적 축합(oxidative coupling)하여 생성된 화합물로 기본탄소 골격으로 통상 C_{18}을 갖으며 식물체에서는 유리형 또는 배당체의 형태로 존재한다. Lignan은 다음과 같은 반응을 통하여 생합성된다. C_6-C_3 화합물이 해리하여 생긴 anion이 산화효소에 의하여 산화되어 중성 radical의 각종 공명구조가 얻어진다. 이때 C_3의 β 위치가 산화된 물질끼리 결합하여 생성되는 물질이 협의의 lignan이며, C_3의 β위치 산화 공명구조와 다른 공명구조가 결합한 물질을 neolignan이라고 하며, 탄소가 하나 결여되어 있는 물질을 norlignan, C_6-C_3가 3단위 결합한 물질을 sesquilignan, 4단위 결합한 것을 dilignan이라고 한다.

Lignan 화합물은 식물계에 비교적 광범위하게 존재하는데 lignan으로는 pinoresinol di-β-D-glucoside(두충: 혈압강하), sesamin(참깨: 항산화), podophyllotoxin(*Podophyllum peltatum*: 항종양), eleutheroside E(오가피: 항스트레스), gomisin A, schisandrin(오미자: 간장보호) 등이, neolignan으로는 lithospermic acid(자초: 피임), magnolol, honokiol(목단피: 중추성 근이완, 자발운동 억제), kadsurenone(혈소판 활성화 인자 억제) 등이 있으며, norlignan으로 sugiresinol, hinokiresinol이 있다. Lappaol A와 lappaol F는 각각 sesquilignan, dilignan이다.

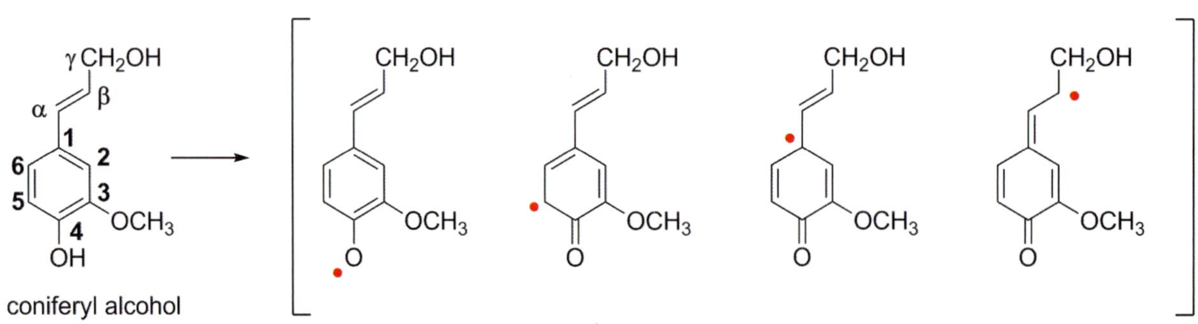

coniferyl alcohol: oxidation and radical mesomerism

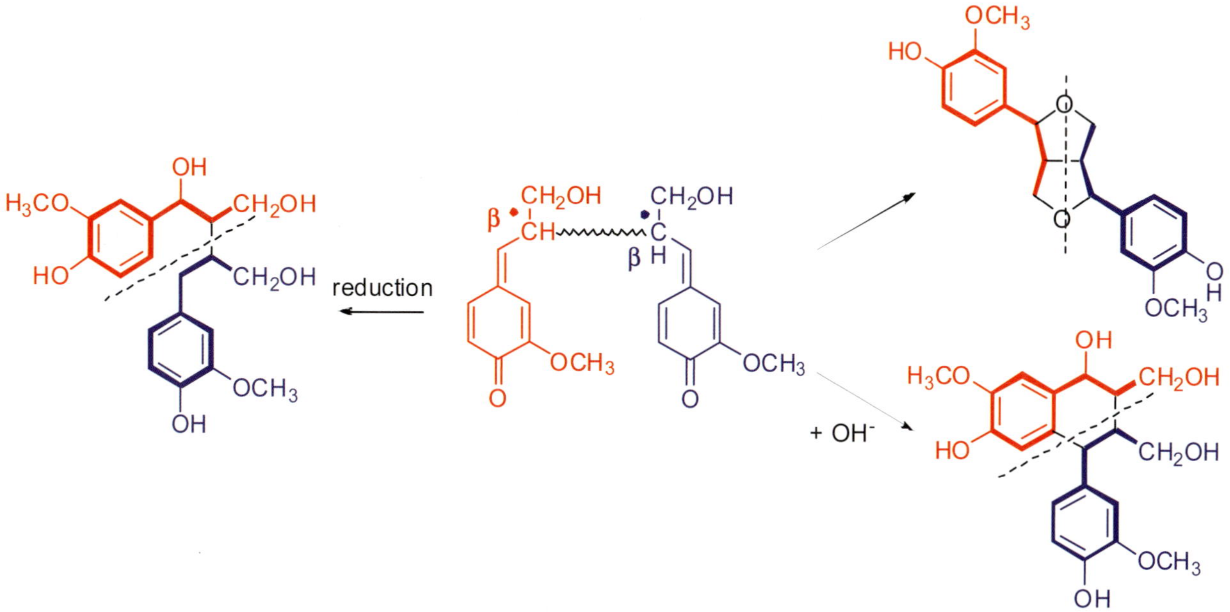

그림 39. Lignan의 생합성

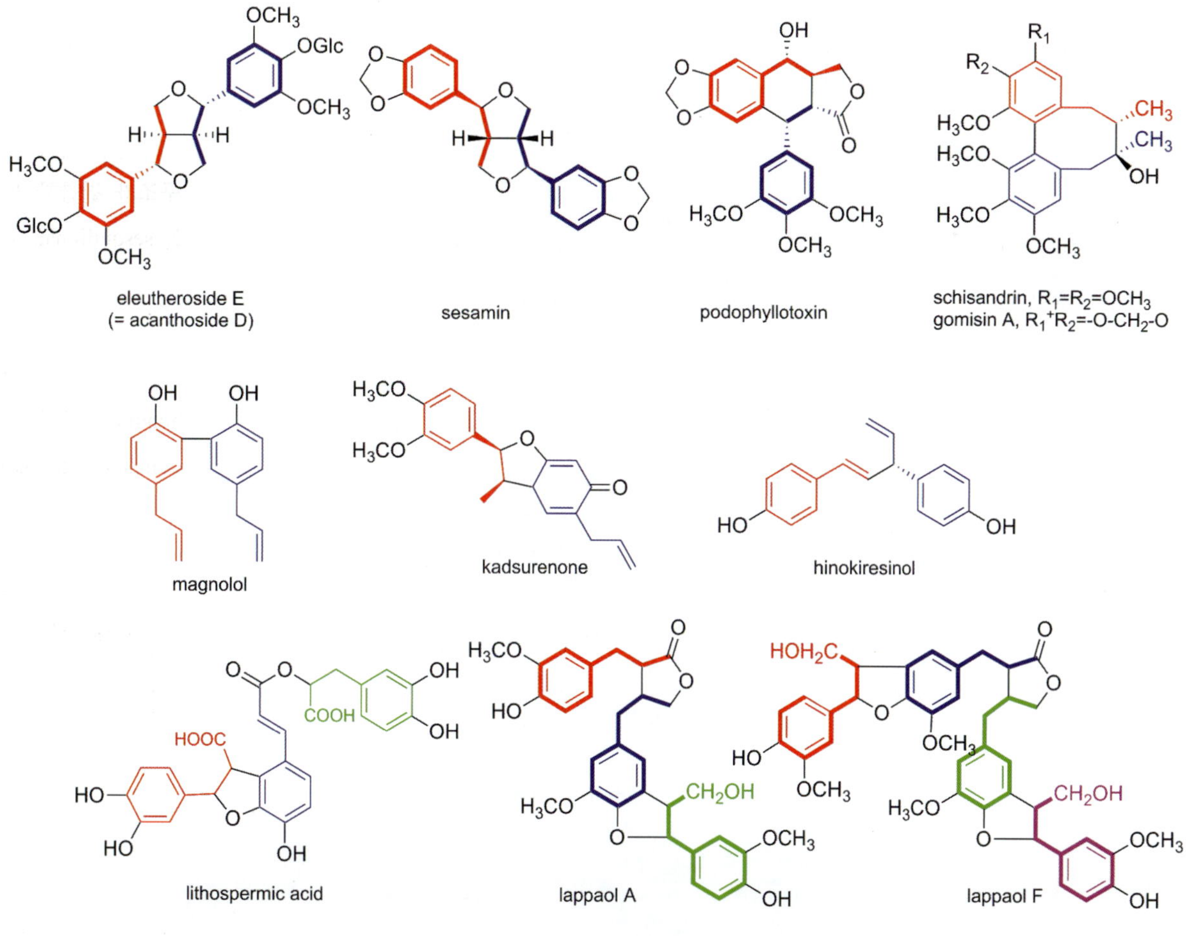

그림 40. Lignan 화합물의 구조

Flavolignan

Silybin은 dihydroflavonol과 coniferyl alcohol이 결합한 flavolignan에 속하는 화합물로 *Silybum marianum*에서 얻어지고 간장보호 작용이 있다.

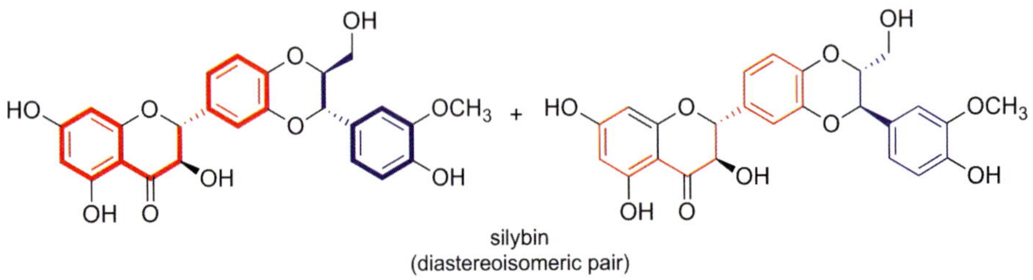

그림 41. Flavolignan 화합물의 구조

6-4. Lignin

C_6-C_3 단위가 고분자 중합되어 목질소(lignin)가 되는데 이것을 식물의 목화(lignification)라고 하며 나무의 약 30%를 구성한다. 제지 공업에서는 lignin을 제거하는 것이 중요한 과정으로 hemicellulose나 cellulose로부터 lignin을 분리하기 위해서는 가성소다 용액이나 calcium hydrogen sulfide 용액 등을 사용하나 공해를 유발한다. Lignin을 alkali로 용융하여 vanillin, syringaldehyde 등 각종의 phenol성 화합물을 생산하지만 폐자원의 활용 측면에서 앞으로 많은 연구가 필요하다.

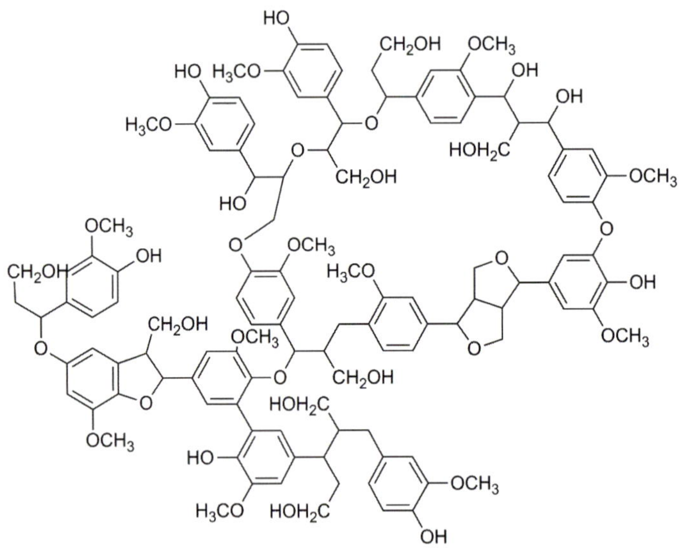

그림 42. Lignin 화합물의 예

7. Polyketide 경로 화합물

생약성분 중에서 방향족 화합물을 만드는 대표적인 반응이 polyketide 경로이다. polyketide계 생약성분의 생합성은 acetyl-CoA와 malonyl-CoA가 축합하여 carbonyl기와 methylene기가 교대로 연결된 중간체인 poly-β-keto ester를 생성한다. 이 중간체는 높은 반응성을 가지고 있기 때문에 cyclization에 의하여 용이하게 방향족 화합물이 생성된다. 이때 환이 만들어지는 위치와 반응에 의하여 여러 가지 물질이 얻어지게 되는데 이렇게 생성된 화합물을 polyketide라고 하고, C_2의 수에 따라 tetra-, penta-, hexa-, hepta-, octa-, nona-, decaketide 등으로 나눈다.

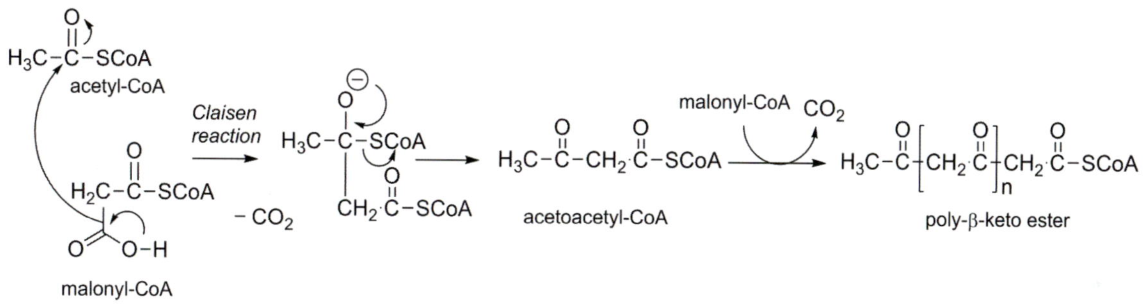

그림 43. Polyketide의 생성

이들 방향환을 가지는 polyketide는 carbonyl기와 methylene기가 교차하는 반응의 성질상 산소 치환기가 탄소 원자 하나씩 건너서 나타나는 것이 특징이다. polyketide 경로는 acetyl-CoA 또는 다른 acyl-CoA가 출발물질이고 malonyl-CoA가 반응물질이기 때문에 **acetate-malonate 경로**라고도 한다. Polyketide계 생약성분은 fatty acid, polyacetylene, resin glycoside, prostaglandin 및 insect pheromone등의 지방족 polyketide와 chromone, chromanone, benzoquinone, anthraquinone, phloroglucinol, cannabinoid와 griseofulvin, tetracycline, macrolide 등 항생물질 및 지의류에서 분리한 depside, depsidone, benzofuran 등의 방향족 polyketide로 나눌 수 있다. Polyketide 경로는 다음과 같은 몇 가지 요인에 의하여 다양한 화합물의 구조를 결정한다.

Polyketide 화합물의 구조에 영향을 미치는 요인

1. 출발물질이나 chain 시작물질
2. polyester를 이루는 acetyl-CoA (propionyl-CoA, butylryl-CoA)의 수
3. cyclization 방법(aldol condensation, Claisen condensation 등)
4. 독립적으로 생성된 polyketide의 축합 방법
5. 이차 대사과정(halogenation, alkylation, redox reactions, rearrangements)

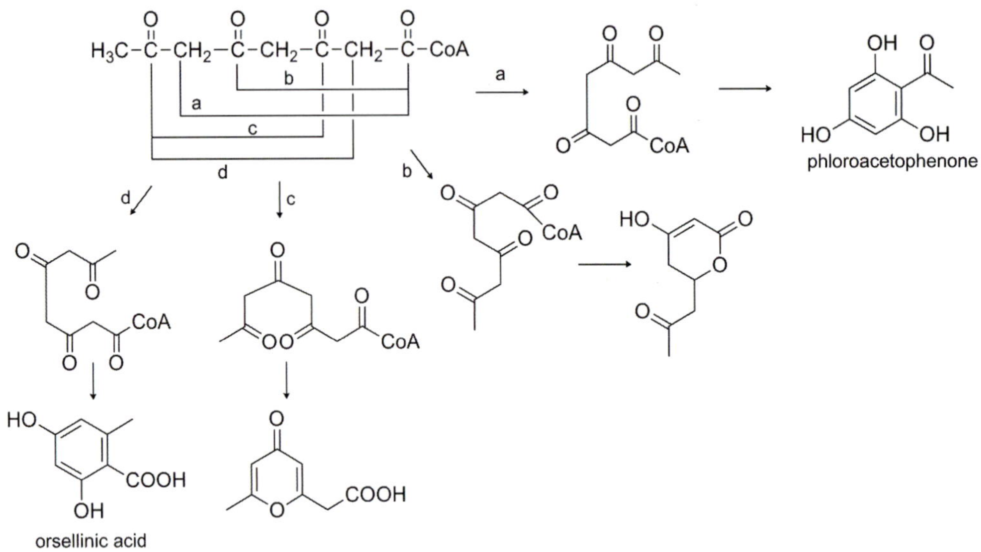

그림 44. Polyketide계 생약성분의 cyclization 방법

7-1. 수지배당체(resin glycoside)

수지배당체는 oxyfatty acid에 여러개의 당이 결합하고 당의 수산기에 저급 지방산이 ester 결합을 하고 있는 물질이다. 수지배당체는 일반적으로 사하작용을 나타내는데 oxyfatty acid만으로는 사하작용을 나타내지 않고 ester 결합을 하고 있는 상태에서 활성을 나타내는 것으로 밝혀졌다. 메꽃과(Convolvulaceae)의 생약인 견우자의 pharbitin은 사하작용에 관여하는 유효성분으로 밝혀졌다.

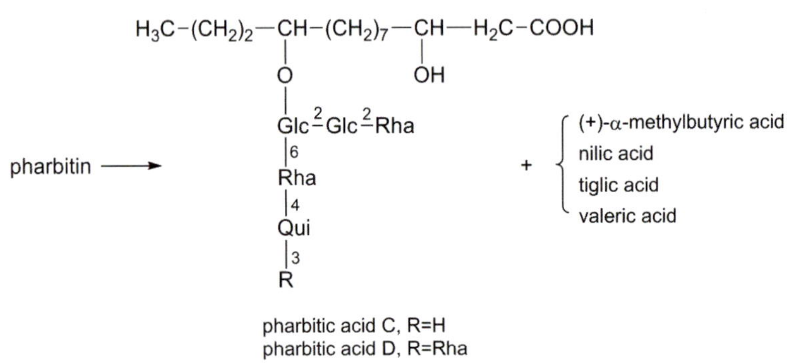

그림 45. 수지배당체의 구조

7-2. Polyacetylene 화합물

불포화 지방산이 탈수소화하여 분자 내에 여러 개의 이중결합이나 삼중결합을 가지는 polyacetylene 화합물은 국화과(Compositae), 미나리과(Umbelliferae), 오갈피나무(Araliaceae)의 고등식물 및 담자균류(Basidiomycetes) 등의 하등식물에도 함유되어 있다. 생약으로서는 인진호(capillin, capillene, capillone, capillarin), 일당귀(falcarindiol, falcarinol, falcarinolone), 인삼(panaxydol, panaxynol)에 존재하는데 항백선균, 담즙분비 촉진, 진통작용, 세포독성 등의 생리활성을 나타낸다.

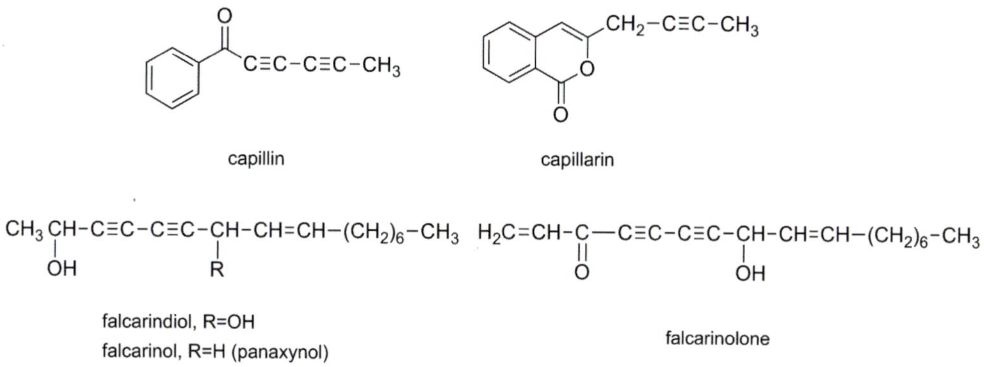

그림 46. Polyacetylene 화합물의 구조

7-3. Phthalide계 화합물

γ-Pyrone환은 가지고 있지 않으나 lactone환을 가지고 있으며, 지방산이 cyclohexane환과 5원환 lactone을 만들고 있다. 천궁(cnidilide, neocnidilide, ligustilide, senkyunolide, sedanoic acid, butylphthalide, butylidenephthalide), 당귀(butylidenephthalide, butylphthalide, ligustilide), 아편(meconin), 자실(catalpalactone) 등 생약의 성분으로 진통, 항진균 작용 등의 생리활성을 나타낸다.

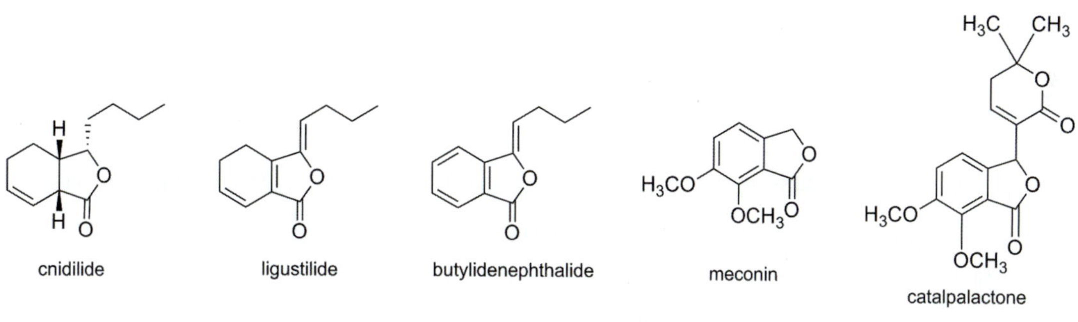

그림 47. Phthalide 화합물의 구조

7-4. Phloroglucinol 유도체

Triketide인 phloroglucinol환을 가지는 화합물로 2차적으로 C_1, C_5, phenylpropanoid 등이 결합된 복잡한 물질이다. 생약성분인 aspidin, albaspidin은 관중에서 발견되며 조충 구제약으로 쓰이고 있다. 호프의 humulone, lupulone은 고미 성분으로 맥주의 쓴맛과 풍미를 내는 데 쓰이는데 고미, 진정, 항균작용을 나타낸다.

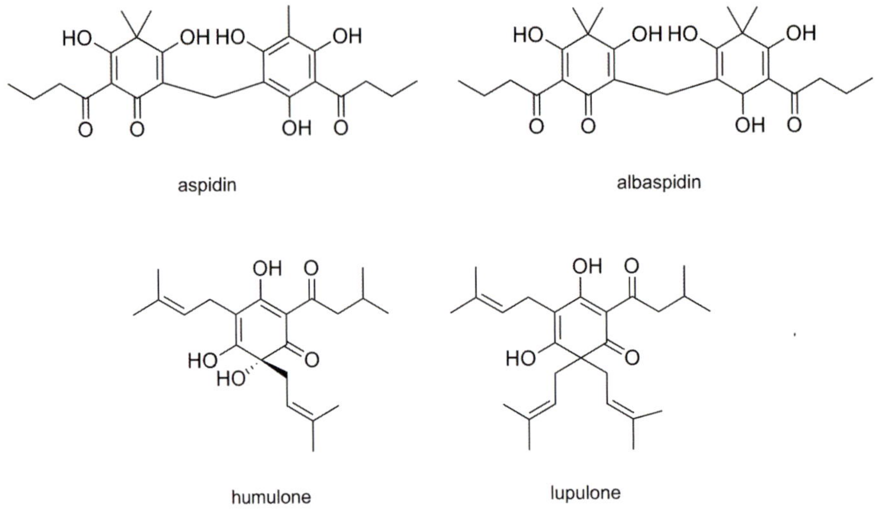

그림 48. Phloroglucinol 유도체의 구조

7-5. Quinone계 화합물

Quinone계 화합물은 생약성분 중에서도 대단히 큰 group의 하나로 동물, 식물, 미생물에 걸쳐 널리 분포하고 있다. Anthraquinone이 가장 많고 naphthoquinone, benzoquinone의 순이다. 생리학적으로 중요한 작용을 나타내는 것도 많은데, 생체내 전자전달계에서 중요한 역할을 하는 ubiquinone, 혈액응고작용을 하는 vitamin K, 항암작용을 나타내는 mitomycin, 사하작용을 나타내는 sennoside 등과 같이 의약품으로 중요한 것도 많다. 또 alkannin, alizarin, shikonin과 같이 염료로도 중요한 것이 많다. 이와 같이 quinone류는 종류도 많고 분포도 넓기 때문에 그 생합성 경로도 다양하다.

7-5-1. Benzoquinone

Shikimate 경로에 의하여 생성되는 방향환에 prenyl화가 일어나서 생합성되는 물질로, ubiquinone, plastoquinone 및 phenylpropanoid가 중합된 것인 polyporic acid와 mevalonate가 산화되어 방향환이 된 것인 perezone 등 다양하나 polyketide로서 대표적인 것은 방선균이 생산하는 항균, 항종양성 항생물질인 mitomycin이 대표적이다. 자금우과(Myrsinaceae) 식물에 존재하는 embelin도 여기에 속한다.

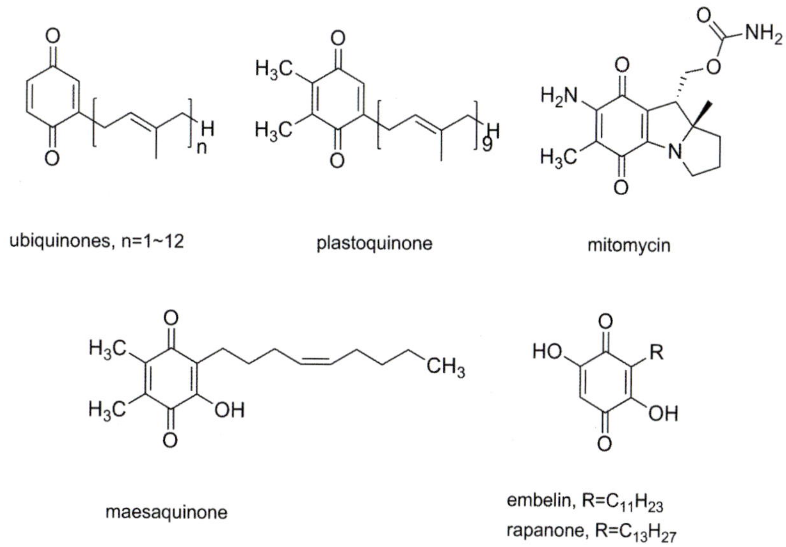

그림 49. Benzoquinone 화합물의 구조

7-5-2. Naphthoquinone

Naphthoquinone계 화합물은 다양한 생합성 경로를 가진다. Polyketide에서 생합성되는 물질로서는 갯질경이과(Plumbaginaceae)와 감나무과(Ebenaceae) 식물에 함유된 색소 plumbagin 및 미생물이나 갑각류의 적색 색소 javanicin,

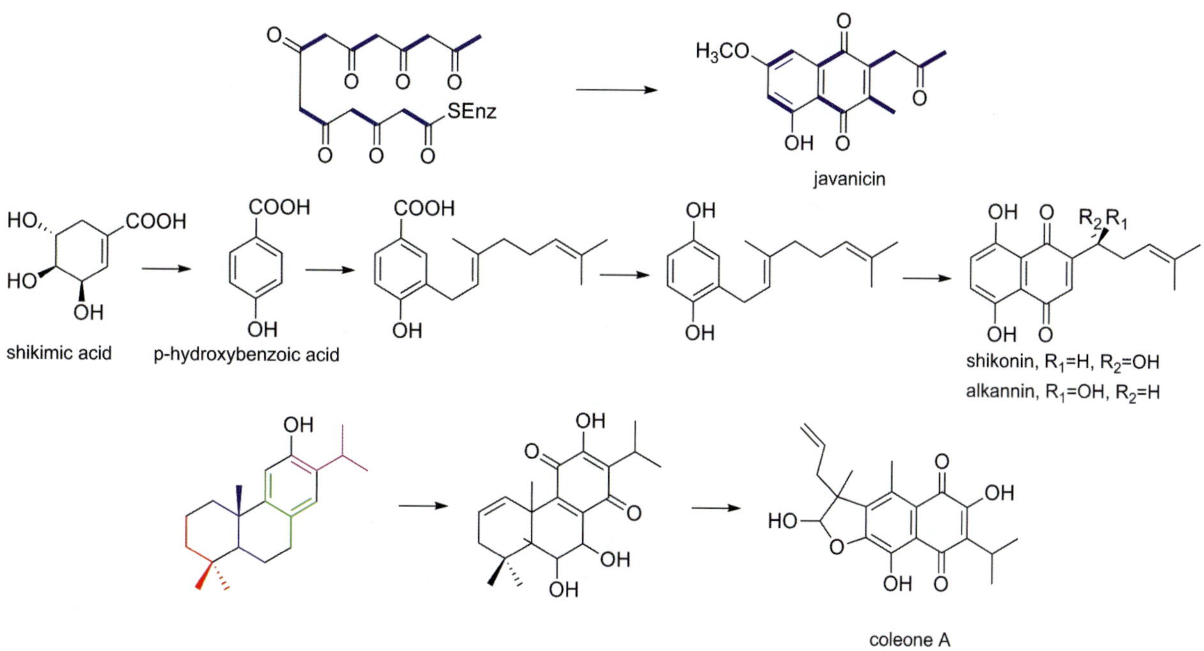

그림 50. Naphthoquinone의 생합성

spinochrome B 등이 있다. Polyketide 경로외에도 shikimate 경로와 mevalonate 경로의 혼합경로에 의하여 생성되는 물질인 shikonin, alkannin 등이 있으며 mevalonic acid 경로로 합성되는 coleone A도 있다.

7-5-3. Anthraquinone

Anthraquinone계 화합물은 polyketide 경로로 생합성되는 emodin형과, shikimate 경로와 mevalonate 경로의 혼합경로를 통하여 생합성 되는 alizarin형이 있다. Polyketide계 anthraquinone은 마디풀과(Polygonaceae), 콩과(Leguminosae), 갈매나무과(Rhamnaceae), 백합과(Liliaceae)에 존재하는 전형적인 anthraquinone이며 *Penicillium*, *Aspergillus* 등의 균류에도 존재한다. Alizarin형 anthraquinone 화합물은 식물 색소의 중요한 부분을 차지한다. Alizarin은 꼭두서니과(Rubiaceae)의 식물에 존재하는 등적색 색소로 중요한 염료 성분이다. 능소화과(Bignoniaceae), 마편초과(Verbenaceae) 식물에 들어 있는 다른 색소들과 함께 *O*-succinyl benzoate를 경유하여 생성한다.

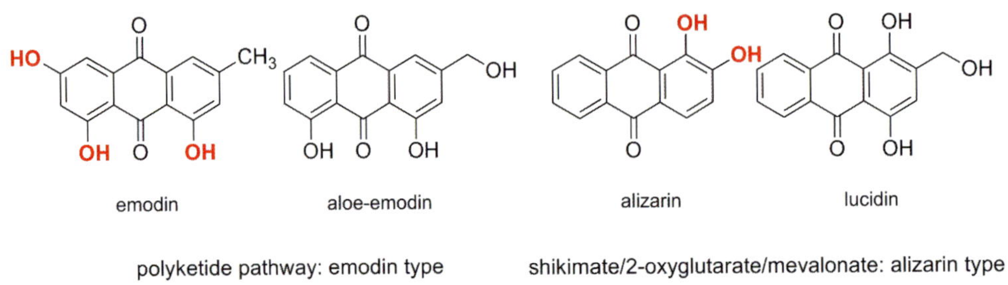

그림 51. Anthraquinone 화합물

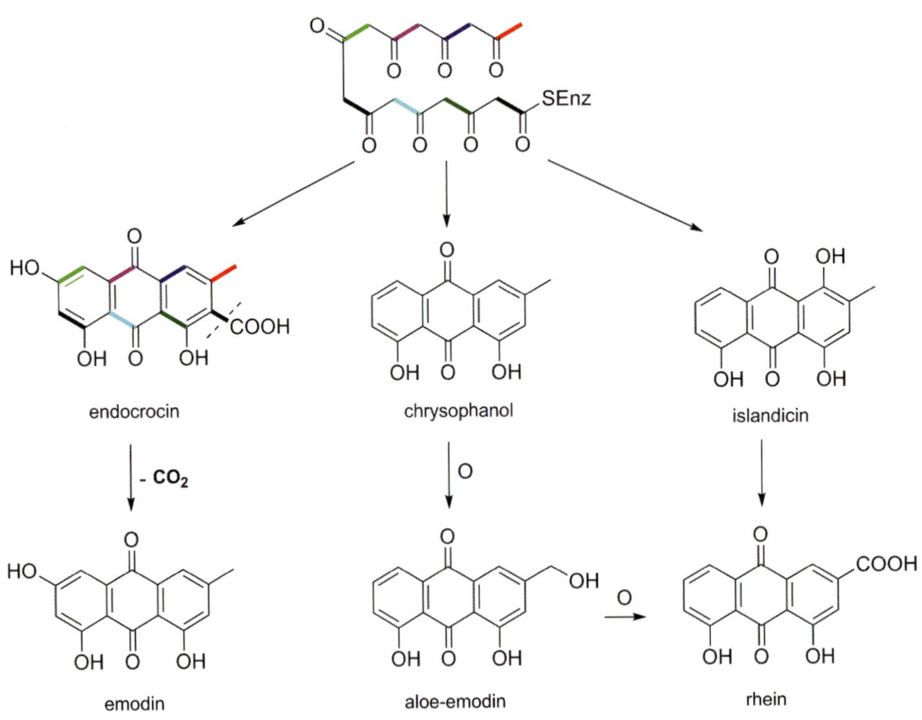

그림 52. Polyketide계 anthraquinone 화합물의 생합성

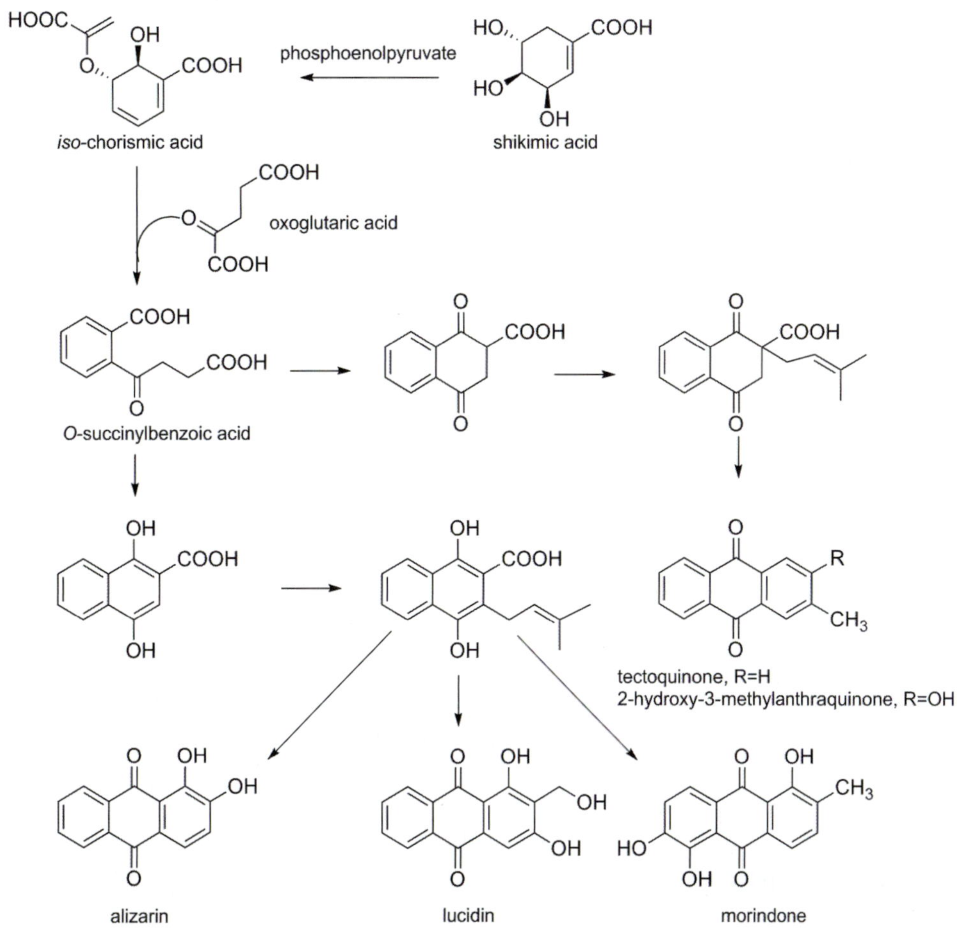

그림 53. Alizarin형 anthraquinone의 생합성

대표적인 화합물이 octaketide인 emodin으로 anthraquinone 중에서도 가장 분포가 넓은 화합물이다. Emodin의 methyl기가 산화된 화합물(α-hydroxyemodin, emodic acid), 생합성 과정에서 방향환의 OH기 중 일부가 없어진 화합물인 chrysophanol 및 chrysophanol의 methyl기가 산화된 화합물 aloe-emodin, rhein 등 다양한 화합물이 존재한다. 또한 이러한 화합물의 환원체인 anthrone체가 존재하며 anthrone의 dimer로 존재하는 것이 많이 있다. 식물에서는 주로 rhein anthrone의 dimer 또는 rhein anthrone과 aloe-emodin anthrone이 결합한 형태를 취하며 균류에서는 anthraquinone의 형태로 결합한다(skyrin: 오염된 쌀의 유독물질). Anthraquinone은 유리형, 배당체형으로 존재하고 있다. Dianthrone은 보통 배당체로 존재하며 sennoside가 대표적인 화합물이다.

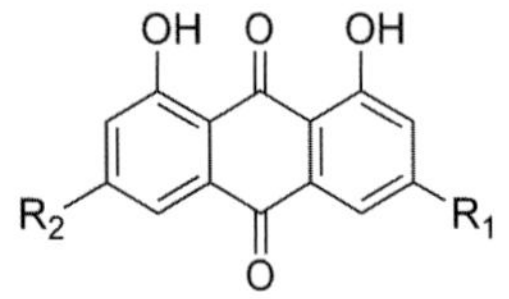

chrysophanol, R_1=CH_3,R_2=H
emodin, R_1=CH_3, R_2=OH
aloe-emodin,R_1=CH_2OH, R_2=H
rhein, R_1=COOH, R_2=H
physcion, R_1=CH_3, R_2=OCH_3

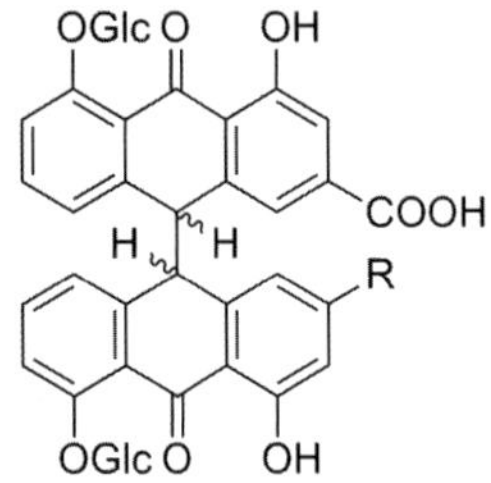

	R	10-10'
sennoside A	COOH	*threo*
sennoside B	COOH	*erythro*
sennoside C	CH_2OH	*threo*
sennoside D	CH_2OH	*erythro*

그림 54. Anthraquinone 화합물의 구조

7-6. Chromone 화합물

Chromone은 4*H*-1-benzopyran-4-one을 기본골격으로 하는 화합물이다. 천연 chromone은 대부분 C-2위치에 methyl기나 hydroxymethyl기를 가진다. 치환기에 따라 hydroxy 또는 alkoxy-, alkyl-, furano-, pyranochromone, 기타 chromone으로 나눈다. 천연에는 고등식물, 균류에서 얻어지나 분포는 비교적 한정되어 있으며 미나리과 (Umbelliferae), 콩과 (Leguminosae), 정향나무과 (Myrtaceae), 무환자과 (Sapindaceae) 등에 분포한다. 암미실 (*Ammi visnaga*)에 들어 있는 khellin은 관상혈관 확장작용, 항경련작용을 가진다. Capillarisin은 인진호의 이담성분 중의 하나이다. 승마 (cimifugin), 정향 (eugenin)에도 함유되어 있다.

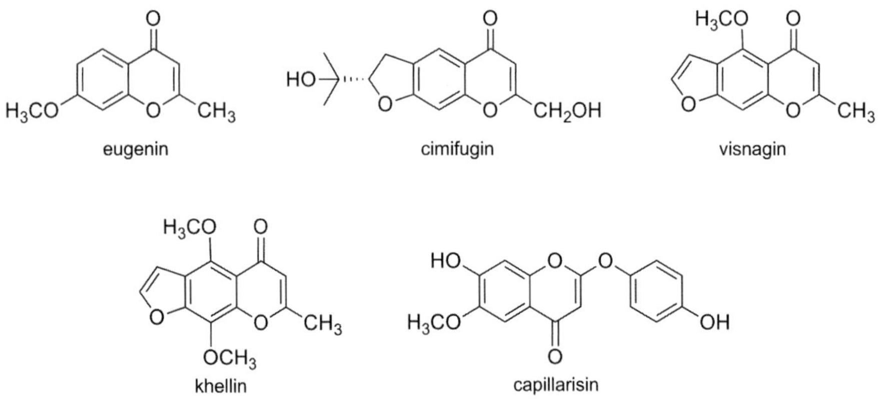

그림 55. Chromone 화합물의 구조

7-7. Isocoumarin

Isocoumarin은 1*H*-2-benzopyran-1-one을 기본골격으로 가지는 화합물이다. Isocoumarin은 숫자도 적으며 분포도 한정되어 있다. 생합성적으로는 polyketide에서 생성되는 group, stilbene을 거쳐 생합성되는 group, 불포화지방산에서 polyacetylene 화합물을 거쳐서 생합성되는 group으로 나눌 수 있다. 감다의 phyllodulcin은 천연 감미료로 중요하다. 그 외에 인진호(capillarin, artemidin)에도 존재한다.

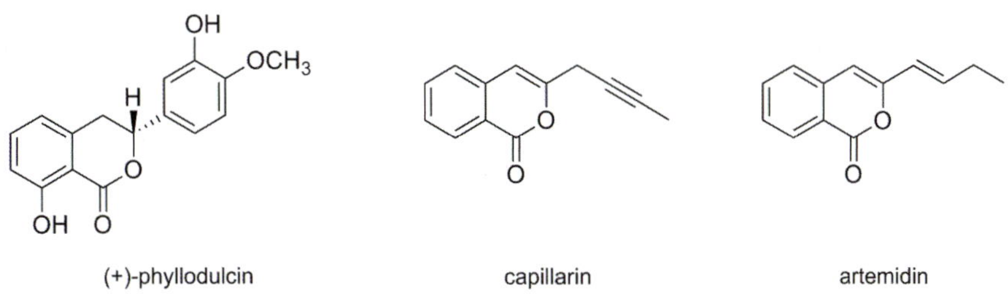

그림 56. Isocoumarin 화합물의 구조

7-8. Cannabinoid

Cannabinoid는 olivetol과 mevalonate 경로로 합성된 geraniol이 결합하여 합성되는 화합물이다. 인도대마의 환각작용 성분으로서 약 40여 종의 화합물이 알려져 있다. Tetrahydrocannabinol (THC)이 가장 강한 환각작용을 나타낸다.

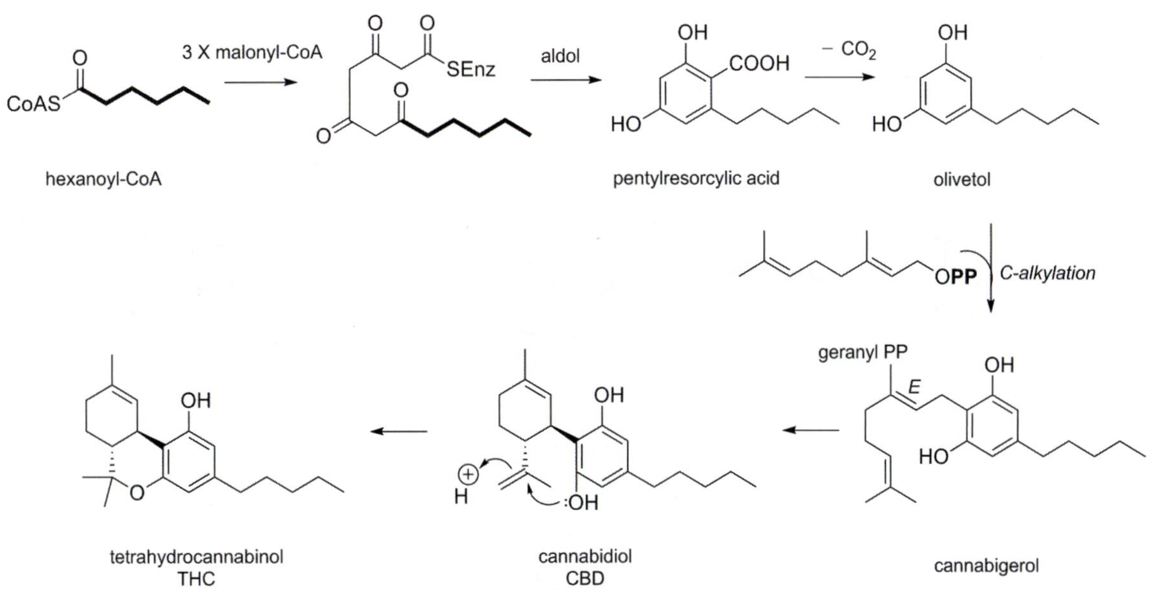

그림 57. Cannabinoid의 생합성

8. 복합경로 (complex pathway)의 성분

2차 대사산물은 기본 대사경로를 따르는 것이 보통이지만 화합물에 따라서는 몇 가지의 기본 대사경로의 합으로 이루어진 복합경로에 따라 생성되는 경우가 많다. 이중 널리 알려진 것으로 다음과 같은 화합물 군이 있다.

1. Polyketide-shikimate pathway: xanthone, flavonoid, stilbene 등

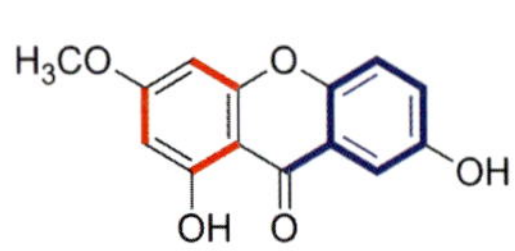

gentisin

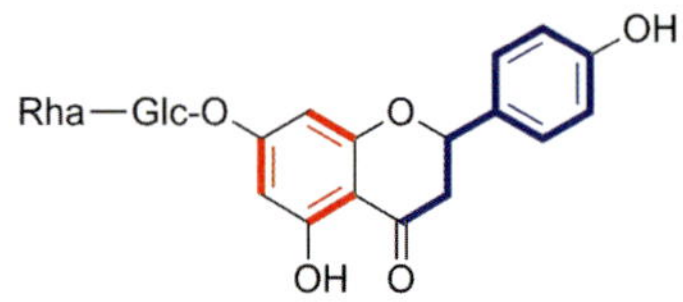

naringin

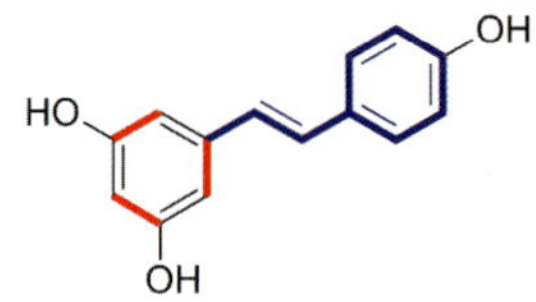

resveratrol

2. Polyketide-mevalonate pathway: cannabinoid, humulone, lupulone 등

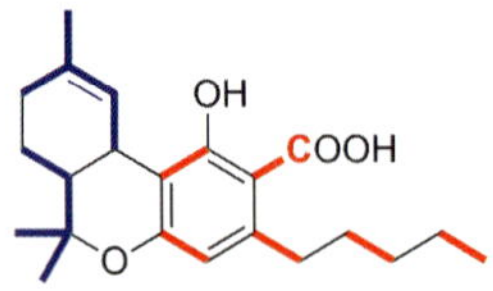

tetrahydrocannabinolic acid

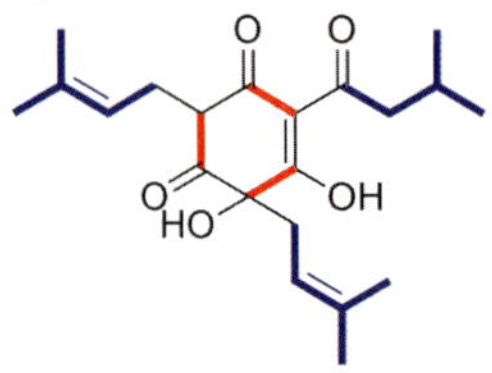

humulone

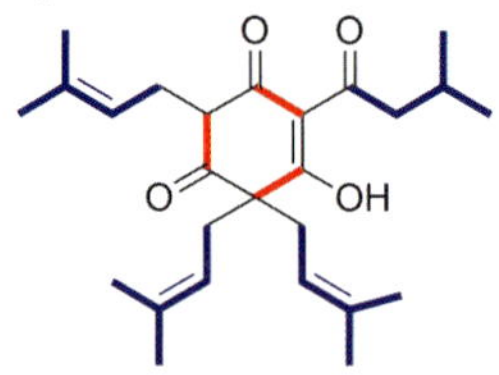

lupulone

3. Shikimate-mevalonate pathway: prenylated coumarin, shikonin 등

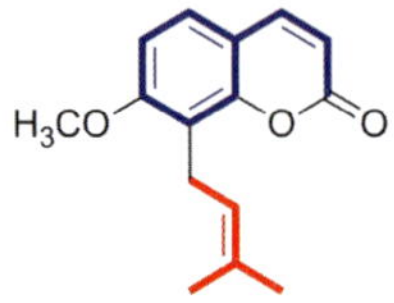

osthol

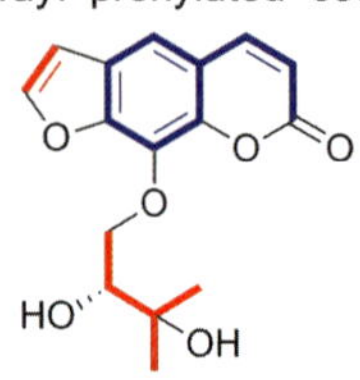

byakangelicin

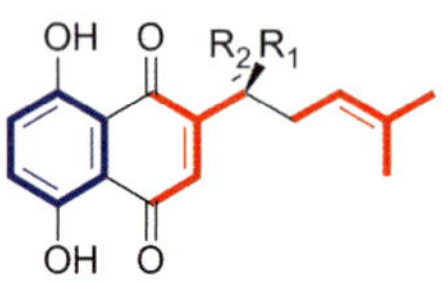

shikonin, R_1=H, R_2=OH
alkanin, R_1=OH, R_2=H

4. Polyketide-shikimate-mevalonate pathway:
prenylated flavonoid (icariin, morusin, rotenond 등)

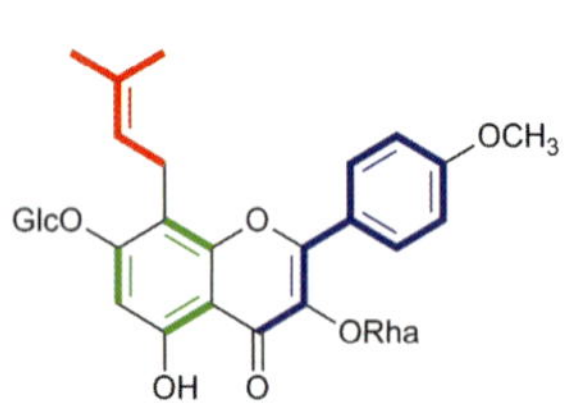

icariin

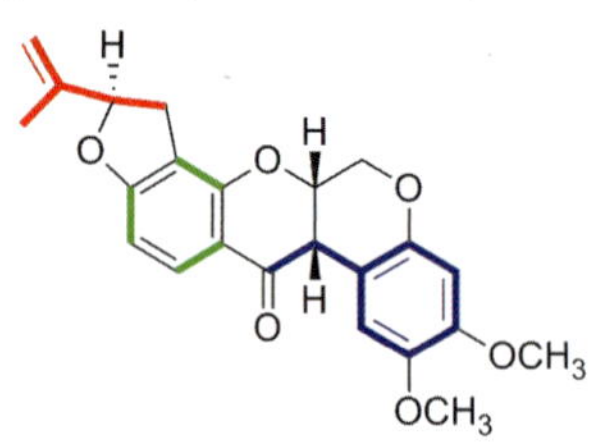

rotenone

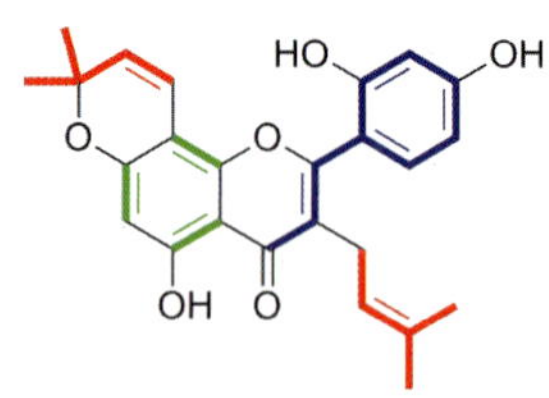

morusin

5. Amino acid + polyketide pathway: sanshool, tropane alkaloids

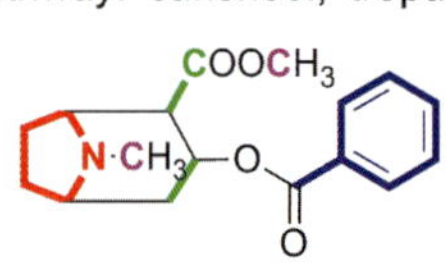

cocaine

6. Amino acid + mevalonate pathway: indole alkaloids

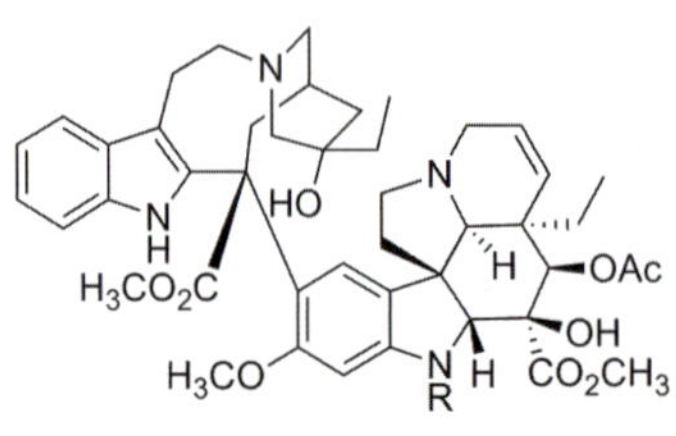

R=CH_3, vinblastine
R=CHO, vincristine

그림 58. 복합경로로 합성되는 화합물

8-1. Flavonoid

고등식물에 널리 분포하는 생약성분으로 flavonoid는 2개의 benzene 환 사이에 C_3 단위를 가지고 있는 C_6-C_3-C_6의 탄소골격을 가지고 있다. Flavonoid 생합성의 첫단계는 4-hydroxycinnamoyl-CoA와 3분자의 malonyl-CoA가 결합하여 chalcone이 생성되는 것이다. Chalcone과 flavanone은 이성체 관계인데, 이성화반응을 촉매하는 효소가 여러 식물에서 분리되어 flavonoid 생합성에서 chalcone과 flavanone의 중요한 역할이 규명되었다.

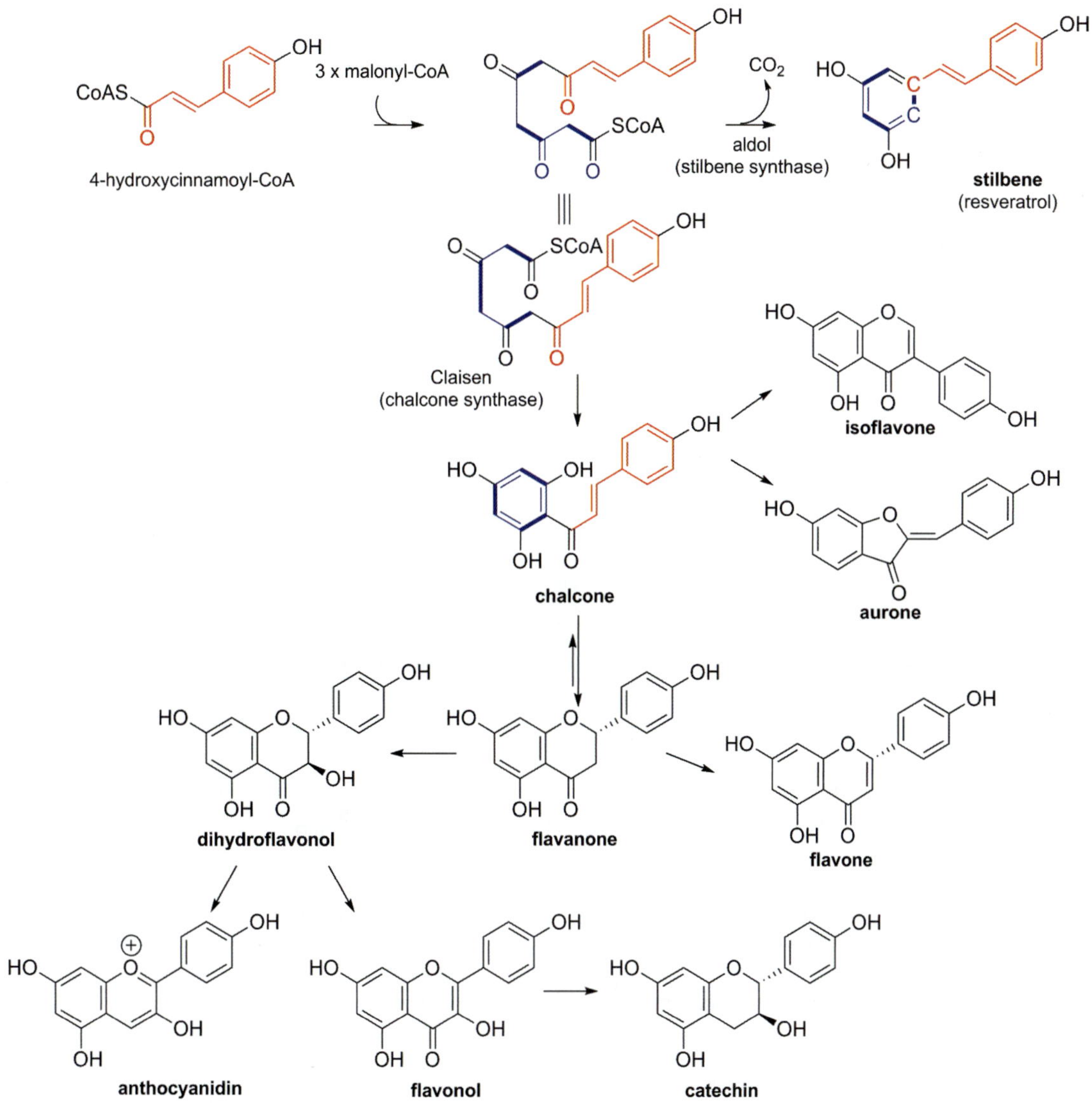

그림 59. Flavonoid의 생합성

Flavonoid의 C-5,7,4'위치에 산소 치환기가 위치하는 것은 생합성 과정상 필연적인 것이다. 대부분의 flavonoid는 phenol성 수산기를 가지고 있기 때문에 $FeCl_3$나 diazo시약에 반응한다. Isoflavonoid를 제외하고 flavonoid는 Mg-HCl 반응에 양성이기 때문에 flavonoid의 일반적인 정색반응으로서 생약의 확인에 이용된다. Flavonoid는 유리형으로 존재하기도 하나 대부분 배당체의 형태로 존재한다.

Flavonoid는 골격 구조별로 C_3 단위의 형태, 즉 C환의 형태에 따라 chalcone, aurone, dihydrochalcone, flavan, flavanone, flavanonol (= dihydroflavonol), flavonol, flavone, catechin, leucoanthocyanidin, anthocyanidin으로, B환의 결합 위치에 따라 isoflavonoid, neoflavonoid로, flavonoid 2분자가 결합한 biflavonoid, 다른 골격의 화합물과 결합한 prenylated flavonoid, flavolignan으로 나눌 수 있다.

Flavonoid의 식물 생리적 기능으로는 식물색소로서 식물의 생식작용을 보조하는 역할 및 항산화 작용을 하는 것으로 생각할 수 있다. 생리활성으로는 중요한 것이 많은데 사하(multiflorin A), 이뇨(quercitrin), 모세혈관강화(rutin, hesperidin), 항알러지(baicalin), 진경(daidzein), 혈압강하(kuwanon G), 살충(rotenone), 항균(pterocarpanone류), 간장보호(silybin), 난포 hormone 유사작용(genistein, formononetin) 등이 알려져 있다.

Flavone과 flavonol

미나리과 (Umbelliferae) 식물에 존재하는 apigenin과 황금의 baicalein, baicalin은 flavone 골격을 가지며, flavonol로는 사하작용을 나타내는 영실의 유효성분인 multiflorin A가 있다. 분포가 광범위한 flavonoid인 quercetin은 주로 배당체 형태로 식물에 포함되어 있는데, quercitrin (quercetin-3-*O*-α-L-rhamnoside), isoquercitrin (quercetin-3-*O*-β-D-glucoside)은 어성초(*Houttuynia cordata*)에 함유되어 있으며 이뇨작용이 알려져 있다. Rutin은 괴화, 진피 등에 들어 있으며 항모세혈관 투과작용이 있어 내출혈 예방 등에 사용되었으나, 돌연변이 작용이 있어서 최근에는 사용되지 않는다.

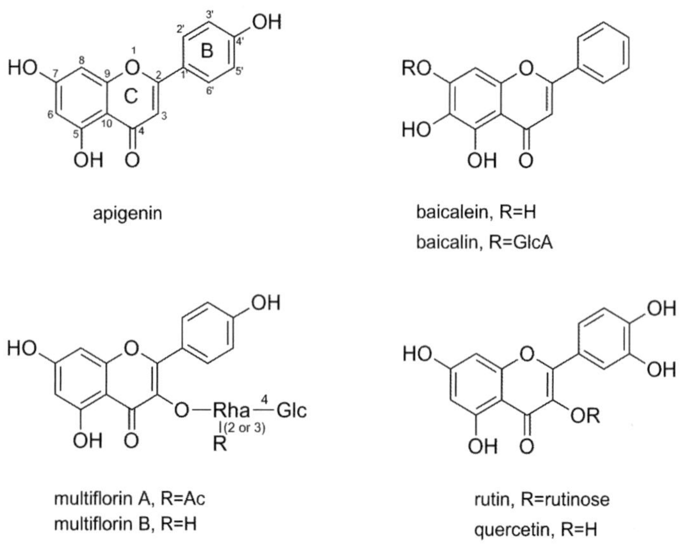

그림 60. Flavone과 flavonol 화합물의 구조

Flavanone과 dihydroflavonol (flavanonol)

Flavanone 골격을 가진 화합물은 등피, 진피 등에 존재하는 naringin이 있으며, naringenin은 배당체와 달리 쓴맛을 내지 않는다. Naringin과 함께 *Citrus* 속에 다량 함유되어 있는 hesperidin은 항모세혈관 투과작용이 있다.

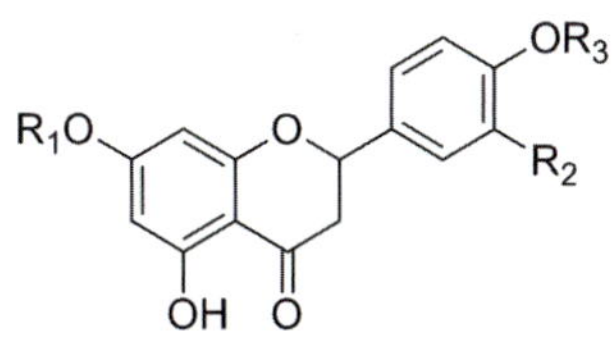

	R_1	R_2	R_3
hesperidin	$-Glc\overset{6}{-}Rha$	OH	CH_3
neohesperidin	$-Glc\overset{2}{-}Rha$	OH	CH_3
naringin	$-Glc\overset{2}{-}Rha$	H	H
poncirin	$-Glc\overset{2}{-}Rha$	H	CH_3
naringenin	H	H	H

그림 61. Flavanone 화합물의 구조

Isoflavonoid

콩과식물에 많이 함유되어 있는 무색 또는 미황색 물질이다. 갈근, 대두 등에 함유되어 있는 daidzein, daidzin은 진경작용이 있다. C-4'위치에 수산기 대신에 methoxy기를 가진 formononetin은 황기, 감초에 들어 있으며 이뇨작용이 보고되어 있다.

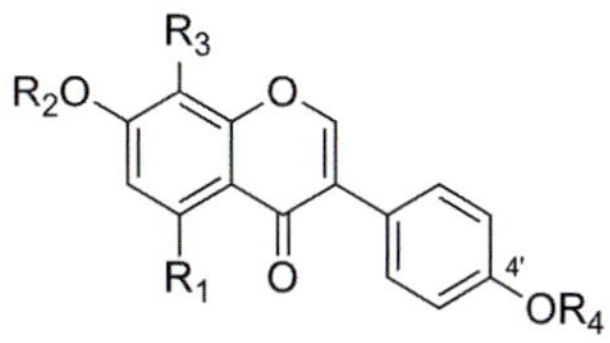

	R_1	R_2	R_3	R_4
daidzein	H	H	H	H
daidzin	H	Glc	H	H
puerarin	H	H	Glc	H
genistein	OH	H	H	H
formononetin	H	H	H	CH_3

그림 62. Isoflavonoid 화합물의 구조

Chalcone, dihydrochalcone 및 aurone

식물에는 보통 배당체의 형태로 존재하나 많지 않다. Chalcone은 황~적색이며 dihydrochalcone은 무색이다. 홍화에 함유되어 있는 carthamin은 적색 색소로 chalcone의 *C*-배당체가 2분자 결합한 형태를 취한다. 예로부터 화장품과 식품의 색소로 이용되었다. Phloretin과 phloridzin은 마취목(*Pieris japonica*) 및 사과나무 등의 근피에 함유되어 있으며, 혈당상승 작용이 있어 과혈당, 당뇨병을 인위적으로 만드는 실험에 쓰인다. Aurone은 2-benzylidenecoumaranone 골격을 이루고 있으며, 다알리아(*Dahlia pinnata*) 등의 국화과 식물의 황색 꽃에 함유되어 있는 sulphuretin이 그 예이다.

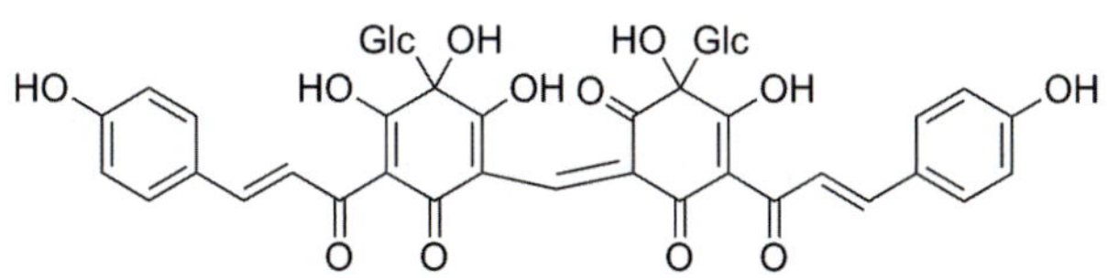

carthamin

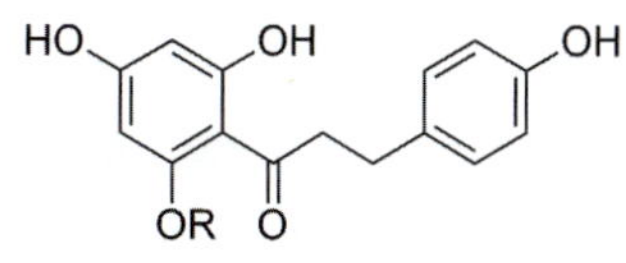

phloretin, R=H
phloridzin, R=Glc

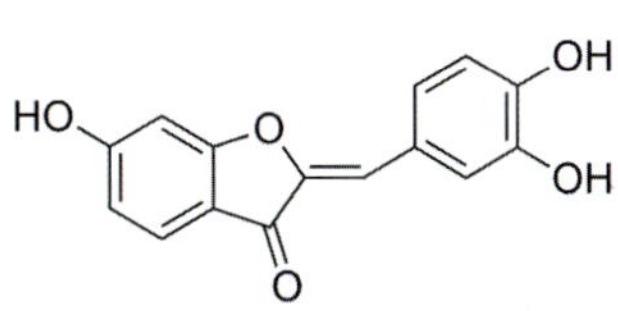

sulphuretin

그림 63. Chalcone, dihydrochalcone 및 aurone 화합물의 구조

Anthocyanidin

식물의 꽃, 과일, 잎 등의 색을 나타내는 중요한 물질로 aglycone인 pelargonidin, cyanidin, delphinidin과 이들의 methyl 유도체 및 배당체가 알려져 있으며, aglycone과 이에 결합하는 당의 종류, 수, 위치 등의 차이에 의하여 다양한 색깔을 나타내고 있다.

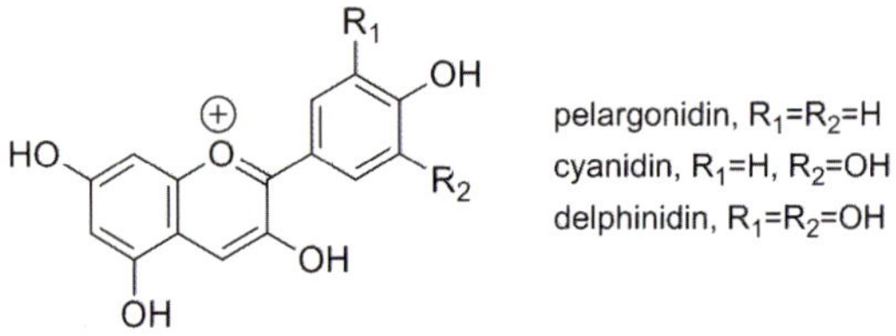

그림 64. Anthocyanidin 화합물의 구조

Neoflavonoid

4-Phenylchromone의 골격을 가진 화합물을 말한다. 소목에 함유되어 있는 hematoxylin은 예부터 홍색 염료로 사용되고 있으며 brazilin과 hematoxylin는 homoisoflavonoid로 분류하기로 한다. 식물의 유세포를 염색하는 현미경용의 시약으로 쓰인다. Brazilin은 최근에 간장보호 작용이 있는 것으로 보고되었다.

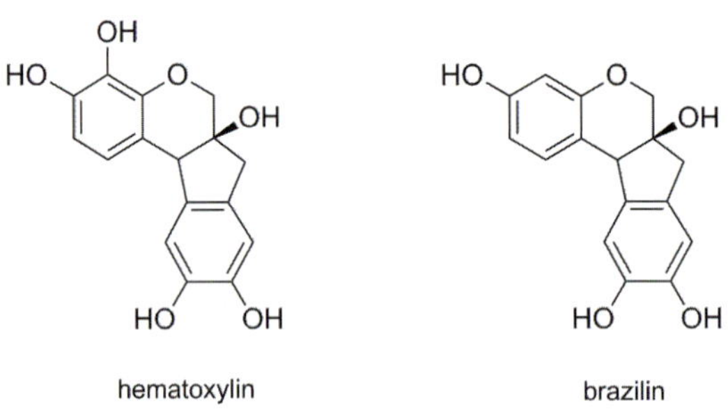

그림 65. Neoflavonoid 화합물

Biflavonoid

2분자의 flavone이 결합한 구조를 가지고 있는 화합물을 말하는데 은행, 편백, 삼나무 등의 나자식물에 함유되어 chemotaxonomy에 중요하게 활용된다. 구성단위인 flavone의 결합 양식에 따라 네 가지 (amentoflavone, hinokiflavone, cupressusflavone, agathisflavone)로 나눈다.

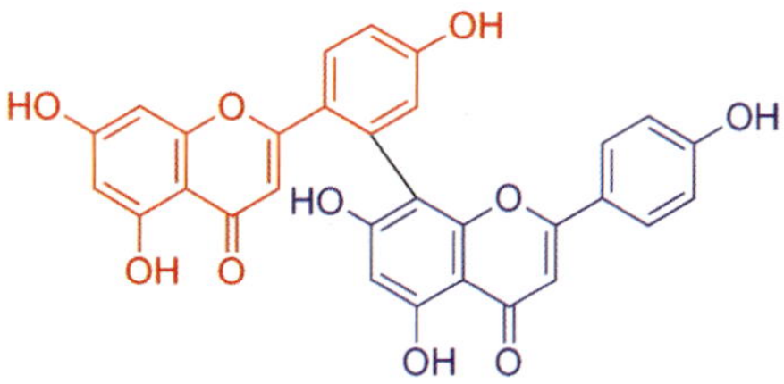

amentoflavone

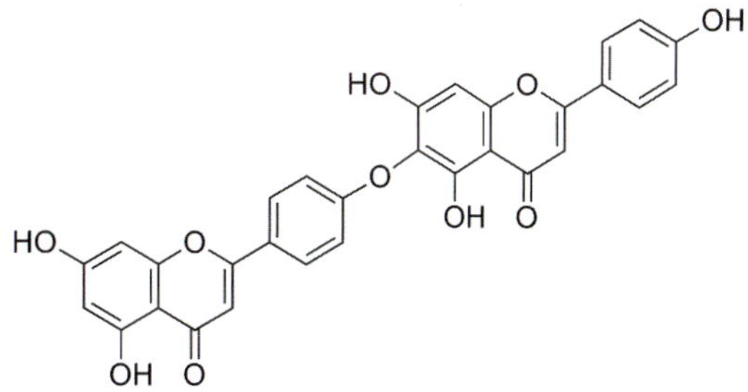

hinokiflavone

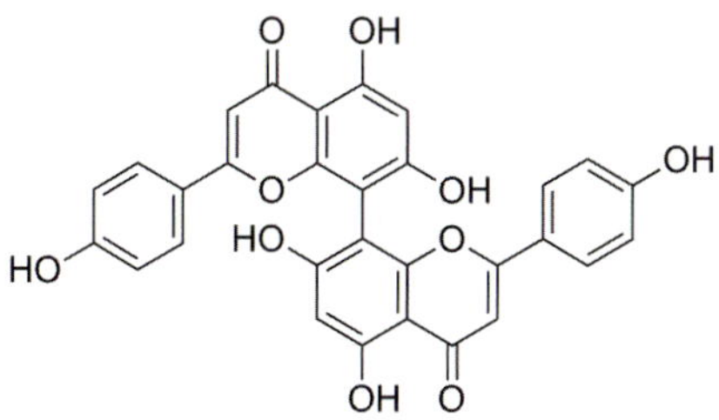

cupressusflavone

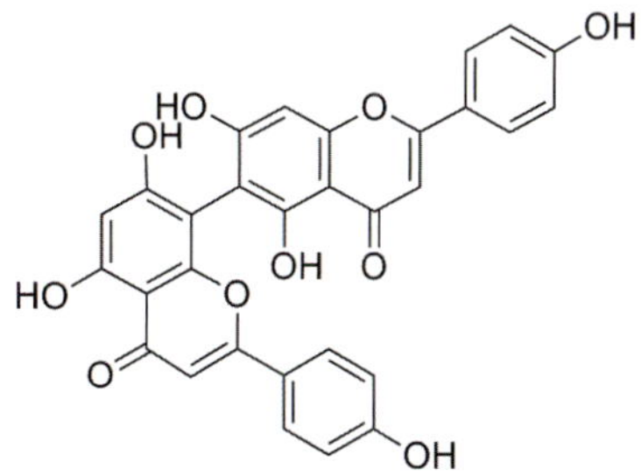

agathisflavone

그림 66. Biflavonoid 화합물의 구조

Prenylated flavonoid

Morusin (상백피), icariin (음양곽), licoricone (감초), rotenone (데리스) 등과 같이 isoprenoid기가 flavonoid에 결합되어 있는 화합물을 prenylated flavonoid라 한다. Licoricone은 생합성상 A, B환의 생합성 경로가 보통의 flavonoid와 역의 관계에 있어 B환 쪽이 phloroglucinol형의 -OH기 치환양식을 가지고 있다. Flavone의 isoprenoid 측쇄와 chalcone의 부가화합물인 kuwanon G가 상백피에 함유되어 혈압강하, 항균작용을 나타낸다.

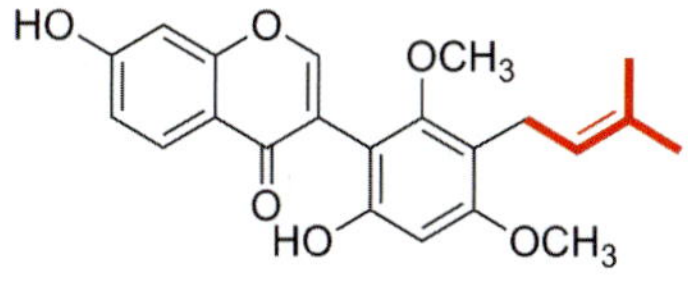

licoricone

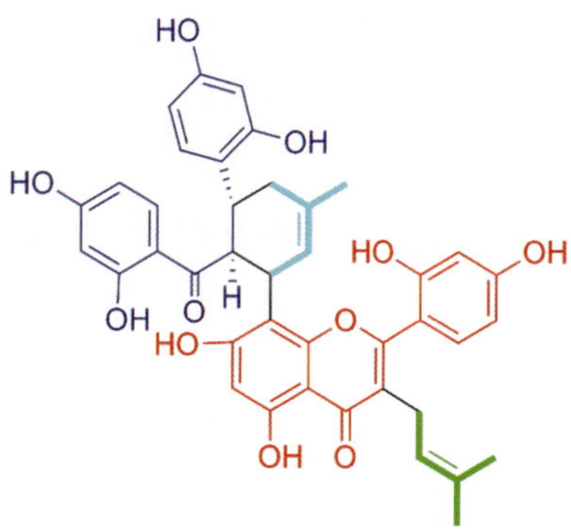

kuwanon G

그림 67. Prenylated flavonoid 화합물의 구조

8-2. Stilbene

Stilbene이 기본골격으로 된 화합물로 종대황(*Rheum undulatum*) 및 *R. rhaponticum*에 함유된 rhaponticin은 UV하에서 강한 청자색 형광을 나타내기 때문에 양질의 대황과 구별하는 데에 사용된다. 호장근, 하수오에 함유되어 있는 resveratrol, stilbene-2- *O*-D-glucoside는 동물실험에서 과산화지질의 간장 내 축적을 저해하는 것으로 판명되었다. 최근 포도주에도 resveratrol이 함유되어 관상혈관계 질환을 예방하는 작용이 있는 것으로 보고되었다.

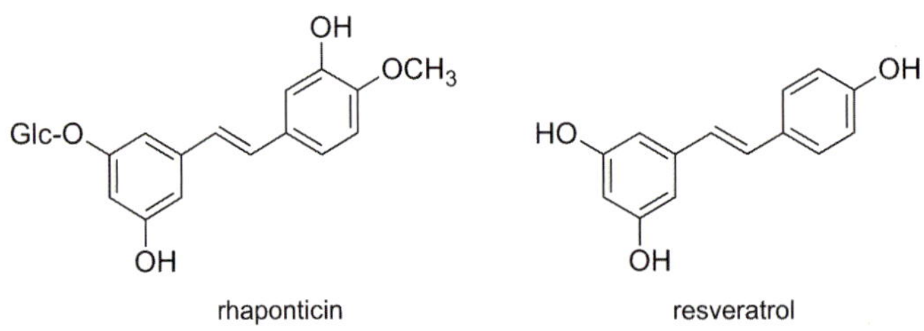

그림 68. Stilbene 화합물의 구조

8-3. Tannin

Tannin이라는 이름은 원래 가죽 무두질(tanning)에 이용되는 식물 엑스에 붙여진 것이나 현재의 tannin의 정의는 가죽 무두질 효과에 그치지 않고 '식물에 함유된 다가 phenol로 단백질 및 alkaloid 등과 결합하여 난용화의 경향을 나타내는 물질'이라고 정의한다. Tannin은 화학적 성질로 가수분해형 tannin(hydrolyzable tannin)과 축합형 tannin (condensed tannin)으로 대별된다. 가수분해형 tannin은 기본구조에 다수의 ester 결합을 가지고 있으며 산, 효소(tannase) 등으로 가수분해되기 쉬우나, 축합형 tannin은 가수분해 및 산화 등으로 분자간의 축합이 진행되어 암갈색의 고분자물질인 phlobaphen으로 변하기 쉬운 경향이 있다. 열분해 산물이 각각 pyrogallol과 catechol인 것으로부터 화학적으로는 pyrogallol tannin(가수분해형) 및 catechol tannin(축합형)이라고 한다. 가죽 무두질 이외에 tannin은 단백질과 결합하여 난용성 침전을 형성하는데 이것은 서로를 정성, 정량하는 데에 이용되기도 한다. 단백질과의 결합은 수렴작용을 나타내므로 탄닌은 지사, 정장제의 목적으로 의약품으로 활용된다. 또한, 금속이온과 결합하기 쉬운 구조를 가지고 있는데 Fe^{3+}와 결합하여 남회색(pyrogallol tannin), 암녹회색(catechol tannin)을 나타내기 때문에 잉크 제조에 사용되기도 하였으며, 산화억제 등의 성질도 가지고 있다. Pyrogallol tannin은 shikimate 경로를 통하여 생합성 되며, catechol tannin은 shikimate와 polyketide의 복합경로를 거쳐 생합성 된다.

가수분해형 tannin

가수분해형 tannin은 당(주로 D-glucopyranose) 또는 유사 환상 다가 alcohol에 몰식자산(gallic acid, galloyl기), hexahydroxydiphenic acid(HHDP기), 또는 이들의 유도체가 복수 ester 결합한 구조를 기본으로 한다. 당과 결합하고 있는 것이 galloyl기뿐인 tannin을 gallotannin이라고 하고 오배자와 몰식자에 들어 있다. 작약에도 유사한 tannin이 함유되어 있다. 한편 분자 내에 HHDP기를 가지며 가수분해에 의하여 ellagic acid가 생성되는 tannin을 ellagitannin이라고 한다.

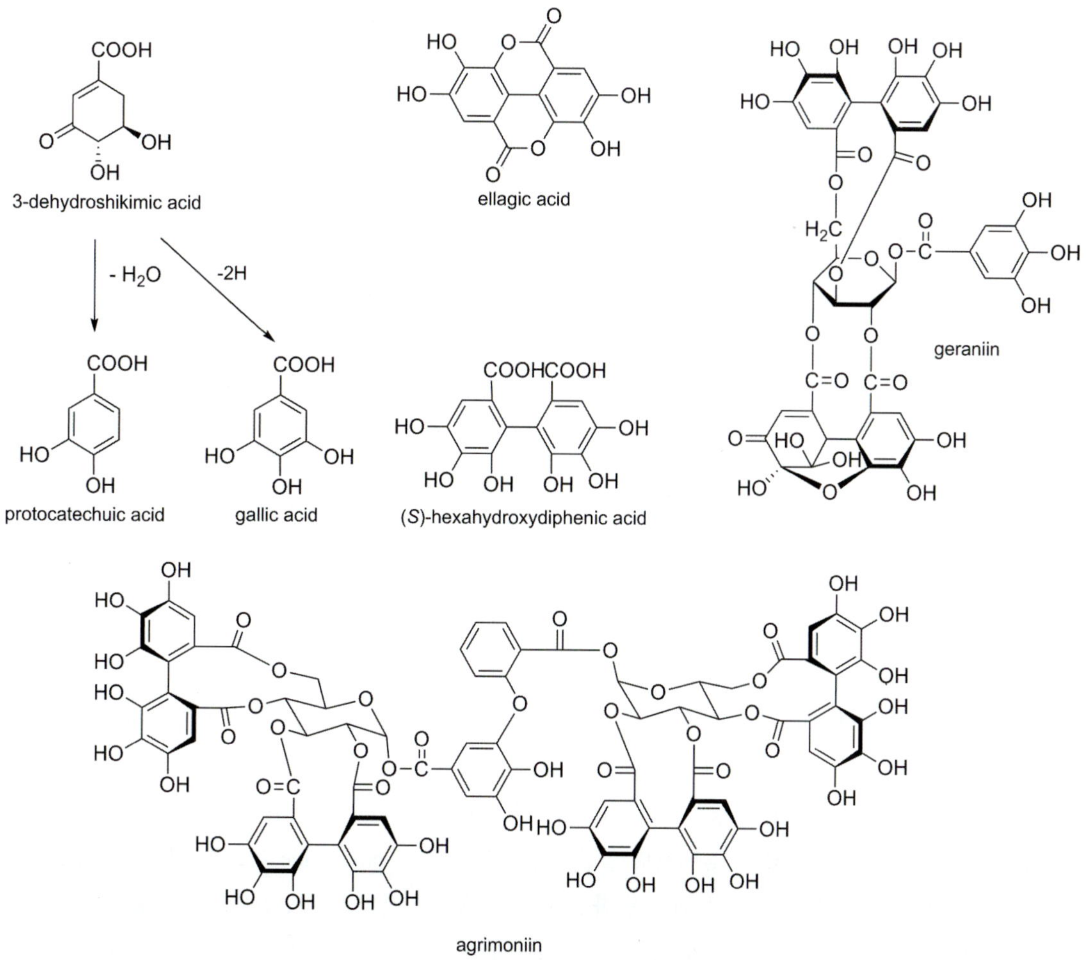

그림 69. 가수분해형 tannin 화합물

대개 결정성을 가지고 있기 때문에 tannin을 다른 천연유기화합물과 같이 취급할 수 있는 것은 이 종류의 tannin이다. 지사, 정장약으로 널리 이용하는 현초의 주성분인 geraniin은 황색 결정으로 점막을 자극하지 않고 거의 떫은맛을 내지 않는 온화한 성질을 지니고 있으며, 지유에 함유된 tannin (agrimoniin)은 가수분해형 tannin이 2분자 결합한 것이다.

축합형 tannin

(+)-Catechin, (−)-epicatechin 등의 catechin류, leucoanthocyanidin 등이 복수로 상호 축합한 구조를 기본골격으로 하며 분포는 극히 넓다. 결합은 C-4~C-8위치에서 일어나는 것이 많으나, C-4~C-6위치에서 일어나는 것, 탄소-탄소 결합 이외에 Et_2O 결합을 가지는 것, 결합체 안에 이들 결합 양식이 혼재하는 것, 축합체를 구성하는 flavan이 다른 것 등 복잡하다. 차의 tannin은 (−)-epigallocatechin gallate 및 (−)-epicatechin gallate가 주성분이다. 그 외에 (−)-epigallocatechin, (−)-epicatechin도 혼합되어 있다. 녹차의 tannin 정량값은 이러한 화합물에 의한 것이며 차의 가공법 (녹차, 홍차, 우롱차)에 따라 tannin의 함량이 다르다. 감, 아선약에서 발견되는 tannin도 이 group에 속한다.

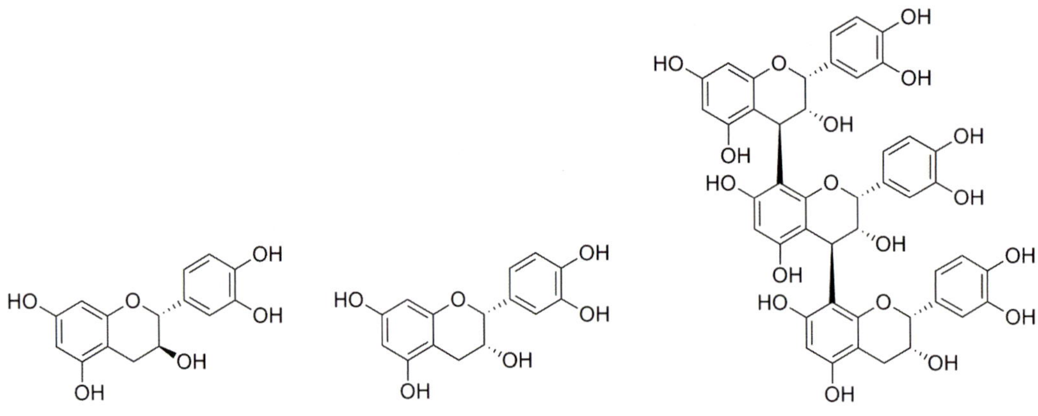

(+)-catechin (-)-epicatechin epicatechin trimer

그림 70. 축합형 tannin을 구성하는 성분 및 축합형 tannin 화합물의 예

8-4. Xanthone

Shikimic acid에서 유도되는 benzoic acid 유도체를 출발물질로 하여 polyketide 생합성과정을 거쳐 생성되는 물질군이다. 9*H*-xanthene-9-one 골격을 가지는 화합물로 천연에서는 hydroxy기, alkoxy기를 가지고 있으며 일반적으로 황색을 띠고 있고 승화성이 있다. 고등식물에서는 용담과(Gentianaceae), 물푸레나무과(Oleaceae), 뽕나무과(Moraceae), 원지과(Polygalaceae) 등의 식물에 존재한다. 고등식물의 xanthone은 shikimic acid와 acetic acid가 결합하여 hydroxybenzophenone을 거쳐서 생합성 된다. 지의류, 균류에서도 발견되나 이들은 주로 polyketide 경로를 거쳐서 생합성 된다. 용담, 당약에서 얻어지는 gentisin은 황색 결정성 물질로 승화성이 있기 때문에 생약의 확인반응으로 이용된다. 맥각균에서 얻어진 secalonic acid A는 색소로서 xanthone의 방향환 중 하나가 환원이 된 ergochrome의 dimer이다.

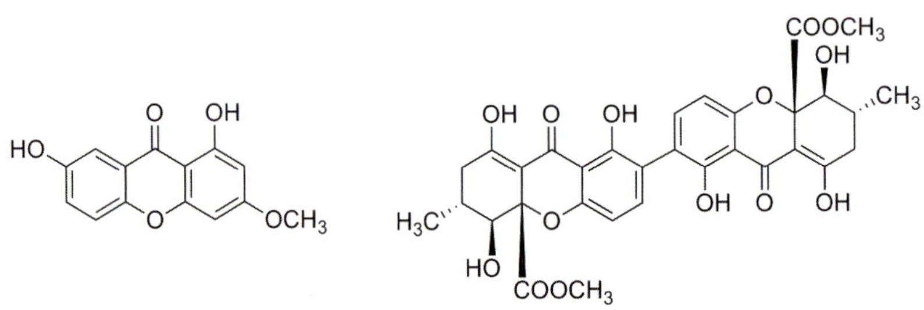

gentisin secalonic acid A

그림 71. Xanthone 화합물의 구조

8-5. Diarylheptanoid

n-Heptane의 C-1, C-7위치에 phenyl기가 치환된 형으로 2분자의 cinnamate와 malonate의 결합에 의해 얻어진 화합물이다. 생약성분으로도 중요한 것이 많으며 대개 매운 맛을 나타낸다. Curcumin은 울금에서 얻어지는 황색 색소로 담즙

을 분비시키는 작용이 있고 식품의 착색료로도 쓰인다. 최근에는 암예방작용이 있어, 이에 관한 연구가 많이 진행되고 있다. 익지에서 얻어지는 yakuchinone A는 매운 맛도 강하고 prostaglandin 생합성에도 강한 억제작용을 가지며, 생강과 식물에서 다수 발견된다.

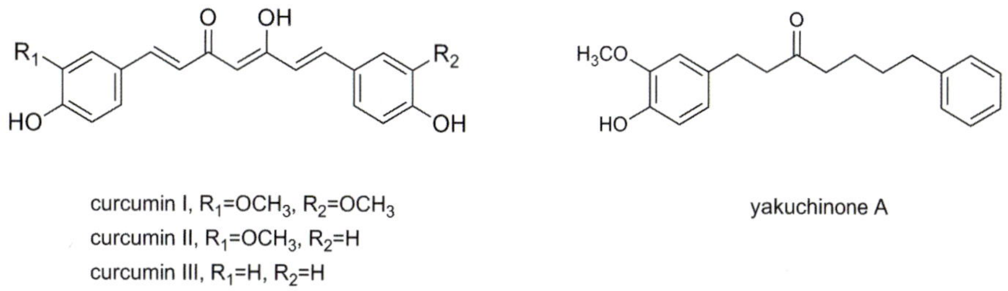

그림 72. Diarylheptanoid 화합물의 구조

생강과의 식물에는 diarylheptanoid 유사물질이 함유되어 있다. Cinnamate와 지방산이 malonate에 의하여 결합되어 phenol성 물질을 만든다. 대표적인 화합물로서 생강의 gingerol을 들 수 있는데 이는 열분해와 알카리분해에 의하여 강한 매운맛을 내는 shogaol과 zingerone이 생성된다.

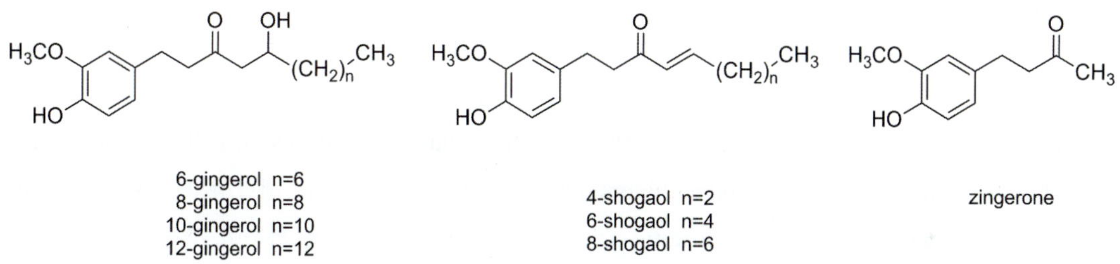

그림 73. 생강과의 신미성 성분의 구조

8-6. γ-Pyrone 관련 성분

고등식물과 미생물의 대사산물 중에는 γ-pyrone골격을 가지고 있는 물질도 있다. 다환성 γ-pyrone에 대해서는 해당 생합성경로에서 취급하였으며 여기에서는 단환성 γ-pyrone에 대하여 취급한다. 고등식물에서는 식물산의 형태로 존재하며 chelidonic acid, meconic acid는 아편 등의 식물에 존재하는데 특히 meconic acid는 $FeCl_3$에 의해 적색을 나타내 이것을 이용하여 아편의 확인에 사용된다. 인삼에서 얻어지는 maltol은 해당 당의 탈수에 의하여 생성되는데 강한 항산화작용을 가지며 백삼보다는 홍삼에 그 함량이 많다. Kojic acid (*Aspergillus* spp.)는 미생물 대사산물에서 얻어지고 항균작용이 있다.

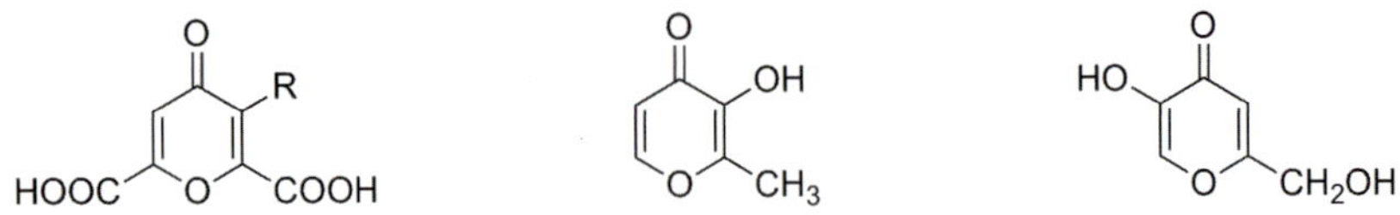

chelidonic acid, R=H
meconic acid, R=OH

maltol

kojic acid

그림 74. γ-Pyrone의 구조

9. 아미노산 (amino acid) 관련화합물

지방족 아미노산의 생합성

아미노산은 생체를 구성하는 단백질 및 생체반응을 촉매하는 효소의 기본 구성단위이며, 동시에 alkaloid 등의 생약성분 및 각종 항생물질의 원료로서 중요한 물질이다. 지방족 아미노산의 생합성 기원은 상당히 다양하다. 해당반응의 중간체인 3-phosphoglyceric acid에서 생합성되는 serine은 C_1 단위를 잃고 glycine이 되며 그 역반응도 존재한다. 여기에서 생성된 C_1 단위는 methionine의 *S*-methyl기 (*S*-adenosylmethionine, SAM)로 전환되어 생합성에서의 *O*-methyl기 및 *N*-methyl기의 공급원으로 된다. Valine, leucine과 같은 분지 아미노산은 pyruvic acid에서 얻어진다. TCA 회로의 중간체인 α-ketoglutaric acid는 암모니아를 직접 받아들여 glutamic acid로 되는데 이 반응은 질소의 고정화 반응으로 중요하다. 다른 아미노산의 아미노기는 모두 glutamic acid의 아미노기의 transamination 반응에 의하여 공급된다. Glutamic acid로부터 proline 및 ornithine이 얻어진다. Alkaloid 생합성의 재료로서 중요한 lysine 및 methionine도 TCA 회로의 중간체인 oxaloacetic acid의 transamination 반응에 의하여 생성되는 aspartic acid로부터 합성된다. 이와 같이 해당반응 및 TCA 회로는 생체 에너지의 공급원임과 동시에 아미노산의 공급이라는 면에서 중요한 역할을 하고 있다.

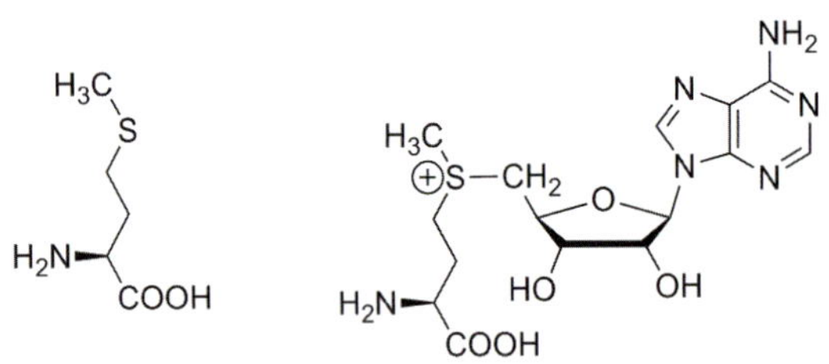

L-Met

S-adenosylmethionine (SAM)

그림 75. L-Methionine과 S-adenosylmethionine의 구조

방향족 아미노산의 생합성 (shikimate 경로)

Phenylalanine, tyrosine, anthranilic acid, tryptophan은 모두 4탄당과 3탄당을 원료로 해서 합성되는 shikimic acid를 중간체로 하는 shikimate 경로에 의하여 생합성되고 있다. 해당반응의 중간 대사물질인 phosphoenolpyruvate (PEP)와

pentose phosphate 경로의 중간대사물질인 D-erythrose 4-phosphate로부터 shikimic acid가 합성되고 shikimic acid에 PEP가 한 분자 더 결합하여 생성되는 chorismic acid는 phenylalanine, tyrosine과 tryptophan으로 생합성되는 과정의 분기점에 해당한다. 즉, chorismic acid에서 prephenic acid, anthranilic acid가 나누어지고, prephenic acid에서 phenylalanine과 tyrosine이 생합성 되며, anthranilic acid에서 tryptophan이 생성된다. 식물에서는 phenylalanine을 산화하여 tyrosine으로 변환시키는 효소를 가지고 있지 않기 때문에 2개의 아미노산은 각각 독립적으로 대사된다.

생약성분의 생합성에서는 phenylalanine, tyrosine, tryptophan이 각종 alkaloid 생합성의 중요한 전구물질이다.

Alkaloid (amino acid 계 생약성분)

1차 대사산물로 생체 내에서 중요한 역할을 하는 아미노산은 단백질이나 기타 biopolymer 또는 1차 대사산물의 합성 원료로 사용되고 있으며 2차 대사산물 중에도 아미노산으로부터 만들어지는 중요한 물질이 많이 있다. 항생물질, 생리활성 peptide 등도 있으나 가장 대표적인 것은 식물 alkaloid이다. 따라서 2차 대사산물로서의 amino acid계 화합물은 주로 alkaloid를 주 대상으로 한다.

생합성 전구체	alkaloid의 종류
ornithine	tropane, pyrrolidine, pyrrolizidine alkaloid
lysine	piperidine, quinolizidine, indolizidine alkaloid
nicotinic acid	pyridine alkaloid
phenylalanine	phenylethylamine, isoquinoline, phenethylisoquinoline, Amaryllidaceous, monoterpenoid isoquinoline alkaloid
tryptophan	tryptamine, indole, β-carboline, monoterpene indole, quinoline, pyrroloquinoline, pyrroloindole, ergot alkaloid
imidazole	imidazole alkaloid
anthranilic acid	quinazoline, quinoline, acridine alkaloid
비 amino acid	terpene alkaloid 및 purine alkaloid

Alkaloid의 어원은 alkali (염기)와 -oid (~류)라는 말로서 염기성 물질을 의미하고 있다. Alkaloid 중에는 강한 생리활성을 가지고 오래 전부터 의약품으로 이용되어 온 것도 적지 않다. 염기성을 나타내는 alkaloid에는 1급에서 4급까지의 amino기가 1개 이상 존재하지만 colchicine과 같이 질소원자가 amide로 되어 있는 것은 염기성을 나타내지 않는 것도 있다. 따라서 근래의 alkaloid의 정의는 '질소를 함유한 식물성분으로서 biogenic amine류를 제외한 것' 이라고 하고 있다.

다른 식물성분에 비하여 alkaloid에는 강한 생리활성을 가지고 의약품으로 사용되는 것이 많은 것은 amino기의 존재에 의한다고 하여도 과언은 아니다. 따라서 현재는 alkaloid란 '식물체 중에서 발견되는 함질소 이성환상 화합물 (nitrogen containing heterocyclic compound)로 미량에서 강한 생리활성을 나타내는 물질'로 규정하고 있다.

좀더 세분하면 위의 alkaloid의 정의에 부합하는 amino acid 유래의 염기성의 강한 생리활성을 나타내고 함질소 이성환 화합물'을 true alkaloid라 하며, amino acid의 단순한 탈탄산반응에 의하여 생성되는 물질, 즉 amino acid로부터 유래 했지만 염기성이 아니거나, 질소 원자가 이성환에 존재하지 않는 화합물을 protoalkaloid라 하며, pseudoalkaloid는 질소원자는 이성환상에 존재하지만 골격 구조가 아미노산으로부터 유래하지 않고 isoprenoid 등 다른 골격으로부터 유래한 화합물에 질소가 함유된 화합물을 말한다.

Alkaloid의 분류는 질소환을 함유하는 환구조에 의한 화학구조에 따라 분류하고 있는 경우가 많으나 워낙 종류가 많고 복잡하다. Alkaloid의 생합성이 밝혀짐에 따라 최근에는 생합성 기원에 따라, 즉 alkaloid의 생합성 전구체별로 묶어서 분류하는 방법이 많이 쓰이게 되었다.

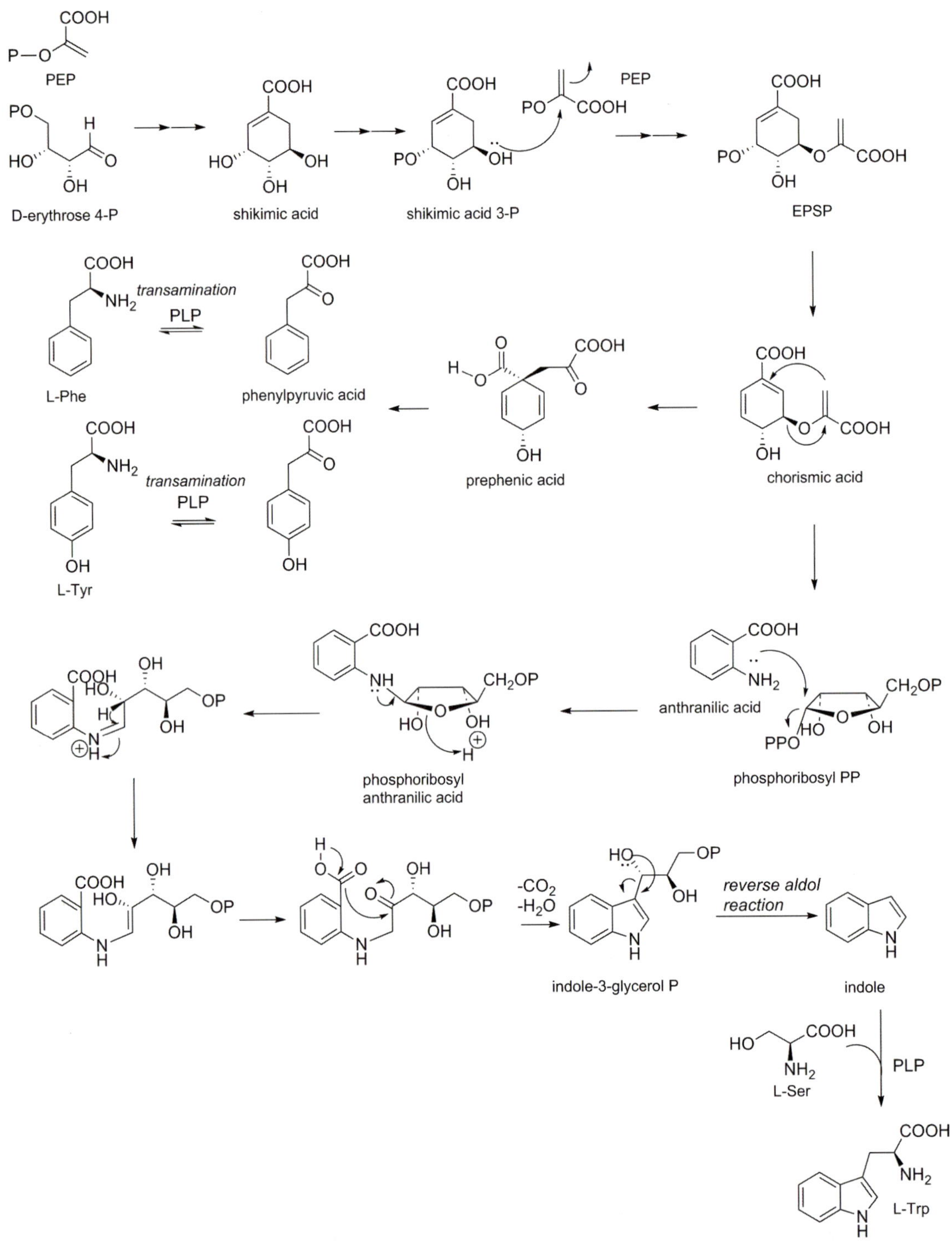

그림 76. 방향족 amino acid의 생합성

Alkaloid는 amino기를 가지고 있기 때문에 보통 Mayer 시약, Dragendorff 시약 등 침전시약에 의한 침전반응을 확인반응으로 하고 있으며 알칼리성을 나타내는 경우는 추출, 분리시에 중성물질 및 산성물질과 용이하게 분리할 수 있다.

Alkaloid는 각종 산과 안정한 염을 형성하기 때문에 염의 형태로 보존하는 경우가 많다. 일반적으로 결정으로 존재하나 nicotine, anabasine, arecoline, chavicine, sparteine, coniine, isopelletierine, pelletierine, hygrine 등은 액상이며 휘발성이다. 또한 일반적으로 무색이나 berberine은 황색 결정이다.

9-1. Ornithine 유래의 alkaloid

Ornithine이 전구체로 되어 함질소 5원환인 pyrrolidine환이 만들어지고 여기에 다른 구조가 결합하여 만드는 alkaloid로 pyrrolidine, tropane, pyrrolizidine alkaloid가 대표적이다.

Pyrrolidine alkaloid

대표적인 화합물이 nicotine으로 pyrrolidine 골격은 ornithine에서 유래하며 pyridine 골격은 3-phospho-glyceraldehyde와 aspartic acid에서 생성된 nicotinic acid에서 유래한다. 연초의 주성분으로 독성이 강하고 담배 공업의 부산물로 얻어져 농업용 살충제로 이용된다.

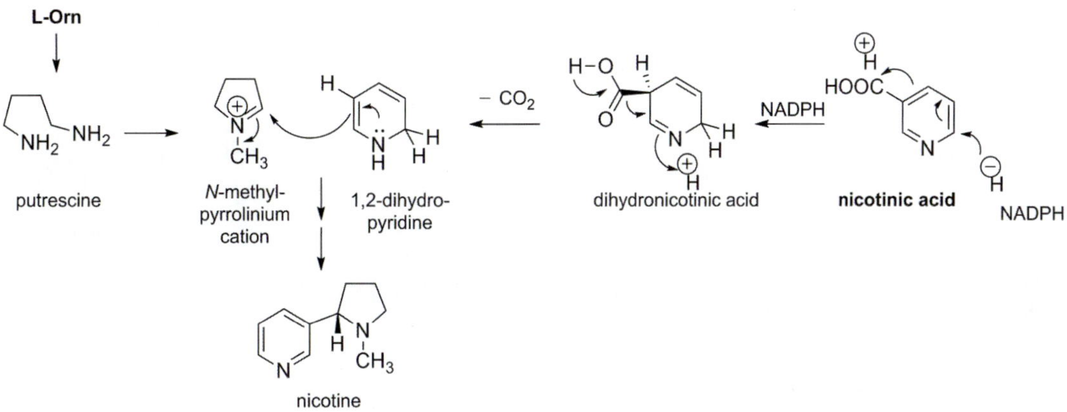

그림 77. Nicotine의 생합성

Tropane alkaloid

Ornithine에서 유래하는 *N*-methyl pyrrolidine과 acetoacetyl-CoA가 축합하여 tropine을 만들고 phenylalanine의 분자 내 전위에 의하여 생기는 tropic acid와 ester 결합하여 tropane alkaloid를 만든다. Cocaine은 acetoacetyl-CoA의 carboxylic acid가 탈탄산되지 않고 남아 있는 것이다. 가지과(Solanaceae)와 코카나무과(Erythroxylaceae)의 식물에 많이 분포한다. 중요한 것으로서는 (−)-hyoscyamine, (−)-scopolamine, atropine(가지과 식물), cocaine(코카엽) 등이다. (−)-hyoscyamine, (−)-scopolamine, atropine은 부교감 신경 억제 작용이 있으며, cocaine은 국소 마취작용, 환각작용을 나타낸다.

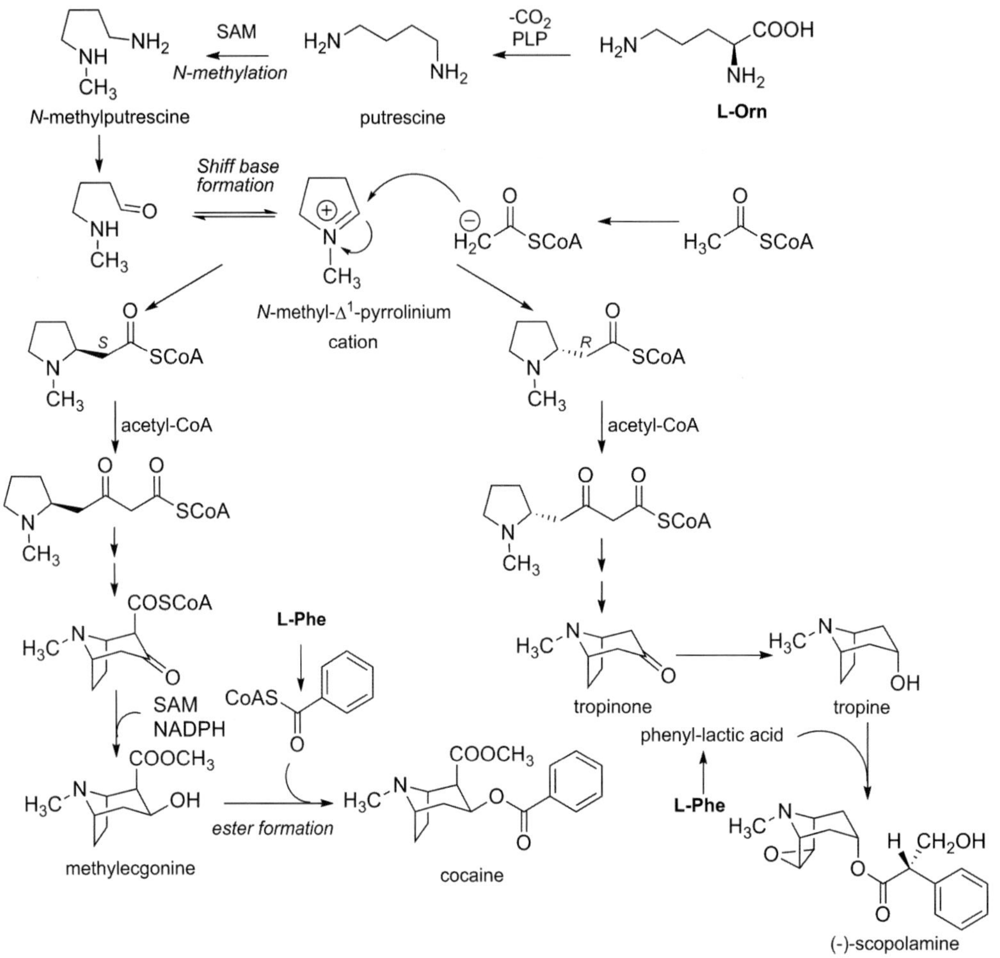

그림 78. Tropane alkaloid의 생합성

9-2. Lysine 유래의 alkaloid

Piperidine 골격과 quinolizidine (lupinine) 골격을 가진 alkaloid로 lysine으로부터 유래한다. 즉, lysine이 탈탄산되어 piperidine 골격을 형성하거나 lysine이 탈탄산되어 생성된 cadaverine이 축합하여 quinolizidine 골격을 만든다. 고미건위제로 쓰이는 고삼에 함유되어 있는 (–)-matrine은 cadaverine 3분자로부터 생합성 된다. Anabasine은 nicotine과 유사한 물질로 명아주과 (Chenopodiaceae)에 주로 함유되어 있으며, piperidine 골격은 lysine에서 유래한다.

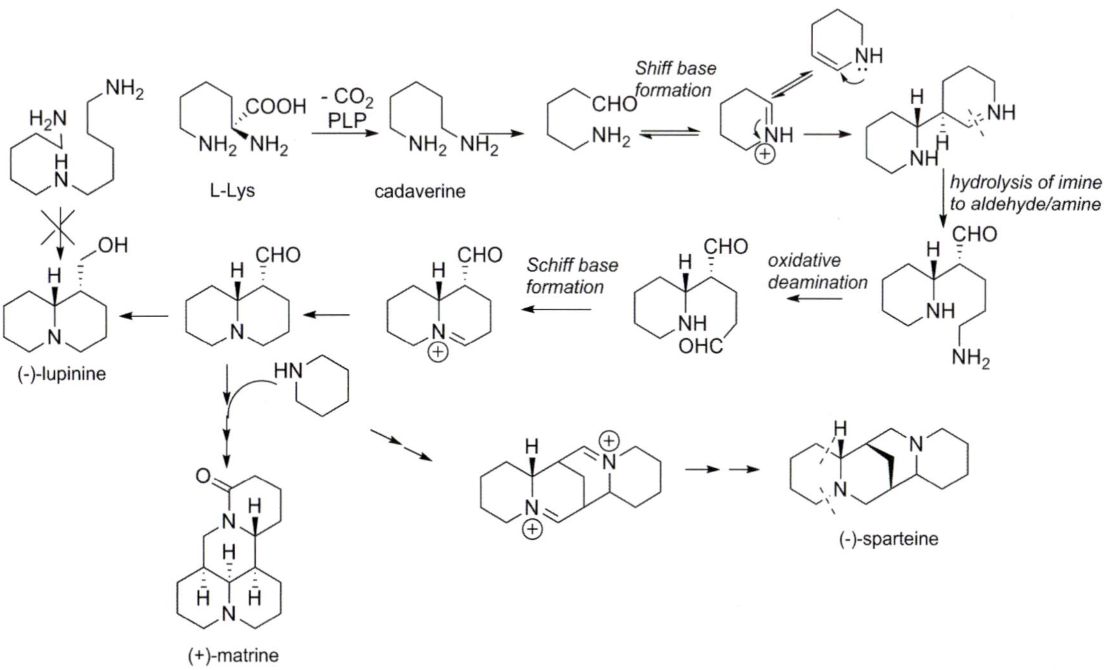

그림 79. Quinolizidine alkaloid의 생합성

9-3. Nicotinic acid 유래 alkaloid

Nicotine과 같이 pyridine 골격을 지닌 alkaloid에서 pyridine골격은 glyceraldehyde 3-phosphate와 aspartic acid에서 생성된 nicotinic acid에서 유래한다. 주요 화합물로는 nicotine, anabasine (연초, 농업용 살충제), arecoline (빈랑자, 구강청결제, 구충제), ricinine (피마자) 등이 있다.

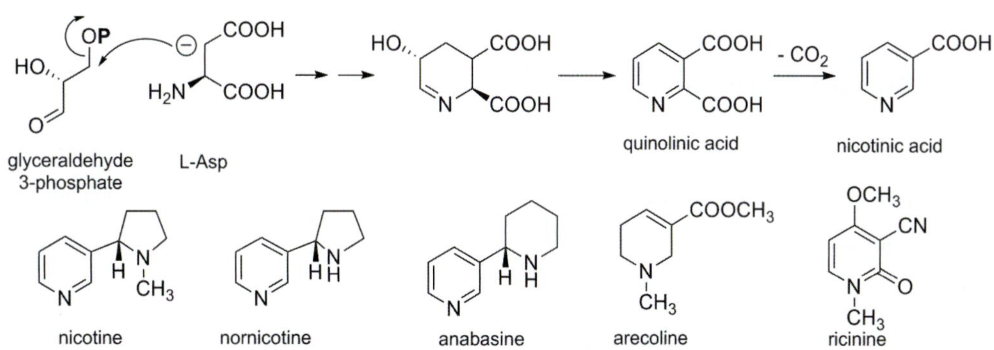

그림 80. Nicotinic acid 유래 alkaloid 화합물

9-4. Phenylalanine, tyrosine 유래의 alkaloid

1) Phenylethylamine

Ephedrine과 같은 화합물은 일반적인 alkaloid와 달리 phenylalanine에서 amino group이 떨어져 C_6-C_1 부분이 얻어지고 여기에 pyruvic acid가 결합하여 기본골격을 형성하고 최후에 질소와 methyl기가 도입이 되는 예외적인 생합성 경로를 취한다. 이러한 종류의 alkaloid를 protoalkaloid라 한다. 마황의 주요성분인 ephedrine은 기관지 확장제로서 천식에 응용하며, pseudoephedrine은 비충혈 제거에 사용한다. 오수유와 진피에 있는 synephrine은 교감신경 흥분 작용이 있다.

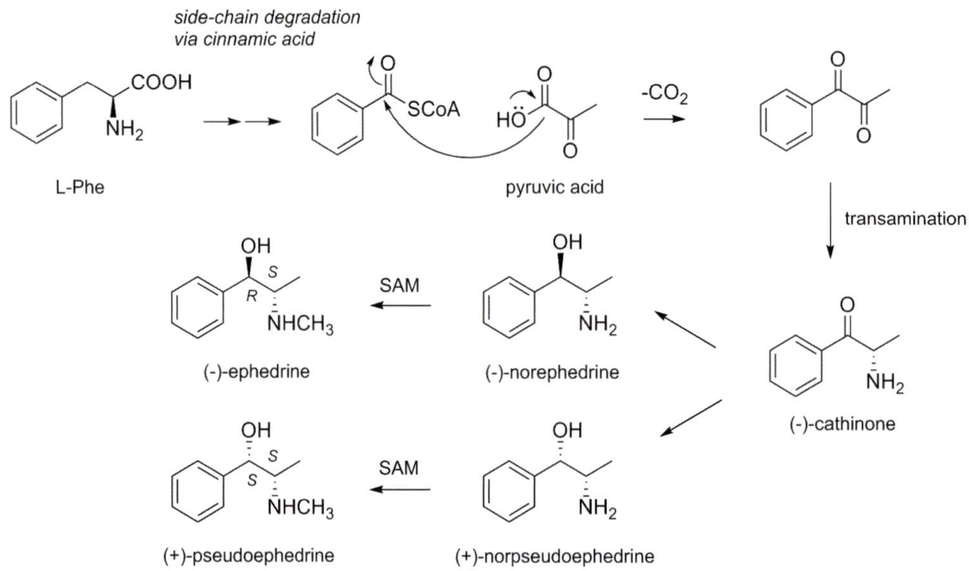

그림 81. Ephedrine의 생합성

2) Isoquinoline alkaloid

(1) 단순 isoquinoline alkaloid

Tyrosine에서 유래되는 dopamine과 pyruvic acid나 glyoxylic acid가 결합하여 anhalamine, anhalonidine, corydaldine 등의 tetrahydroisoquinoline alkaloid가 생성된다.

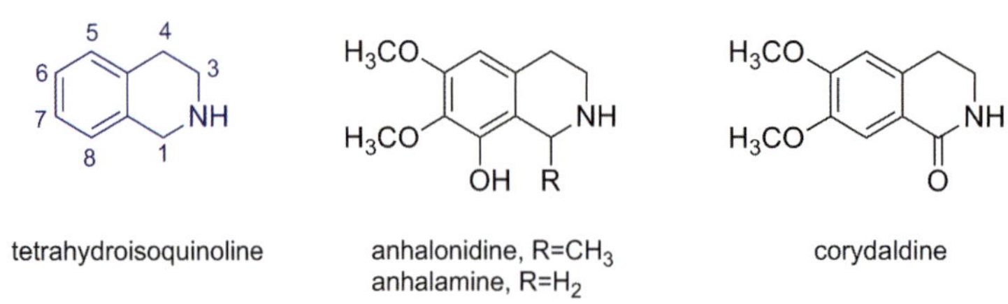

그림 82. 단순 isoquinoline alkaloid의 구조

(2) Benzyltetrahydroisoquinoline alkaloid

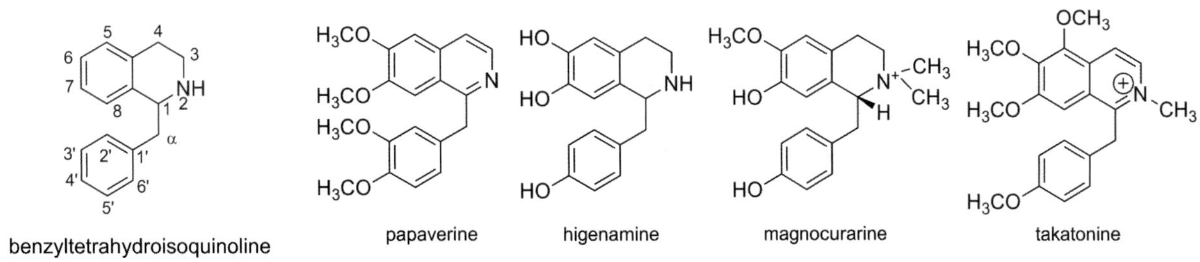

그림 83. Benzylisoquinoline alkaloid의 구조

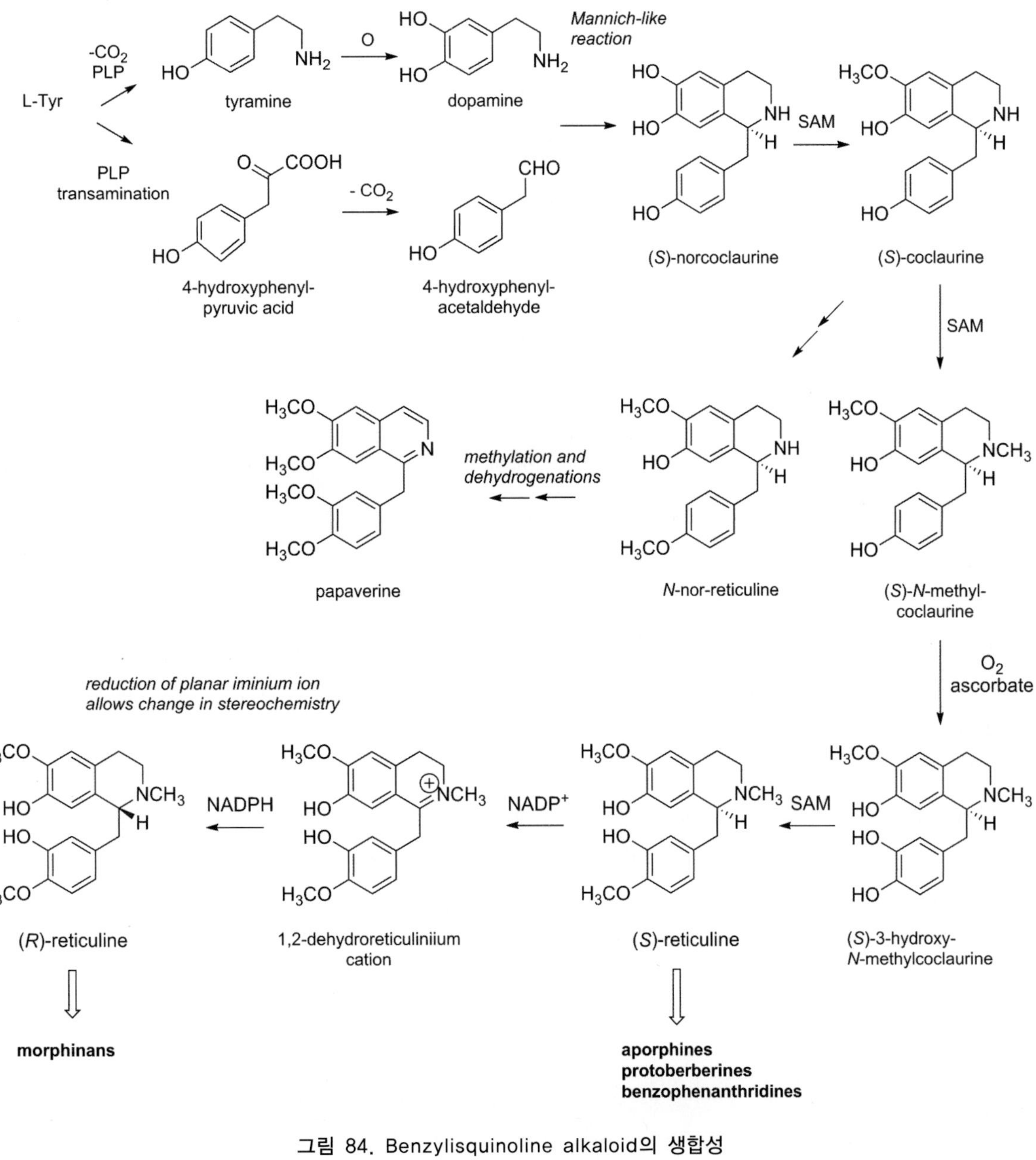

그림 84. Benzylisquinoline alkaloid의 생합성

Benzylisoquinoline (benzyltetrahydroisoquinoline) alkaloid는 isoquinoline alkaloid의 기본골격을 이루는 화합물로 tyrosine이 탈탄산되고 산화되어서 생기는 dopamine과 4-dihydroxyphenylacetaldehyde가 축합, Mannich 유사반응을 통하여 norcoclaurine이 얻어지고 *N*-methylation, oxidation 등의 과정을 거쳐서 benzylisoquinoline alkaloid 생합성의 중심 중간체인 (*S*)-reticuline과 (*R*)-reticuline이 얻어진다. 이 물질로부터 여러 가지 isoquinoline 골격의 alkaloid가 유도된다.

주요 화합물로는 아편의 성분으로 진경효과를 나타내는 papaverine이 있으며 이외에도 higenamine, magnocurarine (후박), takatonine (꿩의 다리) 등의 화합물이 있다.

(3) Bisbenzyltetrahydroisoquinoline형 alkaloid

두 분자의 benzylisoquinoline이 oxidative coupling에 의하여 diphenylether 결합에 의해 연결된 화합물이다. 댕댕이덩굴과 (Menispermaceae), 매자나무과 (Berberidaceae), 미나리아재비과 (Ranunculaceae) 목련과 (Magnoliaceae) 등에 함유되어 있다. 큐라레 (*Chondodendron tomentosum*)에 함유되어 있는 (+)-tubocurarine은 근육 이완효과가 있다.

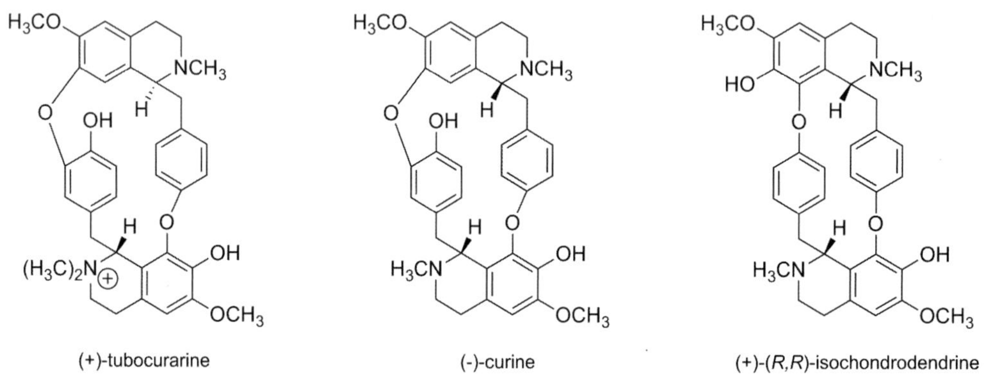

그림 85. Bisbenzyltetrahydroisoquinoline alkaloid의 구조

(4) Protoberberine alkaloid와 유도체

Berberine 기본골격을 가지고 있는 alkaloid를 protoberberine alkaloid라 한다. Berberine bridge enzyme이 작용하여 (*S*)-reticuline의 *N*-methyl (tertiary amine)이 산화되어 iminium ion이 되고 C환이 형성되며 methylation, methylenedioxy 형성, oxidation 등의 변화를 거쳐 berberine이 형성된다. berberine은 황백, 황련 등의 유효성분으로서 고미건위 정장작용을 나타내는 생약성분이다.

Protoberberine의 C환이 개열된 후 lactone환으로 다시 폐환이 일어나면 phthalideisoquinoline형 alkaloid가 형성되며, B와 C환 사이에서 산화적으로 C-N 결합이 끊어지면 protopine형 alkaloid가 생성되며, B환의 C-N결합이 끊어지면 benzophenanthridine형 alkaloid가 생성된다.

히드라스티스근의 hydrastine은 phthalideisoquinoline형, 백굴채의 chelidonine은 benzophenanthridine형, protopine은 protopine형 alkaloid에 속한다.

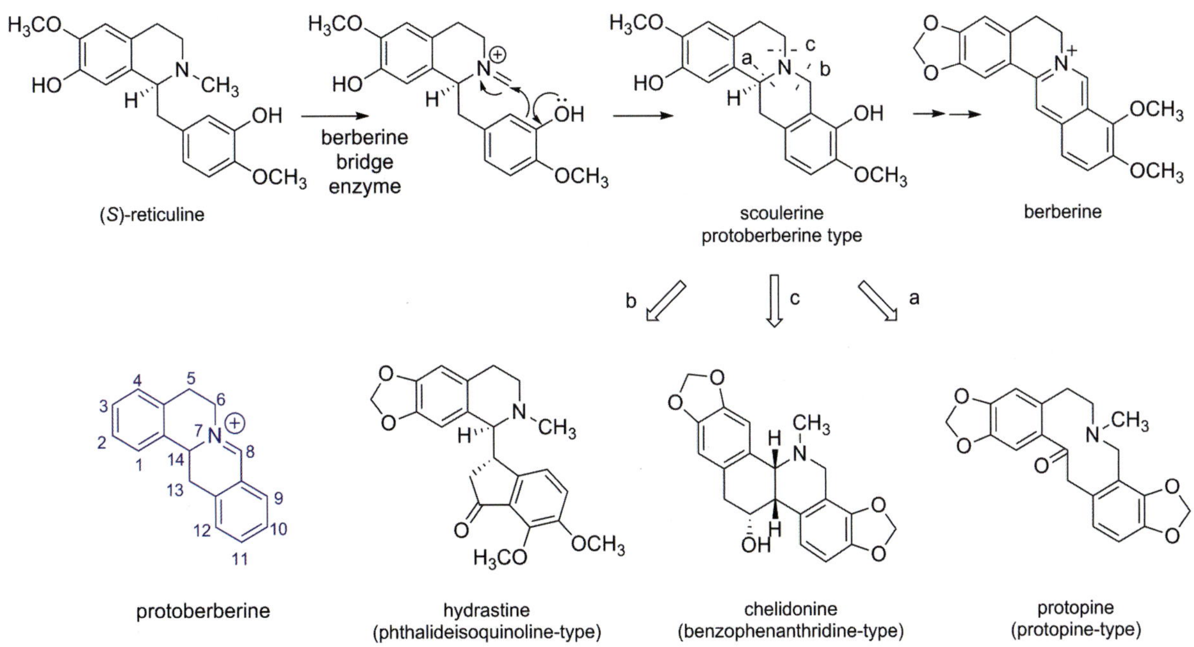

그림 86. Protoberberine alkaloid와 유도체의 구조

(5) Aporphine alkaloid

(*S*)-reticuline의 2개의 benzene환에서 각각 phenol성 수산기의 산화가 일어나고 중간에 생긴 radical끼리 새로 탄소-탄소 결합을 형성하며 phenol oxidative coupling에 이어서 dienone-phenol 전이가 일어나서 생성되는 alkaloid이다. Apomorphine, glaucine 등의 화합물이 있다.

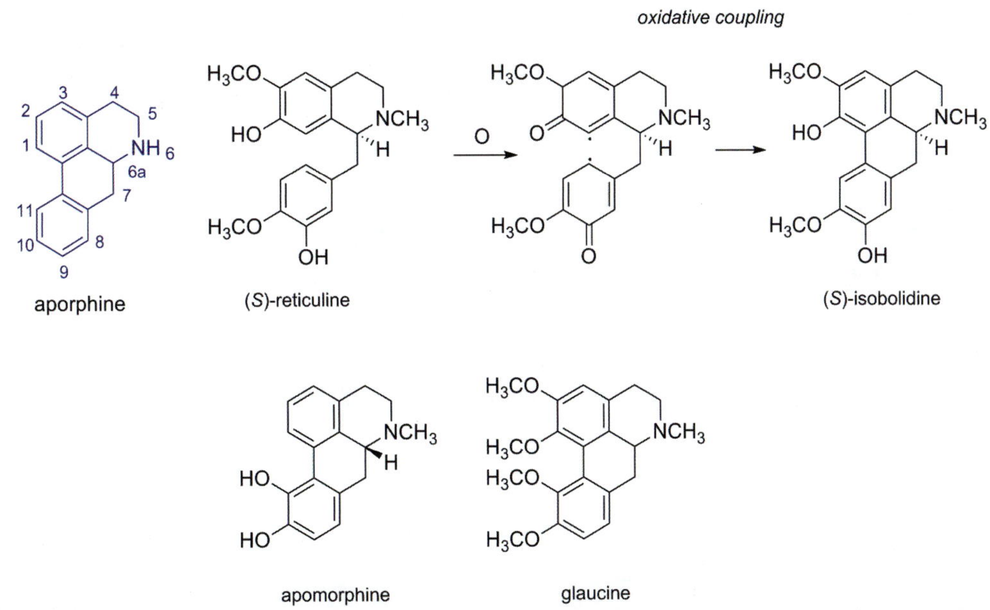

그림 87. Aporphine alkaloid의 생합성

(6) Morphinan alkaloid

(*R*)-Reticuline이 aporphine과 다른 형태의 phenol oxidative coupling을 하여 salutaridine이 생성되고 이것이 전구체가 되어 아편의 alkaloid (codeine, morphine)들이 생합성 된다. 아편 alkaloid는 진통, 진정, 진해, 환각 등의 작용을 나타낸다.

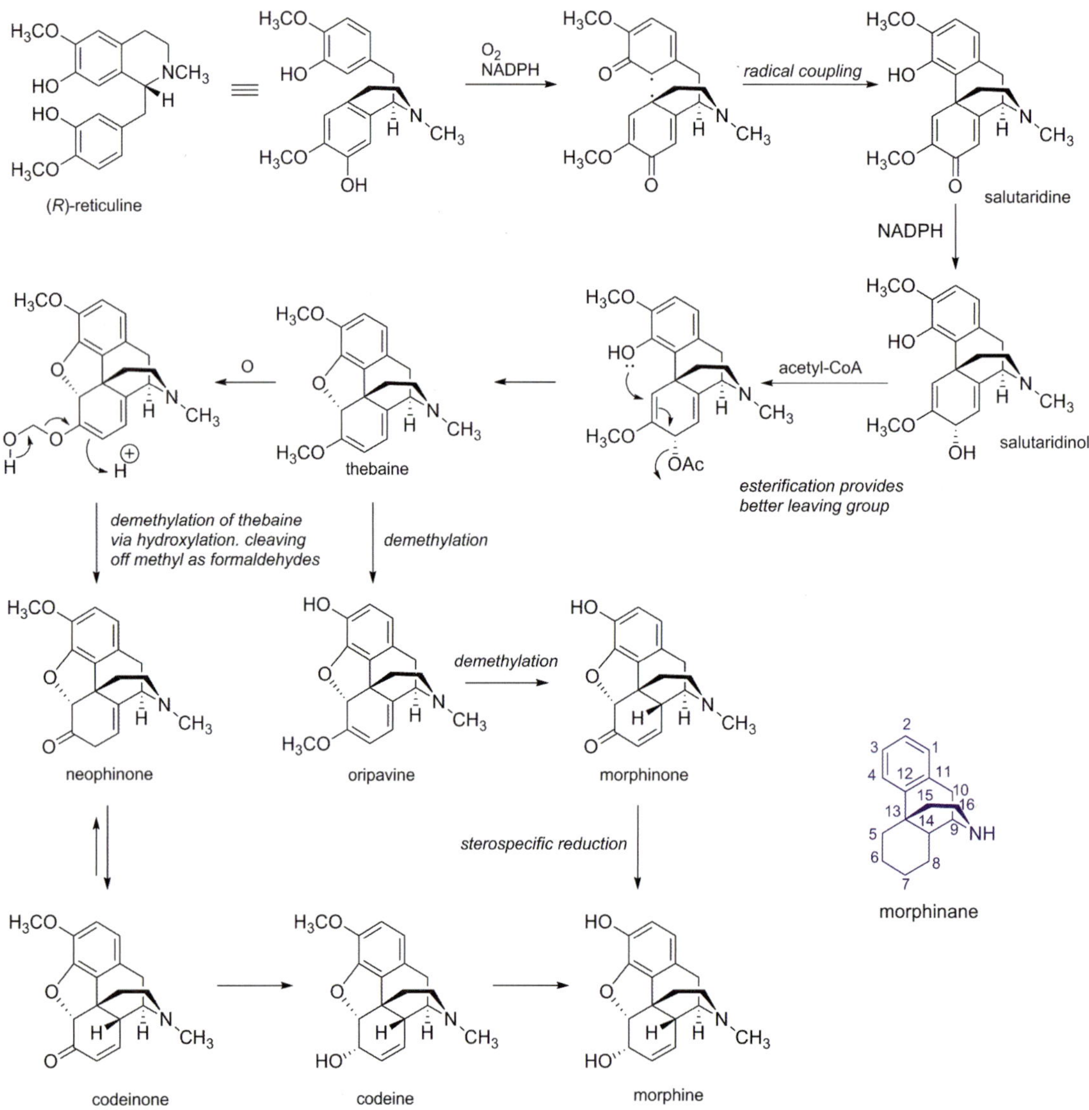

그림 88. Morphinan alkaloid의 생합성

3) Phenethylisoquinoline alkaloid

Tyrosine으로부터 생합성되는 대표적인 alkaloid로 dopamine과 4-hydroxycinamaldehyde가 Mannich 유사반응을 거쳐 phenethylisoquinoline이 형성되고, 이어서 분자 내에서 oxidative coupling이 일어나서 2개의 7원환을 만들어 colchicine이 생성된다. Colchicine은 콜히쿰자의 유효성분으로 염색체 배가작용이 있고, 한때 통풍치료약으로 사용되었다.

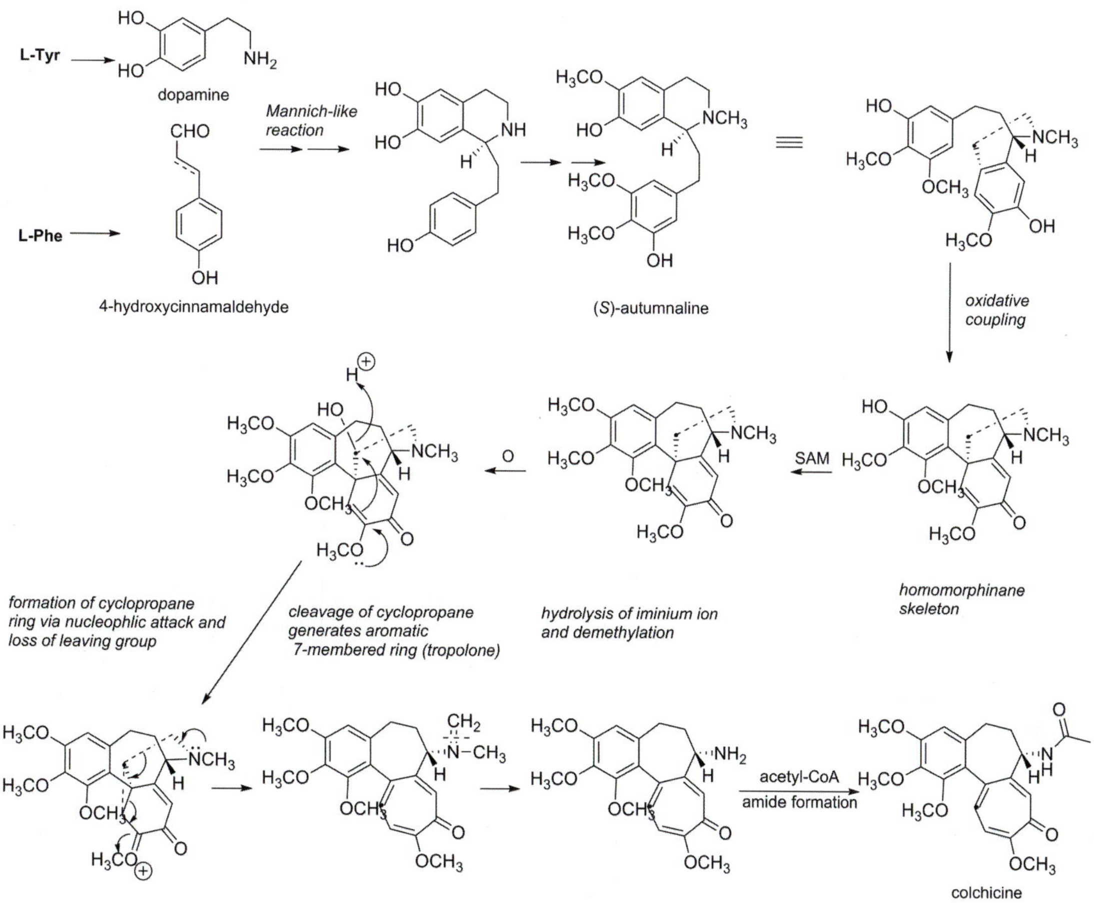

그림 89. Colchicine의 생합성

4) Amaryllidaceous alkaloid

수선화과(Amaryllidaceae)에 함유되어 있는 alkaloid는 Ph-C-N-C-C-Ph의 구조를 가지며, 생합성적으로 norbelladine을 공통의 전구체로 가지며, galanthamine형, lycorine형, crinine형으로 구분한다. Galanthamine은 퇴행성 뇌신경질환 개선 효과가 있다고 밝혀졌다.

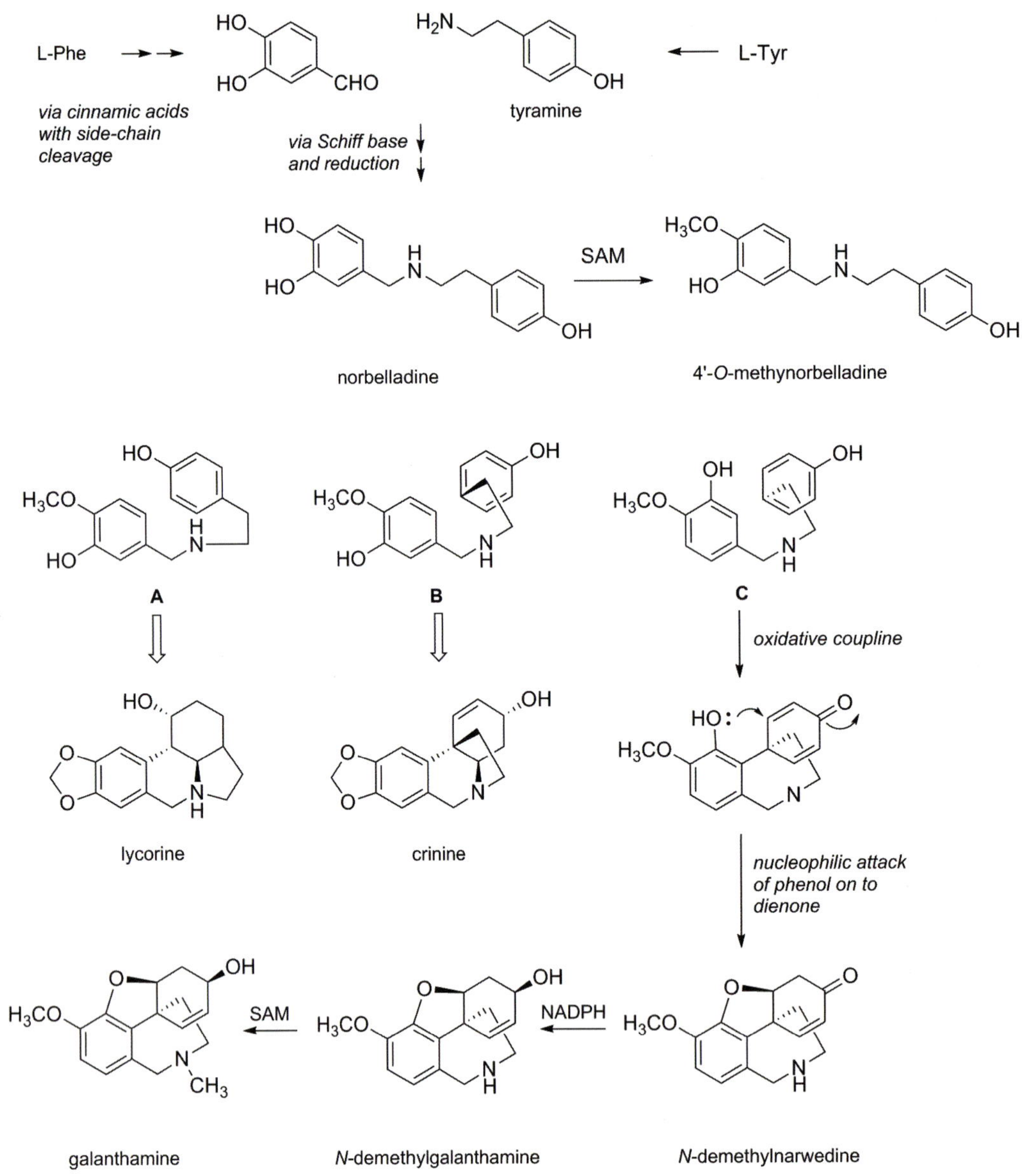

그림 90. Amaryllidaceous alkaloid의 생합성

5) Monoterpenoid isoquinoline alkaloid

Emetine은 isoquinoline alkaloid 중에서 생합성적으로 특이한 alkaloid로 그 골격의 일부에 monoterpene이 끼어들어 있다. 즉, geraniol에서 생합성 되는 loganin이 secologanin이 된 후 tetrahydroisoquinoline인 desacetylipecoside를 거쳐 당이 떨어지면서 C환을 만들고 1분자의 dopamine이 더 반응하여 emetine이 합성된다. Emetine은 토근의 유효성분으로 거담, 최토, 항아메바작용이 있다.

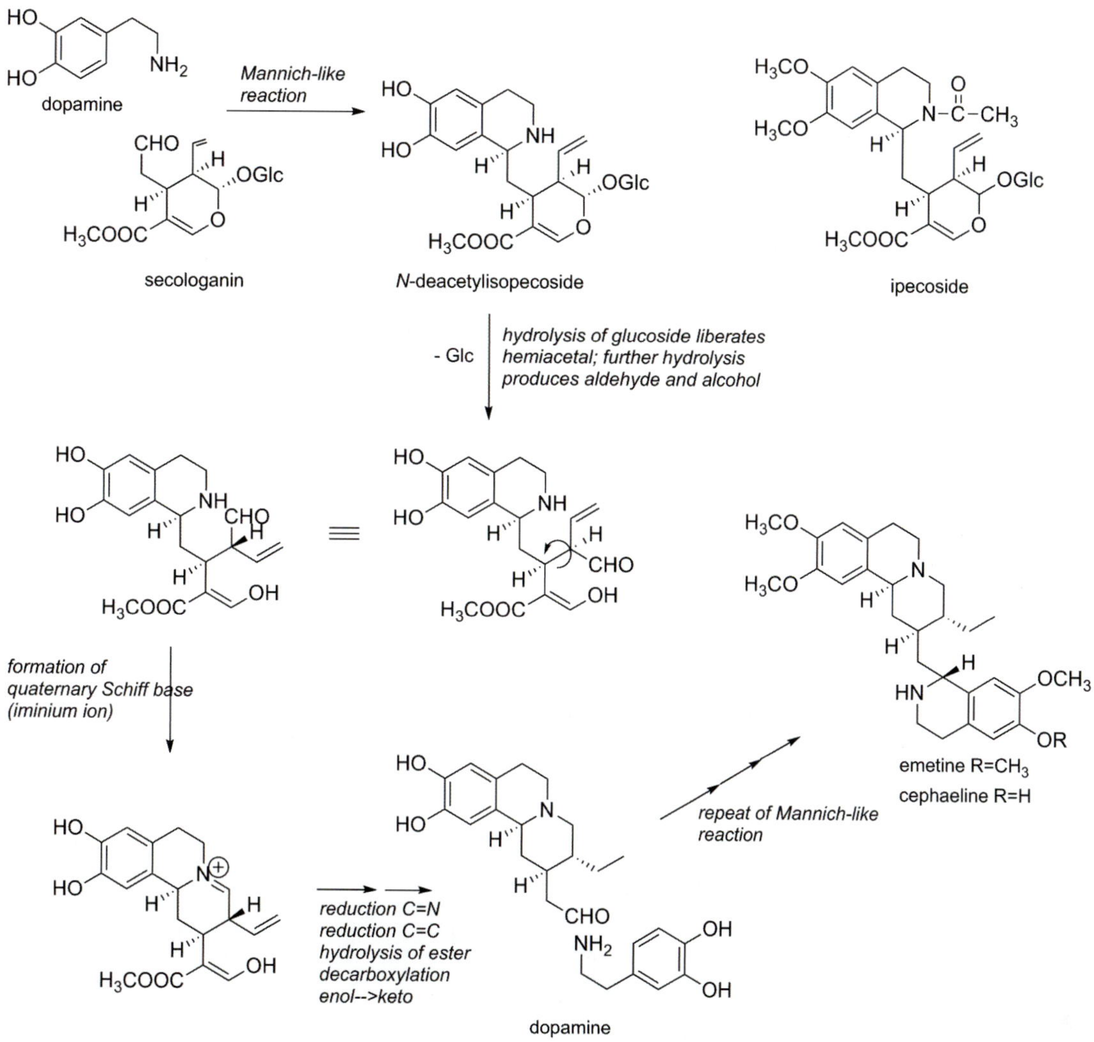

그림 91. Emetine의 생합성

9-5. Tryptophan 유래의 alkaloid

1) 단순 indole alkaloid와 β-carboline alkaloid

Tryptophan으로부터 유도되는 단순 indole alkaloid 와 tryptamine에 C_2 단위가 결합하여 생성된 β-carboline alkaloid 가 있다.

단순 indole alkaloid에는 serotonin, psilocin, psilocybin 등의 화합물이 있으며, 단순 β-carboline alkaloid에는 harmine, harman, harmaline 등의 화합물이 있다.

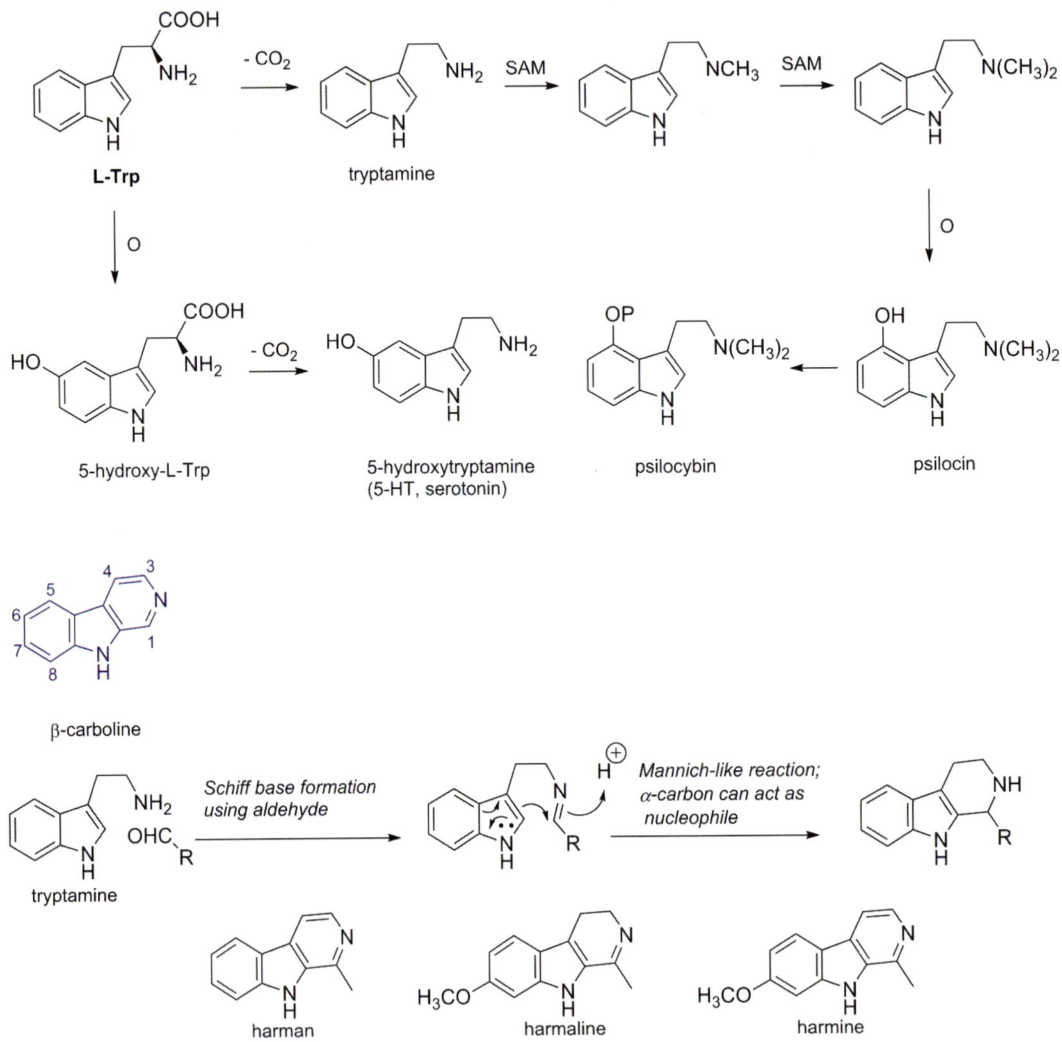

그림 92. 단순 indole alkaloid 및 β-carboline alkaloid의 생합성

2) Monoterpenoid indole alkaloid

Tryptophan과 secologanin이 결합하여 monoterpenoid indole alkaloid가 생합성된다. Isoquinoline alkaloid와 함께 다수의 group을 이루고 있다.

Tryptophan이 탈탄산 되어 생성된 tryptamine과 secologanin이 결합하여 중간체인 strictosidine이 생성되고 이것으로부터 많은 monoterpenoid indole alkaloid가 형성된다.

Strictosidine으로부터 다양한 변형을 이루어 다양한 indole alkaloid 군을 형성하며, monoterpene의 구조에 따라 *corynanthe, iboga, aspidosperma* 형으로 분류한다.

Corynanthe 형의 화합물에는 인도사목의 진정, 혈압강하 성분인 reserpine과 항부정맥약으로 이용되는 ajmaline과 ajmalicine이 있으며, 요힘바에서 얻어지는 yohimbine은 옛날부터 말초혈관 확장작용이 알려져 있고, 호미카에서 얻어지는 맹독성 alkaloid인 strychnine도 잘 알려진 성분이다.

Iboga 형 indole alkaloid는 catharanthine이 있으며 *aspidosperma* 형에는 vincamine, vindoline, tubersonine이 있다.

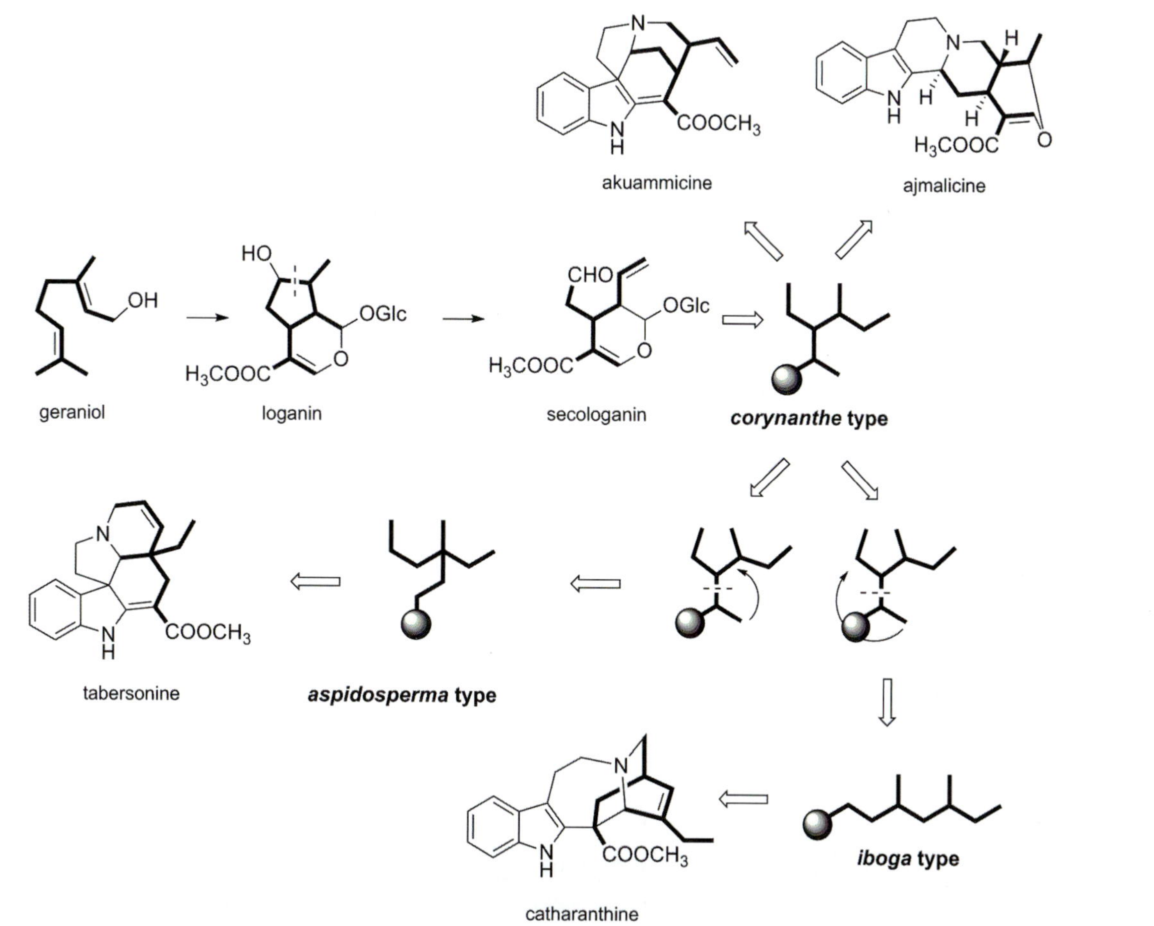

그림 93. Monoterpenoid indole alkaloid의 분류

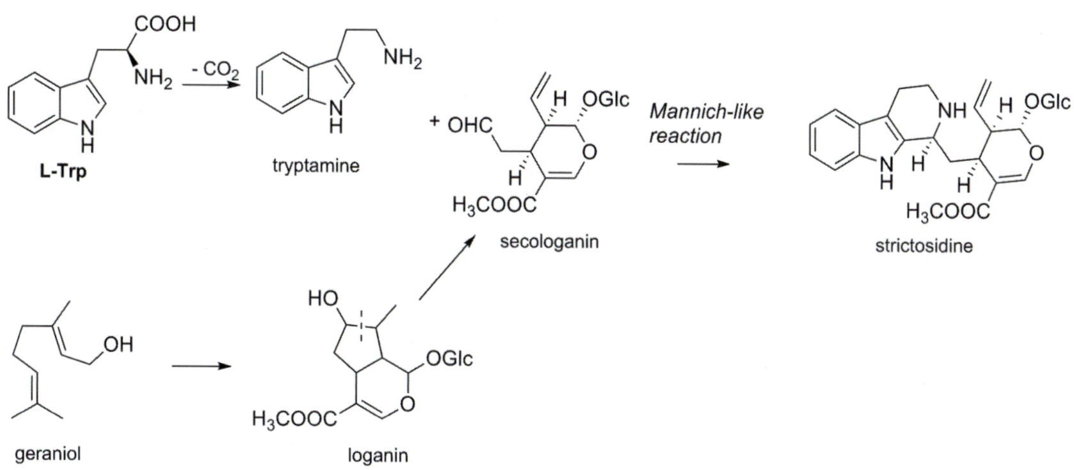

그림 94. Strictosidine의 생합성

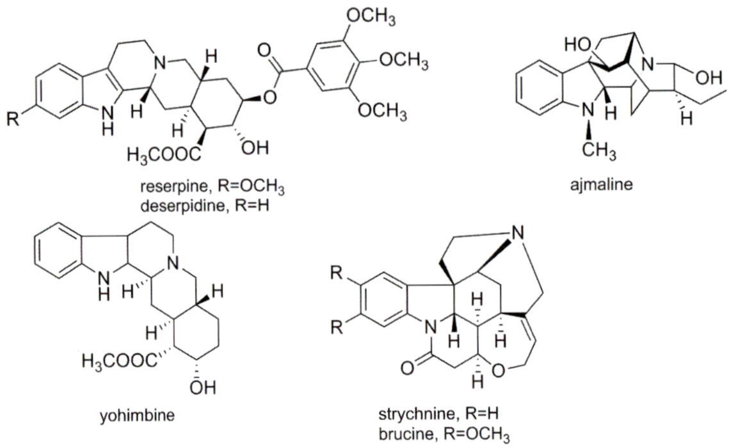

그림 95. *Corynanthe* 형 indole alkaloid의 구조

Vinca alkaloid

중간체인 strictosidine이 생성되고 preakuammicine, stemmadenine을 거쳐서 vindoline과 catharanthine이 생성되고 이 두 화합물이 결합하여 dimeric indole alkaloid인 vinblastine, vincristine이 생성된다.

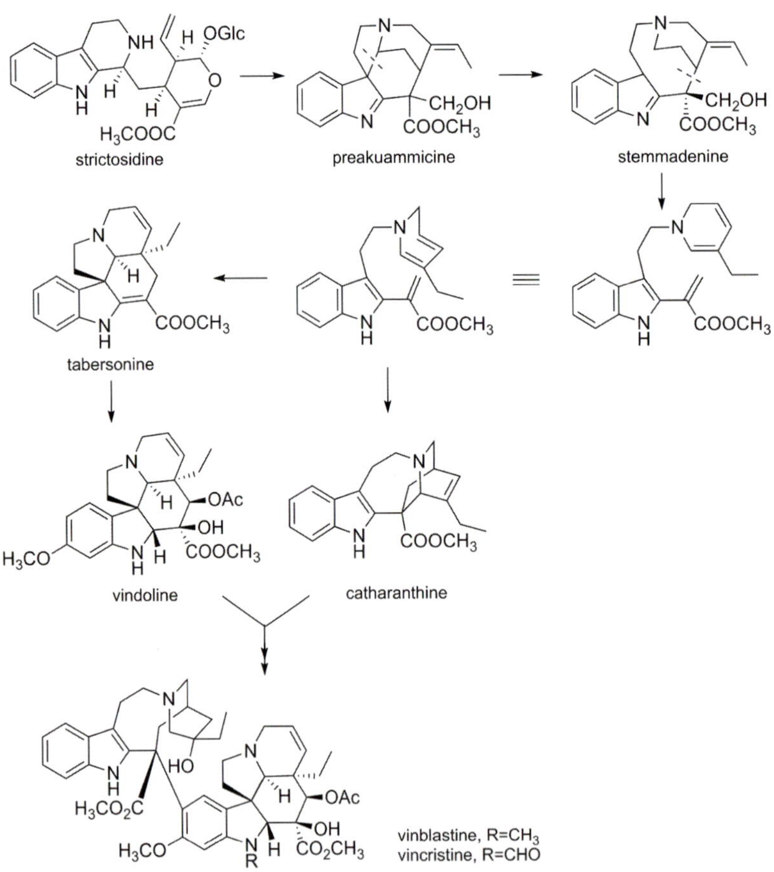

그림 96. Vinca alkaloid의 생합성

3) Quinoline alkaloid

Quinoline계 alkaloid는 indole 골격은 가지고 있지 않으나, indole환의 개열과 재폐환 반응에 의하여 quinoline 골격이 형성되기 때문에 indole alkaloid에서 유래했다고 할 수 있다. 키나의 quinine은 항 말라리아약으로 사용되었으나 최근에는 quinine 내성 말라리아 원충이 생겨서 새로운 말라리아 약물의 개발이 요구되고 있으며, quinidine은 항부정맥 작용이 있다.

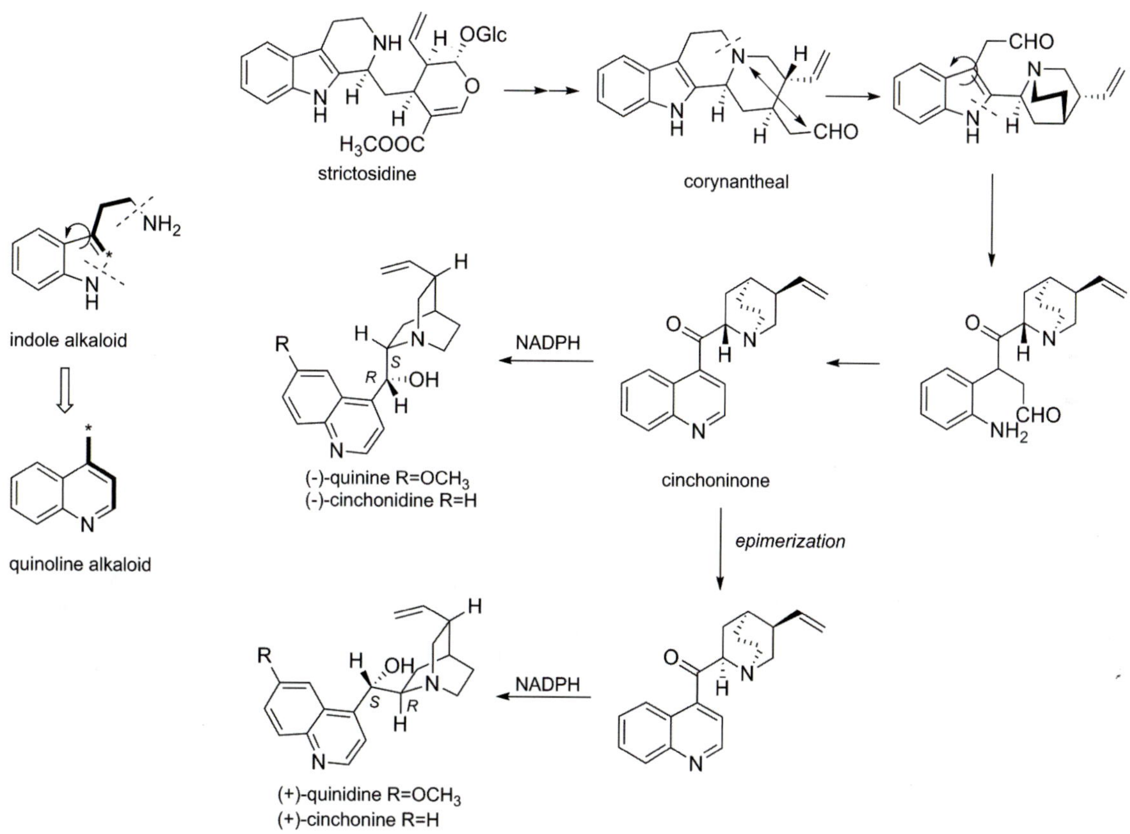

그림 97. Quinoline alkaloid의 생합성

4) Pyrroloquinoline alkaloid

희수(喜樹, *Camptotheca acuminata*)의 camptothecin은 생합성 중간체인 strictosidine과 strictosidine lactam (strictosamide)를 거쳐 생성된다. Camptothecin은 topoisomerase I을 억제하여 강력한 함암제로서 사용된다.

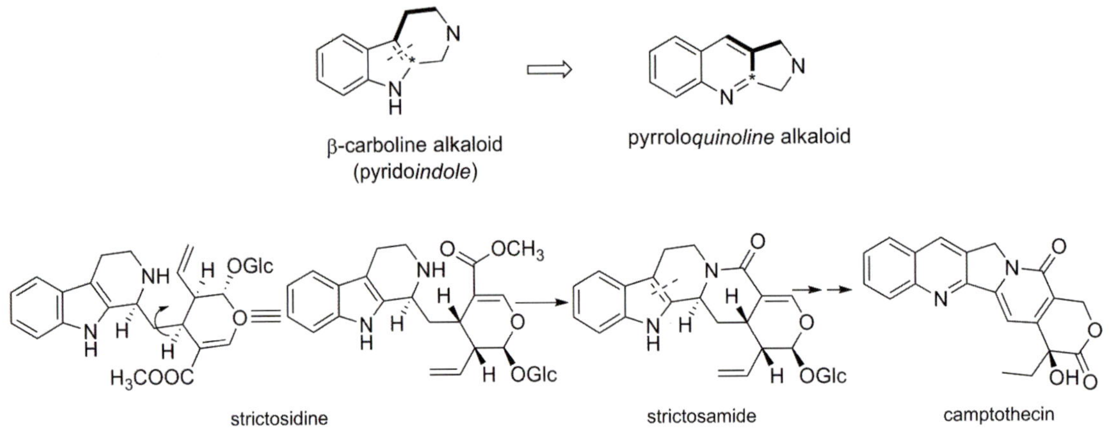

그림 98. Camptothecin의 생합성

5) Pyrroloindole alkaloid

카라발두의 physostigmine은 tyrptamine의 3번 위치의 nucleophilic 특성 때문에 methyl기가 도입되어 생성된다. Physostigmine은 항cholinesterase약으로서 안과 영역에서 사용되고 있다.

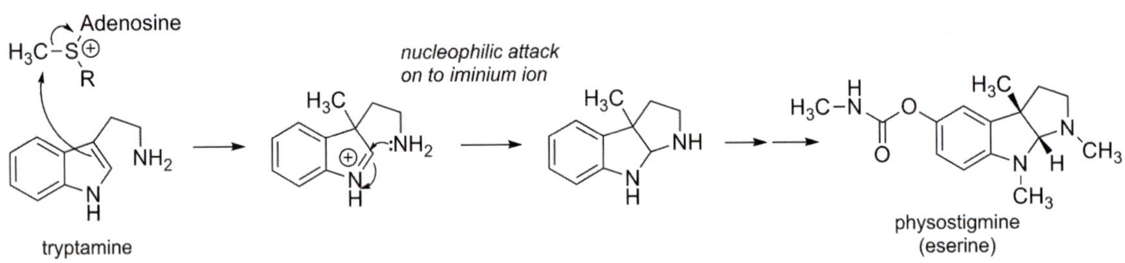

그림 99. Physostigmine의 생합성

6) Ergot alkaloid

Tryptophan과 mevalonic acid로부터 4-dimethylallyltryptophan을 형성하고 이어서 (+)-lysergic acid가 합성된다. (+)-lysergic acid에 각종의 amine 또는 tripeptide가 acid amide 또는 peptide 결합을 하여 다양한 맥각 alkaloid를 형성한다. 맥각 alkaloid (ergotamine, ergometrine, ergotoxin 등)는 평활근 수축작용을 가지고 있어서 분만 후의 지혈, 자궁 수축 등에 이용되는 의약품이다.

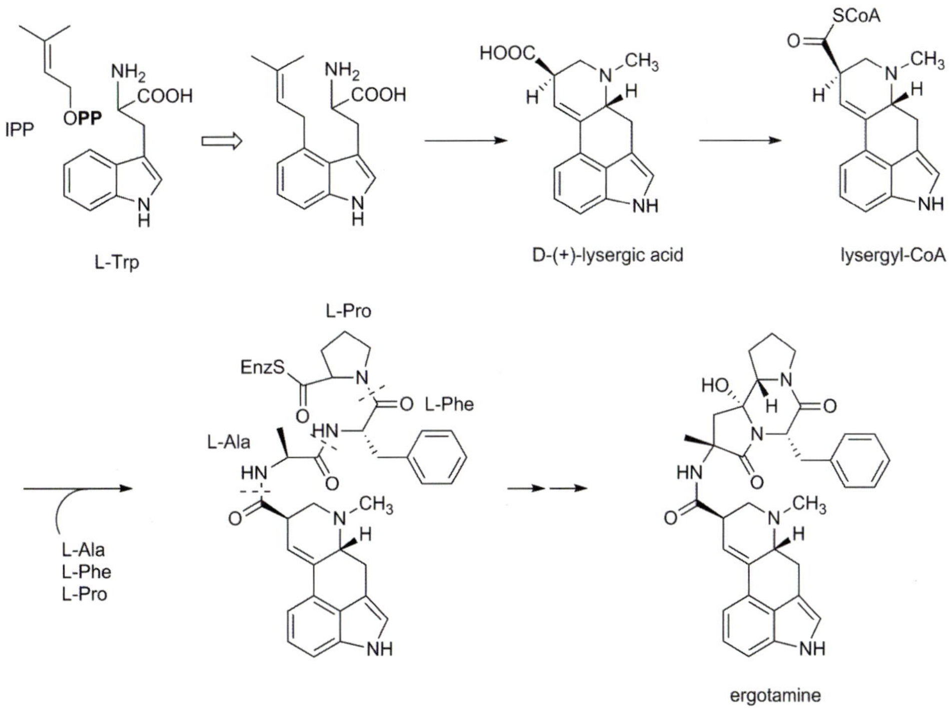

그림 100. 맥각 alkaloid의 생합성

7) 기타 indole alkaloid

Tryptamine에 anthranillic acid가 직접 결합하여 만들어지는 evodiamine은 오수유의 성분으로 고미건위약으로 사용된다.

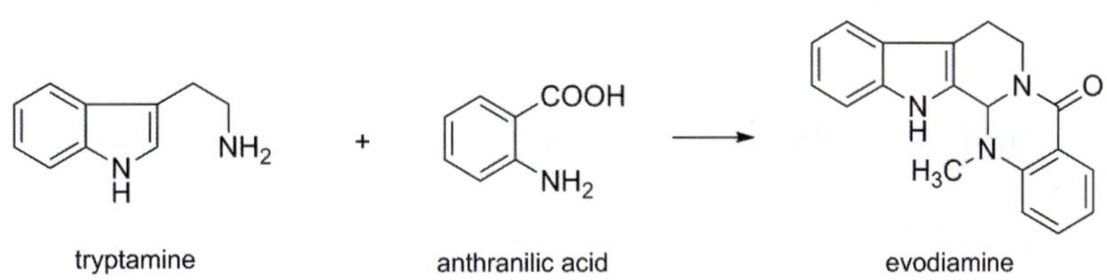

그림 101. Evodiamine의 생합성

9-6. Histidine 유래 alkaloid

Imidazole alkaloid는 histidine이나 그 대사산물에서 유래한 것으로 추정되며 pilocarpine (야보란디)이 대표적인 화합물이다. Pilocarpine은 atropine에 길항하며 부교감신경말초를 흥분시켜 외분비선 특히 한선, 타액선 및 누선 등의 분비를 촉진시킨다.

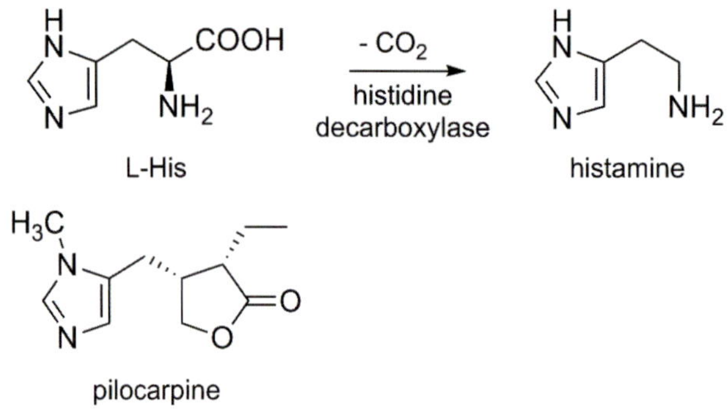

그림 102. Histidine 유래 alkaloid

9-7. Anthranilic acid 유래 alkaloid

Tryptophan 생합성에 주요 중간체인 anthranilic acid에서 유래하는 alkaloid로는 quinazoline, quinoline, acridine alkaloid가 있다. 감다에 함유되어 있는 febrifugine은 quinazoline alkaloid로 항 말라리아 효과가 있으며, 백선피의 dictamnine은 quinoline alkaloid이고, 운향과(Rutaceae)의 *Acronychia baueri*에 함유된 acronycine은 acridine alkaloid이다.

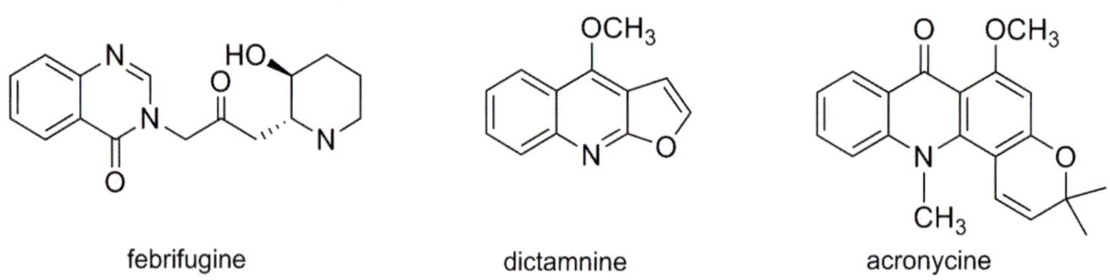

그림 103. Anthranilic acid 유래 alkaloid

9-8. Amination 반응에 유래하는 alkaloid

1) Acetate유래 alkaloid

(+)-Coniine은 고대 그리스에서 소크라테스가 마신 사약으로 유명한 미나리과(Umbelliferae)의 *Conium maculatum* (hemlock)의 주요성분이다. 지방산 전구체인 capric acid가 산화된 후 transamination에 의하여 N이 도입되고 이후의 반응에 의하여 (+)-coniine이 생성된다.

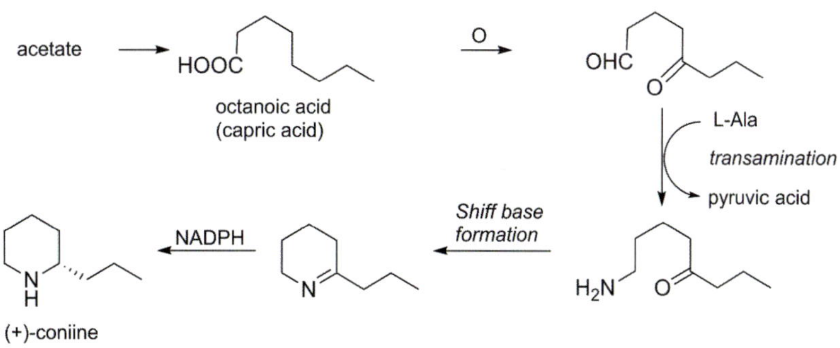

그림 104. Coniine의 생합성

2) Terpenoid 유래 alkaloid

(1) Monoterpene alkaloid

Gentianine, β-skytanthine, actinidine등의 monoterpene 유래 alkaloid는 iridoid를 전구체로 transamination에 의하여 N이 도입되어 생성되었다.

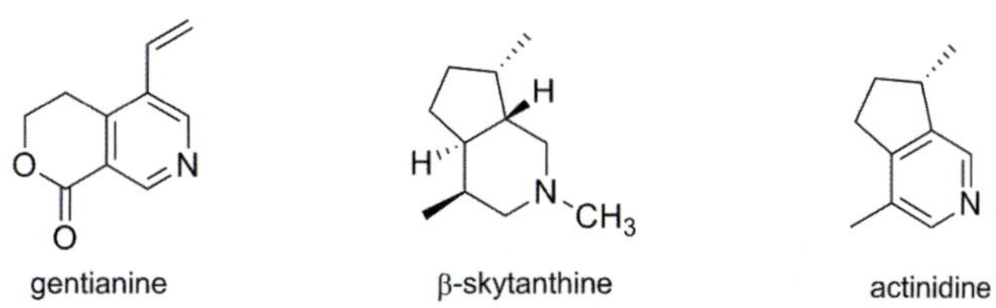

그림 105. Monoterpene alkaloid의 구조

(2) Sesquiterpene alkaloid

천골 (*Nuphar japonicum*)의 주요 화합물인 nupharidine, deoxynupharidine 등은 sesquiterpene 골격에 질소원자가 도입되어 생성된 alkaloid이며, 귀전우의 evonine 등의 화합물도 외부에서 질소원자가 도입되었다.

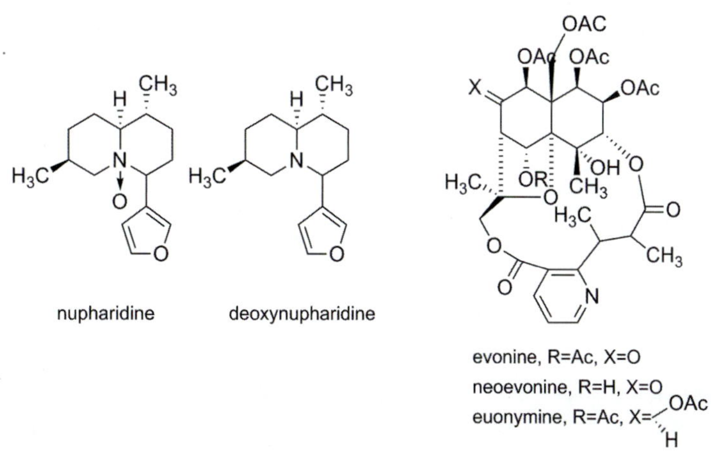

그림 106. Sesquiterpene alkaloid의 구조

(3) Diterpene alkaloid

Diterpene 골격에 methylamine, ethylamine, 2-aminoethanol 등의 질소 원자가 도입되어 질소 이성환을 이룬 것을 말한다. 미나리아재비과 (Ranunculaceae), Garryaceae, 국화과 (Compositae), 장미과 (Rosaceae) 등의 식물에서 얻어지고 강한 생리작용을 갖는다. 부자에 함유된 aconitine은 소량에서 온열중추를 진정시키고 심장기능을 저하시켜 해열, 정심의 효과를 나타내나 중추신경을 마비시키는 맹독성을 가지기 때문에 사용 전에 가공을 하여 독성을 저하시켜 사용한다.

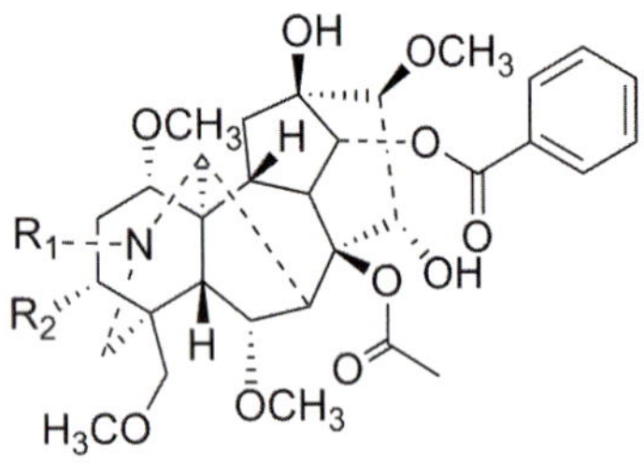

aconitine, $R_1=C_2H_5$, $R_2=OH$
mesaconitine, $R_1=CH_3$, $R_2=OH$
hypaconitine, $R_1=CH_3$, $R_2=H$

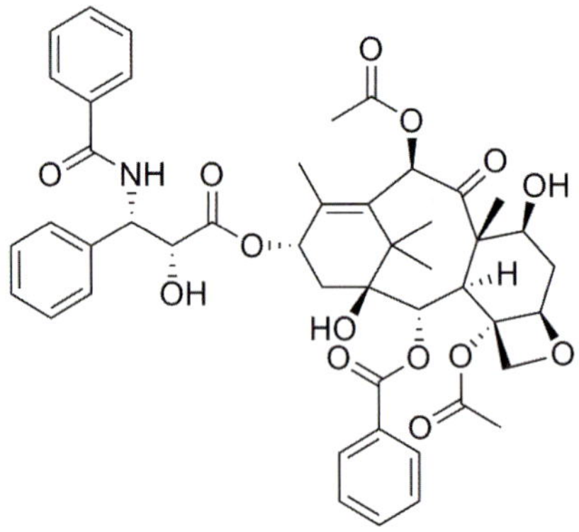

paclitaxel (=taxol)

그림 107. Diterpene alkaloid의 구조

주목과 (Taxaceae)의 *Taxus brevifolia*의 수피에서 분리된 성분으로 유방암, 난소암 등 고형암에 효과가 입증되어 항암제로 널리 쓰이고 있는 paclitaxel (taxol)도 diterpene alkaloid에 속한다.

(4) Steroidal alkaloid

Steroid의 골격 또는 측쇄에 질소 관능기가 결합한 것 또는 새로이 질소를 함유한 결합이 생긴 것을 말한다. *Solanum* 속에 함유된 solanidine, solasodine, 토마토에 함유된 tomatidine, 박새, 여로 등에 함유된 jerveratrum alkaloid (vervine, veratramine 등), 패모에 함유된 ceveratrum alkaloid (verticine, verticinone, fritillarine, peiminoside 등)가 이에 속한다.

살충효과, 진토제, 혈압강하 (jerveratrum alkaloid, peiminoside) 등의 작용을 나타낸다.

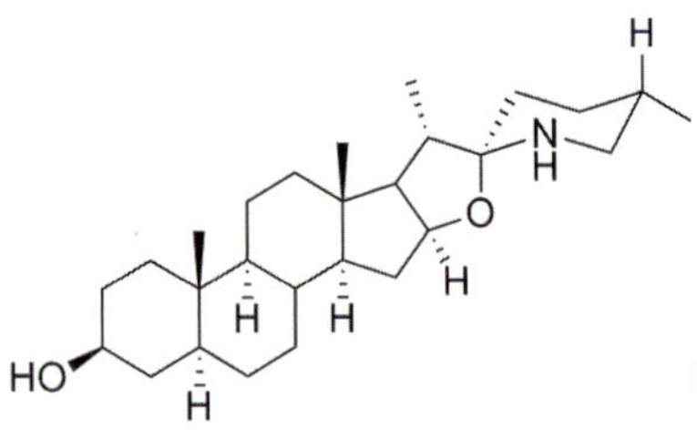

tomatidine

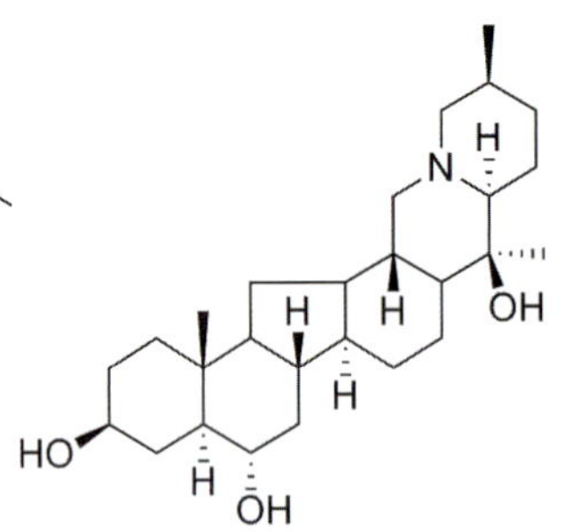

verticine

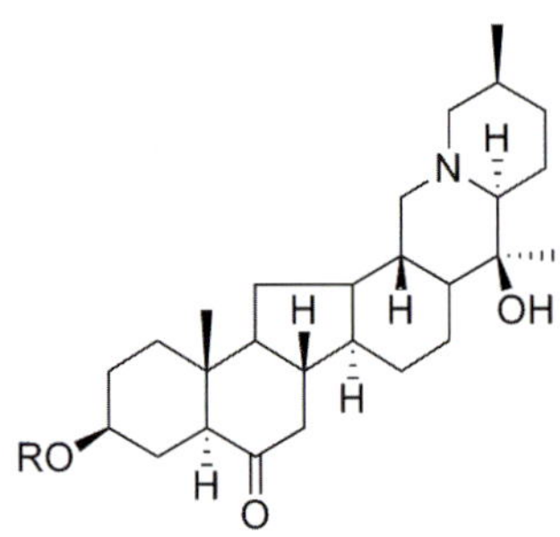

verticinone, R=H
peiminoside, R=Glc

그림 108. Steroidal alkaloid의 구조

9-9. Purine alkaloid

Purine 염기는 핵산 구성물질로 중요한 기능을 하고 있으나 식물체에도 많이 나타나고 있다. Xanthine (2,6-dioxopurine)의 methyl 유도체인 caffeine, theobromine, theophylline이 purine계 alkaloid이다. 주로 커피두, 다엽, 콜라자, 카카오자 등에 chlorogenic acid와 염을 형성하여 존재한다. Purine계 alkaloid는 중추신경계의 흥분, 이뇨, 심근흥분, 평활근이완, 기관지근과 관상혈관확장 등의 작용이 있다.

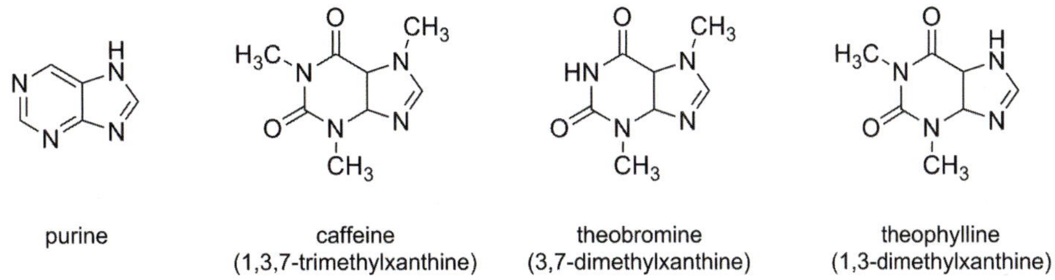

그림 109. Purine alkaloid의 구조

9-10. Amino acid에서 유래하는 기타 생약성분

천연물 중에는 alkaloid의 성질을 나타내지는 않지만 amino acid 유래의 물질이 많이 분포한다.

Capsaicinoid

Capsaicinoid는 고추의 과실에 함유되어 있는 신미의 주성분인 capsaicin으로 대표되는 지방산 amide류의 총칭이다. Phenylalanine으로부터 ferulic acid를 거쳐 생성되는 vanillylamine과, valine 또는 leucine으로부터 생성되는 가지형 지방산이 acid amide 결합을 형성한 것이다.

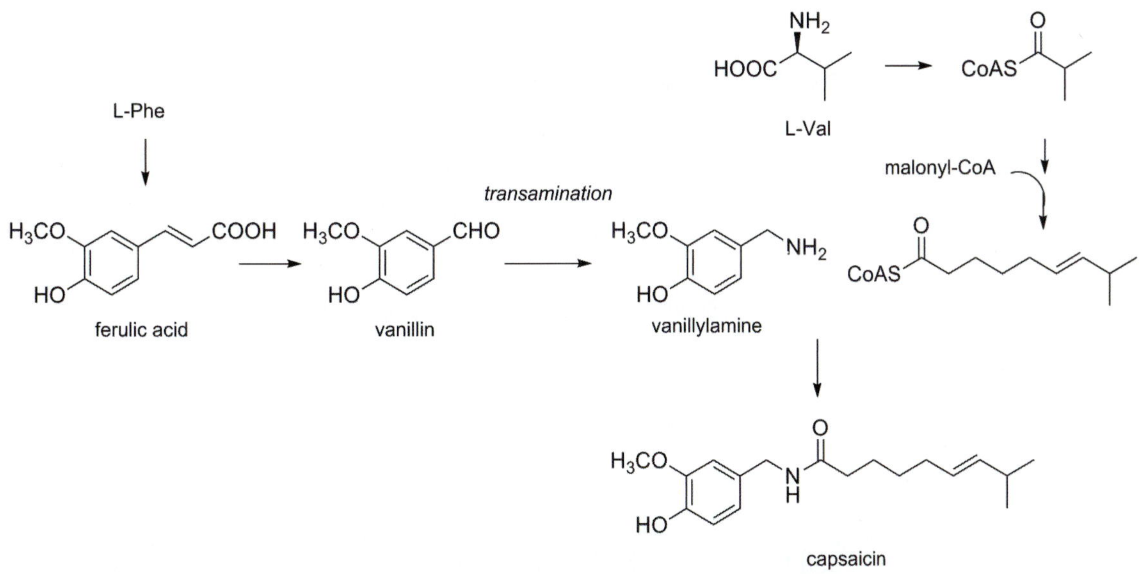

그림 110. Capsaicin의 생합성

청산배당체 (cyanogenic glycoside)

청산배당체인 amygdalin (행인)은 phenylalanine으로부터 생합성되는 물질로 가수분해에 의하여 HCN이 방출되는 것에서 이름이 붙여졌으며, prunasin, linamarin 등의 화합물이 있다. 행인으로부터 제조된 행인수는 기침, 천식의 치료에 이용된다.

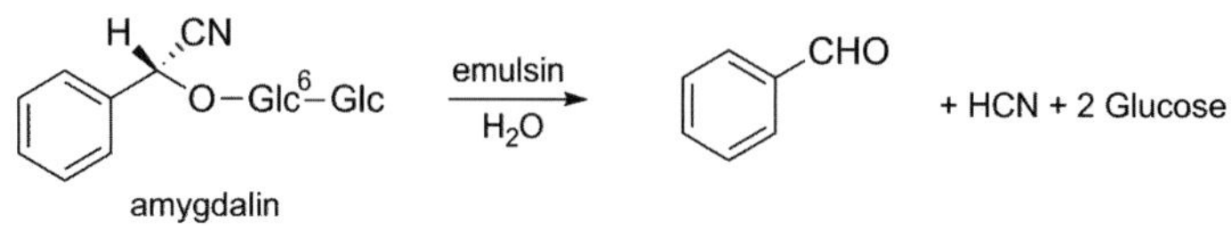

그림 111. Amygdalin의 구조

개자배당체 (glucosinolate)

Glucosinolate인 sinigrin (개자)은 methionine으로부터 합성되며 가수분해되어 allylisothiocyanate의 신미를 내기 때문에 향신료로 사용된다.

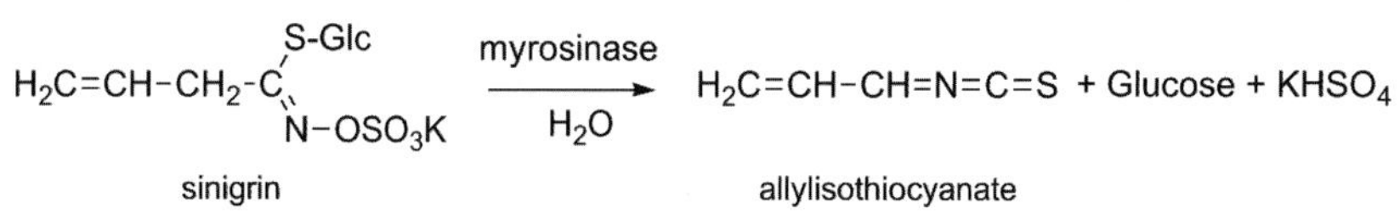

그림 112. Sinigrin의 구조

황 함유 성분

대산 (*Allium sativum*)의 주요 화합물인 alliin은 cystein에서 유래한 화합물로, alliinase에 의하여 가수분해 되어 allicin을 생성한다. 마늘 특유의 향을 내는 성분으로 항세균작용 및 항진균작용을 나타낸다.

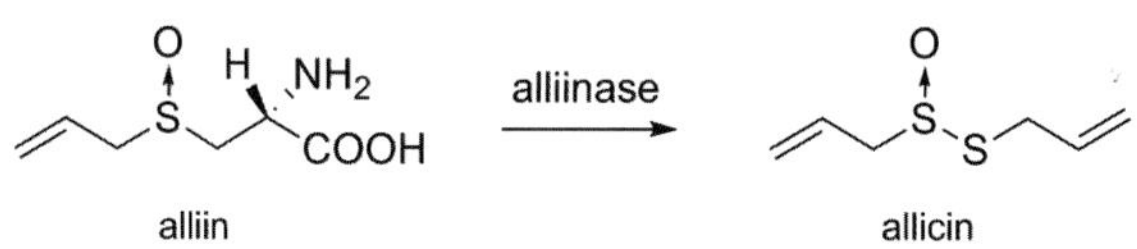

그림 113. Alliin 및 allicin의 구조

α-Kainic acid

해인초의 성분인 α-kainic acid는 glutamic acid와 dimethylallyl pyrophosphate에서 유래하는 것으로 생각되며 기생충 구제약으로 사용된다.

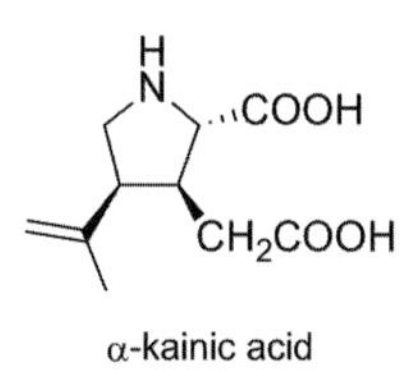

그림 114. α-Kainic acid의 구조

각론

1 근류 根類 Radices / Radix

뿌리(root)는 식물체의 줄기와 반대방향으로 자라고, 그 끝은 근관(根冠, root cap)이라는 특수한 조직으로 되어 있다. 뿌리는 식물체를 고정시키고 땅속의 수분과 무기양분을 섭취하며, 측근(側根, lateral root)이 나와 있다. 뿌리 중에서 특히, 영양분으로 전분 등을 저장하고 있는 비대한 뿌리를 저장근(storage root)이라 하며, 그 모양에 따라서 여러 가지 이름을 붙인다. 예를 들면 덩어리 모양의 것을 괴근(塊根, root-tuber)이라고 한다.

근류생약은 식물의 뿌리를 약용으로 하는 것으로 저장근뿐만 아니라 주근(主根, main root) 또는 측근을 쓰는 경우도 있고, 근경을 함께 붙인 채로 쓰는 경우도 있으며, 특히 괴근을 생약으로 쓰는 경우가 많다.

뿌리의 내부구조는 일반적으로 표피와 피층 그리고 중심주(中心柱, central cylinder)로 나눈다. 내피(endodermis)에 둘러싸인 중심주 안에 사부(phloem)와 목부(xylem)가 교대로 방사상으로 배열되는 방사유관속(放射維管束, radical vascular bundle)을 이루고, 중앙 부위에는 수(髓, pith)가 있는 것과 없는 것이 있다. 뿌리의 목부는 처음에 생기는 원생목부(protoxylem)가 내피 안쪽의 내초(內鞘, pericycle)에 접하여 가장 바깥쪽에 있고, 형성되는 순서가 바깥에서부터 시작하여 안쪽으로 향한다(구심적, centripetal)는 점에서 줄기와 다르다. 즉, 줄기의 경우, 원생부(原生部)가 안쪽에서부터 바깥쪽(원심적, centrifugal)으로 형성된다.

단자엽 식물의 뿌리는 제 1기 조직으로 끝나지만 쌍자엽 식물과 나자식물의 뿌리는 원생사부(原生篩部)와 원생목부(原生木部, primary xylem) 사이에 형성층(cambium)이 형성되어 환상(ring)으로 되고, 바깥쪽에는 사부(phloem)가, 안쪽에는 목부(xylem)가 만들어져 줄기와 같은 부피생장을 한다. 완전히 자라면 그 원생부가 파괴되어 관찰하기 힘들게 되어 줄기와 내부구조가 비슷해진다.

근류생약 중에는 뿌리껍질(根皮)에 유효 성분이 거의 없어서 뿌리껍질을 제거하여 쓰는 경우(감초 등)와 반대로 목부를 빼낸 뿌리껍질만을 쓰는 경우(목단피, 상백피, 육원지 등)가 있다.

갈 근 Puerariae Radix KP CP JP
(葛根, Gal Geun) pueraria root

기 원 칡 *Pueraria lobata* (Willd.) Ohwi (= *P. thunbergiana* Benth.) (콩과 Leguminosae)의 뿌리로서 그대로 또는 주피를 제거한 것이다. 중국에서도 *P. lobata* 를 사용하며 甘葛藤 (감갈등) *P. thomsonii* Benth.의 뿌리를 분갈(粉葛)로서 쓴다. 건조한 것은 정량할 때 puerarin 2.0% 이상 및 daidzin 0.3% 이상을 함유한다.

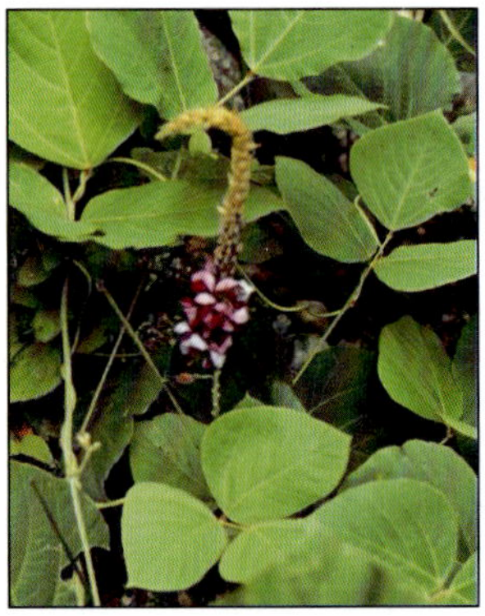

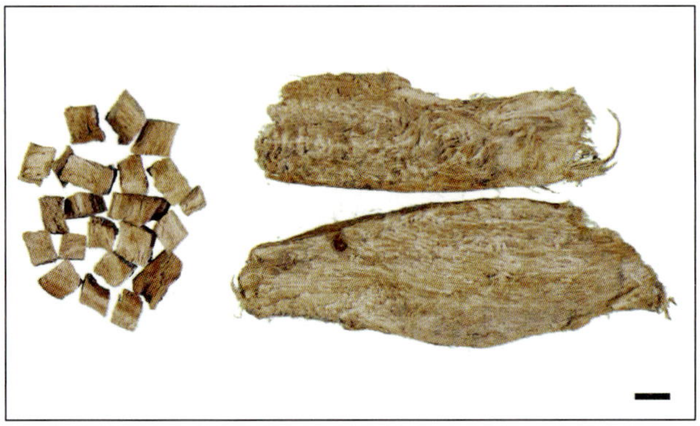

성 상 직사각형의 두꺼운 조각 또는 세로로 자른 작은 덩어리이다. 앞의 것은 길이 20 ~ 30 cm, 두께 약 1 cm이며, 뒤의 것은 크기가 일정하지 않은 육면체에 가깝다. 바깥면은 회백색 ~ 연한 갈색이고 세로주름이 있으며 꺼칠꺼칠하다. 세로로 꺾기 쉽다. 확대경으로 볼 때, 횡단면은 섬유성이고 형성층이 특수하게 발육하여 생긴 동심성 윤층 또는 그 일부를 볼 수 있다. 사부는 연한 회황색이고, 목부에는 많은 도관이 작은 점으로 보인다. 수선은 연한 회황색이고 약간 함몰되어 있다. 횡단면을 현미경으로 볼 때 피부는 대부분 제거되어 있다. 목부는 수선이 3 ~ 8 열의 세포로 되어 있고 도관은 여러 개가 무리를 이루어 목부 섬유속과 번갈아서 배열하고 있다. 섬유 묶음은 매우 많아 보통 수 십 묶음이 고리모양으로 배열되어 있다. 목부의 유세포에는 옥살산칼슘 단정과 소량의 전분립이 들어 있다. 냄새가 약간 있고 맛은 약간 달다.

성 분 Isoflavonoid: puerarin, daidzein, daidzin, genistein, formononetin, puerarol, kakkonein, moroestrol, tectorigenin, tectoridin, irisolidone, daidzein 4',7-diglucoside, puerarin 7-xyloside, 4',6''-di-*O*-acetylpuerarin 등

Triterpenoid: soyasaponin I, soyasapogenol A, kudzusaponin B, kudzusaponin SA_3, kudzusapogenol B, kudzusapogenol B methylester 등

기 타: starch 10-15%

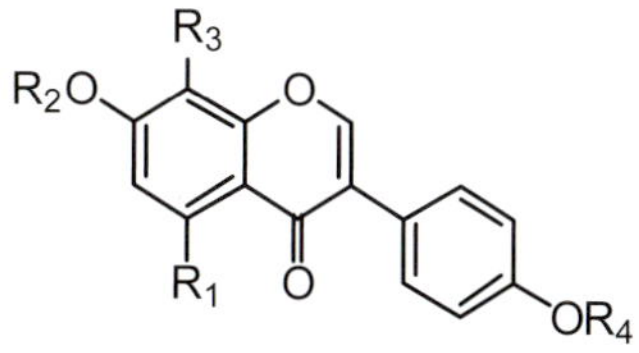

daidzein, R_1=H, R_2=H, R_3=H, R_4=H
daidzin, R_1=H, R_2=Glc, R_3=H, R_4=H
puerarin, R_1=H, R_2=H, R_3=Glc, R_4=H
genistein, R_1=OH, R_2=H, R_3=H, R_4=H
genistin, R_1=OH, R_2=Glc, R_3=H, R_4=H
formononetin, R_1=H, R_2=H, R_3=H, R_4=CH_3

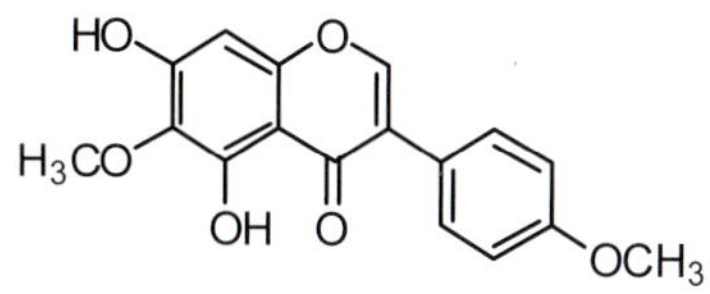

irisolidone

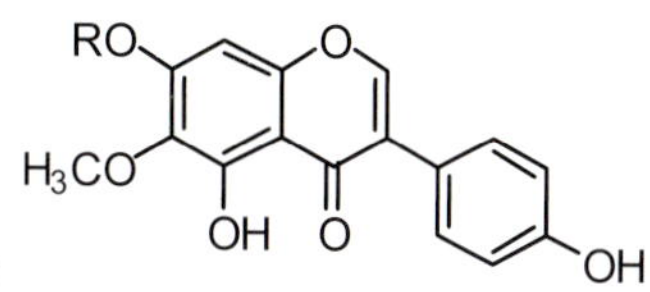

tectorigenin, R=H
tectoridin, R=Glc

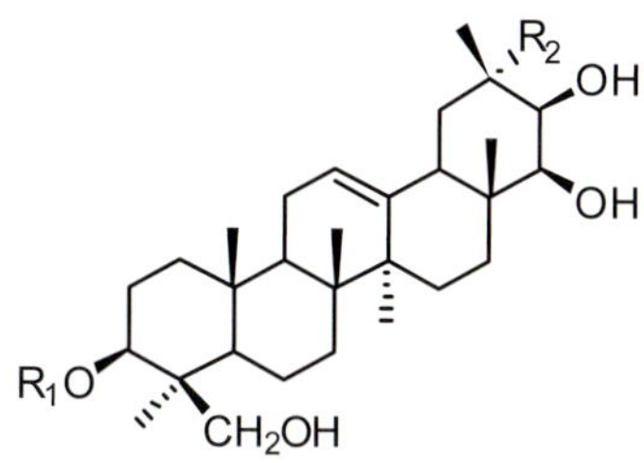

soyasapogenol A, R_1=H, R_2=CH_3
kudzusapogenol B methyl ester, R_1=H, R_2=$COOCH_3$
kudzusaponin B_1, R_1= Glc A $\overset{2}{-}$ Glc $\overset{2}{-}$ Rha, R_2=COOH

약 리

(1) 해열작용·진경작용

- 물현탁액은 해열작용을 나타내고(*in vivo*, *p.o.*), 물 또는 MeOH 추출물에는 진경작용이 있으며 이 작용은 daidzein (papaverine의 1/3 정도)의 함량에 비례한다(*in vivo*).
- daidzin, daidzein, formononetin, genistein은 cAMP phosphodiesterase의 활성을 억제한다.

(2) 순환계에 대한 작용

- flavonoid분획은 뇌와 심장으로 가는 혈류량을 증가시키고 심근의 산소소비량을 줄여 준다. 임상적으로 갈근의 isoflavonoid는 편두통, 협심증과 고혈압, 심근경색에 효과가 있다.[¶3]
- EtOH 추출물에는 완화한 혈압강하작용이 있고 동시에 noradrenaline에 의한 승압반응 및 methacholine에 의한 강압반응을 약화시킨다. 또한 β-수용체 차단제로서의 작용도 있다(*in vivo*).

(3) 혈당강하작용

- puerarin은 인슐린이 결핍된 C2C12 세포의 α_{1A}- 수용체를 활성화시켜 포도당의 uptake를 증가시킨다(*in vitro*).[1)]
- streptozotocin으로 당뇨를 유발한 흰 쥐에 puerarin을 정맥주사하면 용량의존적으로 혈당이 감소한다. 또한 혈액내 포도당의 세포내로의 uptake가 용량의존적으로 증가하며, 3일 동안 투여하면 근육세포에서의 GLUT4 mRNA와 단백질의 발현양이 증가한다(*in vivo*).[2)]

(4) 기 타

- 간세포보호작용: 조(粗) saponin은 antiserum (immunological injury)에 의한 GPT의 상승을 억제한다(*in vitro*, primary culture of rat hepatocytes, 90 $\mu g/ml$).
- 항혈전작용, 항알러지작용: 장내세균에 의하여 만들어지는 daidzin과 puerarin의 대사체인 daidzein

은 ADP와 collagen으로 유도한 혈소판응집을 억제하고, pulmonary thrombosis에 의한 치사율을 낮춘다 (*in vivo*, mouse, *i.p.*, *p.o.*). 또한 β-hexosaminidase의 유리 (RBL 2H3 cell)와 피동적피부과민반응을 억제한다.[3)]

- 알코올섭취억제작용: daidzin, daidzein, puerarin은 알코올에 중독된 흰 쥐의 알코올 선호도를 줄인다. 또한, daidzin은 혈중알코올수치를 낮추며, 알코올 섭취로 인한 수면유도시간을 줄인다.[4)]
- 항세균작용: irisolidone이 *Helicobacter pylori*의 성장을 억제한다 (*in vitro*, MIC:12.5 ~ 25 *μg/ml*).[5)]
- 항산화작용: hydroxyl과 superoxide 라디칼 소거 활성을 통해 항산화작용이 일어난다 (*in vivo*).[6)]
- 피로억제작용: blood lactic acid (BLA)의 증가를 억제하고, serum urea nitrogen (BUN)과 malondialdehyde (MDA)의 양을 감소시킨다. 또한 superoxide dismutase (SOD)와 glutathione peroxidase (GPX)의 활성의 증가를 촉진시킨다 (*in vivo*).[6)]
- 피부보습작용: NHEF (normal human epidermal keratinocyte) 세포에서 피부보습에 관여하는 hyaluronic acid의 양을 증가시킨다 (*in vitro*).[7)]
- 골보호작용: 난소가 절제된 모델에 갈근을 투여하였을 때 소주골 (trabecular bone)의 밀도와 미네랄양이 증가된다 (*in vivo*, rat).[8)]
- 암세포독성: isoflavones은 유방암 세포주의 세포증식을 억제시키며, 세포사멸을 유도한다 (*in vitro*).[9)]

확인시험 이 약의 가루 및 갈근표준생약 2 g을 달아 각각 MeOH 10 m*l*를 넣어 3분간 흔들어 섞은 다음 여과하여 검액 및 갈근표준생약표준액으로 한다. 이들 액을 가지고 TLC 법에 따라 시험한다. 검액 및 갈근표준생약표준액 2 *μl*씩을 TLC용 silica gel (형광제 첨가)을 써서 만든 박층판에 점적한다. 다음에 ethyl acetate · MeOH · H_2O 혼합액 (12 : 2 : 1)을 전개용매로 하여 약 10 cm 전개한 다음 박층판을 바람에 말린다. 여기에 자외선 (주파장 254 nm)을 쪼일 때 검액에서 얻은 여러 개의 반점은 갈근표준생약표준액에서 얻은 반점과 색상 및 R_f 값이 같고 그 중 R_f 값 0.5 및 0.55 부근에서 puerarin과 daidzain의 반점을 각각 나타낸다.

규 격 **건조감량** 13.0% 이하 (6시간) **회분** 6.0% 이하

응 용 해열, 발한, 진경작용이 있어 한방에서 감기약, 해열 · 진통 · 소염약으로 쓰이는 처방에 배합된다.

처 방 갈근탕 (葛根湯), 계지가갈근탕 (桂枝加葛根湯), 삼소음 (參蘇飮)

용 량 9 ~ 15 g

주의 및 부작용 장기간 복용에도 비교적 안전하며, 하루에 50 ~ 100 g을 복용한 경우에도 부작용이 보고된 바 없다.[¶4]

관련생약

- 갈화[KHP]

참고문헌

1) Hsu HH *et al.* (2002) Planta Med. 68: 999-1003
2) Hsu FL *et al.* (2003) J. Nat. Prod. 66: 788-792
3) Choo MK *et al.* (2002) Biol. Pharm. Bull. 25: 1328-1332
4) Lin RC *et al.* (1996) Alcohol Clin. Exp. Res. 20: 659-663
5) Bae EA *et al.* (2001) Planta Med. 67: 161-163

6) Xiaoming W *et al.* (2012) AJOL 9(2): 221-227
7) Wen KC *et al.* (2010) Am J Chin Med. 38(1): 143-55
8) Park JA *et al.* (2011) J. Nat. Prod. 17(3): 189-197
9) Y.-J. Lin *et al.* (2009) Biochem Biophys Res Commun. 378(4): 683-8

갈 화 Puerariae Flos KHP
(葛花, Gal Hwa) pueraria flower

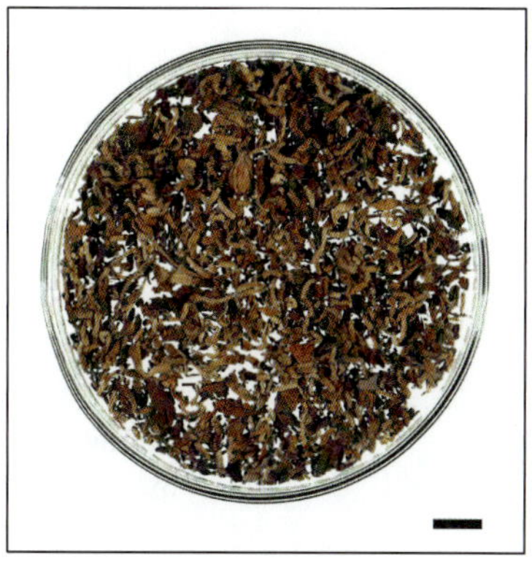

기 원 칡 *Pueraria lobata* (Willd.) Ohwi (콩과 Leguminosae)의 꽃봉오리 또는 막 피기 시작한 꽃이다.

성 상 고르지 않은 긴 타원형 또는 종모양이고 길이 5 ~ 15 mm, 너비 2 ~ 6 mm, 두께 2 ~ 3 mm이다. 꽃받침은 어두운 녹색으로 아랫쪽이 연결되었고, 끝은 5 개로 갈라지나 2 개는 합쳐진 것 같이 보이며 뾰족하다. 바깥면은 황백색의 털로 덮여 있다. 확대경으로 볼 때 꽃잎은 5개이고 남자색 ~ 자갈색을 띠며 꽃받침에 싸여 있다. 수술은 10개이며 암술은 가늘고 길며 구부러졌고 잔털이 붙어 있다. 특유한 냄새가 약간 있고 맛은 약간 달다.

성 분 Isoflavonoid: tectorigenin, tectoridin, genistein, irisolidone, kakkalidone, kakkalide 등
Saponin: kaikasaponin I ~ III, soyasaponin I 등
Glucosyltryptophan 유도체: PF-P

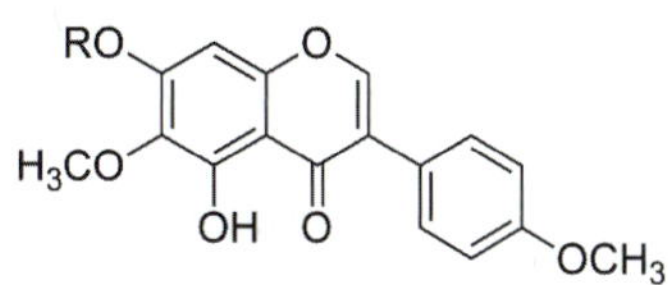

irisolidone, R=H
kakkalidone, R=Glc
kakkalide, R=Glc$\overset{6}{-}$Xyl

약 리 (1) 갈증을 없애주고 주독을 풀어주는 작용이 있다.[¶1]

(2) 기 타

- kaikasaponin III과 tectorigenin은 돌연변이의 발생을 억제하고 지질 과산화를 막는다 (*in vitro*).[1,2]
- tectorigenin은 백혈병세포의 분화와 세포사멸을 유도한다 (*in vitro*, leukemia HL-60 cells).[3]
- 항비만작용, 항지방간작용: Isoflavone은 몸무게와 지방간 수치의 증가를 억제한다 (*in vivo*, C57BL/6J male mice).[4,5]

- 암세포독성 : tectorigenin은 간암세포의 증식을 억제한다(*in vitro*, hepatocarcinoma SMMC-7721 cells).[6]
- 탈모억제작용: 50% EtOH 추출물은 testosterone 5α-reductase의 활성을 억제한다(*in vivo).*[7]
- cholesterol에 의한 질병에 효과적이다.[8]
- 혈관생성작용: 갈화추출물은 MEK/ERK-, phosphatidylinositol 3-kinase/Akt/eNOS-, 그리고 Src/FAK dependent pathways의 활성을 통해 혈관생성을 촉진시킨다.[9]

응 용 숙취에 의한 구토, 식욕부진, 장출혈 등에 쓴다.[¶1]

처 방 갈화해성탕(葛花解醒湯)

용 량 4.5 ~ 9 g

참고문헌

1) Park KY *et al.* (2002) Arch. Pharm. Res. 25: 320-324
2) Miyazawa M *et al.* (2001) J. Agric. Food Chem. 49: 336-341
3) Lee KT *et al.* (2001) Biol. Pharm. Bull. 24: 1117-1121
4) Kamiya T *et al.* (2012) Glob. J. Health Sci. 4(5): 147-155
5) Kamiya T *et al.* (2012) Evid-Based Complement. Alternat. Med. 2012: 272710
6) Wang X *et al.* (2010) Chinese Journal of New Drugs J. Catalog 2010(02)
7) Murata K *et al.* (2012) J. Nat. Med. 66(1): 158-165
8) Kubo K *et al.* (2012) J. Nat. Med. 66(4): 622-630
9) Chung BH *et al.* (2010) Phytother. Res. 24(6): 934-940

감 초 Glycyrrhizae Radix et Rhizoma KP CP JP
(甘草, Gam Cho) glycyrrhiza, licorice

기 원 감초 *Glycyrrhiza uralensis* Fischer, 광과감초(光果甘草) *G. glabra* L., 또는 창과감초(脹果甘草) *G. inflata* Batal.(콩과 Leguminosae)의 뿌리 및 뿌리줄기로서 그대로(껍질이 붙어 있는 감초) 또는 주피를 제거(껍질 벗긴 감초)한 것이다. 정량할 때 환산한 건조물에 대하여 glycyrrhizin 2.5% 및 liquiritigenin 0.7% 이상을 함유한다.

성 상 **감초** 뿌리는 원기둥모양이며, 길이 25 ~ 100 cm, 지름 5 ~ 35 mm이다. 바깥면은 적갈색 또는 황갈색이고 세로주름 무늬, 패인 무늬 및 껍질눈이 뚜렷하고 드문드문 가는 뿌리 자국이 나 있다. 질은 단단하다. 잘린 면은 섬유성이며 황백색이고 가루가 많이 나며 형성층은 고리가 뚜렷하고, 수선은 방사상이며 벌어진 틈이 있을 때가 있다. 뿌리줄기는 원기둥모양이고 바깥면에는 싹이 있었던 자국이 있으며 잘린 면의 가운데에는 수가 있다. 횡단면을 현미경으로 볼 때 껍질 붙은 감초는 코르크층이 황갈색이고 여러 층이며 그 안쪽에는 1 ~ 3층으로 된 코르크피층이 있다. 피부에는 후막화되고 목화가 덜 된 인피섬유 묶음이 있고 이 섬유묶음은 주로 결정세포열을 이루고 있다. 사관은 잘 보이

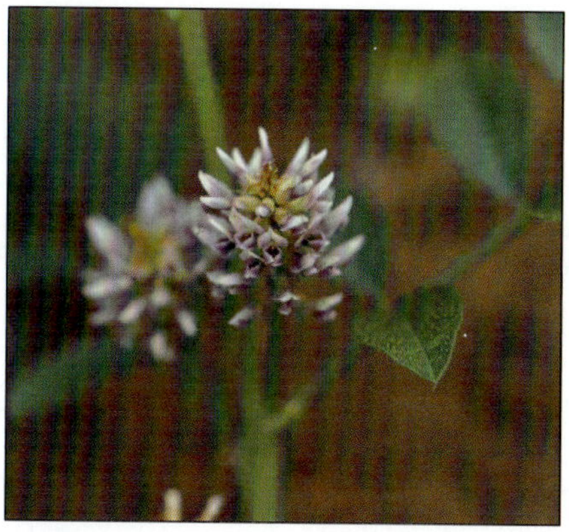

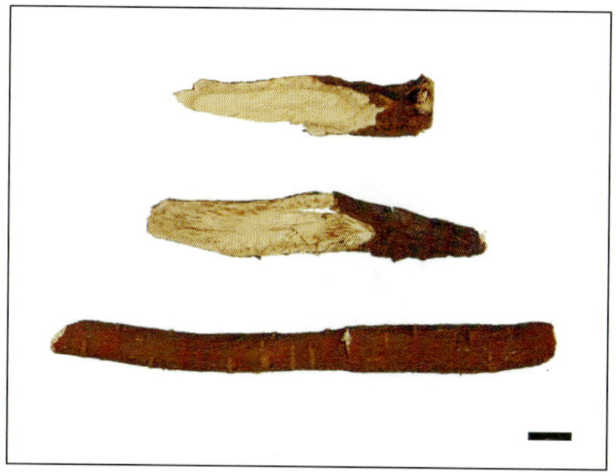

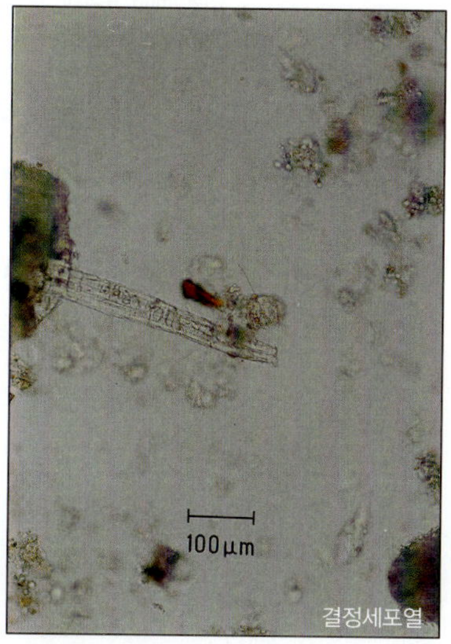

나 오래된 것에서는 형성층 가까이에 있지 않으면서 대체로 퇴화되어 잘 보이지 않는다. 수선은 방사상이고 형성층을 관통하여 피부에까지 이르며 수선 세포에는 전분립이 가득 들어있다. 도관은 크고 단독 또는 무리를 이루어서 수선 사이에 방사상으로 배열되어 있다. 결정세포열에 둘러싸인 목부섬유 묶음은 도관과 도관 사이에 흩어져 있다. 뿌리줄기에는 수가 있고, 피부 및 목부의 유세포에는 옥살산칼슘 단정과 전분립이 있다. 껍질 벗긴 감초에는 주피 및 사부의 일부가 없다.

광과감초 (光果甘草) 목질성이고 굵고 강하며 때로 가지가 갈라져있다. 바깥 껍질은 거칠지 않으며 대부분은 회갈색이고 껍질눈은 가늘고 뚜렷하지 않다.

창과감초 (脹果甘草) 질이 비교적 견실하고 때로 가지가 갈라져있다. 바깥면은 거칠고 대개 회갈색이며, 껍질눈은 가늘고 뚜렷하지 않다.

특유한 냄새가 있고 맛은 달다.

성 분 Triterpene glycoside: glycyrrhizin (감미성분, 3 ~ 7%) 등

Triterpene: glycyrrhetic acid, liquiritic acid, glabrolide, isoglabrolide, deoxyglabrolide, glabric acid 등

Flavanone: liquiritin, liquiritigenin 등

Chalcone: isoliquiritin, isoliquiritigenin, licochalcone A, licochalcone B, isoprenylchalcone 등

Isoflavone: formononetin, licoisoflavonone 등

Isoflavan: licoricidin, hispaglabridin, hispaglabridin A, glabridin, 4'-*O*-methyglabridin 등

3-Arylcoumarin: glycyrol, isoglycyrol, glycycoumarin, glycyrin, licoarylcoumarin, neoliquiritin, neoisoliquiritin, licoricone 등

이상의 성분들은 *G. echinata*, *G. pallidiflora* (약용하지 않음)를 제외한 약용 감초에 함유되어 있고 배당체는 목부에, 비당체는 피층에 함유되어 있다. 피층에 함유된 비당체 성분은 종에 따라 달라서 감별점이 된다.

G. uralensis (동북감초): kumatagenin

G. inflata (신강감초): licochalcone A, B, licoflavone A 등

G. glabra var. *typica* (스페인감초): glycyrin, glabrone, glaberene, glabridin 등을 함유한다.

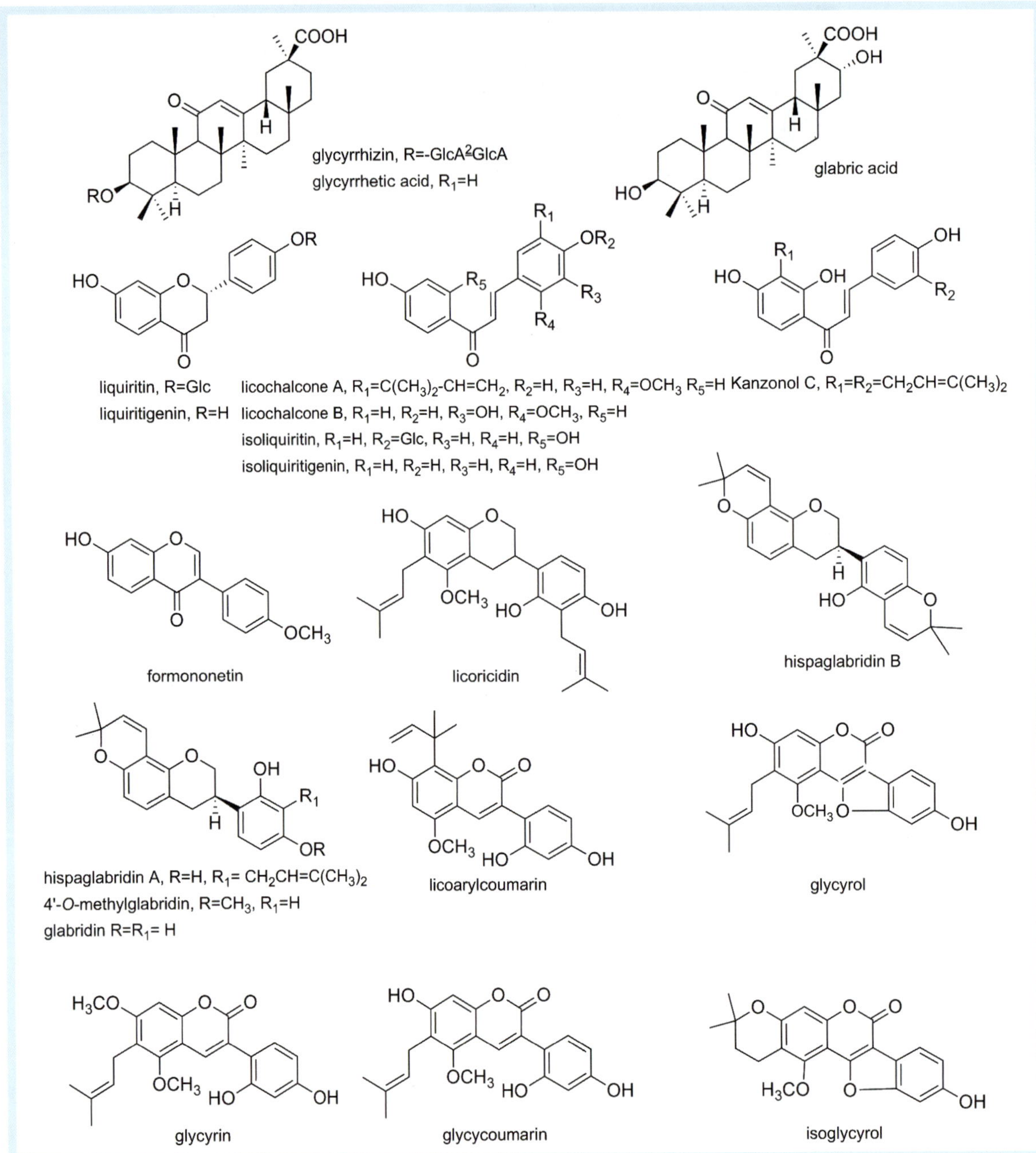

약 리 (1) 일반적인 약리활성

- 주성분인 glycyrrhizin 또는 그 genin인 glycyrrhetic acid에는 부신피질호르몬유사작용, estrogen 유사작용, 항염증작용, 항알러지작용, 해독작용, 고지혈증개선작용, 위점막 세포내 cAMP 농도증가작용, 간세포보호작용, phospholipase A_2 저해작용, 항바이러스작용, interferon유리촉진작용, 상처치유작용 등이 있다.
- glycyrrhizin이 포함되어 있지 않은 flavonoid 분획물은 항궤양작용, 위액분비억제작용이 있고, isoliquiritigenin에는 항진경작용이 있다.
- 진해작용이 있고 위궤양치유작용이 있다.

(2) 항염증작용

- glycyrrhetic acid는 steroid 호르몬을 비활성화시키는 $\Delta^4\beta$-reductase의 활성을 억제(competitive inhibition)함으로써 간접적으로 corticoid의 작용을 강화시킨다. 또한 11β-hydroxysteroid dehydrogenase에 의한 cortisol의 비활성화를 억제한다(*in vitro*).[¶3]

(3) 기 타

- glycyrrhizin은 saponin이지만 수용액의 기포성과 용혈성은 현저하게 약하다.

확인시험 가루 2.0 g에 MeOH 10 m*l*를 넣고 수욕상에서 5분간 초음파 추출한 다음 여과한 액을 검액으로 한다. 따로 glycyrrhizin 표준품 5 mg을 MeOH 1 m*l*에 녹여 표준액으로 한다. 이들 액을 가지고 TLC법에 따라 시험한다. 검액 및 표준액 2 μl씩을 TLC용 silica gel(형광제 첨가)을 써서 만든 박층판에 점적한다. 다음에 Ethyl acetate · H_2O · formic acid · HOAc 혼합액(15 : 2 : 1 : 1)을 전개용매로 하여 약 10 cm 전개한 다음 박층판을 바람에 말린다. 여기에 자외선(주파장 254 nm)을 쪼일 때 검액에서 얻은 여러 개의 반점 중 1개의 반점은 표준액에서 얻은 반점과 색상 및 R_f 값이 같다.

규 격 **건조감량** 12.0% 이하(6시간) **회분** 7.0% 이하 **산불용성회분** 2.0% 이하

응 용 소화기성 궤양치료약, 진경약, glycyrrhizin 제조 원료, 한방에서는 완화, 진통, 해독 등을 목표로 사용된다. 또한 감초는 그 자체의 치료작용 보다는 독성약물의 독성을 경감시키거나 여러 생약의 약효를 조화롭게 한다.

처 방 감초탕(甘草湯), 감길탕(甘桔湯), 감두탕(甘豆湯), 작약감초탕(芍藥甘草湯), 자감초탕(炙甘草湯), 소시호탕(小柴胡湯) 등 거의 모든 방제에 배합된다.

용 량 1.5 ~ 9 g (glycyrrhizin으로서 200 ~ 600 mg)[¶4]

주의 및 부작용 감초나 감초 관련 생약을 과량으로 오래 복용하면 glycyrrhizin에 의한 부종, 저칼륨혈증, 고혈압, 근수축이상, 심장기능이상의 알도스테론증(hyperaldosteronism)을 초래할 수 있다. 따라서, 고혈압환자나 부신피질호르몬치료를 받고 있는 환자에게는 신중히 투여하여야 한다. 돌연변이성, 최기형성, 발암작용은 없다.

약전수재품목 **감초엑스**(Glycyrrhiza Extract), **감초 조엑스**(Crude Glycyrrhiza Extract)

강 활 Osterici seu Notopterygii Radix et Rhizoma KP CP
(羌活, Gang Hwal) Ostericum root

기 원 강활 *Ostericum koreanum* Maximowicz, 중국강활(中國羌活) *Notopterygium incisum* Ting 또는 관엽강활(寬葉羌活) *N. forbesii* Boissier (미나리과 Umbelliferae)의 뿌리줄기 및 뿌리이다. 중국과 일본에서는 *N. incisum*과 *N. forbesii*의 뿌리줄기 및 뿌리만을 사용한다.

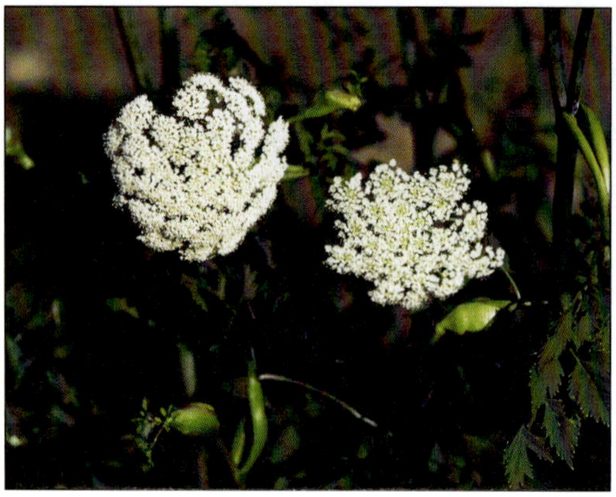

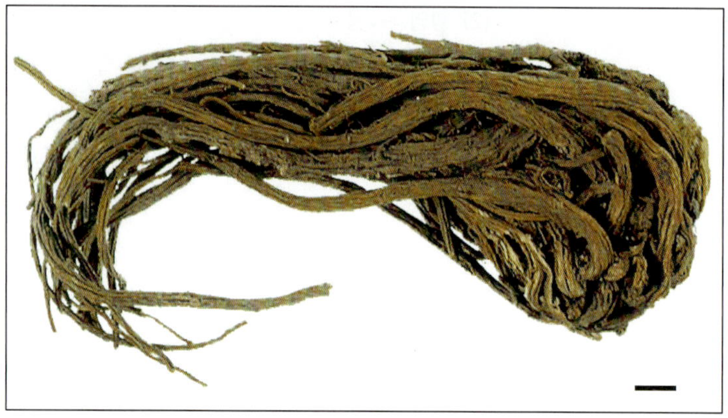

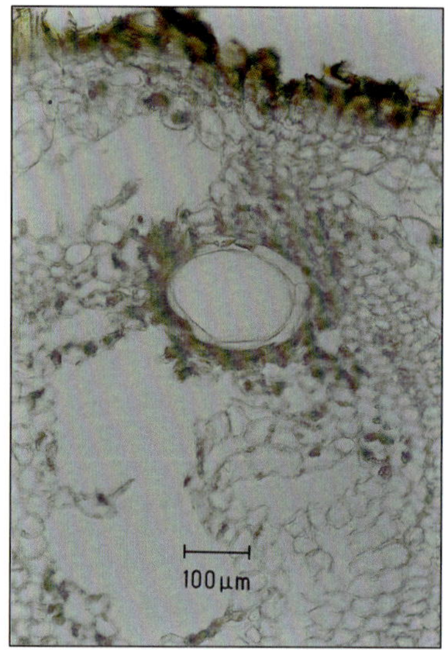

성 상 **강활** 원뿔모양 또는 긴 원뿔모양이고 보통 가지가 많이 갈리며, 길이 15 ~ 30 cm, 지름 2 ~ 5 cm이다. 바깥면은 황갈색 ~ 갈색이며 수염뿌리나 그 자국이 군데군데 남아있다. 근두부 가까이에는 고리를 이룬 가로무늬를 볼 수 있다. 근두부는 비교적 팽대되어있고 보통 줄기 그루나 잎자루 그루가 남아있다. 질은 단단하나 취약하다. 잘린 면은 피부가 연한 갈색 또는 황갈색이고 비교적 성글며 벌어진 틈새가 많고, 목부는 백색이거나 황백색이다. 횡단면을 현미경으로 볼 때 뿌리의 가장 바깥층은 3 ~ 4열의 코르크세포로 되어 있고 그 밑에는 4 ~ 8층의 후각조직이 발달되어 있다. 분비도는 후각조직 중이나 사부에 드문드문 배열되어 있다. 수선은 1 ~ 3열이고 2 차 목부에서 피부까지 방사상으로 배열하고 있으며, 형성층은 3 ~ 4열이다. 세포간극은 특히 피부에 많고 유조직 중에는 전분립이 가득 들어있다. 특유한 냄새가 있으며, 맛은 처음에 달고 시원하며 후에 약간 쓰다.

중국강활 (中國羌活) 약간 구부러진 원기둥모양이고 때로 가지가 갈리며, 길이 4 ~ 13 cm, 지름 6 ~ 25 mm이다. 바깥면은 밤색 ~ 흑갈색이고 겉껍질이 벗겨진 곳은 노란색이다. 마디사이가 짧아지고 고리 무늬가 빽빽하게 융기되어 누에처럼 보이는 것은 잠강(蠶羌)이라 부르고, 마디사이가 길어져서 대나무마디처럼 보이는 것은 죽절강(竹節羌)이라 부른다. 마디 위에는 점모양 또는 혹모양으로 튀어나온 뿌리의 자국이 있으며, 갈색이고 부서진 비늘 조각이 많이 있다. 몸체는 가볍고 질은 취약하여 자르기 쉽다. 잘린 면은 고르지 않고 벌어진 틈새가 많으며 피부는 황갈색 ~ 어두운 갈색이고 미끈미끈하며 갈색의 유점(油點)이 있고, 목부는 황백색이며 수선이 뚜렷하다. 수부는 노란색 ~ 황갈색이다. 횡단면을 현미경으로 볼 때 코르크층은 10여열의 코르크세포로 되어있다. 피부는 좁고 사부에는 벌어진 틈새가 많으며 형성층은 고리를 이루고 있다. 목부 도관은 비교적 많다. 유실은 크고 주로 사부에 많으며, 수, 수선에도 분포하고 그 안에는 황갈색의 기름과 같은 물질이 들어있다. 향기가 있고 맛은 약간 쓰면서 맵다.

관엽강활 (寬葉羌活) 뿌리줄기는 원기둥모양에 가깝고 위쪽 끝에는 줄기 및 엽초의 자국이 남아 있다. 뿌리는 원뿔모양이고 세로주름 무늬와 껍질눈이 있다. 바깥면은 밤색이고 뿌리줄기 가까운 곳에는 비교적 치밀한 고리 무늬가 있으며. 뿌리의 길이가 8 ~ 15 cm, 지름이 1 ~ 3 cm인 것은 조강(條羌)이라 부른다. 뿌리줄기가 굵고 크며 불규칙한 결절상이고 위쪽 끝에 여러 개의 줄기 그루가 있으며 뿌리가 비교적 가는 것은 대두강(大頭羌)이라 부른다. 질은 성글고 취약하며 자르기 쉽다. 잘린 면은 약간 평탄하며 피부는 연한 갈색이고 목부는 황백색이다. 횡단면을 현미경으로 볼 때 뿌리의 가장 바깥층은 3 ~ 4열의 코르크세포로 되어 있고 그 밑에는 4 ~ 8층의 후각조직이 발달되어 있으며 후각조직에는 분비도가 있다. 사부에는 분비도가 드문드문 배열되어 있다. 수선은 1 ~ 3열이고 2차 목부에서 피부까지 방사상으로 배열하고 있다. 형성층은 3 ~ 4열이다. 세포간극은 특히 피부에 많고 유조직 중에는 전분립이 가득 들어있다. 약간의 냄새가 있으며, 맛은 비교적 담담하다.

성 분 [*N. forbesii*]

Coumarin: nodakenin (2%), phellopterin, isoimperatorin, notopterol, notoptol, anhydronotoptol, nodakenetin, *p*-hydroxyphenylethyl anisate (0.7%), bergaptol, bergaptol-*O*-β-D-glucoside, 6'-*O*-*trans*-feruloylnodakenin, oxypeucedanin 등

Polyacetylene: falcarindiol 등

Phenylpropanoid: phenylethyl ferulate 등

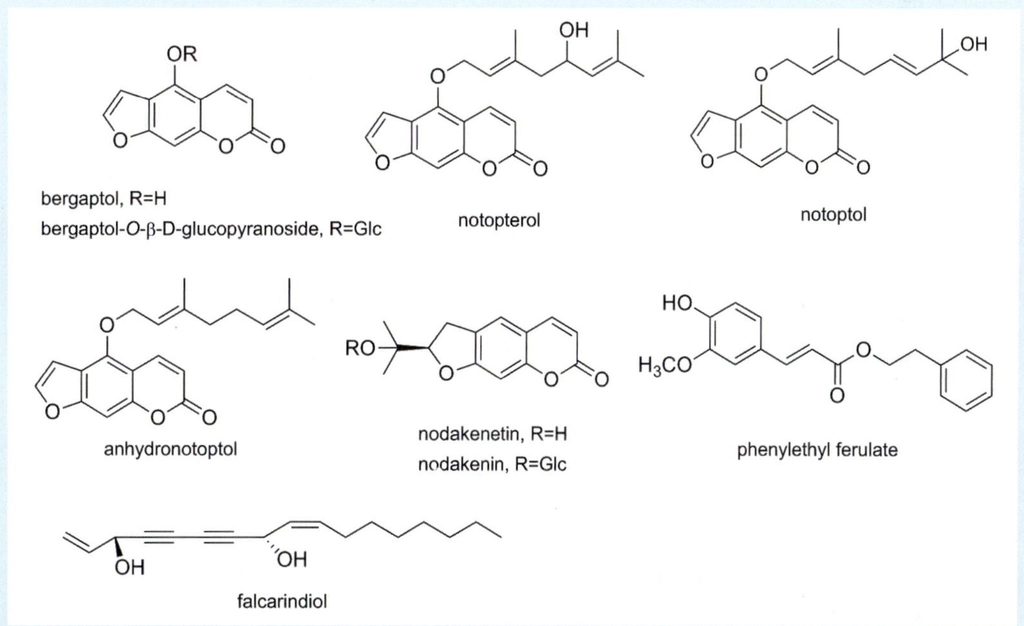

약 리 (1) 진통작용, 항염증작용

• notopterol은 진통작용을 나타내고(acetic acid-induced writhing method), 혈관의 투과성을 낮추어서 항염증작용을 나타내며, pentobarbital의 대사를 늦추어서 pentobarbital에 의한 수면시간을 연장한다.[1]

• 헥산층에서 분리된 phenylethyl ferulate는 COX를, falcarindiol은 5-lipoxygenase의 활성을 억제한다(*in vitro*).[2]

(2) 항암작용

• oxypeucedanin은 전립선암 세포의 성장을 억제하고 세포사멸을 유도한다(*in vitro*).[3]

(3) 항알러지작용

- ovalbumin에 의한 알러지 비염 모델에 강활추출물을 투여하면 histamine의 수치가 감소한다(*in vivo*).[4]
- 비만세포에 강활추출물을 처리하면 histamine의 수치가 감소하고 비만세포의 탈과립현상을 억제한다(*in vitro*).[4]

(4) 항산화작용

- ethyl acetate 층은 자유라디칼을 억제하여 항산화활성을 보인다(*in vitro*, neuroblastoma Neuro-2a).[5]

(5) 기 타

- *N. incisum*이나 *N. forbesii*의 MeOH 추출물은 CCl_4로 유도한 간에서의 지방과산화물의 생성을 억제하며 그 효력은 *N. incisum*이 더 크다(*in vivo*).[6]

확인시험 가루 1 g에 diethyl ether 10 m*l*을 넣어 상온에서 침출한 액은 자외선을 쪼일 때 강한 형광을 나타낸다.

규 격 **이물** 잔경 및 그 밖의 이물이 0.5% 미만 **건조감량** 13.0% 이하 **회분** 10.0% 이하
산불용성회분 2.0% 이하 **엑스함량** 묽은 EtOH 엑스 20.0% 이상

응 용 감기로 인한 두통이나 몸살, 중풍에 의한 언어장애, 골절에 의한 산통(疝痛), 옹저창독(癰疽瘡毒) 등

처 방 구미강활탕(九味羌活湯)

용 량 3 ~ 9 g

● 참고문헌

1) Okuyama E *et al.* (1993) Chem. Pharm. Bull. 41: 926-929
2) Zschocke S *et al.* (1997) Planta Med. 63: 203-206
3) Kang TJ *et al.* (2009) Acta Oncol. 48(6): 895-900
4) Jung HW *et al.* (2011) Asian Pac. J. Allergy Immunol. 29(4): 338-348
5) Park Y-K *et al.* (2011) E-J. Chem. 8(3): 1451-1455
6) Yang XW *et al.* (1991) Planta Med. 57: 399-402

고 삼 Sophorae Radix KP CP JP (苦蔘, Go Sam)

기 원 고삼 *Sophora flavescens* Aiton (콩과 Leguminosae)의 뿌리로서 그대로 또는 주피를 제거한 것이다. 건조한 것은 정량할 때 oxymatrine 및 matrine의 합 1.0% 이상을 함유한다.

성 상 원기둥모양이며, 길이 5 ~ 20 cm, 지름 2 ~ 3 cm이다. 바깥면은 어두운 갈색 ~ 황갈색이며 세로주름이 뚜렷하고 가로로 긴 껍질눈이 있다. 주피를 제거한 것은 황백색이며 꺾인 면은 약간 섬유성이다. 횡단면은 연한 황갈색이고, 피부는 두께 1 ~ 2 mm이며, 형성층 부근은 약간 어두운 색을 띠고, 목부와의 사이에는 때로 벌어진 틈새가 있다. 특유한 냄새가 있고 맛은 매우 쓰며 오래 남는다.

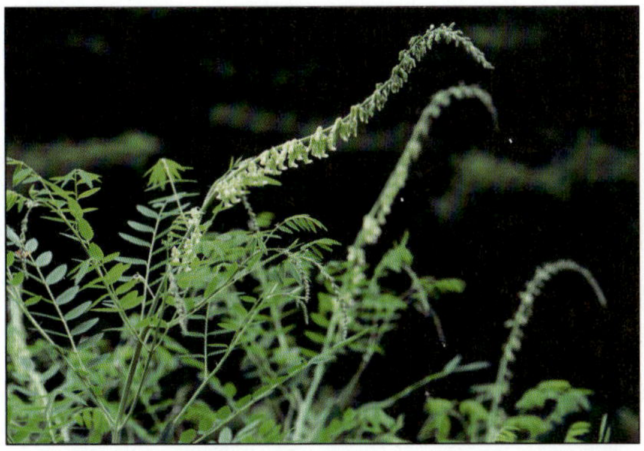

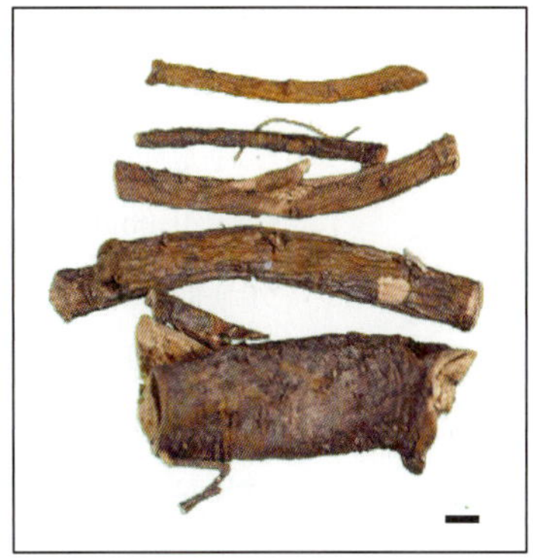

성 분 Alkaloid 1 ~ 2%: (+)-matrine, (+)-oxymatrine, (+)-sophoranol, (−)-anagyrine, (−)-methylcytisine, (−)-baptifoline, (−)-sophocarpine, sophoramine, sophoridine

Flavonoid 약 0.5%: kurarinol, kurarinone, kuraridinol, norkurarinol, kushenol A, kushenol C, kushenol H, *nor*-kurarinone, (−)-maackiain, sophoraflavone G, leachianone A 등

Triterpenoid: soyasapogenol B, soyasaponin I, sophoraflavoside I 등

Quinone: kushenquinone A 등

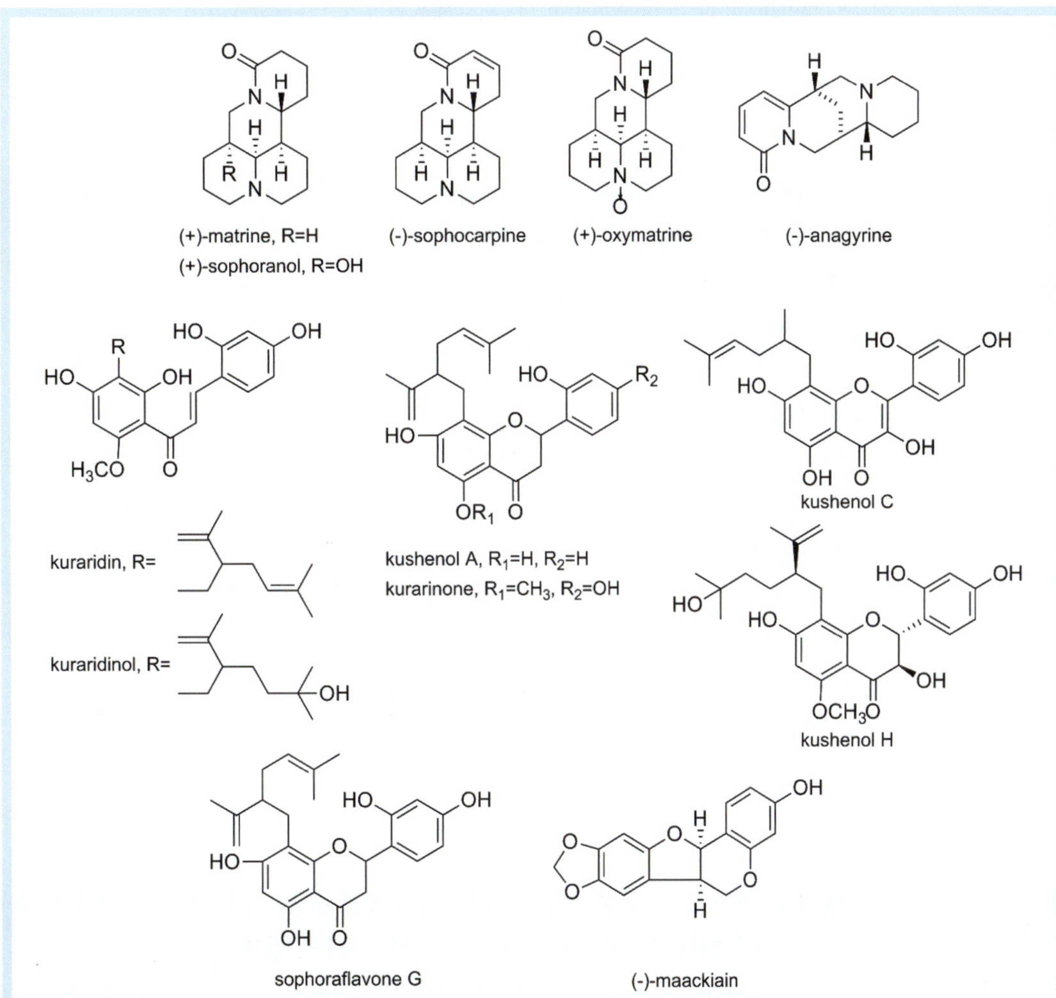

약 리 **(1) 항부정맥작용**

- 고삼의 flavonoid는 $CHCl_3$에 의한 심실세동, $CHCl_3$-adrenaline에 의한 부정맥, aconitine에 의한 부정맥을 감소시킨다(*in vivo,* mouse, rabbit, rat).
- 총 alkaloid는 $BaCl_2$, aconitine, ouabain으로 유도한 부정맥을 감소시킨다(*in vivo*, rat, guinea pig).[1)]
- (−)-sophocarpine은 심근의 β-수용체에는 영향을 미치지 않고 심장박동을 조절하는 심근층과 신경계에 작용하여 심실부정맥을 감소시킨다(*in vivo*, mouse).

(2) 항미생물작용

- 항세균작용: 알코올추출물은 여드름의 원인균인 *Propionibacterium acnes*에 강력한 항균작용을 보인다(*in vitro*).
- 항원충·항진균작용: (+)-matrine에는 nicotine과 같은 작용이 있어, 가축의 기생성 피부질환에 고삼의 물추출물을 외용한다. 또한 물추출물은 8% 농도에서 각종 피부진균의 발육을 억제한다.
- 항진균작용: (−)-maackiain은 항피부사상균작용이 있다(*in vitro*).
- sophoraflavone G는 *Porphyromanas*, *Prevotella*, *Actinobacillus*, *Capnocytopaga* 등에 항균작용이 있다(*in vitro*).

(3) 항암작용

- (+)-matrine과 (+)-oxymatrine에는 암세포독성이 있다(*in vitro*).[1)]
- prenylated flavonoid에는 phospholipase Cγ1 저해작용이 있다(*in vitro*).
- sophoraflavone G는 A549, HeLa, K562 세포주에 대해 강한 독성을 나타내며, L1210 세포주에 대해서도 약간의 독성을 나타낸다(*in vitro*).
- leachianone A는 HepG2 (human hepatoma cell line)에 세포독성과 세포사멸을 일으키며, HepG2를 접종한 nude mice에서도 종양의 크기를 감소시킨다(*in vitro*, *in vivo*).[1)]

(4) 이뇨·해열작용

- (+)-matrine과 (+)-oxymatrine에는 체온강하 등의 중추억제 작용, 신경근 표본에 대한 glutamic acid 차단작용이 있다(*in vivo*).

(5) 항알러지·항염증작용

- 1-fluoro-2,4-dinitrofluorobenzene (DNFB)에 의해 야기된 접촉성피부염 모델에 고삼추출물을 반복적으로 발라주었을 때 귀 두께와 무게의 증가를 억제하였다(*in vivo,* mouse).[2)]

(6) 항루프스작용

- 물추출물은 단백뇨(proteinuria), anti-dsDNA를 감소시키며 신장사구체의 손상을 회복시키고 림프구를 증가시킨다.[3)]

(7) 기 타

- 50% MeOH 추출물이나 물추출물, (+)-matrine, (+)-oxymatrine은 스트레스로 인한 궤양발생을 예방한다(*in vivo*).
- (+)-matrine을 토끼에게 주사하면 중추신경 마비가 일어남과 동시에 경련이 일어나고 호흡정지까지 일어날 수 있다.
- (+)-matrine에는 항원충작용, 중추억제, 말초혈관 수축, 적출장관 및 자궁수축, 운동신경말초억제작용, 위저절편(胃底切片)수축 및 위운동억제작용이 있다(*in vivo*).
- (+)-oxymatrine은 체내에서 (+)-matrine으로 대사되어 항천식 효과를 나타낸다(*in vivo*, rat).[1)]

• (+)-matrine은 croton oil에 의한 귀의 염증을 현저하게 줄인다(*in vivo*, rat, 15 ~ 25 mg/kg, 8일간).[12]

• 풍선혈관성형술(balloon dilatation injury)후에 나타나는 혈관 재협착을 억제한다(*in vivo*, rat).[4]

확인시험 (1) 가루 0.5 g에 묽은 HOAc 10 m*l*를 넣고 때때로 흔들어 섞으면서 수욕 중에서 3분간 가열하여 식힌 다음 여과한다. 여액 5 m*l*에 Dragendorff 시액 2 ~ 3방울을 넣으면 곧 등황색의 침전이 생긴다. (2) 가루 및 고삼표준생약 1 g을 달아 MeOH 50 m*l*를 넣고 환류냉각기를 달고 1시간 가열한 다음 여과한다. 여액을 감압농축한 다음 메탄올 1 m*l*에 녹여 검액 및 고삼표준생약표준액으로 한다. 이들 액을 가지고 TLC 법에 따라 시험한다. 검액 및 고삼표준생약표준액 4 *μl*씩을 TLC용 silica gel을 써서 만든 박층판에 점적한다. 다음에 cyclohexane · acetone · ethyl acetate 혼합액(5 : 2 : 1)을 전개용매로 하여 약 10 cm 전개한 다음 박층판을 바람에 말린다. 여기에 묽은 H_2SO_4 시액을 고르게 뿌린 다음 105℃에서 10분간 가열할 때 검액에서 얻은 여러개의 반점은 고삼표준생약표준액에서 얻은 반점과 색상 및 R_f 값이 같고, 그 중 R_f 0.7 부근에 적갈색의 반점을 나타낸다.

규 격 **줄기** 줄기가 10.0% 이상 섞여 있지 않다. **이물** 줄기 이 외의 이물이 1.0% 이상 섞여 있지 않다 **회분** 6.0% 이하 **산불용성회분** 1.5% 이하

응 용 고미건위약, 소염지사약, 심한 가려움증이 있는 피부질환(백선, 습진)에 전액을 외용한다. 한방에서는 해열, 이뇨, 구충을 목표로 사용한다.

처 방 고삼탕(苦蔘湯), 소풍산(消風散), 삼물황금탕(三物黃芩湯), 귀모고삼환(歸母苦蔘丸)

용 량 3 ~ 9 g

주의 및 부작용 성미가 쓰고 차갑기 때문에 위를 상할 수가 있으므로 비위가 허약하거나 변이 묽은 사람에게는 쓰지 않는 것이 좋다.

참고문헌

1) Cheung CS *et al.* (2007) Cancer Lett. 253: 224-235
2) Kim H *et al.* (2012) J. Ethnopharmacol. 142: 253-258
3) Ko E *et al.* (2007) Lupus 16: 335-341
4) Long G *et al.* (2009) Planta Med. 75: 1293-1299

괄루근 Trichosanthis Radix KP CP JP

(栝樓根, Gwal Ru Geun) 천화분(天花粉) trichosanthes root

기 원 하눌타리 *Trichosanthes kirilowii* Maximowicz 또는 쌍변괄루 *T. rosthornii* Harms(박과 Cucurbitaceae)의 뿌리로서 피부를 제거한 것이다. 일본에서는 *T. kirilowii, T. kirilowii* Maximowicz var. *japonicum* Kitamura, *T. bracteata* Voigt의 뿌리도 쓴다.

성 상 고르지 않은 원기둥모양, 방추형 또는 널빤지 모양의 덩어리이고, 길이 8 ~ 16 cm 지름 1.5 ~ 5.5 cm이다. 바깥면은 황백색 또는 연한 황갈색이고 세로주름 무늬와 약간 오목하며 가로로 긴 껍질눈

이 있으며, 어떤 것은 밤색의 겉껍질이 남아있기도 한다. 질은 견실하다. 잘린 면은 백색 또는 연한 노란색이고 가루성이 풍부하다. 횡단면을 확대경으로 볼 때 폭이 넓은 수선과 황갈색을 띤 도관에 의한 반점 또는 작은 구멍이 있다. 특유한 냄새가 약간 있으며 맛은 약간 쓰다.

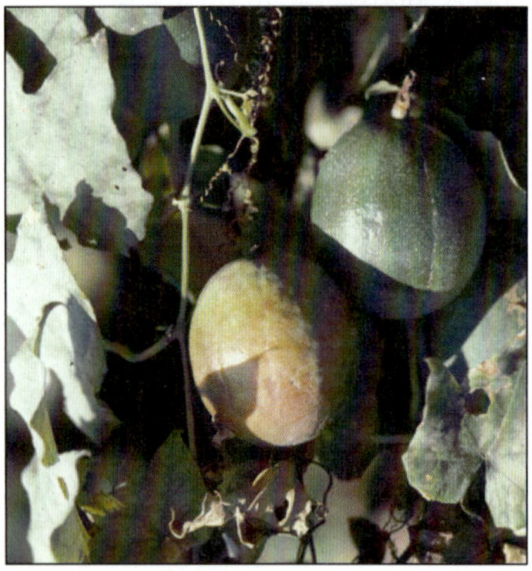

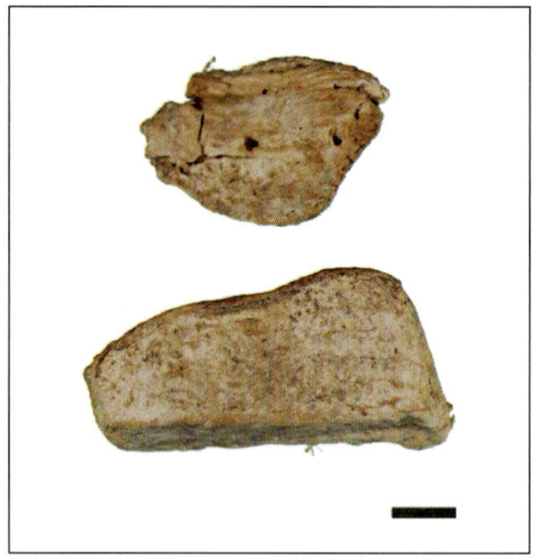

성 분 Fatty acid: trichosantic acid

Triterpenoid: 3β,24ε,25-trihydroxycucurbit-5-en-11-one, cucurbitacin I, II, cucurbitacin B, D, 23,24- dihydrocucurbitacin B, D,

Protein: trichosanthin (234개의 아미노산으로 이루어진 단백질), karasurin B, C (28 kDa의 염기성단백질)

Glycan: trichosan A ~ E

Steroid: β-D-glucopyranosylstigmast-7-en-3β-ol 등

기 타: citrulline, γ-aminobutyric acid 등 다량의 전분

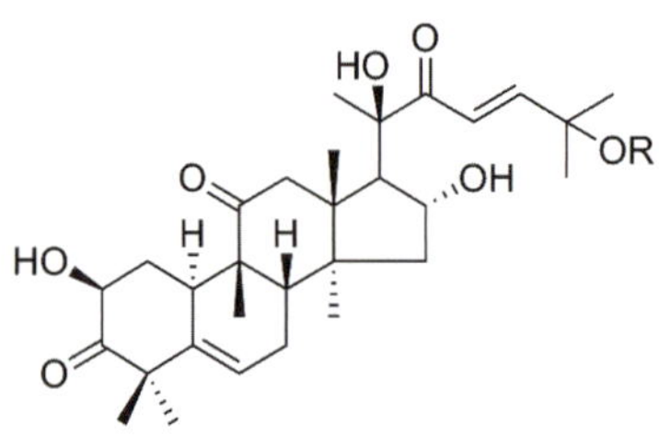

cucurbitacin B, R=$COCH_3$
cucurbitacin D, R=H

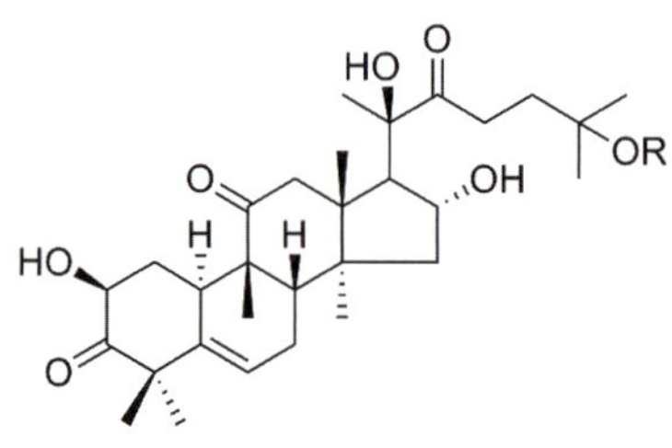

23,24-dihydrocucurbitacin B, R=$COCH_3$
23,24-dihydrocucurbitacin D, R=H

약 리 **(1) 혈당강하작용**

• glycan인 trichosan A ~ E는 정상적인 실험동물에 혈당강하작용을 보이며, 특히 trichosan A는 alloxan으로 당뇨증상을 유도한 실험동물에서도 혈당강하작용을 보인다 (*in vivo*, mouse).[1)]

(2) 항암작용

• MeOH 추출물은 엘리히 복수암이 이식된 실험동물의 면역 기능을 증가시키며 (mouse), 여러 인간 유래의 암세포주에 대하여 세포독성을 나타낸다.

- anti-leukemia protein인 trichosanthin은 정상적인 실험동물의 비장세포의 생존기간에는 영향을 미치지 않으며 종양의 발생을 지연시킨다(*in vitro*, *in vivo*, mouse).[2] 또한, leukemia-lymphoma cell, choriocarcinoma cell에 대한 선택적인 세포독성을 나타낸다(*in vitro*).[3,4]
- trichosanthin은 28S rRNA 구조 중에서 4324번째 위치하고 있는 adenylic acid의 *N-C* glycosidic bond를 끊음으로써 리보좀의 기능을 억제한다.[5]
- karasurin-B와 C는 리보좀의 기능을 억제하여 단백질의 합성을 방해한다(*in vitro*).[6]

(3) 항 HIV-1 작용

- 항 HIV-1 물질인 trichosanthin은 chemokine 수용체에 작용하여 chemotaxis와 G protein의 활성화를 유도하는 chemokine의 효과를 강화한다(*in vitro*).[7]
- trichosanthin은 HIV-1에 의한 감염과 복제과정을 억제한다(*in vitro*, H9, CEM-SS cell).[8,9]
- TAP 29 (Trichosanthes Anti-HIV Protein, 29 kDa)은 HIV-1에 의한 감염과 복제과정을 억제하며 그 효력은 trichosanthin보다 2배 이상 강하다.[10]

(4) 유산유도작용

- 234개의 아미노산으로 이루어진 단백질인 trichosanthin은 태반의 융모에 직접 작용하여 유산, 낙태를 일으키며(*in vivo*),[¶3] 태아의 발생시기에 최기형성을 나타낸다.[11,12]
- trichosanthin을 주사하면 배란된 난자의 수나 황체의 수에는 변화가 없으나 배란된 난자나 여포의 퇴화가 촉진되고 혈청 중의 estradiol-17β와 progesterone의 수치가 낮아진다(*in vivo*, mouse).[13]
- karasurin류(28 kDa)는 염기성단백질로 유산유도작용을 나타낸다. 또한 항종양작용도 나타낸다(*in vivo*, mouse).[14]

(5) 기 타

- cucurbitacin I과 II는 tyrosinase를 저해함으로써 멜라닌의 생성을 억제한다(*in vitro*).[15]
- *Clematis mandshurica*, *Trichosanthes kirilowii*, *Prunella vulgaris*의 복합추출물인 SKI 306X는 임상적으로 관절염에 효과가 있다.[16]
- 전제는 스트레스로 인한 위궤양의 발생을 억제한다(*in vivo*, mouse, *p.o.*).

규 격 회분 4.0% 이하

응 용 해열, 지갈(止渴), 소종약(消腫藥)으로 구갈(口渴), 인후의 종통(腫痛), 호흡기질환으로 인한 발열, 구갈, 악성종옹 등에 쓴다. 또한 젖을 잘 나오게 하는 데도 쓴다. 분말(천화분, 天花粉)은 유아의 피부병에 외용한다. 한때 중국에서 피임약으로 유망시 된 적이 있다.

처 방 시호강계탕(柴胡薑桂湯), 시호거반하괄루탕(柴胡去半夏括樓湯), 괄루맥환(括樓麥丸), 자조음(滋燥飮)

용 량 9 ~ 15 g

금기사항 괄루근의 알코올추출물은 유산을 유발하는 작용을 가지므로 임신 중에는 금기이다. 그러나 전제는 무방하다(유산을 일으키는 단백질의 변성).

관련생약

- 괄루인(Trichosanthis Semen, Trichosanthes Seed)[KP]

  하늘타리의 씨로 마른기침, 변비 등에 쓴다.

● 참고문헌

1) Hikino H *et al.* (1989) Planta Med. 55: 349-350
2) Takemoto DJ *et al.* (1998) Anticancer Res. 18: 357-361
3) Zheng YT *et al.* (1995) Immunopharmacol. Immunotoxicol. 17: 69-79
4) Tsao SW *et al.* (1986) Toxicol. 24: 831-840
5) Zhang JS, Liu WY (1992) Nucleic Acids Res. 20: 1271-1275
6) Kondo T *et al.* (1996) Biol. Pharm. Bull. 19: 1485-1489
7) Zhao J *et al.* (1999) J. Exp. Med. 190: 101-111
8) Ferrari P *et al.* (1991) AIDS 5: 865-870
9) Chan WY *et al.* (1993) Int. J. Fertil. 38: 99-107
10) Lee-Huang S *et al.* (1991) Proc. Natl. Acad. Sci. USA 88: 6570-6574
11) Chan WY *et al.* (1993) Teratog. Carcinog. Mutagen. 13: 47-57
12) Shaw PC *et al.* (1994) Life Sci. 55: 253-262
13) Ng TB *et al.* (1991) Gen. Pharmacol. 22: 847-849
14) Toyokawa S *et al.* (1991) Chem. Pharm. Bull. 39: 716-719
15) Oh H *et al.* (2002) Planta Med. 68: 832-833
16) Jung YB *et al.* (2001) Am. J. Chin. Med. 29: 485-491

길 경

Platycodi Radix KP CP JP
(桔梗, Gil Gyung) platycodon root

기 원 도라지 *Platycodon grandiflorum* A. De Candolle (초롱꽃과 Campanulaceae)의 뿌리로서 그대로 또는 주피를 제거한 것이다.

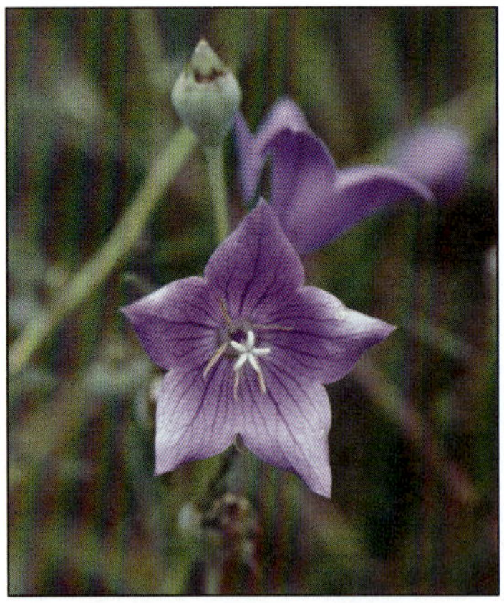

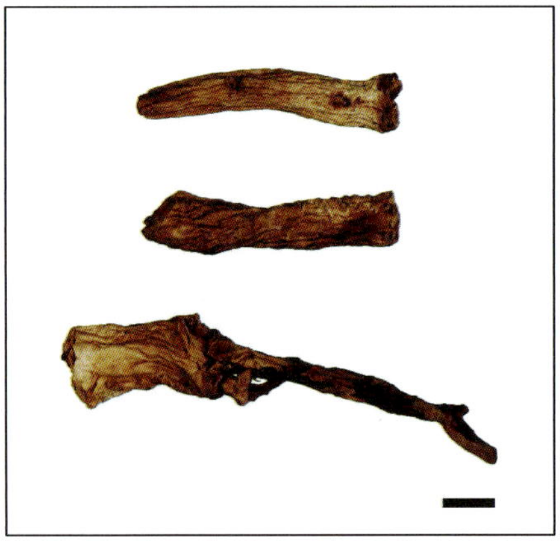

성 상 긴 방추형 또는 원뿔모양이며 때로 가지가 갈리기도 한다. 원뿌리는 길이 10 ~ 15 cm, 지름 1 ~ 3 cm이다. 바깥면은 회갈색, 연한 갈색 또는 흰색이고, 위쪽 끝에는 줄기를 제거한 자국이 오목하게 남아 있으며, 그 부근에는 가는 가로주름과 세로 홈이 있다. 근두부를 제외한 뿌리의 대부분에는 거

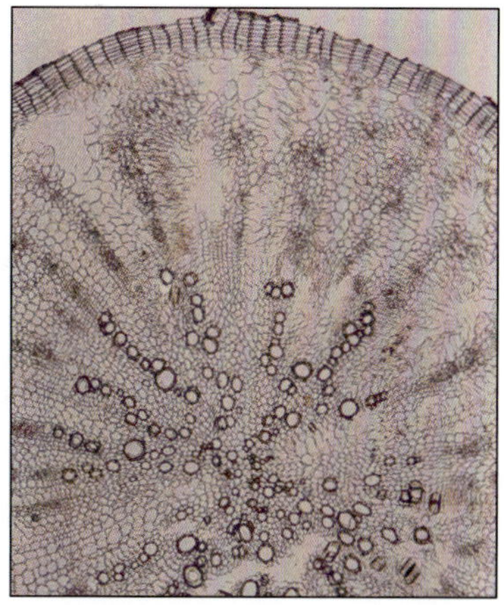

친 세로주름과 가로 홈이 있고 껍질눈 모양의 가로줄이 있다. 질은 단단하나 꺾기 쉽다. 횡단면은 섬유성이 아니며, 피부는 목부보다 약간 얇고 거의 흰색이며 군데군데 빈틈이 있고, 형성층 부근은 갈색을 띤다. 목부는 흰색 ~ 연한 갈색이고 조직은 피부보다 약간 치밀하다. 횡단면을 현미경으로 볼 때 코르크층은 황갈색지만 대부분은 이미 제거되어있다. 사부는 넓고 바깥쪽의 사부수선은 구부러졌으며 사관 무리는 대부분 눌려서 퇴폐되어있다. 유관은 무리를 이루어 흩어져 있고 그 안에는 황갈색의 과립상 물질이 들어 있다. 안쪽의 사부중에는 유관무리가 사관과 동반하여 배열하고 있다. 형성층은 고리를 이루고 목부는 수선이 넓고 도관은 다각형이며 한 개 또는 여러 개가 모여서 방사상으로 배열하고 있다. 특유한 냄새가 약간 있으며 맛은 처음에는 담담하고 후에는 아리고 쓰다.

성 분 **Saponin 약 2%**: platycodigenin을 aglycone으로 하는 platycodin A, C, D, D_2, D_3, platycodigenic acid A_1 ~ A_5, C, platyconic acid, polygalacic acid, polygalacin D, D_2, platycodigenin, platycodigen-3-*O*-β-D-glucopyranoside 등

Lupane계 triterpenoid: betulin

Phytosterol: α-spinasterol, α-spinasterol glucoside

기 타: inulin, apiose (*d*-form), platyconin 등

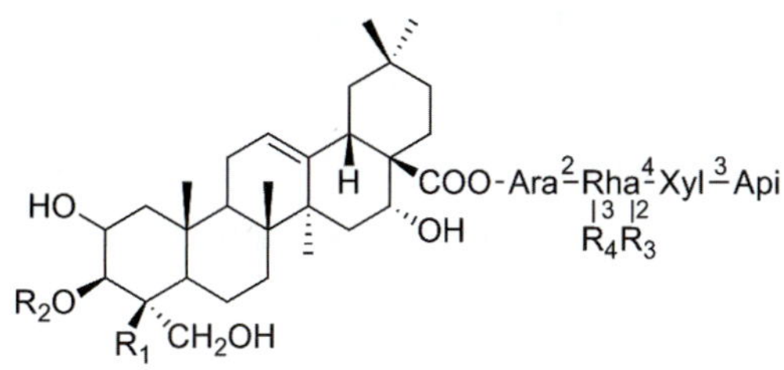

	R_1	R_2	R_3	R_4
platycodin A	CH_2OH	Glc	Ac	H
platycodin C	CH_2OH	Glc	H	Ac
platycodin D	CH_2OH	Glc	H	H
platycodin D_2	CH_2OH	Glc$\overset{3}{-}$Glc	H	H
polygalacin D	CH_3	Glc	H	H
polygalacin D_2	CH_3	Glc$\overset{3}{-}$Glc	H	H

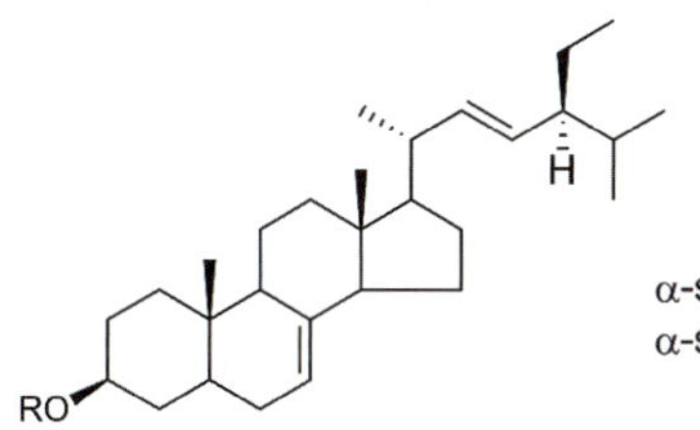

α-spinasterol, R=H
α-spinasterol glucoside, R=Glc

약 리 **(1) 거담작용**

• 위점막을 자극하고 기관지분비를 촉진하며 거담작용을 나타낸다. 마취한 개에 전제를 투여하면 기관지의 점액분비량이 현저히 증가하는데 이 작용은 NH_4Cl과 동등하다.[1)]

(2) 진통작용

• platycodin D를 척수에 투여하면 통증에 대한 감수성이 현저하게 낮아진다. 여기에는 $GABA_A$, $GABA_B$, NMDA (N-Methyl-D-aspartic acid)와 non-NMDA 수용체가 관여한다.[2)]

(3) 항당뇨작용

- type-2 당뇨 유발쥐에 길경 saponin을 처리하면 glucose항상성이 향상된다.[3)]
- 지방세포 (3T3-L1)에 platyconic acid를 처리하면 insulin에 의해 유발되는 glucose의 흡수가 증가한다.[3)]

(4) 항지방간작용

- alcohol을 주입한 쥐에 길경을 투여하면 간에서의 지방산합성과 관련한 단백질인 L-FABP의 발현과 cytochrome P450 2Edp1 (CYP2E1)의 활성이 정상화된다 (*in vivo*).[4)]

(5) 기 타

- 알코올추출물에는 혈당강하작용, 간장 내의 cholesterol 함량저하, 말초혈관확장작용, 용혈작용, 항궤양작용이 있다. 조 platycodin 분획의 독성은 경구투여시에는 아주 약하며, 용혈, 국소자극작용이 있다.[5,6)]
- platycodin D가 췌장의 소화효소분비를 활성화하기 위해서는 platycodin D의 당부분이 필수적이다.[7)]
- 항염증작용: platycodin D는 TPA로 protein kinase C를 활성화시킨 복막대식세포 (rat)의 prostaglandin E_2 합성을 억제한다. 이 경우, COX-2의 발현이 감소하나 platycodin D가 COX-1과 COX-2의 활성에 직접적으로 영향을 미치지는 않는다 (*in vitro*).[8)]
- 길경이 주약으로 처방된 감길탕 (甘桔湯)은 인후염에 효과가 있다.[9)]
- MeOH 추출물을 투여하면 alcohol에 의해 증가된 AST가 정상화되며, alcohol에 의해 증가되는 cytochrome P450 2E1이 감소한다 (*in vivo*).[10)]
- 항산화작용: 길경의 saponin 성분은 지질과산화를 억제한다 (*in vivo*).[11)]
- 암세포독성: 길경의 saponin 성분은 대장암세포의 증식을 억제하고 세포사멸을 일으킨다 (*in vitro*).[12)]
- 길경을 오랜 기간 섭취하면 비만과 insulin 저항성을 개선하는데 효과가 있다 (*in vitro, in vivo*).[13,14)]
- 신경보호작용: platycodin A는 glutamate에 의한 세포독성을 억제한다 (*in vitro*).[15)]

확인시험 (1) 0.5 g을 달아 물 10 m*l*를 넣고 끓인 다음 식혀서 세게 흔들어 주면 지속성의 거품이 난다 (saponin의 기포 시험반응).

(2) 가루 0.2 g을 달아 glacial HOAc 2 m*l*를 넣어 수욕에서 2분간 가온한 다음 여과한 여액 1 m*l*에 H_2SO_4 0.5 m*l*를 가만히 넣을 때 접계면은 붉은색 ~ 적갈색 (saponin)을 띄고 위층은 청록색 ~ 녹색 (phytosterol)을 띤다.[4)] (Liebermann-Burchard 반응)

(3) 가루 및 길경표준생약 1 g을 달아 각각 MeOH 50 m*l*를 넣고 환류냉각기를 달고 1시간 가열한 다음 여과한다. 여액이 약 5 m*l*가 될 때까지 감압농축한 다음 diethyl ether 20 m*l*를 넣어 생기는 침전을 모아 EtOH 2 m*l*에 녹여 검액 및 길경표준생약표준액으로 한다. 이 액을 가지고 TLC 법에 따라 시험한다. 검액 및 길경표준생약표준액 10 μ*l*씩을 TLC용 silica gel을 써서 만든 박층판에 점적한다. 다음에 cyclohexane · acetone 혼합액 (4 : 1)을 전개용매로 하여 약 10 cm 전개한 다음 박층판을 바람에 말린다. 여기에 묽은 H_2SO_4 시액을 고르게 뿌린 다음 105℃에서 10분간 가열할 때 검액에서 얻은 여러 개의 반점은 길경표준생약표준액에서 얻은 반점과 색상 및 R_f 값이 같고, 그 중 R_f 값 0.25와 0.4 부근에서 각각 적갈색의 반점을 나타낸다.

규 격 **회분** 4.0% 이하 **엑스함량** 묽은 EtOH 엑스 25.0% 이상

응 용 거담, 진해약으로 기침, 기관지염에 사용한다. 또한 배농약으로 화농성질환, 인후통에 사용한다.

처 방 길경탕(桔梗湯), 길경백산(桔梗白散), 감길탕(甘桔湯)

용 량 3 ~ 9 g

주의 및 부작용 오래 기침을 한 경우 그리고 각혈(咯血)이 있는 경우에는 사용하지 않는 것이 좋다.

약전수재품목 길경유동엑스(Platycodon Fluid extract)

유사생약

- 만삼, 사삼[KHP]

참고문헌

1) Takagi K, Lee EB (1972) Yakugaku Zasshi 92: 961-968
2) Choi SS *et al.* (2002) Planta Med. 68: 794-798
3) Kwon DY *et al.* (2012) Eur. J. Nutr. 51: 529-540
4) Kim HK *et al.* (2007) Biosci Biotechnol. Biochem. 71: 1550-1552
5) Kawashima K *et al.* (1972) Chem. Pharm. Bull. 20: 755-758
6) Kato H *et al.* (1973) Jpn. J. Pharmacol. 23: 709-716
7) Yamauchi K *et al.* (1992) 國方生藥, 138-143, Hirokawa Pub. Co. Japan
8) Ida Y *et al.* (1998) Bioorg. Med. Chem. Lett. 8: 2209-2212
9) Kim YP *et al.* (2001) Planta Med. 67: 362-364
10) An JH *et al.* (2009) J. Med. Food. 12: 1190-1198
11) Fu XJ *et al.* (2009) Am. J. Chin. Med. 37: 967-975
12) Kim JY *et al.* (2008) Food Chem. Toxicol. 46: 3753-3758
13) Lee CE *et al.* (2012) Evid. Based Complement. Alternat. Med. 2012: 759143
14) Han S *et al.* (2011) Nutr. Res. Pract. 5: 198-204
15) Son IH *et al.* (2007) Molecules 12: 1147-1152

길초근

Valerianae Radix et Rhizoma [KP] [JP]
(吉草根, Gil Cho Geun) Korean valerian

기 원 쥐오줌풀 *Valeriana fauriei* Briquet 또는 기타 동속 근연식물(마타리과 Valerianaceae)의 뿌리 및 뿌리줄기이다.

성 상 대개 짧은 뿌리줄기의 주위에 가늘고 긴 뿌리가 많이 붙어 있다. 뿌리줄기는 도란형이고, 길이 1 ~ 2 cm, 지름 1 ~ 3 mm이다. 위쪽 끝에는 싹눈과 줄기의 잔기가 있으며, 그 옆에는 굵고 짧은 주출경이 붙어있는 것이 있다. 주출경은 굵으면서 짧거나 또는 가늘고 길며 매우 작은 비늘잎이 붙어있기도 한다. 질은 단단하여 잘 꺾이지 않는다. 뿌리는 원뿔모양에 가깝고, 길이 10 ~ 15 cm, 지름 1 ~ 3 mm이다. 바깥면에 가는 세로주름이 있고 잘 꺾인다. 뿌리의 횡단면을 확대경으로 볼 때 피부는 연한 회갈색으로 두꺼우며 중심주는 회갈색을 띤다. 특유한 냄새가 강하고 맛은 약간 쓰다.

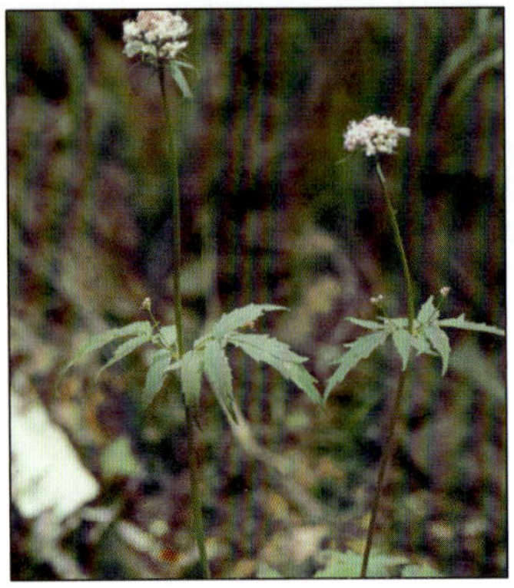

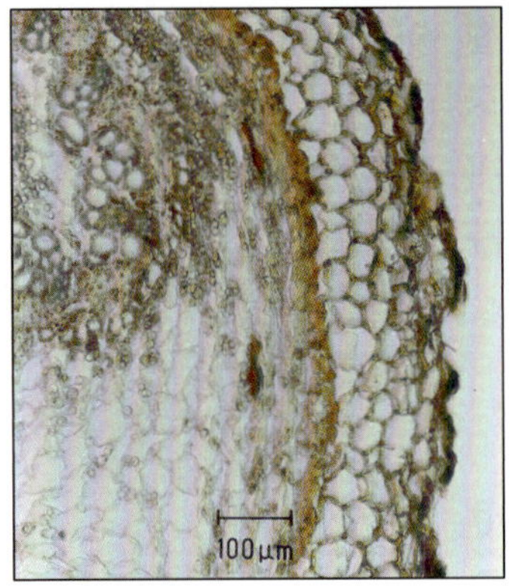

성 분 정유 (kesso oil) 1.0 ~ 8.0%

Monoterpenoid: (+)-bornylisovalerate, bornyl acetate, α-pinene, β-pinene, (−)-camphene, (−)-limonene, α-terpineol, linalool, cineol 등

Sesquiterpenoid: α-kessyl alcohol, α-kessyl alcohol acetate, kessane, kessanol, fauronyl acetate, kessylglycol diacetate, valeranone, kanokonyl acetate, cryptofauronol, valerenic acid 등

Iridoid glycoside: kanokoside A ~ D, patrinoside 등

Alkaloid: chatinine, valerianine

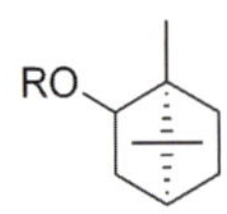

bornyl acetate, R=$COCH_3$
bornyl isovalerate, R= $COCH_2CH(CH_3)_2$

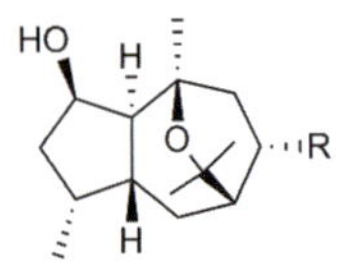

α-kessyl alcohol, R=H
kessyl glycol, R=OH

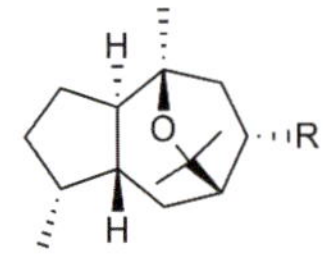

kessane, R=H
kessanol, R=OH

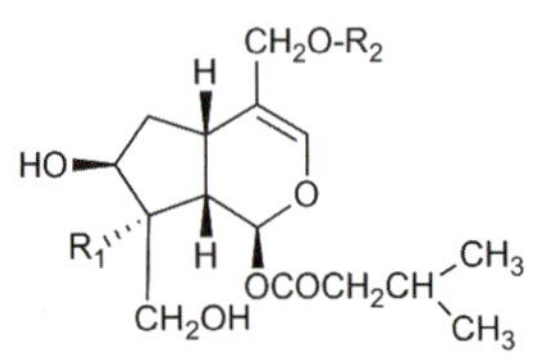

kanokoside B, R_1=OH, R_2=Glc
kanokoside D, R_1=H, R_2=gentiobiose
patrinoside, R_1=H, R_2=Glc

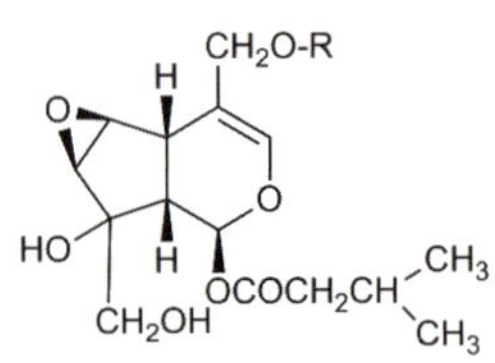

kanokoside A, R=Glc
kanokoside C, R=gentiobiose

약 리 (1) 진정작용

- CH_2Cl_2 추출물 및 kessylglycol diacetate, kessylglycol 8-monoacetate에는 진정작용이 있다. 다량에서는 중추신경계를 마비시키고 혈압강하와 반사흥분도를 감퇴시킨다. 정유를 흡입하여도 진정효과가 있다.
- 발레리아나근 (*V. officinalis*)에서 분리된 sesquiterpene류와 valepotriate류는 benzodiazepine수용체에 결합한다.[13]

(2) 항불안작용

• valerian 추출물과 valerenic acid은 항불안작용을 가진다 (*in vivo*).[1,2)]

(3) 기 타

• 50% EtOH 추출물에는 항스트레스성 궤양작용이 있다.

• MeOH 추출물은 우울증에 효과가 있으며, MeOH 추출물에서 분리된 α-kessyl alcohol이 항우울작용을 나타낸다 (*in vivo*, mouse).[3,4)]

• valerian acupressure을 통해 중환자실 환자의 수면시간을 연장시킨다.[5)]

주의 및 부작용 임신기간에는 사용하지 않는 것이 좋다.[6)]

규 격 **회분** 10.0% 이하 **산불용성회분** 5.0% 이하 **정유함량** 0.3 m*l* 이상 (50.0 g, 실리콘수지 1 m*l*)

응 용 진정, 진경, 구풍약으로 히스테리증, 심계항진에 침제 (浸劑) 또는 틴크제를 사용한다. 유럽에서는 동류생약인 발레리아나근을 민간약으로 많이 사용한다.

처 방 신경증에는 길초 30 g, 오미자 12 g, 합환피 12 g을 술 반근에 7일간 침적시킨 후 1회 10 m*l*씩 1일 3회 복용한다.

용 량 히스테리, 발작 등에는 발레리아나근의 틴크 1회 2 m*l*, 1일 6 m*l*를 쓰고, 가루는 1일 1 ~ 2 g을 복용한다. 외용 (목욕요법, 수면유도)에는 100 g을 사용한다.[¶4]

동류생약

• 발레리아나근 (Valerianae Officinalis Rhizoma)

Valeriana officinalis L.의 뿌리줄기로 유럽산이다.

정유 1 ~ 3%: bornylisovalerate, bornyl acetate, bornyl formate, valerianol, kessylglycol 등 (α-kessyl alcohol은 없다).

Iridoid: valepotriate류 (valtrate, isovaltrate, acetovaltrate, valerosidate 등).

valepotriate류는 *V. wallichii* DC. (인도 히말라야산)와 *Centranthus ruber* DC. (Valerianaceae, 유럽산)에도 2% 가량 함유되어 있다.

● 참고문헌

1) Del Valle-Mojica LM *et al.* (2011) Evid. Based Complemet. Alternat. Med. 2011: 403591
2) Del Valle-Mojica LM, Orbiz JG (2012) Planta Med. 78: 1719-1724
3) Oshima Y *et al.* (1995) Chem. Pharm. Bull. 43: 169-170
4) Liu XG *et al.* (2012) Fitoterapia 83: 599-603
5) Chen JH *et al.* (2012) Int. J. Nurs. Stud. 49: 913-920
6) Mahmoudian A *et al.* (2012) Zhong Xi Yi Jie He Xue Bao 10: 424-429

단 삼 Salviae Miltiorrhizae Radix KP CP

(丹蔘, Dan Sam) salvia miltiorrhiza root

기 원 단삼 *Salvia miltiorrhiza* Bunge (꿀풀과 Labiatae)의 뿌리이다. 건조한 것은 정량할 때 salvianolic acid 4.1% 이상을 함유한다.

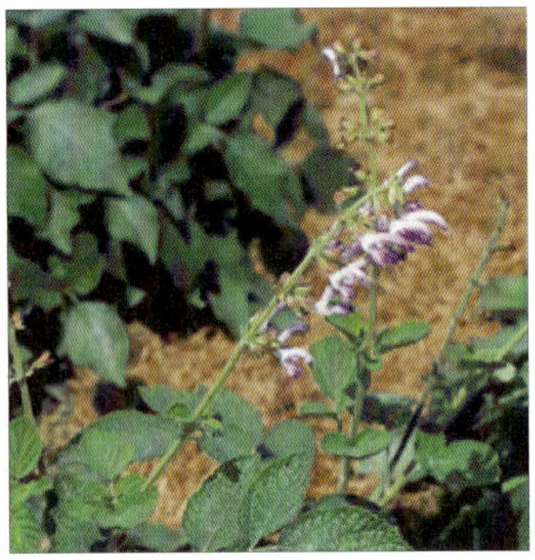

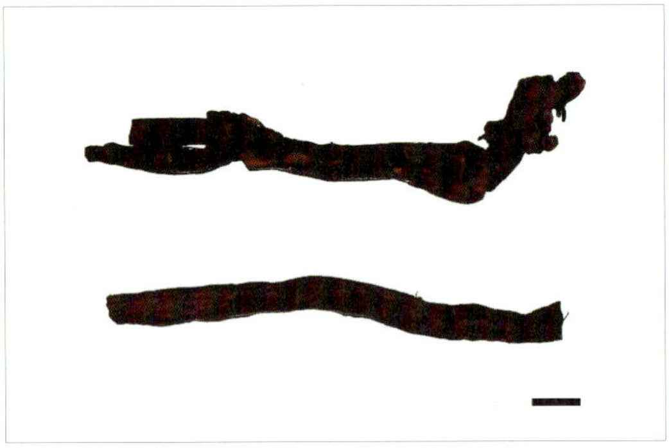

성 상 긴 원기둥모양이고, 길이 10 ~ 20 cm, 지름 3 ~ 15 mm이다. 뿌리는 1 ~ 2 개 또는 여러 개로 가지가 갈리고 약간 구부러졌으며 수염모양의 가는 뿌리를 가지기도 한다. 바깥면은 거칠고 적갈색 또는 어두운 적갈색이며 세로주름 무늬가 있다. 오래된 뿌리는 겉껍질이 무르고 연하다. 질은 단단하면서 취약하다. 자른 면은 무르고 벌어진 틈이 있거나 약간 평평하면서 치밀하며, 피부는 적갈색이고, 목부는 회황색 또는 자갈색이며, 도관 묶음은 황백색이고, 방사상으로 배열되어 있다. 횡단면을 현미경으로 볼 때 코르크층은 4 ~ 6열의 코르크세포로 되어 있다. 피부는 넓고 사부는 반달모양이다. 형성층은 고리를 이루고 속간형성층은 그렇게 뚜렷하지 않다. 목부는 8 ~ 10묶음으로 방사상을 이룬다. 도관은 형성층 부근에 많이 모여 있고 중앙으로 갈수록 1열로 배열하고 있다. 목부 섬유는 묶음으로 되어 중앙의 1차 목부 주위에 분포한다. 약간 특유한 향기가 있으며 맛은 약간 쓰고 떫다.

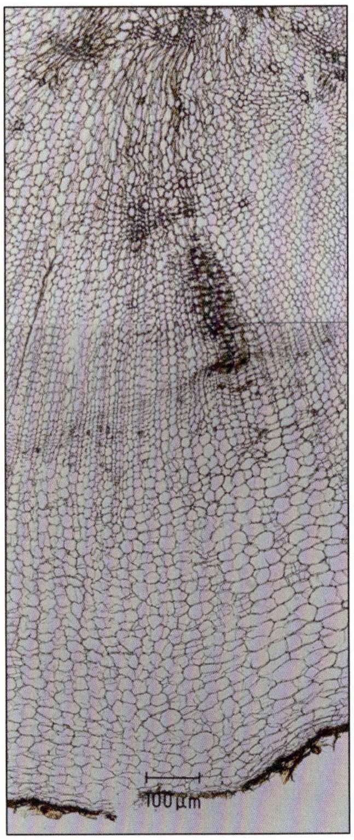

성 분 Diterpenoid: tanshinone I, II, IIA, IV, oleoyl neocryptotanshinone, oleoyl danshenxinkun, neocryptotanshinone, dihydrotanshinone I, danshenxinkun A, B, neocryptotanshinone II, 6,12-dihydroxyabieta-5,8,11,13-tetraen-7-one

Phenolic compound: rosmarinic acid, lithospermic acid A, B, salvianolic acid A, B 등

Alkaloid: salviamiltamide, 3-(3',4'-dihydroxyphenyl)-(2*R*)-lactamide

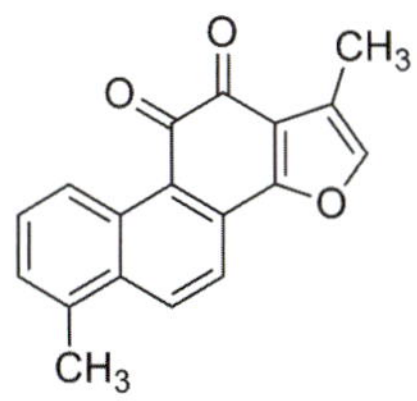
tanshinone I

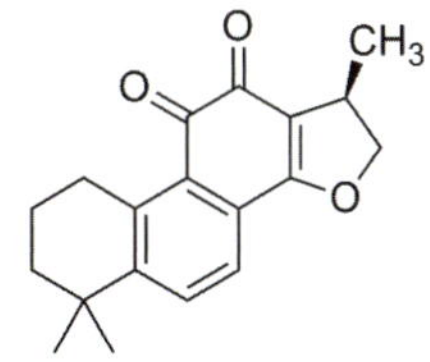
cryptotanshinone

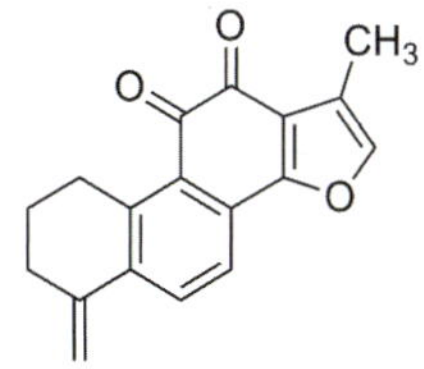
methylenetanshiquinone

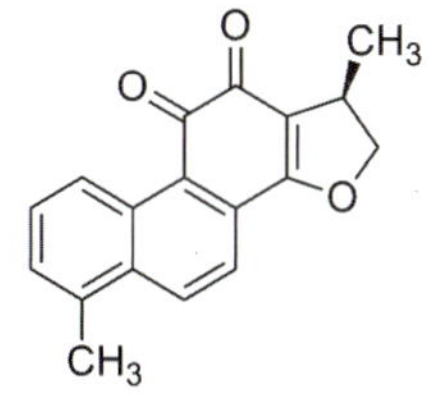
15,16-dihydrotanshinone I

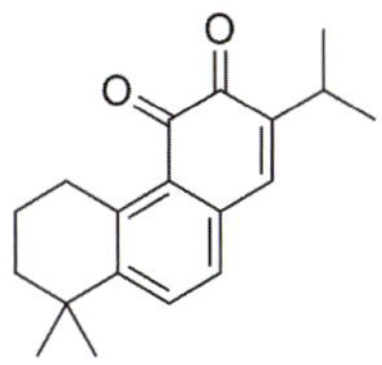
miltirone

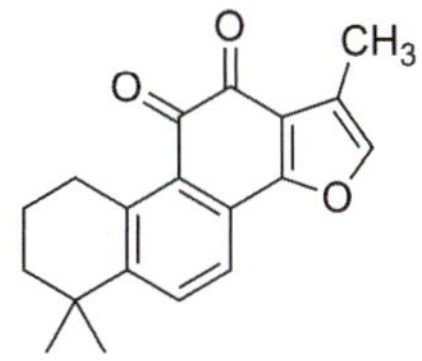
tanshinone IIA

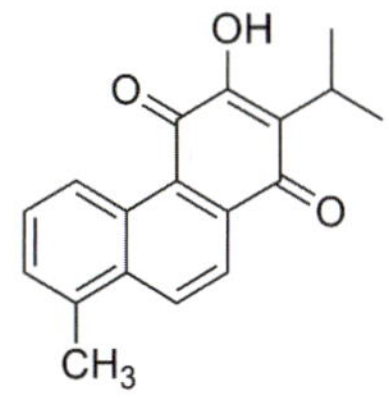
danshenxinkun B

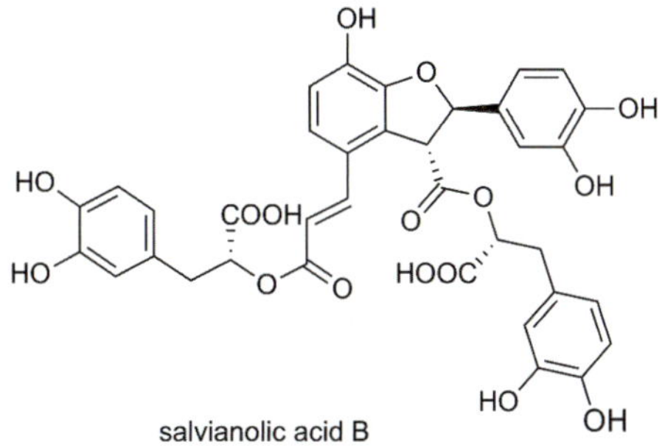
salvianolic acid B

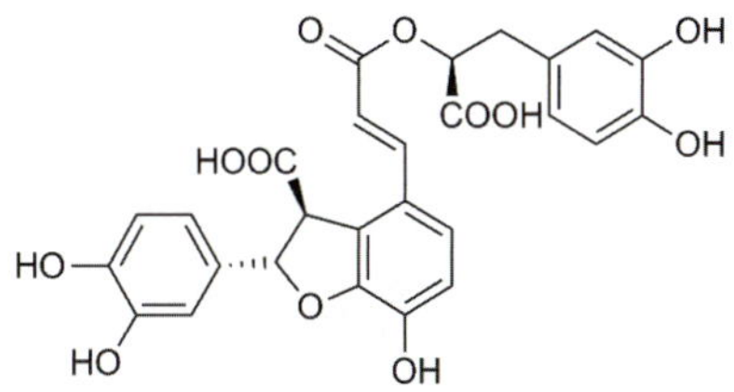
lithospermic acid

약 리

(1) 순환계에 대한 작용(혈관확장작용, 심장질환치료작용)

- tanshinone I과 IV, cryptotanshinone은 심근의 허혈(ischemia)에 의한 합병증을 예방하며(적출심장, rabbit),[¶3] 주사액은 관상동맥을 확장하고, 혈압을 내린다(적출심장, guinea pig, rabbit).
- tanshinone VI는 일시적인 허혈(hypoxia/reoxygenation injury)로부터 심근을 보호해 주며, insulin-like growth factor-1으로 유도한 심근의 섬유화 과정을 늦춘다(*in vitro*).[1)]
- 물추출물은 homocysteine으로 인한 혈관상피세포의 이상기능을 억제한다(*in vitro*, HUVEC).[2)]
- 추출물은 선천성 심장질환환자에 bypass 시술 후에 나타나는 endothelin-1과 thromboxane B2의 증가를 줄인다(*in vivo*).[3)]

(2) 간세포보호작용

- 물추출물은 세포질 내의 p53을 제거함으로써 담도결찰로 인한 간세포의 세포사멸을 억제한다(*in vivo*, rat).[4)]
- 추출물은 세포내 thiol을 고갈시키고 미토콘드리아의 기능장애를 초래하며 활성산소의 생산을 증가시킴으로써 간암세포의 세포사멸을 유도한다(*in vitro*, human hepatoma HepG2 cells).[5)]
- 추출물은 aflatoxin-B1으로 유도한 간암발생을 억제한다(*in vivo*, rat).[6)]
- 물추출물은 담관결찰로 인한 간문맥에서의 고혈압증상과 간섬유화를 개선한다(*in vivo*, rat).[7,8)]

(3) 뇌세포보호작용

- salvianic acid A는 MPP^+(1-methyl-4-phenylpyridinium ion)로 유도한 세포독성으로부터 human neuroblastoma SH-SY5Y cell을 보호한다(*in vitro*).[9]

- 물추출물은 흰쥐 신경교세포에 유도한 superoxide의 생성을 억제하고, dopamine의 유리를 촉진한다(*in vitro*).[10]
- tanshinone ⅡA은 허혈성손상(focal cerebral ischemia)으로부터 대뇌조직을 보호한다(*in vivo*, mouse).[11]
- salvianolic acid B는 H_2O_2로 유도된 세포독성으로부터 rat 갈색세포종 세포를 보호한다(*in vitro*).[12]

(4) 항암작용

- tanshinone의 유도체인 compound 278E는 암세포의 분화를 유도하고 c-myc나 c-fms, c-jun, c-fos와 같은 proto-oncogene의 발현을 조절한다(*in vitro*).[13]
- tanshinone은 P388 lymphocytic leukemia cell에 대한 세포독성을 나타내며 C-15위치의 이중결합과 A환의 단일결합이 중요한 역할을 한다(*in vitro*).[14]
- dihydrotanshinone I은 여러가지 암세포주에 대한 세포독성을 나타낸다(*in vitro*).[15,16]

(5) 알코올섭취억제작용

- miltirone은 알코올섭취 중단으로 인해 나타나는 해마부위의 $GABA_A$ 수용체 a_4 subunit mRNA의 발현증가를 억제함으로써 알코올 중독 치료에 유효하다(*in vitro, in vivo*, animal model,).[17,18]
- 추출물(IDN 5082)은 음주습관의 취득을 늦춘다(*in vivo*, rat).[19]

(6) 기 타

- 진정 · 진통작용: 물추출물에는 진정작용이 있어 barbiturate에 의한 수면시간을 연장한다. 진통 작용도 있다.
- 항세균 · 항진균작용: diterpenoidal quinone류에는 항산화작용이 있고, 세균의 성장을 억제하며 여러 가지 피부진균에 효과가 있다. 수침액(1 : 3)은 각종 피부진균의 성장을 억제한다.
- 항염증작용: tanshinone류는 LPS로 유도한 NO생성의 초기단계에 작용하여 NO의 생성을 억제하며(*in vitro*, RAW 264.7 cells),[20] LPS로 유도한 IL-12와 interferon-γ의 생성을 억제한다(*in vitro*).[21]
- 항알러지작용: 물추출물은 IgE가 매개하는 알러지반응을 억제한다(*in vitro*).[22]
- salvianolic acid B는 피부조직의 혈관신생작용을 촉진하여 일시적인 허혈(성형수술 등으로 인한)로 인한 피부조직의 손상을 개선한다(*in vivo*, rat).[23]
- tanshinone IIA는 파골세포(osteoclast)의 분화와 뼈의 재흡수를 억제한다(*in vitro*).[24]
- lithospermic acid A, B는 HIV-1 integrase를 선택적으로 억제한다(*in vitro*, enzyme assay, cellular assay).[25]
- 서양에서는 진정, 살균, 강심(심울혈이나 심부종에 사용)효과가 알려져 있고 특정 심장질환에 사용해 왔다.[¶3]

확인시험 (1) 가루 1.0 g에 EtOH 10 m*l*를 넣어 잠깐 끓여서 여과한 여액은 등황색을 나타내고, 이 여액에 묽은 H_2SO_4 1 m*l*와 Zn가루 0.5 g을 넣어 잠시 방치하면 노란색으로 변한다.

(2) 가루 2 g을 달아 MeOH 10 m*l*를 넣어 1 시간 초음파추출하고 여과한 액을 검액으로 한다. 따로 tanshinone IIA 표준품 1 mg을 MeOH 1 m*l*에 녹여 표준액으로 한다. 이들 액을 가지고 TLC 법에

따라 시험한다. 검액 및 표준액 20 μl씩을 TLC용 silica gel (형광제 첨가)을 써서 만든 박층판에 점적한다. 다음에 *n*-hexane·ethyl acetate 혼합액 (4 : 1)을 전개용매로 하여 약 10 cm 전개시킨 다음 박층판을 바람에 말린다. 여기에 자외선 (주파장 254 nm)을 쪼일 때 또는 분무용 H_2SO_4 시액을 고르게 뿌리고 가열할 때 검액에서 얻은 여러 개의 반점 중 1 개의 반점은 표준액에서 얻은 반점과 색상 및 R_f 값이 같다.

규 격 **건조감량** 12.0% 이하 **회분** 10.0% 이하 **엑스함량** 묽은 EtOH 엑스 25.0% 이상

응 용 활혈, 조경, 소종, 진통약으로 월경부조 (月經不調), 복통, 경폐 (經閉), 산후의 구토와 복통, 류머티즘 등에 사용한다.

처 방 단삼산 (丹蔘散), 단삼탕 (丹蔘湯)

용 량 6 ~ 15 g을 달여서 먹거나 환제 또는 산제로 하여 복용한다.

● **참고문헌**

1) Yagi A, Takeo S (2003) Yakugaku Zasshi 123: 517-532
2) Chan K *et al.* (2004) Life Sci. 75: 3157-3171
3) Xia Z *et al.* (2003) J. Thorac. Cardiovasc. Surg. 126: 1404-1410
4) Oh S-H *et al.* (2002) Toxicol. Appl. Pharmacol. 182: 27-33
5) Liu J *et al.* (2001) Life Sci. 69: 1833-1850
6) Liu J *et al.* (2001) Life Sci. 69: 309-326
7) Lee TY *et al.* (2000) J. Hepatol. 32: 211
8) Wasser S *et al.* (1998) J. Hepatol. 29: 760-771
9) Wang XJ, Xu JX (2005) Neurosci. Res. 51: 129-138
10) Koo BS *et al.* (2004) Neurochem. Res. 29: 1837-1845
11) Lam BYH *et al.* (2003) Phytomedicine 10: 286-291
12) Lui CS *et al.* (2007) Phytomedicine 14: 492-497
13) Liao HF *et al.* (2005) Anticancer Drugs 16: 175-183
14) Mosaddik MA (2003) Phytomedicine 10: 682-685
15) Lee DS, Lee SH (2000) J. Biosci. Bioeng. 89: 292-293
16) Yoon Y *et al.* (1999) J. Ethnopharmacol. 68: 121-127
17) Mostallino MC *et al.* (2004) Eur. J. Pharmacol. 494: 83-90
18) Carai MAM *et al.* (2000) Fitoterapia 71: S38-S42
19) Brunetti G *et al.* (2003) J. Ethnopharmacol. 85: 93-97
20) Choi HS *et al.* (2004) Arch. Pharm. Res. 27: 1233-1237
21) Kang BY *et al.* (2000) Immunopharmacology 49: 355-361
22) Kim HM *et al.* (1999) Gen. Pharmacol. 32: 603-608
23) Lay IS *et al.* (2003) J. Surg. Res. 115: 279-285
24) Kim HH *et al.* (2004) Biochem. Pharmacol. 67: 1647-1656
25) Abd-Elazem IS *et al.* (2002) Antivir. Res. 55: 91-106

당 귀 Angelicae Gigantis Radix KP CP (當歸, Dang Gwi) Korean angelica

기 원 참당귀 *Angelica gigas* Nakai (미나리과 Umbelliferae)의 뿌리이다. 중국에서는 당귀(當歸) *A. sinensis* (Oliv.) Diels의 뿌리를, 일본에서는 일당귀(日當歸) *A. acutiloba* Kitag. 및 기타 근연식물의 뿌리를 쓴다. 건조한 것은 정량할 때 nodakenin, decursin 및 decursinol angelate의 합 6.0% 이상을 함유한다.

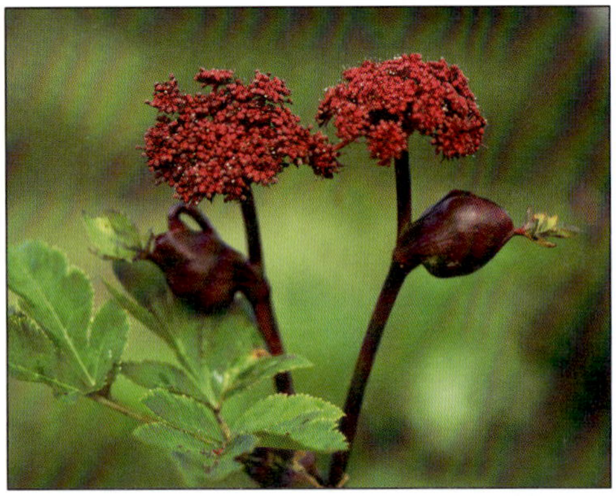

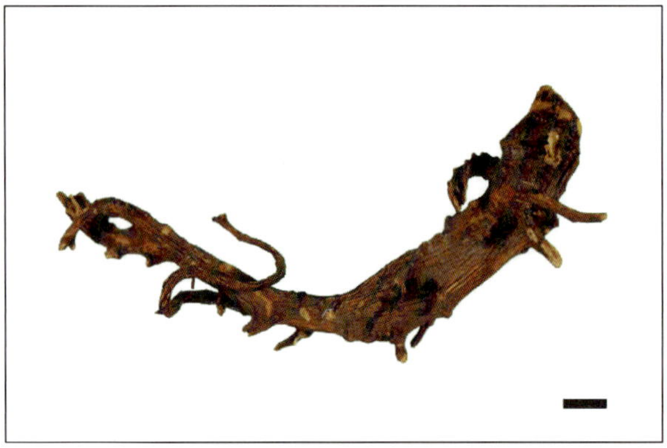

성 상 원뿔모양 또는 좁은 긴 원뿔모양이고 보통 가지가 갈리며, 길이 15 ~ 25 cm, 지름 2 ~ 5 cm이다. 바깥면은 연한 황갈색 ~ 흑갈색이고 고르지 않은 세로주름이 있으며 점모양의 수염뿌리 자국이 있다. 근두부는 팽대되어있고 보통 줄기 및 잎의 잔기가 남아 있다. 질은 단단하나 무르다. 꺾인 면은 피부가 연한 갈색 또는 황갈색이고 비교적 성글며 벌어진 틈이 많으며, 목부는 흰색 또는 황백색이다. 횡단면을 현미경으로 볼 때 5 ~ 6층의 코르크층에 이어 세포가 가로로 배열되어 있고 제 1기 피부에서 목부에 이르는 유세포는 거의 사각의 벽돌모양이며 규칙적으로 배열되어 있다. 피부에는 이생세포간극이 있으며 황갈색의 내용물이 들어 있는 분비도 및 인피섬유 무리가 군데군데 섞여 있다. 도관은 주로 계문도관이나 나선문도관이고, 유세포에는 전분립이 많이 들어 있다. 약간 특유한 냄새가 있고 맛은 약간 쓰면서 달다. 정유가 뿌리에는 0.31%, 과실에는 0.69% 함유되어 있다.

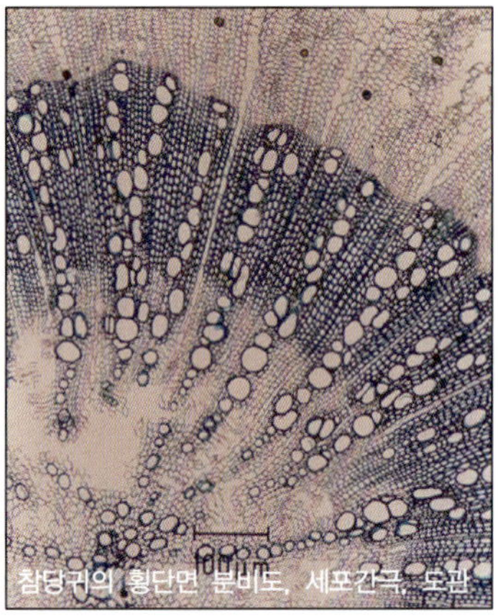

참당귀의 횡단면 분비도, 세포간극, 도관

성 분 Coumarin: decursin, decursinol, decursinol angelate, marmesin, xanthotoxin, 7-demethoxysuberosine, umbelliferone, isoimperatorin, xanthyletin, 7-methoxy-5-prenyloxycoumarin, peucedanone, nodakenin, gigasol, agasyllin, prenyletin, nodakenetin 등

Polyacetylene: octadeca-1,9-dien-4,6-diyn-3,8,18-triol, 18-acetoxy-octadeca-1,9-dien-4,6-diyn-3,8-diol

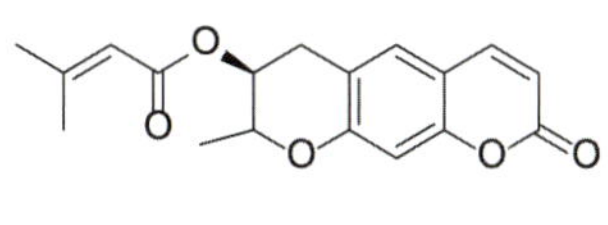
decursin

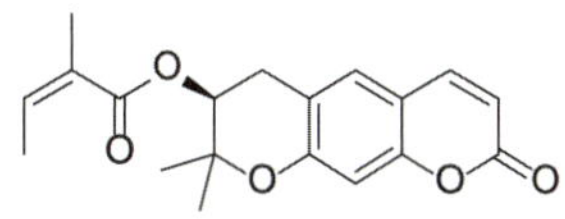
decursinol angelate

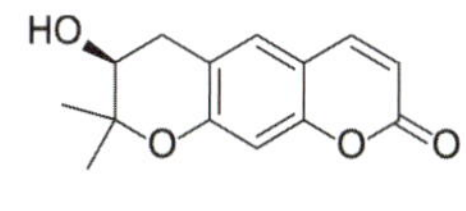
decursinol

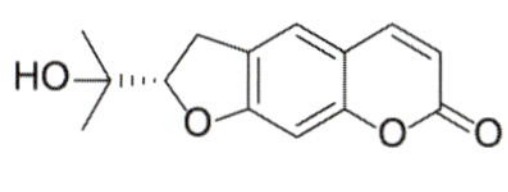
marmesin

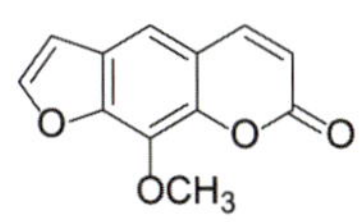
xanthotoxin

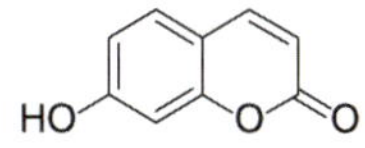
umbelliferone

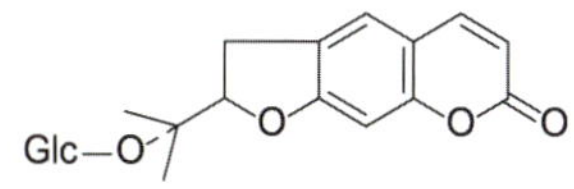
nodakenin

약 리

(1) 진정, 진통, 진경작용

- decursin과 decursinol은 토끼의 적출장관 및 적출심장의 운동을 마비시키며 혈압강하, 호흡억제작용이 있다.
- 알코올추출물은 진경 및 진통작용을 가지고 있다.
- MeOH 추출물은 여러 가지 실험모델에서 중추신경계에 작용하여 진통작용을 나타내며, 특히 염증과 관련된 통증에 대하여 보다 강력한 진통작용을 나타낸다.[1)]

(2) 항암작용

- decursin과 decursinol angelate는 protein kinase C를 활성화시킴으로써 다양한 인간 유래의 암세포주에 대해서는 강한 세포독성을 나타내나, 섬유아세포에 대해서는 약한 세포독성을 보인다 (*in vitro*, ED_{50} 약 5 ~ 16 *μg/ml*).[2,3)] 또한, Sarcoma-180 tumor cell에 의한 종양의 크기를 현저하게 줄여주고 수명을 연장시킨다 (*in vivo*, mouse, *i.p.*).[4)]
- 알코올추출물은 적혈구의 생성을 촉진시키며 강한 항돌연변이성을 나타낸다.

(3) 뇌세포보호작용

- EtOH 추출물이나 decursinol을 장기간 복용하면 amyloid-β peptide (알츠하이머병)에 의해 발생하는 기억력 손상을 예방할 수 있다 (*in vivo*, mouse).[5)]
- decursin은 해마에 있는 acetylcholinesterase (AChE)를 저해함으로써 scopolamine으로 유도한 기억력 감퇴를 개선한다 (*in vivo*, mouse, 1 ~ 5 mg/kg).[6)]

(4) 기 타

- 혈소판응집억제작용: decursinol angelate와 decursin은 혈소판응집반응 (arachidonic acid나 U46619에 의한)을 억제한다.[7)]
- 항염증작용: 당귀에서 분리된 polyacetylene류는 활성화된 대식세포의 NO 합성을 억제한다 (*in vitro*, RAW 264.7 cell).[8)]
- 면역증강작용: 다당류인 angelan을 설치류의 대식세포 (RAW 264.7)에 처리하면 LPS와는 다르게 막수용체인 CD14와 CR3, p38 MAPK의 활성화를 거쳐서 NFκB/Rel를 활성화시킨다 (*in vitro*).[9~13)]
- 항균작용: 알코올추출물에는 항세균, 항진균작용이 있으며, decursinol angelate와 decursin은 고초균의 성장을 억제한다 (*in vitro*).[14)]

- 항알러지작용: 알코올추물물은 알러지성 염증이 유도된 사람 비만세포에서 항알러지효과를 나타낸다 (*in vitro*).[15]
- 파골세포 형성 억제작용: TNFα에 의해 tartrate-resistant acid phosphatase (Trap)의 증가가 유도된 primary bone marrow cells에서 Trap의 mRNA level과 MMP-9, NFκB의 활성을 감소시킨다 (*in vitro*).[16]
- 멜라닌 생성억제: 알코올추출물은 isobutylmethylxanthine를 이용하여 melanogenesis를 유도한 mouse melanoma B16 cell에서 tyrosinase, TPR-1,2의 level을 감소시켜 멜라닌 생성을 억제한다 (*in vitro*).[17]

확인시험 가루 및 당귀표준생약 1 g을 달아 EtOH 5 m*l*를 넣고 수욕에서 10분간 가열한 다음 식히고 여과한 여액을 검액 및 당귀표준생약표준액으로 한다. 이들 액을 가지고 TLC 법에 따라 시험한다. 검액 및 당귀표준생약표준액 5 μ*l*씩을 TLC용 silica gel (형광제 첨가)을 써서 만든 박층판에 점적한다. 다음에 *n*-hexane·ethyl acetate 혼합액 (2 : 1)을 전개용매로 하여 약 10 cm 전개한 다음 박층판을 바람에 말린다. 여기에 자외선 (주파장 365 nm)을 쪼일 때 검액에서 얻은 여러 개의 반점 중 2 개의 반점은 당귀표준생약표준액에서 얻은 반점과 색상 및 R_f 값이 같고, 같고, 그 중 R_f 값 0.1 부근에서 decursinol 및 R_f 값 0.4 부근에서 decursin의 반점을 나타낸다.

규 격 **줄기 및 목질근** 줄기 및 목질근이 5.0% 이상 섞여 있지 않다. **이물** 줄기 및 목질근 이외의 이물이 1.0% 이상 섞여 있지 않다. **회분** 6.0% 이하

응 용 보혈강장, 구어혈 (驅瘀血), 강장 (强壯), 진정 (鎭靜), 진통약으로 빈혈증, 복통 (腹痛), 신체동통 (身體疼痛), 월경불순, 월경곤란, 월경통, 특히 부인과 질환 (냉증, 빈혈, 갱년기장애, 혈행장애 등)에 많이 쓴다.

처 방 사물탕 (四物湯), 귀용탕 (歸茸湯), 당귀사역산 (當歸四逆散), 당귀작약산 (當歸芍藥散), 당귀강활탕 (當歸羌活湯), 당귀건중탕 (當歸建中湯), 당귀탕 (當歸湯), 당귀산 (當歸散)

용 량 3 ~ 9 g

동류생약

- 일당귀

참고문헌

1) Choi SS *et al.* (2003) Biol. Pharm. Bull. 26: 1283-1288
2) Ahn KS *et al.* (1997) Planta Med. 63: 360-361
3) Ahn KS *et al.* (1996) Planta Med. 62: 7-9
4) Lee S *et al.* (2003) Arch. Pharm. Res. 26: 727-730
5) Yan JJ *et al.* (2004) Prog. Neuropsychopharmacol. Biol. Psychiatry 28: 25-30
6) Kang SY *et al.* (2003) Neurobiol. Learn. Mem. 79: 11-18
7) Lee YY *et al.* (2003) Arch. Pharm. Res. 26: 723-726
8) Choi YE *et al.* (2000) Biol. Pharm. Bull. 23: 884-886
9) Jeon YJ *et al.* (2001) Int. immunopharmacol. 1: 1331-1339
10) Jeon YJ *et al.* (2001) Int. Immunopharmacol. 1: 237-245
11) Han SB *et al.* (1998) Immunopharmacol. 40: 39-48

12) Jeon YJ *et al.* (1999) Immunopharmacol. 43: 1-9
13) Han SB *et al.* (1998) Immunopharmacol. 40: 39-48
14) Lee S *et al.* (2003) Arch. Pharm. Res. 26: 449-452
15) Sohn Y *et al.* (2012) Food Chem. Toxicol. 50(9): 2987-95
16) Kil JS *et al.* (2008) Phytother. Res. 22(4): 472-6
17) Lv N *et al.* (2007) Int. J. Mol. Med. 20(5): 763-7

일당귀 Japonicae Angelicae Radix KHP JP
(日當歸, Il Dang Gwi) Japanese angelica root

기 원 일본당귀 *Angelica acutiloba* Kitagawa 또는 *Angelica acutiloba* Kitagawa var. *sugiyamae* Hikino (미나리과 Umbelliferae)의 뿌리를 건조한 것이다. 동속식물에는 북해당귀 *A. acutiloba* Kitag. var. *sugiyama* Hikino, *A. acutiloba* var. *iwatensis* Hikino가 있다.

산 지 일본

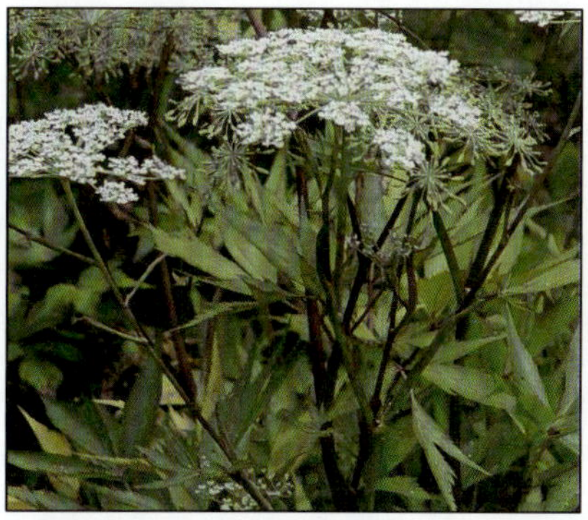

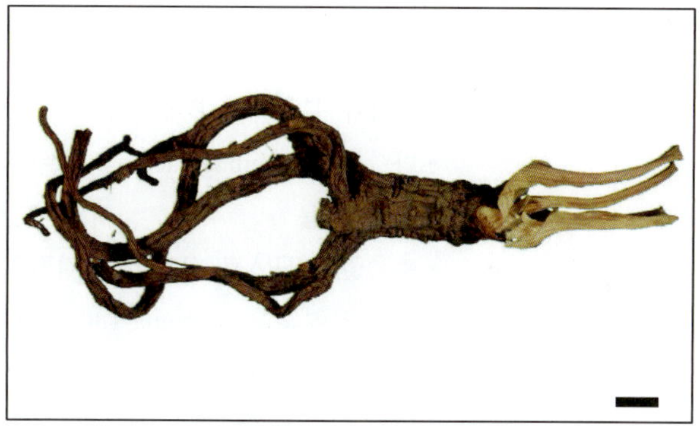

성 상 굵고 짧은 주근에서 다수의 뿌리를 분지한 방추형 (길이 10 ~ 25 cm)이며 근두부에는 엽초가 남아 있다. 바깥면은 암갈색 ~ 적갈색이다. 꺾인 면은 담황색 ~ 황갈색으로 편평하고 특이한 냄새가 있고, 맛은 처음에는 약간 달고 후에는 약간 쓰다.

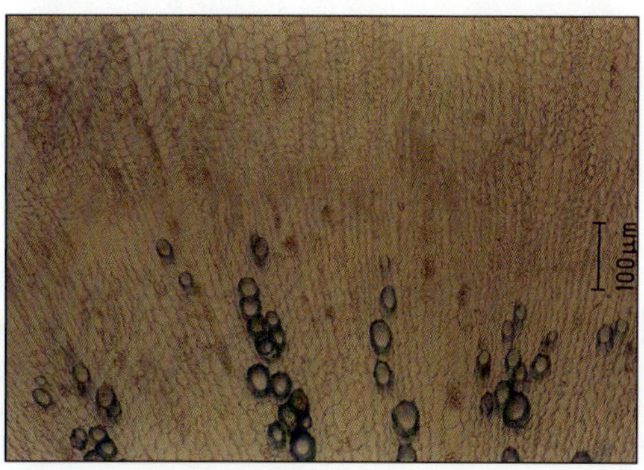

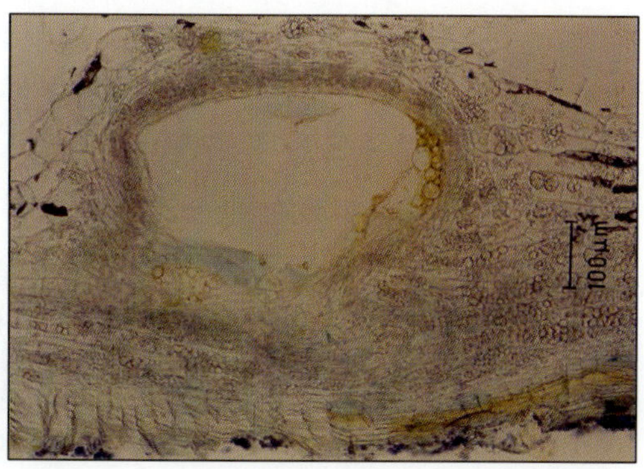

성 분 **정유**: 약 0.2%

Phthalide: ligustilide, butylidenephthalide, butylphthalide, sedanoic acid 등

Polyacetylene: falcarindiol, falcarinol, falcarinolone 등

Coumarin: scopoletin, umbelliferone 등

다당류: AR-2IIa, AR-2IIa-IId, AGIIb-1 (arabinogalactan), AR-4E-2

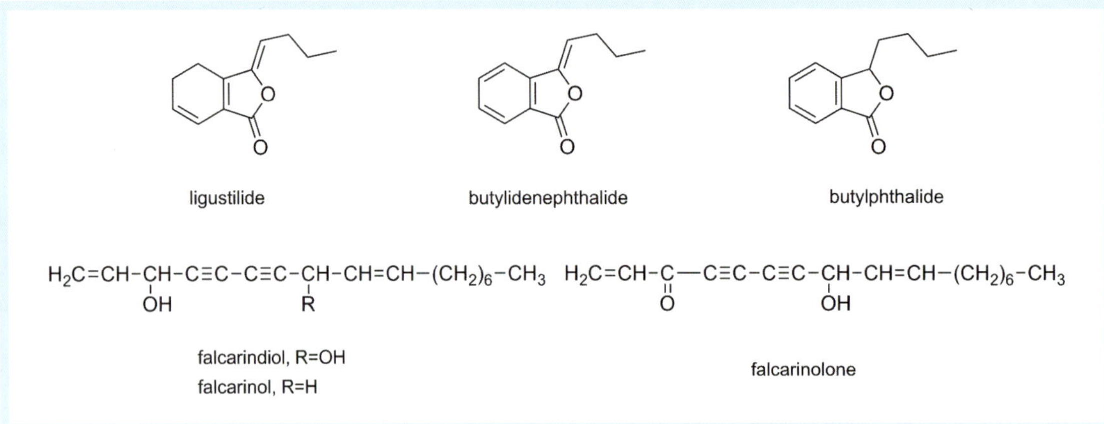

약 리 **(1) 면역계에 대한 작용**

- 물추출물은 모세혈관의 투과성을 낮추고, 관절염의 발생과 피부과민성 항체의 생산을 억제한다.[1)]
- 다당류 분획에는 B, T 임파구 활성화작용 및 interferon 유발활성, 항보체활성 등이 있다.
- 다당류인 arabinogalactan류에는 항보체활성이 있다.[2~4)]

(2) 항암작용

- 추출물은 TPA로 유도한 인지질의 대사과정을 억제하여 항종양활성을 나타낸다(*in vitro*).[5)]
- 다당류 분획은 Sarcoma-180, IMC carcinoma, Meth A fibrosarcoma, MM-46 tumor에 대하여 항종양작용을 나타내며, 활성물질인 AR-4E-2는 펙틴과 유사한 구조이면서 rhamnogalacturonan기를 가지고 있다.[6)]

(3) 항알러지작용

- 알코올추출물은 phorbol-12-myristate-13-acetate와 Ca ionophore로 유도된 사람 비만세포에서 TNFα, IL-6, IL-8를 감소시켰고, ERK와 JNK의 인산화를 억제한다(*in vitro*).[7)]
- anti-DNP IgE에 의해 유도된 rat에서 evans blue 혈관외유출을 억제한다(*in vivo*).[7)]

(3) 기 타

- ligustilide, butylidenephthalide 등에는 anti-acethylcholine 작용이 있으며, ligustilide에는 항천식작용, 진경작용이 있다.
- falcarindiol은 NO로 유도한 뇌신경세포(해마세포)의 세포사멸로부터 뇌신경세포를 보호한다(*in vitro*).[8)]
- 중국산 당귀에서는 심혈관계에 대한 작용, 혈소판응집저지작용, 백혈구의 식작용증강효과가 보고되었다.
- 일당귀 추출물은 Streptozotocin에 의해 유도된 당뇨쥐 모델에서 glycation end products (AGEs)와 mitochondrial thiobarbituric acid-reactive substance, Nε -(carboxymethyl)lysine, 신장에서의 AGEs

receptor의 level을 증가시켜 항당뇨 효과를 보인다 (*in vivo*).[9]

규 격 **회분** 7.0% 이하 **산불용성 회분** 1.0% 이하 **엑스함량** 묽은 EtOH 엑스 35% 이상

응 용 보혈, 강장, 진통, 진정약

처 방 당귀의 경우와 같다.

● 참고문헌

1) Tanaka F *et al.* (1982) Shoyakugaku Zasshi 36: 78
2) Kiyohara H *et al.* (1989) Carbohydr. Res. 193: 201-214
3) Kiyohara H *et al.* (1988) Carbohydr. Res. 182: 259-275
4) Kiyohara H *et al.* (1989) Carbohydr. Res. 193: 193-200
5) Okuyama T *et al.* (1990) Chem. Pharm. Bull. 38: 1084-1086
6) Yamada H *et al.* (1990) Planta Med. 56: 182-6, 420
7) Lee K *et al.* (2012) Immunopharmacol. Immunotoxicol. 34(4): 571-7
8) Kim MJ *et al.* (2003) Neuroreport 14: 1941-1944
9) Liu IM *et al.* (2011) J. Food. Sci. 76(7): H165-74

당 삼 Codonopsis Pilosulae Radix KP CP
(黨蔘, Dang Sam) **만삼** (蔓蔘)

기 원 만삼 *Codonopsis pilosula* (Franch.) Nannfeldt., 소화당삼 (素花黨參) *C. pilosula* Nannfeldt. var. *modesta* L. T. Shen 또는 천당삼 (川黨參) *C. tangshen* Oliver (초롱꽃과 Campanulaceae)의 뿌리이다. 만삼 (蔓蔘)이라고도 하며, 우리나라 중부, 북부지역 및 중국에 자생하는 다년초이다.

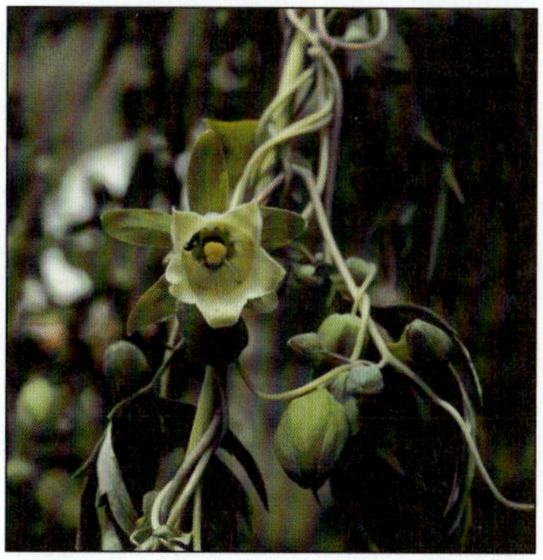

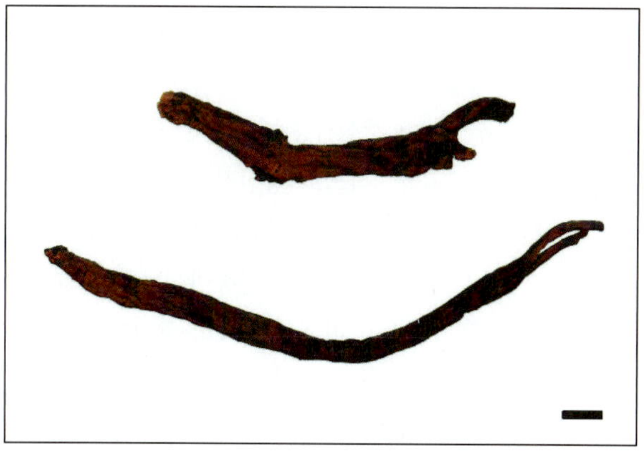

성 상 **만삼** 긴 원기둥모양이며 약간 구부러져 있고, 길이 10 ~ 35 cm, 지름 4 ~ 20 mm이다. 바깥면은 황갈색 ~ 회갈색이다. 근두부에는 혹모양으로 돌기된 줄기 자국과 눈이 많이 있고, 이들 줄기 자국의 정단은 아래로 오목하게 둥근 점모양을 나타낸다. 근두부 아래에는 치밀하고 고리모양인 가로무늬가 있고, 아래로 갈수록 점점 듬해지며, 어떤 것은 이 가로무늬가 전체 길이의 반에 달하기도 한다.

재배약재는 이 가로무늬가 적고 털이 없으며, 전체에 세로주름무늬 및 가로로 긴 껍질눈이 흩어져 있고, 지근이 떨어진 자리에는 보통 흑갈색의 끈적끈적한 물질이 있다. 질은 약간 단단하거나 질기다. 꺾인 면에는 벌어진 틈 또는 방사상의 무늬가 있고, 피부는 연한 황백색 ~ 연한 갈색이며, 목부는 연한 노란색이다. 특유한 향기가 있고 맛은 약간 달다.

소화당삼(素花黨參) 긴 원기둥모양이며, 길이 10 ~ 35 cm, 지름 5 ~ 25 mm이다. 바깥면은 황백색 ~ 회황색이고 근두부 아래에는 촘촘한 고리모양인 가로무늬가 전체 길이의 절반을 차지하고 있다. 꺾인 면에는 벌어진 틈새가 비교적 많고 피부는 회백색 또는 연한 갈색이다.

천당삼(川黨參) 긴 원기둥모양이며, 길이 10 ~ 45 cm, 지름 5 ~ 20 mm이다. 바깥면은 회황색 ~ 황갈색이고 불규칙한 세로홈이 뚜렷하다. 질은 비교적 부드러우면서 질기다. 꺾인 면은 벌어진 틈이 비교적 적고 피부는 황백색이다.

성 분 Saponin 및 미량의 alkaloid, 단백질, 비타민 B_1, B_2, 그리고 5-(hydroxymethyl)-2-furaldehyde를 함유한다.

Sesquiterpenoid: 8β-hydroxyasterolid

Alkaloid: perlolyrine

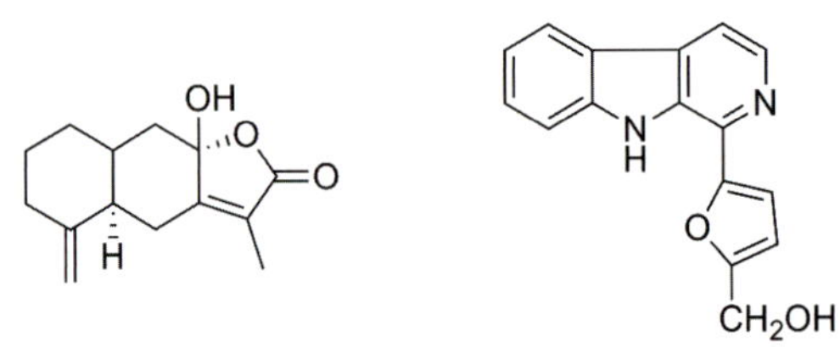

8β-hydroxyasterolide perlolyrine

약 리 **(1) 강장작용**

- 조혈작용: 비장의 기능을 강화하여 적혈구 생성을 촉진한다. 즉, 당삼의 알코올추출물 또는 물추출물을 경구투여하거나 피하주사하면, 실험동물(rabbit)의 적혈구와 헤모글로빈이 약간 증가한다.
- 강심작용: 추출물은 phosphodiesterase의 활성을 억제함으로써 cAMP의 농도를 증가시키고, 결과적으로 강심작용을 나타낸다(*in vitro*, myocardial cells of rats).[1)]
- 면역조절작용: 다당류 분획에는 면역조절작용이 있으며(*in vitro*),[2)] 당삼의 추출물은 자가면역 질환인 전신성홍반성낭창(systemic lupus erythematosus)에서 나타나는 장기에 대한 공격적 항체(anti-double strang DNA antibody)의 생산을 억제함으로써 생존기간을 연장시킨다(*in vivo*, mouse).[3)]
- 신경세포성장촉진작용: 총 alkaloid 분획은 세포의 유사분열체계(MAPK-dependent signaling pathway의 up-stream)에 작용함으로써, nerve growth factor(NGF)로 유도한 신경돌기의 성장(neurite outgrowth)을 촉진한다(*in vitro*, PC12 cell).[4)]

(2) 건위작용

- 당삼은 무스칼린성, 니코틴성 콜린 수용체를 부분적으로 경유하여 위의 근육조직의 수축을 강화한

다(*in vitro*, gastric muscle strips in rats).[5)]

• 추출물은 스트레스나 HOAc, NaOH으로 유도한 위궤양으로부터 위세포를 보호한다(*in vivo*).[6)]

(3) 혈압강하작용

• 알코올성 물추출물을 실험동물의 정맥이나 복강에 주사하면 혈압이 내려간다(*in vivo*, dog).

(4) 기타

• 당삼의 acidic 다당류는 human epithelial ovarian cancer HO-8910 cells의 침습, 전이, 부착을 억제하고, CD44 발현을 감소시킴으로써 암세포 독성을 나타낸다(*in vitro*).[7)]

확인시험 이 약의 가루 0.5 g을 달아 물 10 m*l*를 넣어 끓인 다음 식힌 것을 시험관에 부어 세게 흔들면 미세한 지속성의 거품이 생긴다.

응 용 강장약으로 비위허약(脾胃虛弱), 식욕부진, 설사, 사지무력(四肢無力), 정신불안, 피로, 폐허해수(肺虛咳嗽), 번갈(煩渴) 등에 쓴다.

처 방 당삼고(黨蔘膏)

용 량 9 ~ 15 g, 또는 가루로 하여 0.9 ~ 1.5 g을 복용한다.

● 참고문헌

1) Qin LM *et al.* (1994) Zhongguo Zhong Yao Za Zhi 19: 238-240
2) Wang ZT *et al.* (1996) Gen. Pharmacol. 27: 1347-1350
3) Chen JR *et al.* (1993) Am. J. Chin. Med. 21: 257-262
4) Liu JH *et al.* (2003) Acta Pharmacol. Sin. 24: 913-917
5) Zheng TZ *et al.* (1998) World J. Gastroenterol. 4: 354-356
6) Wang ZT *et al.* (1997) Gen. Pharmacol. 28: 469-473
7) Xin T *et al.* (2012) Int. J. Biol. Macromol. 51(5): 788-93

대 극 Euphorbiae Pekinensis Radix KHP CP (大戟, Dae Geuk)

기 원 대극 *Euphorbia pekinensis* Rupr. (대극과 Euphorbiaceae)의 뿌리이다. 중국에서는 *E. pekinensis*를 경대극(京大戟)으로 사용하며 홍아대극(紅芽大戟) *Knoxia valerianoides* Thorel ex Pitard (= *K. corymbosa* Willd.) (Rubiaceae)의 뿌리는 홍대극(紅大戟)으로 쓴다.

산 지 대극은 다년생 초본으로 우리나라 전역에 드물게 자생하며 일본, 만주, 중국에도 있다.

성 상 고르지 않은 긴 원뿔모양으로 약간 구부러졌고 곁뿌리가 난 것도 있으며, 길이 10 ~ 20 cm, 지름 1 ~ 4 cm이다. 뿌리의 머리 부분은 굵고 둥근모양의 줄기자리가 남아 있다. 바깥면은 회황색 ~ 회갈색으로 엉성하고 세로주름무늬와 가로로 된 껍질눈이 있다. 질은 단단하고 꺾이지 않으며 꺾은면은 유백색 ~ 연한 노란색으로 섬유성이다. 이 약의 횡단면을 현미경으로 볼 때 코르크층은 10 ~ 20열의 코르크세포로 되어있고 피층은 좁다. 사부에는 다수의 유관이 흩어져 있다. 형성층은 고리를 이룬

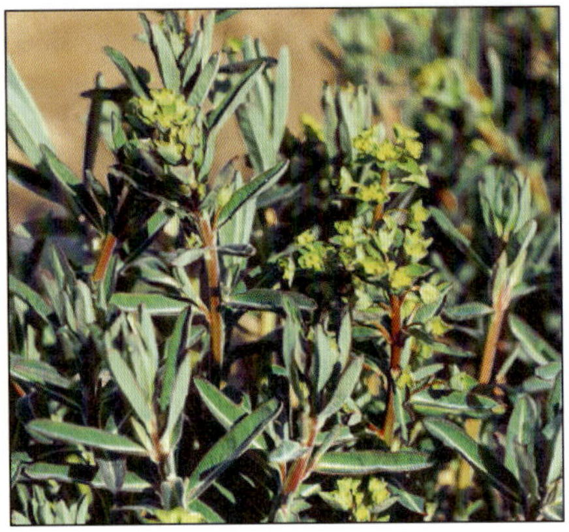

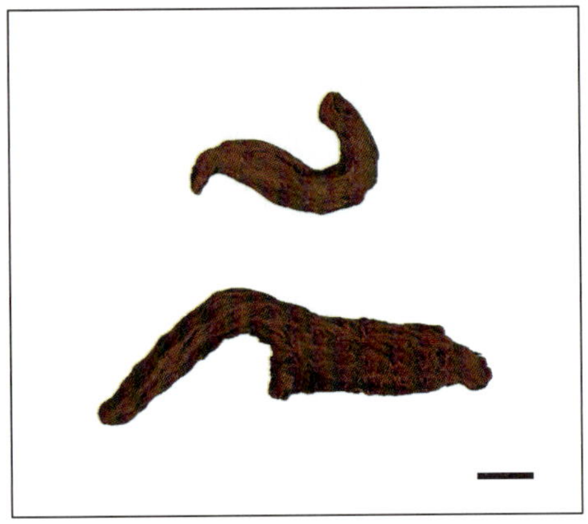

다. 목부는 뿌리의 대부분을 차지하고 수선은 넓다. 도관은 대부분이 직경 방향으로 배열하고 그 주위에는 한 개 또는 묶음으로 된 목화되지 않은 섬유가 있다. 유세포에는 옥살산칼슘 집정, 때로 단정이 들어 있고 전분립도 들어있다. 이 약의 횡단 박편에 아세트산과 진한 황산 각 한 방울을 떨어뜨리면 유관에 들어 있는 유즙이 뚜렷하게 홍색으로 되는 것을 볼 수 있다. 향기가 약간 있고 맛은 쓰고 떫다.

성 분

식물색소: euphorbia A, B, C 등을 함유한다.

Diterpenoid: ingol, ingol-12-acetate, 3,12-*O*-diacetyl-7-*O*-benzoyl-8-methoxyingol, euphpekinensin, euphornin, euphornetin 등

Flavonoid: quercetin, kaempferol, kaempferol 3-*O*-(2"-*O*-galloyl)-β-D-glucoside, rutin, quercitrin, quercetin 3-*O*-(2"-*O*-galloylrutinoside), astragalin, afzelin, isoquercitrin

Tannin: methyl gallate, gallic acid, 1,2,3,4,6-penta-*O*-galloyl-β-D-glucose, corilagin, geraniin, 3-*O*-galloyl shikimic acid

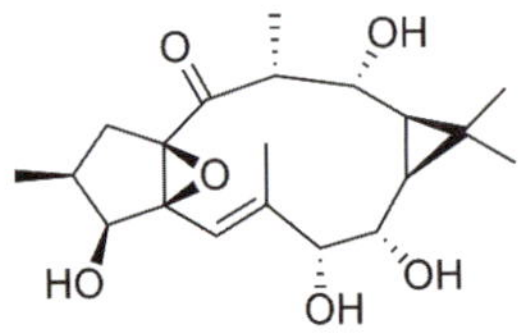

ingol

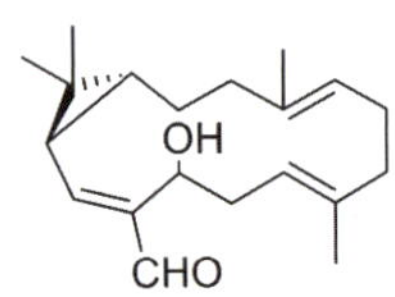

euphpekinensin

약 리

(1) 사하작용

• Diethyl ether 추출물에 사하작용이 있으며, 열탕추출물은 고양이에 대해서 강한 사하작용을 나타낸다.

(2) 이뇨작용

• 실험실적으로는 뚜렷한 이뇨작용이 관찰되지 않으나, 임상적으로 급·만성신장염에 의한 수종에 투여하면 이뇨효과가 나타난다.[¶5]

(3) 기 타

• 대극의 flavonol glycoside gallate 성분들은 HIV-1 integrase의 활성을 억제한다(*in vitro*).[1)]

- 암세포독성: euphpekinensin을 비롯한 diterpenoid 성분들은 사람의 비인두 표피암 조직에서 유래한 KB 세포에 대한 세포독성을 나타낸다 (*in vitro*).[2]
- 항진균작용: 3-*O*-galloyl-(−)-shikimic acid를 비롯한 tannin 성분들은 chitin synthase II (*Saccharomyces cerevisiae*)의 활성을 억제한다 (*in vitro*).[3]

응 용 이뇨, 준하약 (峻下藥)으로 수종 (水腫), 흉만 (胸滿), 흉통 (胸痛), 담음 (痰飮)과 적취 (積聚)에 쓴다.

처 방 십조탕 (十棗湯), 공연단 (控涎丹)

용 량 1.5 ~ 4.5 g 또는 가루로 하여 0.6 ~ 0.9 g을 복용한다.

주의 및 부작용 허약한 사람이 먹으면 토혈하기도 한다. 감초와 같이 사용하면 그 독성이 더 세어진다.[¶5]

금기사항 임부

● 참고문헌

1) Ahn MJ *et al.* (2002) Planta Med. 68: 457-459
2) Kong LY *et al.* (2002) Planta Med. 68: 249-252
3) Hwang EI *et al.* (2001) Planta Med. 67: 501-504

데리스근 Tuba Radix
derris root, tuba

기 원 데리스 *Derris elliptica* Benth. (콩과 Leguminosae)의 뿌리이다.

산 지 말레이반도, 수마트라, 보루네오 및 대만

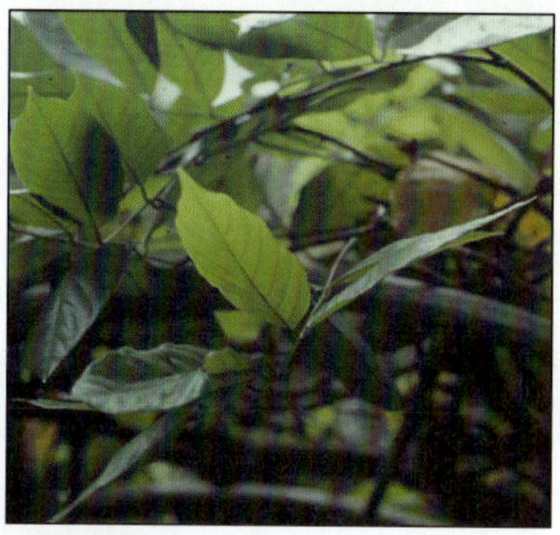

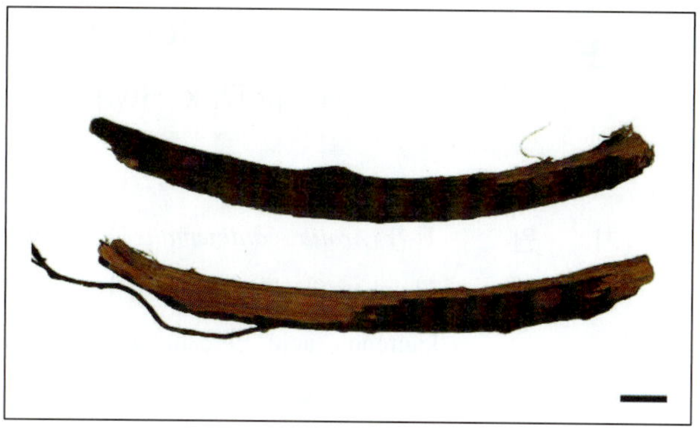

성 상 주근 및 분기한 다수의 세소한 잔뿌리가 있으며, 근류 (根瘤)가 다수 붙어 있다. 바깥면은 암갈색이고 절단면은 백색이다.

성 분 Homoisoflavonoid: rotenone, tephrosin, toxicarol, (−)-elliptone, malaccol 등이다.

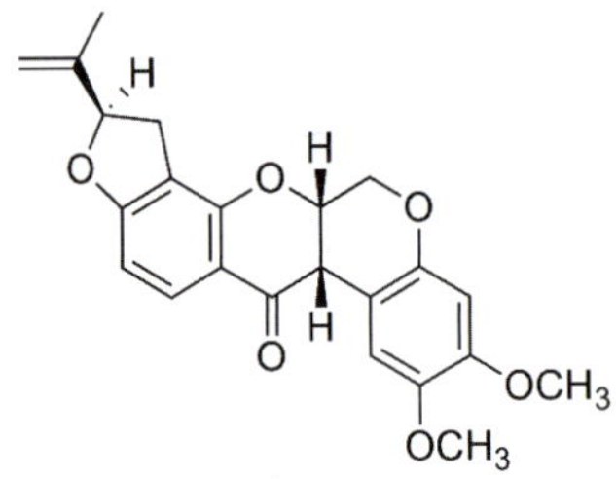

rotenone

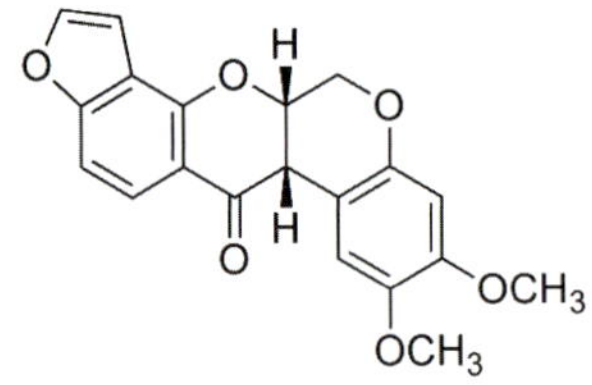

(-)-elliptone

약 리 (1) 살충작용

- rotenone은 접촉이나 흡입에 의해서 살충효과를 나타낸다. 살충작용의 첫 단계로 미트콘드리아의 호흡과정을 억제한다. 즉, NADH-dependent dehydrogenase의 활성을 저해한다.[¶3] rotenone은 호흡중추 및 혈관운동 중추를 마비시켜 결국에는 전신운동 및 호흡운동마비로 치사하게 한다.

응 용 rotenone은 농업용 살충제에 배합된다.

주의 및 부작용 rotenone은 임부와 태아의 체중 증가를 둔하게 하고, 최기형성을 나타낸다.[1)]

유사생약

- 대만산 어등 (魚藤, *Milletia taiwaniana* Hayata)

참고문헌

1) Khera KS *et al.* (1982) J. Toxicol. Environ. Health 10: 111-119

독 활

Araliae Continentalis Radix KP
(獨活, Dok Hwal) Aralia continentalis root

기 원 독활 *Aralia continentalis* Kitagawa (두릅나무과 Araliaceae)의 뿌리이다. 일본에서는 *A. cordata* Thunberg의 뿌리줄기를 사용한다. 건조한 것을 정량할 때 kaurenoic acid 및 continentalic acid 0.4% 이상을 함유한다.

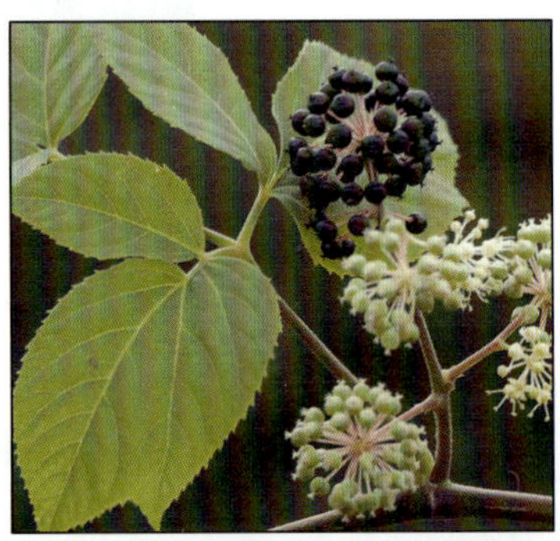

성 상 긴 원기둥모양 ~ 막대모양이고 길이 10 ~ 30 cm, 지름 5 ~ 20 mm이다. 바깥면은 회백색 ~ 회갈색이며 세로주름과 잔뿌리 자국이 있다. 꺾인 면은 섬유성이고 연한 노란색의 수가 있고 질은 가볍고 엉성하다. 횡단면을 현미경으로 볼 때 후각조직 내에 분비세포를 가진 작은 수지도가 있다. 형성층은 3 ~ 5 열로 뚜렷하고 목부의 도관 주위에는 목부섬유가 발달하고, 수로부터 수선은 3 ~ 5열로 사부까지 연결되어 있다. 특유한 냄새가 있고 맛은 텁텁하고 약간 쓰다.

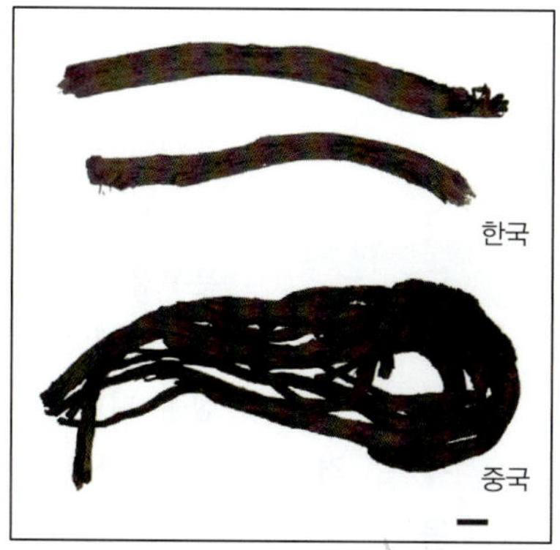

성 분 Diterpenoid: *ent*-kaur-16-en-19-oic acid, 16α-hydroxy-(−)-kauran-19-oic acid, (−)-kaurenoic acid, (−)-pimara-8 (14),15-dien- 19-ol, *ent*-pimara-8 (14),15-dien-19-oic acid, 17-hydroxy-*ent*-kaur-15-en- 19-oic acid, grandifloric acid, 7-oxo-sandaracopimaric acid

Triterpenoid: oleanolic acid

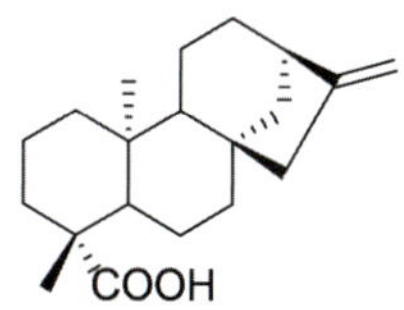

ent-kaur-16-en-19-oic acid

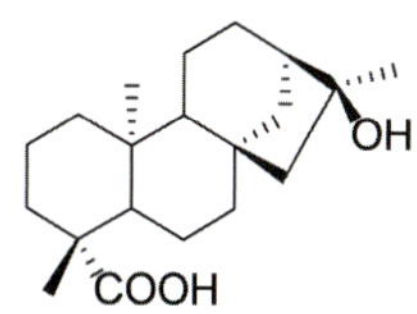

16α-hydroxy-(-)kauran-19-oic acid

약 리

(1) 진통작용, 진정작용, 혈관수축작용

- 관절통, 월경불순, 수족저림 등에 효과가 있는 것으로 보고되어 있다.

(2) 항염증작용

- 독활의 CH_2Cl_2 분획 은 LPS로 유도한 cytokine-induced neutrophil chemoattractant인 interleukin-8의 생산을 억제한다 (*in vivo*, rat).[1)]
- 독활의 ether 분획물로부터 분리된 7-oxosandaracopimaric acid는 mast cell에서 compound 48/80으로 유도된 histamine을 낮추고, RAW 264.7 cell에서 silica에 의해 증가된 활성산소 생성을 억제한다 (*in vitro*).[2)]

(3) 항천식작용

- 독활에서 분리한 diterpene acid인 kaurenoic acid, 7-oxo-sandaracopimaric acid, 17-hydroxy-*ent*-kaur-15-en-19-oic acid 및 hederagenin는 IgE에 의해 천식이 유도된 동물 모델에서 항천식 작용을 나타낸다 (*in vivo,* guinea pig).[3)]

(4) 신경보호작용

- 알코올 추출물의 oleanolic acid은 H_2O_2에 의해 유도된 피질신경세포의 neuronal death와 활성산소의 생성을 막는다 (*in vitro*).[4)]
- 알코올 추출물의 oleanolic acid은 허혈성손상을 유도한 rat에서 신경보호 효과를 나타내었다 (*in vivo*).[4)]

(5) 연골보호작용

- 독활 추출물은 골관절염이 유도된 rabbit 모델에서 COX-2, PGE-2, caspase-3 및 연골세포 증식을 조절하여 연골보호효과를 가진다 (*in vivo*).[5)]

확인시험 (1) 가루 0.5 g에 $CHCl_3$ 10 m*l*을 넣고 1시간 흔들어 섞어 추출한 다음 15분간 방치하고 여과한 여액 1 m*l*을 시험관에 취하여 glacial HOAc 0.5 m*l*를 넣고 흔들어 섞은 다음 H_2SO_4 0.5 m*l*을 천천히 넣을 때 접계면은 적색 ~ 진한 적색을 나타내고 위층은 황적색 ~ 어두운 황적색을 나타낸다 (Liebermann-Burchard 반응).

(2) 가루 및 독활표준생약 약 1 g을 달아 MeOH 10 m*l*를 넣어 1시간 초음파추출을 한 다음 여과하여 검액 및 독활표준생약표준액으로 한다. 이들 액을 가지고 TLC 법에 따라 시험한다. 검액 및 독활표준생약표준액 5 μ*l*씩을 TLC용 silica gel을 써서 만든 박층판에 점적한다. 다음에 *n*-hexane · ethyl acetate 혼합액 (2 : 1)으로 약 10 cm 정도 전개시킨 다음에 박층판을 꺼내어 바람에 말린다. 여기에 분무용 H_2SO_4 시액을 고르게 뿌린 다음 105℃에서 가열할 때 검액에서 얻은 여러 개의 반점은 독활표준생약표준액에서 얻은 반점과 색상 및 R_f 값이 같고 그 중 R_f 값 약 0.8 부근에서 노란색의 반점을 나타낸다.

규 격 **건조감량** 12.0% 이하 (6시간) **회분** 9.0% 이하 **산불용성회분** 2.0% 이하

응 용 발한, 구풍 (驅風), 진통약

처 방 독활기생탕 (獨活寄生湯), 천금삼황탕 (千金三黃湯),

용 량 3 ~ 9 g

● 참고문헌

1) Lee GI *et al.* (1995) Planta Med. 61: 26-30
2) Kim TH *et al.* (2010) Arch. Pharm. Res. 33: 509-14
3) Cho JH *et al.* (2010) Pulm. Pharmacol. Ther. 23: 190-9
4) Cho SO *et al.* (2009) Arch. Pharm. Res. 32: 923-32
5) Park DS *et al.* (2009) J. Ethnopharmacol. 125: 207-17

목 향

Aucklandiae Radix KHP CP JP
(木香, Mok Hyang) aucklandia root

기 원 목향 *Aucklandia lappa* Decne. (국화과 Compositae)의 뿌리이다.

산 지 중국, 인도

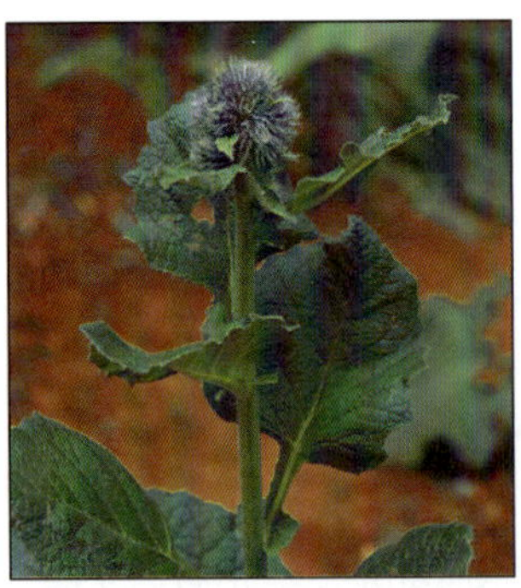

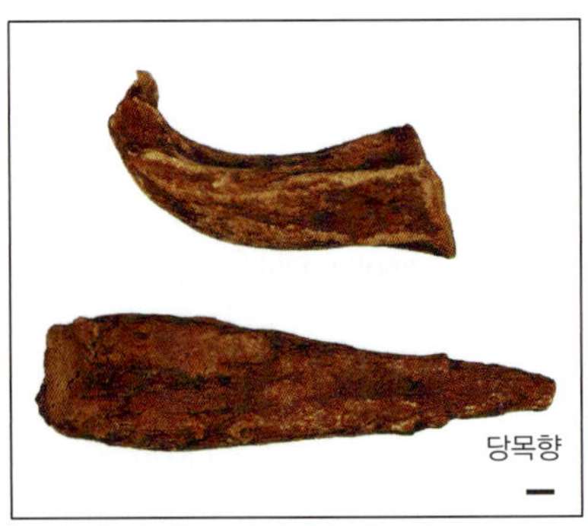

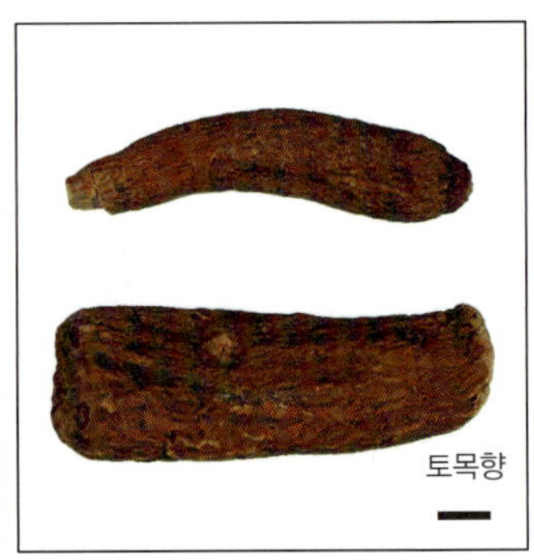

성 상 원기둥모양 혹은 반원기둥모양이고 길이는 5 ~ 10 cm, 지름 5 ~ 50 mm이다. 바깥면은 황갈색 ~ 회갈색이며 뚜렷한 주름과 세로홈 및 뿌리자국이 있다. 질은 단단하며 쉽게 꺾이지 않는다. 꺾은 면은 회갈색 ~ 어두운 갈색이며 주변은 회황색 또는 연한 황갈색이고 형성층의 고리는 갈색이며 방사

상의 무늬가 있고 갈색이고 점 모양인 유실(油室)이 산재되어 있다. 이 약의 횡단면을 현미경으로 볼 때 코르크층은 여러 열의 코르크세포로 되어 있고 때로 탈락되어 있는 경우도 있다. 사부는 넓고 섬유묶음이 있으며 섬유묶음은 바퀴 모양으로 배열하고 있다. 형성층은 고리 모양을 이룬다. 목부는 도관이 하나씩 중앙을 향하여 배열하고 목부섬유는 형성층이 있는 곳과 중심에 있는 도관 주변에 존재한다. 1 차 목부는 대부분 사원형(四原型)이다. 유실은 유조직 중에 흩어져 있고 원형 또는 타원형이며 늘 노란색의 기름방울을 저장하고 있다. 유세포에는 inulin 이 들어있다. 특유한 냄새가 있고 맛은 약간 쓰다.

성 분 Sesquiterpenoid 1 ~ 2.5%: costunolide, dehydrocostuslactone, α-,β-cyclocostunolide, alantolactone, isoalantolactone, isodehydrocostuslactone, isozaluzanin C, saussurealactone, α-costol, costic acid, cynaropicrin, lappadilactone 등

Amino acid-Sesquiterpene conjugate: saussureamine A ~ E

기 타: shikokiol, α-ionone, β-ionone, phellandrene, camphene 등

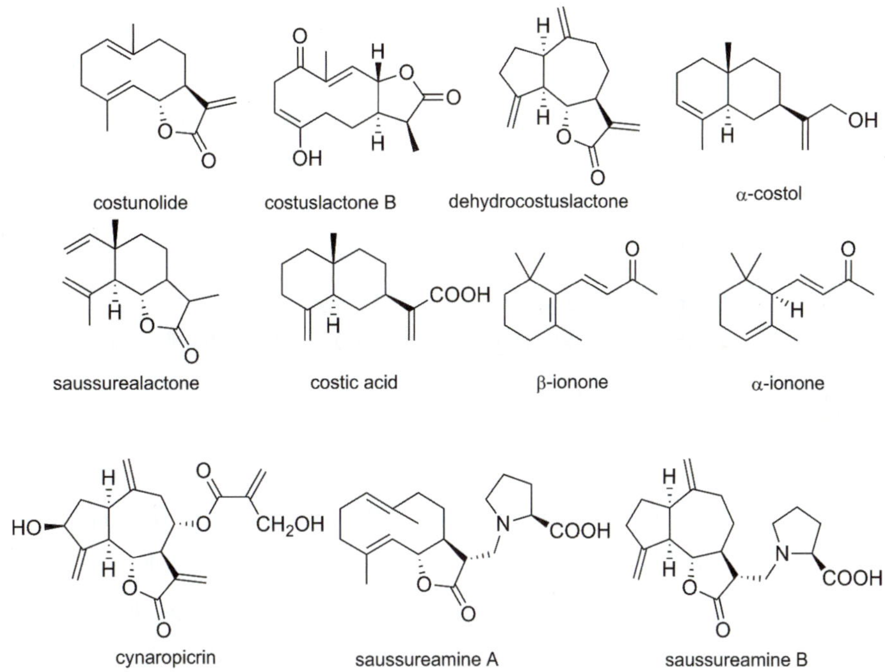

약 리 **(1) 건위작용**

- Acetone 추출물 및 costunolide는 담즙의 분비를 촉진하고 스트레스로 인한 위궤양을 예방한다.
- amino acid-sesquiterpene 결합체인 saussureamine A, B, C는 HCl/ethanol로 유도한 궤양에 대해서 항궤양작용을 나타내고, saussureamine A는 스트레스에 의해 유발된 궤양에 대해서 항궤양작용을 나타낸다(*in vivo*, rat).[1)]

(2) 항균작용

- 정유에는 장내세균 등에 대한 항균작용이 있다(*in vitro*).

(3) 구충작용

- MeOH이나 EtOH 추출물에는 구충작용이 있다 (*in vivo*, children).[2)]

(4) 항염증작용

- sesquiterpene lactone 분획에는 항염증작용이 있다 (*in vitro*, cotton pellet granuloma assay).[3)]
- EtOH 추출물에는 항염증 · 항관절염작용이 있다 (*in vivo*, mouse, rat).[4)]
- cynaropicrin은 TNFα와 NO의 유리를 억제하고 임파구의 증식을 억제한다 (*in vitro*, murine macrophage, RAW264.7 cell).[5)]

(5) 항암작용

- costunolide는 MAPKs의 활성화와 AP-1 (activator protein)의 DNA 결합을 막음으로써 LPS로 유도한 IL-1β의 유전자발현을 억제한다 (*in vitro*).[6)]
- lappadilactone과 costunolide를 비롯한 sesquiterpene lactone 성분들은 암세포주에 대한 비선택적인 세포독성을 보인다 (*in vitro*).[7)]
- sesquiterpene계 성분들은 iNOS의 활성을 억제하며, saussureamine류는 iNOS와 heat shock protein72의 발현을 억제한다 (*in vitro*, mouse peritoneal macrophage).[8)]
- costunolide는 VEGF (vascular endothelial growth factor) KDR/Flk-1 signaling pathway를 억제한다 (혈관신생억제작용, *in vitro*).[9)]
- costunolide는 활성산소에 의한 mitochondrial permeability transition을 촉진하고, 결과적으로 cytochrome c의 유리를 촉진함으로써 세포사멸을 유도한다 (*in vitro*, HL-60 cell).[10)]
- C17-polyene alcohol류인 shikokiol 성분들은 암세포주에 대해서 약간의 세포독성을 나타낸다 (*in vitro*).[11)]

(6) 간 보호 작용

- 메탄올 추출물은 D-galactosamine (D-GalN)와 LPS에 의해 유도된 간염 모델에서 간 보호 작용을 나타낸다 (*in vivo*, mouse).[12)]

(7) 기 타

- 항바이러스작용: costunolide와 dehydrocostuslactone은 hepatitis B virus (HBV)의 표면항원의 발현을 억제함으로써 anti-HBV 작용을 나타낸다 (*in vitro*, human hepatoma cell).[13)]
- 혈압강하작용: Ca^{2+} 길항작용물질로 costunolide 및 dehydrocostuslactone이 보고되었다.
- 목향으로부터 분리된 오일은 살충제 효과를 나타낸다 (*in vitro*).[14)]
- 목향으로부터 분리된 acylated flavonoid glycosides는 항곰팡이, 항박테리아 작용을 나타내었다 (*in vitro*).[15)]

확인시험 (1) 가루 0.5 g에 EtOH 10 m*l*를 넣고 1분간 가온하여 식힌 다음 여과하여 여액 1 m*l*에 염산 0.5 m*l*를 넣어 흔들어 섞을 때 액은 보라색을 나타낸다.

(2) 가루 0.5 g을 달아 CH_2Cl_2 10 m*l*를 넣고 30분간 초음파추출한 다음 여과한 액을 검액으로 한다. 따로 dehydrocostuslactone 표준품 및 costunolide 표준품을 5 mg씩 달아 CH_2Cl_2 10 m*l*에 각각 녹여 표준액 1, 표준액 2로 한다. 이들 액을 가지고 TLC 법에 따라 시험한다. 검액, 표준액 1 및 표준액 2를 각각 5 μ*l*씩 TLC용 silica gel (형광제 넣은 것)을 써서 만든 박층판에 점적한다. 다음에 $CHCl_3$ · cyclohexane 혼합액 (7 : 1)을 전개용매로 하여 약 10 cm 전개한 다음 박층판을 바람에 말린다. 여기에 분무용 H_2SO_4 시액을 고르게 뿌리고 105℃에서 10분간 가열할 때 검액에서 얻은 여러 개의 반

점 중 2개의 반점은 표준액 1과 표준액 2에서 얻은 반점과 색상 및 R_f 값이 같다.

규 격 **회분** 4.0% 이하 **엑스함량** 묽은 EtOH 엑스 17.0% 이상

응 용 방향성 건위약, 훈향료

처 방 목향화체탕(木香化滯湯), 귀비탕(歸脾湯), 여신산(女神散), 향사양위탕(香砂養胃湯), 전씨백출산(錢氏白朮散) 등에 배합된다.

용 량 1.5 ~ 9 g 또는 가루로 하여 0.6 ~ 0.9 g을 복용한다.

금기사항 혈허나 기허로 인한 열이 있거나 음허화왕의 증세가 있는 경우

동류생약

- 목향KHP (당목향, 광목향, 운목향 등의 이름이 있다)과 유사한 이름이 붙은 생약에 기원식물이 전혀 다른 것이 있다. 즉, 국화과에 속하는 천목향(川木香) *Vladimiria souliei* Ling, 토목향KHP (土木香) *Inula helenium* L.과 쥐방울과에 속하는 청목향(青木香) *Aristolochia debilis* Sieb. et Zucc.이 있다.

● 참고문헌

1) Yoshikawa M *et al.* (1993) Chem. Pharm. Bull. 41: 214-216
2) Akhtar MS, Riffat S (1991) J. Pak. Med. Assoc. 41: 185-187
3) Damre AA *et al.* (2003) Phytother. Res. 17: 722-725
4) Gokhale AB *et al.* (2002) Phytomedicine 9: 433-437
5) Cho JY *et al.* (2000) Eur. J. Pharmacol. 398: 399-407
6) Kang JS *et al.* (2004) Biochem. Biophys. Res. Commun. 313: 171-177
7) Sun CM *et al.* (2003) J. Nat. Prod. 66: 1175-1180
8) Matsuda H *et al.* (2003) Bioorg. Med. Chem. 11: 709-715
9) Jeong SJ *et al.* (2002) Cancer Lett. 187: 129-133
10) Lee MG *et al.* (2001) Biol. Pharm. Bull. 24: 303-306
11) Jung JH *et al.* (1998) Arch. Pharm. Res. 21: 153-156
12) Yaeesh S *et al.* (2010) Phytother. Res. 2: S229-32
13) Chen HC *et al.* (1995) Antiviral Res. 27: 99-109
14) Liu ZL *et al.* (2012) Parasitol. Res. 110: 2125-30
15) Rao KS *et al.* (2007) Molecules 12: 328-44

방 풍 Saposhnikoviae Radix KP CP JP (防風, Bang Pung) saposhnikovia root

기 원 방풍 *Saposhnikovia divaricata* (Trucz.) Schischk. (= *Ledebouriella seseloides* H. Wolff) (미나리과 Umbelliferae)의 뿌리 이다. 한국산 원방풍(元防風)은 갯방풍 *Glehnia littoralis* Fr. Schmidt ex Miq.

의 지하부이며, 해방풍(海防風), 빈방풍(濱防風)이라고도 한다. 식방풍(植防風)은 갯기름나물 *Peucedanum japonicum* Thunb.의 뿌리이다.

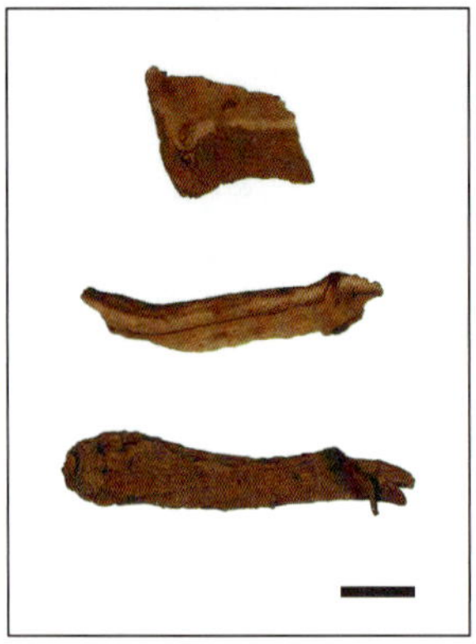

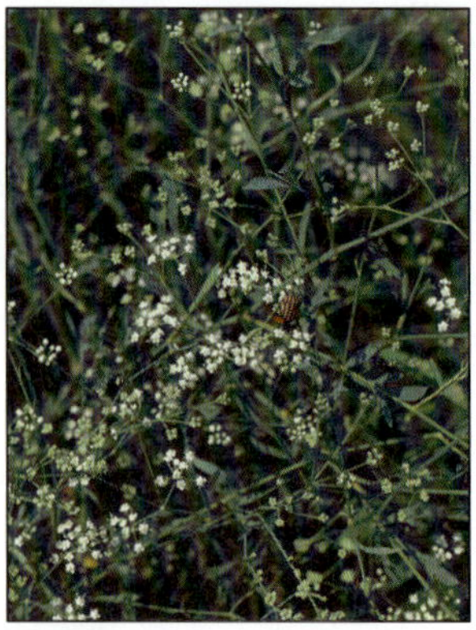

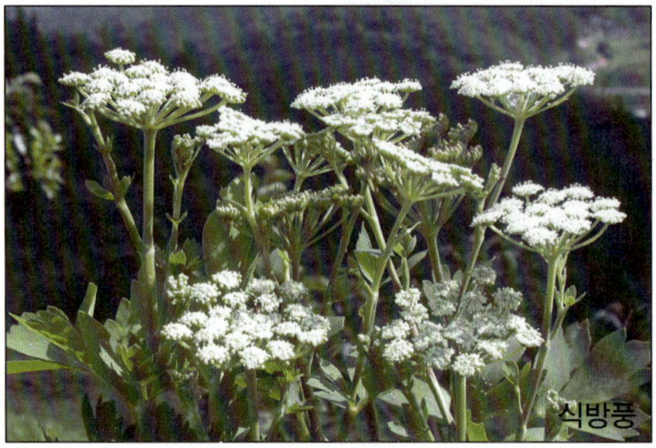

성 상 가늘고 긴원뿔모양이며 아래로 갈수록 점점 가늘어지고, 길이 15 ~ 20 cm, 지름 7 ~ 15 mm이다. 바깥면은 연한 갈색을 띠며 세로주름이 많고, 가는 뿌리 자국도 있다. 몸체는 가볍고, 질은 부드러워 자르기 쉽다. 잘린 면은 피부가 연한 갈색이고 여러 개의 벌어진 틈이 있으며, 목부는 연한 노란색이다. 횡단면을 현미경으로 볼 때 코르크층은 수열의 코르크세포로 되어있고 코르크피층은 좁다. 피부에는 불규칙하면서 비교적 큰 타원형의 유관이 있다. 사부는 비교적 넓고 다수의 원형에 가까운 유관이 있으며 그 주위의 분비세포는 4 ~ 8 개이고 유관 안에는 기름모양의 황금색 물질이 가득 들어있다. 수선은 구부러져 있고 보통 사부조직과 분리되어 벌어진 틈새를 만든다. 형성층은 고리모양이고 뚜렷하다. 목부는 도관이 아주 많고 한 개씩 또는 2 ~ 3 개가 서로 모여 방사상으로 배열한다. 목부의 수선은 1 ~ 2열의 세포로 되어있고 벌어진 틈새가 많으며 방사상으로 배열한다. 근두부의 중앙에는 수가 있다. 특유한 냄새가 있고 맛은 약간 달다.

성 분 **Coumarin**: psoralen, bergapten, imperatorin, phellopterin, deltoin, (3'*S*)-hydroxydeltoin 등

Chromone: ledebouriellol, hamaudol, 3'-*O*-acetylhamaudol, 3'-*O*-angeloylhamaudol, hamaudol glucoside, sec-*O*-glucosylhamaudol, 5-*O*-methylvisamminol, 5-*O*-methylvisamminol glucoside, cimifugin, cimifugin glucoside, divaricatol 등

산성다당류: saposhnikovan A, saposhnikovan C

Polyacetylene: panaxynol

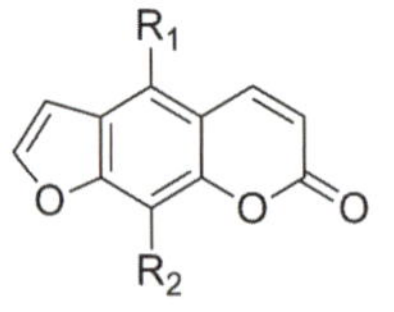

psoralen, R_1=H, R_2=H
bergapten, R_1=OCH_3, R_2=H
imperatorin, R_1=H, R_2=-OCH_2-CH=C-$(CH_3)_2$
phellopterin, R_1=OCH_3, R_2=-OCH_2-CH=C-$(CH_3)_2$

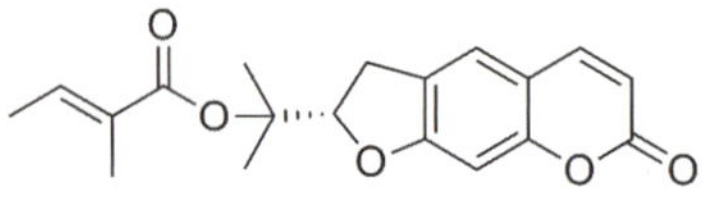

deltoin

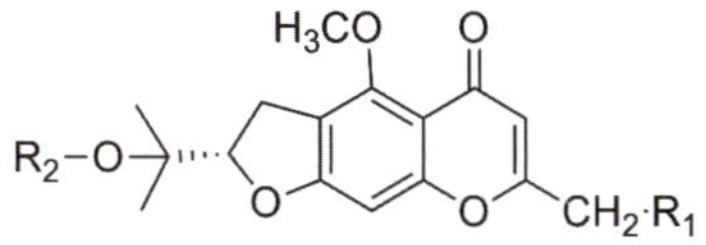

5-*O*-methylvisamminol, R_1=H, R_2=H
5-*O*-methylvisamminol glucoside, R_1=H, R_2=Glc
cimifugin R_1=OH, R_2-H
prim-*O*-glucosylcimifugin, R_1=OGlc, R_2=H

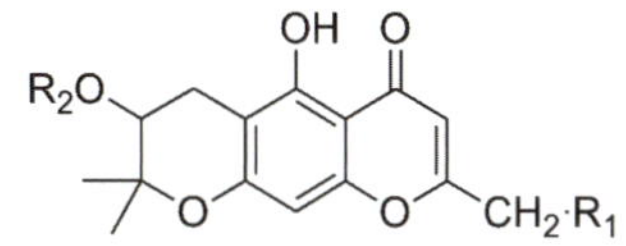

hamaudol, R_1=H, R_2=H
3'-*O*-acetylhamaudol, R_1=H, R_2=Ac
3'-*O*-angeloylhamaudol, R_1=H, R_2=Ang
ledebouriellol, R_1=OH, R_2=Ang
3'-*O*-β-D-glucopyranosylhamaudol, R_1=H, R_2=Glc

약 리 **(1) 발한·해열작용**

• 물추출물을 생쥐에 경구투여하면 해열작용이 나타낸다.

(2) 진통작용

• 방풍의 chromone류 (divaricatol, ledebouriellol 및 hamaudol)와 coumarin류, polyacetylene류, 1-acylglycerol류에는 진통작용이 있다 (*in vivo*, writhing method, mouse).[1]

(3) 항바이러스작용, 면역증강작용

• 방풍의 다당류에는 면역증강작용, 항종양작용 및 항바이러스작용이 있다.

• 산성다당류인 saposhnikovan A와 C는 세망내피세포계 (reticuloendothelial system)의 기능을 활성화시킨다 (carbon clearance test, 면역증강작용, *in vivo*).[2]

(4) 기 타

• 전제는 adjuvant 관절염을 억제한다 (*in vivo*, rat, *p.o.*).

• polyacetylene류는 iNOS에 의한 nitrite의 생성을 억제한다 (*in vivo*).[3]

• 방풍의 70% EtOH 추출물 및 pyranocoumarin인 anomalin은 LPS에 의한 염증반응을 억제한다 (RAW 264.7).[5,7]

• 방풍의 70% EtOH 추출물 및 다당류는 항산화작용을 가진다.[6]

• MeOH 추출물은 혈소판의 응집을 억제한다.

• polyacetylene인 panaxynol은 종양세포의 증식을 억제한다 (cyclin E mRNA의 발현을 억제함으로써 G1기에서 S기로의 이행을 정지시킨다, *in vitro*).

• 방풍의 70% EtOH 추출물은 사람 종양/암 세포주의 증식을 억제한다.[7]

규 격 **이물** 줄기 및 그 밖의 이물이 2.0% 이상 섞여 있지 않다.

회분 7.0% 이하 **산불용성회분** 1.5% 이하 **엑스함량** 묽은 EtOH 엑스 20.0% 이상

응 용 발한, 해열, 진경, 진통 등을 목표로 감기에 의한 두통, 관절통, 사지경련, 파상풍 등에 백지와 함께 쓴다.

처 방 방풍통성산 (防風通聖散), 계지작약지모탕 (桂枝芍藥知母湯), 소풍산 (消風散), 청상방풍탕 (淸上防風湯)

용 량 3 ~ 9 g

● 참고문헌

1) Okuyama E *et al.* (2001) Chem. Pharm. Bull. 49: 154-160

2) Shimizu NX *et al.* (1989) Chem. Pharm. Bull. 37: 3054-3057
3) Wang CN *et al.* (2000) Planta Med. 66: 644-647
4) Kuo YC *et al.* (2000) Cancer Invest. 20: 955-964
5) Khan S *et al.* (2011) J. Cell. Biochem. 112: 2179-88
6) Zhang ZQ *et al.* (2008) Zhong Yao Cai. 31: 268-272
7) Tai J, Cheung S. (2007) Oncol. Rep. 18: 227-234

백두옹 Pulsatillae Radix KHP CP (白頭翁, Baek Du Ong)

기 원 할미꽃 *Pulsatilla koreana* Nakai 또는 백두옹 *P. chinensis* Regel (미나리아재비과 Ranunculaceae)의 뿌리이다. 중국에서는 *P. chinensis* (Bunge) Regel의 뿌리를 건조한 것을 정품(正品)으로 하고, 그 밖에 중국 동북지방에서는 *P. turczaninovii* Krylov et Serg., *P. dahurica.* Spreng., *P. koreana* Nakai et Mori 등의 건조한 뿌리를 사용한다.

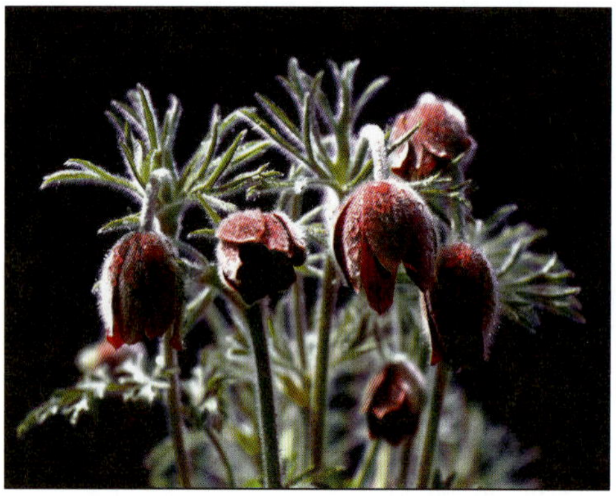

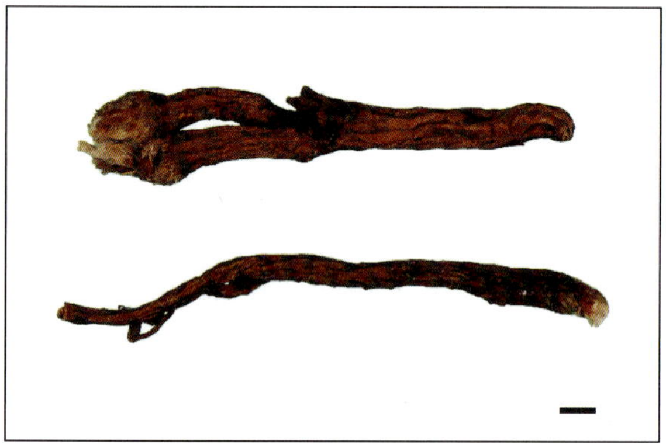

할미꽃 원기둥모양이고 길이 6 ~ 20 cm, 지름 5 ~ 20 mm이다. 바깥면은 황갈색 ~ 갈색이며 불규칙한 세로주름이 있고 피부가 쉽게 떨어져나가 노란색의 목부가 노출되며 그물 모양으로 갈라진 무늬가 있다. 근두부에는 흰색의 연한 털이 있으며 줄기와 잎자리가 있다. 질은 단단하면서 푸석푸석하여 쉽게 꺾이며 꺾은면은 평탄하다. 묵은 뿌리는 썩어서 속이 비어 있는 것도 있다. 자극성인 냄새가 있고 맛은 쓰고 떫다.

백두옹(白頭翁) 원기둥 또는 원뿔모양이고 약간 비틀렸으며 길이 6 ~ 20 cm, 지름 5 ~ 20 mm이다. 바깥면은 황갈색 또는 갈색이고 불규칙한 세로 주름 및 세로 홈이 있다. 겉껍질은 쉽게 떨어져서 노란색의 목부가 노출이 되며 그물 모양으로 찢긴 무늬 또는 찢긴 틈새가 있는 것도 있으며 머리 부위 가까운 곳에는 흔히 부패되어 오목해진 공동이 있다. 머리부분은 약간 굵으며 흰색의 융모가 있고 엽초처럼 보이는 잎자루 자국들이 있다. 질은 단단하며 푸석푸석하다. 꺾은 면의 피부는 황백색 또는 연한 갈색이며 목부는 연한 노란색이다. 특유한 냄새가 약간 있고 맛은 약간 쓰고 떫다.

성 분 *Pulsatilla* 속 공통성분: ranunculin, anemonin, protoanemonin

Lignan: deoxypodophyllotoxin

Triterpenoid: pulsatillic acid 등

Triterpene saponin: pulsatilloside A ~ C (*P. chinensis*), pulsatilla saponin A ~ H

Phenylpropanoid: 4-hydroxy-3-methoxycinnamic acid, 3,4-dihydroxycinnamic acid

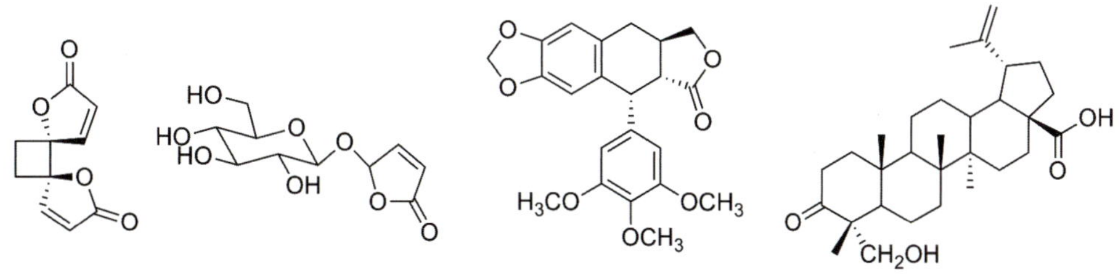

anemonin ranunculin deoxypodophyllotoxin pulsatillic acid

약 리 (1) 항원충작용

- 항아메바작용: 백두옹의 전제와 saponin은 고농도에서 아메바성적리균의 성장을 억제한다 (*in vitro*, *in vivo*).[¶1]
- 항트리코모나스작용: 5% 유동엑스는 질점막의 트리코모나스에 대해서 살충작용을 나타낸다.[1)]
- 알코올추출물은 톡소포자충 (*Toxoplasma gondii*)과 네오스포라원충 (*Neospora caninum*, 가축의 유산을 일으키는 원충) 등의 성장을 억제한다 (*in vitro*).[1)]
- 닭의 콕시듐증을 유발하는 기생충인 *Eimeria tenella*로부터 병아리를 보호한다 (*in vivo*).[2)]
- 항세균작용과 항진균작용이 있다 (tannin 성분).

(2) 항암작용

- Deoxypodophyllotoxin은 암세포주에 대해서 세포독성을 나타내며, 혈관신생작용을 억제한다 (*in vitro*).[3)]
- Pulsatilla saponin D는 AKT/mTOR pathway를 조절하여 세포사멸을 유도함으로서 암세포주의 증식을 억제한다. 또한 VEGF (vascular endothelial growth factor) 및 HIF-1α (hypoxia inducible factor)의 발현을 억제함으로써 혈관신생을 감소시킨다.[4,5)]

(3) 기 타

- 백두옹의 메탄올 추출물은 LPS로 염증을 유발한 쥐의 염증반응을 억제시킨다 (*in vivo*).[6)]
- 백두용의 quinone type compound는 항균작용을 함으로써 여드름을 억제한다.[7)]
- Anemonin은 강력한 심장독으로, 소량에서는 심장 박동의 진폭을 축소하고 대량에서는 심장을 정지시킨다.
- 백두옹의 oleanolic glycoside enriched fraction은 Tg2576 마우스의 뇌에서 항산화 작용을 하며 amyloid β의 양을 감소시킨다.[8)] 또한 scopolamine을 처리한 쥐의 기억력 감퇴를 개선시킨다.[9)]

확인시험 가루 5 g에 EtOH 20 m*l*을 넣어 환류냉각기를 달아서 1시간 동안 가열추출 여과한 여액이 5 m*l*가 되도록 농축하고 acetone을 넣으면 침전이 생긴다. 이 침전을 여취하여 glacial HOAc 1 m*l*에 녹여

관벽을 따라서 천천히 H_2SO_4 1 ml를 넣으면 그 접촉면에 홍색 ~ 홍자색의 윤대가 나타난다.

응 용 살균, 살충, 소염, 지사약으로 열성하리(熱性下痢), 복통, 코피, 치질에 의한 출혈 등에 쓴다.

처 방 백두옹탕(白頭翁湯)

용 량 9 ~ 15 g, 30 g까지 사용하기도 한다.

● 참고문헌

1) Youn HJ *et al.* (2003) Vet. Parasitol. 116: 7-14
2) Youn HJ, Noh JW (2001) Vet. Parasitol. 96: 257-263
3) Kim Y *et al.* (2002) Planta Med. 68: 271-274
4) Son MK *et al.* (2013) Food Chem. 136: 26-33
5) Hong SW *et al.* (2012) Cancer Sci. 103: 1929-1937
6) Lee SH *et al.* (2012) BMB Rep. 45: 371-376
7) Cho SC *et al.* (2009) Arch. Pharm. Res. 32: 489-494
8) Seo JS *et al.* (2009) Brain Res. 1261: 100-108
9) Han CK *et al.* (2007) Brain Res. 1184: 254-259

백 미 Cynanchi Atrati Radix et Rhizoma KHP CP (白薇, Baek Mi)

기 원 백미꽃 *Cynanchum atratum* Bunge 또는 만생백미(蔓生白薇) *C. versicolor* Bunge (박주가리과 Asclepiadaceae)의 뿌리 및 뿌리줄기이다.

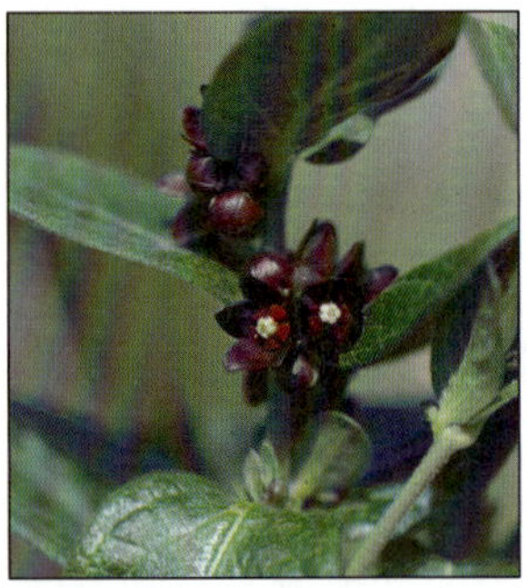

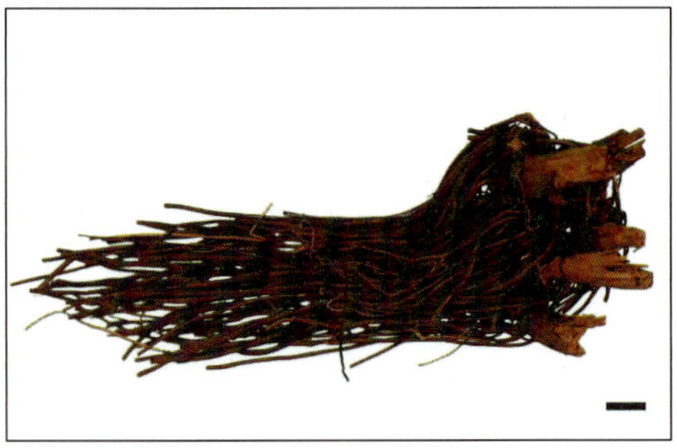

성 상 **백미꽃** 원형에 가깝고 결절상이다. 길이 15 ~ 50 mm, 지름 5 ~ 12 mm이다. 여러 개의 둥글고 오목한 줄기자국을 볼 수 있다. 위쪽은 원형의 줄기 자국이 있고 아래 끝에는 여러 개의 가늘고 긴 뿌리가 모여서 말꼬리 모양을 이룬다. 뿌리는 원기둥모양이고 약간 구부러져 있으며 길이 5 ~ 20 cm, 지름 1 ~ 2 mm이다. 바깥면은 황갈색 ~ 갈색이고 평활하거나 또는 가는 주름 무늬가 있다. 질은 부서지기 쉽고 꺾어지기 쉽다. 꺾은 면은 평탄하고 피부는 황백색이며 목부는 비교적 작고 노란색이다. 냄새가 약간 있고 맛은 약간 쓰다.

만생백미(蔓生白薇) 길이 2 ~ 6 cm, 지름 4 ~ 8 mm이다.

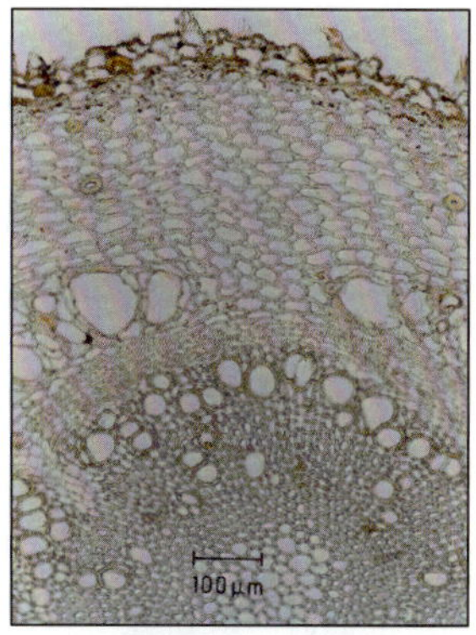

성 분 Steroid glycoside: atratoside A ~ D, cynatratoside A ~ F, glaucoside C, H, glaucogenin A, C, atratogenin A, B, cynajapogenin A, atratoglauside A, B

Neolignan: 2,6,2',6'-tetramethoxy-4,4'-bis (2,3-epoxy-1-hydroxypropyl) biphenyl

Acetophenone: acetovanillone, 3,4-dihydroxyacetophenone

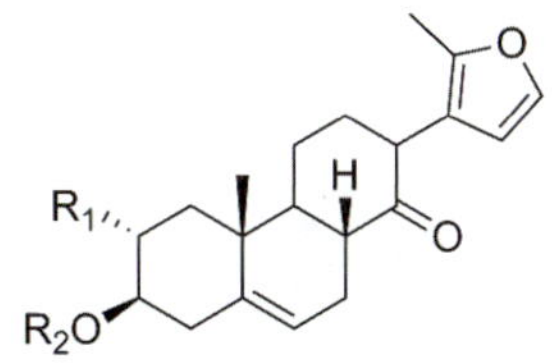

cynajapogenin A, R_1=OH, R_2=H
atratoside D, R_1=OH, R_2=β-D-cym$\frac{4}{}$β-D-dgt$\frac{4}{}$α-D-ole

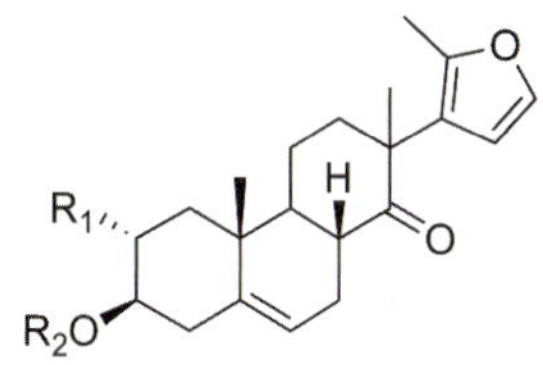

atratogenin A, R_1=OH, R_2=H
atratogenin B, R_1=O, R_2=H
atratoside A, R_1=OH, R_2=β-D-cym$\frac{4}{}$β-L-dgn$\frac{4}{}$β-D-cym

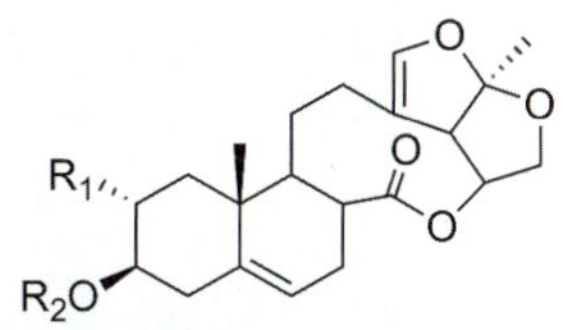

glaucogenin A, R_1=OH, R_2=H
glaucogenin C, R_1=H, R_2=H
cynatratoside A, R_1=H, R_2=β-D-ole
cynatratoside B, R_1=H, R_2=β-D-ole$\frac{4}{}$β-D-dgt$\frac{4}{}$α-L-cym

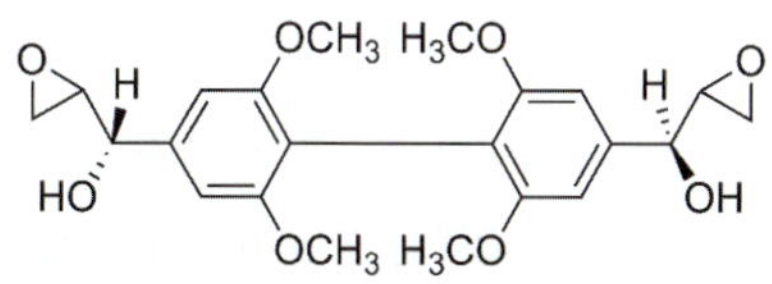

2,6,2',6'-tetramethoxy-4,4'-bis(2,3-epoxy-1-hydroxypropyl)biphenyl

약 리 **(1) 해열작용, 이뇨작용**[1)]

(2) 기 타

- 항암작용, 항염증작용: glaucogenin C 3-*O*-β-D-cymaropyranosyl-(→4)-α-L-diginopyranosyl-(1→4)-β-D-thevetopyranoside는 암세포주(212 cell)에 대한 강한 세포독성을 보이며, LPS로 유도한 TNFα의 생성을 억제한다(*in vitro*).[2)] 또한 백미의 물추출물은 IKK-mediated NFκB signaling을 억제한다(*in vitro*).[3)]
- Pregnane glycoside류는 acetylcholinesterase를 억제하며, 기억력개선작용을 나타낸다.[4,5)]

응 용 해열, 이뇨약으로 열병의 중기 및 말기의 발열, 뇌졸중환자의 사지 부종 등에 쓴다.

처 방 죽피대환(竹皮大丸), 위유탕(萎蕤湯)

용 량 3 ~ 9 g

● 참고문헌

1) Zhang ZX *et al.* (1988) Phytochemistry 27: 2935-2941

2) Day SH *et al.* (2001) J. Nat. Prod. 64: 608-611
3) Jeon J *et al.* (2011) J. Ethnopharmacol. 137: 626-634
4) Lee KY *et al.* (2003) Helv. Chim. Acta 86: 474-483
5) Lee KY *et al.* (2005) Planta Med. 71: 7-11

백부근

Stemonae Radix KHP CP
(百部根, Baek Bu Geun) stemona root

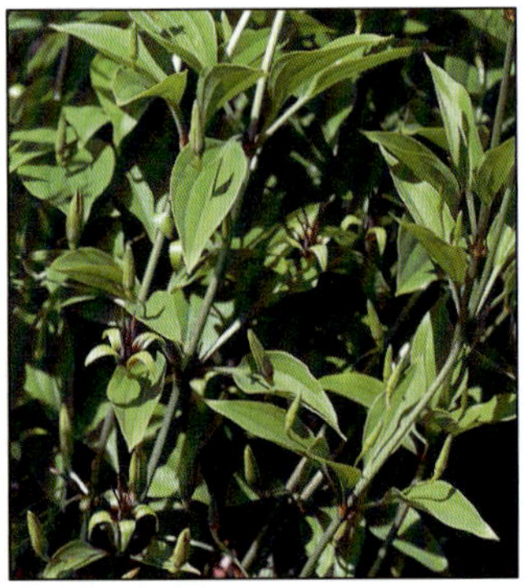

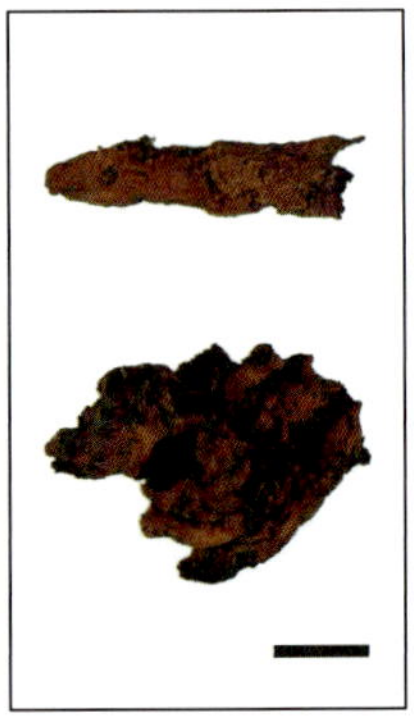

기 원 만생백부(蔓生百部) *Stemona japonica* Miq., 직립백부(直立百部) *S. sessilifolia* (Miq.) Miq. 또는 대엽백부(對葉百部) *S. tuverosa* Lour. (백부과 Stemonaceae)의 덩이뿌리이다.

성 상 **만생백부**(蔓生百部) 직립백부와 비슷한데 차이점이 있다면 괴근의 두 끝이 좀 좁고 바깥면에 불규칙한 주름 및 세로 주름이 있다는 점이다. 이 약의 횡단면을 현미경으로 볼 때 바깥쪽은 3 ~ 6열의 코르크화한 코르크세포로 되어 있다. 사부섬유는 목화되어 있다. 도관은 비교적 크다. 도관은 깊이 수부까지 미치며 대다수는 삼륜상으로 배열한다.

직립백부(直立百部) 방추형이고 구부러져 있으며 상단은 비교적 가늘고 길다. 길이 5 ~ 12 cm, 지름 5 ~ 10 mm이다. 바깥면은 황백색 또는 연한 갈색이고 세로로 불규칙하고 깊게 난 도랑이 있다. 간혹 가로 주름이 보인다. 질은 무르고 쉽게 절단된다. 자른 면은 평탄하고 각질 모양이며 연한 황갈색 또는 황백색이며 피부는 비교적 넓다. 이 약의 횡단면을 현미경으로 볼 때 바깥쪽은 3 ~ 4열의 코르크세포로 되어있고 세포막은 목화되어 두꺼우며 세밀한 나무 무늬를 볼 수 있다. 피층은 넓고 세포는 질서정연하게 배열되어 있고 속껍질층은 선명하다. 목부와 사부는 각각 무리를 이루어 서로 번갈아서 배열한다. 사부내측에는 목화되지 않은 사부섬유가 단독 또는 무리를 이루어 존재한다. 목부도관은 다각형에 가까우며 한 개 또는 2 ~ 3개가 나란히 수(髓)의 바깥쪽에 배열하여 이륜상(二輪狀)을 이룬다. 수부에서 한 개 또는 2 ~ 3개 씩 뭉쳐있는 섬유를 볼 수 있다. 특유한 냄새가 약간 있고 맛은 달고 쓰다.

대엽백부(對葉百部) 긴 방추형 또는 긴 막대형이고 길이 8 ~ 24 cm, 지름 8 ~ 20 mm이다. 바깥면은 연한 황갈색 ~ 회갈색이고 얕은 세로 주름 또는 불규칙한 세로 홈이 있다. 질은 견실하고 자른 면은 황백색 ~ 어두운 갈색이며 목부는 비교적 크고 수부는 흰색에 가깝다. 이 약의 횡단면을 현미경으로 볼 때 바깥쪽은 3열의 코르크화한 코르크세포로 이루어져 있고 세포벽은 목화되었으며 무늬는 없고 안쪽에 있는 세포내벽이 특히 두껍다. 피층의 가장자리에는 섬유가 있는데 사각형에 가깝고 세포벽은 약간 목화되어 있다. 중심주내의 사부속은 36 ~ 40 개이다. 목부도관은 둥근 다각형인데 그 안쪽은 목부섬유 및 약간 목화된 유세포와 이어져서 환층을 이루고 있다.

성 분 Alkaloid: stemonine, stemonidine, stemonamine, stemofoline, stemospironine, isoprotostemonine, neostemonine, isostemonidine, protostemonine, tuberostemonine 등

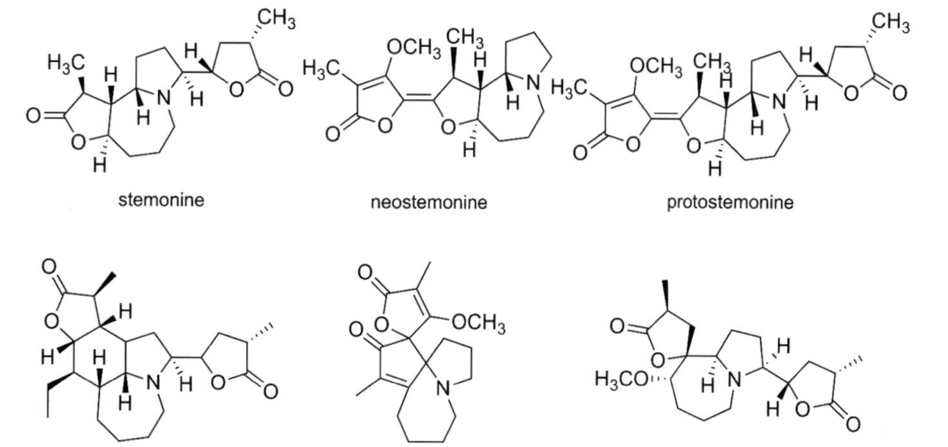

stemonine, neostemonine, protostemonine, tuberostemonine, stemonamine, stemonidine

약 리 (1) 항세균·항진균작용

- 전제는 결핵균의 성장을 억제한다.[1]
- 전제는 적리균(*Shigella sp.*), 티푸스균(*Salmonella sp.*), 대장균(*Escherichia coli*), 변형균, 녹농균 등 7종의 그람음성균 및 포도상구균, 폐렴균, β-용혈연쇄상구균 등 4종의 그람양성균의 성장을 억제한다(*in vitro*).
- 전제는 피부진균에 대해서도 억제작용을 나타낸다.
- 백부근의 bibenzyl (3,5-dihydroxy-2'-methoxy bibenzyl 및 3,3'-dihydroxy-2,5'-dimethoxy bibenzyl)은 *Candida albicans*에 대한 항진균 작용을 나타낸다.[1)]

(2) 살충작용

- EtOH 추출물에는 살충작용이 있으며, 특히 피부를 자극하지 않으면서 서캐(이)에 대한 강한 살충효과를 보인다.
- 백부근의 alkaloid는 살충작용을 가진다(*in vitro* 및 *in vivo*).[2)]

(3) 진해작용

- Alkaloid 성분들은 동물의 호흡중추의 흥분성을 감퇴시킨다.

(4) 기 타

- Stemofoline은 암세포주의 P-glycoprotein의 기능을 저해하여 약제내성을 감소시킨다.[3)]

응 용 진해, 살충약으로 폐결핵, 백일해 등에 사용하며, 또한 회충, 요충의 구충약으로 응용된다. 또한 옴에 외용한다.

처 방 백부탕(百部湯), 백부환(百部丸), 백부고(百部膏)

용 량 3 ~ 9 g, 외용하기도 한다.

● 참고문헌

1) Zhang YZ *et al.* (2008) J Asian Nat. Prod. Res. 10: 639-644
2) Tang CP *et al.* (2008) J. Nat. Prod. 71: 112-116
3) Chanmahasathien W *et al.* (2011) Planta Med. 77: 1990-1995

백 지 Angelicae Dahuricae Radix KP CP JP
(白芷, Baek Ji) angelica dahurica root

기 원 구릿대 *Angelica dahurica* Bentham et Hooker f. 또는 항백지(杭白芷) *A. dahurica* Bentham et Hooker f. var. *formosana* Shan et Yuan (미나리과 Umbelliferae)의 뿌리이다. 일본에서는 *A. dahurica*의 뿌리를 사용한다. 건조한 것은 정량할 때 oxypeucedanin, imperatorin 및 isoimperatorin 의 합 0.7% 이상을 함유한다.

산 지 한국, 중국

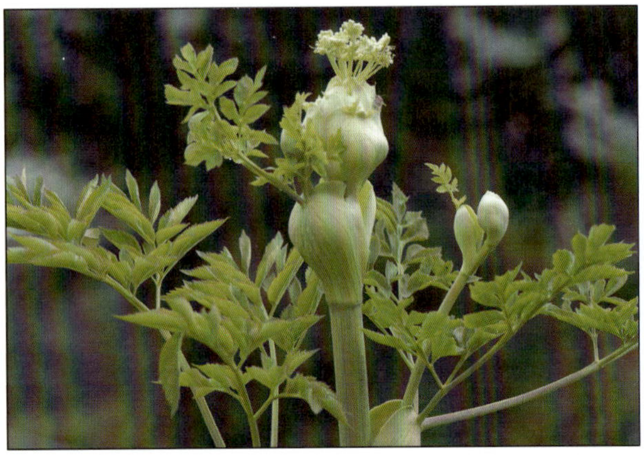

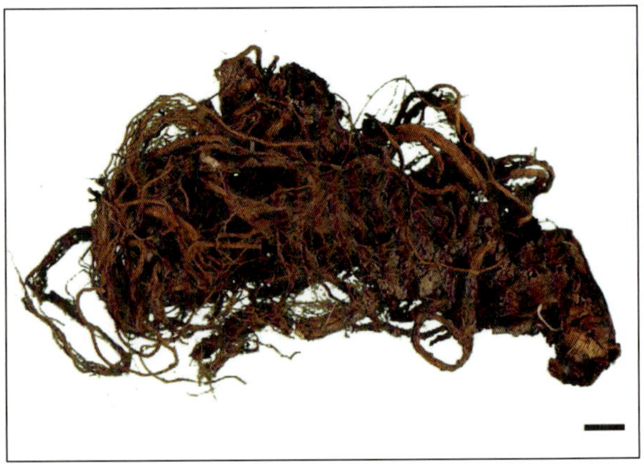

성 상 짧은 원뿌리에서 많고 긴 뿌리가 갈라져서 대체로 방추형을 이루고 있다. 길이 10 ~ 25 cm, 지름 15 ~ 25 mm이며 바깥면은 회갈색 ~ 어두운 갈색을 띤다. 근두부에 약간의 엽초가 남아 있고 좁게 두드러진 돌림마디가 있다. 뿌리에는 세로주름과 세로로 두드러진 여러 개의 가는 뿌리 자국이 있다. 횡단면의 주변은 회백색으로 빈틈이 많고 중앙부는 어두운 갈색을 띤다. 횡단면을 현미경으로 볼 때 중심부로부터 도관과 수선이 방사상으로 잘 발달되어 있고 전분립이 많으며 유세포 내에 옥살산칼슘집정이 들어있다. 특유한 냄새가 있고 맛은 약간 쓰다.

성 분 Furanocoumarin: oxypeucedanin, imperatorin, phellopterin, byakangelicin, byakangelicol, neobyakangelicol, bergapten, bergaptol, nodakenin, psoralen, xanthotoxin 등

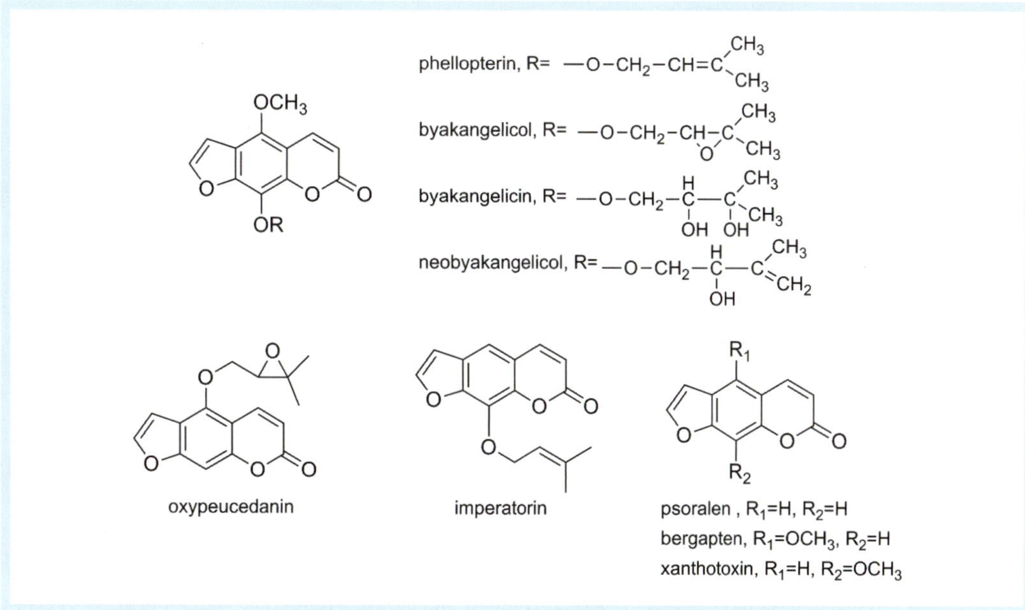

약 리

(1) 해열·진통작용

• 알코올추출물에는 해열·진통작용이 있다(*in vivo*, rat).

(2) 중추신경흥분작용

• Phellopterin은 diazepam이 중추신경계에 있는 benzodiazepine 수용체에 결합하는 것을 강하게 억제한다(IC_{50}, 0.36 μM, *in vitro*).[1)]

• 소량의 angelic acid는 동물의 운동중추와 호흡중추, 미주신경 및 척수를 흥분시켜 혈압을 상승시키고 맥박을 늦추며 호흡을 깊게함과 동시에 유연(流涎)구토를 일으킬 수 있다.[¶5]

(3) 항염증작용

• Imperatorin은 COX-2와 microsomal prostaglandin E synthase(mPGES)의 발현을 억제함으로써 LPS로 유도한 prostaglandin E_2(PGE_2)의 합성을 억제한다(*in vitro*, rat peritoneal macrophage).[2)]

• Byakangelicol은 IL-1β로 유도한 사람의 폐상피세포에서의 COX-2의 발현과 PGE_2의 유리를 억제한다(기관지염에 있어서의 항염증작용, *in vitro*).[3)]

• Bergapten과 oxypeucedanin hydrate, byakangelicin는 compound 48/80로 유도한 histamine의 증가를 억제하지만(25 mg/kg), sec-*O*-acetylbyakangelicin은 반대로 histamine의 양을 증가시킨다(*in vitro*).[4)]

• 백지의 EtOH 추출물은 LPS를 처리한 RAW264.7 세포주에서 heme oxygenase-1(HO-1)의 발현을 증가시킴으로서 염증반응을 억제한다(*in vitro*).[5)]

• 백지의 EtOH 추출물은 ovalbumin으로 유도한 천식 마우스에서 HO-1을 증가시킴으로서 염증반응을 억제시킨다(*in vivo*).[6)]

(4) 간세포보호작용

• 알코올추출물은 CCl_4에 의한 간손상으로부터 간세포를 보호한다(*in vivo*, rat).

• Imperatorin과 (+)-byakangelicin은 tacrine으로 유도한 세포독성으로부터 간세포를 보호한다(*in vitro*, HepG2 cell).[7)]

(5) 항세균·항진균작용

- 물추출물에는 그람 음성균에 대한 억제작용과 항진균작용이 있다.

(6) 기 타

- 백반증개선작용: psoralen과 8-methoxypsoralen에는 광감각작용이 있어, 경구투여한 1 ~ 2시간 후에 UVA 자외선을 조사하여 백반증을 치료하는 데에 사용된다. 피부암유발의 우려가 있으므로 주의를 요한다.
- 적혈구보호작용: 50% MeOH 추출물에는 human γ-globulin의 Cu^{2+}에 의한 열변성을 억제한다.[8)]
- 백내장개선작용: byakangelicin은 aldose reductase 저해제로 백내장에 대한 치료 효과가 있으며, imperatorin과 isoimperatorin에는 항산화작용이 있다.
- 지방분해작용: 백지의 furanocoumarin류는 지방세포 (rat)에서의 adrenalin 또는 ACTH (lipolytic hormone)에 의한 지방분해를 촉진하며, insulin (antilipolytic hormone)에 의한 지방생성을 저해한다 (*in vitro*).[9)]
- 암세포독성: imperatorin은 사람의 전골수세포성백혈병세포 (human promyelocytic leukemia, HL-60 cells)[10)] 및 간종양세포 (human hepatoma HepG2)의 세포사멸을 촉진한다 (*in vitro*).[11)]
- 상처치유 : 백지 추출물은 사람의 섬유아세포 (human normal fibroblast) 및 각질세포 (huamn keratinocyte HaCaT)의 증식을 유도하고 세포주기를 가속화하며, 섬유아세포의 collagen I 및 III의 발현을 증가시키고 또한 각질세포의 세포사멸을 억제한다 (*in vitro*).[12,13)]
- 항산화작용: 백지의 다당류는 항산화 효능을 가진다 (*in vitro*).[14)]
- 혈관확장작용: imperatorin은 β-수용체의 작용과는 별개로 NO를 조절함으로서 내피 의존성 혈관 확장 작용을 가진다 (mouse thoracic aorta).[15)]
- 치매억제작용: 백지의 furanocoumarin은 치매질환 유발효소인 β-secretase를 조절한다.[16)]

확인시험 가루 및 백지표준생약 1 g을 달아 MeOH 20 m*l*를 넣어 60분간 초음파 추출한 다음 감압농축한다. 추출물에 MeOH 2 m*l*를 넣은 다음 여과하여 검액 및 백지표준생약표준액으로 한다. 이들 액을 가지고 TLC법에 따라 시험한다. 검액 및 백지표준생약표준액 2 μ*l*씩을 TLC용 silica gel (형광제 첨가)을 써서 만든 박층판에 점적한다. 다음에 *n*-hexane·ethyl acetate 혼합액 (2 : 1)을 전개용매로 하여 약 10 cm 전개한 다음 박층판을 바람에 말린다. 여기에 자외선 (주파장 254 nm)을 쪼일 때 검액에서 얻은 여러 개의 반점 중 R_f 값 0.45 부근 및 0.7 부근의 반점은 백지표준생약표준액에서 얻은 반점과 각각 색상이 같다.

규 격 **엽초** (葉鞘) 엽초가 3.0% 이상 섞여 있지 않다. **이물** 엽초 이외의 이물이 1.0% 이상 섞여 있지 않다. **회분** 7.0% 이하 **산불용성회분** 2.0% 이하 **엑스함량** 묽은 EtOH 엑스 25.0% 이상

응 용 해열, 진통약으로 치통과 두통에 쓴다. 항미생물작용이 있어 유방염, 조갑진균증, 여드름의 치료나 구강청결제에 쓰이고, 항산화제로서 노화방지 화장품의 성분으로 이용되기도 한다.

처 방 청상방풍탕 (淸上防風湯), 오적산 (五積散), 소경활혈탕 (疎經活血湯), 배농탕 (排膿湯), 백신산 (白神散)

용 량 3 ~ 9 g, 외용하기도 한다.

주의 및 부작용 대량으로 쓰면 강직성 간헐성 경련을 일으켜 전신마비를 초래한다.[¶5]

● 참고문헌

1) Bergendorff O *et al.* (1997) Phytochemistry 44: 1121-1124
2) Ban HS *et al.* (2003) Planta Med. 69: 408-412
3) Lin CH *et al.* (2002) J. Pharm. Pharmacol. 54: 1271-1278
4) Kimura Y *et al.,* (1997) J. Nat. Prod. 60: 249-251
5) Lee MY *et al.* (2011) Food Chem. Toxicol. 49: 1047-1055
6) Lee MY *et al.* (2011) Food Chem. Toxicol. 49: 829-837
7) Oh H *et al.* (2002) Planta Med. 68: 463-464
8) Yamahara J *et al.* (1981) Shoyakugaku Zasshi 35: 103
9) Kimura Y *et al.* (1982) Planta Med. 45: 183-187
10) Pae HO *et al.* (2002) Pharmacol. Toxicol. 91: 40-48
11) Luo KW *et al.* (2011) Chemotherapy 57: 449-459
12) Bai XZ *et al.* (2012) Zhonghua Wai Ke Za Zhi. 50: 357-360
13) Bia X *et al.* (2012) Zhongguo Xiu Fu Chong Jian Wai Ke Za Zhi. 26: 322-325
14) Xu SF *et al.* (2011) Chem. Biodivers. 8: 1121-1131
15) Nie H *et al.* (2009) Chin. J. Integr. Med. 15: 442-447
16) Marumoto S, Miyazawa M (2010) Phytother. Res. 24: 510-513

부 자 Aconiti Lateralis Radix Preparata KP CP JP

(附子, Bu Ja) prepared aconite

기 원 오두(烏頭) *Aconitum carmichaeli* Debeaux (미나리아재비과 Ranunculaceae)의 자근(子根)이다.

제 법 **염부자**(鹽附子): 6 ~ 8월 사이에 채굴하여 모근, 잔뿌리 및 토사를 제거한 것을 이부자(泥附子)라 하는데 크기가 고른 이부자를 골라 물로 씻고 식용 간수 중에 하룻밤을 담가 둔다. 다음 날 여기에 소금을 더 가하여 담갔다가 이를 꺼내어 햇볕에 말린 다음 다시 담가둔다. 이 조작을 반복하고 동시에 햇볕에 말리는 시간을 점차 연장시켜 약의 표면에 소금이 다량 석출되고 질이 단단하게 변하면 중단한다. 이것을 염부자라 한다.

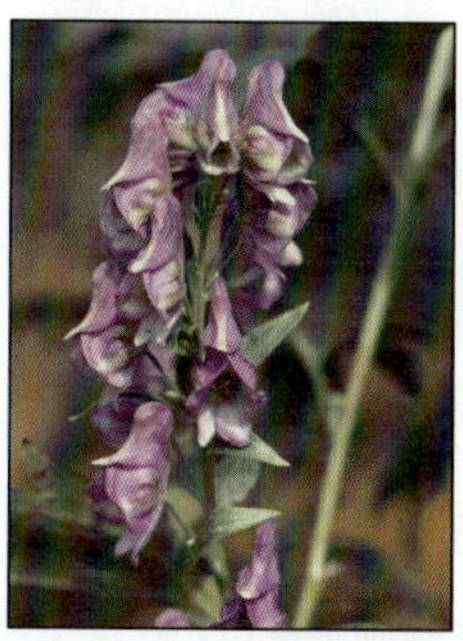

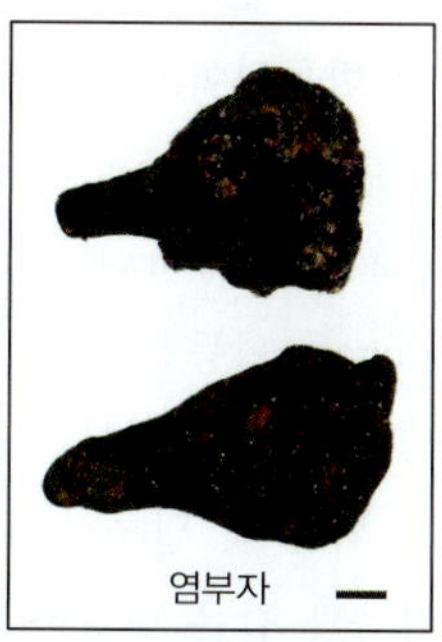

염부자

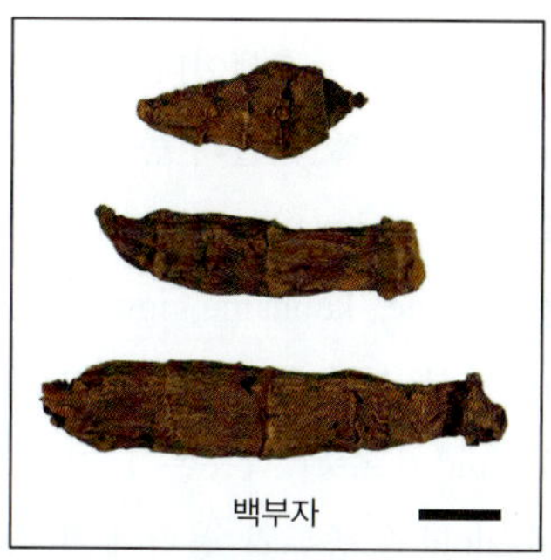

백부자

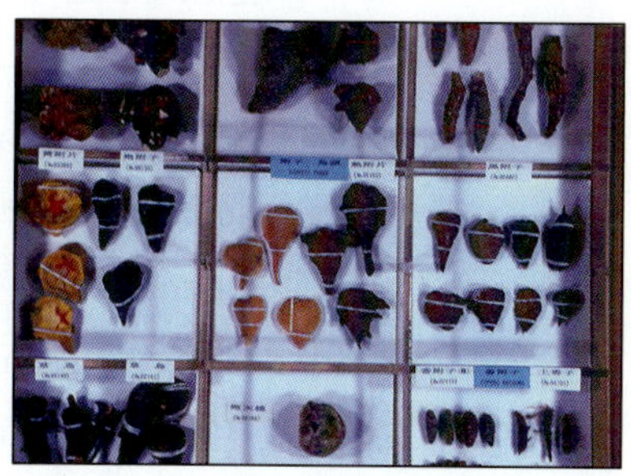

여러 가지 부자

제부자(製附子), **흑순편**(黑順片): 크기가 고른 이부자를 취하여 물로 잘 씻고 식용간수 중에 며칠 동안 담가 두었다가 침액과 함께 속까지 익을 때까지 삶는다. 이를 꺼내고 소금기가 없어질 때까지 여러 번 물로 우려낸 후 두께가 약 5 mm가 되도록 세로로 자른다. 이를 다시 물에 담가 우려내고 캐러멜 같은 조색액에 담가 진한 차색(茶色)이 되면 꺼낸 다음 바깥 면이 윤기가 날 때까지 찐다. 이를 꺼내고 반 정도 마를 때까지 홍건(烘乾)한 다음 다시 햇볕에 말리거나 홍건한다. 이것을 흑순편이라 한다.

제부자(製附子), **백부편**(白附片): 크기가 고른 이부자를 취하여 물로 잘 씻고 식용간수 중에 며칠 동안 담가 두었다가 침액과 함께 속까지 익을 때까지 삶는다. 이를 꺼내고 겉껍질을 벗긴 다음 두께가 약 3 m가 되도록 세로로 자른다. 물로 우린 다음 이를 꺼내고 속까지 익도록 찐다. 이를 햇볕에서 반 정도 마르게 하고 유황으로 훈증한 다음 햇볕에 말린다. 이것을 백부편이라 한다.

포부자(炮附子): 염부자를 취하여 물에 담근다. 매일 2 ~ 3차례 물을 갈아주어 염분이 완전히 제거되었을 때 감초 및 검정콩과 더불어 속이 익을 때까지 삶고 쪼개어 맛을 보았을 때 혀를 마비시키지 않을 때에 이르러 꺼내어 거피를 하고 박편을 만들거나 2 ~ 3절하여 햇볕에 말린다. 이것을 포부자(炮附子)라 한다.

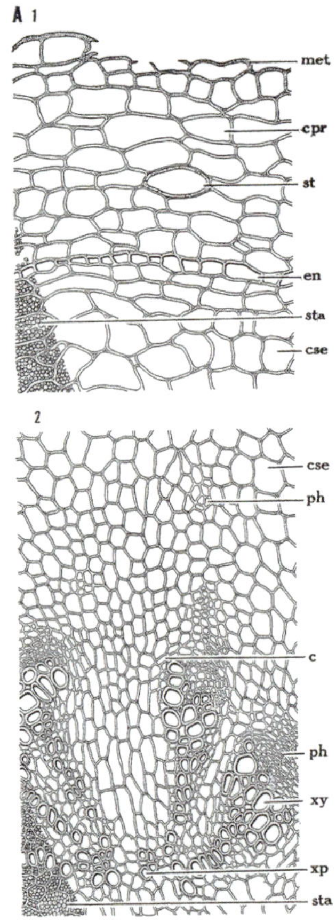

성 상 **염부자**: 원추형을 이루고 길이 4 ~ 7 cm, 지름 3 ~ 5 cm이고 바깥면은 회흑색이고 염분의 결정으로 덮여 있다. 위 정단(頂端)에 오목한 싹이 있었던 흔적이 있고 주위에 혹 모양 돌출 또는 자근이 붙었던 흔적이 있고 질은 무겁고 단단하다. 횡단면은 회갈색이고 염분결정으로 가득 찬 세포 간극(間隙)과 다각형을 이룬 형성층의 환문(環紋)을 볼 수 있다. 환문 안쪽에는 배열이 고르지 않은 도관들이 있다. 특이한 냄새가 있고 맛은 짜며 혀를 찌르며 마비시킨다.

제부자, 흑순편: 대체로 세로로 잘라져 있기 때문에 위쪽은 넓고 아래는 좁다. 길이 17 ~ 50 mm, 너비 9 ~ 30 mm, 두께 2 ~ 5 mm이고 외피는 흑갈색이고 절단면은 어두운 황색으로 윤기가 나는 광택이 있으며 세로로 도관이 있다. 질은 단단하며 부서지기 쉽고 꺾인 면은 각질과 같다. 냄새는 거의 없고 맛은 담담하다.

제부자, 백부편: 황백색으로 반투명이고 두께는 약 3 mm이다.

포부자: 고르지 않은 모양과 크기의 두께 3 ~ 5 mm의 절편 또는 세로로 2 ~ 3절된 것으로 바깥 면은 엷은 갈색 ~ 흑갈색 또는 흑색이다. 질은 각질 반투명이고 약간의 광택이 있다.

성 분 Diterpene alkaloid 약 0.5%: 식물의 종류, 산지에 따라서 alkaloid의 종류, 함량이 다른 경우가 많다.

aconitine계 (맹독성): aconitine, hypaconitine, mesaconitine, jesaconitine 등

atisine계 (저독성): atisine, kobusine, ignavine, songorine 등

기 타: higenamine (강심 성분), coryneine (강심 및 혈압상승 성분), yokonoside 등

약 리 부자에 함유된 alkaloid의 주된 작용은 1 차적으로 뇌간 및 말초신경 말단부를 흥분시킨 후에 마비시키는 것이다. alkaloid의 종류와 용량에 따라 다음과 같은 다양한 효과가 나타난다.

(1) 강심작용

• diterpene alkaloid가 아닌 higenamine은 심장 박동수와 관상동맥의 순환을 증가시킨다(*in vivo*, dog).¶2

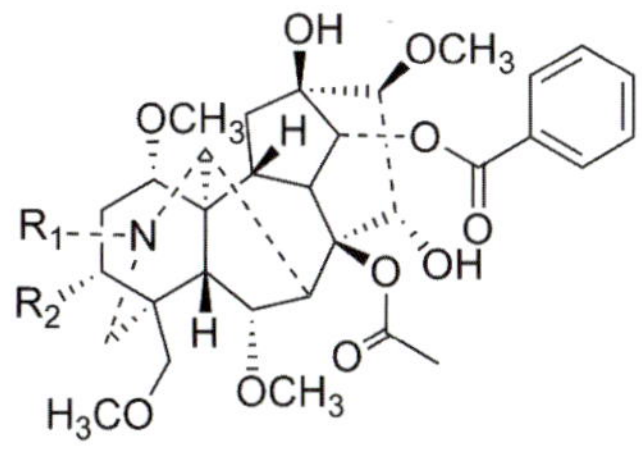

aconitine, $R_1=C_2H_5$, $R_2=OH$
mesaconitine, $R_1=CH_3$, $R_2=OH$
hypaconitine, $R_1=CH_3$, $R_2=H$

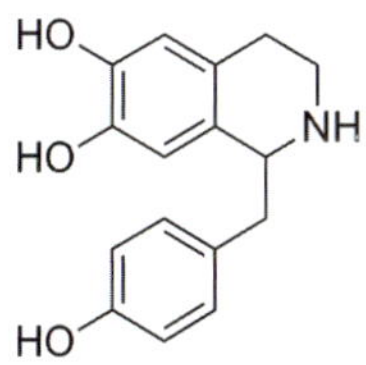

higenamine

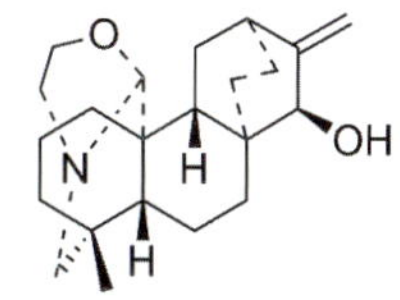

atisine

- higenamine은 심부전에 효과가 있으며, 그 효과는 β-수용체 작동약의 작용과 유사하다.[1,2)]
- higenamine은 10 억분의 1 농도에서, coryneine은 100 만분의 1 농도에서 강심작용을 나타낸다.
- aconitine 중독은 높은 심장 효소를 야기하고 가슴통증을 유발하는 등 심근경색증과 비슷한 증상을 나타낸다(case report).[3)]

(2) 진통작용

- 법제한 부자는 대뇌피질의 norepinephrine 농도를 낮추고, 수질의 serotonin 농도를 높임으로써 진통작용을 나타낸다(*in vivo*, rat).[4)]
- aconitine류의 진통효과는 mesaconitine > aconitine > hypaconitine순이며, 그 외 lappaconitine, *N*-deacetyllappaconitine, *N*-deacetylranaconitine과 *N*-deacetylfinaconitine도 진통작용을 나타낸다(*in vivo*, mouse, *i.p.*).[¶2]

(3) 항염증작용

- aconitine류(mesaconitine, 3-acetylaconitine)와 ignavine은 여러 가지 동물실험 모델에서의 염증반응을 억제한다(paw edema-rat, ear edema-mouse 등).[¶2,5)]

(4) 기 타

- mesaconitine은 간조직 단백질의 합성을 촉진한다(*in vivo*, mouse).[6)]
- glycan인 aconitan A는 인슐린 농도나 인슐린과 수용체간의 결합에는 영향을 미치지 않고, 간에서의 phosphofructokinase의 활성을 증가시켜 혈당강하작용을 나타낸다.[7,8)] aconitan B, C, D에도 혈당강하작용이 있다(*in vivo*, normal mouse).[¶2]

확인시험 이 약의 가루 4 g을 달아 diethyl ether 30 m*l*와 NH_4OH 시액 5 m*l*을 가하고 20분 정도 흔들어 섞은 다음 여과한다. 여액을 분액깔때기에 넣고 여기에 0.25 mol/*l* H_2SO_4용액 20 m*l*을 넣어 흔들어 섞고 방치한다. 산층을 취하여 자외가시부흡광도측정법에 따라 시험할 때 231 nm 및 274 nm 부근에서 흡수극대를 나타낸다.

aconitine: 가루 20 g에 diethyl ether 150 m*l*를 넣어 10분간 흔들어 섞은 다음 NH_4OH 시액 10 m*l*를 가하여 30분간 흔들어 섞은 다음 1 ~ 2시간 방치 후 diethyl ether층을 취하고 증발 건고한 다음 EtOH 2 m*l*에 녹여 검액으로 한다. 따로 TLC용 아코니틴 20 mg을 EtOH 10 m*l*에 녹여 표준액으로 한다. 검액 및 표준액 5 μ*l*씩을 TLC용 silica gel을 써서 만든 박층판에 점적한다. 다음에 *n*-hexane-EtOAc 혼합액(1 : 1)을 전개용매로 하여 약 10 cm 전개한 다음 박층판을 바람에 말린다. 여기에 Dragendorff 시액을 고르게 뿌릴 때 검액 반점은 표준액의 반점보다 진하지 않다.

규 격 회분 6.0% 이하

응 용 한방에서 진통, 강심, 강장, 흥분, 신진대사기능 항진제로 쓰인다. 대사기능 실조의 회복, 사지관절의 마비, 동통 등의 회복, 허약체질의 복통, 설사, 실정(失精)에 사용한다. 서양에서는 울혈제거제로서 aconite 틴크제의 형태로 기침시럽 등에 사용된다.¶3

처 방 팔미지황환(八味地黃丸), 진무탕(眞武湯), 사역탕(四逆湯), 마황세신부자탕(麻黃細辛附子湯)

용 량 3 ~ 9 g, 또는 환제나 산제로 사용하기도 한다. 오래 달이면 독성을 경감시킬 수 있다.

주의 및 부작용 급성독성(LD_{50}, mg/kg, mouse, *i.v.*), aconitine (0.22), mesaconitine (0.27), beiwutine (0.42), hypaconitine (0.50), 3-acetylaconitine (1.01), deoxyaconitine (1.90)

aconitine 중독에 의한 사망 원인은 심장방실결절(A. V. node)의 심계동(心悸動) 소실에 의한 심한 부정맥으로, 뇌나 신체 각 기관에 도달하는 혈액량이 부족하게 되므로 심장이 짓눌리는 느낌 또는 의식이 희미해지거나 어지러움을 느끼다가 중독 후 24시간 이내에 사망한다.[9,10] 부정맥을 일으키는 작용은 beiwutine > mesaconitine > aconitine > 3-acetylaconitine > hypaconitine > deoxyaconitine의 순으로 강하다(*in vivo*, rat).¶2

중독 증상은 주로 신경계에 일어나며 초기에는 흥분시키나 곧이어 미주신경과 감각신경을 억제한다(혀끝 마비). 또한 전신마비, 구토, 오심, 현기증, 떨림, 정신착란, 부정맥, 혼수 등의 증상을 나타낸다.¶2 aconitine 중독에 의한 호흡억제(rabbit)와 심실세동(guinea pig)은 염화칼슘용액을 정맥주사하면 호전될 수 있다.

법제 과정에서 독성 성분인 aconitine이 benzoylaconine과 aconine으로 가수분해된다. aconine의 독성은 aconitine의 1/2000 ~ 1/4000이다. 생강이나 감초, 원지, 황기, 검은콩과 함께 달이면 부자의 총 알칼로이드 함량이 감소하므로 그 독성이 감소된다.¶1

복용 후 목욕과 따뜻한 장소, 음주는 피하는 것이 좋다(aconitine의 독성이 세어질 수 있다).

동류생약

- 백부자(白附子)[KHP]

  Aconitum koreanum Raymond의 덩이뿌리로 바깥면은 황백색이다.

  한국(각지), 중국(북부, 동북지방)에서 야생한다.

  Alkaloid: hypaconitine, atisine, lucidusculline, cobusine, aconitine, 기타 alkaloid

  중풍실음, 두통, 중풍구안와사 등에 응용한다.

- 유럽산(Aconite Root)

  유럽산의 *Aconitum napellus* L., *A. septentrionale* Koelle, *A. fironum* Reichb. 등의 덩이뿌리(母根, 子根)이다.

  Alkaloid: aconitine, hypaconitine, napelline, ephedrine 등

  신경통, 통풍 등에 응용하며 진경약으로 쓴다.

- 가공부자(加工附子, 精製附子, Pulvis Aconiti Tuberis Purificatum)[KHP]

  가압, 가열처리하며 aconitine(성인치사량, *s.c.*, 3 ~ 4 mg), mesaconitine, hypaconitine 등을 benzoylaconine으로 변화시켜 그 독성을 현저하게 떨어뜨린 것이다.

  aconitine + H_2O → benzoylaconine + AcOH, benzoylaconine + H_2O → aconine + benzoic acid

관련생약

• 천오, 초오

참고문헌

1) Lui WH *et al.* (1998) Acta Pharm. Sin. 23: 81-85
2) Han HW *et al.* (1988) Acta Pharm. Sin. 2: 111-114
3) Lin CC *et al.* (2011) Hum Exp Toticol. 30: 782-785
4) Ikeda Y *et al.* (1994) Acta. Anaesthesiol. Belg. 45: 113-118
5) Shi H *et al.* (1990) Zhongguo Zhong Yao Za Zhi 15: 174-177
6) Hikino H *et al.* (1983) J. Ethnopharmacol. 7: 277-286
7) Hikino H *et al.* (1989) J. Ethnopharmacol. 25: 295-304
8) Konno C *et al.* (1985) Planta Med. 160-161
9) Chan TY *et al.* (1994) Vet. Hum. Toxicol. 36: 452-455
10) But PP *et al.* (1994) Vet. Hum. Toxicol. 36: 212-215

천 오 Aconiti Tuber [CP]

(川烏, Cheon O), aconite

기 원 오두 *Aconitum carmichaeli* Debeaux (미나리아재비과 Ranunculaceae)의 모근(母根)의 덩이줄기로 총 alkaloid (aconitine) 0.5 % 이상을 함유한다.

성 상 고르지 않은 원추형 ~ 방추형으로 길이 2 ~ 6 cm, 지름 1 ~ 3 cm이다. 바깥면은 회갈색 ~ 흑갈색을 띠고, 위쪽에는 파여진 줄기자국과 자근 및 뿌리의 흔적이 있으며, 가는 가로주름의 무늬가 있다. 질은 단단하여 꺾기 어렵다. 횡단면은 가루상이고 사부는 갈색, 목부는 유백색 ~ 회백색을 나타낸다. 냄새가 없고 맛은 조금 맵고 혀끝을 마비시킨다.

성 분 Aconitine계 alkaloid인 aconitine, hypaconitine, mesaconitine을 함유

약 리 한방에서 부자는 양기를 보충하는 목적으로 사용하는데 반해, 오두는 냉증 등의 찬 기운으로 인한 통증이나 저림 등에 사용한다.

- aconitine은 강심효과(frog)와 일시적인 혈압강하작용(0.05 mg/kg)을 나타낸다.[1]
- 오두는 formaldehyde로 유도한 부종을 현저하게 억제한다(*in vivo*, rat paw edema, 5 g/kg/day, *p.o.* 5일간).[1]
- 오두는 NO production을 높여 혈장 내 nitrate의 농도를 높인다(*in vivo*, human)[2]
- 오두는 용량 의존적으로 주의 모르핀으로 초래되는 정신적 의존을 다이놀핀을 분비시킴으로 kaooa-opioid receptor (KOR)를 활성화시켜 억제한다(*in vivo*, rat)[3,4,5]

기타 사항은 부자를 참조할 것(부자는 자근을 사용하고 오두는 모근을 사용한다)

부자는 소금으로 먼저 장시간 법제한 뒤 몇 가지의 법제 과정을 더 거치지만, 오두는 감초와 검은콩으로 5시간 이상 끓인다.

확인시험 가루 0.5 g에 2% HOAc 10 m*l*를 넣어 가끔 흔들면서 수욕상에서 3분간 가온한 다음, 여과한 여액

5 ml/에 Mayer 시액 3방울을 넣으면 엷은 황백색의 침전이 생긴다.

응 용 한방에서 진통, 진경 및 강장을 목적으로 사용한다.

처 방 오두탕(烏頭湯)

용 량 3 ~ 9 g

주의 및 부작용 감초와 검은콩으로 법제한 후에 사용해야 aconitine계 알칼로이드에 의한 독성을 줄일 수 있다.[1]

● 참고문헌

1) Chang H-M, But P P-H (1986) Pharmacology and Applications of Chinese Materia Medica, World Scientific, Singapore pp. 293-297
2) Yamada K *et al.* (2005) J. Ethnopharmacol. 96: 165-169
3) Shu H *et al.* (2006) J. Ethnopharmacol. 106: 398-405
4) Shu H *et al.* (2008) J. Ethnopharmacol. 119: 276-283
5) Wu G *et al.* (2011) J. Ethnopharmacol. 136: 254-259

초 오 Aconiti Ciliare Tuber KHP CP

(草烏, Cho O), **토부자**(土附子) Korean aconite root

기 원 이삭바꽃 *Aconitum kusnezoffii* Reichb., 놋젓가락나물 *A. ciliare* Decaisne 또는 세잎돌쩌귀 *A. triphyllum* Nakai (미나리아재비과 Ranunculaceae)의 덩이줄기이다. 중국에서는 *A. kusnezoffii* Reichb.를 사용한다.

산 지 우리나라 각 지역, 중국 동북, 화북 등

성 상 고르지 않은 원추형으로 길이 2 ~ 7 cm, 지름 6 ~ 18 mm이다. 위쪽에는 줄기자국이나 줄기가 남아 있다. 바깥면은 회갈색 ~ 흑갈색으로 쭈구러진 세로주름이 있다. 꺾인 면은 회백색 ~ 어두운 회색으로 다각형의 고리무늬의 층으로 이루어져 있고, 질은 단단하다. 냄새가 없고, 맛은 몹시 맵고 혀를 마비시킨다.

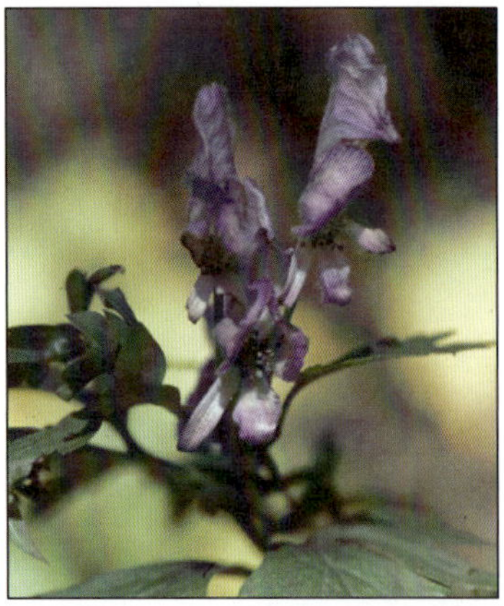

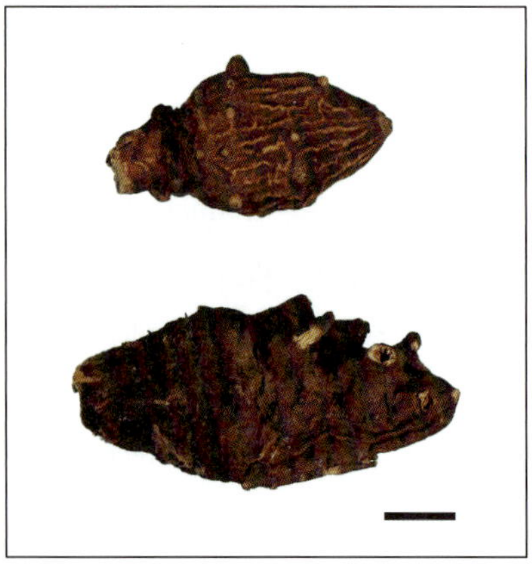

성 분 Diterpene alkaloid: aconitine, hypaconitine, mesaconitine

Alkaloid: higenamine

약 리 • 발모촉진 작용 : 초오는 β-catenin transoription을 항상시켜 Wnt / β-catenin 신호전달 체계를 활성화 하여 모발 성장의 근원이 있는 모낭세포의 활성을 좋게하고 모발의 성장을 촉진한다.[1)]

• 진통작용, 강심작용이 있으며 자세한 사항은 부자 항목을 참조할 것

확인시험 가루 0.5 g에 묽은 HOAc 10 m*l*를 넣어 가끔 흔들며, 수욕상에서 몇 분간 가온하여 여과한 여액 5 m*l*에 Mayer 시액 한 방울을 넣으면 황백색의 침전을 생성한다.

규 격 줄기가 3.0% 이상 섞여 있어서는 안 된다. **건조감량** 12.0% 이하 **회분** 5.0% 이하 **산불용성회분** 1.0% 이하 총 alkaloid (aconitine으로서) 0.5% 이상을 함유한다. 정량법은 부자시험법에 따라 시험한다.

응 용 부자와 같으나 부자만큼 쓰이지는 않는다.

용 량 3 ~ 9 g

주의 및 부작용 두통, 어지러움, 손발저림, 구토 등의 중독증상이 나타날 수 있으므로 주의해야 한다. 반드시 법제하여 사용하도록 한다 (부자의 경우와 같다).

● 참고문헌

1) Park PJ *et al.* (2012) Life Sci. 91: 935-943

삼 칠

Notoginseng Radix et Rhizoma KHP CP
(三七, Sam Chil), **전삼칠** (田三七), **전칠** (田七), **금불환** (金不換)
notoginseng root

기 원 삼칠 *Panax notoginseng* (Burk.) F. H. Chen (두릅나무과 Araliaceae)의 뿌리 및 뿌리줄기이다.

산 지 중국 (운남, 광서, 사천, 호북 등)

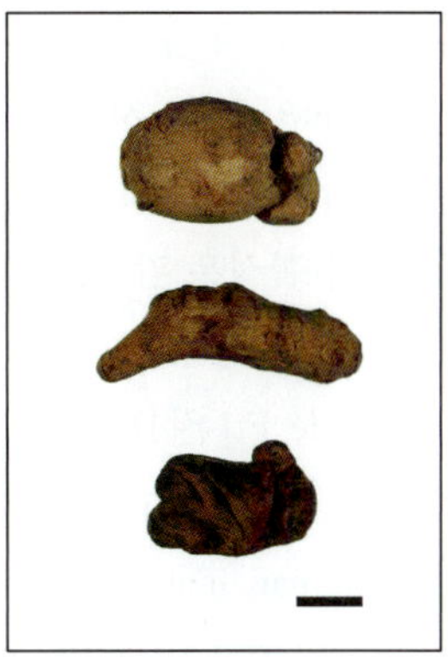

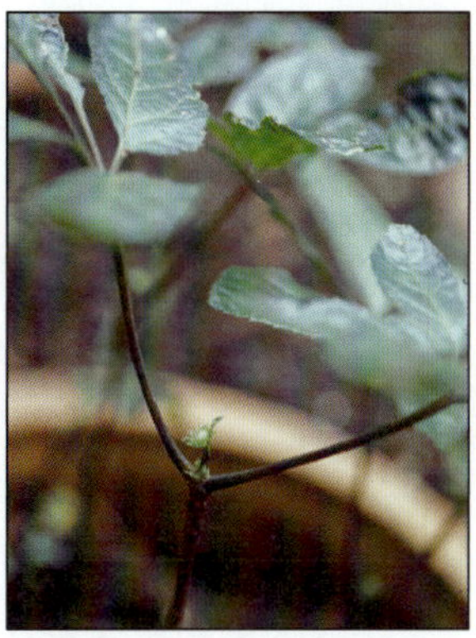

성 상 원뿔모양이고 길이 1 ~ 6 cm, 지름 1 ~ 4 cm이다. 근두부에 뿌리줄기가 붙었던 자국이 있고 주위에는 작은 혹 모양의 돌기가 있으며 옆면은 회갈색 ~ 회황색이며 단속적으로 세로 주름과 가는 뿌리가 붙었던 자국이 있다. 몸체는 무겁고 질은 견실하며 이를 부수면 피부와 목부는 보통 분리된다. 가로로 자른 면은 회록색, 황록색 또는 회백색이고 피부에는 작고 가는 갈색의 수지도 반점이 있으며 중심에는 희미하게 방사성 무늬가 있다. 이 약의 횡단면을 현미경으로 볼 때 코르크층은 수열의 코르크세포로 이루어져 있고 코르크내층은 뚜렷하지 않다. 사부유조직 중에는 수지도가 산재한다. 수지도 안에는 황갈색의 분비물이 들어 있다. 형성층은 뚜렷하고 고리를 이루고 있으며 가끔 파도상으로 심하게 만곡되어 있을 때도 있다. 목부도관은 1 ~ 2열로 축선 방향으로 정연하게 배열되어 있고 수선은 넓다. 유조직 중

에는 전분립이 들어 있고 특히 수선에는 충만되어 있다. 옥살산칼슘 집정은 드물게 존재한다. 특유한 냄새가 약간 있고 맛은 쓰고 약간 서늘하면서 뒷맛이 약간 달다.

성 분 **Saponin 5% 내외**: notoginsenoside A, C, D, R_1, R_1, R_{b1}, F_a, F_{t1}, ginsenoside R_a, R_{b2}, R_c, R_d, R_e, R_{b1} (= sanchinoside E_1), R_{g1} (= sanchinoside C_1), R_{g2}, sarsaponin A, B, sanchinoside B_1, B_2, D_2 등

기 타: trilinolein, panaxynol, 다당류, pananotin (단백질)

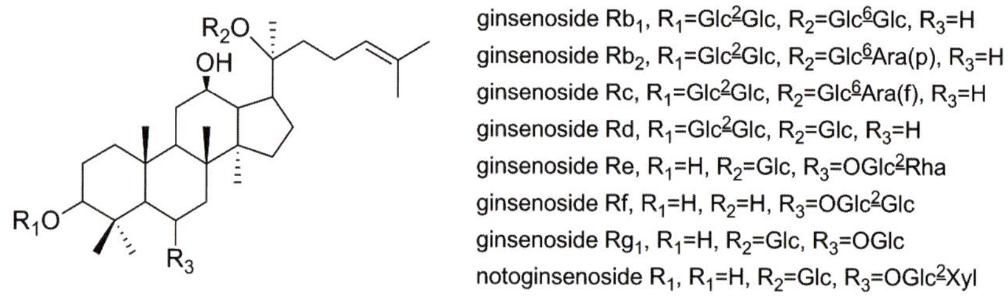

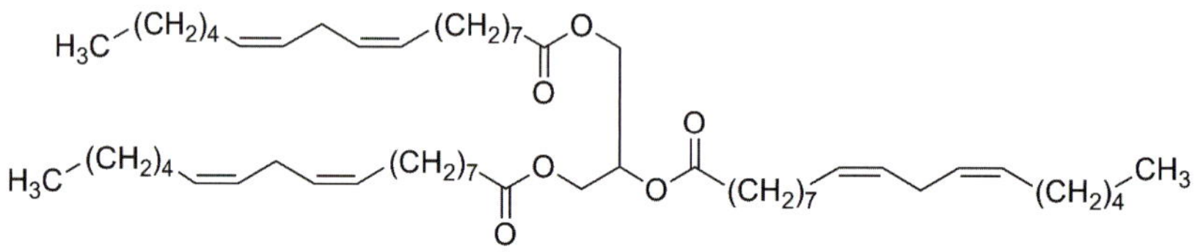

trilinolein

약 리 **(1) 심혈관계에 대한 작용**

- Trilinolein에는 심근세포 보호작용이 있으며 이러한 작용은 trilinolein이 norepinephrine으로 유도한 활성산소의 생산을 억제하는 것과 관련이 있다 (*in vitro*).[1] 또한 trilinolein은 angiotensin II로 유도한 심근세포비대를 억제한다 (*in vitro*, neonatal rat cardiomyocyte).[2]
- 관상동맥확장작용이 있어 협심증에 유효하다. 그러나 용량이나 혈관의 종류에 따라 혈관확장과 혈관수축작용을 보이므로 고혈압에 유효한지는 확실하지 않다.[3]
- Trilinolein은 혈전과 부정맥을 개선하고 적혈구의 변형성을 높여주며 항산화작용을 나타낸다.[4]
- Notoginsenoside R_1은 사람의 혈관내피세포나 혈관평활근세포에 있어서 혈전용해에 관여하는 tissue-type plasminogen activator (t-PA)의 합성을 증가시키는 반면에 plasminogen activator inhibitor-1의 활성은 감소시킨다 (*in vitro*).[5]
- 삼칠은 화상으로 인한 심장기능의 이상을 개선한다 (*in vivo*, rat).[6]
- Notoginseniside Ft1은 HIF-1α(hypoxia inducible factor) 매개 VEGF (vascular endothelial growth factor) 분비를 유도하고 PI3K/AKT 및 Raf/MEK/ERK 신호전달체계를 조절함으로써 혈관확장을 유도한다 (human umbilical vein endothelial cell).[7]
- 삼칠의 saponin은 PI3K/AKT 신호전달처계를 활성화시킴으로써 허혈에 의한 심근세포의 사멸을 억제한다 (*in vitro, in vivo*).[8]

(2) 면역증강작용

- 삼칠의 saponin 성분의 용혈작용은 약하며 이들 saponin 성분은 ovalbumin에 대한 항체생산을 증가시킨다 (*in vivo*, mouse).[9]
- 다당류에는 면역증강작용이 있다 (*in vitro*).[10]

(3) 세포보호작용

- 열탕 추출물은 알코올에 의한 만성적인 간독성에 대해서 활성산소의 생산을 억제함으로써 간세포 보호효과를 나타낸다 (*in vivo*, mouse).[11] 또한, 삼칠의 saponin 성분은 간세포의 성장을 촉진한다.[12]
- 삼칠가루는 위액의 분비와 위점막으로의 혈류를 개선함으로써 위의 병변을 막아준다 (*in vivo*, rat).[13]
- 삼칠의 saponin은 항암제인 cisplatin에 의한 신장독성을 줄여준다 (*in vivo*, mouse).[14]
- 삼칠은 scopolamine으로 유도한 기억력 감퇴를 개선하며 (*in vivo*, rat),[15] ginsenoside R_{b1}, R_{b3}, notoginsenoside R_4, F_a는 신경돌기의 성장을 촉진한다 (*in vitro*, SK-N-SH cell).[16]
- panaxatriol saponin은 MPTP (1-methyl-4-phenyl-1,2,3,6-tetrahydropyridine)로 유도한 신경독성으로부터 신경보호 효능을 가진다 (*in vivo*).[17]
- 삼칠의 saponin은 hydroxyl 라디칼에 의한 활성산소 및 DNA 손상으로부터 세포를 보호한다.[18]

(4) 중추신경계에서의 작용

- 신경염증 억제작용: 삼칠 추출물은 toll-like 수용체 ligand 및 interferon γ 에 의한 미세소교세포의 활성화를 억제한다 (*in vitro*).[19]
- 신경생성작용: 삼칠 saponin은 쥐의 해마신경기간세포 (hippocampal neural stem cell)의 증식 및 분화를 유도한다.[20]
- 인지기능 증가작용: 삼칠은 만성 뇌경색 쥐의 학습능력 및 기억력 상실을 감소시키며 ED1, BDNF (brain derived neurotrophic factor) 및 β-secretase를 증가시킨다.[21] 또한 삼칠 saponin은 SAMP8 마우스에서 뇌의 APP (amyloid precursor protein) 유전자의 발현을 억제함으로서 학습능력 및 기억력을 증가시킨다.[22]

(5) 기 타

- 콜레스테롤 저하작용: 삼칠 (43 mg/kg/day)은 고지혈증 치료제로 사용되는 HMG-CoA reductase 저해제인 fluvastatin (3 mg/kg/day)과 유사한 콜레스테롤 저하작용을 나타낸다 (*in vivo*, rat). 또한 fibrinogen 혈증을 현저하게 개선한다.[23]
- 동맥경화증 억제작용: 삼칠 saponin은 대동맥의 liver X 수용체 α의 발현을 증가시켜 염증 및 지방대사를 조절한다 (*in vivo*, rat, *i.p.*).[24]
- 에스트로젠유사작용: ginsenoside Rg_1은 직접적으로 estrogen 수용체에 결합하여 작용하지는 않지만, estrogen유사작용을 나타낸다 (phytoestrogen, *in vitro*).[25]
- 항암작용: 추출물은 암의 발생을 억제한다 (*in vivo*, mouse skin tumor).[26] 또한, 추출물 (0.1 ~ 100 mg/kg) 특히 ginsenoside R_{b1} (0.001 ~ 1 mg/kg)은 방사선 조사에 대한 암세포의 감수성을 선택적으로 높여준다 (*in vivo*, mouse).[27] 뿐만 아니라 삼칠근 saponin 추출물을 인간의 암세포주 (human colon cancer cell, LoVo)에 처리하면 세포증식이 억제되고 세포사멸이 유도되며, *in vitro* 실험에서 항산화 활성도 나타낸다.[28] 삼칠근유래 saponin은 암세포에 의한 혈소판 응집 (tumor cell induced platelet aggregation)을 억제하여 암세포의 전이를 막는다 (*in vivo*).[29]
- 지혈작용: 알코올추출물에는 지혈작용이 있다 (*in vivo*, hemorrhagic rat model).[30]
- 추출물과 ginsenoside Rc는 사람 정자의 운동성과 진행성을 증가시키며 ginsenoside Rb_2도 정자의 진행성을 어느 정도 증가시킨다 (*in vitro*).[31] 이 외에 삼칠에서 항진균작용이 강한 pananotin이라

는 단백질이 분리되었다.[32)]

- 삼칠의 saponin은 hypoxia condition에 노출한 마우스의 피로를 억제하는 효능이 있다(*in vivo*, *p.o.*).[33)]
- 골형성 촉진작용: 삼칠근의 saponin은 Wnt/β-catenin 신호전달체계를 통해 RANKL/OPG 비율을 감소시킴으로써 골흡수를 억제하고, 골수기질세포(bone marrow stromal cell)의 증식 및 조골세포로의 분화를 촉진한다.[34)]
- 삼칠의 *n*-BuOH 분획물은 염증반응을 억제하며 관절염을 감소시킨다(*in vitro*, *in vivo*).[35)]
- 폐에서의 작용: 삼칠의 saponin은 JNK 신호전달체계를 억제하고 Bcl-2/Bax의 비율을 증가에 의한 caspase-3 의존성 세포사멸을 억제하여 허혈/재관류 손상으로부터 폐를 보호한다.[36)] 또한 삼칠 추출물은 사람의 폐암세포주(SNU449, SNU182 및 HepG2)의 증식을 억제한다.[37)]
- 삼칠의 *n*-BuOH 추출물은 치주염억제 효능이 있다(*in vitro*).[38)]
- 삼칠의 saponin은 만성신부전증 환자의 신장기능을 향상시키고 뇨단백질 양을 감소시킨다(human).[39)]
- 삼칠의 saponin, 특히 notoginsenoside R_{b1}은 인슐린 및 leptin의 민감도를 증가시켜 고혈당 및 비만을 억제하는 작용이 있다(*in vivo*).[40)]
- 삼칠의 saponin은 melatonin 수용체의 발현을 증가시킴으로써 위점막을 보호한다(*in vivo*).[41)]

확인시험 (1) 가루는 glacial HOAc를 1 ~ 2방울 넣으면 엷은 홍색을 나타내다가 점점 짙어진다.

(2) 가루 1.0 g에 물 10 m*l*를 넣고 50 ~ 60℃ 수욕 중에서 30분간 온침, 여과한 여액 2 m*l*와 5% HCl 2 m*l*를 시험관에 넣고 1분간 흔들면, 오래 지속되는 거품이 생긴다.

(3) 가루 2.0 g에 MeOH 15 m*l*를 넣고 50 ~ 60℃ 수욕 중에서 30분간 온침하고, 여과한 여액 1 m*l*를 증발 건고한 잔류물에 HOAc 1m*l*를 넣어 녹이고, H_2SO_4 1 ~ 2방울을 넣으면 노란색이 나타나고 점차 홍색 ~ 보라색 ~ 파란색 ~ 짙은 녹색으로 변한다.

(4) 여액 몇 방울을 여지에 떨어뜨리고 자외선 아래서 관찰하면 엷은 남색의 형광이 나타난다.

규 격 **건조감량** 14.0% 이하 **회분** 6.0% 이하 **산불용성회분** 3.0% 이하

응 용 지혈, 소종, 진통, 소염, 관상동맥질환, 협심증, 간염 등에 쓴다.

처 방 화혈단(和血丹)

용 량 3 ~ 9 g, 외용하기도 한다.

● 참고문헌

1) Liu JC *et al.* (2004) J. Biomed. Sci. 11: 11-18
2) Liu JC *et al.* (2004) Eur. J. Pharmacol. 484: 1-8
3) Lei XL, Chiou GC (1986) Am. J. Chin. Med. 14: 145-152
4) Chan P *et al.* (2002) Acta Pharmacol. Sin. 23: 1157-1162
5) Zhang WJ *et al.* (1997) Cell Mol. Biol 43: 581-587
6) Huang YS *et al.* (1999) Burns 25: 35-41
7) Shen K *et al.* (2012) Biochem. Pharmacol. 84: 784-792
8) Chen S *et al.* (2011) J. Ethnopharmacol. 137: 263-270
9) Sun HX *et al.* (2003) Acta Pharmacol. Sin. 24: 1150-1154
10) Gao H *et al.* (1996) Pharm. Res. 13: 1196-1200

11) Lin CF *et al.* (2003) Phytother. Res. 17: 1119-1122
12) Deng XG *et al.* (2001) Acta Pharmacol. Sin. 22: 393-398
13) Shi X *et al.* (2003) J. Tradit. Chin. Med. 23: 220-224
14) Liu SJ, Zhou SW (2000) Acta Pharmacol. Sin. 21: 257-260
15) Hsieh MT *et al.* (2000) Phytother. Res. 14: 375-377
16) Tohda C *et al.* (2002) Jpn. J. Pharmacol. 90: 254-262
17) Luo FC *et al.* (2011) J. Ethnopharmacol. 133: 448-453
18) Gao YT *et al.* (2008) Zhong Yao Cai 31: 1399-402
19) Beamer CA and Shepherd DM *et al.* (2012) J. Neuroimmune Pharmacol. 7: 465-467
20) Si YC *et al.* (2011) Am. J. Chin. Med. 39: 999-1013
21) Chuang CM *et al.* (2008) Am. J. Chin. Med. 36: 685-693
22) Zhong ZG *et al.* (2011) Zhong Yao Cai. 34: 77-80
23) Cicero AF *et al.* (2003) Phytother. Res. 17: 174-178
24) Fan JS *et al.* (2012) J. Ethnopharmacol. 142: 732-738
25) Chan RY *et al.* (2002) J. Clin. Endocrinol. Metab. 87: 3691-3695
26) Konoshima T *et al.* (1999) Biol. Pharm. Bull. 22: 1150-1152
27) Chen FD *et al.* (2001) Am. J. Chin. Med. 29: 517-524
28) He NW *et al.* (2012) J. Med Food. 15: 350-359
29) Ke Y *et al.* (2010) Zhong Yao Cai 33: 96-99
30) White CM *et al.* (2001) Pharmacotherapy 21: 773-777
31) Chen JC *et al.* (2001) Am. J. Chin. Med. 29: 155-160
32) Lam SK, Ng TB (2002) Planta Med. 68: 1024-1028
33) Zhou S *et al.* (2012) Pharmacogn. Mag. 8: 197-201
34) Chen B *et al.* (2012) Phytomedicine 19: 1029-1034
35) Chang SH *et al.* (2007) Clin. Nutr. 26: 785-791
36) Qiu XX *et al.* (2012) Zhong Yao Cai. 34: 1943-1946
37) Toh DF *et al.* (2011) Chin. Med. 6: 4
38) Jang YJ *et al.* (2011) Arch. Oral Biol. 56: 1319-1327
39) Peng SL and Guo ZA.. (2010) Zhongguo Wei Zhong Bing Ji Jiu Yi Xue 22: 744-746
40) Yang CY *et al.* (2010) J. Ethnopharmacol. 130: 231-236
41) Deng XC *et al.* (2008) Zhong Yao Cai. 31: 1182-1184

세네가

Senegae Radix [KP] [JP]

senega, senega snake root[1)]

기 원 세네가 *Polygala senega* L. 또는 넓은잎 세네가 *P. senega* L. var. *latifolia* Torrey et Gray (원지과 Polygalaceae)의 뿌리이다.

산 지 북미 (北美)

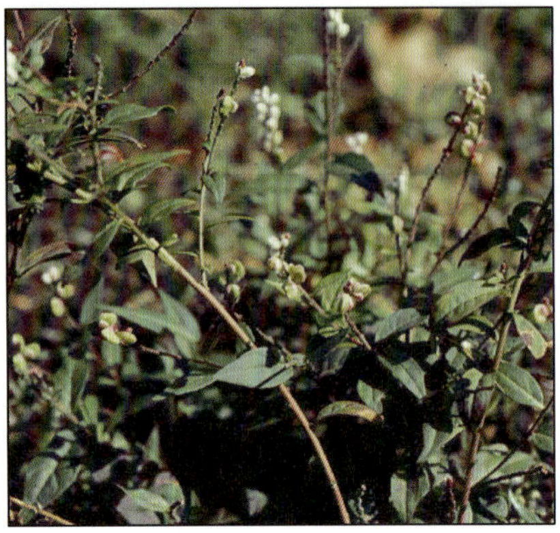

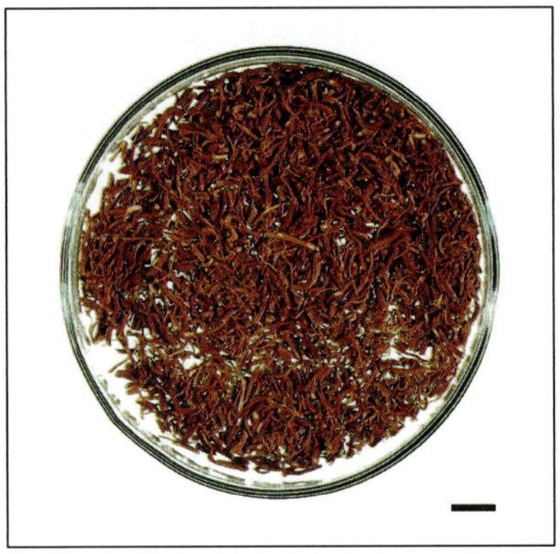

성 상 가늘고 긴 원뿔모양이고 약간 꼬여있으며, 원뿌리는 길이 3 ~ 10 cm, 지름 5 ~ 15 mm이다. 바깥면은 연한 회갈색 ~ 회갈색이고 대부분 세로 무늬가 있으며 융기된 선이 있다. 근두부는 덩어리 모양이고 줄기의 잔기 및 붉은색의 눈이 붙어 있는 것이 있다. 가지가 갈린 곁뿌리는 꼬여있고 굽어있다. 횡단면은 피부가 회갈색이고 목부는 흰색에 가까우며 보통 원형이지만 때로는 쐐기 모양 ~ 반원 모양으로 패어져 있으며 그 반대쪽의 피부는 두껍다. 횡단면을 현미경으로 보면 원뿌리부는 코르크층이 몇 층의 연한 회갈색의 코르크세포로 되어있고 연달아서 약간 가로로 길쭉한 유세포가 있으며 제 2 기 피부에는 1 ~ 3열의 수선을 사이에 두고 유세포 및 사관이 있으며 모두 기름방울 모양의 내용물을 가지고 있다. 또한, 사관은 정상적으로 발육한 목부의 바깥쪽에만 모여 있다. 목부는 대개 원형이나 때로는 쐐기형 ~ 반원형인 것도 있고 그 반대쪽에 있는 피부는 두꺼운 능선을 이루고 있다. 쐐기형으로 된 부분은 목화되지 않은 유세포로 채워지고 그 막벽은 대개 세네가에서는 목화 되지 않고 넓은잎세네가에서만 약하게 목화 되어 있다. 수선은 다른 조직과 구별하기 어려우나 방사상으로 늘어선 약간 얇은 막의 세포로 되어 있으며 수는 보이지 않는다. 이 약의 유세포에는 기름방울이 들어있다. 전분립 및 수산칼슘의 결정은 없다. methyl salicylate의 특유한 냄새가 있으며 맛은 처음에 달고 후에 알알한 느낌이 남는다.

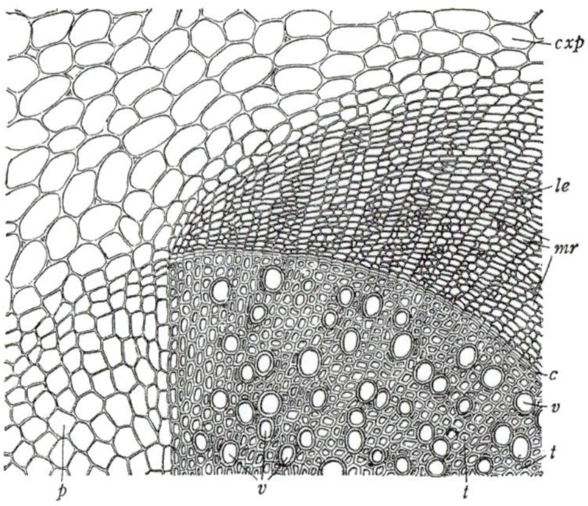

성 분 **Triterpenoidal saponin (6 ~ 10%)**: senegin I ~ IV (주성분). 이들 성분은 *Polygala senega* L. var. *latifolia*에서도 분리되었다.

Aromatic acid: coumaric acid, ferulic acid, sinapic acid, *p*-methoxycinnamic acid, 3,4,5-trimethoxycinnamic acid ester

Oligosaccharide multi-ester: senegose A ~ O

특정 성분: methylsalicylate

당류: raffinose, stachyose, polygalitol, oligosaccharide

기 타: hydroxyxanthone류

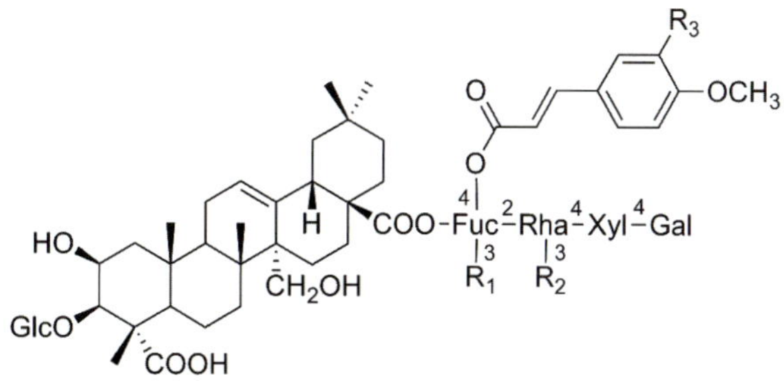

senegin II, R_1=H, R_2=H, R_3=OCH_3
senegin III, R_1=Rha, R_2=H, R_3=H
senegin IV, R_1=Rha, R_2=Rha, R_3=H

약 리 **(1) 진해·거담작용**

- 원지와 유사한 진해·거담작용이 있으며, 그 작용이 강하다. 또한 이뇨작용이 있다.

(2) 항암작용

- Benzopyrene으로 폐암을 유도한 마우스에 세네가 EtOH 추출물을 투여한 결과, 폐조직의 DNA 손상이 감소하고, p53 및 항산화효소(catalase, superoxide dismutase, glutathione peroxidase 및 glutathione reductase)가 증가된다. 또한 지질과산화 억제작용을 나타내고[1] 또한 세포사멸 신호인자인 p53, Caspase-3 및 Bax를 증가시킨다. Aryl hydrocarbon 수용체, cytochrome P450, Bcl-2 및 proliferating cell nuclear antigen을 감소시키킨다. A549 세포주에 세네가 추출물을 50 및 100 μg의 농도로 처리하였을 때 세포사멸을 촉진시킨다.[2]
- 세네가의 triterpenoidal saponin은 혈관신생억제작용을 가진다(*in vitro, in vivo*).[3]

(3) 기 타

- 세네가는 혈압을 상승시키고 타액분비를 촉진한다. 부종을 억제하고, 이뇨작용이 있으며 스트레스성 궤양을 억제한다.
- 항남성호르몬작용: 세네가의 hydroxyxanthone류는 androgen 수용체에 5α-dihydrotestosterone이 결합하는 것을 억제하는 antiandrogenic agent로서 작용한다[androgen 관련 질환: 전립선암, 남성의 탈모증과 좌창(여드름 등과 같은 피부병)].[4]
- 혈당강하작용: senegin II와 III는 정상적인 실험동물과 인슐린비의존성당뇨(NIDDM) 증상을 보이는 실험동물의 혈당을 낮춘다(*in vivo*, mouse, *i.p.*).[5]
- MeOH 추출물은 혈중 triglyceride 수치와 콜레스테롤 수치를 낮춘다(*in vivo*, mouse, *i.p.*).[6]
- 세네가는 LPS를 처리한 RAW264.7 세포주에서 IL-1β, IL-6 및 TNFα의 생성을 감소시킴으로써 염증반응을 억제시킨다.[7]

확인시험 (1) 가루 0.5 g에 물 10 m*l*를 넣어 세게 흔들어 섞을 때 작은 지속성 거품이 생긴다.

(2) 가루 0.5 g에 물 30 m*l*를 넣고 15분간 흔들어 섞은 다음 여과한 여액 1 m*l*를 취하여 물 50 m*l*를 넣어 섞은 액을 가지고 흡수스펙트럼을 측정할 때 파장 317 nm 부근에서 흡수극대를 나타낸다.

규 격 **줄기** 줄기가 2.0% 이상 섞여 있지 않다. **이물** 줄기 이외의 이물이 1.0% 이상 섞여 있지 않다. **건조감량** 13.0% 이하(6시간) **회분** 5.0% 이하 **산불용성회분** 2.0% 이하 **엑스함량** 묽은 EtOH 엑스 30.0% 이상

응 용 거담(1일 전제 3 ~ 4 g), 진해약으로 기관지염, 폐렴 등에 쓴다.

처 방 세네가 시럽, 세네가 길경수(桔梗水)

용 량 1.5 ~ 3 g[¶4]

주의 및 부작용 장기간 복용하면 위장관을 자극할 수 있다. 독성은 거의 없으며, EtOH 추출물의 LD_{50}은 1 g/kg 이상이다(mouse, *p.o.*).

● 참고문헌

1) Paul S *et al.* (2011) Zhong Xi Yi Jie He Xue Bao 9: 320-327
2) Paul S *et al.* (2010) J. Acupunct. Meridian Stud. 3: 188-196
3) Arai M *et al.* (2011) J. Nat. Med. 65: 149-156
4) Masayasu K *et al.* (1989) Eur. Pat. Appl. EP 296: 625
5) Kato M *et al.* (1997) J. Nat. Prod. 60: 604-605
6) Masuda H *et al.* (1996) Biol. Pharm. Bull. 19: 315-317
7) Van Q *et al.* (2009) J. Ethnopharmacol. 125: 487-493

세 신 Asari Radix et Rhizoma KP CP JP (細辛, Se Sin) asarum root

기 원 민족두리풀 *Asarum heterotropoides* F. Maekawa var. *mandshuricum* F. Maekawa 또는 서울족두리풀 *Asarum sieboldii* Miquel var. *seoulense* Nakai (쥐방울덩굴과 Aristolochiaceae)의 뿌리 및 뿌리줄기이다. 중국에서는 *A. sieboldii* Miq.도 사용한다.

산 지 우리나라 전 지역, 중국, 일본

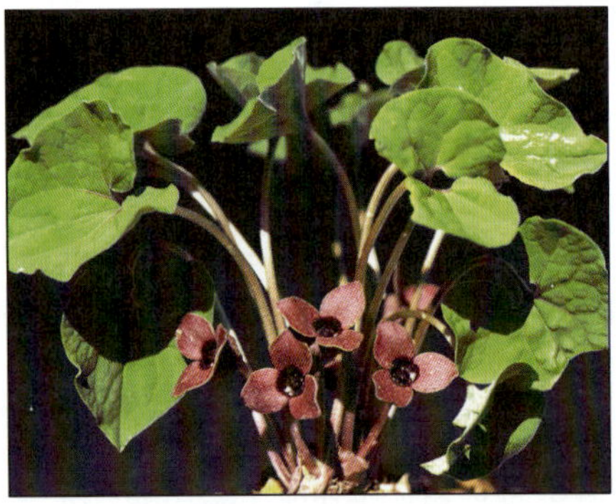

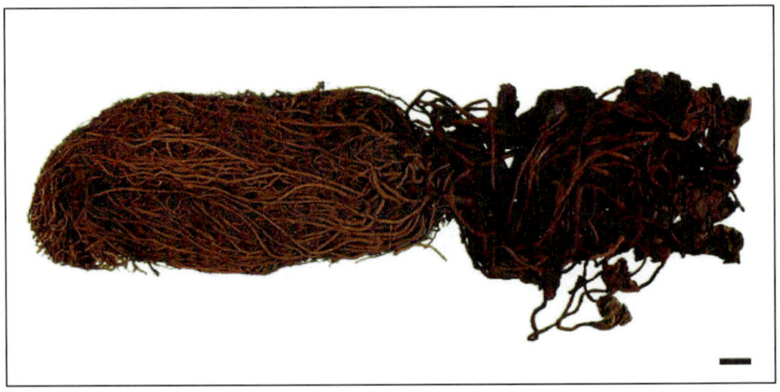

성 상 보통 둥그렇게 말려서 한 덩어리를 이룬다. 뿌리줄기는 옆으로 뻗어 불규칙한 원기둥모양을 이루고 짧게 가지가 갈라져 있으며, 길이 1 ~ 10 cm, 지름 0.2 ~ 0.4 cm이다. 뿌리줄기의 바깥면은 회갈색이고 고리모양의 마디가 있으며 마디사이는 길이 0.2 ~ 0.3 cm이고, 가지가 갈라지는 끝에는 사발모양의 줄기 자국이 있다. 뿌리는 가늘고 길며 뿌리줄기의 마디에 밀생하고, 길이 10 ~ 20 cm, 지름

0.1 cm이다. 뿌리의 바깥면은 회황색으로 매끈하게 쭉 빠졌거나 세로주름무늬가 있으며, 잔뿌리 및 잔뿌리 자국이 있다. 질은 취약하고 자르기 쉽다. 잘린 면은 평탄하고 황백색 또는 흰색이다. 횡단면을 현미경으로 볼 때 겉껍질은 세로로 길거나 가로로 긴 직사각형에 가까운 1열의 세포로 되어있고 밖에는 약간 남아있는 표피세포를 볼 수 있다. 피부는 10 ~ 17층의 세포로 되어있고 세포간극은 뚜렷하다. 바깥층 1열의 세포는 촘촘하고 그 중에는 노란색 또는 황갈색이 물질이 들어있는 세포가 한 개씩 보인다. 피부에는 많은 기름세포가 흩어져 있고 기름세포벽은 코르크화되었거나 약간 코르크화되어 있다. 피부의 유세포에는 전분립이 가득 들어있다. 내피층은 뚜렷하고 카스파리선이 보인다. 중심주초 세포는 1 ~ 2열이다. 2차조직은 발달되지 않았고 초생목부는 2 ~ 3원형(原形)이며 도관은 13 ~ 27개이다. 사부 묶음 중에는 사부세포에 둘러싸인 1 ~ 3개의 큰 유세포를 볼 수 있다. 큰 유세포는 긴 쪽의 지름이 가장 큰 도관의 지름보다는 작다. 서울족두리풀은 민족도리풀과 아주 비슷하나 뿌리 위쪽의 도관이 25 ~ 43개이며 가장 큰 도관은 그 지름이 민족도리풀보다 크다는 점이 다르다. 특유한 냄새가 있고 맛은 맵고 혀를 약간 마비시킨다.

성 분 **정유 2 ~ 3%**: methyleugenol 50%, asarylketone, cineol, safrole, limonene, eucarvone (azulene), elemicin, kakuol, 1,8-cineol, γ-asarone

Acidamide: *N*-isobutyl-2,4,8,10-dodecatetraenamide, pellitorin

Lignan: (−)-asarinin, xanthoxylol, sesamin 등

Alkaloid: aristolactam III, higenamine 등

기 타: aristolochic acid I 3,4,5-trimethoxytoluene, 2,3,5-trimethoxytoluene 등

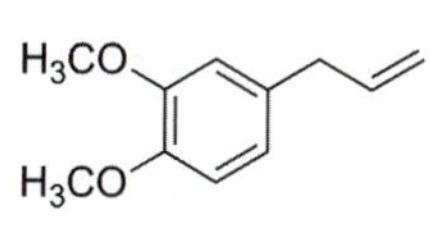
methyleugenol

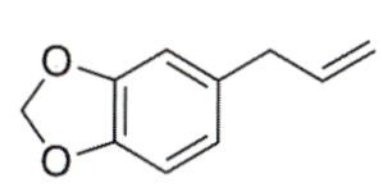
safrole

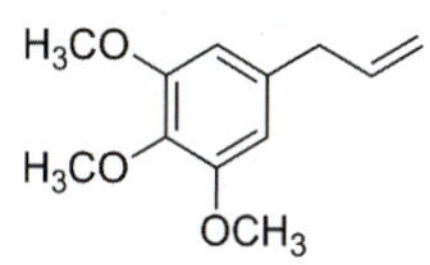
elemicin

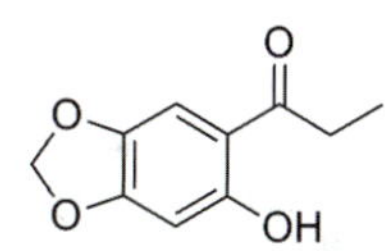
kakuol

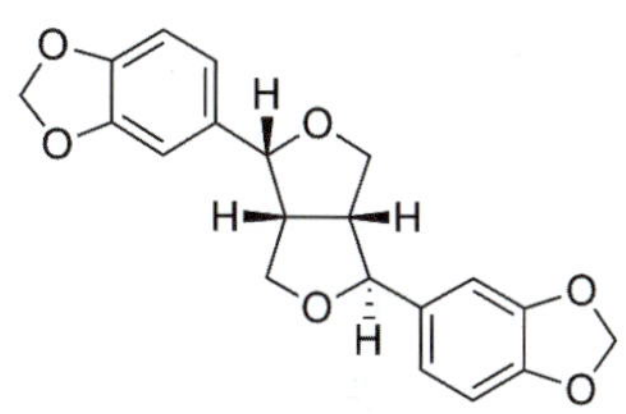
(-)-asarinin

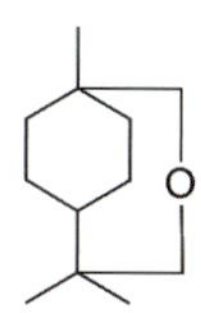
1,8-cineol

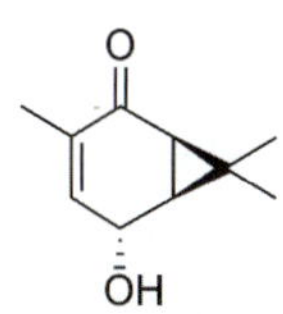
asarinol A

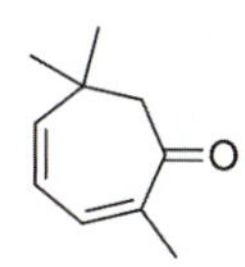
eucarvone

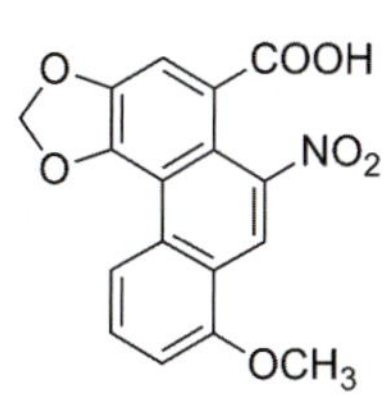
aristolochic acid **1**

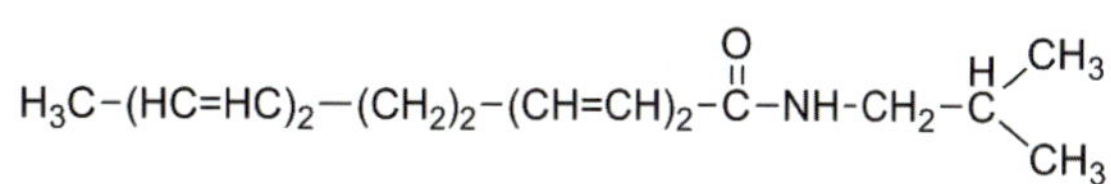
N-isobutyl-2,4,8,10-dodecatetraenamide

약 리 (1) 일반적인 작용

- 추출물은 해열, 진정, 진통, 국소마취, 항염증, 면역억제작용을 나타낸다. 또한 강심, 혈관확장, 평활근이완, 지질대사 증강작용 및 혈당상승작용이 있어 신체의 대사기능을 높인다.

(2) 항균작용

- 그람음성균, 고초간균, 티푸스균, 피부진균, 결핵균 등에 대한 항균작용을 나타낸다.

(3) 항알러지작용

- monoterpene I, II 또는 benzylalcohol derivative III는 유용한 항알러지성 제제로 천식에 유효하며, 5-lipoxygenase의 작용을 억제한다 (*in vitro*).[1] MeOH 추출물도 여러 실험모델에서 항알러지작용을 나타내며 (*in vivo*),[2] elemicin과 (2*E*,4*E*,8*Z*,10*E*)-*N*-isobutyl-2,4,8,10-dodecatetraenamide도 5-lipoxygenase의 작용을 억제한다 (*in vitro*, RBL-1 cell).[2]
- methyleugenol과 elemicin, γ-asarone, (−)-asarinin, (−)-sesamin은 피동적피부과민증에서 억제작용을 보인다 (*in vivo*).[2]

(4) 기 타

- 암세포독성: aristolactam III는 사람의 암세포주에 대해 강한 세포 독성을 나타낸다 (*in vitro*).[3]
- 콜레스테롤 저하작용: α-asarone은 HMG-CoA reductase를 억제하여 혈청 LDL-cholesterol 수치와 담즙 중의 cholesterol saturation index (CSI)를 낮춘다 (*in vivo*, rat).[4]
- 통각과민 억제작용: 물 추출물은 동물모델에서 통각과민에 대해서 억제 작용을 나타낸다 (*in vivo*, mouse).[5]
- 살충 작용: 추출물은 집파리에 대하여 살충 효과를 나타낸다 (*in vivo*, *Musca domestica L.*).[6]
- 신경축삭돌기 성장 촉진 작용: 추출물은 쥐의 갈색세포종인 PC12세포에서 신경축삭돌기의 성장을 돕는다 (*in vitro*).[7]

규 격 **지상부** 잎 및 엽병 등의 지상부가 10.0% 이상 섞여 있지 않다. **이물** 지상부 이외의 이물이 1.0% 이상 섞여 있지 않다. **회분** 10.0% 이하 **산불용성회분** 3.0% 이하 **정유함량** 0.6 m*l* 이상 (30.0 g)

응 용 해열, 진해, 진통, 거담, 이뇨약으로 감기나 축농증 등에 쓴다.

처 방 소청룡탕 (小青龍湯), 마황부자세신탕 (麻黃附子細辛湯)

용 량 3 ~ 4.5 g, 외용하기도 한다.

주의 및 부작용 여로와는 같이 쓰지 말아야 한다. 또한 건조한 기침에는 주의하여 사용하도록 한다. 급성독성: 정유의 LD_{50}은 247 mg/kg이다 (*in vivo*, mouse, *i.p.*). 만성독성: 소량의 정유를 장기간 투여하면 28%에서 간암이 발생하거나 간과 신장의 지방변성이 중독증상으로 나타난다.

● 참고문헌

1) Kazunori H *et al.* (1993) Jpn. Kokai Tokkyo Koho JP 05,178,793 [93,178,793]
2) Kazunori H *et al.* (1994) Planta Med. 60: 124-127
3) Park JD *et al.* (1996) Arch. Pharm. Res. 19: 559-561
4) Rodriguez-Paez L *et al.* (2003) Phytomedicine 10: 397-404
5) Suzuki Y *et al.* (2009) J. Ethnopharmacol. 123: 128-133
6) Seo SM, Park IK (2012) Parasitol. Res. 110: 1849-1853
7) Uezato T *et al.* (2012) Biomed. Res. 33: 25-33

속 단 Dipsaci Radix KHP CP
(續斷, Sok Dan) Dipsacus root

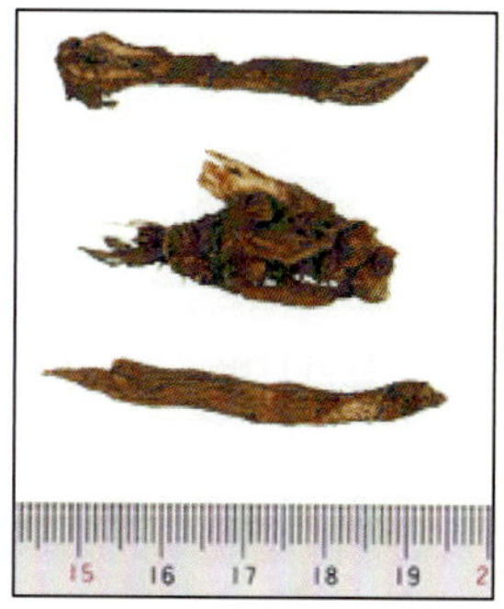

기 원 천속단(川續斷) *Dipsacus asperoides* C. Y. Cheng et T. M. Ai (산토끼꽃과 Dipsacaceae)의 뿌리이다. 식물명이 본 생약의 이름과 같아 속단 *Phlomis umbrosa* Turczaninow (꿀풀과 Labiatae)의 뿌리가 생약 속단으로 유통되는 경우가 있으나 이는 잘못으로 *P. umbrosa*는 한속단(韓續斷)으로 별도 수재되어 있으며 중국에서는 조소(糙蘇)라는 이름으로 사용되기도 한다.

성 상 원기둥모양 ~ 방추형의 여러 개의 뿌리가 뿌리줄기에 달려 있고 길이 15 ~ 40 cm의 원뿔모양을 이룬다. 뿌리줄기는 길이 3 ~ 8 cm, 지름 3 ~ 5 cm로 여기에 4 ~ 8 개의 긴 뿌리와 여러 개의 잔뿌리가 달려 있다. 바깥면은 연한 회갈색 ~ 황갈색이며 세로의 잔주름이 있다. 이 약의 꺾은면은 회백색이고 섬유성이며 단단하다. 특유한 향기가 약간 있고 맛은 쓰다.

성 분 Iridoid: sweroside, loganin, dipsacus A, cantleyoside, triplostoside A, lisianthioside, 6'-*O*-β-D-apiofuranosyl sweroside, dipsanosides A ~ G, 3'-*O*-β-D-glucopyranosyl sweroside

Phenolic acid: caffeic acid, 2,6-dihydroxycinnamic acid, vanillic acid, 2'-*O*-caffeoyl-D-glucopyranoside ester, caffeoylquinic acid

Triterpene saponin: asperosaponin VI (= akebia saponin D), asperosaponin XII, asperosaponin A–C, akebia saponin X, 3-*O*-β-D-glucopyranosyl-(1 → 3)-α-L-rhamnopyranosyl-(1 → 2)-α-L-arabinopyranosyl hederagenin 28-*O*-β-D-glucopyranosyl-(1 → 6)-β-D-glucopyranosyl, akebia saponin D, dipsacus saponin A, HN-saponin F, 3-*O*-α-L-arabinopyranosyl oleanolic acid 28-*O*-β-D-glucopyranosyl-(1 → 6)-β-D-glucopyranosyl, akebia saponin PA, 3-*O*-α-L-arabinopyranosyl-hederagenin, 3-*O*-α-L-arabinopyranosyl-hederagenin 28-*O*-β-D-glucopyranoside, hederagenin 28-*O*-β-D-glucopyranosyl (1 → 6)-β-D-glucopyranoside, 3-*O*-α-L-arabinopyranosyl-hederagenin 28-*O*-β-D-glucopyranosyl (1 → 6)-β-D-glucopyranoside, 3-*O*-β-D-glucopyranosyl (1 → 3)-α-L-rhamnopyranosyl (1 → 2)-α-L-arabinopyranosyl-hederagenin 28-*O*-β-D-glucopyranosyl (1 → 6)-β-D-glucopyranoside, 3-*O*-α-L-rhamnopyranosyl (1 → 3)-β-D-glucopyranosyl (1 → 3)-α-L-rhamnopyranosyl (1 → 2)-α-L-arabinopyranosyl-hederagenin 28-*O*-β-D-glucopyranosyl (1 → 6)-β-D-glucopyranoside

기 타: Polysaccharides

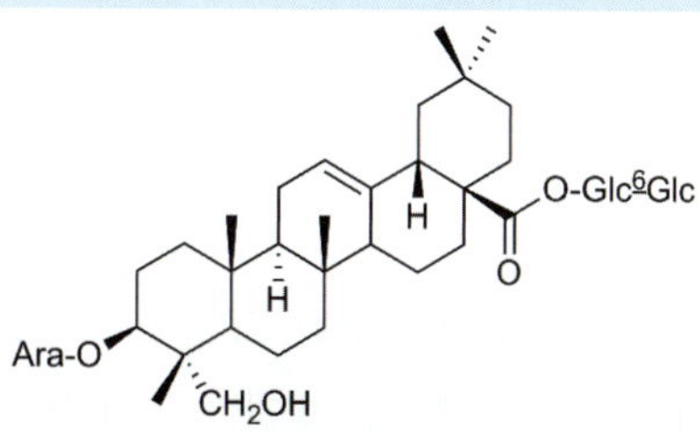

asperosaponin VI

약 리 **(1) 배농작용, 지혈작용, 진통작용, 유즙분비촉진작용, 조직재생촉진작용이 알려져 있다.**

(2) 기 타

- *D. asperoides*의 총사포닌은 amyloid-βprotein에 의한 산화적 스트레스(oxidative stress)로부터 뇌 신경세포를 보호한다(*in vitro*).[1)]
- *D. asperoides*의 다당류에는 항보체활성 및 면역조절작용이 있다.[2)]
- 유럽에서는 광대수염(*L. album*, white dead nettle)을 신장과 소화기능을 촉진하는 목적으로 사용하여 왔다. 또한, 가려움을 줄여주고 비듬을 방지하는 작용이 있어 샴푸나 로션제품에 배합되며 백대하의 치료에도 사용되어 왔다.[¶3]
- *D. asperoides*의 물추출물은 항염증, 항관절염 작용을 나타낸다(*in vivo*, mouse).[3)]

확인시험 가루 0.2 g을 달아 MeOH 15 m*l*를 넣고 30분간 초음파추출한 다음 여과한 여액을 증발건고한다. 잔류물을 MeOH 2 m*l*에 녹여 검액으로 한다. 이 액을 가지고 TLC법에 따라 시험한다. 검액 10 μl을 TLC용 silica gel을 써서 만든 박층판에 점적한다. 다음에 *n*-BuOH · HOAc · H_2O 혼합액(4 : 1 : 5)의 상층을 전개용매로 하여 약 10 cm 전개한 다음 박층판을 바람에 말린다. 여기에 분무용 H_2SO_4시액을 고르게 뿌린 다음 105℃에서 가열할 때 R_f 값 0.4 부근에서 자색의 반점을 볼 수 있다.

규 격 **이물** 가는 뿌리줄기 및 그 밖의 이물이 8.0% 이상 섞여 있어서는 안 된다. **건조감량** 11.0% 이하 **회분** 5.5% 이하 **산불용성회분** 0.7% 이하 **엑스함량** 물엑스 20.0% 이상, 묽은 EtOH 엑스 27.0% 이상

응 용 강장, 진통, 소염약으로 등 · 허리의 동통, 타박에 의한 염증, 절상, 골절 등에 쓴다. 또한 태동불안에도 쓴다.

처 방 속단단(續斷丹)

용 량 9 ~ 15 g

● 참고문헌

1) Qian YH *et al.* (2002) Anat. Sci. Int. 77: 196-200
2) Zhang Y *et al.* (1997) Planta Med. 63: 393-399
3) Jung HW *et al.* (2012) J. Ethnopharmacol. 139: 98-103

한속단

Phlomidis Radix KHP
(韓續斷, Han Sok Dan) Phlomis root

기 원 한속단 *Phlomis umbrosa* Turcz. (꿀풀과 Labiatae)의 뿌리이다.

성 상 원기둥모양 ~ 방추형의 여러 개의 뿌리가 뿌리줄기에 달려 있고 길이 15 ~ 40 cm의 원뿔모양을 이룬다. 뿌리줄기는 길이 3 ~ 8 cm, 지름 3 ~ 5 cm 로 여기에 4 ~ 8개의 긴 뿌리와 여러 개의 잔뿌리가 달려 있다. 바깥면은 연한 회갈색 ~ 황갈색이며 세로의 잔주름이 있다. 꺾은면은 회백색이고 섬유성이며 단단하며 특유한 향기가 약간 있고 맛은 쓰다.

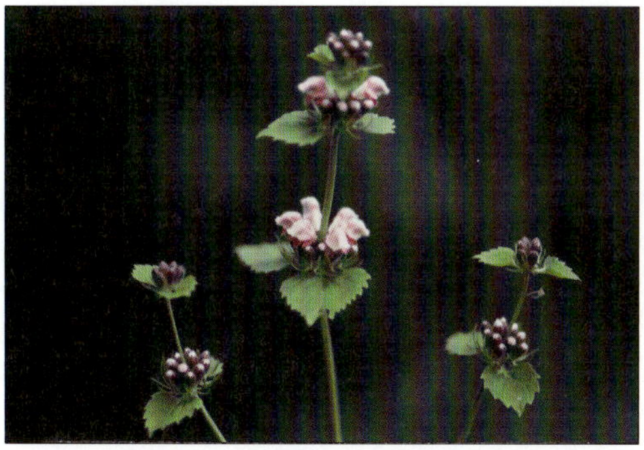

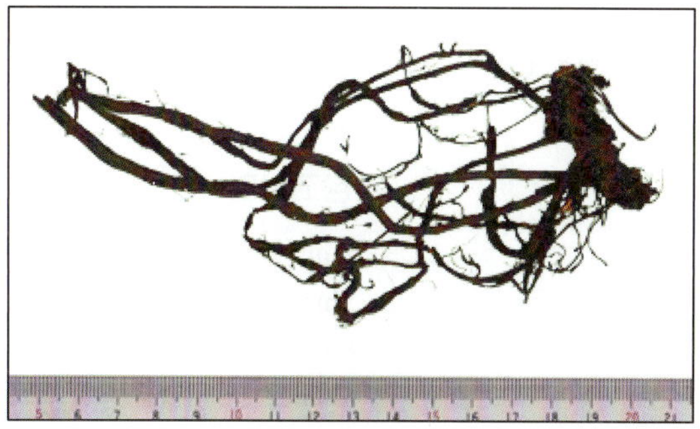

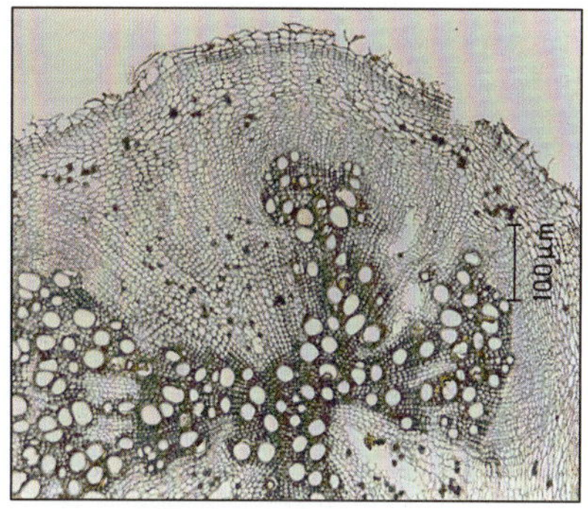

성 분 Phenylethanoids: verbascoside (=acteoside), isoverbascoside (=isoacteoside), forsythoside B, decaffeoylverbascoside, calcelarioside B, alyssonoside

Iridoid: 8-*O*-acetylshanzhiside methyl ester, shanzhiside methyl ester, penstemoside, sesamoside, 7,8-dehydropenstemoside, phloyoside I, phloyoside II

Norterpenoid: phlomisone, phlomistetraol A, phlomistetraol B, phlomistetraol C, phlomispentaol, phlomishexaol A, phlomishexaol B, phlomishexaol C, phlomishexaol D, phlomisin

Terpenoid: arjunolic acid, hederagenin, corosolic acid, belleric acid, oleanolic acid

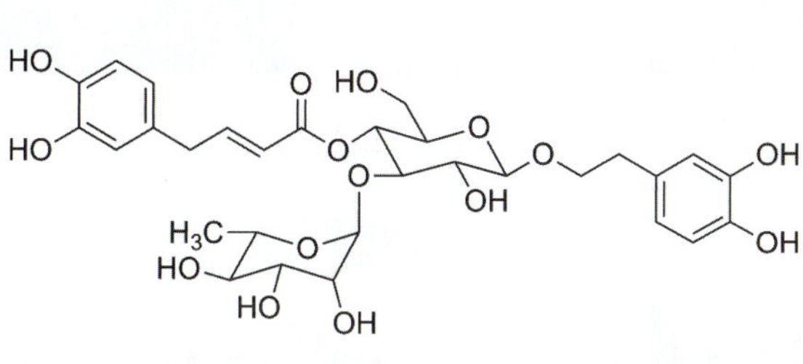

acteoside

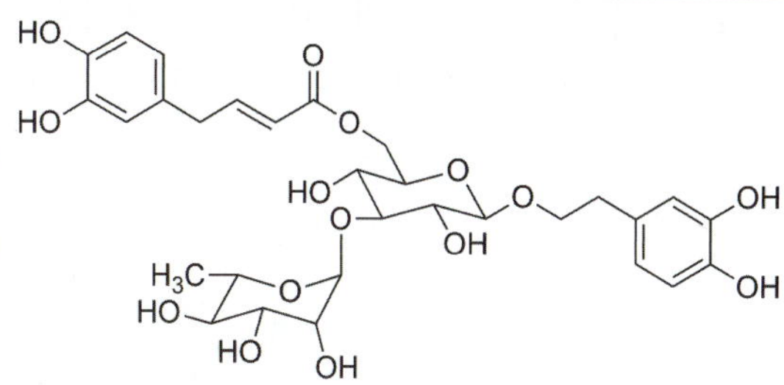

isoacetoside

약 리 (1) 항알러지작용

- 물추출물은 compound 48/80, anti-DNP IgE에 의해 유도된 비만 세포에서 histamine, IL-1beta 등의 분비를 억제함으로써 항알러지 작용을 나타낸다.[1]
- 물추출물은 compound 48/80에 의해 유도된 전신과민증 쥐모델에서 혈장의 histamine을 농도의존적으로 억제한다.[2]

(2) 기 타

- 물추출물은 전신성 또는 국소과민증을 농도의존적으로 억제한다(*in vivo*, mouse).[1]
- 물추출물에는 통증완화, 항염증작용이 있다.[2]

순도시험 **이물** 이 약은 가는 뿌리줄기 및 그 밖의 이물이 8.0% 이상 섞여 있어서는 안 된다.

건조감량 11.0% 이하 **회분** 5.5% 이하 **엑스함량** 묽은 EtOH 엑스 27.0% 이상

응 용 강장, 진통, 소염약으로 등·허리의 동통, 타박에 의한 염증, 절상, 골절 등에 쓴다. 또한 태동불안에

도 쓴다.

주의사항 혈병(血病)에 고한약(苦寒藥)을 쓰거나, 태전(胎前)에 대신열약(大辛熱藥)과 함께 사용하지 않는다.

● 참고문헌

1) Shin TY *et al.* (2008) Phytother. Res. 22: 153-158
2) Shin TY, Lee JK (2003) Immunopharmacol. Immunotoxicol. 25: 73-85
3) Shin TY, Lee JK (2003) Immunopharmacol. Immunotoxicol. 25: 73-85
4) Shang X *et al.* (2011) Fitoterapia 82(4): 716-721

시 호 Bupleuri Radix KP CP JP
(柴胡, Si Ho) bupleurum root

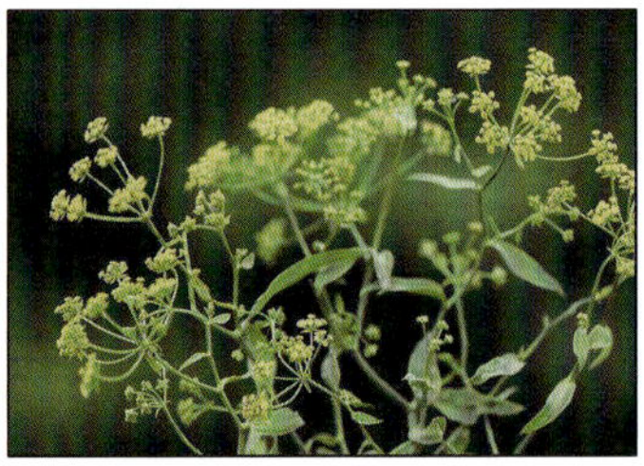

기 원 시호 *Bupleurum falcatum* L. 또는 그 변종(미나리과 Umbelliferae)의 뿌리이다. 중국에서는 시호(柴胡) *B. chinense* DC., 협엽시호(狹葉柴胡) *B. scorzonerifolium* Willd.의 뿌리를 쓴다. 건조한 것을 정량할 때 saikosaponin a로서 0.3% 이상을 함유한다.

성 상 가늘고 긴 원뿔모양 ~ 원기둥모양이며 단일 또는 갈라져 있고 길이 10 ~ 20 cm, 지름 5 ~ 15 mm이다. 윗부분은 굵으며 아랫

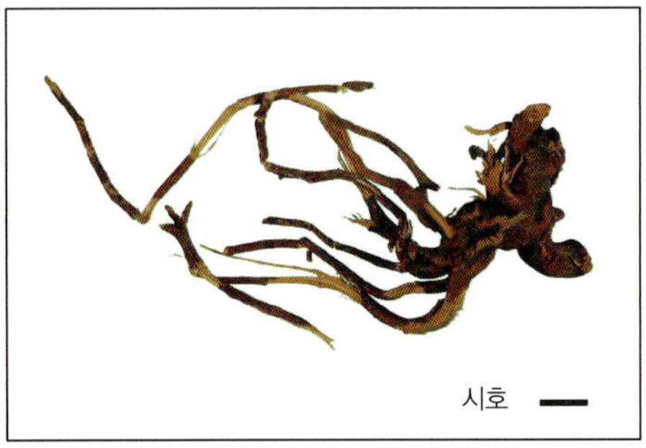

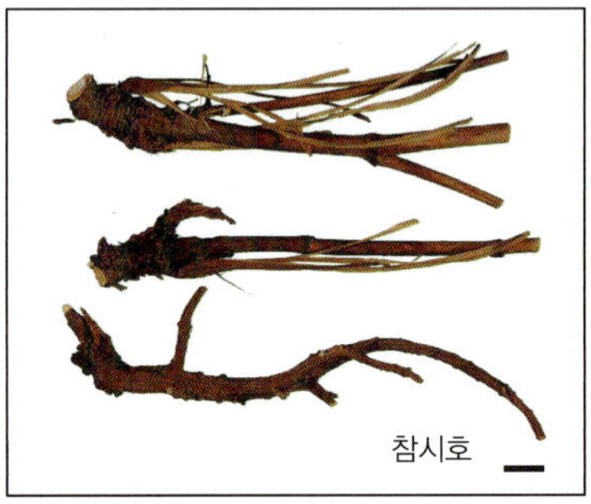

부분은 가늘고 근두부에는 줄기 및 가는 털 모양의 잎그루가 때로 남아 있다. 바깥면은 연한 갈색 ~ 갈색이며 깊은 주름이 있는 것도 있다. 쉽게 꺾이며 꺾인 면은 약간 섬유성이다. 횡단면을 현미경으로 볼 때 피부의 두께는 반지름의 1/3 ~ 1/2이고 피부에는 때로 접선방향으로 길게 발달된 빈틈이 있으며, 지름 15 ~ 35 μm의 포간성 이생유도가 많이 흩어져 있다. 목부에는 도관이 방사상 또는 계단상으로 배열되고 곳곳에 섬유군이 있다. 근두부

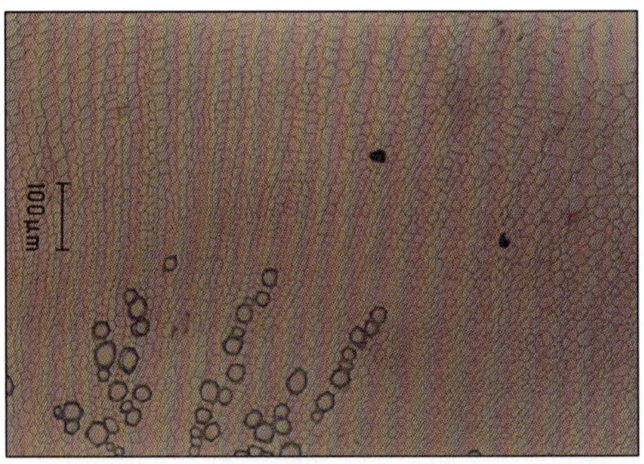

의 수에는 피부에서와 같은 유도가 있다. 유세포 속에는 전분립 및 기름방울을 볼 수 있다. 특유한 냄새가 있고 맛은 약간 쓰다.

성 분

Saponin: saikosaponin a, b, c, d, e, f, g 및 그의 genin

Triterpenoid: olean-11,13(18)-diene-3β,16β,23,28-tetraol 등

Sterol: Δ^7-stigmasterol, α-spinasterol, Δ^7,Δ^{22}-stigmasterol, stigmasterol, adonitol 등

Flavonoid: 6-*C*-galactosyl-4',5,7,8-tetrahydroxyflavone, 6-*C*-glucosyl-4',5,7,8-tetrahydroxyflavone

Polyacetylene: saikodiyne A ∼ C, 2*Z*,9*Z*-pentadecadiene-4-diyn-1-ol 등

Phenolic glycoside: icariside D_1, F_2, zizybeoside I, phenylethyl alcohol 8-*O*-β-D-glucopyranosyl-(1→6)-β-D-glucopyranoside, 8-*O*-β-D-glucopyranosyl-(1→2)-β-D-glucopyranoside 등

Polysaccharide: bupleuran 2IIb, polysaccharide B

기 타: (−)-anomalin, angelicin 등

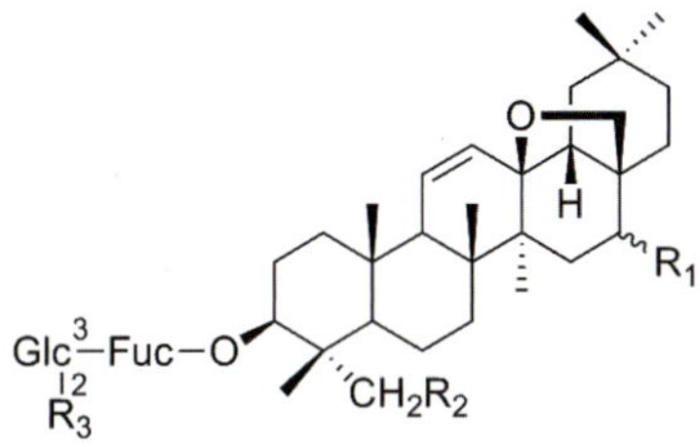

	R_1	R_2	R_3
saikosaponin a	β-OH	OH	H
saikosaponin d	α–OH	OH	H
saikosaponin e	β–OH	H	H
2"-acetyl saikosaponin a	β-OH	OH	Ac

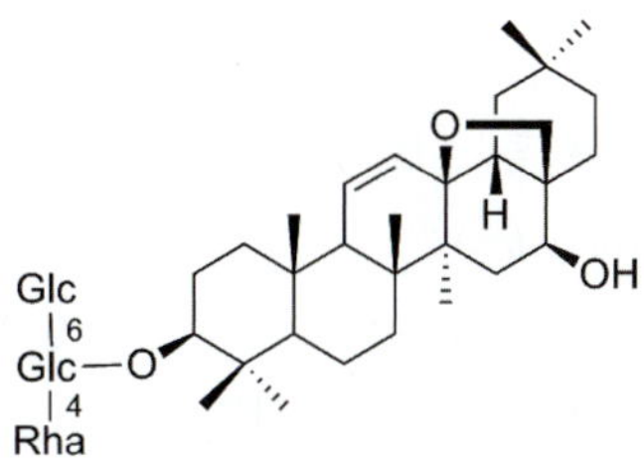

saikosaponin c

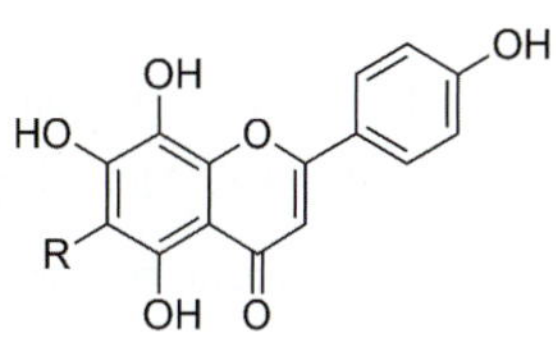

6-*C*-galactosyl-4',5,7,8-tetrahydroxyflavone, R=Gal
6-*C*-glucosyl-4',5,7,8-tetrahydroxyflavone, R=Glc

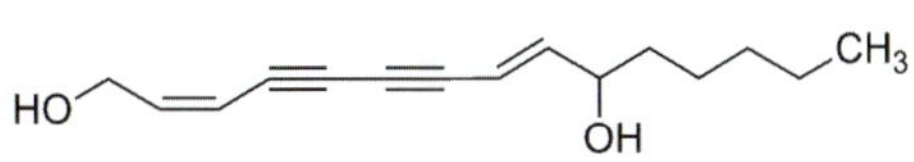

saikodiyne A

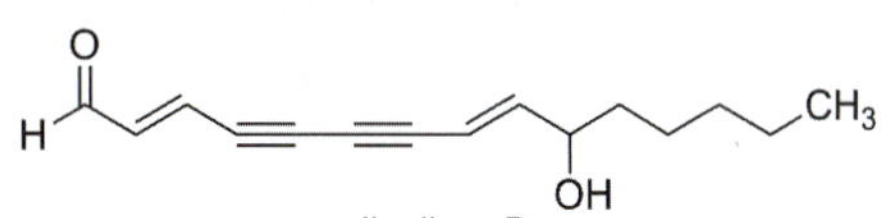

saikodiyne B

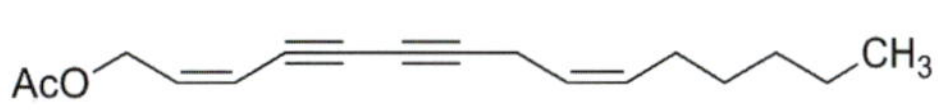

saikodiyne C

약 리

(1) 해열, 진통, 항경련작용

• 물추출물은 온자법(溫刺法)이나 균류에서 얻은 복합다당질로 발열시킨 실험동물에 대해서 해열작용을 나타낸다(*in vivo*, rabbit, *p.o.*). 이러한 효과는 발열중추를 억제함으로써 나타난다. MeOH

추출물에는 항경련작용이 있어 sodium valproate로 유도한 골격근의 변화, 경직화 및 변이를 예방한다(*in vivo*, rat).[1)]

(2) 간세포보호작용

- 물추출물 및 MeOH추출물은 면역성 간독성으로부터 간세포를 보호하며, CCl_4로 유도한 간독성에 의한 GPT 상승을 억제한다(*in vivo*).
- saikosapoinin류를 CCl_4로 간경화를 유발시킨 실험동물에 투여하면 간의 triglyceride의 축적이 감소되어 간조직의 손상이 줄어든다(*in vitro*, rat). 또한, *B. scorzoneifolium*으로부터 분리된 bupleuroside III과 VI, IX, XIII는 D-galactosamine에 의한 세포독성으로부터 간세포를 보호한다(*in vitro*, rat hepatocyte).[9)]

(3) 항균·항바이러스·항말라리아작용

- 물추출물은 유행성 감기, 말라리아, 생리불순의 치료에 유용하다(*in vivo*).[3)]

(4) 항염증·항궤양작용

- saikosaponin a와 d에는 강한 항염증작용이 있다(*in vivo, in vitro*).[4,5)]
- MeOH 추출물은 부신피질로부터 corticosterone의 합성이나 유리를 증가시켜 항신장염 효과를 갖는다. 이 외에도 단백뇨 현상을 억제하며, 방사능에 의한 피부손상을 억제한다(*in vivo*, rat).[6~8)]
- 산성다당류인 bupleuran 2IIb는 세포 내 Ca^{2+} 함량을 증가시키며, 대식세포의 활성을 증가시킨다. bupleuran 2IIc는 산과 pepsin에 의한 궤양 생성을 억제하며 보호막을 만들어 주고, 라디칼을 제거하는 등의 항궤양활성을 보인다(*in vitro*).

(5) 면역증강작용

- saikosaponin d는 dexamethasone의 육아종(granuloma) 생성 억제작용을 증강시킨다(*in vivo*, rat).[9)]
- 분자량이 큰 polyphenolic 성분과 다당류는 B 세포(설치류)의 분열을 활성화시키고 RAW 264.7 cell에서의 NO 생성을 억제한다(*in vitro*).[10,11)]
- acidic pectic polysaccharide인 bupleuran 2IIb는 Fc 수용체의 발현을 증가시킴으로써 glucose oxidase-anti-glucose oxidase complex(GAG)가 대식세포에 더 많이 결합하도록 한다(*in vitro*).[12)]
- MeOH 추출물은 설치류의 비장세포의 interferon생성을 촉진시킨다.[13)]

(6) 기 타

- saikosaponin a, d 등은 가열추출과정에서 항염·해열활성을 갖는 b_1과 b_2로 변화되어 그 효과가 증대된다.
- saponin 분획의 중추억제[강한 진통(saikosaponin b와 c)], 진정, 항염증, 해열, 이뇨, 항궤양, 항단백합성촉진, 간에서의 glycogen 증가, cholesterol 저하 작용이 인정된다.
- 암세포독성: saikosaponin a와 d, e는 고형암세포의 세포접착성을 떨어뜨린다.[14)] α-hydroxy group을 가진 saikosaponin a보다 C-16에 β-hydroxy group을 가진 saikosaponin d의 활성이 크다(*in vitro*).
- saikosaponin d는 aminonucleoside nephrosis에 의한 단백뇨(proteinuria) 증상에 유효하다(*in vivo*, rat).[15)]
- MeOH 추출물은 동물모델에서 항우울 효능을 가지며, 스트레스로 인한 기억손상과 인지기능을 개선시킨다(*in vivo*, rat).[16,17)]
- EtOH 추출물은 동물모델에서 척수손상에 의한 염증에 대하여 억제작용을 나타낸다(*in vivo*, rat).[18)]

- saikosaponin d는 동물모델에서 diethylinitrosamine에 의한 간암을 예방할 수 있다(*in vivo*, rat).[19]
- saikosaponin d는 쥐의 leukemia-2H3 세포에서 항알러지 효능을 갖는다(*in vitro*).[20]
- 물 추출물은 동물모델에서 항산화 효능과 갑상선 항진 개선 효능을 갖는다(*in vivo*, rat).[21]
- saikosaponin a는 동물모델에서 morphine에 의한 이상행동을 억제한다(*in vivo*, rat).[22]

확인시험 가루 1 g을 달아 각각 MeOH 20 m*l*를 넣어 10분간 초음파추출한 다음 여과한 여액을 분액깔대기에 넣어 *n*-hexane 20 m*l*로 씻어낸 다음 MeOH 추출액을 증발건고한다. 잔류물을 MeOH 1 m*l*에 검액으로 한다. 따로 saikosaponin a 표준품 1 mg 및 saikosaponin d 표준품 1 mg을 달아 각각 MeOH 1 m*l*에 녹여 표준액 (1) 및 표준액 (2)로 한다. 이들 액을 가지고 TLC 법에 따라 시험한다. 검액, 표준액 (1) 및 표준액 (2) 각각 10 μ*l*씩을 TLC용 silica gel을 써서 만든 박층판에 점적한다. 다음에 ethyl acetate · EtOH · H_2O혼합액 (8 : 2 : 1)을 전개용매로 하여 약 10 cm 전개한 다음 박층판을 바람에 말린다. 여기에 묽은 H_2SO_4 시액을 고르게 뿌린 다음 105℃에서 가열할 때 검액에서 얻은 여러 개의 반점 중 2개의 반점은 표준액 (1) 및 표준액 (2)에서 얻은 보라색의 반점과 색상 및 R_f 값이 같다.

규 격 **이물** 줄기, 잎 이외의 이물이 1.0% 이상 섞여 있지 않다.

회분 6.5% 이하 **산불용성회분** 2.0% 이하

응 용 해열, 해독, 진통, 진해, 소염약. 보통 감기, 급만성기관지염, 폐렴, 폐암 등으로 인한 기침에 좋은 반응을 보인다. 바이러스성 각막염, 피부홍반, 매핵기 등에도 응용할 수 있다.

처 방 시호계지건강탕(柴胡桂枝乾薑湯), 소시호탕(小柴胡湯), 시함탕(柴陷湯), 시호가용골모려탕(柴胡加龍骨牡蠣湯)

용 량 3 ~ 9 g

금기사항 대엽시호의 근경을 말린 것에는 독성이 있으므로 사용해서는 안 된다.

동류생약

- 개시호 *B. longeradiatum* Turcz. (竹柴胡)
- 북시호 *B. chinense* DC (北柴胡)
- 장백시호 *B. komarovianum* O.A. Lincz (長白柴胡)
- 참시호 *B. scorzonerifolium* Willd. (南柴胡, 狹葉柴胡)

● 참고문헌

1) Kumazawa N *et al.* (1990) Yakugaku Zasshi 110: 950-957
2) Matsuda H *et al.* (1997) Bioorg. Med. Chem. Lett. 7: 2193-2198
3) Kok LD *et al.* (1995) Immunopharmacology 30: 79-87
4) Wong VK *et al.* (2009) J. Cell Biochem. 107: 303-315
5) Han NR *et al.* (2011) Biol Pharm Bull. 34: 817-823
6) Hattori T *et al.* (1989) Jpn. J. Pharmacol. 50: 477-485
7) Hattori T *et al.* (1989) Jpn. J. Pharmacol. 51: 117-124
8) Sato Y *et al.* (1989) Yakugaku Zasshi 109: 113-118
9) Abe H *et al.* (1982) Nippon Yakurigaku Zasshi 80: 155-161

10) Izumi S *et al.* (1997) Biol. Pharm. Bull. 20: 759-764
11) Oka H *et al.* (1995) Biol. Pharm. Bull. 18: 757-765
12) Matsumoto T *et al.* (1993) Int. J. Immunopharmacol. 15: 683-693
13) Matsuura K *et al.* (1993) Int. J. Immunopharmacol. 15: 237-243
14) Ahn BZ *et al.* (1998) Planta Med. 64: 220-224
15) Abe H *et al.* (1986) Eur. J. Pharmacol. 120: 171-178
16) Kwon S *et al.* (2010) Prog. Neuropsychopharmacol. Biol. Psychiatry 34: 265-270
17) Lee B *et al.* (2009) Biol. Pharm. Bull. 32: 1392-1398
18) Lee JY *et al.* (2010) Exp. Neurobiol. 19: 146-154
19) Lu XL *et al.* (2012) Mol. Med. Report 5: 637-644
20) Hao Y *et al.* (2012) Int. Immunopharmacol. 13: 257-263
21) Kim SM *et al.* (2012) Evid. Based Complement. Alternat. Med. 578497
22) Yoon SS *et al.* (2012) Neurosci. Lett. 529: 97-101

오 약 Linderae Radix KP CP JP
(烏藥, O Yak)

기 원 오약 *Lindera strychnifolia* Fernandez-Villar (녹나무과 Lauraceae)의 뿌리이다. 중국에서는 오약(烏藥) *L. aggregata* (Sims) Kosterm.의 뿌리를 쓴다.

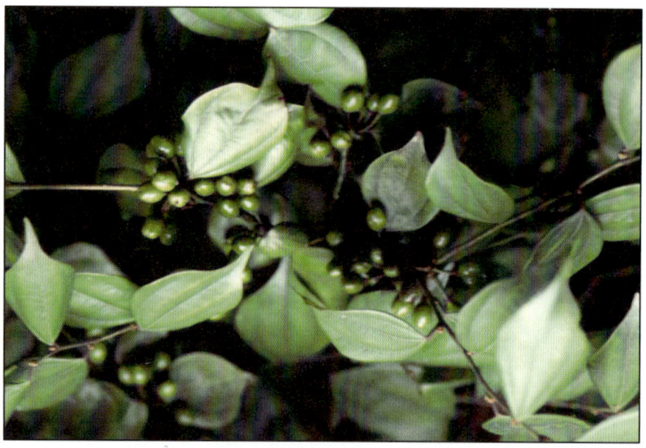
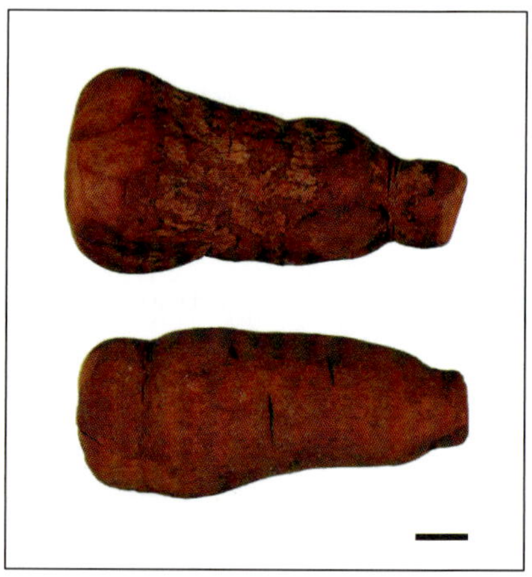

성 상 방추형이고 약간 구부러졌으며 가운데가 오므라들어 구슬을 꿴 모양을 이루는 것도 있고 길이 10 ~ 15 cm, 지름 10 ~ 25 mm이다. 바깥면은 황갈색 ~ 갈색이고 세로주름과 드문드문 가는 뿌리자국이 있다. 질은 단단하고 쉽게 꺾이지 않으며 꺾인 면은 가루상이다. 횡단면을 확대경으로 볼 때 황백색 ~ 연한 황갈색이고 수선은 방사상이며 나이테를 볼 수 있고 중심의 색은 비교적 진하다. 횡단면을 현미경으로 볼 때 코르크층의 일부는 코르크 석세포로 되고 피부에서는 기름세포와 섬유를 볼 수 있다. 목부에서는 도관 및 목부섬유와 수선이 서로 어긋나게 배열한다. 피부 및 목부의 유세포 중에는 옥살산칼슘사정, 주상정 및 전분립이 들어있다. 전분립은 지름 1 ~ 15 μm 단전분립과 2 ~ 4립으로 된 복전분립이다. 향기가 있으며 맛은 약간 쓰고 매우며 청량감이 있다.

성 분 Sesquiterpenoid: linderenol, linderene, linderane, lindenenone, linderalactone, isolinderalactone, lindestrene, chamazulene, linderazulene, isogermafurene hydroxylindestenolide, strychinstenolide, strychnilactone, isolinderoxide 등

Bisesquiterpenoid: bilindestenolide

Alkaloid: higenamine, magnoflorine, norisoboldine

기 타: secoaggregalactone

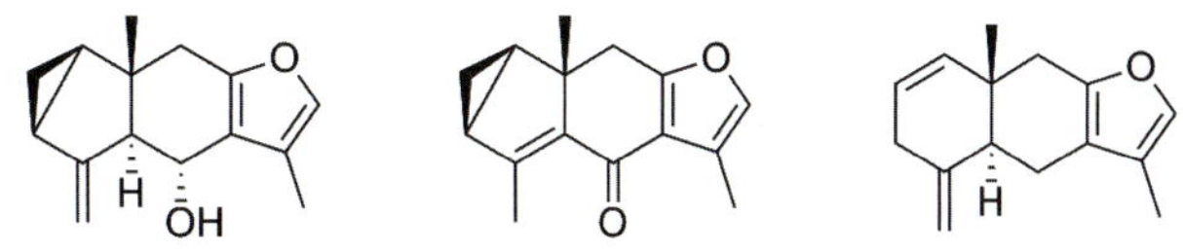

linderene lindenenone lindestrene

약 리 **(1) 장연동촉진작용, 건위작용**

- 추출물은 장관평활근의 운동을 촉진한다.
- 오약과 목향이 주약인 배기탕(排氣湯)은 마취한 개의 위장관 평활근의 연동운동을 촉진시킨다.[1)]

(2) 기 타

- isolinderalactone과 linderene, linderalactone은 학습과 기억에 관여하는 펩타이드인 proline-containing neuropeptide의 분해를 담당하는 prolyl endopeptidase의 활성을 경쟁적으로 억제한다(*in vitro*).[2)]
- 오약 분말은 혈액응고를 촉진한다(*in vitro*).[1)]
- 총alkaloid는 collagen II에 의한 류마티스염 동물모델에서 항염증 효능을 갖는다(*in vitro*, *in vivo*, mouse).[3,4)]
- secoaggregatalactone a는 사람의 간세포인 HepG2세포에서 세포사멸을 억제시킨다(*in vitro*).[5)]
- norisoboldine은 대식세포인 Raw264.7세포에서 NFκB를 조절함으로써 염증 조절 작용을 나타낸다(*in vitro*).[6,7)]
- bilinderone은 HepG2간세포에서 glucosamine에 의한 인슐린 저항성에 대하여 효능을 나타낸다(*in vitro*).[8)]
- 추출물은 쥐의 흑색종 세포주인 B16세포에서 tyrosinase를 억제함으로써 미백 효능을 나타낸다(*in vitro*).[9)]
- EtOH 추출물은 동물모델에서 구충 효능을 나타낸다(*in vivo*, goldfish).[10)]

확인시험 (1) 가루 1 g을 달아 $CHCl_3$ 10 m*l* 및 ammonia 시액 1 m*l*를 넣고 때로 흔들어 섞으면서 1시간 방치한 다음 여과한 여액을 분액깔대기에 넣고 묽은 H_2SO_4 2 m*l*를 넣어 잘 흔들어 섞은 다음 방치하여 물층을 취하고 이것에 Mayer 시액 1 ~ 2방울을 넣으면 액은 흰색으로 뿌옇게 된다.

(2) 가루 1 g을 달아 petroleum ether 30 m*l*를 넣어 30분간 방치한 다음 10분간 초음파추출한 다음 여과한 액을 증발건고 한다. 잔류물을 ehtyl acetate 1 m*l*에 녹여 검액으로 한다. 따로 linderane 표준품 1.5 mg을 달아 ethyl acetate 2 m*l*에 녹인 액을 표준액으로 한다. 이들 액을 가지고 TLC 법에 따

라 시험한다. 검액 및 표준액 10 μl씩을 TLC용 silica gel을 써서 만든 박층판에 점적한다. 다음에 *n*-hexane · acetone 혼합액 (9 : 1)을 전개용매로 하여 약 10 cm 전개한 다음 박층판을 바람에 말린다. 여기에 묽은 H_2SO_4 시액을 고르게 뿌린 다음 105℃에서 가열할 때 검액에서 얻은 여러 개의 반점 중 1개의 반점은 표준액에서 얻은 반점과 색상 및 R_f 값이 같다.

응 용 방향성 건위, 진통, 진경약으로 복통, 복명(腹鳴), 설사, 신경성 위염, 구토, 빈뇨, 월경통 등에 응용하며, 특히 하복부의 팽만감을 수반하는 통증에 주로 쓴다.

처 방 배기탕(排氣湯), 오약순기산(烏藥順氣散)

용 량 3 ~ 9 g, 환제나 산제로도 사용한다.

참고문헌

1) Wang Y S (1983) Pharmacology and Applications of Chinese Materia Medica, People's Health Publisher, Beijing , pp. 217-219
2) Kobayashi W *et al.* (2002) Biol. Pharm. Bull. 25: 1049-1052
3) Wang C *et al.* (2007) J. Ethnopharmacol. 111: 322-328
4) Luo Y *et al.* (2009) Cytokine 46: 104-110
5) Lin CT *et al.* (2007) Planta Med. 73: 1548-1553
6) Luo Y *et al.* (2010) Inflammation 33: 389-397
7) Wei Z *et al.* (2012) J. Cell. Biochem. 113: 2785-2795
8) Wang F *et al.* (2010) Org. Lett. 12: 2354-2357
9) Ye Y *et al.* (2010) J. Ethnopharmacol. 129: 387-390
10) Ji J *et al.* (2012) Parasitol. Res. 111: 97-104

용 담 Gentianae Scabrae Radix et Rhizoma KP CP JP

(龍膽 Yong Dam) Korean gentian, Japanese gentian

기 원 용담 *Gentiana scabra* Bunge, 과남풀 *G. triflora* Pallas, 또는 조엽용담(條葉龍膽) *G. manshurica* Kitag. (용담과 Gentianaceae)의 뿌리 및 뿌리줄기이다. 중국에서는 *G. manshurica* Kitag., *G. scabra* Bunge, 삼화용담(三花龍膽) *G. triflora* Pall. 및 견용담(堅龍膽) *G. rigescens* Franch.의 뿌리 및 뿌리줄기를 쓴다.

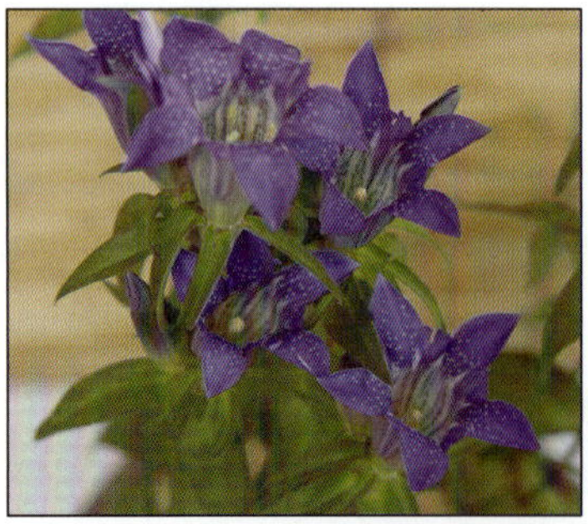

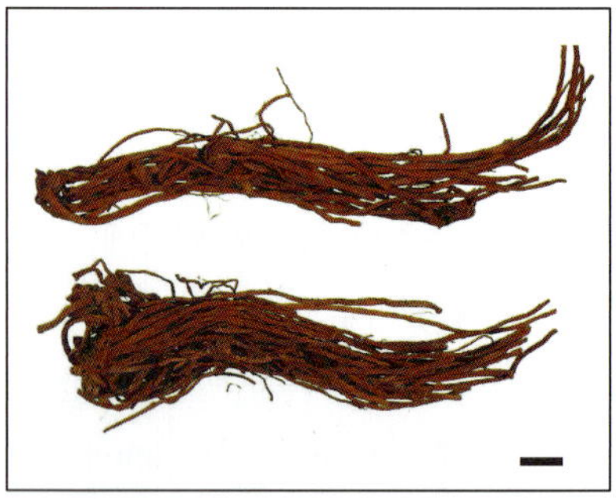

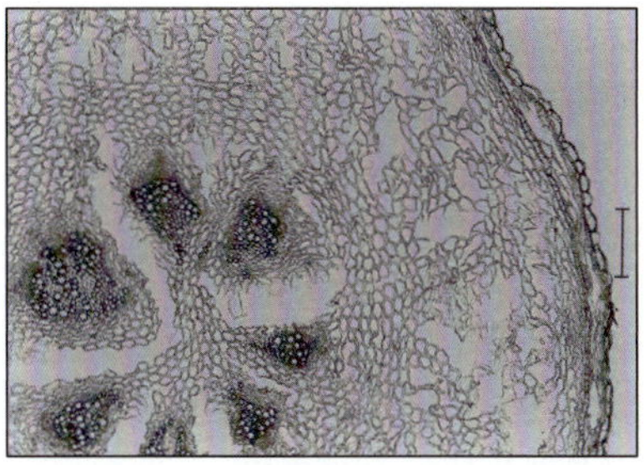

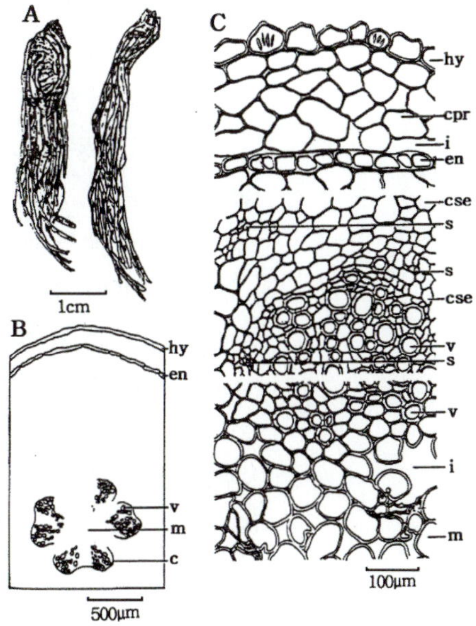

A. 용담지하부 B. 뿌리횡절면 C. 뿌리횡절면(확대)

성 상 뿌리줄기는 불규칙한 덩어리 모양이고, 길이 1 ~ 3 cm, 지름 0.3 ~ 1 cm이다. 바깥면은 어두운 회갈색 또는 진한 갈색이고, 상단에는 줄기의 자국 또는 줄기그루가 남아있으며, 상단과 하단 주위에는 다수의 가늘고 긴 뿌리가 붙어있다. 뿌리는 원기둥모양이고 약간 비틀어져 굽어 있으며, 길이 10 ~ 20 cm, 지름 0.2 ~ 0.5 cm이다. 바깥면은 연한 노란색 또는 황갈색이고, 상부에는 뚜렷한 가로 주름무늬가 많으며, 세로 주름무늬도 있다. 질은 취약하여 자르기 쉽다. 잘린 면은 약간 평탄하며, 피부는 황백색 또는 연한 황갈색이고, 목부는 색이 비교적 연하며, 점모양의 고리가 배열되어 있다. 횡단면을 현미경으로 볼 때 겉껍질 세포는 원형에 가깝거나 납작한 원형이고 외벽은 약간 두꺼우며 보통 지방유의 기름방울이 들어있다. 피부는 좁고 내피층은 뚜렷하다. 매 1모세포내에는 2 ~ 10여개의 딸세포가 들어있다. 사부는 비교적 넓고 세포는 대부분 이미 퇴폐되고 부서져있고 찢어진 틈새가 많다. 직경 방향으로 소수의 사관군이 흩어져서 배열한다. 형성층은 보통 불연속적인 고리를 형성한다. 목부는 도관이 3 ~ 10개가 무리를 이루고 있고 때로 두 개의 넓적다리 모양을 하기도 한다. 수선은 넓고 수부는 뿌리의 1/3을 차지한다. 유조직 중에는 세로, 가로로 찢어진 간극이 많고, 소수의 유조직 중에는 지방유의 기름방울 및 calcium oxalate 침정, 방정이 들어있다. 전분립은 보이지 않는다. 약간 특유한 냄새가 있고 맛은 매우 쓰며 오래 남는다.

성 분 Iridoid glycoside: gentiopicroside (= gentiopicrin, 7 ~ 10%), scabraside, swertiamarin, sweroside, trifloroside, benzoyltrifloroside, rindoside, olivieroside

Xanthone: gentisin

Alkaloid: gentianine

Phenolic acid: gentisic acid, 2-hydroxy-3-methoxybenzoic acid glucose ester

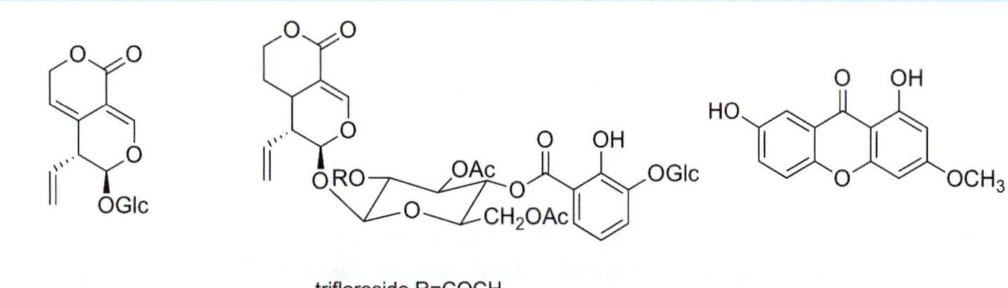

gentiopicroside

trifloroside R=$COCH_3$

gentisin

약 리 **(1) 건위작용**

- 용담의 엑스와 gentiopicroside는 위액분비를 촉진한다(*in vivo*, dog).[1]
- 물추출물을 실험동물의 위(胃)내에 투여하면 위내의 부위에 따라 초기에는 억제를 나타내지만 전체적으로 운동촉진, 긴장상승을 일으킨다(*in vivo*, rabbit).

(2) 항염증작용

- gentiopicroside는 carrageenan으로 유도한 발의 부종을 억제한다(*in vivo*, rat).[¶2]
- 물 또는 EtOH 추출물은 피부과민성항체생산을 억제한다.
- gentiopicroside는 TNF의 생성을 억제함으로써 CCl_4나 LPS/BCG로 유도한 간염발생을 억제한다(*in vivo*, mouse).[2]

(3) 해열작용

- 추출물에는 해열작용이 있다.

(4) 기 타

- 물추출물을 첨가한 배지에 streptomycin에 내성을 보이는 장염균을 계대배양하면 streptomycin에 대한 장염균의 내성이 없어진다(*in vitro*).
- 2-hydroxy-3-methoxybenzoic acid glucose ester는 PAF에 의한 anaphylactic shock으로부터 생쥐를 보호한다(*in vivo*, mouse).[3]
- 추출물은 동물모델에서 CCl_4에 의한 간독성으로부터 간을 보호한다(*in vivo*, mouse).[4]

확인시험 가루 0.5 g을 달아 MeOH 10 ml를 넣고 20분간 흔들어 섞은 다음 여과한다. 이 액을 검액으로 하여 TLC 법에 따라 시험한다. 따로 gentiopicroside 표준품 1 mg을 달아 MeOH 1 ml에 녹여 표준액으로 한다. 검액 및 표준액 10 μl씩을 TLC용 silica gel(형광제 첨가)을 써서 만든 박층판에 점적한다. 다음에 ethyl acetate · EtOH · H_2O 혼합액(8 : 2 : 1)을 전개용매로 하여 약 10 cm 전개한 다음 박층판을 바람에 말린다. 여기에 자외선(주파장 254 nm)을 쪼일 때 검액에서 얻은 여러 개의 반점 중 1개의 반점은 표준액에서 얻은 어두운 보라색의 반점과 색상 및 R_f 값이 같다.

규 격 **회분** 7.0% 이하 **산불용성회분** 3.0% 이하

응 용 고미건위(겐티아나와 같은 용도), 해열, 고미틴크의 제조

처 방 용담사간탕(龍膽瀉肝湯), 가미해독탕(加味解毒湯), 소경활혈탕(疎經活血湯), 입효산(立效散)

용 량 3 ~ 9 g

주의 및 부작용 드물게 두통이 일어날 수 있다.[¶4] 지황과는 배합하지 않는다.

동류생약

- 겐티아나근[KP], 진교[KHP], 과남풀(*G. trifolora* Pall.), 칼잎용담(*G. uchiyamana* Nakai), 소진교(*G. dahurica* Fisch.)

● 참고문헌

1) Gainer JL, Jones JR (1975) Experientia 31: 548
2) Kondo Y *et al.* (1994) Planta Med. 60: 414-416
3) Huh H *et al.* (1998) Arch. Pharm. Res. 21: 436-439
4) Ko HJ *et al.* (2012) J. Cell Biochem. 113: 2785-2795

겐티아나근 Gentianae Luteae Radix et Rhizoma KP JP

gentian, gentian root

기 원 겐티아나 *Gentiana lutea* L. (용담과 Gentianaceae)의 뿌리 및 뿌리줄기이다.

성 상 거의 원기둥모양이며 길이 10 ~ 50 cm, 지름 2 ~ 4 cm이다. 바깥면은 어두운 갈색이며 곁뿌리가 붙어 있고 때로 세로로 갈라진 것도 있다. 뿌리줄기는 짧고 가는 가로주름이 있으며 그 위쪽에는 싹눈 또는 잎의 잔기가 남아 있는 것도 있다. 뿌리에는 깊은 세로주름이 있고 약간 비틀어져 있다. 꺾인 면은 평탄하고 황갈색이며 피부와 목부는 형성층 부근에서 어두운 갈색을 띤다. 횡단면을 현미경으로 볼 때 보통 4 ~ 6층의 얇은 코르크층에 내접하여 여러 층의 후각조직이 있고, 2기 피부의 유조직에는 사관이 불규칙하게 분포되어 있다. 목부는 주로 유세포로 되어 있고 도관 및 가도관이 단독 또는 여러 개가 모여서 분포한다. 소수의 목부내 사관이 존재한다. 피부 및 목부 유세포에는 기름방울 및 미세한 옥살산칼슘 침정이 있다. 전분립은 매우 드물다. 특유한 냄새가 있으며 맛은 처음에는 달고 후에는 쓰며 오래 남는다.

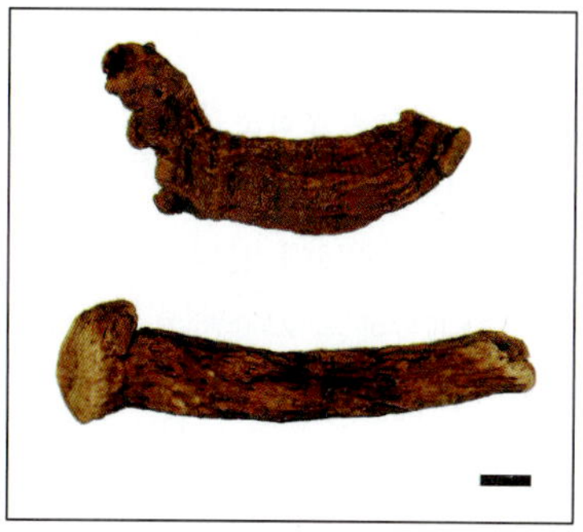

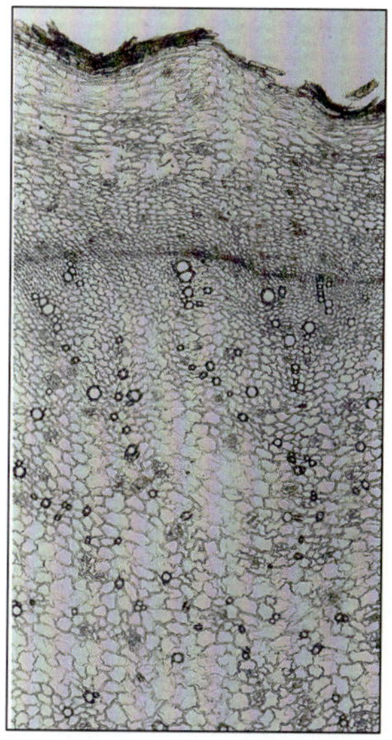

성 분 Secoiridoid glycoside 고미배당체: gentiopicrin (= gentiopicroside, 약 2%), sweroside, swertiamarin, amarogentin, trifloroside, loganic acid 등

Triterpenoid: 2,3-*seco*-3-oxo-urs-12-en-2-oic acid, 2,3-*seco*-3-oxo-olean-12-en-2-oic acid, betulin 3-*O*-palmitate

Xanthone: 7-hydroxy-3-methoxy-1-*O*-primeverosylxanthone, 1-hydroxy-3-methoxy-7-*O*-primeverosylxanthone gentisein, gentisin, isogentisin, 1-hydroxy-3,7-dimethoxyxanthone, 1,3,7-trimethoxyxanthone, 2,3',4,6-tetrahydroxybenzophenone

Flavonoid: isoorientin-2"-*O*-glucoside, isovitexin-2"-*O*-glucoside

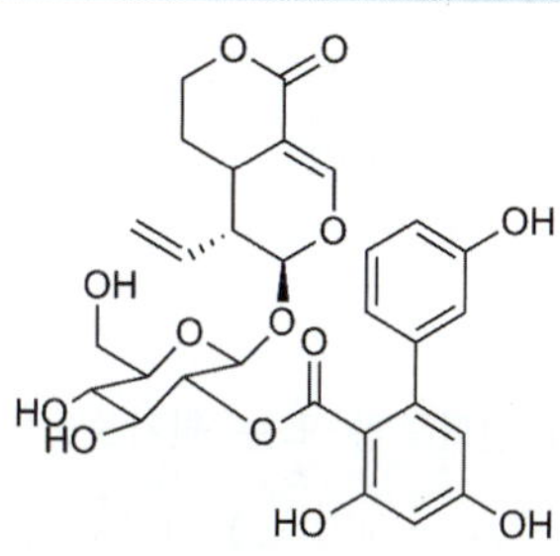

amarogentin

약 리 용담의 약리와 같으며 그 외 다음의 약리작용이 있다.

- swertiamarin 등에는 중추신경억제작용과 함께 위액분비촉진작용이 있다.
- 주활성성분인 쓴맛을 가진 물질(amarogentin, gentiopicroside, gentiobiose)이 타액과 소화액의 분비를 촉진하므로 고미제이면서 동시에 강장약이다.[¶4]
- MeOH 추출물은 생쥐의 수영시간(swimming endurance test)을 현저하게 늘려주며, 약간의 진경작용도 나타낸다. 이러한 작용은 MeOH 추출물 중의 gentiopicroside와 swertiamarine, sweroside에 의한 것으로 추정하고 있다.[1)]

규 격 **회분** 6.0% 이하 **산불용성회분** 3.0% 이하

응 용 식욕부진, 헛배부름, 소화불량 등에 고미건위약으로 쓴다.[¶4]

용 량 틴크제로는 1 ~ 3 g, 유동엑스로는 2 ~ 4 g, 뿌리로는 2 ~ 4 g[¶4]

금기사항 위궤양, 십이지장궤양에는 사용하지 않는다.[¶4]

주의 및 부작용 드물게 두통이 일어날 수 있다.[¶4]

● 참고문헌

1) Ozturk N *et al.* (2002) Phytother. Res. 16: 627-631

진 교

Gentianae Macrophyllae Radix KHP CP
(秦艽, Jin Gyo) 진범(秦艽)

기 원 큰잎 용담 *Gentiana macrophylla* Pallas, 마화진교(麻花秦艽) *G. stramiea* Maxim., 조경진교(粗莖秦艽) *G. crassicaulis* Duthie ex Burk. 또는 소진교(小秦艽) *G. dahurica* Fisch. (용담과 Gentianaceae)의 뿌리이다.

성 상 **큰잎용담** 원기둥모양이고 위는 굵고 아래는 가늘며 구부러졌고 길이 10 ~ 30 cm, 지름 1 ~ 3 cm이다. 겉면은 황갈색 또는 회황색이고 세로 또는 구부러진 세로주름이 있고 끝에는 줄기자리 및 섬유상의 엽초가 남아 있다. 질은 단단하면서도 잘 부서지고 쉽게 부러지며 단면은 약간의 유성을 띠며 피부는 노란색 또는 황갈색이고 목부는 노란색이다. 특유한 냄새가 있고 맛은 쓰고 약간 떫다.

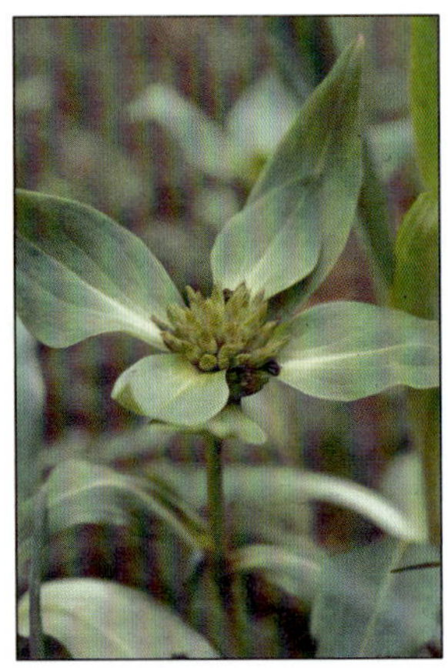

마화진교(麻花秦艽) 원뿔모양이고 대부분 여러 개의 작은 뿌리가 모여 팽대해졌고 지름 7 cm이다. 바깥면은 갈색이고 거칠고 그물모양의 공문(孔紋)인 갈라진 틈이 있다. 질은 무르고 약하며 쉽게 부러지고 단면은 말라 썩은 모양이다.

소진교(小秦艽) 원뿔모양 또는 원기둥모양이고 길이 8 ~ 15 cm, 지름 2 ~ 10 mm이다. 겉면은 갈색이고 주근(主根)은 1개이며 남아 있는 줄기에는 섬유상의 엽초가 있고 하부에는 분지가 많다. 단면은 황백색이다.

성 분 [*Gentiana macrophylla*]

Secoiridoid glycoside: gentiopicroside, sweroside, 6'-*O*-β-D-glucosylgentiopicroside, 6'-*O*-β-D-glucosylsweroside, trifloroside, rindoside, macrophylloside A-B

Alkaloid: gentianine, gentianidine, gentianal

Flavonoid: kushenol I, kurarinone

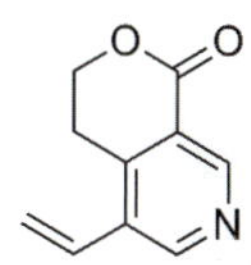

gentianine

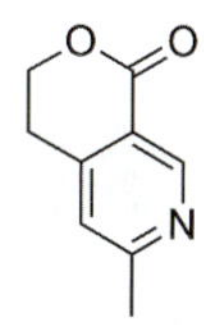

gentianidine

약 리 **(1) 항염증작용**

• gentianine은 관절염에 대하여 항염증작용을 나타낸다.

• gentianine은 부신피질의 기능을 항진시켜 부신피질호르몬의 분비를 증가시킨다.

(2) 항미생물작용

• 항진균작용: kurarinone과 kushenol I은 식물병원성 진균인 *Cladosporium cucumerinum*과 사람의 기회감염 진균인 *Candida albicans*의 성장을 억제한다(*in vitro*).[1)]

• 항세균작용: 적리균(赤痢菌), 티푸스균, 황색 포도상구균 등에 대한 억제작용이 있다.

(3) 기 타

• 혈당증가작용, 혈압강하작용: gentianine은 혈당을 올리고 혈압을 낮춘다.[2,3)]

• gentiopicroside는 CCl_4나 LPS/BCG로 유도한 간독성으로부터 간세포를 보호한다(*in vivo*, mouse, *i.v.*).[4)]

• 해열, 진통, 진정, 항과민증작용이 있다.

순도시험 *Aconitum* 속 식물의 뿌리가 섞여 있어서는 안 된다.

응 용 해열, 진통, 이뇨약으로 감기나 류머티즘에 의한 관절통, 사지의 마비, 굴신불리, 황달, 혈변 등에 쓰며 특히, 급만성 관절류머티즘에 광범위하게 쓴다. 뇌졸중으로 인한 반신불수에도 쓰인다.

처 방 방풍탕(防風湯), 진교당귀탕(秦艽當歸湯)

용 량 3 ~ 12 g, 많을 때는 15 ~ 18 g

● 참고문헌

1) Tan RX *et al.* (1996) Phytochemistry 42: 1305-1313
2) Sung CY *et al.* (1985) Acta Physiol. Sin. 22: 201-205
3) Chi HC *et al.* (1959) Acta Physiol. Sin. 23: 151-157
4) Kondo Y *et al.* (1994) Planta Med. 60: 414-416

우 슬 Achyranthis Radix KP CP (牛膝, U Seul)

기 원 쇠무릎 *Achyranthes japonica* Nakai 또는 우슬(牛膝) *A. bidentata* Blume(비름과 Amaranthaceae)의 뿌리이다.

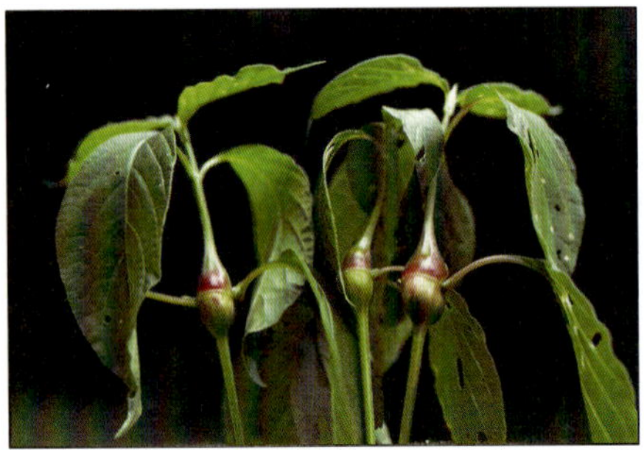

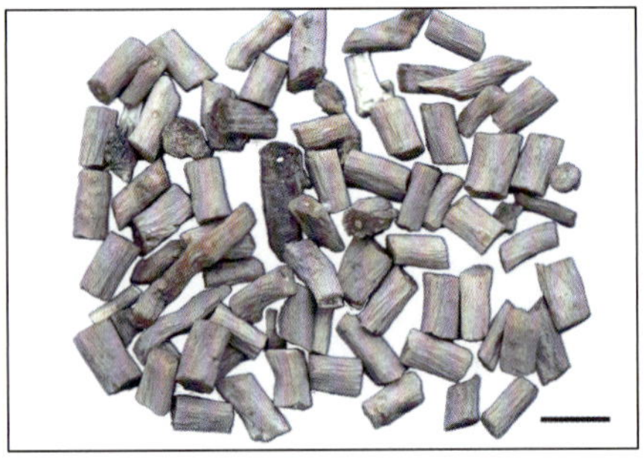

성 상 **쇠무릎** 원기둥모양의 원뿌리에 가늘고 긴 측근이 많이 붙어있으며 길이 5 ~ 20 cm, 지름 3 ~ 5 mm이다. 뿌리의 윗부분에는 줄기가 짤막하게 남아있다. 바깥면은 회색빛을 띤 노란색 ~ 연한 노란색이다. 질은 단단하나 쉽게 꺾이며 꺾인 면은 각질이고 황백색 ~ 황갈색이다. 약간 특유한 냄새가 있고 맛은 약간 달며 점성이 있다.

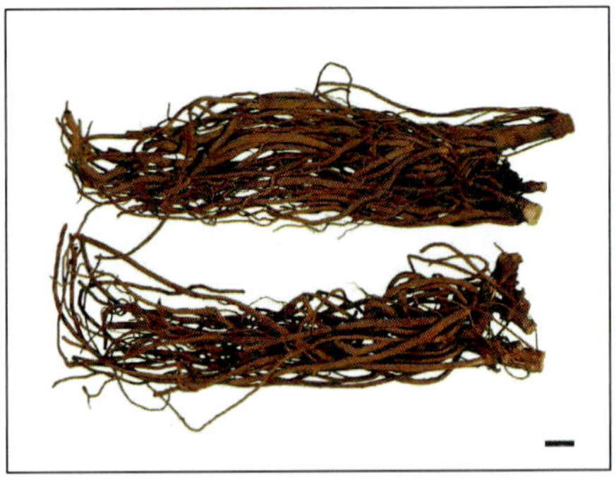

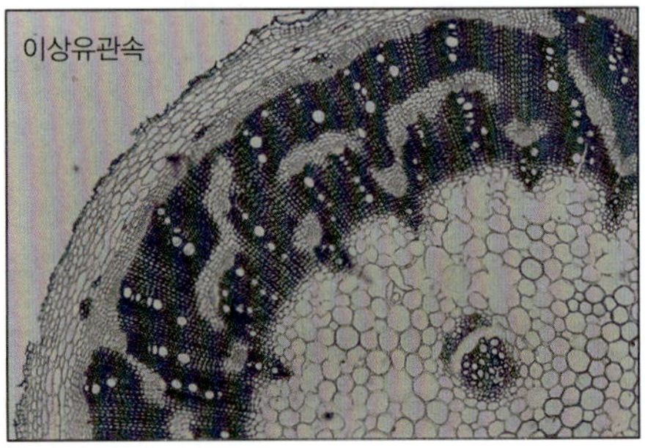

우슬(牛膝) 가늘고 긴 원기둥모양이고 약간 구부러졌으며, 상단은 약간 굵고, 하단은 비교적 가늘며, 길이 15 ~ 50 cm, 지름 0.4 ~ 1 cm이다. 바깥면은 회황색 ~ 황갈색이며 여러 개의 세로주름과 드문드문 곁뿌리 자국이 있다. 질은 단단하면서 취약하고 절단하기 쉽고 물에 불리면 유연하게 된다. 꺾인 면은 평탄하고 황갈색이며, 대략 각질상이면서 매끈거린다. 횡단면을 현미경으로 볼 때 코르크층은 여러 열의 코르크세포로 되어있다. 피부는 좁다. 중심주는 뿌리의 대부분을 차지하며, 여러 개의 유관속이 2 ~ 4 개의 바퀴를 이루어 단속적으로 배열하는 이상유관속을 이루고 있다. 가장 바깥 바퀴에 있는 유관속은 비교적 작고, 안쪽 셋째 바퀴에 있는 유관속이 비교적 크다. 목부는 도관 및 목부섬유로 이루어져 있고 도관은 목화되었거나 약간 목화되었으며 도관 속에는 침적물이 들어있는 것도 있다. 목부섬유는 약간 목화되어 있다. 소수의 유세포에는 calcium oxalate 사정이 들어있다. 중앙에는 정상유관속이 있고 초생목부는 이원형(二原形)이다. 냄새가 거의 없고 맛은 약간 달며 점액성이다.

성 분 Ecdysteroid: inokosterone, ponasteroside A, ecdysterone 등

Steroid: β-sitosterol, β-sitosterol glycoside, stigmasterol, stigmasterol glycoside, rubrosterone 등

Oleanolic acid계 saponin: 수종의 saponin이 검출되나 그 함량은 적다. achyranthoside A ~ F, oleanolic acid bisdesmoside, 3-*O*-β-D-glucopyranosyl-olean-12-en-28-*O*-β-D-glucopyranosyl ester 등

Acid: K-succinate, K-oxalate (다량), γ-amino-butyric acid

기 타: 면역증강작용이 있는 다당류가 분리되었다.

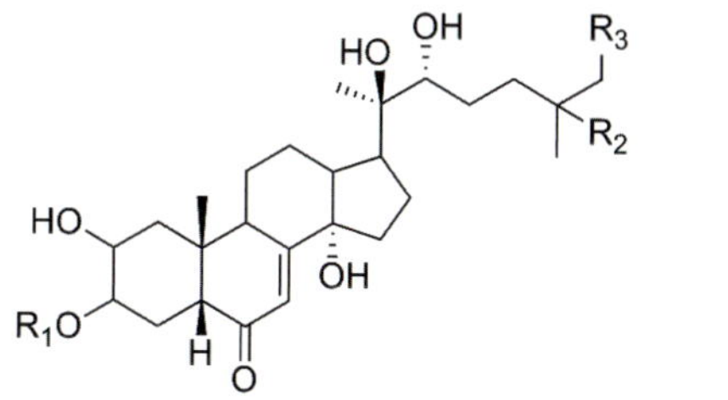

inokosterone, R_1=H, R_2=H, R_3=OH
ecdysterone, R_1=H, R_2=OH, R_3=H
ponasteroside A, R_1=Glc, R_2=H, R_3=H

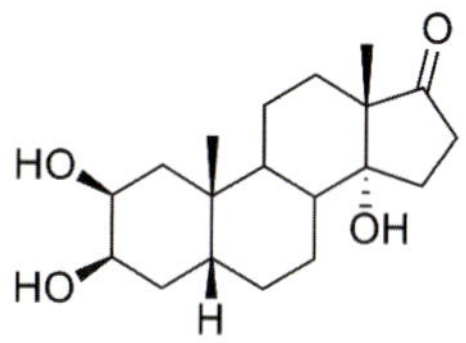

rubrosterone

약 리

(1) 항염증작용

- 토우슬 (*A. aspera*)의 알코올추출물은 carrageenan으로 유도한 뒷다리의 부종 (급성염증반응)을 억제하고, cotton pellet에 의한 granuloma (육아종, 아급성염증반응)의 생성을 억제한다 (*in vivo*, rat).[1]
- 토우슬의 EtOH 추출물은 carrageenan에 의한 발의 부종과 Freund's complete adjuvant에 의한 관절염에 유효하다 (*in vivo*, rat).[2]

(2) 항종양작용

- 토우슬의 잎에서 얻은 비alkaloid 분획은 TPA로 유도한 Epstein-Barr virus (Burkitts 임파종의 원인바이러스)의 초기활성화과정을 억제한다 (*in vitro*). 또한 MeOH 추출물은 피부암의 발생을 억제한다 (*in vivo*, mouse).[3]
- 토우슬의 잎에서 얻은 추출물은 세포사멸의 유도에 의한 췌장 종양의 성장을 억제시킨다 (*in vivo*, rat).[4]
- *A. bidentata*의 다당류에는 면역증강작용과 항종양작용이 있다 (*in vitro*, *in vivo*).[5,6]

(3) 기 타

- 토우슬 잎의 물추출물은 갑상선호르몬의 수치를 올리고, 간지질의 과산화를 줄인다 (*in vivo*, rat).[7]
- 혈당강하작용: 토우슬 전초의 물추출물 또는 MeOH 추출물은 정상적인 실험동물과 alloxan으로 당뇨를 일으킨 실험동물의 혈당을 내려준다 (*in vivo*, rabbit).[8] 8 g/kg을 7일간 경구투여하여도 부작용이 관찰되지 않았다.
- 호르몬유사작용: 토우슬에는 피임작용과 같은 호르몬유사작용이 있다 (*in vivo*, rat, hamster).[9]
- 물추출물에는 항알러지작용이 있으며, 자궁근에 대해서는 수축작용을 나타낸다. 또한 진통작용과 이뇨작용도 있다.
- saponin은 모기에 대한 살충 및 구충 역할을 나타낸다 (*in vivo*, *Aedes aegypti* and *Culex quinquefasciatus*).[10,11]
- 추출물은 동물모델에서 살정효능을 나타낸다 (*in vitro*, *in vivo*, rat).[12,13]
- 추출물은 동물모델에서 CCl_4에 의한 간암으로부터 간을 보호하는 역할을 한다 (*in vivo*, rat).[14]
- MeOH 추출물은 동물모델에서 진통 작용과 항불안 효능을 나타낸다 (*in vivo*, mouse).[15,16]

- EtOH 추출물은 동물모델에서 위의 pH를 높임으로써 위를 보호한다(*in vivo*, rat).[17]
- 추출물은 동물모델에서 면역조절작용을 한다(*in vivo*, fish).[18]
- 물 추출물은 ethylene glycol에 의한 신석병 동물모델에서 예방 효과를 나타낸다(*in vivo*, rat).[19]
- 화상에 의한 동물모델에서 MeOH 추출물은 항산화 작용을 나타낸다(*in vivo*, rat).[20]
- 고지방식이 동물모델에서 EtOH 추출물은 항비만 효능을 나타낸다(*in vivo*, mouse).[21]
- 추출물은 세균 *Larval rohu Labco rohita*에 대해서 강한 항균 효능을 나타낸다.[22]

확인시험 (1) 가루 0.5 g을 달아 물 10 m*l*를 넣고 세게 흔들어 섞으면 지속성의 미세한 거품이 생긴다.

(2) 가루 2 g을 달아 MeOH 10 m*l*를 넣어 1시간 초음파추출한 다음 여과한 액을 검액으로 한다. 따로 20-hydroxyecdysone 표준품 1 mg을 달아 MeOH 1 m*l*에 녹여 표준액으로 한다. 이들 액을 가지고 TLC법에 따라 시험한다. 검액 및 표준액 5 *μl*씩을 TLC용 silica gel(형광제 첨가)을 써서 만든 박층판에 점적한다. 다음에 $CHCl_3$ · MeOH · H_2O 혼합액(8 : 2 : 0.5)의 아래층을 전개용매로 하여 약 10 cm 전개시킨 다음 박층판을 말린다. 여기에 자외선(주파장 254 nm)을 쪼일 때 또는 분무용 H_2SO_4 시액을 고르게 뿌린 다음 105℃에서 10분간 가열할 때 검액에서 얻은 여러 개의 반점 중 1개의 반점은 표준액에서 얻은 반점과 색상 및 R_f 값이 같다.

규 격 **줄기** 줄기가 5.0% 이상 섞여 있지 않다. **그 밖의 이물** 줄기 이외의 이물이 1.0 이상 섞여 있지 않다. **건조감량** 17.0% 이하(6시간) **회분** 10.0% 이하 **산불용성회분** 1.5% 이하

응 용 한방에서 구어혈, 통경, 이뇨, 관절통의 개선 등의 목적으로 사용한다. 월경불순과 악혈(惡血)을 제거하는 요약으로, 이뇨작용도 있어 요슬, 관절의 어통(瘀痛), 마비, 수종, 요불리(尿不利)에 응용한다.

처 방 우슬산(牛膝散), 우슬탕(牛膝湯), 대방풍탕(大防風湯), 가미사물탕(加味四物湯), 소혈활혈탕(疏血活血湯), 우차신기환(牛車腎氣丸)

용 량 3 ~ 9 g

금기사항 임부는 낙태의 위험이 있다. 월경과다인 경우

● 참고문헌

1) Vetrichelvan T, Jegadeesan M (2003) Phytother. Res. 17: 77-79
2) Gokhale AB *et al.* (2002) Phytomedicine 9: 433-437
3) Chakraborty A *et al.* (2002) Cancer Lett. 177: 1-5
4) Subbarayan PR *et al.* (2012) J Ethnopharmacol. 142: 523-530
5) Li ZK, Li DD (1997) Yao Xue Xue Bao 32: 881-887
6) Xiang DB, Li XY (1993) Zhongguo Yao Li Xue Bao 14: 556-561
7) Tahiliani P, Kar A (2000) J. Ethnopharmacol. 71: 527-532
8) Akhtar MS *et al.* (1991) J. Ethnopharmacol. 31: 49-57
9) Wadhwa V *et al.* (1986) Planta Med. 231-233
10) Bagavan A *et al.* (2008) Parasitol. Res. 103: 223-229
11) Khandagle AJ *et al.* (2011) Parasitol. Res. 109: 339-343
12) Anuja MM *et al.* (2011) Phytomedicine 18: 776-787
13) Paul D *et al.* (2010) Contraception 81: 355-361
14) Kartik R *et al.* (2010) Indian J Pharmacol. 42: 370-375
15) Barua CC *et al.* (2010) Indian J. Exp. Biol. 48: 817-821
16) Barua CC *et al.* (2012) Indian J. Pharmacol. 44: 63-67
17) Das AK *et al.* (2012) Asian Pac. J. Trop. Med. 5: 197-201

18) Chakrabarti R *et al.* (2012) Fish Shellfish Immunol. 32: 839-843
19) Aggarwal A *et al.* (2012) Indian J. Exp. Biol. 50: 201-208
20) Barua CC *et al.* (2012) Pharm. Biol. 50: 892-899
21) Rani N *et al.* (2012) Evid. Based Complement. Alternat. Med. 2012: 715912
22) Chakrabarti R, Srivastava PK (2012) J. Aquat. Anim. Health 24: 213-218

울 금

Curcumae Radix KP CP JP

(鬱金, Ul Geum) curcuma root, turmeric

기 원 온울금(溫鬱金) *Curcuma wenyujin* Y. H. Chen et C. Ling,. 강황(薑黃) *C. longa* L., 광서아출(廣西莪朮) *C. kwangsiensis* S. G. Lee et C. F. Liang 또는 봉아출(蓬莪朮) *C. phaeocaulis* Val. (생강과 Zingiberaceae)의 덩이뿌리로서 그대로 또는 주피를 제거하고 쪄서 말린 것이다.

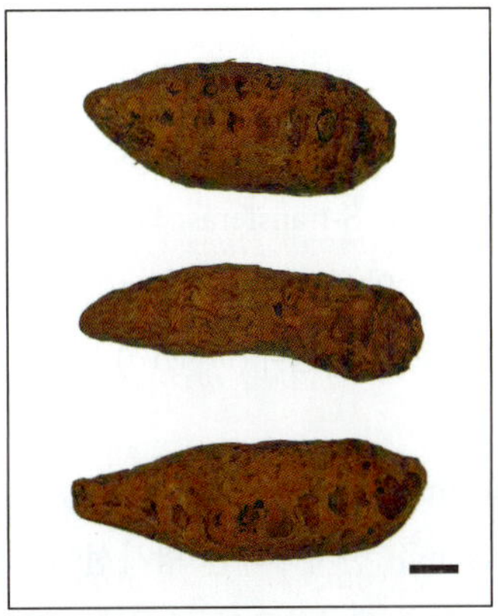

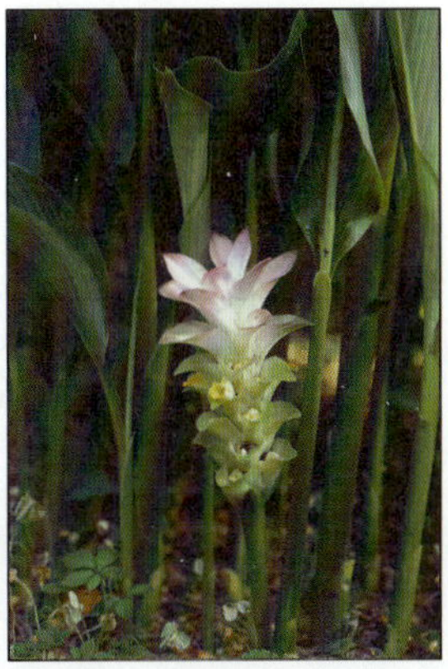

성 상 **온울금**(溫鬱金) 긴 원형 또는 난원형이며 길이 35 ~ 70 mm, 지름 12 ~ 25 mm이다. 바깥면은 회갈색이고 고르지 않은 세로주름이 있으며 세로 주름이 돌출된 곳은 색이 비교적 연하다. 질은 단단하며 자른 면은 회갈색이고 각질이며 내피층의 고리무늬는 뚜렷하다. 특유한 냄새가 있고 맛은 약간 쓰다.

강황(薑黃) 방추형이고 길이 25 ~ 45 mm, 지름 10 ~ 15 mm이며 한 쪽이 가늘고 긴 것도 있다. 바깥면은 회갈색 또는 회황색이며 세로주름이 있다. 횡단면은 주황색이고 바깥면은 황갈색 ~ 적갈색이다. 특유한 냄새가 있고 맛은 매우 맵다.

광서아출(廣西莪朮) 긴 원뿔모양 또는 긴 원형이며 길이 20 ~ 65 mm, 지름 10 ~ 18 mm이다. 바깥면에는 얕은 세로주름 또는 거친 그물모양의 주름이 있다. 특유한 냄새가 있고 맛은 약간 맵고 쓰다.

봉아출(蓬莪朮) 긴 타원형이고 길이 15 ~ 35 mm, 지름 10 ~ 12 mm이며 비교적 굵고 크다. 특유한 냄새가 있고 맛은 담담하다.

성 분 **황색색소**: curcumin I, II, III, *p*-coumaroylferuloylmethane, di-*p*-coumaroylmethane 등

정유 1.5 ~ 5.5%: turmerone, *ar*-turmerone, zingiberene, phellandrene, 1,8-cineole 등

약 리 **(1) 이담작용**

- curcumin I, II 및 III에는 담즙분비 촉진효과가 있다.[1]
- curcumin은 간장의 기능을 항진시키며 담즙분비 촉진작용 외에 항균작용도 있다.

• 울금의 정유 성분에는 담도결석개선효과가 있다.

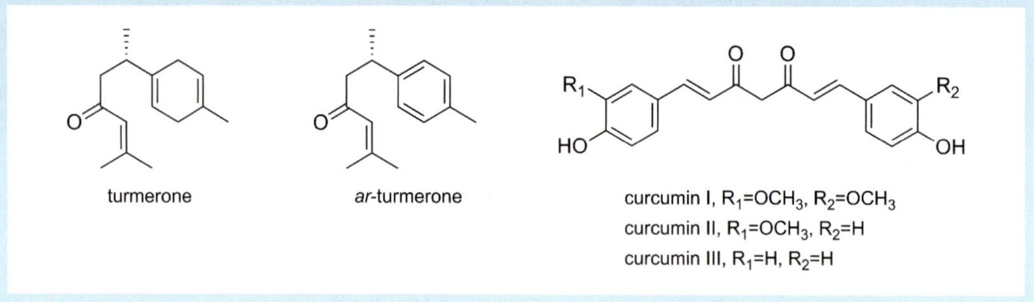

(2) 건위작용

• 간기능장애로 인한 기능성소화불량에 유효하다.

(3) 항암작용

• curcumin은 ERK (extracellular signal-regulated kinase)와 NFκB의 활성을 억제함으로써 phorbol ester로 유도한 COX-2의 발현을 억제한다(*in vivo*, mouse).[2)]

• curcumin은 K562 human leukemia cell에서 지질과산화물의 detoxification에 관여하는 효소인 glutathione S-transferase의 활성을 증가시킨다(*in vitro*).[3)]

• 결합조직종양인 fibrosarcoma에 cisplatin과 curcumin을 병용투여하면 종양표지효소의 수치가 정상 수준으로 낮아진다(*in vivo*).[4)]

(4) 기 타

• curcumin은 기도의 배상세포(goblet cell)로부터 mucin의 분비를 촉진한다(*in vitro*).[5)]

• curcumin을 전처리하면 방사선에 의한 장애를 줄일 수 있다(*in vivo*, mouse).[6)]

• curcumin은 T임파구의 증식도 억제하지만 동시에 세포사멸에 의한 T임파구의 사멸도 억제한다(*in vitro*).[7)]

• curcumin은 LPS로 유도한 TNF와 IL-1의 생산을 억제한다(항염증작용, *in vitro*, 5 μM).[8)]

• 물추출물은 실험동물의 적출자궁에 대하여 지속적이면서도 확실한 자궁수축작용을 나타낸다.

• *ar*-turmerone은 뱀독을 중화한다(*in vivo*).[9)]

• curcumin은 동물모델에서 di-*n*-butylphthalate에 의한 고환손상을 억제시킨다(*in vivo*, rat).[10)]

• 울금의 뿌리줄기는 동물모델에서 항당뇨 작용을 나타낸다(*in vivo*, rat).[11)]

• curcumin은 동물모델에서 진통작용을 나타낸다(*in vivo*, rat).[12)]

• curcumin은 쥐의 지방세포인 3T3L1세포주에서 지방분해 작용을 나타낸다(*in vitro*).[13)]

• curcumin은 concanavalin A에 의한 간염 동물모델에서 간염에 의한 간독성을 억제하여 간을 보호한다(*in vivo*, mouse).[14)]

• curcumin은 쥐의 해마에서 staurosporin에 의한 독성을 억제하여 신경세포를 보호한다(*in vitro*).[15)]

• *ar*-tumerone은 암세포인 HepG2세포에서 항증식성에 의한 항암효과를 나타낸다(*in vitro*).[16)]

• EtOH 추출물은 사람유래 각질세포 HaCaT에서 NFκB의 조절을 통하여 항마른버짐 효능을 나타낸다(*in vitro*).[17)]

• curcumin은 사람의 암세포인 HCT-116세포에서 신생혈관생성 작용을 나타낸다(*in vitro*).[18)]

- curcumin은 동물모델에서 협착증의 재발을 방지한다(*in vivo*, rabbit).[19]
- curcumin은 쥐의 대식세포인 Raw264.7세포에서 염증성 인자의 분비를 억제함으로써 항염증 효능을 나타낸다(*in vitro*).[20]
- curcumin은 동물모델에서 3-nitropropionic acid에 의한 신경독성을 억제시키고, 신경세포를 보호한다(*in vivo*, rat).[21]
- *ar*-tumerone은 쥐의 뇌교세포인 BV-2세포에서 NFκB, MAPK신호전달 체계를 조절하여 항염증 효능을 나타낸다(*in vitro*).[22]

규 격 **건조감량** 16.0% 이하 **회분** 9.0% 이하

응 용 이담, 방향성건위약으로 간장염, 담도염, 담석증, 카타르성 황달 등에 쓴다. 또한 지혈, 통경약으로 토혈, 혈뇨, 생리통, 흉협부의 통증, 복통, currey powder, curcumin 색소(천연 식용색소) 등에 응용한다. turmeric paper 또는 curcuma 시험지라고 하는 것은 울금가루의 diethyl ether 추출물을 종이에 흡수시킨 것으로 붕산이온의 검출에 사용한다.

처 방 선울통경탕(宣鬱通經湯), 백금환(白金丸), 울금환(鬱金丸)

용 량 3 ~ 9 g

주의 및 부작용 임부는 주의하여 사용하도록 한다.

약전수재품목 **울금가루**(Pulvis Curcumae longae Radicis, Powdered Curcuma Root)

관련생약

- 강황(薑黃) (Curcumae Longae Rhizoma)[KP JP] 강황 *C. longa*의 뿌리줄기로서 속이 익을 때까지 삶거나 쪄서 말린 것.

참고문헌

1) Gorchakava NK *et al.* (1984) Farmatsiya (Moscow) 33: 12
2) Chun KS *et al.* (2003) Carcinogenesis 24: 1515-1524
3) Singhal SS *et al.* (1999) Toxicol. Lett. 109: 87-95
4) Navis I *et al.* (1999) Pharmacol. Res. 39: 175-179
5) Lee CJ *et al.* (2003) Planta Med. 69: 523-526
6) Choudhary D *et al.* (1999) J. Ethnopharmacol. 64: 1-7
7) Sikora E *et al.* (1997) Biochem. Pharmacol. 54: 899-907
8) Chan MM *et al.* (1995) Biochem. Pharmacol. 49: 1551-1556
9) Ferreira LA *et al.* (1992) Toxicon 30: 1211-1218
10) Farombi *et al.* (2007) Basic Clin. Pharmacol. Toxicol. 100: 43-48
11) Rai PK *et al.* (2010) Indian J. Clin. Biochem. 25: 175-181
12) De Paz-Campos MA *et al.* (2012) Korean J. Pain 25: 221-227
13) Xie XY *et al.* (2012) Phytomedicine 20: 3-8
14) Wang C *et al.* (2012) Eur. J. Pharmacol. 697: 152-157
15) Qin XY *et al.* (2012) Neurosci. Bull. 28: 606-610
16) Cheng SB *et al.* (2012) J. Agric. Food Chem. 60: 9620-9630
17) Saclee C *et al.* (2011) Molecules 16: 3908-3932

18) Pantazis P *et al.* (2010) Altern. Ther. Health Med. 16: 12-14
19) Jang HS *et al.* (2009) Catheter. Cardiovasc. Interv. 74: 881-888
20) Pae HO *et al.* (2008) Mol. Nutr. Food Res. 52: 1082-1091
21) Kumar P *et al.* (2007) Methods Find Exp. Clin. Pharmacol. 29: 19-25
22) Park SY *et al.* (2012) Int. Immunopharmacol. 14: 13-20

원 지

Polygalae Radix KP CP JP
(遠志, Won Ji) polygala root

기 원 원지 *Polygala tenuifolia* Willdenow (원지과 Polygalaceae)의 뿌리이다. 중국에서는 난엽원지 (卵葉遠志) *P. sibirica* L.의 뿌리도 쓴다.

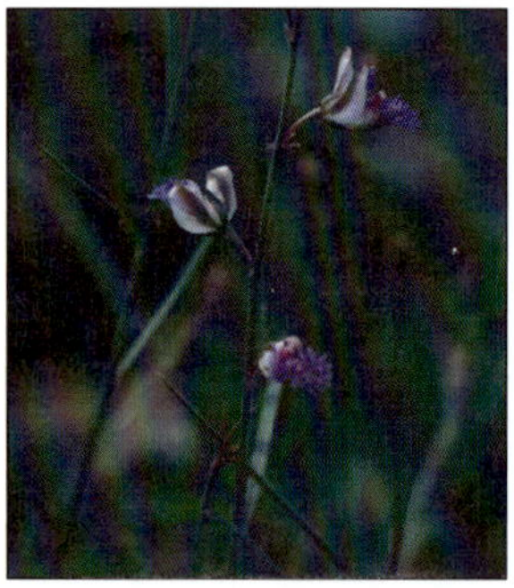

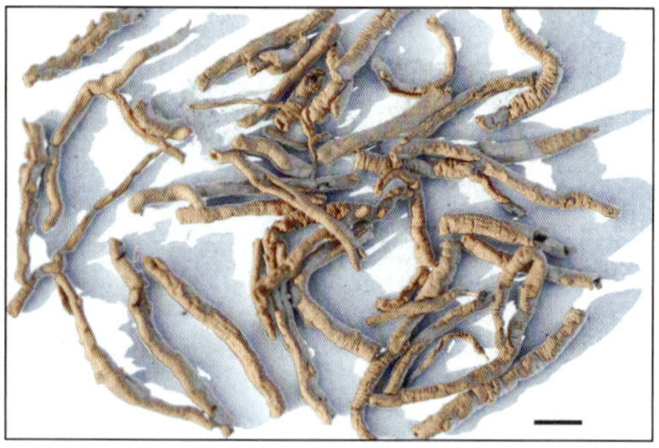

성 상 원기둥모양이며 가늘고 길며 구부러져 있다. 원뿌리는 길이 10 ~ 20 cm, 지름 2 ~ 10 mm이다. 바깥면은 연한 회황색 ~ 회갈색이며 비교적 조밀하고 깊게 패인 가로주름무늬, 세로주름무늬 및 벌어진 무늬가 있다. 오래된 뿌리는 가로주름무늬가 비교적 조밀하고 더욱 깊게 꺼져 있으며 약간 결절상을 나타낸다. 질은 단단하면서 취약하고 자르기 쉽다. 잘린 면은 피부가 황갈색이고 목부는 황백색이며, 피부와 목부는 분리되어 떨어지기 쉽고, 어떤 것은 이미 목심을 제거해 버린 것도 있다. 횡단면을 현미경으로 볼 때 코르크층은 10여 열의 코르크세포로 되어있고 바깥쪽 1 ~ 2열의 세포는 직사각형이다. 피부는 좁고 사부는 비교적 넓으며 곳곳에 벌어진 틈이 있다. 형성층은 고리를 이루고 있다. 목심을 제거하지 않은 것에는 목부가 있다. 도관은 여러 개가 무리를 이루어 흩어져 있고 그 주위에는 목화된 목부섬유 묶음이 있다. 목부수선은 1 ~ 3열의 세포로 되어있고 유세포에는 대부분 지방유 방울이 들어있으며 때로 calcium oxalate 집정이나 단정을 함유한 것도 있다. 특유한 냄새가 약간 있고 맛은 약간 아리다.

성 분 **Triterpenoid계 saponin 4%**: onjisaponin A ~ G, tenuifolin (senegic acid의 prosapogenin), tenuigenin A, B, presenegin-3-*O*-β-D-glucopyranoside

Xanthone: 2,6,7,8-tetramethoxyxanthone, 3-hydroxy-2,6, 7,8-tetramethoxyxanthone, 4-*C*-β-D-glucopyranosyl-1,3,6-trihydroxy-7-methoyxanthone, 4-*C*-β-D- apiofuranosyl-(1→6)-β-D-glucopyranosy-1,

3,6-trihydroxy-7-methoxyxanthone, polygalaxanthone I ~ VII, onjixanthone I, II

Oligosaccharide polyester: tenuifoliose A ~ Q, 3,6'-disinapoylsucrose

그 외 polygalitol, 3,4,5-trimethoxycinnamic acid, *N*-acetyl-D-glucosamine, tenuidine

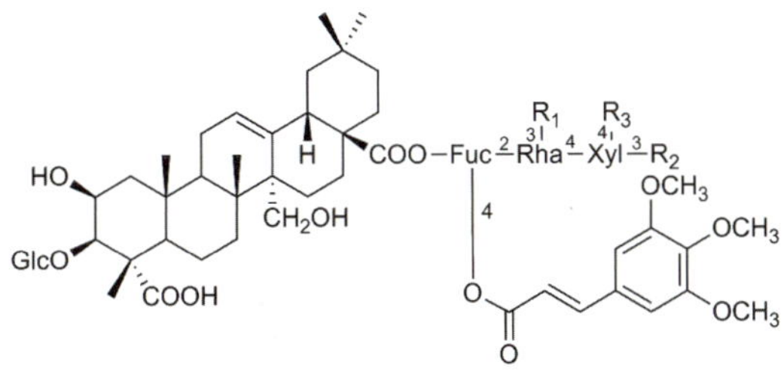

onjisaponin E, R_1=H, R_2=H, R_3=Gal
onjisaponin F, R_1=Api, R_2=Ara, R_3=H
onjisaponin G, R_1=Api, R_2=H, R_3=H

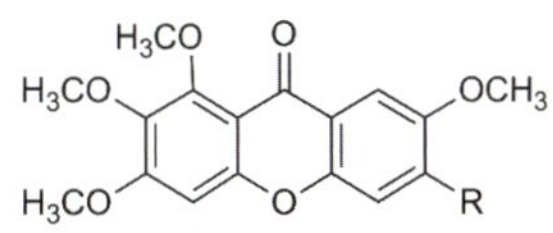

1,2,3,7-tetramethoxyxanthone, R=H
6-hydroxy-1,2,3,7-tetramethoxyxanthone, R=OH

약 리

(1) 거담작용

- 기관지반사에 의하여 기관지점막의 분비물을 증가시키며 거담작용도 있다. tenuigenin A, B에는 senegin과 유사한 작용이 있다.

(2) 항균작용·항염증작용

- MeOH 추출물은 단생균인 *Monogenea*에 대하여 구충작용을 나타낸다.[1]

(3) 뇌세포보호작용 및 진정작용

- 주요 saponin성분인 onjisaponin A, B, E, F, G는 성상세포로부터 nerve growth factor (NGF)의 분비를 촉진한다 (알츠하이머병 치료제로서의 가능성, *in vitro*, rat astrocyte).[2]
- 추출물은 scopolamine으로 유도한 기억력감퇴를 회복시킨다 (*in vivo*, rat, 10 mg/kg, *i.p.*, passive avoidance test, water maze test). 또한, glutamate와 amyloid precursor protein (APP)의 대사산물인 amyloid β, C-terminal fragment로 각각 유도한 세포사멸로부터 신경세포 (rat astrocyte)를 보호한다 (*in vitro*, 0.5, 3, 5 *μg/ml*).[3]
- 물추출물은 성상세포에서의 TNFα의 분비를 억제한다 (퇴행성뇌질환 치료작용, *in vitro*, mouse astrocyte).[4]
- onjisaponin E, F, G는 papaverine의 경우와 같이 cAMP phosphodiesterase의 활성을 비경쟁적으로 억제한다. onjisaponin F는 마우스의 hexobarbital에 의한 수면시간을 연장한다.[5]
- polygalasaponin은 동물모델에서 항불안 작용 및 수면유도제 역할도 한다 (*in vivo*, mouse).[6]
- tenuifoliside B와 3,6'-disinapolysucrose는 K^+에 의한 저산소증과 scopolamine에 의한 기억력 손상을 억제 시킨다 (*in vivo*, rat).[7]
- triterpenoid saponin성분은 쥐의 갈색세포종인 PC12세포에서 혈청결핍과 glutamate에 의한 신경독성에 대하여 강한 억제작용을 나타낸다 (*in vitro*).[8]
- 추출물은 쥐의 해마에서 항신경증, 항노이로제, 항치매의 효능을 보인다 (*in vivo*, rat).[9] polygalasaponin은 동물모델에서 기억력과 학습력의 개선을 나타내낸다 (*in vivo*, mouse).[10]
- 추출물은 동물모델에서 scopolamine에 의한 치매와 스트레스로 인한 기억손상에 대한 치료 예방 효능을 나타낸다 (*in vivo*, rat).[11]

- tenuifoliside A와 3,6'-disinapolysucrose는 시상하부 뇌하수체 부신축 조절(hypothalamic-pituitary-aderenal axis)에 의한 항우울 효능을 나타냈다(*in vitro, in vivo*, rat).[12,13]
- 추출물은 MPP+ (1-methyl-4-phenylpyridinium)에 의한 신경손상 파킨슨병 동물모델에서 신경세포 사멸을 억제시킨다(*in vitro*).[14]
- 물 추출물은 쥐의 뇌교세포인 BV-2세포주에서 염증성 인자의 분비를 억제함으로써 신경염증 억제작용을 나타낸다(*in vitro*).[15]

(4) 기 타

- 물추출물은 각종 실험동물의 자궁을 수축시키며 근육을 긴장시킨다.
- SH21B는 동물모델에서 지방축적에 의한 비만에 대하여 효능을 나타냈다(*in vivo*, mouse).[16]
- 3,6'-disinapolysucrose는 동물모델에서 항산화 작용을 나타낸다(*in vivo*, mouse).[17]
- 다당류는 사람의 난소암세포인 SKOV3세포와 난소암 동물모델에서 암세포독성, 항종양 작용을 나타낸다(*in vitro, in vivo*, rat).[18]

확인시험 (1) 가루 0.5 g에 물 10 m*l*를 넣고 세게 흔들어 섞을 때 지속성의 미세한 거품이 생긴다.

(2) 가루 0.5 g에 glacial HOAc 2 m*l*를 넣어 잘 흔들어 섞고 2분간 방치한 다음 여과한 여액에 H_2SO_4 1 m*l*를 가만히 넣을 때 접계면은 처음에는 적갈색을 나타내나 다음에는 어두운 녹색으로 변한다(saponin, Liebermann-Burchard 반응).

(3) 이 약의 가루 및 원지표준생약 1 g을 달아 각각 HCl－EtOH 용액(1 → 10) 20 m*l*를 넣고 환류냉각기를 달고 30분간 가열한 다음 여과한다. 여액에 H_2O 30 m*l*를 넣고 ethyl acetate 20 m*l*씩으로 2회 추출하고 추출액을 합하여 증발건고한다. 잔류물을 ethyl acetate 1 m*l*에 녹인 다음 여과한 액을 검액 및 원지표준생약표준액으로 한다. 이들 액을 가지고 TLC법에 따라 시험한다. 검액 및 원지표준생약표준액 5 μl씩을 TLC용 silica gel (형광제 첨가)을 써서 만든 박층판에 점적한다. 다음에 ethyl acetate · *n*-hexane · formic acid 혼합액(10 : 4 : 0.5)을 전개용매로 하여 약 10 cm 전개한 다음 박층판을 바람에 말린다. 여기에 묽은 H_2SO_4 시액을 고르게 뿌린 다음 105℃에서 가열한 다음 자외선(주파장 365 nm)을 쪼일 때 검액에서 얻은 여러 개의 반점은 원지표준생약표준액에서 얻은 반점과 색상 및 R_f 값이 같다.

규 격 **줄기** 줄기가 10.0% 이상 섞여 있지 않다. **그 밖의 이물** 줄기 이외의 이물이 1.0% 이상 섞여 있지 않다. **회분** 6.0% 이하

응 용 자극성거담약(stimulant expectorant), 진해, 소염, 진정약

처 방 원지탕(遠志湯), 원지환(遠志丸), 안정환(安定丸), 귀비탕(歸脾湯), 가미온담탕(加味溫膽湯)

용 량 3 ～ 4.5 g, 외용하기도 한다.

주의 및 부작용 과량 또는 장기간 사용시 구토, 설사, 위장관장애, 현기증을 일으킬 수 있다.

● 참고문헌

1) Lu C *et al.* (2012) Parasitol. Res. 110: 1085-1090
2) Yabe T *et al.* (2003) Phytomedicine 10: 106-114
3) Park CH *et al.* (2002) J. Neurosci. Res. 70: 484-492
4) Kim HM *et al.* (1998) J. Ethnopharmacol. 61: 201-208

5) Nikaido T *et al.* (1982) Chem. Pharm. Bull. 30: 2020-2024
6) Yao Y *et al.* (2010) Pharm. Biol. 18: 801-807
7) Karakida F *et al.* (2007) Biol. Pharm. Bull. 30: 514-519
8) Li C *et al.* (2008) Planta Med. 74: 133-141
9) Park HJ *et al.* (2008) Phytother. Res. 22: 1324-1329
10) Xue W *et al.* (2009) Acta Pharmacol. Sin. 30: 1211-1219
11) Shin KY *et al.* (2009) Neurosci. Res. 87: 260-268
12) Tu HH *et al.* (2008) Zhongguo Zhong Yao Za Zhi 33: 1278-1280
13) Hu Y *et al.* (2009) Pharmazie. 64: 605-608
14) Choi JG *et al.* (2011) J. Ethnopharmacol. 134: 414-421
15) Cheong MH *et al.* (2011) J. Ethnopharmacol. 137: 1402-1408
16) Lee H *et al.* (2010) J. Ethnopharmacol. 127: 709-717
17) Liu P *et al.* (2010) Pharm. Biol. 48: 828-833
18) Xin T *et al.* (2012) Carbohydr. Polym. 90: 1127-1131

위령선

Clematidis Radix et Rhizoma KHP CP JP
(威靈仙, Wi Ryeong Seon)

기 원 으아리 *Clematis mandshurica* Ruprecht, 가는잎사위질빵 *C. hexapetala* Pallas 또는 위령선(威靈仙) *C. chinensis* Osbeck (미나리아재비과 Ranunculaceae)의 뿌리 및 뿌리줄기이다.

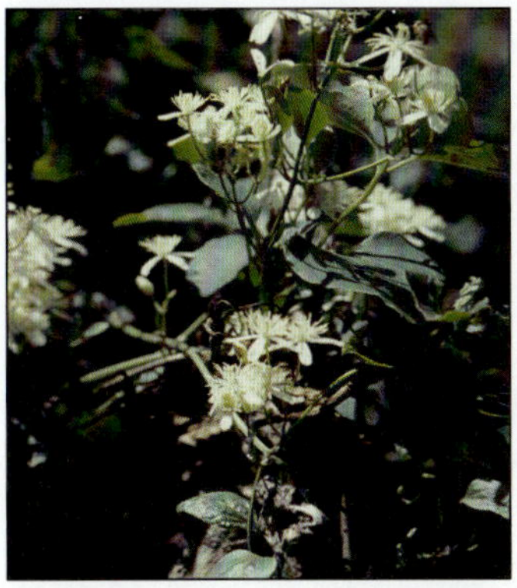

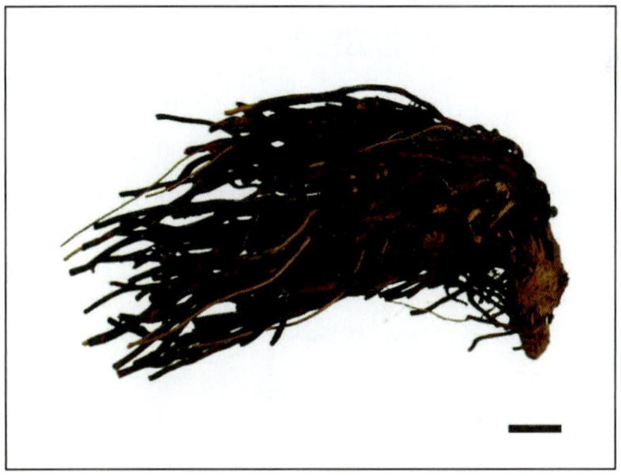

성 상 **으아리** 기둥모양이고 길이 1 ~ 11 cm, 지름 5 ~ 25 mm이다. 뿌리는 비교적 밀집된 상태이며 길이 5 ~ 23 cm, 지름 1 ~ 4 mm이다. 바깥면은 흑갈색이며 단면의 목부는 원형에 가깝다. 맛은 맵다. 위령선과 비슷하나 다른 점은 어린뿌리의 사부에 섬유가 없거나 또는 매우 적다. 오래된 뿌리의 사부는 섬유가 비교적 많고 목부는 뚜렷한 2원형이다. 도관과 목부섬유는 사이 사이에 배열하고 있다. 냄새가 없고, 맛은 약간 쓰다.

가는잎사위질빵 짧은 기둥모양이고 길이 1 ~ 4 cm, 지름 5 ~ 10 mm이며, 뿌리는 길이 4 ~ 20 cm, 지름 1 ~ 2 mm이다. 바깥면은 갈색 또는 흑갈색이며 자른 면은 목부가 원형이다. 맛은 짜다.

위령선(威靈仙) 원기둥모양이고 길이 1.5 ~ 10 cm, 지름 3 ~ 15 mm이다. 바깥면은 연한 황갈색으로 끝에는 줄기가 남아 있으며 질은 단단하고 질기다. 자른 면은 섬유성으로 아래쪽에는 가는뿌리가 많이 붙어 있다. 뿌리는 가늘고 원기둥모양으로 약간 구부러졌고 길이 7 ~ 15 cm, 지름 1 ~ 3 mm이다. 바깥면은 흑갈색으로 가는 세로주름이 있고 피부가 탈락되어 황백색의 목부가 노출된 것도 있다. 질은 단단하고 쉽게 부서지고 자른 면은 피부가 매우 넓고 목부는 담황색이며 사각형이고 피부와 목부는 항상 간격이 벌어져 있다. 특유한 냄새가 약간 있고 맛은 담담하다.

약 리 **(1) 골연화작용**

• 목구멍에 걸린 뼈를 내려가게 해 주며, 식초 추출물은 생선뼈에 대하여 연화작용을 나타낸다.[¶1]

(2) 항진균작용

• 수침제 (1: 3)는 피부진균의 성장을 억제한다.

(3) 항당뇨작용

• cytokine에 의한 베타세포 손상과 streptozotocin에 의한 당뇨 유발을 막을 수 있다 (*in vivo, in vitro*).[1)]

(4) 기 타

• 해열, 진통작용이 있으며 항이뇨작용을 나타낸다.[¶1]

• 요산을 녹이는 작용이 있으므로 통풍에 효과가 있다.[¶1]

• 위령선, 괄루근, 하고초의 추출물로 이루어진 SKI 306X는 임상적으로 무릎의 골관절염에 효과가 있다.[3)]

•NFκB 활성억제를 통해 UVB 자외선에 의한 MMP-1과 MMP-3의 발현을 억제한다 (*in vitro*).[2)]

응 용 거풍습약, 진통약으로 신경통, 류머티스, 통풍, 근육통, 요통 등에 쓴다. 또한 언어장애, 수족마비 등에도 사용한다.

처 방 영선산 (靈仙散), 이출탕 (二朮湯)

용 량 3 ~ 9 g

● 참고문헌

1) Kim EK *et al.* (2008) Int. J. Mol. Med. 22: 349-356
2) Lee YR *et al.* (2009) Int. J. Mol. Med. 23: 679-684
3) Jung YB *et al.* (2001) Am. J. Chin. Med. 29: 485-491

은시호 Stellariae seu Gypsophilae Radix KHP CP
(銀柴胡, Eun Si Ho)

기 원 대나물 *Gypsophila oldhamiana* Miquel 또는 은시호 *Stellaria dichotoma* L. var. *lanceolata* Bunge (석죽과 Caryophyllaceae)의 뿌리이다. 중국에서는 *S. dichotoma* L. var. *lanceolata* Bge.의 뿌리를 사용한다.

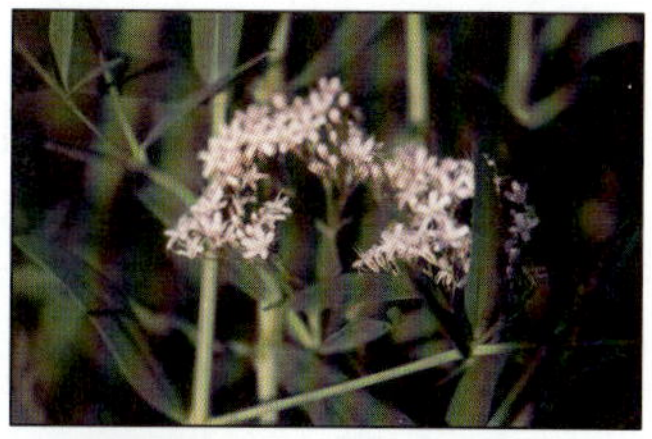

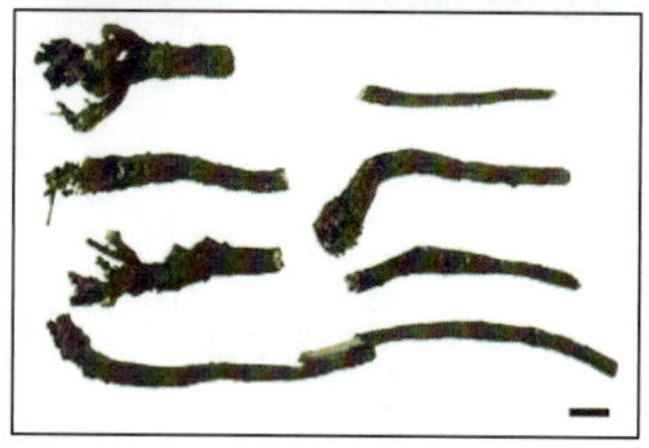

성 상 **은시호**(銀柴胡) 원기둥모양에 가깝고 가지가 갈려 있다. 길이 15 ~ 40 cm, 지름 10 ~ 25 mm이다. 바깥면은 연한 노란색 또는 황백색이고 꼬여있는 세로주름 및 곁뿌리 자국이 있으며 구멍모양으로 오목하게 패여 있으며 이 부근을 세로로 자르면 가루 모양의 물질이 나오고 또한 갈색의 틈을 볼 수 있다. 위쪽 끝에는 촘촘하게 사마귀 모양으로 돌기된 줄기가 붙었던 자국을 볼 수 있다. 질은 단단하지만 부서지기 쉬우며 자르기 쉽다. 자른 면에는 틈새가 있고 피부는 매우 엷으며 목부에서는 노란색과 흰색이 엇갈리는 방사상 무늬를 볼 수 있다. 이 약의 횡단면을 현미경으로 볼 때 코르크층은 10여 열의 황갈색 코르크세포로 되어 있다. 사부는 비교적 좁고 유세포에는 기름방울이 들어 있다. 목부는 넓고 지름의 대부분을 차지한다. 목부수선의 세포에는 calcium oxalate 사정이 많이 들어 있다. 냄새가 약간 있고 맛은 달다.

대나물 원기둥모양 또는 원뿔모양이고 길이는 일정하지 않으며 지름은 5 ~ 35 mm이다. 바깥면은 황갈색 또는 회황갈색이고 전체에는 꼬여 있고 세로로 된 도랑이 있다. 코르크층을 제거한 것은 황백색이고 단지 코르크층이 붙어 있던 자국만이 있다. 위쪽 끝에는 지상경이 붙었던 그루터기가 있고 근두부 가까이에는 여러 개의 돌출된 둥근 곁뿌리 자국 및 가는 환문이 있다. 몸체는 가볍고 질은 견실하며 자른 면에는 2 ~ 3환으로 된 노란색과 흰색이 엇갈려 형성된 무늬가 있다. 이 약의 횡단면을 현미경으로 볼 때 코르크층은 비교적 두껍고 코르크세포는 대부분 부서져서 떨어져 나갔으며 코르크피층은 5 ~ 7열의 세포로 되어 있다. 안쪽을 향하여 삼생(三生) 구조를 하고 있고 3 ~ 4 층의 동심성 유관속 고리가 있으며 그 바깥쪽에는 사부가 있고 안쪽에는 목부가 있다. 유조직 사이에는 찢긴 틈새가 있고 calcium oxalate 집정이 들어 있다. 냄새가 없고 맛은 약간 아리다.

성 분 Flavonoid: 6,8-di-*C*-β-D-galactopyranosyl apigenin, 6-*C*-β-D- galactopyranosyl isoscutellarein

Cyclopeptide: dichotomin A ~ I, stellaria cyclopeptide A, B, gypsophin

Steroid: ergost-7-en-3β-ol glucoside, β-sitosterol, α-spinasterol, α-spinasterol glucoside, stigmasterol, stigmast-7-en-3β-ol glucoside

Triterpenoid saponin: quillaic acid, vaccaric acid, gypsosaponins A-C, gypoldoside A

기 타: furan-3-carboxylic acid 등

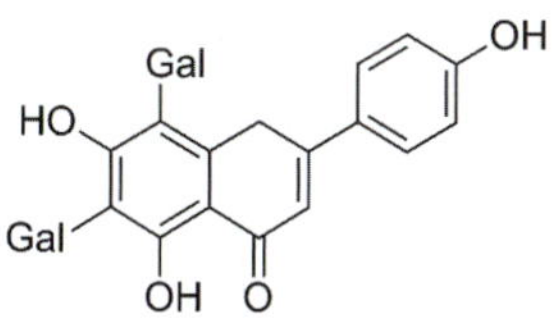

6,8-di-*C*-β-D-galactopyranosyl apigenin

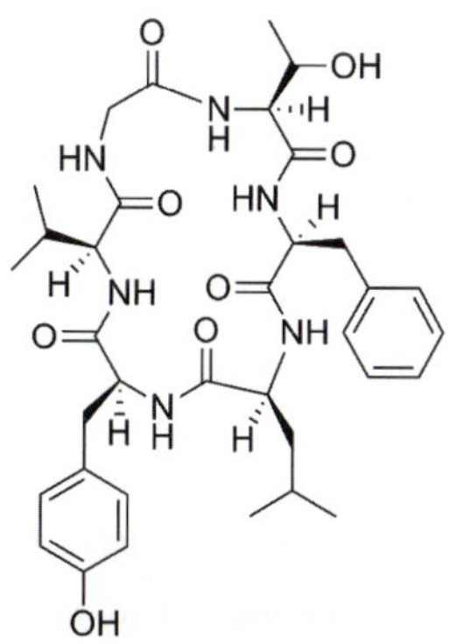

dichotomin A

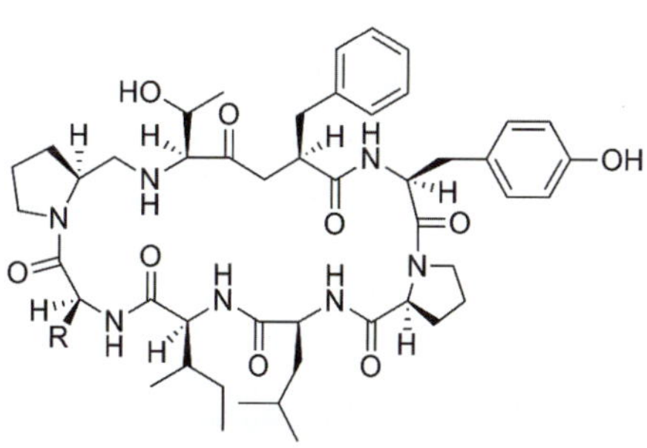

dichotomin H, R=CH_3
dichotomin I, R=isopropyl

약 리 해열작용, 거담작용이 알려져 있다.

응 용 진해, 거담, 해열약

처 방 청골산(淸骨散)

용 량 3 ~ 9 g

인도사목 Rauwolfiae Radix KHP
(印度蛇木, In Do Sa Mok) rauwolfia, indian snakeroot

기 원 인도사목 *Rauvolfia serpentina* Bentham (협죽도과 Apocynaceae)의 뿌리이다. 건조한 것은 정량할 때 총 alkaloid (reserpine으로서) 0.8% 이상을 함유한다.

산 지 인도(주산지), 버마, 파키스탄, 스리랑카, 태국 등

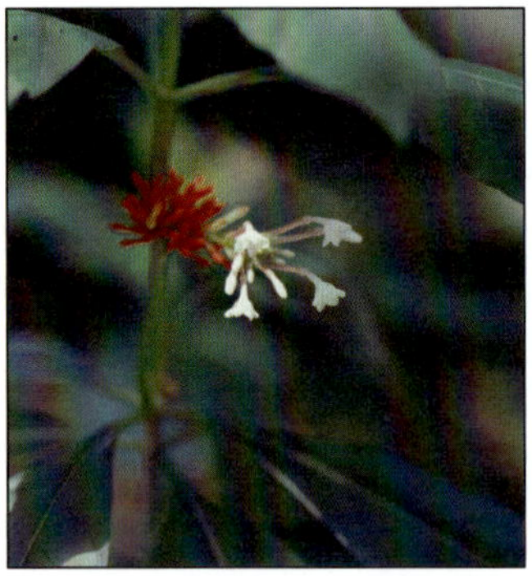

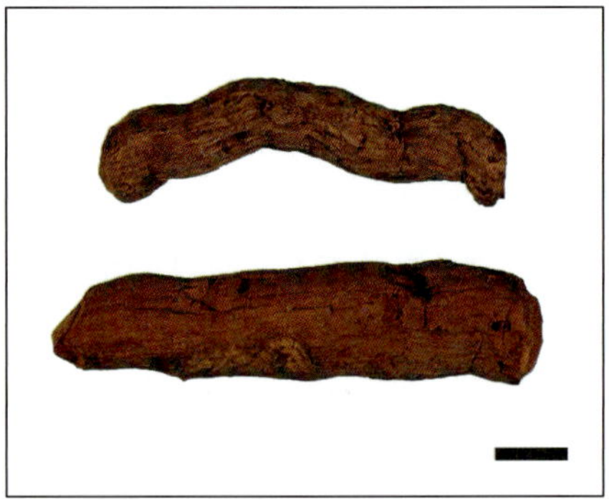

성 상 약간 구부러진 원기둥모양이고 때로 갈라져 있으며 길이 5 ~ 15 cm, 지름 3 ~ 20 mm이다. 바깥면은 연한 회황색 ~ 황적색이고 세로주름이 있으며, 띠로는 작은 곁뿌리의 자국이 있다. 피층은 엷고 쉽게 벗겨진다. 꺾은 면을 확대경으로 볼 때 목부는 회황색이며, 방사상으로 배열된 도관을 볼 수 있고 섬유성이며, 질은 치밀하고 단단하다. 이 약의 횡단면을 현미경으로 볼 때 코르크층은 보통 3 ~ 20층의 코르크세포로 되어 있으며 피부는 10여 열의 유세포로 되어 있고 그 안에는 전분립 또는 calcium oxalate 단정이 들어 있다. 또한 늙은 뿌리나 뿌리줄기 가까이에있는 뿌리에는 소수의 석세포가 들어있다. 아랫쪽에는 원형에 가까운 분비세포가 산재하고 사부수선 및 사부유조직에는 옥살산칼슘 단정 및 전분립이 들어있다. 형성층은 선명하고 목부는 넓으며 도관과 수선이 번갈아 배열하여 방사상을 이룬다. 목부유세포는 목화되어있고 도관의 주위에는 섬유속이 있으며 세포벽은 후막화되어 있다. 중심부에는 넓은 수부가 있고 다각형의 유세포로 이루어져 있다.

성 분 Indole alkaloid 0.8 ~ 1.3%: reserpine, deserpidine, ajmaline, ajmalicine, rescinnamine, serpentine, *N*-methylajmaline, *N*-methylisoajmaline, 3-hydroxysarpagine, yohimbinic acid, isorauhimbinic acid 등

기 타: 7-epiloganin, sucrose derivative

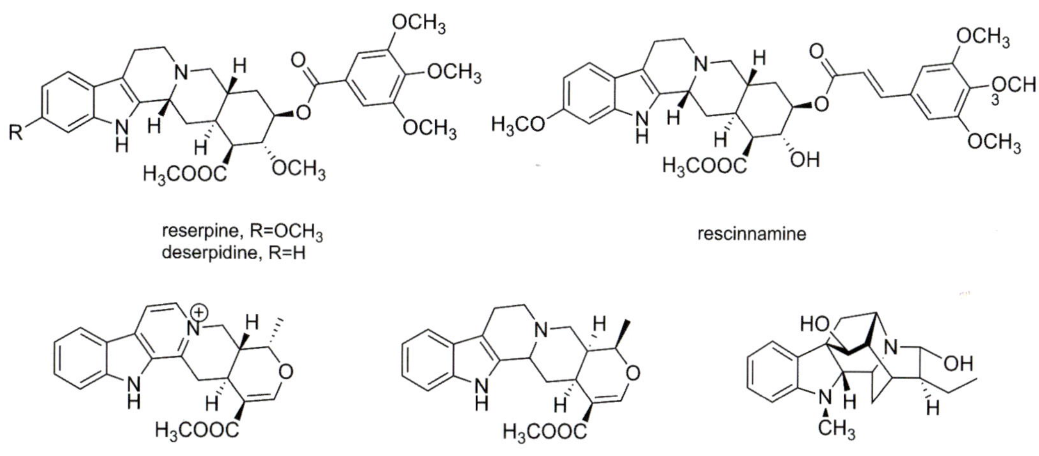

약 리 **(1) 혈압강하작용, 진정작용, 최면작용**

- reserpine은 말초조직으로부터 catecholamine을 유리하게 하여 고갈시킴으로써 지속적인 혈압강하와 심장박동수의 감소를 일으킨다. 중추에 대해서는 serotonin과 같은 신경전달 물질의 고갈을 일으켜서 진정작용이나 신경이완작용을 나타낸다. rescinnamine과 deserpidine에도 같은 작용이 있다. 1960년대 이후부터 주로 혈압강하의 목적으로 광범위하게 사용되어 왔지만 지금은 2차 약으로 쓰인다.[¶3]
- ajmalicine은 α-수용체 차단의 진경제로 고농도에서는 adrenaline의 효과를 역으로 바꾸며, 특히 뇌의 혈관중추의 작용을 완화시킨다. 일시적으로 뇌로 가는 혈류를 증가시키며 약간의 불안완화작용이 있다.[¶3]

(2) 기 타

- ajmaline은 유독하여 더 이상 판매되고 있지 않다. 항부정맥작용이 있으며 동맥과 심실의 탈분극 속도를 크게 줄인다(흥분성을 떨어뜨리고, 전도속도를 줄이며, 불응기를 늘린다).[¶3]
- 인도사목은 종양세포에 대한 면역반응을 활성화한다(*in vitro*, *in vivo*).[1)]

확인시험 세로로 꺾은면 또는 가루에 희석시킨 HNO_3 (1→2) 한 방울을 넣으면 방사조직 특히 사부 방사조직은 선명한 적자색을 나타낸다.

응 용 혈압강하제, 정신안정제, reserpine(혈압강하제, 중추억제약)의 제조 원료. ajmalicine(= raubasine)의 원료이기도 하지만 ajmalicine의 경우에는 *Catharanthus roseus*와 같은 *Catharanthus*속 식물에서 주로 얻고 있다.[1)] reserpine은 동맥성고혈압에 주로 thiazide계 이뇨제와 함께 처방된다. ajmalicine은 노인성치매나 이명, 현기증과 같은 감각기관의 질병, 뇌혈관계 질병치료제의 구성 성분으로 사용되어 왔다.

용 량 600 mg(총 알칼로이드로서 6 mg)[¶4]

주의 및 부작용 비충혈, 우울, 피로, 성욕감퇴 등이 올 수 있고, 과량의 reserpine은 호흡저하, 서맥, 저혈압, 혼돈, 진전, 동공축소, 경련, 위장관장애 등을 일으킬 수 있다.[1)]

● 참고문헌

1) Jin GB *et al.* (2002) J. Ethnopharmacol. 81: 365-372

인 삼 Ginseng Radix KP CP JP (人蔘, In Sam) ginseng

기 원 인삼 *Panax ginseng* C. A. Meyer (두릅나무과 Araliaceae)의 뿌리로서 그대로 또는 가는 뿌리와 코르크층을 제거한 것이다. 정량할 때 환산한 건조물에 대하여 ginsenoside R_{g1} 0.10% 이상 및 ginsenoside R_{b1} 0.20% 이상을 함유한다.

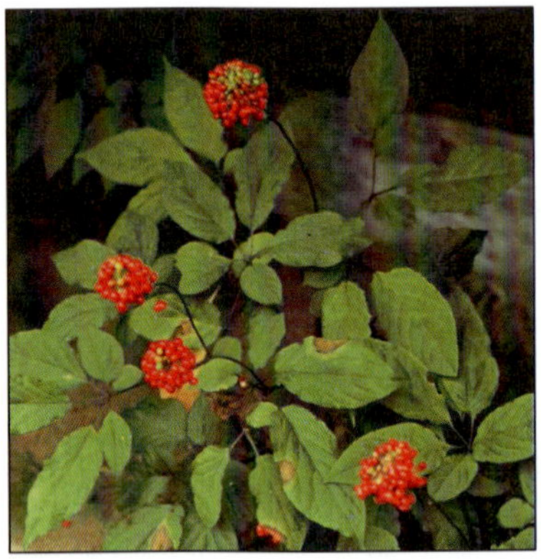

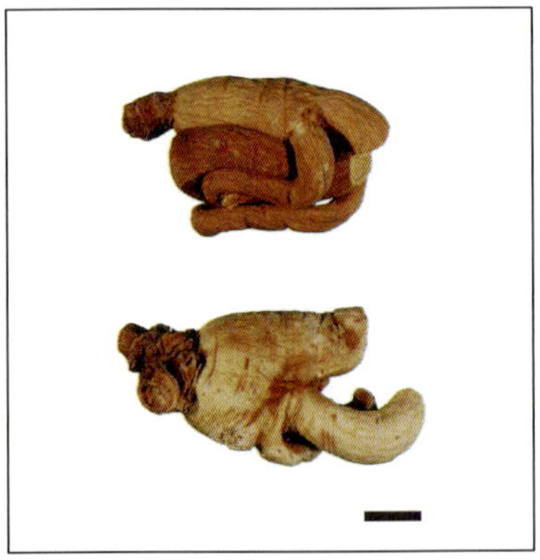

가늘고 긴 원기둥모양 ~ 방추형으로 때로 중간쯤에서 2 ~ 5개의 곁뿌리가 있다. 길이 5 ~ 20 cm이며 원뿌리는 지름 5 ~ 30 mm이다. 바깥면은 연한 황갈색 ~ 연한 회갈색을 띠며 세로주름과 가는 뿌리자국이 있다. 근두부는 약간 구부러져 있고 줄기의 잔기가 붙어있던 뇌두가 있다. 꺾인 면은 거의 평탄하며 연한 황갈색이고 형성층 부근은 갈색이다. 횡단면을 현미경으로 볼 때 전분립이 가득 차 있는 박막성의 유세포로 되어 있고 피부의 여러 곳에는 노란색 ~ 황적색의 분비물이 들어있는 분비도가 있다. 사부 유세포에는 옥살산칼슘집정을 볼 수 있다. 특유한 냄새가 있고 맛은 처음에 약간 달고 후에 약간 쓰다.

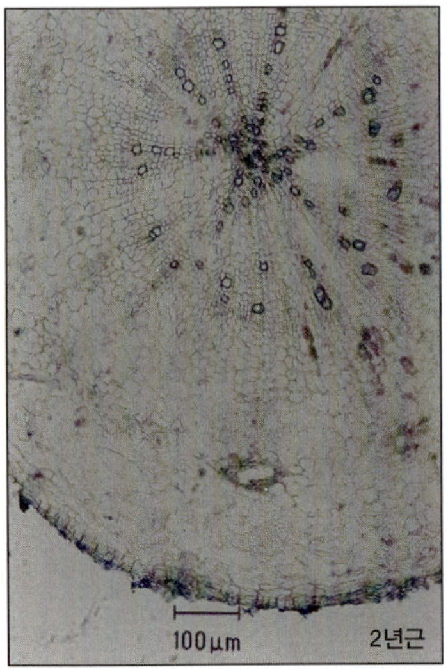

성 분 [Dammarane계 saponin]

protopanaxadiol: ginsenoside R_{a1}, R_{a2}, R_{b1}, R_{b2}, R_{b3} R_c, R_d

protopanaxatriol: ginsenoside R_e, R_f, R_{g1}, R_{g2}, R_{g3}, R_{h1}

20(*S*)-protopanaxadiol과 20(*S*)-protopanaxatriol의 비율은 3:1이다.

Oleanane계 saponin: ginsenoside R_o

Polyacetylene: panaxynol, panaxytriol

정유: 약 0.05% (그 주성분은 panacene, β-elemene 등)

당류: 단당류(單糖類) 약 1.5% (D-glucose, D-fructose), 이당류(sucrose, maltose), 삼당류(trisaccharide-A ~ C),

Alkaloid: spinacine

기 타: β-sitosterol, β-sitosterol glucoside, panaxagin (단백질), vitamin B군, choline 등

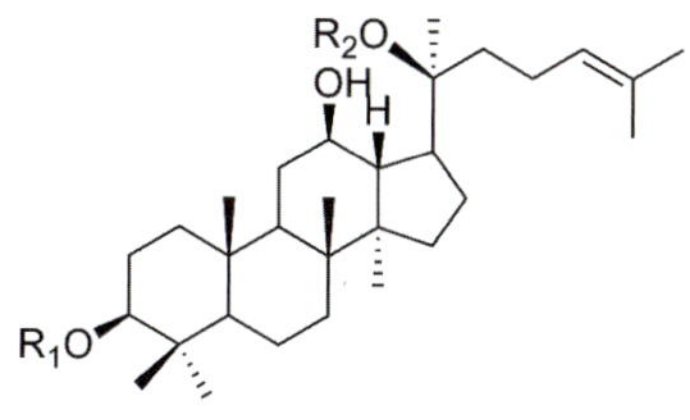

20(*S*)-protopanaxadiol

	R_1	R_2
20(*S*)-protopanaxadiol	H	H
ginsenoside-R_{a1}	Glc^{2}Glc-	Xyl^{4}Ara(p)^{6}Glc-
ginsenoside-R_{a2}	Glc^{2}Glc-	Xyl^{2}Ara(f)^{6}Glc-
ginsenoside-R_{b1}	Glc^{2}Glc-	Glc^{6}Glc-
ginsenoside-R_{b2}	Glc^{2}Glc-	Ara(p)^{6}Glc-
ginsenoside-R_{b3}	Glc^{2}Glc-	Xyl^{6}Glc-
ginsenoside-R_c	Glc^{2}Glc-	Ara(f)^{6}Glc-
ginsenoside-R_d	Glc^{2}Glc-	Glc-

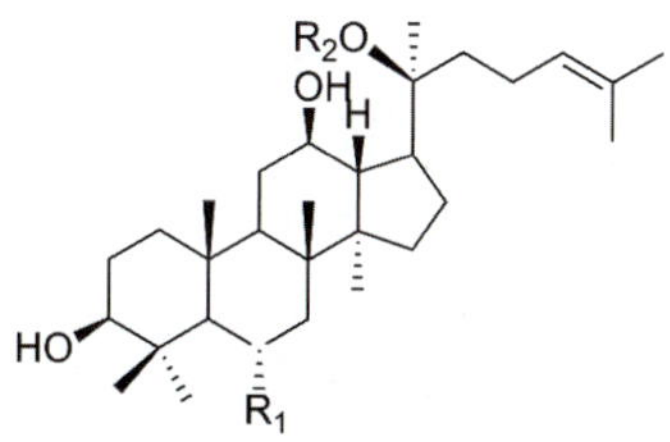

20(*S*)-protopanaxatriol

	R_1	R_2
20(*S*)-protopanaxatriol	OH	H
ginsenoside-R_e	Rha^{2}Glc-O-	Glc-
ginsenoside-R_f	Glc^{2}Glc-O-	H
ginsenoside-R_{g1}	Glc-O-	Glc-
ginsenoside-R_{g2}	Rha^{2}Glc-O-	H
20 *S*-glucoginsenoside-R_f	Glc^{2}Glc-O-	Glc-

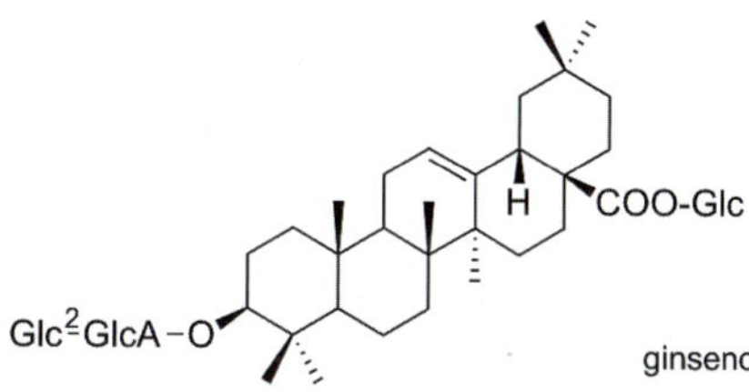

ginsenoside R_o

약 리 **(1) 자양강장작용**

- 추출물은 신장의 핵 내에 존재하는 RNA의 합성을 촉진시킨 후(8시간 후)에 세포질 내의 RNA합성을 촉진하며(10시간 후) 단백질합성을 증가시킨다(*in vivo*, rat, 12시간 후).[1)]
- ginsenoside R_{b2}, R_c, R_e, R_{g1}은 골수세포의 DNA, RNA, 단백질, 지질의 생성을 증가시킨다(*in vivo*, rat, *i.p.*, 5 ~ 10 mg/kg). ginsenoside R_{b2}, R_c, R_{g1}은 cAMP는 감소시키는 반면에 cGMP는 증가시킨다.[2)]
- 물추출물은 세포내 단백질의 분해를 억제하고 단백질합성을 촉진한다(*in vitro*, IMR-90 human diploid fibroblasts).[3)]
- 토끼의 음경해면체의 내피세포로부터 NO유리를 촉진하여 음경해면체를 이완한다(발기촉진작용, *in vitro*).
- 다당류 분획에는 항피로 효능이 있다(*in vivo*, mouse, *p.o.*).[25)]

(2) 면역증강작용

• 물추출물은 IgM, IgG와 같은 항체와 interferon의 생산을 증가시키며 자연살해세포(natural killer cell)의 활성을 현저히 증가시킨다.[4)]

• 다당류는 세망내피세포(reticuloendothelial cell)의 식작용을 증가시키며, cyclophosphamide에 의한 면역기능저하를 정상상태로 회복시킨다.[¶2]

• 산삼의 열탕추출물은 인삼의 열탕추출물에 비해 임파구 증식작용이 강하며(mitogenic activity), pan T 세포와 보조 T 세포, 세포독성 T 세포의 수치를 상대적으로 증가시킨다(*in vivo*, mouse, *p.o.*).[5)]

(3) 중추신경계에 대한 작용

• 인삼추출물은 낮은 용량에서는 마음을 안정시키며(tranquilizer effect), 구토중추와 호흡중추를 항진시키나 높은 용량에서의 반대의 효과를 나타낸다.

• ginsenoside R_b군에 중추억제작용,[6)] R_g군에 중추흥분작용이 있다.

• 5-HT2A 수용체를 조절하여 폐경기 여성의 우울증에 효능이 있다(*in vivo*, mouse, *p.o.*).[26)]

(4) 심혈관계에 대한 작용

• Diethyl ether 추출물은 심장박동수와 중심정맥압(central venous pressure)을 낮추며, EtOH 추출물은 중심정맥압에는 관계없이 심장박동수를 낮춘다. 물추출물의 경우에는 심장박출량과 중심정맥압을 현저하게 낮추나 말초저항은 증가시킨다.[7)]

• 추출물과 gensenoside류는 허혈성 심근세포에서의 비정상적인 효소활성(lactic dehydrogenase, succinic dehydrogenase)을 정상화하며(*in vitro*, mouse myocardium), 노화에 따른 심근세포의 퇴행성변화를 줄여준다.[8)]

(5) 혈당강하작용

• 총 saponin은 alloxan으로 당뇨를 유발한 실험동물에 대해서 혈당강하작용을 나타낸다(*in vivo*, mouse).[¶2] 반면에, 인슐린 shock (갑자기 혈당이 심하게 떨어져서 생기는 현상)상태에서는 혈당을 올려준다(adaptogenic activity).

• ginsenoside R_{b2}는 streptozotocin으로 당뇨를 유발한 실험동물에 대해서 혈당강하작용을 나타내며 간에서의 glucokinase의 활성을 증가시킨다(*in vivo*, rat).[9)]

• panaxan류에도 현저한 혈당강하작용이 있다. 인삼의 saponin이나 다당류는 당질대사를 촉진하여 혈당강하효과를 나타내며, 인슐린의 분비를 증가시키는 화합물도 있다.[¶2]

• ginsenoside R_{g3}과 R_e는 glucose의 세포 내 흡수를 증가시킨다(*in vitro,* 3T3-L1 cells).[28)]

(6) 지질대사에 대한 작용

• 인삼saponin (특히, ginsenoside R_{b2})은 혈청 중의 cholesterol의 수치를 용량의존적으로 줄여준다. HDL의 수치는 증가하는 반면 총 cholesterol과 LDL, triglyceride 등의 지질농도는 줄어든다.[10)]

• ginsenoside R_{b2}는 glucose-6-phosphate dehydrogenase와 acetyl-CoA carboxylase activity의 활성을 증가시키며(*in vivo*, rat), lipoprotein lipase의 지질분해작용을 증가시킨다.[11)]

• 산성 다당류는 지방으로 유도된 혈중지질을 낮춘다(*in vivo*, mouse, *p.o.*).[29)]

(7) 항암작용

• protopanaxatriol은 소장에서 흡수되어 ester화된 후에 자연살해세포에 의한 tumor lysis를 촉진한

다 (*in vivo*, mouse, B16-BL6 melanoma).[12)]

- petroleum ether 분획과 ethyl acetate 분획은 leukemia L5178Y와 sarcoma 180 세포주의 성장을 억제한다 (*in vitro*).[13)]
- ginsenoside R_{g1}은 sarcoma 180에 의한 종양을 억제한다 (*in vivo*, mouse, 50 mg/kg).[14)]
- 물추출물은 5-fluorouracil이나 mitomycin과 같은 항암제복용으로 인한 부작용을 줄여준다. 그러나 cytosin arabinoside에 의한 조혈세포의 손상에 대해서는 오히려 좋지 않은 영향을 끼친다 (*i.p.* 또는 *p.o.*).[14,15)]
- 추출물이 포함된 식이는 동물모델에서 암 생성 및 관련 유전자의 발현을 감소시킨다 (*in vivo*, mouse, *p.o.*).[32)]

(8) 뇌하수체-부신피질계 대한 작용

- 인삼saponin, 특히 20(*S*)-panaxadiol은 혈장중의 ACTH와 corticosterone의 수치를 올려준다. 따라서, 피로와 스트레스에 대한 저항성이 증가하고 동화작용이 촉진되는 것으로 보고 있다.[16)]
- 부신피질 자극작용과 식욕증진작용이 있다.

(9) 기 타

- 항미생물작용: ribonuclease 활성을 가진 단백질인 panaxagin에는 항진균작용 및 HIV 역전사효소 억제작용이 있다.[17)]
- 발모촉진작용: 물추출물은 모낭의 세포사멸을 억제하고 모낭의 재생을 촉진한다 (*in vivo*, mouse).[18)]
- 간세포보호작용: 알코올에 의한 마취유도가 늦게 나타나고 마취기간이 짧아진다 (*in vivo*, rabbit, dog) EtOH의 배설이 빨라지고 aldehyde dehydrogenase의 활성이 증가하며, 간에서의 EtOH의 산화를 촉진한다. 또한 EtOH에 의한 간손상으로부터 간세포를 보호한다.[19,20)]
- 학습능력개선작용: 인삼은 해마부위의 장기기억계 (long-term potentiation)를 활성화시킨다 (*in vivo*, rat).[21)]
- 방사선장애 방어효능과 여러 가지 adaptogenic activity가 있으며, saponin 이외의 성분의 생리활성, 즉, 인삼 alkaloid의 항암작용이나, 페놀성화합물과 maltol 성분의 항산화활성과 노화억제효능, polyacetylene 성분의 항암작용 등이 알려져 있다.[22)]
- protopanaxatriol ginsenoside의 대표격인 R_{g1}은 위장관의 상단에서 빠르게 흡수된 후 뇨와 담즙으로 빨리 배설되는 ($t_{1/2}$, 6.3 min) 반면에, protopanaxadiol ginsenoside의 대표격인 R_{b1}은 그 일부만이 흡수된 후 서서히 뇨로 배설된다 ($t_{1/2}$, 14.5h).[23,24)]
- 물추출물은 MPP+ (1-methyl-4-phenylpyridinium)로 인한 독성으로부터 신경세포를 보호한다 (*in vitro*, SH-SY5Y cells).[27)]
- ginsenoside는 *Candida albicans*에 대하여 항균작용이 있다 (*in vitro*).[30)]
- saponin는 pancreatic lipase를 저해하여 항비만 효능이 있다 (*in vivo*, mouse, *p.o.*).[31)]

확인시험 (1) 자른 면에 묽은 요오드 시액을 적가하면 어두운 청색을 나타낸다.

(2) 가루 2.0 g에 MeOH 20 m*l*를 넣고 환류냉각기를 달고 수욕상에서 15분간 가온하여 끓여 식힌 다음 여과한 액을 검액으로 한다. 따로 ginsenoside R_{g1} 표준품 1 mg을 MeOH 1 m*l*에 녹여 표준액으로 한다. 검액 및 표준액 10 μ*l*씩을 TLC용 silica gel을 써서 만든 박층판에 점적한다. 다음 ethyl acetate · MeOH · H_2O 혼합액 (14 : 5 : 4)을 전개용매로 하여 약 10 cm 전개한 다음 박층판을 바람에

말린다. 여기에 묽은 H_2SO_4을 고르게 뿌리고 110℃에서 5분간 가열할 때 검액에서 얻은 여러 개의 반점 중 1개의 반점은 표준액에서 얻은 적자색의 반점과 색상 및 R_f 값이 같다.

규 격 **이물** 줄기 및 그 밖의 이물이 2.0% 이상 섞여 있지 않다.

회분 5.0% 이하 **엑스함량** 묽은 EtOH 엑스 14.0% 이상

응 용 강장, 강심, 건위보정(健胃補精), 진정약으로 상용하며, 위장쇠약에 의한 신진대사기능저하, 위부정체감, 소화불량, 구토, 흉통, 식욕부진 등에 쓴다.

처 방 백호가인삼탕(白虎加人蔘湯), 인삼탕(人蔘湯), 독삼탕(獨蔘湯), 인삼영양탕(人蔘營養湯), 십전대보탕(十全大補湯), 보중익기탕(補中益氣湯)

용 량 1.5 ~ 10 g, 30 g까지 사용하기도 한다. 인삼 한 가지를 우려내어 복용하거나 가루로 하여 끓는 물에 넣어 마시기도 한다. 환제, 산제로도 사용된다.

금기사항 음이 허하고 양이 항진되어 있는 사람이나 실열(實熱)이 성한 경우

주의 및 부작용 장기간의 복용은 부신피질호르몬과 유사한 효과를 낼 수 있으므로 하루에 2 g 정도 이하로 복용하며 3개월 이상 연속하여 복용하지 않도록 한다.[13]

독 성 LD_{50} (male mouse, mg/kg): 270 (*i.v.*), 342 (*i.p.*), 505 (*i.m.*), 950 (*s.c.*), 5000 (*p.o.*)

인삼의 총saponin에는 적혈구용혈작용이 없다. 일반적으로 protopanaxadiol ginsenoside류에는 용혈작용이 없고(오히려 항용혈작용을 보인다), protopanaxatriol계열과 oleanolic acid 계열의 ginsenoside류에 강한 용혈작용이 있다.

● **참고문헌**

1) Nagasawa T *et al.* (1977) Chem. Pharm. Bull. 25: 1665-1670
2) Yamamoto M *et al.* (1978) Arzneimittelforschung 28: 2238-2241
3) Lu ZQ *et al.* (1985) Biochem. Biophys. Res. Commun. 126: 636-640
4) Jie YH *et al.* (1984) Agents Actions 15: 386-391
5) Mizuno M *et al.* (1994) Biochem. Biophys. Res. Commun. 200: 1672-1678
6) Takagi K (1972) Jpn. J. Pharmacol. 22: 245-249
7) Lee DC *et al.* (1981) Can. J. Comp. Med. 45: 182-187
8) Wang HP *et al.* (1986) Acta Zool. Sin. 32: 101-105
9) Yokozawa T *et al.* (1985) Chem. Pharm. Bull. 33: 869-872
10) Yokozawa T *et al.* (1985) Chem. Pharm. Bull. 33: 722-729
11) Yokozawa T *et al.* (1984) Chem. Pharm. Bull. 32: 4490-4496
12) Hasegawa H *et al.* (2002) Biol. Pharm. Bull. 25: 861-866
13) Yun YS *et al.* (1980) 한국생약학회지 13: 203-217
14) Zhou QX, Han R (1983) Chin. Trad. Herb Drugs 14: 27-29
15) Kim KJ, Kim HS (1982) 충남의대잡지 9: 157-164
16) Hiai S *et al.* (1983) Chem. Pharm. Bull. 31: 168-174
17) Ng TB, Wang H *et al.* (2001) Life Sci. 68: 739-749
18) Kim SH *et al.* (1998) In Vivo 12: 219-222
19) Shin MR (1976) 고려대학교의과대학잡지 13: 231-246
20) Yu HY *et al.* (1982) 한양의대학술지 2: 287-304
21) Smriga M *et al.* (1995) Biol. Pharm. Bull. 18: 518-522
22) 남기열 (1996) 최신고려인삼 p. 23, 111

23) Odani T *et al.* (1983) Chem. Pharm. Bull. 31: 292-298
24) Odani T *et al.* (1983) Chem. Pharm. Bull. 31: 1059-1066
25) Wang J *et al.* (2010) J. Ethonopharmacol. 130: 421-423
26) Yamada N *et al.* (2011) Psychopharmacology 216: 589-599
27) Hu S *et al.* (2011) J. Ethonopharmacol. 135: 34-42
28) Lee OH *et al* (2011) Phytother. Res. 25: 768-773
29) Kwak YS *et al.* (2010) Biol. Pharm. Bull. 33: 468-472
30) Sung WS and Lee DG (2008) Biol. Pharm. Bull. 31: 138-142
31) Karu N *et al.* (2007) J. Agric. Food Chem. 55: 2824-2828
32) Varjas T *et al.* (2009) Phytother. Res. 23: 1399-1403

〈인삼관련 참고문헌〉

최신고려인삼, 남기열 (1996), 인삼연초연구원, 대전
고려인삼, 고지훈 외 (1994), 한국인삼연초연구원, 대전
고려인삼연구20년사, Anonymous (1997), 고려인삼학회, 서울

홍 삼 Ginseng Radix Rubra KP CP JP

(紅蔘, Hong Sam) red ginseng

기 원 인삼 *Panax ginseng* C. A. Meyer. (두릅나무과 Araliaceae)의 뿌리를 찐 것이다. 정량할 때 환산한 건조물에 대하여 ginsenoside R_{g1} 0.10% 이상 및 ginsenoside R_{b1} 0.20% 이상을 함유한다.

성 상 긴 원기둥모양 ~ 방추형을 이루며 때로 중간쯤에서 2 ~ 5개의 곁뿌리가 갈라지고 길이 5 ~ 25 cm, 원뿌리는 지름이 5 ~ 30 mm이다. 바깥면은 연한 황갈색 ~ 적갈색을 띠고 반투명하며 세로주름 및 가는 뿌리자국이 있다. 근두부는 약간 찌그러진 짧은 뿌리줄기의 잔기가 붙어 있다. 꺾인 면은 평탄하며 질은 단단하고 각질상이다. 특유한 냄새가 있고 맛은 처음에 약간 달고 후에 약간 쓰다.

성 분 인삼에서는 알려지지 않은 홍삼특유의 성분은 ginsenoside R_{h2} (0.001%), 20(*R*)-R_{g2} (0.01%), 20(*S*)-R_{g3} (0.015%), 20(*R*)-R_{h1} (0.007%), R_{s1} (0.001%), R_{s2} (0.0015%) 등이다. 수삼이나 건삼 (인삼) 특유의 saponin 성분은 malonyl-ginsenoside류로 이들은 물에 잘 녹고 불안정하여 홍삼제조과정 중에서 다른 ginsenoside류로 변환되는 것으로 보고 있다.

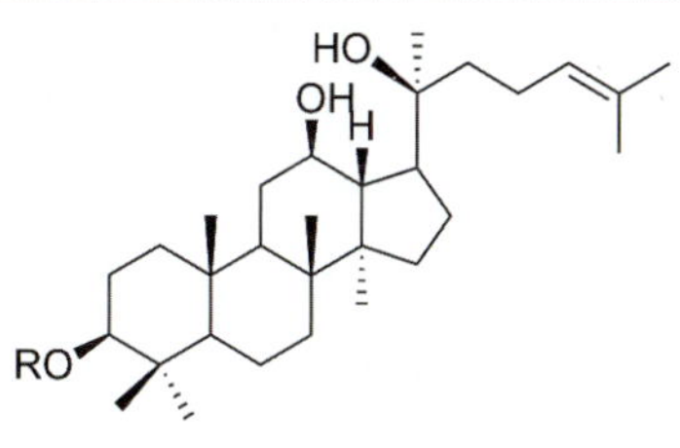

ginsenoside-R_{g3}, R=Glc^{2}Glc
ginsenoside-R_{h2}, R=Glc

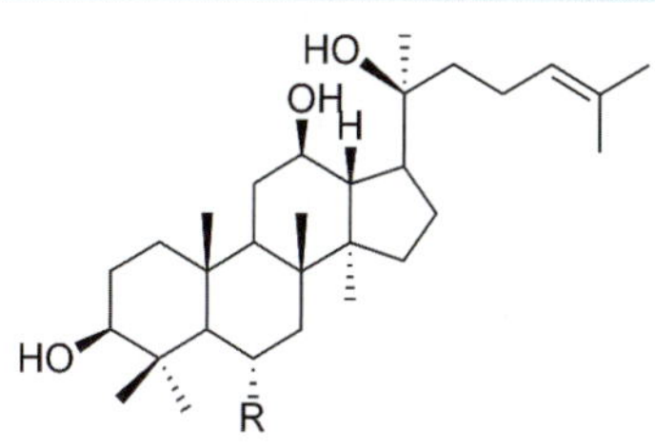

ginsenoside-R_{h1}, R_1=O-Glc

약 리 전반적인 생리활성은 인삼과 같으며(인삼 참조), 다음과 같은 생리활성이 추가로 보고되었다.

(1) 강장작용

- saponin 분획은 실험동물의 수영시간을 현저하게 연장하며(*in vivo*, mouse), 스트레스에 의한 궤양의 발생을 억제하고 치유과정을 촉진한다.
- 홍삼은 절제한 간의 재생을 촉진한다(*in vivo*, dog).[1]
- 홍삼은 발기부전에 효력을 나타낸다(성인남자, 900 mg, *t.i.d.*).[2]

(2) 항암작용

- 홍삼특유의 성분인 R_{h1}은 여러 가지 암세포에 대한 강한 증식억제작용과 동물실험을 통한 종양증식억제효과가 있다.[3]
- 20(*R*) 또는 20(*S*)-R_{g3}는 암세포가 정상세포로 침윤, 전이되는 과정을 억제한다(*in vitro*, *in vivo*, B16-BL6 melanoma, mouse, *i.v.*).[4]
- 위암 3기 환자의 수술 후의 면역기능을 높여주고 생존기간을 연장해준다.[5]
- ginsenoside R_{g3}은 항암치료에 있어서 문제가 되는 P-glycoprotein에 의한 다제내성상태를 감수성상태로 돌린다(*in vitro*).[6]
- panaxytriol은 종양세포의 증식을 억제하고 G2/M cell cycle arrest를 유도한다.[7]

(3) 기 타

- 홍삼은 적혈구의 변형을 개선하고 말초순환을 개선시키며, 난소조직내로의 혈류를 증가시켜 난소기능 부활작용(여성호르몬의 생산)을 나타내며 갱년기장애증상을 호전시킨다.[8,9]
- 홍삼은 난소제거로 골다공증을 유도한 실험동물의 골형성과 골밀도를 증가시킨다(*in vivo*, rat).
- 홍삼의 saponin 성분은 혈압을 낮춘다(*in vivo*, conscious hypertensive rat).[10]

규 격 **이물** 줄기 및 그 밖의 이물이 2.0% 이상 섞여 있지 않다.

회분 4.5% 이하 **엑스함량** 묽은 EtOH 엑스 18.0% 이상

* 응용과 용량 및 기타 사항은 인삼과 같다.

유사생약

- 아메리카인삼(洋蔘), 광동인삼: *P. quinquefolia* L. 뿌리, 북미, 광동산
- 미삼[KHP](尾蔘): 인삼의 잔뿌리
- 죽절인삼(竹節人蔘, 일본인삼, Panacis Japonici Rhizoma)

  기원 : 두릅나무과(Araliaceae)인 *Panax japonicum* C. A. Mey.의 근경을 그대로 또는 따뜻한 물에 슬쩍 데쳐서 건조 한 것이다. 일년경(一年莖)의 직근부분(直根部分)을「직경(直莖)인삼」 또는「옥인삼(玉人蔘)」이라 하는데 이런 것은 비교적 드물다.

  용도 : 거담, 해열, 건위약으로 위장의 열감(熱感) 및 수분정체감, 심하부의 울증에 사용한다. 인삼에 비하여 신진대사기능의 부활작용은 떨어지지만 건위, 해열, 거담작용은 우수하다고 한다.

  처방례 : 인삼의 대용으로 소시호탕(小柴胡湯), 반하사심탕(半夏瀉心湯) 등에 배합된다.

● 참고문헌

1) Kwon YS *et al.* (2003) J. Vet. Sci. 4: 83-92
2) Hong B *et al.* (2003) J. Fam. Pract. 52: 20-21
3) Tode T *et al.* (1993) J. Cancer Res. Clin. Oncol. 120: 24-26
4) Mochizuki M *et al.* (1995) Biol. Pharm. Bull. 18: 1197-1202
5) Suh SO *et al.* (2002) Am. J. Chin. Med. 30: 483-494
6) Kim SW *et al.* (2003) Biochem. Pharmacol. 65: 75-82
7) Kim JY *et al.* (2002) Planta Med. 68: 119-122
8) Ogita S (1990) Proc. Int'l. Symp. on Korean Ginseng pp. 20-24
9) Ogita S, Samugawa K (1994) The Ginseng Review 18: 95-97
10) Jeon BH *et al.* (2000) Gen. Pharmacol. 35: 135-141
11) Kim WY *et al.* (2000) J. Nat. Prod. 63: 1702-1704
12) Keum YS *et al.* (2000) Cancer Lett. 150: 41-48

자 근 Lithospermi Radix KP CP JP
(紫根, Ja Geun) lithospermum root

기 원 지치 *Lithospermum erythrorhizon* Siebold et Zuccarini, 신강자초(新疆紫草) *Arnebia euchroma* Johnst., 내몽자초(內蒙紫草) *A. guttata* Bunge(지치과 Boraginaceae)의 뿌리이다. 일본에서는 *L. erythrorhizon*의 뿌리만을, 중국에서는 *A. euchroma*와 *A. guttata*의 뿌리만을 사용한다.
지치과의 *Macrotomia euchroma* (Royle) Pauls (= *L. euchromum* Royle)의 뿌리를 건조한 것을 연자근(軟紫根)이라고 한다.

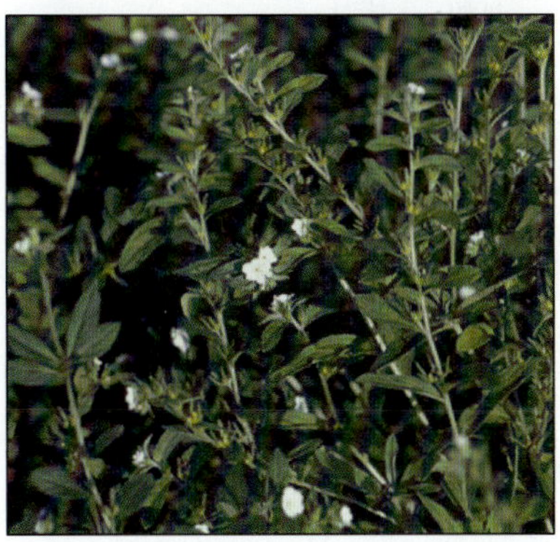

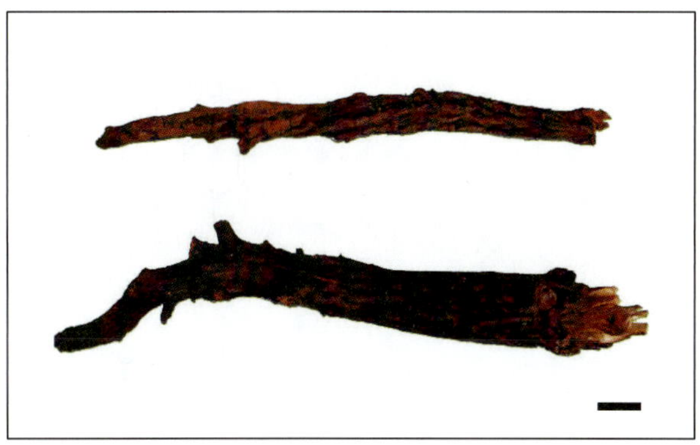

성 상 **지치** 약간 가늘고 긴 방추형으로 간혹 분지되어 있고 길이 6 ~ 10 cm, 지름 5 ~ 15 mm이다. 바깥면은 어두운 보라색 ~ 자갈색을 띠고 피부는 거칠고 얇게 벗겨지기 쉽다. 대부분 꼬인 깊은 세로홈이 있고 때로 목부까지 이른다. 근두에는 때로 줄기의 잔경이 붙어 있다. 꺾어지기 쉽고 꺾인 면은 입상이며 빈틈이 많다. 횡단면을 확대경으로 볼 때 피부의 바깥쪽은 어두운 보라색을 띠고 안쪽

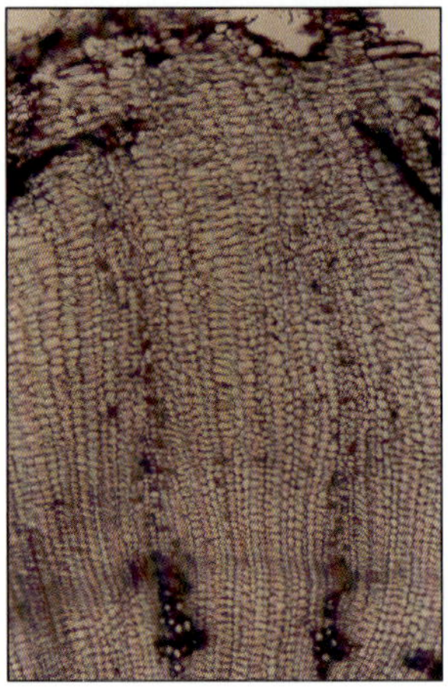

의 연한 갈색 부분은 불규칙하게 배열되고 목부는 노란색에 가깝다. 근두부의 중앙은 때로 빈틈이 있고 그 주변은 적자색을 띤다. 특유한 냄새가 약간 있고 맛은 약간 달다.

신강자초 (新疆紫草) 고르지 않은 긴 원기둥모양이고 대부분은 비틀어져 있으며 길이 7 ~ 20 cm, 지름 10 ~ 25 mm이다. 바깥면은 적자색 ~ 자갈색이고 피부는 성글며 막대기형 조각 모양이고 보통 10여 층이 중첩되어 있으며 쉽게 떨어진다. 맨 끝에는 분지된 줄기자국이 보일 때가 있다. 질은 성글고 연하며 가볍다. 횡단면을 확대경으로 볼 때 깔끔하지 않고 목부는 비교적 작으며 황백색 ~ 노란색이다. 특유한 냄새가 있고 맛은 약간 쓰고 떫다.

내몽자초 (內蒙紫草) 원뿔모양 ~ 원기둥모양이고 비틀어져 있으며 길이 6 ~ 20 cm, 지름 15 ~ 40 mm이다. 근두부는 대개 크고 맨 끝에는 줄기가 하나 또는 여러 개가 있으며 짧고 딱딱한 털이 덮여 있다. 바깥면은 적자색 또는 어두운 보라색이고 피부는 대개 얇으며 보통 여러 층이 서로 중첩되어 있고 쉽게 떨어진다. 질은 딱딱하면서 무르고 쉽게 잘라진다. 횡단면을 확대경으로 볼 때 비교적 깔끔하고 피부는 적자색이며 목부는 비교적 작고 황백색이다. 특유한 냄새가 있고 맛은 떫다.

성 분

Naphthoquinone 색소: shikonin, acetylshikonin, β,β-dimethylacetylshikonin, isobutylshikonin, alkannin, α-methyl-*n*-butyrylshikonin, isovalerylshikonin, deoxyshikonin, anhydroalkannin, lithospermidin A, B, tigloylshikonin 등

Phenol성 화합물: lithospermic acid A, B, rosmarinic acid 등

Glycan: lithosperman A ~ C

기 타: deoxyshikonofuran, dihydroshikonofuran, echinofuran B, C, geroquinol, hydroxymyoscorpine, shikonofuran A, B, C 등

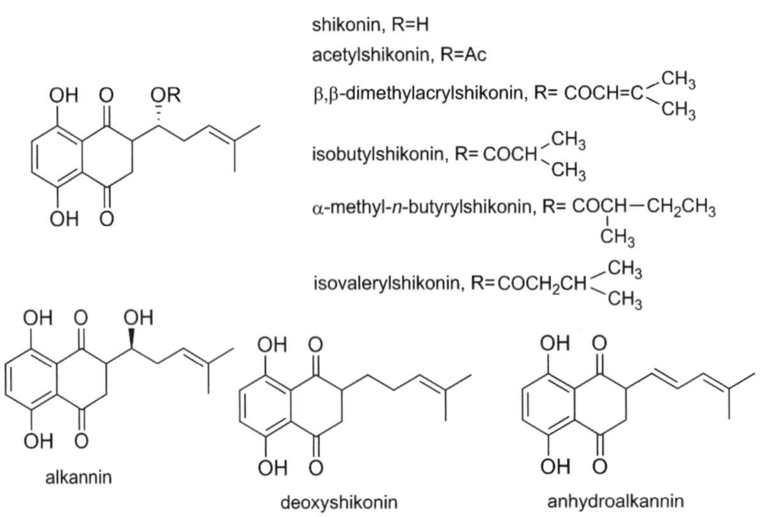

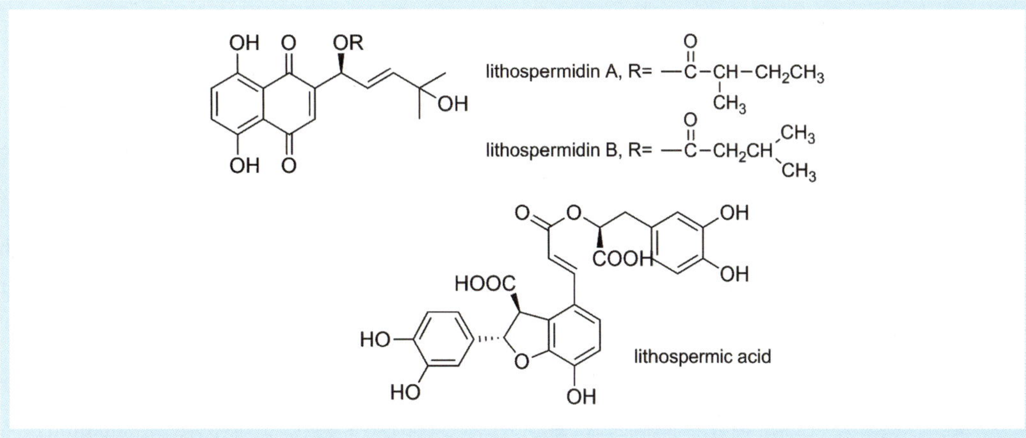

약 리

(1) 강심작용·해열작용·혈압강하작용

• 연자근의 물추출물에는 해열작용이 있다 (*in vivo*, rabbit).

(2) 항진균·항바이러스작용

• acetylshikonin은 칸디다균 (*Candida albicans*)의 성장을 억제한다 (*in vitro*).[1)]

• shikonin과 deoxyshikonin은 *Candida krusei*나 *Saccharomyces cerevisiae*와 같은 yeast-like fungi에 대해서는 fluconazole보다 우수한 진균력을 가지고 있으나, *Trichosporon cutaneum*과 같은 filamentous fungus에 대해서는 진균력이 약하다 (*in vitro*).[2)]

• shikonin은 HIV-1이 숙주세포내로 들어가는데 관여하는 G protein-coupled chemokine 수용체를 억제함으로써 HIV-1의 증식을 억제한다 (*in vitro*).[3)]

• shikonin은 adenovirus 억제활성이 있다.[10)]

(3) 항암작용

• shikonin은 integrin α와 β_3의 발현을 방해함으로써 암세포의 혈관신생과정을 억제한다 (*in vivo*, *in vitro*).[4)]

• shikonin은 HL-60 세포주의 세포사멸을 촉진한다 (*in vitro*).[5)]

• shikonin은 사람의 표피암세포에서 세포사멸 관련 단백질을 늘리고, 증식 관련 단백질은 줄인다 (*in vitro*).[6)]

(4) 기 타

• shikonin과 isobutyrylshikonin과 같은 shikonin류는 TNFα의 발현에 관여하는 human TNFα promoter region에 TFIID (Transcription factor II D) protein complex가 결합하는 것을 방해한다 (*in vivo*).[7)]

• lithosperman A, B 및 C glycan에는 혈당강하작용이 있다.[8)]

• lithospermic acid에는 항염증작용과 혈당강하작용이 있다.

• shikinon과 acetylshikonin에는 항염증작용 (histamine에 의한 혈관투과성증가를 억제), 육아형성촉진작용이 있다.

• 추출물은 NF-kappa B의 활성화를 억제함으로써 염증반응을 억제한다 (*in vitro*).[9)]

확인시험

(1) 가루 0.5 g을 시험관에 넣고 가열할 때 붉은색의 증기를 내며 관의 위쪽 벽에 응축되어 적갈색의 기름방울이 된다 (shikonin).

(2) 가루 또는 절편 0.5 g에 EtOH 1 ml를 넣어 흔들어 섞어 얻은 적색용액에 NaOH 시액 1방울을 넣을 때 액은 청자색으로 변화된다. 다시 이 액에 묽은 HCl 1 ~ 2방울을 넣으면 액은 다시 붉은색으로 변화된다 (shikonin).

(3) 가루 0.5 g을 달아 EtOH 5 ml를 넣고 30분간 흔들어 섞어 여과한 다음 감압, 40℃ 이하에서 농축한 다음 EtOH 1 ml를 넣어 검액으로 한다. 이 액을 가지고 TLC 법에 따라 시험한다. 검액 5 μl를 TLC용 silica gel을 써서 만든 박층판에 점적한다. 다음에 ethyl acetate · EtOH혼합액 (3 : 1)을 전개용매로 하여 약 10 cm 전개한 다음 박층판을 바람에 말린다. R_f 값 0.75 부근에 적자색의 반점을 나타낸다.

규 격 **회분** 11.0% 이하 **산불용성회분** 3.5% 이하

응 용 소염, 해열, 해독약으로 종양, 습진, 화상 등에 쓴다. 조직배양으로 shikonin을 생산하여 화장품에 사용하고 있다.

처 방 자운고 (紫雲膏), 자초소독음 (紫草消毒飮)

용 량 3 ~ 9 g

● 참고문헌

1) Sasaki K *et al.* (2000) Yakugaku Zasshi 120: 587-589
2) Sasaki K *et al.* (2002) Biol. Pharm. Bull. 25: 669-670
3) Chen X *et al.* (2003) Antimicrob. Agents Chemother. 47: 2810-2816
4) Hisa T *et al.* (1998) Anticancer Res. 18: 783-790
5) Yoon Y *et al.* (1999) Planta Med. 65: 532-535
6) Singh F *et al.* (2003) Cancer Lett. 200: 115-121
7) Staniforth V *et al.* (2004) J. Biol. Chem. 13: 5877-5885
8) Konno C *et al.* (1985) Planta Med 157-158
9) Chung HS *et al.* (2005) J. Ethnopharmacol. 102: 412-417
10) Gao H *et al.* (2011) Biol. Pharm. Bull. 34: 197-202

작 약

Paeoniae Radix KP CP JP

(芍藥, Jak Yak) peony root, paeony root

기 원 작약 *Paeonia lactiflora* Pall. 또는 기타 동속 근연식물 (작약과 Paeoniaceae)의 뿌리이다. 중국에서는 천작약 (川赤芍) *Paeonia veitchii* Lynch의 뿌리도 쓴다. 건조한 것은 정량할 때 albiflorin 및 paeoniflorin 2.3% 이상을 함유한다.

성 상 원주상이며 때로 구부러져 있고 길이 5 ~ 20 cm, 지름 10 ~ 25 mm이며 큰 뿌리는 세로로 쪼개져 있다. 바깥면은 흰색 또는 갈색을 띠고 깨끗하나 세로 주름이 뚜렷하며 때로 주름 또는 잔뿌리의 잘린 자국이 오목하게 패어 있고 가로로 껍질눈이 뚜렷하며 뿌리 상부에는 줄기 자국이나 털 벗겨진

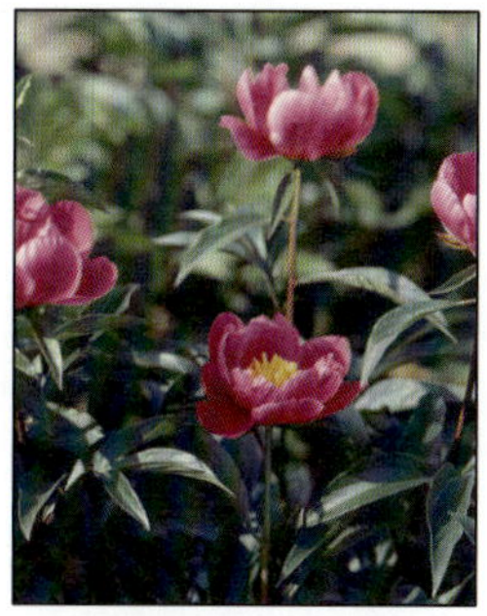

갈색의 겁질이 간혹 남아있다. 질은 단단하며 쉽게 꺾어지지 않는다. 횡단면을 확대경으로 볼 때 입상이고 매우 치밀하며 형성층이 뚜렷하고 유백색 또는 갈색이며 방사상으로 된 수선과 형성층이 보인다. 특유한 냄새가 있고 맛은 처음에는 약간 달고 후에 떫으며 약간 쓰다.

성 분 **Monoterpene glycoside의 benzoate와 그 genin**: paeoniflorin (benzoic acid와 결합하고 있는 변형 monoterpene의 배당체), oxypaeoniflorin, benzoylpaeoniflorin, benzoyloxypaeoniflorin, albiflorin,

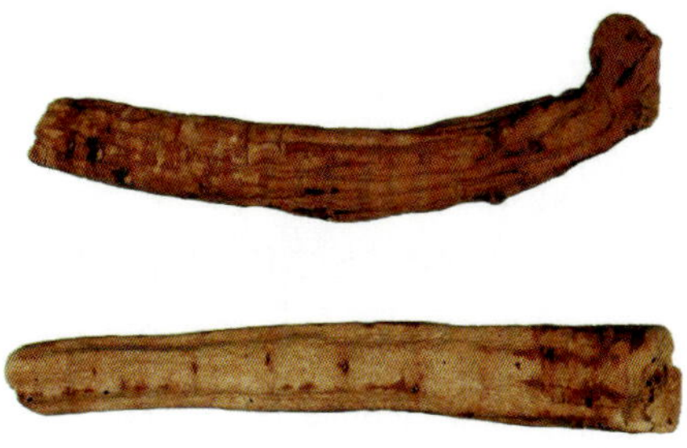

작약

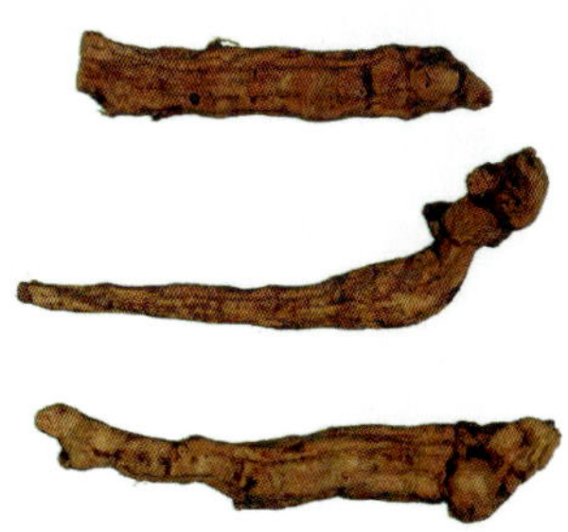

백작약

paeoniflorigenone, paeonilactone, 4'-*O*-benzoylpaeoniflorin, 4-*O*-galloylalbiflorin 등

Acidic polysaccharide: peonan PA, peonan SB

Tannin: gallotannin류, galloylpaeoniflorin

Phenol성 화합물: paeonol

기 타: benzoic acid, pinen-10-yl vicianoside, oleanolic acid, hederagenin, 11α-12α-epoxy-3β, 23-dihydroxyolean-28,13β-olide, 30-norhederagenin, betulinic acid, kaempferol-3,7-di-*O*-β-D-glucoside 등

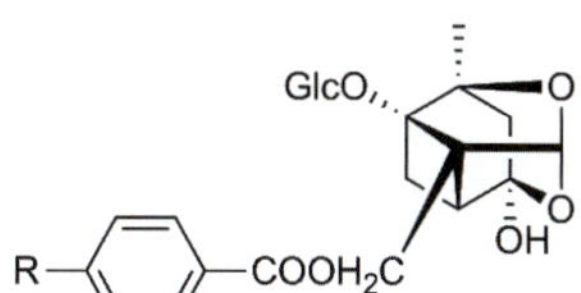

paeoniflorin, R=H
oxypaeoniflorin, R=OH

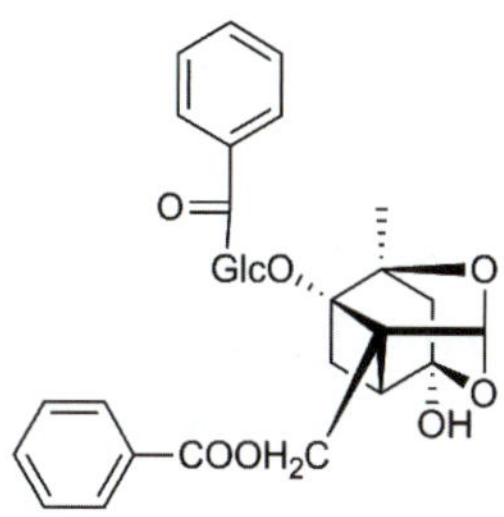

benzoylpaeoniflorin

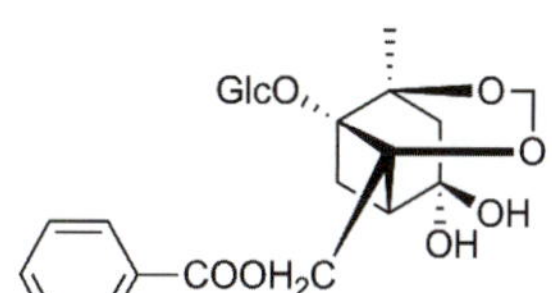

albiflorin

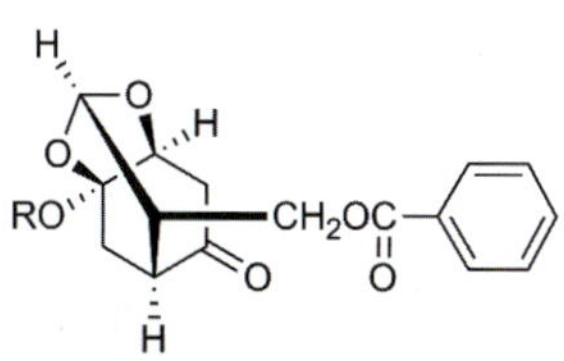

paeoniflorigenone, R=H
paeoniflorigenone monomethyl ether, $R=CH_3$

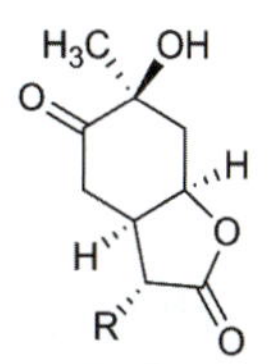

paeonilactone A, $R=CH_3$
paeonilactone C, $R= CH_3O\text{-}C(=O)\text{-}C_6H_5$

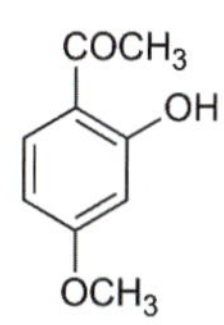

paeonol

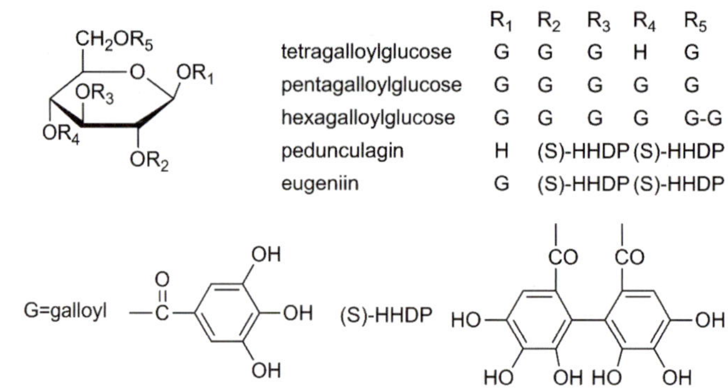

약 리

(1) 진경·진정작용

• paeoniflorin에는 진정, 진경, 항콜린성, 항염증, 스트레스성 궤양억제, 혈압강하, 혈관확장, 평활근 이완, 세포 내 Ca^{2+} 감소, 접촉성 과민반응억제 작용 등이 있다. paeoniflorin은 장내세균에 의하여 7-*R*-paeonimetaboline I와 7-*S*-paeonimetaboline I로 대사되는데 이 두 대사산물이 중추성 항경련작용을 나타내므로 paeoniflorin의 진경효과는 대사산물에 의한 것이라고 보고 있다.[1)]

• paeoniflorigenone은 대퇴근의 신경근접합부를 차단함으로써 항경련작용을 나타낸다. 횡경막의 신경근접합부에 대해서는 반대로 간접적으로 자극한다(*in vitro*, frog, mouse).[2)]

• 추출물은 진정 작용이 있다.[14)]

• 추출물 및 배당체분획은 항우울작용이 있다.[17,18)]

(2) 혈소판응집억제·구어혈작용

• 혈액의 응고를 억제하고 어혈을 제거한다. 즉, 70% EtOH 추출물은 혈소판과 fibrinogen의 양을 줄이고, prothrombin 작용시간을 늘리며 ADP 농도를 증가시키는 등의 혈전증개선작용을 나타낸다(*in vitro*).

(3) 순환계에 대한 작용

• paeoniflorin은 중추성 adenosine A1 수용체를 활성화시켜 guanethidine에 의해 상승한 혈압을 정상으로 낮춘다(*in vivo*, rat).[3)]

• 추출물은 고지방식으로 hypercholesterolemia을 유도한 실험동물(rat)의 혈관내피세포를 완화하고, 적혈구의 superoxide dismutase활성을 증가시킨다.[4)]

• 추출물은 혈관내피세포를 통하여 대동맥의 혈관을 확장시키며, 그 활성 성분은 gallotannin이다(*in vitro*, isolated rat aorta).[5)]

• 에탄올 추출물은 Ca^{2+} 채널 조절을 통하여 혈관이완 작용이 있다.[13)]

(4) 항암작용

• 추출물은 caspase-3가 관여하는 일련의 과정을 통하여 암세포주의 세포사멸을 유도한다(*in vitro*).[6)]

• 물추출물은 p53이 관여하는 경로와는 다른 경로를 통하여 HepG2와 Hep3B와 같은 간암세포들의 세포괴사를 유도한다(*in vitro*).[7)]

• galloylpaeoniflorin과 1,2,3,4,6-penta-*O*-galloyl-β-D-glucose, paeonol은 phenylhydroquinone으

로 유도한 산화적 DNA 손상을 억제한다 (*in vitro*).[8]

(5) 항염증작용

- 추출물은 COX의 활성을 나타내는 12-(*S*)-HETE의 생성을 억제한다 (*in vitro*).[11]
- paeoniflorin은 윤활막세포(synoviocyte)의 염증반응을 억제한다 (*in vitro*).[15]

(6) 기 타

- 면역증강작용: acidic polysaccharide인 peonan PA과 SB는 세망내피계 (reticuloendothelial system)를 활성화시키고 항보체활성 (anti-complementary activity)를 가지고 있다 (*in vivo*, carbon clearance test).[9,10]
- 혈당강하작용: paeoniflorin과 8-debenzoylpaeoniflorin은 streptozotocin으로 유도한 인슐린의존성당뇨에 의한 혈당상승을 낮춘다. 혈장내의 인슐린의 농도는 변화시키지 않고 혈당의 이용을 증가시키는 것으로 보인다 (*in vivo*).[12]
- 항알러지작용: benzoylpaeoniflorin, benzoyloxypaeoniflorin 등의 monoterpene 배당체 분획은 비만세포에서의 histamine 유리를 억제한다.
- 물추출물은 장내용물의 수송을 촉진하고, 위장운동을 항진시킨다.
- paeonol에는 충수돌기염에 대한 항균작용, 중추억제작용, 항염증, 위액분비억제, 진경작용 등이 있다.
- paeonol에는 기억력 개선 효능이 있다 (*in vivo,* mouse).[16]

확인시험 (1) 분말 0.5 g에 EtOH 30 m*l*를 가하여 15분간 세게 흔들어 혼합한 후 여과한다. 여액 3 m*l*에 $FeCl_3$ 시액 1방울을 가하여 세게 흔들어 섞었을 때에 액은 청자색 ~ 청녹색을 나타내며, 후에 어두운 청자색 ~ 어두운 녹색으로 변한다 (tannin 등 phenol류의 반응).

(2) 가루 및 작약표준생약 2 g을 각각 달아 MeOH 10 m*l*를 넣고 수욕에서 5분간 가온하고 식힌 다음 여과한 액을 검액 및 작약표준생약표준액으로 한다. 이들 액을 가지고 TLC 법에 따라 시험한다. 검액 및 작약표준생약표준액 10 μ*l*씩을 TLC용 silica gel을 써서 만든 박층판에 점적한다. 다음에 acetone·ethyl acetate · acetic acid (100) 혼합액 (10 : 10 : 1)을 전개용매로 하여 약 10 cm 전개한 다음 박층판을 바람에 말린다. 여기에 *p*-anisaldehyde · H_2SO_4을 고르게 뿌린 다음 105℃에서 10분간 가열할 때 검액에서 얻은 여러 개의 반점은 작약표준생약표준액에서 얻은 반점과 색상 및 R_f 값이 같고, 그 중 R_f 값 0.25 부근에서 paeoniflorin의 반점을 나타낸다.

규 격 회분 6.5% 이하

응 용 수렴, 완화, 진경, 진통약

처 방 작약감초탕 (芍藥甘草湯), 작약감초부자탕 (芍藥甘草附子湯), 십전대보탕 (十全大補湯), 소건중탕 (小建中湯)

용 량 3 ~ 9 g

주의 및 부작용 복통과 설사가 있는 경우

참고문헌

1) Kobayashi M *et al.* (1990) Yakugaku Zasshi 110: 964-968
2) Kimura M *et al.* (1984) Jpn. J. Pharmacol. 35: 61-66
3) Cheng JT *et al.* (1999) Clin. Exp. Pharmacol. Physiol. 26: 815-816
4) Goto H *et al.* (1999) Phytother. Res. 13: 526-528
5) Goto H *et al.* (1996) Planta Med. 62: 436-439
6) Nishida S *et al.* (2003) Am. J. Chin. Med. 31: 551-562
7) Lee SM *et al.* (2002) Life Sci. 71: 2267-2277
8) Okubo T *et al.* (2000) Biol. Pharm. Bull. 23: 199-203
9) Tomoda M *et al.* (1994) Biol. Pharm. Bull. 17: 1161-1164
10) Tomoda M *et al.* (1993) Biol. Pharm. Bull. 16: 1207-1210
11) Prieto JM *et al.* (2003) J. Pharm. Pharmacol. 55: 1275-1282
12) Hsu FL *et al.* (1997) Planta Med. 63: 323-325
13) Jin SN *et al.* (2012) J. Ethnopharmacol. 142: 188-193
14) Mao QQ *et al.* (2012) Pharm. Biol. 50: 72-77
15) Chang Y *et al.* (2011) J. Ethnopharmacol. 137: 1275-1282
16) Zhong SZ *et al.* (2009) J. Neurol. Sci. 277: 58-64
17) Mao QQ *et al.* (2008) J. Ethnopharmacol. 119: 272-275
18) Mao Q *et al.* (2008) Phytother. Res. 22: 1496-1499

전 호 Peucedani Radix KHP CP JP (前胡, Jeon Ho)

기 원 백화전호(白花前胡) *Peucedanum praeruptorum* Dunn 또는 바디나물 *Angelica decursiva* (Miq.) Franch. et Sav (= *P. decursivum* Maxim.) (미나리과 Umbelliferae)의 뿌리를 사용한다. 중국에서는 *P. praeruptorum* Dunn.의 뿌리만을 사용한다.

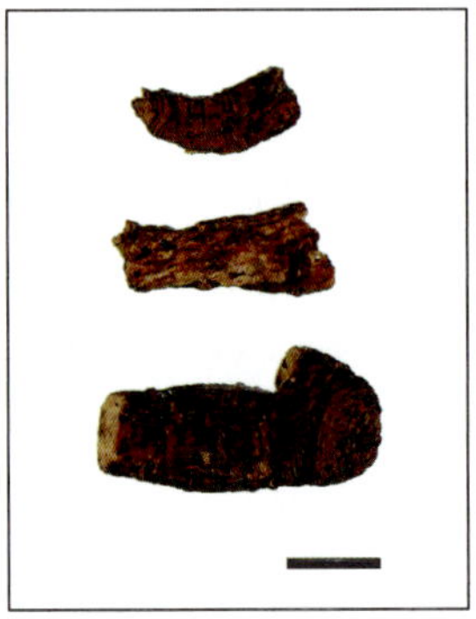

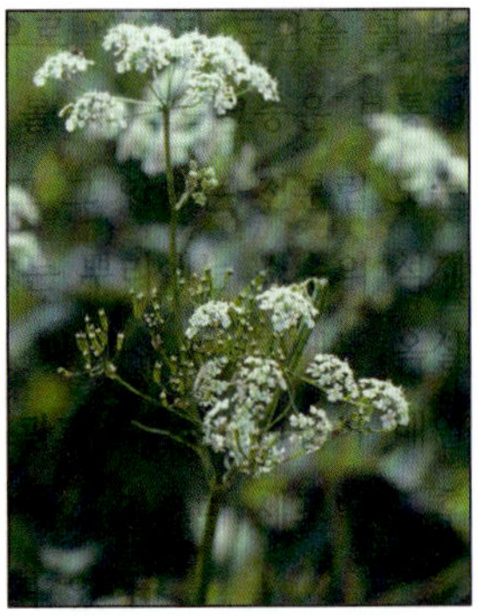

성 상 **백화전호**(白花前胡) 불규칙한 원기둥모양 ~ 원뿔모양 또는 방추형이고 약간 비틀어졌다. 아래에는 분지가 있고 길이 3 ~ 15 cm 지름 1 ~ 2 cm이다. 바깥면은 흑갈색 또는 회황색이며 근두(根頭)에는 줄기자국 및 섬유 모양의 잎자루의 자국이 있으며 상단에는 가는 환문이 있고 하부에는 세로의 홈과 세로주름 그리고 가로의 껍질눈이 있다. 질은 비교적 부드럽고 건조된 것은 단단하며 절단할 수 있고 단면은 고르지 않으며 연한 황백색이고 피부에는 많은 황갈색 유점이 흩어져 있으며 형성층은 갈색의 환문이고 수선은 방사상이다. 특유한 냄새가 있고 맛은 약간 쓰고 맵다.

바디나물 뿌리의 머리 끝부분에는 줄기자국이 남아 있고 그 주위에는 막 모양을 한 엽초의 그루가 남아 있다. 자른 면은 흰색에 가깝고 수선은 뚜렷하지 않다.

성 분 Lignan: podophyllotoxin, deoxypodophyllotoxin, angeloyl podophyllotoxin, morelensin, yatein, 7-hydroxyyatein, anhydropodorhizol, arctigenin, dimethylmatairesinol, 7-hydroxyanhydropodorhizol, bursehernin, dimethylthujaplicatin

Polyacetylene: falcarindiol

[*P. praeruptorum*]

Coumarin: praeruptorin A, B, C, praeruptorin E, Pd-Ib, qianhucoumarin D, acetylangeloylkhellactone, acetyltigloylkhellactone, 3'-angeloyloxy-4'-acetoxy-3',4'-dihydroseselin, (±)-3'-angeloyl-4'-acetoxy-*cis*-khellactone 등

[*A. decursiva*]

decursin, nodakenin, umbelliferone 6-carboxylic acid 등

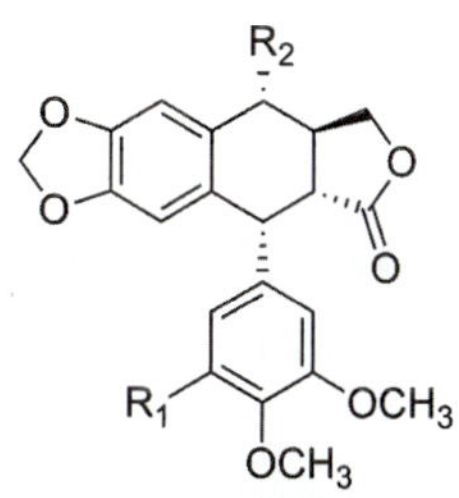

deoxypodophyllotoxin, R_1=H, R_2=OCH_3
morelensin, R_1=H, R_2=H
angeloyl podophyllotoxin, R_1=OCH_3, R_2=angeloyl

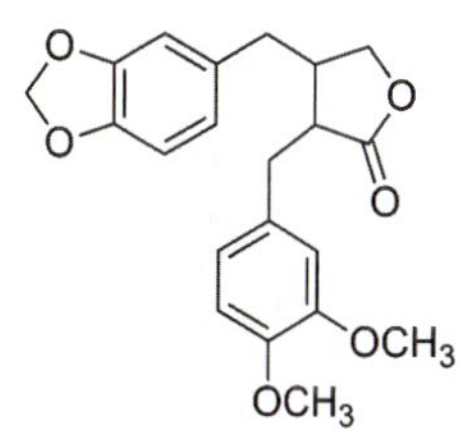

bursehernin

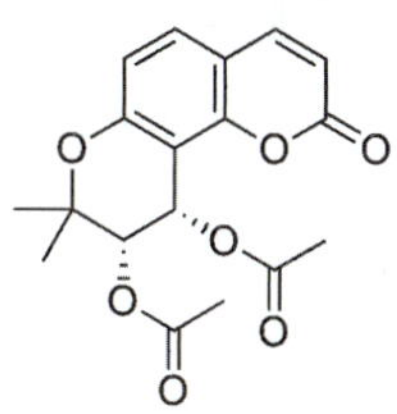

qianhucoumarin D

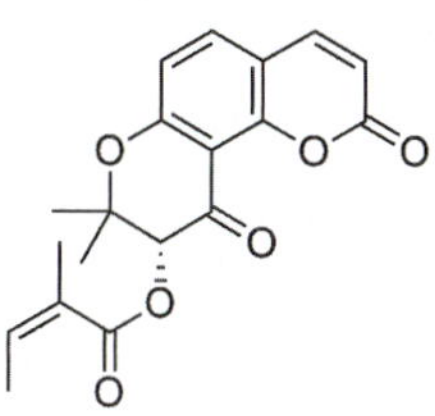

Pd-Ib

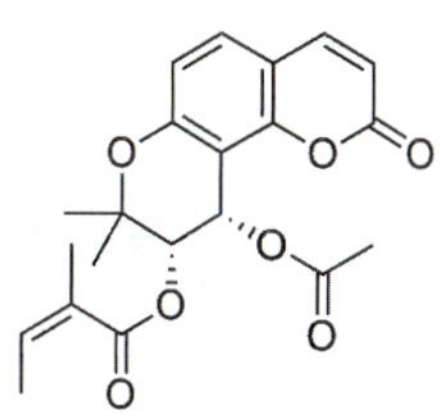

(+)-praeruptorin A

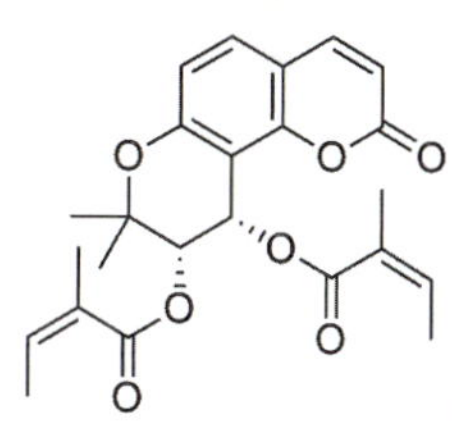

(+)-praeruptorin B (Pd-II)

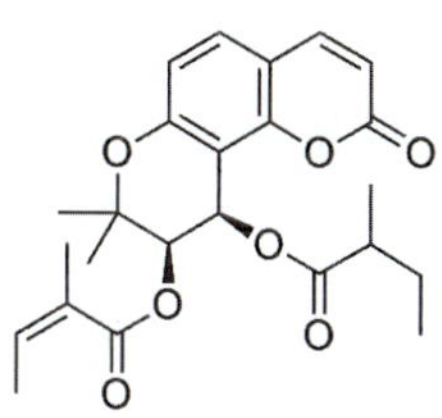

praeruptorin C

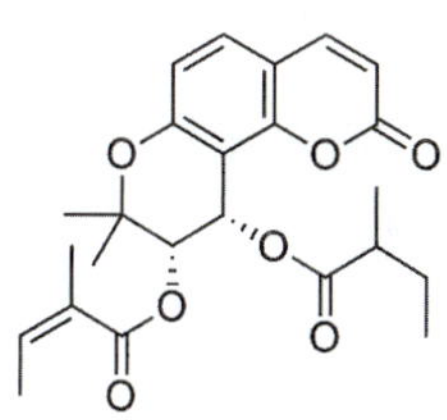

praeruptorin E

약 리 (1) 거담작용·해열작용

• 거담과 해열작용이 있다.

(2) 관상동맥혈류량 증가작용

- 백화전호에서 분리된 3'-angeloyloxy-4'-acetoxy-3',4'-dihydroseselin은 마취한 개에 있어서 일시적인 허혈로 인한 심근기능의 이상을 호전시킨다(*in vivo*).[1)]
- prenylcoumarin인 acetylangeloylkhellactone과 acetyltigloylkhellactone의 혼합물은 평활근의 수축을 억제하고 동맥으로의 혈류량을 증가시킨다.[2)]
- praeruptorin C와 E는 관상동맥을 이완하고(*in vivo*, pig), 왼쪽 심방의 수축력을 줄인다(*in vivo*, guinea pig).[3)]

(3) 항암작용

- deoxypodophyllotoxin, falcarindiol, angeloyl podophyllotoxin, morelensin, bursehernin에는 암세포 독성이 있다(*in vitro*).[4)]
- 전호의 열매에서 분리된 lignan 계열의 성분과 phenylpropanoid, polyacetylene 성분은 암세포의 성장을 억제한다(*in vitro*).[5)]
- 백화전호에서 분리된 pyranocoumarin 성분인 (±)-3'-angeloyl-4'-acetoxy-*cis*-khellactone은 항암제에 다제내성(MDR)을 보이는 세포주의 항암제에 대한 감수성을 회복시키며(*in vitro*),[6)] HL-60 cell의 세포분화를 유도한다(*in vitro*).[7)]

(4) 항알러지작용

- 백화전호에서 분리된 praeruptorin A, B와 같은 khellactone 성분들은 혈소판응집인자에 의한 혈소판응집을 억제하며, histamine이나 leukotriene D4에 의한 회장(回腸)의 수축을 억제한다(isolated guinea pig ileum).[8)]
- 백화전호와 바디나물에서 분리된 coumarin 성분들은 Ca^{2+}의 유입을 저해함으로써 concanavalin A로 유도한 비만세포로부터의 과민반응 매개인자의 유리를 억제한다.[9)]

(5) 기 타

- deoxypodophyllotoxin은 UV에 의한 피부색소 침착을 억제한다(*in vivo*, brown guinea pig).[10)]
- 전제는 만성위염환자의 증상을 개선하며, 위기능 저하에 의한 흉협고만(胸脇苦滿)이나 심하비경(心下痞硬)과 같은 증상에 유효하다.
- 진정작용이 있다.
- 항염증작용이 있다(*in vivo*, brown guinea pig).[11]

확인시험 가루 1.0 g에 diethyl ether 10 m*l*를 넣어 상온에서 침출한 액은 자외선등 아래에서 청색의 형광을 나타낸다.

응 용 해열, 거담, 진해, 진통약으로 감기로 인한 기침, 천식, 두통 등에 쓴다.

처 방 전호산(前胡散), 전호탕(前胡湯)

용 량 3 ~ 9 g

● 참고문헌

1) Chang TH *et al.* (1994) Zhongguo Yao Li Xue Bao 15: 388-391
2) Takeuchi N *et al.* (1991) Chem. Pharm. Bull. 39: 1415-1421
3) Rao MR *et al.* (1988) Eur. J. Pharmacol. 155: 293-296
4) Lim YH *et al.* (1999) Arch. Pharm. Res. 22: 208-212

5) Ikeda R *et al.* (1998) Chem. Pharm. Bull. 46: 875-878
6) Wu JY *et al.* (2003) Eur. J. Pharmacol. 473: 9-17
7) Zhang JX *et al.* (2003) Planta Med. 69: 223-229
8) Aida Y *et al.* (1995) Chem. Pharm. Bull. 43: 859-867
9) Suzuki T *et al.* (1985) J. Pharmacobiodyn. 8: 257-263
10) Choi H *et al.* (2004) Planta Med. 70: 378-380
11) Islam NM *et al.* (2012) J. Ethnopharmacol. 144: 175-181

지 유 Sanguisorbae Radix KHP CP (地楡, Ji Yu)

기 원 오이풀 *Sanguisorba officinalis* L. 또는 장엽지유(長葉地楡) *S. officinalis* L. var. *longifolia* (Bert.) Yü et Li (장미과 Rosaceae)의 뿌리이다.

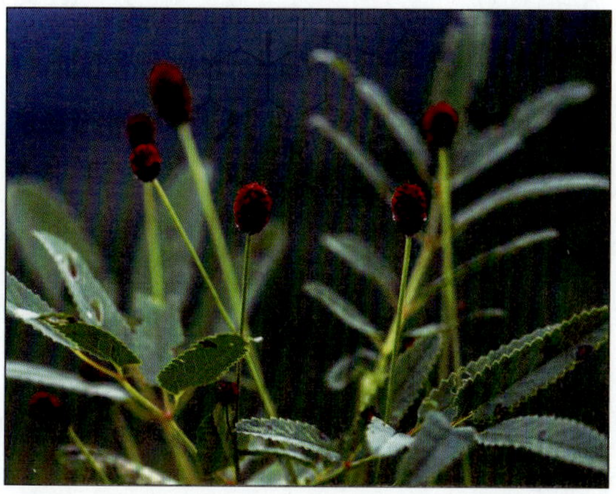

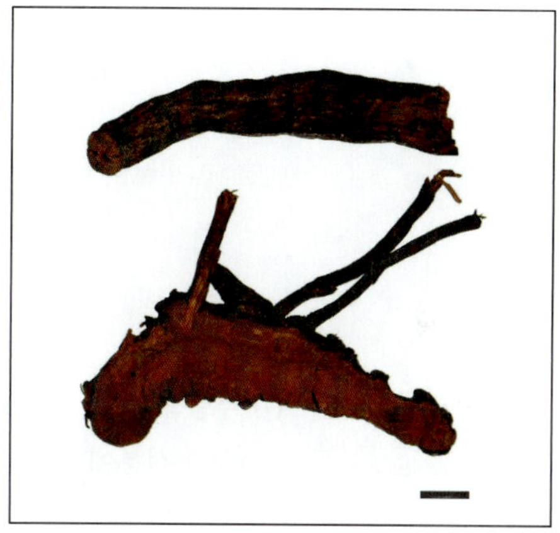

성 상 **오이풀** 불규칙한 방추형 혹은 원기둥모양이고 약간 굴곡이 있으며 길이는 5 ~ 25 cm, 지름은 5 ~ 80 mm이다. 겉면은 회갈색에서 어두운 갈색이고 거칠며 세로무늬가 있다. 질은 단단하며 단면은 비교적 평탄하며 분홍색 혹은 담황색이며 목부는 약간 방사상의 배열이다. 구부러진 방추형으로서 1개 또는 여러 개의 고르지 않은 뿌리가 뿌리줄기에 달려 있다. 길이 10 ~ 20 cm, 지름 5 ~ 20 mm이다. 단단한 섬유성의 뿌리줄기가 위 끝에 붙어 있으며 어두운 갈색 ~ 황갈색이고 쭈글쭈글한 세로주름이 있다. 꺾은 면은 연한 붉은색이고 뿌리는 연한 노란색 ~ 회백색이며 섬유성으로 매우 질기다. 특유한 냄새가 약간 있고 맛은 약간 쓰고 떫다.

장엽지유(長葉地楡) 긴 원기둥모양으로 구부러져 있고 짧고 두꺼운 근경에 붙어 있으며 겉면은 적갈색 혹은 자갈색이며 가는 세로무늬가 있다. 질은 단단하고 질기다. 단면은 황갈색 혹은 적갈색이며 피부는 여러 개의 황백색 혹은 황갈색의 면상(綿狀)의 섬유이다.

성 분 Tannin: gallic acid, pedunculagin, β-D-glucogallin, 2',3,5-*tri*-*O*-galloyl-D-hamamelose,[1] 1,2,6-*tri*-*O*-galloyl-β-D-glucose, pentagalloylglucose, isostrictinin, 3,3',4-*tri*-methoxyellagic acid, 1,2,3,6-*tetra*-*O*-galloyl-β-D-glucopyranose, sanguiin H-1 ~ H-11,[2] 6-*O*-galloyl-1-*O*-methyl-β-D-glucose, procyanidin B-3, gambiriin A-1, 3-galloylprocyanidin B-3, (+)-gallocatechin, (+)-catechin, gambiriin B-3, 7-*O*-galloyl-(+)-(2*R*,3*S*)catechin, 3-*O*-galloylprocyanidin C-2

Triterpenoid: ursolic acid, benthamic acid, euscaphic acid, pomolic acid 28-*O*-β-D-glucopyranosyl ester, ziyuglycoside I ~ II, 3,11-dioxo-19-α-hydroxy-12-ursen-28-oic acid, 3-oxo-19α-hydroxy-12-ursen-28-oic acid, sanguisoside A, ziynglycoside I

기 타: rutin, daucosterol, vitamin C 등

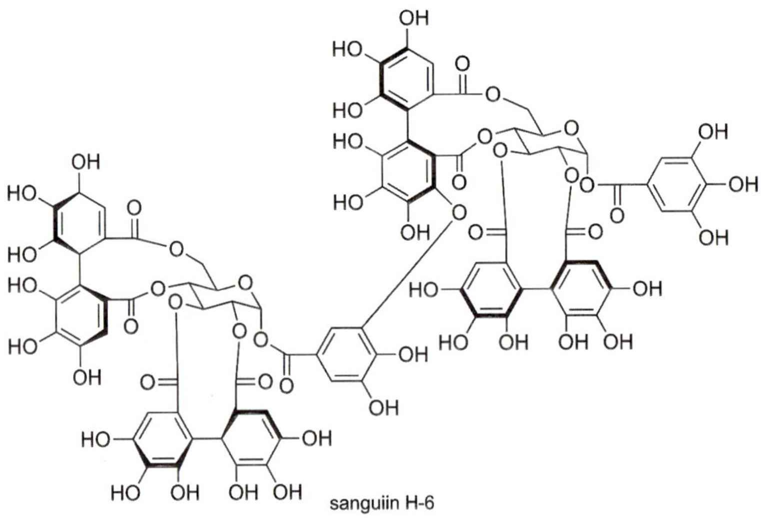

약 리 (1) 수렴작용

- tannin 성분에 의한 수렴작용이 있어 지사작용을 나타내며 화상 부위의 분비물의 생성을 감소시키므로 임상적으로 화상에 유효하다.[¶1]
- 어린이들의 설사에 유효하다.[3]

(2) 피부보호작용

- 추출물을 UVB 자외선을 조사한 피부에 발라주면 UVB에 의한 주름생성이나 탄력상실 등으로부터 피부가 보호된다(*in vivo*, rat).
- 추출물은 피부색소 침착에 관여하는 endothelin-converting enzyme-1α를 억제함으로써 UVB에 의한 색소침착을 막는다(*in vitro*: human keratinocyte, *in vivo*: mouse).[4]
- 물추출물은 피동적 피부과민증을 억제한다(*in vivo*, *in vitro*).[5]
- ziyuglycoside I은 주름개선 효과가 있다(*in vitro*).[11]

(3) 항세균작용

- EtOH 추출물은 대장균, 녹농균, 고초균, 포도상구균, 장티푸스균, 파라티푸스균, 클라미디아균 등의 성장을 억제한다. 세균성 뇌수막염을 일으키는 세균에 대해서도 항균작용을 나타낸다.[6]

(4) 항염증작용

• sanguiin H-11은 chemoattractant에 관계없이 rat 호중구의 이동을 억제한다(*in vitro*).[7]

• 추출물은 염증인자의 생성을 억제한다(*in vitro*).[13]

• triterpene 배당체는 TNFα의 생성을 억제한다(*in vitro*).[14]

(5) 기 타

• dimeric ellagitannin인 sanguiin H-6은 DNA 위상이성질화효소 I, II의 활성을 억제한다(*in vitro*).[8]

• 추출물은 mouse leukemia cell (L1210)의 성장을 억제한다(*in vitro*).[9]

• 추출물에는 anti-thrombin활성이 있다(*in vitro*, chromogenic bioassay).[9]

• 다당류는 면역조절작용이 있다.[10,11]

확인시험 (1) 가루 0.5 g에 물 10 m*l*를 넣어 끓여서 여과한 여액에 $FeCl_3$ 시액을 넣으면 어두운 보라색을 나타낸다.

(2) 가루 0.5 g에 물 10 m*l*를 넣어 수욕에서 잠시 끓인 다음 냉각시킨 다음 세게 흔들어 섞으면 지속성의 거품이 생긴다.

(3) 가루 2 g을 달아 물 50 m*l*에 넣어 수욕에서 30분간 환류추출한 다음 여과한다. 여액을 HCl 포화 diethyl ether 15 m*l*씩 2 회 추출한 다음 diethyl ether 층을 증발건고한다. 잔류물에 MeOH 1 m*l*를 넣어 검액으로 한다. 이 액을 가지고 TLC 법에 따라 시험한다. 검액 4 μ*l*를 TLC용 silica gel을 써서 만든 박층판에 점적한다. 다음에 수포화 toluene · ethyl acetate · formic acid 혼합액(6 : 3 : 1)을 전개용매로 하여 약 10 cm 전개한 다음 박층판을 바람에 말린다. 여기에 1% $FeCl_3$시액을 고르게 뿌릴 때 R_f 값 0.4 부근에서 청자색 반점을 볼 수 있다.

응 용 수렴, 지혈약으로 대변출혈, 월경과다, 하혈, 객혈, 치질, 외상출혈, 화상, 피부염, 습진 등에 쓴다. 지혈의 목적으로 사용할 때는 초탄(炒炭)하여 사용한다.

처 방 지유산(地楡散)

용 량 3 ~ 9 g, 외용하기도 한다.

● 참고문헌

1) Nishioka I *et al.* (1984) Chem. Pharm. Bull. 32: 117
2) Nishioka I (1985) J. Chem. Res. S176: M 2001
3) Zberts VL, Plakhova NB (1951) Sov. Med. 4: 27-29
4) Hachiya A *et al.* (2001) Biol. Pharm. Bull. 24: 688-692
5) Shin TY *et al.* (2002) Immunopharmacol. Immunotoxicol. 24: 455-468
6) Kokoska L *et al.* (2002) J. Ethnopharmacol. 82: 51-53
7) Konishi K *et al.* (2000) Biol. Pharm. Bull. 23: 213-218
8) Bastow KF *et al.* (1993) Planta Med. 59: 240-245
9) Goun EA *et al.* (2002) J. Ethnopharmacol. 81: 337-342
10) Zhang L *et al.* (2012) Int. J. Biol. Macromol. 51: 1057-1062
11) Cai Z *et al.* (2012) Int. J. Biol. Macromol. 51: 484-488
12) Kim YH *et al.* (2008) Biosci. Biotechnol. Biochem. 72: 303-311
13) Yu T *et al.* (2011) J. Ethnopharmacol. 134: 11-17
14) Cho JY *et al.* (2006) Planta Med. 72: 1279-1284

지황 Rehmanniae Radix KP CP JP

(地黃, Ji Hwang) rehmannia root

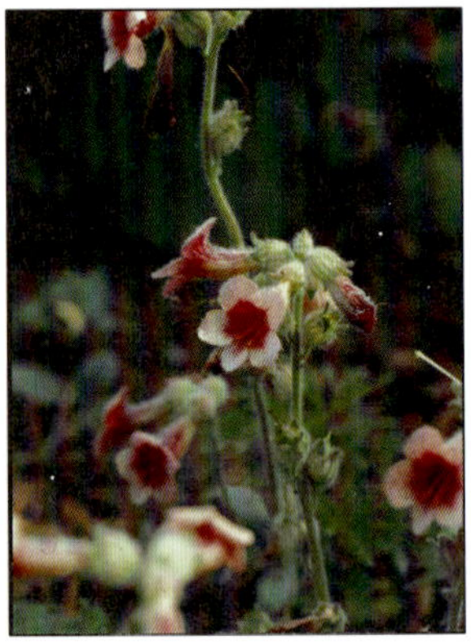

기 원 지황 *Rehmannia glutinosa* Liboschitz ex Stueudel (현삼과 Scrophulariaceae)의 뿌리이다. 일본에서는 *R. glutinosa* Libosch. var. *purpurea* Makino의 뿌리도 사용한다.

성 상 원기둥모양 ~ 방추형을 이루고 길이 5 ~ 15 cm, 지름 5 ~ 15 mm로 때로 구부러져 있다. 바깥면은 황갈색 ~ 흑갈색을 띠고 깊은 세로주름과 가로로 곁뿌리의 자국과 껍질눈이 있다. 질은 연하여 쉽게 꺾어진다. 횡단면을 확대경으로 볼 때 황갈색 또는 흑갈색으로 피부는 목부보다 색이 진하고, 수가 거의 확인되지 않는다. 횡단면을 현미경으로 볼 때 코르크층은 수열의 코르크세포로 되어있다. 피부는 유세포가 성글게 배열하며 많은 분비세포가 흩어져있고 그 안에는 등황색의 기름방울이 들어있다. 덩이뿌리의 윗부분에서는 원형에 가까운 석세포를 볼 수 있다. 사부에는 분비세포가 비교적 적다. 형성층은 고리를 이룬다. 목부수선은 넓어 2 ~ 4열이다. 도관은 드물고 단속적으로 성글게 배열하여 방사상을 이룬다. 특유한 냄새가 있고 맛은 처음에 약간 달고 후에 약간 쓰다.

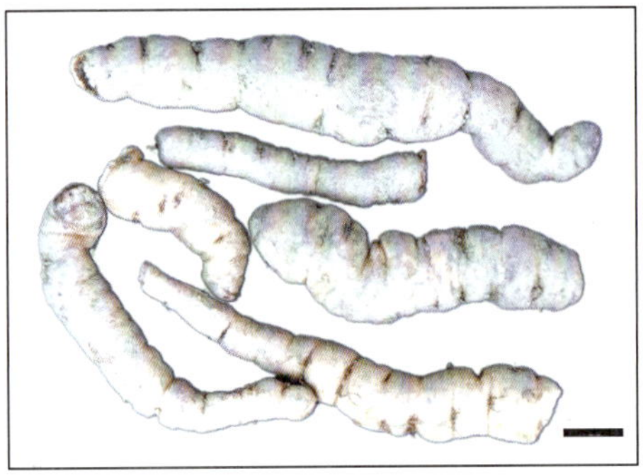

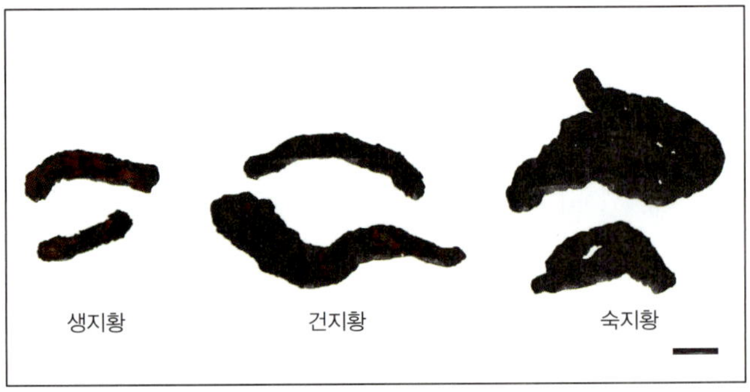

성 분 **Iridoid:** catalpol, leonuride, aucubin, melittoside, rehmannioside A ~ D, geniposide, jioglutoside A, B, ajugoside, ajugol, 8-epiloganic acid, 6-*O*-*E*-feruloyl ajugol, 6-*O*-*Z*-feruloyl ajugol, rehmaglutosides 등

Norcarotenoid: trihydroxy-β-ionone, *sec*-hydroxyaeginetic acid, dihydroxy-β-ionone, aeginetic acid 등

Sesquiterpene: 1-(4-methyl-2-furanyl)-2-(5-methyl-2-furanyl)-2-(5-methyl-2-ethenyl-2-tetrahydrofuranyl)-propan-1-one

Caffeoyl glycoside: acteoside, forsythiaside, desrhamnosylacteoside 등

당류: stachyose, raffinose, sucrose 등

기 타: mannitol, amino acid류

탄수화물의 조성에 있어서 건지황과 숙지황의 경우, 생지황에 가장 많이 들어 있는 stachyose의 양이 상대적으로 적은 반면에, manninotriose의 양이 상대적으로 많다. 또한 iridoid 배당체와 catapol의 양이 상대적으로 적다.

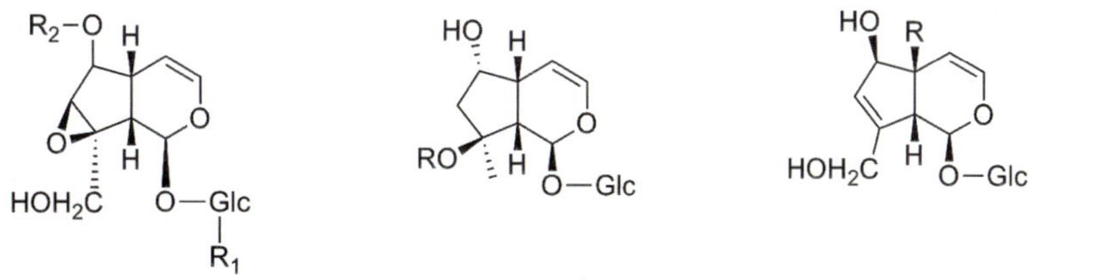

catalpol, R_1=H, R_2=H
rehmannioside A, R_1=Gal, R_2=H
rehmannioside B, R_1=H, R_2=Gal

leonuride, R=H
rehmannioside C, R=Gal

aucubin, R=H
melittoside, R=O-Glc
rhemannioside D, R=O-Glc-Glc

약 리 **(1) 순환계에 대한 작용**

- 일반적으로 강심, 이뇨, 혈당강하작용이 알려져 있다.
- catapol은 streptozotocin으로 당뇨가 유발된 동물모델에서 혈당을 낮춘다 (*in vivo*, rat).[6,7]

(2) 뇌세포보호 작용

- 생지황의 물추출물은 1차배양한 마우스 뇌조직 세포 (astrocyte)에 대하여 substance P와 LPS로 자극한 TNFα와 interleukin-1 (IL-1)의 분비를 억제한다.[1]
- catapol은 glutamate와 amyloid-β로 저하된 기억력에 개선 효능을 나타낸다.[3~5]
- catapol은 MPTP (1-methyl-4-phenyl-1,2,3,6-tetrahydropyridine)로 인한 신경손상에 보호 효과를 나타낸다.[9]

(3) 간세포보호 작용

- iridoid 배당체는 간세포 보호작용을 나타낸다.[2]

(4) 항알러지 작용

- 추출물은 allergen으로 유발된 아토피성 염증을 완화시킨다.[8]

규 격 **회분** 6.0% 이하 **산불용성회분** 2.0% 이하

● **참고문헌**

1) Kim *et al.* (1999) Pharmacol. Res. 40: 171-176
2) Liu YF *et al.* (2012) J. Nat. Prod. 75: 1625-1631
3) Xia Z *et al.* (2012) Brain Res. 1441: 27-37
4) Wang Z *et al.* (2009) Neuroscience 163: 1363-1372
5) Liang JH *et al.* (2009) Neurochem. Int. 55: 741-746
6) Shieh JP *et al.* (2011) J. Agric. Food Chem. 59: 3747-3753
7) Huang WJ *et al.* (2010) J. Nat. Prod. 73: 1170-1172
8) Sung YY *et al.* (2011) J. Ethnopharmacol. 134: 37-44
9) Xu G *et al.* (2010) Neuroscience 167: 174-184

숙지황 Rehmanniae Radix Preparata KP CP JP

(熟地黃, Suk Ji Hwang) steamed rehmannia root

기 원 지황 *R. glutinosa* Liboschitz et Stuudel (현삼과 Scrophulariaceae)의 뿌리를 포제가공한 것이다. 건조한

것을 정량할 때 5-hydroxymethyl-2-furaldehyde 0.1% 이상을 함유한다.

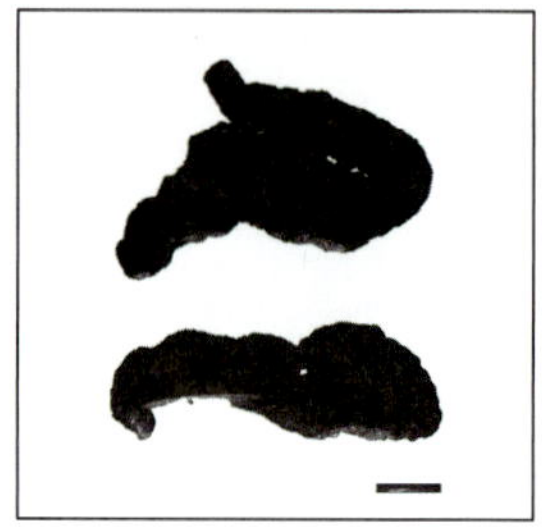

제 법 잘 정제된 지황을 보통 술, 사인, 진피를 보조재료로 하여 속과 겉이 검게 되고 윤기가 흐르며 질이 부드럽고 연하며 점조하게 될 때까지 찌고 햇볕에 말리는 것을 반복한다.

성 상 불규칙한 덩어리이고, 크기는 고르지 않다. 바깥면은 검고 광택이 나며 점성이 크다. 질은 유연하고 질겨서 잘 잘라지지 않으며, 잘린 면은 검은색이고 광택이 있다. 약간 특유한 냄새가 있고 맛은 달다.

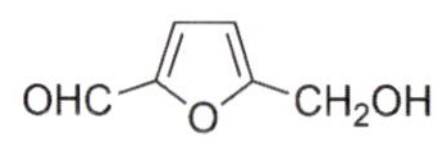

5-hydroxymethyl-2-furaldehyde

약 리 **(1) 말초혈관 순환장애의 개선**

- 숙지황의 50% EtOH 추출물은 혈액의 유동학적인 물성을 개선시킴으로써 여러 가지 말초혈관 순환장애를 개선한다.[1)]
- 숙지황의 50% EtOH 추출물은 적혈구의 탄력성을 개선하며 polybrene으로 유도한 적혈구의 응집반응을 억제한다. 또한 숙지황은 섬유소의 분해를 촉진함으로써 혈액의 유동성을 개선시킨다. 건지황과 생지황의 경우에는 이러한 숙지황의 약리학적 효과가 나타나지 않는다.[2)]

(2) 항알러지작용

- 숙지황의 물추출물은 histamine 수치를 낮추어 전신성 알러지반응(compound 48/80)과 피부과민반응[anti-dinitrophenyl (DNP) IgE]을 억제한다(*in vivo*, rat).[3)]

(3) 강심·이뇨작용

- catalpol에는 이뇨작용과 완하작용이 있다.

(4) 골형성촉진작용

- 생지황을 알코올로 세 번 찐 숙지황의 물추출물은 골아세포(osteoblast)의 증식과 활성을 강화하는 반면에 파골세포(osteoclast)의 생성과 활성을 억제한다.[4)]

(5) 기타

- 숙지황의 다당류는 항피로 효능을 나타낸다(*in vivo*, mouse, *p.o.*).[5)]

확인시험 1 g을 물 또는 묽은 EtOH 20 m*l*를 넣어 흔들어 섞은 다음 여과한 액 10 m*l*에 Fehling 시액을 넣어 잠시 가열할 때 적자 ~ 적갈색의 침전이 생긴다.

규 격 **회분** 6.0% 이하 **산불용성회분** 2.5% 이하

응 용 보혈, 강장, 해열, 지갈(止渴), 완하 등의 처방에 사용된다.

처 방 사물탕(四物湯), 육미·팔미지황환(六味·八味地黃丸)

용 량 9 ~ 30 g

금기사항 비허로 인해 식사량이 적거나 복부가 팽만하며 변이 묽은 사람

참고문헌

1) Kubo M *et al.* (1994) Biol. Pharm. Bull. 17: 1282-1286
2) Kubo M *et al.* (1994) Yakugaku Zasshi 116: 158-168
3) Kim H *et al.* (1998) Int. J. Immunopharmacol. 20: 231-240
4) Oha K-O *et al.* (2003) Clin. Chim. Acta 334: 185-195
5) Tan W *et al.* (2012) Int. J. Biol. Macromol. 50: 59-62

천초근 Rubiae Radix KHP CP (茜草根, Cheon Cho Geun)

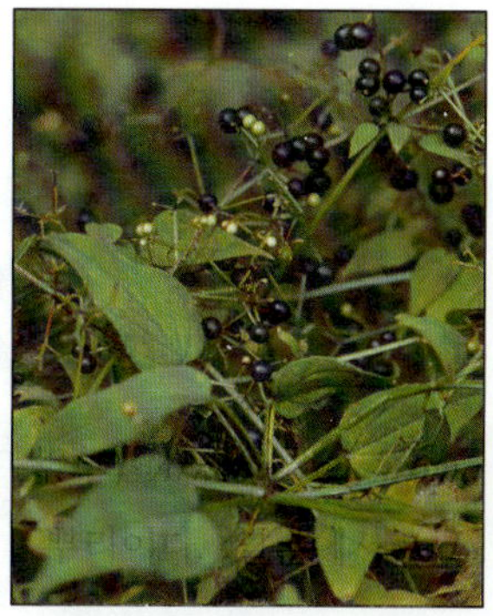

기 원 꼭두서니 *Rubia akane* Nakai 또는 기타 동속 근연식물 (=*R. cordifolia* L. var. *mangista* Miq.) (꼭두서니과 Rubiaceae)의 뿌리이다.

성 상 마디가 있는 뿌리줄기와 가늘고 긴 원주상의 뿌리로 이루어졌으며 뿌리줄기의 마디마다 여러 개의 뿌리가 붙어 있다. 뿌리의 길이 5 ~ 15 cm, 지름 1 ~ 3 mm이며 바깥면은 흑자색이고 꺾은면은 홍자색이다. 질은 딱딱하고 부스러지기 쉽다. 특유한 냄새가 있고 맛은 약간 쓰며 오래 씹으면 혀를 자극한다.

성 분 Anthraquinone: purpuroxanthin, alizarin, purpurin, pseudopurpurin, xanthopurpurin, munjistin, 1-hydroxy-2-methylanthraquinone, 1, 4-dihydroxy-6-methylanthraquinone, physcion, 3-carbomethoxy-1-hydroxyantharaquinone, 1,4-dihydroxy-2-methylantharaquinone, tectoraquinone, 1,3-dihydroxyantharaquinone, rubiadin, rubiacordone A 등

Naphthoquinone: dehydro-α-lapachol, 2-carbamoyl-3-methoxy-1,4-naphthoquinone, 2-carbamoyl-3-hydroxy-1,4-naphthoquinone

Naphthohydroquinone: furomollugin, mollugin, rubilactone

Iridoid glycoside: 6-methoxygeniposidic acid

Triterpene: rubifolic acid, rubicoumaric acid, rubiatriol, oleanolic acid acetate

Cyclic hexapeptide: RA-I ~ V, VII, XI ~ XVI, RA-700 등

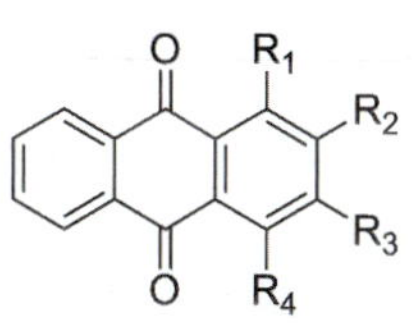

3-carboxymethoxy-1-hydroxyantharaquinone, R_1=OH, R_2=H, R_3=$COOCH_3$, R_4=H
1,4-dihydroxy-2-methylantharaquinone, R_1=OH, R_2=CH_3, R_3=H, R_4=OH
1-hydroxy-2-methylantharaquinone, R_1=OH, R_2=CH_3, R_3=H, R_4=H
tectoraquinone, R_1=H, R_2=CH_3, R_3=H, R_4=H
1-hydroxy-2-hydroxymethylanthraquinone, R_1=OH, R_2=CH_2OH, R_3=H, R_4=H
1,3-dihydroxyanthraquinone, R_1=OH, R_2=H, R_3=OH, R_4=H
purpurin, R_1=OH, R_2=OH, R_3=H, R_4=OH
pseudopurpurin, R_1=OH, R_2=COOH, R_3=OH, R_4=OH
munjistin, R_1=OH, R_2=COOH, R_3=OH, R_4=H

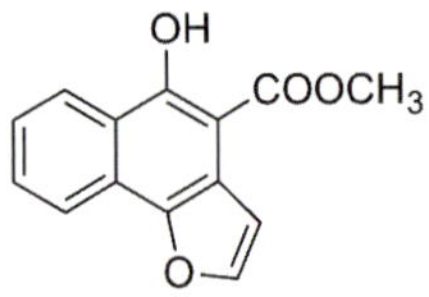

furomollugin

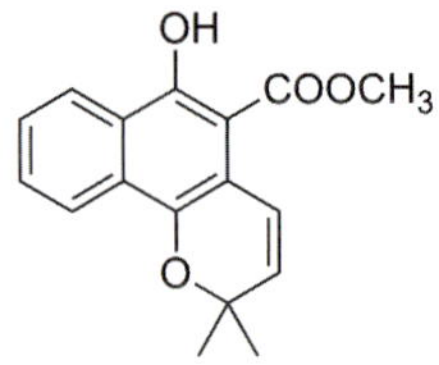

mollugin

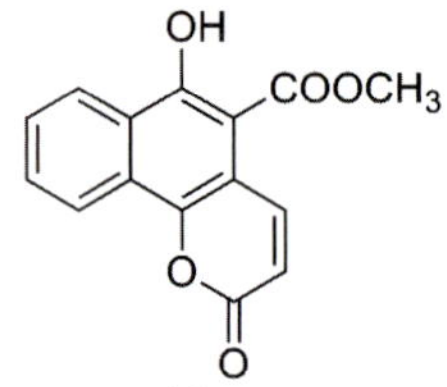

rubilactone

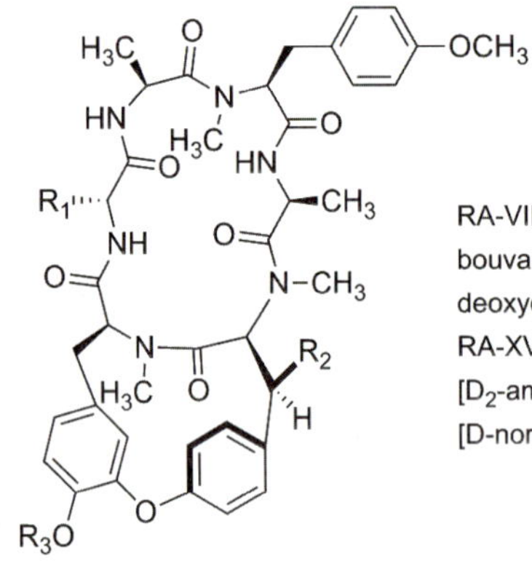

RA-VII, R_1=CH_3, R_2=H, R_3=CH_3
bouvardin, R_1=CH_3, R_2=OH, R_3=H
deoxydouvardin, R_1=CH_3, R_2=H, R_3=H
RA-XVII, R_1=Et, R_2=H, R_3=H
[D_2-aminobutyric acid-1]RA-VII, R_1=Et, R_2=H, R_3=CH_3
[D-norvaline-1]RA-VII, R_1=*n*-Pr, R_2=H, R_3=CH_2

약 리

(1) 지혈작용

• 혈액응고시간을 단축시킨다(*in vivo*, rabbit).

(2) 진해작용

• 전제에는 뚜렷한 진해작용과 거담작용이 있다(*in vivo*, mouse, *p.o.*). 그러나 알코올로 침전시킨 후의 여과액에는 이러한 작용이 없다.[15]

(3) 항세균작용

• 포도상구균의 성장을 억제한다.

• *R. peregrina*는 황색포도상구균과 대장균의 성장을 억제한다.[1]

• 1,3,6-trihydroxy-2-methyl-9,10-anthraquinone-3-*O*-(6'-*O*-acetyl)-α-L-rhamnosyl(1 → 2)-β-D-glucoside와 2-carbomethyloxy-3-prenyl-1,4-naphthohydroquinone di-β-D-glucoside, rubimallin에는 항세균작용이 있다(*in vitro*).[2]

• 추출물은 항세균작용이 있다(*in vitro*)[15]

(4) 항암작용

• bicyclic hexapeptide인 RA-700과 RA-XI ~ XVI에는 항종양작용이 있다.[3~5]

• RC-18에는 암세포독성, 항종양작용이 있다(*in vitro*, *in vivo*).[6]

(5) 항산화작용

• 알코올추출물과 dihydroxyanthraquinone인 rubiadin은 EDTA (ethylenediaminetetraacetic acid)나 Tris, mannitol, Vitamin E, *p*-benzoquinone과 같은 항산화제보다 더 강력하게 지질의 과산화를 억제한다.[7,8]

(6) 간세포보호작용

• 1,4-naphthalenediol-2,3-dicarboxylic acid diethylester에는 조혈 작용이 있다.[9]

- furomollugin과 mollugin은 hepatitis B 표면 항원의 분비를 억제한다. 6-hydroxy기와 pyran 또는 furan환이 이러한 작용에 관여한다.[10]
- rubiadin은 간세포 보호작용이 있다 (*in vivo*, rat, *p.o.*)[13]

(7) 기 타

- *R. yunnanensis*의 뿌리에서 분리된 deoxybouvardin (RA-V)과 RA-XII는 NO의 생산을 억제한다 (*in vitro*, LPS-activated macrophage).[11]
- *R. yunnanensis*의 뿌리에서 분리된 2-methyl-1,3,6-trihydroxy-9,10-anthraquinone은 RBL-2H3 cell에서의 β-hexosaminidase의 유리를 억제한다 (*in vitro*).[11]
- RA-VII는 *N*-demethylation (Tyr-3) 또는 *O*-demethylation과 hydroxylation (Tyr-3, 5)과 같은 대사체로 대사되지만 RA-X는 대부분이 대사되지 않고 담즙으로 배설된다.[12]
- 이 외에도 추출물에는 혈관확장작용, 자궁수축력증강, 방광의 흥분, 혈압 강하, 결석용해작용 등이 알려져 있다.[15]
- 추출물은 항알러지작용이 있다 (*in vitro*)[14]

응 용 양혈 (凉血), 정혈 (淨血), 지혈, 통경약으로 토혈, 변혈, 뇨혈, 월경불순, 관절비통, 암종 등에 쓴다. 그 밖에 염료로도 많이 쓴다.

처 방 천근산 (茜根散)

용 량 3 ~ 9 g

● **참고문헌**

1) Ozgen U *et al.* (2003) Fitoterapia 74: 682-685
2) Qiao YF *et al.* (1990) Yao Xue Xue Bao 25: 834-839
3) Kato T *et al.* (1987) Anticancer Res. 7: 329-334
4) Takeya K *et al.* (1993) Phytochemistry 33: 613-615
5) Morita H *et al.* (1992) Chem. Pharm. Bull. 40: 1352-1354
6) Adwankar MK *et al.* (1982) Chemotherapy 28: 291-293
7) Tripathi YB *et al.* (1997) Indian J. Biochem. Biophys. 34: 302-306
8) Pandey S *et al.* (1994) Indian J. Exp. Biol. 32: 180-183
9) Song SY (1985) Integrat. Trad. West. Med. 5: 625-626
10) Ho LK *et al.* (1996) J. Nat. Prod. 59: 330-333
11) Tao J *et al.* (2003) Chem. Pharm. Bull. 51: 654-662
12) Itokawa H *et al.* (1992) Chem. Pharm. Bull. 40: 2984-2989
13) Rao GM *et al.* (2006) J. Ethnopharmacol. 103: 484-490
14) Lee JH *et al.* (2006) J. Pharm. Pharmacol. 58: 503-512
15) Kalyoncu F *et al.* (2006) Phytother. Res. 20: 490-492

칼룸바

Calumbae Radix [JP]

calumba, calumba root, columba root

기 원 칼룸바나무 *Jateorhiza calumba* Miers (방기과 Menispermaceae)의 뿌리를 가로로 자른 것이다.

산 지 동부 아프리카의 모잠비크 지방, 마다카스카르 섬 등

성 상 원판상의 자른 조각으로 지름 3 ~ 8 cm, 두께 5 ~ 20 mm이고 약간 구부러져 있다. 자른 면은 담황색으로 점성이고 자른 면의 피층은 황색을 띤다. 중심에는 사마귀 같은 돌기가 있다. 바깥층의 코르크층은 회갈색이며 질은 단단한 편이다. 강하며 특이한 냄새가 있고 맛은 쓰다. 횡단면을 현미경으로 보면 피층 외부에 수산칼슘의 단정이 석세포 속에 있는 것도 있으며 선황색의 석세포가 있다.

성 분 Alkaloid 2 ~ 3%: palmatine, jateorrhizine, columbamine 등

Furanoditerpene: columbin, isocolumbin, jateorin, chasmantin, palmarin 등

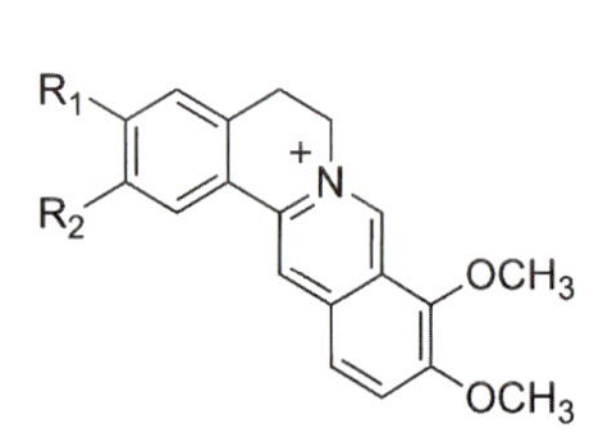

palmatine, R_1=OCH_3, R_2=OCH_3
jateorrhizine, R_1=OH, R_2=OCH_3
columbamine, R_1=OCH_3, R_2=OH

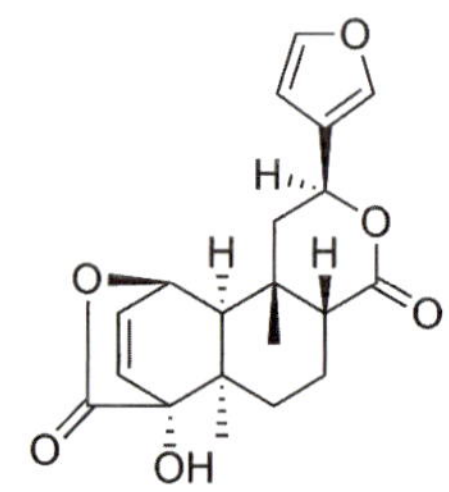

columbin

isocolumbin (C-8-*epi*)
jateorin (β-2,3-oxido)
chasmanthin (β-2,3-oxido, 12-*epi*)
palmarin (β-2,3-oxido,8-*epi*, 12-*epi*)

약 리 (1) 건위작용

- 틴크제는 동물실험에서 겐티아나 틴크와 같은 효력이 있다. 즉, 전제는 위액분비를 촉진하고 위의 산도를 상승시킨다. 그러나 온침액에는 이러한 작용이 없다. 또한, 물추출액은 위체부 및 유문부에 지속적인 긴장상승을 일으켜서 위의 운동을 항진시킨다.

(2) 기 타

- 항세균작용: 35% EtOH 추출물은 황색 포도상구균에 대한 항균작용을 나타낸다.
- 항암작용: columbin은 azoxymethane으로 유도한 대장암의 발생을 줄인다 (*in vivo*, rat).[1)]

확인시험 가루를 물로 추출한 여액에 H_2SO_4을 가하고 염소 시액을 천천히 가하면 접계면은 담적색 ~ 적색을 띤다.

규 격 회분 7.5% 이하

응 용 고미건위, 정장지사약으로 소화불량, 설사 등에 쓴다.

● 참고문헌

1) Kohno H *et al.* (2002) Cancer Lett. 183: 131-139

토 근 Ipecacuanhae Radix et Rhizoma KP JP (吐根, To Geun) ipecac, ipecacuanha

기 원 리오토근 *Cephaelis ipecacuanha* Richard 또는 카르타게나토근 *C. acuminata* Karsten (꼭두서니과 Rubiaceae)의 뿌리 및 뿌리줄기이다. 건조한 것은 정량할 때 총 alkaloid (emetine 및 cephaeline으로) 2.0% 이상을 함유한다.

산 지 브라질 (특히 Matto Grosso 주에서 많이 생산되고 Rio de Janeiro 항에서 수출되기 때문에 Rio 토근이라는 이름이 있다.)

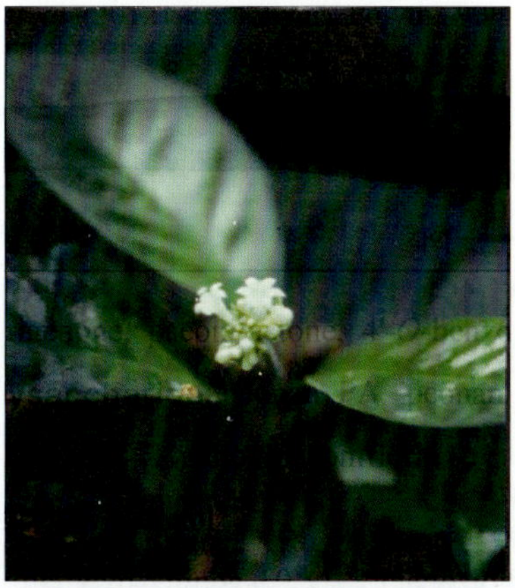

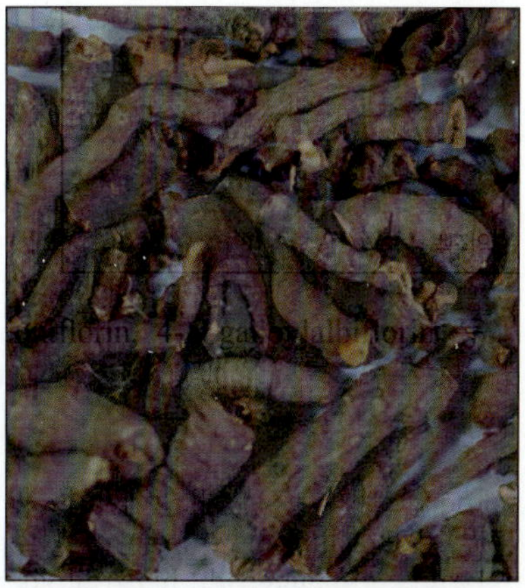

성 상 뿌리는 가늘고 긴 원기둥모양이며, 길이 3 ~ 15 cm, 지름 3 ~ 9 mm이다. 바깥면은 회색, 어두운 회색 또는 적갈색이며 불규칙한 윤절 모양을 하고 있다. 대개는 꼬이고 구부러져 있으며 때로 분지되어 있기도 한다. 꺾인 면은 피부가 목부로부터 쉽게 분리되며, 피부는 회갈색이고, 목부는 연한 갈색이다. 피부는 두께가 비후한 부분이 지름의 거의 2/3에 달한다. 뿌리줄기는 원기둥모양이고 마주난 잎의 자국이 보인다. 현미경으로 볼 때 코르크층은 갈색의 박막성 코르크세포로 되고 유세포에는 전분립이 가득 차 있으며 군데군데 calcium oxalate 속침정을 함유하는 것이 있다. 피부에는 후막성 세포가 없고 목부에는 주로 후막성의 도관과 가도관이 전분립을 함유하는 방사조직과 서로 교대로 배열되어 있다. 특유한 냄새가 약간 있고 맛은 약간 쓰고 불쾌하다. 가루는 코 점막을 자극한다.

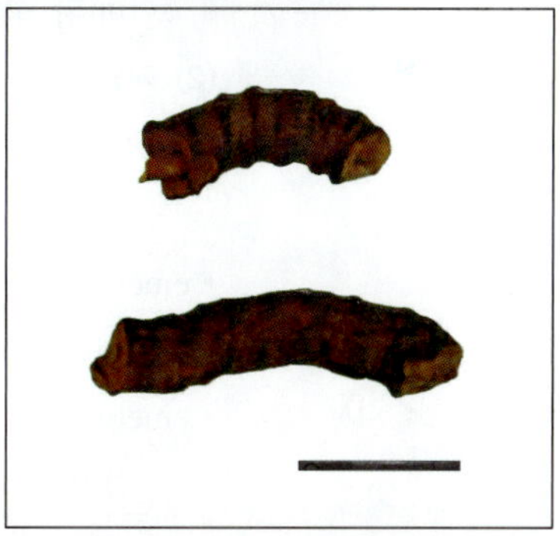

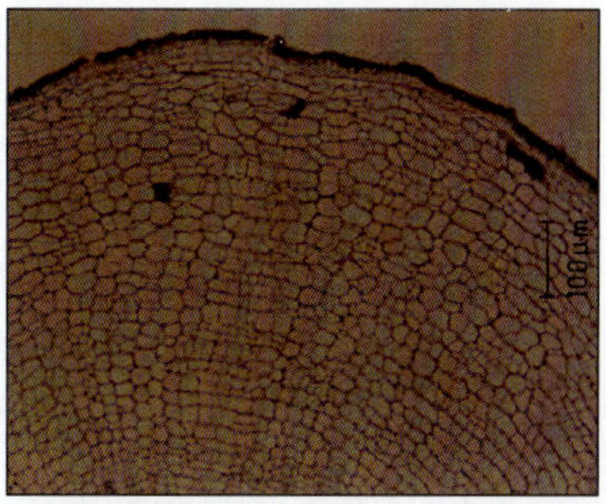

성 분 Alkaloid 2 ~ 3%: emetine, cephaeline, emetamine, psychotrine, ipecamine, *O*-methylpsychotrine, ipecoside,

6-*O*-methylipecoside, ipecosidic acid, alangiside, demethylalangiside, neoipecoside, *O*-methylneoipecoside, 3,4-dehydroneoipecoside, protoemetine 등

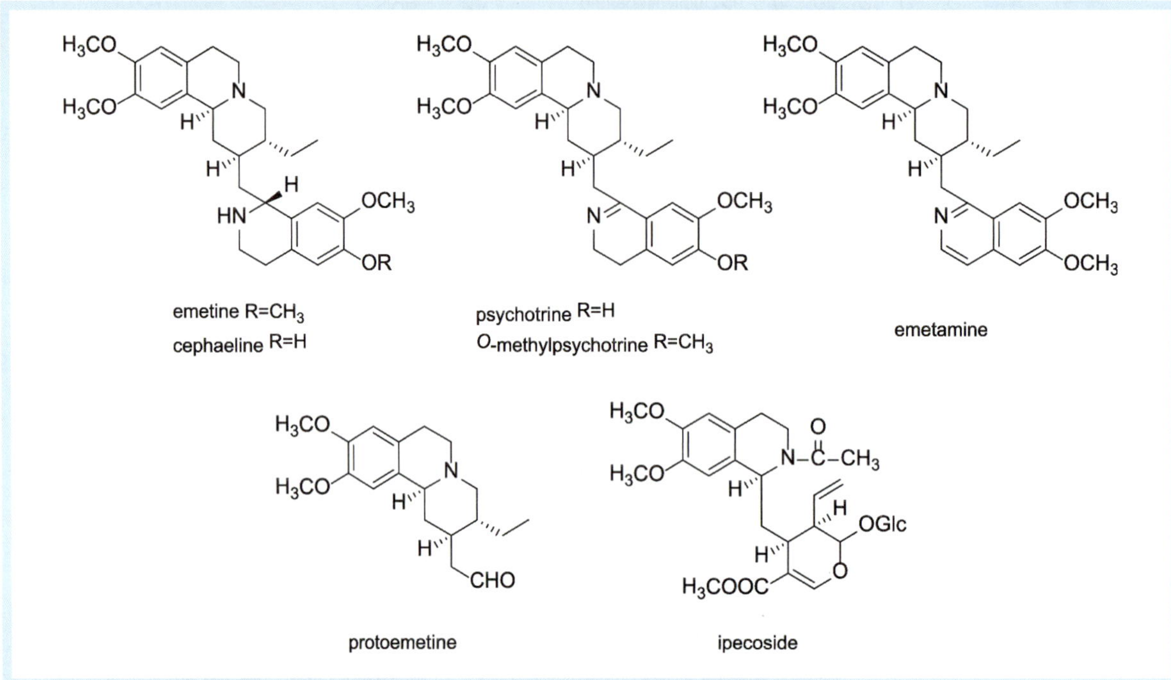

약 리 **(1) 최토작용**

- cephaeline은 식도에 있는 말초신경을 자극한 다음, 구토중추를 자극한다. 임상에서는 주로 Ipecac syrup의 형태로 사용한다.[¶3]

(2) 거담작용

- 분말을 생리식염수에 현탁시켜 실험동물의 위 내에 투여하면 기도 분비액이 현저하게 증가한다. 수침액도 동일한 작용을 나타낸다(*in vivo*, cat, rabbit)
- emetine은 주로 거담작용을 나타낸다.[¶3]

(3) 항아메바작용

- emetine에는 아메바의 운동성을 파괴함으로써 항아메바작용을 나타낸다. 동식물세포에서의 단백질합성을 억제하는 작용도 있다. 항바이러스작용도 있으나 세균에 대해서는 효과가 없다. 따라서, 세균성 적리에는 효과가 없다. 임상에서는 emetine의 유도체인 dehydroemetine(합성품)을 아메바성질환에 사용하고 있다. emetine은 사람에게 부정맥, 저혈압, 근무력, 위장관기능이상을 일으킬 수 있으며 요로 배설되는 속도가 대단히 느리다(60일).[¶3]

(4) 기타

- emetine은 주로 암세포에서 세포사멸을 유도한다(*in vitro*)[1)]

확인시험 가루 0.5 mg에 HCl 2.5 m*l*를 넣어 때때로 흔들어 섞으면서 1시간 방치한 다음 여과한다. 여액을 증발접시에 넣고 표백분의 작은 알갱이를 넣을 때 그 주변은 적색을 나타낸다(Snelling 반응).

규 격 **회분** 5.0% 이하 **산불용성회분** 2.0% 이하

응 용 거담제, 최토제, 아메바성 이질치료제, emetine-HCl 제조, 아편·토근산(Dover's powder)의 제조 원료

● 참고문헌

1) Moller M, Wink M. (2007) Planta Med. 73: 1389-1396

파극천 Morindae Radix KP CP
(巴戟天, Pa Geuk Cheon) morinda officinalis root

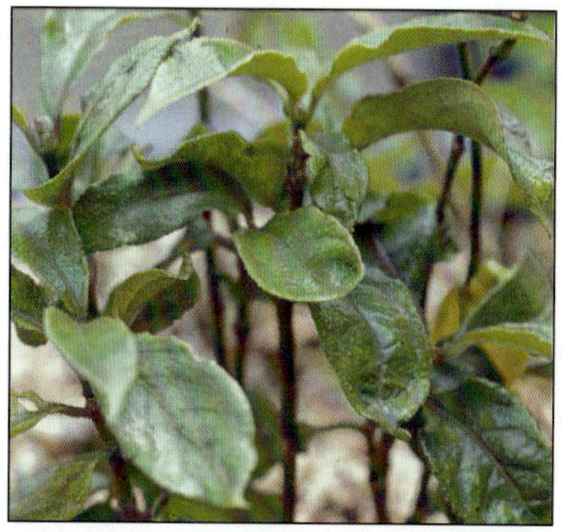

기 원 파극천 *Morinda officinalis* How (꼭두서니과 Rubiaceae)의 뿌리로서 수염뿌리를 제거하고 납작하게 눌러서 말린 것이다. 주로 중국의 광동(廣東), 광서(廣西), 사천(四川), 복건(福建) 등에서 생산된다. 아무 때나 채취하여 깨끗하게 씻은 후 무게가 60 ~ 70% 정도 될 때까지 건조시킨 뒤, 납작하게 두드려서 다시 햇볕에 말린다. 이것을 소금물에 알맞게 절인 다음 찐다. 뜨거울 때 목심(木心)을 제거하고, 소금물을 뿌려 볶아서 사용한다.

성 상 납작한 원기둥모양이며 지름은 5 ~ 20 mm이고 대개 구부러져 있으며 길이는 일정치 않다. 바깥면은 회황색 또는 어두운 회색이고 세로무늬 및 가로로 찢긴 무늬가 있으며 피부가 가로 방향으로 끊겨서 목부가 노출되기도 한다. 질은 질기다. 횡단면은 피부는 두텁고 보라색 또는 연한 보라색이며 목부와 쉽게 떨어진다. 목부는 단단하고 황갈색 또는 황백색이며 지름은 1 ~ 5 mm이다. 횡단면을 현미경으로 볼 때 코르크층은 수열의 코르크세포로 되어있고 그 안에는 calcium oxalate 속침정이 들어있다. 피부는 좁고 그 안쪽에는 석세포가 하나씩 또는 여러 개가 무리를 이루어 단속적으로 배열하여 고리모양를 이루고 있다. 유세포에는 calcium oxalate 속침정이 들어있다. 사부는 비교적 넓고 형성층 부근에는 calcium oxalate 속침정이 들어있다. 형성층은 뚜렷하다. 목부는 도관이 하나씩 흩어져 있거나 또는 2 ~ 3개가 서로 모여 있다. 목부섬유는 비교적 발달되었고 목부수선은 1 ~ 3열의 세포로 되어있으며 목화되지 않은 목부유세포 무리가 때때로 보인다. 냄새가 없고 맛은 달고 약간 떫다.

성 분 Iridoid: morindolide, morofficinaloside, asperuloside, asperulosidic acid, monotropein

Anthraquinone: tectoquinone, alizalin 1-methyl ether, 1-hydroxy-2,3-dimethylanthraquinone, lucidin-ω -methyl ether, 1-hydroxy-3-hydroxymethyl-anthraguinone

Monoterpene glycoside: borneol-6-*O*-β-D-adiposyl-β-D-glycoside

Triterpenoid: rotungenic acid

Lactone compound: (4*R*,5*S*)-5-hydrohexan-4-olide

Oligosaccharide: MW-97, inulin-type hexasaccharide, heptasaccharide, nystose, IF-fructofuranosylnystose

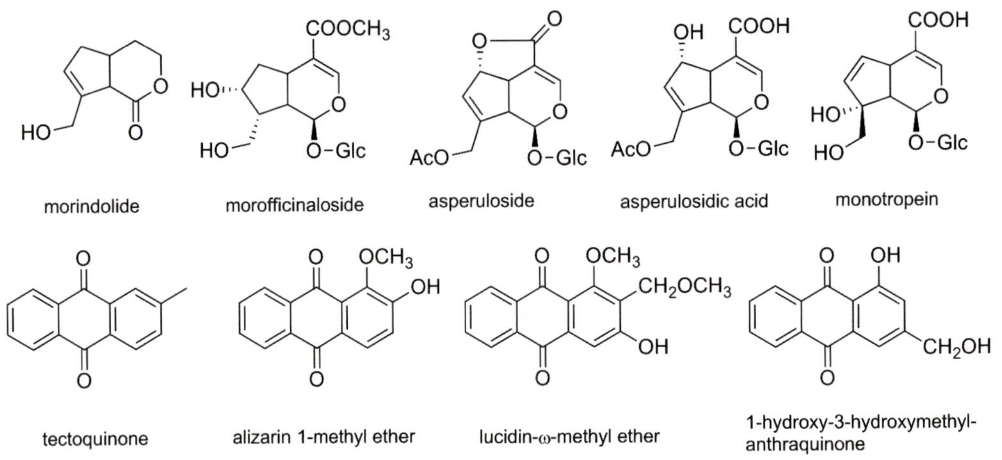

약 리 **(1) 항우울작용, 강장작용**

- 추출물은 forced swimming test에서 항우울제로 사용되는 desipramine만큼 실험동물의 반응시간을 줄이고 수영시간을 늘려 준다 (*in vivo*, mouse).[1]
- 항우울작용: 올리고당류는 corticosterone으로 유도한 PC12 cell의 세포사멸을 억제한다 (*in vitro*).[2]
- oligosaccharide인 MW-97은 중추신경을 흥분시키거나 억제시키지 않으면서 만성적인 스트레스에 대한 저항을 높여 준다 (*in vivo*, mouse).[3]
- succinic acid와 nystose, 1F-fructofuranosylnystose, inulin-type hexasaccharide, heptasaccharide는 항우울작용을 가지고 있다.[4]

(2) 뼈보호 작용

- anthraquinone은 파골세포의 작용을 억제한다 (*in vitro*).[6]
- 추출물은 난소절제된 동물모델에서 뼈의 손실을 억제한다 (*in vivo*, rat).[7]

(3) 기 타

- 혈당강하작용: EtOH 추출물은 streptozotocin으로 유도한 당뇨쥐의 혈당을 내리며 항산화효소의 활성을 증가시킨다.[5]
- EtOH 추출물은 고초균의 성장을 억제한다 (*in vitro*).
- 추출물은 항염증작용을 나타낸다 (*in vitro, in vivo*).[8,9]
- anthraquinone은 지방세포 분화를 증가시킨다 (*in vitro*, 3T3-L1 cells).[10]

응 용 보신, 강장약으로 임포텐스, 부인의 한랭에 의한 불임증, 류머티스, 각기 등의 통증에 쓴다. 남태평양제도에서 생산되는 *M. citrifolia*의 열매는 '노니 (Noni)'라는 이름으로 상품화되어 있다.

처 방 파극환 (巴戟丸)

용 량 9 ~ 15 g

● 참고문헌

1) Zhang ZQ *et al.* (2002) Pharmacol. Biochem. Behav. 72: 39-43
2) Li YF *et al.* (2003) Life Sci. 72: 933-942
3) Li YF *et al.* (2001) Acta Pharmacol. Sin. 22: 1084-1088

4) Cui C *et al.* (1995) Zhongguo Zhong Yao Za Zhi 20: 36-39, 62-63
5) Soon YY, Tan BK (2002) Singapore Med. J. 43: 77-85
6) Bao L *et al.* (2011) Chem Biol Interact 194: 97-105
7) Li N *et al* (2010) Molecuels 14: 2049-2061
8) Kim IT *et al* (2005) J. Pharm. Pharmacol. 57: 607-615
9) Choi J *et al* (2005) Biol. Pharm. Bull. 28: 1915-1918
10) Liu C *et al.* (2012) Nat. Prod. Res. 26: 1750-1754

하수오 Polygoni Multiflori Radix KP CP JP (何首烏, Ha Su O), 적하수오 (赤何首烏)

기 원 하수오 *Polygonum multiflorum* Thunb. (마디풀과 Polygonaceae)의 덩이뿌리이다. 건조한 것은 정량할 때 2,3,5,4'-tetrahydroxystilbene-2-*O*-β-D-glucoside 0.75% 이상이고, emodin 및 physcion의 합 0.10% 이상을 함유한다.

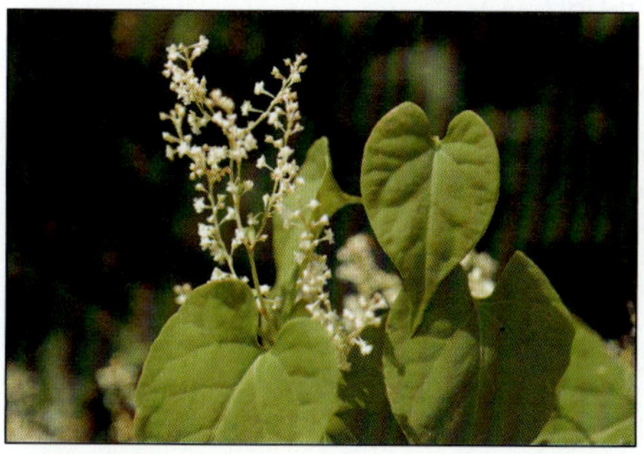

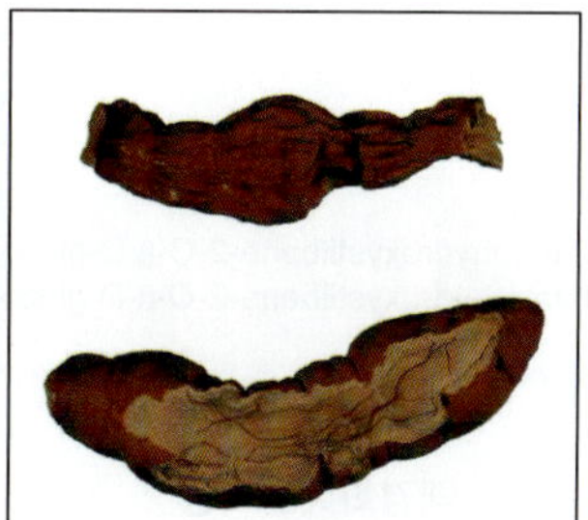

적하수오

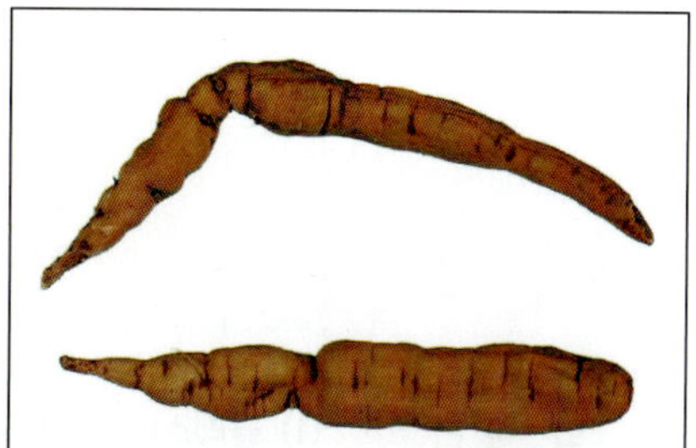

백하수오

산 지 중국이 원산지이고 주 재배지이기도 하다.

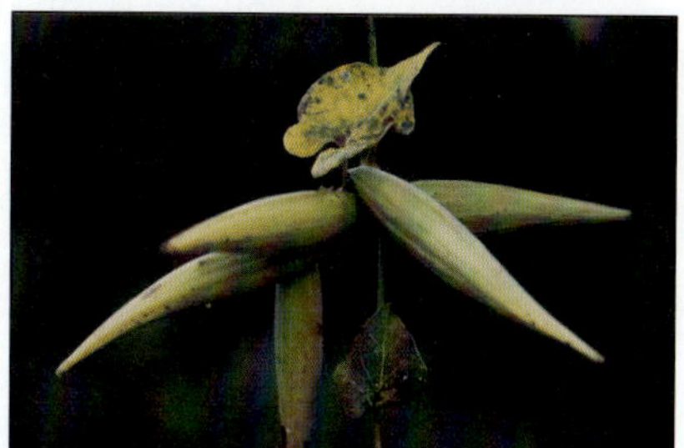

백하수오

성 상 방추형 또는 덩어리이며 길이 5 ~ 15 cm, 지름 3 ~ 10 cm이다. 바깥면은 적갈색 ~ 흑갈색이며 약간 울퉁불퉁하고 평평하지 않으며 얕은 홈이 있고 불규칙한 주름 무늬와 세로홈이 있다. 또한, 가로로 긴 껍질눈 또는 연속적인 줄무늬가 있고 양쪽 끝에는 한 개의 잘린 자국이 뚜렷하며 섬유상 유관속이 노출되어 있다. 질은 질기고 단단하여 절단하기 어렵다. 자른 면은 연한 황갈색 또는 연한 적갈색이고 가루성이며, 피부에는 4 ~ 11개의 원형에 가까운 이형유관속 고리들이 모여서 "금문(錦紋)"이라 불리우는 꽃무늬를 이루고 있다. 중앙의 목부는 비교적 크고 때로 목심을 볼 수 있다. 횡단면을 현미경으로 볼 때 코르크층은 수열의 세포로 되어있고 그 안에는 갈색물질이 들어있다. 사부는 비교적 넓고 원형에 가까운 이형유관속, 즉 복합유관속 4 ~ 11개가 흩어져있다. 별도로 한 종류의 유관속이 뿌리의 중앙에 있는데, 이 유관속은 하나로 된 유관속이다. 유관속은 모두 측립유관속이다. 형성층은 고리를 이루고 있다. 목부는 도관이 비교적 적고 주위에는 가도관 및 소수의 목부섬유가 있다. 뿌리의 중심에는 1차 목부가 있다. 유세포에는 calcium oxalate 집정 및 전분립이 들어있다. 냄새가 없고 맛은 약간 쓰고 떫다.

성 분 Anthraquinone: chrysophanol, emodin, rhein, physcion과 그 배당체

Stilbene: (*E*)-2,3,5,4'-tetrahydroxystilbene-2-*O*-β-D-glucoside, 2,4,6,4'-tetrahydroxystilbene-2-*O*-β-D-glucoside, 2,3,5,4'-tetrahydroxystilbene-2-*O*-β-D-glucoside-2''-monogalloyl ester, 2,3,5,4'-tetrahydroxystilbene-2-*O*-β-D-glucoside-3''-monogalloyl ester

Phthalide: *cis*-6,7-dihydroxyligustilide, *trans*-6,7-dihydroxyligustilide

기 타: lecithin (3.7%)

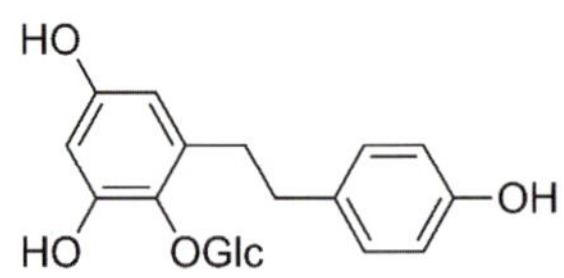

(*E*)-2,3,5,4'-tetrahydroxystilbene-2-*O*-β-D-glucoside

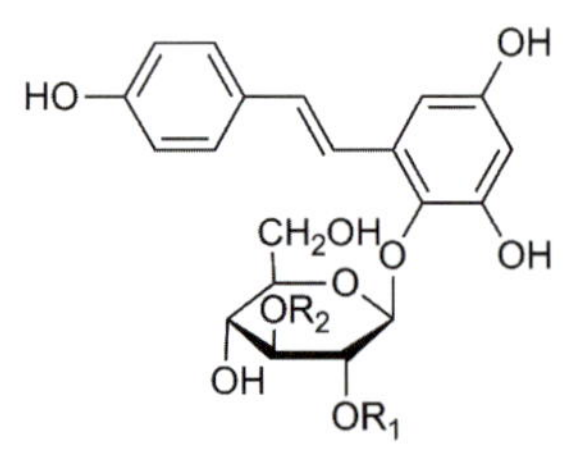

2,3,5,4'-tetrahydroxystilbene-2-*O*-β-D-glucoside-2''-monogalloyl ester, R_1=Galloyl, R_2=H
2,3,5,4'-tetrahydroxystilbene-2-*O*-β-D-glucoside-3''-monogalloyl ester, R_1=H, R_2=Galloyl

약 리 **(1) 콜레스테롤 저하작용, 동맥경화예방작용**

- 하수오의 유효 성분과 cholesterol이 결합하여 장관의 cholesterol 흡수를 감소시키며 혈청 cholesterol의 증가를 억제한다. 또한 cholesterol이 간에 침착하는 것을 저해한다.[1)]
- 지질 성분이 혈청 내에 체류하거나 동맥내막에 침투하는 것을 저지하여 동맥경화의 형성을 억제한다.[¶1]

(2) 강장·강심작용

- lecithin은 신경조직, 특히 뇌척수를 구성하는 주성분으로 신경 강장작용을 가지고 있으며, 또한 혈구를 비롯한 세포의 세포막 구성성분으로 혈구의 신생과 발육을 촉진한다.[¶1]
- 적출한 개구리 심장에 대하여 흥분작용을 나타낸다.
- emodin은 CCl_4로 독성을 준 생쥐 간조직에서 미토콘드리아 glutathione의 항산화상태를 개선한다. 그 작용은 오미자의 schisandrin B에는 미치지 못하지만 α-tocopherol보다는 강하다(*in vivo*).[1)]
- anthraquinone 함유 분획은 허혈-재관류에 의한 심근의 손상으로부터 심근세포를 보호한다(isolated perfused rat heart). glutathione의 항산화상태를 유지시켜 줌으로써 이러한 작용을 나타내는 것으로 보고 있다.[2)]
- *E*-2,3,5,4'-tetrahydroxystilbene 2-*O*-β-D-glucopyranoside, *cis*-와 *trans*-*E*-3-butylidene-4,5,6,7-tetra-hydro-6,7-dihydroxy-1(3H)-isobenzofuranone은 Ca^{2+}–ATPase의 활성을 저해한다. 6,7-dihydroxy-li

gustilide에도 Ca^{2+}-ATPase 저해활성을 나타낸다.[3)]

(3) 뇌세포보호작용

- 추출물은 학습능력과 기억력을 개선시킨다(*in vivo*, mouse). 항산화 물질에 의한 것으로 추측된다.[4)]
- 50% EtOH 추출물을 장기간 투여하면(전처리) 허혈로 인한 뇌의 경색부위가 대조군에 비해 반으로 줄어든다(*in vivo*, gerbil).[5)]

(4) 사하작용

- anthraquinone 유도체는 장관의 유동을 촉진하여 사하작용을 가진다.[¶1]
- 수침제나 chrysophanol은 동물의 장관운동을 촉진한다.

(5) 간보호작용

- 추출물은 간경화 모델에서 생존율을 증가시킨다(*in vivo*).[9)]

(6) 기 타

- 전제를 토끼에게 경구투여하면 30 ~ 60분 후에 혈당치가 상승하나, 그 후 하강하기 시작하여 6시간에는 평균치보다 0.03% 낮아진다.
- 항산화작용: stilbene glucoside인 (*E*)-2,3,5,4'-tetrahydroxystilbene-2-*O*-β-D-glucopyranoside에는 유리기 소거작용이 있으며, 이 화합물의 aglycone의 작용이 더 강하다.[6)] gallic acid와 catechin에도 이러한 활성이 있다(*in vitro*).[7)]
- emodin에는 혈관확장작용과 면역억제작용이 있다(*in vitro*).[8)]
- 부신피질호르몬과 유사한 작용을 보인다.[¶1]
- 항바이러스작용: influenza virus의 성장을 억제한다.[¶1]

확인시험 (1) 가루에 NH_4OH 시액을 떨어뜨리면 진한 붉은색을 띤다(anthraquinone, Bornträger 반응).

(2) 1 g을 달아 물 10 m*l*를 넣고 끓인 다음 여과한 여액 1 m*l*에 $FeCl_3$ 시액 1 ~ 2방울을 넣으면 보라색 ~ 파란색을 띤다.

(3) 가루 및 하수오표준생약 1 g을 달아 각각 MeOH 10 m*l*를 넣고 60분간 초음파추출한 다음 여과한 여액을 검액 및 하수오표준생약표준액으로 한다. 이들 액을 가지고 TLC 법에 따라 시험한다. 검액 및 하수오표준생약 10 μ*l*씩을 TLC용 silica gel(형광제 첨가)을 써서 만든 박층판에 점적한다. 다음에 ethyl acetate · MeOH · H_2O · acetic acid 혼합액(200 : 10 : 10 : 3)을 전개용매로 하여 약 10 cm 전개한 다음 박층판을 바람에 말린다. 여기에 자외선(주파장 365 nm)을 쪼일 때 검액에서 얻은 여러 개의 반점은 하수오표준생약표준액에서 얻은 반점과 색상 및 R_f 값이 같고, 그 중 R_f 값 0.35 부근에서 2,3,5,4'-tetrahydroxystilbene-2-*O*-β-D-glucoside의 반점을 나타낸다.

응 용 사하, 보혈, 강정, 강장약

처 방 하인음(何人飮)

용 량 9 ~ 30 g

유사생약

- 백수오(白首烏, Cynanchi Wilfordii Radix)[KHP]

  은조롱 *Cynanchum wilfordii* (Maxim.) Hemsl. (박주가리과 Asclepiadaceae)의 덩이뿌리이며, 같은 용도로 사용된다. 중국에서는 *C. auriculatum, C. bungei*의 덩이뿌리도 사용한다.

● 참고문헌

1) Chiu PY *et al.* (2002) Planta Med. 68: 951-956
2) Yim TK *et al.* (1998) Planta Med. 64: 607-611
3) Grech JN *et al.* (1994) J. Nat. Prod. 57: 1682-1687
4) Chan YC *et al.* (2003) Am. J. Chin. Med. 31: 171-179
5) Chan YC *et al.* (2003) Am. J. Chin. Med. 31: 71-77
6) Ryu G *et al.* (2002) Arch. Pharm. Res. 25: 636-639
7) Chen Y *et al.* (1999) J. Agric. Food Chem. 47: 2226-2228
8) Huang HC *et al.* (1991) Eur. J. Pharmacol. 198: 211-213
9) Huang CH *et al.* (2007) J. Ethnopharmacol. 114: 199-206

현 삼 Scrophulariae Radix KP CP
(玄蔘, Hyeon Sam) scrophularia root

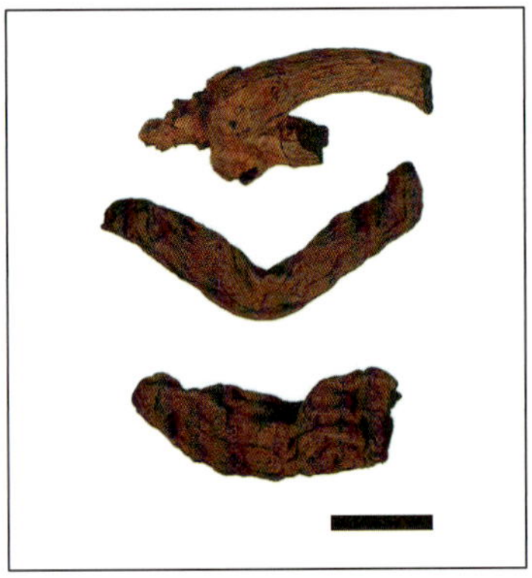

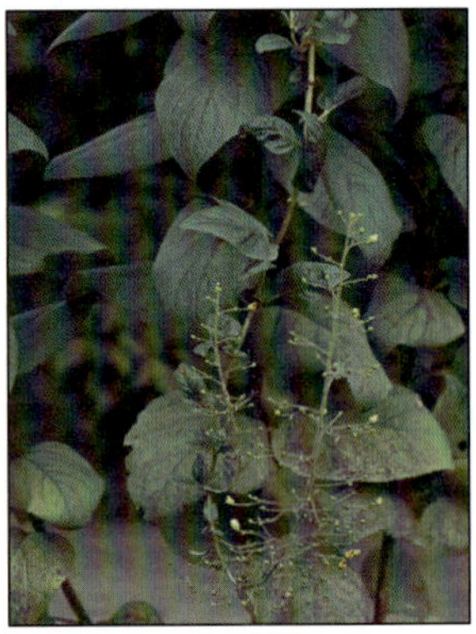

기 원 현삼 *Scrophularia buergeriana* Miquel 또는 중국현삼(中國玄蔘) *S. ningpoensis* Hemsley (현삼과 Scrophulariaceae)의 뿌리이다. 중국에서는 *S. ningpoensis* Hemsl.의 뿌리만을 쓴다.

성 상 불규칙하게 구부러져 있고 긴 원기둥모양 ~ 방추형으로 길이 4 ~ 20 cm, 지름 1 ~ 3 cm이다. 바깥면은 황갈색 ~ 갈색이고 거친 세로주름이 있으며 옆으로 긴 껍질눈과 드문드문 잔뿌리 자국이 있다. 질은 단단하며 꺾기 힘들고 꺾인 면은 검은색 ~ 흑갈색을 띤다. 설탕이 타는 것과 같은 특유한 냄새가 있고 맛은 약간 달며 후에 약간 쓰다.

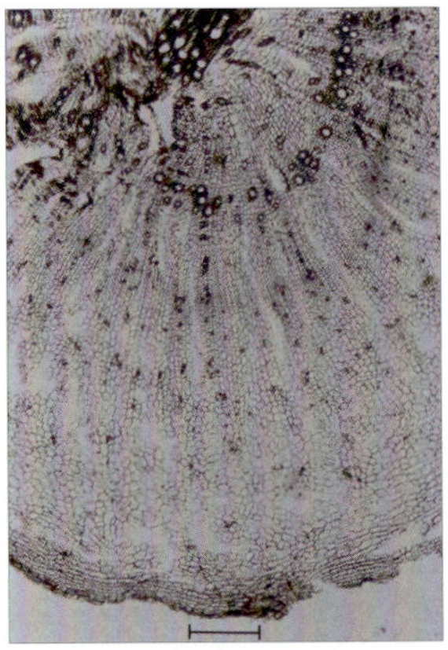

성 분 Iridoid: buergerinin F, G, 8-(*O*-methyl-*p*-coumaroyl)-harpagide, 8-*O*-*E*-*p*-methoxycinnamoylharpagide, 8-*O*-*Z*-*p*-methoxycinnamoylharpagide, 6'-*O*-*E*-*p*-methoxycinnamoylharpagide, 6'-*O*-*Z*-*p*-methoxycinnamoylharpagide, *E*-harpagoside, *Z*-harpagoside, harpagide

Phenylpropanoid: *p*-methoxy cinnamic acid, buergeriside A_1, B_1, B_2, C_1

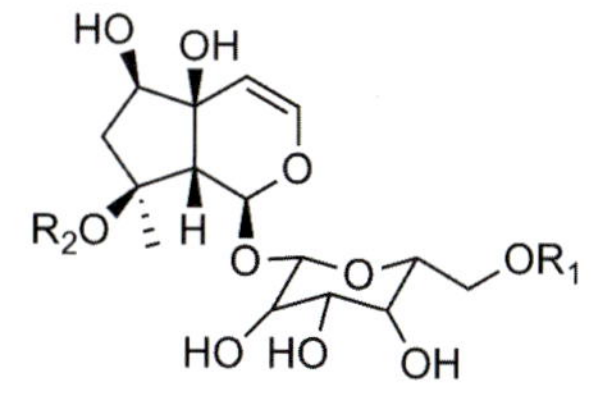

8-*O*-*E*-*p*-methoxycinnamoylharpagide, R_1=H, R_2=*E*-*p*-methoxycinnamoyl
8-*O*-*Z*-*p*-methoxycinnamoylharpagide, R_1=H, R_2=*Z*-*p*-methoxycinnamoyl
6'-*O*-*E*-*p*-methoxycinnamoylharpagide, R_1=*E*-*p*-methoxycinnamoyl, R_2=H
6'-*O*-*Z*-*p*-methoxycinnamoylharpagide, R_1=*Z*-*p*-methoxycinnamoyl, R_2=H
E-harpagoside, R_1=H, R_2=*E*-cinnamoyl
Z-harpagoside, R_1=H, R_2=*Z*-cinnamoyl
harpagide, R_1=H, R_2=H

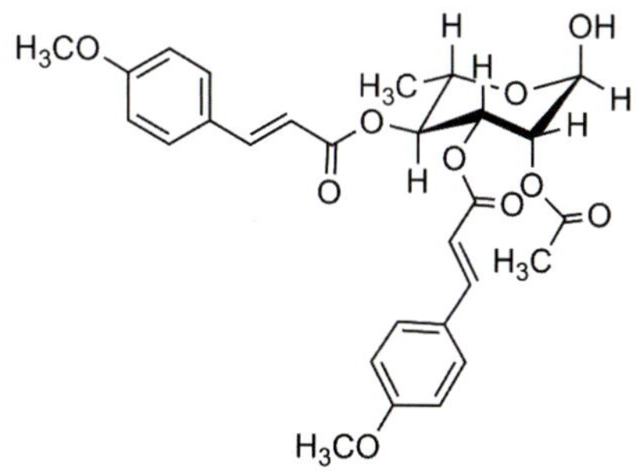

buergeriside A_1

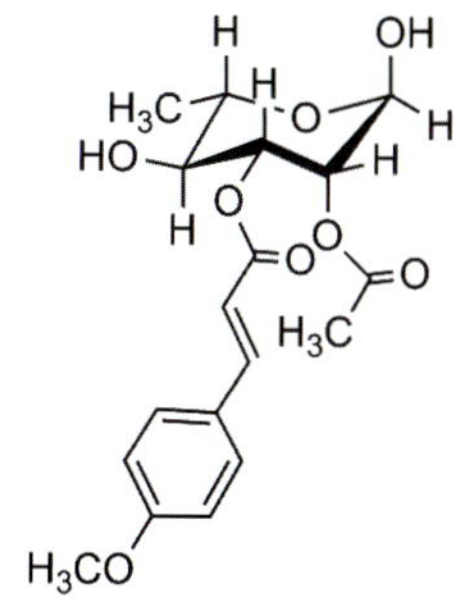

buergeriside B_1

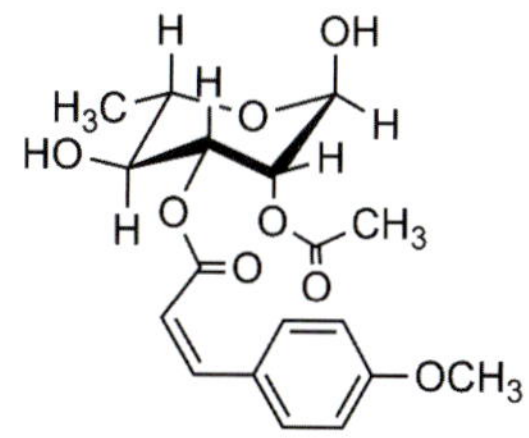

buergeriside B_2

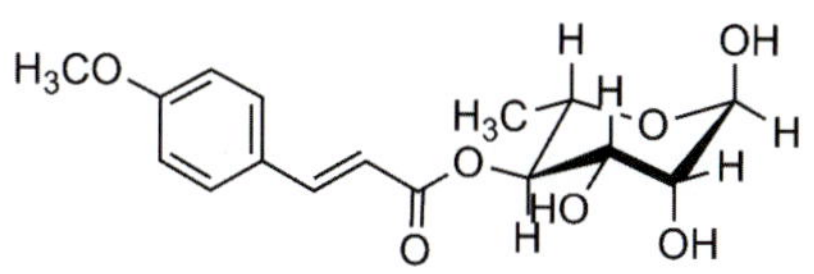

buergeriside C_1

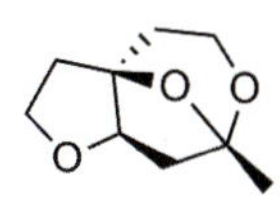

buergerinin F

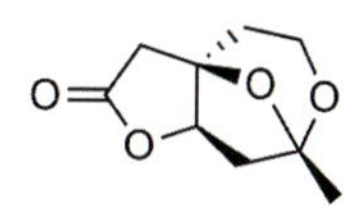

buergerinin G

약 리

(1) 강심·혈압강하작용

• 추출물은 심박동수는 감소시키나 심근수축력을 증가시켜 강심작용을 나타낸다.

• 수침액이나 전제에는 현저한 혈압강하작용이 있다(*in vivo*, dog, *i.v.*).

(2) 간세포보호작용

• 4-*O*-*E*-*p*-methoxycinnamoyl-α-L-rhamnopyranoside ester와 *p*-methoxycinnamic acid는 CCl_4로 유도한 간독성으로부터 간세포를 보호한다(*in vitro*, rat hepatocytes).[1]

(3) 뇌신경보호작용

• buergeriside A_1, B_1, B_2, C_1과 (*E*)-cinnamic acid, (*E*)-*p*-methoxycinnamic acid, (*E*)-harpagoside, (*Z*)-harpagoside, harpagide 등은 glutamate로 유도한 뇌신경퇴화로부터 뇌신경세포를 보호한다(*in vitro*, rat cortical neurons).[2,3]

• *E*-*p*-methoxycinnamic acid는 scopolamine으로 유도한 기억력감퇴와 공간지각력의 손상을 개선한다(*in vivo*, mouse, passive avoidance task, Morris water maze test).[4,5]

• 추출물 및 iridoid 분획은 인지능력 개선 효능이 있다(*in vivo*, mouse, *i.p.*).[6,7]

(3) 기 타

• 말초혈관확장작용: 말초혈관확장작용이 있어 국소혈액순환을 촉진하여 염증을 없애주므로 탈항과 같은 혈전성 정맥염에 사용할 수 있다.

• 항독소(antitoxoid)작용: saponin 성분에 의한 피부사상균억제효과가 있으며, 디프테리아의 독소를

중화하는 작용도 있다(*in vitro*).

• 추출물은 항알러지 효능이 있다(*in vivo*, mouse, tropical.).[6,7]

확인시험 (1) 가루 0.5 g에 물 10 m*l*를 넣고 수욕중에서 2 ~ 3분간 가열한 다음 여과한다. 여액 4 m*l*에 Fehling 시액 2 m*l*를 넣고 수욕중에서 가열할 때 붉은색의 침전이 생긴다.

(2) 가루 0.1 g에 MeOH 10 m*l*를 넣고 수욕상에서 2 ~ 3분간 가온하고 여과한 여액을 증발건고하고 그 잔류물에 glacial HOAc 4 m*l*를 넣고 2분간 가온한 다음 여과한다. 여액이 식은 다음 여기에 H_2SO_4 1 m*l*를 조용히 넣을 때 접계면은 적갈색을 나타낸다(Liebermann-Burchard 반응).

(3) 가루 약 1 g을 달아 희석시킨 EtOH (7 → 10) 10 m*l*를 넣고 60분간 초음파추출한 다음 여과하여 검액으로 한다. 따로 *E*-harpagoside 표준품 1 mg을 달아 희석시킨 EtOH (7 → 10) 1 m*l*에 녹여 표준액으로 한다. 이들 액을 가지고 TLC 법에 따라 시험한다. 검액 및 표준액 각각 2 μ*l*씩을 가지고 TLC용 silica gel을 써서 만든 박층판에 점적한다. 다음에 BuOH · H_2O · acetic acid 혼합액(7 : 2 : 1)을 전개용매로 하여 약 10 cm 전개한 다음 박층판을 바람에 말린다. 여기에 vanillin-H_2SO_4 시액을 고르게 뿌린 다음 105℃에서 10분간 가열할 때 검액에서 얻은 여러 개의 반점 중 1개의 반점은 표준액에서 얻은 분홍색 반점과 색상 및 R_f 값이 같다.

건조감량 17.0% 이하(6시간) **회분** 6.0% 이하 **산불용성회분** 2.0% 이하

엑스함량 묽은 EtOH 엑스 24.0% 이상

응 용 청열해독의 효능이 있고 복부수종, 손발과 얼굴의 부종에 쓴다.

처 방 현삼승마탕(玄蔘升麻湯), 현삼해독탕(玄蔘解毒湯)

용 량 9 ~ 15 g, 탈항에는 30 ~ 90 g을 사용한다.

● 참고문헌

1) Lee EJ *et al.* (2002) Planta Med. 68: 407-411
2) Kim SR *et al.* (2002) J. Nat. Prod. 65: 1696-1699
3) Kim SR, Kim YC (2000) Phytochemistry 54: 503-509
4) Kim SR *et al.* (2003) Brain Res. Cogn. Brain Res. 17: 454-461
5) Kim SR *et al.* (2002) Br. J. Pharmacol. 135: 1281-1291
6) Jeong EJ *et al.* (2008) Eur. J. Pharmacol. 588: 78-84
7) Jeong EJ *et al.* (2009) J. Ethnopharmacol. 121: 98-105
8) Kim JK *et al.* (2012) Inflammation 35: 183-191

황 금 Scutellariae Radix KP CP JP
(黃芩, Hwang Geum) scutellaria root

기 원 속썩은풀 *Scutellaria baicalensis* Georgi (꿀풀과 Labiatae)의 뿌리로서 그대로 또는 주피를 제거한 것이다. 건조한 것은 정량할 때 baicalin, baicalein 및 wogonin의 합 10.0% 이상을 함유한다.

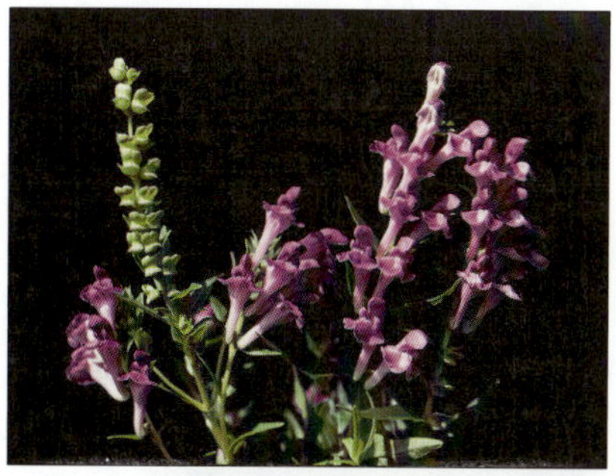

산 지 한국, 중국, 일본 등

성 상 원뿔모양이고 비틀어져 굽어 있으며, 길이 8 ~ 25 cm, 지름 1 ~ 3 cm이다. 바깥면은 황갈색 또는 진한 노란색이고, 혹모양의 가는 뿌리 자국이 드문드문 있다. 위쪽에는 비교적 거칠고 비틀어져 굽어있는 세로주름 또는 불규칙한 그물무늬가 있다. 질은 단단하면서 취약하고 절단하기 쉽다. 자른 면은 노란색이고, 중심부는 적갈색이다. 햇수가 오래된 것은 뿌리의 가운데가 썩어 있거나 비어있고, 어두운 갈색 또는 적갈색을 나타낸다. 냄새가 거의 없고 맛은 약간 쓰다.

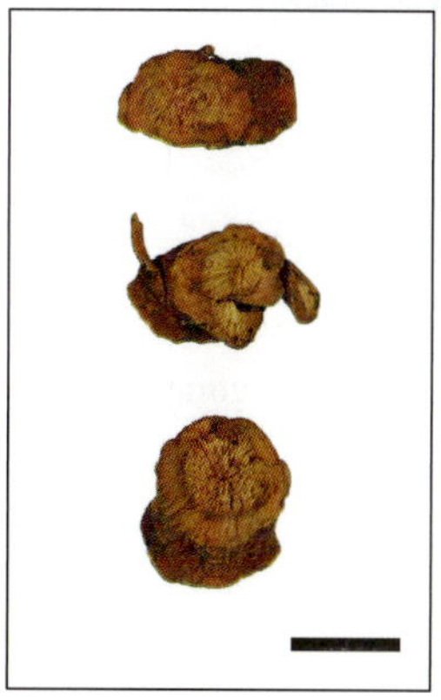

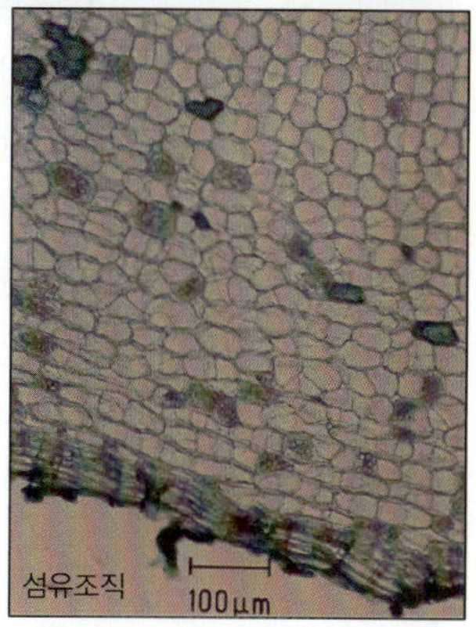

성 분 Flavonoid: baicalin, baicalein, wogonin, wogonin-7-*O*-glucuronide, oroxylin A, skullcapflavone I, II, 2(*S*)-,2',5,6',7-tetrahydroxyflavanone, chrysin, dihydrooroxylin A 등

Diterpenoid: scutebaicalin, scutalpin L (지상부)

기 타: 유리 아미노산 등

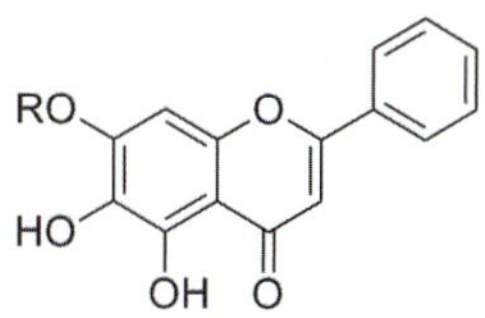

baicalein, R=H
baicalin, R=GlcA

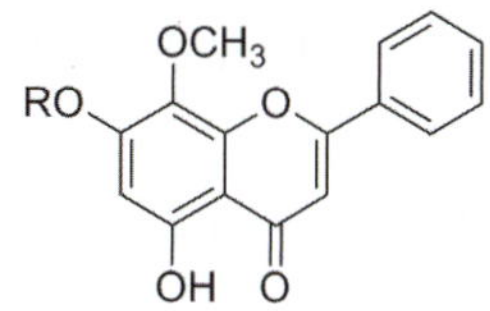

wogonin R=H
wogonin-7-*O*-glucuronide R=GlcA

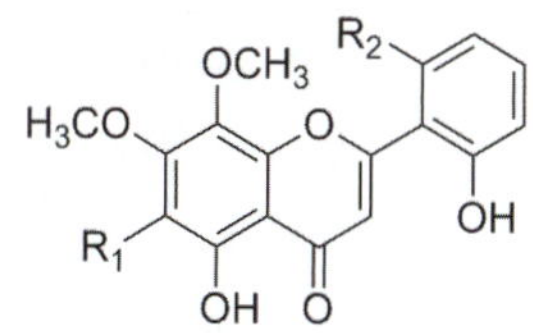

skullcapflavone I, R=H, R_2=H
skullcapflavone II, R=OCH_3, R_2=OCH_3

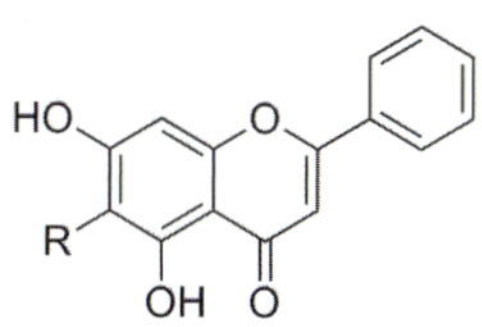

chrysin, R=H
oroxylin A, R=OCH_3

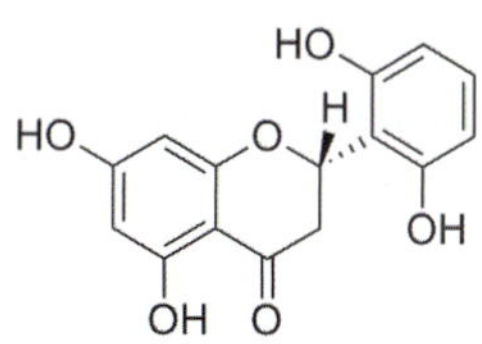

(2*S*)-2',5,6',7-tetrahydroxyflavanone

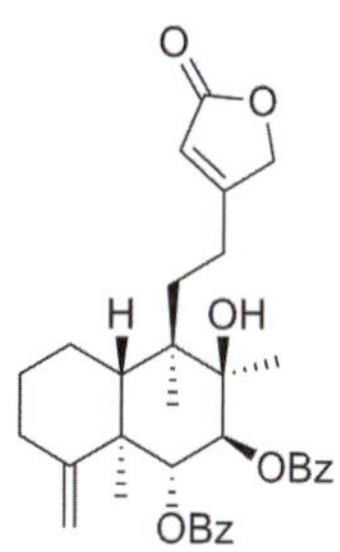

scutebaicalin

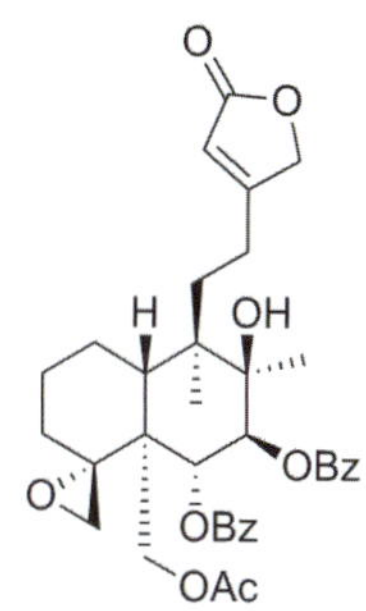

scutalpin L

약 리 **(1) 해열작용**

• 황금에는 해열작용이 있으며 그 유효성분은 baicalein이다.[1]

(2) 항염증작용

• wogonin은 COX-1과 fibronectin의 발현은 증가시키는 반면, COX-2와 TNFα의 발현을 억제한다

(*in vivo*, mouse skin).[1)]

- baicalein은 dextran sulfate sodium으로 유도한 급성대장염을 완화시킨다(*in vivo*, mouse).[2)]
- baicalin은 chemokine과 결합하여 chemokine의 생리적 기능을 방해함으로써 항염증작용을 나타낸다(*in vitro*).[3)]
- 추출물에는 항염증작용이 있다(*in vitro*, RAW264.7cell).[44,45)]

(3) 이담작용

- baicalin과 baicalein은 담즙의 분비를 촉진한다. wogonin에는 이러한 작용이 없다.

(4) 죽상(粥狀)동맥경화방지작용, 혈압강하작용

- baicalein은 thrombin과 thrombin 수용체 작용물질로 유도한 plasminogen activator inhibitor-1의 생산을 억제함으로써, 혈전을 용해하는 plasminogen의 활성을 도와준다(*in vitro*).[4)]
- baicalein은 동맥의 수축과 이완에 영향을 미쳐 전반적으로 혈압을 낮추어 준다.[5)]

(5) 진정작용

- oroxylin A와 wogonin은 benzodiazepine 수용체에 결합하여 선택적으로 길항함으로써, benzodiazepine류(예, diazepam)의 진정제가 가지고 있는 근육완화나 강한 진정작용과 같은 부작용없이 불안완화작용을 나타낸다(*in vitro*, *in vivo*).[6,7)]
- 황금의 flavonoid 성분 중에서 2'-OH flavone류가 가장 강한 benzodiazepine site ligand이다(*in vitro*).[8)]
- wogonin은 GABA 신경계 작용을 통하여 항경련작용을 나타낸다(*in vivo*, mouse, *i.p.*).[46)]

(6) 간세포보호작용

- MeOH 추출물은 담관 결찰(bile duct ligation)이나 CCl_4로 유도한 간섬유화나 지방의 과산화를 억제한다(*in vivo*, rat).[9,10)]
- wogonin은 D-galactosamine과 LPS에 의한 lethal shock와 간독성으로부터 실험동물을 보호한다(*in vivo*, mouse).[11)]
- isoscutellarein-8-*O*-glucuronide는 mouse liver sialidase의 활성을 억제한다(*in vitro*).[12)]
- 추출물 및 skullcapflavone은 간성상세포의 성장을 억제한다(*in vitro,* HSC-T6 cell)[39,48)]
- baicalin은 허열에 의한 간의 손상으로부터 보호한다(*in vivo,* rat, *i.p.*)[42)]

(7) 신경세포보호작용

- wogonin은 소신경교세포(microglia)의 염증반응을 억제함으로써 신경세포보호작용을 나타낸다(*in vitro*, *in vivo*).[13)]
- baicalein은 NO생성을 억제함으로써 소신경교세포의 세포사멸을 억제한다(*in vitro*).[14)]
- 황금의 flavone류는 신경세포의 세포사멸과 단백질산화를 억제한다(*in vitro*).[15)]
- wogonin은 NO생성을 억제함으로써 신경교세포의 세포사멸을 억제한다(*in vitro,* C6 rat glial cell).[16)]
- baicalin과 wogonin은 신경세포의 분화를 촉진시킨다(*in vitro*)[36,43)]
- baicalin은 amyloid-β에 의한 산화적 스트레스를 감소시킨다(*in vitro,* SH-SY5Y cells)[41)]
- flavonoid는 허혈성 뇌손상에 보호 효능을 나타낸다(*in vivo, mouse i.p.*)[47)]

(8) 항암작용

- 추출물은 암세포의 증식과 prostaglandin E_2의 합성을 억제한다 (*in vitro*, *in vivo*, head and neck squamous cell carcinoma).[17)]
- baicalein과 baicalin은 혈관신생을 강력하게 억제하며, baicalein의 작용이 더 강하다 (*in vitro*, HUVEC).[18)]
- baicalin은 H_2O_2에 의한 단일가닥 DNA 절단의 복구를 촉진하며 (*in vitro*),[19)] 전립선암세포주의 세포사멸을 촉진한다 (*in vitro*).[20)] 또한, baicalein은 aflatoxin B1에 의한 염색체이상의 빈도를 낮춘다 (*in vitro*).[21)]
- baicalin은 human T cell leukemia virus의 성장을 억제하며, 역전사효소의 활성을 억제한다 (*in vitro*, T cell, B cell).[22)]
- flavonoid류는 Epstein-Barr virus의 활성화를 억제하여 암세포독성을 나타낸다 (*in vitro*).[23)]
- wogonoside는 autophagy를 유도하여 세포성장을 억제한다 (*in vitro*)[35)]

(9) 항바이러스작용

- wogonin은 respiratory syncytial virus (RSV)의 성장을 억제하며,[24)] anti-hepatitis B virus활성을 가지고 있다 (*in vitro*).[25)]
- baicalin은 HIV-1이 숙주세포로 침입하는 과정을 방해한다.[26)]
- 5,7,4'-trihydroxy-8-methoxyflavone에는 mouse-adapted influenza virus A와 B의 성장을 억제한다.[27,28)]

(10) 기 타

- 자가면역질환예방작용: baicalein은 IL-12 gene promotor site에 NFκB가 결합하는 활성도를 낮춤으로써 LPS로 유도한 IL-12의 생성을 억제한다 (*in vitro*, mouse macrophage).[29)]
- 항알러지작용: wogonin과 wogonoside, 3,5,7,2',6'-pentahydroxyflavone은 histamine의 유리를 억제하고 leukotriene B4와 IgE의 생성을 억제한다 (*in vitro, in vivo*).[30,38)]
- 호흡기질환개선작용: baicalin은 alveolar type II cell에서 분비되는 pulmonary surfactant인 surfactant protein A (SP-A) gene의 발현을 농도의존적으로 증가시킨다 (*in vitro*).[31)]
- 추출물은 cisplatin에 의한 오심과 구토증상을 감소시킨다 (*in vivo*, rat).[32)]
- 당뇨개선작용: baicalein은 α-glucosidase 억제제이다 (*in vitro*).[33)]
- 백내장개선작용: flavonoid류 (baicalin, wogonin-7-*O*-glucuronide)는 bovine lens aldose reductase의 활성을 억제한다 (*in vitro*).[34)]
- 항비만작용: 비만 동물 (db/db mouse)에서 체중 및 혈중지질의 감소효과가 있다 (*in vivo*, mouse, *p.o.*)[37)]
- 피부보호작용: flavonoid는 UVB 자외선에 의한 피부손상을 억제한다 (*in vivo*, mouse)[40)]

확인시험 (1) 가루 0.5 g에 Et_2O 20 m*l*를 넣고 환류냉각기를 달아 수욕상에서 5분간 천천히 끓이고 식힌 다음 여과한다. 여액을 증발하여 얻은 잔류물에 EtOH 10 m*l*를 넣어 녹이고 그 3 m*l*에 묽은 $FeCl_3$ 시액 1 ~ 2방울을 넣으면 액은 회록색을 나타내고 나중에 자갈색으로 변화된다.

(2) 가루 및 황금표준생약 1 g을 달아 각각 ethyl acetate · MeOH혼합액 (3 : 1) 30 m*l*를 넣고 환류냉각기를 달고 수욕에서 30분간 가온한 다음 여과한 여액을 증발건고한다. 잔류물을 MeOH 5 m*l*에

녹여 검액 및 황금표준생약표준액으로 한다. 이들 액을 가지고 TLC 법에 따라 시험한다. 검액 및 황금표준생약표준액 2 μl씩을 TLC용 silica gel (형광제 첨가)을 써서 만든 박층판에 점적한다. 다음에 ethyl acetate · MeOH · H_2O 혼합액 (100 : 17 : 13)을 전개용매로 하여 약 10 cm 전개한 다음 박층판을 바람에 말린다. 여기에 묽은 H_2SO_4 시액을 고르게 뿌린 다음 105℃에서 가열할 때 검액에서 얻은 여러 개의 반점은 황금표준생약표준액에서 얻은 반점과 색상 및 R_f 값이 같다.

규 격 건조감량 15.0% 이하 회분 6.0% 이하 산불용성회분 1.0% 이하

응 용 소염, 해열약으로 염증, 충혈, 발열을 수반하는 질병, 특히, 습열성황달, 두통, 염증성결막염, 옹저(癰疽), 태동불안, 호흡기감염, 위염, 장염 등에 쓴다.

처 방 황금탕 (黃芩湯), 갈근황련황금탕 (葛根黃連黃芩湯)

용 량 3 ~ 9 g

약전수재품목 **황금가루** (Pulvis Scutellariae Radicis, Powdered Scutellaria Root)

● 참고문헌

1) Chi YS *et al.* (2003) Biochem. Pharmacol. 66: 1271-1278
2) Hong T *et al.* (2002) Planta Med. 68: 268-271
3) Li BQ *et al.* (2000) Immunopharmacology 49: 295-306
4) Kimura Y *et al.* (1997) J. Pharm. Pharmacol. 49: 816-822
5) Chen ZY *et al.* (1999) Eur. J. Pharmacol. 374: 41-47
6) Huen MS *et al.* (2003) Biochem. Pharmacol. 66: 125-132
7) Hui KM *et al.* (2002) Biochem. Pharmacol. 64: 1415-1424
8) Wang H *et al.* (2002) Planta Med. 68: 1059-1062
9) Nan JX *et al.* (2002) J. Pharm. Pharmacol. 54: 555-563
10) Chang WH *et al.* (2002) Planta Med. 68: 128-132
11) Van Dien M *et al.* (2001) Microbiol. Immunol. 45: 751-756
12) Nagai T *et al.* (1989) Biochem. Biophys. Res. Commun. 163: 25-31
13) Lee H *et al.* (2003) FASEB J. 17: 1943-1944
14) Suk K *et al.* (2003) J. Pharmacol. Exp. Ther. 305: 638-645
15) Choi J *et al.* (2002) Biochim. Biophys. Acta 1571: 201-210
16) Kim H *et al.* (2001) Neurosci. Lett. 309: 67-71
17) Zhang DY *et al.* (2003) Cancer Res. 63: 4037-4043
18) Liu JJ *et al.* (2003) Int. J. Cancer 106: 559-565
19) Chen X *et al.* (2003) Biol. Pharm. Bull. 26: 282-284
20) Chan FL *et al.* (2000) Cancer Lett. 160: 219-228
21) Lee BH *et al.* (2000) Planta Med. 66: 70-71
22) Baylor NW *et al.* (1992) J. Infect. Dis. 165: 433-437
23) Konoshima T *et al.* (1992) Chem. Pharm. Bull. 40: 531-533
24) Ma SC *et al.* (2002) J. Ethnopharmacol. 79: 205-211
25) Huang RL *et al.* (2000) Planta Med. 66: 694-698
26) Li BQ *et al.* (2000) Biochem. Biophys. Res. Commun. 276: 534-538
27) Nagai T *et al.* (1995) Biol. Pharm. Bull. 18: 295-299
28) Nagai T *et al.* (1995) Antiviral. Res. 26: 11-25
29) Kang BY *et al.* (2003) Planta Med. 69: 687-691
30) Lim BO (2003) J. Ethnopharmacol. 84: 23-29

31) Cheng KT *et al.* (2003) Planta Med. 69: 300-304
32) Aung HH *et al.* (2003) Cancer. Chemother. Pharmacol. 52: 453-458
33) Nishioka T *et al.* (1998) J. Nat. Prod. 61: 1413-1415
34) Iinuma M *et al.* (1989) Chem. Pharm. Bull. 37: 1813-1815
35) Sun Y *et al.* (2012) Food Chem. Toxicol. 51: 53-60
36) Li Y *et al.* (2012) Brain Res. 1429: 36-42
37) Song KH *et al.* (2013) Phytother. Res. 27: 244-250
38) Jung HS *et al.*, (2012) J. Ethnopharmacol. 141: 345-349
39) Pan TL *et al.* (2012) J. Ethnopharmacol. 139: 829-837
40) Kimura Y and Sumiyoshi M (2011) J. Pharm. Pharmacol. 63: 1613-1623
41) Yin L *et al.* (2011) Neurosci. Lett. 492: 76-79
42) Kim SJ *et al.* (2010) J. Nat. Prod. 73: 2003-2008
43) Lim JS *et al.* (2010) Biochem. Biophys. Res. Commum. 402: 42-47
44) Kim EH *et al.* (2009) J. Ethnopharmacol. 126: 320-331
45) Yoon SB *et al.* (2009) J. Ethnopharmacol. 125: 286-290
46) Park HG *et al.* (2007) Eur. J. Pharmacol. 574: 112-119
47) Zhang Y *et al.* (2006) J. Ethnopharmacol. 108: 355-360
48) Park EJ *et al.* (2005) Planta Med. 71: 885-887

황 기 Astragali Radix KP CP JP (黃芪, Hwang Gi) astragalus root

기 원 황기 *Astragalus membranaceus* Bunge 또는 몽골황기 (蒙古黃芪) *A. membranaceus* Bunge var. *mongholicus* Hsiao (콩과 Leguminosae)의 뿌리로서 그대로 또는 주피를 제거한 것이다.

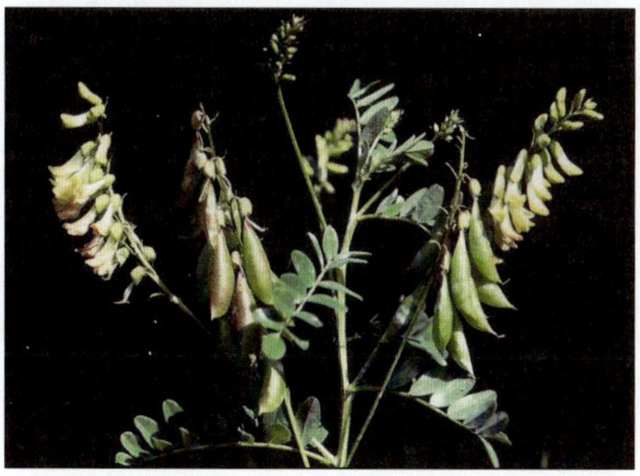

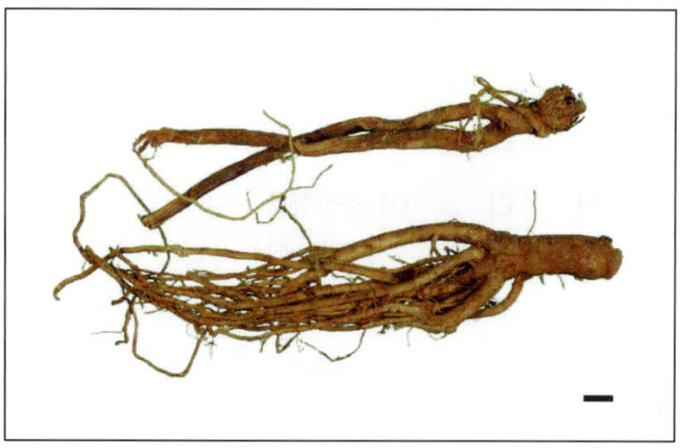

성 상 가늘고 긴 원기둥모양을 이루고 길이 30 ~ 100 cm, 지름 7 ~ 20 mm이며 드문드문 작은 가지뿌리가 붙어있으나 분지되는 일은 없고 근두부 가까이에서는 약간 꼬여있으며 줄기의 그루터기가 남아 있다. 바깥면은 연한 회황색 ~ 연한 황갈색이며 회갈색의 코르크층이 때로 군데군데 남아 있고 불규칙한 거친 세로의 주름과 가로로 껍질눈 같은 모양이 보인다. 질은 치밀하고 꺾기 힘들며 꺾인 면

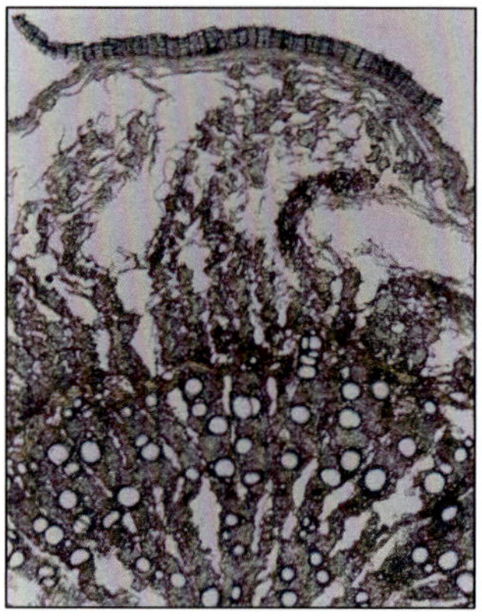

은 섬유성이다. 횡단면을 확대경으로 볼 때 최외층은 주피이고 피부는 연한 황백색, 목부는 연한 노란색이며 형성층 근처는 약간의 황갈색을 띤다. 피부의 두께는 목부지름의 약 1/3 ~ 1/2이고 가는 뿌리에서는 목부로부터 피부에 걸쳐 흰색의 수선이 보이나 굵은 것은 때로 다수의 방사상의 갈라진 틈이 있다. 대개 수는 볼 수 없다. 특유한 냄새가 약간 있고 맛은 달다.

성 분

Isoflavonoid: astraisoflavan, astraisoflavan-glucoside, astrapterocarpan, formononetin, 3'-hydroxyformononetin, calycosin, calycosin-7-*O*-β-D-glucoside, formonetin-7-*O*-β-D-glycoside, isoliquiritigenin

Triterpene saponin: astragaloside I ~ IV, astragaloside VI, agroastragaloside I ~ IV, isoastragaloside I, 3-*O*-β-D-xylopyranosyl-cycloastragenol, soyasaponin류 등

기 타: (−)-canavanine, phenol glycoside류, γ-aminobutyric acid 등

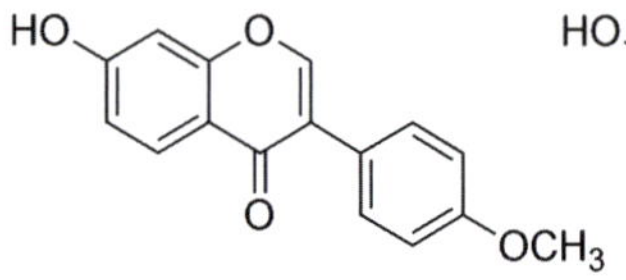

formononetin

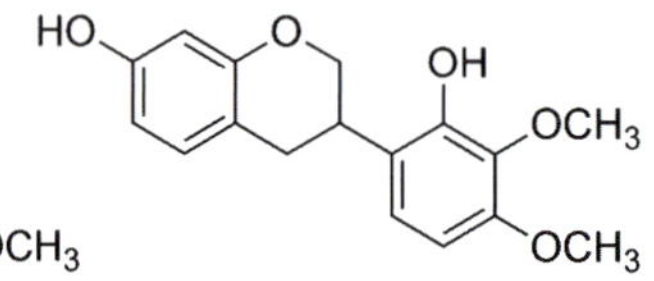

astraisoflavan

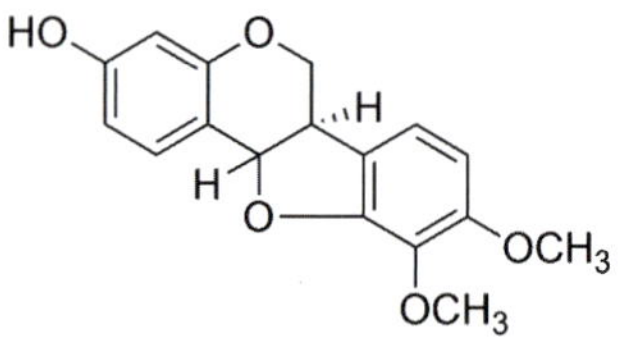

astrapterocarpan

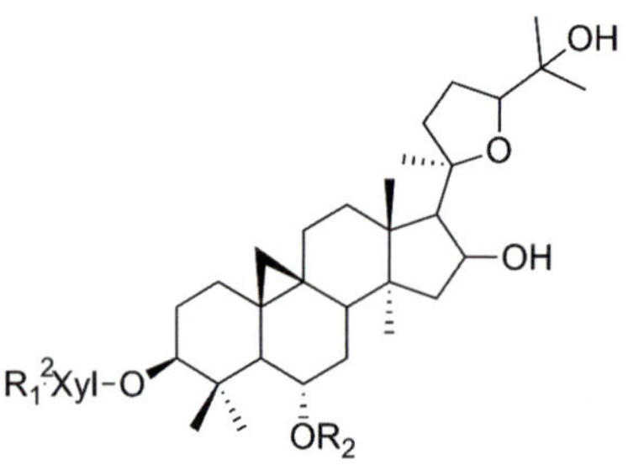

astragaloside III, R_1=Glc, R_2=H
astragaloside IV, R_1=H, R_2=Glc
astragaloside VI, R_1=Glc, R_2=Glc

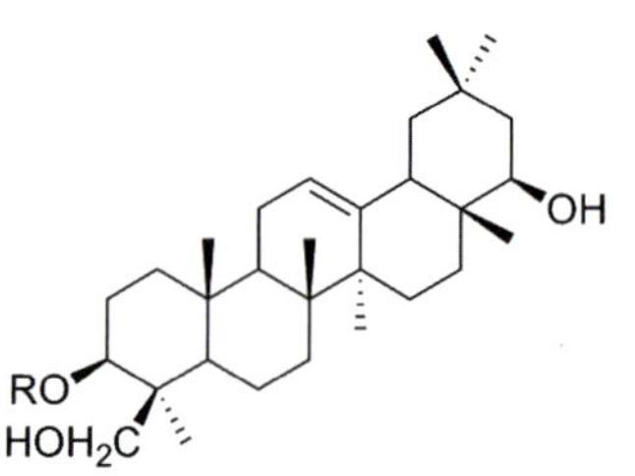

soyasaponin I, R=Glc²Gal²Rha
astragaloside VIII, R=GlcA²Xyl²Rha

약 리

(1) 강장작용

- 추출물에는 사람의 정자의 운동성을 증가시키고(*in vitro*),[1] 수컷 실험동물의 발정을 일으키며(*in vivo*, rat), 비장과 간장의 RNA의 합성을 촉진하는 등의 강정작용과 대사기능조절작용이 있다.
- 물추출물은 난소를 제거한 실험동물의 뼈 손실을 막아준다. 추출물의 주성분인 1-monolinolein에는 이런 작용이 없다(*in vivo*, rat).[2]
- formononetin과 9*Z*,12*Z*-octadecadienoic acid, stigmast-4-en-6β-ol-3-one 등은 성장호르몬의 유리를 촉진한다(*in vitro*, pituitary cell culture).[3]
- calycosin은 estrogenic 효능이 있다(*in vivo*, mouse, *i.p.*)[15]

(2) 면역증강작용

- 추출물은 T-dependent antigen에 대한 항체반응을 강화한다(*in vivo*, mouse).[4)]
- 추출물에는 면역증강작용이 있다(*in vitro*).[5,6)]
- 추출물은 Th1/Th2의 분비를 조절하여 면역증강 효능을 나타낸다(*in vivo*, mouse, *p.o.*)[20)]

(3) 이뇨·혈압강하작용

- 물추출물이나, 70% EtOH 추출물, EtOH 추출물을 정맥주사하면 혈관확장에 의하여 혈압이 떨어진다(*in vivo*, rabbit, dog, cat).
- 물추출물에는 이뇨작용이 있다(*in vivo*, human, *p.o.*).[17)]

(4) 간장보호작용

- EtOH 추출물은 stilbenemidine으로 유도한 간독성으로부터 간세포를 보호한다(*in vivo*, mouse, *p.o.*).[7)]
- astragaloside는 항바이러스 작용이 있다(hepatitis B virus).[16)]

(5) 항염증작용

- astragaloside IV는 NFκB의 활성화와 adhesion molecule의 발현을 억제한다(*in vitro*).[8)]
- 추출물은 구리에 의한 지질의 과산화와 단백질의 산화적 변형을 억제한다(*in vitro*, mouse brain homogenate).[9)]
- 추출물은 Coxsackie B-3 바이러스에 의한 심근염에 효과가 있다(*in vivo*, mouse).[10)]
- 추출물은 염증으로 인한 동맥경화에 효과가 있다(*in vitro*, murine endothelial cell, *in vivo*, mouse, *p.o.*)[14)]
- 추출물은 염증지표인자의 발현을 억제한다(in vitro, RAW264.7 cells)[18,19)]

(6) 항종양작용

- 추출물은 DEN-PH-AAF (diethylnitrosamine-two-thirds partial hepatectomy-2-acetylaminofluorene)로 유도한 간암발생을 늦춘다(*in vivo*, rat, *i.p.*).[11)]
- 추출물은 비뇨기관련종양에 의한 대식세포 억제현상을 없애준다(*in vitro*).[12)]
- 추출물은 IL-2에 의한 세포독성 작용을 강화한다(LAK cell).[13)]

규 격 **Hedysarum 속 식물 및 그 밖의 뿌리** 종단면을 현미경으로 보면 섬유 속의 바깥 둘레에 수산석회의 결정을 함유하는 결정세포열을 볼 수 없다.

건조감량 13.0% 이하(6시간) **회분** 5.0% 이하 **산불용성회분** 1.0% 이하

응 용 강장, 강심, 이뇨, 지한(止汗)약으로 허약체질, 영양불량, 땀기능부전, 급·만성신염에 쓴다.

처 방 황기건중탕(黃芪建中湯), 계지가황기탕(桂枝加黃芪湯), 황기계지오물탕(黃芪桂枝五物湯), 보중익기탕(補中益氣湯)

용 량 9 ~ 15 g, 경우에 따라서 120 g까지 사용하기도 한다.

● 참고문헌

1) Hong CY *et al.* (1992) Am. J. Chin. Med. 20: 289-294
2) Kim C *et al.* (2003) Arch. Pharm. Res. 26: 917-924
3) Kim C *et al.* (2003) Arch. Pharm. Res. 26: 34-39
4) Zhao KS *et al.* (1990) Immunopharmacology 20: 225-233

5) Chu DT *et al.* (1988) J. Clin. Lab. Immunol. 25: 125-129
6) Chu DT *et al.* (1988) J. Clin. Lab. Immunol. 25: 119-123
7) Zhang ZL *et al.* (1990) J. Ethnopharmacol. 30: 145-149
8) Zhang WJ *et al.* (2003) Thromb. Haemost. 90: 904-914
9) Toda S *et al.* (2000) Phytother. Res. 14: 294-296
10) Yang YZ *et al.* (1990) Chin. Med. J. 103: 14-18
11) Cui R *et al.* (2003) Cancer Chemother. Pharmacol. 51: 75-80
12) Rittenhouse JR *et al.* (1991) J. Urol. 146: 486-490
13) Chu DT *et al.* (1988) J. Clin. Lab. Immunol. 26: 183-187
14) You Y *et al.* (2012) BMC Complement. Altern. Med. 12: 54-65
15) Chen J *et al.* (2011) Cancer Lett. 308: 144-151
16) Wang S *et al.* (2009) Biol. Pharm. Bull. 32: 132-135
17) Ai P *et al.* (2008) J. Ethnopharmacol. 116: 413-421
18) Ryu M *et al.* (2008) J. Ethnopharmacol. 115: 184-193
19) Lee YS *et al.* (2005) J. Ethnopharmacol. 100: 289-294
20) Kang H *et al.* (2004) Biol. Pharm. Bull. 27: 1946-1950

2 근경류

根莖類

Rhizomata / Rhizoma

근경류 생약은 반 이상이 지하에 묻혀 있는 줄기, 즉 지하경(subterranean stem)을 약으로 쓰는 것으로 그 형상, 성질 등에 의해 뿌리줄기(根莖, rhizome), 덩이줄기(塊莖, tuber), 구경(球莖, corm) 및 비늘줄기(鱗莖, bulb) 등으로 나눈다.

뿌리줄기는 뿌리와는 달리 절(節, node)과 절간(節間, internode)으로 구분되며 월년성(越年性)이고 영양물을 저장하거나 번식을 목적으로 줄기가 변태된 것이므로 그 구조에 있어서도 피층부, 수부(pith) 및 기타 부위에 저장조직이 발달되어 있는 점이 지상경과는 약간 다르다. 저장물질로는 전분, 이눌린 등을 비롯하여 약으로 이용되는 여러 가지 화학 성분들이 있다. 중심주는 식물의 분류군에 따라 원시적인 중심주에서부터 고등한 중심주에 이르기까지 다양하다.

생약은 거의가 초본성이므로 쌍자엽 식물에 있어서도 목부는 세포막이 목화되지 않는 유세포가 풍부하고 때로는 이상 비대생장 등 복잡한 구조의 것이 많다. 단자엽 식물의 근경은 지상경과는 달리 피층와 중심부가 구별되고 피층이 두터우며, 피층에는 뿌리 또는 잎에 기인한 폐쇄측립성 유관속(closed collateral vascular bundle)이 흩어져 있고 그 중심주 내에는 폐쇄성인 측립성 유관속 또는 양립성 유관속이 흩어져 있다. 피층 및 중심주의 유조직은 세포간극이 넓거나 치밀하거나 하며, 기름세포(oil cell), 점액세포 등이 들어 있고, 그 속에는 전분립, 유적, 결정 및 색소 등을 함유한다.

덩이줄기, 구경도 거의 뿌리줄기와 비슷하지만 유조직의 발달이 뚜렷하고 전분립 등의 영양분을 함유하는 것이 많다. 비늘줄기는 짧은 줄기에 잎이 다육질로 비대 발육하여 영양분을 함유하여 덩이를 이룬 것이므로 약용되는 것은 줄기가 아니라 비늘잎이다.

건 강 Zingiberis Rhizoma KP CP JP
(乾薑, Geon Gang) ginger

기 원 생강 *Zingiber officinale* Roscoe (생강과 Zingiberaceae)의 뿌리줄기를 말린 것이다. 건조한 것을 정량할 때 6-gingerol을 0.4% 이상을 함유한다.

성 상 납작하게 눌려있는 불규칙한 덩어리 모양이며 손가락 모양으로 가지가 갈려있고, 길이 2 ~ 4 cm, 지름 1 ~ 2 cm이다. 바깥면은 회백색 ~ 연한 회갈색이고 흰 가루가 묻어 있으며 연한 회황색의 주피가 그대로 있거나 벗겨져 있다. 가지가 갈라진 각 부분은 약간 눌려있으며 약간 구부러진 달걀모양 또는 긴 달걀모양이고 그 양쪽에 싹눈이 혹 같이 돌출된 것도 있다. 질은 견실하다. 잘린 면은 약간 섬유성이며 가루성이고 황백색 또는 회백색이다. 횡단면을 확대경으로 볼 때 내피층은 고리 무늬가 뚜렷하고 유관속 및 노란색의 유점이 흩어져 있다. 횡단면을 현미경으로 볼 때 코르크층은 여러 열의 납작한 코르크세포로 되어있다. 피부에는 다수의 엽적유관속이 흩어져 있고 기름세포는 곳곳에서 보인다. 내피층은 뚜렷하고 카스파리대를 볼 수 있다. 중심주는 지하경의 대부분을 차지하고 병립유관속이 흩어져 있으며 중심주초 근처의 유관속은 모양이 작고 비교적 촘촘하게 배열하고 있다. 목부내측 또는 그 주위에는 목화되지 아니한 섬유가 있고 또한 기름세포도 있다. 유조직 중에는 전분립이 들어있다. 특유한 냄새가 있고 맛은 몹시 맵다.

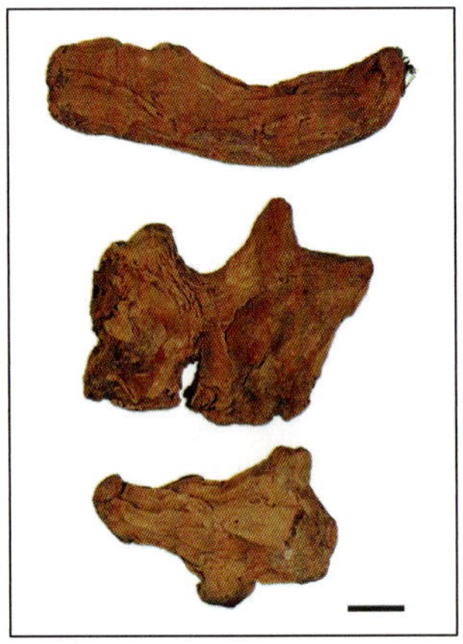

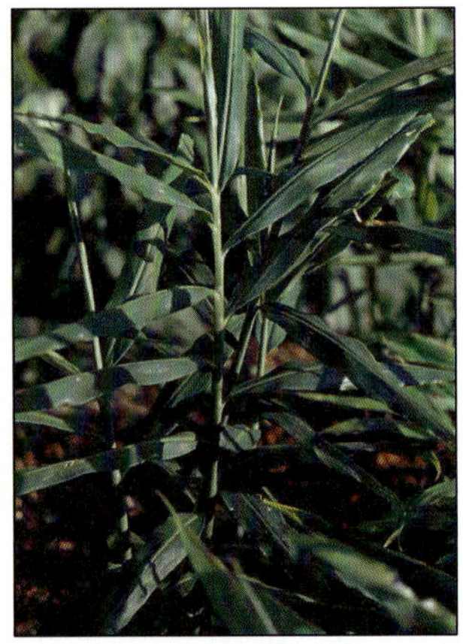

성 분 **정유 3% 내외**: zingiberene, camphene, α-pinene, cineol, linalool, borneol, cumene, bisabolene, myrcene, borneol acetate, phellandrene

신미성분 0.8% 내외: 6-gingerol, dehydrogingerol류, 6-shogaol, dehydrogingerdione류, 10-dehydrogingerol, diarylphthalides (artifact), gingerol류, shogaol류, zingerone

기 타: desmethylhexahydrocoumarin, kuwanon D, E, F, phenylalkanoid, zingerine

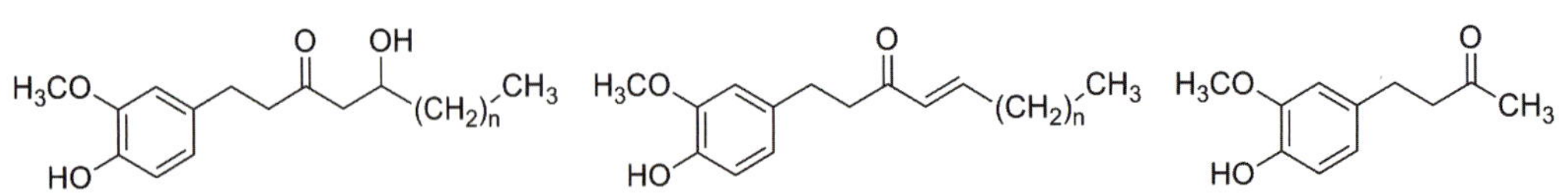

6-gingerol n=4
8-gingerol n=6
10-gingerol n=8
12-gingerol n=10

4-shogaol n=2
6-shogaol n=4
8-shogaol n=6

zingerone

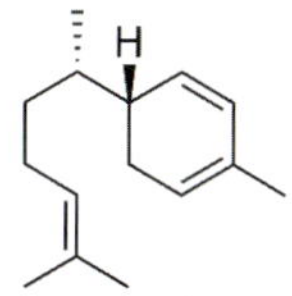

zingiberene

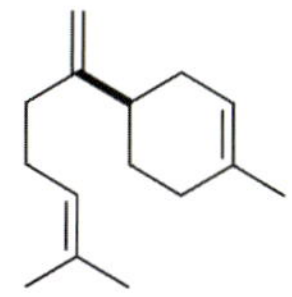

β-bisabolene

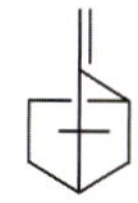

camphene

약 리

(1) 발한작용

- 발한작용은 말리지 않은 생강이 건강보다 더 강하다.
- 생강에는 6-gingerol이 있으나 6-shogaol이 없는 반면에 건강에는 6-shogaol이 많이 함유되어 있어 약리작용에서 차이를 나타낸다.[1,2)]

(2) 건위작용

- 물추출액은 타액에 의한 전분소화력을 촉진하고 황산동에 의한 구토를 억제한다.
- 건강가루는 멀미, 수술 후나 임신부의 구토에 효과적이다(1 g/day). 이러한 진토작용은 중추신경계에 대한 작용보다는 위장관에 직접 작용하여 나타나는 것으로, 건강의 acetone 추출물이나 6-shogaol, gingerol의 위장관운동 항진작용은 metoclopramide의 효과에 견줄만하다(*in vivo*, mouse).[¶3]
- zingiberene은 항궤양효과를 나타낸다(*in vivo*, rat).[¶3]
- 6-gingerol은 담즙의 분비를 증가시킨다(*in vivo*, rat, *p.o.*).[¶3]
- 신미성분은 구토억제 효능이 있다(*in vivo*, mouse)[8)].
- 추출물은 소장의 미세융모의 길이 및 직경을 증가시켜 소화흡수를 돕는다(*in vivo*, mouse)[11)].
- 추출물 및 신미성분은 대장균에 의한 설사에 효과적이다[15)].

(3) 항암작용

- 6-gingerol은 암세포의 세포사멸 및 자가소화작용를 유도한다(*in vitro*, HeLa cells)[3)].
- 4-shogaol은 NFκB를 조절하여 암세포의 증식을 억제한다(*in vitro*, MDA-MB-231)[6)].
- 총 추출물은 전립선암의 생성을 억제한다(*in vivo*, mice)[7)].

(4) 항염작용

- 1-dehydro-6-gingerdione, 6-shogaol, 6-dehydroshogaol은 항염, 항산화 작용을 나타낸다(*in vitro*, RAW 264.7 cells)[4)].
- 1-dehydro-10-gingerone은 NFκB를 조절하여 항염작용을 나타낸다(*in vitro*, RAW 264.7 cells, primary macrogphage)[5)].

(5) 항균작용

- 신미성분은 *Anisakis simplex*에 대하여 항균활성을 나타낸다[10)].
- 4-gingerol을 포함한 신미성분은 모기 유충에 대하여 항균활성을 나타낸다[13)].
- 정유 성분은 herpes simplex virus의 성장을 억제한다[14)].

(6) 기 타

- 전제는 식도하신경절에 있어서 pentylenetetrazole이 유발한 발작을 억제한다.
- 50% MeOH 추출물에는 진통작용(초산 비틀림 억제), hexobarbital에 의한 수면연장 및 위액분비 억제작용이 있다.

- 6-gingerol 및 6-shogaol에는 진정, 진통, 일과성 혈압강하 및 위운동억제작용이 있다.
- EtOH 추출물은 적출회장을 수축하고 anti-histamine 작용 및 항바륨작용을 나타낸다(*in vivo*, guinea pig).
- 생강 함유식은 동물실험에서 혈청 및 간의 cholesterol량을 저하시킨다.
- 총 추출물은 통증의 진행을 늦춘다(human)[9].
- EtOH 추출물은 스트레스에 대한 적응력을 높인다(*in vivo*, rat)[12].
- 8-gingerol은 CCl_4에 의한 독성으로부터 간세포를 보호하는 작용이 있다(*in vitro*).[¶3]

확인시험 가루 2.0 g에 acetone 5 m*l*를 넣어 3분간 흔들어 섞은 다음 여과한 액을 검액으로 한다. 따로 TLC용 6-gingerol 1 mg을 acetone 1 m*l*에 녹여서 표준액으로 한다. 검액 및 표준액 10 μ*l*씩을 TLC용 silica gel을 써서 만든 박층판에 점적한 다음 *n*-hexane-acetone-HOAc 혼합액(10: 7: 1)를 전개용매로 하여 약 10 cm 전개한 다음 박층판을 바람에 말린다. 여기에 2,4-dinitrophenylhydrazine 시액을 고르게 뿌려 105℃에서 10분간 가열할 때 여러 개의 반점 중 1개의 반점은 표준액에서 얻은 다갈색의 반점과 색상 및 R_f 값이 같다.

응 용 방향성(辛味) 건위약, 교미약, 향신료. 한방에서는 여러 가지로 수치, 조제하여 효능, 응용을 달리하고 있다.

처 방
- **생강**(生薑)[KHP]: Saeng Gang, Zingiberis Rhizoma Crudus 건조하지 않은 생강의 뿌리줄기이다. 생강사심탕(生薑瀉心湯) 등
- **건강**: 생강의 주피를 벗겨 쪄서 건조한 것으로 한방에서 흔히 쓰인다. 이중탕(理中湯) 소반하탕(小半夏湯), 대건중탕(大健中湯) 등
- **포강**(炮薑): 건강을 거의 까맣게 되도록 포한 것. 생화탕(生化湯) 등
- **생강즙**: 생강을 강판에 갈아서 만든 즙. 3 ~ 10방울을 복용한다.
- **생강피**: 생강의 주피. 이뇨(利尿), 소종(消腫)(뇨량감소, 수종 등)
- **외강**(煨薑): 6 ~ 7겹의 적신 종이에 싸서 숯불 곁에 묻어 종이가 누릇누릇할 때까지 구운 것. 미신(味辛), 성온(性溫), 화중지구(和中止嘔). 4 ~ 8 g을 전복(煎服)한다.

용 량 1.5 ~ 9 g

주의 및 부작용 담석환자에게는 신중히 투여하여야 한다.[¶4] 빈 속에 다량으로 복용하면 위장관을 심하게 자극할 수 있다.

● 참고문헌

1) 생약학 연구회(1992) 현대생약학, 학창사, p. 160
2) Aburada M *et al.*(1982) Proc. Symp. 15: 162
3) Chakraborty D *et al.*(2012) Eur. J. Pharmacol. 694: 20
4) Li F *et al.*(2012) Food Chem. 135: 332
5) Lee HY *et al.*(2012) Br. J. Pharmacol. 167: 128
6) Hsu YL *et al.*(2012) J. Agric. Food Chem. 60: 852
7) Karna P *et al.*(2012) Br. J. Nutr. 107: 473
8) Pertz HH *et al.*(2011) Planta Med. 77: 973
9) Black CD and O'Connor PJ (2010) Phytother. Res. 24: 1620
10) Lin RJ *et al.*(2010) Planta Med. 76: 1852

11) Prakash UN and Srinivasan K (2010) Brit. J. Nutr. 104: 31
12) Lakshmi BV and Sudhakar M (2010) Food Chem. Toxicol. 48: 530
13) Rahuman AA *et al.* (2008) Phytother. Res. 22: 1035
14) Koch C *et al.* (2008) Phytomedicine 15: 71
15) Chen JC *et al.* (2007) J. Agric. Food Chem. 55: 8390

생 강 Zingiberis Rhizoma Recens KHP CP
(生薑, Saeng Gang)

기 원 생강 *Zingiber officinale* Roscoe (생강과 Zingiberaceae)의 신선한 뿌리줄기이다.

성 상 납작하게 눌려 있거나 불규칙한 덩어리 모양이며 대개는 갈라졌거나 또는 갈라진 덩어리이다. 각 덩어리는 길이 2 ~ 5 cm, 지름 15 ~ 25 mm의 좀 구부러진 달걀모양 ~ 긴 달걀모양을 이루고 바깥면은 연한 회색 ~ 회색의 코르크층으로 싸여 있다. 덩어리 사이는 매우 가늘고 짧게 연결되어 있으며 이 부위는 쉽게 꺾어진다. 꺾은면은 연한 노란색을 띠고 피부와 중심주를 가르는 내상피가 명료하게 보이고 피부와 중심주에는 섬유를 수반하는 유관속이 작은 점으로 보이며 산재한다. 특유한 냄새가 있고 맛은 매우 맵다.

규 격 줄기, 토사 등의 이물이 섞여 있어서는 안 된다.

회분 8.0% 이하

노 근 Phragmitis Rhizoma KHP CP
(蘆根, No Geun) reed root

기 원 갈대 *Phragmites communis* Trin. (벼과 Gramineae)의 뿌리줄기이다.

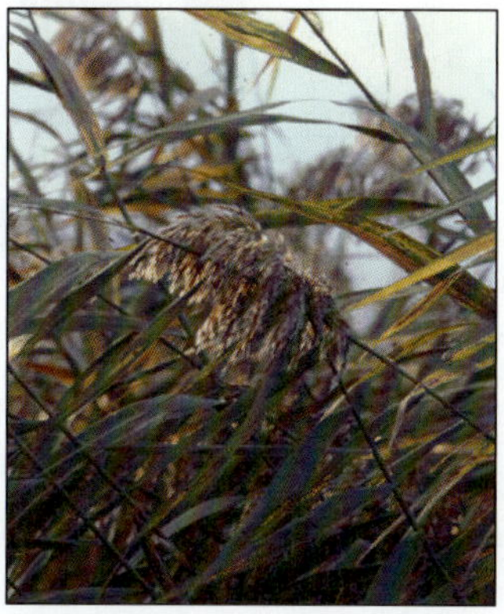

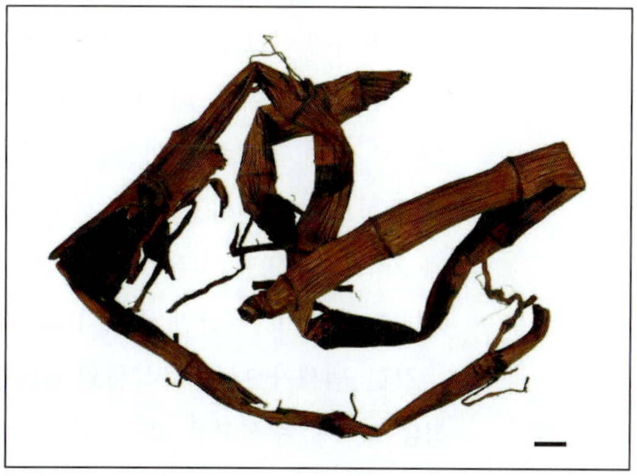

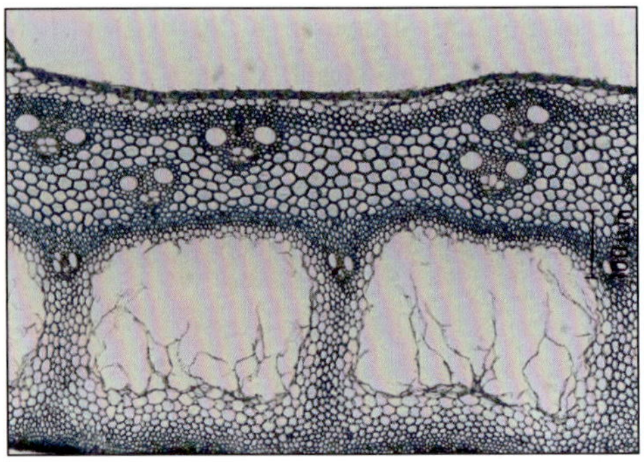

성 상 편압된 원기둥모양으로 길이는 일정하지 않고 가끔 분지되고 바깥면은 진한 황백색 ~ 연한 황백색을 띠고, 현저한 세로주름이 있고 꺾은면은 섬유성이며 속이 없고 유백색이며 지름은 1 ~ 2 cm이다. 냄새가 없고 맛은 약간 달다.

성 분 Asparagine 약 0.1%, 단백질 약 5% 등을 함유한다.

약 리 실험적 효능은 밝혀지지 않았으나 한방에서는 열을 내리는 것으로 보고 있다.

응 용 해열, 지갈(止渴), 이뇨약으로 소변불리(小便不利), 소갈(消渴), 구역(嘔逆), 딸꾹질, 변비 등에 쓴다.

처 방 노근탕(蘆根湯), 위경탕(葦莖湯)

용 량 15 ~ 30 g

대 산 Allii Bulbus KHP (大蒜, Dae San) garlic

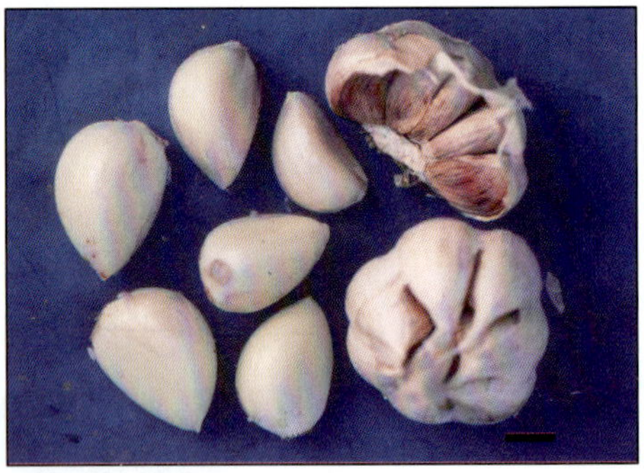

기 원 마늘 *Allium sativum* L.(백합과 Liliaceae)의 비늘줄기이다.

산 지 서부 아시아 또는 중국이 원산지이고, 한국, 중국, 일본 등에서 재배한다.

성 상 납작한 구형이고 위쪽은 뾰족하며 지름 3 ~ 6 cm, 높이 4 ~ 5 cm이다. 바깥면은 회백색 ~ 연한 갈색의 껍질로 덮여 있고, 이 껍질을 벗기면 마늘쪽이 꽃대를 중심으로 둘러싸고 있다. 마늘쪽의 바깥면은 흰색에 가깝고 투명한 얇은 껍질로 싸여 있다. 특유한 냄새가 있고 맛은 매우 맵고 오래 간다.

성 분 **비늘줄기**: alliin(세포가 죽거나 또는 파괴되면 동시에 공존하는 효소 alliinase가 작용하여 자극성의 강한 냄새가 나는 유상물인 allicin이 생긴다).

정유 약 1%: 주성분은 allicin과 그 환원물인 diallyl-disulfide이다.

황함유 화합물: alliin, allicin, *S*-allylcysteine, *S*-allylmercapto-L-cysteine, thiacremonone

단백질: allivin

saponin: voghieroside A1/A2, voghieroside B1/B2

비늘줄기 속에는 전분이 없고 scorodose (다당류의 일종)를 함유한다.

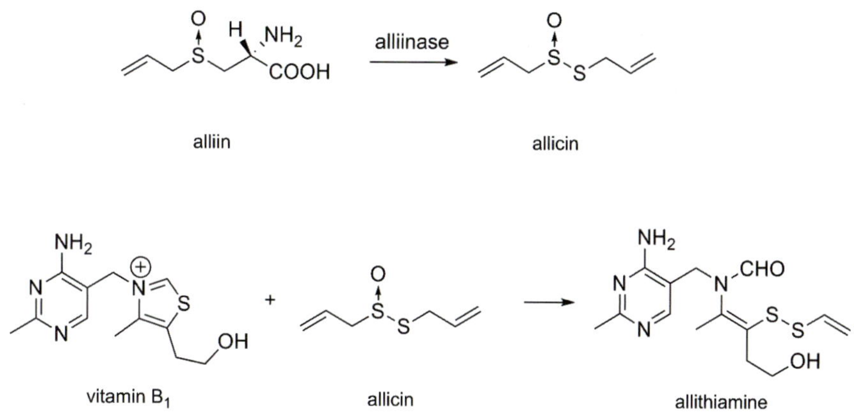

약 리 **(1) 항세균·항진균작용, 항Trichomonas작용 (항미생물작용)**

- 마늘의 수용액 (0.5%)이나 정유 성분, 마늘즙 등은 각종 세균 (이질균, 장티푸스균 등), 트리코모나스 (질트리코모나스 등), 진균 (표피진균, 백선진균 등)에 대하여 강한 성장억제작용이나 살균작용을 가지고 있다.
- 마늘을 찧을 때 생성되는 allicin은 다제내성을 나타내는 내독소를 가진 대장균을 비롯한 광범위한 그람 양성균과 그람 음성균에 대해서 항세균작용을 나타낸다. 또한, 항진균작용 (특히, *Candida albicans*)과 구충작용 (*Entamoeba histolytica*, *Giardia lamblia*), 항바이러스작용을 가지고 있다. 이러한 항미생물작용은 allicin이 여러 가지 효소에 존재하는 thiol기와 화학적인 반응을 하기 때문인 것으로 알려져 있다.[1)]
- 단백질인 allivin (약 13kDa)은 *Botrytis cinerea*, *Mycosphaerella arachidicola*, *Physalospora piricola*와 같은 진균의 성장을 억제한다.[2)]
- 사포닌 성분은 *Trichoderma harzianum*에 항균작용을 나타낸다.[10)]
- allicin은 구강세균에 억제작용이 있다.[14)]
- allicin과 그 유도체는 *Plasmodium falciparum*과 *Trypanosoma brucei*에 구충작용이 있다.[17)]

(2) 순환계에 대한 작용

- 추출물은 혈중 cholesterol과 triglyceride의 수치를 낮추어 주며 (*in vivo*, rabbit, rat), lipoxygeanse의 활성을 억제하여 혈소판의 응집을 억제한다 (*in vitro*).[¶3]
- 추출물은 peroxisomal fatty acyl-coenzyme A oxidase와 total carnitine acetyl-coenzyme A transferase 활성을 증가시킴으로써 혈중의 지질수치를 낮춘다 (*in vitro*, rat hepatocytes).[3)]
- 단백질 성분은 면역조절 기능이 있다.[18)]

(3) 항암작용

- 신선하지 않은 마늘추출물에도 라디칼 소거작용이 있으며, 주요한 활성 성분은 *S*-allylcysteine과 *S*-allylmercapto-L-cysteine이다. *S*-allylcysteine을 포함한 마늘의 유기황 화합물들은 여러 가지 종

양의 성장을 지연시킨다(*in vivo*).[4]

- 마늘의 향미 성분인 diallyl sulfide는 간대사 과정(phase I 효소인 cytochrome P_{450} 2E1이 관여)에 의하여 diallyl sulfoxide나 diallyl sulfone으로 전환되어 종양의 발생을 억제한다(*in vivo*). 이는 세 가지 물질이 cytochrome P_{450} 2E1 효소의 활성을 경쟁적으로 억제함으로써 발암물질이 이 효소에 의하여 활성화되는 것을 막아주기 때문으로 생각된다.[5]
- allicin에는 항산화작용이 있다(*in vitro*).[6]
- 셀레늄을 보강한 마늘은 강한 암예방작용을 나타낸다.[7]
- 마늘의 추출물과 단백질 분획은 대식세포와 T-림프구의 활성을 증가시킨다(*in vitro*).[8]
- allyl sulfide는 피부암에 예방효과가 있다.[9]

(4) 뇌보호 작용

- S-allylcystein은 항산화작용을 통하여 MPTP에 의한 뇌손상을 억제한다(*in vivo*, rat, *i.p.*).[15]
- S-allylcystein은 amlyoid β에 의한 뇌손상에 보호 효과를 나타낸다(*in vitro, in vivo*).[16]
- 추출물은 amlyoid β에 의한 뇌손상에 보호 효과를 나타내어 항치매 효과를 갖는다(*in vivo, mice*).[19]

(5) 기 타

- 마늘의 성분과 비타민 B_1이 결합하면 aneurinase 등의 비타민 B_1 분해인자에 의하여 분해되지 않은 극히 안정한 화합물이 생성되고, 소화관으로부터의 흡수가 잘 되며, 또한 작용이 신속해진다. 이 화합물을 allithiamine이라고 한다.[2] allyl기 대신에 methyl, ethyl, propyl기로 치환한 합성품 중에서 thiamine-propyl-disulfide가 비교적 냄새가 없고 효과가 좋다고 한다.[3]
- thiacremonone과 diallyl trisulfide는 지방의 축적을 억제하여 항비만 효능을 나타낸다.[11,12]
- 흑마늘은 알코올에 의한 간손상에 보호 효과를 나타낸다.[13]

응 용 한방에서 건위, 발한, 이뇨, 정장, 살균, 구충약으로 하루에 가루 0.5 ~ 1.0 g을 사용하며 향신료로 많이 쓰인다. 최근 중국에서는 이질의 보조치료약으로 경증의 이질에 쓰고 있다.

용 량 9 ~ 15 g, 즙을 내어 복용하거나 외용하기도 한다.

주의 및 부작용 생마늘을 과량 복용하면 위를 상할 수 있으므로 주의해야 한다.

금기사항 눈병이나 치아·인후·혀와 관련된 질환이 있거나 유행병을 앓고 난 후[¶5]

동류생약

- 총백[KHP]

● 참고문헌

1) Ankri S, Mirelman D (1999) Microbes Infect. 1: 125-129
2) Wang HX, Ng TB (2001) Life Sci. 70: 357-365
3) Orellana A *et al.* (1992) Toxicol. Lett. 60: 11-17
4) Thomson M, Ali M (2003) Curr. Cancer Drug Targets 3: 67-81
5) Yang CS *et al.* (2001) J. Nutr. 131(3s): 1041S-5S
6) Rabinkov A *et al.* (1998) Biochim. Biophys. Acta 1379: 233-244

7) Ip C, Lisk DJ (1995) Carcinogenesis 16: 2649-2652
8) Lau BH *et al.* (1991) Mol. Biother. 3: 103-107
9) Wang HC *et al.* (2012) Ann. NY Acad. Sci. 1271: 44-52
10) Lanzotti V *et al.* (2012) Phytochemistry 78: 126-134
11) Kim EJ *et al.* (2012) J. Nutr. Biochem. 23: 1552-1558
12) Lii CK *et al.* (2012) Food Chem. Toxicol. 50: 478-484
13) Kim HM *et al.* (2011) J. Med. Food 14: 732-738
14) Bachrach G *et al.* (2011) J. Med. Food 14: 1338-1343
15) Rojas P *et al.* (2011) J. Nutr. Biochem. 22: 937-944
16) Ray B *et al.* (2011) J. Neurochem. 117: 388-402
17) Waag T *et al.* (2010) Bioorg. Med. Chem. Lett. 20: 5541-5543
18) Chandrashekar PM, Venkatesh YP (2009) J. Ethnopharmacol. 124: 384-390
19) Chanhan NB, Sandoval J (2007) Phytother. Res. 21: 629-640

총 백 Allii Fistulosi Bulbus [KHP]

(葱白, Chong Baek) ciboule root, welsh onion bulb

기 원 파 *Allium fistulosum* L. (백합과 Liliaceae)의 신선한 비늘줄기이다.

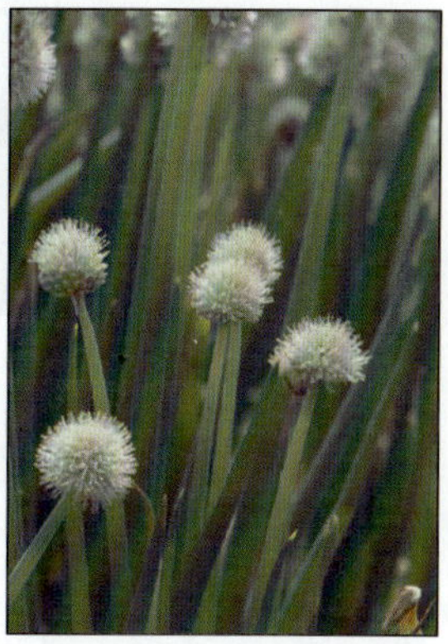

성 상 긴 원주형이며 한쪽 끝에는 가는 뿌리가 여러 개 붙어 있고, 다른 쪽은 동심원으로 된 잘린 자리가 있으며 길이 3 ~ 10 cm, 지름 1 ~ 2 cm이다. 바깥면은 백색이며 세로로 된 가는 평행맥이 뚜렷하다. 파 냄새가 있고 맛은 강하게 맵다. 우리나라 각지에서 재배한다.

성 분 allicin, diallyl-monosulfide

약 리 **(1) 발한해열작용, 이뇨작용, 건위작용, 거담작용이 알려져 있다.**

(2) 기 타

- 항세균작용: 휘발성 성분 등은 세균의 효소계에 작용하여 디프테리아균, 결핵균, 적리균, 포도상구균, 연쇄구균의 성장을 억제한다.[¶1]
- 항진균작용: 수침제 (1 : 1)는 여러 가지 피부진균의 성장을 억제한다 (*in vitro*).[¶1]
- 전제에는 혈관의 긴장도를 조절하는 작용이 있다 (*in vitro*, rat thoracic aorta).[1)]

응 용 감기로 인한 두통, 발열, 찬 기운에 의한 복통, 이질, 옹종 (擁腫) 등에 쓴다.

처 방 총시탕 (葱豉湯), 총조탕 (葱棗湯)

용 량 줄기 2개 내지 8개를 넣어 달인다. 또는 외용하기도 한다.

● 참고문헌

1) Chen JH *et al.* (1999) J. Cardiovasc. Pharmacol. 33: 515-520

대 황 Rhei Radix et Rhizoma KP CP JP
(大黃, Dae Hwang) rhubarb

기 원 장엽대황(掌葉大黃) *Rheum palmatum* L., 탕구트대황 *R. tanguticum* Maximowicz ex Balf. 또는 약용대황(藥用大黃) *R. officinale* Baillon (마디풀과 Polygonaceae)의 뿌리 및 뿌리줄기로서 주피를 제거한 것이다. 일본에서는 *R. palmatum* L., *R. tanguticum* Maxim., *R. officinale* Baill., *R. coreanum* Nakai 또는 이들의 종간잡종을 사용한다. 정량할 때 환산한 건조물에 대하여 sennoside A 로서 0.02% 이상 및 aloe-emodin, rhein, emodin, crhysophanol, physion의 합 1.5% 이상을 함유한다.

금문계 4종에는 ① 금문대황 *R. palmatum* L., ② 장군풀(한국대황) *R. coreanum* Nakai, ③ 서대황 *R. tanguticum* Maxim. 및 ④ 운남대황(아황, 당대황, 마재대황) *R. officinale* Baill.이 해당되고, 토대황계에는 종대황 *R. undulatum* L.를 비롯하여 *R. emodi* Wallich, *R. speciforme* Royle, *R. rhaponticum* L., *R. compactum* L., *R. franzenbachii* Muent. 및 *R. collinianum* Baill. 등이 해당된다.

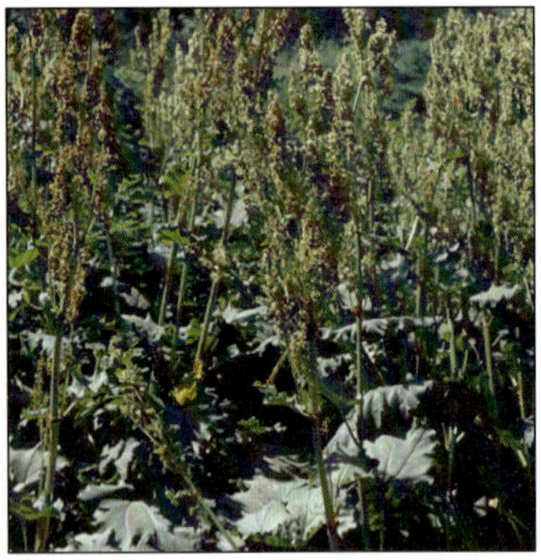

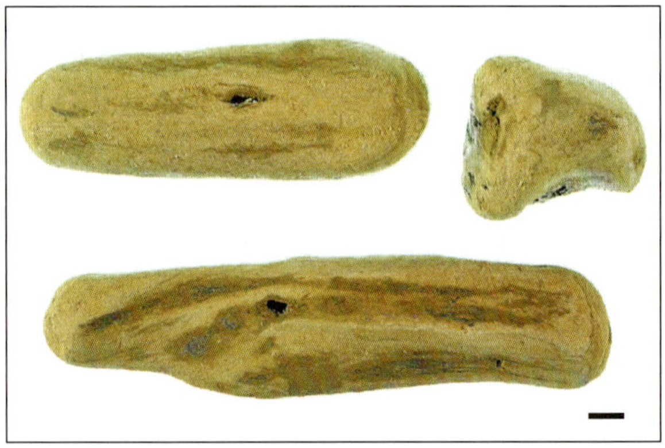

산 지 금문대황, 서대황은 중국(사천, 청해, 감숙, 서장), 티벳 등지의 3000 ~ 4000 m 고지, 장군풀(한국대황)은 한국(백두산, 관모봉 일대), 운남대황은 중국(호북, 사천, 운남, 귀주의 3000 m 고지)에서 생산된다.

성 상 달걀모양, 긴 달걀모양 또는 원기둥모양이며, 때로 가로 및 세로로 잘려서 다듬어져 있으며, 길이 5 ~ 15 cm, 지름 4 ~ 10 cm이다. 바깥쪽은 껍질이 거의 벗겨져 있다. 피부의 대부분이 제거된 것은 바깥면이 황갈색 ~ 연한 갈색이고 흰색의 가는 그물눈 모양을 보이며, 질은 치밀하고 단단하다. 코르크층이 남아 있는 것은 바깥면이 어두운 갈색 또는 흑적색을 띠고 주름이 있으며, 질은 거칠면서 무르다. 이 약의 횡단면은 섬유성이 아니며, 연한 회갈색 또는 갈색이고, 흑갈색에 흰색, 연한 갈색이 뒤섞인 복잡한 무늬가 있으며, 이 무늬는 형성층 부근에서 때로 방사상을 이룬다. 안쪽의 수에는 지름 1 ~ 3 mm의 갈색의 작은 원의 중심에서 방사상을 이루는 선문과 같은 조직으로 되어 있고 이 조직은 고리모양으로 배

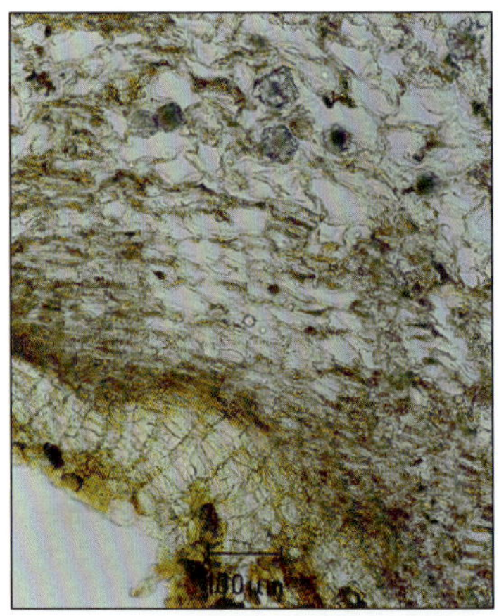

열되거나 또는 불규칙하게 흩어져 있다. 횡단면을 현미경으로 볼 때 장엽대황(掌葉大黃)은 뿌리줄기의 코르크층과 피부가 대부분 제거되었지만 부분적으로 남아있을 때도 있다. 사부수선은 3 ~ 4열이며 비교적 곧고 안에는 갈색물질이 들어있다. 형성층은 납작한 세포로 되어있다. 목부수선은 비교적 촘촘하고 2 ~ 4열의 세포로 되어있으며 그 안에는 진한 갈색물질이 들어있다. 도관은 드물고 성글며 중앙을 향하여 배열한다. 수부는 넓고 주로 유세포로 되었으며 다수의 이형유관속이 하나의 울타리 속에 들어 있거나 또는 흩어져 있다. 이형유관속은 형성층이 고리모양이고 중앙에는 사부가 있으며 형성층 근처에는 점액강이 보일 때가 있고 형성층의 바깥쪽에는 목부가 있으며 수선은 별모양으로 뻗어나고 그 안에는 진한 갈색물질이 들어있다. 유세포에는 전분립이 많이 들어 있고 대형의 옥살산칼슘 집정도 들어있다. 탕구트대황은 뿌리줄기의 사부수선이 2 ~ 3열이고 물결 모양으로 구부러졌으며 사부에는 점액강이 많고 동심성의 고리를 이루어 배열하며 목부수선이 없고 성점안에는 점액강이 많다. 약용대황(藥用大黃)은 뿌리줄기의 사부수선이 1 ~ 2열이고 곧으며 사부에는 점액강이 없고 목부수선도 없으며 성점 안에도 점액강이 없다. 특유한 냄새가 있고 맛은 떫고 쓰다. 이를 씹으면 가는 모래를 씹는 느낌이 있고 침을 노랗게 물들인다.

성 분 Diantrhone glycoside 0.5 ~ 2.0%: sennoside A ~ F

Anthraquinone 유도체 3.5 ~ 5%: chrysophanol, emodin, aloe-emodin, rhein, physcion, citreprosein, chrysophanol-1-glucoside, chrysophanol-8-glucoside, emodin-1-glucoside, emodin-8-glucoside, physcion-8-glucoside

Stilbene glycoside: rhaponticin (rhapontin), 3,5,4'-trihydroxystilbene 4'-glucoside 및 6'-gallate 등

Naphthalene glycoside: torachrysone-8-glucoside, 6-hydroxymusizin, 6-hydroxymusizin-6'-oxallate, rheumone A 등

Phenylbutane glycoside: (−)-lindleyin

Tannin: rhatannin I, II, glucogallin, 2'-*O*-cinnamoyl-glucogallin, 1,2,6-trigalloyl glucose, (+)-catechin, (−)-epicatechin, (−)-epicatechin-3-*O*-gallate, procyanidin B1-3-*O*-gallate, procyanidin B2-3, 3'-di-*O*-gallate 등

기 타: chromone, 지방산, 미량의 정유, starch 등

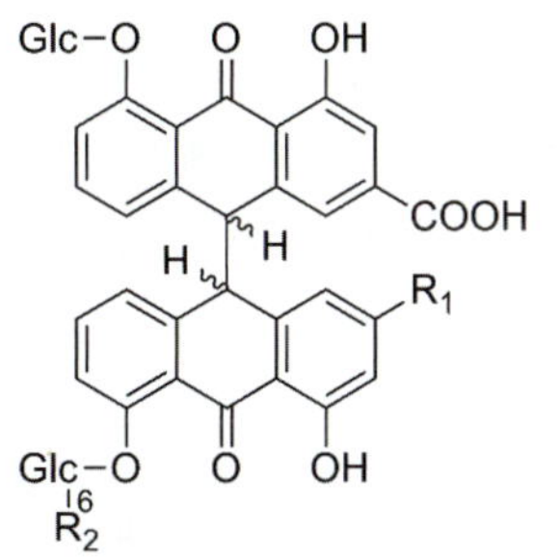

sennoside A, R_1=COOH, R_2=H, *threo*
sennoside B, R_1=COOH,R_2=H, *erythro*
sennoside C, R_1=CH_2OH, R_2=H, *threo*
sennoside D, R_1=CH_2OH, R_2=H, *erythro*
sennoside E, R_1=COOH, R_2=CO-COOH, *threo*
sennoside F, R_1=COOH, R_2=CO-COOH, *erythro*

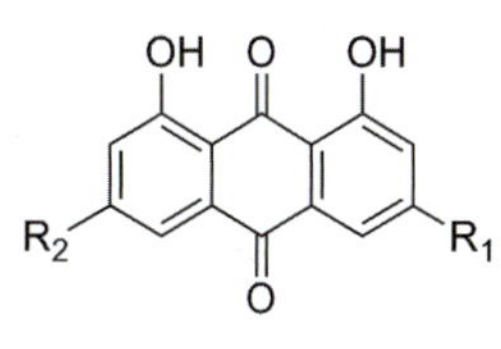

chrysophanol, R_1=CH_3,R_2=H
emodin, R_1=CH_3, R_2=OH
aloe-emodin, R_1=CH_2OH, R_2=H
rhein, R_1=COOH, R_2=H
physcion, R_1=CH_3, R_2=OCH_3

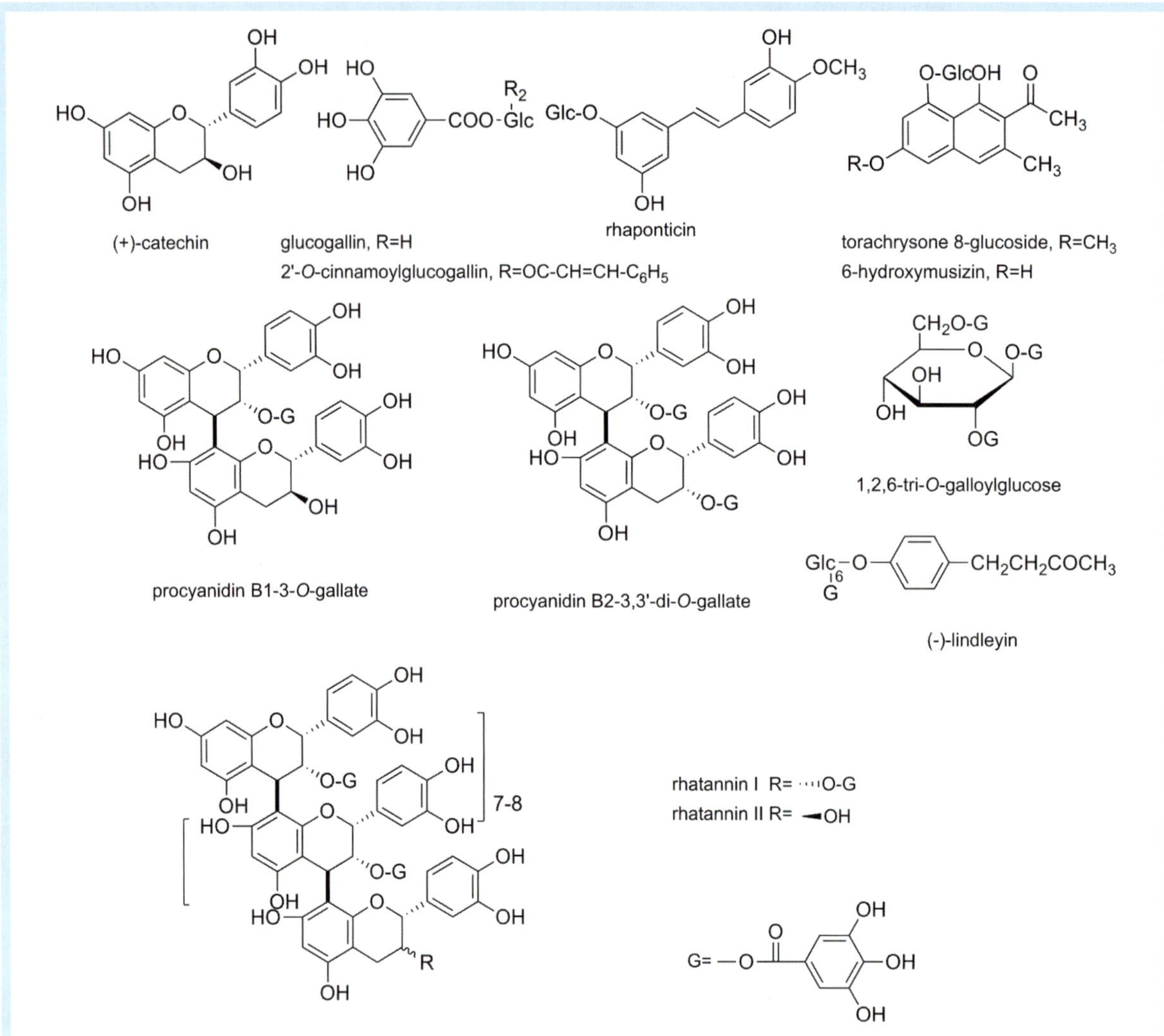

약 리 (1) 사하작용

• sennoside는 경구투여시 위장관에서는 흡수되지 않고 대장으로 이행된 후 대장 내의 세균에 의해 rhein anthrone으로 분해되고, 이 성분이 장연동 운동의 촉진, 수분 및 Na 흡수저해, 점액분비 촉진에 의해 사하작용을 하는 것으로 본다. 이 때 배당체형은 대장까지 이행하기 위해서는 필수적이며, 만약 유리 anthrone 화합물이 생약 중에 있으면 복통이나 구토, 설사 등을 일으킨다. 따라

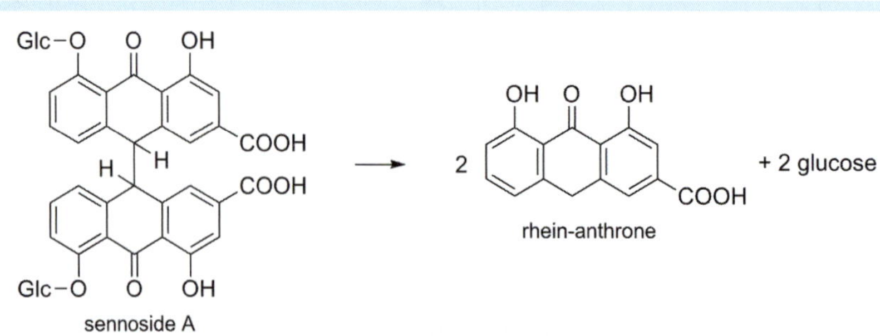

sennoside A의 가수분해

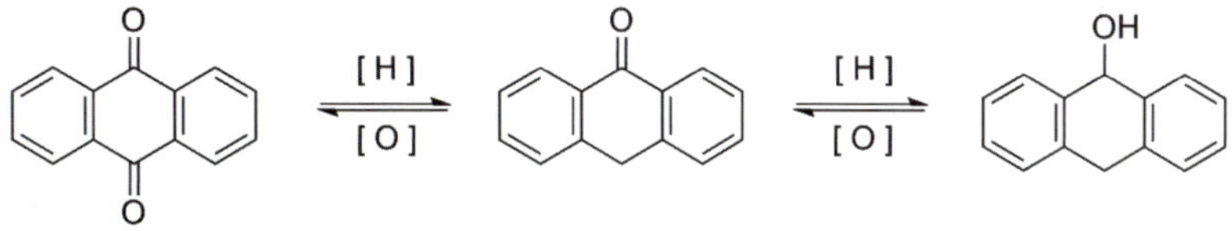

anthraquinone anthrone anthranol

anthranol계 화합물의 산화

서, anthrone이나 anthranol 함유 생약은 채취 후 1년 이상 지난 것을 쓰도록 하고 있다. chrysophanol과 physcion 및 이들의 배당체에는 사하작용이 없다.

(2) 항미생물작용

- 항세균작용: 전제는 황색 포도상구균에 대한 항균작용을 나타내지만 유리형 anthraquinone 분획은 항균작용이 약하다.
- emodin은 herpes simplex virus에 대해 항바이러스 작용이 있다(*in vivo*, mice, *p.o.*).[7)]
- 에탄올 추출물은 hepatitis B virus 억제 효능이 있다(*in vitro*).[12)]

(3) 수렴작용

- 소량에서는 만성적인 설사에 효과가 있다.

(4) 건위작용, 이담작용

- 담즙과 췌액의 분비를 항진시키며 소화불량 등에 유효하다.

(5) 항염증작용

- emodin과 rhein은 LPS로 유도한 iNOS의 활성을 저해한다(*in vitro*, RAW 264.7 cell).[1)]
- 대황의 stilbene류(rhapontigenin, piceatannol, resveratrol)는 대식세포에서의 NO 생성을 억제하며 이는 전사 인자인 NFκB의 활성화 억제와 상관성이 높다.[2)]
- emodin은 관절염에서 염증반응을 억제한다(*in vitro*, synoviocyte).[5)]
- emodin은 아토피성 피부염 모델에서 염증을 완화시킨다(*in vivo*, mice, *p.o.*).[6)]

(6) 기 타

- lindleyin은 estrogen 수용체의 (ER)의 ERα, ERβ에 결합하여 estrogen과 같은 다양한 생리작용을 나타내는 phytoestrogen이다.[3)]
- (+)-catechin의 항응혈작용이 보고되었다.
- 열탕추출물은 혈청요소 수치를 낮추고, cholesterol 수치는 높이는데, 이는 rhatannin에 기인한 것으로 생각된다(*in vivo*, rat, *i.p.*).
- emodin은 고열량식이로 유발된 비만에 억제 효능이 있다(*in vivo,* rat, *p.o.*)[4)]
- rhein은 당뇨로 인한 신장독성에 대해 개선효능이 있다(*in vivo,* db/db mice, *p.o.*)[10)]
- emodin과 aloe-emodin은 암세포의 생장을 억제한다(*in vitro,* HepG2 cells.)[8,9,11)]

확인시험 가루 2 g을 달아 tetrahydrofuran · H_2O 혼합액(7 : 3) 40 m*l*를 넣고 30분간 흔들어 섞은 다음 원심분리한다. 상층액을 분액깔때기에 옮기고 NaCl 13 g을 넣고 30분간 흔들어 섞는다. 분리된 물층과 녹지 않은 NaCl을 따로 취하고 1 mol/*l* HCl 시액을 넣어 pH를 1.5로 조정한다. 이 액을 다른 분액깔때기에 옮기고 tetrahydrofuran 30 m*l*를 넣고 10분간 흔들어 섞은 다음 분리한 tetrahydrofuran층을 취하여 검액으로 한다. 따로 sennoside A 표준품 1 mg을 tetrahydrofuran · H_2O 혼합액(7 : 3) 4 m*l*에 녹여 표준액으로 한다. 이들 액을 가지고 TLC 법에 따라 시험한다. 검액 및 표준액 40 μl씩을 TLC용 silica gel (형광제 첨가)을 써서 만든 박층판에 점적한 다음 ethyl acetate·*n*-propanol · H_2O · HOAc (100) 혼합액 (40 : 40 : 30 : 1)을 전개용매로 하여 약 15 cm 전개한 다음 박층판을 바람에 말린다. 여기에 자외선 (주파장 365 nm)을 쪼일 때 검액에서 얻은 여러 개의 반점 중 1개의 반점은 표준액에서 얻은 붉은색의 형광반점과 색상 및 R_f 값이 같다.

규 격 rhaponticin: 가루 0.5 g에 EtOH 10 m*l*를 넣고 환류냉각기를 달아 수욕상에서 10분간 가온한 다음 여과한 여액을 검액으로 하여 TLC법에 따라 시험한다. 검액 10 μl를 TLC용 silica gel을 써서 만든 박층판에 점적한다. isopropylether-*n*-BuOH-MeOH 혼합액 (26 : 7 : 7)을 전개용매로 하여 약 10 cm 전개한 다음 박층판을 바람에 말리고 여기에 자외선 (주파장 약 365 nm)을 쪼일 때 R_f 값 0.3 ~ 0.6에서 청백색의 형광은 볼 수 있으나 rhaponticin에 의한 청자색의 형광은 나타나지 않는다. **건조감량** 13.0% 이하 (6시간) **회분** 13.0% 이하 **산불용성회분** 2.0% 이하

응 용 대장성사하, 소염성건위약, 변비에 의한 복통, 화농성종창 등에 쓴다.

처 방 대승기탕 (大承氣湯), 소승기탕 (小承氣湯), 도핵승기탕 (挑核承氣湯), 대황목단피탕 (大黃牡丹皮湯), 대황감초탕 (大黃甘草湯), 대황부자탕 (大黃附子湯), 삼물비급환 (三物備急丸), 양격산 (凉膈散), 삼황사심탕 (三黃瀉心湯)

용 량 3 ~ 9 g, 외용하기도 한다. 20 ~ 30 mg hydroxyanthracene 유도체 (rhein으로 계산할 경우)[¶4]

주의 및 부작용 용량과 복용자의 체질 및 증상 조건에 의해 그 작용에 현저한 차이가 있기 때문에 복용에 있어서는 충분한 주의를 기울여야 한다. 전해질 불균형, 특히 K^+ 결핍증, 알부민뇨증, 혈뇨증을 유발시킬 수 있으며, K^+ 결핍은 심장기능 이상, 근무력증을 일으킬 수 있다. 이러한 현상은 강심배당체나 이뇨제, 부신피질호르몬제를 복용하고 있는 사람에게서 잘 일어난다. 자극성하제로 사용할 때에는 특별한 경우를 제외하고는 1주 내지 2주 이상 복용해서는 안 된다.[¶4]

금기사항 임신, 수유부

동류생약

• 종대황 (種大黃, Rhei Undulati Rhizoma)[KHP]

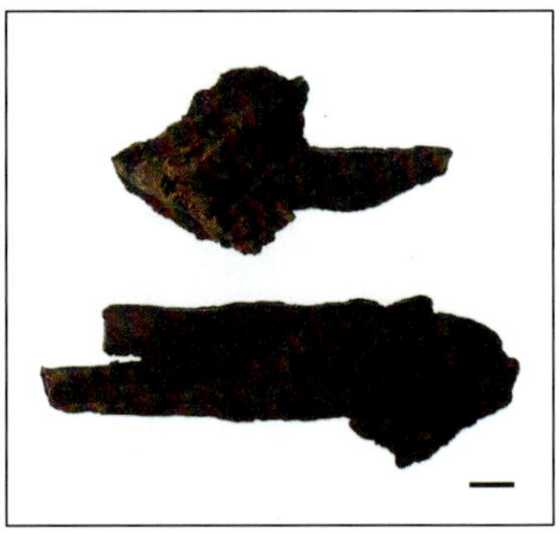

기원: 종대황 *Rheum undulatum* L. (마디풀과 Polygonaceae)의 뿌리줄기이다.

성상: 특이하고 약간 불쾌한 냄새가 있고, 맛은 떫고 쓰며 씹으면 가는 모래를 씹는 것 같고, 침을 노랗게 물들인다. 시베리아가 원산지이고 한국, 일본에서 재배한다. 선문이 없다.

성분 및 응용: chrysophanol, emodin, rhaponticin을 함유한다 (황색 결정, 형광). 대황 대용으로 쓰인다.

● 참고문헌

1) Wang CC *et al.* (2002) Planta Med. 68: 869-874
2) Kageura T *et al.* (2001) Bioorg. Med. Chem. 9: 1887-1893

3) Usui T *et al.* (2002) J. Endocrinol. 175: 289-296
4) Tzeng TF *et al.* (2012) Planta Med. 78: 943-950
5) Ha MK *et al.* (2011) Biol. Pharm. Bull. 34: 1432-1437
6) Jin JH *et al.* (2011) Phytother. Res. 25: 755-759
7) Xiong HR *et al.* (2011) J. Ethnopharmacol. 133: 718-723
8) Lin ML *et al.* (2010) Cancer Lett. 291: 46-58
9) Hsu CM *et al.* (2010) Biochem. Biophys. Res. Commun. 392: 473-479
10) Gao Q *et al.* (2010) Planta Med. 76: 27-33
11) Li WY *et al.* (2009) J. Ethnopharmacol. 124: 251-256
12) Li Z *et al.* (2007) Chemotherapy 53: 320-326

맥문동 Liriopis seu Ophiopogonis Tuber KP CP JP
(麥門冬, Maek Mun Dong) liriope tuber

기 원 맥문동 *Liriope platyphylla* F. T. Wang et T. Tang 또는 소엽맥문동 *Ophiopogon japonicus* Ker-Gawler (백합과 Liliaceae)의 뿌리의 팽대부(膨大部)이다. 중국과 일본에서는 *O. japonicus*만을 사용한다.

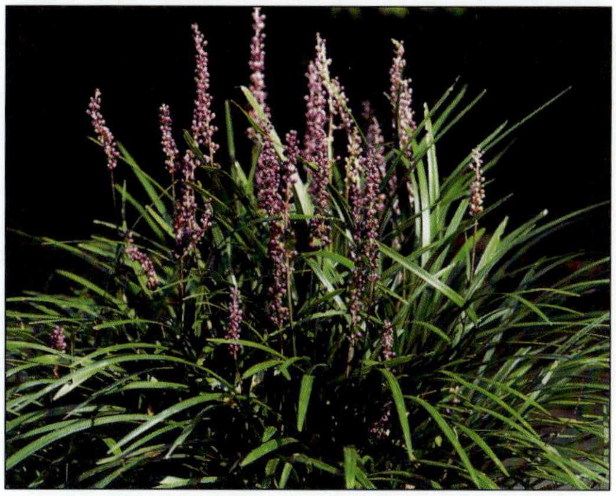

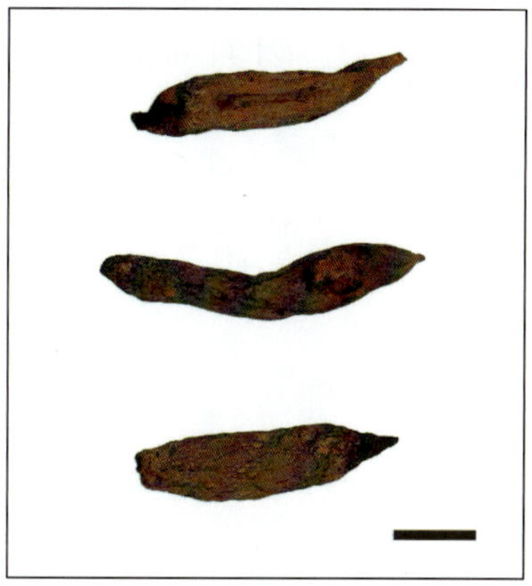

성 상 **맥문동** 팽대부로 긴 네모기둥 또는 둥근 네모기둥 모양이고, 길이 12 ~ 40 mm, 지름 4 ~ 9 mm이다. 바깥면은 황백색이고 세로주름이 있다. 질은 부드러우면서 질기다. 꺾인 면은 황백색이고 약간 투명하며 중심주는 가늘고 억세며 질긴 목심이다. 횡단면을 현미경으로 볼 때 표피세포는 직사각형 ~ 다각형이며 1열의 세포로 되어 있다. 겉껍질의 세포는 1 ~ 2열이며 표피세포보다 크고 목화되어 있다. 피부는 매우 넓어 약 30열의 세포로 되어있으며 그 안에는 점액질 및 옥살산칼슘 속침정이 들어있다. 내피층의 외측은 1 ~ 3열이 석세포로 되어있다. 내피층 세포는 세포벽이 고르게 비후되었고 통과세포가 있다. 유관속은 방사유관속이며 사부 묶음은 12 ~ 20개이고 그 각각은 목부 묶음

중 활처럼 들어간 부위에 자리하고 있다. 목부 묶음은 목화조직이 서로 연결되어 고리를 이룬다. 수는 작다. 특유한 냄새가 약간 있고 맛은 약간 달며 점착성이 있다.

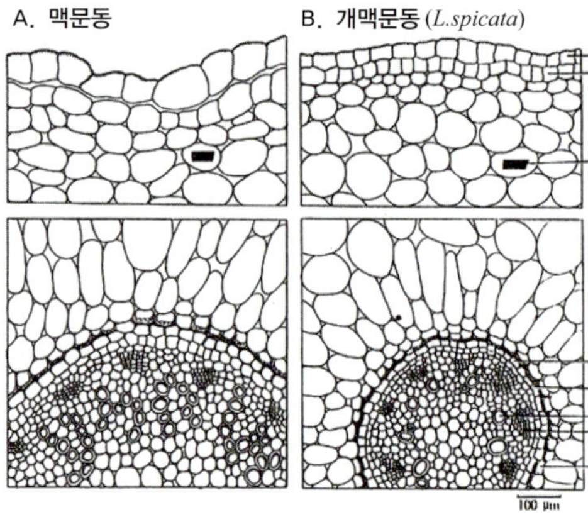

소엽맥문동 팽대부로 긴 네모기둥 모양 또는 방추형이고, 길이 10 ~ 25 mm 지름 3 ~ 5 mm이다. 한 쪽 끝은 뾰족하고 다른 쪽은 약간 둥글다. 바깥면은 연한 노란색 ~ 연한 황갈색이며 크고 작은 세로주름이 있다. 꺾기 쉬우며 꺾인 면은 황백색이고 약간 투명하며 중심주는 가늘고 억세며 질긴 목심이다. 횡단면을 현미경으로 볼 때 표피세포는 직사각형 ~ 다각형이며 1열의 세포로 되어 있다. 겉껍질 세포는 3 ~ 5열이고 세포벽은 목화되어 있다. 피부는 넓어 약 14 ~ 27열의 세포로 되어있으며 그 안에는 점액질 및 옥살산칼슘 속침정이 들어있다. 내피층의 바깥쪽은 1열의 석세포로 되어있다. 내피층 세포는 세포벽이 고르게 비후되었고 통과세포가 있다. 중심주는 매우 작고 중심주초는 1 ~ 2열의 유세포로 되어있다. 유관속은 방사유관속이며 사부 묶음은 13 ~ 22개이고 그 각각은 목부 묶음 중 활처럼 들어간 부위에 자리하고 있다. 목부 묶음은 목화조직이 서로 연결되어 고리를 이룬다. 수는 작다. 특유한 냄새가 약간 있고 맛은 약간 달며 점착성이다.

성 분 Steroidal saponin: ophiopogonin A, B (주성분), C, D, B', C', D' 등

Homoisoflavonoid: ophiopogonone A, B, methylophiopogonone A, B, ophiopogonanone A, methylophiopogonanone A, B 등

기 타: oligosaccharide 및 polysaccharide (β-2→1결합을 한 fructan 구조를 가짐)

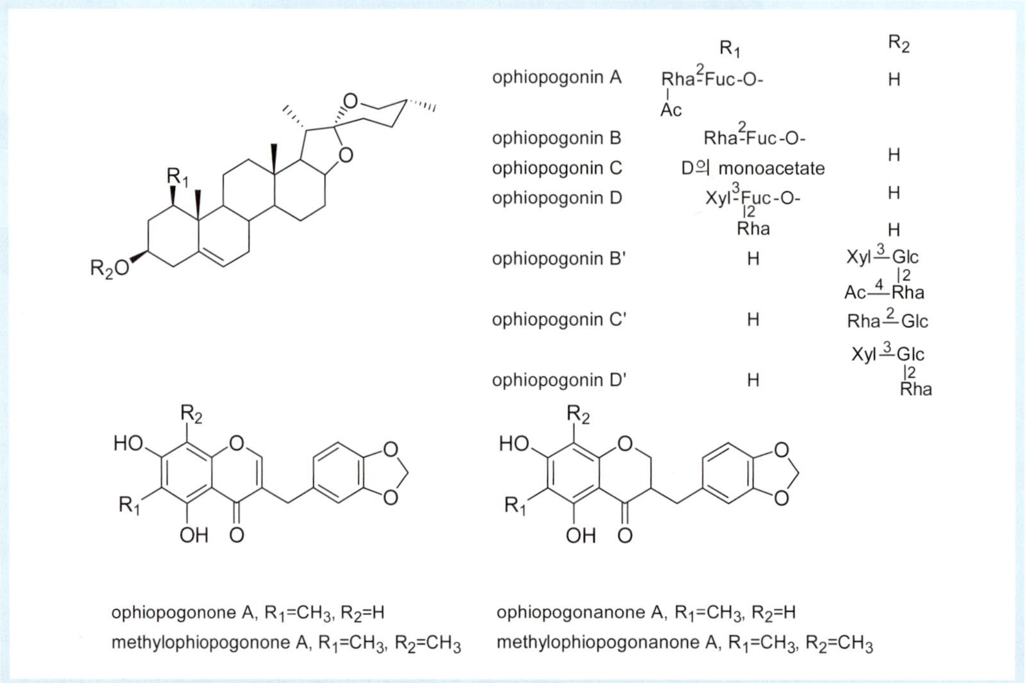

약 리 (1) 해열·진해·거담작용

(2) 항염증작용

- EtOH 추출물에는 항염증작용이 있다.
- ophiopogonin D에는 IgM 항체생성억제작용이 있다.
- 추출물은 천식 모델에서 기관지 염증과 과민반응을 억제한다(*in vivo*, mouse).[5]

(3) 기 타

- 혈당강하작용: 물추출물에는 지속적인 혈당강하작용이 있다.
- 뇌세포보호작용: 추출물은 scopolamine으로 유도한 기억력감퇴를 개선한다(*in vivo*, rat, passive avoidance test).[1] 인삼, 맥문동, 오미자로 구성된 생맥산은 산화적 손상이나 ischemia- reperfusion injury로부터 대뇌조직을 보호한다(*in vitro*, *in vivo*, rat).[2,3]
- 생맥산은 benzene으로 유도한 재생불량성빈혈에서 골수의 BFU-es (burst forming)와 CFU-es (colony forming unit-erythrooytes)에서의 PRPP (phosphoribosylpyrophosphate)의 활성을 증가시킴으로써 적혈구의 생성을 촉진한다(*in vivo*, mouse).[4]
- steroidal saponin은 신경세포의 성장을 촉진한다(*in vitro*, PC12 cells).[6]

규 격 회분 3.0% 이하

응 용 한방에서 진해, 거담, 자양, 강장, 이뇨, 지갈(止渴), 점활성소염(粘滑性消炎) 등을 목적으로 쓴다.

처 방 온경탕(溫經湯), 자감초탕(炙甘草湯), 청심연자음(淸心蓮子飮), 맥문동탕(麥門冬湯), 죽엽석고탕(竹葉石膏湯) 등에 배합된다.

용 량 3 ~ 9 g

● 참고문헌

1) Lin YC *et al.* (2003) Am. J. Chin. Med. 31: 543-549
2) Ichikawa H *et al.* (2003) Am. J. Chin. Med. 31: 509-521
3) Xuejiang W *et al.* (1999) Free Radic. Res. 31: 449-455
4) Liu LP *et al.* (2001) Life Sci. 69: 1373-1379
5) Lee YC *et al.* (2005) J. Ethnopharmacol. 101: 144
6) Hur J *et al.* (2009) Eur. J. Pharmacol. 620: 9

모 근 Imperatae Rhizoma KP CP JP
(茅根, Mo Geun), 백모근 imperata rhizome

기 원 띠 *Imperata cylindrica* Beauvois var. *koenigii* Durand et Schinz ex A. Camus (벼과 Gramineae)의 가는 뿌리 및 뿌리줄기로서 비늘 모양의 잎을 없앤 것이다. 중국에서는 白茅(백모) *Imperata cylindrica* Beauv. var. *major* (Nees) C. E. Hubb.을 사용한다. 일본에서는 *I. cylindrica* Beauv.를 사용한다.

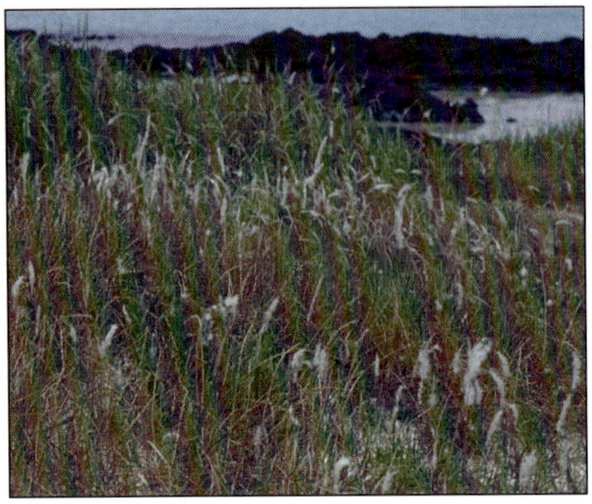
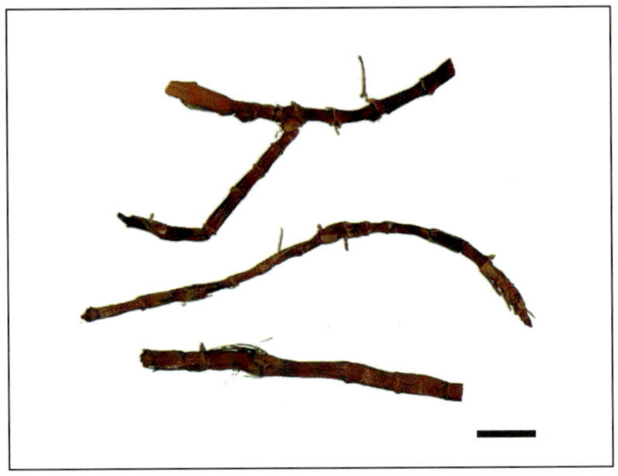

성 상 가늘고 긴 원기둥모양이며, 길이 30 ~ 60 cm, 지름 2 ~ 4 mm이다. 바깥면은 황백색 또는 연한 노란색이고 약간의 광택이 나며 세로 주름무늬를 가지고 있다. 마디는 뚜렷하고 약간 튀어 나와 있으며, 마디사이는 길이가 일정치 않지만 보통 1.5 ~ 3 cm이다. 몸체는 가볍고, 질은 약간 취약하다. 자른 면은 피부가 흰색이고 벌어진 틈이 많으며, 중심주는 연한 노란색이고, 겉껍질은 벗겨져 떨어지기 쉽다. 냄새는 거의 없고 맛은 약간 달콤하다. 횡단면을 현미경으로 볼 때 표피세포는 1열이고 사각형에 가까우며 모양은 작고 규소질 덩어리를 함유할 때가 많다. 하피섬유는 1 ~ 3열이며 세포벽은 비후되고 목화되었다. 피부는 비교적 넓고 10여개의 엽적유관속이 있으며 유관속은 폐쇄성병립유관속이고 그 주위에는 보통 갈라진 틈이 있다. 내피층 세포는 비후되었고 규소질 덩어리가 들어있다. 중심주 안쪽에는 많은 폐쇄성병립유관속이 흩어져 있고 유관속초 섬유는 고리모양으로 배열하며 목화되었고 바깥쪽의 유관속과 섬유는 서로 연결되어 고리를 이루고 있다. 냄새가 없고 맛은 처음에는 담담하나 후에 약간 달다.

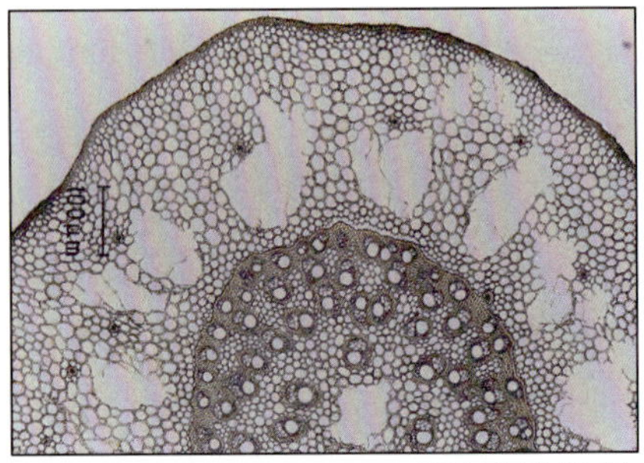
세포간극 및 유관속

성 분 Triterpenoid: cylindrin (0.01%), arundoin (0.01%), fernenol, simiarenol, isoarborinol, arborinol, arborinone, 4,5-dehydroanhydrolycorine, simiarenol 등

Lignan: imperanene, graminone A, B, impecyloside

Chromone: flidersiachromone, 5-hydroxy-2-(2-phenylethyl)chromone

Biphenyl ether: cylindol A, B

Sesquiterpenoid: cylindrene

sucrose (다량), K^+염 (다량) 등

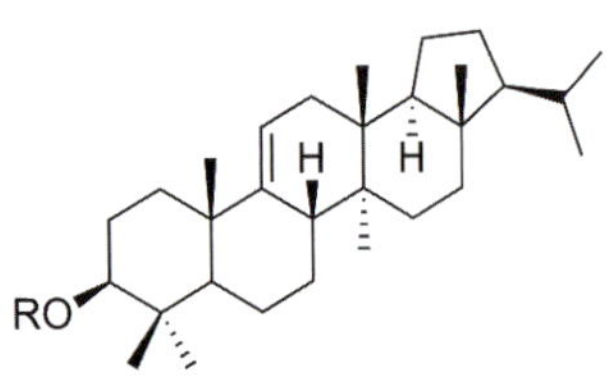
cylindrin, R=CH_3
isoarborinol, R=H

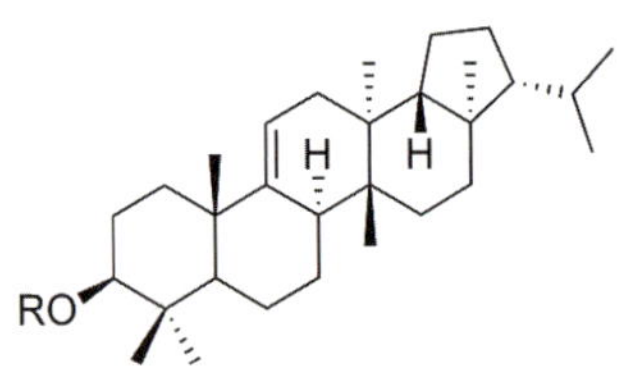
arundoin, R=CH_3
fernenol, R=H

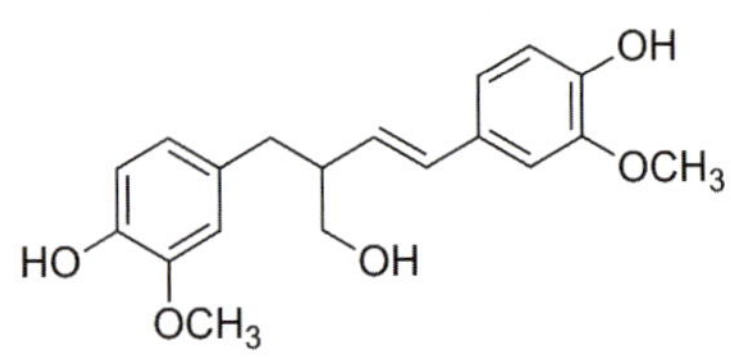
imperanene

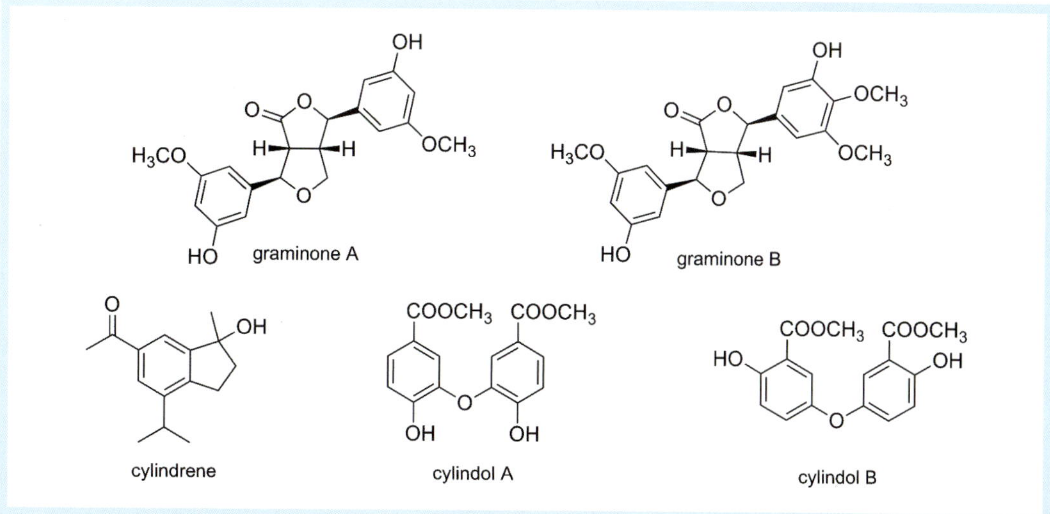

약 리 **(1) 이뇨작용**

• 물추출물은 실험동물의 요량을 뚜렷하게 증가시킨다(*in vivo*, rabbit). 이러한 이뇨작용은 모근 중의 K^+ 성분에 의한 것으로 추측된다. 임상에서도 급성사구체신염이나 급성혈관구신염에 대해서 현저한 이뇨작용을 나타내어 증상을 호전시킨다.

(2) 지혈작용

(3) 기 타

• 항염증작용: biphenyl ether인 cylindol A는 5-lipoxygenase의 활성을 저해한다(*in vitro*).[2]

• 면역증강작용: 물추출물에서 분리된 다당류는 비장세포의 증식을 활성화한다(*in vitro*, murine splenocyte).[3]

• 혈관확장작용: graminone B는 대동맥의 수축을 억제하며,[4] cylindrene은 혈관평활근(vascular smooth muscle)의 수축을 억제한다(혈관확장작용, rabbit).[5]

• 항산란작용(anti-oviposition), 살충작용이 있다.

• imperanene은 혈소판의 응집을 억제한다(*in vitro*).[1]

• chromone 화합물은 뇌신경세포 보호 작용을 갖는다.[6]

확인시험 (1) 가루 1.0 g에 *n*-hexane 20 m*l*를 넣고 때때로 흔들어 섞으면서 30분간 방치한 다음 여과한 여액을 증발시킨 잔류물에 $CHCl_3$ 5 m*l*를 넣고 그 0.5 m*l*를 시험관에 취하여 glacial HOAc 0.5 m*l*를 넣어 흔들어 섞은 다음 H_2SO_4 0.5 m*l*를 천천히 기벽에 따라 넣으면 접계면은 적갈색을, 윗층은 청록색 ~ 청자색을 나타낸다(Liebermann-Buchard 반응, triterpenoid).

(2) 가루 2 g을 달아 EtOH · H_2O 혼합액(95 : 5) 20 m*l*를 넣고 1시간 초음파추출한 다음 여과한다. 여액을 5 m*l*로 농축하여 검액으로 한다. 이 액을 가지고 TLC 법에 따라 시험한다. 검액 5 μ*l*를 TLC용 silica gel을 써서 만든 박층판에 점적한다. 다음에 *n*-hexane · acetone 혼합액(9 : 1)을 전개용매로 하여 약 10 cm 전개한 다음 박층판을 바람에 말린다. 여기에 묽은 H_2SO_4 시액을 고르게 뿌린 다음 105℃에서 가열할 때 R_f 값 0.3 부근에서 보라색의 반점을 나타낸다.

규 격 **가는 뿌리 및 비늘모양의 잎** 가는 뿌리 및 비늘모양의 잎이 3.0% 이상 섞여 있지 않다.

이물 가는 뿌리 및 비늘모양의 잎 이외의 이물이 1.0% 이상 섞여 있지 않다.

회분 5.0% 이하 **산불용성회분** 1.5% 이하

응 용 한방에서 소염성 이뇨, 지혈을 목표로 번갈(煩渴), 수종, 토혈, 코피, 혈뇨 등의 증상에 쓴다. 중국에서는 모근이 급성신염과 급성전염성 간염 등에 상당한 효과가 있다고 보고된 바 있다.

처 방 모갈탕(茅葛湯), 모근탕(茅根湯)

용 량 15 ~ 30 g, 신선한 것은 30 ~ 90 g

● 참고문헌

1) Matsunaga K *et al.* (1995) J. Nat. Prod. 58: 138-139
2) Matsunaga K *et al.* (1994) J. Nat. Prod. 57: 1290-1293
3) Pinilla V, Luu B (1999) Planta Med. 65: 549-552
4) Matsunaga K *et al.* (1994) J. Nat. Prod. 57: 1734-1736
5) Matsunaga K *et al.* (1994) J. Nat. Prod. 57: 1183-1184
6) Yoon JS *et al.* (2006) J. Nat. Prod. 69: 290-291

반 하

Pinelliae Tuber KP CP JP
(半夏, Ban Ha) pinellia tuber

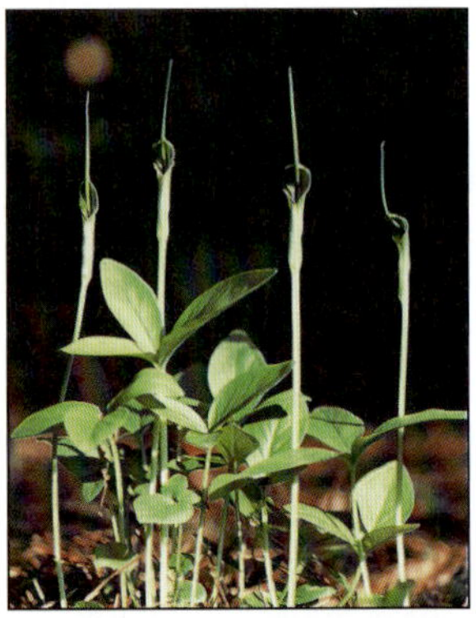

기 원 끼무릇 *Pinellia ternata* Ten. ex Breitenbach (천남성과 Araceae)의 덩이줄기로서 주피를 완전히 제거한 것이다.

성 상 약간 눌려져 있는 구형이거나 불규칙한 구형이며, 지름 7 ~ 25 mm, 높이 7 ~ 15 mm이다. 바깥면은 흰색 ~ 회황백색이고 위쪽에는 줄기자국이 오목하게 남아 있으며 그 주변은 뿌리자국이 작은 점으로 촘촘하게 덮고 있다. 질은 충실하고 자르기 어렵다. 횡단면은 흰색이고 가루의 성질을 띤다. 횡단면을 현미경으로 볼 때 바깥쪽에는 코르크세포가 남아있을 때가 있다. 코르크세포 근처의 10 ~ 12층의 유세포

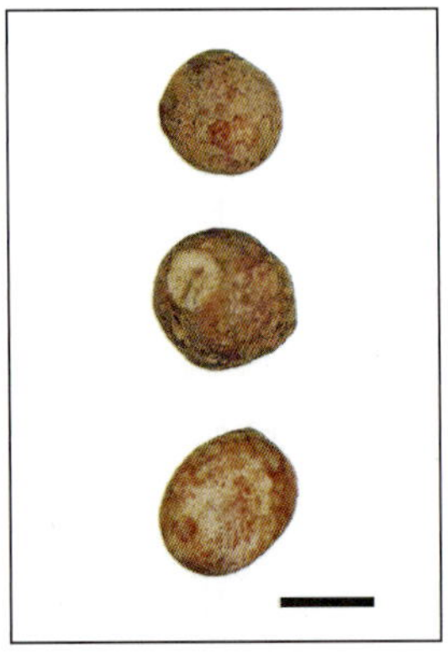

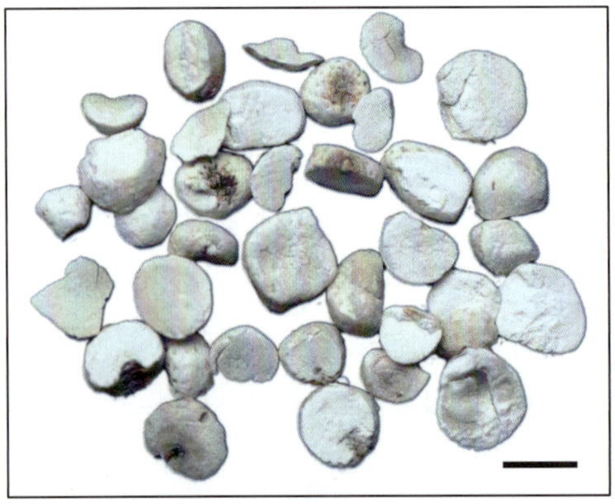

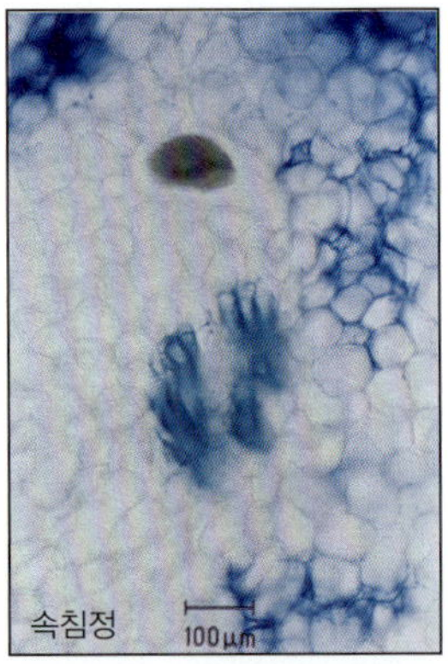

에는 전분립이 비교적 적게 들어있거나 들어있지 않을 때도 있지만 안쪽의 유세포에는 전분립이 가득 들어있다. 유세포에는 calcium oxalate 속침정과 점액질이 들어있다. 유관속은 병립유관속과 외목포위유관속이고 가로 세로로 분포한다. 도관은 대부분 나선문도관이며 때로 환문도관도 볼 수 있다. 냄새가 거의 없으며 맛은 처음에는 담담하고 약간 점액성이지만 후에 몹시 아리다.

성 분 **아린 맛의 물질**: homogentisic acid, homogentisic acid glucoside, 3, 4-dihydroxybenzaldehyde 및 그 diglucoside

다당류: pinellian PA, pinellian G (glucan)

기 타: pinellic acid, pinelloside (cerebroside), (−)-ephedrine, β-sitosterol, β-sitosterol glucoside, 6KDP (glycoprotein), alkaloid류, pinellin 등

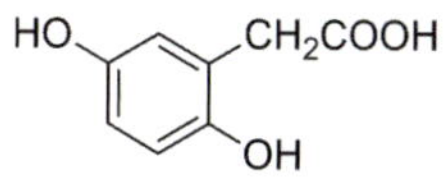

homogentisic acid

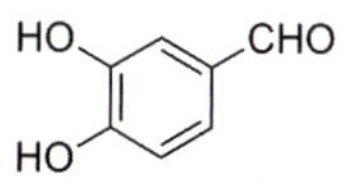

3,4-dihydroxybenzaldehyde

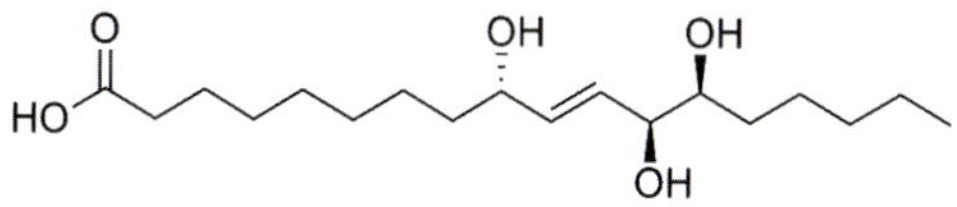

pinellic acid

약 리 **(1) 진토·최토작용**

- 생강이나 백반으로 법제한 반하는 자극성이 없고 진토작용을 가진다. 반면에 법제하지 않은 반하는 구토를 일으킨다 (최토작용).
- 전제 또는 추출성분은 apomorphine 또는 황산구리에 의한 구토를 억제한다. 구토억제성분으로 glucuronic acid 유도체 또는 수용성배당체로 보고는 있으나 분명하지는 않다.
- 당단백질인 6KDP에는 진토작용과 적혈구응집 (hemagglutination)작용이 있다.[1)]
- 반하는 위에 분포하는 미주신경의 원심성 (efferent activity)을 억제하고 (rat), 생강은 촉진하며, 반하와 생강의 혼합물은 억제하지 않는다. 이러한 결과는 반하와 생강을 같이 처방하는 근거가 될 수 있다 (*in vitro*).[2)]

(2) 진정작용

- 반하의 alkaloid류 성분에는 중추신경 또는 운동신경말초억제작용이 있다.
- 법제한 반하의 추출물은 GABA 신경계에 작용하여 진정, 수면, 항경련 작용를 나타낸다. (*in vivo*, mouse).[8)]
- 반하의 추출물은 항우울작용과 관련된 유전자의 발현을 변화시킨다 (*in vivo*, mouse).[9)]

(3) 거담작용

- 한방에서 구토 및 담 (痰)의 해소에 사용한다.

(4) 기 타

- 결정성 단백질인 pinellin에는 세포응집 (cell-agglutination)작용이 있다 (*in vitro*).[3)]
- pinellin은 임신을 억제한다 (*in vivo*, mouse, *s.c.*, 30 mg/kg).[4)]
- 면역증강작용: 다당류인 pinellian PA와 pinellian G는 세망내피세포를 활성화하며, 현저한 항보체 활성을 나타낸다 (*in vitro*, *in vivo*, carbon clearance test).[5,6)]
- adjuvant activity: pinellic acid는 코점막에 투여한 influenza HA vaccine에 의한 항체생산을 증가

시킨다 (*in vivo*, mouse, *p.o.*).[7]

규 격 **건조감량** 14.0% 이하 (6시간) **회분** 3.5% 이하

응 용 진토, 진정, 거담약으로 오심, 구토, 기침, 급성위카타르, 인후종통, 임신 중 구토 등에 쓰이고, 일반적으로 생강과 함께 사용한다.

처 방 소반하탕 (小半夏湯), 반하사심탕 (半夏瀉心湯), 반하후박탕 (半夏厚朴湯), 반하탕 (半夏湯), 대반하탕 (大半夏湯)

용 량 3 ~ 9 g, 외용하기도 한다.

주의 및 부작용 반드시 법제하여 써야 한다. 그렇지 않으면 자극작용이 심하여 구토를 일으킨다.

● 참고문헌

1) Kurata K *et al.* (1998) Planta Med. 64: 645-648
2) Niijima A *et al.* (1998) Neurosci. Lett. 258: 5-8
3) Sun C *et al.* (1983) Acta Biochim. Biophys. Sin. 15: 333-338
4) Xia LN *et al.* (1985) Acta Acad. Med. Primae. 12: 193-198
5) Gonda R *et al.* (1994) Biol. Pharm. Bull. 17: 1549-1553
6) Tomoda M *et al.* (1994) Biol. Pharm. Bull. 17: 859-861
7) Nagai T *et al.* (2002) Int. Immunopharmacol. 2: 1183-1193
8) Wu XY *et al.* (2011) J. Ethnopharmacol. 135: 325-329
9) Kim BY *et al.* (2010) Phytother. Res. 24: 384-392

방 기

Sinomenii Caulis et Rhizoma KP CP JP
(防己, Bang Gi) sinomenium stem

기 원 방기 *Sinomenium acutum* Rehder et E. H. Wilson (방기과 Menispermaceae)의 덩굴성줄기 및 뿌리줄기이다. 중국에서는 毛青籐 (모청등) *S. acutum* (Thunb.) Rehder et E. H. Wilson var. *cinereum* et E. H. Wilson의 뿌리도 쓴다.

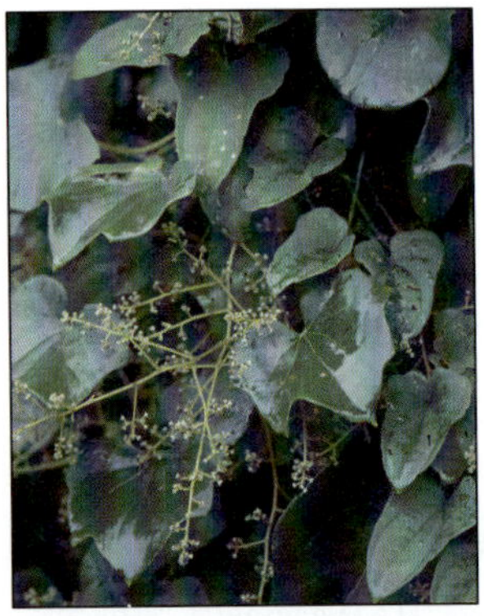

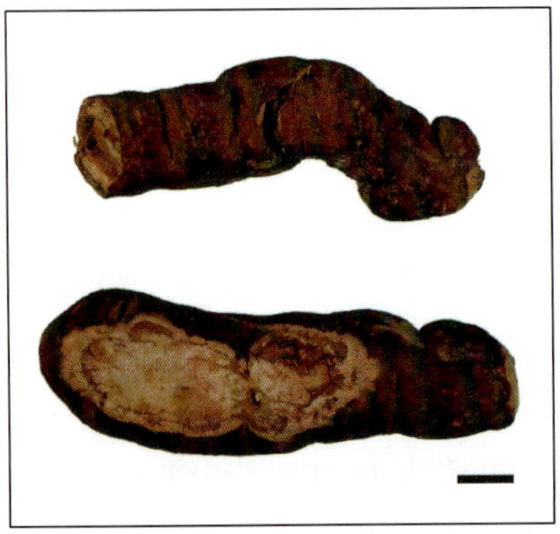

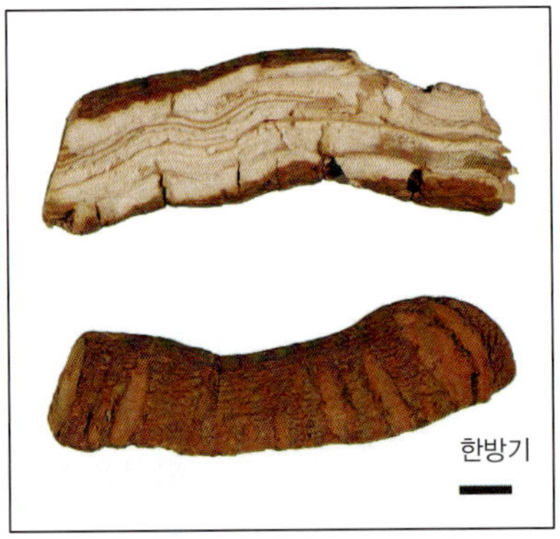

성　상　긴 원기둥모양이고 약간 구부러졌으며, 길이 20 ~ 70 cm, 지름 0.5 ~ 2 cm이다. 바깥면은 녹갈색, 밤색 또는 회갈색이고, 마디는 약간 팽대되어 있다. 몸체는 가벼우며 질은 단단하나 취약하고 자르기 쉽다. 잘린 면은 회황색 또는 연한 회갈색이며, 피부는 좁고, 목부는 수선이 방사상으로 배열되어 있으며, 수부는 연한 황백색 또는 황갈색이다. 횡단면을 현미경으로 볼 때 가장 바깥층의 표피는 두꺼운 각질층으로 덮여 있거나 코르크층으로 되어 있다. 피부에는 섬유 및 석세포가 흩어져 있다. 중심주초 섬유 묶음은 초승달 모양이고, 그 안쪽에는 2 ~ 5열의 석세포가 있다. 석세포는 길게 뻗어나가 수선중의 석세포 묶음과 연결되어 고리를 이룬다. 유관속은 병립유관속이다. 사부는 수선이 바깥쪽으로 점차 넓어지고 석세포는 쐐기 모양이거나 가지가 갈린 모양이다. 사부세포는 대부분 퇴폐되었고, 1 ~ 3개의 섬유가 흩어져 있기도 한다. 목부는 도관이 낱개로 흩어져 있거나 여러 개가 아래로 길게 이어져 있다. 수세포는 세포벽이 두껍고 벽공은 뚜렷하다. 유세포에는 전분립과 calcium oxalate 침정이 들어있다. 거의 냄새가 없고 맛은 쓰다.

성　분　**Phenanthrene계 alkaloid:** sinomenine, disinomenine, isosinomenine, sinomenine *N*-oxide, 1-hydroxy-10-oxo-sinomenine, 4,5-epoxy-14-hydroxy sinomenine *N*-oxide 등

Aporphine계 alkaloid: magnoflorine, tuduranine 등

Berberine계 alkaloid: sinacutine, 2-demethyl-oxypalmatine, 5-ethoxycarbonylsinoracutine 등

기 타: alkaloid (acutumine, acutumidine, sinocrewtine, 8-demethoxyrunanine 등), lignan (syringaresinol), cyanoglucoside (menisdaurin), butenolide (menisdaurilide, aquilegiolide 등)

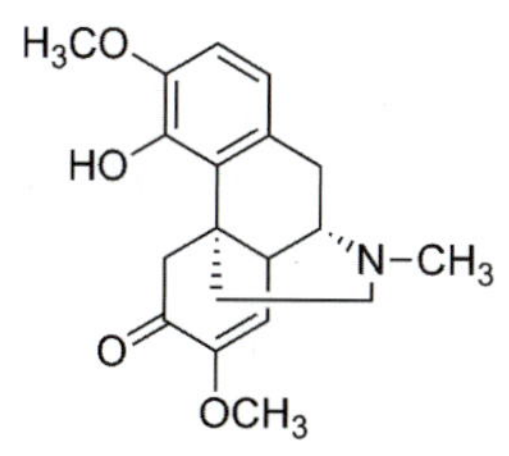

sinomenine

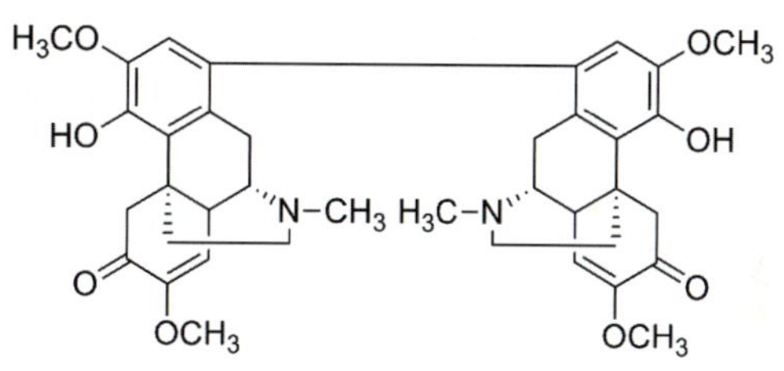

disinomenine

약　리　**(1) 항과민성작용·항염증작용**

- 물추출물은 compound 48/80과 anti-dinitrophenyl (DNP) IgE로 생쥐에게 유도한 mast-cell mediated anaphylaxis를 억제하며 (histamine 유리억제), 흰쥐의 복강비만세포 (RPMCs)에서의 TNFα 생성을 억제한다 (*in vitro*).[1]
- 임상적으로 염증성 질환과 관절염의 치료에 사용되고 있는 sinomenine은 인위적으로 유도한 생쥐의 비장세포와 사람의 말초혈관 내의 단핵세포 (peripheral blood mononuclear cell, 임파구)의 증식을 억제한다 (*in vitro*).[2]
- sinomenine에는 강력한 histamine 유리억제작용이 있으며, 그 결과 국소진통, 항과민반응 및 항염증작용이 인정된다. 따라서 sinomenine을 내복하거나 피하주사하면 류머티스성 또는 신경통에 의한 동통이 감소된다 (*in vivo*). 중추억제, 혈압강하작용도 있다.[3]
- 모르모토의 경우 히스타민성 천식을 억제해 주고, 항알러지작용을 보인다. 포르말린으로 유도한 흰쥐의 실험성 관절염에 대하여 약간의 치료효과를 보인다.

• sinomenine은 MMP 조절을 통하여 관절염을 완화시킨다(*in vivo*, rat).[5,6]

(2) 진통·해열·이뇨·근이완 작용

(3) 항균·항아메바작용

(4) 기 타

• sinomenine은 tacrolimus, mycophenolic acid와 같은 면역억제약의 효능을 증강시킨다.[4]

• 50% MeOH 추출물은 경구투여에서 울혈성 부종을 억제한다.

• pH 4.8에서 15분간 가열하여 추출한 액을 토끼에게 연속적으로 근육주사하면 혈압이나 적혈구, 혈색소 등에는 변화가 없으나 백혈구 수가 현저하게 증가하며, 세망내피계의 기능이 항진된다.

확인시험 가루 0.5 g에 묽은 HOAc 10 ml를 넣고 흔들어 섞으면서 수욕 중에서 2분간 가열하여 식힌 다음 여과한 여액 5 ml에 Dragendorff 시액 2방울을 넣을 때 곧 황적색의 침전이 생긴다. 또 다른 여액 2 ml에 Mayer 시액 2 ~ 3방울을 넣으면 회갈색의 침전이 생긴다(제4 급 alkaloid에 기인).

규 격 회분 6.0% 이하

응 용 부종, 관절수종, 복수에 대한 이뇨, 관절통, 류머티즘에 대한 소염진통약으로 쓰인다. sinomenine 원료생약, sinomenine 주사액은 근육 내 주사에서도 진통소염 효과가 있다.

처 방 방기복령탕(防己茯苓湯), 소속명탕(小續命湯)

용 량 3 ~ 9 g

주의 및 부작용 독성은 상당이 낮아 흰 쥐의 경우 치사량이 11.4 g/kg이다.

참고문헌

1) Kim HM *et al.* (2000) J. Ethnopharmacol. 70: 135-141
2) Liu LA *et al.* (1994) Int. J. Immunopharmacol. 16: 685-691
3) Liu LA *et al.* (1996) Int. J. Immunopharmacol. 18: 529-543
4) Vieregge B *et al.* (1999) Planta Med. 65: 80-82
5) Zhou H *et al.* (2008) Biochem. Biophys. Res. Commun. 376: 352-357
6) Zeng Y *et al.* (2007) Biol. Pharm. Bull. 30: 1438-1444

백 출

Atractylodis Rhizoma Alba KP CP JP

(白朮, Baek Chul) atractylodes rhizome white

기 원 삽주 *Atractylodes japonica* Koid. ex kitam 또는 백출(白朮) *A. macrocephala* Koid.(국화과 Compositae)의 뿌리줄기로서 그대로 또는 주피를 제거한 것이다. 중국에서는 *A. macrocephala* Koidz.의 뿌리줄기만을 쓴다.

성 상 **삽주** 고르지 않은 덩어리 또는 구부러진 원기둥모양이고, 길이 3 ~ 8 cm, 지름 2 ~ 3 cm이다. 바깥면을 보면 주피를 제거한 것은 연한 회황색 ~ 연한 황백색이고 군데군데 회갈색을 띠며, 주피가 붙어있는 것은 흑갈색이고 때로 매듭 모양으로 튀어나와 있으며 거친 주름이 있다. 잘 꺾이지 않으며 꺾인 면은 섬유성이다. 횡단면을 현미경으로 볼 때 주피에는 석세포층이 있고 피부의 유조직에는 때로 사부의 바깥쪽에 섬유 묶음이 있으며 수선의 말단부에는 유실이 있고 그 안에는 연한 갈색~ 갈색의 내용물이 들어있다. 목부에는 작은 도관들이 수를 방사상으로 둘러싸고 있고 도관들의 둘레에는 섬유 묶음이 둘러싸고 있다. 수 및 수선 중에는 유실이 있고 유조직 중에는 inulin 결정 및 작은 calcium oxalate 침정이 들어있다. 특유한 냄새가 있고 맛은 약간 쓰다.

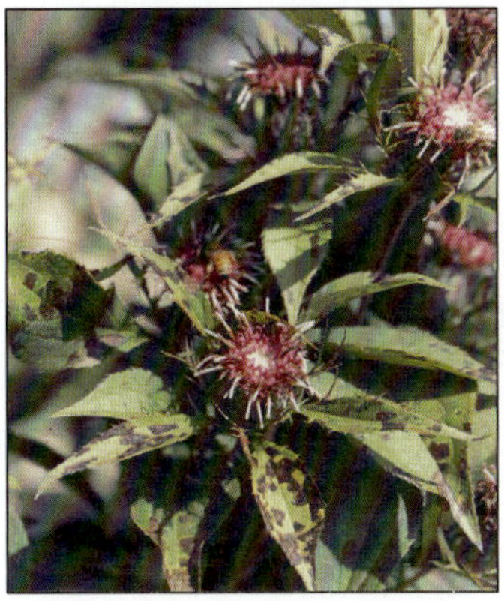

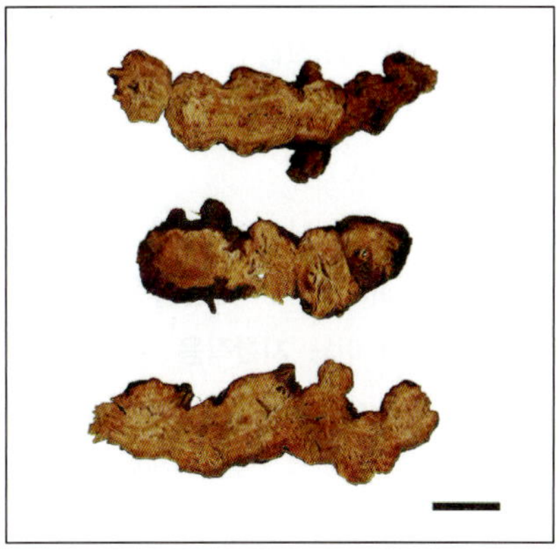

백출 (白朮) 불규칙하게 비대한 덩어리 모양이고, 3 ~ 13 cm, 지름 15 ~ 70 mm이다. 바깥면은 회황색 또는 회갈색이고 컵 모양의 작은 돌기가 있다. 또한 중간 중간 끊어진 세로주름과 패인 무늬가 있으며 뿌리털이 붙었던 자국이 있다. 위쪽 끝에는 줄기 그루와 싹이 붙었던 자국이 남아있다. 질은 단단하며 쉽게 꺾기 어렵다. 꺾인 면은 평탄하지 않고 황백색 ~ 연한 갈색을 띠며 황갈색의 유실이 점모양으로 흩어져 있다. 불에 말린 것은 잘린 면이 각질이고 색은 비교적 진하며 빈틈이 있다. 현미경으로 볼 때 주피에는 석세포층이 있지만 보통 피부에는 없다. 사부수선 및 그 말단부에는 황갈색의 내용물을 함유한 유실이 있다. 형성층 고리는 뚜렷하다. 목부는 외측의 도관이 대부분 1~3열로 방사상으로 배열하고 그 주위에는 목부섬유묶음이 없다. 안쪽은 도관 이 사이는 좁으나 그 주위의 목부섬유묶음과 함께 무리를 이루어 큰 수를 둘러싸고 방사상으로 배열하고 있다. 수 및 수선 중에도 유실이 있고 유조직 중에는 inulin 결정 및 calcium oxalate 소침정이 들어있다. 특유한 냄새가 있으며 맛은 달고 약간 매우며 씹으면 점성이 있다.

성 분 **정유 2 ~ 3%**: atractylon, 3β-hydroxy-atractylon, atractylenolide I ~ III, eudesma-4(14),7(11)-dien-8-one 등이 함유되어 있다.

Sesquiterpene glycoside: atractyloside A, B, 10-*epi*-atractyloside A 등

다당체: atractan A, B, C

기 타: acetaldehyde, 2-furaldehyde, polyacetylene 화합물 등이 있다.

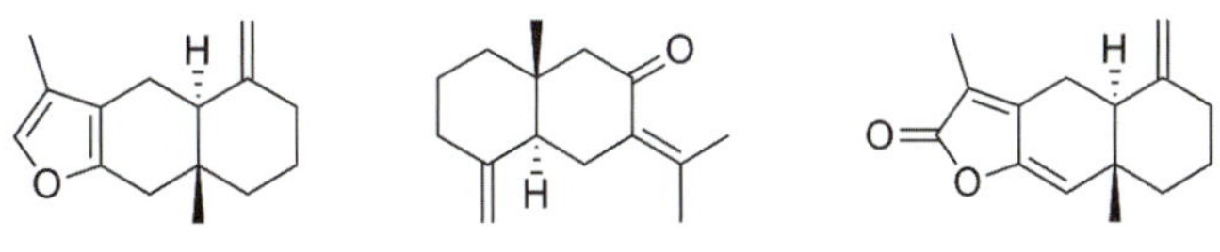

atractylon eudesma-4(14),7(11)-dien-8-one atractylenolide I

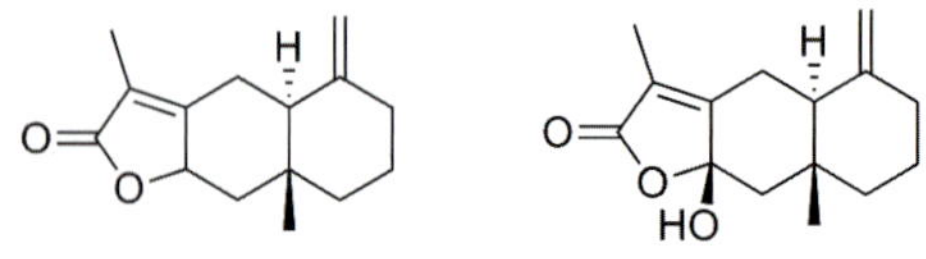

atractylenolide II　　atractylenolide III

약 리 **(1) 건위작용**

- atractylon은 $CuCl_2$에 의한 간독성으로부터 간세포를 보호하며,[1] 궤양생성을 억제한다 (*in vivo*, rat).[2]
- 50% MeOH 추출물에는 스트레스로 인한 위궤양의 발생을 예방한다 (*in vivo*).[3]
- atractylon 화합물은 대장의 수축력을 증가시킨다 (*in vivo*, rat).[10]

(2) 이뇨·지한작용

- atractylenolide III 등도 세뇨관의 Na^+, K^+-ATPase의 활성을 억제하지만, atractylon이 가장 강하게, 선택적으로 억제한다 (*in vitro*).[4]
- 전제의 뇨량증가는 인정되지 않으나, EtOH 추출액의 이뇨작용은 약간 인정된다.[3]

(3) 진정작용

- 백출의 정유성분에는 중추억제, 약간의 혈압강하, 적출심장의 운동억제작용이 있다.[5]

(4) 혈당강하작용

- 다당류 (glycan)인 atractan A, B, C에는 혈당강하작용이 있다.[1]
- 물온침액 및 EtOH 추출물은 일과성으로 혈당을 상승시킨 후 하강시킨다.[3]
- 추출물은 인슐린 signaling을 황성화시켜 지방분화를 촉진한다 (*in vitro*, 3T3-L1 cells)[9]

(5) 안태 (安胎)작용

- 백출의 정유성분은 위장관과 자궁의 운동을 억제하며 말초혈관에 대해서도 억제작용을 나타낸다.[5]

(6) 기 타

- 면역증강작용: 백출이 주약인 복합처방의 물추출물은 현저한 면역증강작용을 나타낸다.[6]
- atractylon에는 항미생물작용, 항염증작용이 있다 (*in vitro*).[7]
- 추출물은 LPS에 의한 염증반응을 억제한다 (*in vitro*, RAW 264.7 cells).[12]
- ethyl acetate 추출물에는 간세포보호작용 및 담즙분비 촉진작용이 있다 (*in vivo*).[8]
- 산화적 스트레스에 의한 조골세포 분화억제로부터 보호 작용을 갖는다 (*in vitro*, MC3T3-E1).[11]

확인시험 가루 0.5 g에 EtOH 5 m*l*를 넣고 수욕 중에서 2분간 온침하여 여과한 용액 2 m*l*에 vanilline·HCl 0.5 m*l*를 넣어 곧 흔들어 섞을 때 액은 붉은색 ~ 적자색을 나타내고 그 색은 지속성이다.

규 격 **창출** 가루 2.0 g에 *n*-hexane 5 m*l*를 넣고 5분간 흔들어 섞은 다음 여과하여 검액으로 한다. 검액 10 μl를 TLC용 silica gel로 만든 박층판에 점적한 다음 *n*-hexane-acetone 혼합액 (7 : 1)을 전개용매로 하여 약 10 cm 전개한 다음 박층판을 바람에 말린다. 여기에 분무용 *p*-dimethylaminobenzaldehyde 시액을 고르게 뿌린 다음 100℃에서 5분간 가열할 때 R_f 값 0.3 ~ 0.6에서 녹색 ~ 녹회색의 반점을 볼 수 없다.

회분 7.0% 이하 **산불용성회분** 1.0% 이하 **정유함량** 0.7 m*l* 이상 (50.0 g)

응 용 방향성 건위제로 진정, 이뇨, 지한, 자양, 안태 (安胎)를 목적으로 쓴다.

처 방 월비가출탕 (越婢加朮湯), 영계출감탕 (苓桂朮甘湯), 오령산 (五苓散), 위령탕 (胃苓湯), 향사양위탕

(香砂養胃湯), 이중탕(理中湯), 보중익기탕(補中益氣湯) 등

용 량 3 ~ 9 g

동류생약

• 창출[KP]

● 참고문헌

1) Konno C *et al.* (1985) Planta Med. 51: 102
2) Matsuda *et al.* (1991) Yakugaku Zasshi 111: 36-39
3) Kubo M *et al.* (1983) Yakugaku Zasshi 103: 442
4) Satoh *et al.* (1996) Biochem. Pharmacol. 51: 339-343
5) Kiso Y *et al.* (1985) Planta Med. 51: 97
6) Iwama H *et al.* (1986) Planta Med. 52: 247
7) Sin *et al.* (1989) Arch. Pharm. Res. 12: 236-238
8) Yamahara J *et al.* (1983) Shoyakugaku Zasshi 37: 17-20
9) Han Y *et al.* (2012) BMC Complement. Altern. Med. 12: 154
10) Choi KH *et al.* (2011) J. Ethnopharmacol. 134: 104-110
11) Choi EM *et al.* (2009) Phytother. Res. 23: 1537-1542
12) Jang MH *et al.* (2004) Biol. Pharm. Bull. 27: 324-327

창 출 Atractylodis Rhizoma KP CP JP

(蒼朮, Chang Chul) atractylodes rhizome

기 원 가는잎삽주(모창출, 茅蒼朮) *Atractylodes lancea* DC. 또는 만주삽주(북창출, 北蒼朮) *A. chinensis* Koidz. (국화과 Compositae)의 뿌리줄기이다.

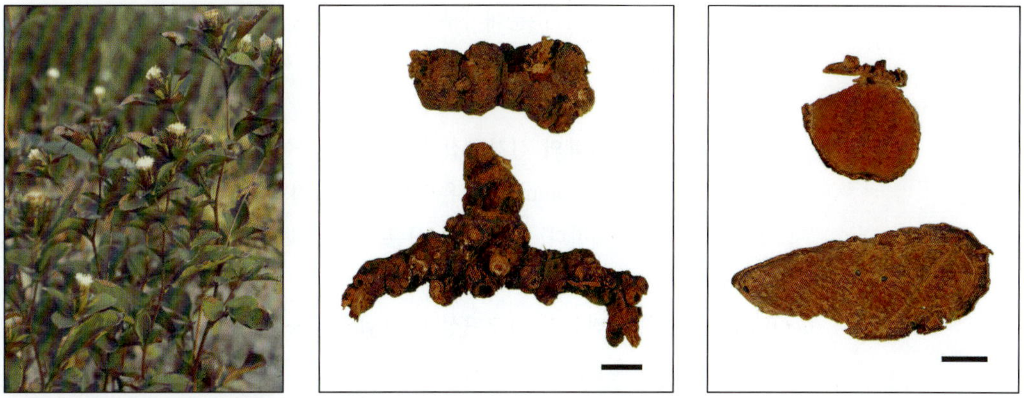

원기둥모양이며 불규칙하게 구부러져 있고 길이 3 ~ 10 cm, 지름 10 ~ 25 mm이다. 바깥면은 어두운 회갈색 ~ 어두운 황갈색이다. 횡단면은 거의 원형이고 분비물에 의한 연한 갈색 ~ 적갈색의 가

는 점을 볼 수 있다. 이 약은 오래 저장할 때 때로 흰색 결정이 석출한다. 횡단면을 현미경으로 볼 때 피부의 유조직 속에는 보통 섬유속이 없고, 수선의 끝부분에는 연한 갈색 ~ 황갈색의 내용물을 가진 기름세포가 있다. 목부는 형성층에 접하여 도관을 싸고 있는 섬유속이 방사상으로 배열되어 있다. 수 및 수선 속에는 피부와 같은 기름세포가 있고 유세포속에는 inulin 의 구정 및 calcium oxalate 침정이 있다. 특유한 냄새가 있고 맛은 약간 쓰다.

성 분 Sesquiterpenoid: β-eudesmol, hinesol, atractylenolide I ~ III, 3-β-acetoxyatractylon, 3-hydroxyatractylon

Sesquiterpene glycoside: atractyloside A ~ I, 10-*epi*-atractyloside A 등

Polyacetylene: atractylodin, atractylodinol, acetylatractylodinol, 4,6,12-tetradecatriene-8,10-diyne-1,3,14-triol 등

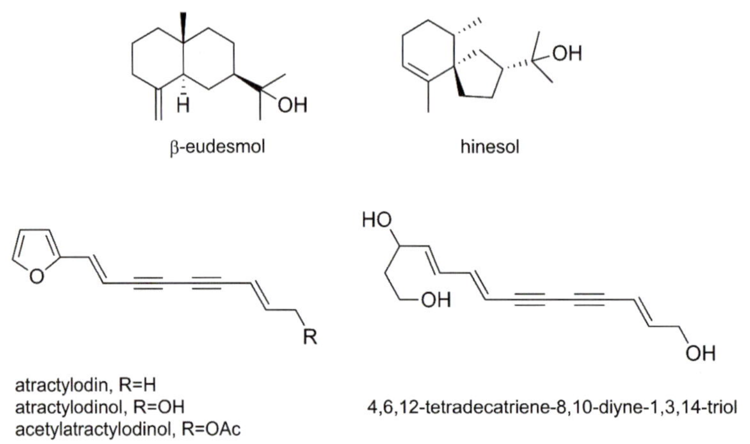

약 리 (1) 건위 · 이뇨작용

- 장관운동을 촉진하고 위액의 분비를 억제(위궤양예방작용)한다(β-eudesmol과 hinesol의 혼합물).[1,2)]
- 물추출물은 *N*(G)-nitro-L-arginine으로 유도한 위비움 지연(delayed gastric emptying)을 개선시킨다. polyacetylene 화합물이 활성 성분인 것으로 추측된다(*in vivo*, rat).[3)]
- 소화관과 피하조직의 수분대사부전을 개선하는 이뇨 · 발한작용이 있으며, EtOH 추출물은 말의 신장에서 Na^+-K^+ATPase의 활성을 억제함으로써 이뇨작용을 나타낸다(*in vitro*).[4)]

(2) 진경 · 진정작용

- β-eudesmol은 횡경막의 신경근접합부에 작용하여 succinylcholine이나 PMBA (*P*-phenylene- polymethylene bis-ammonium)로 유도한 신경근접합부의 신경전달차단효과를 상승시킴으로써 구토와 딸꾹질을 억제한다. 이러한 현상은 당뇨(alloxan으로 유도)증상을 보이는 실험동물에서 더 강하게 나타난다(*in vivo*, mouse).[5-7)]
- β-eudesmol은 골격근의 니코틴성 acethylchloine 수용체 채널에 작용하여 탈감작을 촉진시킴으로써 근육의 수축(경련)을 억제한다.[8,9)]

(3) 항염증작용

- 페놀성화합물인 2-[(2'*E*)-3',7'-dimethyl-2',6'-octadienyl]-4-methoxy-6-methylphenol과 polyacetylene 화합물인 (3*Z*,5*E*,11*E*)-tridecatriene-7,9-diynyl-1-*O*-(*E*)-ferulate는 5-lipoxygenase (5-LOX)와 COX-1

의 활성을 억제한다(*in vitro*). *n*-hexane 층의 linoleic acid와 oleic acid, palmitic acid에도 이러한 활성이 있다.[10]

- atractylochromene은 5-LOX와 COX-1의 활성을 억제하고, 2-[(2*E*)-3,7-di-methyl-2,6-octadienyl]-6-methyl-2,5-cyclohexadiene-1,4-dione과 atractylon, osthol은 5-LOX를 선택적으로 억제한다(*in vitro*).[11]

(3) 기 타

- 창출의 정유 성분은 소량에서 진정작용이 있으며 약간의 반사기능 항진작용이 있다. 대량에서는 중추마비작용이 있으며 정유에는 방부작용이 있다.
- 창출에서 분리된 산성다당류는 기회감염진균인 칸디다균에 감염된 실험동물의 생존기간을 늘리며(*in vivo*, mouse).[12] 창출의 다당류는 소장면역계를 활성화한다(*in vitro*).[13]
- 아세톤추출물은 KCN으로 유도한 산소결핍증을 개선한다(antianoxic action, *in vivo*, mouse).[14]
- EtOH 추출물에는 혈당강하작용이 있다(*in vivo*, rabbit).

확인시험 가루 0.5 g을 달아 *n*-hexane 2 m*l*를 넣고 15분간 초음파추출한 다음 여과한 액을 검액으로 한다. 이 액을 가지고 TLC법에 따라 시험한다. 검액 5 *μl*을 TLC용 silica gel을 써서 만든 박층판에 점적한다. 다음에 petroleum ether·ethyl acetate 혼합액(50 : 1)을 전개용매로 하여 약 10 cm 전개한 다음 박층판을 바람에 말린다. 여기에 묽은 H_2SO_4 시액을 고르게 뿌린 다음 105℃에서 가열할 때 R_f 값 0.5 부근에서 회색의 반점을 나타낸다.

규 격 **회분** 7.0% 이하 **산불용성회분** 1.5% 이하 **정유함량** 0.7 m*l* 이상(50.0 g)

응 용 방향성 건위, 정장, 이뇨, 발한약으로 위내정수 등에 쓴다.

처 방 영계출감탕(苓桂朮甘湯), 월국환(越鞠丸), 평위산(平胃散), 월비가출탕(越婢加朮湯)

용 량 3 ~ 9 g

● 참고문헌

1) Yamahara J *et al.* (1990) J. Ethnopharmacol. 29: 341-344
2) Nogami M *et al.* (1986) Chem. Pharm. Bull. 34: 3854-3860
3) Nakai Y *et al.* (2003) J. Ethnopharmacol. 84: 51-55
4) Satoh K *et al.* (1991) Yakugaku Zasshi 111: 138-145
5) Kimura M *et al.* (1995) Biol. Pharm. Bull. 18: 407-410
6) Kimura M *et al.* (1994) Biol. Pharm. Bull. 17: 1232-1240
7) Kimura M *et al.* (1992) Jpn. J. Pharmacol. 60: 19-24
8) Kimura M *et al.* (1991) Neuropharmacology 30: 835-841
9) Nojima H *et al.* (1992) Brain Res. 575: 337-340
10) Resch M *et al.* (2001) Planta Med. 67: 437-442
11) Resch M *et al.* (1998) J. Nat. Prod. 61: 347-350
12) Inagaki N *et al.* (2001) Planta Med. 67: 428-431
13) Yu KW *et al.* (1998) Planta Med. 64: 714-719
14) Yamahara J *et al.* (1990) Chem. Pharm. Bull. 38: 2033-2034

백 합 Lilii Bulbus KHP CP JP (白合, Baek Hap)

기 원 참나리 *Lilium lancifolium* Thunberg, 백합 *L. brownii* var. *viridulun* Baker 또는 큰솔나리 *L. pumilum* De Condelle (백합과 Liliaceae) 의 비늘줄기이다. 일본에서는 *L. lancifolium, L. brownii* F. E. Brown., *L. brownii* F. E. Brown var. *colchesteri* Wilson, *L. pumilum* DC.의 비늘줄기를 사용한다.

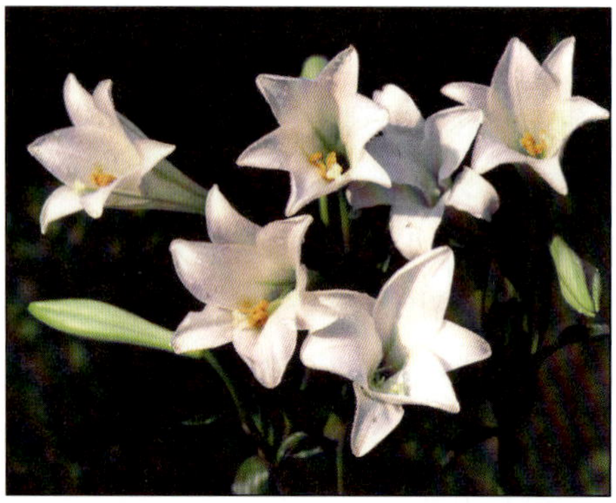

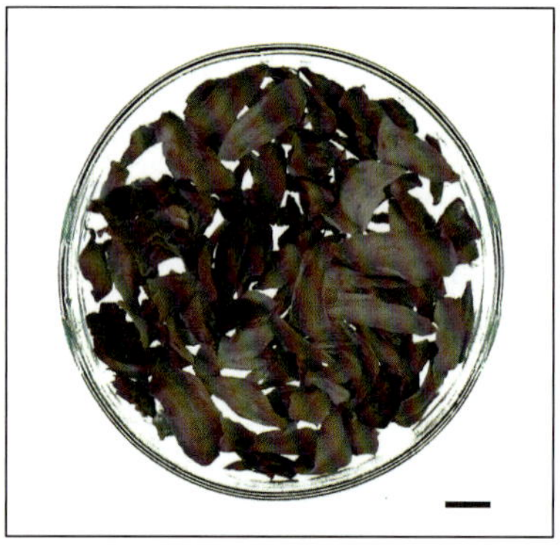

성 상 **참나리** 비늘줄기로 비늘조각의 길이와 너비는 2 ~ 2.5 cm이고 긴 타원형이다. 바깥면은 우유색이거나 연한 황갈색 또는 색이 비교적 짙다. 비늘조각은 길이 2 ~ 5 cm, 너비 1 ~ 2 cm, 두께 2 ~ 5 mm이다. 바깥면은 우유 빛이 나는 흰색이거나 황갈색이다. 세로로 곧게 난 줄무늬는 3 ~ 8열이다.

백합 (百合) 비늘 조각의 길이와 너비의 비율은 3이다. 바깥면은 우유색이거나 연한 황갈색이며 빛이 나고 매끄럽다. 길이 15 ~ 30 mm, 너비 5 ~ 10 mm이고 두께는 4 mm에 이른다. 세로로 곧게 난 줄무늬는 3 ~ 5줄이고 뚜렷하지 않을 때가 있다.

큰솔나리 비늘조각의 길이와 너비는 20 ~ 25 mm이고 긴 타원형이다. 바깥면은 우유색이거나 연한 황갈색 또는 색이 비교적 짙다. 비늘조각은 길이 55 mm에 이르고 너비 25 mm에 이르며 두께 3.5 mm에 이른다. 바깥면은 색깔이 비교적 어둡고 세로로 곧게 난 줄무늬는 크고 많으며 뚜렷하지 않다.

냄새가 없고 맛은 약간 쓰다.

성 분 Glycerol glycoside: lilioside A ~ C

Carotenoid: karpoxanthin, epikarpoxanthin, lilixanthin

인경에는 다량의 전분 및 지방, 단백질이 있다.

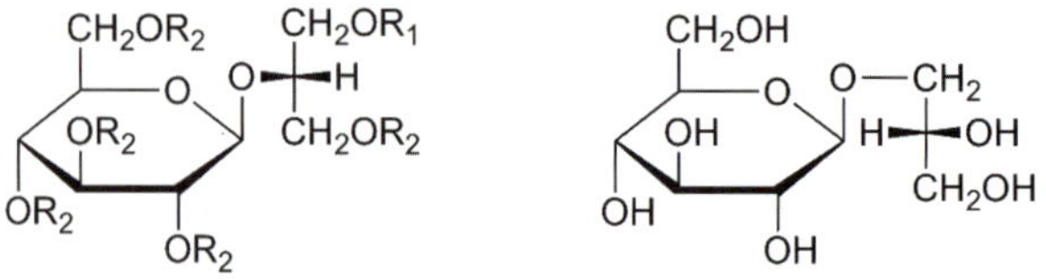

lilioside A, R_1=Ac, R_2=H
lilioside B, R_1=H, R_2=H

lilioside C

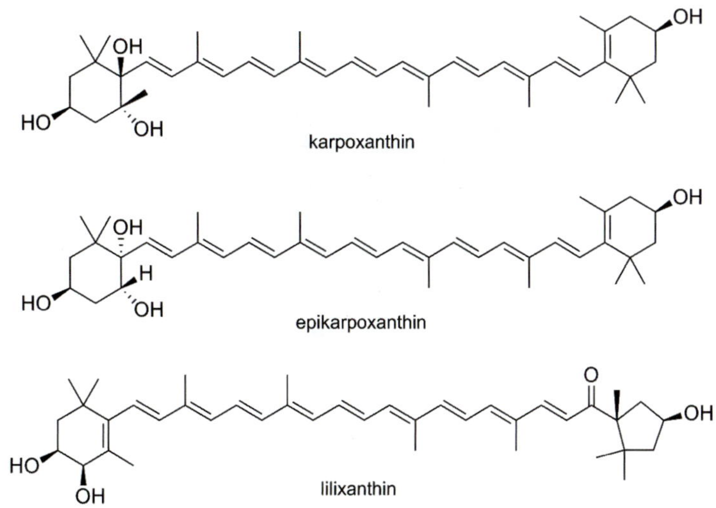

약 리 **(1) 진해작용**

• 전제는 암모니아수로 유도한 기침에 대하여 진해작용을 나타내며 (*in vivo*, mouse),[1] histamine에 의한 두꺼비의 천식에 길항한다.

(2) 항염증작용

• MeOH 추출물은 대식세포에서 염증 cytokine의 발현을 억제한다 (*in vitro*).

(3) 기 타

• 이뇨작용과 진정작용이 알려져 있다.

응 용 기침, 천식, 종기, 혈담, 노이로제, 다몽 (多夢), 정신불안 등에 쓴다.

처 방 백합전 (百合煎), 백합탕 (百合湯), 백합지황탕 (百合地黃湯), 백합지모탕 (百合知母湯)

용 량 9 ~ 15 g, 또는 삶아 먹거나 죽을 만들어 먹는다. 짓찧어서 도포하기도 한다.

● 참고문헌

1) Kwon O *et al.* (2010) J. Ethnopharmacol. 130: 28-34

산 약 Dioscoreae Rhizoma KP CP JP
(山藥, San Yak) dioscorea rhizome

기 원 마 *Dioscorea batatas* Decne. 또는 참마 *D. japonica* Thunb. (마과 Dioscoreaceae)의 뿌리줄기 (담근체, rhizophor)를 그대로 또는 쪄서 말린 것이다. 중국에서는 서여 (薯蕷) *D. opposita* Thunb.를 사용한다.

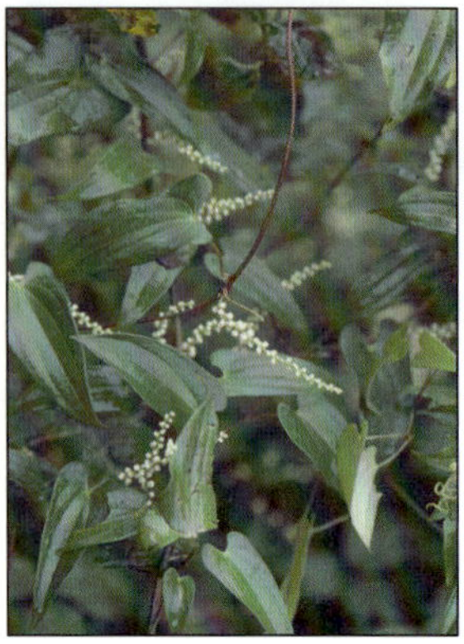
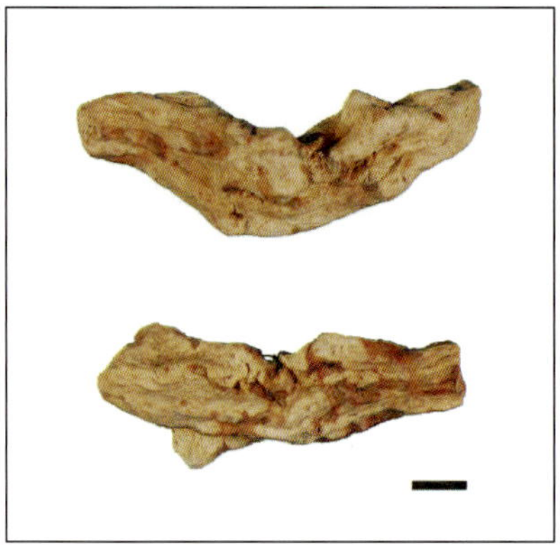

성 상 대개 원기둥모양이고 때로 가로나 세로로 자른 것도 있으며, 길이 5 ~ 30 cm, 지름 1 ~ 6 cm이다. 바깥면은 백색 ~ 연한 노란색이고, 세로홈, 세로주름 무늬 및 수염뿌리 자국이 있거나 연한 갈색의 겉껍질이 남아 있기도 하다. 몸체는 무겁고 질은 견실하며 자르기 어렵다. 잘린 면은 흰색이고 가루성이며 때로 각질인 것도 있다. 횡단면을 현미경으로 볼 때 기본조직중의 점액세포는 원형에 가깝고 그 안에는 옥살산칼슘 속침정이 들어있다. 유관속은 병립유관속이고 그 주위에는 1 열의 유세포성의 유관속초가 둘러싸고 있다. 수지도는 유세포 사이에 분포되어 있고 갈색 수지상 물질이 가득 들어있다. 전분립이 많다. 전분립은 원형에 가깝거나 긴 원형 또는 삼각상 달걀모양이고 큰 것에서는 뚜렷한 층문을 볼 수 있다. 냄새가 거의 없으며 맛은 담담하고 약간 시며 씹으면 끈적끈적하다.

성 분 마 (*D. batatas*): steroidal saponin[dioscin, batatasin I ~ III (휴면 유발물질)], 전분, mannan, dioscorin (단백질), amino acid, 당단백질 (높은 점액성) 등

참마 (*D. japonica*): 전분, mucilage, amylase, arginine, choline, allantoin, dioscoran A ~ F (glycan) 등

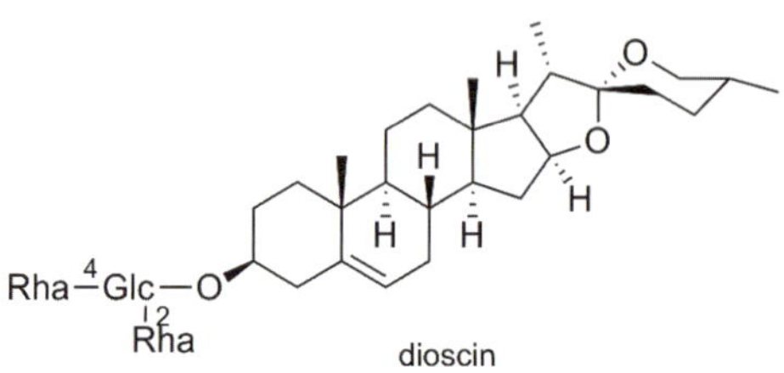

dioscin

약 리 **(1) 자양작용**

• 마 (*D. batatas*)를 포함한 복합 추출물은 forced swimming test에서 mouse의 수영시간을 증가시킨다.[1)]

(2) 소화촉진작용

• 조리하지 않은 마 (*D. japonica*)를 식이의 25% 정도 섭취하면 단백소화효소의 활성이 증가하고 콜레스테롤 (LDL) 수치가 낮아진다. 50%로 섭취할 경우에는 단백질의 소화흡수율이 저하된다 (*in vivo*, mouse).[2)]

• 마에는 소화를 촉진하는 diastase가 들어 있다.

• 마 (*D. batatas*)의 40% EtOH 추출물을 SD rat에 투여할 경우 위산 분비는 줄이고 위장관 운동은 촉진하면서 혈당과 혈중 지질을 감소시키는 효과가 있다.[12)]

(3) 지사작용, 거담작용

(4) 항산화작용

- *D. batatas*의 mucilage에는 항산화작용이 있다(*in vitro*).[3]
- *D. batatas*에서 분리된 32kDa의 dioscorin은 DPPH 라디칼 소거활성을 나타낸다(*in vitro*).[4]
- storage protein인 dioscorin의 염기서열은 α-carbonic anhydrase와 유사하며 이 효소의 활성 또한 가지고 있다. trypsin inhibitor에 대한 항체에도 반응한다(*in vitro*).[5]

(5) 기 타

- 항암작용: *D. batatas*의 mucopolysaccharide는 H_2O_2와 O_2^-, NO 그리고 TNFα의 생산과 myeloperoxidase activity를 증가시켜서 B16 cell에 대한 세포독성을 나타낸다(*in vitro*).[6]
- *D. japonica*에서 분리된 glycan인 dioscoran A ~ F에는 혈당강하작용이 있다.[7]
- *D. batatas*를 물과 EtOH 혼합용매(1 : 1)로 추출한 추출물은 고지방식이에 의한 인슐린 저항성을 억제한다.[10]
- 면역증강작용: *D. japonica*의 저장형 단백질인 dioscorin은 림프구 증식을 촉진한다(*in vivo*, mouse, *i.p.*).[13]

확인시험 (1) 가루 0.5 g에 $CHCl_3$ 2 m*l*를 넣고 수욕상에서 2 ~ 3분간 가온한 다음 여과한 여액에 glacial HOAc 0.5 m*l*를 넣고 흔들어 섞은 다음 H_2SO_4 0.5 m*l*를 가만히 넣을 때 접계면은 매우 엷은 적색~적갈색을 나타내고 위층은 청록색 ~ 녹색을 나타낸다(Liebermann-Burchard 반응).

(2) 가루 0.5 g에 물 10 m*l*를 넣어 조심하여 약 5분간 끓인 다음 여과한 여액에 묽은 요오드 시액 1방울을 넣을 때 액은 청색을 나타낸다(전분).

(3) 가루 및 산약대조생약 1 g을 달아 각각 EtOH 50 m*l* 및 HOAc 5 m*l*을 넣어 환류냉각기를 달고 수욕에서 30분간 가온한 다음 여과한 여액을 증발건고한다. 잔류물을 EtOH 2 m*l*에 녹여 검액 및 산약대조생약표준액으로 한다. 이들 액을 가지고 TLC에서 시험한다. 검액 및 산약대조생약표준액 각각 10 μ*l* 씩을 TLC의 박층판에 점적한다. 다음에 cyclohexane : Ethyl acetate 혼합액(3 : 1)을 전개용매로 하여 약 10 cm 전개한 다음 박층판을 바람에 말린다. 여기에 묽은 H_2SO_4을 고르게 뿌린 다음 105 °C에서 10분간 가열할 때 검액에서 얻은 여러 개의 반점은 산약대조생약표준액에서 얻은 반점과 색상 및 R_f 값이 같다.

규 격 **건조감량** 14.0% 이하(6 시간) **회분** 6.0% 이하

응 용 diosgenin의 원료(diosgenin은 반합성 스테로이드 호르몬의 원료로 사용된다)¶3

처 방 팔미지황환, 육미환, 계비탕, 삼령백출탕, 서예환(薯蕷丸), 비원전(秘元煎)

용 량 9 ~ 30 g

주의 및 부작용 *D. batatas*에 장기간 노출되면 IgE가 매개하는 기관지 수축(천식)현상이 일어날 수 있다.[9] 접촉성 피부염도 발생할 수 있다.[9]

● 참고문헌

1) Koo HN *et al.* (2008) Int. J. Neurosci. 118: 365-374
2) Chen H *et al.* (2003) Nutrition 19: 646-651
3) Hou WC *et al.* (2002) Planta Med. 68: 1072-1076
4) Hou WC *et al.* (2001) J. Agric. Food Chem. 49: 4956-4960
5) Hou WC *et al.* (1999) J. Agric. Food Chem. 47: 2168-2172

6) Choi EM, Hwang JK (2002) Fitoterapia 73: 629-637
7) Hikino H *et al.* (1986) Planta Med. 168-71
8) Park HS *et al.* (1994) Clin. Exp. Allergy. 24: 575-581
9) Kubo Y *et al.* (1988) Contact Dermatitis 18: 111-112
10) Kim S *et al.* (2012) J. Med. Food 15: 527-534
11) Koo HN *et al.* (2008) Int. J. Neurosci. 118: 365-374
12) Jeon JR *et al.* (2006) Arch. Pharm. Res. 29: 348-353
13) Lin PL *et al.* (2009) J. Agric. Food Chem. 57: 4606-4613

삼 릉 Sparganii Rhizoma KP CP (三稜, Sam Reung)

기 원 흑삼릉 *Sparganium stoloniferum* Buch.-Ham. (흑삼릉과 Sparganiaceae)의 덩이줄기이다.

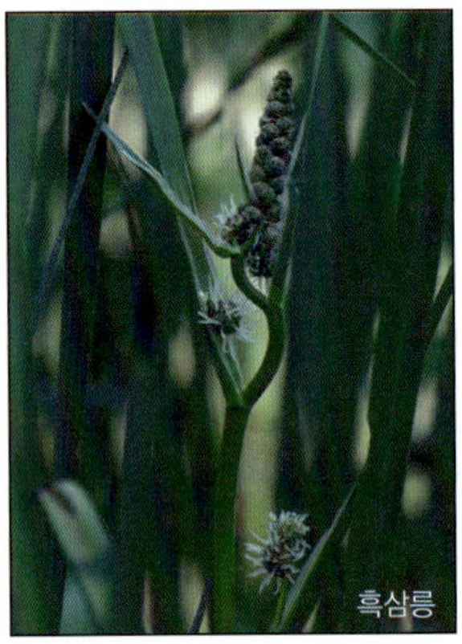

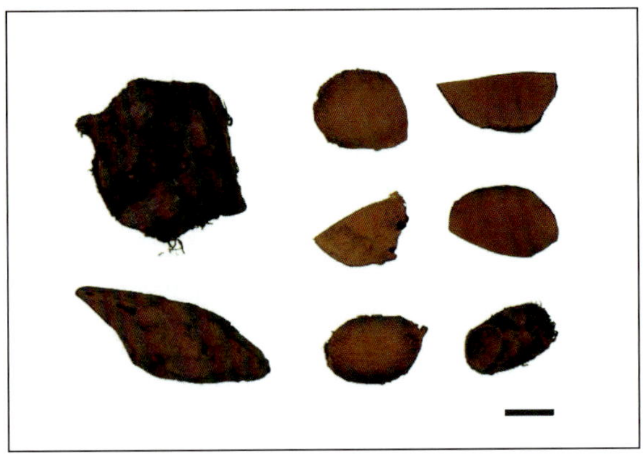

성 상 원뿔모양이고 약간 납작하며 길이 2 ~ 6 cm, 지름 2 ~ 4 cm이다. 바깥면은 황백색 또는 회황색이고 칼에 깎여나간 자국이 있으며, 가로로 고리모양으로 배열된 작은 점모양의 수염뿌리 자국이 있다. 몸체는 무겁고 질은 견실하다. 횡단면을 현미경으로 볼 때 피부는 통기조직으로 되어있는데 유세포는 불규칙한 모양이고 세포사이에는 큰 강(腔)이 있다. 내피층은 세포가 촘촘하게 배열하고 있다. 중심주 유세포는 원형에 가깝고 세포벽은 대개 비후되었으며 안에는 전분립이 들어있다. 유관속은 병립유관속 및 외목포위유관속이고 흩어져 있으며 도관은 목화되지 않았다. 피부 및 중심주에는 고르게 분비세포가 흩어져 있는데 그 안에는 적갈색의 분비물이 들어있다. 냄새가 거의 없으며 맛은 담담하고 씹으면 마비시키는 아린 맛이 있다.

성 분 betulinic acid, betulin, phenylpropane glycoside, alkaloid

약 리
- 항종양작용과 건위작용이 있다.
- 흑삼릉을 식초로 법제하면 구어혈작용과 진통작용이 커진다.[1)]
- 혈관신생 억제작용 및 anti-estrogenic activity가 있다.[2)]

규　　격　**건조감량** 10.0% 이하　**회분** 5.0% 이하　**산불용성회분** 1.0% 이하
묽은 EtOH 엑스 11.0% 이상

응　　용　통경, 구어혈, 진통약으로 월경불통, 산후의 어혈(瘀血)로 인한 복통, 유즙불통 등에 쓴다.

처　　방　삼릉환(三稜丸), 적취행소탕(積聚行消湯)

용　　량　3 ~ 9 g

금기사항　임부나 생리량이 많은 경우

● 참고문헌

1) Lu T *et al.* (1997) Zhong Yao Cai 20: 135-137

2) Sun H *et al.* (2011) J. Ethnopharmacol. 137: 1498-1503

석창포　Acori Graminei Rhizoma KHP CP

(石菖蒲, Seok Chang Po)　acorus gramineus rhizome

기　　원　석창포 *Acorus gramineus* Solander(천남성과 Araceae)의 뿌리줄기이다. 중국에서는 석창포(石菖蒲) *A. tatarinowii* Schott의 뿌리줄기를 사용한다.

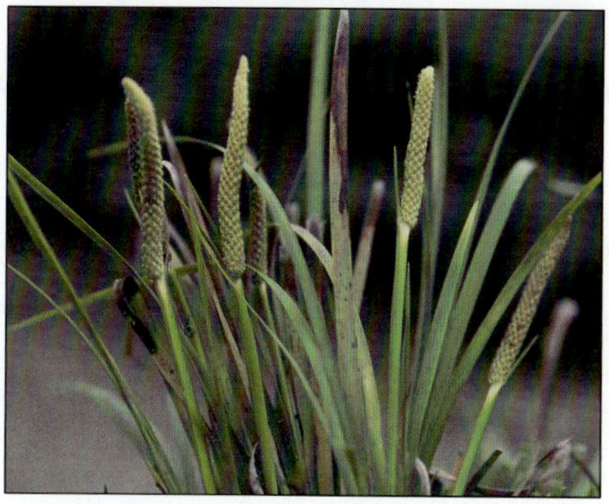

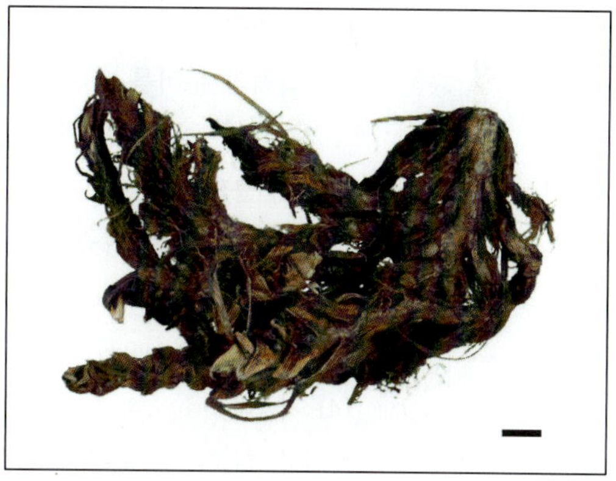

성　　상　약간 납작한 끈 모양이고 길이 10 ~ 20 cm, 지름 2 ~ 10 mm이다. 약간 구부러졌고 때로 가지가 갈린다. 바깥면은 연한 황갈색 ~ 황적색이고 마디가 많으며 삼각형의 잎 자국이 좌우로 엇갈려서 배열하고 있다. 마디에는 때로 털 모양을 한 비늘잎 자국이 있고 마디 사이에는 세로무늬가 있다. 아래쪽에는 뿌리 자국이 있고 때로 짧은 뿌리가 남아 있는 것도 있다. 질은 질기고 꺾기 쉽다. 꺾은 면은 섬유성이며 연한 황갈색 ~ 회백색이다. 세신과 같은 냄새가 나고 맛은 시원하며 약간 맵고 약간 얼얼하다. 석창포는 지름이 2 ~ 7 mm이고 마디 사이는 1 ~ 4 mm이다. 특유한 냄새가 있고 맛은 약간 쓰다.

성 분 정유 0.5 ~ 0.9%: β-asarone (주성분), α-asarone, caryophyllene, α-humulene, sekishon, methyl-eugenol, asaryl aldehyde

Lignan: acoradin

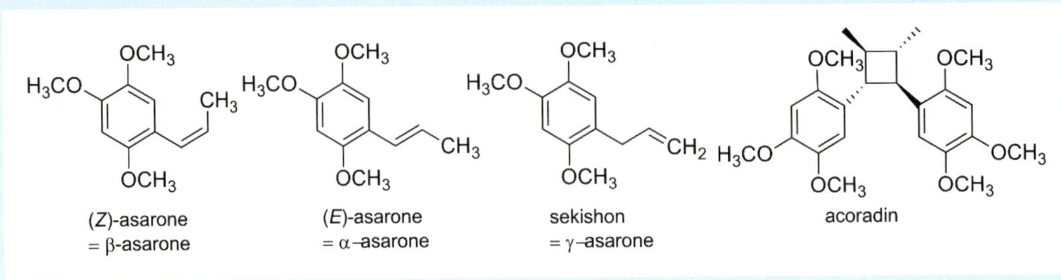

약 리 **(1) 진정·진경작용**

- 정유 성분은 LD_{50}의 1/6과 1/3의 양에서 실험동물의 자발활동을 저하시키고, ephedrine에 의한 중추흥분작용을 약화시켜 실험동물의 공격행위를 해제한다. 또한 pentobarbital에 의한 마취시간을 연장시킨다 (*in vivo*, mouse).[¶1]
- 물추출물은 진정작용을 나타내며 pentobarbital로 유도한 수면시간을 연장한다 (*in vivo*, mouse).[1)]
- 정유 성분을 미리 흡입시킨 실험동물에 있어서는 pentylenetetrazole로 유도한 경련이 늦게 나타나며, 강도 또한 줄어든다. 이는 정유 성분이 GABA transaminase의 활성을 억제하여 GABA의 농도를 올리는 반면에 glutamate의 농도를 낮추기 때문이다 (*in vivo*, mouse).[2)]
- 물추출물은 MPTP로 유발한 mouse의 파킨슨병 모델에서 신경세포 사멸을 억제한다.[7)]
- α-asarone은 전기충격 또는 kainate로 유발한 발작성 경련을 억제한다 (*in vivo*, mouse).[8),9)]

(2) 건위작용

- 소화액의 분비를 촉진하고 위장의 이상발효를 억제하며, 동시에 장관평활근의 경련 (통증)을 이완시킨다.[¶1]

(3) 항진균작용

- 수침제 (1 : 3)는 각종 피부진균에 대한 억제작용이 있다.
- β-asarone은 *Colletotrichum orbiculare*과 *Magnaporthe grisea*와 같은 식물병원성 진균의 성장을 억제한다 (*in vitro*, *in vivo*, rice leave).[3)]

(4) 기 타

- 정유 성분과 asarone은 NMDA (*N*-methyl-D-aspartate) 수용체의 기능을 봉쇄함으로써 NMDA나 glutamte에 의한 신경독성 (excitotoxicity)으로부터 대뇌피질 세포를 보호한다 (*in vitro*, primary cultured rat cortical cell).[4,5)]
- benzoic acid phenylmethyl ester (benzyl benzoate)가 주성분인 분획은 다제내성 (MDR) 황색포도상구균 SA2 (MRSA-SA2)에 대한 항세균작용을 나타낸다 (*in vitro*).[6)]

응 용 진정, 진통, 건위약

처 방 창포사심탕 (菖蒲瀉心湯), 석창포환 (石菖蒲丸)

용 량 3 ~ 9 g, 신선한 것은 10 ~ 15 g을 사용한다.

동류생약

- 창포근(菖蒲根, 白菖, 水菖, 泥菖, Acori Rhizoma)

  창포 *Acorus calamus* L. var. *angustatus* Besser (= *A. asiaticus* Nakai) (천남성과 Araceae)의 뿌리줄기이다. 한국, 중국, 일본(야생), 정유 3 ~ 7%: methyleugenol, asaryl aldehyde, asarone 등. 진정, 진해, 진경, 건위약, 욕탕료 등

- Calamus

  Acorus calamus L.의 뿌리줄기이다. 유럽에서 야생하며 방향성 건위약으로 쓰인다.

● 참고문헌

1) Liao JF *et al.* (1998) J Ethnopharmacol. 61: 185-193
2) Koo BS *et al.* (2003) Biol. Pharm. Bull. 26: 978-982
3) Lee JY *et al.* (2004) J. Agric. Food Chem. 52: 776-780
4) Cho J *et al.* (2002) Life Sci. 71: 591-599
5) Cho J *et al.* (2001) Life Sci. 68: 1567-1573
6) Kim H *et al.* (1998) Arch. Pharm. Res. 21: 734-737
7) Jiang J *et al.* (2012) J. Ethnopharmacol. 144: 506-513
8) Chen QX *et al.* (2013) Biol. Pharm. Bull. 36: 23-30
9) Huang C *et al.* (2013) Neuropharmacol. 65: 1-11

스코폴리아근(根) Scopoliae Rhizoma [KP JP] scopolia rhizome

기 원 미치광이풀 *Scopolia japonica* Maxim. 또는 *S. caniolica* Jacquin (가지과 Solanaceae)의 뿌리줄기이다. 일본에서는 *S. parviflora* Nakai의 뿌리줄기도 사용한다. 건조한 것은 정량할 때 총 알칼로이드(hyoscyamine, scopolamine으로서) 0.3% 이상을 함유한다.

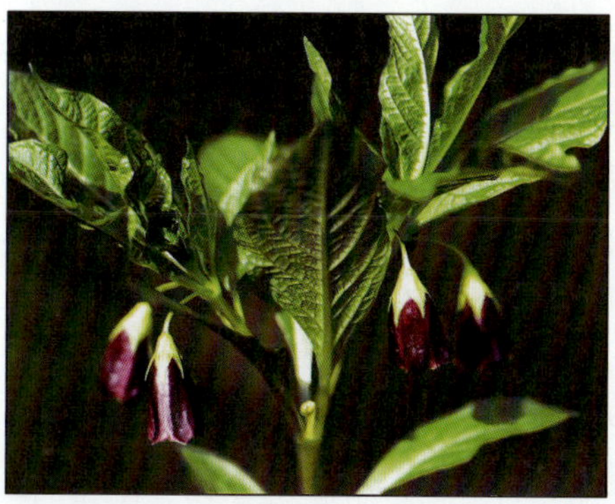

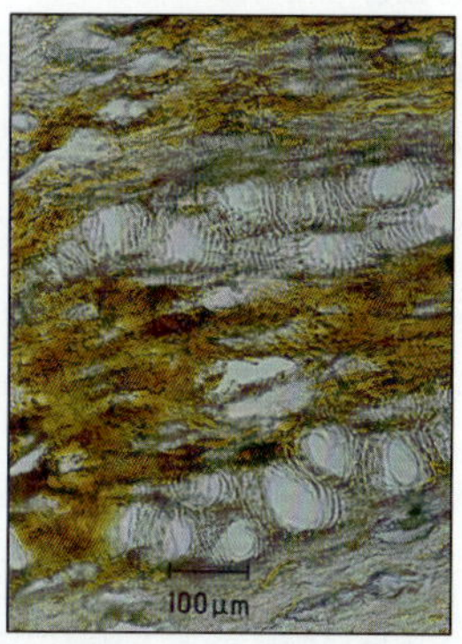

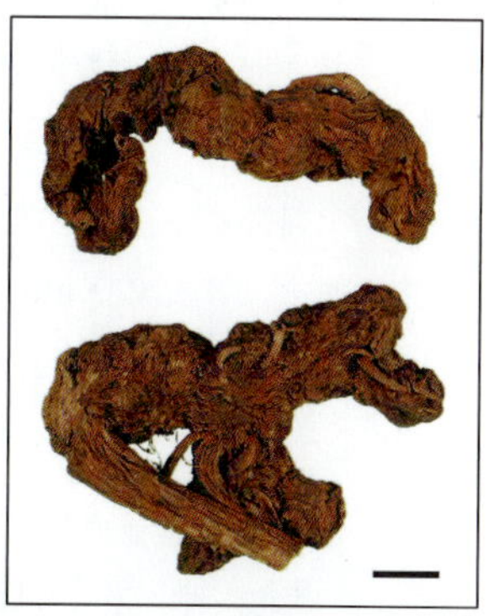

성 상 불규칙하게 갈라지고 다소 구부러진 뿌리줄기로 길이 5 ~ 15 cm, 지름 1 ~ 3 cm이다. 군데군데 잘록한 마디가 있고 끝쪽에 잔경이 남아 있는 것도 있다. 각 마디의 위쪽에는 줄기자국이 있고 아래쪽

에는 뿌리 또는 뿌리자국이 있다. 꺾인 면은 입상이며 충실하고 회백색 ~ 옅은 갈색을 띤다. 바깥면은 회갈색 ~ 흑갈색이며 주름이 있다. 꺾인 면은 회백색 ~ 연한 갈색이고 과립상이며 충실하며, 피부의 색은 조금 연하다. 횡단면을 현미경으로 볼 때 목부에는 수선 사이에 목부내사관을 가지고 있는 도관군이 계단상으로 배열하고 있다. 유세포 중에는 전분립과 때로 옥살산칼슘사정이 있다. 특이한 냄새가 있고 맛은 조금 달고 나중에는 약간 쓰다.

성 분 Tropane alkaloid: (±)-hyoscyamine (atropine), scopolamine, apoatropine, calystegine A_3, calystegine A_5, B_1 ~ B_4, C 등

Coumarin: scopolin, scopoletin, hokobusin A, B

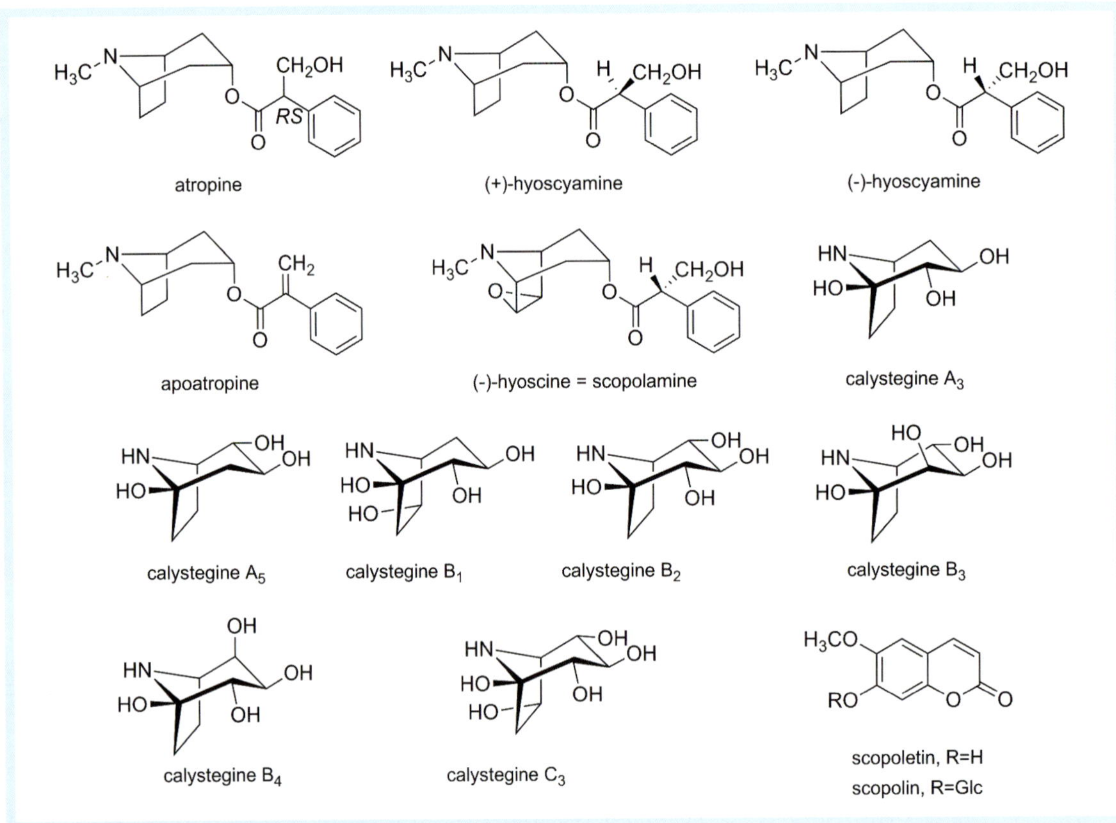

약 리 (1) 부교감신경억제작용

- 주성분인 tropane alkaloid는 콜린효능신경을 억제하여 타액분비, 기관지 분비 및 기관지수축작용을 억제하며, 진토작용 및 내장평활근에 대한 진경작용을 나타낸다. 또, 홍채괄약근의 동안신경 말초를 마비시켜 동공을 산대시킨다.
- atropine은 처음에는 중추신경을 흥분시키고 뒤이어 마비를 일으킨다. 흥분시에는 광소(狂騷 : 떠들썩거림)상태가 된다. atropine에는 스트레스로 인한 위궤양억제작용, 위세포보호효과, 소장운동 및 분비억제작용과 같은 부교감신경억제작용이 강하다.
- scopolamine의 중추신경에 대한 작용이 atropine보다 좀더 강하여 소량에서도 억제적으로 작용하므로, 흥분기를 경과하지 않고 빠른 시간 내에 억제효과를 나타낸다. 이로 인한 scopolamine의 의약적인 용도가 넓다. scopolamine의 부교감신경억제작용은 atropine과 비슷하고, 중추작용은 atropine보다 조금 강하며, 소량에서 억제적으로 작용한다(벨라돈나근 참고).

• 물추출물, 알코올추출물 및 tropane alkaloid는 acetylcholine, histamine, $BaCl_2$과 경쟁적으로 길항하여 내장근의 수축을 억제한다 (*in vitro*, guinea pig).

(2) 진경·진통작용

• scopolamine은 내장평활근의 수축반응을 억제하여 식후 위경련 등을 완화하며 통증을 줄여준다.

(3) 기 타

• scopolamine을 투여하면 학습정보를 받아들이는 능력과 소화력이 저하된다.[1)]

• scopoletin에는 혈압강하작용, 진경작용이 있고,[1)] 기타 담즙의 분비 및 부종에도 유효하다.[2)]

• calystegine B_4는 흰쥐의 소장 내에 존재하는 glycosidase 중에서 trehalase의 활성을 강력하게 억제하며 (IP_{50}, 9.8 μM), 돼지의 신장에 존재하는 trehalase의 활성도 경쟁적으로 억제한다 (K_i, 1.2 μM, *in vitro*).[3)]

확인시험 (1) 가루 1 g에 diethyl ether 10 m*l* 및 NH_4OH 시액 0.5 m*l*를 넣고 30분간 흔들어 섞은 다음 여과한다. 잔류물을 Diethyl ether 10 m*l*로 씻고, 여액 및 씻은 액을 분액깔때기에 넣어 희석시킨 H_2SO_4 (1 → 50) 20 m*l*를 넣고 잘 흔들어 섞은 다음 산 추출액을 다른 분액깔때기에 따로 취한다. 여기에 NH_4OH 시액을 넣고 약알칼리성으로 하여 diethyl ether 10 m*l*를 넣어 잘 흔들어 섞은 다음 diethyl ether층을 따로 취한다. diethyl ether액을 사기접시에 넣고 수욕상에서 증발시킨 다음 잔류물에 발연 HNO_3 5 방울을 넣고 수욕상에서 증발 건고하여 식힌 다음 잔류물에 dimethylformamide 1 m*l*를 넣어 녹이고 tetraethylammoniumhydroxide 시액 5 ~ 6방울을 넣을 때 액은 적자색 ~ 보라색을 나타낸다 (Vitali 반응 tropic acid 검출).

(2) 가루 2 g을 달아 마개가 달린 원심분리관에 넣고 NH_4OH 시액 30 m*l*를 넣어 5분간 초음파 처리하여 여과한 액을 원심분리 한다. 상징액을 분액 깔때기에 넣고 ethyl acetate 40 m*l*를 넣어 흔들어 섞은 다음 ethyl acetate층을 따로 취하고 Na_2SO_4 3 g을 넣어 흔들어 섞고 ethyl acetate액이 맑게 된 다음 여과한다. 감압하에서 ethyl acetate를 날려 보낸 다음 잔류물을 EtOH 1 m*l*에 녹여 검액으로 한다. 따로 atropine sulfate 표준품 2 mg 및 scopolamine hydrobromide 표준품 1 mg을 달아 각각 EtOH 1 m*l*에 녹여 표준액 (1) 및 표준액 (2)로 한다. 이들 액을 가지고 TLC법에 따라 시험한다. 검액 및 표준액 5 μl씩을 TLC용 silica gel을 써서 만든 박층판에 점적한다. 다음에 acetone · H_2O · aqueous NH_4OH 혼합액 (90 : 7 : 3)을 전개용매로 하여 약 10 cm 전개한 다음 박층판을 80℃에서 10분간 말린다. 식힌 다음 여기에 분무용 Dragendorff시액을 고르게 뿌릴 때 검액에서 얻은 2개의 주반점은 표준액에서 얻은 각각의 황적색의 반점과 색상 및 R_f 값이 같다. (약전내용)

규 격 회분 7.0% 이하

응 용 진통, 진경, 스코폴리아엑스 (Extractum Scopoliae: alkaloid 0.95 ~ 1.15% 함유), 황산아트로핀, 브롬화수소산스코폴라민의 제조 원료이다. 스코폴리아엑스는 위산과다, 위통, 위경련, 십이지장 궤양, 경련성변비 등에 쓴다.

용 량 0.3 ~ 0.6 g

금기사항 많이 복용하면 광분하게 되므로 내복할 경우에는 주의가 필요하다. 심장기능이 정상적이지 않은 경우에는 복용을 금하고, 스코폴리아의 잎이나 뿌리의 사용 전에는 반드시 전문의의 지시를 따라야 한다.

약전수재품목 **스코폴리아엑스, 스코폴리아엑스 10 배산**

참고문헌

1) Ojewole JAO *et al.* (1983) Planta Med. 46: 99-102
2) Saitoh K (1971) Iwata Igaku Zasshi 23: 227
3) Asano N *et al.* (1996) Carbohydr. Res. 293: 195-204

동류생약

• 스코폴리아엽 (Scopoliae Folium)

미치광이풀 *Scopolia japonica* Maxim. 및 동속식물 (가지과 Solanaceae)의 꽃이 필 때의 잎이다. 건조한 것은 정량할 때 총알칼로이드 (scopolamine, hyoscyamine으로서) 0.1% 이상을 함유한다. 난원형 또는 피침형으로 길이 10 ~ 18 cm, 너비 3 ~ 7 cm, 윗면은 어두운 녹색, 아랫면은 황록색이며 엽각은 쐐기모양으로서 엽병에 따라 좁아지고 가장자리는 조금 파상으로 보이나 대개 전연이다. 현미경으로 보면 엽맥 위에 소수의 선모가 있고 엽육조직 속에는 드물게 수산칼슘의 사정이 있다. 냄새가 없고 맛은 불쾌하며 조금 쓰다. 주요성분은 tropane alkaloid인 (-)-hyoscyamine, norhyoscyamine이며 스코폴리아근의 확인시험 및 정량법에 따라 시험한다.

• *Scopolia carniolica* L.

유럽 동부에서 야생한다. hyoscyamine, scopolamine, pseudoatropine, cuscohygrine 등을 함유한다.

• *Scopolia acutangula* C. Y. Wu et C. Chen

삼분삼 (三分三)이라고 하며, 중국 운남성 사천에서 야생한다. hyoscyamine, scopolamine, cuscohygrine 등을 함유한다. 뿌리, 잎, 씨 등은 마비, 위통, 골절 등에 쓴다.

• *Scopolia sinensis* Hemsl.

수산호 (搜山虎), 신낭탕 (新莨菪)이라고 하며, 중국의 호북, 사천, 운남지방에 야생한다. 뿌리 및 뿌리줄기를 사용하며, hyoscyamine 등의 alkaloid를 0.23% 함유하여 진통제 등으로 이용된다.

• *Anisodus luridus* Link et Otto

새낭탕 (賽莨菪)이라고 하며, 뿌리를 약용으로 하고 중국의 티벳, 사천, 청해지방에서 생산된다. hyoscyamine, cuscohygrine, atropine, scopolamine, hellaradine 등을 함유하며, 진통·진경제로 이용된다.

• *Anisodus tanguticus* Pascher (= *Scopolia tangutica* Maxim.)

장가 (藏茄)라고 하며, 뿌리와 씨를 사용하고, 중국의 청해, 감숙, 티벳, 사천지방에서 야생한다. anisodamine, anisodine, scopolamine, hyoscyamine, cuscohygrine, atropine 등의 성분이 알려졌으며 마취, 진경, 진통, 소종의 목적으로 쓰인다.

관련생약

• 다투라엽[KHP]

• 벨라돈나근[KP]

• 히요스엽 (Hyoscyami Folium)

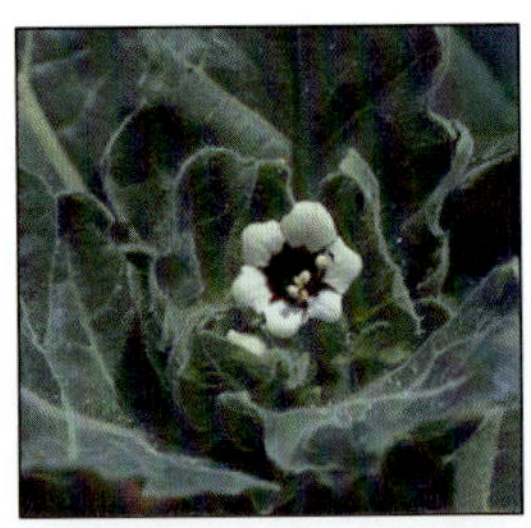

싸리풀 *Hyoscyamus niger* L. (가지과 Solanaceae)의 잎이다. 윗면은 회황록색, 밑면은 담회황색의 긴 난원형으로 길이가 10 ~ 13 cm이고,

예두, 예각이며 잎자루는 없거나 짧고, 큰 거치와 전면에 털이 있다. 특이한 냄새와 쓴맛이 있다.

성분 alkaloid: (−)-hyoscyamine, (−)-scopolamine, atropine, apoatropine, 기타 KNO_3 등을 함유한다.

벨라돈나근 Belladonnae Radix KP CP JP

belladonna root, deadly nightshade, belladona

기 원 벨라돈나 *Atropa belladonna* L. (가지과 Solanaceae)의 뿌리이다. 건조한 것은 정량할 때 총 알칼로이드(hyoscyamine으로서) 0.4% 이상을 함유한다.

성 상 기둥모양이고 때로 가로로 잘라져 있거나 세로로 쪼개져 있으며, 길이 10 ~ 30 cm, 지름 5 ~ 40 mm이다. 바깥면은 회갈색 ~ 회황색이며 주피는 흔히 벗겨져 있다. 꺾인 면은 가루가 많고 연한 노란색 ~ 연한 황갈색을 띤다. 냄새가 거의 없으며 맛은 쓰다.

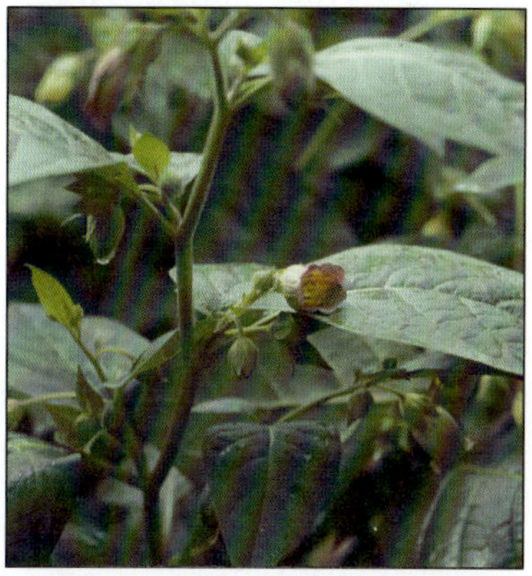

성 분 Alkaloid 0.4 ~ 0.7%: (−)-hyoscyamine, atropine, (−)-scopolamine, norhyoscyamine, noratropine, apoatropine (atropamine), belladonine 등

Coumarin: scopoletin, scopolin

기 타: tannic acid 8 ~ 9%, succinic acid, aspartic acid

약 리 **(1) 부교감신경억제작용**

- atropine과 hyoscyamine은 같은 부교감신경억제활성을 나타낸다. hyoscyamine이 광학이성질체인 atropine보다 강한 활성을 보이지만 일반적으로 atropine이 많이 쓰인다. atropine은 말초조직에 분포되어 있는 무스카린성 수용체에 작용하여 acetylcholine이 이 수용체에 결합하는 것을 경쟁적으로, 가역적으로 억제하여 부교감신경억제활성을 나타낸다. 심장에 작용하여 처음에는 서맥을 일으키지만 미주신경의 작용을 억제하여 맥박수를 증가시킨다. 혈압에 대한 영향은 보고된 바가 없다. 평활근(내장, 기관지, 자궁)에 대해서는 긴장을 완화시켜 준다. 침, 땀, 위액, 이자액, 기관지분비물, 눈물의 분비를 줄이고 동공을 산대시킨다. 중추 무스카린성 수용체에도 작용하여 다량에서는 흥분, 동요, 환각, 불면, 정신착란 등을 일으키지만, 소량에서는 진정작용을 나타내는 경향이 있다.[13]
- scopolamine도 atropine과 같은 부교감신경억제활성을 나타내나 심근에 대한 영향은 atropine에 비해 미약하다. 중추신경계에 대한 효과는 확실하여 진정, 최면, 건망증을 일으키고 신경차단제의 효능을 강화하고 파킨슨씨병을 악화시킨다. 다량에서는 언어구사장애와 운동장애, 지적능력에 영향을 미치며 혼수상태를 일으킬 수도 있다.
- 물추출물이나 알코올추출물은 acetylcholine과 경쟁적으로 길항하여 내장근의 수축을 억제한다.

(2) 진통·진경작용

- scopoletin에는 혈압강하작용, 진경작용이 있고, 기타 담즙의 분비 및 부종에도 유효하다.

- 물추출물이나 알코올추출물은 acetylcholine과 경쟁적으로 길항하여 내장근의 수축을 억제한다. 이러한 작용은 부교감신경억제작용에 의한 것이다.

(3) 항염증 작용

- 물추출물은 흰쥐의 피부 조직에서 ECM (Extra cellular matrix)에 fibronectin과 galectin-1을 축적시켜 급성피부염증 치료에 사용된다 (*in vitro* and *in vivo*).[1)]

(4) 기 타

- 옛날 이탈리아의 부인들이 눈을 아름답게 보이게 하기 위하여 동공산대약으로 사용하였다. 벨라돈나 [bella (아름답다), donna (귀부인 (貴婦人)]라는 이름은 그렇게 붙여졌다. atropine을 주성분으로 하는 동류생약에는 낭탕근, 히요스엽, 다투라엽 등이 있다. 벨라돈나 엑스로서 스코폴리아 엑스와 같은 용도, 즉 anti-acethylcholine, 부교감신경 억제제로 사용된다.

확인시험 가루 2.0 g을 유리마개가 달린 원심분리관에 NH_4OH 시액 30 m*l*을 넣고 5분간 초음파 처리하고 원심분리한다. 상징액을 분액깔때기에 취하여 ethyl acetate 40 m*l*을 넣어 흔들어 섞은 다음 ethyl acetate층을 따로 취하여 Na_2SO_4 3 g을 넣고 흔들어 섞은 다음 액이 투명해진 다음 여과한다. 감압하에서 ethyl acetate을 날려보내고 잔류물을 EtOH 1 m*l*에 녹여 검액으로 한다. 따로 atropine sulfate 표준품 2 mg을 EtOH 1 m*l*에 녹여 표준액으로 한다. 검액 및 표준액 5 μ*l*씩을 TLC용 silica gel을 써서 만든 박층판에 점적한다. 다음에 acetone-H_2O-NH_4OH 혼합액 (90 : 7 : 3)을 전개용매로 하여 약 10 cm 전개한 다음 박층판을 80℃에서 10분간 말린다. 여기에 분무용 Dragendorff 시액을 고르게 뿌릴 때 검액에서 얻은 여러 개의 반점 중 1개의 반점은 표준액에서 얻은 황적색의 반점과 색상 및 R_f 값이 같다.

규 격 **줄기 및 근두부** 남은 줄기 및 근두부가 10.0% 이상 섞여 있지 않다. **이물** 줄기 및 근두부 이외의 이물이 2.0% 이상 섞여 있지 않다. **회분** 6.0% 이하 **산불용성회분** 4.0% 이하

응 용 진통, 진경, 지한, 동공산대약으로 쓴다.

용 량 극량으로 1회 0.1 g, 1일 0.3 g 사용한다.

주의 및 부작용 벨라돈나 식물의 모든 부분에 독성이 있으며, 그 중에 열매에 더 강한 독성이 있다. 어린아이가 2개 내지 다섯 개의 열매를 먹게 되면 치명적일 수도 있다 (어른의 경우 10개에서 20개). 이 경우 해독을 위하여 위세척, 활성탄투여와 함께 neostigmine을 투여한다.[¶3]

● 참고문헌

1) P. GAL *et al*. (2012) Physiol. Res. 61: 241-250

유사생약

- 벨라돈나엽 (葉, Belladonnae Folium)

  기원 : 벨라돈나 *Atropa belladonna* L. (가지과 Solanaceae)의 꽃 필 때의 잎을 말린 것이다. 유럽 각지에서 재배한다.

  성상 : 넓은 난형 또는 피침형이고 전연이며, 예두이며 엽각은 쐐기 모양이고, 잎자루를 따라서 좁아지며 길이 6 ~ 20 cm, 너비 4 ~ 12 cm이다. 윗면은 암록색이고 밑면은 회록색이며, 털은 거의 없어 다투라엽이나 히요스엽과 구분이 된다.

성분 : 총 alkaloid (hyoscyamine으로서) 0.4% 이상을 함유한다.

Alkaloid 0.4 ~ 0.7%: (−)-hyoscyamine, atropine, (−)-scopolamine 등

Coumarin류: scopoletin, scopolin

기타: tannic acid 8 ~ 9%, succinic acid, aspartic acid 등을 함유한다.

응용 : 진정제로 천식, 해소, Parkinson's disease에 쓰이며 마약금단증상을 경감시킬 목적으로도 사용한다.

다투라엽 Daturae Folium KHP

(曼陀羅葉) thorn apple leaf

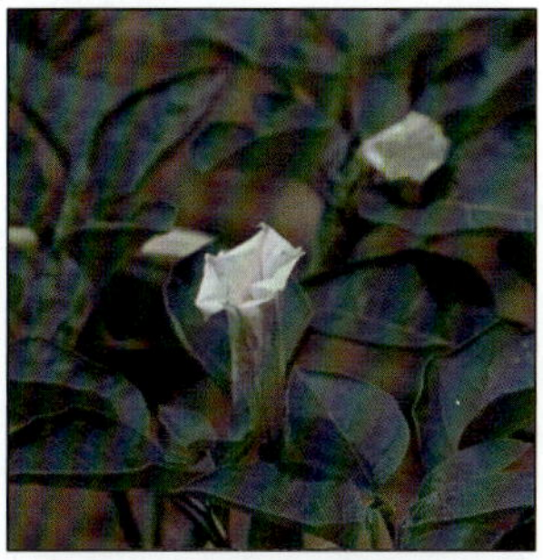

기 원 독말풀 *Datura stramonium* L., 흰독말풀 *D. metel* Nees 또는 기타 동속 근연식물 (가지과 Solanaceae)의 꽃필 때의 잎이다. 건조한 것은 정량할 때 총 alkaloid (hyoscyamine 및 scopolamine) 0.25% 이상을 함유한다.

산 지 열대 아메리카 원산으로 각지에서 자생된다.

성 상 긴 달걀모양이며 길이 10 ~ 25 cm, 너비 5 ~ 15 cm이다. 잎의 끝은 뾰족하고 아랫부분은 쐐기모양이며 가장자리에는 몇 개의 거치가 있기도 하다. 윗면은 어두운 황록색 ~ 회황록색이고 털이 있으며 아랫면에는 털이 거의 없고 잎맥에는 털이 있다. 잎자루는 길이 5 ~ 10 cm이고 가로로 자른 면은 거의 원형이지만 위에는 오목하게 들어간 곳이 있다. 특유한 냄새가 있고 구토증을 일으키는 쓴 맛이 있다.

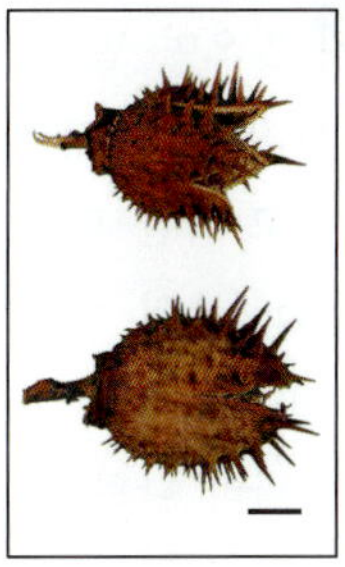

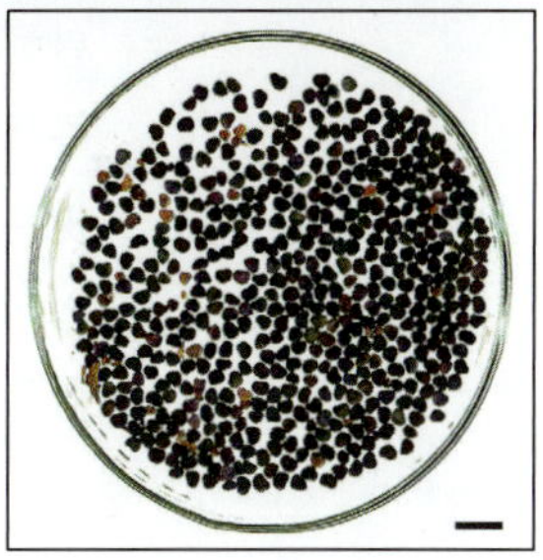

성 분 Alkaloid: hyoscyamine, atropine, scopolamine, apoatropine, meteloidine 등

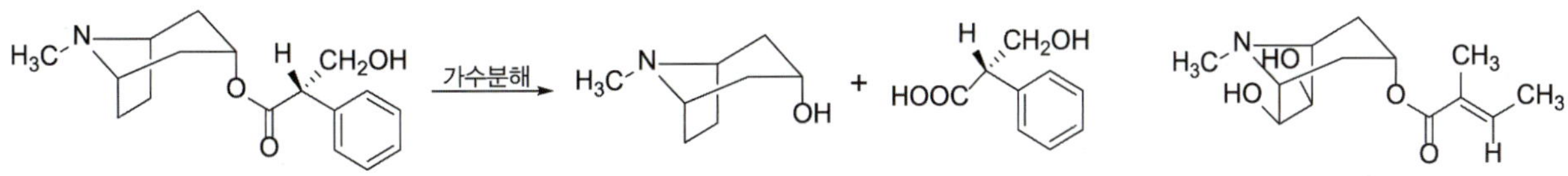

(-)-hyoscyamine　　tropine　　(-)-tropic acid　　meteloidine

응 용 진통, 진경약, atropine과 scopolamine의 제조 원료
(* 기타 자세한 내용은 벨라돈나근, 스코폴리아근을 참조)

승 마 Cimicifugae Rhizoma KP CP JP

(升麻, Seung Ma) cimicifuga rhizome

기 원 승마 *Cimicifuga heracleifolia* Kom. 촛대승마 *C. simplex* Wormsk ex DC., 눈빛승마 *C. dahurica* Huth, 또는 황새승마 *C. foetida* L. (미나리아재비과 Ranunculaceae)의 뿌리줄기이다. 중국에서는 승마를 대삼엽승마(大三葉升麻)로, 눈빛승마를 흥안승마(興安升麻)로, 황새승마를 승마라고 한다.

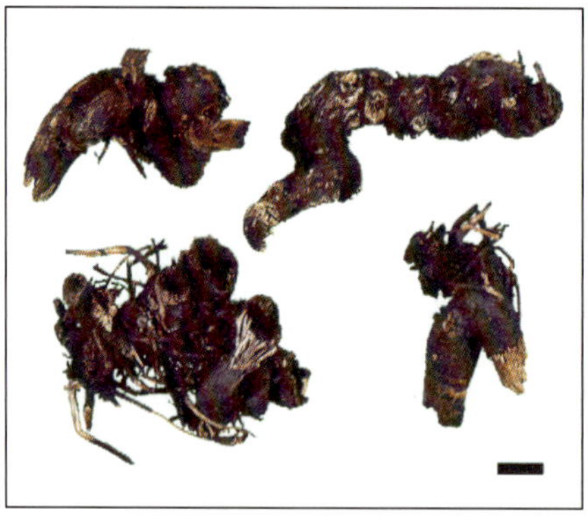

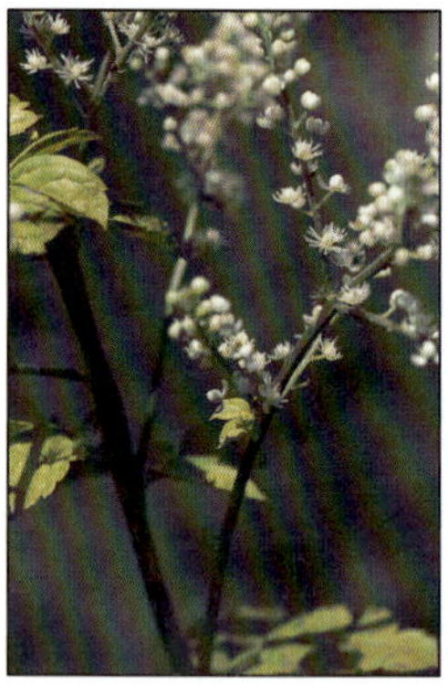

성 상 불규칙하고 긴 덩어리 모양이며 가지가 많이 갈리고 결절상이며, 길이 10 ~ 20 cm, 지름 2 ~ 4 cm다. 바깥면은 흑갈색 또는 밤색이며, 약간 거칠고 평평하지 않다. 윗면에는 여러 개의 원형으로 된 빈 구멍과 줄기그루 자국이 있고, 구멍의 내벽에는 그물 모양으로 약간 패인 무늬가 뚜렷하게 보인다. 아래쪽에는 수염뿌리 자국이 있다. 몸체는 가볍고 단단하여 절단하기 쉽지 않다. 잘린 면은 평탄하지 않으며 벌어진 틈이 있고, 섬유성이며, 황록색 내지 연한 황백색이다. 냄새가 거의 없으며 맛은 쓰고 약간 떫다.

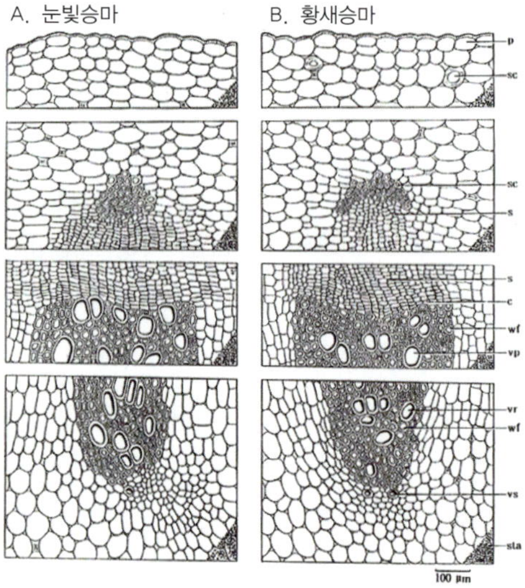

성 분 cycloartane계의 tetracyclic triterpenoid류를 다수 함유하고 있으나, 그 종류 및 함량은 기원식물의 종류에 따라 다르다.

[*C. simplex*]

cimicifugin (고미 성분), khellol, amminol, cimigenol, 25-*O*-methylcimigenol, isodahurinol, cimigol, cimicifugenol, isoferulic acid, ferulic acid, caffeic acid, caffeic acid dimethyl ether, cimicifugoside

cycloartane triterpene glycosides

[*C. dahurica*]

acetyl shengmanol xyloside, visamminol, visnagin, isoferulic acid, *nor*-visnagin, cimifugin 및 (*Z*)-3-(3'-methyl-2'-butyliden)-2-indinone I, II, 24-acetylshengmanol xyloside

cycloartane glycosides, cyclolanostanol xyloside

[*C. heracleifolia*]

Chromone: cimifugin, *nor*-visnagin, khellol, amminol

Benzyltartaric acid 유도체: fukinolic acid, cimicifugic acid A ~ F

기 타: ferulic acid, isoferulic acid, cycloartane triterpene glycosides 등

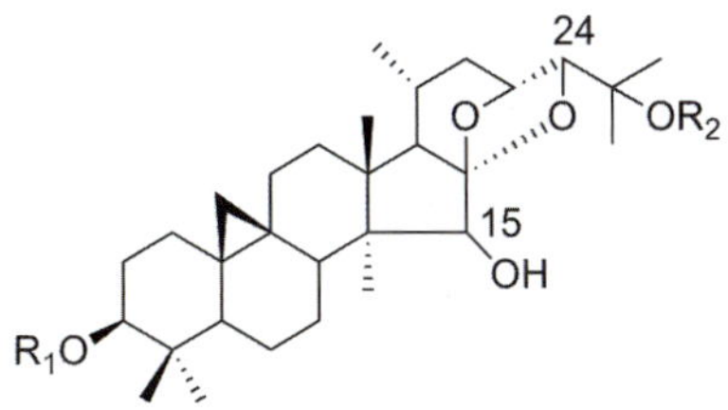

15*R*, 24*S*, cimigenol, R_1=H, R_2=H
15*S*, 24*R*, cimigenol, R_1=H, R_2=H
15*R*, 24*S*, 25-*O*-methylcimigenol, R_1=H, R_2=CH_3
cimigenyl arabinoside, R_1=Ara, R_2=H
cimigenyl xyloside, R_1=Xyl, R_2=H

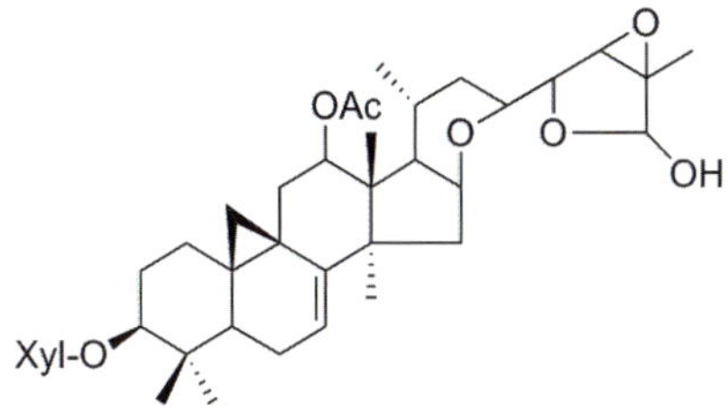

cimicifugoside

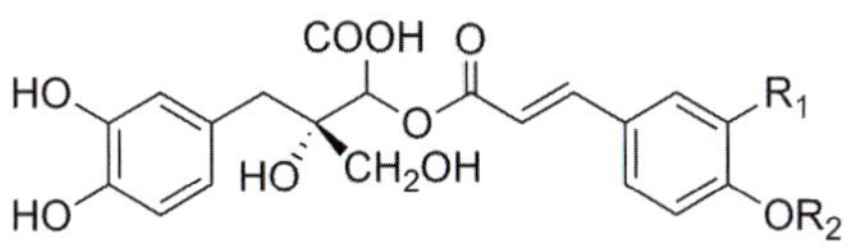

fukinolic acid, R_1=OH, R_2=H
cimicifugic acid A, R_1=OCH_3, R_2=H
cimicifugic acid B, R_1=OH, R_2=CH_3
cimicifugic acid C, R_1=H, R_2=H

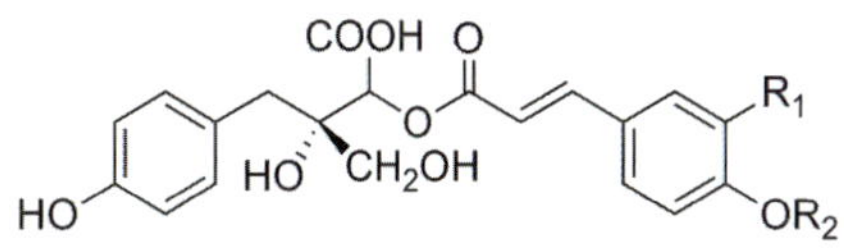

cimicifugic acid D, R_1=H, R_2=H
cimicifugic acid E, R_1=CH_3, R_2=H
cimicifugic acid F, R_1=H, R_2=CH_3

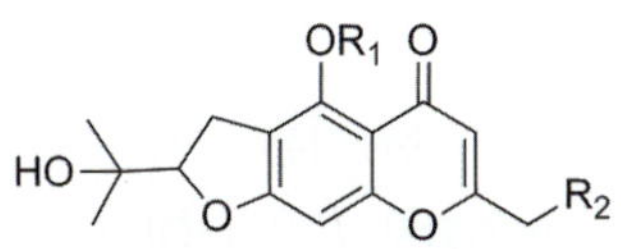

cimifugin, R_1=CH_3, R_2=OH
visamminol, R_1=H, R_2=H

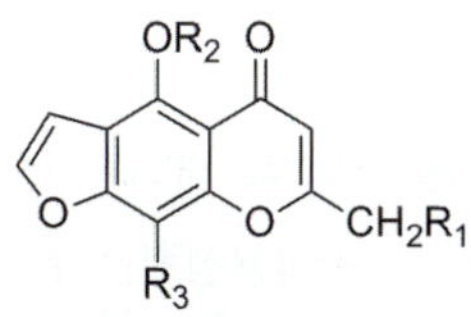

visnagin, R_1=H, R_2=CH_3, R_3=H
nor-visnagin, R_1=H, R_2=H, R_3=H
khellol, R_1=OH, R_2=CH_3, R_3=H
amminol, R_1=OH, R_2=CH_3, R_3=OCH_3

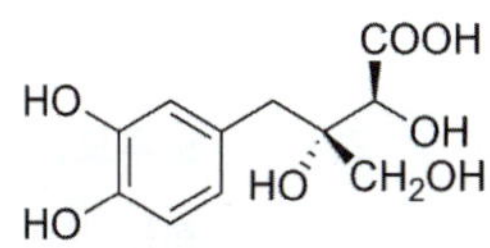

fukinolic acid

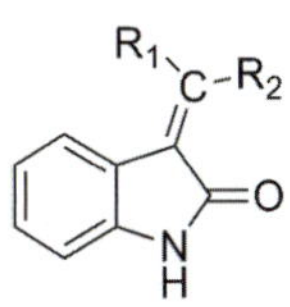

(*Z*)-3-(3'-methyl-2'-butyliden)-2-indolinone I, R_1=-CH=C$(CH_3)_2$, R_2=H
(*Z*)-3-(3'-methyl-2'-butyliden)-2-indolinone II, R_1=H, R_2=-CH=C$(CH_3)_2$

약 리

(1) 해열·진통작용

- isoferulic acid, ferulic acid, caffeic acid 등은 발한 및 피부의 발진을 촉진하며 진통작용을 나타낸다.
- 진경작용은 visamminol, visnagin에 의하여 일어난다.
- cimicifugin은 중추억제작용을 나타낸다.[1)]

(2) 항염증작용

- 물추출물에는 부종억제작용이 있으며, 항문부의 염증을 억제한다.
- ferulic acid와 isoferulic acid를 influenza virus를 감염시킨 실험동물에 경구투여하면 virus yield에는 영향을 미치지 않으나 murine IL-8의 생성을 강력하게 차단함으로써 염증의 생성을 억제한다 (*in vivo*, mouse, *p.o.*).[2)]

(3) 여성호르몬유사작용

- 승마속의 *C. racemosa*로부터 분리된 fukinolic acid는 estrogen 의존성 암세포주인 MCF-7 cell의 증식을 증가시킨다(estrogenic activity).[3]
- *C. racemosa*의 EtOH 추출물은 폐경기 여성과 난소절제동물(rat)에 대해서 여포자극호르몬(FSH)의 수치에는 영향을 미치지 않으나, 황체형성호르몬(LH)의 수치를 현저하게 낮춘다.[4] 이는 estrogen 대체 요법을 쓸 수 없는 여성들의 폐경기 증상에 *C. racemosa*의 추출물이 도움이 된다는 것을 의미한다.

(4) 기 타

- triterpenoid계 성분에는 항말라리아 활성이 있다(*in vitro*).[5]
- isoferulic acid는 type 1(인슐린 의존성) 당뇨증상을 보이는 실험동물의 혈당을 낮춘다(*in vivo*, rat).[6]
- cimicifugic acid D와 fukinolic acid는 세포외강으로부터 Ca^{2+} 이온의 유입을 억제함으로써 norepinephrine(NE)에 의한 대동맥의 수축을 억제한다(*in vivo*, rat).[7]
- 승마의 ethyl acetate 추출물과 부탄올추출물에는 소염, 진통, 해열작용이 있으며, 혈압을 떨어뜨리고 심장, 장관 및 자궁의 기능을 억제한다. 또한 결핵균과 피부진균의 작용을 억제한다.
- cimicifugoside는 암세포에 있어서 DNA 합성을 억제하고, 지연형 과민증(면역반응)을 억제한다.[8]
- cimigenol xyloside는 CCl_4로 유도한 간독성으로부터 생쥐의 간세포를 보호한다.
- *C. heracleifolia*의 물추출물은 실험동물에서 자궁적출로 유도한 골다공증을 억제한다(*in vivo*, mouse).[9]

규 격 **노루오줌속** 식물 가루를 현미경으로 보면 유조직 속에서는 집정을 볼 수 없다.
회분 9.0% 이하 **산불용성회분** 1.5% 이하 **엑스함량** 묽은 EtOH 엑스 18.0% 이상

응 용 발한, 해열, 해독, 소염약으로 신열(身熱), 두통, 구내염, 편도선염, 치질, 류머티즘 등에 쓴다. 위하수와 탈항에 유효하다는 임상보고가 있다.

처 방 승마갈근탕(升麻葛根湯), 보중익기탕(補中益氣湯), 을자탕(乙字湯)

용 량 3 ~ 9 g

● 참고문헌

1) Kondo Y *et al.* (1972) Chem. Pharm. Bull. 20: 1940
2) Hirabayashi T *et al.* (1995) Planta Med. 61: 221-226
3) Kruse SO *et al.* (1999) Planta Med. 65: 763-764
4) Duker EM *et al.* (1991) Planta Med. 57: 420-424
5) Takahira M *et al.* (1998) Biol. Pharm. Bull. 21: 823-828
6) Liu IM (1999) Planta Med. 65: 712-714
7) Noguchi M *et al.* (1998) Biol. Pharm. Bull. 21: 1163-1168
8) Ishida H *et al.* (1980) J. Pharmacobiodyn. 3: 636-642
9) Ahn BS *et al.* (2012) Planta Med. 26: 663-668

아 출 Curcumae Rhizoma KP CP JP

(莪朮, A Chul), **봉출** (蓬朮, Bong Chul) zedoary

기 원 봉아출(蓬莪朮) *Curcuma phaeocaulis* Val., 광서아출(廣西莪朮) *C. kwangsiensis* S. G. Lee et C. F. Liang 또는 온울금(溫鬱金) *C. wenyujin* Y. H. Chen et C. Ling(생강과 Zingiberaceae)의 뿌리줄기를 그대로 또는 수증기로 쪄서 말린 것이다. 광서아출은 계아출(桂莪朮) 또는 모아출(毛莪朮)이라고도 하며 중국에서 많이 생산된다. 그 밖에 *Curcuma* sp.의 천아출(川莪朮)이 있다. 일본에서는 *C. zedoaria* Roscoe의 뿌리줄기를 사용한다.

성 상 **봉아출**(蓬莪朮) 난원형, 긴 원형, 원추형 또는 긴 방추형으로 길이 2 ~ 8 cm, 지름 15 ~ 40 mm이며 위쪽은 대부분 뾰족하나 무디고 아래쪽은 둔한 원형이다. 위쪽의 환절은 돌기되어 있고 약간 움푹한 원형의 털뿌리 자국과 약간의 털뿌리가 남아 있다. 양측에 각 1 열의 움푹한 싹의 자국과 원형이며 옆으로 나는 뿌리줄기의 자국이나 칼에 베인 자국이 남아 있기도 하다. 바깥면은 회황색 ~ 회갈색이다. 질은 단단하고 무거우며, 횡단면은 밀납모양으로 회갈색 ~ 남갈색이며 보통 회갈색의 가루가 붙어있다. 피부와 중심주는 쉽게 분리되고 내피층의 환문은 진한 갈색이다. 약간 특유한 냄새가 있고 맛은 약간 쓰고 맵다.

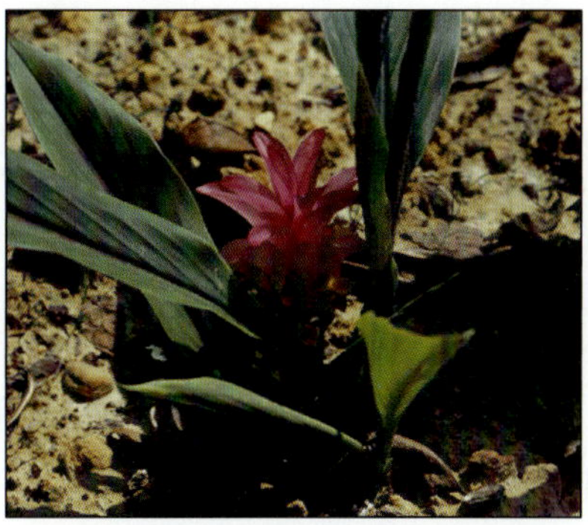

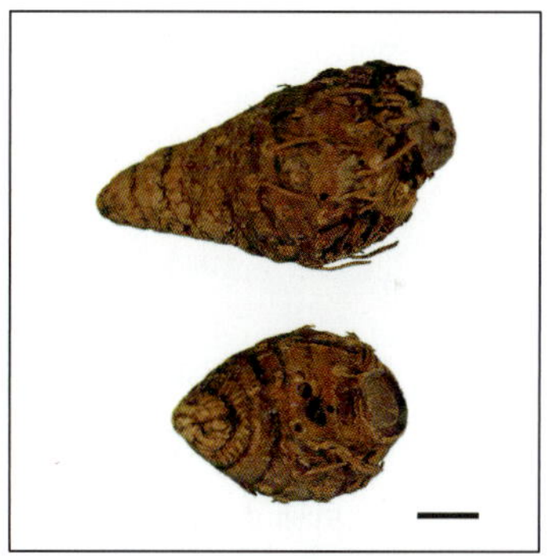

광서아출(廣西莪朮) 환절이 약간 튀어나와 있고 자른 면은 황갈색 ~ 갈색이며 보통 연한 황색의 가루가 붙어 있다. 내피층의 환문은 황백색이다.

온울금(溫鬱金) 자른 면이 황갈색 ~ 진한 갈색이며, 보통 연한 황색 또는 황갈색의 가루가 붙어 있다. 약간 특유한 냄새가 있다.

성 분 **정유**(1 ~ 5%)

Sesquiterpenoid: curzerenone, β-tumerone, *ar*-turmerone, zederone, curdione, curcolone, curcolonol, curcumenol, furanogermenone, furanodienone, curcumol, (4*S*,5*S*)-(+)-germacrone-4,5-epoxide 등

Monoterpenoid: 1,4-cineole, α-pinene, *d*-camphene, *d*-camphor 등

항진균작용이 있는 ethyl *p*-methoxycinnamate가 분리되었다.

Curcuminoid: curcumin, demethoxycurcumin, bisdemethoxycurcumin

기 타: 3,7-dimethylindan-5-carboxylic acid

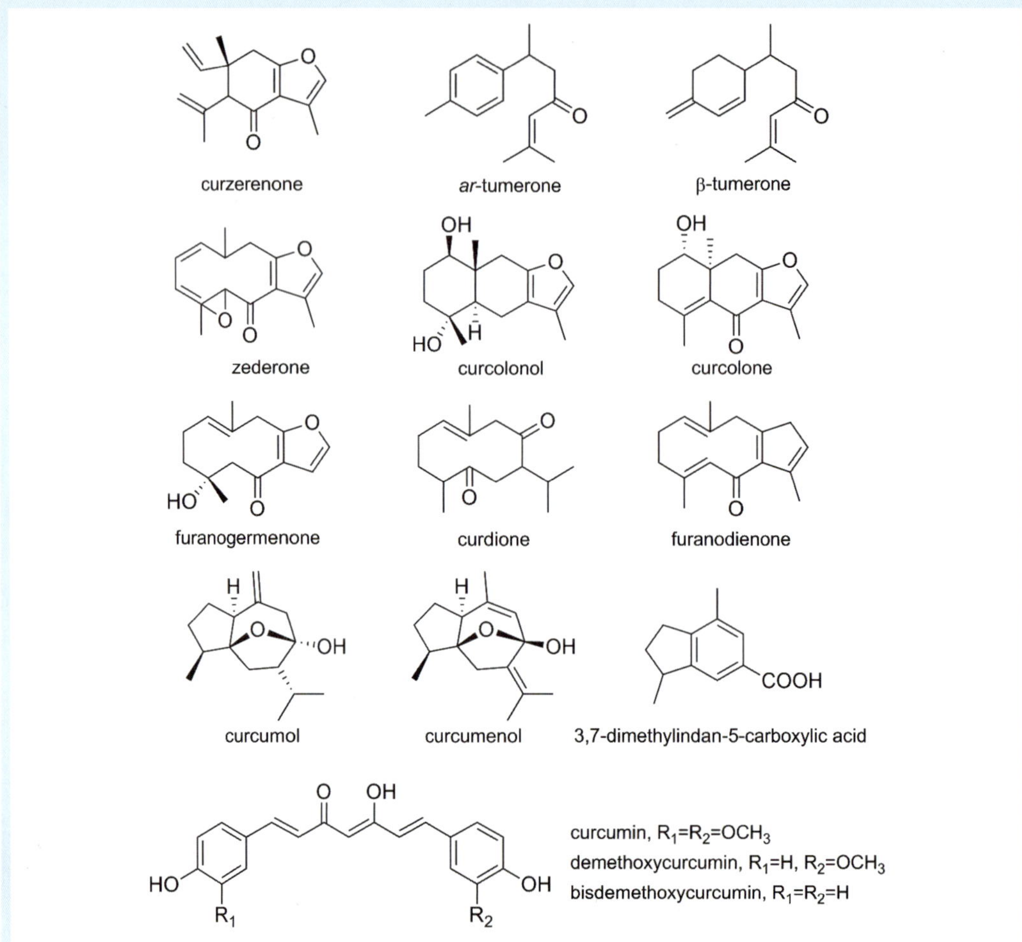

약 리

(1) 건위·흡수촉진작용

• 분말의 물 현탁액은 위액, 췌장액 및 담즙 분비를 현저하게 촉진하여 건위 및 소화촉진작용을 나타내고, 음식물의 소장 내 수송을 억제하여 영양분의 흡수를 촉진한다.[1)]

(2) 항암작용

• demethoxycurcumin을 비롯한 curcumin, bisdemethoxycurcumin은 사람의 난소암 세포주에 대하여 세포독성을 나타낸다(*in vitro*, OVCAR-3 cell).[2)]

• sesquiterpenoid인 β-turmerone과 *ar*-turmerone은 LPS로 유도한 prostaglandin E_2의 생산과 NO의 생산을 억제한다(*in vitro*).[2,3)]

• 정유성분들은 실험동물에서 신생혈관생성을 억제하여 종양이 커지는 것을 억제한다(*in vivo*).[7)]

(3) 기 타

• *C. wenyujin*에서 분리한 furanogermenone에는 간세포보호작용이 있다(*in vitro*).[4)]

• 물추출물과 EtOH 추출물에는 실험동물의 적출회장에 대하여 papaverine 유사작용이 있다.[5)]

• curcumenol은 용량 의존적으로 진통작용을 나타낸다(*in vivo*, mouse).[6)]

• 물추출물은 사람의 간조직에서 유래한 근섬유모세포의 증식을 억제하는 간섬유화 억제작용이 있다.[8)]

확인시험 가루 1 g을 달아 petroleum ether 50 m*l*를 넣고 1 시간 초음파추출한 다음 여과한 여액을 2 m*l*로 농축하여 검액으로 한다. 따로 germacrone 표준품 0.4 mg을 달아 메탄올 1 m*l*에 녹여 표준액으로 한다.

이들 액을 가지고 TLC법에 따라 시험한다. 검액 및 표준액 10 μl씩을 TLC용 silica gel을 써서 만든 박층판에 점적한다. 다음에 petroleum ether · ethyl acetate 혼합액(9 : 1)을 전개용매로 하여 약 10 cm 전개한 다음 박층판을 바람에 말린다. 여기에 vanillin-H_2SO_4 시액을 고르게 뿌린 다음 105℃에서 가열할 때 검액에서 얻은 여러 개의 반점 중 1개의 반점은 표준액에서 얻은 반점과 색상 및 R_f 값이 같다.

규 격 **회분** 7.0% 이하 **정유함량** 0.5 m*l* 이상(50.0 g, 실리콘 수지 1 m*l*)

응 용 방향성 건위약, 간질환 치료제. 한방에서는 방향성 건위, 흥분, 구풍, 진통, 통경약으로 소화불량, 산통(疝痛, colic), 월경불순 등에 쓴다.

처 방 아출환(莪朮丸), 화혈통경탕(和血通經湯)

용 량 3 ~ 9 g

금기사항 임부, 월경과다인 경우

● 참고문헌

1) Maeda S *et al.* (1994) Yakugaku Zasshi 104: 640-643
2) Syu WJ *et al.* (1998) J. Nat. Prod. 61: 1531-1534
3) Hong CH *et al.* (2002) Planta Med. 68: 545-547
4) Yamahara J *et al.* (1982) Yakugaku Zasshi 102: 272-277
5) Itokawa H *et al.* (1982) Shoyakugaku Zasshi 27: 233
6) Navarro DF *et al.* (2002) Phytomedicine 9: 427-432
a) Chen W *et al.* (2011) J. Ethnopharmacol. 133: 220-226
b) Kim DI *et al.* (2005) Life Sci. 77: 890-906

여 로 Veratri Rhizoma KHP (藜蘆, Yeo Ro)

기 원 참여로 *Veratrum nigrum* L. var. *ussuriense* Loes. fil. 또는 박새 *Veratrum oxysepalum* Turcz. (백합과 Liliaceae)의 뿌리줄기와 뿌리이다.

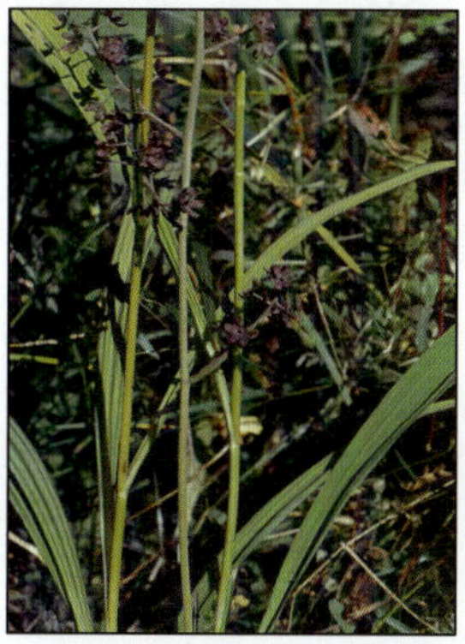

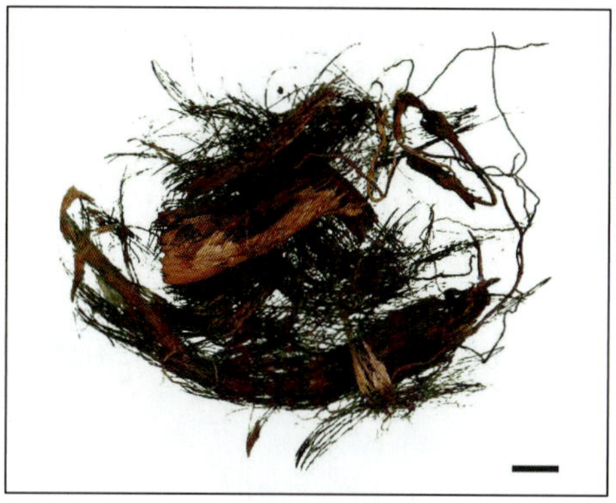

성 상 뿌리줄기는 짧고 굵은 원기둥모양이고 길이 35 ~ 50 cm, 지름 1.0 ~ 15 mm이다. 뿌리줄기의 바깥면은 엽초가 썩어서 남은 섬유로 싸여 있고 흑갈색 ~ 적갈색을 띠고 있다. 위쪽에는 잎의 잔기가 남아 있고 그 아래쪽에는 굵은 수염뿌리가 있고 길이 3 ~ 6 cm이다. 특유한 자극성 냄새가 있고 맛은 조금 쓰며, 분말은 강한 재채기를 일으킨다.

성 분 Steroidal alkaloid: veratramine, verazine, *epi*-verazine, jervine, angeloylzygadenine, germanitrine, maackinine, neogermbudine, verapatuline, (+)-verussurine, verazinine, verussurinine, germerine, neogermbudine, germidine, veratrosine, verabenzoamine, protoveratrine A-C 등

Dipeptide: aurantiamide acetate (= benzenepropanamide), asperglaucide, lyciumamide, sarapeptate 등

Stilbene: resveratrol, verussustilbene

기 타: echinuline (alkaloid)과 triterpene A, B, sapogenin 및 dormantinol (*V. grandiflorum*) 등이 보고되어 있다.

여로의 steroidal alkaloid는 다음과 같이 두 계열로 구분한다.

Jerveratrum alkaloid: 1 ~ 3원자의 산소를 내포하고 자연상태로 또는 결합형 (배당체, 1분자의 포도당)으로 되어 있다. pseudojervine 유도체 (jervine, veratramine, veratrosine 등)가 이에 속한다.

Ceveratrum alkaloid: 고수준의 수산화된 화합물로서 7 ~ 9원자의 산소를 내포하고 있는데 주로 식물체에는 2개 이상의 산과 ester화 되어 있다. 결합하고 있는 산에는 acetic, α-methylbutyric, α-methyl-α-hydroxybutyric, α-methyl-α,β-dihydroxy butyric acid 등이다. 그러나 conjugation되지 않은 것도 존재하며, 이들 ester alkaloid가 혈압강하작용의 주체가 되는 화합물들로서 germine ester, protoverine, veracevine 등의 ester이다.

혈압강하작용의 원인물질은 alkamine ester인데, tri-ester가 가장 강력하고 tetra-ester, di-ester의 순이다.

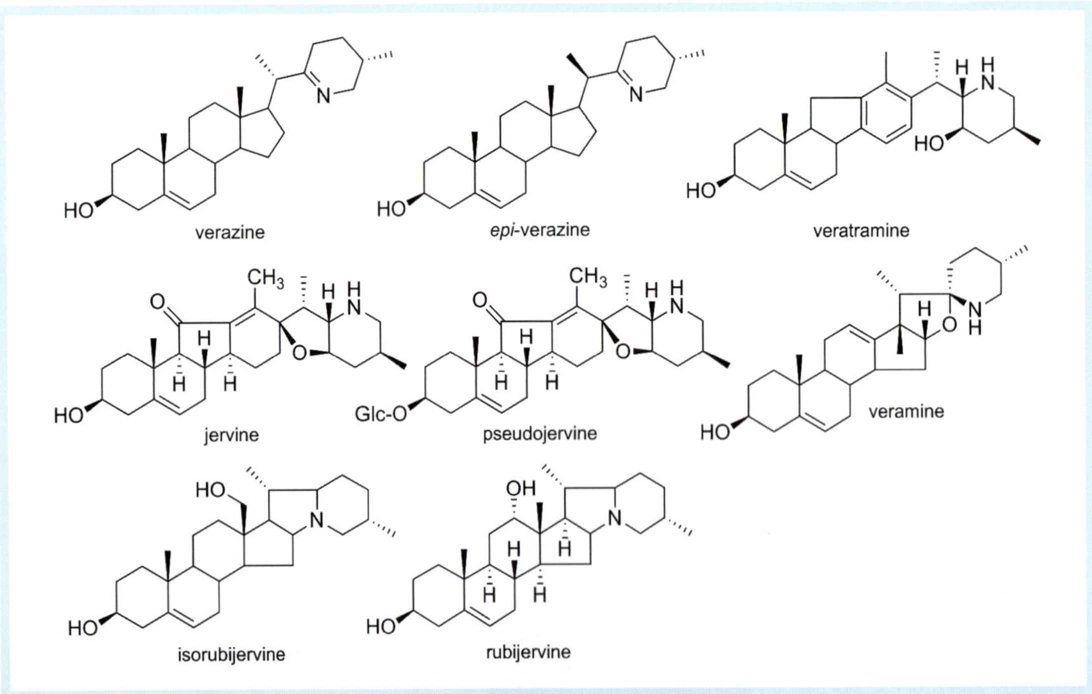

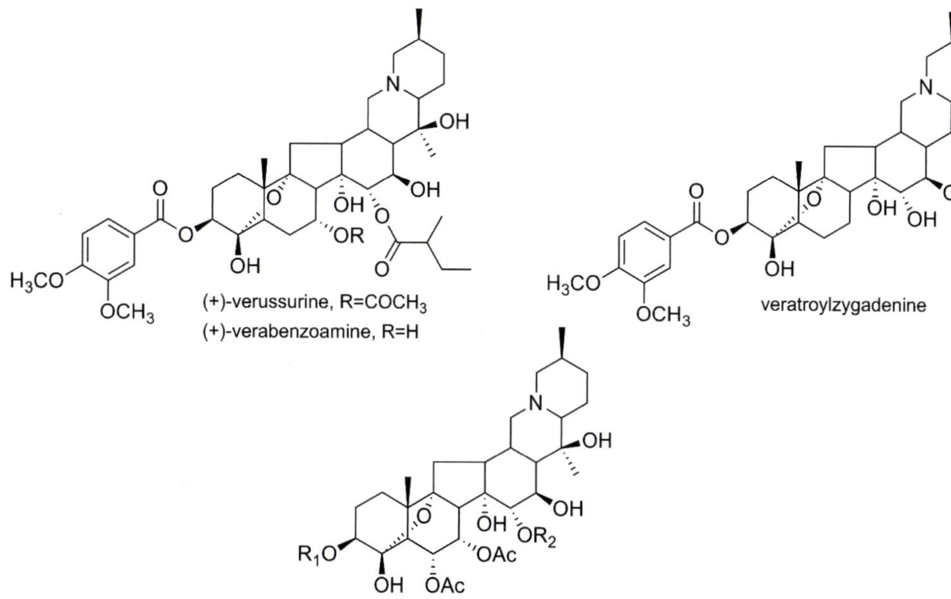

(+)-verussurine, R=$COCH_3$
(+)-verabenzoamine, R=H

veratroylzygadenine

protoveratrine A, R_1=(+)-(2'*S*)-2'-hydroxy-2'-methylbutyryl, R_2= (-)-(2'*R*)-methylbutyryl
protoveratrine B, R_1=(+)-2',3'-dihydroxy-2'-methylbutyryl, R_2= (-)-(2'*R*)-methylbutyryl
protoveratrine C, R_1=(-)-(2'*S*,3'*R*)-2',3'-dihydroxy-2-'methylbutyryl, R_2=(-)-(2'*R*)-methylbutyryl

약 리 **(1) 혈압강하작용**

- 여로의 alkaloid 성분(protoveratrine A, B)은 혈관운동중추를 억제함으로써 혈압강하를 일으키고, 치료량과 중독량의 차이가 매우 적다는 단점이 있다.
- 여로의 총alkaloid 분획과 veratramine은 실험동물의 자발성 고혈압 모델에서 혈압을 낮추고 심박동수를 줄이는 작용이 나타났다(*in vivo*).[2)]

(2) 기 타

- veratramine에는 살충작용이 있다.
- 오래 전부터 주로 유럽에서 고혈압에 사용하여 왔지만, 지금은 사용이 금지되었다. 중독증상이 빈번하지는 않지만 aconitine에 의한 중독처럼 감각마비, 오한, 오심, 구토, 복통, 서맥, 심장기능 이상, 저혈압과 같은 중독증상이 나타날 수 있다. 중독시에는 atropine이나 ephedrine을 사용한다. 알칼로이드 성분들이 냉혈동물에게 치명독으로 작용하므로 과거에 살충제로 사용했었다.[¶3]
- 11개 alkaloid의 혼합물 형태의 총 alkaloid 분획은 항산화 및 항염증 작용에 의해 ischemia/reperfusion에 의한 실험동물의 간손상을 줄여주었다(*in vivo*).[3)]

확인시험 가루 0.5 g에 묽은 HOAc 10 m*l*를 넣어 수욕상에서 가온하여 여과한 여액 20 m*l*에 Mayer 시액 한 방울을 넣으면 황백색 침전을 생성한다.

응 용 혈압강하제, 독성이 강하므로 피부질환에 약간 사용될 뿐이다. 농업용 살충제

용 량 산제로 하여 0.3 ~ 0.9 g을 복용한다. 외용하기도 한다.

주의 및 부작용 독성이 있으므로 사용에 주의한다. alkaloid 성분의 최기형성이 보고된 바 있다.[1)]

금기사항 임부

● **참고문헌**

1) Keeler RF, Binns W (1996) Can. J. Biochem. Physiol. 44: 819-828
2) Wang L *et al.* (2008) Pharmazie 63: 606-610
3) Wang ZZ *et al.* (2007) World J. Gastroenterol. 13: 564-571

절패모 Fritillariae Thunbergii Bulbus KP CP JP

(浙貝母, Jeol Pae Mo), 패모 fritillaria thunbergii bulb

기 원 중국패모 *Fritillaria thunbergii* Miq. (백합과 Liliaceae)의 비늘줄기이다.

크기가 크고 심아를 제거한 것을 대패(大貝)라 부르고, 작고 심아를 제거하지 않은 것을 주패(珠貝)라 부르며, 심아를 제거하고 두텁게 쪼갠 것을 절패편(浙貝片)이라 부른다.

성 상 **대 패**: 비늘줄기 바깥 층의 한 개로 된 비늘잎은 거의 초생달 모양을 이루고 높이 1 ~ 2 cm, 너비 2 ~ 3.5 cm, 바깥면은 유백색 ~ 담황색이며 안쪽면은 백색 또는 옅은 갈색이고 하얀 가루가 덮여 있다. 질은 단단하나 부서지기 쉽고 꺾은 면은 백색 ~ 황백색이고 가루가 많은 편이다. 냄새가 약간 나며, 맛은 약간 쓰다.

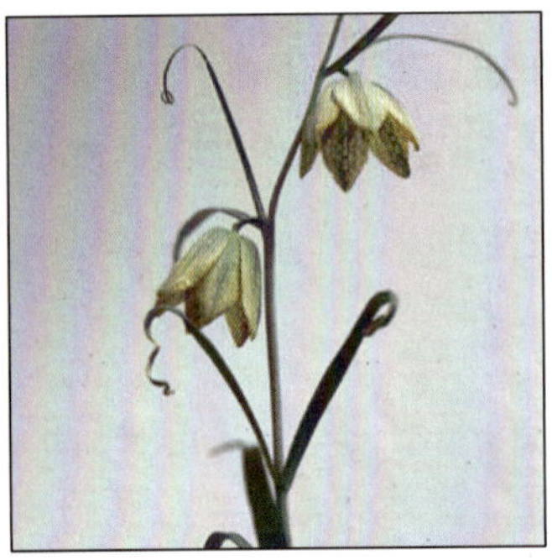

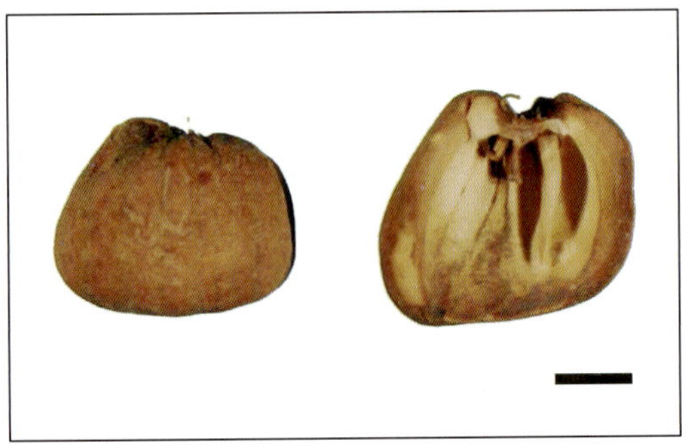

주 패: 잘 갖추어진 비늘줄기로 넓적한 원형을 이루며 높이 10 ~ 15 mm, 지름 10 ~ 25 mm이다. 바깥쪽은 유백색이고 바깥 층의 비늘잎은 2개이며 비후하고 대개 신장형이고 서로 포개있으며, 안에는 작은 비늘잎 2 ~ 3개가 말라붙어 있는 잔줄기가 있다.

절패편: 비늘줄기 바깥 층의 한 개로 된 비늘잎을 쪼갠 것으로 타원형 또는 원형에 가까우며, 지름 1 ~ 2 cm이고 가장자리의 바깥면은 옅은 황색이다. 질은 취약하여 부서지기 쉬워서 잘 꺾어지고, 꺾인 면은 분백색이고 가루가 많은 편이다.

성 분 Steroidal alkaloid: verticine (= peimine), verticinone, verticilline, apoverticine, fritilline, fritillarine, peimisine, peimiphine, peiminoside, dongbeinine, dongbeirine 등

Diterpenoid: *trans*-communol, *trans*-communic acid, isopimaran-19-ol, isopimaran-19-oic acid, *ent*-kauran-16β,17-diol 등

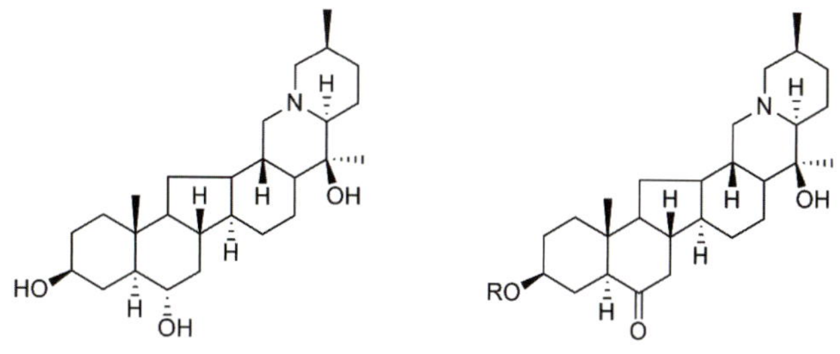

약 리 (1) 진해작용

- 물추출물은 기관지확장작용과 함께 기관지점막의 분비를 억제한다. 유효 성분인 peimine과 peiminine 등이 중추에 작용하여 진해효과를 나타내는 것으로 보고 있다.
- peimine은 적출기관지 평활근(cat, rabbit)에 대하여 저농도에서 분명한 확장작용이 있으나, 고농도에서는 현저한 수축작용을 보인다.

(2) 혈압강하작용

- peimine과 peiminine은 혈압강하작용을 나타낸다. 패모를 석회에 담구었다가 햇빛에 건조시키면 peimine *N*-oxide와 peiminine *N*-oxide가 생성되는데 이들의 독성이 훨씬 낮으며 보다 강력한 혈압강하작용을 나타낸다. 따라서 법제를 하면 독성은 줄고 약리작용은 증대된다.
- peimine과 peiminoside는 마취동물의 혈압을 낮춘다. 개의 심박수는 약간 증가시키고 고양이의 심박수는 감소시킨다.
- fritillarine은 심근에 작용하여 박동수를 낮추고 수축을 불완전하게 해서 혈압을 하강시킨다. fritilline과 verticine, verticilline에도 비슷한 작용이 있으며 호흡마비, 혈관수축작용에 있어서는 verticilline의 작용이 가장 강하고 심장운동의 억제작용은 fritillarine이 가장 강하다.

(3) 중추신경계에 대한 작용

- peimine과 peiminine은 caffeine의 중추신경 흥분작용을 억제하고 chloropromazine의 진정작용을 증가시킨다.
- 패모의 alkaloid에는 atropine, veratrine과 유사한 작용이 있으며, 호흡운동 중추마비작용과 구토촉진작용이 있다.
- fritillarine은 온혈동물에 작용하여 중추신경을 마비시키고 호흡 및 자발운동장해를 일으킨다.

확인시험 (1) 가루 0.5 g에 acetic anhydride 5 m*l*를 넣고 5분간 잘 흔들어 섞은 다음 여과한다. 이 여액 2 m*l*에 H_2SO_4 1 m*l*를 조용히 넣을 때 그 접계면은 적색을 나타내고 이것을 방치하면 위층은 녹색을 나타낸다.

(2) 가루 0.5 g에 묽은 HOAc 10 m*l*를 넣고 5분 동안 잘 흔들어 섞고 여과한다. 이 여액 2 m*l*에 Mayer 시액 1 ~ 2방울을 넣을 때 액은 혼탁되며 이를 방치하면 흰색의 침전이 생긴다.

(3) 가루 2 g에 MeOH 20 m*l*를 넣어 수욕상에서 때때로 흔들어 섞으면서 5분간 가온하고 식힌 후 여과한다. 이 여액을 증발건고하고 잔류물에 묽은 HCl 3 m*l*를 넣어 수욕상에서 2분간 가온하고 식힌 후 여과한다. 이 여액 1방울을 여과지에 떨어뜨리고 바람에 말린 후 Dragendorff 시액을 분무하여 방치할 때 황적색을 나타낸다.

규 격 **건조감량** 13.0% 이하 **회분** 5.0% 이하 **엑스함량** 묽은 EtOH 엑스 5.0% 이상

응 용 기관지염 또는 상기도감염 등에 의한 기침과 호흡곤란을 경감시키기 위한 진해 · 거담약으로 주로 쓴다. 배농약으로도 쓴다.

처 방 **당귀패모고삼환**(當歸貝母苦蔘丸), **길경백산**(桔梗白散), **양폐탕**(養肺湯), **청폐탕**(淸肺湯)

용 량 3 ~ 9 g, 또는 가루로 하여 2 ~ 3 g을 복용한다.

금기사항 추운기운이나 습으로 인해 생긴 담에는 적합하지 않다. peimine과 peiminine의 최소치사량은 0.9 mg/kg이다 (*in vivo*, mouse, *i.p.*).

지 모 Anemarrhenae Rhizoma KP CP JP
(知母, Ji Mo) anemarrhena rhizome

기 원 지모 *Anemarrhena asphodeloides* Bunge (백합과 Liliaceae)의 뿌리줄기이다. 건조한 것은 정량할 때 mangiferin 0.7% 이상을 함유한다.

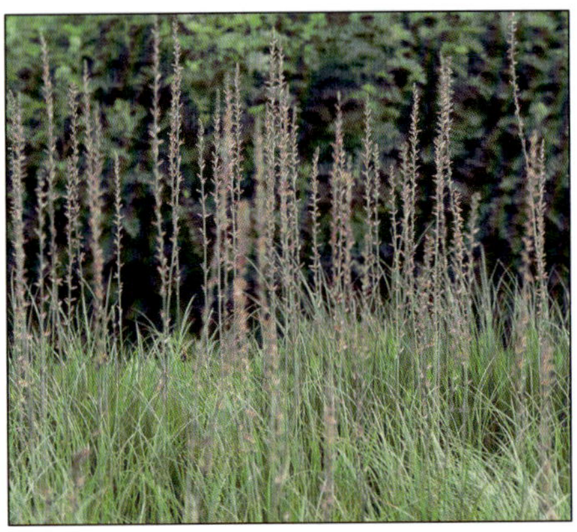

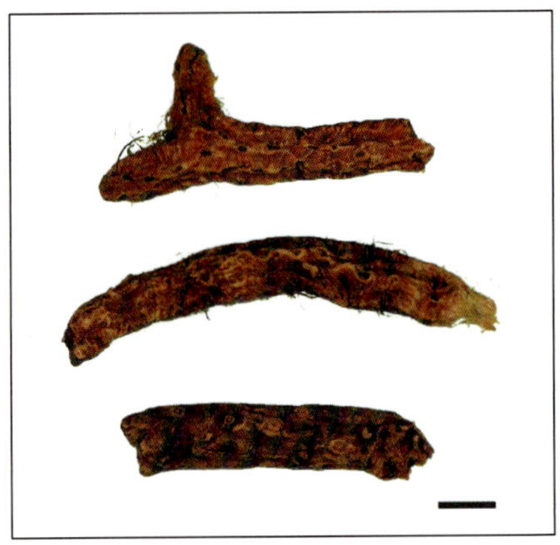

성 상 약간 납작하고 굵은 막대 모양이며 약간 구부러지고, 길이 3 ~ 15 cm, 지름 5 ~ 15 mm이다. 바깥면은 황갈색 ~ 갈색이고 윗면에는 세로로 된 줄이 하나 있고 털 모양으로 된 엽초의 잔기 또는 그 붙었던 자국이 가는 윤절(輪節)로 되어 있고 아랫면에는 오목하고 둥근 점상의 뿌리 자국이 많이 있다. 이 약의 질은 가볍고 꺾어지기 쉬우며 꺾인 면은 연한 황갈색이다. 횡단면을 확대경으로 볼 때 피부는 아주 좁고, 넓은 중심주에는 많은 유관속이 불규칙하게 흩어져있고 점액세포 또는 그것이 모여서 다공성을 나타낸다. 횡단면을 현미경으로 볼 때 코

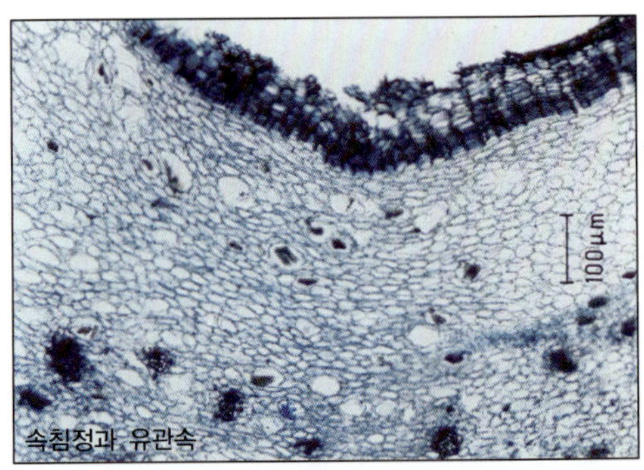

속침정과 유관속

르크피층은 수층의 코르크세포와 수층의 납작한 직사각형 세포로 이루어져 있다. 피부에서는 소수의 엽적유관속을 볼 수 있다. 중심주에는 다수의 병립유관속이 흩어져 있고, 중심주초 근처에는 가로로 긴 근적유관속이 있다. 유관속초는 세포벽이 약간 두껍고 약간 목화되어 있는 경우도 있다. 유조직 중에는 다수의 점액세포가 있고 점액세포는 피부에 비교적 많이 분포되었으며 그 안에는 calcium oxalate 속침정이 들어있다. 또한 calcium oxalate 주상정 묶음이 유관속주위의 유조직 중에 많이 흩어져있다. 유세포에는 지방유 기름방울이 들어 있다. 특유한 냄새가 있고 맛은 약간 달고 점액성이며 후에 쓰다.

성 분 Xanthone *C*–glycoside: mangiferin, isomangiferin

Steroidal saponin 6%: sarsasapogenin, markogenin, timosaponin A-I ~ A-IV, B-I, B-II, pseudoproto-timosaponin AIII, anemarsaponin A_1, A_2, B, desgalactotigonin, gitonin-F

Lignan: *cis*-tetrahydrohinokiresinol, *cis*-oxyhinokiresinol, *cis*-monomethylhonokiresinol, *cis*-diacetylhinokiresinol, *cis*-hinokiresinol (= nyasol), *trans*-hinokiresinol, *p*-hydroxyphenyl crotonic acid, anemaran A, B, C, D

Glycan: anemaran A ~ D

기 타: nicotinic acid, nicotinamide, pantothenic acid, protocatechuic acid, 2,6,4'-trihydroxy-4-methoxybenzophenone 등

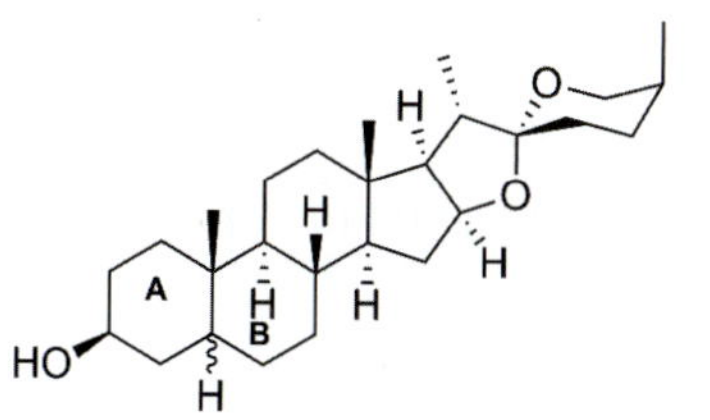

A/B *cis*, sarsasapogenin

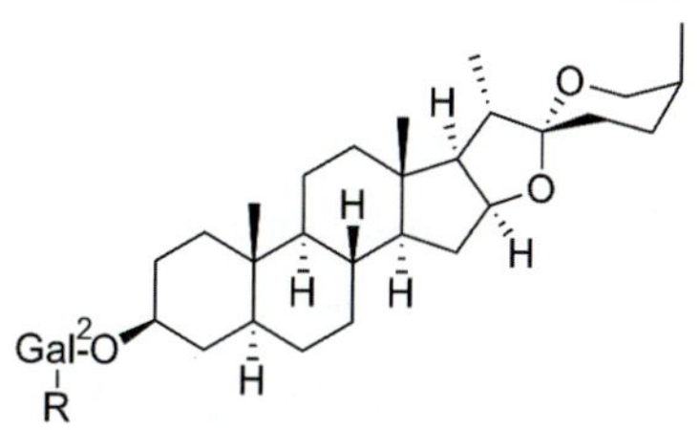

timosaponin A-I, R=H
timosaponin A-III, R=Glc

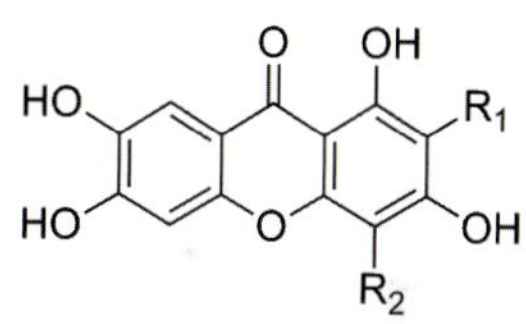

mangiferin, R_1=Glc, R_2=H
isomangiferin, R_1=H, R_2=Glc

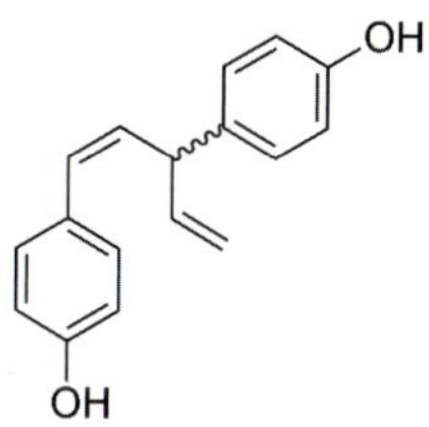

nyasol

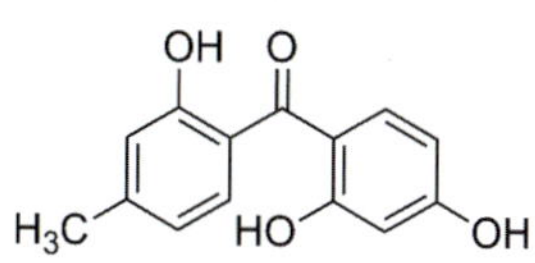

2,6,4'-trihydroxy-4-methoxybenzophenone

약 리 **(1) 해열·진정·거담작용**

- 물추출물에는 지속적이고 강한 해열작용이 있으며, 만성 기관지염에 유효하다.
- *cis*-hinokiresinol (= nyasol) 등에는 cAMP phosphodiestrase 저해 및 진정작용이 있다.

(2) 항세균·항진균작용

- nyasol을 miconazole, ketoconazole, clotrimazole, cerulenin과 같은 진균제와 함께 사용하면 칸디다증의 원인균인 *Candida albicans*에 대한 항진균력이 증가한다 (*in vitro*).[1)]

- nyasol은 식물병원곰팡이의 생장을 억제한다(*in vitro*).[2)]
- 결핵균, 이질균, 인플루엔자균, 대장균, 디프테리아균, 콜레라균, 포도상구균, 연쇄상구균, 폐렴균, 백일해균에 대한 항세균작용이 있다.

(3) 혈당강하작용

- mangiferin과 그 배당체는 인슐린비의존성당뇨에서 인슐린에 대한 저항을 감소시킴으로써 혈당강하작용을 나타낸다(*in vivo*, KK-Ay mouse).[3-5)]
- pseudoprototimosaponin AIII은 streptozotocin으로 유도한 인슐린의존성당뇨에 대하여 혈당강하작용을 나타낸다(*in vivo*, mouse, 간에서의 혈당생성과 glycogen 분해를 억제에 의한 것으로 추정).[6)]
- magniferin은 streptozotocin으로 유발한 동물의 당뇨병 모델에서 신장손상을 막아주었다(*in vivo*, wistar rat).[16)]
- glycan 성분인 anemaran A ~ D에도 혈당강하작용이 있다.[7)]

(4) 항암작용

- *cis*-hinokiresinol은 혈관신생을 억제한다(*in vivo*, *in vitro*).[8)]
- 수용성물질은 MKN45와 KATO-III와 같은 위암세포주의 성장을 억제하고 세포사멸(미토콘드리아로부터 cytochrome c의 유리촉진과 caspase 3-like activity의 증가)을 촉진한다(*in vitro*).[9)]
- timosaponin A-III는 cell cycle arrest와 암세포의 세포사멸 유발을 통해 항종양활성을 나타낸다(*in vitro, in vivo*).[13)]

(5) 기 타

- 발모촉진작용: diethyl ether 추출물에서 얻은 *cis*-hinokiresinol과 2,6,4'-trihydroxy-4-methoxybenzophenone은 testosterone 5α-reductase의 활성을 억제한다(*in vitro*).[10)]
- 혈소판응집억제작용: steroidal saponin류는 혈소판응집을 억제한다(*in vitro*).[11)] 또한 ADP에 의한 소판응집을 억제한다(*in vitro*).[12)]
- 항알러지작용: steroidal saponin류는 IgE에 의한 피동적 피부과민반응과 소양증을 억제한다(*in vivo*, mouse, *p.o.*).[14)]
- timosaponin A III는 scopolamine으로 유발한 인지기능 장애를 억제한다(*in vivo*, mouse).[15)]
- 물추출물에는 부신피질호르몬의 분비억제, 담즙분비촉진, 스트레스성 위궤양예방작용이 있다.

확인시험

(1) 가루 0.5 g을 시험관에 넣고 물 10 m*l*를 넣어 세게 흔들어 섞으면 지속성의 미세한 거품이 생긴다. 이것을 여과하고 그 여액 2 m*l*에 $FeCl_3$ 시액 1방울을 떨어뜨리면 흑록색의 침전이 생긴다(tannin).

(2) 가루 0.5 g에 Acetic anhydride HOAc 2 m*l*를 넣고 수욕상에서 흔들어 섞으면서 2분간 가온한 다음 여과하고 여액에 H_2SO_4 1 m*l*를 가만히 넣을 때 접계면은 적갈색을 나타낸다(saponin에 의한 Liebermann- Burchard 반응).

(3) 가루 및 지모대조생약 2 g을 달아 각각 EtOH 20 m*l*를 넣고 환류냉각기를 달고 수욕에서 40분간 가온한 다음 여과한다. 추출액 10 m*l*에 HCl 1 m*l*를 넣어 다시 환류냉각기를 달고 수욕에서 1 시간 가온한 다음 여과한 액을 약 5 m*l*로 농축한다. 여기에 물 10 m*l*를 넣고 toluene 20 m*l*를 넣어 추출하여 toluene 층을 증발건고한다. 잔류물을 toluene 2 m*l*에 녹여 검액 및 지모대조생약
표준액으로 한다. 이들 액을 가지고 TLC 법에 따라 시험한다. 검액, 지모대조생약표준액 및 표준액 10 μ*l*씩을 TLC용 silica gel을 써서 만든 박층에 점적한다. 다음에 toluene · acetone 혼합액(9 : 1)을 전개용매로 하여 약 10 cm 전개한 다음 박층판을 바람에 말린다. 여기에 vanillin-H_2SO_4 시액을

고르게 뿌린 다음 105℃에서 10분간 가열할 때 검액에서 얻은 여러 개의 반점은 지모대조생약표준액에서 얻은 반점과 색상 및 R_f 값이 같고, 그 중 R_f 값 0.4 부근에서 sarasapogenin의 반점을 나타낸다.

규 격 **이물** 잎의 섬유 및 그 밖의 이물이 3.0% 이상 섞여 있지 않다.
회분 7.0% 이하 **산불용성회분** 2.5% 이하

응 용 해열, 이뇨, 진정, 진해, 지사약으로 번열(煩熱), 구갈(口渴) 등에 쓴다.

처 방 백호탕(白虎湯), 이모산(二母散), 자음강화탕(滋陰降火湯), 산조인탕(酸棗仁湯)

용 량 3 ~ 9 g

● 참고문헌

1) Iida Y *et al.* (2000) Planta Med. 66: 435-438
2) Park HJ *et al.* (2003) Phytochemistry 64: 997-1001
3) Miura T *et al.* (2001) Biol. Pharm. Bull. 24: 1009-1011
4) Miura T *et al.* (2001) Phytomedicine 8: 85-87
5) Ichiki H *et al.* (1998) Biol. Pharm. Bull. 21: 1389-1390
6) Nakashima N *et al.* (1993) J. Nat. Prod. 56: 345-350
7) Takahashi M *et al.* (1985) Planta Med. 100-102
8) Jeong SJ *et al.* (2003) Biol. Pharm. Bull. 26: 1721-1724
9) Takeda Y *et al.* (2001) J. Gastroenterol. 36: 79-90
10) Matsuda H *et al.* (2001) Biol. Pharm. Bull. 24: 586-587
11) Zhang J *et al.* (1999) Clin. Chim. Acta 289: 79-88
12) Kang LP *et al.* (2012) Planta Med. 78: 611-616
13) Kang YJ *et al.* (2011) J. Nat. Prod. 74: 701-706
14) Lee B *et al.* (2010) Immunopharmacol. Immunotoxicol. 32: 357-363
15) Lee B *et al.* (2009) Pharmacol. Biochem. Behav. 93: 121-127
16) Li X *et al.* (2010) Phytother. Res. 24: 893-899

천 골 Nupharis Rhizoma KHP JP
(川骨, Cheon Gol) nuphar rhizome

기 원 개연꽃 *Nuphar japonicum* DC. (수련과 Nymphaeaceae)의 뿌리줄기이다.

산 지 한국(중부, 남부 야생), 중국(각지 야생), 일본(각지 야생, 또는 재배)

성 상 보통 고르지 않은 원기둥모양의 것을 세로로 자른 조각이다. 비틀려 있거나 구부러졌거나 또는 다소 눌려 있고 길이 20 ~ 30 cm, 지름 2 cm이다. 바깥면은 어두운 갈색이고 자른 면은 흰색 ~ 회백색이며 한 쪽에는 지름 약 1 cm의 원형 ~ 약간 삼각형인 잎자루의 흔적이 있고 다른 쪽에는 지름 3 mm 이하인 뿌리의 흔적이 많다. 질은 가볍고 갯솜처럼 꺾어지기 쉽고 자른 면은 가루성이다. 특

유한 냄새가 약간 있고 맛은 약간 쓰고 불쾌하다.

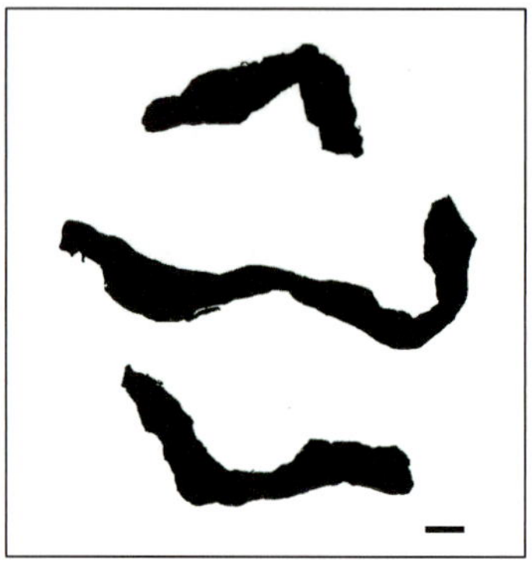

성 분 Quinolizidine alkaloid: nupharidine, deoxynupharidine, nupharamine 등

Tannin: nupharin A, B

Dimeric sesquiterpene thioalkaloid (왜개연꽃 *N. pumilum*): thiobinupharidine, 6-hydroxythiobinupharidine, 6,6'-dihydroxythiobinupharidine, thionuphlutine B, 6-hydroxythionuphlutine B, 6'-hydroxythionuphlutine B, 6,6'-dihydroxythiobinuphlutine B, neothiobinupharidine 등

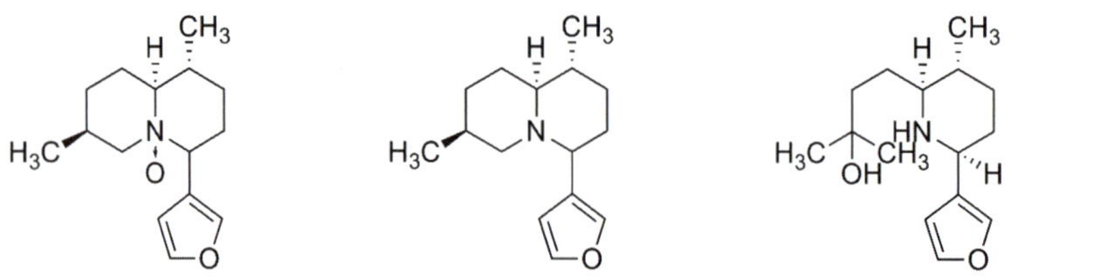

nupharidine　deoxynupharidine　nupharamine

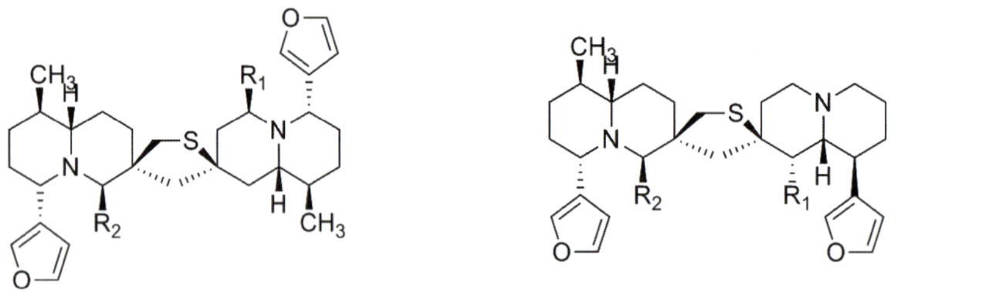

thiobinupharidine, R_1=H, R_2=H
6-hydroxythiobinupharidine, R_1=OH, R_2=H
6'-hydroxythiobinupharidine, R_1=H, R_2=OH

thionuphlutine B, R_1=H, R_2=H
6-hydroxythionuphlutine B, R_1=OH, R_2=H
6'-hydroxythionuphlutine B, R_1=H, R_2=OH
6,6'-dihydroxythionuphlutine B, R_1=OH, R_2=OH

약 리

(1) 이뇨작용

• 50% MeOH 추출물은 울혈성부종 증상을 개선하고 이뇨작용을 나타낸다 (*in vivo*, rat, *p.o.*).

(2) 중추억제작용

• desoxynupharidine은 중추신경을 억제하는 작용이 있으며 이러한 작용에는 아드레날린성 신경이 관여하고 있는 것으로 보인다 (*in vivo*, cat).[1]

(3) 항암작용

• 왜개연꽃 (*N. pumilum*)에서 분리된 6-hydroxythiobinupharidine (*in vivo*, 5 mg/kg/d, *p.o.*)과 같은 dimeric sesquiterpene thioalkaloid계 성분들은 B16 melanoma cell로 유도한 폐암의 형성을 억제한다 (*in vivo*, mouse).[2]

• 왜개연꽃 (*N. pumilum*)의 MeOH 추출물과 alkaloid 분획은 human leukemia cell (U937)과 mouse melanoma cell (B16F10)에서 세포독성을 나타내었으며 특히 6-OH기를 가진 dimeric sesquiterpene thioalkaloid가 활성이 높게 나타났다 (*in vitro*). 6-Hydroxythiobinupharidine은 암세포의 세포사멸을 유발한다 (*in vitro*).[5]

(4) 면역억제작용

• 왜개연꽃에서 분리된 6-hydroxythiobinupharidine (*in vivo*, *p.o.*)과 같은 dimeric sesquiterpene thioalkaloid계 성분에는 면역억제작용이 있다 (*in vitro*, anti-sheep erythrocyte plaque forming cell formation in mouse splenocyte).[3,4]

(5) 항결핵작용

• 천골은 결핵균에 대하여 약간의 저해작용을 나타낸다.

확인시험 가루 0.5 g에 물 5 m*l*를 넣어 2 ~ 3분간 흔들어 섞은 다음 여과한 여액 2 m*l*에 PbOAc시액 1 m*l*를 넣을 때 액은 엷은 황색으로 혼탁되고 천천히 엷은 황색의 침전이 생긴다.

규 격 **이물** 엽병 및 그 밖의 이물이 5.0% 이상 섞여 있어서는 안 된다.

응 용 강장, 지혈, 구어혈, 이뇨약으로 부인병, 타박상, 피로회복, 감기 등의 증상에 쓴다.

처 방 실모산(實母散)

용 량 9 ~ 15 g

● 참고문헌

1) Suzuki Y *et al.* (1981) Jpn. J. Pharmacol. 31: 391-400
2) Matsuda H *et al.* (2003) Bioorg. Med. Chem. Lett. 13: 4445-4449
3) Matsuda H *et al.* (2001) Bioorg. Med. Chem. 9: 1031-1035
4) Yamahara J *et al.* (1996) Biol. Pharm. Bull. 19: 1241-1243
5) Matsuda H *et al.* (2006) Bioorg. Med. Chem. Lett. 16: 1567-1573

천 궁 Cnidii Rhizoma KP CP JP
(川芎, Cheon Gung) cnidium rhizome

기 원 천궁 *Cnidium officinale* Makino 또는 중국천궁 *Ligusticum chuanxiong* Hort. (미나리과 Umbelliferae)의 뿌리줄기를 그대로 또는 끓는 물에 데친 것이다. 중국에서는 *L. chuanxiong* Hort.의 뿌리만을 쓴다. 한국과 일본은 *C. officinale*의 근경을 보통 열탕에 담갔다가 건조한 것을 사용하며, 동남아시아의 시장에서는 이것을 「일궁(日芎)」이라고 부른다.

성 상 고르지 않은 결절상 덩어리 모양이고 길이 5 ~ 10 cm, 지름 3 ~ 5 cm이다. 바깥면은 회갈색 ~ 어두운 갈색이고 거칠고 쭈글쭈글하며 나란히 돌기된 윤절이 많다. 맨 위에는 오목하고 원형에 가까운 줄기 자국이 있고, 아래쪽 및 윤절 위에는 혹모양으로 돋아난 뿌리자국이 많다. 횡단면을 현미경으로 볼 때 코르크층은 10 여열의 납작한 코르크세포로 되어있다. 피부는 좁고 근적유관속이 흩어져 있으며 세포는 가로로 길고 원형에 가까운 유실이 많다. 사부는 비교적 넓고 사관 무리가 흩어져

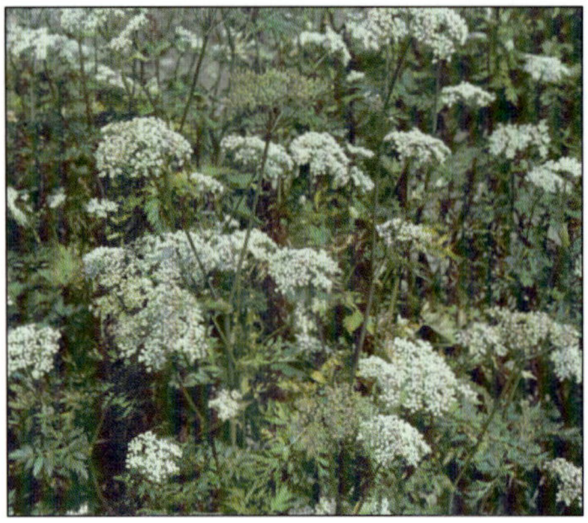

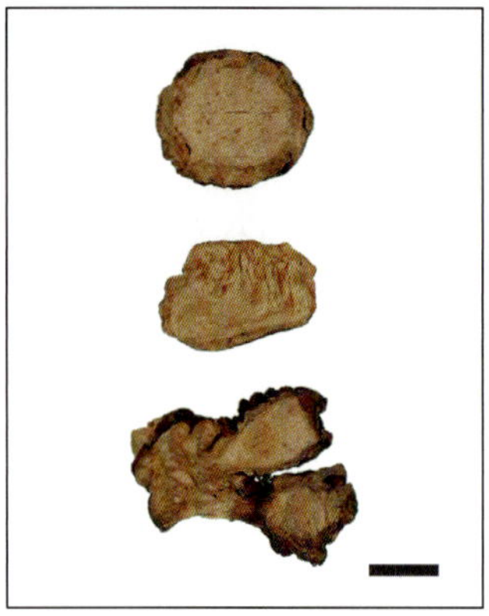

있다. 형성층은 고리를 이룬다. 목부는 도관이 다각형 또는 원형에 가깝고 대부분 한 열로 배열하거나 또는 "v"자를 이루어 배열하고 있다. 수부는 비교적 크고 유조직 중에는 다수의 유실이 흩어져 있다. 유세포 중에는 전분립이 들어있고, 때로 calcium oxalate 결정이 들어있을 때가 있으며 그 모양은 원형에 가까운 덩어리거나 족정에 가까운 모양을 하고 있다. 천궁과 중국천궁은 대체로 비슷하다. 특유한 냄새가 있고 맛은 약간 쓰다.

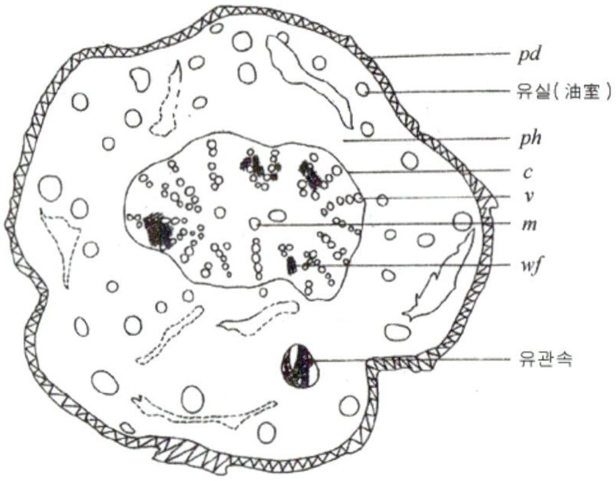

성 분 Phthalide 정유: ligustilide, ligustilidiol, butylidenephthalide (*Z*-form), butylphthalide, cnidilide, neocnidilide, isocnidilide, senkyunolide A-I

이외에 falcarindiol, falcarnolone, pregnolone, ferulic acid, chlorogenic acid, vanillin, apiol, coniferyl ferulate, vitamin C 및 acidic polysaccharide인 cnidirhan AG와 glucan인 cnidirhan SI, SIIA alkaloid인 lignstrazine, tetramethylpyrazine이 분리되었다.

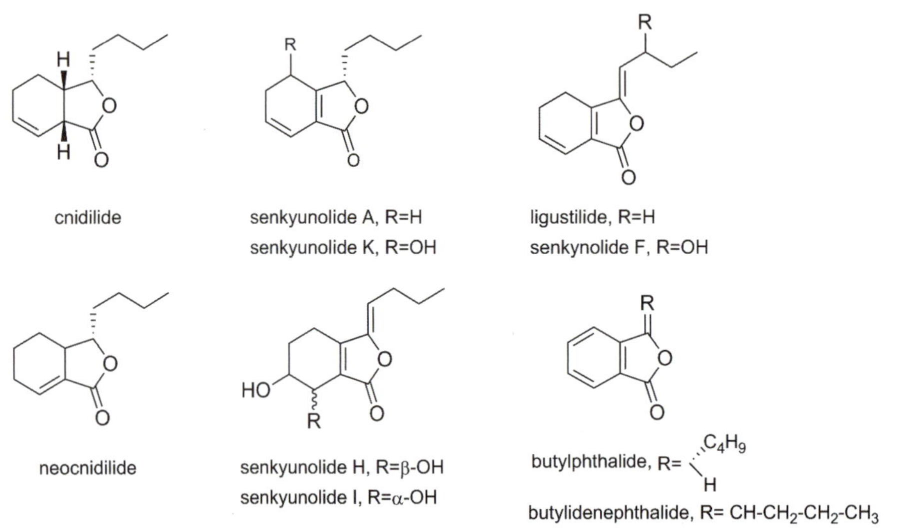

약 리 **(1) 진경·진정작용**

- ligustilide와 cnidilide, senkyunolide는 중추신경계에 작용하여 근육의 긴장을 완화시킨다(mephenesin의 효력과 유사).[1)]
- *L. chuanxiong*의 정유성분을 코로 흡입했을 때 수면유도 시간을 줄이고 수면시간을 증가시키는 효과가 있다(*in vivo*).[15)]

(2) 혈관확장·혈압강하작용

- Diethyl ether 추출물은 일과성의 약한 혈관확장작용이 있고, 알코올추출물은 경동맥 혈류량을 저농도에서는 증가시키지만, 고농도에서는 감소시킨다.
- *L. chuanxiong*에서 분리된 ligustrazine은 지방간과 이상지혈증을 개선함으로써 동맥경화증을 억제한다(*in vivo*, rat, *p.o.*).[12)]
- *L. chuanxiong*에서 분리된 butylidenephthalide는 sodium nitroprusside와 상승작용을 일으켜 Ca^{2+}-sensitization에 의한 rat의 대동맥 수축을 효과적으로 억제한다.[13)]
- *L. chuanxiong*에서 분리된 ligustilide와 senkynolide A는 다양한 수축제로 유도한 rat의 isolated aorta의 수축을 억제한다(*in vitro*).[16)]

(3) 기 타

- 뇌세포보호작용: falcarindiol은 과도하게 생성된 NO에 의한 뇌신경세포의 사멸을 억제한다(*in vitro*).[2,3)] *L. chuanxiong*의 *n*-BuOH 분획은 MAPK pathway를 조절하여 serum deprivation에 의한 뇌신경세포 손상을 억제한다(*in vitro*).[14)]
- 항종양작용: 추출물은 angiotensin II와 suture로 각각 유도한 혈관신생을 억제한다(*in vitro*, *in vivo*, rat cornea).[4)]
- 면역증강작용: acidic polysaccharide인 cnidirhan AG와 branched α-glucan인 cnidirhan SI, β-heteroglucan인 cnidirhan SIIA는 세망내피세포계(phagocytosis)를 활성화하며 항보체활성을 나타낸다(carbon clearance test).[5-7)]
- 진통작용: 50% MeOH 추출물에는 약한 진통작용이 있다(*in vivo*, mouse, *p.o.*).
- 살충작용: butylidenephthalide는 진드기를 효과적으로 죽인다.[8,9)]
- 이 밖에 비타민 E 결핍증 치유작용과 항세균·항진균작용이 알려져 있다.
- *L. chuanxiong*에서 분리된 tetramethylpyrazine은 은 streptozotocin에 의한 동물의 당뇨병 모델에서 신장손상을 억제한다(*in vivo*, rat, *i.v.*).[11)]
- *C. officinale*의 MeOH 추출물은 자유라디칼 소거 활성에 의한 항산화 활성을 나타낸다(*in vitro*, human skin fibroblast).[10)]

확인시험 가루 및 천궁표준생약 약 1 g을 달아 70% EtOH 10 m*l*을 넣고 60분간 초음파 추출한 다음 여과하여 검액 및 천궁표준생약표준액으로 한다. 이들 액을 가지고 TLC 법에 따라 시험한다. 검액 2 μ*l*을 TLC용 silica gel(형광제 첨가)을 써서 만든 박층판에 점적한다. 다음에 *n*-hexane·ethyl acetate·MeOH 혼합액(10 : 2 : 1)을 전개용매로 하여 약 10 cm 전개한 다음 박층판을 바람에 말린다. 여기에 자외선(주파장 365 nm)을 쪼일 때 검액에서 얻은 여러 개의 반점은 천궁표준생약표준액에서 얻은 반점과 색상 및 R_f 값이 같고, 그 중 R_f 값 0.6 부근에서 ligustilide의 반점을 볼 수 있다.

규 격 **회분** 6.0% 이하 **산불용성회분** 1.0% 이하

응 용 진정, 진경, 빈혈, 두통, 보혈강장 및 구어혈약으로 부인과 질환에 쓴다.

처 방 궁귀교애탕(芎歸膠艾湯), 당귀작약산(當歸芍藥散), 당귀산(當歸散), 사물탕(四物湯)

용 량 3 ~ 9 g

● **참고문헌**

1) Ozaki Y *et al.* (1989) Yakugaku Zasshi 109: 402-406
2) Kim JM *et al.* (2003) Neuroreport. 14: 1941-1944
3) Kim JM *et al.* (2003) J. Pharmacol. Sci. 92: 74-78
4) Kwak DH *et al.* (2002) J. Ethnopharmacol. 81: 373-379
5) Tomoda M *et al.* (1994) Biol. Pharm. Bull. 17: 973-976
6) Tomoda M *et al.* (1994) Chem. Pharm. Bull. 42: 630-633
7) Tomoda M *et al.* (1992) Chem. Pharm. Bull. 40: 3025-3029
8) Kwon JH, Ahn YJ (2003) Pest Manag. Sci. 59: 119-123
9) Kwon JH, Ahn YJ (2003) J. Agric. Food. Chem. 50: 4479-4483
10) Jeong JB, *et al.* (2009) Food Chem. Toxicol. 47: 525-529
11) Yang QH *et al.* (2011) Phytomedicine 18: 4418-1152
12) Jiang F *et al.* (2011) Pharm. Biol. 49: 856-863
13) Chan SS *et al.* (2009) J. Ethnopharmacol. 122: 308-312
14) Lin YL *et al.* (2009) J. Ethnopharmacol. 122: 417-423
15) Guo J *et al.* (2010) Pharmazie 65: 296-299
16) Chan SS *et al.* (2007) J. Ethnopharmacol. 111: 677-680

천남성

Arisaematis Rhizoma KP CP
(天南星, Cheon Nam Seong) arisaema rhizome

기 원 둥근잎천남성 *Arisaema amurense* Maximowicz, 천남성(天南星) *A. erubescens* Schott 또는 두루미천남성 *A. heterophyllum* Blume (천남성과 Araceae)의 덩이뿌리로서 주피를 완전히 제거한 것이다.

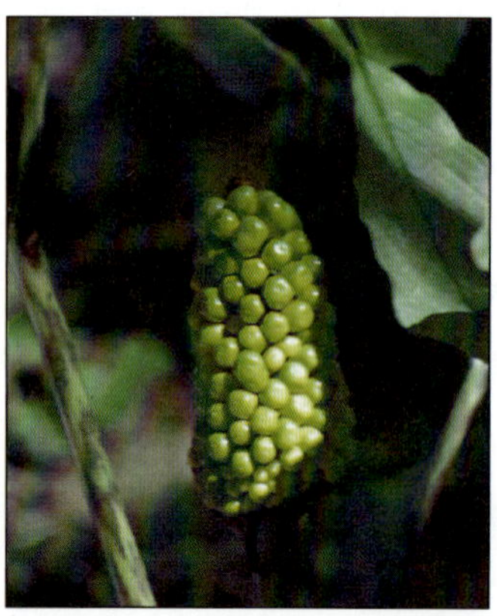

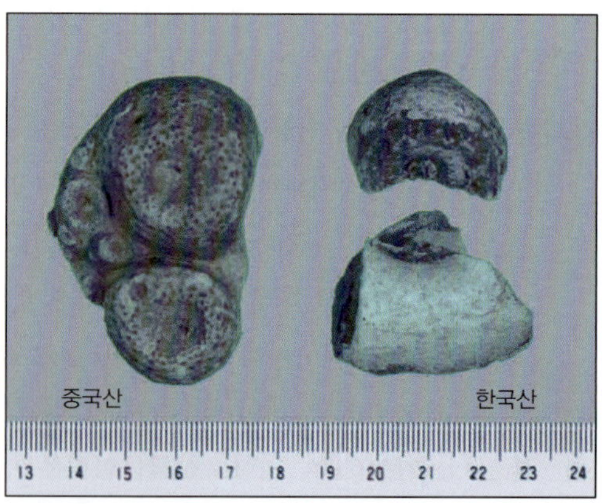

성 상 약간 납작하고 고르지 않은 구형으로 지름 1.5 ~ 7 cm, 높이 1 ~ 2 cm이다. 바깥면은 흰색 ~ 연한 갈색이다. 비교적 매끈하며 윗부분에는 패여진 줄기자국이 있고 그 주위에는 곰보 자국 모양으로 된 뿌리자국이 있으며, 어떤 것은 덩이줄기 주변에 작고 납작한 공 모양의 곁눈이 보인다. 질은 단단하고 쉽게 부서지지 않으며 횡단면은 평탄하지 않고 백색이며 가루성이다. 약간 매운 냄새가 있고 맛은 맵다.

성 분 saponin, diacylglycerylgalactoside, cerebroside, benzoic acid, mannitol 등

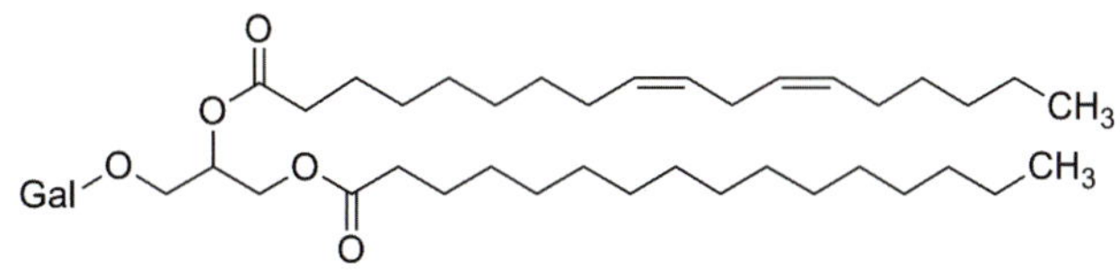

2(*S*)-1-*O*-hexadecanoyl-2-O-(9*Z*,12*Z*,-octadecadienoyl)-3-*O*-β-D-galactopyranosylglycerol

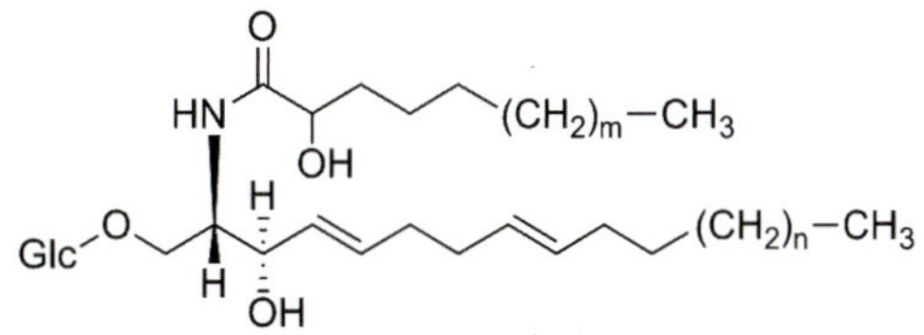

1-*O*-β-D-glucopyranosyl-(2*S*,3*R*,4*E*,8*Z*)-2-[(2(*R*)-hydroxyicosanoyl)amido]-4,8-octadecadiene-1,3-diol

약 리 **(1) 진경·진정작용**

- 물추출물은 전기자극에 대한 경련역치를 높이고 현저한 진정작용을 나타낸다(*in vivo*, rabbit, *p.o.*).

(2) 거담작용

- 물추출물에는 거담작용이 있다(*in vivo*, rabbit).

(3) 기 타

- 간세포보호작용: 천남성에서 분리된 cerebroside류에는 간세포보호작용이 있다.[1)]
- 뇌세포보호작용: 50% MeOH 추출물은 퇴행성뇌질환에 관계하는 monoamine oxidase B를 억제한다(*in vitro*, rat brain homogenates).[2)]

확인시험 (1) 가루 0.5 g에 물 10 m*l*를 넣고 침출한 액을 세게 흔들면 지속성의 가는 거품이 생긴다.

(2) 가루 0.2 g에 glacial HOAc 2 m*l*를 넣고 수욕상에서 2분간 가온한 다음 여과한 여액에 H_2SO_4 0.5 m*l*를 조용히 넣을 때 그 접계면은 엷은 갈색을 나타낸다(Liebermann-Burchard 반응).

(3) 절단면에 묽은 요오드 시액을 떨어뜨리면 어두운 청자색을 나타낸다.

규 격 **이물** 줄기 및 뿌리 등 이물이 1.0 이상 섞여 있어서는 안 된다.

건조감량 15.0% 이하(6 시간) **회분** 5.0% 이하 **산불용성회분** 1.0% 이하

응 용 진경, 거담, 제습약으로 중풍, 반신불수, 소아경기의 치료에 사용한다. 또한 민간에서는 분말을 창상에 외용하며, 진통, 소종의 효과가 있다. 초오, 세신, 백지 등 다른 약재와 함께 두통, 중풍이나 고혈압으로 인한 머리 무거움에도 처방된다.

처 방 삼생음(三生飮), 청주백환자(淸州白丸子)

용 량 3 ~ 9 g

주의 및 부작용 천남성은 독이 있어 그대로 쓰면 인후두를 자극하고 토하게 하므로 반드시 법제하여 써야 한다.

● **참고문헌**

1) Jung JH *et al.* (1996) J. Nat. Prod. 59: 319-322
2) Lin RD *et al.* (2003) Phytomedicine 10: 650-656

천 마

Gastrodiae Rhizoma KP CP JP
(天麻, Cheon Ma) gastrodia rhizome

기 원 천마 *Gastrodia elata* Blume (난초과 Orchidaceae)의 덩이줄기를 쪄서 건조한 것이다.

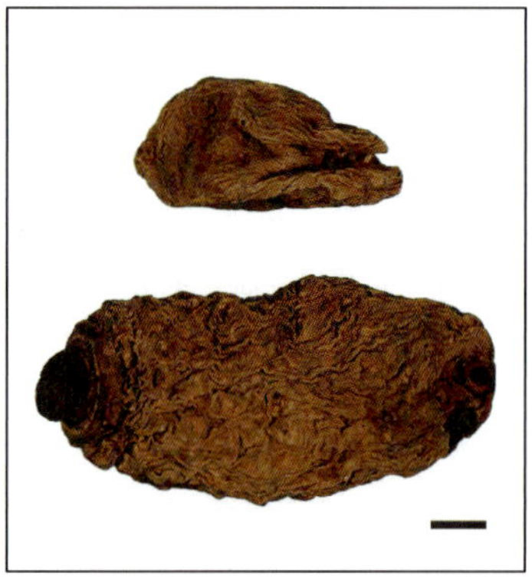

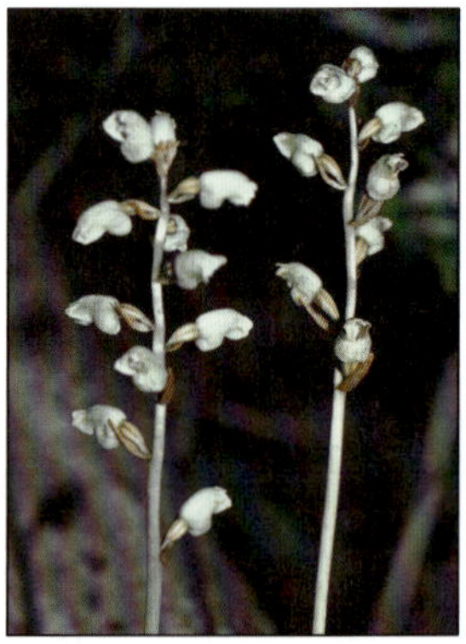

성 상 약간 구부러지고 납작하게 눌린 원기둥모양 ~ 방추형이며, 길이 3 ~ 15 cm, 너비 1.5 ~ 5 cm, 두께 0.5 ~ 2 cm이다. 바깥면은 연한 황백색 ~ 황갈색이고 불규칙한 세로주름과 잠복아에서부터 이루어진 여러 바퀴의 가로로 난 고리무늬가 있다. 때로 밤색으로 된 뿌리 모양의 균사(菌絲)를 볼 수 있다. 맨 위에는 적갈색 ~ 진한 갈색의 앵무새 부리 모양을 한 눈 또는 남아있는 줄기 그루가 있고, 다른 끝에는 둥근 배꼽 모양으로 된 흉터가 있다. 질은 매우 단단하여 자르기 어렵다. 잘린 면은 비교적 평탄하고 황백색 ~ 연한 갈색이며 각질상이다. 횡단면을 현미경으로 볼 때 가장 바깥에는 표피조직이 남아있을 때가 있고 그 색은 연한 갈색이다. 피부는 세포가 가로로 길고 바깥쪽 1 ~ 수열의 세포는 세포벽이 약간 비후되었으며 드물게 벽공도 볼 수 있다. 중심주는 유세포가 비교적 크고 원형에 가깝거나 다각형이며 공문이 보일 때가 있다. 유관속은 병립유관속 또는 외사포위유관속이며 흩어져 있고, 도관은 2 ~ 수개가 무리를 이루며 모양은 다각형이다. 유세포에는 다당류로 된 덩어리가 있고 때로 calcium oxalate 속침정이 들어있다. 특유한 냄새가 약간 있고 맛은 달다.

성 분 Phenolic 유도체: gastrodin, 4-hydroxybenzylalcohol, 4,4'-dihydroxydiphenylmethane, parishin, parishin B, C, 2,5-bis(4-hydroxybenzyl)phenol, bis(4-hydroxybenzyl)ether, vanillyl alcohol, 4-hydroxybenzaldehyde, vanillin, gastrol, 4,4'-dihydroxybenzyl sulfoxide, α-acetylaminophenyl-propyl-α-benzoylaminophenylpropionate, 4-[4'-(4''-hydroxybenzyloxy)benzyloxy]benzyl methyl ether, *S*-(4-hydroxybenzyl)glutathione

Phytosterol: β-sitosterol, daucosterol, campesterol, α-spinasterol, stigmasterol, 4-hydroxybenzyl β-sitosterol ether, 3-*O*-(4'-hydroxybenzyl)-β-sitosterol

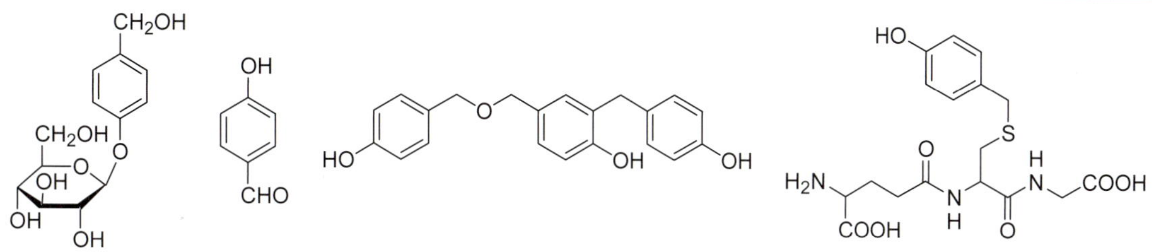

gastrodin 4-hydroxybenzaldehyde gastrol *S*-(4-hydroxybenzyl)glutathione

약 리

(1) 진정·진경·진통작용

- 4-hydroxybenzaldehyde를 비롯한 hydroxybenzaldehyde류는 GABA관련 신경전달을 촉진한다(*in vitro*).[1,2)]
- gastrodin은 간질발작과 관련된 해마부위의 GABA 합성효소와 GABA의 전달에는 영향을 주지 않으나 GABA의 대사와 관련된 효소의 활성을 억제한다(*in vivo*, gerbil).[3)] 즉, gastrodin은 신경전달물질인 GABA를 분해하는 효소인 succinic semialdehyde dehydrogenase의 활성을 억제한다(*in vitro*).[4)]
- 추출물은 kainic acid에 의한 경련을 억제하고 생성된 자유라디칼을 소거하며, vanillyl alcohol은 $FeCl_3$로 유도한 간질발작을 억제하고, 자유라디칼을 소거한다.(*in vivo*, *in vitro*).[5~7)]
- 물추출물에서 분리된 *S*-(4-hydroxybenzyl)glutathione는 kainic acid가 glutamate수용체에 결합하는 것을 억제한다(*in vitro*).[8)]
- 물추출물은 JNK signaling pathway를 조절하여 activator protein-1(AP-1) 발현을 조절함으로써 kainic acid에 의한 간질성 발작을 억제한다(*in vivo*, rat, *p.o.*).[22)]
- MeOH 추출물은 $GABA_A$ 수용체를 활성화하여 cocaine에 의해 유도된 경련을 억제한다(*in vivo*, mouse, *i.p.*).[23)]
- Streptozotocin에 의해 당뇨병성 신경증을 유발한 실험 동물에 gastrodin을 투여하면 일차 감각신경의 흥분을 감소시켜 이질통증(allodynia)이나 통각과민증을 억제한다(*in vivo*, rat).[24)]

(2) 뇌세포보호작용

- MeOH 추출물의 diethyl ether 분획물은 국소빈혈이나 kainic acid에 의한 신경손상으로부터 뇌의 해마부위를 보호한다(*in vivo*, gerbil).[9,10)] 또한, 알츠하이머병의 발병에 관여하는 amlyoid β peptide에 의한 뇌세포의 사멸을 억제한다(*in vitro*, IMR-32 neuroblastoma cell).[11)]
- vanillin과 *p*-hydroxybenzaldehyde는 glutamate로 유도한 뇌신경세포의 세포사멸을 억제한다(*in vitro*, IMR-32 human neuroblastoma cell).[12)]
- gastrodin과 gastrodin의 aglycone인 *p*-hydroxybenzyl alcohol은 cycloheximide이나 apomorphine, scopolamine 등에 의한 기억력장애를 회복시키고 기억력을 강화한다. 그러나 scopolamine에 의한 학습장애에는 효과가 없다(*in vivo*, passive avoidance task, rat).[13-15)]
- *p*-hydroxybenzyl alcohol은 protein disulphide isomerase(PDI), nuclear factor-E2-related factor 2 (Nrf2), 및 neurotrophic factor의 발현을 증가시키고 뇌신경세포의 세포사멸를 억제하여 국소허혈에 의한 뇌신경세포 손상 및 행동장애를 막아준다(*in vivo*, rat).[18,19)]

(3) 기 타

- vanillyl alcohol에는 담즙분비촉진작용이 있으며 전간(癲癎)으로 인한 발작을 억제하는 작용도 있다. 항전간작용으로 복용할 때에는 천마를 복용하는 것보다 vanillyl alcohol을 복용하는 것이 부작용이 더 적다.
- gastrol을 비롯한 천마의 페놀성 화합물들은 평활근의 긴장을 완화한다(*in vitro*, guineapig ileum).[16]
- gastrodianin은 mannose-binding protein으로 항진균작용을 가지고 있다(*in vitro*).[17]
- 천마의 물추출물 및 vanillin과 4-hydroxybenzaldehyde는 지방 산화와 leptin signaling을 촉진하여 인슐린 저항성을 개선한다(*in vivo*, rat).[20]
- 천마의 물추출물은 rat의 forced swimming test에서 뇌의 striatum(선조체)의 serotonin과 dopamine 양을 유지시킴으로써 항우울효과를 나타낸다(*in vivo*, rat).[21]

확인시험 1) 가루 0.5 g에 물 10 m*l*를 넣고 수욕에서 5분간 가온한 다음 여과한 여액에 요오드 시액 2 ~ 4방울을 넣을 때 적자색을 나타낸다.

2) 가루 및 천마대조생약 0.5 g을 달아 각각 70% MeOH 5 m*l*을 넣고 환류냉각기를 달고 1 시간동안 수욕에서 가온한 다음 여과한 액을 검액 및 천마대조생약표준액으로 한다. 이들 액을 가지고 TLC 법에 따라 시험한다. 검액 및 천마대조생약표준액 5 μl씩을 TLC용 silica gel을 써서 만든 박층판에 점적한다. 다음에 $CH_2Cl_2 \cdot MeOH \cdot H_2O$ 혼합액(7 : 2.5 : 0.25)을 전개용매로 하여 약 10 cm 전개한 다음 박층판을 바람에 말린다. 여기에 묽은 H_2SO_4 시액을 고르게 뿌린 다음 105℃에서 10 분동안 가열할 때 검액에서 얻은 여러 개의 반점은 천마대조생약표준액에서 얻은 반점과 색상 및 R_f 값이 같다.

규 격 **건조감량** 13.0% 이하 **회분** 6.0% 이하 **엑스함량** 묽은 EtOH 엑스 17.0% 이상

응 용 진정, 진경약으로 두통, 현기증, 히스테리증, 전간(癲癎), 반신불수, 사지경련, 안면마비, 동통, 류머티스 등에 쓴다.

처 방 침향천마탕(沈香天麻湯), 반하백출천마탕(半夏白朮天麻湯)

용 량 3 ~ 9 g, 또는 곱게 갈아서 0.9 ~ 1.5 g을 복용한다.

● 참고문헌

1) Ha JH *et al.* (2001) Planta Med. 67: 877-880
2) Ha JH *et al.* (2000) J. Ethnopharmacol. 73: 329-333
3) An SJ *et al.* (2003) J. Neurosci. Res. 71: 534-543
4) Baek NI *et al.* (1999) Arch. Pharm. Res. 22: 219-224
5) Hsieh CL *et al.* (2001) Am. J. Chin. Med. 29: 331-341
6) Hsieh CL *et al.* (1999) Life Sci. 65: 2071-2082
7) Hsieh CL *et al.* (2000) Life Sci. 67: 1185-1195
8) Andersson M *et al.* (1995) Phytochemistry 38: 835-836
9) Kim HJ *et al.* (2003) Phytother. Res. 17: 909-912
10) Kim HJ *et al.* (2001) Neurosci. Lett. 314: 65-68
11) Kim HJ *et al.* (2003) J. Ethnopharmacol. 84: 95-98
12) Lee YS *et al.* (1999) Arch. Pharm. Res. 22: 404-409
13) Hsieh MT *et al.* (2000) Phytother. Res. 14: 375-377
14) Hsieh MT *et al.* (1997) J. Ethnopharmacol. 56: 45-54
15) Wu CR *et al.* (1996) Planta Med. 62: 317-321
16) Hayashi J *et al.* (2002) Phytochemistry 59: 513-519

17) Wang X *et al.* (2001) Plant J. 25: 651-661
18) Kam KY *et al.* (2011) Mol. Cells 31: 209-215
19) Yu SS *et al.* (2010) Brain Res. 1308: 167-175
20) Park S *et al.* (2011) Eur. J. Nutr. 50: 107-118
21) Chen PJ *et al.* (2009) Am. J. Chin. Med. 37: 1113-1124
22) Hsieh CL *et al.* (2007) J. Ethnopharmacol. 109: 241-247
23) Shin EJ *et al.* (2011) Curr. Neuropharmacol. 9: 26-29
24) Sun W *et al.* (2012) PLoS One 7: e39647

천문동

Asparagi Tuber KP CP JP

(天門冬, Cheon Mun Dong) asparagus tuber

기 원 천문동 *Asparagus cochinchinensis* Merrill (백합과 Liliaceae)의 덩이뿌리로서 뜨거운 물로 삶거나 찐 뒤에 겉껍질을 제거하고 말린 것이다.

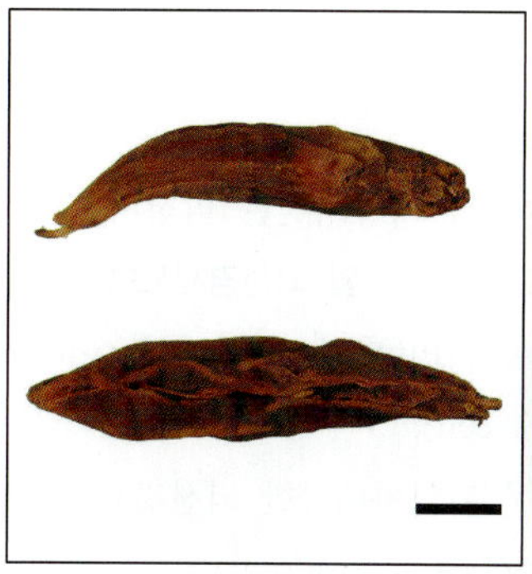

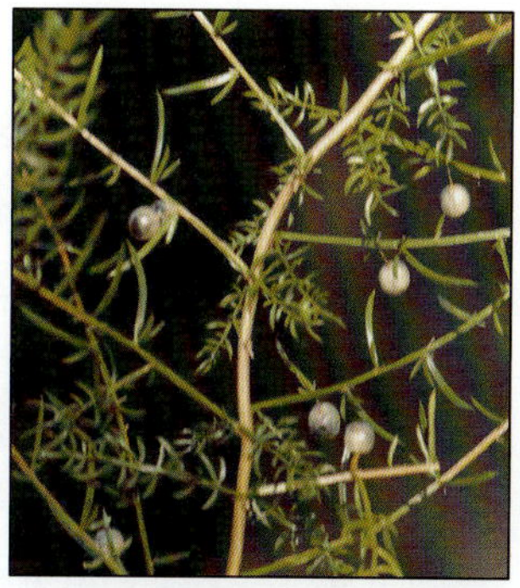

성 상 방추형 ~ 원형을 이루고 대개는 구부러져 있다. 길이 5 ~ 15 cm, 지름 5 ~ 20 mm이다. 바깥면은 연한 황갈색 ~ 연한 갈색으로 반투명하여 때로 세로주름이 있다. 질은 부드러우나 단단한 것도 있어 꺾이기 쉽고 꺾인 면은 회황색이며 윤기가 있고 각질이다. 횡단면을 현미경으로 볼 때 피부의 바깥부위에 석세포 및 석세포군이 산재되어 있고 피부와 중심주의 유세포 중에는 옥살산칼슘으로 이루어진 속침정을 함유한 점액세포를 볼 수 있다. 전분립은 볼 수 없다. 약간 특유한 냄새가 있고 맛은 처음에 달고 후에 약간 쓰다.

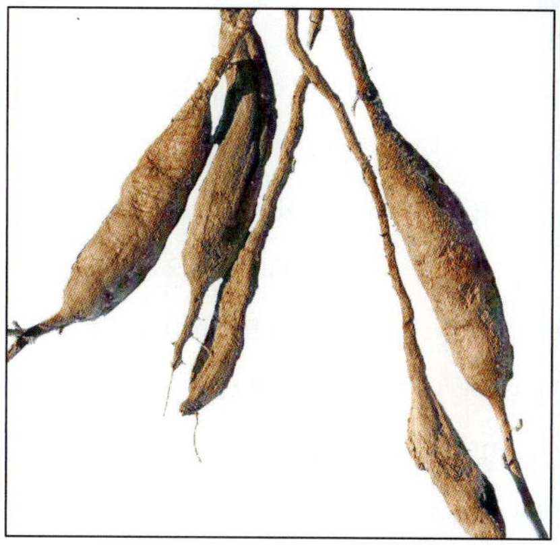

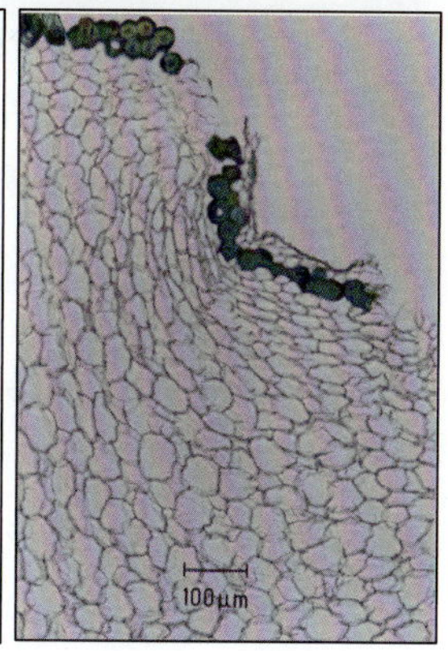

성 분 Furostan glycoside: asparagus saponin (Asp-IV, V, VI, VII)

Spirostanol glycoside: asparacoside

Spirosteroid: asparacosin A, B

Polyacetylene: 3''-methoxyasparenydiol, asparenydiol

Phenolic compound: nyasol, 3'-hydroxy-4'-methoxy-4'-dehydroxynyasol, 3''-methoxynyasol, *trans*-coniferyl alcohol, 1,3-bis-di-*p*-hydroxyphenyl-4-penten-1-one 등

다당류: oligosaccharide Ⅰ ~ Ⅶ

기 타: 5-methoxymethylfurfural, aspartic acid

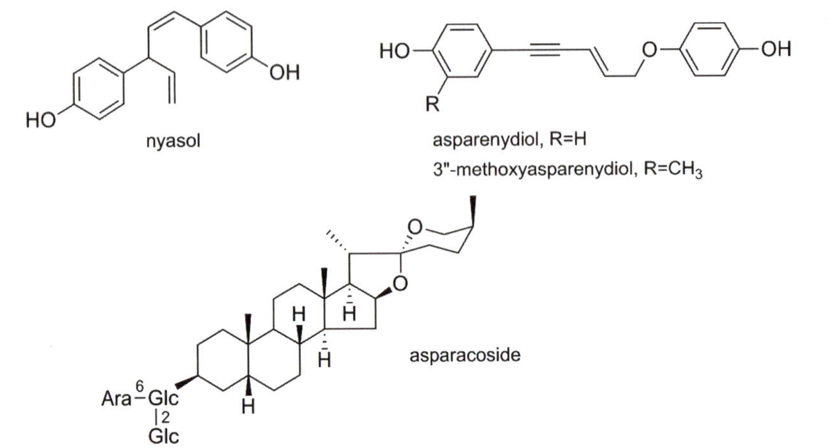

약 리 **(1) 진해작용**

- 유효 성분과 작용기전은 밝혀지지 않았으나 진해작용을 나타낸다.

(2) 간세포보호작용 및 뇌신경세포보호작용

- 물추출물은 EtOH에 의한 TNFα-induced apoptosis를 억제함으로써 간세포를 보호한다(*in vitro*, HepG2 cell).[1]
- 물추출물은 일차배양한 뇌신경교 성상세포(mouse astrocytes)에서 괴저유발인자(TNFα)의 분비를 억제한다(*in vitro*).[2]

(3) 기 타

- 물추출물은 그람양성균에 대한 항세균작용을 보인다.
- 살충작용, 항종양작용이 있다.
- TPA로 유발한 mouse의 귀 부종 모델에서 70% 에탄올 추출물은 염증 cytokine의 생성을 감소시켜 급성 또는 만성 피부염증을 감소시킨다(*in vivo*, mouse).[3]

확인시험 (1) 가루 0.5 g에 물 10 m*l*를 넣고 수욕상에서 2 ~ 3분간 가온한 다음 여과한 여액 3 m*l*에 Fehling 시액 1 m*l*를 넣고 수욕중에서 가열하면 적갈색의 침전이 생긴다.

(2) 가루 및 천문동표준생약 1 g을 달아 BuOH · H_2O 혼합액(40 : 7) 5 m*l*를 넣고 30분간 흔들어 섞은 다음 여과하여 검액 및 천문동표준생약표준액으로 한다. 이들 액을 가지고 TLC 법에 따라 시험한다. 검액 및 천문동표준생약표준액 10 μ*l*를 TLC용 silica gel을 써서 만든 박층판에 점적한다. 다음에 BuOH · H_2O · glacial HOAc 혼합액(10 : 6 : 3)을 전개용매로 하여 약 10 cm 전개한 다음 박층판을 바람에 말린다. 여기에 묽은 H_2SO_4 시액을 고르게 뿌린 다음 105℃에서 2 분 동안 가열할 때 검액에서 얻은 여러 개의 반점은 천문동표준생약표준액에서 얻은 반점과 색상 및 R_f 값이 같다.

규 격 **건조감량** 18.0% 이하(6 시간) **회분** 3.0% 이하 **엑스함량** 묽은 EtOH 엑스 25.0% 이상

응 용 거담, 진해, 이뇨, 완화, 자양, 강장약으로 각혈, 기침, 구갈, 당뇨, 피부병, 폐결핵, 천식에 쓴다.

처 방 마황승마탕(麻黃升麻湯), 청폐탕(淸肺湯), 이동고(二冬膏)

용 량 9 ~ 15 g[¶4]

● **참고문헌**

1) Koo HN *et al.* (2000) J. Ethnopharmacol. 73: 137-143

2) Kim H *et al.* (1998) Int. J. Immunopharmacol. 20: 153-162

3) Lee DY *et al.* (2009) J. Ethnopharmacol. 121: 28-34

택 사 Alismatis Rhizoma KP CP JP
(澤瀉, Taek Sa) alisma rhizome

기 원 질경이택사 *Alisma orientale* (G. Samuelsson) Juzepzuk (택사과 Alismataceae)의 덩이줄기로서 잔뿌리 및 주피를 제거한 것이다.

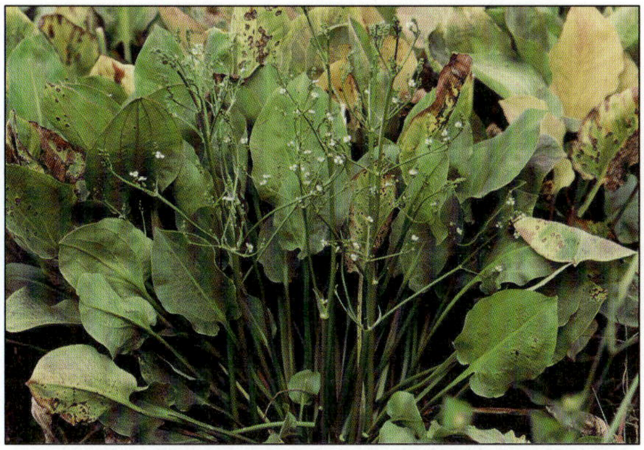

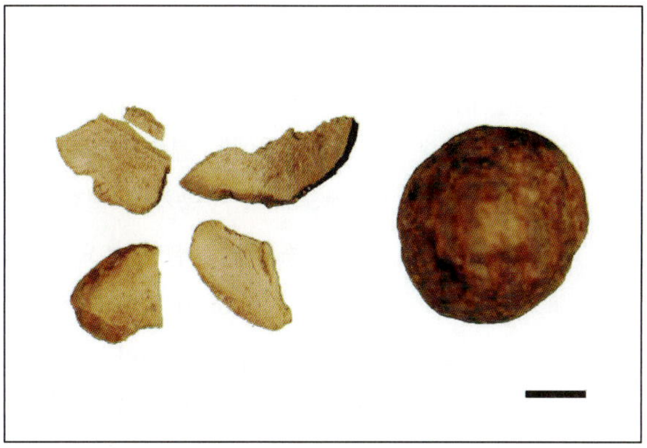

성 상 구형에 가깝거나 타원형이거나 난원형이고, 길이 2 ~ 7 cm, 지름 2 ~ 6 cm이다. 바깥면은 황백색 또는 연한 황갈색이고, 불규칙하게 가로로 달리는 고리모양의 얕은 홈 무늬 그리고 수염뿌리에 의해 가늘고 작게 돌기된 많은 자국이 있으며 때로 아래쪽에 혹모양의 눈 자국이 있을 때가 있다. 몸체는 가볍고 질은 견실하다. 잘린 면은 황백색이고 가루성이며, 다수의 미세한 구멍이 있다. 특유한 냄새와 맛이 약간 있다.

성 분 Tetracyclic triterpenoid: alisol A, alisol A monoacetate, alisol B, alisol B 23-acetate, alisol C, alisol C 23-acetate, 11-deoxyalisol A, 11-deoxyalisol B, 11-deoxyalisol B 23-acetate, 11-deoxy-13β,17β-epoxyalisol B 23-acetate, 16,23-oxidoalisol B, 13β,7β-epoxyalisol B, 13β,17β-epoxyalisol B 23-acetate, 16β-hydroxyalisol B 23-acetate, 11-deoxyalisol C 23-acetate, 16-oxoalisol A, alisol E ~ I 등

Sesquiterpenoid: alismol, eudesma-4 (14)-en-1β,6α-diol, 10-*O*-methyl-alismoxide, alismoxide, orientalol A, orientalol C, sulfoorintalol b ~ d, 1β,5β-guaia-6,10(15)dien-4-ol, 1,10-epoxy-1β,5β-guai-6-ene, germacrene D 등

Diterpenoid: 16(*R*)-kaurane-1,12-dione

기 타: 전분, protein, glucan (alisman SI), 산성다당류 (alisman PII), choline, 수지

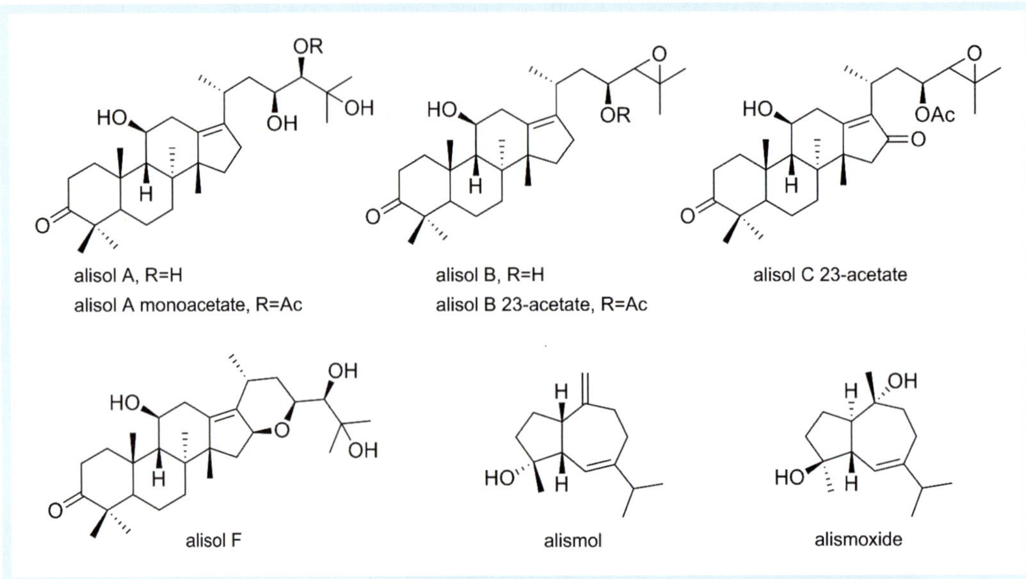

약 리

(1) 이뇨작용

- 물추출물에서 분리된 alisol A와 B, 23-*O*-acetylalisol B, alismol은 angiotensin II와 arginine vasopressin이 수용체에 결합하는 것을 억제한다 (*in vitro*).[1)]
- 물추출물에는 실험적 요독증을 개선시키는 효과와 이뇨작용이 있다.
- alisol A monoacetate와 alisol B는 요 중의 Na^+의 배설량을 증가시킨다.
- 신장기능부전에 의한 부종에 효과가 있다.

(2) 콜레스테롤 저하작용

- hypercholesterolemia, 특히 과중성지방혈증을 개선하며 간에서의 지방축적을 억제한다 (*in vivo*, rat).
- alisol A monoacetate는 혈장 및 간장의 cholesterol치를 낮춘다.

(3) 항알러지작용

- MeOH 추출물과 terpenoid계 성분들은 항체매개 알러지반응과 세포매개 알러지반응을 억제하며 항보체활성을 가지고 있다 (*in vitro*, *in vivo*).[2,3)]
- glucan (glucose로 이루어진 다당류)인 alisman SI과 산성다당류인 alisman PII는 세망세포계를 활성화하며 항보체활성을 가지고 있다 (carbon clearance test).[4,5)]
- 70% 에탄올 추출물은 NC/Nga mouse에서 hapten-induced 피부염 증상을 경감시키고 alisol B와 alosil B 23-acetate는 leukotriene 합성을 억제한다. 또한 alisol 유도체들은 mouse에서 delayed-type hypersensitivity 반응을 억제하였다 (*in vitro, in vivo*).[8)]

(4) 기 타

- 항염증작용: 택사의 sesquiterpenoid계 성분과 triterpenoid계 성분들은 LPS로 유도한 NO의 생성을 억제하며 그 중에서 alismol과 alisol F는 iNOS생합성을 억제한다 (*in vitro*).[6)]

- 동맥수축억제작용: sesquiterpenoid인 alismol은 noradrenaline의 유리를 방해함으로써 전기적인 자극에 의한 반응도를 낮추어 동맥의 수축을 억제한다(*in vitro*, isolated rabbit ear artery).[7]
- 항세균작용: 추출물은 황색 포도상구균, 폐렴쌍구균, 결핵간균의 성장을 억제한다.
- palmitate를 처리한 HepG2를 이용한 지방간 실험 모델에서 물추출물은 활성산소종에 의한 JNK signaling을 차단하여 간세포 손상을 억제한다(*in vitro*).[9]
- alisol B는 osteoclastogenesis를 억제하여 hypercalcemia를 감소시킨다(*in vitro, in vivo*, mouse).[10]
- alisol B 23-acetate는 MDR을 나타내는 암세포주에서 P-gp에 대해 non-competitive inhibitor로 작용하여 MDR를 억제한다(*in vitro*).[11]

확인시험 Liebermann-Burchard 반응(triterpenoid)

규 격 **회분** 5.0% 이하 **산불용성회분** 0.5% 이하

응 용 이뇨, 지갈(止渴)약으로 소변불리(小便不利), 구갈, 위내정수에 쓴다. 신염에 의한 수종이나 장염에 의한 설사, 소변불리, 신우신염에도 쓴다.

처 방 택사산(澤瀉散), 오령산(五苓散), 저령산(猪苓散), 팔미환(八味丸), 당귀작약산(當歸芍藥散)

용 량 3 ~ 9 g

● 참고문헌

1) Makino B *et al.* (2002) Planta Med. 68: 226-231
2) Matsuda H *et al.* (1998) Biol. Pharm. Bull. 21: 1317-1321
3) Kubo M *et al.* (1997) Biol. Pharm. Bull. 20: 511-516
4) Shimizu N *et al.* (1994) Biol. Pharm. Bull. 17: 1666-1668
5) Tomoda M *et al.* (1994) Biol. Pharm. Bull. 17: 572-576
6) Matsuda H *et al.* (1999) Bioorg. Med. Chem. Lett. 9: 3081-3086
7) Matsuda H *et al.* (1988) Jpn. J. Pharmacol. 46: 331-335
8) Lee JH *et al.* (2012) Biol. Pharm. Bull. 35: 1581-1587
9) Han CW *et al.* (2012) Pharm. Biol. 50: 1281-1288
10) Lee JW *et al.* (2010) Biochem. Pharmacol. 80: 352-361
11) Wang C *et al.* (2004) Biochem. Pharmacol. 68: 843-855

토복령

Smilacis Rhizoma KHP CP JP

(土茯**苓**, To Bok Ryeong), **산귀래**(山歸來) smilax rhizome

기 원 청미래덩굴(명감나무) *Smilax china* L. 또는 광엽발계 *Smilax glabra* Roxb.(백합과 Liliaceae)의 뿌리줄기이다. 중국과 일본에서는 *S. glabra* Roxb. 만을 사용한다.

성 상 **청미래덩굴**: 편압되고 고르지 않은 원주형 ~ 덩어리형으로 때때로 결정상 매듭모양으로 갈라지고 길이 5 ~ 15 cm, 지름 2 ~ 5 cm이다. 바깥면은 회색을 띤 황갈색이고 윗면에는 군데군데 줄기의 잔기가 돌출되어 있다. 꺾인 면은 타원형 ~ 둔한 삼각형으로 유백색 ~ 옅은 적백색이고, 횡단면이

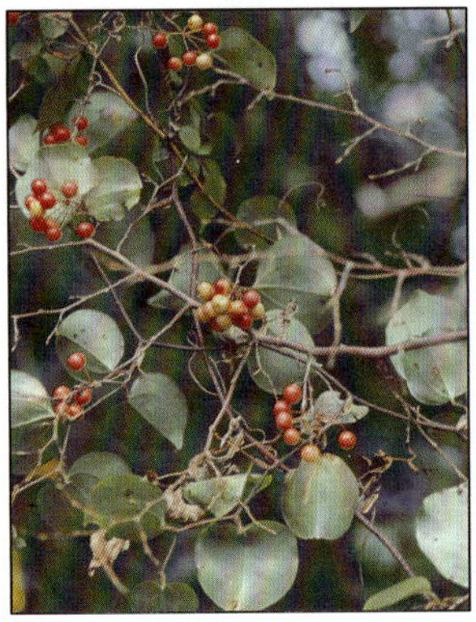

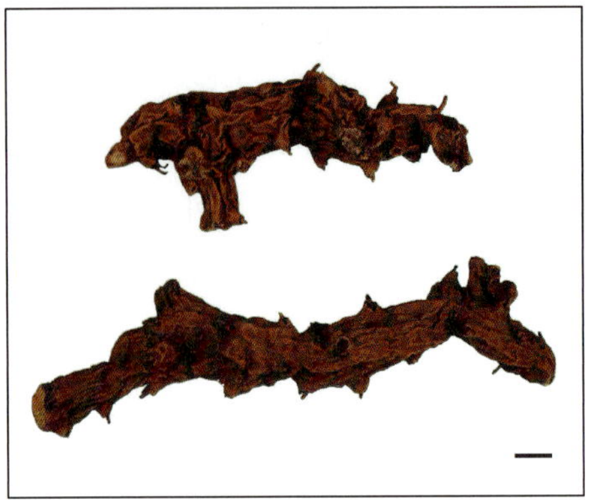

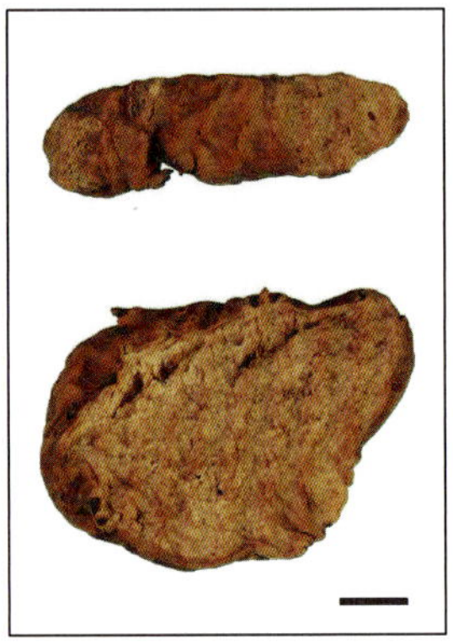

희고 분성인 것이 좋다. 냄새와 맛이 거의 없다.

광엽발계: 약간 납작하거나 불규칙한 원기둥 모양의 긴덩어리로 결절상태의 융기가 있으며 짧은 분기(分枝)를 지니고 있고, 길이 5 ~ 22 cm, 지름 2 ~ 5 cm이다. 바깥면은 황갈색 혹은 회갈색이며 울퉁불퉁하고 단단한 수염뿌리의 잔기(殘基)가 붙어 있다. 분지의 끝에는 원형 싹눈이 있고 불규칙적인 열문이 있는 것도 있으며 비늘잎이 남아 있다. 절편은 긴 원형 또는 불규칙한 모양이며 두께는 1 ~ 5 mm로 가장자리가 가지런하지 않다. 절단면은 유백색 내지 연한 홍갈색이며 가루성이고 점모양의 유관속 및 작은 빛나는 점들이 보인다. 질은 약간 질기고 단단하며 꺾은 면은 가루성이고 물에 적시면 점액성이다. 냄새가 약간 있으며 맛은 약간 달고 떫다.

성 분 Steroidal saponin: smilax saponin A, B, dioscin, sieboldigenin, smilaxchinoside A-D

Flavonoid: astilbin, distylin, engelitin 등

Stilbene: resveratrol, oxyresveratrol, veraphenol, *cis*-scirpusin A

기 타: 다량의 starch

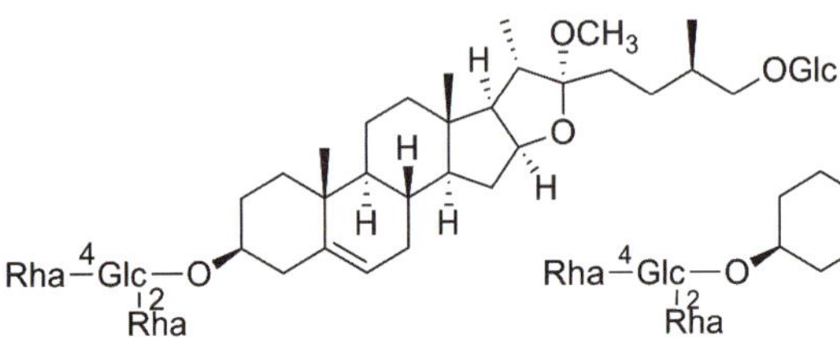

smilax saponin B

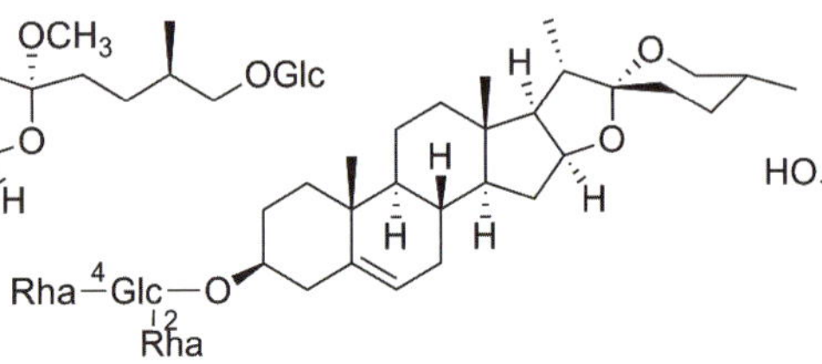

dioscin

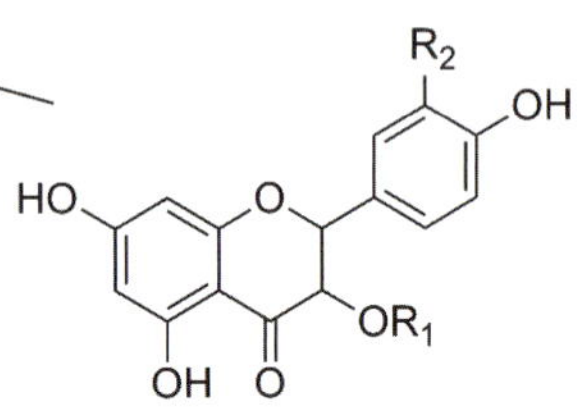

astilbin, R_1=Rha, R_2=OH
distylin, R_1=H, R_2=OH
engelitin, R_1=Rha, R_2=H

약 리 **(1) 해독작용, 이뇨작용**

- 전제는 급성 수은중독된 동물에 대해서 이뇨작용을 나타내지는 않으나 요 중의 수은의 배출량은 약간 증가시킨다(*in vivo*, rat).¶1

(2) 당뇨억제 및 신장보호 작용

- astilbin은 fructose로 유발한 고뇨산혈증과 신장이상을 억제한다(*in vivo*, rat).[4]
- *S. china*의 Ethyl acetate 분획과 여기서 유래한 caffeic acid, resveratrol, rutin과 oxyresveratrol은 *in vitro*에서 xanthine oxidase의 활성을 억제하고 *in vivo*에서 potassium oxonate로 유발한 고뇨산혈증과 신장 손상을 억제한다(*in vivo*, rat).[5]

(3) 항암작용

- *S. china*의 Ethyl acetate 분획과 여기서 분리된 flavonoid와 stilbene 화합물들은 MCF-7과 MDA-MB-231 유방암세포주에서 세포독성을 나타낸다 (*in vitro*).[6)]
- *S. china*의 추출물 및 분획과 kaempferol-7-*O*-β-D-glucoside는 HeLa 세포주에서 G2/M phase growth arrest와 세포사멸 유도를 통해 암세포주의 증식을 억제한다 (*in vitro*).[8,9)]

(4) 항염증작용

- sieboldigenin은 lipoxygenase 저해활성을 나타내며 carrageenan에 의한 rat의 발의 부종을 억제한다 (*in vitro, in vivo*).[7)]
- smilaxchinoside A-D는 COX-2의 활성을 저해하고 LPS를 처리한 murine 복강대식세포에서 TNFα 생성을 억제한다 (*in vitro*).[10)]

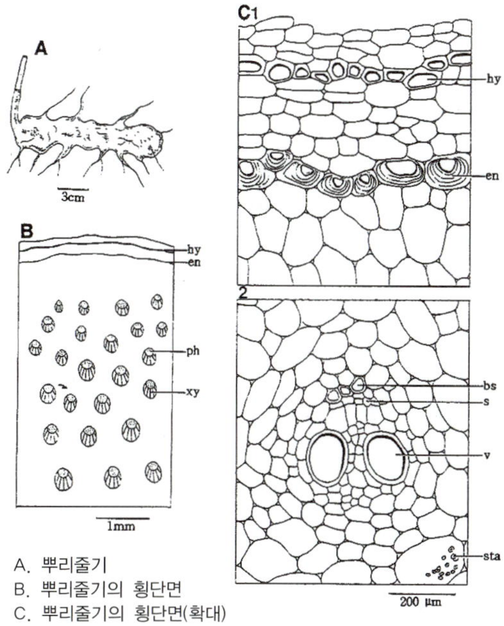

A. 뿌리줄기
B. 뿌리줄기의 횡단면
C. 뿌리줄기의 횡단면(확대)
C1.cortex, C2. vascular bundle

- *S. china*의 물 추출물은 rat에서 egg-albumin에 의한 부종을 억제하고 hot-plate test와 HOAc으로 유도한 복강의 수축근 시험 (abdominal constriction test)에서 진통효과를 나타낸다 (*in vivo*, rat).[13)]

(5) 기 타

- 항산화작용: 추출물은 항산화효소인 superoxide dismutase (SOD)와 catalase, glutathione peroxidase의 활성을 증가시킨다.[1)]
- 추출물은 benzo[a]pyrene에 의한 돌연변이를 억제한다 (*in vitro*).[2)]
- *S. china*의 50% EtOH 추출물로부터 macroporous resin을 이용하여 만들어진 saponin rich fraction은 testosterone propionate에 의한 전립선비대증을 억제한다 (*in vivo*, rat).[3)]
- *S. china*의 ethyl acetate 분획과 여기서 분리된 stilbene 화합물들은 BACE 1 (β-secretase)의 활성을 선택적으로 저해한다 (*in vitro*).[11)]
- *S. china*의 MeOH 추출물은 일차배양한 흰쥐의 대뇌피질세포에서 amyloid β protein (25-35)에 의한 glutamate 유리와 활성산소종의 생성 및 caspase-3의 활성을 억제함으로써 뇌신경세포 보호효과를 나타낸다 (*in vitro*).[12)]

규　격　**건조감량** 12.0% 이하　**회분** 5.0% 이하　**산불용성회분** 0.5% 이하　**엑스함량** 묽은 EtOH 엑스 5.0% 이상

응　용　해독약으로 만성 피부질환, 매독성 피부질환, 수은중독에 의한 피부염 또는 체질개선에 쓴다.

처　방　수풍해독탕 (搜風解毒湯)

용　량　15 ~ 60 g, 외용하기도 한다.

금기사항　토복령을 복용하는 동안에는 차 (茶)를 마셔서는 안 된다.

● 참고문헌

1) Lee SE *et al.* (2001) Exp. Mol. Med. 33: 263-268
2) Lee H, Lin JY (1988) Mutat. Res. 204: 229-234
3) Chen J *et al.* (2012) J. Med. Food 15: 646-650
4) Chen L *et al.* (2011) Planta Med. 77: 1769-1773
5) Chen L *et al.* (2011) J. Ethnopharmacol. 135: 399-405
6) Wu S *et al.* (2010) J. Ethnopharmacol. 130: 460-464
7) Khan I *et al.* (2009) J. Ethnopharmacol. 121: 175-177
8) Xu W *et al.* (2008) Cancer Lett. 264: 229-140
9) Li YL *et al.* (2007) J. Ethnopharmacol. 113: 115-124
10) Shao B *et al.* (2007) Phytochemistry 68: 623-630
11) Jeon SY *et al.* (2007) Phytomedicine 14: 403-408
12) Ban JY *et al.* (2006) J. Ethnopharmacol. 106: 230-237
13) Shu XS *et al.* (2006) J. Ethnopharmacol. 103: 327-323

해방풍 Glehniae Radix cum Rhizoma KP CP JP (海防風, Hae Bang Pung), 빈방풍 (濱防風) glehnia root

기 원 갯방풍 *Glehnia littoralis* F. Schmidt ex Miq. (미나리과 Umbelliferae)의 뿌리 및 뿌리줄기이다.

산 지 중국의 서북, 하북 등에 분포한다. 우리나라에서도 재배한다 (안동, 영주).

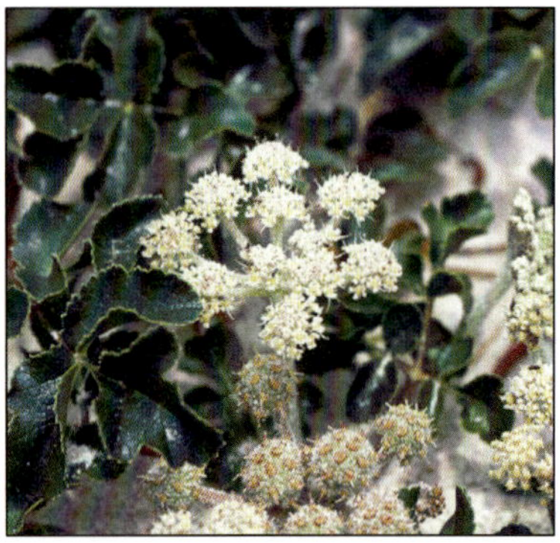

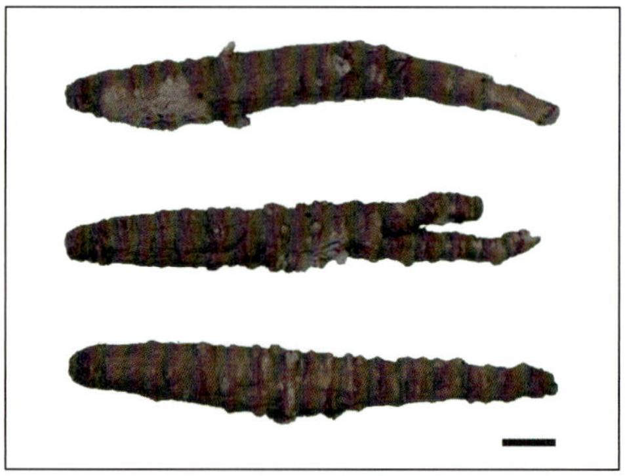

성 상 가늘고 긴 원기둥모양이고, 길이 10 ~ 20 cm, 지름 5 ~ 15 mm이다. 바깥면은 연한 황백색이고 겉껍질이 남아있는 것이 많으며, 겉껍질을 제거하지 않은 것은 바깥면이 황갈색이다. 전체에는 가느다란 세로주름무늬와 세로홈이 있고, 황갈색이고 점모양인 가는 뿌리 자국이 있다. 정단에는 보통 황갈색의 뿌리줄기 잔기가 남아 있으며, 상부는 약간 가늘고 중부는 약간 굵으며 하부는 점차 가늘어진다. 질은 단단하나 꺾기 쉽다. 꺾인 면은 가루성이며, 피부는 연한 백색 ~ 연한 노란색이고 때로 빈틈이 있으며 갈색의 분비도가 작은 점으로 흩어져 있고, 목부는 연한 노란색이며 조직이 치밀하다. 약간 특유한 냄새가 있고 맛은 약간 달다.

성 분 Coumarin: imperatorin, psoralen, bergapten, osthenol-7-*O*-β-gentiobioside

Polylacetylene: falcarindiol, (9*Z*)1,9-heptadecadiene-4,6-diyne-3,8,11-triol, (10*E*)1,10-heptadecadiene-4,6-diyne-3,8,9-triol 등

Lignan/neolignan: glehlinosides A, B, C, G, H, I, J

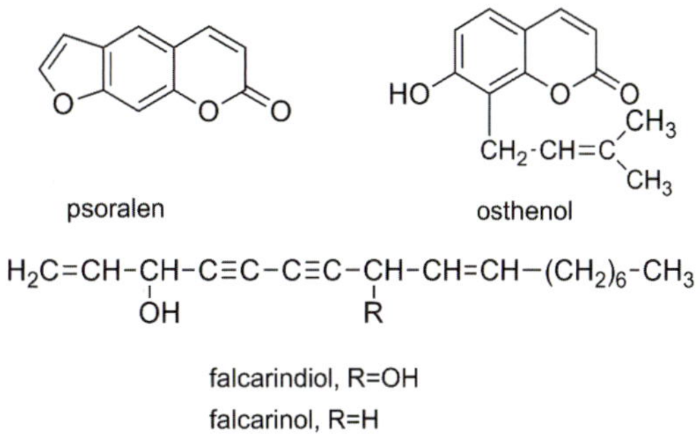

약 리 **(1) 해열 · 진통작용**

- 알코올추출물에는 해열작용과 진통작용이 있다.

(2) 항세균 · 항진균작용

- MeOH 추출물에 항진균작용이 있으며,[1] (9*Z*)1,9-heptadecadiene-4,6-diyne-3,8,11-triol과 (10*E*)1,10-heptadecadiene-4,6-diyne-3,8,9-triol에는 항세균 · 항진균작용이 있다.[2]
- falcarindiol에도 항미생물작용이 있다.[3]

(3) 면역억제작용

- 해방풍의 다당류에는 면역억제작용이 있다.[4]

(4) 항염증작용

- imperatorin은 LPS를 처리한 RAW 264.7 세포주에서 iNOS 및 COX-2의 발현을 억제하고 carrageenan에 의한 호중구의 침습을 억제하여 발의 부종을 줄여주었다(*in vitro, in vivo*, mouse).[5,7]
- 해방풍의 70% EtOH 추출물과 CH_2Cl_2 분획은 TPA로 유도한 귀의 부종과 HOAc로 유도한 혈관 투과성 관련 시험에서 염증관련 cytokine 생성을 억제하고 염증 반응을 줄여주었다(*in vivo*, mouse).[6]

확인시험 가루 및 해방풍대조생약 1 g을 달아 각각 acetone 10 m*l*를 넣고 20 분동안 초음파추출한 다음 여과한 액을 증발건고한다. 잔류물을 EtOH 1 m*l*에 녹여 검액 및 해방풍대조생약표준액으로 한다. 이들 액을 가지고 TLC 법에 따라 시험한다. 검액 및 해방풍대조생약표준액 5 *μl*씩을 TLC용 silica gel을 써서 만든 박층판에 점적한다. 다음 cyclohexane · ehtyl acetate 혼합액(2 : 1)을 전개용매로 하여 약 10 cm 전개한 다음 박층판을 바람에 말린다. 여기에 묽은 H_2SO_4 시액을 고르게 뿌린 다음 105℃에서 10 분동안 가열할 때 검액에서 얻은 여러 개의 반점은 해방풍대조생약표준액에서 얻은 반점과 색상 및 R_f 값이 같다.

규 격 **회분** 6.0% 이하 **산불용성회분** 1.5% 이하

응 용 한방에서 발한, 해열, 진통, 진경의 목적으로 사용한다.

처 방 십미패독산(十味敗毒散), 형개연교탕(荊芥連翹湯), 방풍통성산(防風通聖散), 소경활혈탕(疎經活血湯)

용 량 9 ~ 15 g[¶1]

● **참고문헌**

1) McCutcheon AR *et al.* (1994) J. Ethnopharmacol. 44: 157-169
2) Matsuura H *et al.* (1996) Planta Med. 62: 256-259
3) Satoh A *et al.* (1996) Biosci. Biotechnol. Biochem. 60: 152-153
4) Fang XD *et al.* (1986) Yao Xue Xue Bao 21: 931-934
5) Huang GJ *et al.* (2012) J. Agric. Food Chem. 60: 1673-1681
6) Yoon T *et al.* (2010) Immunopharmacol. Immunotoxicol. 32: 663-670
7) Yoon T *et al.* (2010) J. Pharmacol. Sci. 112: 46-55

향부자 Cyperi Rhizoma [KP CP JP]

(香附子, Hyang Bu Ja) cyperus rhizome

기 원 향부자 *Cyperus rotundus* L. (사초과 Cyperaceae)의 가는 뿌리를 제거한 뿌리줄기이다.

성 상 주로 방추형이고, 길이 15 ~ 35 mm, 지름 5 ~ 10 mm이다. 바깥면은 밤색 ~ 흑갈색이고, 세로주름무늬가 있으며 정단에는 줄기그루가 남아 있기도 한다. 또한, 5 ~ 10개의 고르지 않은 고리 마디가 돌출되어 있고, 미처 다듬지 아니한 것의 마디 위에는 갈색의 털뿌리와 수염뿌리를 자른 자국이 있다. 털뿌리를 미리 제거한 것은 비교적 매끈하고, 고리마디는 뚜렷하지 않다. 질은 단단하다. 찌거나 삶은 것은 잘린 면이 황갈색 또는 적갈색이고 각질 모양이며, 그대로 말린 것은 잘린 면이 흰색이고 가루성이 뚜렷하다. 내피층은 고리 무늬가 뚜렷하고 중심주는 색이 비교적 진하며, 점상 유관속이 흩어져 있다. 특유한 향기가 있으며 맛은 약간 쓰다.

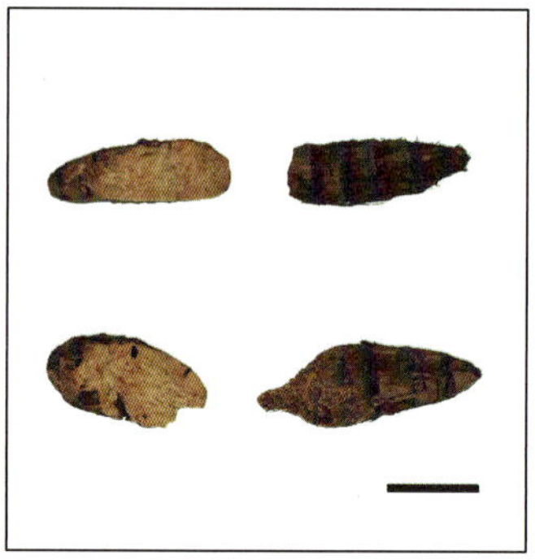

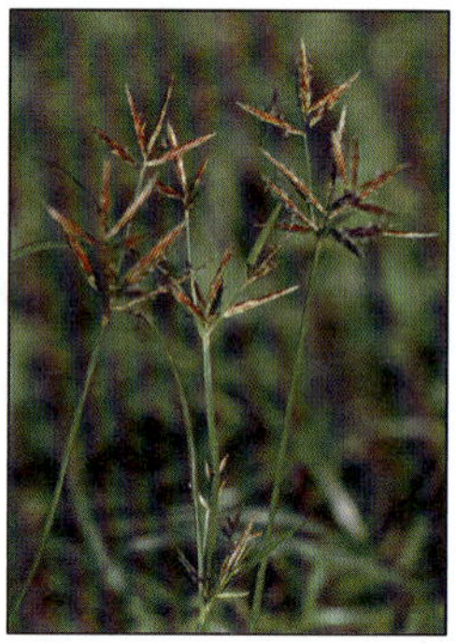

성 분 Sesquiterpenoid 정유 약 1%: cyperene (주성분), cyperol, isocyperol, cyperotundone, α-cyperone, β-selinene, isocurcumenol, 10,12-peroxycalamenene, sugeonol, sugetriol, cyperolone, kobusone, isokobusone, patchchoulenyl acetate, sugeonyl acetate, cyprotene, cypera-2,4-diene, α-copaene, valencene, rotundene, γ-muurolene, cadalene, nootkatene, mustakone 등

Triterpenoid: oleanolic acid, 3-*O*-(2-rhamnoglucosyl)oleanolic acid 등

Alkaloid: rotundine A ~ C

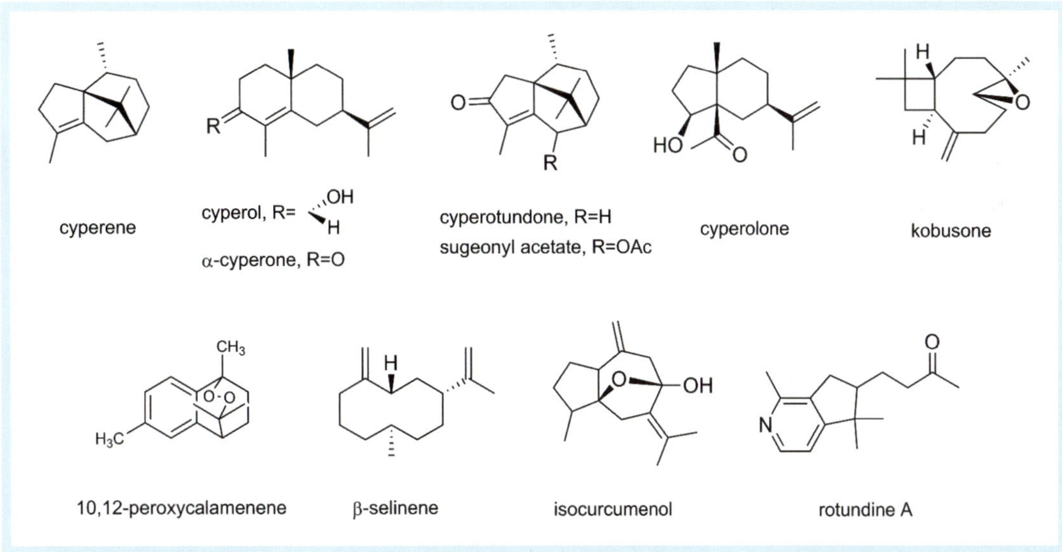

약 리 **(1) 자궁수축억제작용**

• 물추출물은 사람의 자궁수축을 억제하고, 자궁근의 긴장을 이완시켜 진통작용을 나타낸다.

(2) 위·복통경감작용

• 위액과 타액의 분비를 촉진하고, 위연동운동을 촉진하여 위통과 복통을 경감시킨다.

(3) 항염증작용

• petroleum ether 분획은 carrageenan로 유도한 부종에 대하여 매우 강력한 항염증작용을 나타낸다.

• α-cyperone에는 prostaglandin 생합성 저해작용이 있다.

• MeOH 추출물은 NO와 superoxide의 생성을 억제한다(*in vitro*, RAW 264.7 cell).[1)]

(4) 항말라리아작용

• α-cyperone과 10,12-peroxycalamenene을 비롯한 sesquiterpene계 성분들은 항말라리아작용을 나타낸다(*in vitro*, EC_{50}, 2.33 μM).[2)]

• β-selinene의 자연적인 산화물(α,β-unsaturated carbonyl moiety 가진)들이 항말라리아작용을 나타낸다(*in vitro*, IC_{50}, 5.6 *μg/ml*).[3,4)]

(5) 기 타

• isocurcumenol은 GABA의 존재하에서 Ro15-1788이 benzodiazepine 수용체에 결합하는 것은 억제하나, flunitrazepam이 결합하는 것은 촉진한다(benzodiazepine 수용체 작동약, *in vitro*).[5)]

확인시험 가루 및 향부자표준생약 1 g을 달아 각각 diethyl ether 5 m*l*를 넣고 1 시간 흔들어 섞은 다음 여과한 액을 증발건고한다. 잔류물을 ethyl acetate 0.5 m*l*로 녹여 검액 및 향부자표준생약표준액으로 한다. 이들 액을 가지고 TLC 법에 따라 시험한다. 검액 및 향부자표준생약표준액 5 μ*l*씩을 TLC용 silica gel(형광제 첨가)을 써서 만든 박층판에 점적한다. 다음 *n*-hexane·ethyl acetate·formic acid 혼합액(14 : 4 : 0.5)을 전개용매로 하여 약 10 cm 전개한 다음 박층판을 바람에 말린다. 여기에 자외선(주파장 254 nm)을 쪼일 때 검액에서 얻은 반점 및 향부자표준생약표준액에서 얻은 반점 중 하나는 R_f 값 0.7 부근에 흑갈색의 반점을 나타내며, 또한 여기에 묽은 H_2SO_4 시액을 고르게 뿌린 다음 105℃에서 가열할 때 검액에서 얻은 여러 개의 반점은 향부자표준생약표준액에서 얻은 반점과 색상 및 R_f 값이 같다.

규 격 **회분** 3.0% 이하 **산불용성회분** 1.5% 이하 **정유함량** 0.3 m*l* 이상 (50.0 g)

응 용 통경, 정혈 (淨血), 진통약으로 월경부조, 월경통, 신경통, 위·복통에 쓴다.

처 방 행기향소산 (行氣香蘇散), 향초평위산 (香草平胃散), 향사양위탕 (香砂養胃湯), 향소산 (香蘇散)

용 량 9 ~ 15 g, 또는 환제, 산제로 사용한다.

● 참고문헌

1) Seo WG *et al.* (2001) J. Ethnopharmacol. 76: 59-64
2) Thebtaranonth C *et al.* (1995) Phytochemistry 40: 125-128
3) Weenen H *et al.* (1990) Planta Med. 56: 371-373
4) Weenen H *et al.* (1990) Planta Med. 56: 368-370
5) Ha JH *et al.* (2002) Biol. Pharm. Bull. 25: 128-130

현호색

Corydalis Tuber KP CP JP
(玄胡索, Hyeon Ho Saek) corydalis tuber

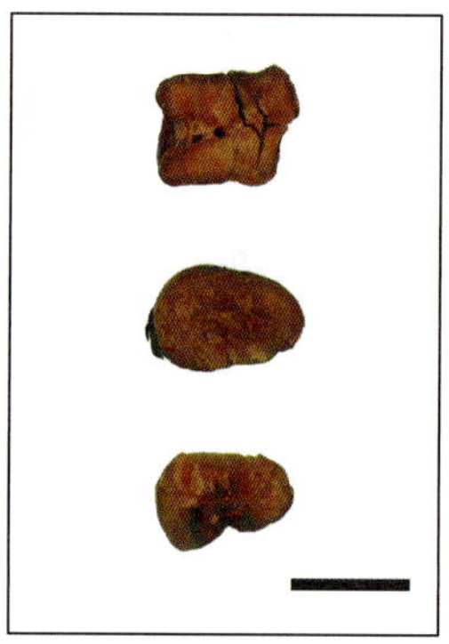

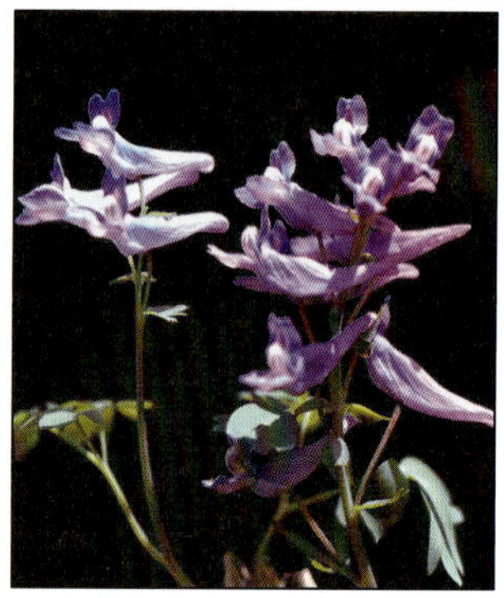

기 원 들현호색 *Corydalis ternata* Nakai 또는 연호색 (延胡索) *C. yanhusuo* W. T. Wang (양귀비과 Papaveraceae)의 덩이줄기이다. 중국에서는 *C. yanhusuo* W. T. Wang의 덩이줄기를, 일본에서는 *C. turtschaninovii* Besser f. *yanhusuo* Y. H. Chou et C. C. Hsu의 덩이줄기를 쓴다. 정량할 때 coptisin 0.03% 이상 및 berberine 0.02% 이상을 함유하고, 연호색은 정량할 때 coptisin 0.03% 이상 및 tetrahydropalmatine 0.05% 이상을 함유한다.

성 상 **들현호색** 대개 고르지 않은 납작한 구형 또는 다각형을 이루고 지름 1 ~ 2 cm이다. 한쪽 끝에 줄기 자국이 있고 밑바닥에 몇 개의 혹모양 돌기가 있다. 바깥면은 회황색 ~ 회갈색이며 질은 단단하고 깨어진 면은 평탄하거나 입상으로 노란색 ~ 회황갈색을 띤다. 냄새가 거의 없고 맛은 쓰다. **연호색** (延胡索) 대개 고르지 않은

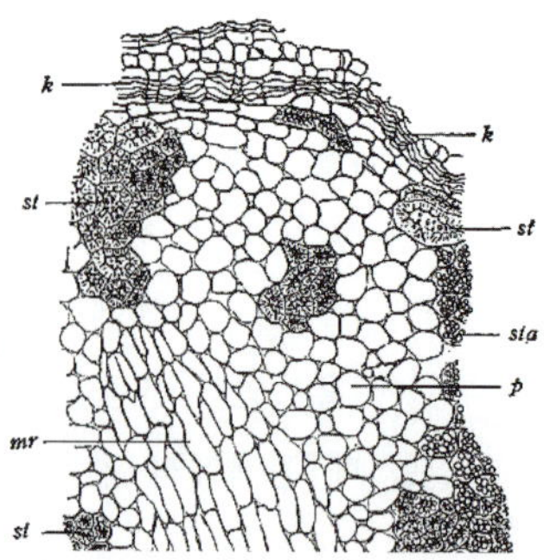

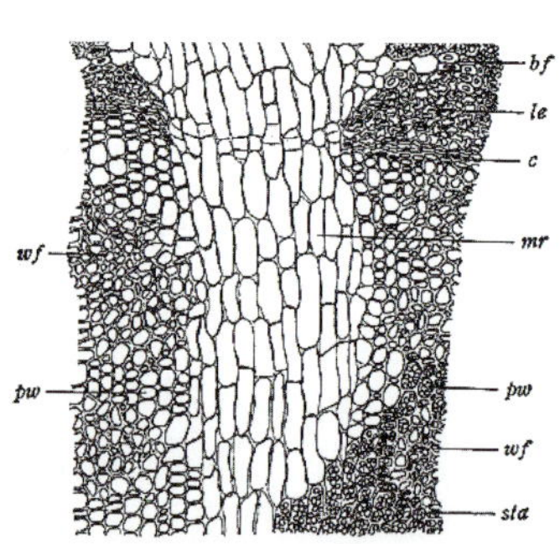

납작한 구형을 이루고 지름 0.5 ~ 1.5 cm이다. 바깥면은 노란색~황갈색이며 질은 단단하면서 바삭거리며 불규칙한 그물 모양의 주름이 있으며, 자른 면은 노란색이고 각질상이며 밀납같은 광택을 띤다. 냄새가 거의 없고 맛은 쓰다.

성 분 Alkaloid 약 0.5%: (+)-corydaline, (−)-tetrahydrocoptisine, (±)-tetrahydropalmatine, (+)-glaucine, protopine, (+)-corybulbine, (−)-tetrahydrocolumbamine, dehydrocorydaline, α-allocryptone, corydamine 등

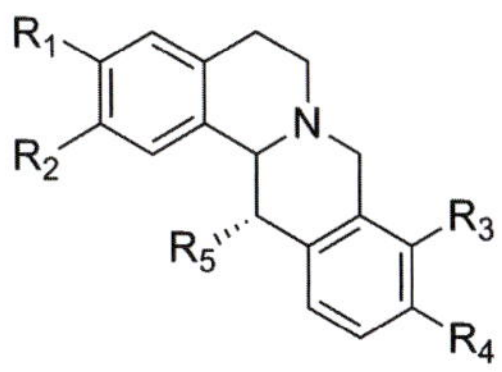

	R_1	R_2	R_3	R_4	R_5
(+/-)-tetrahydroplamatine	OCH_3	OCH_3	OCH_3	OCH_3	H
(-)-tetrahydrocoptisine	-O-CH_2-O-		-O-CH_2-O-		H
(+)-corydaline	OCH_3	OCH_3	OCH_3	OCH_3	CH_3
(-)-tetrahydrocolumbamine	OCH_3	OH	OCH_3	OCH_3	H
(+)-corybulbine	OH	OCH_3	OCH_3	OCH_3	CH_3

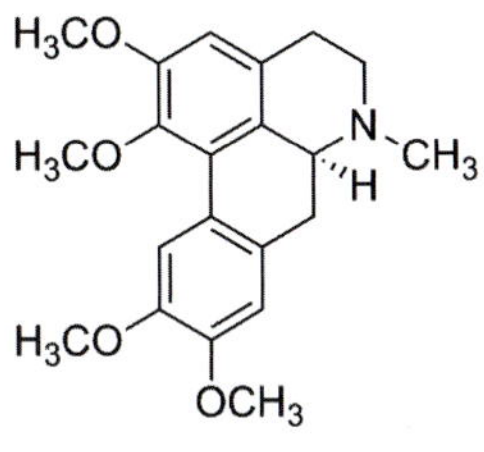

(+)-glaucine

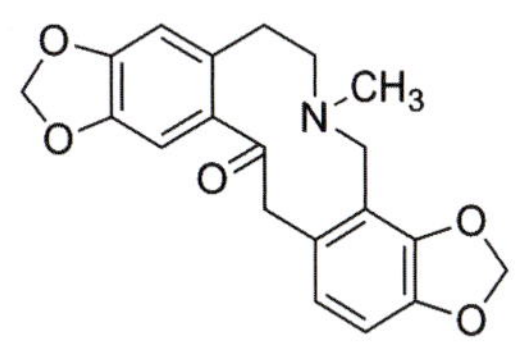

protopine

약 리

(1) 진통·진정작용

- tetrahydropalmatine에는 진통, 진정 등의 중추억제작용이 있다.
- 현호색가루의 진통효과는 아편의 1/100로 강한 편이다.¶1
- alkaloid 함유 분획은 적출소장과 자궁에 대한 진경작용을 나타낸다.

(2) ACTH분비촉진작용

- tetrahydropalmatine은 뇌하수체로부터 ACTH의 분비를 촉진한다. 실험동물에 연속적으로 주사하면 갑상선의 중량이 증가한다(*in vivo*, mouse).¶1

(3) 항궤양작용

- 제4급 염기 분획 및 dehydrocorydaline은 위액분비를 억제하여 항궤양작용을 나타낸다.
- dehydrocorydaline은 소화성궤양의 발생을 억제하고 치유를 촉진한다.

(4) 기 타

- protopine은 acetylcholinesterase의 활성을 억제하고(*in vitro*), scopolamine으로 유도한 기억력감퇴를 개선한다(*in vivo*, mouse).[1]
- 약한 중추성 진토작용이 있다(*in vivo*, dog).
- alkaloid 분획과 protopine은 뇌에서 glutamate dehydrogenase 발현 및 활성을 증가시켜 glutamate의 농도를 조절한다(*in vivo*, rat).[2]
- Triterpene glycosides는 다양한 암세포주에 세포독성을 나타내었으며 BV-2세포에서 LPS에 의한 NO 생성을 감소시켰다(*in vitro*).[3]

• Benzylisoquinoline alkaloid는 다양한 암세포주에서 세포독성을 나타내었다 (*in vitro*).[4]

확인시험 가루 0.5 g에 묽은 HOAc 10 m*l*를 넣어 수욕상에서 때때로 흔들어 섞으면서 3분간 가온한 다음 여과한다. 여액 5 m*l*에 Mayer 시액 3방울을 넣을 때 황갈색 솜모양의 침전이 생긴다.

규 격 회분 3.0% 이하

응 용 정혈 (淨血), 진통, 진경약으로 두통, 위통, 복통, 월경통에 쓴다. 특히 부인의 생리불순에 의한 하복부의 통증에 효능이 있다. 또한 항궤양약으로도 개발되었다.

처 방 안중산 (安中散), 지축이진탕 (枳縮二陳湯), 절충음 (折衝飮), 연호색산 (延胡索散)

용 량 3 ~ 9 g, 또는 가루로 하여 0.9 ~ 1.5 g을 삼킨다.

● 참고문헌

1) Kim SR *et al.* (1999) Planta Med. 65: 218-221
2) Lee KH *et al.* (2005) Exp. Mol. Med. 37: 371-377
3) Kim KH *et al.* (2011) Planta Med. 77: 1555-1558
4) Kim KH *et al.* (2010) Bioorg. Med. Chem. Lett. 20: 4487-4490

황 련 Coptidis Rhizoma KP CP JP
(黃連, Hwang Ryeon) coptis rhizome

기 원 황련 *Coptis japonica* Makino, 중국황련 (中國黃連) *C. chinensis* Franchet, 삼각엽황련 (三角葉黃連) *C. deltoidea* C. Y. Cheng et Hsiao 또는 운련 (雲連) C. teeta Wallich (미나리아재비과 Ranunculaceae)의 뿌리줄기로서 뿌리를 제거한 것이다. 중국에서는 *C. japonica*는 사용하지 않는다. 정량할 때 환산한 생약의 건조물에 대하여 berberine 4.2% 이상을 함유한다.

산 지 중국, 일본

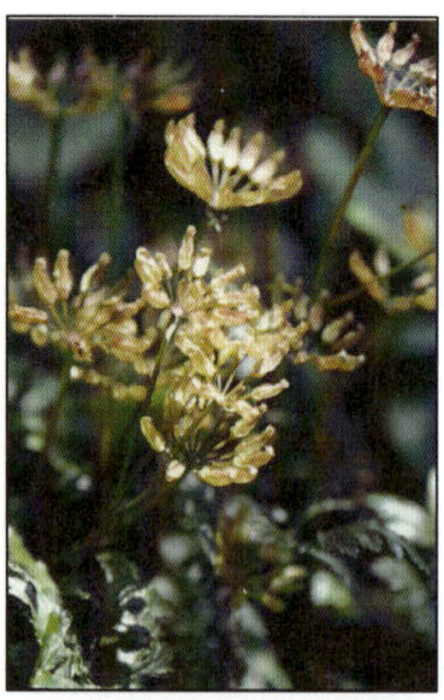

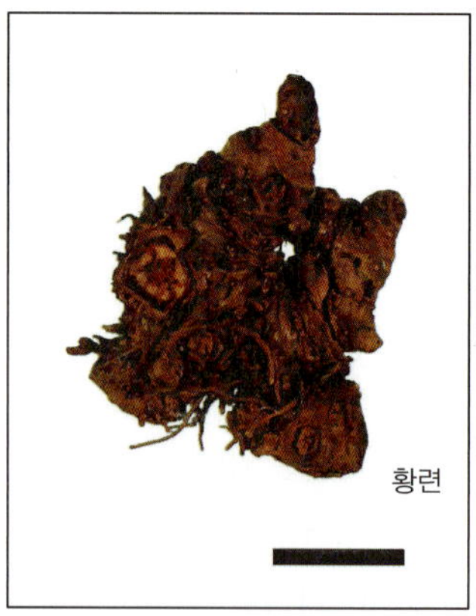

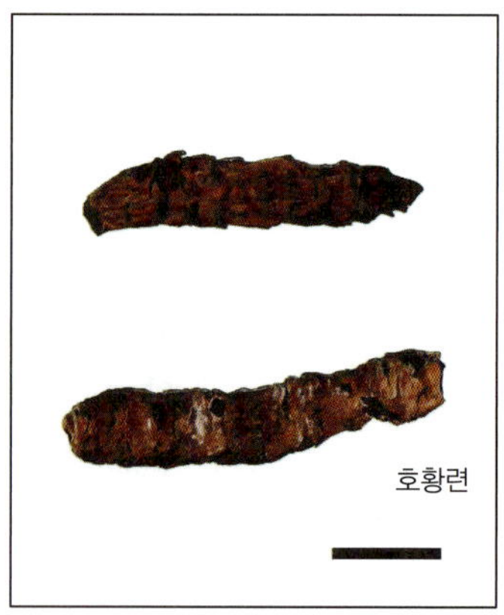

성 상 고르지 않은 원기둥모양이며 길이 2 ~ 4 cm, 때로 10 cm에 이르며 지름 2 ~ 7 mm로 약간 구부러

져 있고 때로 갈라져 있다. 바깥면은 회황갈색을 띠고 돌림마디가 있으며 줄기의 그루터기와 다수의 뿌리의 아랫쪽을 볼 수 있다. 한쪽 끝에 잎자루의 잔기가 있으며 그 대부분은 그을려 있다. 꺾인 면은 약간 섬유성이고 코르크층은 연한 회갈색, 피부 및 수는 황갈색 ~ 적황갈색, 목부는 노란색 ~ 적황색이다. 횡단면을 현미경으로 볼 때 코르크층은 얇은 막의 코르크세포로 되고 피부유조직 중에는 코르크층 근처에 석세포군이, 형성층 근방에는 노란색의 사부섬유를 볼 수 있는 것이 많다. 목부는 주로 도관, 가도관, 목부섬유로 되고 방사조직은 뚜렷하며 수는 크고, 수 속에는 석세포 또는 후막목화된 세포를 수반하는 석세포를 볼 수 있다. 유세포에는 가느다란 전분립을 함유하고 있다. 특유한 냄새가 약간 있고 맛은 매우 쓰고 오래 남으며 침을 노랗게 물들인다.

성 분 Isoquinoline alkaloid: berberine, palmatine, jateorrhizine, columbamine, thalifendine, coptisine, worenine 및 magnoflorine 등의 alkaloid를 3 ~ 7% 함유한다.

Phenolic compound: ferulic acid, 7,4'-dihydroxy-5-methoxyflavone, coptiside I, II, 2',4,4'-trihydroxy-6'-methoxydihydrochalcone

Lignan: woorenoside I-V, pinoresinol, isolariciresinol, syringaresinolglycoside

Coumarinolignan: cleomiscosin A, aquillochin

Sesquilignan: woorenol

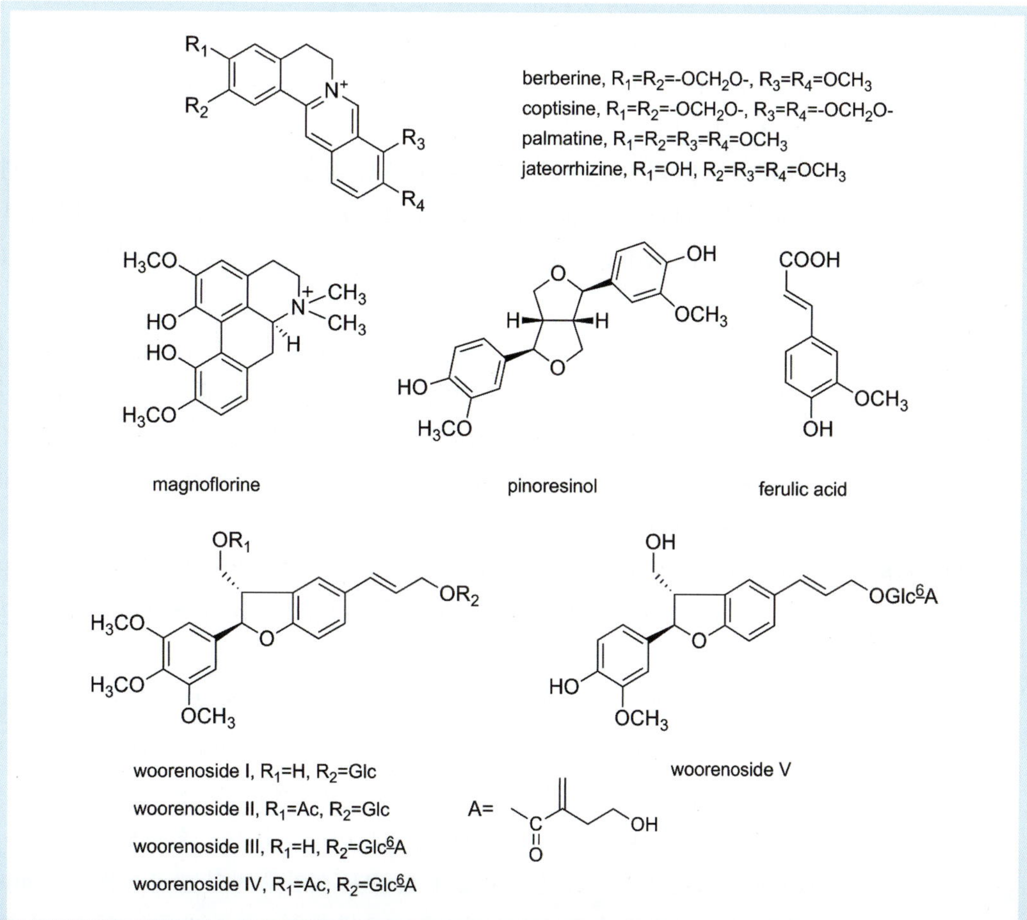

약 리 (1) 항미생물작용

- 황련의 isoquinoline alkaloid 성분들에는 광범위한 항미생물작용이 있는데, 특히 사람의 장내유해 세균인 *Bifidobacterium longum*, *Bifidobacterium bifidum*, *Clostridium perfringens*, *Clostridium paraputrificum*의 생장을 억제한다 (paper disk method).[1)]
- 50% EtOH 추출물은 황색 포도상구균과 적리균, 콜레라균 등의 성장을 억제한다. 대장균에 대한 억제활성은 없다.
- coptisine은 황색 포도상구균, 고초균, 칸디다균 및 효모균에 대하여 항균작용을 나타낸다.
- 물추출물은 각막 herpes나 트라코마에도 유효하다.

(2) 항염증작용

- pinoresinol과 isolariciresinol은 TNFα의 생성을 억제하며, syringaresinol glycoside는 임파구의 증식을 강하게 억제한다 (*in vitro*).[2)]
- dihydrobenzofuran neolignan인 woorenoside I-V는 TNFα와 NO의 생산을 억제하고 임파구의 증식을 억제한다 (*in vitro*).[3)]

(3) 중추신경계에 대한 작용

- MeOH 추출물은 morphine의 반복투여에 의한 부작용인 특정장소선호 (conditioned place preference) 현상 (정신적 의존증상에 속함)을 줄여준다 (*in vivo*, mouse).[4)]
- berberine과 palmatine은 catecholamine의 생합성을 억제한다 (*in vitro*, PC12 cell).[5)] berberine과 palmatine의 환원형인 tetrahydroberberine과 tetrahydropalmatine에는 중추신경억제작용이 있다.

(4) 기 타

- berberine은 기도의 mucin분비세포에 직접 작용하여 mucin의 유리를 촉진한다 (*in vitro*).[6)]
- berberine chloride와 palmatine iodide에는 lens aldose reductase 억제작용이 있다.[7)]
- 황련의 protoberberine계 성분들은 지방산을 비롯한 지방의 광산화 (photooxidation)를 막아준다 (*in vitro*).[8)]
- berberine과 coptisine, palmatine은 5-fluorouracil과 같은 수용성약물의 피부투과성을 높여준다.[9)]
- 황백의 경우와 같이 주성분인 berberine에는 항균작용 (황색 포도상구균, 적리균, 콜레라균, 임균 등), 항콜레라독소작용, 혈압강하작용, 근수축력증강작용 (positive inotropic action), anti-heparin 작용, acethylcholine 증강작용, 항염작용, 해열작용, 담즙분비 및 bilirubin 배출촉진작용, 혈중 cholesterol 저하작용이 있다.[10)]

확인시험 (1) 가루 0.5 g에 물 10 m*l*를 넣고 때때로 흔들어 섞으면서 10분간 방치한 다음 여과한다. 여액 2 ~ 3방울에 HCl 1 m*l*를 넣고 H_2O_2 시액 1 ~ 2방울을 넣어 흔들어 섞을 때 액은 적자색을 나타낸다 (berberine).

(2) 가루 0.5 g을 달아 MeOH 20 m*l*를 넣고 2분간 흔들어 섞은 다음 여과한 여액을 검액으로 한다. 따로 berberine chloride 표준품 1 mg을 달아 MeOH 1 m*l*에 녹여 표준액으로 한다. 이들 액을 가지고 TLC 법에 따라 시험한다. 검액 및 표준액 5 *μl*씩을 TLC용 silica gel (형광제 첨가)을 써서 만든 박층판에 점적한다. 다음에 *n*-BuOH · H_2O · glacial HOAc 혼합액 (7 : 2 : 1)을 전개용매로 하여 약 10 cm 전개한 다음 박층판을 바람에 말린다. 여기에 자외선 (주파장 365 nm)을 쪼일 때 검액에서 얻은 여러 개의 반점 중 1개의 반점은 표준액에서 얻은 노란색 ~ 황록색의 형광반점과 색상 및 R_f 값이 같다.

규 격 **건조감량** 11.0% 이하(105℃, 5시간) **회분** 4.0% 이하 **산불용성회분** 1.0% 이하

응 용 세균성설사에 대한 지사약 및 소염성 고미건위약으로, 각종 위장약, 지사정장약의 원료로 쓴다.

처 방 황련아교탕(黃連阿膠湯), 황련해독탕(黃連解毒湯), 황련탕(黃連湯), 삼황사심탕(三黃瀉心湯), 향연환(香連丸)

용 량 1.5 ~ 4.5 g, 또는 가루로 하여 0.9 ~ 1.5 g을 삼킨다.

유사생약

- 호황련[KHP]

● 참고문헌

1) Chae SH *et al.* (1999) J. Agric. Food Chem. 47: 934-938
2) Cho JY *et al.* (2001) Planta Med. 67: 312-316
3) Cho JY *et al.* (2000) J. Nat. Prod. 63: 1205-1209
4) Lee SY *et al.* (2003) Arch. Pharm. Res. 26: 540-544
5) Lee MK, Kim HS (1996) Planta Med. 62: 31-34
6) Lee CJ *et al.* (2003) Planta Med. 69: 523-526
7) Lee HS (2002) J. Agric. Food Chem. 50: 7013-7016
8) Kim JP *et al.* (2000) J. Agric. Food Chem. 48: 1058-1063
9) Namba T *et al.* (1995) Yakugaku Zasshi 15: 618-625
10) Uchiyama T *et al.* (1989) Yakugaku Zasshi 109: 672-676

황 정 Polygonati Rhizoma [KP CP JP]

(黃精, Hwang Jeong) polygonatum rhizome

기 원 시베리아둥굴레(층층갈고리둥굴레) *Polygonatum sibiricum* Redoute, 진황정 *P. falcatum* A. Gray, 전황정(滇黃精) *P. kingianum* Coll. et Hemsley 또는 다화황정(多花黃精) *P. cyrtonema* Hua (백합과 Liliaceae)의 뿌리줄기로서 찐 것이다. 중국에서는 *P. falcatum*은 사용하지 않는다.

성 상 불규칙한 원주형 또는 덩어리 모양이고 길이 3 ~ 10 cm, 지름 0.5 ~ 3 cm이며 가끔 갈라져 있다. 바깥면은 황갈색 ~ 흑갈색을 띠고 가로로 마디가 있고 반투명이다. 위쪽에는 줄기가 붙었던 자국이 둥글게 오목하게 패어 있고 아래쪽에는 뿌리가 붙었던 자국이 돌출되어 있다. 여러 개의 비늘마디와 가는 세로주름이 있다. 질은 단단하고 눅진눅진하며 꺾인 면은 엷은 갈색으로 반투명하며 각질이고 황백색의 작은 점이 많다. 횡단면을 현미경으로 볼 때 최외층은 큐티클로 덮여있고 그 바깥측은 유조직으로 가득하다. 유조직 중에는 여러개의 유관속 및 점액세포가 산재한다. 유관속은 병립유관속 또는 외목포위유관속이 있고, 점액세포 중에는 옥살산칼슘속침정이 들어있다. 단내가 약간 나고 맛은 달며, 씹으면 끈적끈적하다.

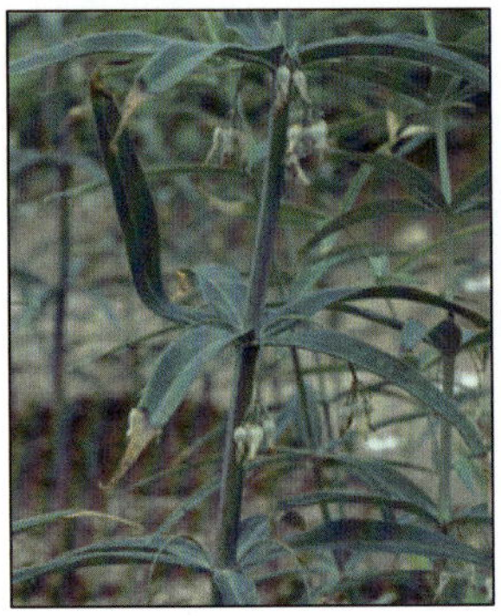
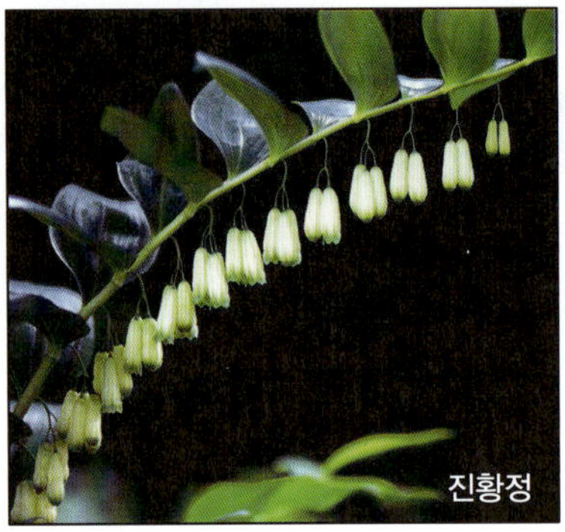

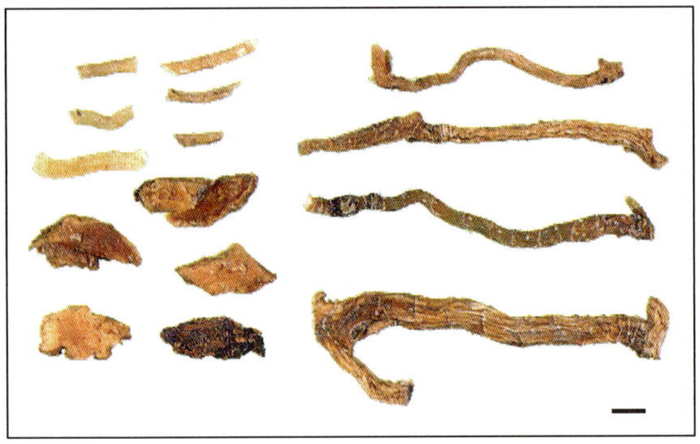

성 분 Steroidal saponin 및 aglycone: diosgenin, hecogenin, neoprazerigenin A, sibiricoside A, B, PO-1 ~ PO-9 (25*RS*), PF-1, kingianoside A ~ D, funkioside C 등

기 타: 점액질, 전분 및 당분을 함유하며 azetidine-2-carboxylic acid, polygonaquinone, asparatic acid, homoserine, digitalis glucoside 등

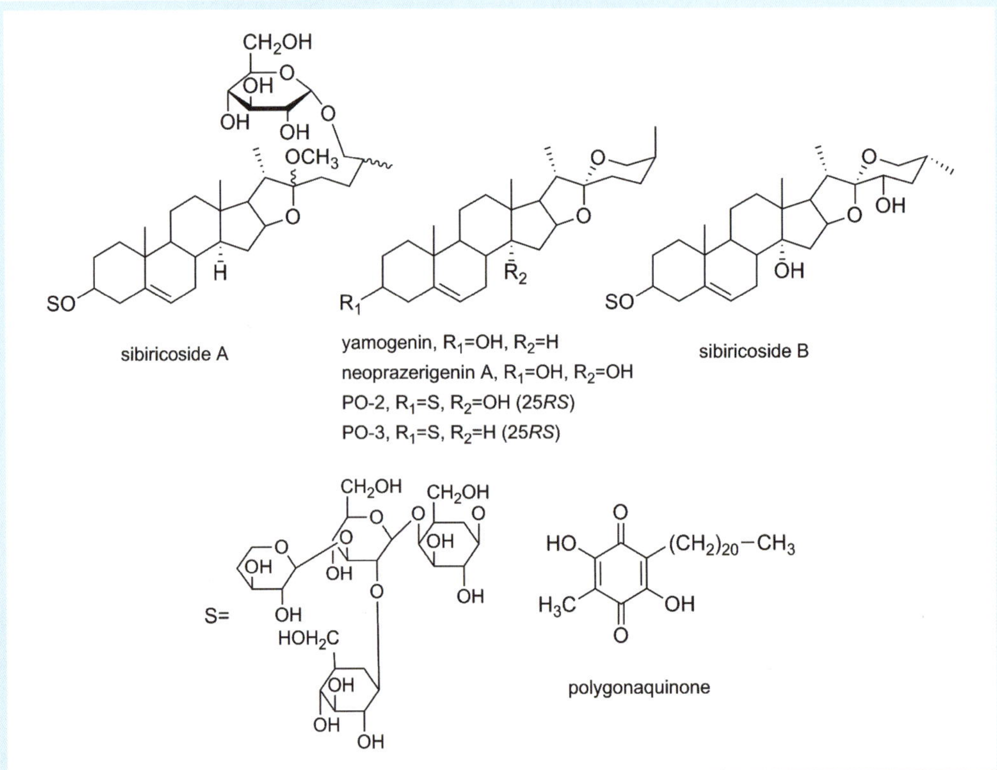

약 리 **(1) 자양강장작용**

- 폐결핵과 같은 소모성질환 또는 오랜 병후의 허약해진 비장의 기능을 강화시킨다.

(2) 혈당강하작용

- 진황정 (*P. falcatum*)과 시베리아둥굴레 (*P. sibiricum*)의 MeOH 추출물은 정상상태의 생쥐와 streptozotocin으로 당뇨를 유발시킨 생쥐의 혈당을 낮춘다. 활성 성분으로는 steroidal saponin인 PO-2가 있다.[1)]

- 시베리아둥굴레의 MeOH 추출물(800 mg/kg)은 인슐린비의존성당뇨(NIDDM)의 주요 병인으로 알려져 있는 간에서의 과도한 혈당분비에 관여하는 glucose transporter isoform 2 (GLUT2)의 발현을 억제한다(*in vivo*, Wistar fatty rat).[2)]

(3) 강심작용

- 시베리아둥굴레의 MeOH 추출물은 좌심방의 긴장도를 농도의존적으로 증가시키며 cAMP phosphodiesterase의 활성을 강하게 억제한다(*in vivo*, rat). 즉, 교감신경계의 β-adrenoreceptor를 자극하여 강심효과를 나타낸다.[3)]

(4) 항미생물작용

- 물추출물에는 티푸스균, 포도상구균, 자색 백선균, 홍색 표피균 등 여러 가지 피부진균에 대한 억제작용이 있다.
- 결핵균과 같은 항산균에 대한 억제작용을 나타낸다(*in vitro*, *in vivo*, rat).[¶5]
- *P. cyrtonema*의 polysaccharide는 HSV-2 (Herpes simplex virus-2)를 억제한다(*in vitro*).[6)]

(5) 항암작용

- steroidal saponin은 MCF-7 유방암세포주에서 세포독성을 나타낸다(*in vitro*).[4)]
- *P. cyrtonema*의 lectin은 암세포에서 세포사멸과 자가소화작용을 유발한다(*in vitro*).[7~10)]

(5) 기 타

- 면역증강작용과 혈압강하작용이 있다.
- *P. sibiricum*의 다당류는 자궁적출에 의한 골손실을 억제한다(*in vivo*, rat).[5)]

확인시험 (1) 가루 0.5 g을 달아 glacial HOAc 2 m*l*를 넣고 수욕상에서 2분간 가온한 후 여과한다. 여액 1 m*l*에 H_2SO_4 0.5 m*l*를 서서히 넣을 때 접계면은 적갈색을 나타낸다.

(2) 가루 1 g을 달아 묽은 HCl 10 m*l*을 넣고 2분간 서서히 가열한 후 여과하여 여액에 NaOH시액을 넣어 중화한다. 이 액 3 m*l*에 Fehling 시액 1 m*l*를 넣어 가온할 때 적색의 침전이 발생한다.

규 격 **회분** 5.0% 이하, **산불용성회분** 1.0% 이하

응 용 자양강장약으로 병후허약증, 폐결핵, 당뇨병, 심번(心煩) 등의 증상에 쓴다.

처 방 구기환(枸杞丸), 만청자산(蔓菁子散)

용 량 9 ~ 15 g

● 참고문헌

1) Kato A, Miura T (1994) Planta Med. 60: 201-203
2) Miura T *et al.* (1995) Biol. Pharm. Bull. 18: 624-625
3) Hirai N *et al.* (1997) Biol. Pharm. Bull. 20: 1271-1273
4) Ahn MJ *et al.* (2006) J. Nat. Prod. 69: 360-364
5) Zeng GF *et al.* (2011) J. Ethnopharmacol. 136: 224-229
6) Liu F *et al.* (2004) Antiviral Res. 63: 183-189
7) Liu B *et al.* (2009) Cancer Lett. 275: 54-60
8) Liu B *et al.* (2009) Autophagy 5: 253-255
9) Zhang ZT *et al.* (2010) Phytomedicine 18: 25-31
10) Wang SY *et al.* (2011) Biochem. Biophys. Res. Commun. 206: 497-500

히드라스티스근 Hydrastidis Rhizoma goldenseal root

기 원 히드라스티스 *Hydrastis canadensis* L. (미나리아재비과 Ranunculaceae)의 뿌리줄기 및 뿌리이다.

산 지 북미 (캐나다), 미국 동부

성 상 암갈색으로 약간 구부러진 원추형으로 길이 3 ~ 5 cm, 지름이 약 5 mm이다. 빽빽하게 윤절이 있고 곳곳에 결절상의 융기가 있으며, 가는 뿌리가 달려 있다. 위쪽에는 줄기 자국이 있고, 줄기가 남아 있는 것도 있다. 횡단면은 치밀하고, 바로 자를 때는 황색이지만 시간이 지나면 암갈색을 띤다. 맛은 매우 쓰다.

성 분 Isoquinoline alkaloid: hydrastine (1.5 ~ 4%), canadine [(−)-tetrahydroberberine], berberine 등 함유

hydrastine이 산화되면 hydrastinine이 된다.

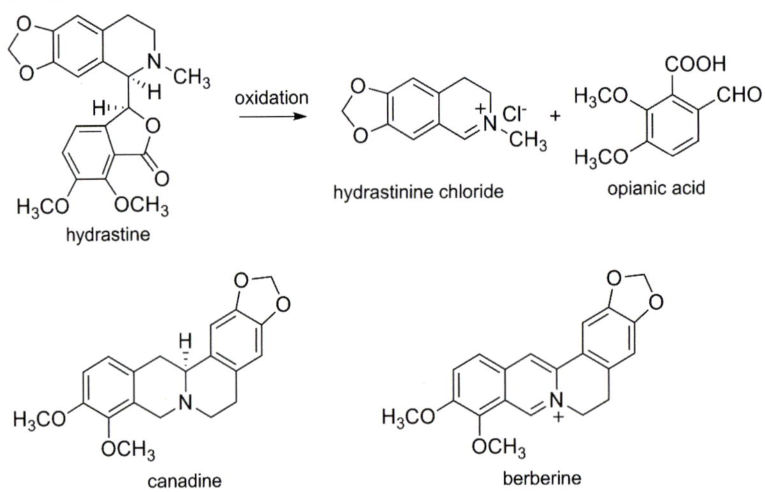

약 리

(1) 혈관수축 (강화)작용

- hydrastine에는 혈관수축작용 및 혈압상승작용이 있고, 이러한 작용은 hydrastine보다 hydrastinine 쪽이 강하다.

(2) 지혈작용

- hydrastine에는 자궁지혈작용이 있다.

(3) 항미생물작용

- berberine은 저농도에서는 세균의 성장을 억제하고, 고농도에서는 살균작용을 나타낸다. 진균에 대해서도 살진균 (fungicide)작용을 나타내며 원충류에 대해서도 독성을 보인다.
- MeOH 추출물과 berberine (12.5 *μg/ml*), β-hydrastine (100 *μg/ml*)은 *Helicobacter pylori*의 성장을 억제한다 (*in vitro*).[1)]
- EtOH 추출물과 berberine은 influenza A virus의 성장과 염증인자 생성을 억제한다 (*in vitro*).[5)]

(4) 기 타

• berberine은 소장의 연동운동을 줄인다(berberine의 생리활성에 대해서는 황련과 황백 항목을 참조할 것). berberine은 심근의 수축력은 증가시키고 심장박동수는 줄임으로써 항부정맥작용을 나타낸다.[2)]

• 기관지확장작용이 있으며,[3)] 뼈의 무기질 밀도를 증가시킨다는 보고도 있다(*in vivo*, male, female mouse).[4)]

응 용 자궁출혈, 월경과다 등에 지혈제로 사용하며, 살균성 고미건위제로도 쓴다. hydrastinine chloride는 안과질환에 복합제로 처방된다.[¶3]

● 참고문헌

1) Mahady GB *et al.* (2003) Phytother. Res. 17: 217-221

2) Lau CW *et al.* (2001) Cardiovasc. Drug Rev. 19: 234-244

3) Abdel-Haq H *et al.* (2000) Pharmacol. Toxicol. 87: 218-222

4) Li H *et al.* (2003) Biol. Pharm. Bull. 26: 110-111

5) Cecil CE *et al.* (2011) Int. Immunopharmacol. 11: 1706-1714

3 종자류 種子類 Semina / Semen

씨(種子, seed)는 배주(胚珠, ovule)가 수정하여 생장한 것으로 배(胚, embryo), 배젖 또는 배유(胚乳, albumen) 및 이들을 싸고 있는 씨껍질(종피, 種皮, seed coat)로 되어 있다. 이들은 보통 구상(球狀), 방추상, 원판상 또는 다면체상을 이루고 있고, 바깥에는 여러 가지 부속체를 단 것도 있다.

씨껍질의 바깥에 주병(珠柄, funicle)이 떨어진 흔적이 있는데, 이를 배꼽점(제점, 臍點, hilium)이라 한다. 도생배주(倒生胚珠, anatropous ovule) 및 만생배주(彎生胚珠, campyrotropous ovule)의 경우는 주병(珠柄)과 주피(珠皮)가 합착된 흔적이 선상으로 남아 있는데 이것을 봉선(縫線, raphe)이라 한다.

합점은 단순히 봉선의 종점일 뿐 구별하기는 힘들며, 직생배주(直生胚珠, orthotropous ovule)에서는 봉선이 없고 합점은 배꼽점과 일치한다. 바깥에 붙어 있는 부속체에는 종부(種阜, caruncle), 종발(種髮, coma) 및 날개(翼, wing) 등이 있다.

주병 등 종자 본체 이외의 부분이 발달하여 종자의 일부 또는 전체를 덮는 것이 있는데, 이것을 가종피(假種皮 또는 子衣, aril)라 한다. 가종피에는 박막상인 것(Zingiberaceae), 다육질이고 부정형이며, 유색인 것(육두구) 등 변화가 다양하다.

나자식물에서는 가종피 및 종피의 일부가 다육화하여 종자를 싸서 과실처럼 보이는 것도 있다. 종피는 대부분 내주피 및 외주피에서 생긴 것이므로 두 층으로 되어 있다. 종피는 일반적으로 표피, 후막조직층, 색소층, 유조직층으로 되어 있으며 표면에 생긴 요철모양은 식물군에 따라 다르다.

종자 안에 있는 배는 수정란에서 발생한 것으로 자엽(子葉, cotyledon), 배축(胚軸, hypocotyl), 유아(幼芽, lumule) 및 유근(幼根, radicle)으로 되어 있지만 이들의 분화는 발아 후에 진행되거나 퇴화되는 등 다양하다.

배유는 배낭의 분열에 의해 생긴 내배유 외에 배낭외 주심에서 유래한 외배유(perisperm)가 둘레를 싸고 있는 것도 있다. 배유가 거의 또는 전혀 없는 종자를 무배유 종자(exalbuminous seed)라 한다. 배유는 발아 시기에 배에 영양을 공급하기 위한 저장 조직이지만 콩과(Leguminosae), 너도밤나무과(Fagaceae) 등에서는 배유 대신에 떡잎이 발달하여 영양을 저장하기도 한다.

개 자 Brassicae Semen [KHP CP]
(芥子, Gae Ja) Korean mustard

기 원 갓 *Brassica juncea* Czern. et Cosson 또는 그 변종(십자화과 Cruciferae) 의 잘 익은 씨이다. 중국에서는 白芥(백개) *Sinapis alba* L. 또는 芥(개) *B. juncea* Czern.의 종자를 쓴다. 건조한 것은 allylisothiocyanate 0.6% 이상을 함유한다.

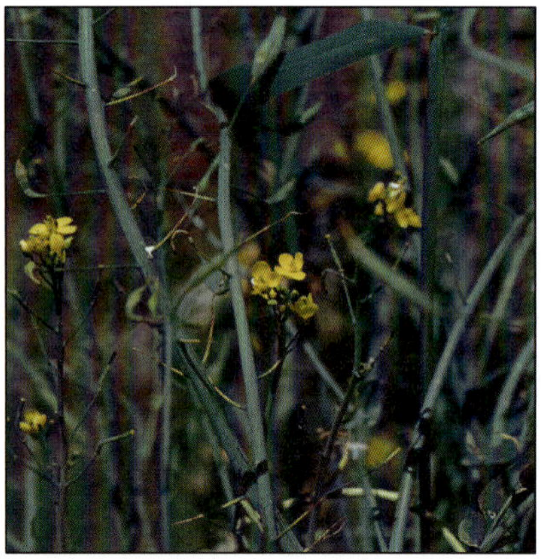

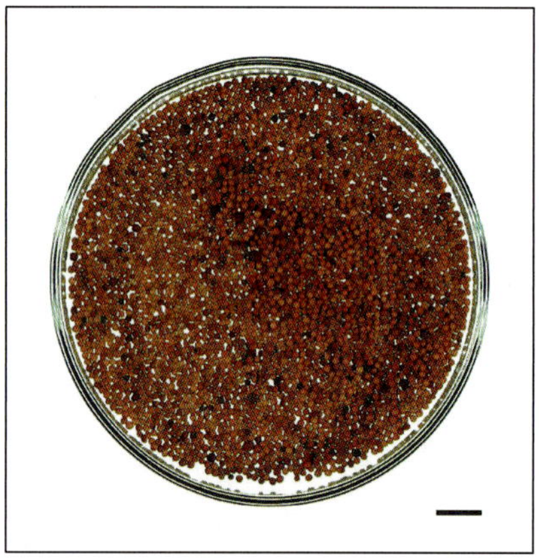

성 상 구형이며 지름 1 ~ 2 mm이다. 바깥 면은 노란색 ~ 황갈색이며 때로는 어두운 갈색이다. 개자를 부수고 물을 가하여 침습시키면 아주 맵고 특유한 냄새가 난다.

성 분 **황화합물**: sinigrin (0.6%), 8-(methylsulfonyl)octyl glucosinolate, 9-(methylsulfonyl)nonyl glucosinolate, *p*-hydroxybenzyl glucosinolate, allylisothiocyanate, 3-isothiocyanate-1-propene, 4-isothiocyanate-1-butene, 2-isothiocyanatoethyl benzene

Phytoalexin: brassinin, cyclobrassinin

기 타: 지방유(27 ~ 30%), sinapine, sinapic acid

sinigrin은 공존하는 효소 myrosinase에 의해 분해되어 allylisothiocyanate가 된다.

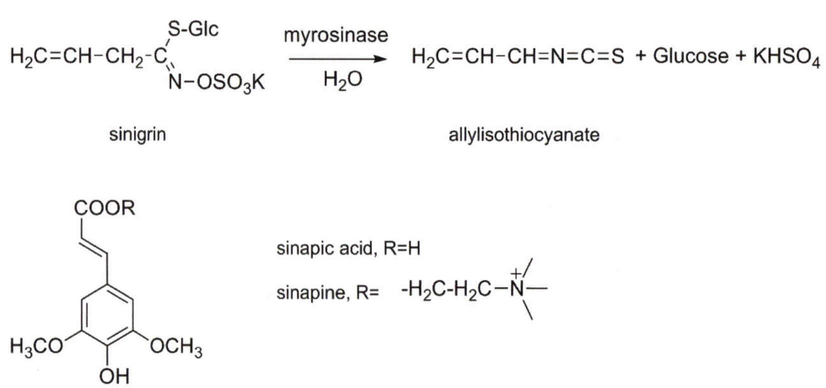

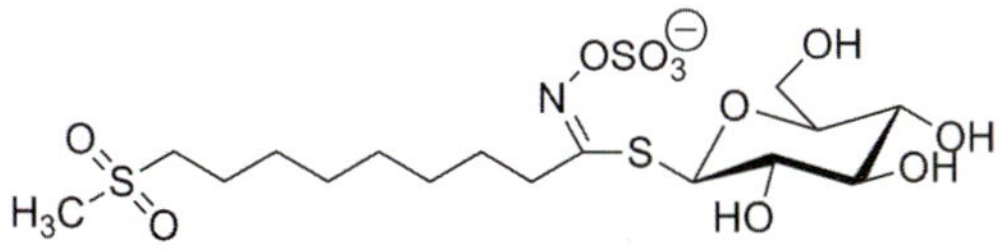

8-(methylsulfonyl)octyl glucosinolate

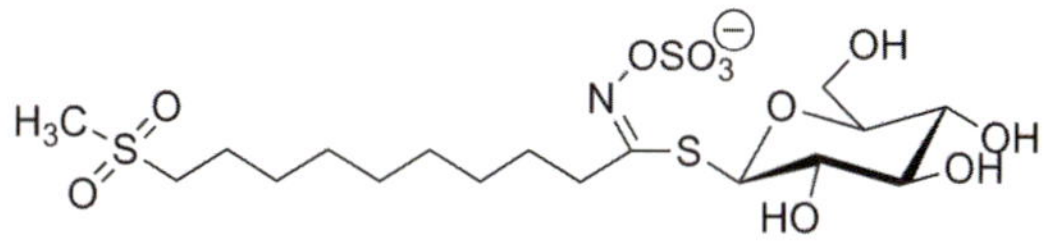

9-(methylsulfonyl)nonyl glucosinolate

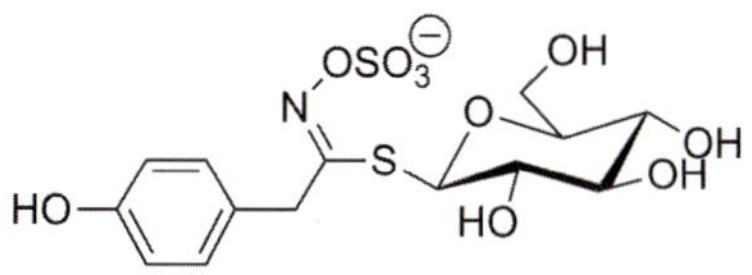

p-hydroxybenzyl glucosinolate

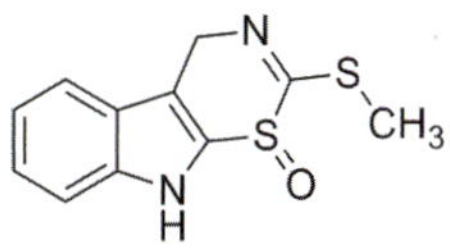

cyclobrassinin sulfoxide

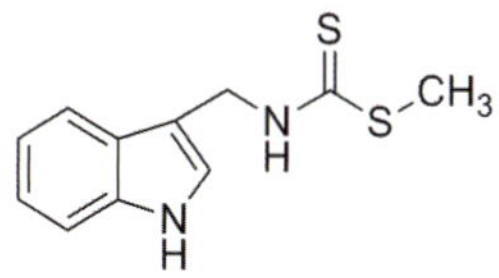

brassinin

약 리 **(1) 피부인적작용**

- 피부에 바르면 피부 및 점막을 자극하여 그 국부와 관계가 있는 내장, 관절, 근육의 혈류를 증가시키고 동통을 완화한다.[1]
- 배당체인 sinigrin에는 자극작용이 없으나 물이 있으면 myrosinase의 작용에 의하여 정유성분으로 변화한다. 정유의 주요 성분은 allylisothiocyanate로 코를 찌르는 것 같은 몹시 매운 맛과 자극작용이 있다.

(2) 거담작용

(3) 기 타

- 항세균작용: 물추출물은 고초균, 포도상구균, 비브리오균, 콜레라균의 성장을 억제한다(*in vitro*).
- 미백작용: 추출물은 tyrosinase와 lipoxidase의 활성을 억제하므로 피부미백화장품에 사용된다. 이러한 활성은 3-isothiocyanate-1-propene, 4-isothiocyanate-1-butene, 2-isothiocyanatoethyl benzene에 의한 것이다(*in vitro*).
- 항산화작용, 해독작용: 추출물에는 항산화작용이[2] 있으며, 혈장내 콜레스테롤, 중성지방, 인지질의 수치를 낮춘다(*in vivo*, rat, *p.o.*). 또한 allylisothiocyanate는 간과 신장, 폐, 비장, 방광, 위, 십이지장 등에서의 quinone reductase와 glutathione S-transferase와 같은 phase II 무독화 효소의 활성을 증가시킨다. 낮은 농도(10 μM/kg/day, 5 day)에서는 특히 방광에서의 이들 효소의 활성을 증가시킨다(*in vivo*, rat).[3]

확인시험 (1) 물을 넣어 반죽하고 조금 있으면 자극성의 냄새가 난다.

(2) 소량의 가루를 취하여 물로 반죽한 다음 2 시간 동안 방치한 후에 수증기증류하고 유출액 1방울에 phenylhydrazine 시액을 가하면 바늘상의 결정이 생긴다(allylisothiocyanate).

규 격 **이물** 이물이 5.0% 이상 섞여 있지 않다. **회분** 5.0% 이하

응 용 향신료, 가루를 온수로 반죽하여 기관지염, 폐렴, 신경통 등에 습포제로 쓴다.

처 방 공연단(控涎丹)

용 량 3 ～ 9 g

주의 및 부작용 개자유 또는 반죽한 것을 피부에 붙이고 시간이 오래되거나 농도가 진하면 수포가 생기고, 심하면 화농한다. 이럴 때에는 사용을 곧 중지한다 해도 회복시간이 길다. 이것은 이미 피부에 흡수된 개자

유가 사용을 정지한 후에도 계속해서 작용하기 때문이다. 따라서, 붙이는 시간이 15 ~ 30 분을 넘어서는 안 되고 피부가 민감한 사람은 5 ~ 10 분만 사용한다.

소량의 개자는 조미료로 내복할 수 있으나 대량은 설사를 일으키고 더 많으면 위와 장을 심하게 자극한다.

약전수재품목 **개자가루** (Pulvis Brassica Seminis, Powdered Brassica)

유사생약

- 흑개자 (黑芥子, Sinapis Semen Nigra, black mustard)

  Brassica nigra Koch (십자화과 Cruciferae)의 씨이다. sinigrin (1 ~ 2.5%), myrosinase, mucilage, 지방유 sinapin (sinapic acid와 choline ester)을 함유하고, 피부 자극제, 토제 (10 g)로 이용된다.

- 백개자 (白芥子 Sinapis Semen Alba, white mustard)

  Brassica alba (L.) Rabenh. (십자화과 Cruciferae)의 씨이다. 구미지역에서 생산되고 sinalbin (2.5 ~ 5%)을 함유한다. sinalbin은 myrosinase에 의해 분해되면 acrinylisothiocyanate를 생성한다. 피부 자극제, 토제, 신경통의 치료에 이용된다.

- 산전채 (山葥菜, Wasabiae Radix)

  Wasabia japonica Matsum. (십자화과 Cruciferae)의 뿌리이다. 일본과 타이완에서 재배, 한국의 울릉도에서 약간 자생하고, sinigrin (5 ~ 6%), 기타 휘발성분을 함유하며, 향신료, 신경통에 이용된다.

참고문헌

1) Wilson SR *et al.* (2011) Nat. Neurosci. 14: 595-602
2) Li C *et al.* (2012) J. Food Sci. 77: 394-400
3) Munday R, Munday CM (2002) Nutr. Cancer. 44: 52-59

견우자

Pharbitidis Semen KP CP JP

(牽牛子, Gyeon U Ja), **흑축** (黑丑, Heuk Chuk) pharbitis seed

기 원 나팔꽃 *Pharbitis nil* Choisy 또는 둥근잎나팔꽃 *Pharbitis purpurea* Voigt (메꽃과 Convolvulaceae)의 잘 익은 씨이다. 일본에서는 *P. nil* Choisy의 종자를 사용한다.

성 상 구슬을 세로로 4 ~ 6 등분한 모양이고 길이 6 ~ 8 mm, 너비 3 ~ 5 mm이다. 바깥 면은 검은색 ~ 회적갈색 또는 회백색이며 매끈하거나 약간 오므라져 있다. 횡단면은 대개 부채 모양이고 연한 황갈색 ~ 연한 회갈색이며, 질은 치밀하다. 이를 확대경으로 볼 때 씨껍질의 바깥면에는 짧은 털이 밀생하고 융기된 선의 아래쪽에 배꼽점이 오목하게 들어가 있다. 씨껍질은 얇고 그 바깥층은 어두운

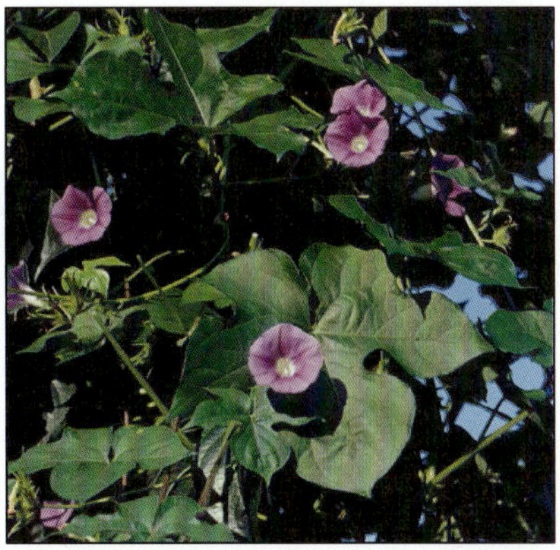

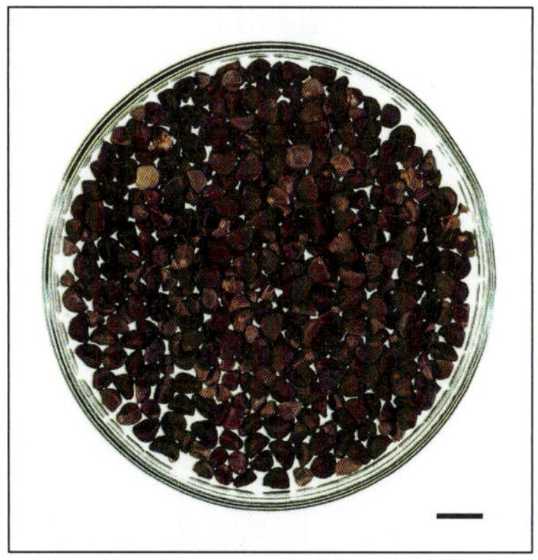

회색, 안쪽층은 엷은 회색이다. 한쪽 끝의 횡단면에는 불규칙하게 쭈그러진 2 장의 떡잎이 있고 그 사이에 등쪽의 가운데에서 융기선에 이르는 2 장의 얇은 격막이 있으나 배꼽이 있는 다른 끝의 횡단면에서는 격막을 볼 수 없다. 떡잎의 단면에서는 어두운 회색의 분비물 구멍을 볼 수 있다. 깬 것은 특유한 냄새가 있고 맛은 기름과 비슷하며 약간 자극성이다.

성　분 Resin glycoside (수지배당체): pharbitic acid, pharbitic acid C, D, pharbitin 등

Peptide: Pn-AMP1, Pn-AMP2

기　타: 3,11-dihydroxytetradecanoic acid, gibberellenic acid, gibberellin A20, gibberellenic acid-3-*O*-β-D-glucopyranoside, peonidin

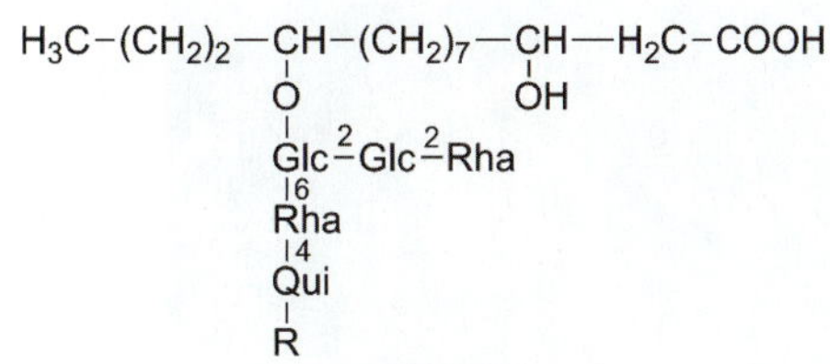

pharbitic acid C, R=H
pharbitic acid D, R=Rha

약　리 **(1) 사하작용**

- 수지성물질인 pharbitin이 소장에서 담즙과 lipase에 의해 가수분해되어 알칼리염으로 된 다음 대장에 이르러 강한 자극을 나타내어 연동운동을 증가시키고 장점막을 충혈시켜 분비물을 증가시킴으로써 사하작용을 나타낸다.

(2) 기　타

- peptide인 Pn-AMP1 (41개 아미노산)과 Pn-AMP2 (40개 아미노산)는 hevein-like protein으로 항진균활성을 나타낸다 (세포벽 파괴).[1)]
- 이뇨작용과 살충작용이 있다.

규　격 **회분** 6.0% 이하

응　용 준하제, 이뇨작용이 있어 하반신 수종, 뇨폐증 등에도 이용한다. Resina Pharbitidis는 알코올추출물을 농축한 후, 물로 씻어 수용성 성분을 제거한 순수한 수지로, 준하제로 이용된다.

처 방 견우산(牽牛散)

용 량 준하제로는 가루 1회 0.5 ~ 1.5 g, 완하제로는 가루 0.2 ~ 0.3 g. 그러나 pharbitin은 물에 녹지 않으므로 전제(煎劑)는 사하작용이 없다.

주의 및 부작용 상용량으로는 중독되지 않으나 일정량 이상을 복용하면 구토, 복통, 설사, 대변 점액혈, 언어장애, 혼미상태 등의 중독증상이 나타날 수 있다.

금기사항 임부, 신체허약자, 파두와는 배합금기이다.

● 참고문헌

1) Koo JC *et al.* (1998) Biochim. Biophys. Acta 1382: 80-90

결명자

Cassiae Semen KP CP JP

(決明子, Gyeol Myeong Ja) cassia seed

기 원 결명차 *Cassia tora* L. 또는 결명 *C. obtusifolia* L. (콩과 Leguminosae)의 잘 익은 씨이다.

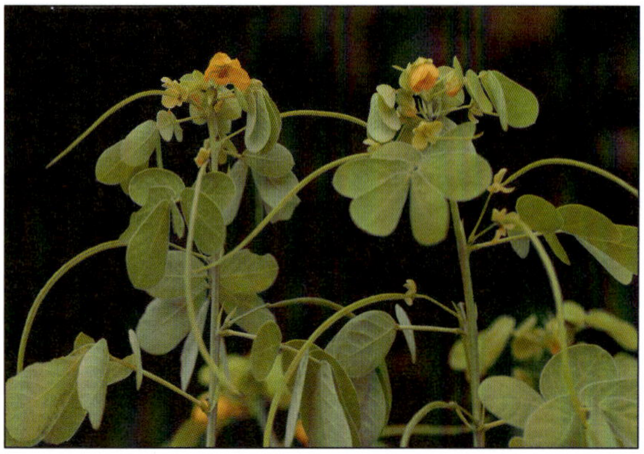

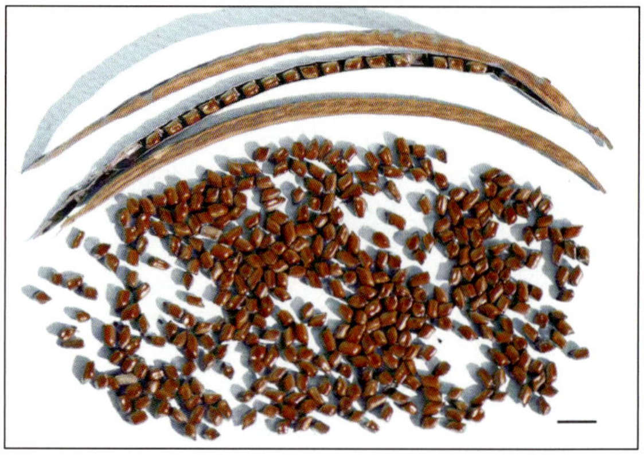

성 상 짧은 원기둥 모양이며 비교적 작고, 길이 3 ~ 5 mm, 지름 2 ~ 3 mm이다. 바깥쪽의 능선은 양쪽에 각각 폭이 넓고 연한 황갈색의 띠가 한 줄씩 있다. 이 약을 깬 것은 특유한 냄새가 있고 맛이 난다. 결명(決明) 이 약은 씨로 마름모꼴 또는 짧은 원기둥모양이고 양쪽 끝이 평행하게 기울어져 있으며, 길이 3 ~ 7 mm, 너비 2 ~ 4 mm이다. 바깥면은 녹갈색 또는 어두운 갈색이며, 반질반질하고 광택이 난다. 한쪽 끝은 비교적 평탄하며 다른 쪽 끝은 비스듬하고 뾰족하다. 배면과 복면에는 각각 한 줄의 돌기된 능선이 있고, 능선의 양쪽에는 각각 색깔이 비교적 연한 선형이고 오목한 무늬가 있는데 이 무늬는 비스듬하게 서로 대칭을 이루고 있다. 질은 단단하여 깨뜨리기 어렵다. 씨껍질은 얇고, 떡잎은 2 장이며 노란색이고 S자 모양으로 굽어져 있으며 또한 겹쳐져 있다.

성 분 Anthraquinone: chrysophanol, physcion, emodin, rhein, aloe-emodin, obtusifolin, obtusin, chryso-obtusin, aurantio-obtusin, chrysophanic acid-9-anthrone 등

Anthraquinone glycoside: glucoobtusifolin, glucochryso-obtusin, glucoaurantio-obtusin, questin V, questin VI (*C. obtusifolia*에 함유)

Naphthalene 유도체: torachrysone, toralactone, rubrofusarin, cassiaside, rubrofusarin-6-β-gentiobioside, *nor*-rubrofusarin, 6-[(α-apiofuranosyl-(1→6)-*O*-β-D-glucopyranosyl)oxy]-rubrofusarin 등 (*C. tora*에 함유)

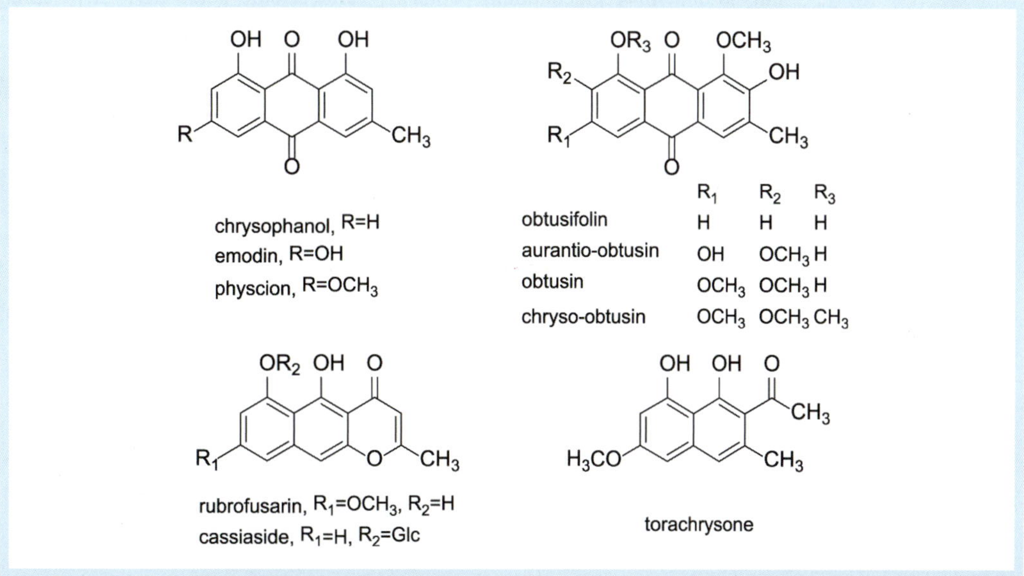

약 리

(1) 이뇨작용, 완하작용, 항염증작용, 혈압강하작용

- 결명자에는 이뇨작용과 숙변배설작용이 있고, 콜레스테롤의 함량을 감소시켜 죽상 동맥경화현상을 억제하며, 염증반응에 관여하는 면역세포의 기능을 억제한다.[1)]
- 물추출물이나 EtOH 추출물은 마취시킨 개, 고양이 또는 토끼의 혈압을 내린다.

(2) 항진균작용

- *C. tora*에서 분리한 chrysophanic acid-9-anthrone은 *Trichophyton rubrum* (3 *μg/ml*)을 비롯한 *T. mentagrophytes* (5 *μg/ml*), *Microsporum caris* (5 *μg/ml*), *M. gypseum* (5 *μg/ml*), *Geotriculata candidum* (10 *μg/ml*) 등의 피부진균(dermatophytes)의 발육을 억제하는 항진균작용이 있다.
- 물추출물(*C. occidentalis*)은 피부진균의 생장을 억제한다 (*in vitro*).[2)]

(3) 세포보호작용

- 간세포보호작용: *C. tora*에서 분리된 6-[(α-apiofuranosyl-(1→6)-*O*-β-D-glucopyranosyl)oxy]-rubrofusarin, cassiaside 및 rubrofusarin-6-β-gentiobioside는 galactosamine에 의한 독성으로부터 간세포를 보호한다 (*in vivo*).[3)] 또한 물추출물(*C. tora*)은 benzo[α]pyrene에 의한 DNA의 손상으로부터 간세포를 보호한다 (*in vitro*, HepG2 cell). 볶은 결명자의 경우에는 이러한 작용이 감소된다.[4)]
- 혈행 개선을 통해 뇌세포 및 뇌조직을 보호하고 기억력 개선효과가 있다.[5~7)]
- 항산화작용: 물추출물(*C. tora*)은 항산화작용을 나타내며 볶은 경우에는 항산화작용이 감소된다 (*in vitro*).[8,9)]

• 돌연변이억제작용: *C. tora*에서 분리된 chrysophanol과 chryso-obtusin, aurantio-obtusin, cassiaside, rubrofusarin gentiobioside는 *Salmonella typhimurium*에 대하여 항돌연변이작용을 보인다 (*in vitro*).[10] 또한, 물추출물 (*C. occidentalis*)은 benzo[α]pyrene과 cyclophosphamide에 의한 염색체이상을 억제한다 (*in vivo*, mouse).[11]

(4) 기 타

• 혈소판응집억제작용: *C. obtusifolia*에서 분리된 anthraquinone 배당체인 glucoobtusifolin, gluco-chryso-obtusin과 glucoaurantio-obtusin은 arachidonic acid, ADP 또는 collagen으로 유도한 혈소판응집현상을 억제한다 (*in vivo*, rat).[12]

• MeOH 추출물 (*C. tora*)은 장내평활근을 수축시키고 통증에 대한 역치를 높여준다 (*in vivo*, mouse).[13]

• 면역증강작용: 물추출물 (*C. occidentalis*)은 cyclophosphamide로 유도한 체액성면역의 저하를 억제한다 (*in vivo*, mouse).[14]

확인시험 가루를 데시케이터 (silica gel)에서 48 시간 말린 다음 0.1 g을 슬라이드글라스 위에 놓고 안지름, 높이 각 10 mm의 유리고리를 얹고 물로 적신 여과지를 위에 덮어 천천히 가열한다. 여과지 윗부분이 황색을 띠면 여과지를 꺼내고 승화물이 붙어 있는 자리에 KOH 시액 1방울을 떨어뜨릴 때 적색을 나타낸다.

규 격 **이물** 1.0% 미만 **회분** 5.0% 이하

응 용 건위, 정장, 이뇨, 완하제 또는 차(茶)로도 쓴다. 또한 야맹증이나 녹내장 등의 안과 질환이나 고혈압에도 쓴다.

처 방 결명자산(決明子散)

용 량 9 ~ 15 g

유사생약

• 망강남(望江南) *Cassia torosa* Cav. (＝*C. occidentalis* L.)

서인도 원산으로 대만 등지에서 야생, 일본에서 재배한다. 석결명이라 하는데, 한국에서도 소량 재배한다.

성분 : physcion, emodin-anthrone, glucophyscion, rubrofusarin, obtusin, aurantio-obtusin, 3-methyl-6-methoxy-l,8-emodin, dihydroxyanthraquinone, physcion glucoside, chrysophanol이 있고, naphthalene유도체로서 cassiollin, torachrysone이 함유되어 있다. 잎에는 matteucinol-7-rhamnoside, jaceidin-7-rhamnoside, apigenin-*C*-flavonoside가 함유되어 있다.

응용 : 복통, 만성 변비, 두통, 건위, 정장에 이용된다.

• 산편두(山扁豆)

차풀 *C. nomame* (Makino) Honda의 씨다.

성분 : emodin, luteolin-7-glucoside, physcion, emodic acid 등이, 그리고 뿌리에는 physcion이 함유되어 있다.

응용 : 완하제, 건위제로 쓴다.

● 참고문헌

1) Kim SJ *et al.* (2011) Am. J. Chin. Med. 39: 565-577
2) Caceres A *et al.* (1991) J. Ethnopharmacol. 31: 263-276
3) Wong SM *et al.* (1989) Planta Med. 55: 276-280
4) Wu CH *et al.* (2001) J. Agric. Food. Chem. 49: 2579-2586
5) Ju MS *et al.* (2010) Food Chem. Toxicol. 48: 2037-2044
6) Kim DH *et al.* (2009) Food Chem. Toxicol. 47: 1473-1479
7) Drever BD *et al.* (2008) J. Pharmacol. Sci. 107: 380-392
8) Yen GC, Chuang DY (2000) J. Agric. Food. Chem. 48: 2760-2765
9) Yen GC, Chung DY (1999) J. Agric. Food. Chem. 47: 1326-1332
10) Choi JS *et al.* (1997) Planta Med. 63: 11-14
11) Sharma N *et al.* (1999) Drug. Chem. Toxicol. 22: 643-653
12) Yun-Choi HS *et al.* (1990) J. Nat. Prod. 53: 630-633
13) Chidume FC *et al.* (2002) J. Ethnopharmacol. 81: 205-209
14) Bin-Hafeez B *et al.* (2001) J. Ethnopharmacol. 75: 13-18

괄루인 Trichosanthis Semen KP CP
(栝樓仁, Gwal Ru In) trichosanthes seed

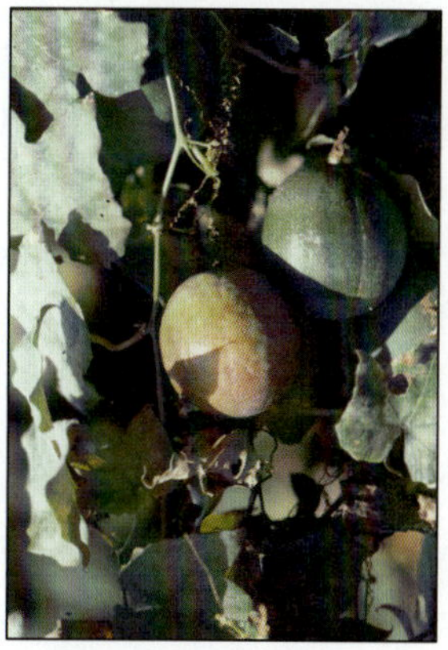

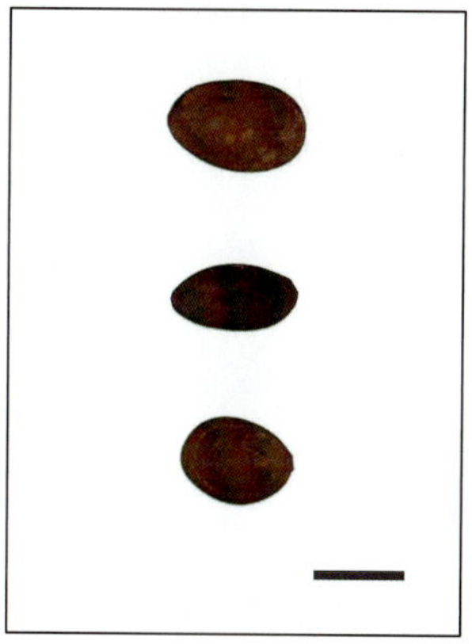

기 원 하늘타리 *Trichosanthes kirilowii* Maximowicz 및 쌍변괄루(雙邊栝樓) *T. rosthornii* Harms (박과 Cucurbitaceae)의 잘 익은 씨이다.

성 상 **하늘타리** 납작한 타원형이고, 길이 12 ~ 15 mm, 너비 6 ~ 10 mm, 두께 약 3.5 mm이다. 바깥면은 연한 갈색 ~ 진한 갈색이고 평평하며 매끄럽고 한 줄의 패인 무늬가 가장자리를 한 바퀴 돌고 있다. 위쪽은 비교적 뾰족하고 배꼽점이 있으며 아랫쪽은 둔한 원형이거나 비교적 좁다. 씨껍질은 질기고 단단하며 내종피는 막질이고 회록색이다. 떡잎은 2개이고 황백색이며 기름기가 풍부하다. 특유한 냄새가 있고 맛은 약간 쓰다. **쌍변괄루** 비교적 크고 납작하며 길이 15 ~ 19 mm, 너비 8 ~ 10 mm, 두께 약 2.5 mm이다. 바깥면은 진한 갈색이며 패인 무늬는 뚜렷하고 가장자리를 고리모양으로 둘러싸고 있는데 이 무늬는 비교적 넓다. 위쪽은 잘린 것처럼 되어있다.

성 분 **Multiflorane계** (D:C-friedo-oleanane) **triterpenoid**: karounidiol, 3-epikarounidiol, 7-oxoisomultiflorenol, bryonolol, 3-epibryonolol, 7-oxo-8β-D:C-friedo-olean-9 (11)-ene-3α,29-diol, karounidiol 등

Cucurbitane계 triterpenoid: 7-oxo-10α-cucurbitadienol, 7-oxo-24-dehydro-10α-cucurbitadienol 등
기 타: *S*-trichokirin

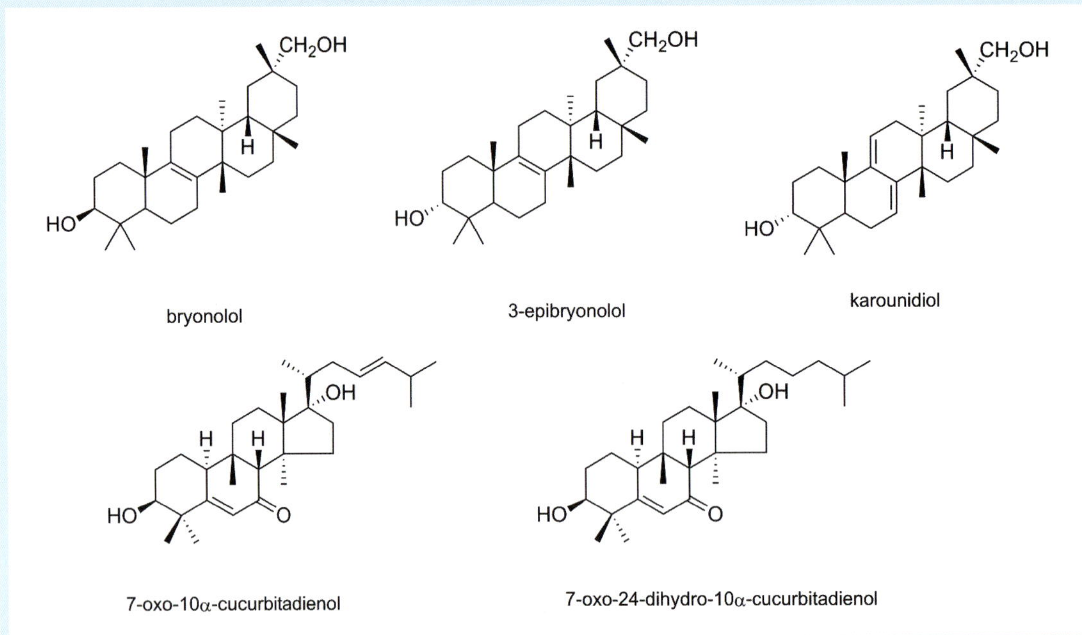

bryonolol, 3-epibryonolol, karounidiol, 7-oxo-10α-cucurbitadienol, 7-oxo-24-dihydro-10α-cucurbitadienol

약 리 **(1) 진해·거담작용**

- 기도의 점액분비를 줄인다.

(2) 항염증작용

- D:C-friedo-oleanane triterpene인 3-epikarounidiol과 7-oxoisomultiflorenol, 3-epibryonolol은 TPA로 유도한 귀의 염증을 억제한다(*in vivo*, mouse).[1]

(3) 항종양작용

- multiflorane-type triterpenoid류는 종양의 생성을 억제하고, karounidiol은 신장암세포주에 대해서 세포독성을 나타낸다(*in vitro*).[2] curcubitacin B는 유방암 세포주의 증식을 억제한다.[3]

(3) 기 타

- *S*-trichokirin(단백질)은 망상적혈구(세망세포계)에 있어서 리보솜의 기능을 방해함으로써 단백질 합성을 억제한다(immunotoxin, *in vitro*).[4]

확인시험 가루 0.1 g에 glacial HOAc 2 m*l*를 넣고 수욕상에서 흔들어 섞으면서 2분간 가온한 다음 여과한다. 이 여액에 H_2SO_4 0.5 m*l*를 가만히 넣을 때 접계면은 적갈색 ~ 적색을 나타낸다(Liebermann-Buchard 반응).

규 격 **씨껍질 조각이** 1.0% 이상 섞여 있지 않다.
건조감량 6.0% 이하 **회분** 4.0% 이하 **엑스함량** 물엑스 6.0% 이상(약전)

응 용 소염, 완하, 진해, 거담약으로 흉통, 변비, 기침, 천식, 협심증 등에 쓴다.

처 방 괄루해백백주탕(括樓薤白白酒湯), 괄루해백반하탕(括樓薤白半夏湯), 지실해백계지탕(枳實薤白桂枝湯), 소함흉탕(小陷胸湯)

용 량 9 ~ 15 g

● 참고문헌

1) Akihisa T *et al.* (1994) Chem. Pharm. Bull. 42: 1101-1105
2) Akihisa T *et al.* (2001) Cancer Lett. 173: 9-14
3) Duangmano S *et al.* (2012) BMC Complement. Altern. Med. 12: 185
4) Tai NW *et al.* (2000) Sheng Wu Hua Xue Yu Sheng Wu Wu Li Xue Bao 32: 495

내복자

Raphani Semen KP CP
(莱菔子, Nae Bok Ja) radish seed

기 원 무 *Raphanus sativus* L. (십자화과 Cruciferae)의 잘 익은 씨이다.

성 상 난원형 또는 타원형에 가까우며, 약간 납작하고 길이 2.5 ~ 4 mm, 너비 2 ~ 3 mm이다. 바깥면은 황갈색 ~ 적갈색 또는 회갈색이며 한 쪽 끝에는 진한 갈색의 둥근 배꼽점이 있고 다른 쪽에는 여러 줄의 세로홈이 있다. 씨껍질은 얇고 잘 부스러진다. 떡잎은 2개이고 황백색이며 기름기가 있다. 이 약의 횡단면을 현미경으로 볼 때 책상조직층에 밀착하여 퇴폐된 색소층이 있고 그 속에는 적갈색 물질이 들어있으며 속씨젖 세포는 한 줄로 납작하고 속에는 전분립이 들어있다. 냄새가 거의 없고 맛은 담담하며 약간 쓰고 맵다.

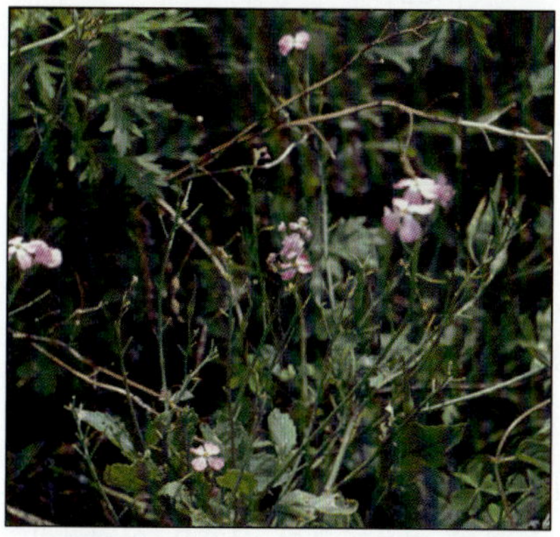

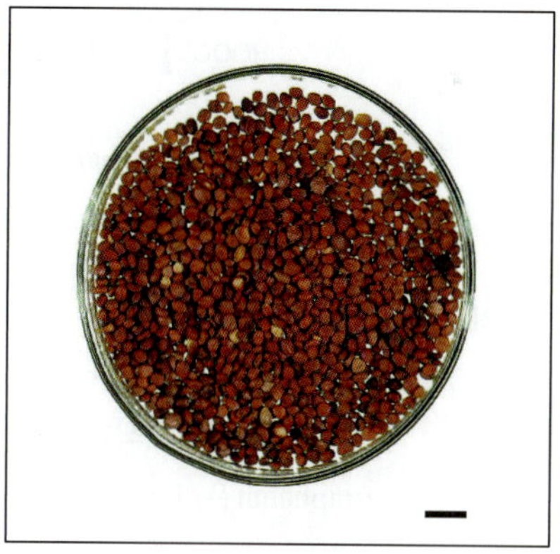

성 분 지방유 30%: erucic acid, linoleic acid, linolenic acid, glycerol sinapate 등

정유: α-, β-hexylaldehyde, methylmercaptan

Steroid: castasterone, brassinolide

Gibberellin: 12α-hydroxy GA_{12}, 12α-hydroxy GA_{15}, 12α-hydroxy GA_{24} 등

항균물질: raphanin, raphanusol A, B

Sulfur containing stress metabolite: spirobrassinin, cyclobrassinin, brassinin, methoxybrassinin, brassicanal A, brassitin, methoxybrassitin

기 타: sulphoraphene

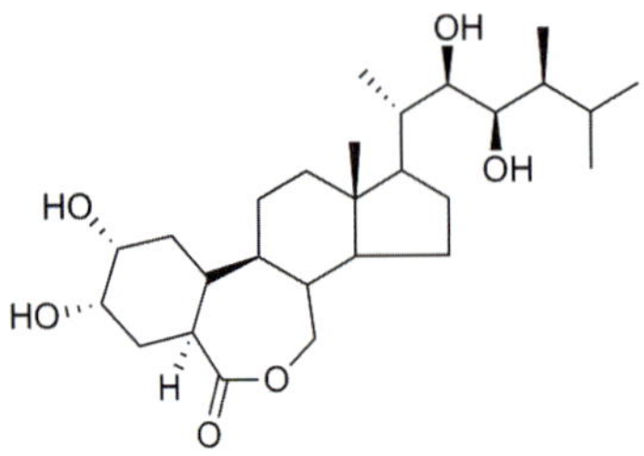

brassinolide

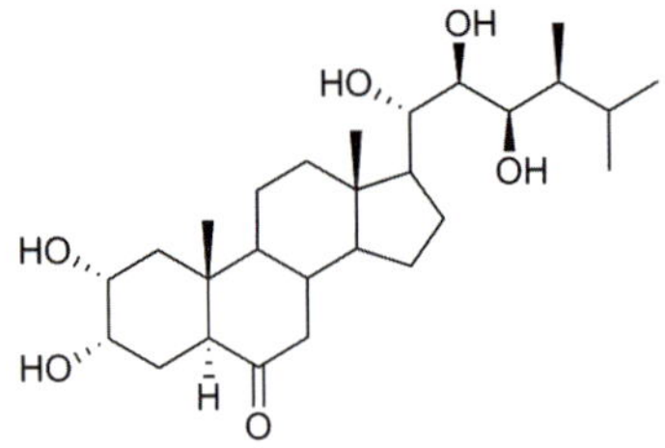

castasterone

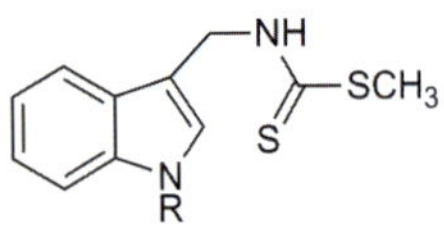

brassinin, R=H
methoxybrassinin, R=OCH_3

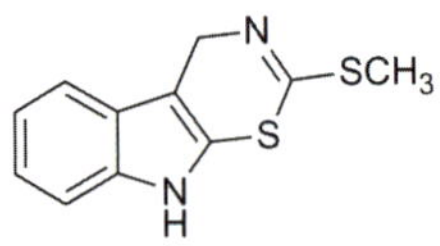

cyclobrassinin

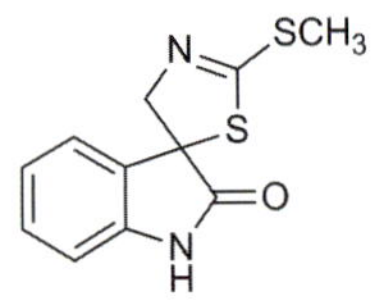

spirobrassinin

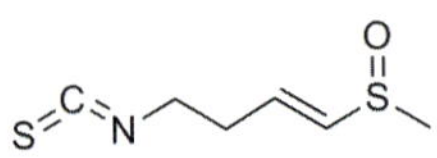

raphanin (= 4-isothiocyanato-1-(methylsulfinyl)-1-butene)

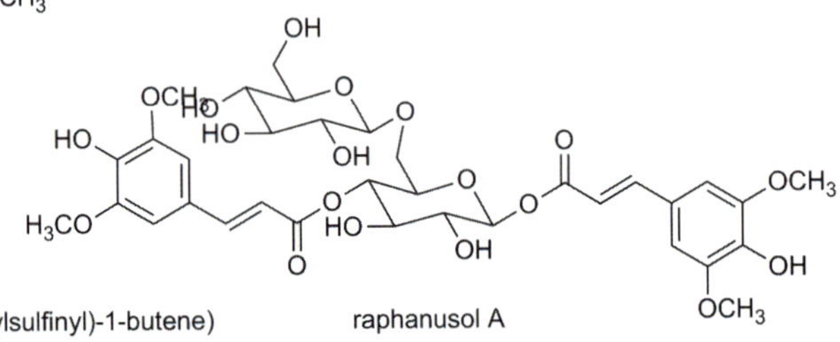

raphanusol A

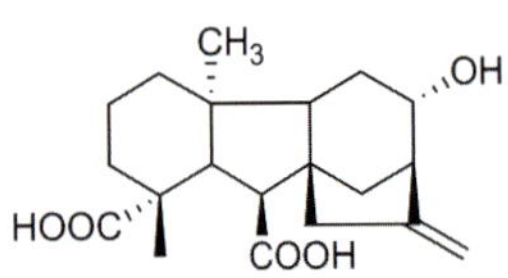

12α-hydroxy GA_{12}

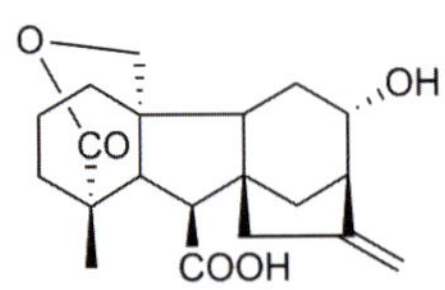

12α-hydroxy GA_{15}

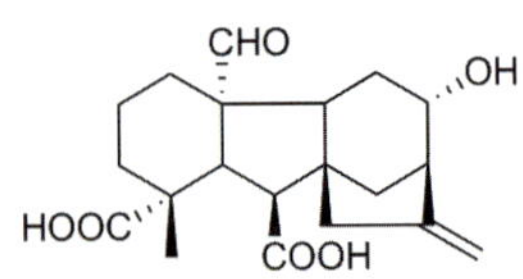

12α-hydroxy GA_{24}

약　리　**(1) 건위작용, 거담작용**

- 한방에서는 식체와 천식을 해소하는 작용이 있다고 본다.

(2) 항세균·항진균작용

- raphanin은 1 *μg/ml* 농도에서 포도상구균과 대장균에 대하여 뚜렷한 억제작용을 나타낸다.[¶5]
- 내복자의 수침제(1 : 3)는 여러 가지 피부진균의 성장을 억제한다.[¶5]

(3) 기　타

- 돌연변이억제작용: isothiocyanate계 성분인 sulphoraphene은 요리한 음식에 들어 있는 돌연변이원인 heterocyclic amine류의 변이원성을 억제한다(*in vitro*, 500 nM/plate).[1)]

응　용　건위 및 거담약으로 소화불량, 요통, 복통, 기침 및 가래가 많은 증상에 쓴다.

처　방　보화환(保和丸)

용　량　9 ~ 15 g

주의 및 부작용　허약한 사람의 경우에는 기침이나 호흡곤란이 올 수 있다.[¶1]

● 참고문헌

1) Shishu, *et al.* (2003) Planta Med. 69: 184-186

대풍자 Hydnocarpi Semen KHP
(大風子, Dae Pung Ja) hydnocarpus seed

기 원 대풍자(大風子) *Hydnocarpus anthelmintica* Pierre 또는 기타 동속 근연식물(이나무과 Flacourtiaceae)의 씨이다.

산 지 *H. anthelminthica*는 미얀마 및 인도에서 자생하며 대만에서도 재배된다. *H. wightiana* Blume는 인도에서 산출되며, 대풍자유의 대부분은 이 식물에서 제조된다.

성 상 3 ~ 5 개의 둔덕이 있는 고르지 않은 달걀모양 ~ 다면형으로 길이 10 ~ 25 mm, 지름 1 ~ 2 cm이다. 바깥면은 회갈색 ~ 회흑색의 딱딱한 1 ~ 2 mm의 겉껍질로 덮여 있고, 가는 줄무늬가 있다. 안쪽은 매끈하고 연한 노란색 ~ 황갈색이다. 종인은 붉은 갈색 ~ 어두운 보라색의 얇은 막으로 덮여 있고, 그 속에 두 쪽의 회백색 종인(種仁)이 들어 있으며 기름기가 있다. 특유한 냄새가 있고 맛은 담담하며 떫다.

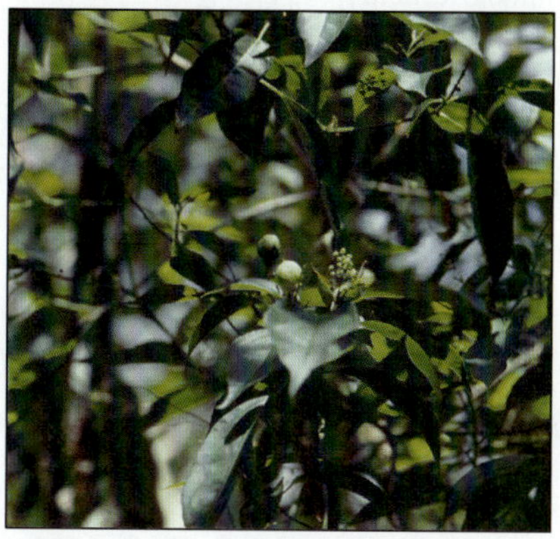
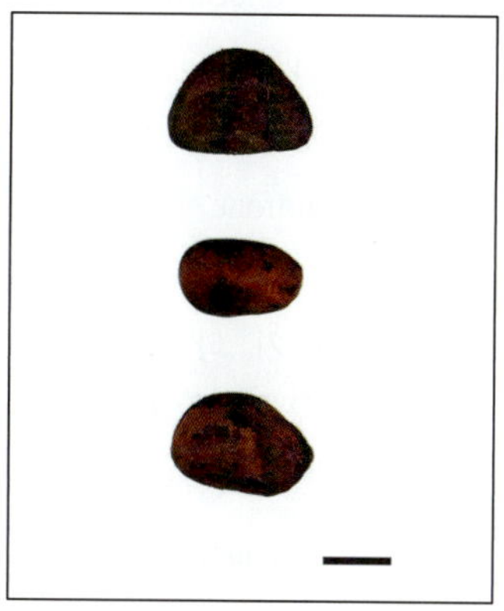

성 분 대풍자유 59%: hydnocarpic acid, chaulmoogric acid, gorlic acid

[*H. wightianus*]의 종피

Flavolignan: hydnocarpin, methoxyhydnocarpin, hydnowightin, neohydnocarpin

Flavonoid: apigenin, luteolin, chrysoeriol

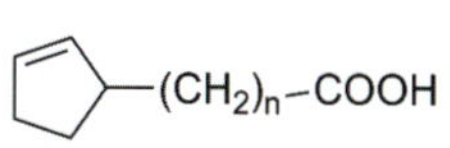

n=10, hydnocarpic acid
n=12, chaulmoogric acid

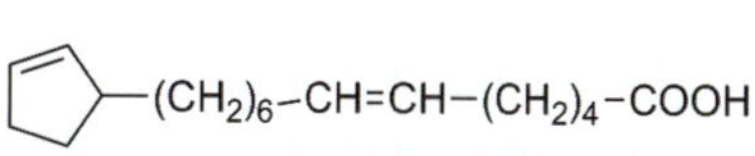

gorlic acid

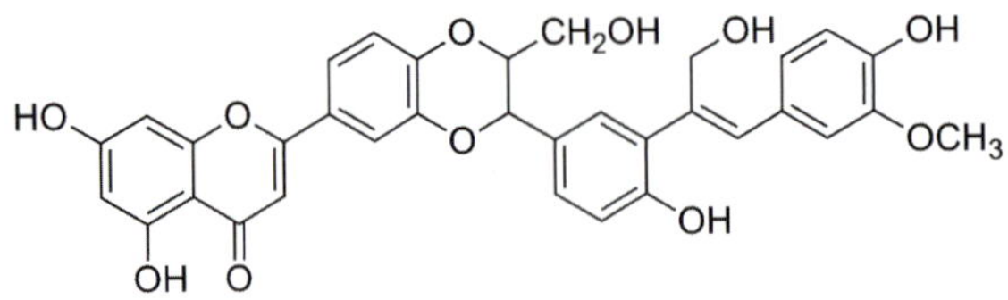

hydnowightin

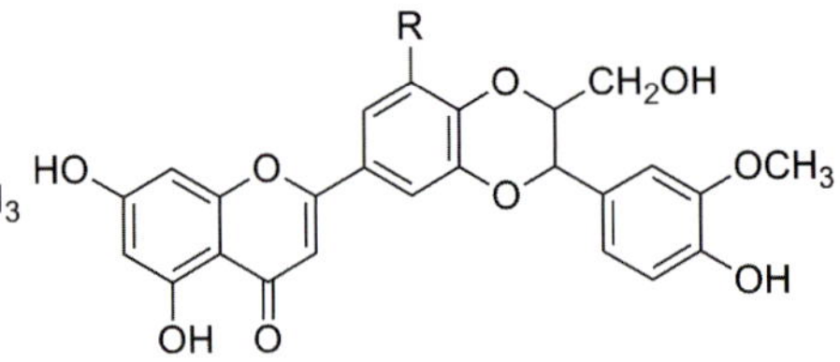

hydnocarpin, R=H
methoxyhydnocarpin, R=OCH_3

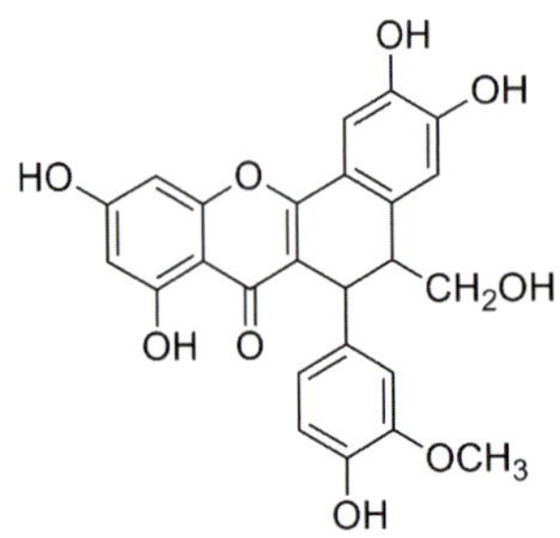

neohydnocarpin

약 리 (1) 항진균작용

- 수침액 (1 : 2)은 백선균의 성장을 억제한다 (*in vitro*). 미생물 대사과정을 조절하여 결핵균의 성장을 억제한다.[1)]

(2) 항나균작용

- hydnocarpic acid와 chaulmoogric acid는 내산성균인 나균 (*Bacillus leprae*)의 성장을 억제한다 (*in vitro*).
- 한센병의 치유뿐만이 아니라 한센병환자의 상처나 궤양의 치유를 촉진한다.[2)]
- sulfone계 한센병치료제인 dapsone과 대풍자유를 같이 투여한 경우, dapsone에 내성을 보이는 나균의 성장이 억제된다 (mouse footpad).[3)]

(3) 기 타

- 구충작용: *H. wightianus*의 알코올추출물에는 구충작용이 있다 (*in vitro*).[4)]
- 혈중지질감소작용: *H. wightianus*의 씨에서 분리된 flavonolignan인 hydnowightin과 hydnocarpin, neohydnocarpin은 혈중지질의 수치를 낮춘다 (mouse). hydnowightin의 작용이 가장 크다.[5)]
- 항염증 · 항종양작용: hydnocarpin에는 항염증작용 및 항종양작용이 있다 (*in vivo*, mouse). hydnowightin과 neohydnocarpin에도 항종양작용이 있지만 hydnocarpin의 항종양작용이 가장 크다.[4)] flavonolignan은 LPS에 의한 염증반응을 억제한다.[6)]

확인시험 이 약을 압착하여 얻은 대풍자유 10 방울에 1 방울의 HCl을 넣고 chloroacetic acid 2 ~ 3 방울을 혼합 가온하면 진한 남색이 나타난다.

응 용 한센병치료, 대풍자유의 제조원료

용 량 1.5 ~ 3 g을 달여서 복용하거나 환제로 하여 복용한다. 외용하기도 한다.[¶1]

주의 및 부작용 대풍자유는 구토, 현기증, 두통, 흉통, 식욕부진, 불면, 전신발열 등을 일으킬 뿐만 아니라 신장을 자극하여 단백뇨를 일으킬 수 있다 (경구투여). 근육주사하면 심한 자극과 동통을 수반하며 괴사가 발생하기 쉽다. 유독하므로 함부로 사용하지 않는다.[¶1]

● 참고문헌

1) Wang JF *et al.* (2010) Chem. Biodivers. 7: 2046-2050
2) Oommen ST (1999) Int. J. Lepr. Other Mycobact. Dis. 67: 154-158
3) Desai AC, Bhide MB (1977) Lepr. India 49: 360-363
4) Raj RK (1975) Indian J. Physiol. Pharmacol. 19: unknown
5) Sharma DK, Hall IH (1991) J. Nat. Prod. 54: 1298-1302
6) Wang JF *et al.* (2011) J. Asian Nat. Prod. Res. 13: 80-83

백자인 Thujae Semen KP (柏子仁, Baek Ja In)

기 원 측백나무 *Thuja orientalis* L. (측백나무과 Cupressaceae)의 씨로서 씨껍질을 제거한 것이다.

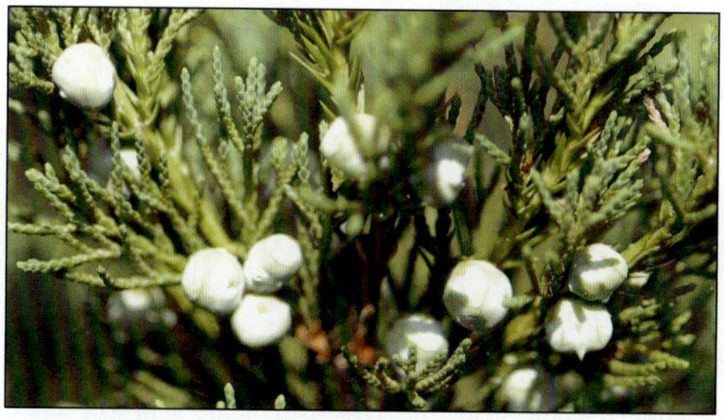

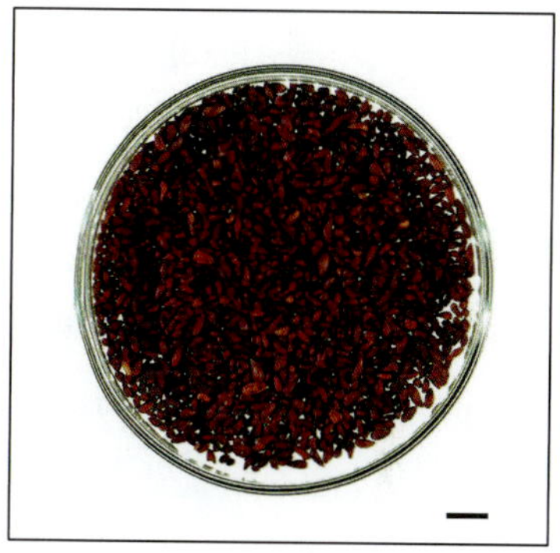

성 상 긴 달걀모양 또는 긴 타원형이며, 길이 4 ~ 7 mm, 지름 1.5 ~ 3 mm이다. 바깥면은 황백색 또는 연한 황갈색이고, 막질인 내종피로 싸여있으며, 끝은 약간 뾰족하고 진한 갈색의 작은 점이 있으며, 아랫쪽은 둔한 원형이다. 질은 연하고 기름기가 많다. 횡단면을 현미경으로 볼 때 바깥쪽은 1열로 된 내종피이고 세포는 긴 막대모양이며 보통 갈색 색소가 들어있는 하피세포와 서로 이어져 있다. 속씨젖은 세포가 다각형에 가깝거나 원형에 가깝고 세포강 안에는 비교적 커다란 호분립과 지방유 방울이 가득 차있으며, 호분립이 용해된 후에는 그물눈 모양의 자국이 남는다. 떡잎세포는 직사각형을 나타내고 세포강에는 비교적 작은 호분립과 지방유 방울이 가득 차있다. 또한 떡잎 조직에는 2개의 유관속을 볼 수 있다. 특유한 냄새가 있고 맛은 담담하다.

성 분 Sesquiterpenoid: cedrol, α-, β-, γ-cuparenol, α-isocuparenol, α-, β-biotol, α-, β-cuparenone

Diterpenoid: pinusolide, 15,16-*bisnor*-13-oxo-8(17)-labden-19-oic acid, 15,16-*bisnor*-13-oxo-8(17), 11*E*-labdadien-19-oic acid, 14,15,16-*trisnor*-8(17)-labden-13,19-dioic acid

기 타: thujic acid, 지방유가 약 14%, essential oil, saponin, lignan, 불포화지방산 등

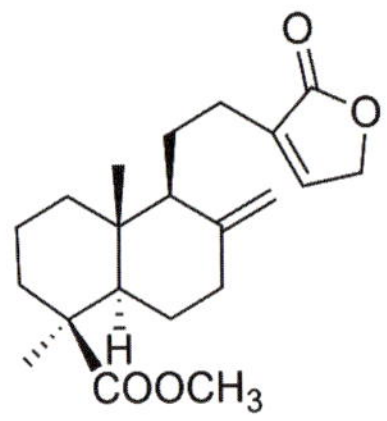

pinusolide

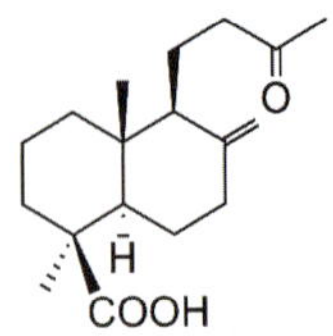

15,16-*bisnor*-13-oxo-8(17)-labden-19-oic acid

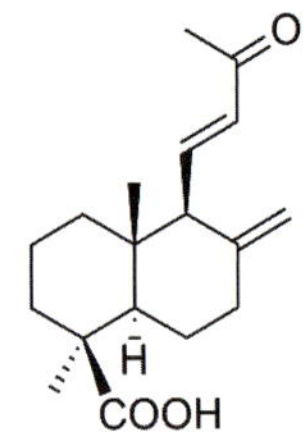

15,16-*bisnor*-13-oxo-8(17),11*E*-labdadien-19-oic acid

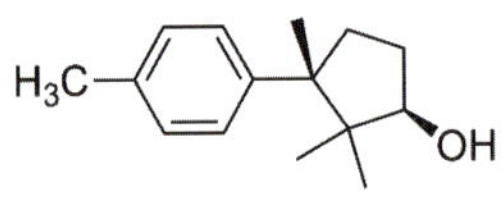

α-cuparenol

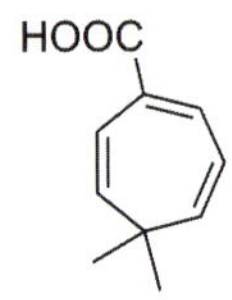

thujic acid

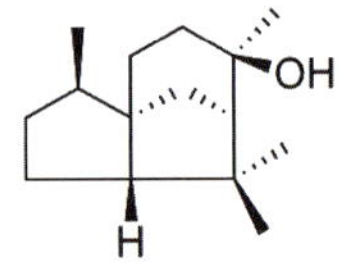

cedrol

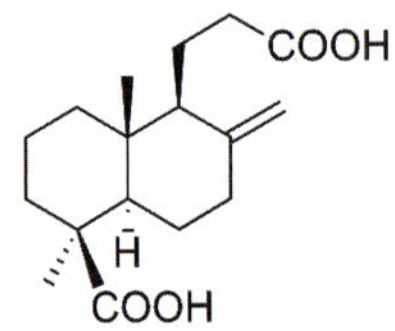

14,15,16-*trisnor*-8(17)-labden-13,19-dioic acid

약 리 (1) 진정작용, 지한(止汗)작용

(2) 통변작용

- 백자인에는 지방유가 많이 함유되어 있어 윤장효과가 뚜렷하다.

(3) 기 타

- 탈모치유작용: 추출물은 5α-reductase type 2의 활성을 억제하며 (IC_{50}, 2.6 *μg/ml*, γ-linolenic acid 보다는 효과가 좋고, finasteride보다는 효과가 낮다), 탈모증에 효과가 있다 (*in vivo*, B6CBAF1/j hybrid mouse).[1]
- 학습능력개선작용: EtOH 추출물은 전뇌기저부의 손상에 의한 학습능력저하를 개선한다 (*in vivo*, mouse).[2]
- 혈중지질저하작용: 백자인유에 들어 있는 불포화지방산인 5*Z*,11*Z*,14*Z*-eicosatrienoic acid (20 : 3)와 5*Z*,11*Z*,14*Z*,17*Z*-eicosatetraenoic acid (20 : 4)는 α-linolenic acid보다 더 효과적으로 혈중 콜레스테롤과 지질의 수치를 낮춘다 (*in vivo*, rat).[3]
- 암세포 주위환경의 염증 반응을 저하시켜 항암작용이 있다.[4,5]

응 용 한방에서는 자양, 강장, 진정약으로 고혈압, 기침에 사용하며, 그 밖에 진정, 이뇨, 윤장작용 등이 알려져 있다.

처 방 백자인환(柏子仁丸), 백자인산(柏子仁散), 백자양심탕(柏子養心湯), 천왕보심단(天王補心丹)

용 량 9 ~ 15 g

● 참고문헌

1) Park WS *et al.* (2003) J. Dermatol. Sci. 31: 91-98
2) Nishiyama N *et al.* (1995) Biol. Pharm. Bull. 18: 1513-1517
3) Ikeda I *et al.* (1992) Lipids 27: 500-504
4) Biswas R *et al.* (2011) Evid. Based Complement Alternat. Med. 2011: 568148
5) Sunila ES *et al.* Pharm. Biol. 49: 1065-1073

백편두 Dolichos Semen KP JP
(白扁豆, Baek Pyeon Du) hyacinth bean

기 원 편두 *Dolichos lablab* L. (콩과 Leguminosae)의 씨이다.

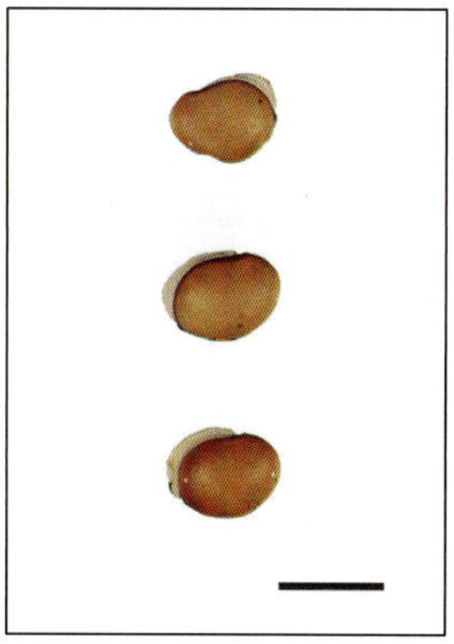

성 상 납작한 타원형 ~ 납작한 난원형이며, 길이 8 ~ 12 mm, 너비 6 ~ 9 mm, 두께 4 ~ 7 mm이다. 바깥면은 황백색이고 평활하며 광택이 있고 한쪽 가장자리에는 눈썹 모양으로 융기된 백색의 종침(種枕)이 있다. 질은 단단하다. 씨껍질은 얇고 각질로 되어 있으며 내부에는 떡잎이 2개 있고 두터우며 황백색이다. 특유한 냄새가 있고 맛은 담담하며 씹으면 콩 비린내가 난다.

성 분 Saponin: lablab saponin I, lablaboside A ~ F

Steroid: dolicholide, dolichosterone, homodolichosterone

종자에는 (–)-pipecolic acid, phytoagglutin A, B가 함유되어 있으며, 그 밖에 단백질 22.7%, 지방 1.8%, 탄수화물 57%, 이 외에 Ca, P, Fe와 tyrosinase 등이 함유되어 있다.

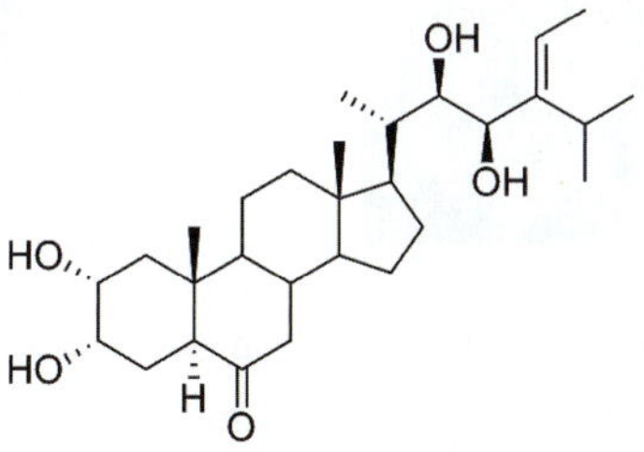

homodolichosterone

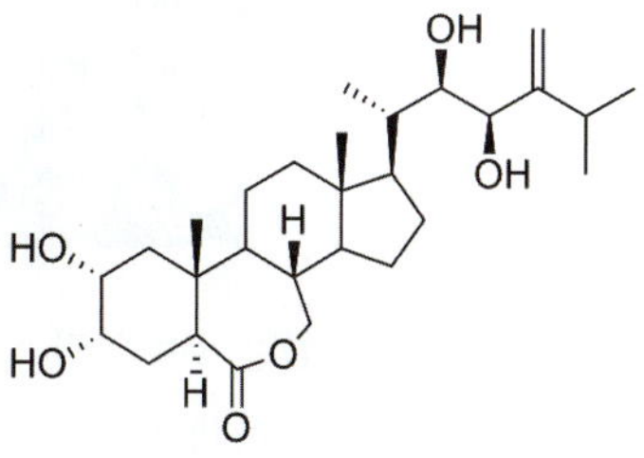

dolicholide

약 리 **(1) 이뇨작용**

(2) 기 타

- 두 종류의 식물성 적혈구 응집소 A와 B (phytoagglutin A, B)가 있다. A는 물에 녹지 않고 트립신 활성에 길항하지 않는다. 사료에 배합하여 흰 쥐에게 먹이면 성장이 억제되고 심지어 간장의 국소적인 괴사를 일으킨다. 응집소 B는 물에 용해되며 트립신 활성에 길항한다. 1시간 동안 끓인 후에는 이들 활성의 86 ~ 94%를 잃는다.[¶5]
- lectin인 FRIL (Flt3 receptor-interacting lectin)은 줄기세포의 한 종류인 human cord blood CD34$^{(+)}$ CD38$^{(-/low)}$/SCID repopulating 줄기세포가 증식이나 분화를 하지 않은 채 보관되는 기간을 늘려준다 (*ex vivo*).[1)]

응 용 비위허약, 식욕부진,[2)] 조육(鳥肉)중독이나 식중독의 해독제로 쓴다.

처 방 향유음(香薷飮), 백편두산(白扁豆散)

용 량 9 ~ 15 g

참고문헌

1) Kollet O *et al.* (2000) Exp. Hematol. 28: 726-736
2) Sufian MK *et al.* (2007) J. Agric. Food Chem. 55: 8980-8986

보골지 Psoraleae Semen KHP CP (補骨脂, Bo Gol Ji)

기 원 보골지 *Psoralea corylifolia* L. (콩과 Leguminosae)의 씨이다.

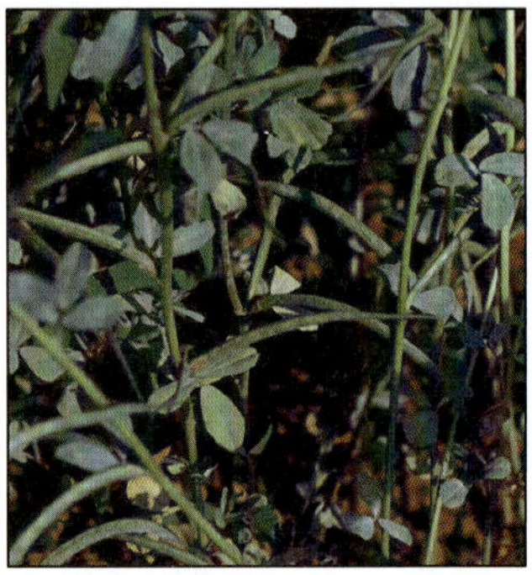

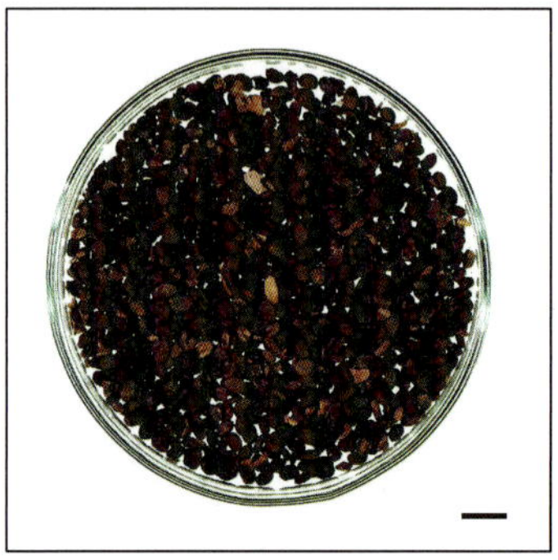

성 상 납작한 타원형이며 약간 납작하고 길이 3 ~ 5 mm, 너비 2 ~ 4 mm, 두께 약 2 mm이다. 바깥 면은 흑갈색 ~ 검은색 또는 회갈색으로 그물모양의 작은 무늬가 있다. 위쪽은 둥글고 1개의 작은 돌기가 있으며 열매꼭지의 자국은 움푹 들어가 있다. 자른 면은 황백색이며 떡잎이 2장 있고 기름기가 있다. 특유한 방향이 있고 맛은 맵고 약간 쓰다.

성 분 Coumarin: psoralen, angelicin, isopsoralen, bakuchicin
Terpene phenylpropanoid: phenylpropanoid, bakuchiol, corylifolin
Coumestan: corylidin, psoralidin, bavacoumestan A, B
Isoflavone: psoralenol, corylinal, corylin, daidzein, neobavaisoflavone
Chalcone: bavachromanol, bakuchalcone, isobavachalcone
Flavanone: bavachinin, bavachin, isobavachin

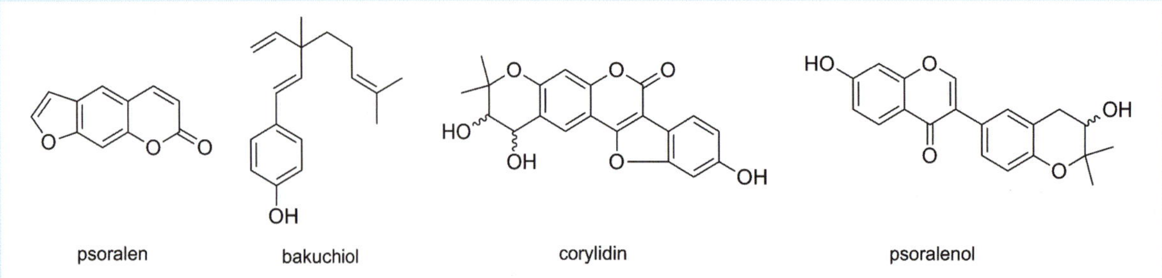

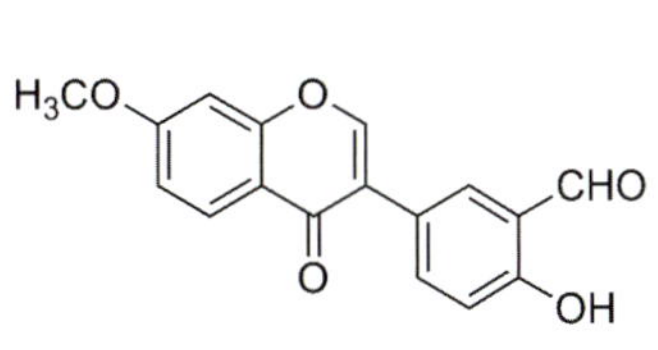
corylinal

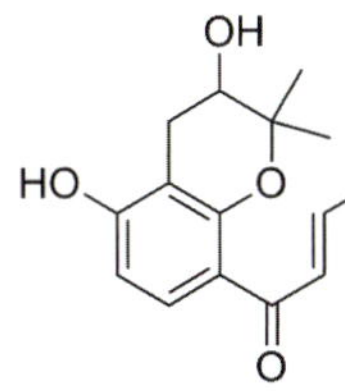
bavachromanol

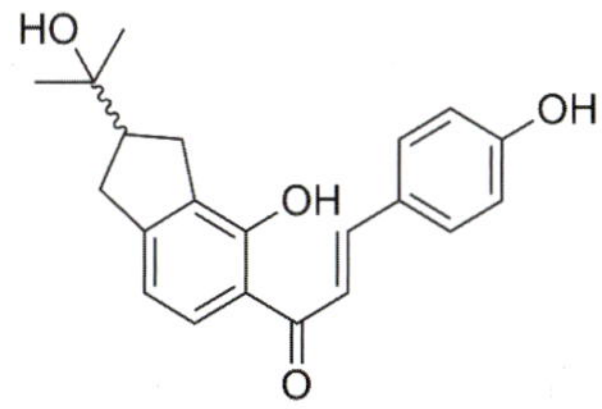
bakuchalcone

약 리 **(1) 관상동맥확장작용**[1)]

- 보골지의 열매는 적출심장(rabbit, cat, rat)의 관상혈관을 확장하며(khellin의 4배 정도), 뇌하수체 후엽 호르몬의 관상동맥수축작용에 길항한다.[¶1]

(2) 멜라닌생성촉진작용[2)]

- 추출액은 백반증과 건선에 효과가 있으며 그 유효 성분은 psoralen이다. 독성은 아주 약하다.[¶1]

(3) 골형성촉진작용[3,4)]

- estrogen 유사작용이 있다(*in vivo*, rat).
- Acetone 추출물에서 얻은 비극성 분획은 뼈의 골질화를 촉진한다(*in vivo*, rachitic rat).[5)]
- 열매의 추출물과 ethyl acetate 분획물, flavonoid 성분인 corylin과 bavachin은 osteoblast-like UMR 106 cell line의 분화를 촉진한다(*in vitro*).[6,7)]

(4) 항종양작용

- EtOH 추출물은 HEp-2 세포주와 lung carcinoma 세포주의 성장을 억제한다(*in vitro*).[8)]
- corylifolin과 bakuchiol, neobavaisoflavone은 DNA 중합효소 억제제이고, daidzein은 DNA 중합효소와 위상이성질화효소 II 억제제이며, bakuchicin은 위상이성질화효소 II 억제제이다.[9)]
- bakuchiol은 NFκB의 활성을 억제하여 iNOS 유전자의 발현을 억제한다.[10)]
- coumestan 유도체인 psoralidin은 HT-29 (colon)과 MCF-7 (breast), 위암세포주 등의 인간암세포주에 대하여 세포독성을 나타낸다(*in vitro*).[11,12)]
- 추출물은 면역증강작용을 통하여 항종양작용을 나타내며(*in vitro*),[13)] 발암물질(7,12-dimethyl benz [α] anthracene 등)에 의한 발암성을 줄인다(*in vivo*, mouse).[14)]

(5) 항세균작용, 살충작용

- MeOH 추출물과 bakuchiol은 *Mycobacterium aurum*의 성장을 억제한다[antimycobacterial activity, 결핵(TB)이나 한센병(leprosy)과 연관].[15)]
- bakuchiol은 *Streptococcus mutans*와 같은 구강의 병원성 세균의 성장을 억제한다(*in vitro*).[16)]
- 살충작용: 알코올추출물은 소에 기생하는 사상충인 *Setaria cervi*의 자발성 운동과 신경을 마비시키고 살충작용을 나타낸다.[17)]

(6) 기 타

- 항산화작용: bakuchiol은 광범위한 항산화작용을 나타낸다.[18)] bakuchiol의 경우 산화반응에 의한 용혈현상으로부터 적혈구를 보호하며, 미토콘드리아의 지질과산화를 억제한다(*in vitro*).[19)]
- 간세포보호작용: bakuchiol은 tacrine으로 유도한 간독성으로부터 간세포를 보호한다(*in vitro*, Hep G2 cells).[20)]
- psoralen과 isopsoralen은 monoamine oxidase (rat brain)의 활성을 억제한다(*in vitro*).[21)]
- isobavachalcone과 neobavaisoflavone에는 항혈소판응집작용이 있다(*in vitro*).[22)]

응 용 관상동맥 확장제, 자궁출혈, 백반병, 탈모, 조갑진균증 등에 쓴다.

처 방 파고지산(破古紙散), 파고지환(破古紙丸), 오덕환(五德丸), 이신환(二神丸)

용 량 6 ~ 15 g, 또는 가루를 술에 개어 바르기도 한다.¶1

주의 및 부작용 추출물은 고환에서의 정자생성을 방해하며(testicular toxicity, *in vivo*, rat, diet),[23] EtOH 추출물은 시상하부 뇌하수체 고환 축(hypothalamus-pituitary-gonadal axis)의 경로에 영향을 주어 약간의 생식장애를 일으킨다(*in vivo*, male, female, diet).[24]

● **참고문헌**

1) Li X *et al.* (2011) Phytother. Res. 25: 1574-1578
2) Sultan T *et al.* (2011) J. Recept. Signal Transduct. Res. 31: 39-44
3) Lim SH *et al.* (2011) Phytomedicine 18: 425-430
4) Wong RW *et al.* (2010) Phytother. Res. 24 Suppl 2: S155-160
5) Miura H *et al.* (1996) Planta Med. 62: 150-153
6) Wang D *et al.* (2001) Planta Med. 67: 748-749
7) Xiong Z *et al.* (2003) Pharmazie 58: 925-928
8) Whelan LC, Ryan MF (2003) Phytomedicine 10: 53-58
9) Sun NJ *et al.* (1998) J. Nat. Prod. 61: 362-366
10) Pae HO *et al.* (2001) Int. Immunopharmacol. 1: 1849-1855
11) Mar W *et al.* (2001) Arch. Pharm. Res. 24: 211-213
12) Yang YM *et al.* (1996) Planta Med. 62: 353-354
13) Latha PG *et al.* (2000) Fitoterapia 71: 223-231
14) Latha PG, Panikkar KR (1999) J. Ethnopharmacol. 68: 295-298
15) Newton SM *et al.* (2002) J. Ethnopharmacol. 79: 57-67
16) Katsura H *et al.* (2001) Antimicrob. Agents Chemother. 45: 3009-3013
17) Qamaruddin *et al.* (2003) J. Ethnopharmacol. 84: 313
18) Haraguchi H *et al.* (2002) Phytother. Res. 16: 539-544
19) Haraguchi H *et al.* (2000) Planta Med. 66: 569-571
20) Cho H *et al.* (2001) Planta Med. 67: 750-751
21) Kong LD *et al.* (2001) Pharmacol. Toxicol. 88: 75-80
22) Tsai WJ *et al.* (1996) J. Nat. Prod. 59: 671-672
23) Takizawa T *et al.* (2004) Food. Chem. Toxicol. 42: 1-7
24) Takizawa T *et al.* (2002) J. Toxicol. Sci. 27: 97-105

비자

Torreyae Semen KHP CP

(榧子, Bi Ja), 옥비(玉榧) Japanese nutmeg

기 원 비자나무 *Torreya nucifera* Siebold et Zuccarini 또는 비(榧) *T. grandis* Fort. (주목과 Taxaceae)의

씨이다. 중국에서는 *T. grandis* Fort.의 종자만을 사용한다.

성 상 **비자나무** 긴 달걀모양 ~ 타원형이다. 길이 10 ~ 25 mm, 지름 약 1 cm이다. 바깥면은 황갈색으로 단단하고 세로주름이 있다. 씨는 바깥면이 회백색이고 절단면은 황갈색이고, 기름기가 있다. 냄새가 거의 없고 맛은 달고 떫다.

비 (榧) 난원형 또는 긴 타원형이고 길이는 20 ~ 35 mm이고 지름은 13 ~ 20 mm이다. 냄새가 약간 있고 맛은 약간 달고 떫다.

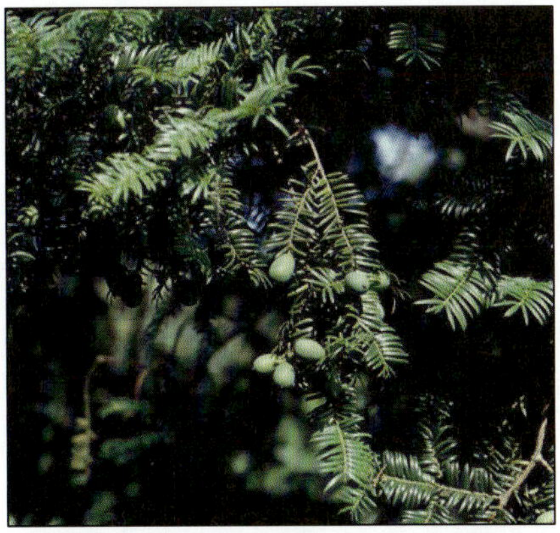

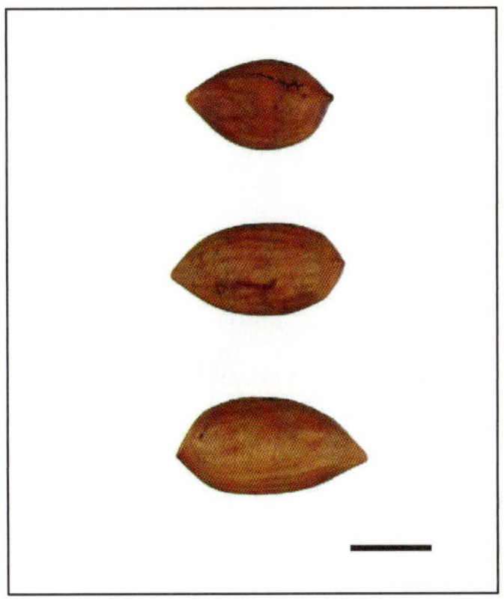

성 분 **씨**: 지방유가 35% 들어 있고 지방산은 주로 linoleic acid로 되어 있다.

줄기: 4 종의 sesquiterpene계 oil (nuciferal, nuciferol, torreyal, neotorreyol)과 dibenzylbutyrolactone계 lignan (arctigenin, arctiin, traxillagenin, traxill aside, 4'-demethyltraxillagenin)

목부: dendrobasin, *O*-methylcinnamic aldehyde, *trans*-(±)-nuciferol

잎: 정유가 0.2% 들어 있으며, 주성분은 nuciferol, nuciferal, (+)-limonene, camphene, cadinene, dendrobasin, torreyol, torreyal 등이다. 그 외 biflavone인 kayaflavone 등

약 리 **(1) 구충작용**

- 비자에는 고양이의 촌충을 구제하는 성분이 들어 있다. 활성 성분은 물이나 diethyl ether, 알코올에는 녹지 않고 페놀에 녹는다. 임상적으로 구충병 (鉤蟲病)에 유효하다.

(2) 세포보호작용 (줄기)

- 간세포보호작용: 비자의 arctigenin과 traxillagenin, 4'-demethyltraxillagenin은 glutathione의 합성을 증가시키기보다는 glutathione 수치를 유지하게 해줌으로써 CCl_4로 유도한 간독성으로부터 간세포를 보호한다 (*in vitro*, primary cultured rat hepatocyte).[1]
- 뇌세포보호작용: MeOH 추출물과 (−)-arctigenin, (−)-traxillagenin, arctiin, traxillaside 등의 dibenzylbutyrolactone계 lignan 성분들은 glutamate로 유도한 세포독성으로부터 뇌세포를 보호한다 (*in vitro*).[2] arctigenin은 흰쥐의 일차배양대뇌피질세포의 kainate 수용체에 결합함으로써 glutamate로 유도한 세포독성으로부터 뇌세포를 보호한다 (*in vitro*).[3]

(3) 기 타

- actigenin은 STAT3 신호전달을 억제하고 항암 화학요법제의 민감도를 높인다.[4]
- 지질대사 효소의 발현에 관여하여 항대사증후군 작용이 있다.[5]

응 용 구충 및 촌충 구제에 사용한다.

처 방 비자산편탕 (榧子蒜片湯)

용 량 9 ~ 15 g

● **참고문헌**

1) Kim SH *et al.* (2003) Biol. Pharm. Bull. 26: 1202-1205
2) Jang YP *et al.* (2001) Planta Med. 67: 470-472
3) Jang YP *et al.* (2002) J. Neurosci. Res. 68: 233-240
4) Yao X *et al.* (2011) J. Cell Biochem. 2112: 2837-2849
5) Endo Y *et al.* (2007) Biosci. Biotechnol. Biochem. 71: 231-233

빈랑자 Arecae Semen KP CP
(檳榔子, Bin Rang Ja) areca, betel nut

기 원 빈랑나무 *Areca catechu* L. (야자과 Palmae)의 잘 익은 씨로서 열매를 채취하여 물에 삶아 열매껍질을 벗긴 것이다.

둔한 원뿔모양 또는 납작한 구형이고 그 밑바닥의 중앙에 배꼽점이 있어 오목하게 들어가며, 길이 15 ~ 35 mm, 지름 15 ~ 30 mm이다. 바깥면은 회적갈색 ~ 회황갈색이며 색이 연한 그물무늬가 있다. 질은 매우 단단하여 깨뜨리기 어렵다. 잘린 면은 질이 치밀하고 회갈색의 씨껍질이 흰색의 씨젖에 들어가 대리석과 같은 꽃무늬를 이루며, 속은 비어 있을 때도 있다. 약간 특유한 냄새가 있으며 맛은 떫고 약간 쓰다.

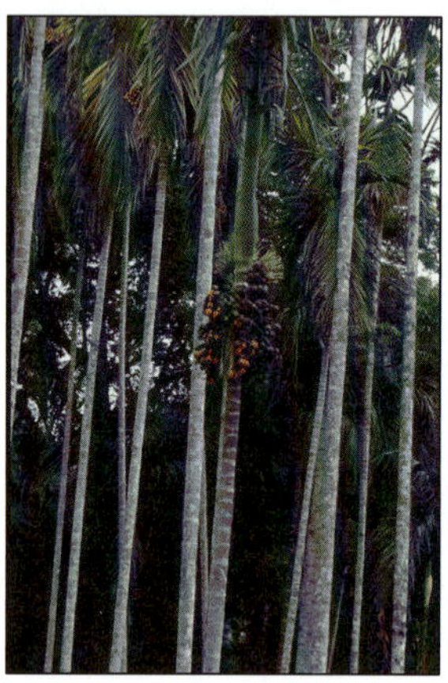

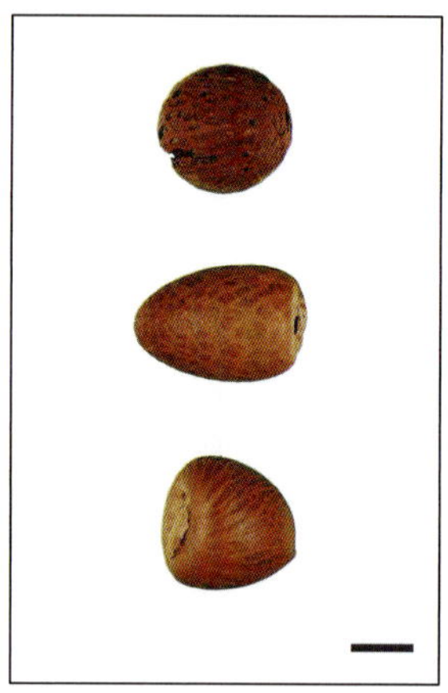

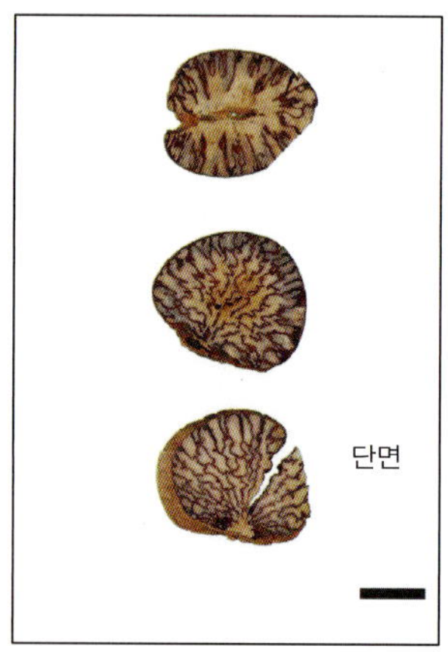

성 분 Pyridine alkaloid 0.3 ~ 0.7%: arecoline, arecaidine, guvacine, guvacoline, arecolidine 등

Steroid: diosgenin, kryptogenin, β-sitosterol

Tannin: (+)-catechin, (−)-epicatechin, procyanidin B-1, B-2, B-7, A-1, C-3, arecatannin A1 ~ 3, B1 등

기 타: 지질 (약 15%), amino acid 등

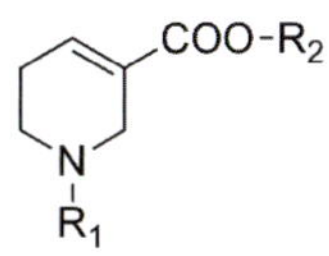

arecoline, $R_1=CH_3$, $R_2=CH_3$
arecaidine, $R_1=CH_3$, $R_2=H$
guvacine, $R_1=H$, $R_2=H$
guvacoline, $R_1=H$, $R_2=CH_3$

약 리

(1) 구충작용[1)]

• 전제는 지렁이나 거머리에 대한 살충 효과가 있고, 기생충에 대한 구충작용이 있다. 임상적으로 조충, 회충, 편충, 흡혈충 등에 유효하다.

(2) 건위작용

• 대장 평활근에 작용하여 세포내 Ca^{2+}의 농도를 높이고 근육을 수축한다.[2)]

(3) 항바이러스·항진균작용

(4) 부교감신경흥분작용

• arecoline은 무스카린성 수용체에 작용하며, 다량에서는 니코틴성 수용체에 작용하여 부교감신경을 흥분시킨다. 이로 인하여 저농도에서 혈관확장, 저혈압, 심계항진, 내장긴장도와 연동운동자극, 분비액(침, 땀)의 증가, 동공축소, 방광수축을 일으킨다.[¶3] 다량 투여하면 진정, 경련, 사지이완, 설사 등의 증상을 나타낸다.

• arecoline은 간에서 arecaidine으로 대사되며, arecaidine도 부교감신경을 약하게 흥분시킨다(*in vivo*, rat).

(5) 중추신경흥분작용

• 항우울제와 같이 기분을 좋게 해 주는 효과도 있는데 이에 대한 기전은 정확하지 않다. 다만, arecaidine과 guvacine이 대뇌피질(rat)에서 GABA의 재흡수를 방해한다는 것이 *in vitro*에서 관찰되었지만 *in vivo*에서는 관찰되지 않았다.[¶3]

• 학습 및 기억능력증진 등의 중추작용도 인정된다(man, mouse, *s.c.*).

• arecaidine은 phenothiazine 유도체에 의한 활동성 저하 및 기억장해를 개선한다(*in vivo*, mouse).

확인시험 가루 및 빈랑자표준생약 3 g에 diethyl ether 30 m*l* 및 NaOH 시액 5 m*l*를 넣고 5분간 흔들어 섞은 다음 원심분리하여 상층액을 취한다. 수욕에서 diethyl ether를 날려 보낸 다음 잔류물을 MeOH 1.5 m*l*에 녹여 검액 및 표준액으로서 TLC법에 따라 시험한다. 5 μ*l*을 TLC용 silica gel을 써서 만든 박층판에 점적한 후 Acetone - H_2O - glacial HOAc 혼합액(10 : 6 : 1)을 전개용매로 하여 약 10 cm 전개하여 요오드시액으로 발색한다. 이 때 표준액과 검액에서 얻은 반점의 색상 및 R_f 값을 비교한다.

규 격 **과피** 2.0% 이하 **이물** 1.0% 이하 **회분** 2.5% 이하

응 용 건위, 소화, 수렴, 구충약(조충구제약), arecoline HCl 제조원료

빈랑자는 중국, 인디아를 비롯한 동남아에서 오랫동안 이용되어 왔으며 세계적으로 담배와 술, 카페인 다음으로 많이 애용되는 기호품이다.[3)]

처 방 여신산(女神散), 삼화산(三和散), 시호후박탕(柴胡厚朴湯)

용 량 6 ~ 12 g

주의 및 부작용 빈랑자를 임신 중 구토증상에 상용한 임부는 그렇지 않은 임부에 비해 유산이나 저체중아를 낳을

가능성이 높다.[4,5] alkaloid 성분에서 형성되는 *N*-nitrosamine류에 의한 구강점막암이 의심되기는 하지만 동남아에서는 껌의 한 종류로 여전히 상용되고 있다. 실제로 태국에서는 구강암으로 인한 사망이 전체 암 사망 환자의 4위를 차지한다.[6]

유사생약

- 대복피 (大腹皮, Arecae Pericarpium)[KP]

  빈랑나무 *Areca catechu* L.의 과피이다. 시판품에는 *A. catechu* 이외의 *Areca* 속의 과실의 과피가 있으나 그 기원은 밝혀져 있지 않다. 중국에서 생산되고 이뇨, 건위, 정장약으로 이용된다.

참고문헌

1) Alen Y *et al.* (2000) Z. Naturforsch C. 55: 295-299
2) Li CB *et al.* (2010) Can. J. Physiol. Pharmacol. 88: 439-447
3) Winstock A (2002) Addict. Biol. 7: 133-138
4) Yang MJ *et al.* (2001) J. Toxicol. Environ. Health 64: 465
5) Yang MS *et al.* (1999) Public Health 113: 189-192
6) Thongsuksai P *et al.* (2003) Cancer Lett. 201: 1-7

산조인 Zizyphi Semen [KP] [CP]

(酸棗仁, San Jo In) zizyphus seed

기 원 산조 (酸棗) *Zizyphus jujuba* Miller var. *spinosa* (Bunge) Hu ex H. F. Chou (갈매나무과 Rhamnaceae)의 잘 익은 씨이다.

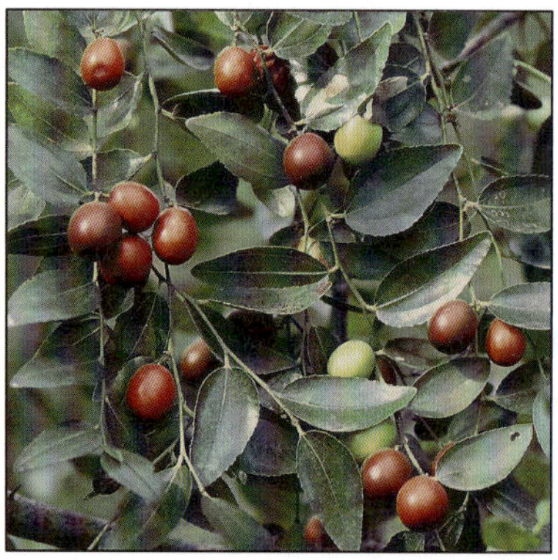

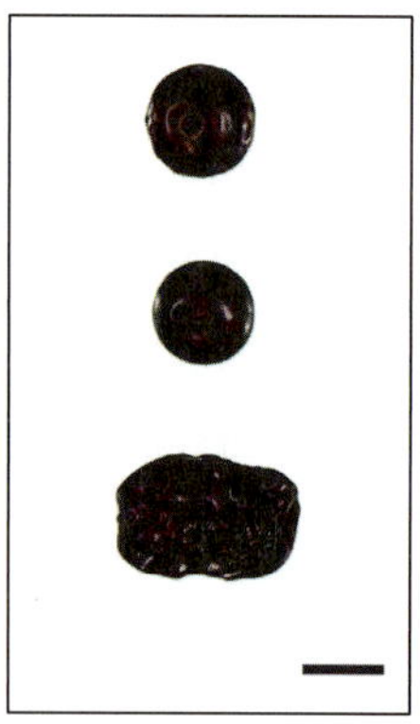

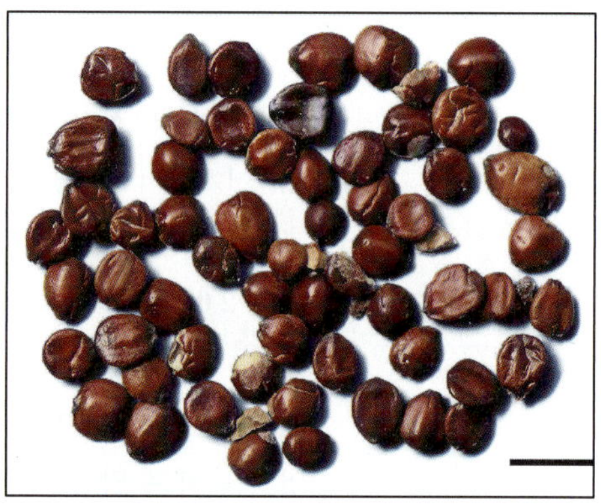

성 상 납작한 원형 또는 납작한 타원형이고, 길이 5 ~ 9 mm, 폭 5 ~ 7 mm, 두께 3 mm이다. 바깥면은 적자색 또는 자갈색이며 매끄럽고 광택이 있으며 어떤 것은 벌어진 무늬가 있다. 한쪽 면은 비교적 평탄하고 다른 면은 약간 돌기되어 있으며 중간에는 1줄의 융기한 세로 줄 무늬가 있다. 한쪽 끝은 오목하고 선형인 배꼽점이 있고, 다른 끝에는 튀어나온 작은 합점이 있다. 씨껍질은 비교적 유연하고 회색의 속씨젖 및 연한 노란색의 떡잎을 싸고 있다. 약한 기름 냄새가 있고 맛은 담담하다.

성 분 Cyclopeptide alkaloid: sanjoinine A (= frangufoline), sanjoinine B, sanjoinine D, sanjoinine F, sanjoinine G_1, sanjoinenine, mauritine A, mucronine D, amphidine H, nummularin A, B, jubanine A, B 등

Peptide alkaloid: sanjoinine G_2

Alkaloid: zizyphusine, nuciferine, nornuciferine, *N*-methylasimilobine, norisocorydine, caraverine, (+)-coclaurine 등

Flavonoid: swertisin, spinosin, spinosin-6'-sinapoyl, spinosin-6'-feruloyl, spinosin-6'-*p*-coumaroyl 등

Dammarane glycoside: jujubogenin, jujuboside A ~ C, A1, protojujubosie A 등

기 타: betulinic acid, betulin, ebelinlactone, 3, 3', 4-tri-*O*-methylellagic acid, epicatechin, leucocyanidin 등

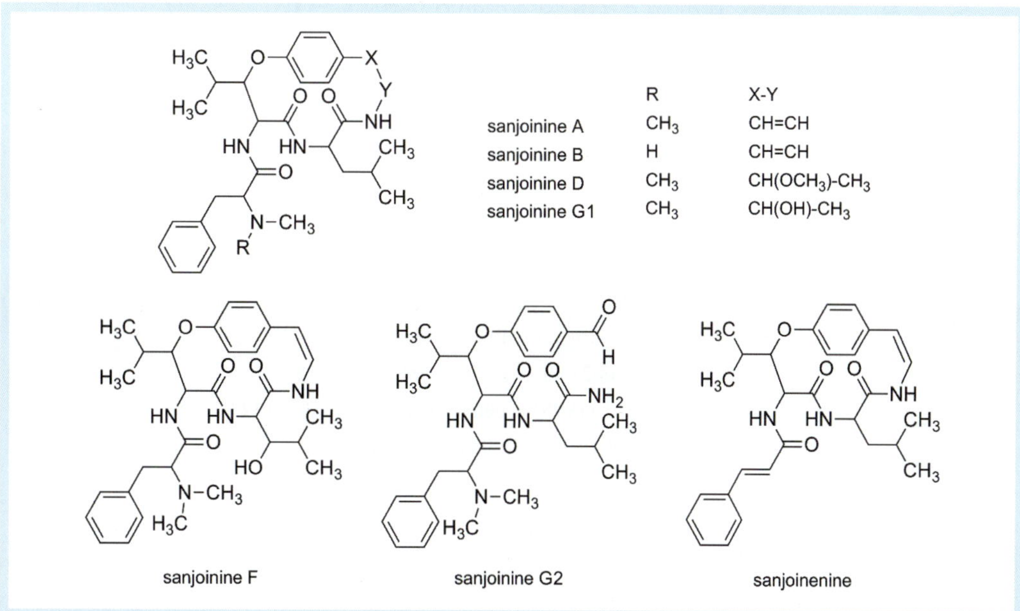

약 리 (1) 진정작용

- 각종 분획과 saponin 및 flavonoid 성분이 진정효과를 나타낸다.[1)]
- jujuboside A는 해마에 있는 CA1 추체세포 (pyramidal cell)에서의 흥분성시냅스후전위 (excitatory postsynaptic potential)와 집단 스파이크 (population spike)를 현저하게 감소시킨다 (*in vivo*, rat).[2)]
- MeOH분획과 물분획은 climbing test, hole cross test 및 hexobarbital 최면연장시험에서 진정작용을 나타낸다 (*in vivo*).
- 지방유 분획은 hexobarbital에 의한 최면을 연장하고 (*in vivo*, mouse), 초산으로 유도한 뒤틀림 반응 (writhing)을 억제하며 (*in vivo*, mouse), 혈압을 지속적으로 상승시킨다 (*in vivo*, rat). 또한 nicotine 및 serotonin에 의한 수축력을 증강시킨다. (mormot 적출회장) 자 (炙)산조인이 산조인보다 진정작용이 크다.
- flavone *C*-glycoside, swertisin, spinosin, acylspinosin은 실험동물에서 약한 진정효과를 나타내며

swertisin의 진정효과가 가장 강하다.[3)]

(2) 기 타

- 1,3-di-*O*-[9Z-octadecenoyl]-2-*O*-[9*Z*,12*Z*-octadecadienoyl]glycerol과 linoleic acid, oleic acid, stearic acid로 이루어진 지방산혼합물은 COX-2의 활성을 억제한다.[4)]
- protojujuboside A와 jujuboside A, B, C는 강한 면역학적 항원보강제 활성를 나타낸다.[5)]
- jujuboside A1, C와 acetyljujuboside B는 복강삼출액세포(rat)로부터 histamine의 유리를 억제한다 (*in vivo*).[6)]
- terpenoid계열의 화합물은 대식세포내 지방 축적을 막아 항대사증후군 효과가 있다.[7)]

확인시험 가루 0.5 g에 diethyl ether 5 m*l*를 넣어 2분간 흔들어 섞은 다음 여과한 여액을 증발하여 얻은 잔류물에 glacial HOAc 0.5 m*l*를 가하고 H_2SO_4 1방울을 넣을 때 처음에는 엷은 적색을 나타내고 천천히 적자색으로 변화된다.

규 격 **이물** 내과피 및 그 밖의 이물이 3.0% 이상 섞여 있지 않다. **회분** 7.0% 이하

응 용 불면증, 진정, 심장질환, 신경강장(神經强壯), 최면약(催眠藥)

처 방 산조인탕(酸棗仁湯), 귀비탕(歸脾湯)

용 량 9 ~ 15 g

● 참고문헌

1) Pahuja M *et al.* (2011) Epilepsy Behav. 21: 356-363
2) Shou C *et al.* (2002) Planta Med. 68: 799-803
3) Woo WS *et al.* (1980) In: Woo WS, Han BH (eds) Recent advances in natural products research. Seoul National University Press, Seoul, pp 33-40
4) Su BN *et al.* (2002) Planta Med. 68: 1125-1128
5) Matsuda H *et al.* (1999) Chem. Pharm. Bull. 47: 1744-1748
6) Yoshikawa M *et al.* (1997) Chem. Pharm. Bull. 45: 1186-1192
7) Fujiwara Y *et al.* (2011) J. Agric. Food Chem. 59: 4544-4552

스트로판투스 Strophanthi Semen strophanthus seed

기 원 *Strophanthus kombe* Oliver 또는 기타 동속식물(협죽도과 Apocynaceae)의 잘 익은 씨의 모관(毛冠)을 제거한 것이다. 동속식물로는 *S. hispidus* DC. 및 *S. gratus* Baill.가 있다.

산 지 주로 동아프리카·서아프리카의 늪지역인 니안자, 탕가니카, 니아사와 시러강 유역에 자생하며, *Strophanthus*속에 속하는 것이 약 30종에 달한다. 특히 *kombe*종은 green strophanthus라고 하며 적도부근의 서부 아프리카에서 산출된다.

성 상 스트로판투스는 피침형의 종자로 한쪽이 뾰족하고 한 면은 편평하며, 다른 면은 조금 불룩하고 중

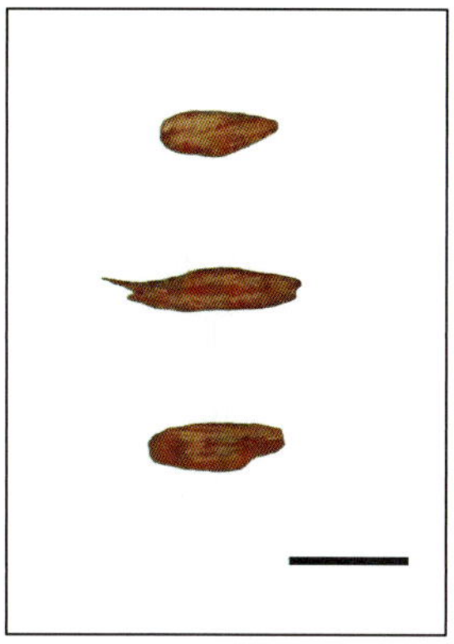

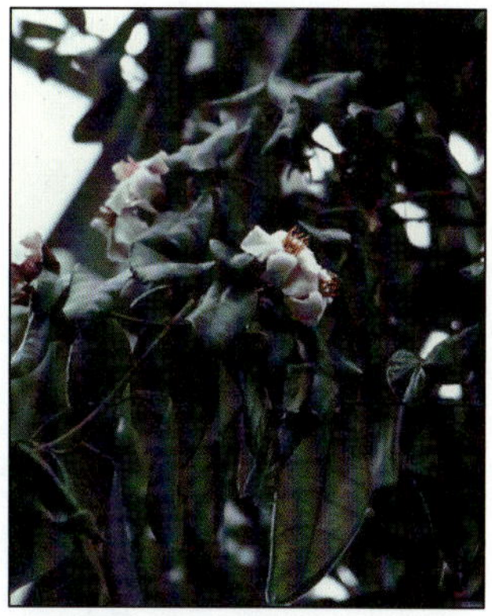

심부에 굵은 능선이 있다. 바깥면은 끝쪽으로 향한 털로 덮여 있으며, 엷은 황갈색 또는 회갈색으로 명주실 모양의 윤기가 있다. 물에 넣어 두면 종피(種皮)와 배젖으로 된 얇은 막은 쉽게 벗겨져서, 2개의 짧은 어린뿌리를 가진 배(胚)가 나타난다. 내부형태를 현미경으로 관찰하면 종피의 표피는 측벽(側壁)의 중심부에 후막화(厚膜化)된 큰 세포로 되어 있고, 그 외측에 약간 구부러진 길이 0.2～0.8 mm의 단세포성 털이 있다. 배젖의 유세포는 배의 세포와 같이 기름방울, 호분립(胡粉粒)을 함유한다. 냄새가 거의 없고, 맛은 극히 쓰다.

성 분 Cardiac glycoside: G-strophanthin (= ouabain), K-strophanthoside, strophanthidin, K-strophanthin-β, cymarin, cymarol, strophanthidol, emicymarin, sarmentocymarin 등

- 미숙한 종자에는 유효 성분이 거의 없으며, 성숙한 종자에 K-strophanthin류의 배당체 혼합물이 8～10% 함유되어 있고, 이들 배당체는 C_{19} 위치의 산화 정도에 따라 각각 3종의 genin을 생성한다. 즉, strophanthidin (-CHO), strophanthidol (-CH_2OH) 및 -CH_3 화합물이 얻어지는데, 이 중에서 strophanthidin계가 가장 우세하다. K-strophanthin B와 cymarin이 실제로 응용된다.[1)]
- Strophanthi Semen에는 이들 주배당체를 C_{17}에서 allo화하여 불활성화된 17β-H 화합물로 변화시키는 효소가 함유되어 있으므로 처리나 저장과정이 매우 중요하다.
- Genin에 결합되어 있는 당을 하나씩 부분적으로 떼어내면 cytotoxicity가 이에 비례하여 저하되므로, 이들 배당체의 생물활성은 결합된 당의 개수에 크게 좌우되는 것으로 생각된다.

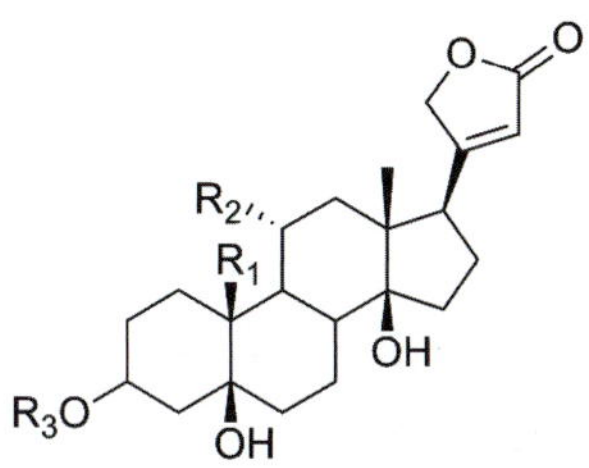

strophanthidin, R_1=CHO, R_2=H, R_3=H
K-strophanthin-β, R_1=CHO, R_2=H, R_3=Glc-Cym
K-strophanthoside, R_1=CHO, R_2=H, R_3=Glc-Glc-Cym
cymarin, R_1=CHO, R_2=H, R_3=Cym
strophanthidol, R_1=CH_2OH, R_2=H, R_3=H
cymarol, R_1=CH_2OH, R_2=H, R_3=Cym
emicymarin, R_1=CH_2OH, H, R_3=digitalose
sarmentocymarin, R_1=CH_3, R_2=OH, R_3=sarmentose

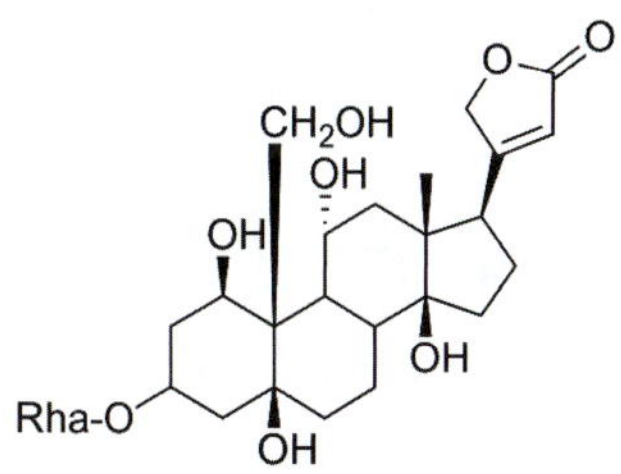

G-strophanthin (ouabain)

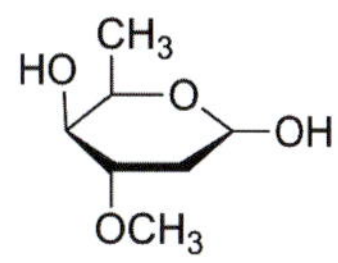

D-sarmentose

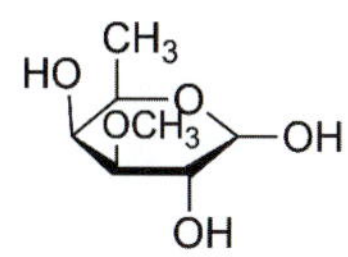

D-digitalose

약 리 (1) 강심작용[1,2)]

- 배당체 중 특히 소화관에서 분해되는 성분(G-strophanthin)을 정맥주사하며, 그 효능은 digitalis 강심배당체보다 속효성이고, 체내축적 작용이 매우 낮아 6시간이 지나면 G-strophanthin은 심근 내

에 거의 남아 있지 않기 때문에 digitalis 배당체와는 달리 축적작용에서 오는 부작용이 거의 없다.

확인시험 절편을 80% H_2SO_4 한 방울로 적시면 배유부분(胚乳部分)이 또는 자엽(子葉)의 바깥쪽까지 진한 녹색을 나타낸다.

응 용 심기능부전, 심장성 천식발작에 의한 급성울혈 상태, 폐수종, 감염증 진행중에 유발되는 급성심실조(急性心失調), 협심증에 있어서의 급성심확장(急性心擴張) 등에 응용된다. 응급시에 정맥주사한다. ouabain (G-strophanthin)의 원료.

주의 및 부작용 K-strophanthin의 역가와 G-strophanthin의 역가 사이에는 1: 2의 관계가 있고, 중독되면 심실의 세동현상(細動現象)이 와서 급사하기에 이르므로, 요즘에는 권장하지 않고 있다. 고양이에 있어서의 최소 치사량은 K-strophanthin 0.1606 mg/kg, G-strophanthin 0.0990 mg/kg이다.

유사생약

• *S. gratus*

독일약전에 수재되어 있으며, 이 종자는 모관이 아주 작아서 다른 스트로판투스와 구별이 용이하다. 4 ~ 8%의 배당체가 함유되어 있으며, 혼합배당체의 90 ~ 95% 정도가 G-strophanthin으로 되어 있다. 응용 및 처방은 스트로판투스와 같으며, ouabain이라고도 불린다.

확인시험법: 2 mg에 H_2SO_4 2 m*l*를 넣어 녹일 때 액 투과광에 의해서는 암적색을 나타내고, 반사광에 의해서는 녹색에 가까운 형광을 나타낸다. 100 mg에 묽은 H_2SO_4 5 m*l*를 넣어 가열하여 녹이고, 1 ~ 2분간 끓일 때 갈색에 가까운 색을 나타내며 혼탁해진다. 식힌 다음 여과하고 여액에 NaOH 용액(1 → 15) 5 m*l* 및 Fehling 시약 3 m*l*를 넣고 끓일 때 적색의 침전이 생긴다.

S. hispidus: H-strophanthin이 들어 있다.

S. sarmentosus A. P. DC.: 강심배당체인 sarmentocymarin과 이 화합물의 aglycone인 sarmentogenin이 들어 있다.

그 밖에 sarmentoside C, D가 보고되었고,[3] 이 화합물들의 genin 구조가 규명되었다.[4]

● 참고문헌

1) Hamlyn JM, Manunta P. (2011) Curr. Hypertens Rep. 13: 14-20
2) Davies MK, Hollman A. (1998) Heart. 80: 4
3) Weiss E *et al.* (1960) Helv. 43: 1570
4) Reber F *et al.* (1959) Helv. 42: 1448

아마인

Lini Semen KP CP
(亞麻仁, A Ma In) linseed

기 원 아마 *Linum usitatissimum* L. (아마과 Linaceae)의 씨이다.

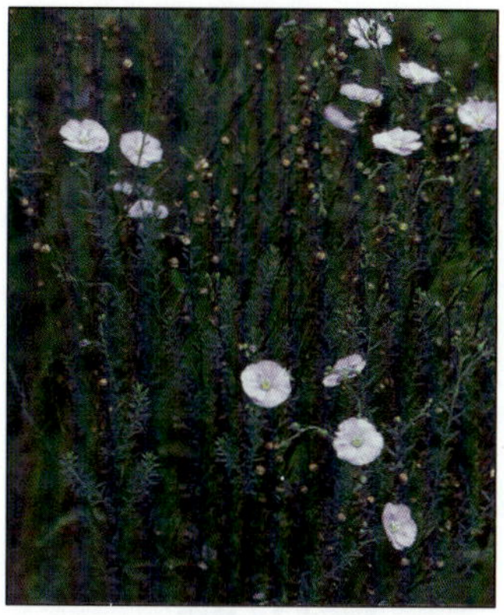

성 상 납작한 난원형으로 한쪽 끝은 둔한 원형이고 다른 쪽 끝은 뾰족하면서 약간 납작하게 기울어져 있다. 길이 4 ~ 6 mm, 너비 2 ~ 3 mm이다. 바깥면은 적갈색 또는 회갈색이고 약간 매끈거리며 광택이 있다. 배꼽점은 뾰족한 쪽 끝의 약간 들어간 자리에 있으며, 씨의 등마루는 연한 갈색이고 한쪽 가장자리에 위치한다. 횡단면을 현미경으로 볼 때 표피세포는 비교적 크고 직사각형에 가깝다. 세포벽은 점액질을 함유하고 있어서 물과 접촉하면 팽창하여 층문이 뚜렷해진다. 바깥쪽에는 각질층이 덮고 있다. 하피는 1 ~ 5열의 유세포로 되어 있고 세포벽은 약간 두껍다. 섬유층은 1열의 촘촘한 섬유세포로 되어 있다. 퇴폐층은 세포의 경계가 뚜렷하지 않다. 색소층은 1층의 납작한 유세포로 되어 있고, 그 안에는 적갈색 물질이 들어있다. 씨젖 및 떡잎세포는 다각형이고, 지방유 및 호분립을 함유하며 가정체를 1 ~ 2개 함유하고 있다. 냄새는 거의 없으며 물에 담그면 점액이 생긴다.

성 분 Flavonoid: orientin, isoorientin, vicenin, lucenin 등 (잎, 줄기)

Cyclopeptide: cyclolinopeptide A ~ I

Cyanogenic glycoside: linamarin, lotaustralin

기 타: 지방유 30 ~ 48%, 단백질 18 ~ 33%, 비스코스 5 ~ 12%, 당 12 ~ 26%, 유기산 및 비타민 A

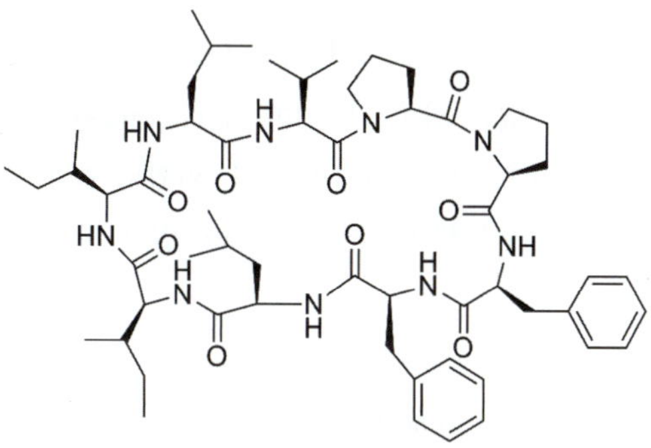

cyclolinopeptide A

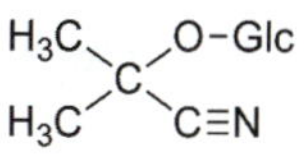

linamarin

약 리 지방유 중 α-linolenic acid는 혈액 중의 지방 조성이 비정상적인 환자의 관상동맥 질환에 관계되는 여러 가지 염증관련 수치를 낮춘다.[1~3]

규 격 **이물** 이물이 2.0% 이상 섞여 있지 않다. **회분** 5.0% 이하

diethyl ether 엑스 30.0% 이상을 함유한다.

응 용 아마인유의 제조, 점활제, 강장, 완하약. 아마인유는 불포화도가 높은 linoleic acid 및 linolenic acid를 많이 함유하므로 건조성이 커, 페인트, 인쇄용 잉크 등의 공업용으로도 쓰인다.

처 방 아마인산(亞麻仁散)

금기사항 약간의 사하작용이 있으므로 설사가 심한 사람은 복용을 금한다.

● 참고문헌

1) Rallidis LS *et al.* (2003) Atherosclerosis 167: 237-242
2) Styrczewska M *et al.* (2012) Cell Mol. Biol. Lett. 17: 479-499
3) Kaithwas G *et al.* (2011) Indian J. Exp. Biol. 49: 932-938

연자육

Nelumbinis Semen KP CP JP
(蓮子肉, Yeon Ja Yuk) nelumbinis semen

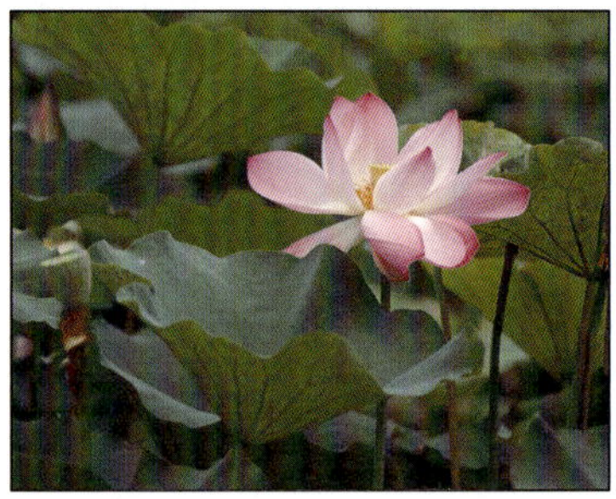
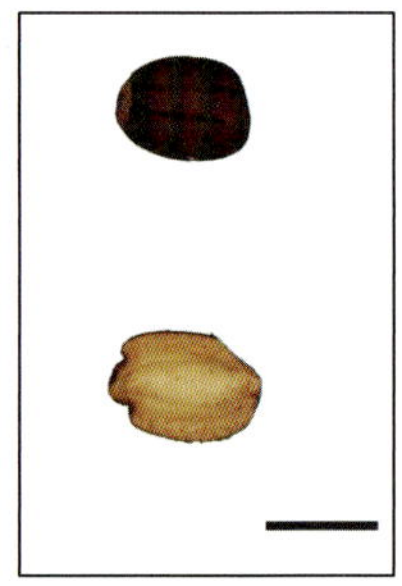

기 원 연꽃 *Nelumbo nucifera* Gaertner (수련과 Nymphaeaceae)의 성숙과실을 건조한 것을 석연자 (石蓮子) 또는 연실 (連實)이라고 하며, 그대로 또는 연심을 제거한 종자 (種子)를 연자육 (蓮子肉)이라고 한다.

성 상 대개 타원형 또는 구형에 가깝고, 길이 12 ~ 18 mm, 지름 8 ~ 14 mm이다. 바깥면은 연한 황갈색 ~ 적갈색이고, 가느다란 세로무늬와 비교적 넓은 맥문 (脈紋)이 있다. 한 쪽 끝에는 가운데 유두상의 돌기가 있고 진한 갈색이며 갈라진 틈이 많고 그 주변은 약간 아래로 내려 앉아 있다. 씨껍질은 얇고 황갈색이며 벗기기 어렵다. 씨껍질 안에는 떡잎이 2개 있으며 황백색으로 비후되어 있고 가운데 빈틈에는 녹색의 연자심이 들어 있다. 냄새가 거의 없으며 맛은 달고 약간 기름과 같으며 연자심은 매우 쓰다.

성 분 Alkaloid: armepavine, *N*-methylcoclaurine, *N*-methylisococlaurine, roemerine, nuciferine, *N*-nornuciferine, nornuciferine, dehydronornuciferine, pronuciferine, dehydroroemerine, dehydronuciferine, anonaine, dehydroanonaine, liriodenine, methylcorypalline, neferine, dauricine, demethylcoclaurine, deurisoline

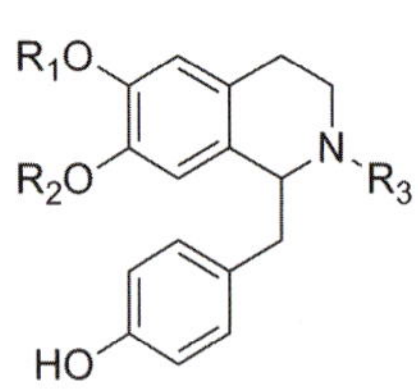

armepavine, R_1=H, R_2=H, R_3=H
N-methylcoclaurine, R_1=CH_3, R_2=H, R_3=CH_3
N-methylisococlaurine, R_1=H, R_2=CH_3, R_3=CH_3

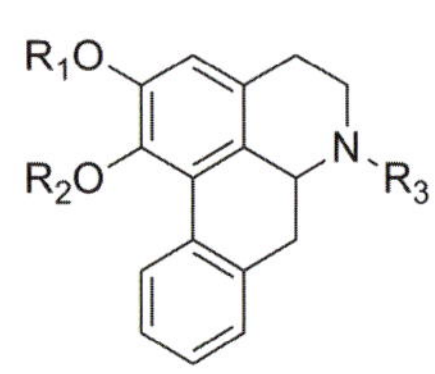

roemerine, R_1+R_2=CH_2, R_3=CH_3
nuciferine, R_1=CH_3, R_2=CH_3, R_3=CH_3
anonaine, R_1+R_2=CH_2, R_3=H
N-nornuciferine, R_1=CH_3, R_2=CH_3, R_3=H
O-nornuciferine, R_1=H, R_2=CH_3, R_3=CH_3

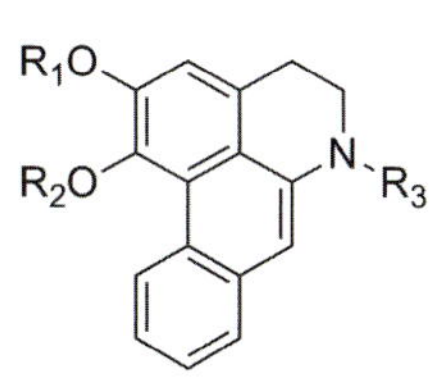

dehydroroemerine, $R_1+R_2=CH_2$, $R_3=CH_3$
dehydronuciferine, $R_1=CH_3$, $R_2=CH_3$, $R_3=CH_3$
dehydroanonaine, $R_1+R_2=CH_2$, $R_3=H$
dehydronornuciferine, $R_1=CH_3$, $R_2=CH_3$, $R_3=H$

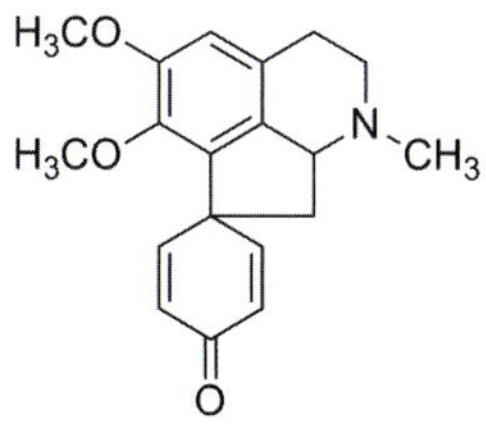

pronuciferine

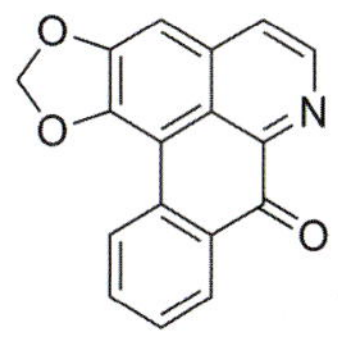

liriodenine

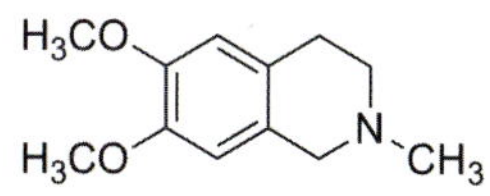

methylcorypalline

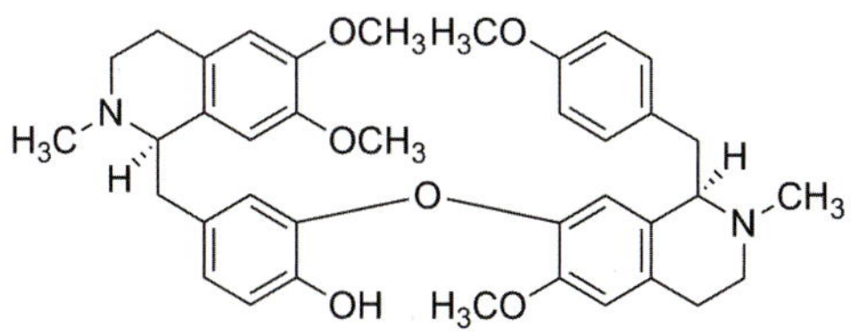

neferine

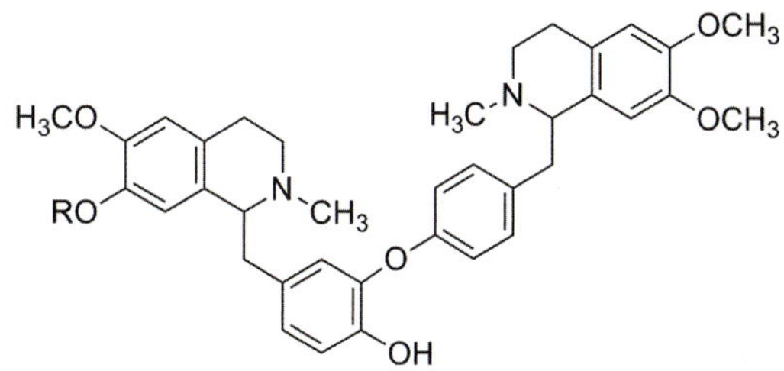

dauricine, $R=CH_3$
daurisoline, R=H

약　　리　**(1) 수렴작용, 진정작용, 자양작용**

(2) 기 타

- methylcorypalline에는 관상동맥확장작용이 있고, demethylcoclaurine에는 자궁평활근이완작용이 있다.
- EtOH 추출물 및 정유 성분은 항산화작용이 있어 CCl_4와 aflatoxin B1으로 유도한 간독성으로부터 간세포를 보호한다(*in vitro*).[1,2]
- daurisoline과 neferine에는 항부정맥작용이 있고 그 효력은 dauricine보다 강하다.[3]
- nuciferine은 췌장 베타세포에서 인슐린의 분비를 촉진하여 항대사증후군 작용이 있다.[4]

확인시험　(1) 가루 1.0 g에 묽은 HOAc 10 m*l*를 넣어 수욕상에서 때때로 흔들어 섞으면서 3분간 가열하고 냉후 여과한다. 여액 2 m*l*에 Dragendorff 시액 2 ~ 3 방울을 넣으면 등황색의 침전이 생긴다.

(2) 가루 소량에 적당량의 물을 가하여 고르게 혼합하고 요오드 시액 몇 방울을 가하면 액은 청자색이 되고 이 색은 가열하면 점차 퇴색하지만 식히면 다시 청자색이 된다.

(3) 가루 약 0.5 g에 물 5 m*l*를 가하여 5분간 흔들어 섞은 다음 원심분리한다. 상층액 0.5 m*l*에 α-naphthol 시액 몇 방울을 가한 다음 H_2SO_4 1 m*l*을 천천히 가하면 두 액의 접계면에 자색의 고리를 나타낸다.

규　　격　**회분** 5.5% 이하　**엑스함량** 묽은 EtOH 엑스 12.0% 이상

응　　용　한방에서 진정, 자양강장약으로 설사, 유정, 심계실면(心悸失眠), 다몽(多夢), 임탁(淋濁), 만성설사와 만성이질, 허사(虛瀉), 자궁출혈과 대하에 쓴다.

처　　방　연실환(蓮實丸), 청심연자음(淸心蓮子飮)

용 량 9 ~ 15 g

금기사항 소변이 붉고 변비가 있는 경우

● **참고문헌**

1) Sohn DH *et al.* (2003) Phytomedicine 10: 165-169
2) Lv L *et al.* (2012) Food Chem. Toxicol. 50: 1447-1453
3) Qian JQ *et al.* (2002) Acta Pharmacol. Sin. 23: 1086-1092
4) Nguyen KH *et al.* (2012) J. Ethnopharmacol. 142: 488-495

육두구

Myristicae Semen KP CP JP

(肉荳蔻,Yuk Du Gu) nutmeg

기 원 육두구 *Myristica fragrans* Houttuyn (육두구과 Myristicaceae)의 잘 익은 씨로서 씨껍질을 제거한 것이다.

산 지 동인도, 말레이시아

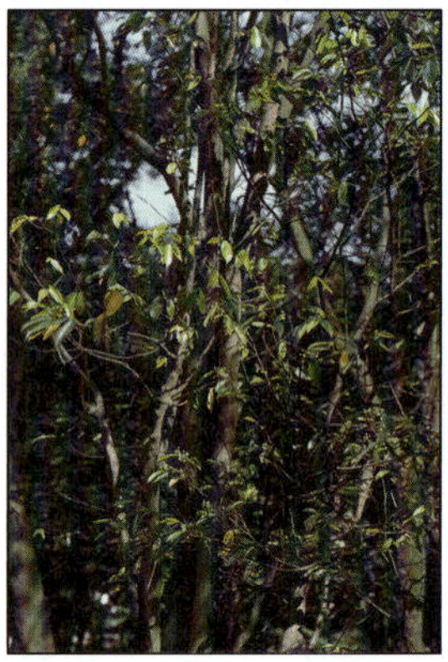

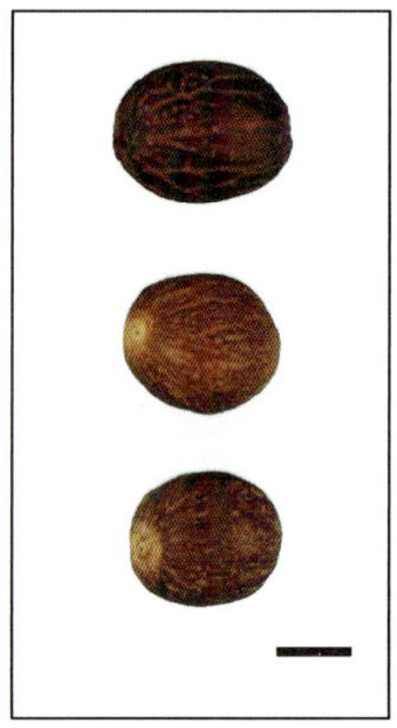

성 상 달걀모양 또는 타원형으로 길이 2 ~ 3 cm, 지름 1.5 ~ 2.5 cm이다. 바깥면은 황갈색 또는 회황색이고, 때로 겉껍질에 흰 가루가 덮여 있기도 한다. 전체에 세로로 달리는 연한 색의 홈 무늬 및 불규칙한 그물 모양의 홈 무늬가 나 있다. 배꼽점은 넓은 곳 끝 쪽에 위치해 있고, 연한 색의 원형 돌기로 나타나며, 합점은 움푹 꺼져서 어둡게 보인다. 종척은 세로홈 모양이고, 양 끝을 잇는 1줄의 홈은 얕고 넓다. 전체에 가는 그물눈 모양의 좁은 홈을 볼 수 있다. 배(胚)는 작고 배꼽점 가까이에서 약간 쪼그라져 있다. 횡단면을 확대경으로 볼 때 주변부는 어두운 갈색의 얇은 겉씨젖 조직으로 되어 있고, 이 조직은 연한 황백색의 속씨젖에 불규칙적으로 들어가서 대리석 같은 무늬를 이룬다. 배는 작고 배꼽점 가까이에서 약간 쪼그라져 있다. 횡단면을 현미경으로 볼 때 겉씨젖은 내층과 외층으로 나뉘어져 있다. 외층은 세포가 편평하고 그 안에는 갈색물질이 들어 있다. 내층은 세포가 직사각형이고 적갈색 물질이 들어 있으며 속씨젖에 들어가 들쑥날쑥한 조직을 형성한다. 그 조직 중에는 한 개의 유관속이 있고 다수의 기름 세포가 흩어져있다. 기름세포 중에는 정유가 들어 있다. 속씨젖 세포는 다각형이고 다량의 지방유, 전분립 및 호분립을 함유한다. 호분립 중에는 가정체가 들어 있다. 속씨젖 중에는 갈색 물질이 들어 있는 세포가 흩어져있다.

성 분 Arylalkanone: malabaricone A ~ C

Lignan과 neolignan: dihydroguaiaretic acid, *erythro*-2-(4"-allyl-2",6"-dimethoxy)-1-(3',4',5'-trimethoxyphenyl)propan-1,3-diol, fragransol-A, -B, fragransin D, D_2, D_3, E_1, austrobailignan-7 등

육두구는 제조처리 과정에 따라, 종자(Myristicae Semen), 육두구화(Macis), 육두구지(Oleum Nucistae) 등 3 종의 생약을 얻는다. Myristicae Semen에는 정유가 8 ~ 15% 함유되어 있는데, 정유 중에는 α-pinene과 camphene이 80%, terpene alcohol 6%, linalool, borneol, terpineol, geraniol, safrol, eugenol, isoeugenol, sabinene, β-pinene 등과 환각작용을 나타내는 물질인 myristicin 4%, *trans*-isoelemicin 등이 함유되어 있으며, 지질에는 olein, linolein 등이 들어 있고, 기타 saponin과 phenylpropanoid 성분들이 분리되었다.

종자류

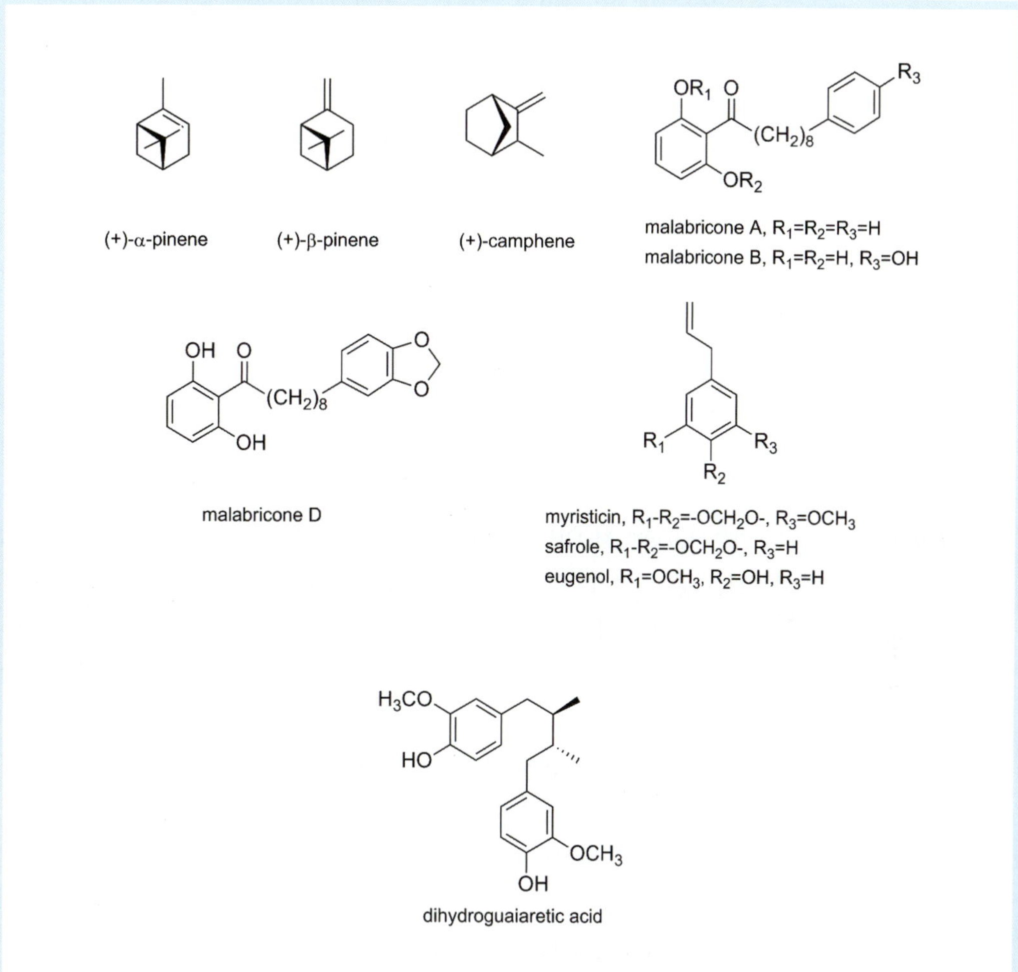

약 리 **(1) 구풍·건위작용**

- 위장운동을 촉진하여 장내가스를 배출한다.
- eugenol은 PAF와 EtOH에 의한 위점막손상으로부터 위점막을 보호한다(항궤양작용).[1]

(2) 항암작용

- dihydroguaiaretic acid은 fos-jun-DNA 복합체의 형성을 억제하며(IC_{50}, 0.21 μM), 백혈병 세포주와 폐암 및 대장암세포주에 대해서 세포독성을 나타낸다(*in vitro*).[2]
- 육두구는 methylcholanthrene으로 유도한 자궁경부암의 생성을 억제한다(*in vivo*, mouse).[3]

• DMBA(7,12-dimethyl benz [α] anthracene)로 유도한 티눈(유두종)의 생성(papillomagenesis)을 억제한다(*in vivo*, mouse).[4)]

(3) 항염증작용

• myristicin이 주성분인 분획은 항염증작용을 갖는다 [*in vivo*, carrageenan-induced edema (rat), acetic acid-induced vascular permeability (mouse)].[5)]

• 육두구 가종피(mace)의 MeOH 추출물은 항염증작용을 나타낸다.

• 휘발성분획은 저농도에서도 혈소판응집을 억제하며, eugenol과 isoeugenol이 관여한다. 두 화합물은 COX억제제로 대장점막과 같은 조직에서의 prostaglandin의 생성을 억제한다. eugenol의 혈소판응집억제능은 indomethacin의 효능과 유사하다.[¶3]

(4) 기 타

• 간세포보호작용: myristicin은 LPS나 D-galactosamine으로 유도한 간독성으로부터 간세포를 보호한다(*in vivo*, mouse, *p.o.*).[6)]

• $CHCl_3$추출물에는 항염증작용, 항혈전증작용, 진통작용이 있다.[7)]

• 항고지혈증작용: EtOH 추출물은 total cholesterol: HDL과 LDL: HDL을 낮춘다(*in vivo*, albino rabbit, *p.o.*).[8)]

• dihydroguaiaretic acid는 지방간을 억제하고[9)] 비만을 억제하므로[10)] 항대사증후군 작용이 있다.

• 항미생물작용: eugenol과 malabaricone B, C에는 항진균 · 항세균작용이 있다(*in vitro*).[11,12)]

• 환각작용: myristicin에는 환각작용이 있으나 환각제로 응용될 정도는 아니다. 중독증상은 동공이 축소된다는 점을 제외하면 atropine에 의한 중독과 유사하다.

확인시험 (1) 가루 1.0 g에 MeOH 10 m*l*를 넣고 수욕상에서 3분간 가온하여 온시 여과한다. 여액을 얼음물 중에서 10분간 방치하면 백색의 침전이 생긴다.

(2) (1)에서 생긴 침전에 $CHCl_3$ 5 m*l*를 넣어 녹여 검액으로 한다. 이 액을 가지고 TLC법에 따라 시험한다. 검액 2 μ*l*를 TLC용 silica gel을 써서 만든 박층판에 점적한다. 다음에 *n*-hexane-acetone 혼합액(4 : 1)을 전개용매로 하여 약 10 cm 전개한 다음 박층판을 바람에 말린다. 여기에 요오드증기를 쪼이면 R_f 값 0.3부근에 황색의 반점이 나타난다.

규 격 **회분** 3.0% 이하 **정유함량** 0.5 m*l* 이상(10.0 g) **저장법** 기밀용기

응 용 구풍(驅風)제(복부팽만), 방향성건위제, 향미료

처 방 사신환(四神丸), 진인양위탕(眞人養胃湯), 육군자탕(六君子湯), 이신단(二神丹), 오향단(五香丹)

용 량 3 ~ 9 g, 환제나 산제로 사용하기도 한다.

주의 및 부작용 15 g 이상을 내복하면 환각과 과도한 심계항진을 유발하며, 더 많은 양을 섭취하면 중독, 치사하게 된다. 즉, 육두구 10 g(분말)을 사람에게 경구투여하면 환각증상을 비롯한 각종 정신 이상 증상이 나타난다. 정유성분을 제거한 잔사의 환각작용은 약하다. 환각증상의 주성분은 mescalin과 구조가 유사한 myristicin, isoelemecin 등의 정유성분으로 추정된다. 이들은 체내에서 transamination을 거쳐 3-methoxy-4,5-methylenedioxyamphetamine (MMDA)와 같은 아민류로 대사되어 이러한 환각작용을 나타낼 수 있다는 의견이 있다. Pentobarbital에 의한 수면시간을 연장시키는 작용에 있어서는 myristicin과 isoelemecin이 특히 강하고, 최적용량에서 각각 78% 및 179%의 연장효과를 나타내었다(*in vivo*, mouse).[13)]

● 참고문헌

1) Capasso R *et al.* (2000) Fitoterapia 71: S131-S137
2) Park S *et al.* (1998) Cancer Lett. 127: 23-28
3) Hussain SP, Rao AR (1991) Cancer Lett. 56: 231-234
4) Jannu LN *et al.* (1991) Cancer Lett. 56: 59-63
5) Ozaki Y *et al.* (1989) Jpn. J. Pharmacol. 49: 155-163
6) Morita T *et al.* (2003) J. Agric. Food. Chem. 51: 1560-1565
7) Olajide OA *et al.* (1999) Phytother. Res. 13: 344-345
8) Ram A *et al.* (1996) J. Ethnopharmacol. 55: 49-53
9) Lee MS *et al.* (2011) Biol Pharm Bull. 34: 1628-1630
10) Nguyen PH *et al.* (2010) Bioorg. Med. Chem. Lett. 20: 4128-4131
11) Orabi KY *et al.* (1991) J. Nat. Prod. 54: 856-859
12) Shafiei Z *et al.* (2012) Evid. Based Complement Alternat. Med. 2012: 825362
13) Ukita T, Tanimura A (1961) Chem. Pharm. Bull. U 9: 43

의이인

Coicis Semen KP CP JP

(薏苡仁, Ui I In) coix seed, dehulled adlay, seed of Job's tears

기 원 율무 *Coix lacryma-jobi* L. var. *mayuen* (Roman.) Stapf (벼과 Gramineae)의 잘 익은 씨로서 씨껍질을 제거한 것이다.

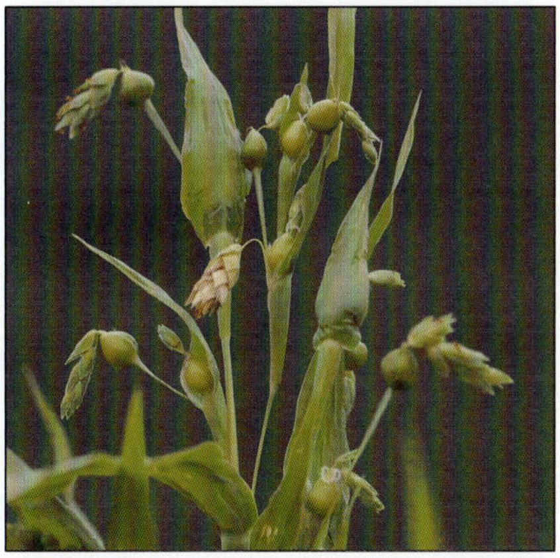

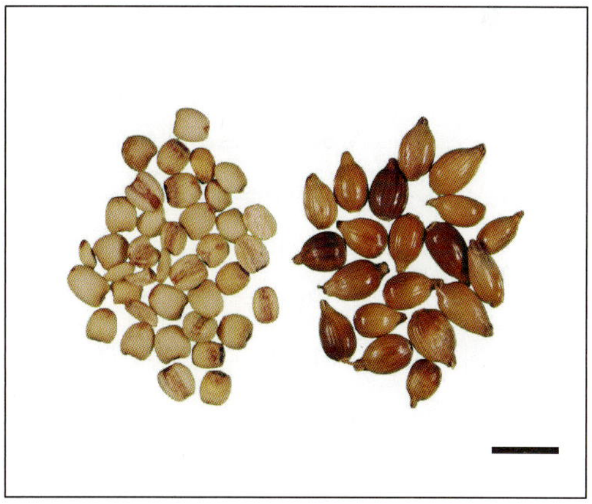

성 상 달걀모양 ~ 넓은 달걀모양이며 양끝은 약간 오목하고 길이 약 6 mm, 너비 약 5 mm 이다. 등쪽은 둥글게 부풀어 있고 아래쪽 중앙에는 세로로 깊은 홈이 있다. 등쪽은 거의 흰색의 가루성이고 아래쪽의 홈 및 바깥면 군데군데 갈색 막질의 열매껍질 및 씨껍질이 붙어있다. 횡단면을 확대경으로 볼 때 등쪽은 흰색의 내유로 되고 아래쪽의 오목한 곳에는 연한 노란색의 배반이 있다. 특유한 냄새가 약간 있고 맛은 약간 달며 이 사이에 점착한다.

성 분 전분(澱粉) 51%, 조단백(粗蛋白) 17.6%, 지방유(脂肪油), coixenolide, 1-methyl-2-(*cis*-9-hexa-decenoyloxy)-propyl-*trans*-11-octadecanoate, coixol, benzoxanzinone, *trans*-feruloyl stigmastanol, *trans*-feruloyl campestanol

Glucan: coixan A ~ C, acidic hetero-glucan

Triterpenoid: friedelin, isoarborinol

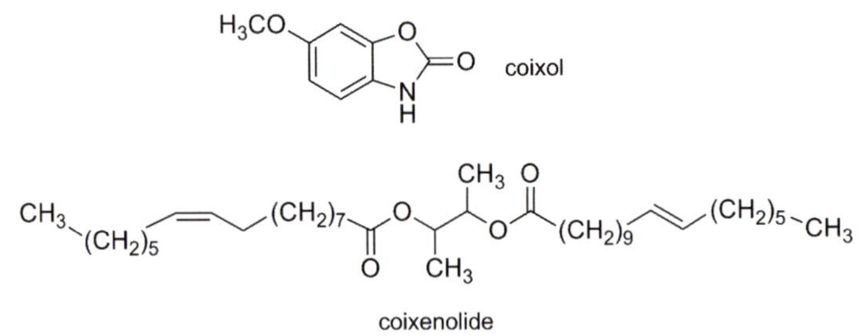

약 리

(1) 항암작용

- cytotoxic T임파구와 자연살해세포의 활성을 증가시킨다.[1)]
- MeOH 추출물은 엘리히 육종에 유효하며, coixenolide는 항종양작용이 있다. Coicis Semen Paste를 피부에 바르면 이상각질증식에 의한 사마귀를 제거시키는 효과가 있다.
- MeOH 추출물은 용량의존적으로 폐암세포의 성장을 억제하며 폐암의 발생도 억제한다(*in vitro*, *in vivo*).[2)]

(2) 항알러지작용

- 의이인은 T세포가 매개하는 면역반응에서 Th2보다 Th1이 더 우세하게 하여 알러지반응을 억제한다(*in vivo*, mouse, *p.o.*).[3)]
- 뿌리에서 분리된 benzoxazinoid 화합물은 histamine의 유리를 억제한다(*in vitro*, rat mast cell).[4)]
- 에탄올 추출물은 비만세포(mast cell)가 매개하는 알러지 반응을 억제한다.[5)]

(3) 항염증작용

- MeOH 추출물은 대식세포에 의한 superoxide anion radical과 NO의 생성을 억제함으로써 항염증작용을 나타낸다.[6)]
- MeOH 추출물은 TPA로 유도한 백혈구의 superoxide생성을 억제한다.[7)]

(4) 기 타

- coixan A ~ C에는 혈당강하작용이 있고,[8)] *trans*-feruloyl stigmastanol 등에는 배란유발작용이 있다.[9)]
- 폴리페놀 성분은 고콜레스테롤 식이 동물세포의 항산화 활성을 높여 항대사증후군 작용이 있다.[10)]
- acidic heteroglycan에는 항보체활성(anticomplementary activity)이 있다.[11)]
- coixol에는 진통, 진정, 진경, 해열 및 항균, 살충작용이 있다.

확인시험 (1) 횡단면에 요오드시액을 떨어뜨릴 때 내유는 어두운 적갈색, 배반은 어두운 회색을 나타낸다.

(2) 소량을 슬라이드글라스위에 놓고 요오드시액을 떨어뜨려 현미경으로 볼 때 보통 지름 10 ~ 15 μm의 거의 반경성 또는 둔다각형의 단전분립 및 복합전분립은 적색을 띤 갈색을 나타내고 지방유,

호분립과 공존하는 유세포 중의 소형의 전분립은 청자색을 나타낸다.

(3) 가루 1 g을 달아 MeOH 10 m*l*를 넣고 수욕에서 10분간 가온한 다음 여과한 액을 2 m*l*로 농축하여 검액으로 한다. 이 액을 가지고 TLC법에 따라 시험한다. 검액 5 μ*l*를 TLC용 silica gel을 써서 만든 박층판에 점적한다. 다음에 Petroleum ether-ethyl acetate-HOAc 혼합액 (10 : 3 : 0.1)을 전개용매로 하여 약 10 cm 전개한 다음 박층판을 바람에 말린다. 여기에 요오드증기를 쪼이면 R_f 값 0.63 부근에 황색의 반점이 나타난다.

규 격 **건조감량** 14.0% 이하 (6시간) **회분** 3.0% 이하 **저장법** 기밀용기

응 용 배농, 이뇨 (부종, 각기, 방광결석), 소염, 자양, 강장, 진통, 진해, 진경 등을 목표로 쓰인다.

처 방 마행의감탕 (麻杏薏甘湯), 삼인탕 (三仁湯), 의이인탕 (薏苡仁湯)

용 량 9 ~ 30 g

● 참고문헌

1) Hidaka Y *et al.* (1992) Biotherapy 5: 201-203
2) Chang HC *et al.* (2003) J. Agric. Food. Chem. 51: 3656-3660
3) Hsu HY *et al.* (2003) J. Agric. Food Chem. 51: 3763-3769
4) Otsuka H *et al.* (1988) J. Nat. Prod. 51: 74-79
5) Chen HJ *et al.* (2010) J. Agric. Food Chem. 58: 2596-2601
6) Seo WG *et al.* (2000) Immunopharmacol. Immunotoxicol. 22: 545-554
7) Kuo CC *et al.* (2001) J. Agri. Food. Chem. 49: 1564-1570
8) Takahashi M *et al.* (1986) Planta Med. 52: 64-65
9) Kondo Y *et al.* (1988) Chem. Pharm. Bull. 36: 3147-3152
10) Wang L *et al.* (2012) Molecules 17: 8886-8897
11) Yamada H *et al.* (1987) Phytochemistry 26: 3269-3275

정력자 Lepidii seu Descurainiae Semen KHP CP
(葶藶子, Jeong Ryeok Ja) draba seed

기 원 다닥냉이 *Lepidium apetalum* Willdenow 또는 재쑥 *Descurainia sophia* Webb ex Prantl (십자화과 Cruciferae)의 씨이다.

성 상 **다닥냉이** 납작한 달걀모양이고 길이 1 ~ 1.5 mm이며 너비 0.5 ~ 1 mm이다. 바깥 면은 갈색 ~ 적갈색이고 약간 광택이 난다. 양 옆에는 세로로 난 홈이 1개씩 있는데 그 중 한쪽은 뚜렷하고 다른 한쪽은 뚜렷하지 않다. 한쪽 끝은 둔한 원형이고 다른 끝은 뾰족하면서 약간 오목하며 오목하게 들어간 곳에는 흰색에 가까운 배꼽점이 있다. 떡잎은 우뚝 솟아나 있다. 냄새가 거의 없으며 맛은 약간 쓰고 매우며 물기를 만나면 점성이 비교적 강하다.

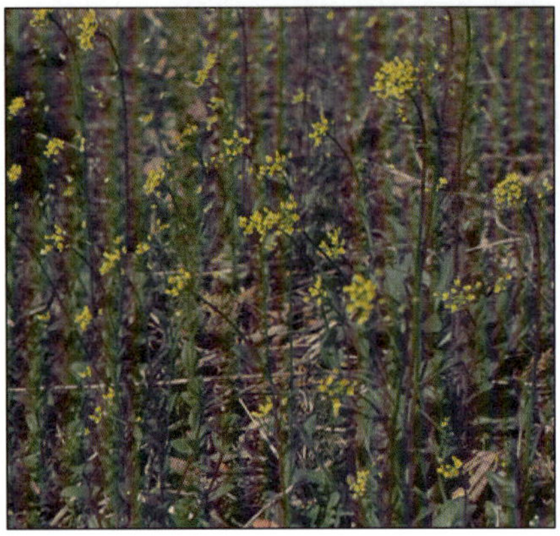

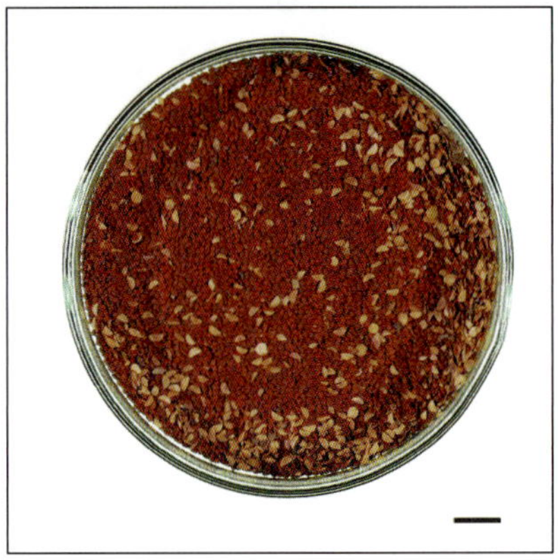

재쑥 타원형이고 약간 납작하며 길이 약 0.8 ~ 1.2 mm, 너비 약 0.5 mm이다. 한쪽 끝은 둔한 원형이고 다른 쪽은 약간 오목하거나 납작하다. 냄새가 거의 없으며 맛은 약간 맵고 쓰며 약간 점성을 띤다.

성 분 sinalbin을 함유하며, 강심배당체인 evomonoside가 포함되어 있다.

Lepidium sativa L.에는 glucotropaeolin을 함유한다.

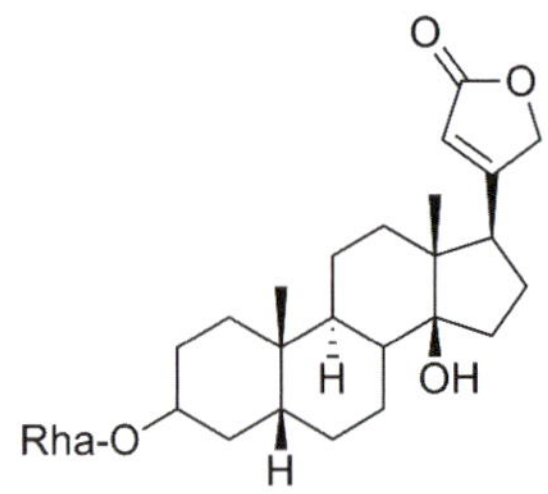

evomonoside

약 리 **(1) 강심·이뇨작용**[1)]

• evomonoside는 강심배당체로 암세포주에 대한 세포독성을 나타낸다 (*in vitro*).[2)]

• 고농도의 알코올추출물은 심장의 수축을 강화하고 심박수를 낮추며, 혈액송출량은 늘리나 정맥압은 내린다 (*in vivo*, rabbit, cat).[¶1]

(2) 기 타

• 거담작용이 있다.

응 용 완하, 이뇨약으로 각종 부종에 쓰며 진해거담약으로도 쓴다.

처 방 정력대조사페탕 (葶藶大棗瀉肺湯), 대함흉환 (大陷胸丸)

용 량 3 ~ 9 g, 싸서 달인다.

금기사항 몸이 몹시 허약한 경우

● 참고문헌

1) Moon SS *et al.* (2010) Arch. Pharm. Res. 33: 1169-1173

2) Hyun JW *et al.* (1995) Planta Med. 61: 294-295

차전자 Plantaginis Semen KP CP JP (車前子, Cha Jeon Ja) plantago seed

기 원 질경이 *Plantago asiatica* L. 혹은 털질경이 *Plantago depressa* Willdenow (질경이과 Plantaginaceae)의 씨이다. 일본에서는 *P. asiatica*의 씨만 사용한다.

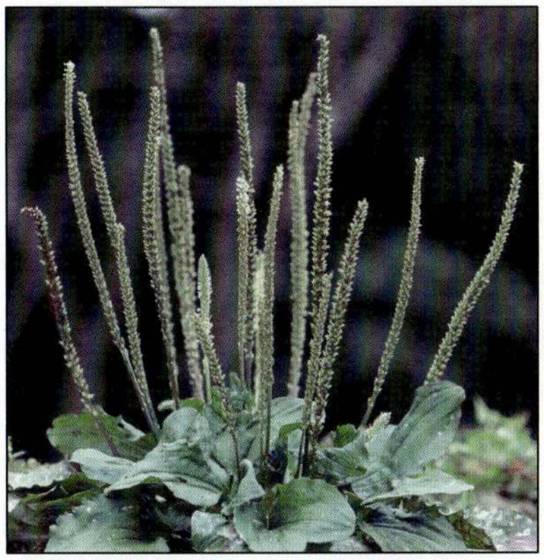 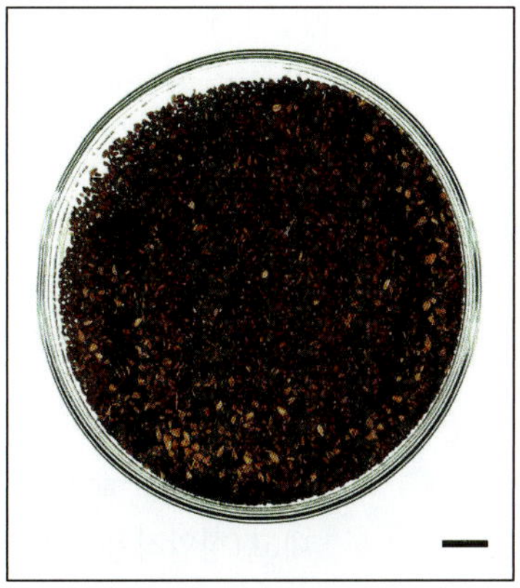

성 상 납작한 타원형이며 길이 2 ~ 2.5 mm, 너비 0.7 ~ 1 mm, 두께 0.3 ~ 0.5 mm이다. 바깥면은 광택이 있는 갈색 ~ 황갈색을 띤다. 이 약 100 알의 질량은 약 50 mg이다. 확대경으로 볼 때 거의 평활하고 등 쪽은 활모양으로 융기하지만 아래쪽은 약간 오목하다. 주공(珠孔) 및 봉선은 볼 수 없다. 횡단면을 현미경으로 볼 때 가장 바깥층은 점액층이고 세포벽은 아주 얇으며 물이 닿으면 부풀어 오른다. 그 밑에는 색소층이 있다. 색소층 세포는 아랫면이 직선인 사다리꼴이고 그 안에는 갈색 색소가 들어 있다. 씨젖 세포는 여러 열이고 세포벽은 약간 두꺼우며 직사각형에 가깝고 모자이크한 것처럼 배열하고 있으며 그 안에는 지방유 방울이 들어 있다. 떡잎 세포는 규칙적으로 배열하고 호분립이 들어 있다. 냄새가 없고 맛은 약간 쓰며 점액성이다. 수치법에 따라 염차전자, 주차전자, 초차전자가 있다.

성 분 Mucilage: plantasan (D-xylose, L-arabinose, D-galacturonic acid, L-rhamnose, D-galactose가 15:3:4:2 :0.4의 비로 구성되어, D-xylose β-1결합을 주쇄로 하고 2 번 위치에서 분지), Plantago-mucilage A 등

Iridoid: aucubin, catalpol

Phenolic glycoside: 3,4-dihydorxyphenethyl alcohol-6-*O*-caffeoyl-β-D-glucoside, acteoside (= verbascoside), syringin, plantamajoside, hellicoside 등 (지상부)

Flavonoid: plantagoside, plantaginin, homoplataginin 등

기 타: succinic acid, adenine, choline, 비타민 C, ursolic acid, *n*-heriacontane, stearyl palmitate 등

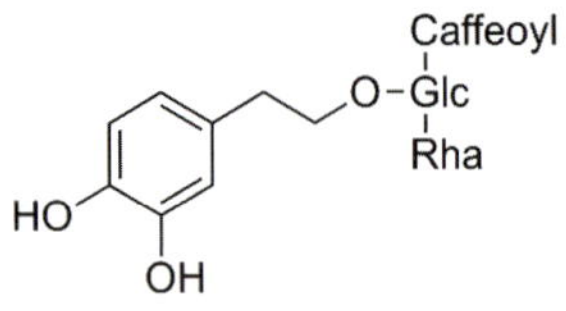

acteoside

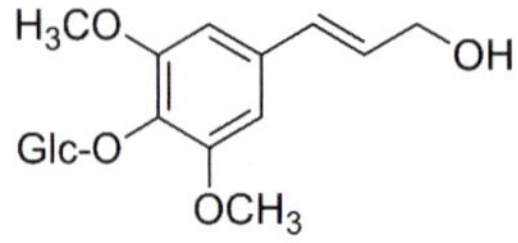

syringin

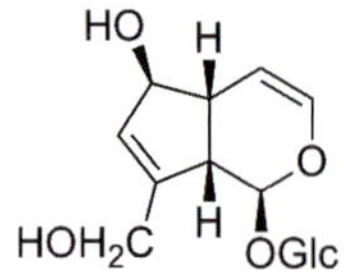

aucubin

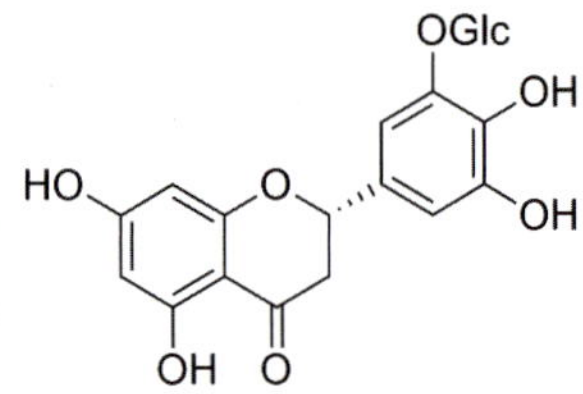

plantagoside

약 리 (1) 이뇨작용

- 차전자는 수분배설을 증가시킴과 동시에 요중의 urea, NaCl, uric acid 등의 배설도 증가시킨다.

(2) 진해작용

- 차전초에서 분리된 plantagin은 임상적으로 진해효과가 있어(사포닌에 의한 용혈작용은 없다) 어린이의 기침에 유효하게 쓸 수 있다. 임상적으로 차전초의 농축제제는 만성기관지염에 대하여 80%의 치료율을 보였다.

(3) 기 타

- 차전자의 물추출물 소량을 실험동물(rabbit)의 무릎 관절강에 몇 번 주입하면 결합조직이 증식하여 이완된 관절낭을 회복시킨다. 임상적으로 악관절의 반탈구에 사용된다.
- 종피의 점액질은 물리적 완하제로 변비치료에 사용된다.
- 차전자의 물추출물은 림프종 세포(U937)를 비롯한 여러종류의 암세포주에 대한 세포독성을 나타내고(항암작용), 항바이러스작용(HSV-2, ADV-11) 및 면역증강작용(임파구증식촉진, interferon-γ의 분비항진)을 나타낸다.[1~4)]
- 차전초의 물추출물은 고혈압에 대해서도 효과를 나타낸다.

확인시험 (1) 1.0 g에 온탕 2 m*l*를 넣어 10분간 방치할 때 씨껍질은 부풀어 점액을 낸다.

(2) 1.0 g에 묽은 HCl 10 m*l*를 넣고 2분간 약한 열로 끓인 다음 여과한다. 여액을 NaOH시액으로 중화하고 이 액 3 m*l*에 Fehling 시액 1 m*l*를 넣어 가온할 때 적색의 침전이 생긴다.

(3) 팽화시험: 약 1 g을 25 m*l*의 graduate cylinder에 넣어 물 20 m*l*를 가하고, 24시간 또는 12시간 방치 후 팽화점유면적을 조사한다. *P. ovata* 10 m*l* 이상, *P. psyllium* 14 m*l* 이상

규 격 **이물** 이물이 2.0% 이상 섞여 있지 않다. **회분** 5.5% 이하 **산불용성회분** 2.0% 이하

응 용 소염, 이뇨, 점활, 지사, 진해약

처 방 차전자탕(車前子湯), 석위산(石葦散)

용 량 3 ~ 9 g, 또는 짓찧어 낸 즙을 먹거나 바르기도 한다.[¶1]

동류생약

- 차전초(Plantaginis Herba)[KHP]

질경이 *Plantago asiatica* L. 또는 털질경이 *P. depressa* Willdeno (질경이과 Plantaginaceae)의 전초이다.

aucubin, plantaginin (= scutellarein 7-glucoside), homoplantaginin (= hispidulin 7-glucoside), ursolic acid, β-sitosterol, β-sitosterol palmitate, stigmasterol palmitate, hentriacontane, adenine, choline, succinic acid 등을 함유한다. 진해, 장카타르에 이용되며, 차전초의 동맥경화예방작용과 항염증작용은 hydroxycinnamic acid, chlorogenic acid, neochlorogenic acid와 관계가 있는 것으로 보고 있다.

• Psillii Semen

Plantago psyllium L.의 씨로 유럽에 야생한다.

hydrocolloidal compound 10 ~ 30% (가수분해에 의해서 L-arabinose, D-galactose, D-galacturonic acid, L-rhamnose, D-xylose가 된다. 그 밖에 aucubin과 지방유 (20%)가 들어 있다. 완하제로 쓰인다.

● 참고문헌

1) Chiang LC *et al.* (2003) Am. J. Chin. Med. 31: 225-234
2) Geng F *et al.* (2010) Phytother. Res. 24: 1088-1094
3) Kim BH *et al.* (2009) J. Med. Food 12: 764-769
4) Huang DF *et al.* (2009) Eur. J. Pharmacol. 620: 105-111

카라발두(豆) Physostigmatis Semen calabar bean

기 원 카라발콩 *Physostigma venenosum* Balf. (콩과 Leguminosae)의 성숙종자 (成熟種子)이다.

산 지 서부 아프리카 특히 카라발강 유역에서 자생한다. 서부 아프리카 지역에서는 예부터 죄를 지은 사람에게 주는 독약으로 사용하였다 (ordeal poison).

성 상 흑갈색 ~ 암적갈색의 씨로 길이 3 ~ 4 cm, 너비 약 2.5 cm, 두께 1.5 cm 정도로 단단하며, 표면에는 광택이 있다. 2개의 자엽이 있고 맹독성이다.

성 분 Alkaloid 0.1 ~ 0.3%: physostigmine (= eserine), *nor*-physostigmine, isophysostigmine, eseramine, physovenine, geneserine (= eseridine, 有毒), calabarine, calabacine

기 타: 전분 48%, protein, fat, phytosterol 등

physostigmine은 불안정하여 공기나 빛에 의하여 쉽게 산화된다.[13]

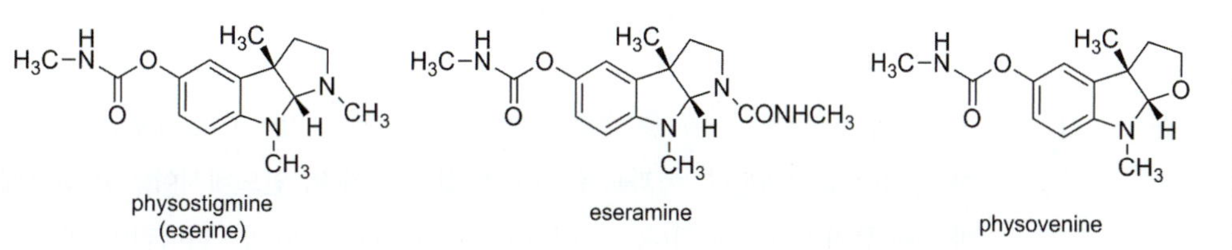

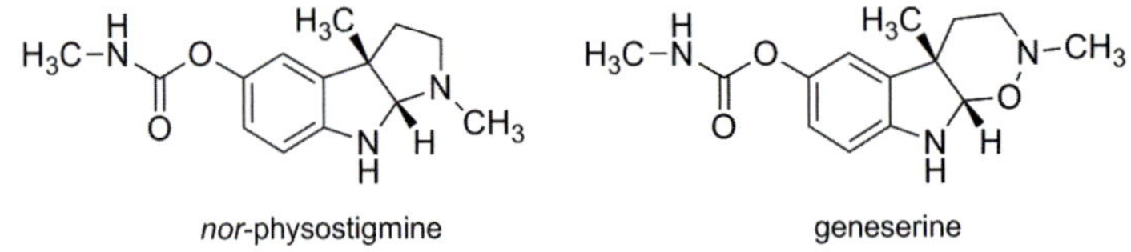

약 리 (1) 부교감신경흥분작용[1,2)]

- physostigmine은 cholinesterase를 가역적으로 저해하며, cholinesterase에 대한 친화력은 acetylcholine보다 10,000배 더 높다.[¶3]
- 부교감신경 말초를 흥분시켜 장운동을 촉진시키며, 동공을 수축시키고 선(腺)분비를 항진시킨다. 또 신경전달계의 이상으로 야기되는 근무력증을 개선시키며, cholinesterase 저해에 기인한 콜린성 신경계의 흥분을 증강시킨다. 주로 말초에 작용하지만 대량에서는 중추신경계를 초기에 흥분시키고 후에는 마비시킨다.[3)]

응 용 physostigmine sulfate 및 physostigmine salicylate의 제조(동공수축작용, 안압저하작용, 초기 녹내장 치료, 근무력증 개선), 수술 후의 장마비에 사용하며 strychnine, atropine, 큐라레독의 해독에도 쓴다. physostigmine은 현재는 합성품인 neostigmine이나 pyridostigmine(cholinesterase 저해제)으로 대체되어 사용되고 있다.[¶3]

용 량 neostigmine methylsulfate의 경우, 1회 0.25 ~ 0.5 mg(근육 또는 피하주사), 1일 1회 ~ 3회, 극량 5 mg

금기사항 천식, 파킨슨병, 장폐색, 요로폐색환자

● **참고문헌**

1) Realini T. (2011) Optom. Vis. Sci. 88: 36-38
2) Rodin FH. (1947) Am. J. Ophthalmol. 30: 19-28
3) Robinson B, Robinson JB (1968) J. Pharm. Pharmacol. 20: 213S+

커피두 Coffeae Semen
(珈琲豆) coffee bean

기 원 커피나무 *Coffea arabica* L., *C. liberica* Bull., *C. canephora* P. et F.(꼭두서니과 Rubiaceae)의 씨이다.

산 지 아프리카 원산으로 세계 총 수확의 90%를 차지하는 것이 *C. arabica*이다. 이디오피아, 케냐, 콜롬비아 등지에서 재배된다. 에콰도르 원산의 것은 브라질, 인도네시아, 서인도, 베네수엘라, 과테말라, 살바도르 등지에서 재배된다. *C. liberica*는 아프리카 서해안 리베리아 원산으로 그 재배가 한정되어

있다. *C. canephora*는 아프리카의 콩고지방에서 재배된다.

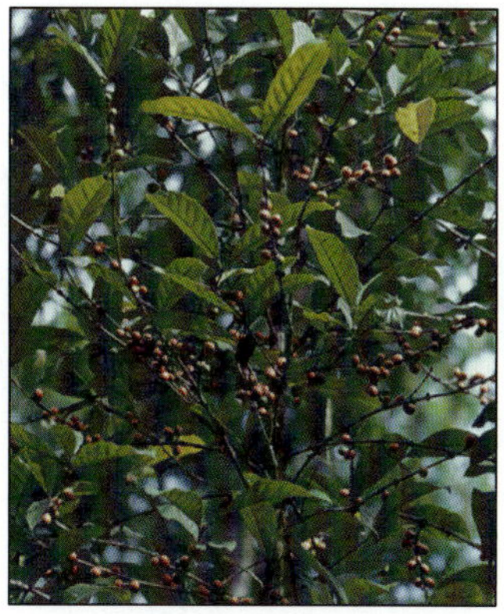

성 상 열매 한 개에 씨는 2 개가 들어 있어 반절(半切) 타원형이며, 산지와 품종에 따라 크기가 다르다.

성 분 Alkaloid 1 ~ 2.5%: caffeine 0.5 ~ 1.5% (주로 chlorogenic acid와 결합해 있음), theobromine, theophylline, trigonelline 등

기 타: 4,5-di-*O*-caffeoylqunic acid, cafestol, kahweol, mannan, galactose, tetramethyluric acid, mascaroside, tannin, 지방유, 단백질 등

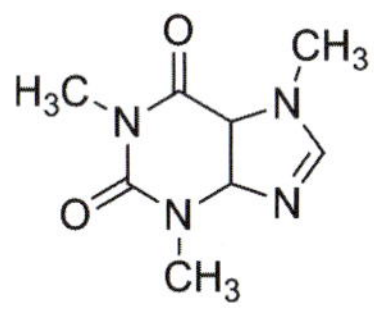

caffeine
(1,3,7-trimethylxanthine)

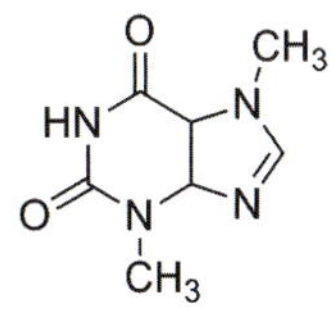

theobromine
(3,7-dimethylxanthine)

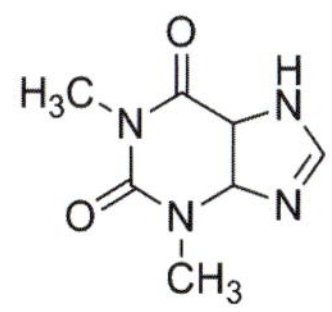

theophylline
(1,3-dimethylxanthine)

약 리 (1) 중추신경흥분작용

• caffeine은 중추신경흥분약이지만 그 주된 작용점은 대뇌피질이며, 감각수용능 및 정신기능을 항진시켜 졸음을 제거한다.

• chlorogenic acid는 장의 연동운동을 촉진시키고 중추신경을 흥분시킨다.

(2) 강심·이뇨작용

• caffeine은 심장에 직접 작용하여 심근의 수축력을 증강시키고 관상동맥을 확장시킨다. 또한 신사구체 여과를 항진하여 요생성을 증가시키므로 이뇨 효과를 나타낸다.

확인시험 승화시험, murexide 반응

응 용 각성제,[1)] caffeine의 제조 원료(trichloroethylene과 같은 유기용매를 사용하거나 초임계 이산화탄소를 사용하여 caffeine을 추출한다),[¶3] 기호음료, 커피두를 외피를 검게 구워서 갈아 만든 coffee charcoal을 급성설사나 인후의 경미한 염증에 사용하기도 한다(9 g).[¶4]

제 제 카페인(caffeine)

● 참고문헌

1) Butt MS, Sultan MT. (2011) Crit. Rev. Food Sci. Nutr. 51: 363-373

콜히쿰자

Colchici Semen

meadow saffron seed, colchicum seed

기 원 콜히쿰 *Colchicum autumnale* L. (백합과 Liliaceae)의 성숙한 씨이다. Colchium, Hermodactyl, Surinjan 등의 이름으로 유럽에서 오래 전부터 유독한 것으로 전해졌었다. Dioscorides도 이 계통 식물의 유독성을 경고한 바 있는데 *Colchicum*이라는 속명은 이 식물이 처음으로 발견된 흑해의 한 지역명에서 유래한 것이다. 아랍의 의서에 따르면 통풍 (gout)에 응용된다는 기록이 있었으나, 중세에는 독성의 공포 때문에 잘 이용된 것 같지 않다.

산 지 유럽

성 상 구형으로 직경 1 ~ 2 mm이며, 갈색이고 주름이 많으며 한쪽 끝에 종병 (種柄)이 약간 남아 있는 것도 있다.

성 분 Alkaloid 0.2 ~ 0.9%: colchicine, colchicoside, demecolcine, 3-demethylcolchicine, colchiceine 수지 지방유 등

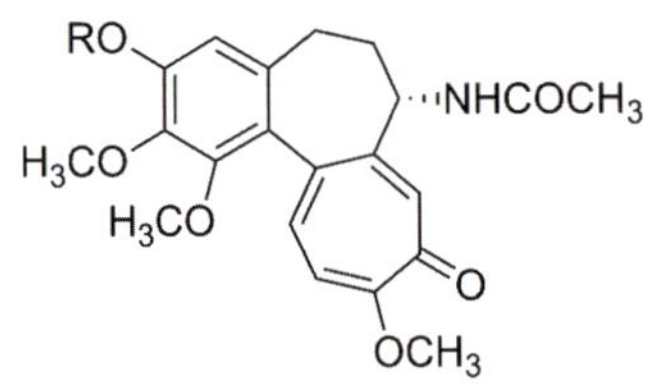

colchicine, R=CH_3

colchicoside, R=Glc

약 리 **(1) 통풍치료작용**

- 주성분인 colchicine에는 uric acid의 배설 작용이나 소염, 진통작용은 없으나 통풍에 의한 발작에는 선택적인 효과를 나타낸다. 즉, 통풍 발작시에는 국소에 침윤된 백혈구의 uric acid의 탐색작용 및 탐식호중구의 탈과립화가 증가되는데, cochicine이 이러한 현상을 억제한다고 한다.[1)]

(2) 유사분열억제작용

- colchicine은 tubulin에 결합하여 미세소관의 형성을 억제, 즉, 방추사의 형성을 방해함으로써 세포의 유사분열을 억제한다. 그러나 이러한 작용은 통풍발작과는 관계가 없고 또 유사분열의 중기를 저해함으로써 나타나는 항암효과는 적다.[2)] colchicine의 세포독성은 워낙 강하므로 항종양제로서 사용될 수 없다.

응 용 통풍치료제,[3)] 염색체 배가제

용 량 통풍환자에게 첫날에 총량 3 mg (*t.i.d.*)을, 둘째, 셋째 날에 2 mg씩 (*b.i.d.*), 다음 날에는 1 mg, 총

용량이 8 mg가 되게 경구투여한다. 주사제나 정제도 있다.[3]

주의 및 부작용 독성이 강하다. 중독증상으로는 설사, 근육의 경련, 저혈압, 호흡곤란으로 독버섯의 경우에서처럼 질식으로 사망한다. 종자뿐만 아니라 이 식물의 모든 부위에 독성이 있다. colchicine의 중독량은 약 10 mg (사람)으로, 40 mg 이상 먹게 되면 3일 이내에 사망한다.[3]

참고문헌

1) Hartung EF (1961) Arth. Rheum. 4: 18
2) Hecker E *et al.* (1967) Tet. Lett. 3165
3) Bhat A *et al.* (2009) Ann. N Y Acad. Sci. 1173: 766-773

토사자

Cuscutae Semen KHP CP
(菟絲子, To Sa Ja) 금사초 (金絲草)

기 원 갯실새삼 *Cuscuta chinensis* Lamark (메꽃과 Convolvulaceae)의 잘 익은 씨이다. 중국에서는 실새삼 *C. australis* R. Br.의 씨도 사용한다.

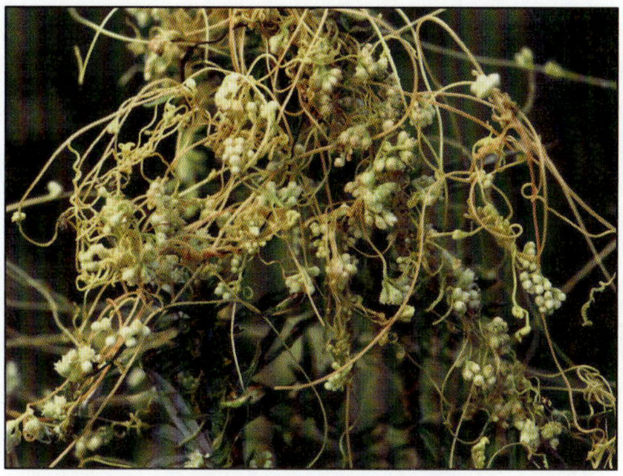

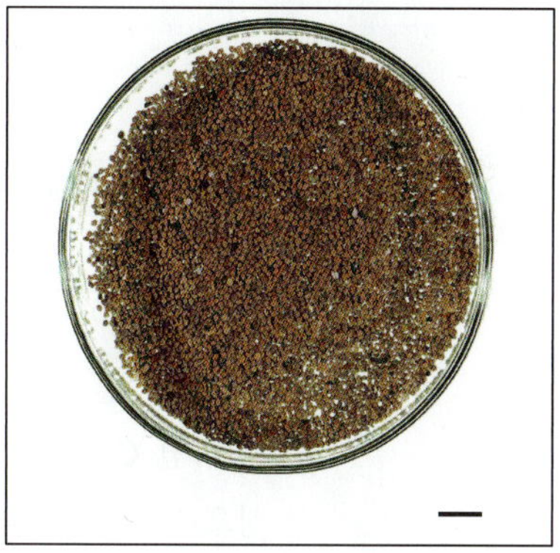

성 상 구형 ~ 원반형으로 된 작은 알맹이 모양이고 지름 1 ~ 2 mm, 100개의 질량은 약 100 mg 이다. 바깥면은 황록색 ~ 흑갈색이며 한쪽 끝의 오목한 곳에 종제가 있다. 바깥면을 확대경으로 보면 작은 돌기가 있다. 질은 단단하여 손가락으로 눌러도 깨지지 않는다. 이 약의 단면을 현미경으로 볼 때 씨껍질의 표피세포는 사각형에 가깝거나 직사각형에 가까우며 측벽은 비후되어 있다. 겉면에서 보면 다각형이고 각이 진 곳의 세포벽은 현저하게 비후되었으며 중앙은 오목하게 들어가 있고 안에는 갈색물질이 들어 있다. 책상세포는 2열이며 좁고 길며 바깥 줄은 세포가 약간 짧고 벽은 목화되었으며 안쪽 줄은 세포가 비교적 길고 목화되지 않았으며 바깥쪽의 경계선 가까이에는 광채가 나는 띠가 있다. 그 아래쪽에는 퇴폐된 유세포가 있다. 배유세포는 다각형 또는 유원형이며 세포벽은 두껍고 그 안에는 호분립이 들어 있다. 냄새가 거의 없고 맛은 부드럽고 기름기가 있다.

성 분 Flavonoid: quercetin, quercetin-3-*O*-galactoside-7-*O*-glucoside, hyperoside, isorhamnetin, kaempferol, quercetin 3-*O*-β-D-galactoside-7-*O*-β-D-glucoside, quercetin 3-*O*-β-D-apiofuranosyl-(1→2)-β-D-galactoside, kaempferol 3-*O*-glucoside 등

Lignan: (+)-epipiniresinol, (+)-pinoresinol-4'-*O*-β-D-glucopyranoside, (+)-piniresinol, cuscutoside A-D, *d*-sesamin, 9(*R*)-hydroxy-*d*-sesamin 등

Alkaloid: cuscutamine

Resin glycoside: cuscutic resinoside A, cus-1, cus-2, cuscutic acid A-D 등

Phenolic compound: *p*-coumaric acid, caffeic acid, arbutin, chlorogenic acid

Acidic polysaccharide: CS-A-3b, CHC-1, CS-B, CS-C 등

기 타: trisaccharide 및 organic acid 등

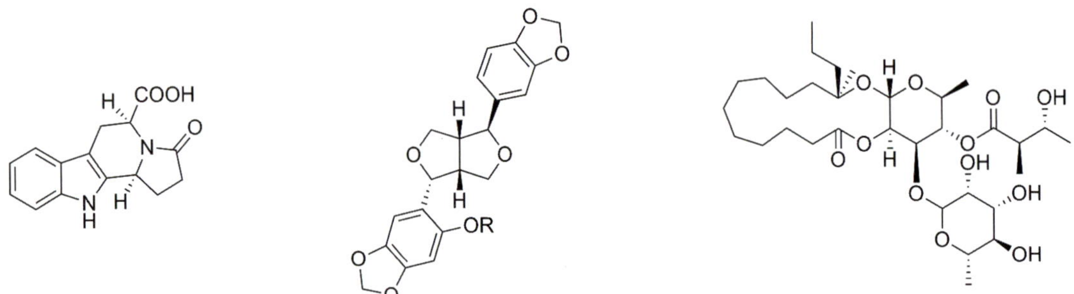

cuscutamine

cuscutoside A, R=Glc²Api
cuscutoside B, R=Glc⁶xyl

cuscutic resinoside A

약 리 (1) 강장작용

- 심장의 수축력을 증가시키며, 혈압을 내리고 장관의 운동을 억제한다.[¶1]
- flavonoid성분은 호르몬분비기능을 개선하며 (*in vivo*, female rat),[1] cuscutic resinoside A는 estrogen 유사작용이 있어 유방세포의 증식을 촉진한다 (*in vitro*, MCF-7 cells, T47D cells).[2] 추출물은 골형성을 촉진한다.[3]
- 다당류인 CS-A-3b와 CHC-1에는 면역증강작용이 있으며, CS-A-3b는 자유라디칼에 의한 세포독성으로부터 세포를 보호한다 (*in vitro*).[4,5] 나노입자와 함께 투여하면 acetaminophen으로 유도된 간세포 손상을 억제한다.[6]
- 배당체성분은 신경세포의 분화 (신경돌기의 성장과 acetylcholinesterase 활성의 증가)를 촉진한다 (*in vitro*, PC12 cells). 이러한 작용은 MAPK signaling cascade와 관련이 있다.[7]

(2) 기 타

- 물추출물은 사마귀와 피부암의 발생을 억제한다 (*in vivo*, mouse).[8]
- MeOH 추출물은 Trp-P-1에 의한 돌연변이를 억제한다 (*in vitro*).[9]

규 격 **이물** 줄기 및 다른 식물의 씨가 2.0% 이상 섞여 있어서는 안 된다. **건조감량** 12.0% 이하 **회분** 10.0% **산불용성회분** 4.0% **엑스함량** 묽은 EtOH 엑스 8.0%

응 용 강정 (强精), 강장약으로 발기부전, 유정 (遺精), 요통, 시력감퇴 등에 쓴다.

처 방 복토환 (茯兔丸), 오미연종환 (五味衍宗丸), 토사자환 (菟絲子丸)

용 량 9 ~ 15 g

● **참고문헌**

1) Wang J *et al.* (2002) Zhong Yao Cai 25: 886-888
2) Umehara K *et al.* (2004) Planta Med. 70: 299-304
3) Yang HM *et al.* (2009) J. Med. Food. 12: 85-92
4) Bao X *et al.* (2002) Planta Med. 68: 237-243
5) Wang Z *et al.* (2000) Acta Pharmacol. Sin. 21: 1136-1140
6) Yen FL *et al.* (2008) Food Chem. Toxicol. 46: 1771-1777
7) Jian-Hui L *et al.* (2003) Int. J. Dev. Neurosci. 21: 277-281
8) Nisa M *et al.* (1986) J. Ethnopharmacol. 18: 21-31
9) Nakahara K *et al.* (2002) J. Agri. Food Chem. 50: 4796-4802

파 두 Crotonis Semen KP CP

(巴豆, Pa Du) Croton seed

기 원 파두 *Croton tiglium* L. (대극과 Euphorbiaceae)의 씨로 씨껍질을 벗겨서 쓴다.

성 상 난원형이며 3 개의 모서리가 있고, 길이 18 ~ 22 mm, 지름 14 ~ 20 mm이다. 바깥면은 회황색이거나 그보다 약간 짙고 거칠다. 6줄의 세로로 달리는 선이 있고, 정단은 평탄하게 잘린 모양이다. 열매껍질을 깨뜨리면 그 안에 3개의 방이 있고, 각 방에는 씨가 1알씩 들어 있다. 씨는 약간 납작한 타원형이고, 길이 12 ~ 1.5 mm, 지름 0.7 ~ 0.9 mm이다. 씨의 바깥면은 갈색 또는 회갈색이고, 한쪽 끝에는 배꼽점과 종부 또는 종부의 자국이 작은 점으로 나타난다. 씨껍질은 얇고 단단하나 부서지기 쉽다. 종인은 황백색이고, 기름기가 많다. 냄새가 거의 없고 맛은 처음에 부드러운 기름같으나 후에 아주 맵다.

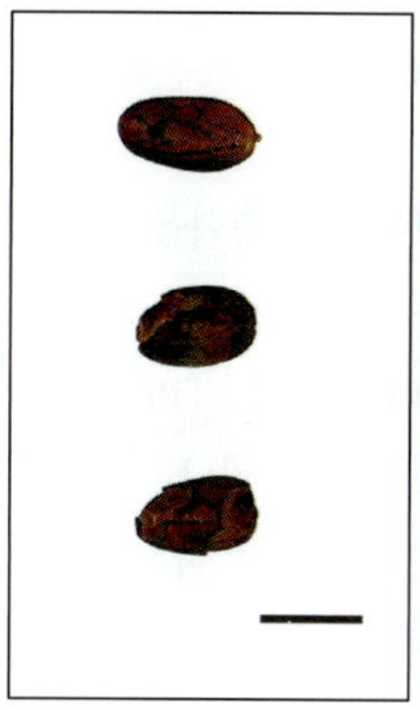

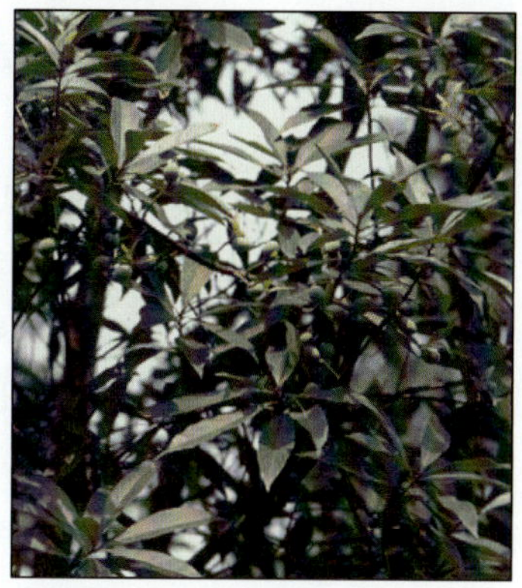

성 분 Tigliane phorbol ester: phorbol ester $A_{1,2,3,4}$, $B_{1,2,3,4,5,6,7}$, 13-*O*-acetylphorbol-20-linoleate, 13-*O*-tigloylphorbol-20-linoleate, 12-*O*-acetylphorbol-13-tigliate, 12-*O*-decanoylphorbol-13-(2-methylbutyrate), 12-*O*-tigloylphphrbol-13-(2-methylbutyrate), 12-*O*-acetylphorbol, 13-decanoate, 12-*O*-(2-methylbutyroyl) phorbol-13-dodecanoate, 12-*O*-tetradecanoylphorbol-13-acetate 등

독성단백질: crotin

파두유는 종자의 30 ~ 45%를 차지하며, croton resin 외에 oleic acid (37%), linolic acid (19%), eicosanoic acid (1.5%), stearic acid (0.3%), palmitic acid (0.9%) lauric acid (0.05%)의 glycerides, tiglic acid, crotonic acid 등의 지방산으로 구성되어 있다. 준하 성분인 croton resin은 tetracyclic diterpene alcohol인 phorbol ester류로 결합되는 산에 따라 구분된다.

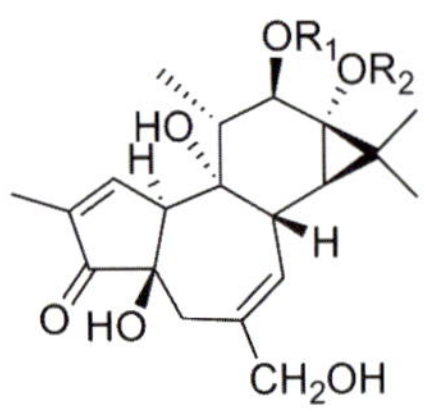

phorbol ester A_1, R_1=myristyl, R_2=acetyl
phorbol ester A_2, R_1=caproyl, R_2=acetyl
phorbol ester B_1, R_1=methylbutyryl, R_2=lauryl
phorbol ester B_2, R_1=methylbutyryl, R_2=caproyl

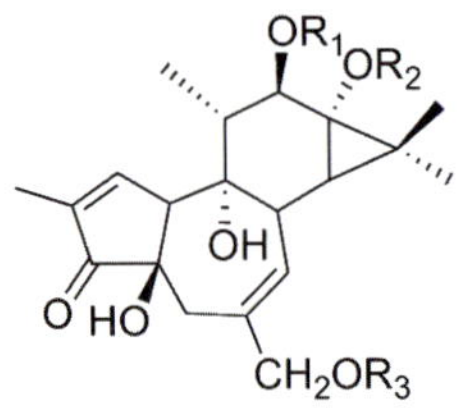

13-*O*-acetylphorbol-20-linoleate, R_1=H, R_2=Ac, R_3=$C_{18}H_{31}O$
13-*O*-tigloylphorbol-20-linoleate, R_1=H, R_2=tigloyl, R_3=$C_{18}H_{31}O$
12-*O*-acetylphorbol-13-tigliate, R_1=Ac, R_2=tigloyl, R_3=H
12-*O*-decanoylphorbol-13-(2-methylbutyrate), R_1=$C_{10}H_{19}O$, R_2=2-methyl butyryl, R_3=H
12-*O*-tigloylphprbol-13-(2-methylbutyrate), R_1=tigloyl, R_2=2-methylbutyryl, R_3=H
12-*O*-acetylphorbol, 13-decanoate, R_1=Ac, R_2=$C_{10}H_{19}O$, R_3=H
12-*O*-(2-methylbutyroyl)phorbol-13-dodecanoate, R_1=$C_{14}H_{27}O$, R_2=$C_{12}H_{23}O$, R_3=H
12-*O*-tetradecanoylphorbol-13-acetate, R_1=$C_{14}H_{27}O$, R_2=Ac, R_3=H

약 리 **(1) 준하작용**[1)]

- croton oil은 소장의 평활근에 직접적으로 작용하여 준하작용을 나타낸다.

(2) 피부인적작용

- croton oil을 피부에 도포하면 도포면에 발적, 종창, 수포가 생기고, 때로는 도포부위만이 아니라 전신으로 번진다.

(3) 기 타

- croton oil은 자궁출혈을 일으킨다 (*in vivo*, rabbit, *p.o.*).
- crotin에는 용혈작용이 있다.
- phorbol ester류 [예, TPA]는 강력한 발암성을 나타내므로 실험적으로 염증반응 (ear edema, paw edema)을 일으키거나 피부암 등의 암을 발생시키는데 사용된다.

규 격 **회분** 3.5% **엑스함량** 묽은 EtOH 엑스 18.0%

응 용 완고한 변비, 특히 다른 종류의 하제가 무효한 경우에만 쓴다. 그러나 독성이 강하므로 사용에 특별히 주의해야 한다. 파두유는 피부 자극약으로 연고로 하여 동상 (凍傷)의 예방에 사용한다.

처 방 주마탕 (走馬湯), 비급원 (備急円), 파두환 (巴豆丸)

용 량 환제나 산제로 해서 0.035 ~ 0.09 g, 외용하기도 한다.

주의 및 부작용 파두유를 하제로 반 방울 내지 한 방울만 내복하더라도 구강이나 위의 점막에 작열감과 구토를 일으키고 급성위장염을 일으키며, 파두유 20여 방울을 복용할 경우 사망할 수도 있다.

금기사항 임부, 허약자, 노약자

● 참고문헌

1) Tsai JC *et al.* (2004) Biol. Pharm. Bull. 27: 162-165

행 인 Armeniacae Semen [KP CP JP]

(杏仁, Hang In) apricot kernel

기 원 살구나무 *Prunus armeniaca* L. var. *ansu* Maximowicz, 개살구나무 *P. mandshurica* Koehne var. *glabra* Nakai, 시베리아 살구 *P. sibirica* L. 또는 아르메니아살구 *P. armeniaca* L. (장미과 Rosaceae)의 씨다. 중국에서는 山杏 (산행) *P. armeniaca* L. var. *ansu* Maxim., 西伯利亞杏 (서백리아행) *P. sibirica* L., 東北杏 (동북행) *P. mandshurica* (Maxim.) Koehne, 杏 (행) *P. armeniaca* L.의 씨를 쓴다. 일본에서는 *P. armeniaca* L., *P. armeniaca* L. var. *ansu* Maximowicz, *P. sibirica* L. 의 씨를 쓴다. 건조한 것은 정량할 때 amygdalin 3.0% 이상을 함유한다.

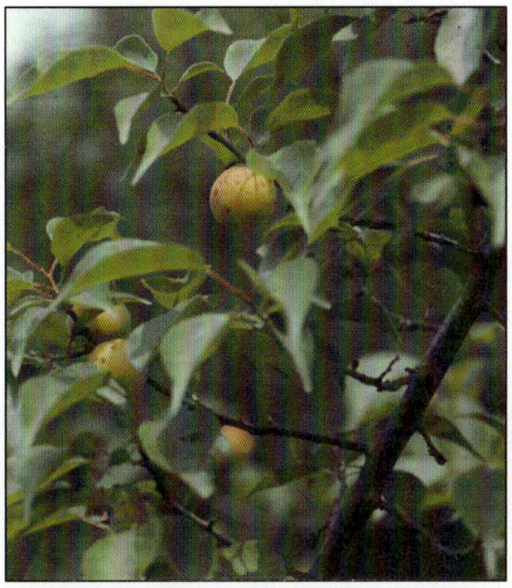

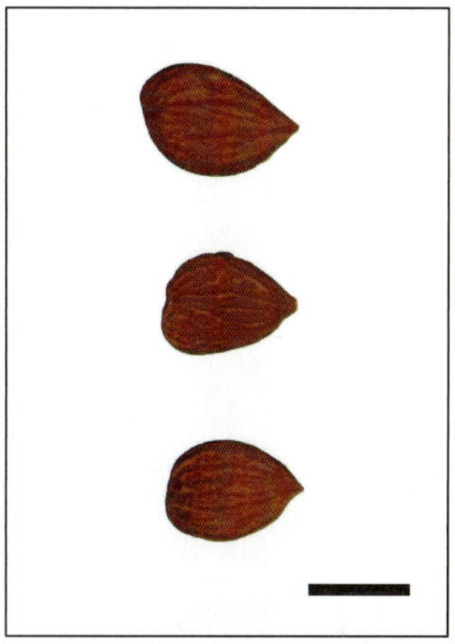

성 상 납작하게 눌려 있는 달걀모양이고, 길이 10 ~ 18 mm, 너비 8 ~ 13 mm, 두께 4 ~ 7 mm이다. 한쪽 끝은 뾰족하고, 다른 끝은 둥글며 비후되었고 좌우비대칭이다. 뾰족한 끝의 한쪽에는 짧고 선형인 배꼽점이 있고, 둥근 끝에는 합점이 있다. 종피는 갈색이며 바깥면에는 스쳐서 떨어지기 쉬운 표피세포가 있어서 가루를 뿌린 것 같다. 또한, 합점에서 위를 향하여 여러 개의 진한 갈색의 맥문(脈紋)이 뻗쳐있다. 뜨거운 물에 넣어 부드럽게 할 때 씨껍질과 연한 반투명의 흰 씨젖은 떡잎에서 쉽게 벗겨진다. 떡잎은 2개이며 유백색이고 유성이 풍부하다. 횡단면을 현미경으로 볼 때 바깥의 표피세포는 1열이고 그 중에는 노란색 석세포가 솟아난 것이 보인다. 이 석세포는 모양이 거의 하나같이 각이 있는 원형을 나타내거나 그냥 원형을 나타내고 지름은 60 ~ 90 μm으로 크게 보인다. 그 세포벽은 고르게 비후되었고 옆에서 보면 둔한 삼각형이며 세포막은 선단부가 현저하게 두껍다. 아래쪽은 세포가 주름진 영양층이고 가늘고 작은 유관속이 있다. 내표피는 1열이고 안에는 노란색물질이 들어있다. 겉씨젖은 수열의 퇴폐된 유조직으로 되어있고 속씨젖은 1열의 직사각형세포로 되어있으며 안에는 호분립 및 지방유가 들어있다. 냄새가 거의 없으며 맛은 쓰다.

성 분 Cyanogenic glycoside: amygdalin 약 3%, prunasin, mandelic acid glycoside

Steroid: estrone, α-estradiol 등

emulsin, 지방유 (30 ~ 50%)

[뿌리]

Proanthocyanidin: *ent*-epiafzelechin-(4α→8',2α→*O*→7')-(−)-epicatechin, *ent*-epiafzelechin-(4α→8',2α→*O*→7')-(−)-catechin, *ent*-epiafzelechin-3-*O*-*p*-hydroxybenzoate-(4α→8,2α→*O*→7)-(−)-epifzelechin

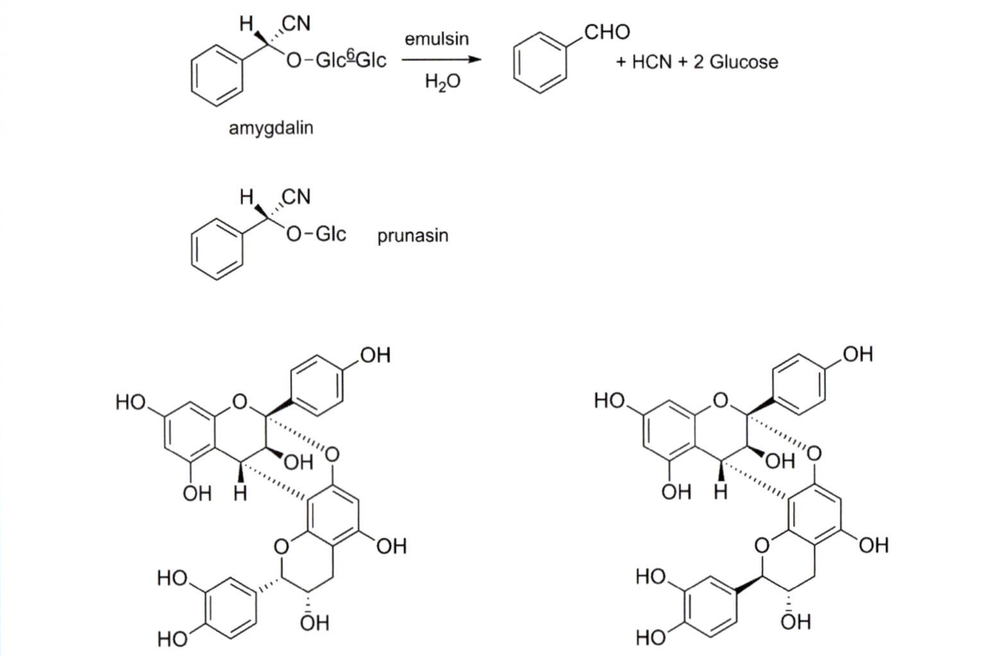

ent-epiafzelechin-(4α→8',2α→*O*→7')-(-)-epicatechin   *ent*-epiafzelechin-(4α→8',2α→*O*→7')-(-)-catechin

약 리

(1) 진해작용

• amygdalin은 체내에서 서서히 분해되어 미량의 청산(HCN)을 생성한다. 청산은 호흡중추에 작용하여 호흡운동을 안정시켜 진해·평천작용을 나타낸다.[¶1]

(2) 거담작용

(3) 통변작용

• 행인의 지방유 성분은 장을 윤활시켜 변을 통하게 한다.[¶1]

(4) 기 타

• 물추출물은 tacrine(알츠하이머병의 치료제)과 같은 acetylcholinesterase 억제제처럼 해마에 있는 시냅스 부위의 세포 외 acetylcholine의 농도를 증가시킴으로써 중추 콜린성 신경계에 강하고 지속적인 영향을 미친다(*in vivo*, rat).[1)]

• amygdalin과 prunasin, mandelic acid glycoside류, benzyl alcohol glycoside류는 종양 promoter에 의한 Epstein-Barr virus early 항원의 활성화를 억제하며(*in vitro*), 피부암의 발생을 늦춘다(*in vivo*).[2)]

• 행인과 도인의 *n*-hexane 추출물에 각각 0.7과 0.4%, 1.5와 0.5%씩 들어 있는 oleic acid와 linoleic acid에는 항돌연변이작용이 있다(*in vitro*).[3)]

• 대량 복용하면 중독되기 쉽고, 청산은 연수를 먼저 자극한 뒤 마비시킨다. 또 효소의 활동을 억제하고 신진대사를 방해하므로 조직의 질식을 일으킨다. 한편, 인체는 청산을 thiocyanate로 빨리

대사(무독화)시켜서 요로 내보내는 능력을 가지고 있다(30 ~ 60 mg/h).[3]

확인시험 (1) 물을 넣고 빻을 때 benzaldehyde 냄새가 난다.

(2) 빻아서 시험관에 넣고 소량의 물을 넣어 약간 데워 주면 관 주둥이에 꽂아 놓은 $CuSO_4$, 초산 benzidine(신조품) 시험지가 청색으로 변한다(청산).

(3) 가루 1 g을 달아 각각 MeOH 10 ml를 넣어 환류 냉각기를 달고 10분간 가온한다. 식힌 다음 여과하여 검액으로 한다. 따로 amygdalin 표준품 2 mg을 달아 MeOH 1 ml에 녹여 표준액으로 한다. 검액 및 표준액 10 ml씩을 TLC용 silica gel겔을 써서 만든 박층판에 점적한다. 다음 ethyl acetate · MeOH · H_2O 혼합액(7 : 3 : 1)을 전개용매로 하여 약 10 cm 전개한 다음 분무용 H_2SO_4시액을 고르게 뿌리고 105 °C에서 10분간 가열할 때 검액에서 얻은 여러 개의 반점 중 1개의 반점은 표준액에서 얻은 갈색 ~ 어두운 갈색의 반점과 색상 및 R_f 값이 같다.

규 격 **변패** 열탕을 부어서 빻을 때 패유성의 냄새가 없다. **이물** 내과피의 조각 및 그 밖의 이물이 섞여 있지 않다.

응 용 거담, 진해, 평천, 윤장을 목적으로 쓴다.

처 방 대청룡탕(大靑龍湯), 마황탕(麻黃湯), 마행감석탕(麻杏甘石湯), 계지가후박행인탕(桂枝加厚朴杏仁湯)

용 량 3 ~ 9 g

주의 및 부작용 대변이 묽은 사람은 주의하여 사용하도록 한다. 독성이 약간 있으므로 과량을 사용해서는 안 되고 영아에게는 신중히 써야 한다.

약전수재품목 행인수(Apricot Kernel Water)

유사생약

- 고편도, 도인[KP], 욱리인[KHP]

참고문헌

1) Kim YK *et al.* (2003) J. Ethnopharmacol. 87: 149-154
2) Fukuda T *et al.* (2003) Biol. Pharm. Bull. 26: 271-273
3) Yamamoto K *et al.* (1992) Yakugaku Zasshi 112: 934-939

고편도 Amygdali Semen amara (苦扁桃) bitter almond

기 원 *Prunus amygdalus* var. *amara* (Duhamel.) Focke(장미과 Rosaceae)의 씨이다. 이탈리아, 프랑스 등에서 생산된다.

성 분 amygdalin 2.5 ~ 4%, emulsin, 지방유 40 ~ 45% (olein, linolein)

약 리 행인과 같은 진해거담작용이[1] 있다.

● **참고문헌**

1) Poonam V *et al.* (2011) Curr. Med. Chem. 18: 3758-3824

도 인 Persicae Semen [KP CP JP]

(桃仁, Do In), 도핵인(桃核仁) peach kernel

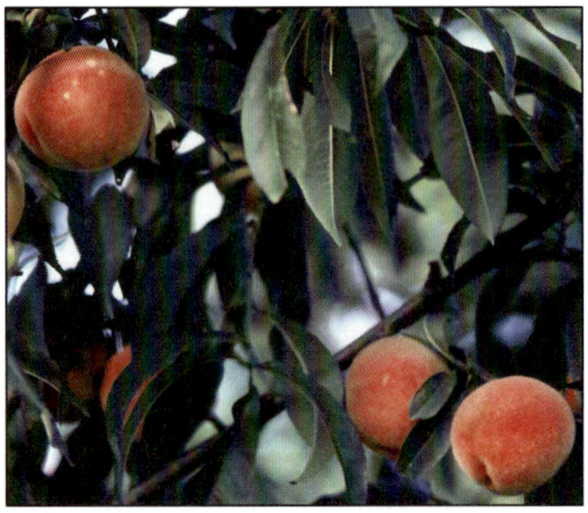

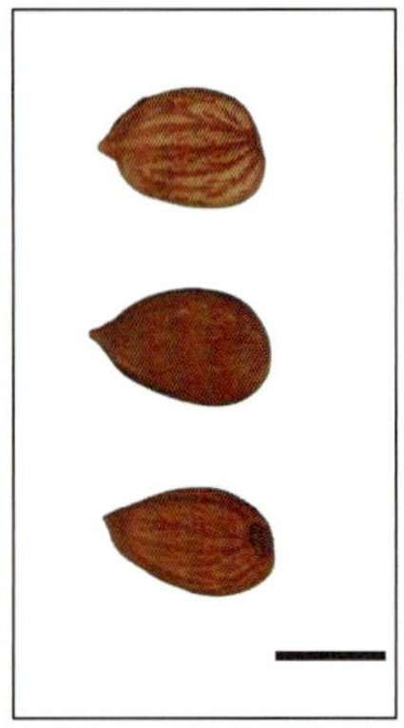

기 원 복숭아나무 *Prunus persica* (L.) Batsch 또는 산복사 *P. davidiana* Franch. (장미과 Rosaceae)의 씨이다. 일본에서는 *P. persica* Batsch 또는 *P. persica* Batsch var. *davidiana* Maximowicz.의 씨를 쓴다. 건조한 것은 정량할 때 amygdalin 0.5% 이상을 함유한다.

성 상 납작하고 좌우가 고르지 않은 난원형이며, 길이 1.2 ~ 2 cm, 너비 6 ~ 12 mm, 두께 3 ~ 7 mm이다. 한 쪽 끝은 뾰족하고 다른 한 쪽은 둥그스름하며 여기에 합점이 있다. 씨껍질은 적갈색 ~ 연한 갈색이고 겉면에는 석세포로 된 표피세포가 있어 가루를 뿌려 놓은 것 같으며 탈락하기 쉽다. 합점에서 씨껍질 전면에 걸쳐 함몰된 세로주름이 분포한다. 이 약을 열탕에 넣어 부드럽게 하면 씨껍질 및 흰색의 반투명한 얇은 씨젖은 떡잎에서 쉽게 떨어진다. 떡잎은 2장이고 흰색에 가까우며 기름기가 풍부하다. 현미경으로 볼 때 씨껍질의 바깥면에 돌출된 석세포는 그 모양이 부위에 따라 각기 달라 다각형, 긴 다각형 또는 둔삼각형을 나타내고, 그 세포막은 대개 고르게 두껍다. 약간 특유한 냄새가 있고 맛은 쓰다.

성 분 Cyanogenic glycoside: amygdalin

Flavonoid: multiflorin A, B, multinoside A

12'-apo-β-carotene-3,12'-diol (= persicaxanthin), gibberellin A_{32}, gibberellin A_{86}, prunus inhibitar a, b

약 리 (1) 진해·거담작용

• 행인의 경우에서와 같이 benzaldehyde와 청산에 의한 약리활성이 있다.

(2) 기 타

• 1% 알코올추출물은 혈액응고를 억제하며 (Lec & White법), 추출물은 항체생산을 억제하고 (*in vivo*, rat), 용혈반형성세포 (hemolytic plaque forming cell)의 생산을 억제한다 (*in vivo*, mouse).

• 항염증작용, 해독작용, 통변작용이 있다.

확인시험 가루 및 도인표준생약 1.0 g에 MeOH 10 m*l*을 넣어 환류냉각기를 달고 수욕에서 10분간 가온한 후 식힌 다음 여과하여 검액 및 도인표준생약표준액으로 한다. 이들 액을 가지고 TLC법에 따라 시험한다. 검액 및 표준액 10 *ul*씩을 TLC용 silica gel (형광제 첨가)을 써서 만든 박층판에 점적한다. 다음에 ethyl acetate-MeOH-H_2O 혼합액 (12 : 2 : 1)을 전개용매로 하여 약 10 cm 전개한 다음 박층판을 바람에 말린다. 여기에 분무용 H_2SO_4 시액을 고르게 뿌린 다음 105℃에서 10분간 가열할 때 검액에서 얻은 여러 개의 반점 중 1개의 반점은 표준액에서 얻은 갈색 ~ 암갈색의 반점과 색상 및 R_f 값이 같고 그중 R_f 값 0.3 부근에서 amygdalin의 반점을 나타낸다.

규　　격　**변패** 열탕에 넣고 부수었을 때 패유성의 냄새가 나지 않는다. **이물** 내과피의 조각 및 그 밖의 이물이 섞여 있지 않다.

응　　용　소염성 구어혈약(驅瘀血藥)으로 하복부의 복만(腹滿), 복부의 혈액 정체, 월경불순, 타박상에 의한 동통, 산후 어혈의 정체에 의한 통증, 그 밖에 혈행불순에 의한 관절통에도 쓴다.

처　　방　도인탕(桃仁湯), 도핵승기탕(桃核承氣湯), 계지복령환(桂枝茯苓丸)

계지복령환은 자궁근종에 효과가 있다(*in vivo*, rat).[1]

용　　량　3 ~ 9 g, 또는 환제나 산제로 사용한다.

금기사항　임부

● 참고문헌

1) Sakamoto S *et al.* (1992) Am. J. Chin. Med. 20: 313-317

욱리인 Pruni Japonicae Semen KHP CP (郁李仁, Uk Ri In)

기　　원　이스라지 *Prunus japonica* Thunb. 또는 양이스라지 나무 *P. humillis* Bunge (장미과 Rosaceae)의 씨이다. 중국에서는 장경편도(長梗扁桃) *P. pedunculata* Maxim. 의 씨도 사용한다.

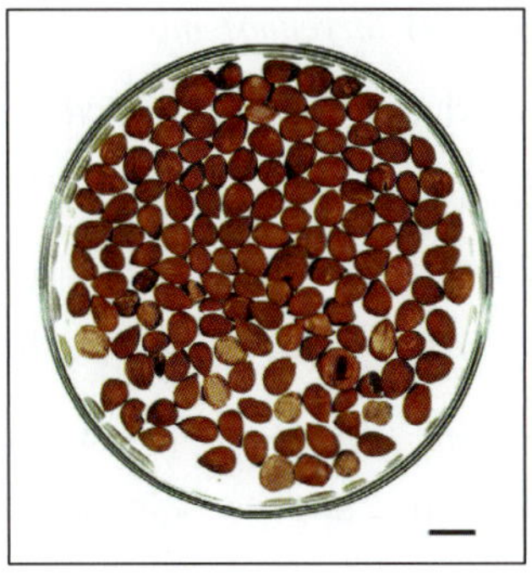

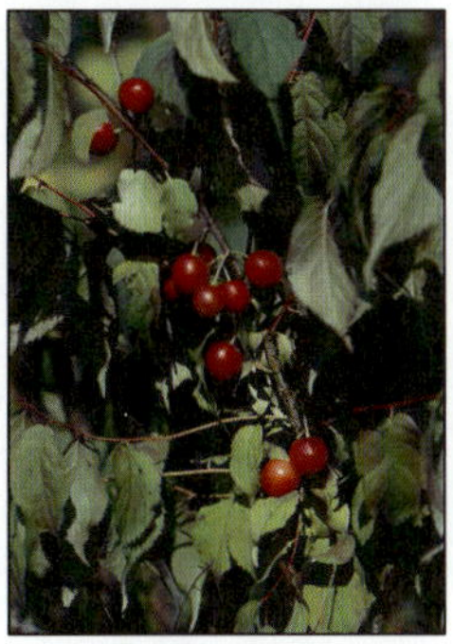

성　　상　난원형에 가깝고 윗부분은 약간 뾰족하며 길이는 5 ~ 12 mm, 지름은 5 ~ 8 mm이다. 씨껍질은 매우 짧으며 바깥면은 황백색 ~ 황갈색이고 세로로 주름이 있으며 배꼽점은 윗쪽 끝의 능선 위에 있고 합점(合點)에서 많은 유관속무늬가 나 있다. 냄새가 약간 있고 맛은 쓰다.

성　　분　Flavonoid: prunuside (= mulitiflorin A), multiflorin B, multinoside A, afzelin, kaempfertrin

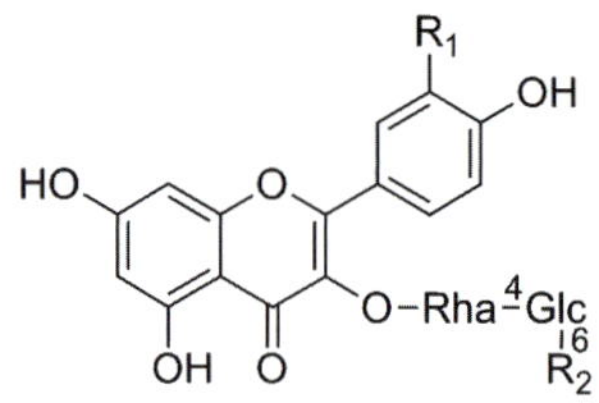

multiflorin A, R_1=H, R_2=Ac
multiflorin B, R_1=H, R_2=H
multinoside A , R_1=OH, R_2=H

약 리 통변작용과 이뇨작용이 있다.
multiflorin은 소장에서 포도당의 흡수를 지연시키고 항대사증후군 작용이 있다.[1)]

응 용 변비, 소변불리(小便不利), 복수, 사지부종, 각기 등에 쓴다.

처 방 오인환(五仁丸)

용 량 3 ~ 9 g, 부수어서 사용하며 환제나 산제로 사용할 때에는 용량을 줄인다.

주의 및 부작용 임부는 주의하여 사용한다.

참고문헌

1) Shirosaki M *et al.* (2012) Biol Pharm Bull. 35: 1264-1268

호미카

Strychni Semen KP CP JP
(馬錢子, Ma Jeon Ja) nux vomica

기 원 마전(馬錢) *Strychnos nux-vomica* L. (마전과 Loganiaceae)의 잘 익은 씨이다. 건조한 것은 정량할 때 strychnine 1.05% 이상을 함유한다. 유럽에는 16세기에 전파되어 1640년대에 런던에서 판매되었는데, 주로 동물 독약으로 거래되었다. 1817년에 strychnine이, 1819년에는 brucine이 분리되었다.

산 지 인도(주요 수출생약), 오스트레일리아 등

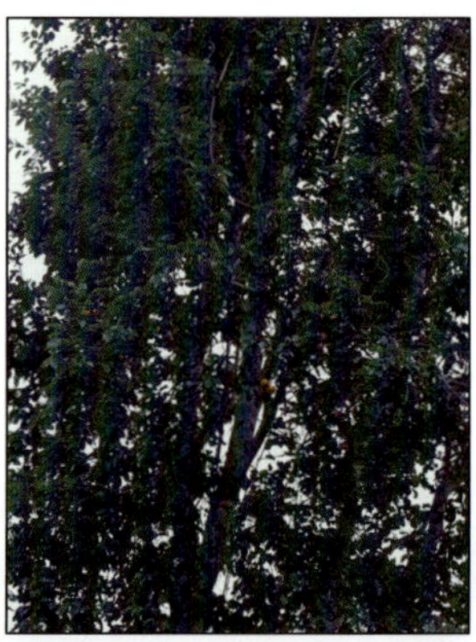

성 상 둥근 단추모양이며 한 면은 융기하고 다른 면은 약간 밑으로 꺼져 있다. 지름 1 ~ 3 cm, 두께 3 ~ 5 mm이며 연한 회록색 ~ 연한 회갈색을 띤다. 바깥면은 중앙에서 주변으로 향하여 누운 광택이 있는 털로 덮여 있고 양면의 주변 및 중앙부는 약간 두드러지며 주변의 한쪽에 점모양의 주공(珠孔)이 있고 한쪽 면의 중심점과의 사이에 때로 두드러진 선을 나타낸다. 질은 매우 단단하고 물에 담갔다가 쪼개면 씨껍질은 얇고 안쪽은 연한 회황색으로 각질의 속씨젖 2개로

되고 중앙부는 좁고 비어 있다. 속씨젖 안쪽의 한쪽에 길이 약 7 mm의 흰색의 배가 있다. 냄새가 거의 없고 맛은 매우 쓰며 오래 남는다.

성 분 Monoterpene indole alkaloid: strychnine, isostrychnine, strychnine *N*-oxide, brucine, brucine *N*-oxide, isobrucine, vomicine, α-colubrine, 16-hydroxy-α-colubrine, β-colubrine, 16-hydroxy-β-colubrine, icajine, 3-methoxyicajine, novacine

Iridoid: 4-deoxyloganin, loganin, ketologanin, secologanin, loganic acid 등

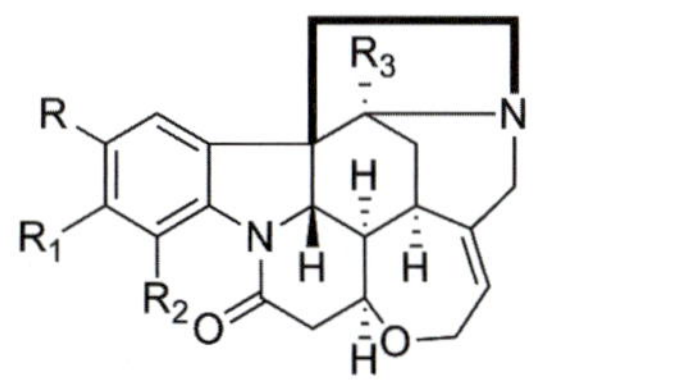

strychnine, $R=R_1=R_2=R_3=H$
4-hydroxystrychnine, $R=R_1=H$, $R_2=OH$, $R_3=H$
β-colubrine, $R=OCH_3$, $R_1=R_2=R_3=H$
brucine, $R=R_1=OCH_3$, $R_2=R_3=H$
pseudostrychnine, $R=R_1=R_2=H$, $R_3=OH$
pseudobrucine, $R=R_1=OCH_3$, $R_2=H$, $R_3=OH$

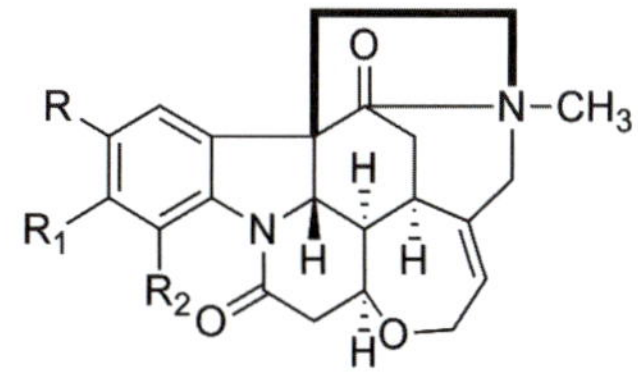

icajine, $R=R_1=R_2=H$
vomicine, $R=R_1=H$, $R_2=OH$
N-methyl-*sec*-pseudo-β-colubrine, $R=OCH_3$, $R_1=R_2=H$
novacine, $R=R_1=OCH_3$, $R_2=H$

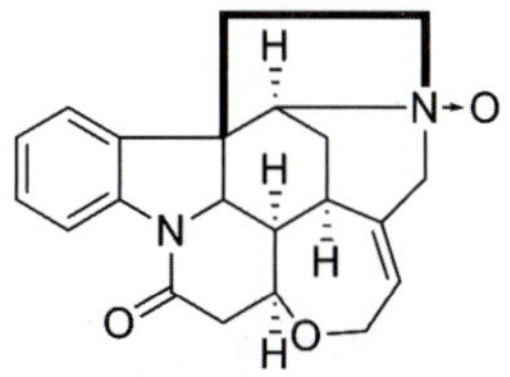

strychnine *N*-oxide

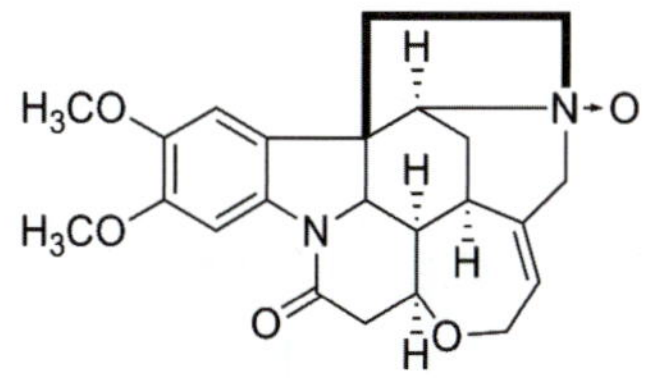

brucine *N*-oxide

약 리 **(1) 중추신경흥분작용**

• strychnine은 중추신경계에 작용하여 척수의 반사흥분성(reflex excitability)을 항진시킨다. 연수의 호흡중추를 흥분시키며 전신의 근육에 강직성 경련(tonic convulsion)을 일으킨다. 중독시에 후궁반사(後弓反射, opisthotonus)를 일으킨다. 각종 자극에 예민해져서 빛, 소리 등과 같은 조그마한 자극에도 강직성 경련을 일으킨다.

(2) 건위작용

• 위장의 기능을 항진시켜 위액의 분비를 촉진한다. 이러한 작용은 strychnine이나 brucine 등에 의한 것이다.

(3) 항염증작용, 진통작용

• brucine과 brucine *N*-oxide에는 진통작용과 항염증작용이 있다(*in vivo*). 두 화합물의 구조는 유사하나 작용양식은 다른 것으로 보인다.[1)]

• 법제한 마전자의 alkaloid 분획은 법제하지 않은 것보다 진통작용이 더 세다. 감초나 기름, 식초, 모래로 법제하는 방법 중에서 모래로 법제하는 것이 진통작용을 더 높인다.[2)]

(4) 기 타

- 열을 가하면 strychnine과 brucine과 같은 주요 alkaloid 성분들의 함량이 현저하게 줄어드는 반면에 isostrychnine, isobrucine, strychnine *N*-oxide, brucine *N*-oxide의 함량이 늘어난다. 즉, 열에 의해서 strychnine과 brucine의 ether 결합이 끊어지고 *N*-oxidation이 일어난다.[3)]
- 마전자를 법제하면 세포독성이 줄어든다(*in vitro*). 즉, 법제과정에서 세포독성이 비교적 낮은 마전자 alkaloid의 isomer와 *N*-oxide류 성분이 생성되고 이들의 함량은 모래로 법제할 때 가장 높다.[4)] 또한, 대장암 세포주(Caco-2)에 대하여 세포 독성이 있다.[5)]
- 희석한 추출물은 실험동물의 알코올 섭취량을 줄인다(*in vivo*, rat, *p.o.*).[6)]
- 수침제(1 : 2)는 각종 피부진균의 성장을 억제한다(*in vitro*).
- 항당뇨병 목적으로 호미카의 추출액을 사용한다.[7)]

확인시험 (1) 가루 3.0 g에 NH_4OH 시액 3 m*l* 및 $CHCl_3$ 20 m*l*를 넣고 때때로 흔들어 섞으면서 30분간 냉침한 다음 여과한다. 여액을 수욕상에서 가온하여 $CHCl_3$의 대부분을 증류하여 제거한다. 여기에 희석시킨 H_2SO_4 (1 → 10) 5 m*l*를 넣고 잘 흔들어 섞으면서 $CHCl_3$의 냄새가 나지 않을 때까지 수욕상에서 가온한 다음 식히고 탈지면을 써서 여과한다. 여액 1 m*l*에 HNO_3 2 m*l*를 넣을 때 액은 붉은색을 나타낸다(brucine).

(2) (1)의 남은 여액에 $K_2Cr_2O_7$ 시액 1 m*l*를 넣고 1시간 방치할 때 황적색의 침전이 생긴다. 이 침전을 여취하고 물 1 m*l*로 씻은 다음 그 침전물 일부를 작은 시험관에 넣고 물 1 m*l*를 넣어 가온하여 녹이고 식힌 다음 H_2SO_4 5방울을 기벽을 따라 천천히 흘려 넣을 때 H_2SO_4층은 보라색이 되며 곧 붉은색 ~ 적갈색으로 변한다(strychnine).

규 격 회분 3.0% 이하

응 용 고미건위약, 위장(胃腸)아토니, 소화불량, 시력장애, 발기장애, 요실금증, 반신불수, 난청 등에 이용하고, brucine은 물 중에 미량으로 존재하는 HNO_3 검출 및 정량에 사용한다. 후비(喉痹)로 아픈 것을 치료하고, 목젖이 붓는 급성 염증에 치료하며, 초기 옹저(癰疽), 타박상으로 인한 내상, 유주성 관절 풍습통의 치료 및 중이염의 치료, 각기, 수족마비, 반신불수, 요실금 등의 치료에 쓰인다. 그 밖에도 골절의 치료, 열이 나면서 참기 어려운 치통의 치료, 광견병의 치료에 처방된다.

용 량 가루로 하여 0.06 ~ 0.09 g을 내복한다. 간혹 탕제로 사용하거나 외용하기도 한다.

금 기 임부, 신체허약자, 비위허약자

독 성 경구로 흡수가 잘되며, strychnine 중독시 지속적인 경련발작 후에 오는 질식과 피로 때문에 사망한다. 과량복용시 혈압상승, 호흡곤란, 혼수 등의 중독증상을 유발한다.

약전수재품목 호미카엑스

유사생약

- 보두(寶豆, 호미카 유사생약, Strychni Ignatii Semen)[KHP]

S. ignatii Berg.의 종자. 필리핀, 현재는 베트남에서도 생산되고, 여송과(呂宋果)라고도 부른다. 과실 속에 30개의 씨가 있고 길이는 25 mm이며 회색이다. alkaloid의 함유량이 2.5 ~ 3.0%인데, 이 중에 strychnine이 45 ~ 60% 들어 있으며, Strychni Semen의 대용품으로 이용된다.

참고문헌

1) Yin W *et al.* (2003) J. Ethnopharmacol. 88: 205-214
2) Cai B *et al.* (1996) Biol. Pharm. Bull. 19: 127-131
3) Cai BC *et al.* (1990) Chem. Pharm. Bull. 38: 1295-1298
4) Cai BC *et al.* (1998) Zhongguo Yao Li Xue Bao 19: 425-428
5) Ma L *et al.* (2009) Planta Med. 75: 631-634
6) Sukul NC *et al.* (2001) J. Altern. Complement Med. 7: 123-125
7) Bhati R *et al.* (2012) J. Ayurveda Integr. Med. 3: 80-84

과실류 4

果實類

Fructus / Fructus

열매(과실, fruit)는 암술이 수정한 결과 자방(子房)이 발육하여 생긴 것이다. 한 개의 암술에서 생긴 것을 단과(單果, 예: 복숭아), 여러 개의 암술에서 생긴 것을 집과(集果, 예: 붓순나무, 황련), 여러 개의 꽃으로부터 생긴 것을 복과(複果, 예: 무화과, 뽕나무)라고 한다.

사과, 딸기 같은 것은 화탁(花托)이, 그리고 무화과 같은 것은 화축(花軸)이 팽대하여 열매가 되는데, 이와 같이 자방 이외의 부분이 열매로 되는 경우를 가과(假果, 또는 僞果, 擬果, false fruit, pseudocarp)라 하고 이에 반하여 자방벽이 자라 열매가 된 경우를 진과(眞果, true fruit)라 한다.

자방은 한 장의 심피(心皮, 果葉)로 되어 있는 것과 두 장 또는 다수의 심피가 융합하여 이루어진 것으로 나눈다. 한 장의 심피로 되어 있는 자방(一心皮子房)의 경우에는 한 장의 잎의 가장자리(變緣)가 조금 안쪽으로 말려서 유착된 것으로 생각할 수 있는데, 이 유착선이 화축으로 향한 것을 내봉선(內縫線)이라 하고, 잎의 중륵(中肋)에 해당하는 선을 외봉선(外縫線)이라 한다.

배주(胚珠, 나중에 종자가 됨)는 흔히 심피면과 그 외의 부분이 변형되어 형성된 태좌(胎座, placenta)에 착생하고 있다. 이 때 태좌는 일심피 자방에서는 1개의 심피로 된 1개의 실 중에 1개가 있지만 다심피자방에서는 여러 개의 심피로 된 다심피일실(多心皮一室)에 1개가 있는 것과 다심피다실(多心皮多室) 중에 각각 1개가 있는 것이 있다.

자방이 발육하여 열매가 되면 심피는 살쪄서 과피(果皮, pericarp)로 되나, 심피는 잎의 변형이기 때문에 과피도 잎에 해당되는 구조를 갖추고 있다. 즉, 가장 바깥층은 잎의 밑면의 표피에 해당되고, 대체로 1층의 세포층으로 되어 있으며 각피가 발달되어 있는데 이것을 외과피(外果皮, epicarp)라고 한다. 중과피(中果皮, mesocarp)는 엽육조직에 해당되고, 일반적으로 층이 두껍고 유관속이 발달되어 있으며, 덜익은 열매에서는 엽록립(葉綠粒)이 함유되고 물기가 풍부하여 육질을 이루고 있는 것(果泥, pulpa)과 또는 건조하여 섬유성인 것이 있다. 내과피(內果皮, endocarp)는 자방의 내벽이 발육한 것으로 잎의 윗면의 표피에 해당된다. 내과피 중 매화나무, 복숭아, 야자의 경우가 같이 두껍고 단단해진 것을 핵과[核果 또는 석과(石果), drupe]라고 하고 귤과 같이 내과피의 내면에서 안쪽으로 수없이 큰 털이 생기고, 털 속에 과즙이 충만되어 있는 것을 감과(柑果, hesperidium)라고 한다.

열매가 충분히 익으면 대개 벌어져서 씨를 노출하는 것을 열과[裂果 또는 開果(개과), dehiscent fruit]라고 하고 이것에 반하여 익어도 벌어지지 않는 열매를 폐과(閉果, indehiscent fruit)라고 한다.

열매가 벌어질 때에는 보통 심피의 내봉선 또는 외봉선에 따라서 쪼개진다. 복잡한 예로서는 다심피자방이 성숙할 때에는 각 심피가 분리하여 각각의 열매로 되는 경우가 있다. 이것을 분열과(分裂果, schizocarp)라 하고, 나누어진 열매를 분과(分果, mericarp)라고 한다. 미나리과 식물의 열매가 이에 속하는데, 즉 두 개의 분과가 중앙의 심피간주(心皮間柱, carpophor)에 달려 있다. 그 바깥면에는 세로로 몇 개의 융기선(隆起線)이 있다. 이것을 늑선(肋線, costa)이라 하고, 그 사이에 다시 작은 세로로 된 선(小縱線)이 있는 것이 있는데 이것을 부륵선(副肋線, secondary costa)이라고 하며 그 사이의 오목한 부위(凹部)를 과곡(果谷, vallecule)이라 한다. 늑선의 안쪽에는 유관속, 과곡에는 한 개 또는 수개의 유도(油道)가 관통하고 있다. 유도는 분과의 합착면(合着面)에 보통 두 개가 있는데 드물게 유도가 없는 것도 있다.

열매의 분류방법에는 여러 가지가 있으나 관용적으로 다음과 같이 나눈다.

(1) 건과(乾果, dry fruit) : 건성(乾性)의 과실

- 견과(堅果, nut) - 과피는 목질로, 씨와 붙어 있지 않고 익어도 터지지 않는다. (밤)
- 수과(瘦果, achene) - 폐과(閉果)의 일종, 과피는 얇은 피막질(皮膜質)로 보통 1실 1종자로 작아서 전체가 종자같이 보인다. (민들레, 할미꽃, 여뀌)
- 대과(袋果, follicle) - 열과(裂果)의 일종, 1심피자방이 발달한 열매로 익은 다음에는 내봉선 또는 외봉선에 따라 쪼개어진다. (대회향, 붓순나무, 황련)
- 두과(豆果 또는 莢果, legume) - 건과의 일종. 1심피자방이 발달한 열매로 익은 다음에는 내봉선 및 외봉선에 따라서 두 조각으로 분열한다. (완두콩)
- 장각과(長角果, silique) - 열과(裂果)의 일종. 2심피자방이 발달한 것으로 가늘고 긴 뿔모양(角狀)이며, 익으면 아래쪽으로부터 쪼개어진다. (유채)
- 단각과(短角果, silicule) - 삭과(蒴果)의 일종. 2심피자방이 발달된 열매로 폭이 넓고 짧으며, 많은 씨가 들어 있고 익은 후 아래쪽에서 위쪽으로 향하여 쪼개어진다. (냉이)
- 삭과(蒴果, capsule) - 열과의 일종. 두 개 내지 그 이상의 심피로 된 복자방에서 발달되어, 몇 개의 방으로 되거나 또는 칸막이(隔壁)가 소실되어 1실로 되는 경우도 있다. 익은 다음 위쪽에서 아래쪽으로 쪼개어지거나(다투라) 또는 위쪽이 뚜껑을 떼어낸 것처럼 벗겨져 씨가 나오거나(히요스), 또는 위쪽에 구멍이 생겨서 씨가 나오는 것도 있다(양귀비).

(2) 액과(液果, juice fruit) : 익은 다음에도 과피가 건조하지 않고 육질(肉質), 다장(多漿)인 실과

- 핵과(核果, drupe) - 외과피는 얇고, 중과피는 다육(多肉), 다장(多漿)하고, 내과피는 견경(堅硬)하여 이른바 핵(核, putamen)이 되어 있는 열매(매화나무, 복숭아, 야자)
- 액과(液果, berry) - 중과피와 내과피는 물기가 많고 연한 조직으로 되어 있고, 그 속에 조금 단단한 종피가 있는 열매(포도, 벨라돈나, 토마토, 가지)

고 추 Capsici Fructus KP CP JP

(苦椒, Go Chu) capsicum, chilly pepper

기 원 고추 *Capsicum annuum* L. 또는 그 변종(가지과 Solanaceae)의 열매이다.

성 상 긴 원뿔모양 ~ 방추형이고 때로 구부러져 있으며, 길이 약 3 ~ 10 cm, 너비 약 0.8 cm이다. 바깥면은 어두운 붉은색 ~ 어두운 황적색이고 광택이 있으며 보통 꽃받침과 열매자루가 붙어 있다. 속은 비어있고 2개의 방으로 나누어졌으며 각 방에는 씨가 많이 들어있다. 씨는 거의 원형이고 납작하며 연한 황적색이고 지름 약 5 mm이다. 특유한 냄새가 있고 맛은 매우 맵다.

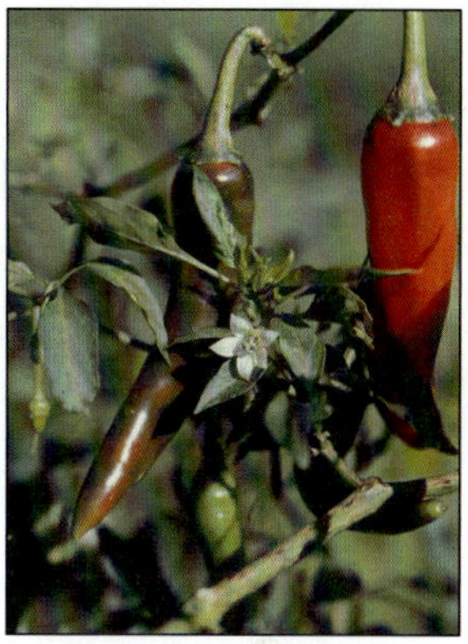

성 분 **신미성분 2 ~ 3%**: capsaicinoid (vanillylamine의 acyl 유도체), capsaicin (70%), dihydrocapsaicin (20%), *nor*-dihydrocapsaicin (7%) 등.

Capsinoids: capsiate, dihydrocapsiate, *nor*-dihydrocapsiate

Carotenoid 약 1%: capsanthin (35%), β-carotene (12%), violaxanthin (10%), capsorubin (6%) 등

기 타: capsicoside, 비타민 C 등

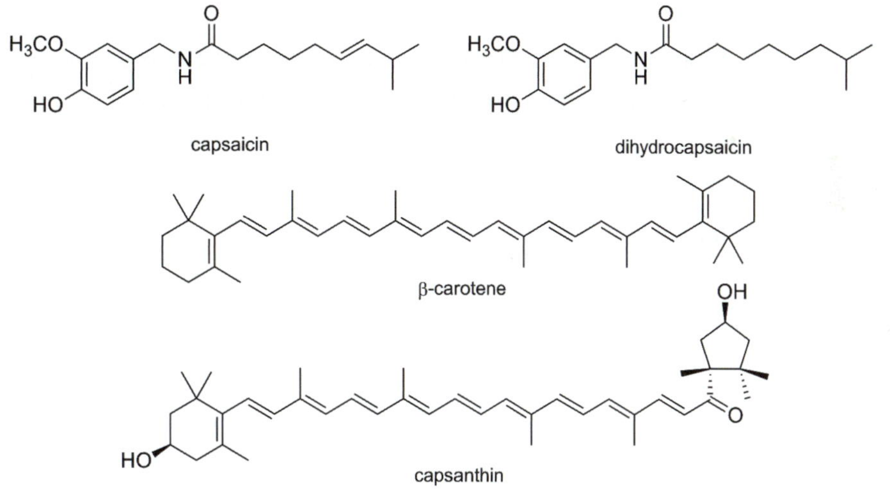

약 리 **(1) 소화기관에 대한 작용**

- 고추를 3 ~ 5% 첨가한 사료로 실험동물을 사육하면 소화기관이 적당히 자극을 받아 소화액의 분비가 항진되어 소화기능이 왕성해지므로 발육상태가 좋아진다(*in vivo*, rat).
- 사람 또는 실험 동물의 적출장기에 대한 실험에서 틴크제 또는 capsaicin은 소화관 운동을 항진시키고, 소량에서는 타액, 위산 분비를 촉진하지만 다량에서는 반대로 억제한다.[1]

(2) 발적작용, 말초혈관수축·확장작용

- 틴크제 또는 capsaicin 용액을 사람의 피부나 점막 또는 개의 귀에 바르면 그 국소는 혈관이 확장

되어 충혈된다.[2] 틴크제에는 혈관수축작용이 있으나 소량에서는 확장작용을 나타낸다.

(3) capsaicin의 항암작용

- capsaicin은 백혈병세포주의 성장을 억제하며 (*in vitro*),[3] 세포막의 NADH oxidase를 억제함으로써 흑색종 세포주의 성장을 억제한다 (*in vitro*).[4]
- capsaicin은 TPA로 유도한 NFκB의 활성화를 억제한다 (*in vitro*).[5]
- capsaicin은 Bcl-2의 발현을 줄이고 caspase-3를 활성화함으로써 간암세포의 세포사멸을 촉진한다 (*in vitro*).[6] 또한 신경교아세포종 세포의 세포사멸을 유도한다 (*in vitro*).[7]
- capsaicin을 생쥐의 등부위의 상피세포에 바르면 phorbol ester에 의해 활성화되는 NFκB/Rel과 AP-1 transcription factor의 활성화가 억제된다 (*in vivo*, 피부암발생억제작용).[8-10]
- capsaicin은 생쥐의 benzo(a)pyrene으로 유도된 폐암을 억제한다 (*in vivo*).[21]
- capsaicin은 FaDu human pharyngeal squamous carcinoma cells (FaDu)의 세포사멸을 유도한다 (*in vitro*).[22]
- capsaicin이 발암물질이라는 의견도 있지만 최근의 연구들은 오히려 항암·암예방효과를 나타낸다는 의견을 뒷받침하고 있다.[11-13]

(4) 항당뇨작용

- EtOH 추출물은 PPAR-c와 AMPK를 활성화 시켜 항당뇨작용을 한다 (*in vitro*).[14]
- 고추의 capsiate는 capsaicin보다 당뇨를 유발한 rat에서 인슐린 감수성을 높여 glucose의 대사가 향상된다 (*in vivo*, rat).[15]

(5) 항비만작용

- capsaicin은 비만모델 rat에서 glycerol-3-phosphate dehydrogenase (GPDH)를 억제하고 uncoupling protein 2 mRNA (UCP2)의 발현을 증가시켜 체중감소 효과를 보인다 (*in vivo*, rat).[16]
- capsaicin은 부신수질의 catecholamine 분비를 증가시켜 산열 (thermogenesis)이 늘어나 체중감소 효과를 보인다 (*in vivo*, rat).[17]

(6) 기 타

- capsaicin의 진통·진양 (가려움증에 효과)·수렴·항염증작용이 인정되어 실제 임상에서 capsaicin은 당뇨병으로 인한 신경병증이나 대상포진에 의한 신경통, 류마치스성관절염, 골관절염에 수반하는 통증의 완화에 처방되고 있다.
- capsaicin의 수성 크림을 바르면 피부 내로 투여한 히스타민이나 substance P 등에 의한 발적은 억제되지만 구진 (丘疹)에는 효과가 없다.[18]
- capsaicin용액을 코에 분무하면 부비동에 생긴 폴립의 크기가 줄어든다.[19]
- capsaicin은 LPS로 자극을 준 복강 대식세포에 있어서 IkBa의 분해를 억제함으로써 항염증작용을 나타낸다 (*in vitro*).[20]
- capsaicin은 TRPV1 ligand로 osteoblast에서 prostaglandin E의 생성을 막아 뼈 흡수를 막고 LPS로 인한 염증성 뼈 흡수도 막는다 (*in vitro, in vivo*).[23]

확인시험 가루 2 g에 MeOH 5 ml를 넣고 수욕 중에서 5 분간 환류추출하고 식힌 다음 원심분리하고 상층액을 검액으로 한다. 따로 capsaicin 표준품 1 mg을 달아 EtOH 1 ml에 녹여 표준액으로 한다. 이들 액을 가지고 TLC법에 따라 시험한다. 검액과 표준액 10 μl씩을 TLC용 실리카 겔을 써서 만든 박층판에 점적하고 Et$_2$O-MeOH (19 : 1)을 전개용매로 하여 약 12 cm 전개한 다음 바람에 말린다. 여기에 2,6-dibromo-*N*-chloro-1,4-benzoquinone monoimine 시액을 고르게 뿌리고 ammonia 기체 중에서 방치할 때 검액에서 얻은 여러 개의 반점 중 1개의 반점은 표준액에서 얻은 반점과 색상 및 R_f 값이 같다.

규 격 **이물** 1.0% 이하 **회분** 6.0% 이하 **산불용성 회분** 1.2% 이하 **엑스함량** diethyl ether 엑스 9.0% 이상

응용 및 처방 피부자극약(신경통, 근육통에 외용), 향신료, 신미성(辛味性) 건위구풍제

용 량 0.9 ~ 2.4 g을 환제, 산제로 하여 복용하거나 짓찧어서 환부에 붙인다.[¶1] 0.01 ~ 0.05% capsaicinoid를 함유한 액상제제가 있으며, 찜질용으로는 capsaicinoid 10 ~ 40 μg/cm²의 농도로 사용한다.[¶4]

주의 및 부작용 아주 낮은 농도에서도 점막을 자극하므로 상처 난 부위나 눈 주위에는 사용하지 않는다. 외용시에도 이틀이상 사용하지 않는다.[¶4] 드물게 두드러기와 같은 과민반응이 일어날 수 있다.[¶4]

금기사항 음허화왕(陰虛火旺) 의 증상이 있거나 기침, 안질환이 있는 사람은 복용을 금한다.

약전수재품목 **고추틴크**

● 참고문헌

1) Carpenter S *et al.* (1981) Brit. J. Pharmacol. 73: 755-758
2) Molnar J (1965) Arzneimittelforschung. 15: 718-727
3) Zhang J *et al.* (2003) Leuk. Res. 27: 275-283
4) Morre DJ *et al.* (1996) Eur. J. Cancer. 32A: 1995-2003
5) Han SS *et al.* (2002) Arch. Pharm. Res. 25: 475-479
6) Jung MY *et al.* (2001) Cancer Lett. 165: 139-145
7) Jung MY *et al.* (2001) Cancer Lett. 165: 139-145
8) Han SS *et al.* (2001) Cancer Lett. 164: 119-126
9) Park KK *et al.* (1998) Anticancer Res. 18: 4201-4205
10) Park KK, Surh YJ (1997) Cancer Lett. 114: 183-184
11) Toth B, Gannett P (1992) *In Vivo* 6: 59-63
12) Surh YJ, Lee SS (1996) Food Chem. Toxicol. 34: 313-316
13) Surh YJ, Lee SS (1995) Life Sci. 56: 1845-1855
14) Yang HJ *et al.* (2012) J. Funct. Food 4: 552-558
15) Kwon DY *et al.* (2012) J. Nutr. Biochem. 23: 1552-1558
16) Ann JY *et al.* (2011) J. Food Sci. Nutr. 16: 210-216
17) Joo JI *et al.* (2010) J. Proteome Res. 9: 2977-2987
18) Anand P *et al.* (1983) Brit. J. Pharmacol. 78: 665
19) Baudoin T *et al.* (2000) Acta Otolaryngol. 120: 307-311
20) Kim CS *et al.* (2003) Cell Signal 15: 299-306
21) Anandakumar P *et al.* (2012) Inflam. Res. 61: 1169-1175
22) Le Thanh-Do *et al.* (2012) Yonsei Medical Journal 53: 834-841
23) Kobayashi Megumi *et al.* (2012) ISRN Pharmacology : 2090-5165

과실류

구기자 Lycii Fructus KP CP JP (枸杞子, Gu Gi Ja) lycium fruit

기 원 구기자나무 *Lycium chinense* Miller 또는 영하구기(寧夏拘杞) *L. barbarum* L.(가지과 Solanaceae)의 열매이다. 중국에서는 영하구기 *L. barbarum* L.의 열매만을 쓴다. 중국산 구기자(枸杞子)는 영하(寧夏)지역에서 재배되는 *L. barbarum*의 과실을 「영하구기(寧夏枸杞), 서구기(西枸杞)」라고 하며, 천진(天津)지역에서 생산되는 *L. chinense*의 과실을 「진구기(津枸杞)」라고 한다. 건조한 것은 정량할 때 betaine 0.5% 이상을 함유한다.

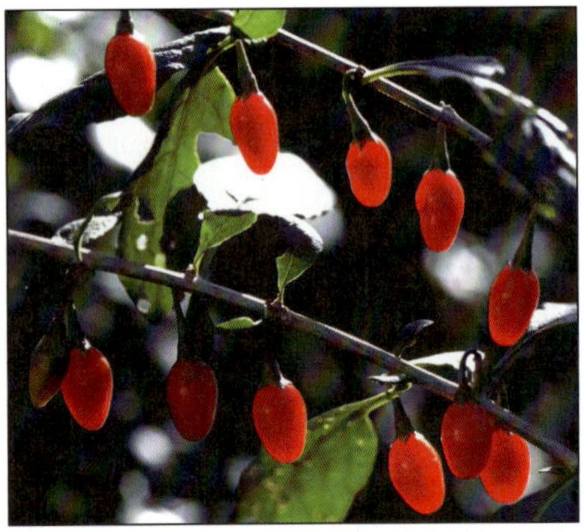

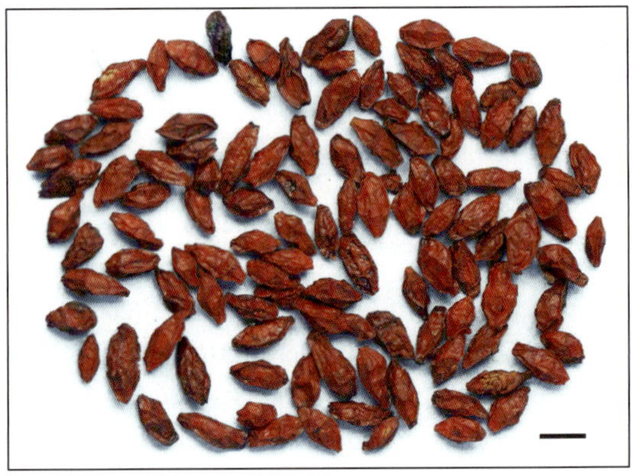

성 상 방추형에 가깝거나 타원형이고, 길이 6 ~ 20 mm, 지름 3 ~ 10 mm이다. 바깥면은 붉은색 ~ 어두운 붉은색이고 맨 끝에는 작은 돌기 모양의 암술대 자국이 있으며, 아랫쪽에는 흰 색의 열매꼭지 자국이 있다. 열매껍질은 부드럽고 질기며 쭈글쭈글하다. 과육은 육질이며 부드럽고 물렁하다. 씨는 20 ~ 50 알이고 신장형에 가까우며 납작하고 길이 약 2 mm, 너비 1 ~ 2 mm이다. 씨의 바깥면은 연한 노란색 또는 황갈색이다.

성 분 betaine, cerebroside

Carotenoid: zeaxanthin, physalien (= zeaxanthin dipalmitate)

Phyrrole 유도체: 4[formyl-5-(hydroxymethyl)-1*H*-pyrrol-1-yl] butanoic acid, 4[formyl-5-(methoxymethyl)-1*H*-pyrrol-1-yl] butanoic acid, 4[formyl-5-(methoxymethyl)-1*H*-pyrrol-1-yl]-butanoate,

그 밖에 풍부한 amino acid를 비롯하여 *N*-methylcalystegine B_2, linoleic acid, (−)-1,2-dehydro-α-cyperone, (+)-α-cyperone 비타민 B_1, dehydroactinidiolide, safranal, β-ionone, megastigmatrienone, 3-hydroxy-β-ionone 및 scopoletin 등이 있다.

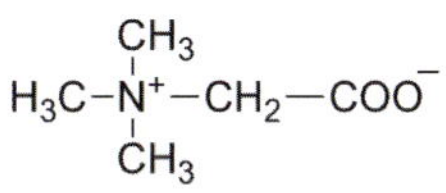
betaine

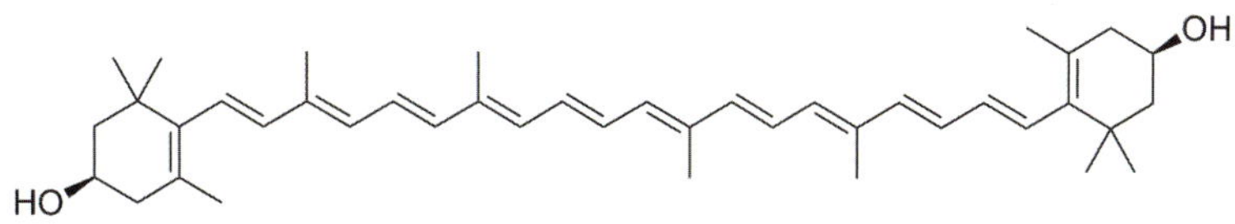
zeaxanthin

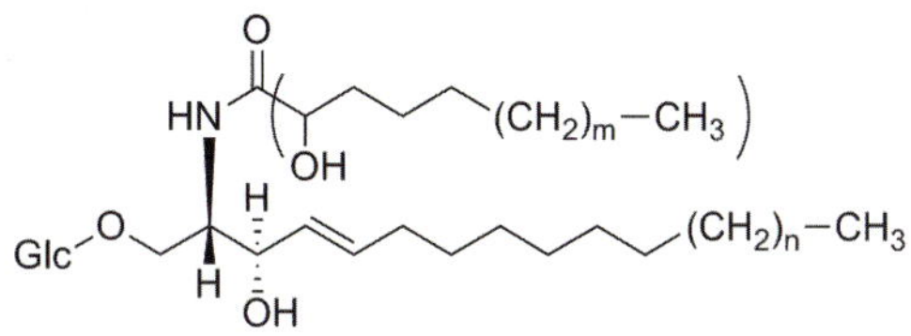
cerebrosides

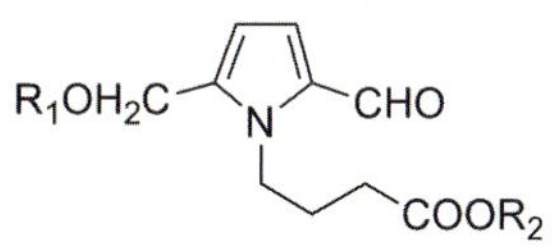
4[2-formyl-5-(hydroxymethyl)-1*H*-pyrrol-1-yl] butanoic acid, R_1=H, R_2=H
4[2-formyl-5-(methoxymethyl)-1*H*-pyrrol-1-yl] butanoic acid, R_1=CH_3, R_2=H
4[2-formyl-5-(methoxymethyl)-1*H*-pyrrol-1-yl]-butanoate, R_1=CH_3, R_2=CH_3

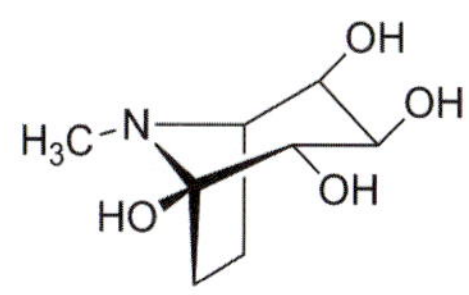
N-methylcalystegine B_2

약 리

(1) 간세포보호작용

• 구기자의 물추출물과 betaine에는 항지간 및 간기능보호작용이 있다.

• betaine은 choline이 산화되어 생성되는 대사물로 동물조직에 분포하며 간세포와 신장세포의 삼투압 조절에 관여하며,[1] 호모시스틴뇨증의 치료제로 사용된다.[2]

• betaine은 methionine cycle에 존재하는 생체 내 물질로, 생체 내에서 methyl donor로 작용하는 *S*-adenosylmethionine (SAM)으로 전환되는 methione과 hepatic glutathione (GSH)의 합성에 관여한다.[3]

• 구기자에서 분리된 cerebroside류와 pyrrole 유도체 화합물은 CCl_4나 galactosamine에 의한 간독성으로부터 간세포를 보호한다 (*in vitro*).[4-7]

• zeaxanthin dipalmitate는 간섬유화를 억제한다 (*in vivo*, rat).[8]

• 구기자의 다당류 (LBP)는 cytochrome P450 2E1의 발현을 억제하여 CCl_4로 인한 간섬유화와 serum의 GPT level을 억제한다 (*in vivo*, rat).[9]

(2) 혈압강하작용

• 물추출물과 betaine에는 혈압강하작용이 있다. betaine은 당뇨에도 효과가 있다.

(3) 신경세포 보호작용

• 물추출물은 JNK-1 (Thr183/Tyr185)와 이것의 기질인 c-Jun-I (Ser 73), c-Jun-II (Ser 63)의 인산화 반응을 감소시키는 기전으로 amyloid-β로 부터 신경세포를 보호한다 (*in vitro*).[10]

(4) 기 타

• *N*-methylcalystegine B_2는 rat liver lysosomal α-galactosidase을 선택적으로 억제한다 (파브리병 모델).[11]

• 이 외에도 구기자의 면역기능 촉진 및 조절작용을 비롯하여 항노화작용, 항동맥경화작용, 여성호르몬유사작용, 항종양작용, 조혈기능촉진작용이 알려져 있다.

확인시험 가루 1 g에 ethyl acetate 5 ml를 넣고 15분 동안 진탕하여 추출한 다음 여과하여 검액으로 한다. 이 액을 가지고 TLC법에 따라 검액 20 μl를 TLC용 실리카 겔을 써서 만든 박층판에 점적하고 *n*-hexane-ethyl acetate (10 : 1)을 전개용매로 하여 약 10 cm 전개한다. 다음에 박층판을 바람에 말리면 R_f 값 0.6 부근에 노란색을 나타내는 1개의 반점을 볼 수 있다.

규 격 **이물** 가지 및 과병 등의 이물이 3.0% 이상 섞여 있지 않다. **회분** 6.0% 이하

응 용 시력의 저하, 어지러움증, 이명, 두중감(頭重感), 고지혈증, 고혈압, 유정, 발기부전 등에 쓴다.

처 방 기국지황환(杞菊地黃丸), 구기환(枸杞丸)

용 량 3 ~ 9 g

관련생약

- 지골피KP, 구기엽

구기엽은 구기자나무의 잎으로 민간에서 강장약으로서 차(茶)로 이용된다.

참고문헌

1) Wettstein M *et al.* (1998) Hepatology 27: 787-793
2) Anonymous (1996) Prescription Drug Product List. 16th ed. Washington, DC: US Food and Drug Administration
3) Finkelstein D *et al.* (1982) Biochem. Biophys. Res. Commun. 108: 344-348
4) Kim SY *et al.* (1997) J. Nat. Prod. 60: 274-276
5) Chin YW *et al.* (2003) Bioorg. Med. Chem. Lett. 13: 79-81
6) Kim SY *et al.* (2000) Phytother. Res. 14: 448-451
7) Kim SY *et al.* (1999) Biol. Pharm. Bull. 22: 873-875
8) Kim HP *et al.* (2002) Biol. Pharm. Bull. 25: 390-392
9) Jia Xiao *et al.* (2012) J. Ethnopharmacol. 139: 462-470
10) Man-Shan Yu *et al.* (2005) Exp. Gerontol. 40: 716-727
11) Asano N *et al.* (1997) Eur. J. Biochem. 248: 296-303

지골피 Lycii Radicis Cortex KP CP JP (地骨皮, Ji Gol Pi)

기 원 구기자나무 *Lycium chinense* Miller 또는 영하구기(寧夏拘杞) *L. barbarum* L. (가지과 Solanaceae)의 뿌리껍질이다. 한방에서 구기자나무의 열매를 「구기자(枸杞子)」, 잎을 「구기엽(拘杞葉)」, 가지의 껍질을 「구기피(枸杞皮)」, 뿌리의 껍질을 「지골피(地骨皮)」라고 한다.

산 지 한국, 중국

성 상 뿌리껍질로 원통모양 ~ 반원통모양 또는 조각이며, 길이 3 ~ 10 cm, 너비 5 ~ 15 mm, 두께 1 ~ 3 mm이다. 바깥면은 회황색 ~ 등황색으로 거칠며 불규칙하게 세로로 찢어진 무늬가 있고 주피는 비늘 모양으로 벗겨지기 쉽다. 안쪽 면은 황백색 ~ 회황색이고 비교적 평탄하며 가는 세로무늬가 있다. 몸체는 가볍고 질은 취약하여 꺾이기 쉽다. 꺾인 면은 회백색 ~ 황갈색을 띠고 섬유성은 아니며 질은 가볍고 거칠다. 횡단면을 현미경으로 볼 때 바깥층에는 낙피층이 있다. 낙피층은 2 ~ 3줄의 코르크조직층의 띠로 되었고 가장 안쪽의 1층은 온전하고 가지런한 고리 띠를 이루고 있으며 사부의 깊은 곳에서 발생하고 있다. 낙피층 조직중에는 퇴폐된 사관 및 수선세포를 볼 수 있다. 사부는 근피 두께의 반을 차지하고 수선은 1열의 세포로 되었으며 유세포에는 옥살산칼슘 사정과 전분립이 들어있다. 섬유 및 석세포가 흩어져 있는 것을 볼 수 있다. 섬유는 낱개 또는 묶음을 이루어 존재하고 세포벽은 목화되었거나 약간 목화되어 있다.

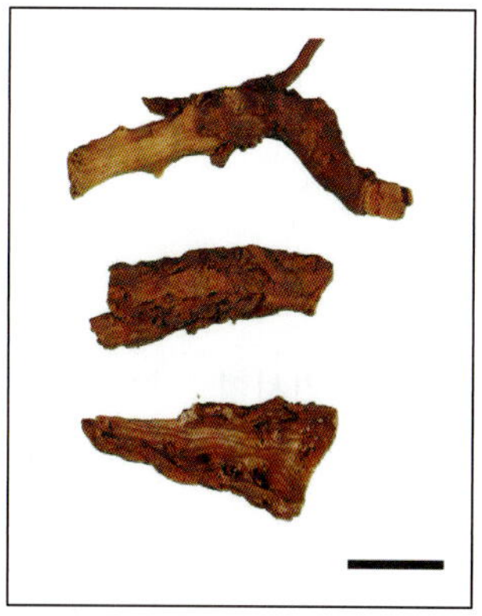

성 분 betaine, β-Sitosterol, kukoamine A, B, lyciumamide, lyciumin, sugiol, linoleic acid, 5α-stigmastan-3,6-dione 등이 함유되어 있다.

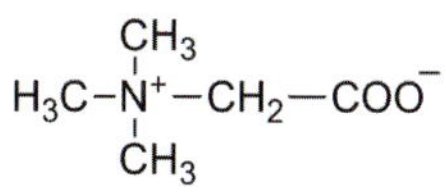

betaine

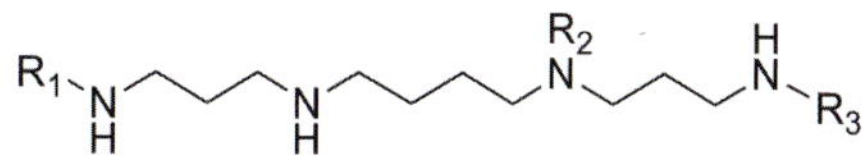

kukoamine A, R_1=R_3=dihydrocaffeoyl, R_2=H
kukoamine B, R_1=R_2=dihydrocaffeoyl, R_3=H

약 리

(1) 해열작용

• EtOH 추출물과 물추출물은 인위적으로 발열시킨 토끼에 대하여 현저한 해열작용을 나타낸다. 이러한 해열작용은 aminopyrine보다는 약하고 기타의 해열제와는 효능이 거의 같다.[¶1]

(2) 혈압강하작용

• kukoamine A에는 혈압강하작용이 있다.[1)]

• 수침액을 마취한 개, 고양이, 토끼에게 정맥주사하면 뚜렷하게 혈압이 떨어지며, 심장박동수가 감소하고 호흡이 빨라진다. 투약을 계속하면 단시간 내에 각각 다른 정도의 내약성이 생긴다.[1)]

• 지골피의 혈압강하작용은 중추와 관련이 있으며, 또한 말초교감신경을 차단하여 혈관을 직접 확장하는 작용이 있는 것으로 보인다. 혈압이 내려가는 동안에 심전도에서는 심장박동수의 감소와 T파의 뚜렷한 변화는 없다. 중독증상으로 심장방실의 자극전도를 부분적으로 또는 완전히 차단한다(*in vivo*, guinea pig).[¶5]

(3) 혈당강하작용

• 전제를 토끼에게 경구투여하면 혈당이 짧은 시간에 올라갔다가 이후에는 지속적으로 떨어져서 4 ~ 8시간 뒤에도 정상으로 회복되지 않는다. 피하주사에서도 혈당이 떨어진다. 그러나, 아드레날린 주사로 인한 고혈당의 경우에서는 혈당을 낮추지 못한다.

(4) 기 타

- phenolic amides에는 항진균활성이 있다.[2)]
- (+)-lyoniresinol-3α-*O*-β-D-glucopyranoside에는 항균활성이 있다.[3)]
- phenolic amides (dihydro-*N*-caffeoyltyramine, *trans*-*N*-feruloyloctopamine, *trans*-*N*-caffeoyltyramine, *cis*-*N*-caffeoyltyramine)는 용혈작용이 없으면서 항균작용이 있다.[4)]

확인시험 (1) 가루 0.5 g에 glacial HOAc 10 m*l*를 넣고 수욕상에서 2분간 가온한 다음 여과한 여액 2 m*l*에 H_2SO_4 1 m*l*를 서서히 넣으면 접계 면은 적갈색을 나타내고, 이것을 방치하면 상층은 녹색을 띤다.

(2) 가루 0.5 g에 물 10 m*l*를 넣고 수욕중에서 5분간 가열한 다음 여과한 2 m*l*에 ninhydrin 시액 1 m*l*를 넣어 수욕중에서 2 ~ 3분간 가열하면 액은 자색을 나타낸다.

(3) 가루 1 g에 MeOH 10 m*l*를 넣고 15분 동안 진탕한 다음 여과한 여액을 검액으로 한다. 이 액을 가지고 TLC법에 따라 검액 10 μ*l*를 TLC용 실리카 겔을 써서 만든 박층판에 점적하고 *n*-butanol · H_2O · pyridine · acetic acid 혼합액 (3 : 1 : 1 : 1)을 전개용매로 하여 약 10 cm 전개한다. 여기에 Dragendorff 시액을 고르게 뿌린 다음 105℃에서 3분간 가열한 후 Sodium nitrite 시액으로 발색시켰을 때 R_f 값 0.5 부근에서 갈색 반점을 볼 수 있다.

응 용 해열, 강장약으로 결핵에 의한 조열(潮熱), 골증열, 기침, 토혈, 번열소갈(煩熱消渴), 고혈압, 악성 종기에 쓴다.

처 방 지골피탕 (地骨皮湯), 사백산 (瀉白散)

용 량 9 ~ 15 g

● 참고문헌

1) Funayama S *et al.* (1980) Tetrahedron Lett. 21: 1355-1356
2) Lee DG *et al.* (2004) Biotechnol. Lett. 26: 1125-1130
3) Lee DG *et al.* (2005) Arch. Pharm. Res. 28: 1031-1036
4) Lee DG *et al.* (2004) Biotechnol. Lett. 26: 1125-1130

대 추 Zizyphi Fructus KP CP JP
(大棗, Dae Chu) jujube

기 원 대추나무 *Zizyphus jujuba* Miller var. *inermis* Rehder 또는 보은대추나무 *Z. jujuba* Miller var. *hoonensis* T. B. Lee (갈매나무과 Rhamnaceae)의 잘 익은 열매이다. 중국에서는 묏대추나무 *Z. jujuba* Miller의 열매를, 일본에서는 *Z. jujuba* Miller var. *inermis* Rehder의 열매를 사용한다.

성 상 타원형 또는 구형이고, 길이 2 ~ 3 cm, 지름 1 ~ 2 cm이다. 바깥면은 적갈색 ~ 어두운 붉은색으로 쭈글쭈글하며 잔주름이 있고 광택이 있다. 양 끝은 약간 오목하게 들어갔으며 한 쪽 끝에는 암술대, 다른 쪽 끝에는 열매꼭지 자국이 있다. 열매껍질은 얇고 가죽과 같이 질기며 중과피는 두껍고 어두

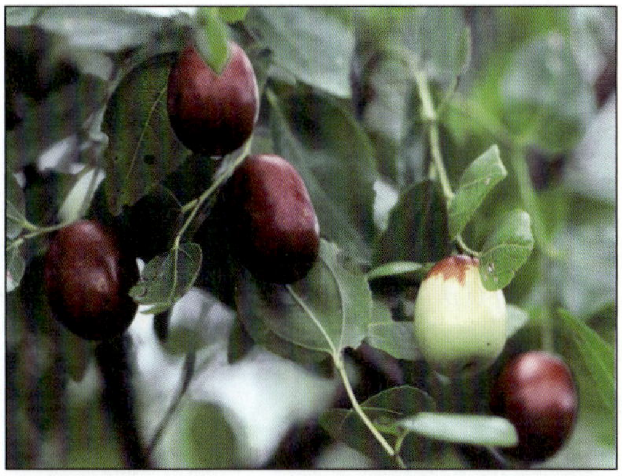

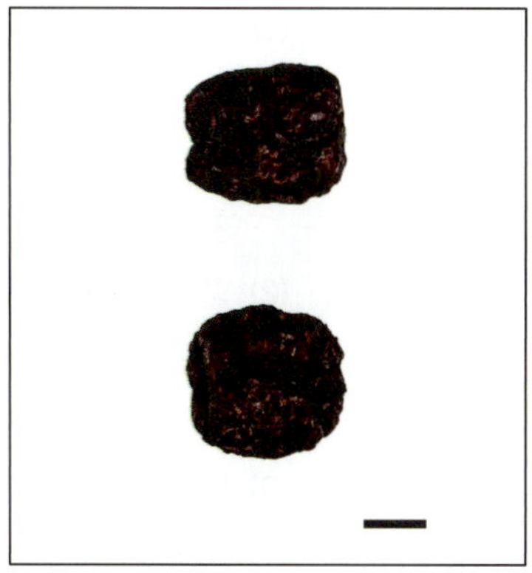

운 회갈색이며 갯솜같이 부드럽고 점착성이 있다. 내과피는 단단한 방추형으로 한 쪽 끝은 뾰족하며 그 속은 두 칸으로 나뉘어져 있고 납작한 난원형의 씨가 들어 있으며 질은 단단하다. 특유한 냄새가 약간 있고 맛은 달다.

성 분 Pentacyclic triterpenoid: oleanolic acid, maslinic acd, betulonic acid, betulinic acid, alphitolic acid

Dammarane triterpenoid: zizyphus saponin I ~ III, jujuboside B

Benzylalcohol glycoside: zizybeoside I, II 등

Vomifoliol glycoside: vomifoliol, roseoside, zizyvoside I, II 등

기 타: 6,8-di-*C*-glucosyl-2-(*RS*)-raringenin, oleamide

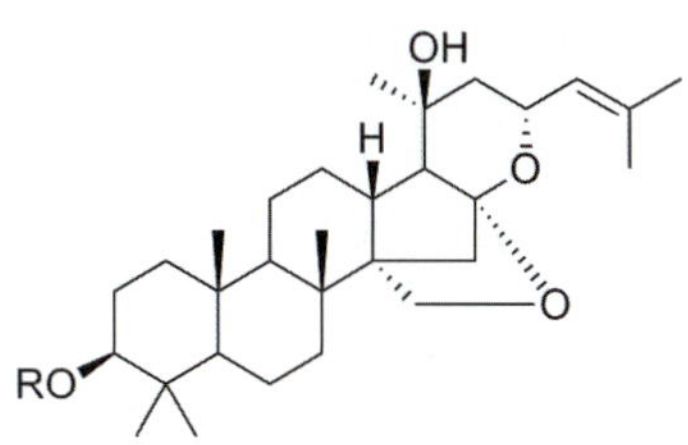

zizyphus saponin I, R= —Ara $\overset{3}{-}$ Glc, Ara $\overset{2}{|}$ 6-deoxy-α-L-talose

zizyphus saponin II, R= —Ara $\overset{3}{-}$ Glc, Ara $\overset{2}{|}$ Rha

zizyphus saponin III, R= —Ara $\overset{3}{-}$ Glc $\overset{2}{-}$ Xyl, Ara $\overset{2}{|}$ 6-deoxy-α-L-talose

jujuboside B, R= —Ara $\overset{3}{-}$ Glc $\overset{2}{-}$ Xyl, Ara $\overset{2}{|}$ Rha

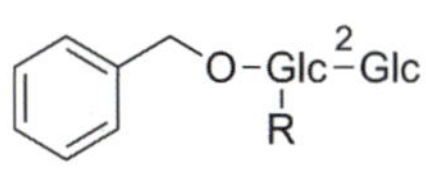

zizybeoside I, R=H
zizybeoside II, R=Glc

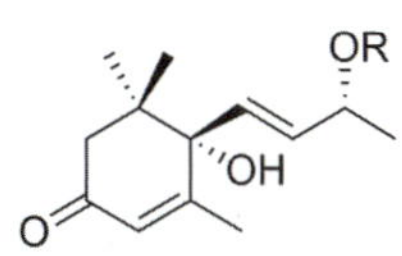

vomifoliol, R=H
roseoside, R=Glc
zizyvoside I, R=Glc$\overset{2}{-}$Rha
zizyvoside II, R=Glc$\overset{2}{-}$Glc, Glc $\overset{3}{|}$ Rha

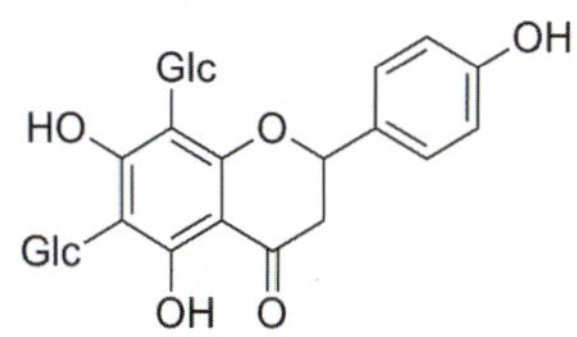

6,8-di-*C*-glucosyl-naringenin

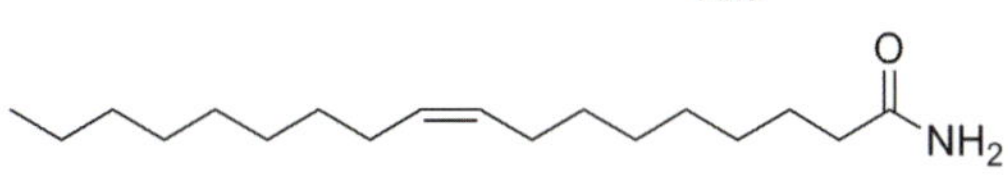

oleamide

약 리 **(1) 진정작용**

• 50% EtOH 추출물은 동물시험에서 스트레스성 위궤양을 예방한다.

• oleamide는 endocannabinoid system (eCBs)의 cannabinoid receptor 1 (CB1R) 발현을 촉진시켜 불안정한 수면을 유도한 동물모델의 수면을 유도한다 (rat).[1]

(2) 항알러지작용

• 물추출물 (*p.o.*)과 EtOH 추출물 (*i.p.*)은 피부과민성 항체의 생산을 억제한다. EtOH 추출물의 활성성분으로는 EtOH로 온침하는 과정에서 2차적으로 생성되는 ethyl-α-D-fructofuranoside가 있다.

(3) 뇌신경세포기능강화작용

• oleamide는 scopolamine으로 저하시킨 마우스의 인지능력 (passive avoidance test, Y-maze test)을 향상시킨다.[2]

(4) 혈압강하작용

• oleamide는 COX pathway를 억제하여 혈압을 강하시킨다 (rat).[3]

(5) 기 타

• 수가용성 탄수화물이 위장관 전이시간 및 암모니아 발생 등을 줄이면서 분변의 수분함량을 증가시키는 작용을 나타낸다 (hamster).[4]

확인시험 가루 1 g에 ethyl acetate 50 m*l*를 넣고 1시간 초음파 추출한 다음 식힌 후 여과한 여액을 2 m*l*로 농축하여 검액으로 한다. 따로 oleanolic acid 표준품 1 mg을 EtOH 1 m*l*에 녹여 표준액으로 한다. 이들 액을 가지고 TLC법에 따라 검액 10 μl씩을 TLC용 실리카 겔을 써서 만든 박층판에 점적하고 *n*-hexane · ethyl acetate · formic acid 혼합액 (15 : 5 : 0.5)을 전개용매로 하여 약 10 cm 전개한다. 여기에 묽은 H_2SO_4 시액을 고루 뿌리고 105℃에서 가열할 때 검액에서 얻은 여러 개의 반점 중 1개의 반점은 표준액에서 얻은 반점과 색상 및 R_f 값이 같다.

규 격 **변패** 불쾌하거나 변패한 냄새와 맛이 없다. **회분** 3.0% 이하

응 용 강장, 보혈, 완하, 진정, 진통약

처 방 귀비탕 (歸脾湯), 십조탕 (十棗湯), 감맥대조탕 (甘麥大棗湯)

용 량 9 ~ 15 g

금기사항 치과질환이 있는 경우

● 참고문헌

1) Nidia M. Reyes Prieto *et al.* (2012) Pharmacology, Biochemistry and Behavior 103: 308-312

2) Heo HJ *et al.* (2003) Biosci. Biotechnol. Biochem. 67: 1284-1291

3) Jamie J. Hopps *et al.* (2012) Eur. J. Pharmacol. 684: 102-107

4) Huang YL *et al.* (2008) J. Agric. Food Chem. 56: 1734-1739

마리아엉겅퀴 Silybi Mariani Fructus CP

St. Mary's thistle, holy thistle, milk thistle, blessed milk-thistle

기 원 마리아엉겅퀴 *Silybum marianum* Gaertn. (= *Carduus marianus* L.) (국화과 Compositae)의 열매이다.

산 지 유럽

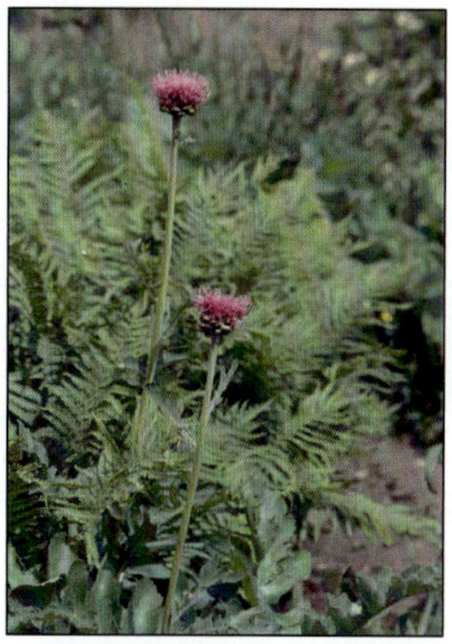

역 사 그리스, 로마시대부터 간장약으로 알려졌을 뿐 아니라 담즙약으로도 쓰였다. Dioskorides의 Materia Medica에도 수재되어 있고, 그 후 식물잡지에 Jacolbus, Adamolonicero (1679), Valentini (1719) 등의 논설이 있다. 1584년부터 Lonicerus 등 많은 학자들이 흉통, 간염, 급만성 지방간, 급만성간염, 담석증 등 간장질환 치료에 유효함을 역설하였다. 1954년에 Herzog와 Hagedorm이 처음으로 flavonoid를 함유한다고 보고하였으며, 1968년 Wagner가 silymarin을 분리하였고 그 구조를 규명하였다.

성 분 Flavolignan: silybin (= silibinin), isosilybin, silychristin, silydianin, silandrin, silyhermin, silymonin 등

silymarin은 마리아엉겅퀴 추출물의 70%를 차지하는 물질로 silybin과 isosilybin, silychristin, silydianin으로 구성된 혼합물이다.

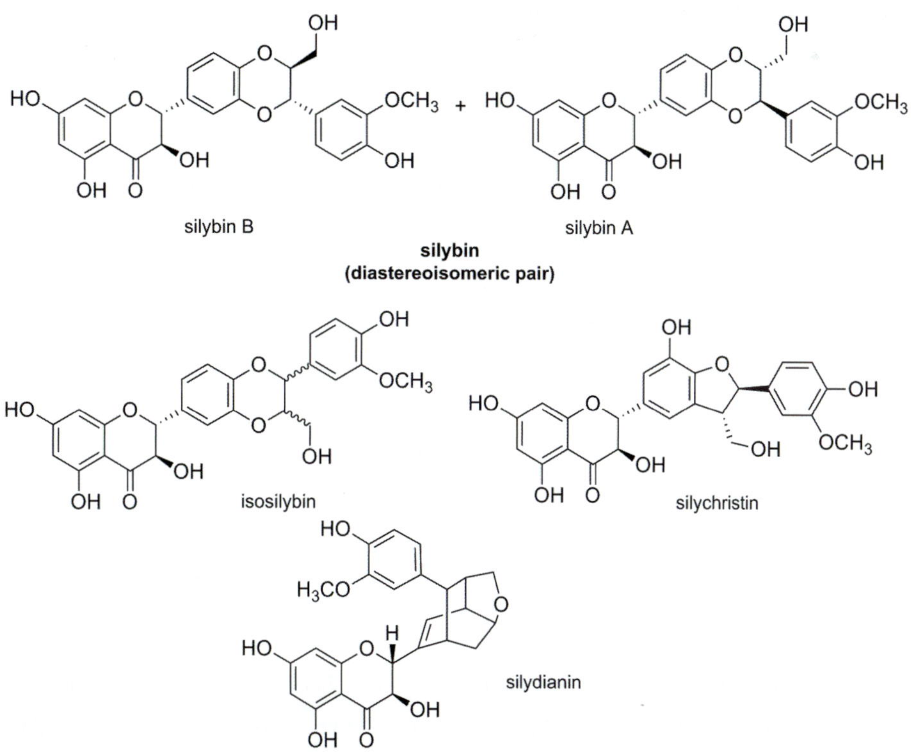

약 리

(1) 간세포보호작용

- silymarin과 그 구성 성분에는 간세포보호작용이 있다. 즉, CCl_4, galactosamine, 그 밖의 독성물질로부터 간세포를 보호한다(*in vivo*, mouse). 또한 phalloidin에 의한 독성도 경감시킨다(phalloidin 투여 후에 silymarin을 투여한 경우에 한해서).
- silymarin은 간세포막의 구조를 변화시켜 독성물질의 침입을 막는다. 또한 단백질의 합성을 증가시켜 간조직의 재생을 촉진한다.¶4
- silymarin은 알코올에 의한 간섬유화의 진행을 늦추며(*in vivo*, baboon),[1] 광대버섯이나 B형, C형 간염, 알코올로 유도한 간세포 손상에 의한 사망률을 낮춘다(*in vivo*).[2] 또한, 임상적으로 알코올에 의한 간경화에 효과가 있었으며 부작용은 관찰되지 않았다.[3]
- silybin은 concanavalin A로 유도한 T 세포가 관여하는 간질환(간염)의 발생을 억제하고(*in vivo*, mouse),[4] 간의 쿠퍼세포에서 leukotriene이 형성되는 과정을 선택적으로 억제함으로써 간세포보호작용을 나타낸다(*in vitro*).[5]
- flavonolignan계 성분 중, silydianin과 silychristin이 silymarin이나 silybin, isosilybin보다 효과적으로 간세포보호작용을 나타낸다(*in vitro*, allyl alcohol이나 CCl_4로 간독성을 유도).[6]

(2) 항산화작용, 항염증작용

- silymarin은 지질의 과산화를 억제하여 세포막을 안정화한다.¶3
- silybin을 비롯한 flavonolignan류에는 항산화작용이 있다(*in vitro*).[7]
- silymarin은 5-lipoxygenase의 활성을 저해함으로써 항염증작용과 항관절염작용을 나타낸다(*in vivo*, rat).[8]

(3) 항암작용

- silybin은 epidermal growth factor 수용체가 관여하는 세포의 신호전달 체계에 작용하여 암세포주의 성장을 억제한다(*in vitro*, rat glioma cell line).[9] 또한, 사람의 전립선암 세포의 성장을 억제하며(*in vitro*, *in vivo*), cisplatin이나 carboplatin과 같은 항암제의 효력을 증가시킨다(*in vitro*).[10] 사람의 백혈병 관련 암세포인 HL-60 cell의 분화를 촉진하는 작용도 있다(*in vitro*).[11]
- silymarin을 피부에 바르면 UV에 의한 피부면역감소와 산화적 스트레스에 의한 피부암의 발생을 줄일 수 있다(*in vivo*).[12] 또한, silymarin은 azoxymethane으로 유도한 대장암과 4-nitroquinoline 1-oxide로 유도한 설암의 발생을 억제한다(*in vivo*, male F344 rat).[13,14]
- silybin과 silymarin은 전립선암 세포의 성장을 억제하고 세포사멸을 유도함으로써 전립선암의 예방과 치료에 도움을 준다(*in vitro*, *in vivo*, rat).[15]

(4) 기 타

- 면역증강작용: 추출물에는 면역증강작용이 있다(*in vitro*).[16]
- 뇌신경세포보호작용: 추출물은 신경의 분화를 촉진하고(*in vitro*, PC-12 cell), 산화적 스트레스로부터 신경세포(rat hippocampal neuron)를 보호한다(*in vitro*).[17]
- 신장세포보호작용: silybin과 silychristin은 항암제에 의하여 손상을 입는 신장세포의 손상 정도를 줄여 준다(*in vitro*, kidney cells of African green monkey).[18]
- 콜레스테롤 저하작용: silymarin은 간기능을 개선하여 혈중지단백의 대사를 정상화함으로써 혈중 cholesterol 수치를 낮추는 작용을 한다. silybin 단독으로보다는 silymarin의 작용이 더 크다.[19] 또한, silybin dihemisuccinate는 동물의 간균질액에서 cholesterol의 생합성을 억제한다.[9]

- silymarin은 dopamine D2 receptor의 agonist로 작용함으로써 hyperprolactinemia증의 female rat의 혈중 prolactin의 농도를 감소시킨다(*in vivo*, rat).[20]
- 이 외에 silymarin에는 위보호작용이 있으며(*in vivo*, rat),[21] saponin에 의한 용혈(hemolysis)로부터 적혈구를 보호한다.

확인시험 2,4-dinitrophenylhydrazine으로 발색(flavonolignan의 정색반응)

응 용 Silymarin hemisuccinate Na-salt로서 제제화 되었으며, 습관성 알코올 중독, 간질환, 간질환과 관련된 위장관의 질환(비장질환 및 담석증 등), 황달 등에 쓴다.

용 량 12 ~ 15 g, silymarin으로서 200 ~ 400 mg.¶4

주의 및 부작용 가벼운 설사증세가 일어날 수 있다.¶4 silymarin은 급·만성 독성이 적은 편이다. 장에서 잘 흡수되지 않으나 phosphatidylcholine과 같이 복용하면 생체이용율을 높일 수 있다.¶3

대용생약

- Cynarae Folium

기 원: 솜엉겅퀴 *Cynara scolymus* L.(국화과 Compositae)의 잎. 지중해 연안지역에 야생하는 유럽산의 다년초로 잎은 엉겅퀴와 흡사하나 대형이고, 꽃은 자색이다. 주성분은 cynarin이고, 고미질인 cynaropicrin, taraxasterol, stigmasterol, cynarogenin (saponin) 등이 있다. cynarin은 담즙색소 및 담즙산염의 생성에 관여한다.

응 용: 담관질환의 보조제나 이뇨제로 쓴다.

● 참고문헌

1) Lieber CS *et al.* (2003) J. Clin. Gastroenterol. 37: 336-339
2) Laekeman G *et al.* (2003) J. Pharm. Belg. 58: 28-31
3) Ferenci P *et al.* (1989) J. Hepatol. 9: 105-113
4) Schumann J *et al.* (2003) J. Hepatol. 39: 333-340
5) Dehmlow C *et al.* (1996) Hepatology 23: 749-754
6) Dvorak Z *et al.* (2003) Toxicol. Lett. 137: 201-212
7) Psotova J *et al.* (2002) Phytother. Res. 16: S63-67
8) Gupta OP *et al.* (2000) Phytomedicine 7: 21-24
9) Qi L *et al.* (2003) Cancer Biol. Ther. 2: 532-533
10) Dhanalakshmi S *et al.* (2003) Int. J. Cancer 106: 699-705
11) Kang SN *et al.* (2001) Biochem. Pharmacol. 61: 1487-1495
12) Katiyar SK (2002) Int. J. Oncol. 21: 1213-1222
13) Kohno H *et al.* (2002) Int. J. Cancer. 101: 461-468
14) Yanaida Y *et al.* (2002) Carcinogenesis 23: 787-794
15) Tyagi A *et al.* (2002) Prostate 53: 211-217
16) Wilasrusmee C *et al.* (2002) Med. Sci. Monit. 8: BR439-43
17) Kittur S *et al.* (2002) J. Mol. Neurosci. 18: 265-269
18) Sonnenbichler J *et al.* (1999) J. Pharmacol. Exp. Ther. 290: 1375-1383
19) Skottova N, Krecman V (1998) Physiol. Res. 47: 1-7
20) Raffaele Capasso *et al.* (2009) Phytomedicine 16: 839-844
21) Alarcon de la Lastra AC *et al.* (1995) Planta Med. 61: 116-119

복분자 Rubi Fructus KP CP (覆盆子, Bok Bun Ja)

기 원 복분자딸기 *Rubus coreanus* Miquel (장미과 Rosaceae)의 채 익지 않은 열매이다. 중국에서는 화동복분자 (華東覆盆子) *R. chingii* Hu의 열매를 사용한다.

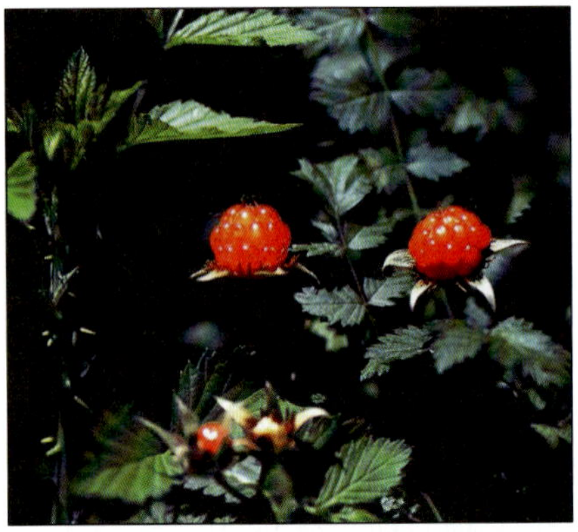
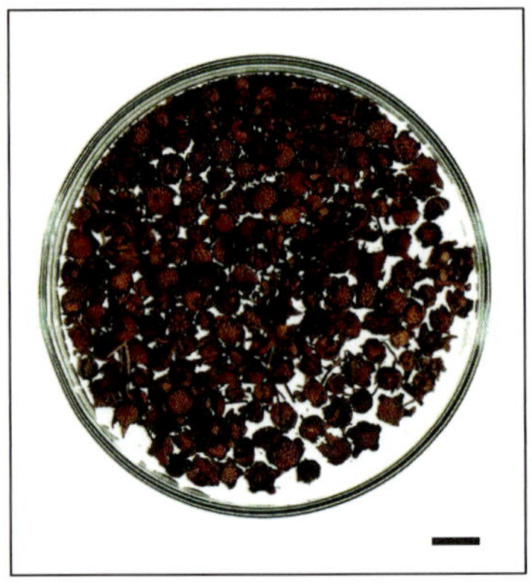
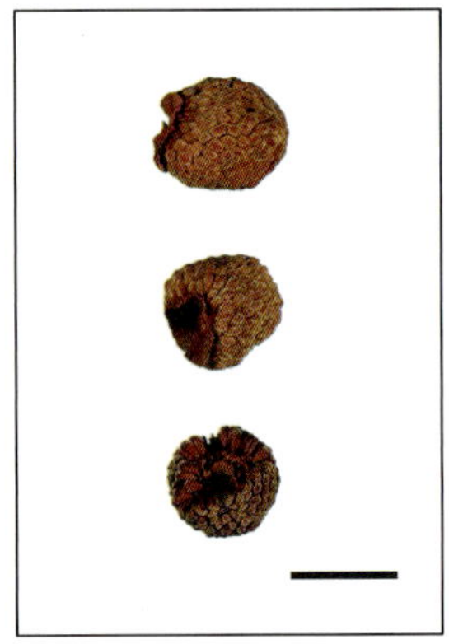

성 상 작은 핵과가 여러 개 모인 취합과이고 대체로 둥글며 지 7 ~ 9 mm이다. 바깥면은 연한 녹색, 회갈색 또는 적갈색 ~ 적자색이며 그 주위에는 많은 소핵과가 붙어있으며 거의 털이 없다. 꽃받침은 5개로 갈라지며 갈색이고 아래에는 열매꼭지 자국이 있다. 개개의 소핵과는 잘 분리되고 구형에 가까우며 아래쪽은 비교적 평탄하고, 지름 약 4 mm이다. 냄새가 거의 없으며 맛은 시고 달다.

성 분 다량의 필수 아미노산과 vitamin B2, vitamin E가 풍부하고 각종 유기산 (malic acid, citric acid, tataric acid)과 triterpenoid glycoside (coreanoside F1, nigaichigoside F) 및 당류를 함유하고 있다. 중국산 *R. chingii*에는 fupenzic acid가 함유되어 있다.[1)]

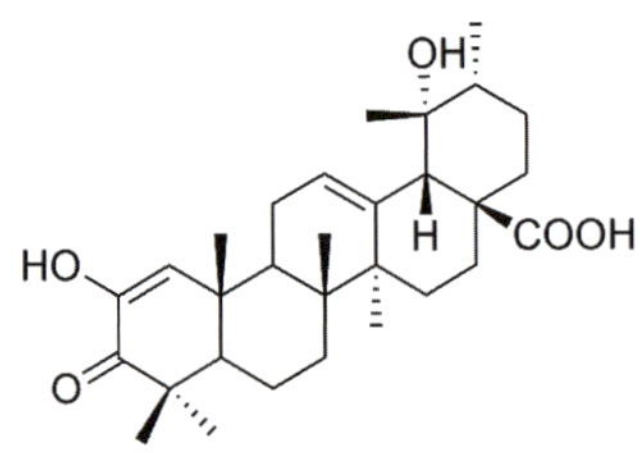

fupenzic acid

약 리 (1) 강장·수렴·항이뇨작용

(2) 기 타

- 진통작용, 항염증작용: nigaichigoside F (1,23-hydroxytormentic acid 28-*O*-glc)와 nigaichigoside F의 aglycone인 23-hydroxytormentic acid에는 진통작용과 항염증작용이 있다. aglycone의 작용이 더 크다.[2)]

- 항염증작용: EtOH추출물은 heme oxygenase-1 (HO-1)의 유도제로 작용함으로써 항염증작용을 한다 (*in vitro*).[3]
- 항알러지작용: 물추출물은 전신성 또는 국소성 과민성알러지반응 (anaphylaxis)을 억제한다 (*in vivo*, mouse, *in vitro*).[4]
- 항바이러스작용: 물추출물은 약한 anti-HBV 활성을 나타낸다 (*in vitro*).[5]
- 남성생식계작용: 물추출물은 cAMP-responsive element modulator (CREM)의 발현을 증가시켜 spermatogenesis를 향상시킨다 (*in vivo*, rat).[6]
- 중국산 복분자에는 여성호르몬유사작용이 있다.
- MeOH추출물은 조골세포 (osteoblast)의 기능을 증가시키고 파골세포에 대해서는 억제 작용을 나타낸다 (*in vivo*, rat).[7]

확인시험 가루 0.5 g에 EtOH 10 m*l*를 넣고 약 2분간 가열하여 여과한 여액 5 m*l*에 Mg-HCl 2 ~ 3방울을 넣을 때 홍적색을 나타낸다.

응 용 청량, 지갈 (止渴), 수렴, 강장효과가 있으며, 민간에서 당뇨병에 쓰인다.

처 방 오자탕 (五子湯), 오자환 (五子丸), 복분자환 (覆盆子丸)

용 량 3 ~ 9 g

금기사항 소변이 조금 나오면서 맑지 못한 경우

동속생약

- 중국산 복분자는 *Rubus chingii* Hu의 건조과실이다.

  성 분: fupenzic acid, gallic acid, carvone산, 비타민 C, 당류 등

  응 용: 보간신 (補肝腎), 축소변 (縮小便), 보음 (補陰), 고정 (固精), 명목 (明目)의 효능이 있고, 빈뇨, 허로, 발기부전 등의 치료에 쓴다.

참고문헌

1) Hattori M *et al.* (1988) Phytochemistry 27: 3975
2) Choi J *et al.* (2003) Biol. Pharm. Bull. 26: 1436-1441
3) Park JH *et al.* (2006) Biochem. Biophy. Res. Comm. 351: 146-152
4) Shin TY *et al.* (2002) Phytother. Res. 16: 508-513
5) Kim TG *et al.* (2001) Phytother. Res. 15: 718-720
6) Oh MS *et al.* (2007) J. Ethnopharmacol. 114: 463-467
7) Do SH *et al.* (2008) Menopause 15: 676-683

부소맥 Tritici Immaturi Fructus KHP (浮小麥, Bu So Maek)

기 원 밀 *Triticum aestivum* L. (벼과 Gramineae)의 불완전 성숙한 열매로서 물에 뜨는 것이다.

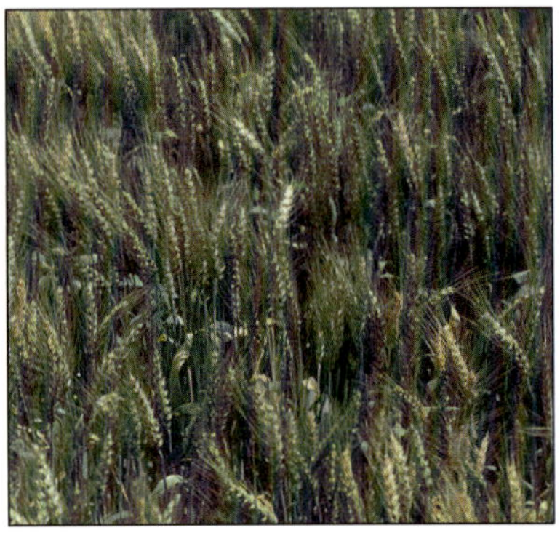

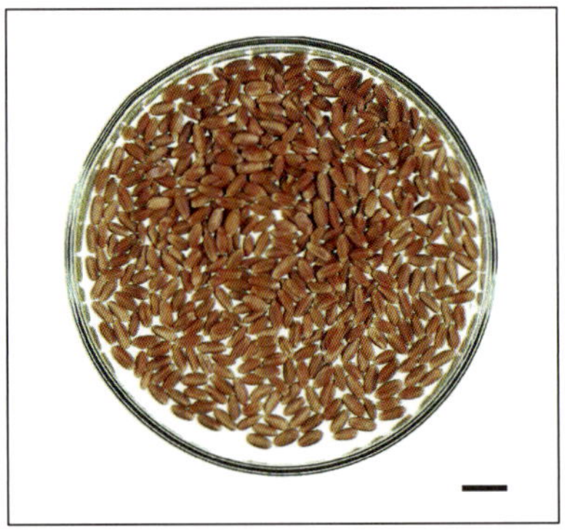

성 상 불완전 성숙된 열매로 영과(穎果)이며, 긴 타원형이고 길이 4 ~ 6 mm, 지름 약 2 mm이다. 바깥면은 연한 황갈색 ~ 노란색이고 쪼그라들어 있으며, 배쪽 면의 중앙에 약간 깊은 세로로 난 홈이 있고 등쪽의 밑에는 뚜렷하지 않은 1장의 배(胚)가 있다. 위쪽 끝에는 노란색의 부드러운 털이 있고 질은 단단하다. 자른 면은 흰색 ~ 연한 황갈색이고 껍질(穎)을 달고 있는 것도 있다. 냄새가 거의 없고 맛은 담담하다.

성 분 Flavone glycoside: corymboside, isoorientin 6"-diglucoside, isoorientin 6"-rhamnoside, tricin

기 타: gibberelline $A_{54,\ 60,\ 61}$ 등과 전분, 단백질, 비타민 B군 등

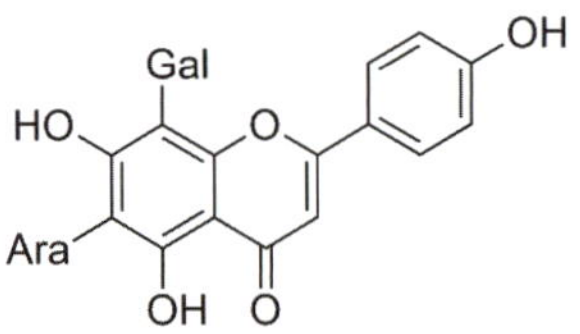

corymboside

응 용 효천(哮喘), 기관지염에 쓰인다. 지한작용, 진정작용, 항이뇨작용이 알려져 있다.

처 방 효천평이호(哮喘平二號), 모려산(牡蠣散)

용 량 9 ~ 15 g

사군자 Quisqualis Fructus KHP CP
(使君子, Sa Gun Ja) rangoon creeper

기 원 사군자 *Quisqualis indica* L. (사군자과 Combretaceae)의 열매이다.

산 지 중국

성 상 타원형 ~ 난원형으로 4 ~ 6 개의 세로줄이 있고 길이 2 ~ 4 cm, 지름 약 2 cm이다. 바깥면은 자흑색 ~ 흑갈색으로 약간 매끈하고 양끝은 좁고 뾰족하며 아랫부분은 둔한 원형으로 열매꼭지 자국이 있다. 질은 단단하고 옆으로 자른 면은 여러 개의 5각 별모양이고 능각 부분은 약간 두껍고 중간은 둥글고 비어 있다. 씨는 1개가 있고 긴 타원형 ~ 원뿔모양이며 길이 약 2 cm, 지름 1 cm이고 바깥면은 적갈색 ~ 흑갈색이며 여러 개의 세로주름이 있다. 씨껍질은 얇고 쉽게 벗겨진다. 약한 향기가 있고 맛은 약간 달다.

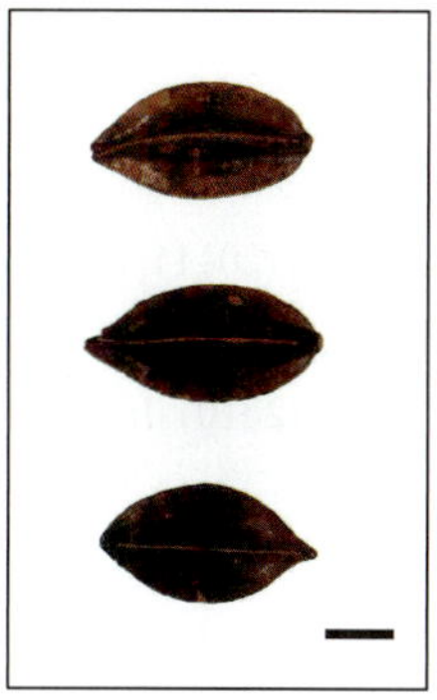

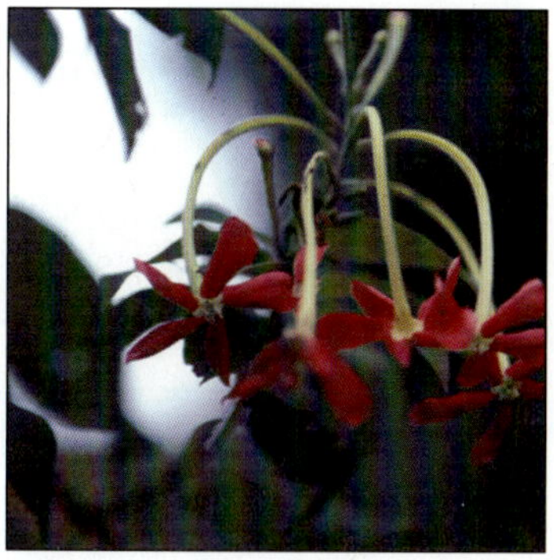

성 분 quisqualic acid의 칼륨염

지방유: 구성 지방산은 palmitic acid, oleic acid, arachidonic acid, stearic acid 등

아미노산: L-proline, L-asparagine, aspartic acid, glutamic acid, histidine, serine, glycine 등

Alkaloid: trigonelline

Polyphenol: rutin, pelargonidin-3-glucoside

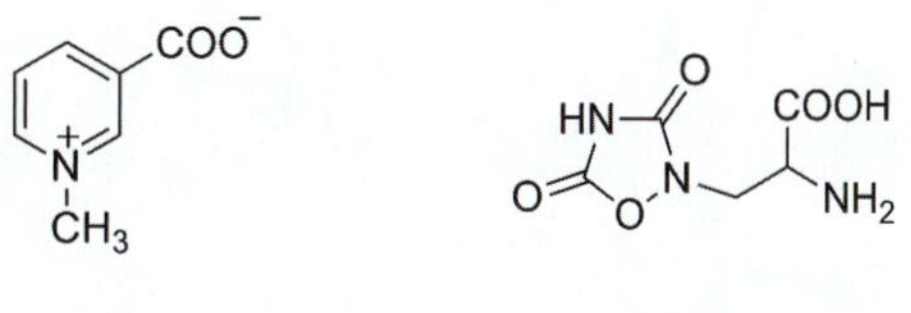

trigonelline　　quisqualic acid

약 리 **(1) 구충작용**

- 추출물은 돼지 회충의 머리부분을 마비시켜 살충작용을 나타낸다. 활성 성분은 수용성 칼륨염으로 보고 있다.
- 추출물은 조류의 콕시듐증을 유발하는 *Eimeria tenella*의 성장을 억제한다(*in vivo*, chick).[1)]

(2) 항염증작용

- 꽃의 polyphenols과 flavonoids는 prostaglandin의 생성을 억제함으로써 항염증작용을 한다.[2,3)]

(3) 해열작용

- 잎의 MeOH 추출물이 동물실험에서 해열작용을 나타낸다(*in vivo*, rat).[4)]

(4) 항산화작용

• MeOH 추출물의 polyphenol이 자유라디칼 소거활성을 통한 항산화 작용을 한다.[3)]

응 용 회충 구제약

처 방 비아환(肥兒丸), 여성환(女性丸)

용 량 신선한 것 30 ~ 60 g, 백부근과 병용하면 효과가 더 좋다.[¶1]

주의 및 부작용 대량 복용시에 딸꾹질이나 현기증, 구토 등이 일어날 수 있다.

● 참고문헌

1) Youn HJ, Noh JW (2001) Vet. Parasitol. 96: 257-263
2) Yadav Y, *et al.* (2011) Int. J. Pharm. Life Sci. 2: 977-981
3) Sahu J *et al.* (2012) Int. J. Pharm. Phytopharmacol. Res. 1: 313-321
4) Singh N *et al.* (2010) Int. J. Pharm. Res. Develop. 2: 122-126

사상자 Cnidii Fructus [KHP CP JP]

(蛇床子, Sa Sang Ja), **사미** (蛇米)

기 원 사상자 *Torilis japonica* Decandolle 또는 벌사상자 *Cnidium monnieri* (L). Cussion (미나리과 Umbelliferae)의 열매이다. 중국과 일본에서는 벌사상자의 열매를 쓴다.

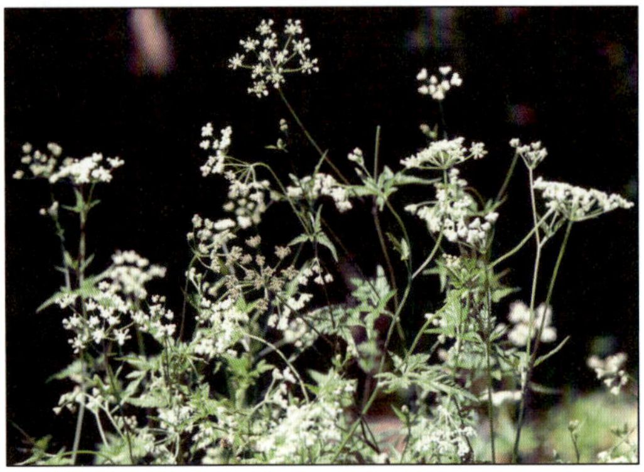

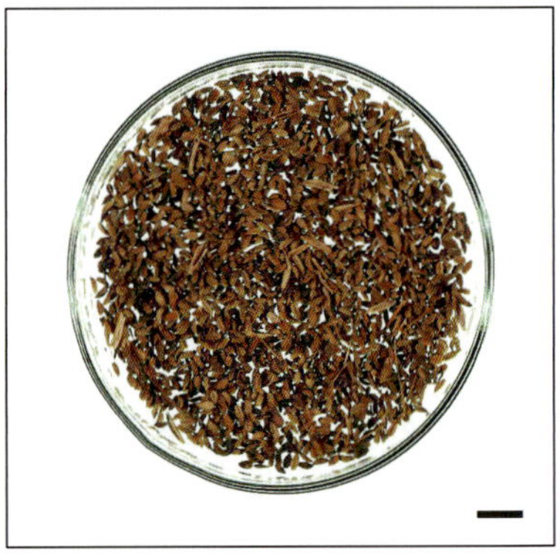

성 상 **벌사상자** 타원형의 쌍현과이고 길이는 2 ~ 4 mm, 지름은 2 mm이며, 바깥면은 회황색 또는 회갈색이다. 각 분과의 등쪽에는 얇고 튀어나온 세로 모서리 5조가 있으며 접합면은 평탄하고 갈색으로 약간 돌출된 종늑선이 2조 있다. 끝단에는 2매의 주기(柱基)가 바깥을 향해 구부러졌고 아랫쪽에는 간혹 가는 줄기가 있다. 열매껍질은 부드럽고 손으로 비비면 쉽게 떨어진다. 씨는 가늘고 작으며 회갈색이고 기름기가 있다. 특유한 향기가 있고 맛은 약간 맵고 혀를 자극한다.

사상자 타원구형의 쌍현과이고 대부분 나뉘어져 분과로 되어 있다. 각 분과는 납작하며 길이 2 ~ 4 mm, 지름 1 ~ 2 mm이다. 분과의 바깥면은 녹갈색 ~ 황갈색으로 위 끝에는 화주의 잔기가 남아 있고 밑부분에는 가는 열매꼭지가 붙어 있다. 등 쪽은 융기하고 갈고리 같은 가시가 밀생하고 가시는 긴 것과 짧은 것이 불규칙하게 배열되어 있어 마치 고슴도치 같다. 접합부는 안으로 함몰하여 수조 같고 가운데에 맥문이 1줄 있다. 몸체는 가볍다. 깨뜨리면 특유한 향기가 나고 맛은 약간 맵고 쓰다.

성 분 [사상자 *T. japonica*]

Sesquiterpenoid: torilin, torilolone, 4(15)-eudesmene-1β,6α-diol, 4(15)-eudesmene-1β,5α-diol, 4α,15-epoxyeudesmene-1β,6α-diol, 2α,7,8β-trihydroxykessane, 2α,7-dihydroxykessane 등

[벌사상자 *C. monnieri*]

Coumarin: osthol, imperatorin, xanthotoxin, isopimpinellin, bergapten, esculetin, columbianetin, columbianadin, alloimperatorin, *O*-acetylcolumbianetin, 5-formylxanthotoxol, auraptenol 등

Biscoumarin: cnidimonal, cnidimarin

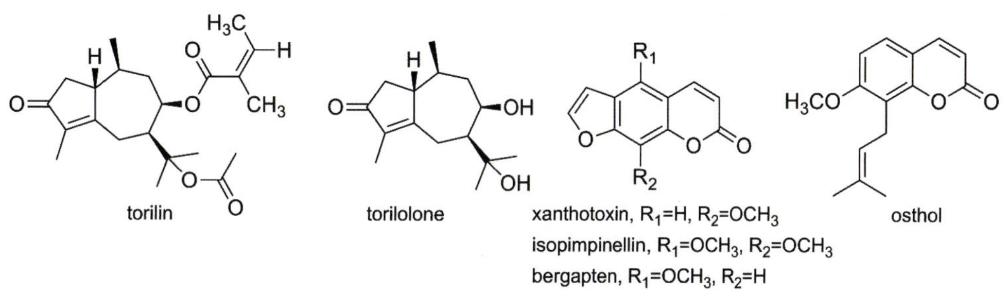

약 리 **(1) 항원충작용**

- 질(膣) *Trichomonas*에 대한 항원충작용이 있으나 확실하지는 않다(황련의 항원충작용이 사상자나 고삼의 항원충작용보다 더 크다).[¶1] 그러나, 임상적으로 사상자는 질(膣) *Trichomonas*에 의한 음부가려움증에 효과가 있다.
- 알코올추출물은 *Toxoplasma gondii*와 *Neospora caninum*에 대해서 항원충작용을 나타낸다(*in vitro*).[1)]
- 추출물은 조류에게 콕시듐증을 유발하는 *Eimeria tenella*의 감염에 의한 사망률을 낮춘다(*in vivo*, chick).[2)]

(2) 성호르몬유사작용

- EtOH 추출물은 발정기간을 늘리며, 난소와 자궁의 무게를 증가시킨다(*in vivo*, mouse, *s.c.*). 전립선이나 정낭의 무게도 늘리는 남성호르몬유사작용도 있다.[¶1] 또한, 음양곽의 경우와 같이 거세한 실험동물에 대해서 성호르몬유사작용을 나타낸다.
- osthol, imperatorin, xanthotoxin, isopimpinellin은 음경해면체에 분포하고 있는 혈관을 확장시킨다(*in vivo*, rabbit).[3)]
- 벌사상자의 총 coumarin 성분은 부신피질 호르몬에 의한 골다공증을 예방하며 대퇴골의 강도를 증가시킨다(*in vivo*, rabbit).[4)] 이러한 작용의 한 기전으로, 벌사상자의 총 coumarin 분획은 파골

세포(osteoclast)의 형성과 분화를 억제한다(*in vivo*, rat).[5)]

(3) 항알러지작용

- 벌사상자의 70% EtOH 추출물은 anti-histamine drugs와는 달리 운동신경에는 영향을 미치지 않으면서 가려움증을 없애준다. isopimpinellin과 osthol, 다른 coumarin 유도체들에도 이러한 작용이 있다(*in vivo*, mouse, *p.o.*).[6)]
- 벌사상자의 추출물과 osthol은 피동적 피부과민반응과 접촉성피부염을 억제한다(*in vivo*).[7)] 총 coumarin 성분에는 면역기능개선작용과 천식억제작용이 있다(*in vivo*).[8,9)]

(4) 항암작용

- torilin은 암세포의 혈관신생작용을 억제하고(*in vitro*),[10)] 주위 조직으로의 침윤과정을 억제한다(*in vitro*).[11)] 또한, 암세포의 여러 항암제에 대한 내성을 줄여준다(*in vitro*).[12)]
- 벌사상자에서 분리된 osthol을 비롯한 coumarin류는 백혈병 세포에 대해서 세포독성을 나타낸다(*in vitro*).[13)]
- 사상자 추출물은 교아종(glioblastoma)의 분열을 억제한다.[14)]

(5) 기 타

- 뇌세포보호작용: 벌사상자는 scopolamine이나 MK-801에 의한 건망증을 개선한다(*in vivo*, rat).[15)]
- 간세포보호작용: torilin과 torilolone은 tacrine에 의한 세포독성으로부터 간세포를 보호한다(*in vitro*, Hep G2 cells).[16)]
- guaiane skeleton을 가지고 있는 torilin은 testosterone 5α-reductase의 활성을 억제하고(*in vitro*),[17)] osthol은 신경세포의 이온 전류에 영향을 미친다(*in vitro*).[18)]

규 격 **과병** 병 및 유사 식물의 열매 또는 그 밖의 이물이 2.0% 이상 섞여 있어서는 안 된다.
건조감량 12.0% 이하 **회분** 17.0% 이하 **산불용성회분** 6.0% 이하 **정유함량** 0.5 m*l* 이상(50 g)
엑스함량 diethyl ether 엑스 8.0% 이상

응 용 수렴성 소염약으로 여성의 음부가려움, 음종(陰腫) 및 점액분비의 제거, 남성의 발기부전, 음낭의 가려움 등에 쓴다.

처 방 삼자환(三子丸), 사상자탕(蛇床子湯)

용 량 3 ~ 9 g, 외용하기도 한다.

● 참고문헌

1) Youn HJ *et al.* (2003) Vet. Parasitol. 116: 7-14
2) Youn HJ, Noh JW (2001) Vet. Parasitol. 96: 257-263
3) Chiou WF *et al.* (2001) Planta Med. 67: 282-284
4) Liao JM *et al.* (1997) Zhongguo Yao Li Xue Bao 18: 519-521
5) Qin LP *et al.* (2003) Acta Pharmacol. Sin. 24: 181-186
6) Matsuda H *et al.* (2002) Biol. Pharm. Bull. 25: 260-263
7) Matsuda H *et al.* (2002) Biol. Pharm. Bull. 25: 809-812
8) Qin LP *et al.* (1995) Zhongguo Zhong Xi Yi Jie He Za Zhi 15: 547-549
9) Chen Z, Duan X (1990) Zhongguo Zhong Yao Za Zhi 15: 304-305, 320
10) Kim MS *et al.* (2000) Int. J. Cancer. 87: 269-275

11) Kim MS *et al.* (2001) Oncol. Rep. 8: 359-364
12) Kim SE *et al.* (1998) Planta Med. 64: 332-334
13) Yang LL *et al.* (2003) Planta Med. 69: 1091-1095
14) Jung HW, Ghil SH. (2010) Mol. Med. Report. 3: 1041-1045
15) Lin YC *et al.* (2003) Am. J. Chin. Med. 31: 543-549
16) Oh H *et al.* (2002) Planta Med. 68: 748-749
17) Park WS *et al.* (2003) Planta Med. 69: 459-461
18) Wu SN *et al.* (2002) Biochem. Pharmacol. 63: 199-206

사 인 Amomi Fructus KP CP JP

(砂仁, Sa In) **축사** (縮砂) amomum fruit

기 원 양춘사(陽春砂) *Amomum villosum* Loureiro, 녹각사(綠殼砂) *A. villosum* Loureiro var. *xanthioides* T. L. Wu et Senien (생강과 Zingiberaceae)의 잘 익은 열매 또는 씨의 덩어리이다. 중국에서는 海南砂(해남사) *A. longiligulae* T. L. Wu의 과실도 쓰며, 일본에서는 *A. xanthioides* Wall.의 씨 덩어리를 쓴다.

산 지 *A. xanthioides*는 베트남, 태국, 인도, 중국남부에서 생산되며, *A. villosum*은 중국의 광동성(廣東省) 춘양(春陽)에서 주로 생산되므로 양춘사(陽春砂)라고 한다.

성 상 타원형 또는 난원형을 이루며 둔한 세 개의 모서리가 있고 길이 15 ~ 20 mm, 지름 10 ~ 15 mm이다. 바깥면은 담갈색이며 가시 모양의 비교적 굵은 돌기가 밀생되고 윗부분에는 화피의 잔기가 아래 기부에는 과경이 대부분 붙어 있다. 과피는 엷으며 부드럽고 그 속에 씨의 덩어리가 백색 격막(膈膜)으로 된 3실에 나뉘어 들어 있다. 각 실에는 종자가 10 ~20 개씩 들어 있으며 종자는 불규칙한 다면체를 이루고 있고 지름이 약 3 mm이며 그 바깥면은 홍갈색 ~ 암갈색을 띄고 있다. 질은 단단하고 배유는 백색이다. 특이한 냄새가 있고 맛은 매우며 청량감이 있고 좀 쓰다.

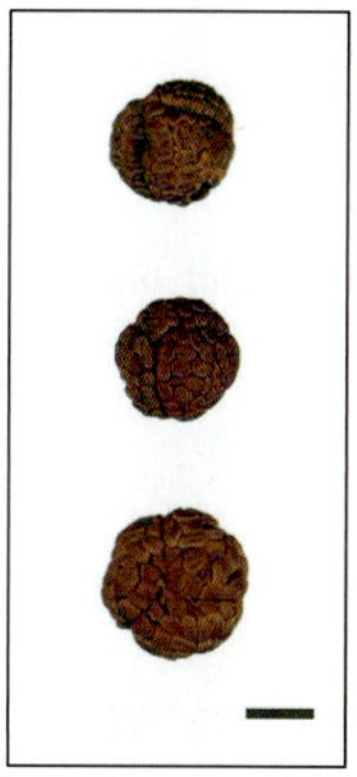

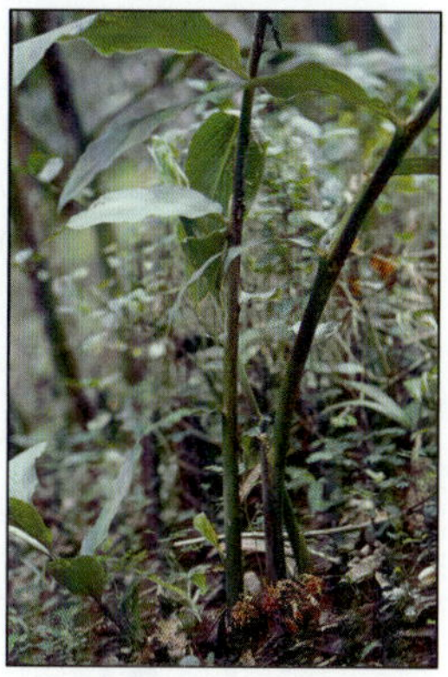

성 분 정유(monoterpenoid): (+)-borneol, bornyl acetate, linalool, (+)-camphor, nerolidol

기 타: liquiritin, stigmast-4-ene-1,3-dione, lyoniside, emodin, ethyl octacosate, docosyl hexylate 등

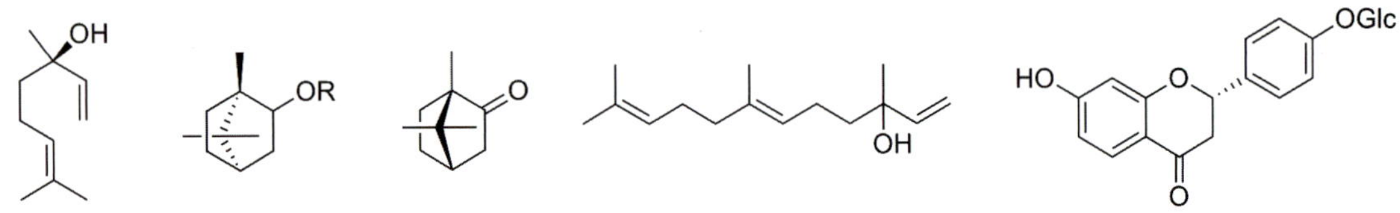

약 리

(1) 건위작용

• 임상적으로 위궤양치유작용을 나타낸다.[1]

(2) 진통효과

• 진통작용은 중추성 뿐만 아니라 말초성 진통작용도 동시에 가지고 있는데 naloxone으로 저해가 되지 않는 것으로 보아 opioid 수용체를 경유하는 것은 아니라고 보인다.[2]

(3) 기 타

• 물 또는 EtOH 추출물은 적출회장에서 이완작용과 함께 anti-histamine 및 항바륨작용을 나타내고, 피부과민성 항체의 생성을 억제한다(*in vivo*, rat).

규 격 **회분** 9.0% 이하 **산불용성 회분** 3.0% 이하 **정유함량** 0.6 m*l* 이상(30.0 g)

응 용 구풍제, 방향성건위, 정장약으로 복부팽만, 울체, 복통, 신경성 소화불량에 쓰며 기체에 의한 임신오조, 태동불안에 사용한다.

처 방 안중산(安中散), 향사평위산(香砂平胃散), 향사지출환(香砂枳朮丸)

용 량 1.5 ~ 4.5 g, 또는 가루로 하여 0.6 ~ 1 g을 복용한다. 오래 달이지 않는다.

● 참고문헌

1) Huang ZY *et al.*(1984) Fujian Med. J. 6: 24-25
2) Wu X *et al.*(2005) Zhong Yao Cai. 28: 505-507

산 사 Crataegi Fructus KP CP JP
(山査, San Sa) crataegus fruit

기 원 산사나무 *Crataegus pinnatifida* Bunge 및 그 변종(장미과 Rosaceae)의 잘 익은 열매이다. 중국에서는 산사(山査) *C. pinnatifida* Bge.와 산리홍(山里紅) *C. pinnatifida* Bge. var. *major* N. E. Br. 의 열매를 사용한다. 일본에서는 *C. cuneata* Siebold et Zuccarini, *C. pinnatifida* Bge. var. *major* N. E. Br.의 열매를 사용한다.

성 상 원형 또는 긴 원형이고 지름 1.0 ~ 2.5 cm이다. 바깥면은 적갈색 ~ 어두운 붉은색이며 흰색의 둥근 반점이 성글게 나 있다. 정단에는 숙존하는 꽃받침이 있고, 꽃받침은 깊이 오목하며 아랫쪽에는 열매꼭지 자국이 있다. 대부분은 가공하여 가로로 자르거나 세로로 자른 조각이고 두께 2 ~ 6 mm이며 쭈글쭈글하여 고르지 않다. 씨는 4 ~ 5개, 드물게 3개이고 대부분은 떨어져 나갔으며 질은 단단하고 긴 콩팥 모양이며 등 쪽은 대략 둥그스름하고 중앙에는 한 줄의 골과 두 줄의 봉우리가 있다. 약간의 특유한 향기가 있고 맛은 시다.

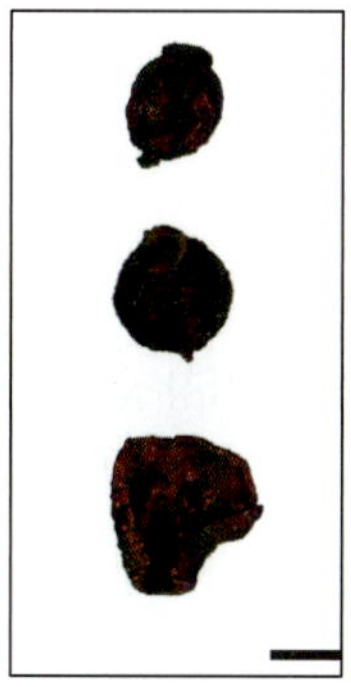

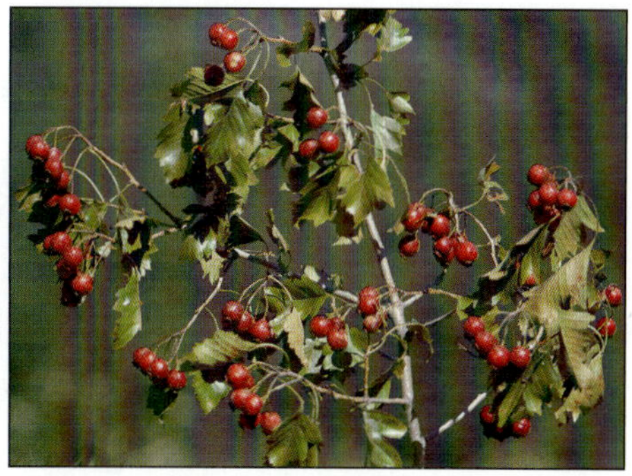

과실류

성 분 Cyanogenic glycoside (청산 배당체): amygdalin

Flavonoid: quercetin, pinnatifinoside A ~ D, 3-*O*-β-D-glucopyranosyl quercetin, 3-*O*-β-D-galactopyranosylquercetin, 3-*O*-β-D-glucopyranosyl-(6 → 1)-α-L-rhamnosyl quercetin, 3-*O*-β-D-galacopyranosyl (6 → 1)-α-L-rhamnosyl quercetin, kaempferol, 7-*O*-α-L-rhamnosyl-3-*O*-β-D-glucopyranosyl kaempferol, vitexin, vitexin-2"-rhamnoside, 3"-*O*-acetylvitexin, hyperoside, rutin, 8-*C*-β-D-(2"-*O*-acetyl) glucofuranosylapigenin

Triterpenoid: crataegolic acid, ursolic acid, uvaol, corosolic acid

기 타: chlorogenic acid, tartaric acid, protocatechuic acid, gallic acid, catechol *p*-hydroxybenzoic acid, 지방분해효소 등

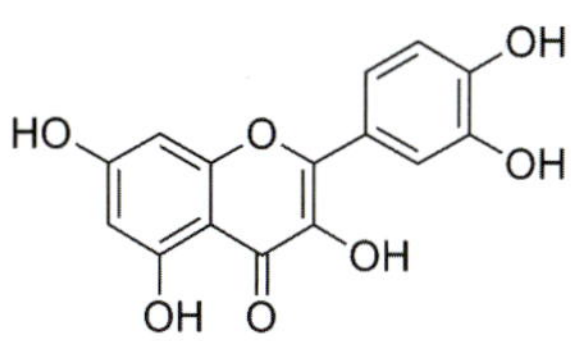

quercetin

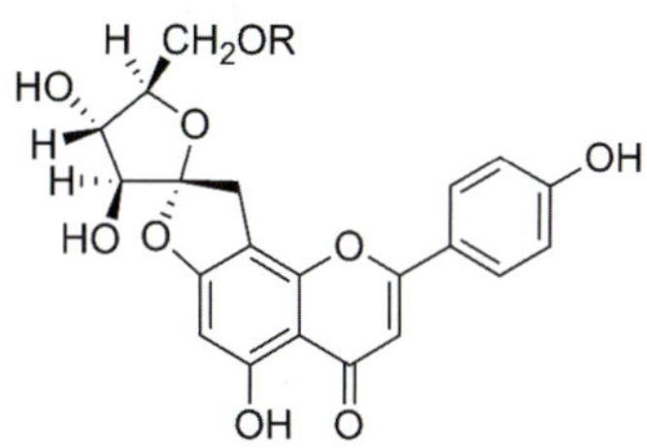

pinnatifinoside A, R=H
pinnatifinoside B, R=Ac

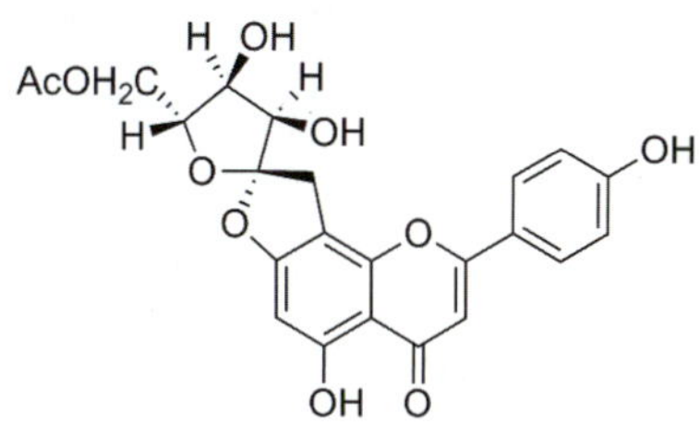

pinnatifinoside C

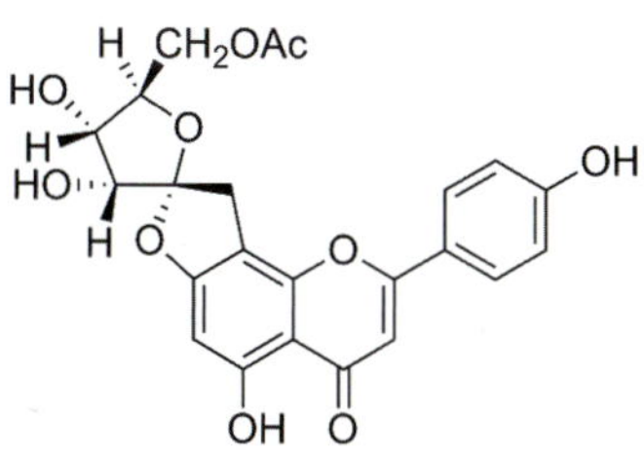

pinnatifinoside D

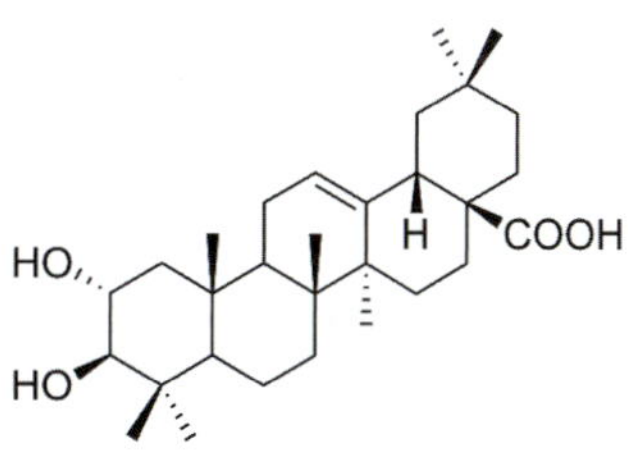

crataegolic acid

약 리 (1) 소화액분비촉진작용

- crataegolic acid 등은 위액 및 췌장액의 분비를 촉진한다.

(2) 항세균작용

• 적리균(赤痢菌, *Shigella dysenteriae*)의 성장을 억제한다.

(3) 순환계에 대한 작용

• 혈관확장에 의한 혈압강하작용이 있다.

• 관상동맥기능부전과 같은 심장질환에 유효하다. 즉, 노년성심장쇠약, 경증의 고혈압, 좌심장확대 등의 증상에 digitalis제제가 효과가 없을 때, 산사제제가 유효할 때가 있다. 산사에 함유되어 있는 배당체가 강심작용을 나타내며 ester류가 혈관확장작용을, flavonoid가 흥분작용을 나타내는 것으로 보인다.

(4) 지질저하효과

• 지질저하 작용의 기전으로 PPARα(peroxisome proliferator-activated receptor-α) 발현증가와 관련이 있을 것으로 보인다.[1] 또한 산사에 함유 되어 있는 oleanolic acid와 ursolic acid에 의한 ACAT(acylCoA: cholesterol acyltransferase)의 효소 활성 억제도 혈중 콜레스테롤 저하 효과와 관련이 있다고 보고되어 있다.[2]

(5) 기 타

• 암세포독성: corosolic acid는 여러 암세포주에 대해서 세포독성을 나타내고, K-562 leukemic cell에서 protein kinase C(PKC)의 활성을 저해한다(*in vitro*).[3]

확인시험 1) 가루 1.0 g에 diethyl ether 10 m*l*를 넣고 2분간 흔들어 섞은 다음 여과한 여액에서 diethyl ether를 날려보내고 얻은 잔류물을 glacial HOAc 1 m*l*에 녹이고 H_2SO_4 1 ~ 2방울을 넣으면 적자색을 나타낸다.
2) 가루 1 g에 ethyl acetate 4 m*l*를 넣고 15 분 초음파 추출한 다음 여과하여 검액으로 한다. 따로 ursolic acid 표준품 1 mg을 ethyl acetate 1 m*l*에 녹여 표준액으로 한다. 이들 액을 가지고 TLC법에 따라 검액 4 *μl*씩을 TLC용 실리카 겔을 써서 만든 박층판에 점적하고 ethyl acetate · *n*-hexane · MeOH · formic acid 혼합액(10 : 4 : 4 : 0.5)을 전개용매로 하여 약 10 cm 전개한다. 여기에 묽은 H_2SO_4 시액을 고루 뿌리고 105℃에서 10분간 가열할 때 검액에서 얻은 여러 개의 반점 중 1개의 반점은 표준액에서 얻은 적자색의 반점과 색상 및 R_f 값이 같다.

규 격 회분 6.0% 이하

응 용 지사, 소화, 구어혈, 진정약에 쓰이며 어체에 의한 흉복통, 오로부지, 고혈압, 고지혈, 혈액순환 장애에도 사용 된다.

처 방 산기방(疝氣方), 보화환(保和丸), 실소산(失笑散)

용 량 9 ~ 15 g

● 참고문헌

1) Kuo DH *et al*.(2009) J. Ethnopharmacol. 124: 544-550
2) Wang J *et al*.(2013) Evid. Based Complement. Altern. Med. 149363
3) Ahn KS *et al*.(1998) Planta Med. 64: 468-470

산수유 Corni Fructus KP CP JP

(山茱萸, San Su Yu) cornus fruit

기 원 산수유나무 *Cornus officinalis* Siebold et Zuccarini (층층나무과 Cornaceae)의 잘 익은 열매로서 씨를 제거한 것이다. 건조한 것을 정량할 때 loganin 및 morroniside의 합 1.2% 이상을 함유한다.

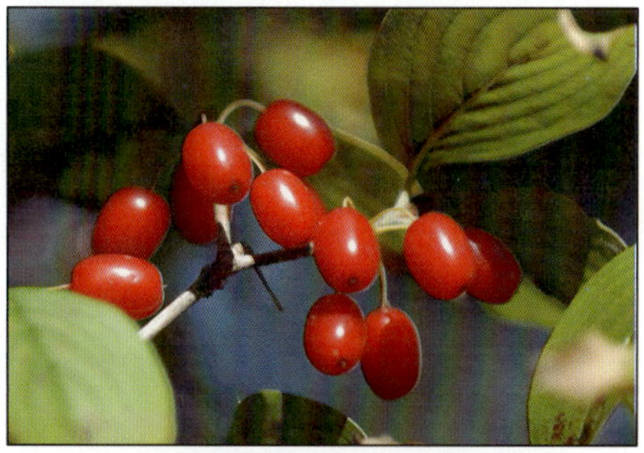

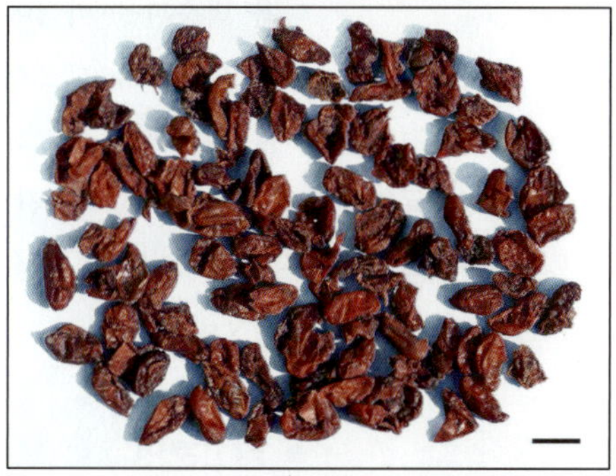

성 상 불규칙한 조각 또는 주머니 모양이고, 길이 10 ~ 15 mm, 너비 약 1 cm이다. 바깥면은 어두운 적자색 ~ 어두운 보라색을 띠며 윤이 나고 거친 주름이 있다. 과육에는 씨를 빼낸 자국이 있고 위쪽에는 꽃받침 자국이 있으며 아랫쪽에는 열매꼭지 자국이 있다. 질은 부드럽다. 약간의 냄새가 있으며 맛은 시고 약간 달다.

성 분 Iridoid glycoside: loganin, morroniside 등

Secoiridoid glycoside: sweroside 등

Bisiridoid glucoside: cornuside

Triterpenoid: ursolic acid, oleanolic acid 등

기 타: tannin, gallic acid, malic acid, dimethyl malate, tartaric acid, 5-hydroxymethyl furfural, dimethyltetrahydrofuran cis-2,5-dicarboxylate

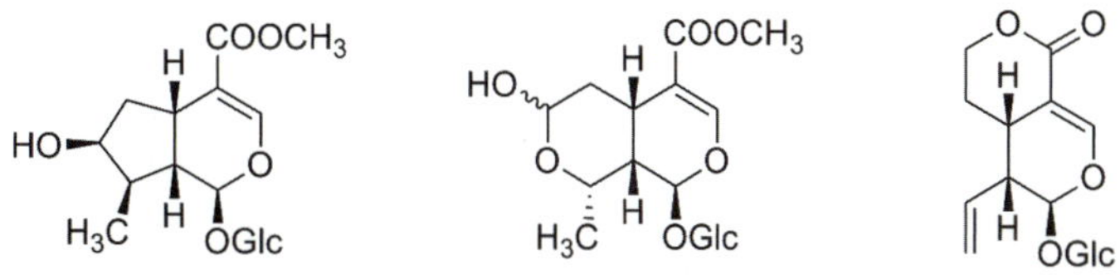

loganin　　morroniside　　sweroside

약 리 **(1) 이뇨·혈압강하작용**

- 물추출물에는 현저한 이뇨작용이 있으며 혈압을 일시적으로 낮춘다 (*in vivo*).

(2) 자양작용, 혈당강하작용

- 물추출물은 사람의 정자의 운동성을 증가시킨다.[1]
- 산수유의 iridoid성분과 tannin성분은 면역기능, 심장기능을 증강시키며 폐렴에 대한 억제작용과 혈당강하작용을 나타낸다 (*in vivo*).
- 물추출물은 동물실험에서 당뇨에 효과가 있으며, 이는 oleanolic acid 및 ursolic acid의 작용에 의한 것으로 추정된다 (*in vivo*).

(3) 기 타

- 항알러지작용: 물추출물은 피부과민성 항체생산을 억제한다 (*in vivo*, *p.o.*).
- 중추억제작용: 물추출물은 적출소장에서 anti-histamine, anti-acethylcholine, 항바륨작용을 나타내며, 중추억제작용이 추정된다 (*in vivo*, rat).
- 항미생물작용: 이질균과 포도상구균의 성장을 억제하며 항진균작용도 있다.
- 종자 추출물은 생쥐에게 치명적인 독성을 나타내며 이는 lectin에 의한 것으로 밝혀졌다.
- 산수유에서 분리된 morroniside 및 cornuside가 신경세포 보호작용을 가지며,[2] loganin의 경우 scopolamine에 의해 유도된 기억력 손상에 대한 억제작용을 나타낸다.[3]

확인시험 이 약의 가루 및 산수유 대조생약 1 g을 달아 EtOH 10 m*l*를 넣고 5분간 흔들어 섞은 다음 여과하여 검액 및 산수유 대조생약 표준액으로 한다. 이들 액을 가지고 TLC법에 따라 검액, 산수유 대조생약 표준액 및 표준액 10 μ*l*씩을 TLC용 실리카 겔(형광제 첨가)을 써서 만든 박층판에 점적하고 dichlroromethane · MeOH · H_2O 혼합액 (60 : 35 : 15)의 아래층을 전개용매로 하여 약 10 cm 전개한 다음 박층판을 바람에 말린다. 여기에 자외선 (주파장 254 nm)을 쪼일 때 검액에서 얻은 여러 개의 반점은 산수유 대조생약 표준액에서 얻은 반점과 색상 및 R_f 값이 같다.

규 격 **이물** 열매꼭지 및 그 밖의 이물이 2.0% 이상 섞여 있지 않다. **회분** 5.0% 이하

응 용 자양강장, 수렴약, 간신음허 증상에 쓰이며 붕루, 월경과다, 요실금, 대한부지에도 사용된다.

처 방 우차신기환 (牛車腎氣丸), 팔미지황환 (八味地黃丸), 육미환 (六味丸), 칠현산 (七賢散)

용 량 3 ~ 9 g

● 참고문헌

1) Jeng H *et al.* (1997) Am. J. Chin. Med. 25: 301-306
2) Wang W *et al.* (2009) Eur J. pharmacol. 613: 19-23
3) Lee KY *et al.* (2009) Arch. pharm. Res. 32: 677-683

산 초 Zanthoxyli Pericarpium KP CP JP

(山椒, San Cho) zanthoxylum peel

기 원 초피나무 *Zanthoxylum piperitum* De Candolle, 산초나무 *Z. schinifolium* Siebold et Zuccarini 또는 화초 (花椒) *Z. bungeanum* Maximowicz (운향과 Rutaceae)의 잘 익은 열매껍질이다. 일본에서는 *Z. piperitum* De Candolle 의 열매껍질만을 사용한다. 중국에서는 *Z. schinifolium* Sieb. et Zucc., *Z. bungeanum* Maxim.의 열매껍질만 사용한다.

성 상 **초피나무** 2 ~ 3 분과로 이루어지고 각 분과는 납작한 구형으로 2편으로 갈라지며 각 조각의 지름은 약 5 mm이다. 바깥면은 어두운 황적색 ~ 어두운 붉은색으로 유실에 의한 많은 오목한 작은 점이 있고 안쪽면은 연한 황백색이다. 횡단면을 현미경으로 볼 때 바깥쪽 표피와 이에 접하는 1세포층

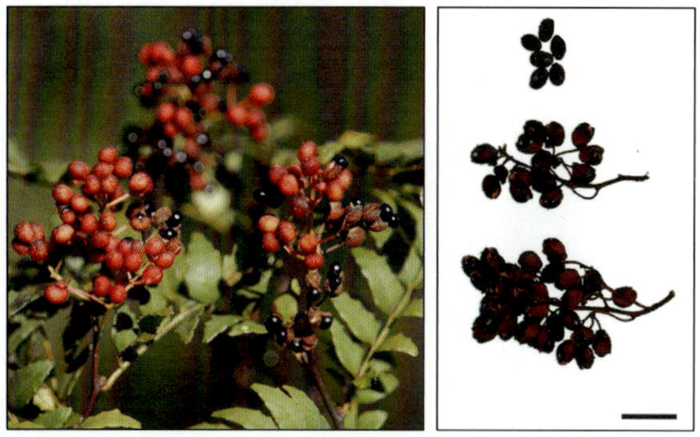

중에는 적갈색의 탄닌이 있고 열매껍질의 내부에는 지름 약 500 μm에 이르는 유실이 있다. 군데군데 나선문도관을 주로 하는 유관속이 흩어져있고 안쪽은 석세포층으로 되어 있으며 안쪽 표피세포는 아주 적다. 특유한 냄새가 있고 맛은 맵고 혀를 마비시킨다.

산초나무 2 ~ 3 개가 상부에서 이생(離生)하는 소골돌과(小蓇葖科)로서 소과경 위에 집생하고 있다. 골돌과는 구형이며 복봉선을 따라 개열되어 있으며 지름 3 ~ 4 mm이다. 바깥면은 회녹색 ~ 어두운 녹색이고 많은 유점 및 그물모양으로 융기된 세밀한 주름이 덮여있다. 안쪽 면은 흰색에 가깝고 매끈하다. 내과피는 아랫쪽에서 열매껍질과 분리되어 있다. 남아있는 씨는 달걀모양이며 길이 3 ~ 4 mm, 지름 2 ~ 3 cm이고 바깥면은 검은색이며 윤기가 난다. 특유한 냄새가 있고 맛은 약간 달고 맵다.

화초(花椒) 대부분 단생(單生)하며 지름 4 ~0 5 mm이다. 바깥면은 적자색 ~ 적갈색이며 많은 사마귀모양으로 돌기된 유점이 덮여있고 지름 0.5 ~ 1 mm이며 빛을 쪼이면 반투명으로 보인다. 안쪽면은 연한 노란색이다. 특유한 냄새가 강하게 나고 맛은 맵고 혀를 마비시키며 오래 지속된다.

성 분 **Acid amide 신미성분**: α-, β-, γ-sanshool, hydroxy-α-sanshool, hydroxy-γ-sanshool, sanshoamide

정유성분 2 ~ 4%: citronellal (8%), α-limonene, β-phellandrene, terpinolene, linalool, 1,8-cineol, α-terpineol, dipentene (54%), geraniol, citral

기 타: 과실에서 tannin이 분리되었고, 수피에서 piperitol과 그 유도체가 분리되었으며, 5종의 lignan 화합물인 xanthoxylol, piperitol, sanshodiol, (−)-asarinin, (−)-sesamin이 있고, 또 phytosterol, γ-fagarine, skimmianine, arbutin, syringaldehyde, piperinylic acid, menispermine, laurifoline, magniflorine, 2,4-dimethoxy-5-hydroxycinamate, esculetin dimethyl ether(뿌리)가 분리되었다.

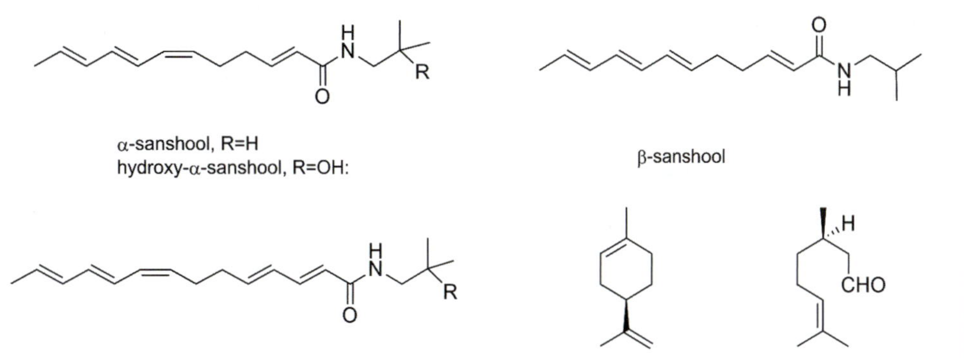

약 리 **(1) 건위작용**

- 산초에 들어 있는 β-sanshool과 γ-sanshool, 불포화 지방산아마이드류는 적출장관(guinea pig)에 대해서 위장관의 긴장을 완화하고 회장을 수축시킨다.[1]

• 물추출물을 정맥주사하면 장혈류가 증가된다.

(2) 항균작용, 살충작용, 해독작용

• sanshool류와 sanshoamide는 국소 마비 작용을 갖는 신미성 물질로 살충작용과 어독(魚毒)에 대한 해독작용이 있다.

• α-sanshool과 β-sanshool은 두 물질 모두 거의 같은 정도의 살충 및 항균작용이 있다.

(3) 국소지각마비작용

• diethyl ether 및 EtOH에 녹지 않는 성분에는 국소지각마비작용이 있다.

• 신미(辛味)성분인 sanshool류와 sanshoamide에는 국소지각마비작용이 있다.

(4) 기 타

• arbutin과 magnoflorine은 linoleic acid의 산화를 억제하는 항산화작용을 나타내며 DPPH 라디칼에 대해서는 radical-scavenging activity를 나타낸다(*in vitro*).[2)]

확인시험 가루 0.5 g에 묽은 EtOH (7 → 10) 10 m*l*를 넣어 흔들어 섞은 다음 여과한다. 이 액을 검액으로 하여 TLC법에 따라 시험한다. 검액 10 *μl*를 TLC용 실리카 겔(형광제 첨가)을 써서 만든 박층판에 점적한다. 다음에 ethyl acetate · EtOH · H_2O 혼합액(8 : 2 : 1)을 전개용매로 하여 약 10 cm 전개한 다음 박층판을 바람에 말린다. 여기에 자외선(주파장 365 nm)을 쪼일 때 R_f 값 0.7 부근에 회적색 ~ 붉은색을 나타내는 1개의 반점을 볼 수 있다.

규 격 **씨** 씨가 20.0% 이상 섞여 있지 않다. **열매꼭지 및 가지** 열매꼭지 및 가지가 5.0% 이상 섞여 있지 않다. **그 밖의 이물** 씨, 열매꼭지 및 가지 이외의 이물이 1.0% 이상 섞여 있지 않다. **회분** 6.0% 이하 **산불용성회분** 1.5% 이하 **정유함량** 1.0 m*l* 이상(30.0 g)

응 용 신미성 · 방향성 건위약, 장내 기생충구제약, 충어독(蟲魚毒)의 해독약, 고미(苦味)틴크의 제조원료로 쓰고, 강정이나 피부질환 치료를 목적으로 쓰기도 한다. 요즈음에는 양허음성(陽虛陰性)에 속하는 관상동맥경화증, 협심증치료에도 사용한다.

처 방 대건중탕(大健中湯), 오매환(烏梅丸), 당귀탕(當歸湯)

용 량 1.5 ~ 6 g

약전수재품목 **산초가루** (Pulvis Zanthoxyli Fructus, Powdered Zanthoxylum Fruit)

● 참고문헌

1) Hashimoto K *et al.* (2001) Planta Med. 67: 179-181

2) Hisatomi E *et al.* (2000) J. Agric. Food Chem. 48: 4924-4928

소두구 Cardamomi Fructus KP JP

(小豆蔲, So Du Gu) cardamon

기 원 소두구 *Elettaria cardamomum* Maton (생강과 Zingiberaceae)의 잘 익은 열매이다. 쓸 때에는 씨만을 쓴다.

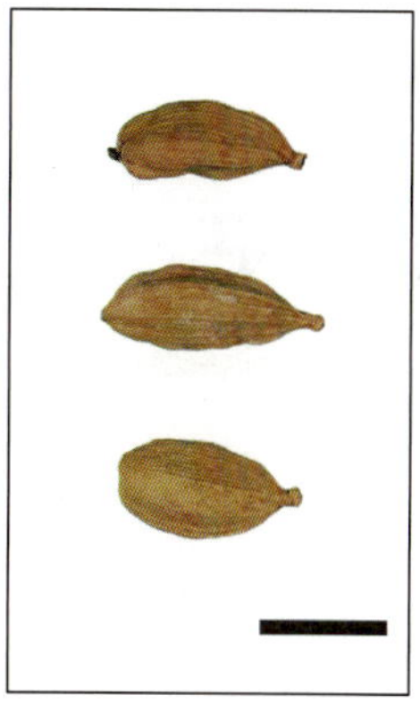

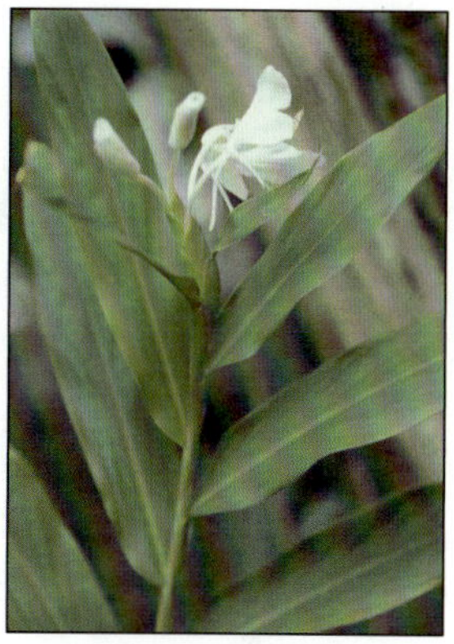

산 지 인도, 스리랑카

성 상 긴 타원형이고, 길이 10 ~ 20 mm, 지름 5 ~ 10 mm이다. 열매껍질은 얇고 가벼운 섬유성이며, 바깥면은 연한 노란색이고 여기에 3 줄의 둔한 모서리와 많은 세로줄이 있고 위쪽 끝에는 작은 돌기가 있다. 안쪽은 얇은 막에 의해 3 방으로 나누어지고 각 방에는 헛씨껍질에 의해 세로로 접합하는 3 ~ 7 개의 씨가 들어 있다. 씨는 어두운 갈색 ~ 흑갈색이고, 난원형 ~ 긴 달걀모양 또는 고르지 않은 모가 진 모양을 하고 있으며 길이 3 ~ 4 mm이다. 등 쪽은 불룩한 모양이고, 안쪽에는 깊은 세로주름이 있고 조잡한 작은 융기가 있다. 특유한 냄새가 있고 맛은 맵고 약간 쓰며 열매껍질은 냄새와 맛이 없다.

성 분 **정유** 2 ~ 8%: (+)-α-terpinyl acetate, (+)-α-terpineol, 1,8-cineol, limonene 등

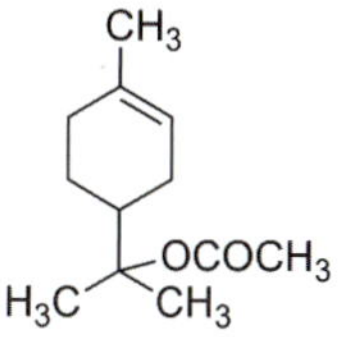

(+)-α-terpinyl acetate

약 리
- Acetone 추출물에는 지속적인 담즙분비 촉진작용이 있으며, 그 활성 성분으로 terpinyl acetate 및 terpineol이 확인되었다.
- 식욕증진작용, 항균작용, 복통완화작용이 있다.[1)]
- 추출물은 histidine decarboxylase의 활성을 억제하여 histamine의 생성을 저해한다.

규 격 **회분** 6.0% 이하 **산불용성회분** 4.0% 이하 **정유함량** 1.0 m*l* 이상 (30.0 g) **저장법** 밀폐용기

응 용 향신료, 건위구풍제 (健胃驅風劑), 특히 아토니성 소화불량에 좋다. Cardamom tincture에도 응용된다.

용 량 1.5 g, tincture (틴크제)의 경우 1 ~ 2 g[¶4]

약전수재품목 **소두구가루** (Pulvis Cardamomi Fructus, Powdered Cardamon)

동류생약

• 백두구KP, 초과KP, 초두구KP

● 참고문헌

1) Al-Zuhair *et al.* (1996) Pharmacol. Res. 34: 79-82

백두구 Amomi Fructus Rotundus KP CP
(白豆蔻, Baek Du Gu) round amomum fruit

기 원 백두구 *Amomum kravanh* Pierre ex Gagnep. 또는 자바백두구 *A. compactum* Solander ex Maton (생강과 Zingiberaceae)의 잘 익은 열매이다. 사용하기 전에는 삭과(蒴果)중에 들어 있어야 한다.

산 지 캄보디아, 태국, 중국(雲南省, 廣西省)

성 상 **백두구** 구형에 가깝고, 지름 1 ~ 2 cm이다. 바깥면은 황백색 내지 연한 황갈색이며, 3줄의 비교적 진한 세로홈 무늬가 있고, 정단에는 돌기된 암술머리 그루가 있으며, 아랫쪽에는 아래로 움푹 들어간 열매꼭지의 자국이 있고, 양 끝에는 연한 갈색의 섬모가 균일하게 나 있다. 열매껍질은 얇고 가벼우며, 세로 방향으로 벌어지기 쉽다. 열매껍질 안쪽은 3개의 방으로 나눠져 있고, 매 방에는 약 10개의 씨가 들어있다. 씨는 불규칙한 다면체이고, 주름무늬가 있으며 헛씨껍질이 남아있다. 방향성이며 약간 감자냄새와 비슷하며, 맛은 맵고 서늘하다.

자바백두구 백두구에 비해 작으며 바깥면은 황백색이고 때로 자갈색을 띠는 것도 있다. 열매껍질은 비교적 얇고 씨는 말라 비틀어져 있다. 백두구에 비해 냄새와 맛이 비교적 약하다.

성 분 **정유** 2 ~ 4%: (+)-borneol, (+)-camphor, β-bisabolene, bornyl acetate, β-/γ-cadinene, 1,4-cineol, 1,8-cineol, camphene, caryophyllene, β-elemene, geraniol, geranial, geranyl 개정판ate, limonene, linalool, linalyl acetate, myrcene, myrcenol, neryl acetate, nerolidol, β-/γ-patchoulene, α-pinene, sabinene, α-/β-terpineol, terpinen-4-ol, terpinyl acetate, Δ^3-carene 등

약 리
• 건위작용: 백두구의 물추출물은 위액분비를 촉진하며, 장의 연동운동을 촉진시킨다.
• 진토작용: 장내이상발효를 막아주며 진토작용이 있다.
• 항세균작용: 과피의 물추출물은 적리간균(赤痢桿菌)의 생장을 억제한다.

규 격 **이물** 외피와 과경 및 그 밖의 이물이 2.0% 이하 **건조감량** 12.0% 이하 **산불용성회분** 5.0% 이하 **정유함량** 0.4 m*l* (50 g) **엑스함량** 묽은 EtOH 엑스 4.0% 이상

응 용 방향성건위, 구풍약(驅風藥)으로 위통, 복창(腹脹) 등에 쓴다. 또한 진토작용이 있으며, 소화불량, 구토 등에도 쓴다. 향신료.

처 방 향사양위탕(香砂養胃湯), 백두구탕(白豆蔻湯), 태창환(太倉丸), 반하후박탕(半夏厚朴湯)

용 량 1.5 ~ 4.5 g, 오래 달이지 않는다.

초 과 Amomi Tsao-ko Fructus KP CP
(草果, Cho Gwa)

기 원 초과 *Amomum tsao-ko* Crevost et Lemarie (생강과 Zingiberaceae)의 잘 익은 열매이다.

산 지 중국의 운남, 광서, 귀주성 등지

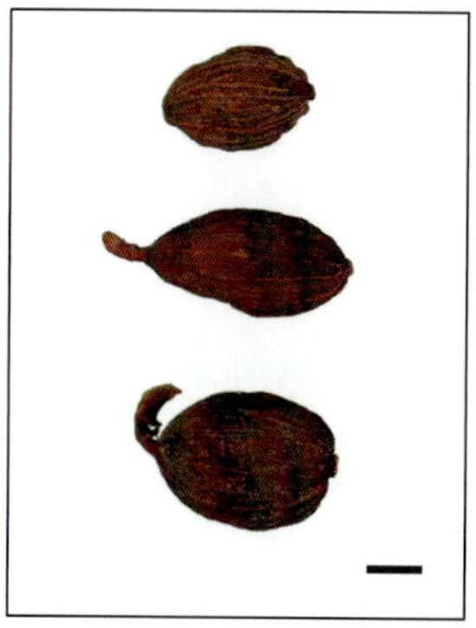

성 상 긴 타원형이고 3 개의 두드러진 둔한 능선이 있으며 길이 2 ~ 4 cm, 지름 10 ~ 25 mm이다. 바깥면은 회갈색 ~ 적갈색을 띠고 세로홈과 능선이 있으며 위쪽에는 암술머리가 떨어진 둥근 돌기가 남아 있고 밑부분에는 열매꼭지 및 그 자국이 남아 있다. 열매껍질은 단단하고 질기며 세로로 쉽게 갈라진다. 바깥 껍질을 제거하면 중간에는 황갈색의 격막에 의해 3개의 칸으로 나누어지고 각 칸에는 8 ~ 11 개의 씨가 덩어리 모양으로 들어 있다. 씨는 원뿔모양의 다면체이고 지름은 약 5 mm이다. 바깥면은 적갈색이고 회백색의 막질로 된 헛씨껍질로 덮여 있으며 한 줄로 길게 세로홈이 파여 있으며 뾰족한 끝 쪽에는 오목하게 들어간 배꼽점이 있다. 질은 단단하고 배젖은 회백색이다. 특유한 향기가 있고 맛은 맵고 약간 쓰다.

성 분 Monoterpenoid: isotsaokoin, tsaokoin

정유: 과실 1.6%, 종자 2.2%, 과피 0.38% 함유

isotsaokoin tsaokoin

약 리 • **건위작용**: 휘발성 정유 성분이 물추출물보다 위액의 분비와 위로 가는 혈류량을 증가시키는 작용이 강하다 (*in vivo*, rat).[1]

확인시험 정유함량에서 얻은 정유 50 μl를 EtOH 1 ml에 녹여 검액으로 하고 따로 cineol 표준품 20 μl를 EtOH 1 ml에 녹여 표준액으로 한다. 이들 액을 가지고 TLC법에 따라 시험한다. 검액 및 표준액 10 μl씩을 TLC용 silica gel을 써서 만든 박층판에 점적한다. 다음에 cyclohexane · ethyl acetate · formic acid 혼합액 (16 : 2 : 0.5)을 전개용매로 하여 약 10 cm 전개한 다음 박층판을 바람에 말린다. 여기에 vanilline H_2SO_4 시액을 고르게 뿌린 다음 105℃에서 가열할 때 검액에서 얻은 여러 개의 반점 중 1개는 표준액에서 얻은 반점과 색상 및 R_f 값이 같다.

규 격 **건조감량** 12.0% 이하 **회분** 9.0% 이하 **산불용성 회분** 2.0% 이하
엑스함량 물 엑스 21.0% 이상, 묽은 EtOH 엑스 5.0% 이상

응 용 방향성 건위약. 복부팽만감, 구토, 이완성설사, 말라리아 등에 쓴다.

처 방 과부탕(果附湯), 청비음(淸脾飮)

용 량 3 ~ 6 g, 나중에 넣어서 달인다.

● **참고문헌**

1) Qiu S *et al.* (1999) Zhongguo Zhong Yao Za Zhi 24: 297-299, 319

초두구 Alpiniae Katsumadai Semen KP CP
(草豆寇, Cho Du Gu)

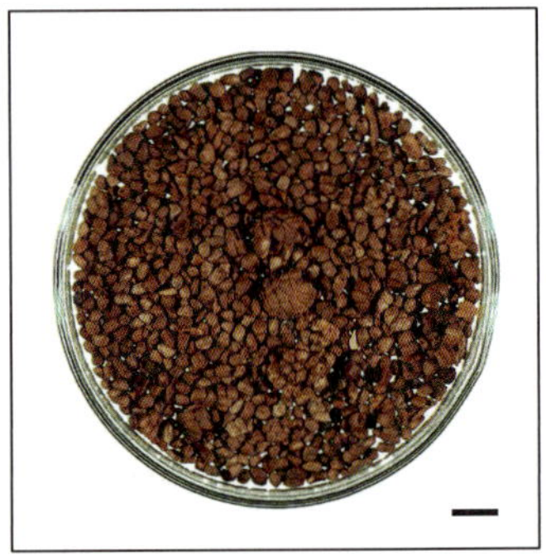

기 원 초두구 *Alpinia katsumadai* Hayata (생강과 Zingiberaceae)의 열매껍질을 제거한 씨이다.

산 지 중국의 광동성과 광서성

성 상 씨의 덩어리로 구형에 가깝고, 지름 15 ~ 27 mm이다. 바깥면은 회갈색이고 중간에는 황백색의 격막에 의해 3 쪽으로 갈라져 씨가 나뉘어 들어 있으며 끈적끈적하고 긴밀하게 연결되어 있고 씨의 덩어리는 반들반들하다. 씨는 난원형의 다면체로 길이 3 ~ 5 mm, 지름 약 3 mm이다. 겉은 연한 갈색의 막질로 된 헛씨껍질로 싸여 있고, 등 쪽에는 한 개의 세로 홈이 있으며 한 쪽 끝에는 배꼽점이 있다. 질은 단단하며 씨를 등 쪽을 따라 세로로 자른 면은 비스듬한 심장형이다. 배젖은 회백색이다. 특유한 냄새가 있고 맛은 맵고 약간 쓰다.

성 분 Diarylheptanoid: katsumadain A, B, 5-hydroxy-1-(4'-hydroxyphenyl)-7-phenyl-hepta- 6-en-3-one, *trans*-3,5-dihydroxy-1,7-diphenyl-hepta-1-ene 등

Stilbene: 3-methoxy-5-hydroxystilbene (*E*), 3-methoxy-5-hydroxystilbene (*Z*), 3,5-dihydroxystilbene (*Z*), 1-(1-terpinen-4-olyl)-3-methoxystilbene (*E*), pinosylvin 등

Flavonoid: 7,8-dihydroxyflavanone, cardamonin, helichrysetin, alpinetin

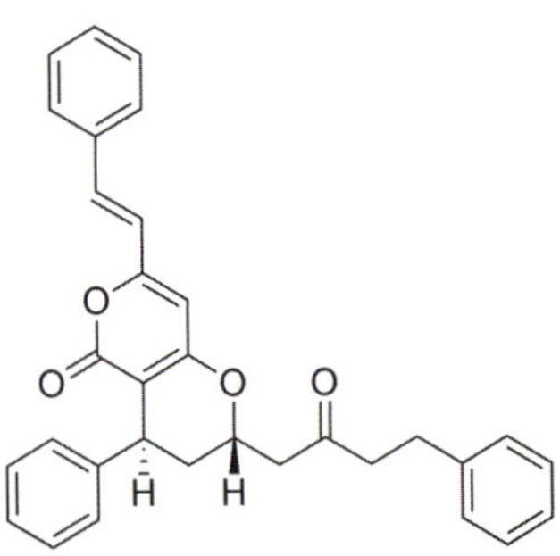

katsumadain A

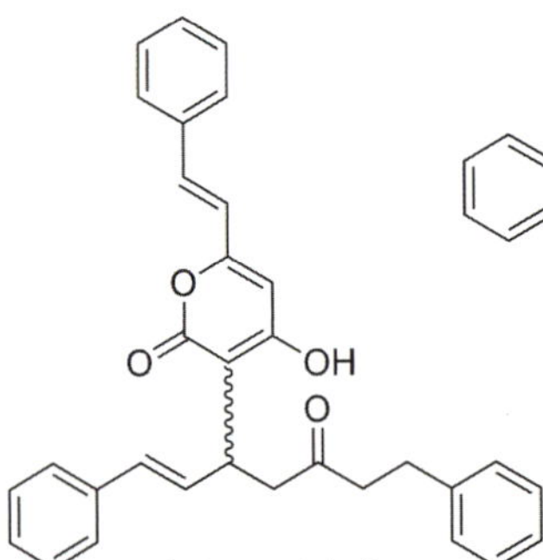

katsumadain B

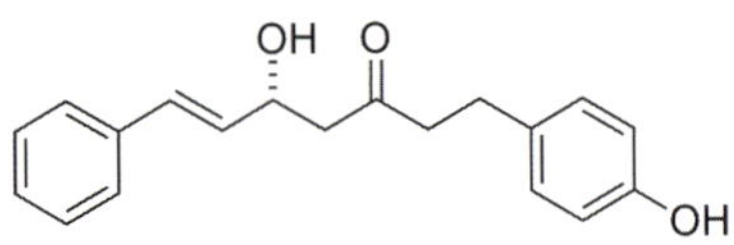

1- (4- hydroxy phenyl)- 7-phenyl - (6*E*)- hepten- 5- ol- 3- one

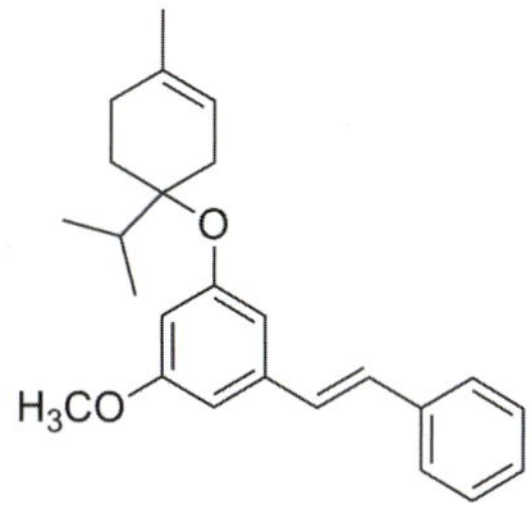

1-(1-terpinen-4-olyl)-3-methoxystilbene (*E*)

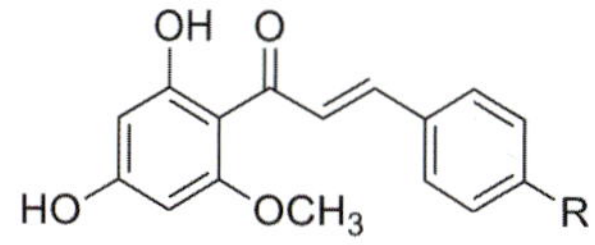

cardamonin, R=H
helichrysetin, R=OH

약 리 **(1) 건위작용**

• 초과의 경우와 같이 초두구의 휘발성 정유 성분이 물추출물보다 위액의 분비와 위로 가는 혈류량을 증가시키는 작용이 강하다(*in vivo*, rat).[1)]

(2) 진토작용

• katsumadain A와 B는 $CuSO_4$로 유도한 구토를 억제한다(*in vivo*, young chick).[2,3)]

(3) 기 타

• 항산화작용: 추출물에는 강한 항산화작용이 있으며 농도의존적으로 항산화효소(superoxide dismutase, catalase glutathione peroxidase 등)의 활성을 증가시킨다(*in vitro*, Chinese hamster lung fibroblast cell).[4)]

• 암세포독성: 7,8-dihydroxyflavanone은 Jun-Fos heterodimer에 결합하여 Jun-Fos heterodimer가 DNA site에 결합하지 못하게 함으로써 Jun-Fos-DNA complex(세포증식에 관여)의 형성을 억제한다. 또한 human lung cancer cell line(A549)과 human leukemia cell line(K562)에 대한 세포독성을 나타낸다.[5)]

• 수렴지사작용이 있다.

• 패혈증을 유발한 동물에서 초두구의 EtOH추출물이 유효한데, 이는 전신 염증을 억제하면서 염증 부위로의 백혈구의 이동 촉진에 의한 것이라고 알려져 있다.[6)]

규 격 **건조감량** 12.0% 이하

응 용 방향성건위, 구풍약으로 소화불량, 위장의 통증, 구토 등에 쓴다.

처 방 초두구산(草豆蔻散), 인진부자건강탕(茵蔯附子乾薑湯), 후박온중탕(厚朴溫中湯)

용 량 3 ~ 6 g, 나중에 넣어서 달인다.

● 참고문헌

1) Qiu S *et al.* (1999) Zhongguo Zhong Yao Za Zhi 24: 297-299, 319
2) Yang Y *et al.* (2002) Phytomedicine 9: 146-152
3) Yang Y *et al.* (1999) J. Nat. Prod. 62: 1672-1674
4) Lee SE *et al.* (2003) Phytother. Res. 17: 1041-1047
5) Hahm ER *et al.* (2003) Nat. Prod. Res. 17: 431-436
6) Yang j *et al.* (2009) Phytother. Res. 23: 267-273

여정실 Ligustri Fructus KHP CP
(女貞實, Yeo Jeong Sil) glossy privet fruit

기 원 당광나무 *Ligustrum lucidum* Aiton 또는 광나무 *L. janopicus* Thunb (물푸레나무과 Oleaceae)의 열매이다. 중국에서는 *L. lucidum* Ait. 의 열매만을 사용한다.

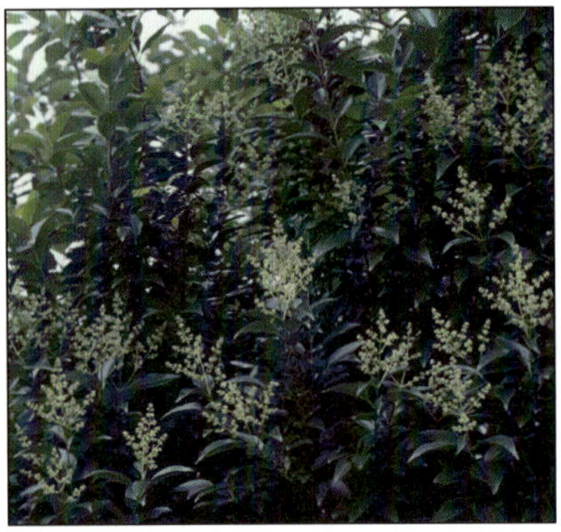

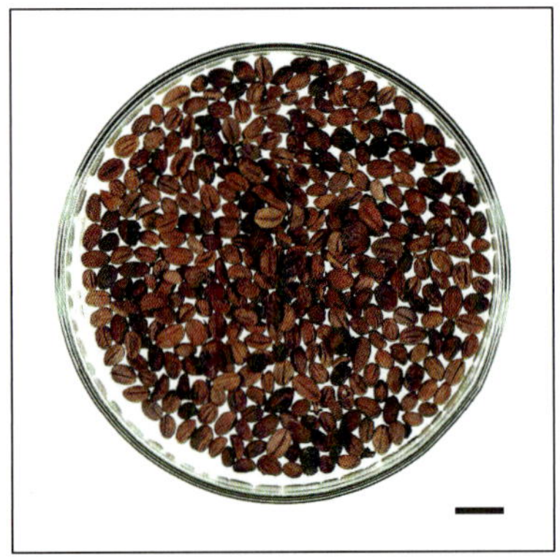

성 상 달걀모양 ~ 긴 타원형을 이루고 길이 5 ~ 10 mm, 지름 3 ~ 5 mm이다. 바깥면은 흑자색 ~ 검은색이고 약간 쭈그러졌으며 한쪽 밑부분에 열매꼭지의 자국이 있고 질은 굳으며 가볍다. 그 속에 양끝이 뾰족하고 흑자색의 길쭉한 공모양인 1 ~ 2 개의 씨가 들어있다. 잘라서 보면 회백색이다. 유한 냄새가 약간 있고 맛은 달다가 쓰고 떫다.

성 분 Secoiridoid glycoside: nuezhenide, isonuezhenide, neonuezhenide, specnuezhenide, oleoside dimethylester, ligustroside, oleuropein, lucidumoside A ~ C 등

Phenylethane glycoside: salidroside

Triterpene: oleanolic acid, ursolic acid 등

기 타: mannose, glucose 등

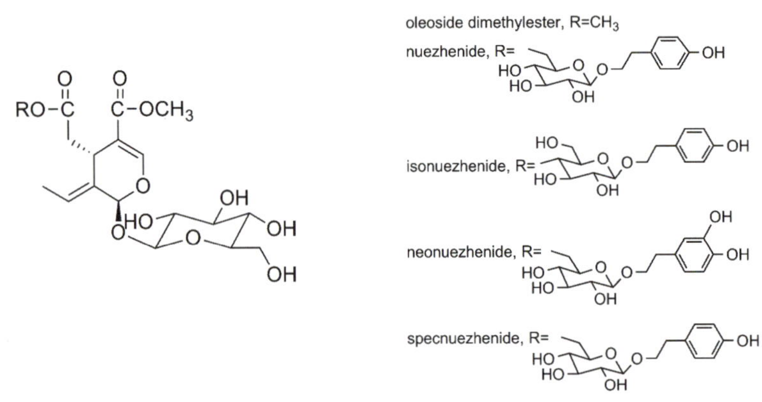

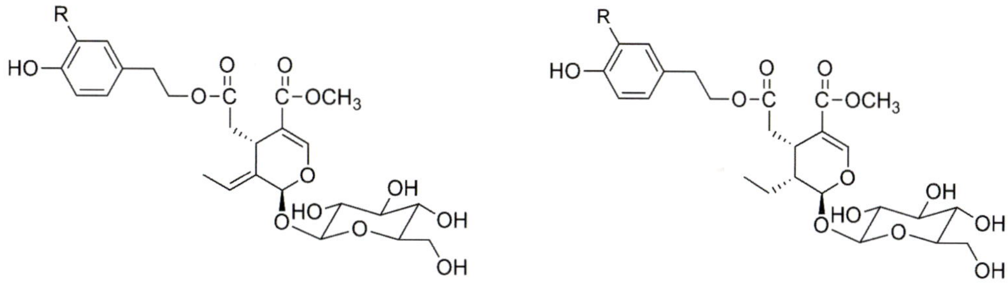

약 리 **(1) 강심작용, 통변작용, 자양작용**

- oleanolic acid에는 강심·이뇨작용이 있고, mannitol에는 완하작용(통변작용)이 있다. 다량의 glucose가 자양작용과 관계가 있는 것으로 생각된다.¶1

(2) 기 타

- 간세포보호작용: oleanolic acid가 많이 들어 있는 분획은 간조직에서의 glutathione의 재생력을 높여줌으로써 CCl_4에 의한 간독성으로부터 간세포를 보호한다(*in vivo*, mouse).[1)]
- 항바이러스작용: oleuropein은 respiratory syncytial virus(RSV)와 parainfluenza type 3 virus(Para 3)에 대하여 항바이러스작용을 나타내며(IC_{50}, 23.4, 11.7 *μg/ml*), lucidumoside C, oleoside dimethylester, ligustroside도 Para 3에 대하여 항바이러스작용을 나타낸다.[2)] (IC_{50}, 15.6-20.8 *μg/ml*)
- 항산화작용: oleoside dimethylester와 oleuropein을 비롯한 secoiridoid 배당체는 자유 라디칼로 유도한 적혈구의 용혈에 대하여 강한 항산화작용을 나타낸다(*in vitro*).[3)]
- 돌연변이억제작용: oleanolic acid와 ursolic acid는 benzo[a]pyrene에 의한 돌연변이를 억제한다(*in vitro*).[4)]
- 토끼의 고지혈증 모델에서 지질 저하 작용이 있다고 알려져 있으며, 임상에서는 관상동맥 질환에 매우 유효하다고 보고되어 있다.[5)]

확인시험 가루 0.5 g에 MeOH 20 m*l*을 넣고 30분간 초음파추출 한 다음 여과한 여액을 증발건고 한다. 잔류물에 MeOH을 넣어 녹여 검액으로 한다. 따로 oleanolic acid 표준품 1 mg을 EtOH 5 m*l*에 녹여 표준액으로 한다. 이들 액을 가지고 TLC법에 따라 시험한다. 검액 및 표준액 5 *μl*씩을 TLC용 실리카겔을 써서 만든 박층판에 점적한다. 다음에 cyclohexane·acetone·acetic acid 혼합액(5 : 2 : 1)을 전개용매로 하여 약 10 cm 전개한 다음 박층판을 바람에 말린다. 여기에 분무용 H_2SO_4을 고르게 뿌린 다음 105℃에서 10분간 가열할 때 검액에서 얻은 여러 개의 반점 중 1개는 표준액에서 얻은 반점과 색상 및 R_f 값이 같다.

규 격 **건조감량** 10.0% 이하 **회분** 7.0% 이하 **엑스함량** 묽은 EtOH엑스 20.0% 이상
등급(양품) 이 약은 알이 크고 충실하며 과육이 밝은 흑색이며 미숙한 열매가 없는 것이여야 한다.

응 용 자양강장약으로 심계, 불면, 변비, 이명, 백발 등에 쓰며 간음허로 인한 노인성 백내장, 시력감퇴에 쓴다.

처 방 이지환(二至丸)

용 량 9 ~ 15 g

주의 및 부작용 독성은 매우 적어 토끼에게 1회에 75 g의 잘 익은 신선한 과실을 먹여도 중독증상이 나타나지 않는다.

● **참고문헌**

1) Yim TK *et al.* (2001) Phytother. Res. 15: 589-592
2) Ma SC *et al.* (2001) Chem. Pharm. Bull. 49: 1471-1473
3) He ZD *et al.* (2001) Chem. Pharm. Bull. 49: 780-784
4) Niikawa M *et al.* (1993) Mutat. Res. 319: 1-9
5) Wang Q *et al.* (2003) J. Pharm. Biomed. Anal. 31: 473-80

연 교

Forsythiae Fructus KP CP JP
(連翹, Yeon Gyo) forsythia fruit

기 원 의성개나리 *Forsythia viridissima* Lindley 또는 연교(連翹) *Forsythia suspensa* Vahl (물푸레나무과 Oleaceae)의 열매이다. 열매가 막 익기 시작하여 녹색 빛이 남아있을 때 채취하여 쪄서 말린 것을 청교(靑翹)라 하고, 완전히 익었을 때 채취하여 말린 것을 노교(老翹)라 한다. 의성개나리는 정량할 때 arctigenin 0.4% 이상을 함유하고, 연교는 정량할 때 forsythiaside A 0.25% 이상을 함유한다. 중국에서는 *F. suspensa*의 열매만을 사용한다.

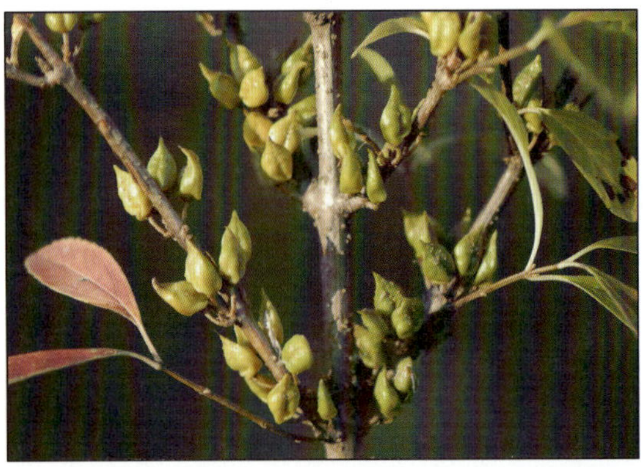

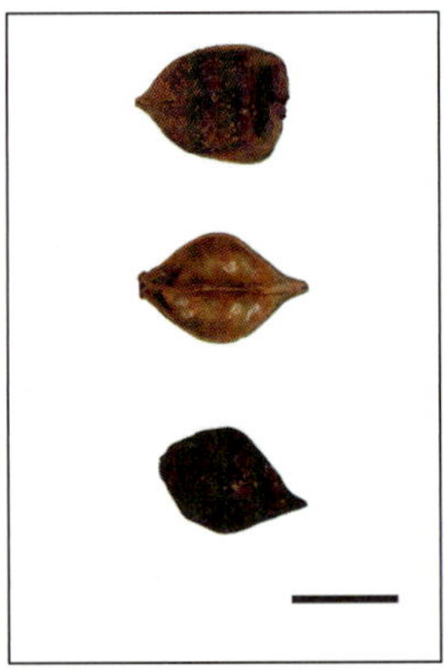

산 지 전국 각지의 산야

성 상 **의성개나리** 달걀모양에 가깝고 약간 넓으며 납작하고 길이 10 ~ 17 mm, 지름 5 ~ 12 mm이다. 끝은 매우 뾰족하고 새부리처럼 벌어졌다. 아랫쪽은 약간 둥글고 열매자루는 남아있거나 떨어져있다. 바깥면은 갈색 또는 녹색이며 약간 볼록하고 고르지 않은 주름살이 있다. 약간 특유한 향기가 있고 맛은 쓰다.

연교(連翹) 긴 달걀모양 ~ 달걀모양이고 약간 납작하며 길이 15 ~ 25 mm, 지름 5 ~ 13 mm이다. 바깥면에는 불규칙한 세로주름무늬 및 튀어나온 작은 반점이 많이 있고, 양면에는 각각 1 줄의 뚜렷한 세로홈이 있다. 정단은 밋밋하게 뾰족하고, 아랫쪽에는 작은 열매꼭지가 있거나 이미 탈락되어 있다.

성 분 **Lignan**: arctigenin, arctiin, matairesinol, matairesinoside, pinoresinol, pinoresinol glucoside, phyllyrin 등

Caffeic acid glycoside: forsythiaside, suspensoside, acteoside, viridissimaside, lianqiaoxinside A 등

Triterpenoid: betulinic acid, ursolic acid, oleanolic acid, 3β-acetoxy-20,25-epoxydammarane-24-ol 등

Flavonoid: rutin 등

기 타: rengyol

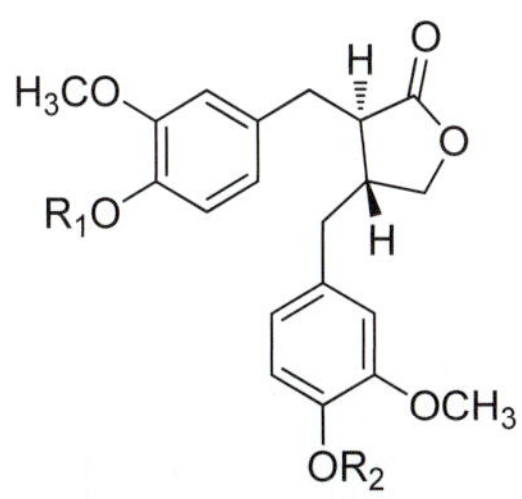

arctigenin, R_1=H, R_2=CH_3
arctiin, R_1=Glc, R_2=CH_3
matairesinol, R_1=H, R_2=H
matairesinoside, R_1=Glc, R_2=H

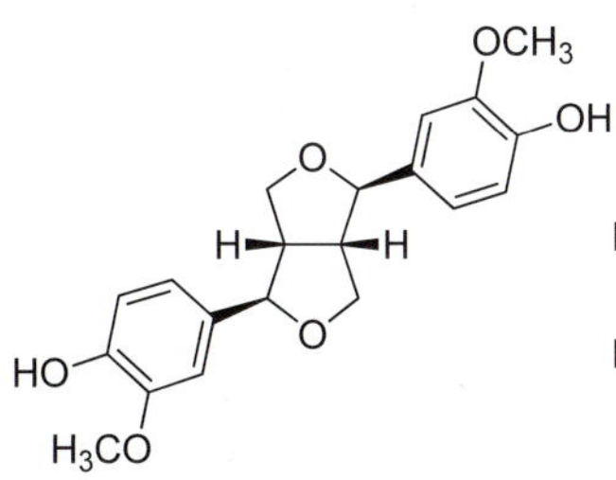

pinoresinol

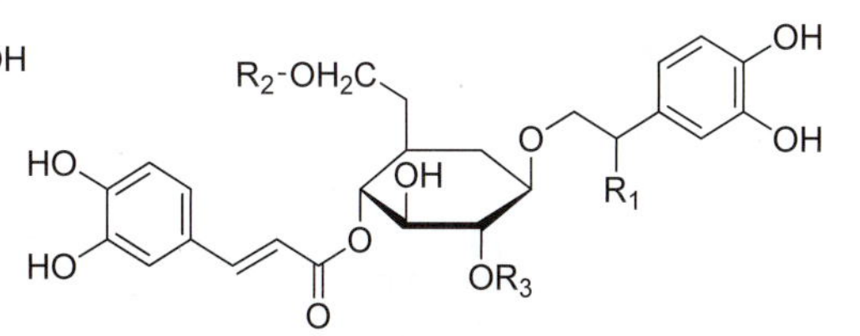

forsythiaside, R_1=H, R_2=Rha, R_3=H
suspensoside, R_1=OH, R_2=Rha, R_3=H
acteoside, R_1=H, R_2=H, R_3=Rha
virdissimaside, R_1=OH, R_2=H, R_3=Rha

약 리 **(1) 항세균·항바이러스작용**

- 연교는 대장균, 녹농균, 장티푸스균 등 7종의 그람음성균과 용혈성 연쇄상구균, 폐렴구균 등 5종의 그람양성균에 강한 항세균작용이 있다. 이러한 항세균작용은 페놀성 화합물에 의한 것으로 보고 있다.
- 페놀성 배당체인 forsythiaside, suspensoside, lianqiaoxinside A[5)]는 황색포도상구균의 성장을 억제한다(*in vitro*).
- (−)-arctigenin은 HIV-1의 복제과정을 억제한다. 즉, proviral DNA가 숙주의 DNA genome에 끼어드는데 필요한 효소인 HIV-1 integrase의 활성을 억제한다(*in vitro*).[1)]

(2) 강심·이뇨작용

- 연교의 과피에 들어 있는 oleanolic acid는 강심·이뇨작용을 나타낸다.[¶5]

(3) 진토작용

- rengyol과 phillyrin, rutin은 황산구리로 유도한 구토를 억제한다.[¶5]

(4) 기 타

- 항알러지작용: 알코올추출물에는 항알러지작용이 있다(*in vivo*).
- 70% MeOH 추출물의 *n*-hexane층(항염증작용, 진경작용을 보임)에서 주요물질로 3β-acetoxy-20,25-epoxydammarane-24-ol이 분리되었다.[2)]
- 뇌세포보호작용: arctigenin은 kainate 수용체에 결합함으로써 glutamate로 유도한 세포독성으로부터 뇌세포를 보호한다(*in vitro*, primary cultured rat cortical cell).[3)]
- 암세포독성: arctigenin은 colorectal adenoma cell과 carcinoma cell의 세포사멸을 촉진한다(*in vitro*).[4)]
- 항비만작용: phillyrin은 FAS gene의 발현을 억제하여 HepG2 cells 내 지질 축적을 억제한다(*in vitro*).[6)]

확인시험 (1) 가루 0.2 g에 glacial HOAc 2 m*l*를 넣어 잘 흔들어 섞고 2분간 방치한 다음 여과한다. 여액 1 m*l*에 H_2SO_4 0.5 m*l*를 가만히 넣을 때 접계면은 적자색을 나타낸다.

(2) 가루 1 g에 MeOH 10 m*l*를 넣어 수욕에서 2분간 가온한 다음 여과한다. 여액 5 m*l*에 Mg 0.1 g 및 HCl 1 m*l*를 넣어 방치할 때 액은 연한 붉은색 ~ 황적색을 나타낸다.

규 격 작은 가지가 5.0% 이상 섞여 있어서는 안 되며 작은 가지 이외의 이물이 1.0% 이상 섞여 있어서는 안 된다. **회분** 5.0% 이하 **엑스함량** 묽은 EtOH 엑스 10.0% 이상

응 용 소염, 이뇨, 배농, 해독약으로 염증성질환, 피부병 등에 쓴다.

처 방 은교산(銀翹散), 형개연교탕(荊芥蓮翹湯), 방풍통성산(防風通聖散), 상국음(桑菊飮), 형방패독산(荊防敗毒散), 십미패독산(十味敗毒散)

용 량 9 ~ 15 g

금기사항 묽은 고름이 나오는 데에는 사용하지 않으며, 허약한 사람에게는 신중하게 사용하도록 한다.

● 참고문헌

1) Eich E *et al.* (1996) J. Med. Chem. 39: 86-95
2) Ozaki Y *et al.* (2000) Biol. Pharm. Bull. 23: 365-367
3) Jang YP *et al.* (2002) J. Neurosci. Res. 68: 233-240
4) Hausott B *et al.* (2003) J. Cancer Res. Clin. Oncol. 129: 569-576
5) Kuang H-X *et al.* (2009) Chin. J. Nat. Med. 7: 278-282
6) Do MT *et al.* (2013) Food Chem 136: 415-425

영 실

Rosae Multiflorae Fructus KHP JP

(營實, Yeong Sil) rose fruit

기 원 찔레꽃 *Rosa multiflora* Thunb. (장미과 Rosaceae)의 열매이다.

산 지 전국 각지의 산야에 널리 분포

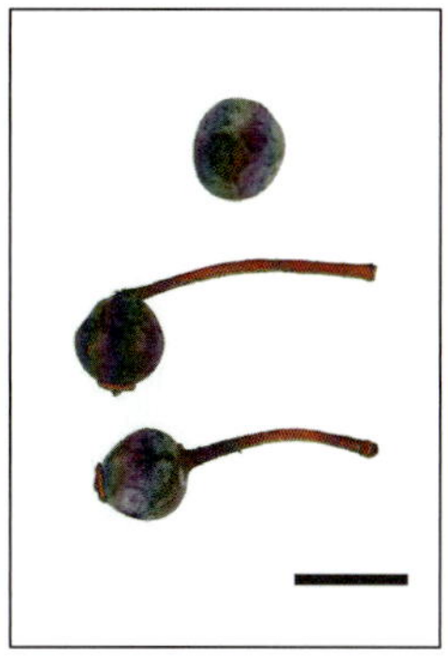

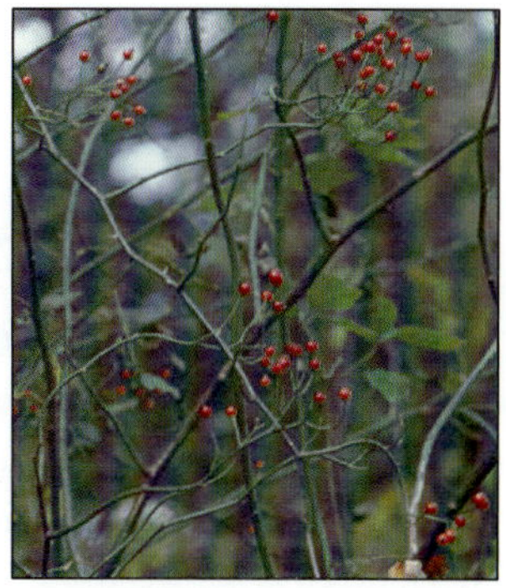

성 상 구형, 타원형의 위과(僞果)로 길이 5 ~ 10 mm, 지름 3 ~ 7 mm이다. 바깥면은 황갈색 ~ 어두운 적갈색으로 광택이 있고, 열매의 끝에는 오각형의 암술머리의 잔기가 남아 있다. 가로로 자른 내벽면에는 은백색의 털이 밀생하고 5 ~ 10 개의 딱딱한 씨가 들어있다. 씨는 삼각상 달걀모양 ~ 각형이고 바깥면은 밝은 노란색을 띠고 길이 4 mm, 지름 약 2 mm이다. 신냄새가 있고 맛은 약간 달다.

성 분 Flavonoid: multiflorin A, B, multinoside A, B, multinoside A acetate, quercetin, quercetin-3-*O*-xyloside, afzein, isoquercitrin, rutin 등

기 타: carotenoid 화합물인 lycopene, 지방산인 palmitic acid, stearic acid, linoleic acid와 methylgallate 등의 화합물이 함유되어 있다.

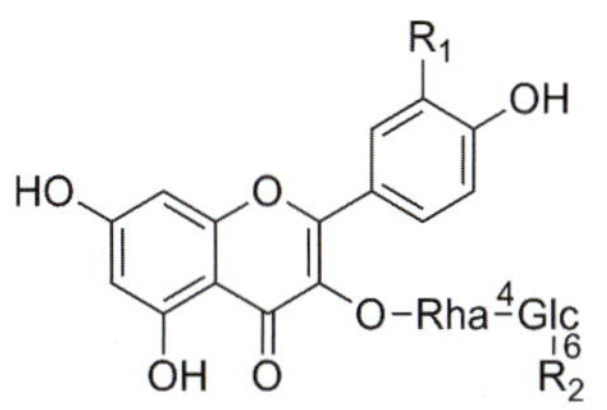

multiflorin A, R_1=H, R_2=Ac
multiflorin B, R_1=H, R_2=H
multinoside A , R_1=OH, R_2=H
multinoside B, R_1=OH, R_2=Glc

약 리 **(1) 사하작용**

- multiflorin A (ED_{50}, 30 mg/kg)와 multinoside A acetate (ED_{50}, 150 mg/kg)는 사하작용을 나타낸다 (*in vivo*, mouse).[1]
- 임상적으로 성인이 0.1 g을 내복하면 3 ~ 9시간 후에 설사를 일으킨다.

(2) 이뇨작용

- 동물의 사료에 영실을 혼합투여하면 이뇨효과가 나타난다.

(3) 기 타

- 혈중지질저하작용을 나타낸다.[2]
- 진통작용을 나타낸다.[3]
- 항염증작용을 나타낸다.[3,4]

확인시험 가루 0.5 g에 EtOH 10 m*l*를 넣고 수욕에서 가온 추출한 여액을 여과한 액에 Mg 가루와 HCl 1 ~ 2 방울을 넣으면 연한 적자색을 나타낸다.

응 용 이뇨, 사하약으로 신염(腎炎), 부종, 변비, 창독(瘡毒) 등의 치료에 쓴다.

용 량 3 ~ 9 g, 외용하기도 한다.

주의 및 부작용 영실의 flavonoid 배당체는 고농도에서 운동장애나 호흡마비, 심한 설사로 인한 탈수 등을 나타낼 수 있으므로 주의하여 사용한다.

● 참고문헌

1) Seto T *et al.* (1992) Chem. Pharm. Bull. 40: 2080-2082
2) Wang XY (1986) Chung Yao Tung Pao 55-56
3) Zhang GQ *et al.* (2008) J. Ethnopharmacol. 118: 290-294
4) Guo D *et al.* (2011) J. Ethnopharmacol. 138: 717-722

예지자 Akebiae Fructus KHP CP
(預知子, Yeo Ji Ja)

기 원 으름덩굴 *Akebia quinata* Decaisne 또는 기타 동속 근연식물(으름덩굴과 Lardizabalaceae)의 잘 익은 열매이다. 중국에서는 *A. quinata* Decne., *A. trifoliata* Koidz., *A. trifoliata* (Thunb.) Koidz. var. *australis* (Diels) Rehd.의 열매를 사용한다.

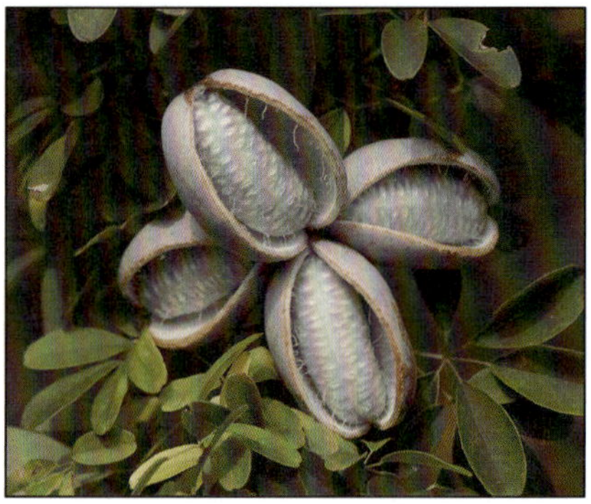

성 상 타원형이며 약간 구부러졌고 길이 3 ~ 5 cm, 지름 25 ~ 35 mm이다. 바깥면은 회갈색 ~ 어두운 갈색으로 열매껍질은 쭈그러져 불규칙한 그물모양의 융기가 있고 끝에는 암술머리의 자국이, 아랫부분에는 열매껍질이 떨어진 둥근 자국이 있다. 질은 단단하고 자른면은 연한 노란색으로 검은색의 종자가 많이 들어 있다. 향기가 약간 있고 맛은 떫으면서 담담하다.

성 분 [줄기 및 조직배양세포]

Triterpenoid saponin: oleanolic acid, hederagenin, collinsonidin, kalopanaxsaponin A, hederoside D_2, guaianin N, B-II, quinatoside A ~ D 등[1~5)]

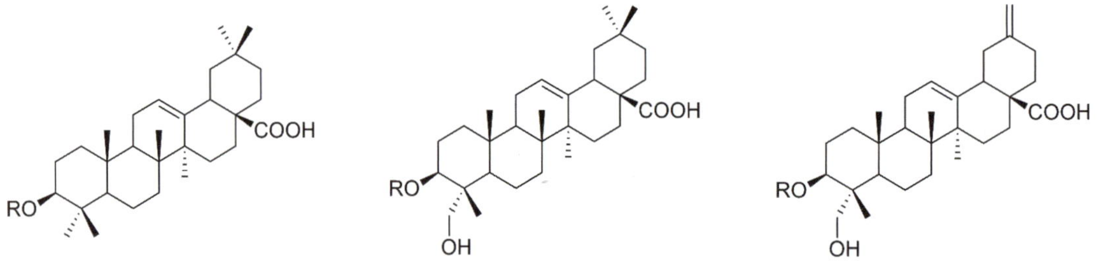

oleanolic acid, R=H
guaianin N, R=Ara$\frac{3}{}$Glc
patrinia glycoside B-II, R=Xyl$\frac{2}{}$Rha (Xyl $\frac{3}{}$ Glc)

hederagenin, R=H
collinsonidin, R=Ara$\frac{3}{}$Glc
kalopanaxsaponin A, R=Ara$\frac{2}{}$Rha
hederoside D_2, R=Ara$\frac{2}{}$Glc

quinatoside A, R=Ara
quinatoside B, R=Ara$\frac{3}{}$Glc
quinatoside C, R=Ara$\frac{2}{}$Glc

응 용 한방에서 진정, 이뇨, 거풍, 해독(독사에 의한 교상)의 목적으로 쓴다.

용 량 고약이나 환제로 하여 복용한다. 외용하기도 한다.

● 참고문헌

1) Higuchi R, Kawasaki T (1972) Chem. Pharm. Bull. 20: 2143-2149
2) Higuchi R *et al.* (1972) Chem. Pharm. Bull. 20: 1935-1939
3) Ikuta A, Itokawa H (1986) Phytochemistry 25: 1625-1628
4) Ikuta A, Itokawa H (1989) Phytochemistry 28: 2663-2665
5) Jung H (2004) Biol. Pharm. Bull. 27: 744-747

오 매 Mume Fructus KP CP (烏梅, O Mae)

기 원 매실나무 *Prunus mume* Siebold et Zuccarini (장미과 Rosaceae)의 덜 익은 열매로서 연기를 쪼인 것이다.

산 지 중국 원산으로 전국 각지에서 재배되고 있다.

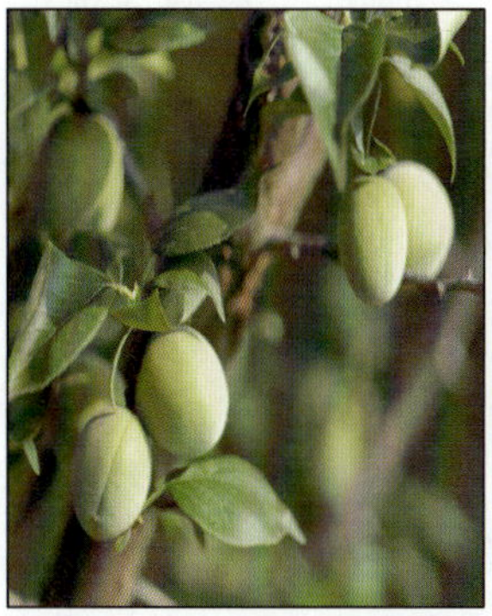

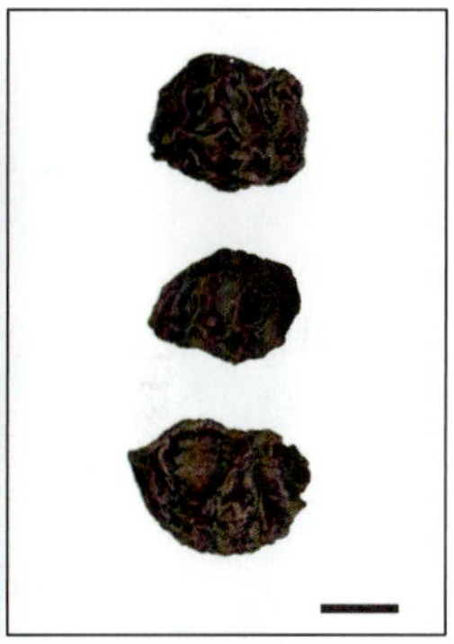

성 상 구형에 가깝거나 납작한 구형이며, 길이 2 ~ 3 cm, 지름 15 ~ 20 mm이다. 바깥면은 검은색 ~ 흑갈색이고, 주름이 있으며, 아랫쪽에는 원형의 열매꼭지 자국이 있다. 과핵은 매우 딱딱하고 타원형이며 황갈색이고 겉면에는 오목한 점이 많으며, 길이 10 ~ 14 mm, 너비 10 mm, 두께 5 mm 가량이다. 씨는 납작한 달걀모양이고, 연한 노란색이다. 이 약은 특유한 냄새가 있고 맛은 시다.

성 분 **휘발성분**: *n*-hexanal, *trans*-2-hexanal, *n*-hexanol, linalool, geraniol, tetradecanoic acid, benzaldehyde, benzyl alcohol

Flavonoid: rhamnocitrin-3-*O*-rhamnoside, kaempherol-3-*O*-rhamnoside, rhamnetin-3-*O*-rhamnoside, quercetin-3-*O*-rhamnoside

다당류 : P-1

Organic acid: succinic acid, citric acid, tartaric acid, malic acid, mumefural, furfuryl alcohol

기 타: chlorogenic acid

약 리 **(1) 항세균·항진균작용**

• 전제는 대장균, 탄저균, 고초균, 황색포도상구균 등에 대하여 항세균작용을, *Trichophyton mentagrophytes* 등에 대하여 항진균활성을 나타낸다.

(2) 혈류개선작용

• 오매의 농축과즙은 angiotensin II로 유도한 혈관 평활근 세포의 성장을 억제함으로써 혈류개선 작

용을 나타낸다 (*in vitro*).[1)]

- 농축과즙 제조의 가열과정 중에 생기는 mumefural을 포함하는 화합물과 오매에 본래 존재하는 citric acid와 malic acid, furfuryl alcohol과 같은 유기산은 혈류개선작용을 나타낸다.[2)]

(3) 항과민성작용

- 단백질에 의한 과민성과 histamine shock에 의한 사망률을 낮추어준다 (*in vivo*, mouse). histamine에 의한 천식에 대해서는 효과가 없다.

(4) 돌연변이억제작용

- MeOH 추출물과 *n*-hexane 추출물, trimethyl citrate, dimethyl citrate에는 돌연변이억제작용이 있다 (*in vitro*, Ames test).[3,4)]
- 질산염과 아민이 풍부한 오매의 추출물은 인체 내에서 발암물질인 nitrosamine류의 생성을 억제해준다.[5)]

(5) 기 타

- 강장작용: 다당류인 P-1은 C3H/HeN, C3H/HeJ과 같은 비장세포의 분열을 촉진한다 (*in vitro*).[6)]
- benzyl β-D-glucopyranoside는 ether stress로 인하여 감소한 catecholamine의 수치를 회복시키며 dopamine의 수치를 올려주고, chlorogenic acid는 감소한 adrenocorticotropic hormone (ACTH)의 수치를 증가시킴으로써 폐경기의 정신적인 긴장감 해소에 도움을 줄 수 있다 (*in vivo*, menopausal model, rat).[7)]
- 5% 오매환 (烏梅丸) 용액은 회충의 활동성을 현저하게 억제한다.
- 이 외에도 진해작용, 거담작용, 항염증작용, 지사작용, 해열작용이 알려져 있다.
- *Streptococcus mutans*에 항세균효과가 있어 치과 교정술에 도움을 줄 수 있다 (*in vitro,* biofilm on orthodontic bracket).[8)]

확인시험 (1) 가루 0.5 g에 물 10 m*l*를 넣어 5분간 흔들어 섞은 다음 여과한 여액에 묽은 HCl을 넣어 산성으로 하고, 증발한 잔류물에 물을 넣어 녹이고 PbOAc 시액을 넣을 때 흰색의 침전이 생긴다.

(2) 가루 1 g에 glacial HOAc 2 m*l*를 넣어 5분간 흔들어 섞은 다음 여과한 여액 1 m*l*에 H_2SO_4 0.5 m*l*를 천천히 넣을 때, 접계면은 적갈색을 나타내고 위층은 어두운 녹갈색을 띤다.

응 용 청량성 수렴약으로 지사, 해열, 진해, 거담, 구토억제를 목적으로 쓴다. 또한 회충의 구제에도 쓴다 (6 ~ 12 g).

처 방 오매환 (烏梅丸), 인삼양위탕 (人蔘養胃湯)

용 량 3 ~ 9 g, 씨를 제거한 경우에는 1.5 ~ 4.5 g

● 참고문헌

1) Utsunomiya H *et al.* (2002) Life Sci. 72: 659-667
2) Chuda Y *et al.* (1999) J. Agric. Food Chem. 47: 828-831
3) Miyazawa M *et al.* (2003) Nat. Prod. Res. 17: 319-323
4) Dogasaki C *et al.* (1992) Yakugaku Zasshi 112: 577-584
5) Choi SY *et al.* (2002) Food Chem. Toxicol. 40: 949-957
6) Dogasaki C *et al.* (1994) Biol. Pharm. Bull. 17: 386-390
7) Ina H *et al.* (2004) Biol. Pharm. Bull. 27: 136-137
8) Chen Y *et al.* (2011) Arch. Oralbiol. 56: 16-21

오미자 Schisandrae Fructus KP CP JP (五味子, O Mi Ja)

기 원 오미자 *Schisandra chinensis* Baillon (오미자과 Schisandraceae)의 잘 익은 열매이다.

성 상 고르지 않은 구형 ~ 납작한 구형이며 지름 약 6 mm이다. 바깥면은 어두운 붉은색 ~ 흑갈색을 띠며 주름이 있고 때로 흰 가루가 묻어 있다. 과육은 유연하고 씨는 1 ~ 2 개로 콩팥 모양이고, 길이 2 ~ 5 mm이다. 씨의 바깥면은 광택이 있는 황갈색 ~ 어두운 적갈색이며 등 쪽에는 봉선이 뚜렷하다. 냄새가 거의 없으며 맛은 처음에 시고 후에 떫으면서 쓰다.

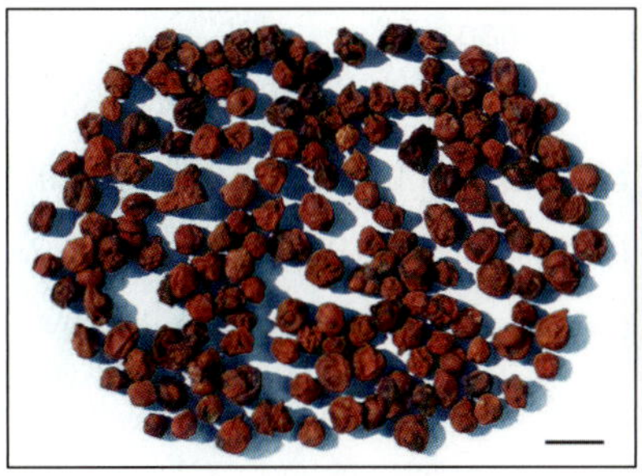

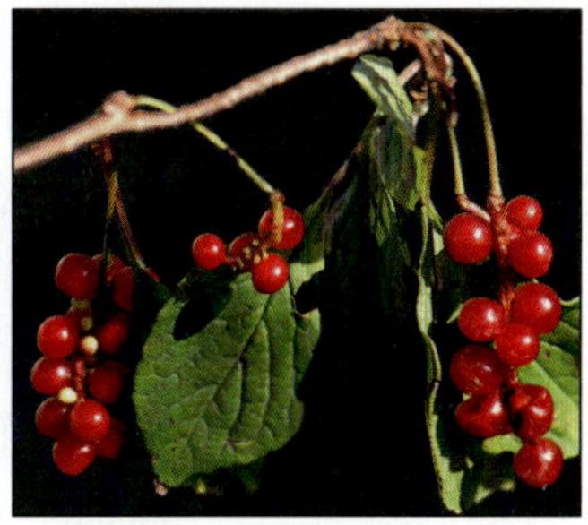

성 분 Lignan: schisandrin A ~ C, schisandrol A, B (주성분), schisantherin A, B, D, isoschisandrin, gomisin A ~ H, J, K_{1-3}, $L_{1,2}$, $M_{1,2}$, N, O, S, T, angeloylgomisin H, O, P, Q, angeloylisogomisin O, benzoylgomisin H, benzoylisogomisin O, tigloylgomisin H, P, epigomin O, deoxygomisin A, pregonmisin, wuweizisu A ~ C, wuweizichun A, B, schisanhenol 등

정유: citral, α-, β-chamigrene, β-chamigrenal

기 타: 유기산인 citric acid, malic acid, tartaric acid와 비타민 C, 지방산 등

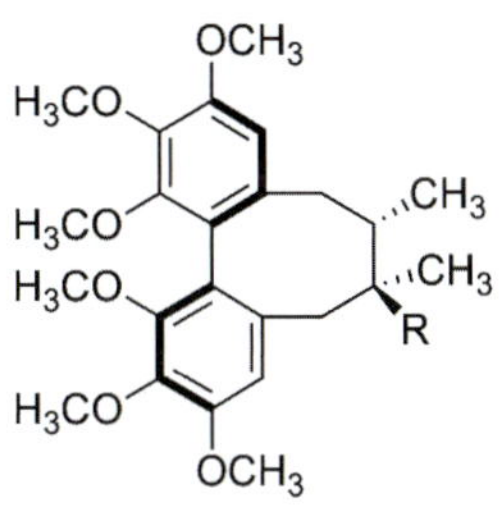

schisandrin A, R=H
schisandrol A, R=OH

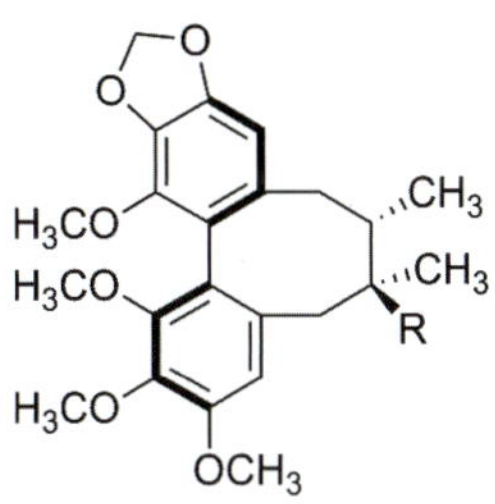

schisandrin B, R=H
schisandrol B, R=OH

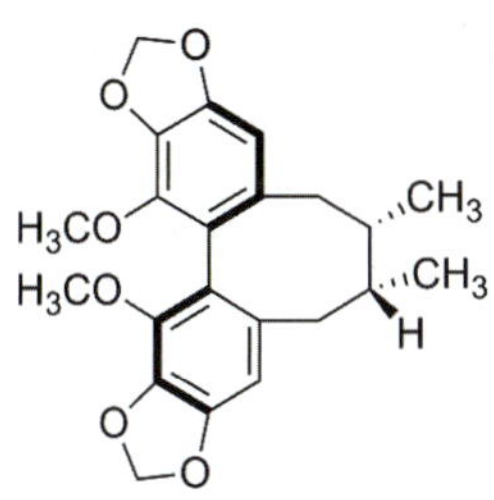

schisandrin C

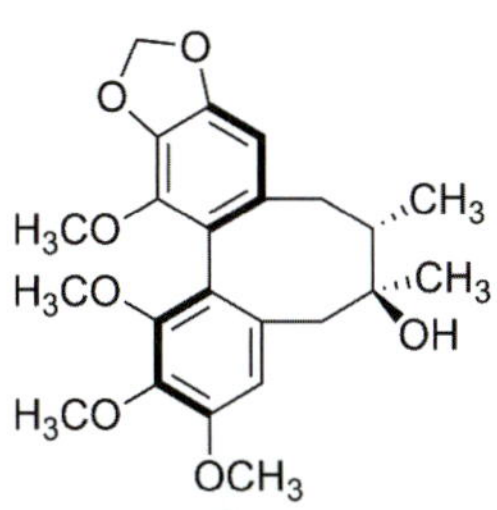

gomisin A

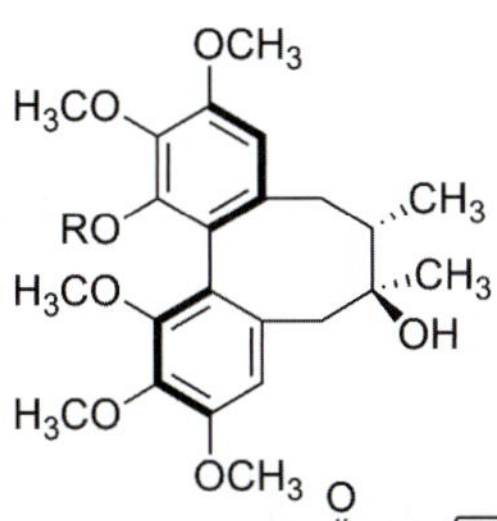

benzoylgomisin H, R= 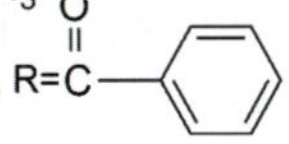

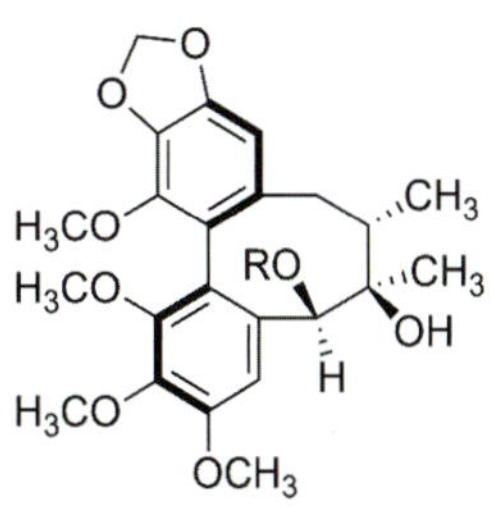

gomisin B, R= 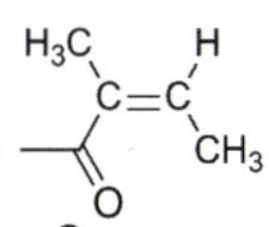

gomisin C, R= 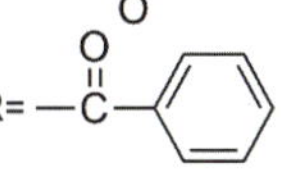

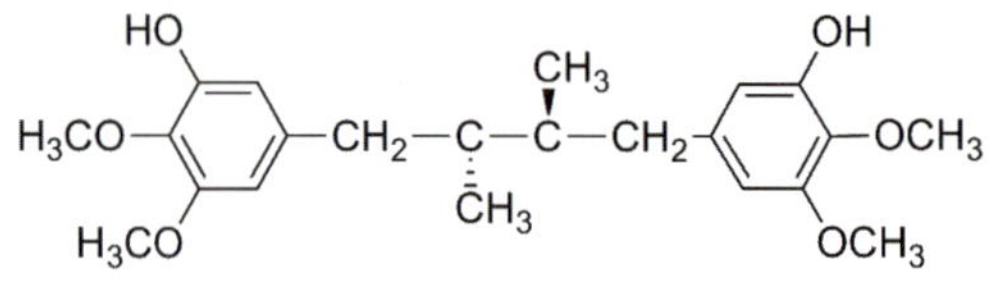

pregomisin

[참고] 오미자 Lignan

schisandrin (= schisandrol A = wuweizi alcohol A = wuweizichun A),
gomisin A (= schisandrol B = wuweizi alcohol B = wuweizichun B),
gomisin B (= schisantherin B = schizander B = wuweizi ester B),
gomisin C (= schisantherin A = schizander A = wuweizi ester A),
gomisin H (= norschizandria),
angeloylgomisin P (= schisantherin C)

약 리 **(1) 간세포보호작용**

- EtOH 추출물은 CCl_4나 acetaminophen으로 유도한 sGPT의 증가를 억제한다 (*in vivo*, mouse, rat). lignan 분획은 CCl_4에 의한 간독성으로터 간세포를 보호해 주며 (α-tocopherol보다 강력). 이러한 작용은 lignan 분획이 간의 glutathione *S*-transferase계의 활성을 높여주고 (*in vivo*, mouse),[1] gomisin A가 실험적 간암발생과정 중에 증가하는 glutathione *S*-transferase placental form (GST-P) positive foci의 수와 크기를 줄여주는 현상과 일치한다 (*in vivo*, rat).[2]
- gomisin A는 CCl_4에 의하여 증가되는 혈청 중의 GOT와 GPT, lactate dehydrogenase, total bilirubin과 total cholesterol의 활성과 양을 감소시킨다 (*in vivo*, mouse).¶2 wuweizisu A, B, C와 wuweizichun A, B도 sGPT의 수치를 낮춘다.[3]
- gomisin A는 실험적 급성간기능부전현상을 예방하고 (*in vivo*),[4] 간기능을 활성화시키며, 염색체이상 (배수성)을 정상화시킴으로써 3'-MeDAB에 의한 간암발생을 억제한다 (*in vivo*, rat).[5]
- CCl_4에 의한 간독성에 대해서는 schisandrin C와 schisantherin D가 뛰어난 보호활성을 보이며, galactosamine에 의한 간독성에 대해서는 deoxygomisin A과 gomisin N, schisandrin C, schisantherin A, schisantherin D가 효과적이다. dibenzocyclooctane골격의 methylenedioxy기가 이러한 간보호활성에 중요한 역할을 하며, 지질과산화를 억제하고 liver microsomal monooxygenase 활성을 증가시킴으로써 간세포를 보호하는 것으로 보인다 (*in vitro*, rat hepatocyte).
- schisandrin A, B 및 schisanhenol 등은 간의 대사효소계를 활성화시키며, schisandrin B, C 및 schisandrol B는 CCl_4에 의해 유도되는 지질과산화를 억제하며, CCl_4와 liver microsome내의 지질과의 결합을 억제한다 (*in vivo*, mouse).[5]
- schisandrin B는 간암세포에서의 DNA, ATP 및 핵단백질 합성을 저해한다 (*in vitro*).

(2) 진해·거담작용

(3) 중추신경흥분작용

- 물추출물은 호흡중추를 자극하여 호흡수와 호흡강도를 높인다 (*in vivo*, rabbit, dog, *i.v.*).
- 척추반사를 증강시키며, 반사 역치를 낮춘다. 정신적 기능을 개선시키며, 작업능률을 향상시킨다.[6]

- 추출물(수층)은 cycloheximide에 의한 기억력감퇴현상을 완화시킨다(*in vivo*, rat).[7)]

(4) 혈압강하작용

- 물추출물이나 알코올추출물은 혈관확장에 의한 혈압강하를 일으킨다(*in vivo*, dog, cat, rabbit).

(5) 기 타

- gomisin A는 hexobarbital에 의한 수면시간을 연장한다(*in vivo*, mouse). 또한 위의 수축작용을 억제하며 스트레스로 인한 위궤양의 발생을 줄이며(*in vivo*, mouse, *i.v.*), 스트레스에 대한 저항성을 키워준다(*in vivo*, dog, *p.o.*).
- pregomisin과 β-chamigrenal은 PAF의 활성에 길항한다(*in vitro*, IC_{50}, 48 μM, 0.12 μM).[8)]
- 추출물은 임신여부에 상관없이 자궁에 주기적인 수축을 유도한다(*in vivo*, rabbit).
- gomisin C는 rat 호중구의 산화적파괴현상을 억제하고(*in vitro*),[8)] gomisin 유도체, schisandrin 유도체 등은 ACAT(acyl-CoA: cholesterol acyltransferase) 활성을 억제한다(rat liver). gomisin N의 억제활성이 가장 크다(IC_{50}, 25 μM).[10)]
- gomisin N과 schisandrol A를 비롯한 lignan류는 암세포에 고농도로 존재하는 단백질인 NFAT의 발현을 억제한다.[11)]
- gomisin A, C, D, G와 schizandrol B는 acetylcholinesterase 활성을 용량 의존적으로 억제한다.[12)]
- gomisin J는 Ser^{1177}에서 endothelial NOS(eNOS)의 인산화를 증대시키고 순차적으로 NO 생성을 증가시켜 혈관이완작용을 나타낸다.[13)]
- 다당류 물 추출물은 복막 대식세포의 포식작용을 증가시키고 흉선 및 비장 지수도 증가시킨다(*in vivo*, mouse)[14)]

확인시험 가루 및 오미자표준생약 1 g에 각각 dichloromethane 20 m*l*를 넣고 환류냉각기를 달고 수욕에서 30분간 가온한 다음 여과한 여액을 증발건고한다. 잔류물을 MeOH 1 m*l*에 녹여 검액 및 오미자표준생약표준액으로 한다. 이들 액을 가지고 TLC법에 따라 시험한다. 검액, 오미자표준생약표준액 2 μ*l*씩을 TLC용 실리카겔을 써서 만든 박층판에 점적한다. 다음에 petroleum ether-ethyl formate-formic acid 혼합액(15 : 5 : 1)을 전개용매로 하여 약 10 cm 전개한 다음 박층판을 바람에 말린다. 여기에 묽은 H_2SO_4 시액을 고르게 뿌리고 105℃에서 10분간 가열할 때 검액에서 얻은 여러 개의 반점은 오미자 대조생약 표준액에서 얻은 반점과 색상 및 R_f 값이 같고 그 중 R_f 값 0.2부근에서 schisandrin, R_f 값 0.25부근에서 gomisin A 및 R_f 값 0.25부근에서 gomisin N의 반점을 각각 나타낸다.

규 격 **이물** 열매꼭지와 그 밖의 이물이 1.0% 이상 섞여 있지 않다. **회분** 5.0% 이하

응 용 진해, 수렴, 지사, 자양강장약으로 호흡곤란, 기침, 만성설사, 피로, 허탈감, 발한과다 등에 쓴다.

처 방 소청룡탕(小青龍湯), 영계오미감초탕(苓桂五味甘草湯), 영감강미신하인탕(苓甘薑味辛夏仁湯),생맥산(生脈散), 인삼영양탕(人蔘營養湯)

용 량 1.5 ~ 4.5 g, 또는 환제나 산제로 복용한다.

주의 및 부작용 위통이나 식욕저하와 같은 현상이 나타날 수 있다.

독 성 오미자 열매 및 그 lignan 성분에는 독성이 거의 없다. EtOH 추출물의 LD_{50}은 5.1 g/kg이며 schisandrin B를 매일 200 mg/kg을 1개월간 투여하여도 사망하는 경우를 관찰할 수 없었다(*in vivo*, mouse).

금기사항 위궤양 환자

참고문헌

1) Chiu PY *et al.* (2002) Planta Med. 68: 951-956
2) Miyamoto K *et al.* (1995) Biol. Pharm. Bull. 18: 1443-1445
3) Yan-yong C *et al.* (1976) Sci Sin. 19: 276-290
4) Mizoguchi Y *et al.* (1991) Planta Med. 57: 320-324
5) Nomura M *et al.* (1994) Anticancer Res. 14: 1967-1971
6) Wang Y S (1983) Pharmacology and Applications of Chinese Materia Medica, People's Health Publisher, 177-186
7) Hsieh MT *et al.* (1999) Phytother. Res. 13: 256-257
8) Lee IS *et al.* (1997) Arch. Pharm. Res. 20: 633-636
9) Wang JP *et al.* (1994) Br. J. Pharmacol. 113: 945-953
10) Kwon BM *et al.* (1999) Planta Med. 65: 74-76
11) Lee IS *et al.* (2003) Planta Med. 69: 63-64
12) Hung *et al.* (2007) Arch. Pharm. Res. 30: 685-690
13) Park JY *et al.* (2012) Vascul. Pharmacol. 57: 124-130
14) Chen Y *et al.* (2012) Int. J. Biol. Macromol. 50: 844-848

오수유

Evodiae Fructus KP CP JP

(吳茱萸, O Su Yu) evodia fruit

기 원 오수유(吳茱萸) *Evodia rutaecarpa* Bentham (= *Euodia ruticarpa* Hooker filius et Thomson), 석호(石虎) *Evodia rutaecarpa* Bentham var. *officinalis* Huang 또는 소모오수유(疎毛吳茱萸) *Evodia rutaecarpa* Bentham var. *bodinieri* Huang (운향과 Rutaceae)의 열매로서 거의 익어 벌어지기 전에 채취한다. 이 약을 건조한 것은 정량할 때 evodiamine 및 rutaecarpine의 합 0.1% 이상을 함유한다. 일본에서는 *E. ruticarpa* Hooker filius et Thomson, *E. officinalis* Dode, *E. bodinieri* Dode의 열매를 사용한다.

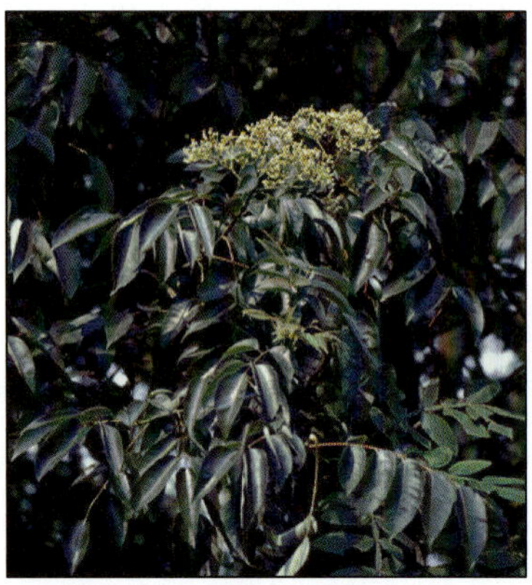

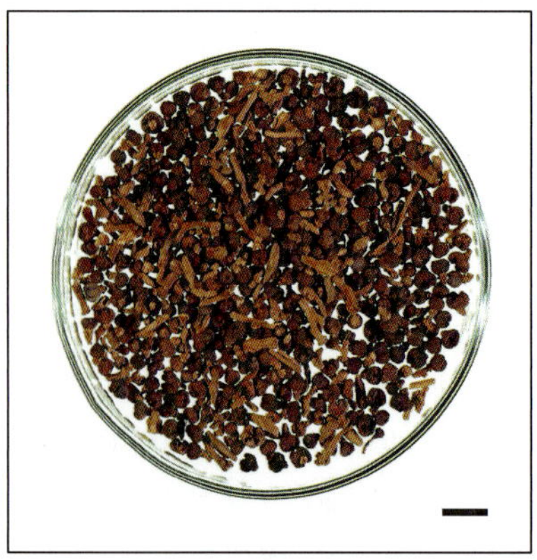

성 상 납작한 구형 또는 약간 오각형 모양을 한 납작한 구형이고, 지름 2.5 ~ 5 mm이다. 바깥면은 어두운 갈색 ~ 회갈색이며 유실에 의한 오목한 작은 점이 많이 있다. 때로 열매꼭지가 붙어있는데, 열매꼭지는 길이 2 ~ 5 mm이고 털이 촘촘히 난다. 열매껍질은 잘 익은 것에서는 5 실로 열려있고 각 실에는 씨가 들어있다. 씨는 도란형 또는 구형이고 갈색 ~ 흑갈색 또는 파란색을 띤 검은색이며 윤이 난다. 횡단면을 현미경으로 볼 때 열매껍질의 표피조직에서 강모를 볼 수 있다. 특유한 냄새가 있고 맛은 맵고 후에 쓴 맛이 오래 남는다.

성 분 Indole alkaloid: evodiamine, dehydroevodiamine, rutaecarpine, rhefinine, 5-methoxy-*N,N*-dimethyl tryptamine 등

Alkaloid: *N*-methylanthranylamide, synephrine, higenamine 등

Quinolone alkaloid: evocarpine, 1-methyl-2-[(4*Z*,7*Z*)-4,7-decadienyl]-4(1*H*)-quinolone, 1-methyl-2-[(6*Z*,9*Z*)-6,9-pentadecadienyl]-4(1*H*)-quinolone,1-methyl-2-tetradecyl-4(1*H*)-quinolone, 1-methyl-2-undecyl-4(1*H*)-quinolone

limonoid: limonin, evodol

기 타: cyclic GMP, goshuyic acid (지방산)

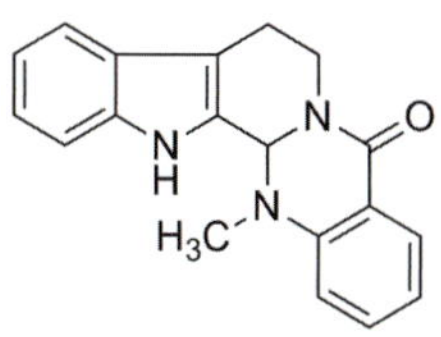
evodiamine

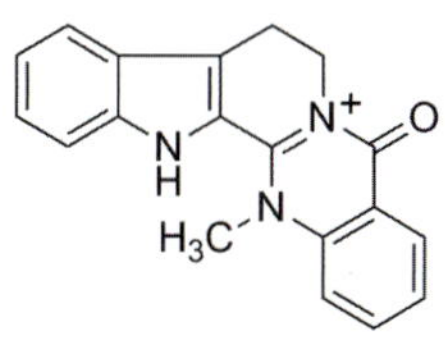
dehydroevodiamine

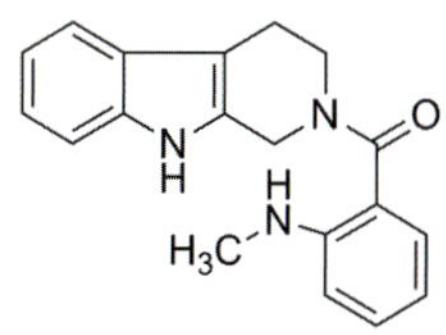
rhefinine

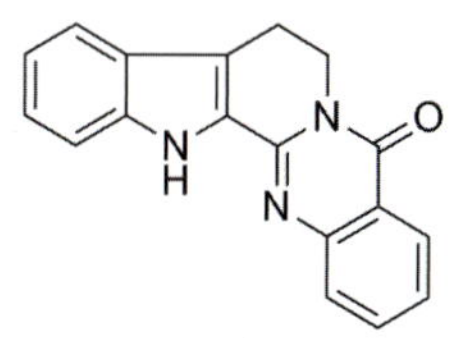
rutaecarpine

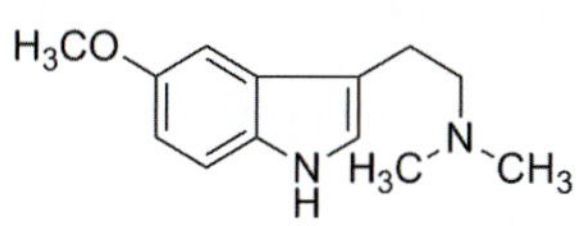
5-methoxy-*N,N*-dimethyltryptamine

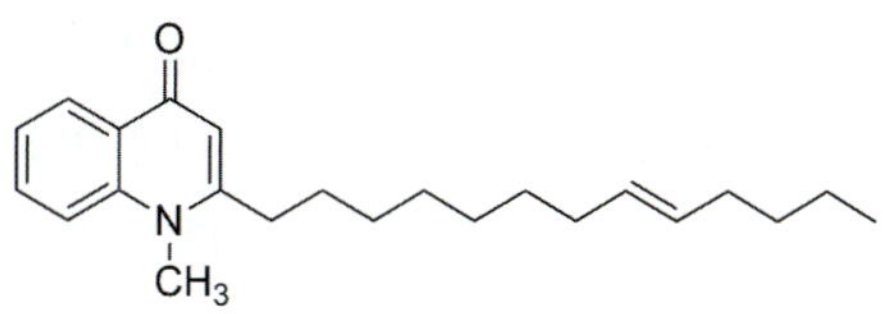
evocarpine

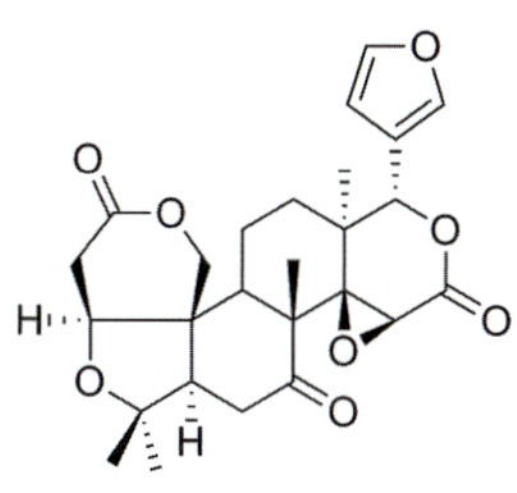
limonin

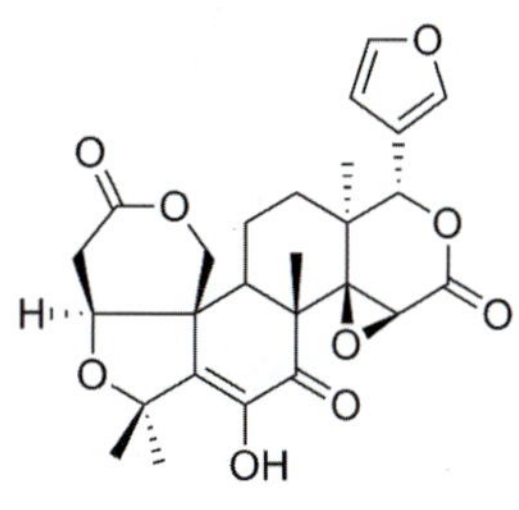
evodol

약 리 **(1) 진경·진통작용**

- evodiamine은 감각신경을 탈감작시킴으로써 진경작용을 나타낸다 (vanilloid 수용체 작동약으로서 capsaicin의 활성과 유사).[1)]
- 1-methyl-2-undecyl-4(1*H*)-quinolone은 type B monoamine oxidase (MAO)의 활성을 비가역적으로 억제함으로써 진통작용을 나타낸다 (*in vitro*).[2)]

(2) 건위·진토·지사작용

- 물추출물 (*in vivo*, mouse)과 evodiamine (*in vivo,* rat)은 대장의 무스카린성 수용체에 결합하여 연동운동을 억제함으로써 지사효과를 나타낸다. 이러한 작용기전은 atropine이 지사작용을 나타내는 기전과는 다르다.[3,4] evodiamine은 cholecystokinin (CCK)의 유리와 CCK(1) 수용체를 활성화시킨다.[3]

(3) 자궁수축작용

- rutaecarpine, dehydroevodiamine는 적출자궁을 수축시킨다 (rat). rutaecarpine의 분해산물인 rutamine도 자궁수축작용을 보인다.
- dehydroevodiamine은 자궁강화작용을 나타낸다.[5]

(4) 항세균·살충작용

- alkyl methyl quinolone alkaloid는 *Helicobacter pylori*의 호흡을 억제함으로써 항균작용을 나타낸다 (*in vitro*).[6]
- 오수유는 구충약으로 사용되었다.

(5) 항비만작용

- quinolone alkaloid에는 diacylglycerol acyltransferase 억제작용 (IC_{50}, 13.5 ~ 69.5 μM)이 있다 (*in vitro*).[7]
- evodiamine은 vanilloid 수용체 작동약으로서 capsaicin과 같은 항비만작용을 나타낸다 (*in vivo,* mouse, rat).[8]

(6) 순환계에 대한 작용

- rutaecarpine은 vanilloid 수용체를 활성화하여 calcitonin gene-related peptide (CGRP)의 유리를 촉진함으로써 혈압강하 및 혈관확장작용을 나타낸다 (*in vivo*, rat).[9]
- dehydroevodiamine은 혈압을 내리고 심박동수를 줄인다. 특히 심장수축압보다는 심장확장압을 감소시켜 혈관확장효과를 수반한다. 이러한 저혈압 유발 효과는 indomethacin에 의해 부분적으로, polyphorretin phosphate에 의해 완전히 소멸된다 (rat).

(7) 기 타

- 오수유 추출물에는 체온상승작용 (*in vivo,* rat, *p.o.*)과 혈류촉진작용이 있다.
- limonin에는 통증완화작용과 항염증작용이 있다.
- evodiamine 및 rutaecarpine은 IgE로 유도된 알러지 모델의 하나인 아토피성 피부염에 효과적이라고 알려져 있다.[10]
- 오수유 EtOH 추출물은 LPS로 유발된 NO의 생성과 iNOS (inducibla nitric oxide synthase)의 upregulation을 억제하여 항염증작용을 나타낸다.[11]

확인시험 (1) 가루 1 g에 MeOH 20 m*l*를 넣고 수욕에서 5분간 가열하고 식힌 다음 여과한다. 여액을 증발건고하고 잔류물에 묽은 HOAc 3 m*l*를 넣어 수욕에서 2분간 가온하고 식힌 다음 여과한다. 여액을 검액으로 하여 다음 시험을 한다.

(가) 검액 1방울을 여과지 위에 떨어뜨리고 바람에 말린 다음 Dragendorff 시액을 뿌려 방치할 때 황적색을 나타낸다.

(나) 검액 0.2 m*l*에 묽은 HOAc 0.8 m*l*를 넣은 액에 *p*-dimethylaminobenzaldehyde 시액 2 m*l*를 가만히 넣고 수욕에서 가온할 때 접계면에 자갈색의 윤대가 생긴다.

(2) 이 약의 가루 1 g을 달아 MeOH 20 m*l*를 넣고 수욕에서 5분간 가열하고 식힌 다음 여과하여 검액으로 한다. 따로 evodiamine 표준품 1 mg 및 rutaecarpine 표준품 1 mg을 달아 각각 MeOH 1 m*l*에 녹여 표준액 (1) 및 표준액 (2)로 한다. 이들 액을 가지고 TLC법에 따라 시험한다. 검액 및 표준액 20 μl씩을 TLC용 silica gel (형광제 첨가)을 써서 만든 박층판에 점적한다. 다음에 *n*-hexane-ethyl acetate 혼합액 (3 : 2)을 전개용매로 하여 약 10 cm 전개시킨 다음 박층판을 바람에 말린다. 여기에 묽은 H_2SO_4 시액을 고르게 뿌린 다음 자외선 (주파장 365 nm)를 쪼일 때 검액에서 얻은 여러 개의 반점 중 2개의 반점은 표준액 (1) 및 표준액 (2)에서 얻은 반점과 색상 및 R_f 값이 같다.

규　격 **열매꼭지** 열매꼭지가 5.0% 이상 섞여 있지 않다. **그 밖의 이물** 열매꼭지이외의 이물이 1.0% 이상 섞여 있지 않다. **회분** 8.0% 이하

응　용 건위, 이뇨, 진토, 진통약으로 두통, 구토, 흉만 (胸滿)에 응용한다. 또한 살충제, 욕탕료로도 쓴다.

처　방 온경탕 (溫經湯), 오수유탕 (吳茱萸湯), 당귀사역가오수유생강탕 (當歸四逆加吳茱萸生薑湯), 좌금환 (左金丸), 사신환 (四神丸)

용　량 1.5 ~ 4.5 g, 환제나 산제로 사용하기도 한다.

주의 및 부작용 임부에게는 주의하여 사용하도록 한다.

● 참고문헌

1) Kobayashi Y (2003) Planta Med. 69: 425-428
2) Lee MK *et al.* (2003) Chem. Pharm. Bull. 51: 409-411
3) Wu CL *et al.* (2002) Eur. J. Pharmacol. 457: 169-176
4) Yu LL *et al.* (2000) J. Ethnopharmacol. 73: 39-45
5) King CL *et al.* (1980) J. Nat. Prod. 43: 577-582
6) Tominaga K *et al.* (2002) J. Antimicrob. Chemother. 50: 547-552
7) Ko JS *et al.* (2002) Planta Med. 68: 1131-1133
8) Kobayashi Y *et al.* (2001) Planta Med. 67: 628-633
9) Hu CP *et al.* (2003) Planta Med. 69: 125-129
10) Shin YW *et al.* (2007) Biol. Pharm. Bull. 30: 197-199
11) Ko H-C *et al.* (2007) Eur. J. Pharmacol. 555: 211-217

용안육 Longan Arillus KP CP JP
(龍眼肉, Yong An Yuk) longan

기　원 용안 (龍眼) *Dimocarpus longan* Loureiro (무환자나무과 Sapindaceae)의 헛씨껍질이다.

성　상 세로로 파열된 불규칙한 박편으로서 보통 여러 개가 끈끈하게 붙어 있다. 길이 2 ~ 4 cm, 너비 1 ~ 2 cm, 두께 2 ~ 4 mm이다. 바깥면은 진한 적갈색 ~ 흑갈색으로 반투명하다. 한 면은 주름이 지어 고르지 않고 다른 면은 윤기가 있으며 세로 주름이 있다. 질은 부드럽고 점착성이다. 약간 특유한 냄새가 있고 맛은 달다.

성 분 Amino acid: 2-amino-4-methylhex-5-ynoic acid, 2-amino-4-hydroxymethylhex-5-ynoic acid, (2*S*,4*R*)-2-amino-4-hydroxyhept-6-ynoic acid, hypoglycin A 등

기 타: corilagin, gallic acid, glucose, sucrose, 지방, 지방산, 주석산, 단백질, 핵산류 등

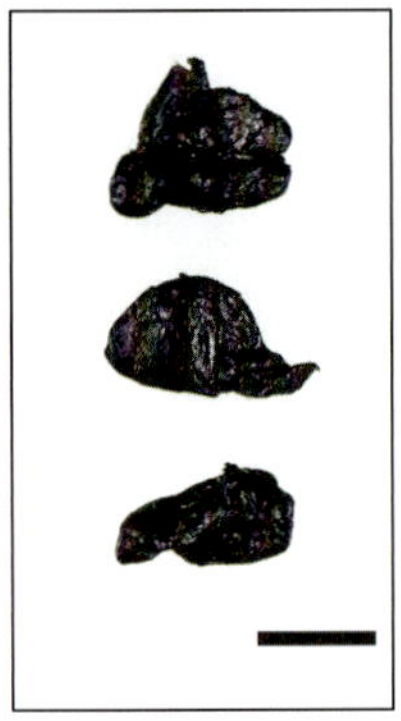

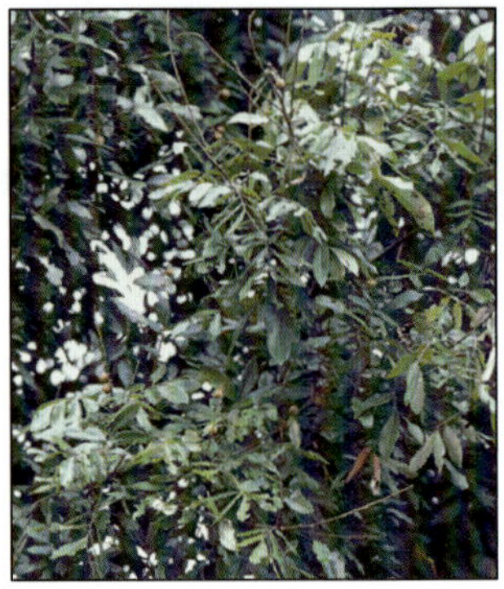

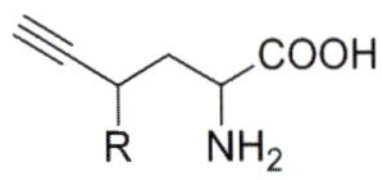

2-amino-4-methylhex-5-ynoic acid, R=CH_3
2-amino-4-hydroxymethylhex-5-ynoic acid, R=CH_2OH

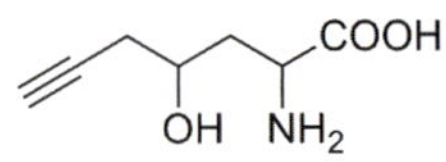

(2S,4R)2-amino-4-hydroxyhept-6-ynoic acid

약 리 (1) 진정작용

- adenosine에는 불안완화작용(*in vivo*, mouse, *s.c.*, 30 mg/kg, Vogel-type anti-conflict method)이 있으나, 용안육의 다른 성분인 adenine과 uridine, 5-methyluridine에는 이러한 작용이 없다. adenosine에는 진통작용도 있다(*in vivo*).[1] 추출물은 실험동물에서 불안완화작용을 나타낸다.

(2) 건위·자양작용

(3) 기 타

- 용안육의 씨에서 분리된 비정형아미노산인 2-amino-4-methylhex-5-ynoic acid와 hypoglycin A, (2*S*,4*R*)-2-amino-4-hydroxyhept-6-ynoic acid에는 돌연변이억제작용이 있다(Ames test).[2]
- corilagin는 Staphylococcus aureus를, gallic acid는 Streptococcus mutans를 억제하는 작용이 있다.[3]
- phenolic성 화합물은 항산화 활성을 나타낸다.[4,5]

확인시험 1 g에 물 10 m*l*를 넣고 흔들어 잘 섞은 다음 여과한다. 여액 3 m*l*에 Fehling 시액 3 m*l*를 넣고 수욕에서 가열할 때 적색 침전이 생긴다.

규 격 **건조감량** 15.0% 이하(60℃, 6시간) **회분** 5.0% 이하

응 용 자양강장약, 진정약 등에 이용되며, 경계, 건망, 실면(失眠) 등에 쓴다.

처 방 귀비탕(歸脾湯)

용 량 3 ~ 9 g

유사생약

- 여지핵[KHP]

참고문헌

1) Okuyama E *et al.* (1999) Planta Med. 65: 115-119

2) Minakata H *et al.* (1985) Experientia 41: 1622-1623
3) Rangkadilok N *et al.* (2012) Fitoterapia 83: 545-553
4) Pan Y (2008) Food Chemistry 106: 1264-1270
5) Prasad KN (2009) Innov. Food Sci. Emerg. 10: 413-419

여지핵 Litchi Semen KHP CP
(荔枝核, Yeo Ji Haek)

기 원 여지 *Litchi chinensis* Sonnerat (무환자나무과 Sapindaceae)의 씨이다.

산 지 중국의 광동, 복건, 사천성을 비롯한 동남아시아에서 널리 재배된다.

성 상 타원형 ~ 난원형으로 한쪽이 쭈그러져 납작하고 길이 12 ~ 22 mm, 지름 6 ~ 16 mm이다. 바깥면은 암홍색 ~ 자흑색으로 매끈매끈하며 광택이 띠고, 드문드문 세로로 쭈그러진 주름이 있으며 한쪽 끝은 둔한 원형이고 질은 비교적 단단하다. 냄새가 없고 맛은 처음에는 약간 달고 다음에는 약간 쓰다.

성 분 α-methylenecyclopropyl glycine, agglutinin (lectin) 및 기타 정유, saponin, tannin 등이 함유되어 있다.

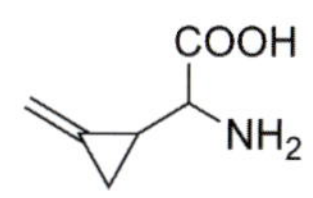

α-methylenecyclopropyl glycine

확인시험 (1) 가루 0.5 g에 물 10 m*l*를 넣어 끓여서 여과한 여액에 $FeCl_3$ 시액을 넣으면 어두운 보라색을 나타낸다.

(2) 가루 0.5 g에 물 10 m*l*를 넣어 수욕에서 잠시 끓여 냉각시킨 다음 세게 흔들면 지속성의 거품이 생긴다.

응 용 진통, 수렴, 소염약으로 위통, 산기통(疝氣痛, 허리나 아랫배의 통증) 등의 치료에 쓴다.

용 량 4.5 ~ 9 g, 환제나 산제로도 복용한다.

주의 및 부작용 많이 먹으면 발열 또는 열창이 생길 수 있다.

금기사항 치과질환이나 열병이 있는 경우[1]

우방자 Arctii Fructus KP CP JP
(牛蒡子, U Bang Ja) Arctium Fruit

기 원 우엉 *Arctium lappa* L. (국화과 Compositae)의 잘 익은 열매이다.

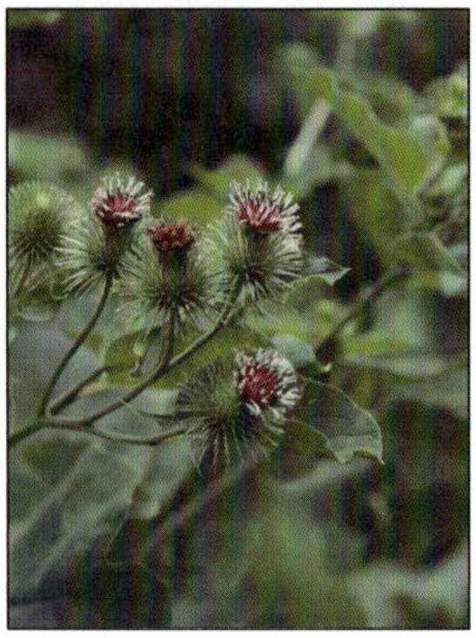

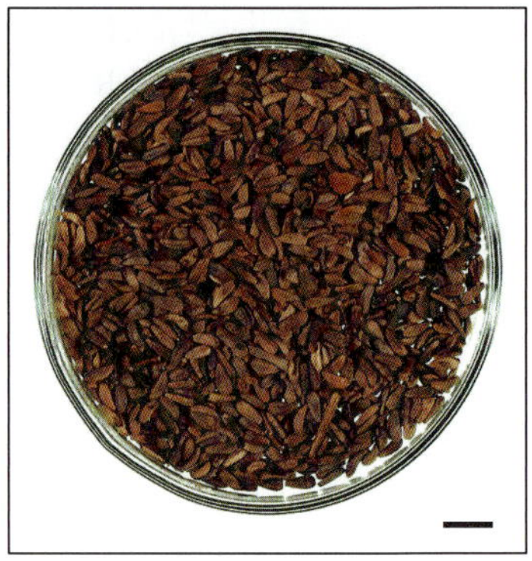

성 상 긴 도란형이며, 대개 납작하고 약간 구부러져 있으며 길이 5 ~ 7 mm, 지름 2 ~ 3.2 mm, 두께 0.8 ~ 1.5 mm, 바깥면은 회갈색 ~ 갈색이고, 흑자색의 점이 있다. 세로줄은 여러 개이고 보통 중간의 1 ~ 2 줄은 뚜렷하게 보인다. 정단은 둔한 원형이고 약간 넓으며 꼭대기 면에는 원형의 고리무늬가 있고, 중간에는 점 모양의 암술머리 자국이 보인다. 아랫부분은 윗부분에 비하여 약간 좁고. 착생면(着生面)은 색이 비교적 연하다. 과피는 비교적 단단하고, 떡잎은 2 장이며 연한 황백색이고 유성이 풍부하다. 이 약 100 개의 질량은 1.0 ~ 1.5 g이다. 냄새가 없고 맛은 쓰고 기름과 같다.

성 분 Lignan: arctiin, arctigenin, lappaol A, B, lappaol F

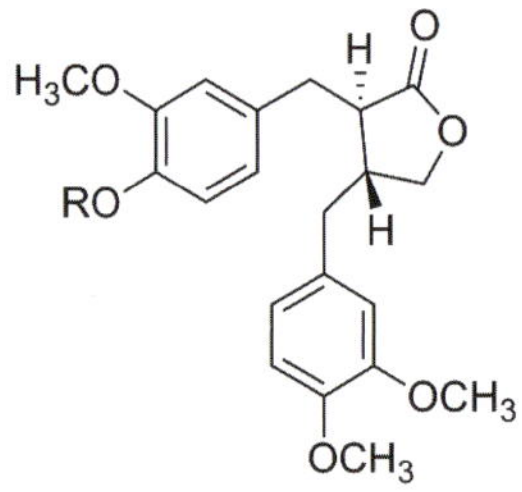

arctigenin, R=H
arctiin, R=Glc

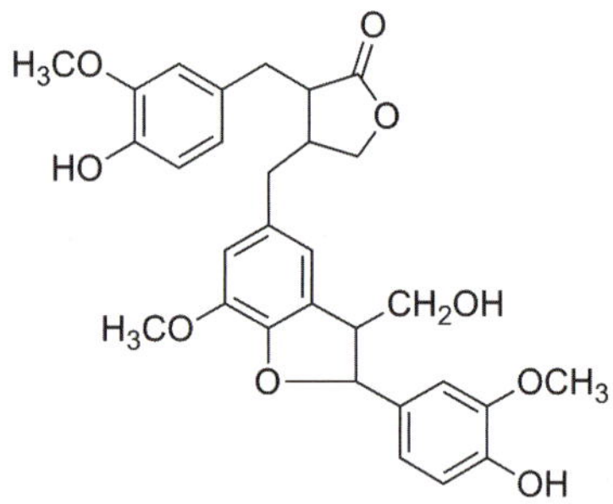

lappaol A

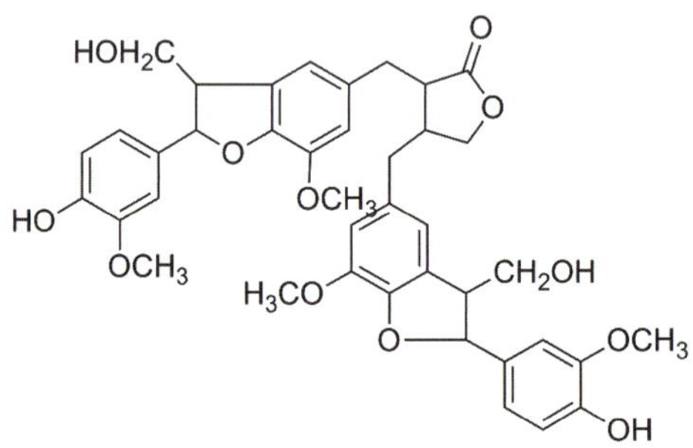

lappaol F

약 리 **(1) 이뇨작용**

• arctiin에는 이뇨작용이 있다.

(2) 항진균작용

• 수침제 (1 : 2)는 피부진균의 성장을 억제한다.

(3) 기 타

• arctiin은 무산소성 장내세균에 의하여 (–)-arctigenin과 (2*R*,3*R*)-2-(3',4'-dihydroxybenzyl)-3-(3", 4"-

dimethoxybenzyl)butyrolactone, (−)-enterolactone 등으로 전환되며, 이렇게 전환된 화합물이 estrogen 유사작용 또는 anti-estrogen 유사작용을 나타낸다 (*in vitro*).[1)]

- arctigenin에는 항암작용, 항바이러스작용, 뇌세포보호작용 등이 있다. (*연교 항목을 참조할 것.)
- 임상적으로 우방자를 내복하면 해독, 소염, 배농의 효과가 나타난다.
- 우엉의 뿌리에는 간세포보호작용, 항산화작용, 항염증작용이 있다 (*in vivo*, rat).[2~4)]
- 우방자 추출물은 고지방 식이 동물의 혈관 기능을 개선한다 (*in vivo*, rat).[5)]
- actigenin은 당대사과정을 억제하여 암세포를 선택적으로 사멸한다.[6)]

응 용 소염, 해독, 항종양, 건위, 황달 (이담)에 쓴다.

처 방 은교산 (銀翹散)

용 량 3 ~ 9 g 산제로 사용하거나 달인 액으로 양치질한다.¶1

● **참고문헌**

1) Xie LH *et al.* (2003) Chem. Pharm. Bull. 51: 378-384
2) Lin SC *et al.* (2000) Am. J. Chin. Med. 28: 163-173
3) Lin CC *et al.* (1996) Am. J. Chin. Med. 24: 127-137
4) da Silva LM *et al.* (2012) Food Chem Toxicol. 51C: 179-187
5) Lee YJ *et al.* (2012) BMC Complement Altern. Med. 12: 116
6) Gu Y *et al.* (2012) Biochem. Pharmacol. 84: 468-476

익 지 Alpiniae Oxyphyllae Fructus KP CP JP
(益智, Ik Ji) bitter cardamon

기 원 익지 *Alpinia oxyphylla* Miquel (생강과 Zingiberaceae)의 열매이다.

산 지 중국 광동성 (廣東省), 해남도 (海南島)

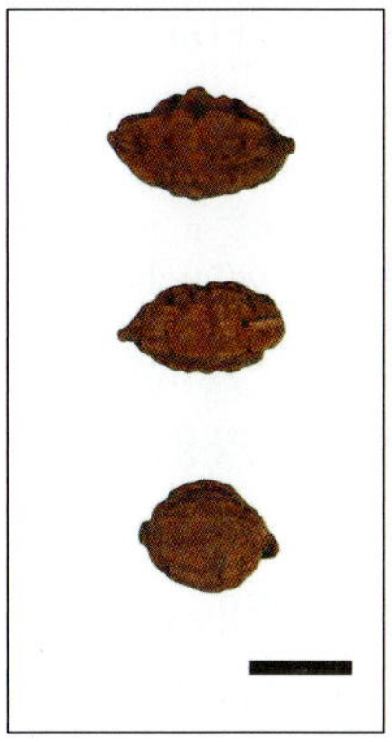

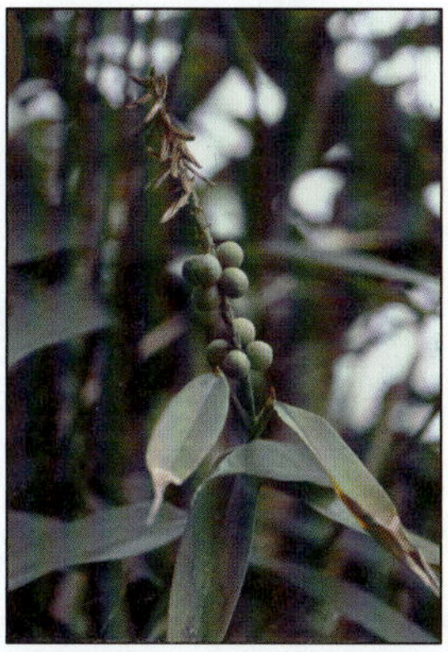

성 상 양끝이 약간 뾰족한 구형 ~ 타원형을 이루고 길이 1 ~ 2 cm, 지름 7 ~ 10 mm이다. 바깥면은 갈색 ~ 어두운 갈색으로 다수의 세로로 연결된 작은 혹모양의 두드러진 줄이 있다. 열매껍질은 두께 0.3 ~ 0.5 mm이고 씨의 덩어리와 밀착하여 벗기기 힘들다. 안쪽은 얇은 막으로 세로로 3방으로 나눠지고 각 방에는 헛씨껍질에 의하여 서로 붙어있는 5 ~ 8개의 씨가 있다. 씨는 갈색 ~ 어두운 갈색을 띠고 고르지 않은 다면체로 지름은 약 3.5 mm이고 질은 단단하다. 특유한 냄새가 있고 맛은 약간 쓰다.

성 분 정유 0.6 ~ 1.2%: nootkatone, epinootkatol, β-nootkatol, β-pinene, *p*-cymene, terpinen-4-ol, α-copaene, β-selinene, β-caryophyllene, α-humulene 등

Diarylheptanoid 신미성분 (辛味成分): yakuchinone A, B 등

Flavonoid: tectochrysin, chrysin, izalpinin, 3,5-dihydroxy-7,4'-dimethoxyflavone 등

기 타: protocatechuic acid

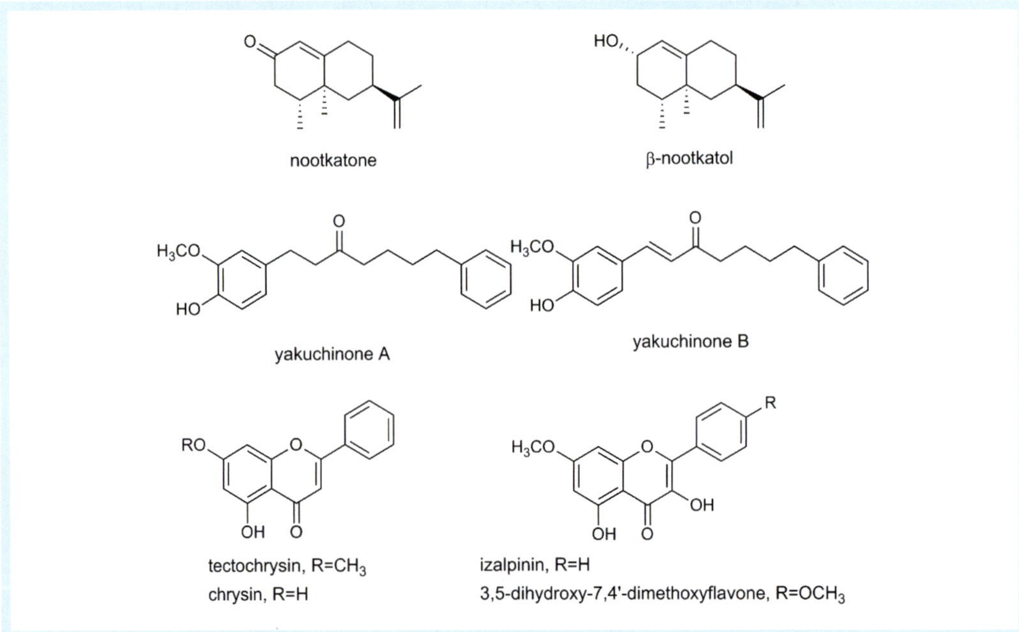

약 리 **(1) 건위작용**

- nootkatone에는 항위궤양작용이 있다.[1)]

(2) 항염증작용, 항암작용

- yakuchinone A와 B (curcumin과 구조유사)에는 항염증작용이 있으며 피부암의 생성을 억제한다 (*in vivo*, mouse).[2,3)]
- yakuchinone A와 B는 종양촉진인자인 TPA로 유도한 COX-2와 iNOS의 발현과 NFκB의 활성을 떨어뜨린다 (*in vivo*).[4,5)]
- yakuchinon A는 prostaglandin의 생합성을 억제한다.[6)]

(3) 기 타

- 살충작용: yakuchinone A는 초파리유충에 대해서, nootkatone은 초파리유충과 초파리에 대해서 살충효과를 나타낸다. epinootkatol에도 약간의 살충작용이 있다.[7,8)]
- 뇌세포보호작용: EtOH 추출물은 glutamate로 유도한 세포괴사로부터 대뇌피질세포를 보호한다 (*in vitro*, primary cultured mouse cortical neuron).[9)]
- 항알러지작용: 물추출물은 histamine의 유리를 억제하고 혈장중의 histamine농도를 농도의존적으로 낮춤으로써 compound 48/80로 유도한 전신성과민증을 억제한다 (*in vivo*, rat, 1.0 g/kg).[10,11)] 또한, 물 및 50% MeOH 추출물은 백혈구로부터 β-hexosaminidase의 유리를 억제하여 항알러지 작용을 나타낸다.[12)]
- 미백작용: MeOH 추출물은 tyrosinase의 활성을 억제하며, 이러한 작용은 yakuchinone B가 yaku-

chinone A보다 강하다.[13]

- 익지의 정유성분(sesquiterpene류)은 약물의 피부침투력을 증가시킨다(*in vitro*, *in vivo*, Wistar rat).[14]
- nootkatol은 Ca^{2+}의 세포내 유입을 경쟁적으로 억제함으로써 평활근 이완작용과 심근억제작용을 나타낸다.[15]
- protocatechuic acid는 PC12 cells에 발생시킨 산화손상에 대해 보호효과가 있고(*in vitro*) 산화스트레스를 감소시킨다(*in vivo*).[16]
- 50% EtOH 추출물에는 항이뇨작용, 항궤양작용, 항치매작용, 학습능력개선작용이 있다(*in vivo*).[17]

확인시험 이 약의 정유 10 *μl*을 달아 Anhydrous EtOH 1 m*l*를 넣어 녹인 액을 검액으로 한다. 이 액을 가지고 TLC법에 따라 시험한다. 검액 10 *μl*을 TLC용 silica gel(형광제 첨가)을 써서 만든 박층판에 점적한다. 다음에 *n*-hexane-ethyl acetate 혼합액(10 : 1)을 전개용매로 하여 약 10 cm 전개한 다음 박층판을 바람에 말린다. 여기에 자외선(주파장 254 nm)을 쪼일 때 R_f 값 0.3 부근에서 녹색 형광 반점을 볼 수 있다.

규　　격 **회분** 10.0% 이하 **산불용성회분** 2.5% 이하 **정유함량** 0.4 m*l* 이상(50.0 g)

응　　용 방향성고미건위약(소화불량, 식욕부진), 정장약으로 축사와 같이 쓰인다.

처　　방 축천환(縮泉丸)

용　　량 3 ~ 9 g

참고문헌

1) Yamahara J *et al.* (1990) Chem. Pharm. Bull. 38: 3053
2) Chun KS *et al.* (2002) Oncol. Res. 13: 37-45
3) Lee E *et al.* (1998) Carcinogenesis 19: 1377-1381
4) Chun KS *et al.* (2002) J. Environ. Pathol. Toxicol. Oncol. 21: 131-139
5) Chun KS *et al.* (1999) Mutat. Res. 16: 49-57
6) Kiuchi F *et al.* (1982) Chem. Pharm. Bull. 30: 2279
7) Miyazawa M *et al.* (2001) Nat. Prod. Lett. 15: 75-79
8) Miyazawa M *et al.* (2000) J. Agric. Food. Chem. 48: 3639-3641
9) Yu X *et al.* (2003) Toxicol. Lett. 144: 205-212
10) Shin TY *et al.* (2001) Am. J. Chin. Med. 29: 402
11) Kim SH *et al.* (2000) Immunopharmacol. Immunotoxicol. 22: 267-277
12) 片岡正博 (1992) 高垣裕, 生藥, 46: 25
13) Shirota S *et al.* (1994) Biol. Pharm. Bull. 17: 266
14) Fang JY *et al.* (2003) Eur. J. Pharm. Sci. 19: 253-262
15) Shoji N *et al.* (1984) J. Pharm. Sci. 73: 843
16) Shi GF *et al.* (2006) Neurosci. Lett. 403: 106-210
17) Kubo M *et al.* (1995) Yakugaku Zasshi 115: 852-862

자 실 Catalpae Fructus KHP JP
(梓實, Ja Sil) catalpa fruit

기 원 개오동나무 *Catalpa ovata* G. Don (능소화과 Bignoniaceae)의 열매이다. 일본에서는 당개오동 *C. bungei* C. A. Meyer 의 열매도 사용한다.

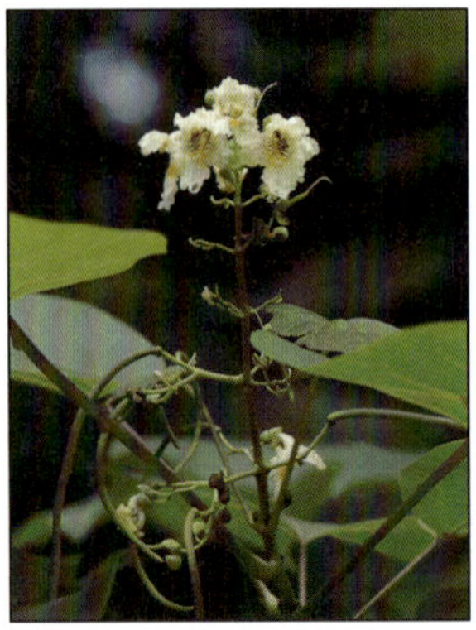
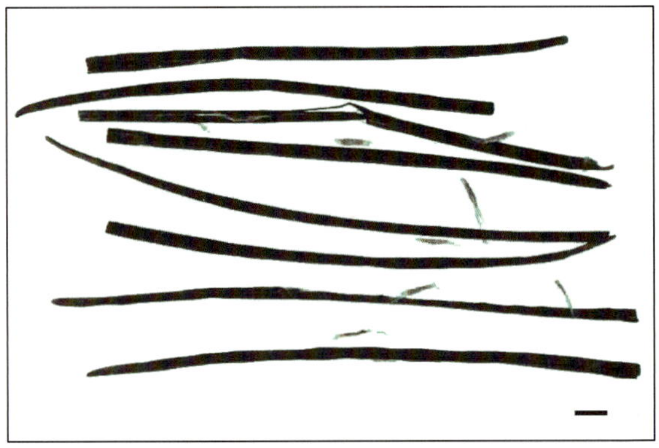

산 지 중국(원산), 한국, 일본

성 상 가늘고 긴 원기둥모양을 이루며 길이 30 ~ 40 cm, 지름 5 mm이다. 열매겹질은 어두운 갈색으로 얇고 부서지기 쉽다. 열매 속에는 많은 씨가 들어있다. 씨는 납작하거나 약간 납작한 나무통모양이고 길이 3 cm, 너비 3 mm이며 회갈색이다. 열매의 양끝은 각각 길이 1 cm에 이르는 회색의 광택이 나는 털이 있다. 거의 냄새가 없고 맛은 약간 떫다.

성 분 Iridoid glycoside: catalposide, catalpol, catalpin

Prenylnaphthoquinone: catalpalactone, catalponol, (2*R*)-catalponone, deoxylapachol 등

Flavonoid: 5,6-dihydroxy-7,4'-dimethoxyflavone-6-glucoside, 5,6-dihydroxy-7,4'-dimethoxyflavone-6-sophoroside

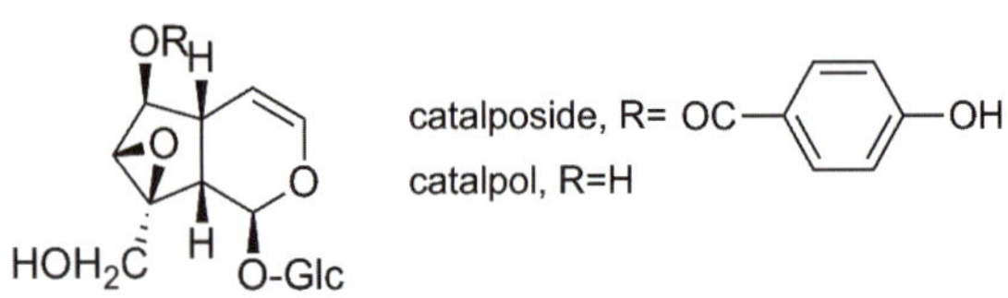

약 리 (1) 이뇨작용

- 물추출물 또는 catalposide를 생쥐나 흰쥐에 경구투여하면 이뇨효과가 나타나며, catalposide는 Na^+ 이온의 배설을 증가시킨다.

(2) 항산화작용, 항염증작용

- catalposide는 heme oxygenase-1의 발현을 촉진함으로써 과산화수소에 의한 세포독성으로부터 신경세포인 Neuro 2 A cell을 보호한다(*in vitro*).[1)]

• catalposide는 LPS로 유도한 TNFα, IL-1β, IL-6, iNOS의 생산을 억제하고 NFκB의 활성화를 저해한다(*in vitro*, RAW 264.7 macrophages).[2,3]

• catalposide는 HT-29 cell에서 TNFα로 유도된 IL-8의 분비를 억제하고, p38 MAP kinase, ERK-1과 2의 활성을 저해한다(*in vitro*).[4]

(3) 기 타

• catalpin에는 돌연변이원성이 있다(*in vitro*, Ames test).[5]

• 암세포독성: 줄기에서 분리된 8-methoxydehydroiso-α-lapachone과 같은 naphthoquinone계 성분들은 TPA로 유도한 종양의 생성을 억제한다(*in vitro*, Raji cell).[6]

확인시험 가루 1 g을 달아 물 20 m*l*를 넣고 수욕에서 5분간 가온하고 곧 여과한다. 여액을 분액깔때기에 넣고 *n*-BuOH 20 m*l*씩으로 2회 추출한다. 추출액을 합하여 수욕에서 *n*-BuOH을 날려 보내고 잔류물을 MeOH 1 m*l*에 녹여 검액으로 한다. 이 액을 가지고 TLC법에 따라 시험한다. 검액 5 μ*l*를 TLC용 silica gel(혼합형광제 첨가)을 써서 만든 박층판에 점적한다. 다음에 chloroform-MeOH-H_2O 혼합액(6 : 4 : 1)을 전개용매로 하여 약 10 cm 전개한 다음 박층판을 바람에 말린다. 여기에 자외선(광역파장)을 쪼일 때 몇 개의 반점이 나타나나 그 중 R_f 값 0.7부근의 반점 및 R_f 값 0.6부근의 반점은 다같이 붉은색을 나타낸다.

규 격 **열매꼭지** 열매꼭지가 5.0% 이상 섞여 있지 않다. **회분** 6.0% 이하 **엑스함량** 묽은 EtOH 엑스 8.0% 이상

응 용 이뇨약으로 신장염, 각기 등의 부종에 쓴다. 일반적으로 민간약으로 쓰인다.

용 량 15 g[¶1]

● 참고문헌

1) Moon MK *et al.* (2003) Toxicol. Lett. 145: 46-54
2) An SJ *et al.* (2002) Int. Immunopharmacol. 2: 1173-1181
3) Sang-Wook Kim *et al.* (2003) Gastroenterology. 124: A492
4) Oh H *et al.* (2002) Planta Med. 68: 685-689
5) Nozaka T *et al.* (1989) Chem. Pharm. Bull. 37: 2838-2840
6) Fujiwara A *et al.* (1998) J. Nat. Prod. 61: 629-632

지구자 Hoveniae Semen seu Fructus [KHP] (枳椇子, Ji Gu Ja)

기 원 헛개나무 *Hovenia dulcis* Thunb.(갈매나무과 Rhamnaceae)의 열매자루가 달린 열매 또는 씨이다.

성 상 열매 자루는 육질이고 비대하며 꼬여있고 지름 3 ~ 5 mm이며 적갈색이고 위에는 노란색의 피공이 있다. 열매는 구형의 핵과로 구형에 가깝고 회갈색이며 털이 없고 지름 6.5 ~ 7.5 cm이다. 열매껍질

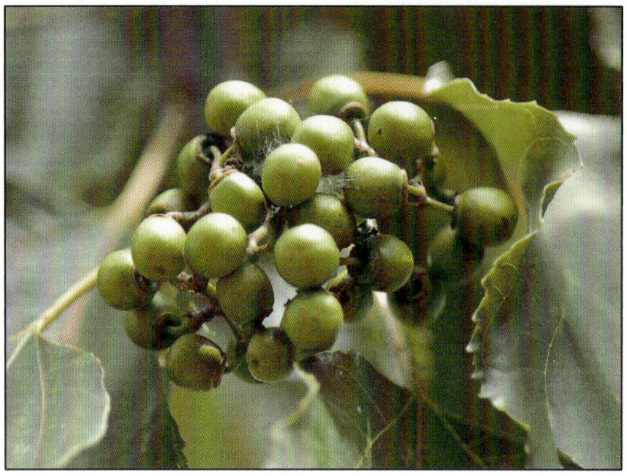

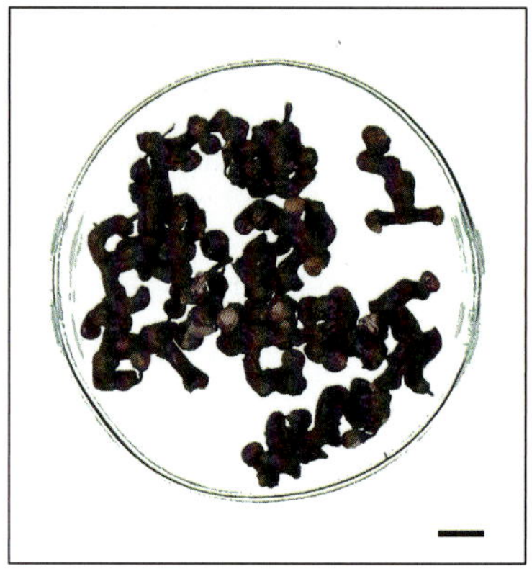

을 벗기면 안에는 씨가 들어있다. 씨는 납작한 원형이며 등 쪽은 약간 볼록하고 배 쪽은 비교적 납작하며 지름 3 ~ 5 mm, 두께는 약 2 mm이다. 바깥 면은 적갈색, 흑갈색 또는 녹갈색이고 광택이 있으며 확대경으로 보면 오목한 점이 흩어져 있다. 아랫부분은 오목한 곳에 연한 점 모양 배꼽점이 있고 맨 끝에는 약간 볼록한 합점이 있으며, 배 쪽에는 세로로 볼록한 종척(種脊)이 있다. 냄새가 약간 있고 맛은 약간 달고, 씨는 떫다.

성 분 Triterpene saponin: hovenoside I, hovacerboside A_1, hovenidulcioside A_1, A_2, hovenidulcioside B_1, B_2, hoduloside Ⅲ 등

Flavonoid: rutin, dihydrokaempferol, quercetin, (+)-3,3',5,5'7-pentahydroflavanone, apigenin, kaempferol, (+)-ampelopsin, hovenitin I ~ III, laricetrin, hovenodulinol, (+)-dihydromyricetin 등

Alkaloid: perlolyrine

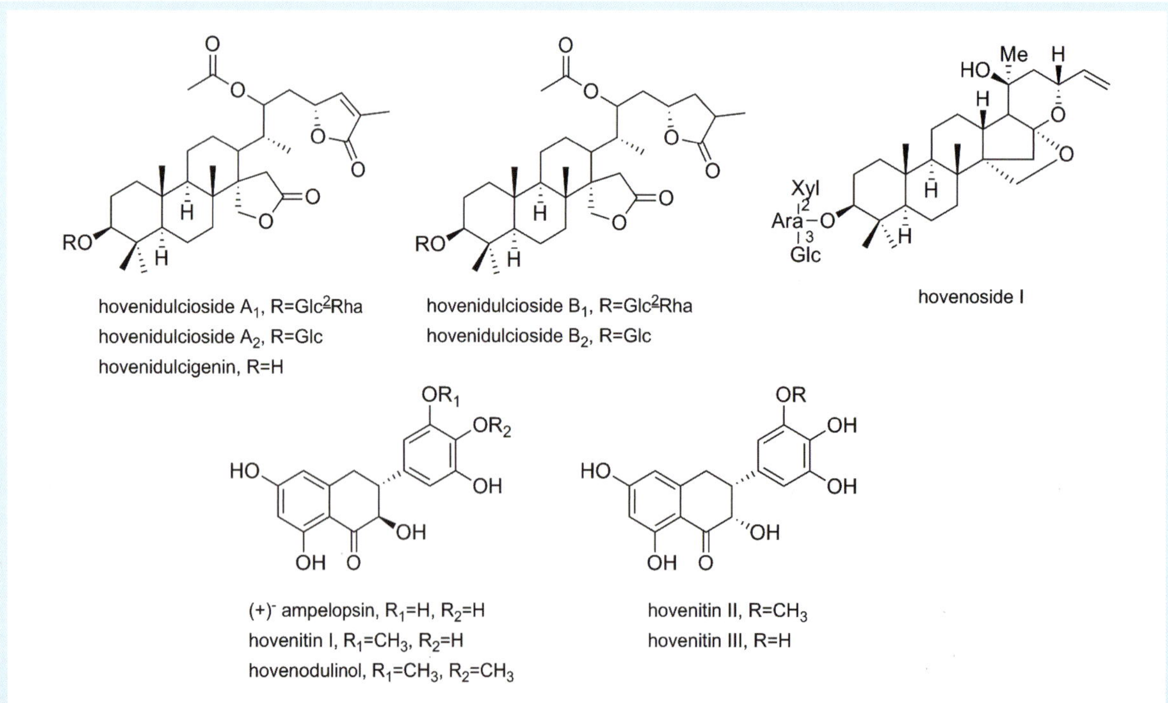

약 리 **(1) 간세포보호작용**

• 알코올로 인한 급성독성에 효과가 있다(*in vivo*, mouse).[1)]

• MeOH 추출물은 CCl_4, galactosamine / LPS로 유도한 간독성으로부터 간세포를 보호하며(*in vitro*), 활성성분으로는 hovenitin Ⅰ과 (+)-ampelopsin이 분리되었다. hovenitin Ⅰ과 (+)-ampelopsin은 알코올에 의한 근육의 이완을 억제한다(*in vivo*, rat).[2,3)]

(2) 기 타

• 이뇨작용: 현저한 이뇨작용이 있으며 부작용은 없다(*in vivo*, rabbit).[¶1]

• 항히스타민작용: hovenidulcioside A_1, A_2, B_1, B_2는 histamine의 유리를 억제한다(*in vitro*, rat peritoneal exudate cells).[4,5)]

응 용 이뇨, 해독약으로 번갈(煩渴), 오심, 소변불리(小便不利), 소아경풍, 소아황달, 수족경련 등에 쓰며 주독(酒毒)을 푸는 데도 쓴다. 일반적으로 다른 약제와 배합하여 쓰지 않는다.

처 방 지구죽(枳椇粥)

용 량 9 ~ 15 g, 환제로도 쓴다.

● 참고문헌

1) Ji Y *et al.* (2001) Zhong Yao Cai 24: 126-128
2) Hase K *et al.* (1997) Biol. Pharm. Bull. 20: 381-385
3) Yoshikawa M *et al.* (1997) Yakugaku Zasshi 117: 108-118
4) Yoshikawa M *et al.* (1996) Chem. Pharm. Bull. 44: 1736-1743
5) Yoshikawa M *et al.* (1995) Chem. Pharm. Bull. 43: 532-534

지 실

Ponciri Fructus Immaturus KP CP JP
(枳實, Ji Sil) poncirus immature fruit

기 원 탱자나무 *Poncirus trifoliata* Rafinesque(운향과 Rutaceae)의 익지 않은 열매이다. 중국에서는 산등(酸橙) *Citrus aurantium* L., 첨등(甛橙) *C. sinensis* Osbeck의 열매를, 일본에서는 *C. aurantium* L. var. *daidai* Makino, *C. natsudaidai* Hayata 및 *C. aurantium* L. 의 열매를 쓴다. 건조한 것을 정량할 때 poncirin 2.0% 이상 및 naringin 0.7% 이상을 함유한다.

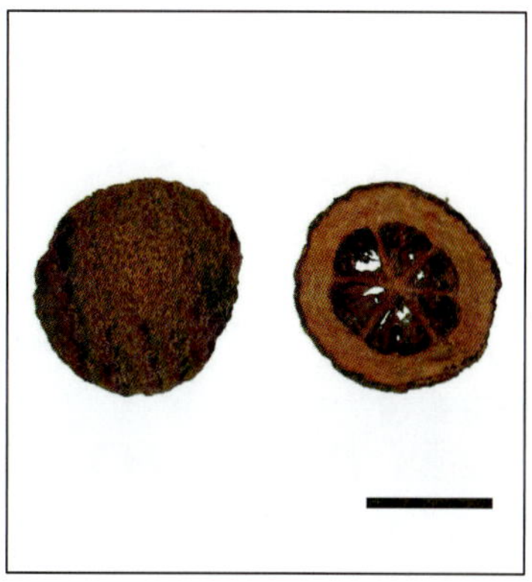

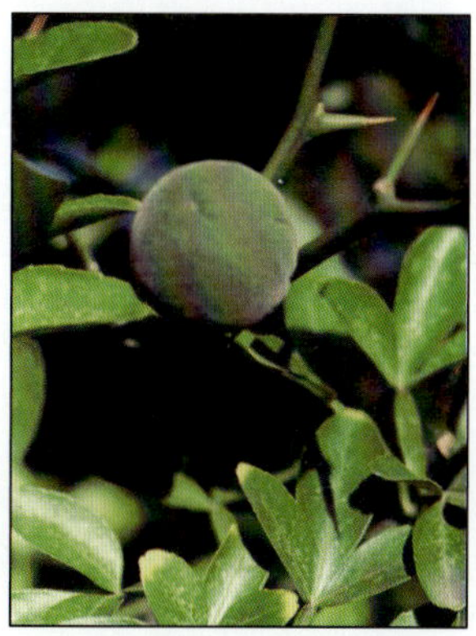

성 상 거의 구형이고 지름은 1 ~ 2 cm이다. 바깥면은 갈색 ~ 진한 갈색을 띠며 거칠고 유실에 의한 오목한 작은 점이 많다. 횡단면의 표피 쪽은 황갈색이고 안쪽은 미백색을 띠며 중심부에는 방사상으로 약 8개의 작은 방으로 되어 있다. 각 방은 말라서 황갈색을 띠며 오목하게 들어가고 간혹 덜 익은 씨가 들어 있다. 특유한 냄새가 있고 맛은 쓰다.

성 분 과실의 정유: (+)-limonene (주성분), *p*-cymene, α-cymene, α-pinene, β-pinene, β-myrcene, caryophyllene, camphene, γ-terpinene, linalool, citral 등

Flavanone: hesperidin, neohesperidin, poncirin, rhoifolin, naringin

Coumarin: umbelliferone, citroptene, imperatorin, isoimperatorin, poncimarin, isoponcimarin, poncitrin, auraptene 등

Alkaloid: shikimianine

기 타: 21α,25-dimethylmelianodiol, 21α-methylmelianodiol, 21β,25-dimethylmelianodiol, 21β-methylmelianodiol, 25-methoxyhispidol A, 25-methoxyhispidol B, avenalumic acid methyl ester, bergapten, bis(2-methylheptyl)phthalate, caryophyllene β-oxide, heraclenol 3''-methyl ester, hesperidin methyl chalcone, isoschinilenol, isoschininallylol, *m*-cymene, dihydrochalcone, phellopterin, scopoletin,

- 잎: poncirin, naringin, rhoifolin, tangeretin
- 뿌리: poncirin, marmesin, seselin, limonin
- 꽃: isosakuranin
- 종자: deacetylnomilin, imperatorin, heracenin

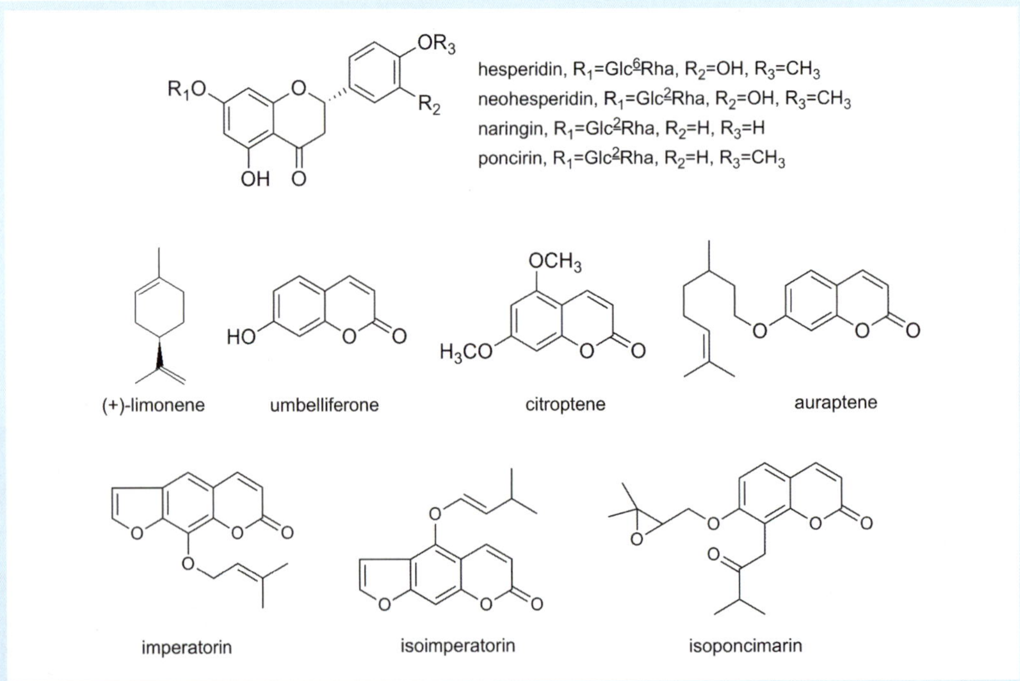

약 리 (1) 건위작용

- 정유 성분과 flavonoid류는 소화액의 분비와 위장관의 연동운동을 촉진한다.
- poncirin은 human ether-a-go-go-related gene (hERG) channels의 상호작용 없이 5-HT4R를 활성화시킨다 (*in vivo*, *in vitro*).[1)]

(2) 항알러지작용

- 물추출물은 B 세포로부터 IgE의 생산을 억제함으로써 항알러지작용을 나타내며 (*in vivo*, *in vitro*),[2)] 제 1형 과민반응에 대해서도 항알러지작용을 나타낸다 (*in vivo*, rat, *p.o.*, 200 mg/kg).[3)]
- 물추출물은 복막의 비만세포막 (peritoneal mast cell membrane)을 안정화시킴 (Ca^{2+}의 유리억제)으로써 과민반응 (anaphylaxis)을 억제한다 (*in vivo*, rat, 1.6 mg/g).[4)]

(3) 항염증작용, 항종양작용

- 21α-methylmelianodio와 21β-methylmelianodiol는 iNOS와 COX-2의 발현을 저해한다 (*in vitro*).[5)]
- 25-methoxyhispidol A는 MDA-MB-231 cells에 대해 성장저해효과가 있다 (*in vitro*).[6)]
- 물추출물은 caspase-3를 활성화시키고 특이적인 peroxisome proliferator-activated receptor (PPAR) 단백질분해성 절단 (proteolytic cleavage)을 통해 전골수성백혈병 (promyelocytic leukemia) 세포에서 세포사멸을 유도한다 (*in vitro*, leukemia HL-60 cells).[7)]

(4) 기 타

- 거담작용: hesperidin은 berberine과 curcumin처럼 mucin분비세포에 직접적으로 작용하여 mucin의 분비를 증가시킨다 (*in vitro*).[8)]
- 혈중콜레스테롤저하작용: 추출물은 HMG CoA reductase의 활성을 억제한다 (*in vitro*, Vero cell).[9)]
- 물추출물에서 분리된 poncirin은 사람의 장내세균에 의해서 대사되어 ponciretin (5,7-dihydroxy-4'-methoxyflavanone)으로 변하고, 이 성분이 *Helicobacter pylori*의 성장을 억제한다 (*in vitro*, MIC, 10 ~ 20 *μg/ml*).
- 혈소판응집억제작용: poncitrin은 thromboxane A2의 형성과 phosphoinositide류의 분해를 억제함으로써 혈소판응집을 억제한다 (*in vitro*).[10)]
- 체중증가억제작용: 물추출물은 고용량에서 장의 운송을 촉진시켜 체중증가를 억제하며, 장기간 복용에 안전하다 (*in vivo, in vitro*).[11)]
- poncirin은 지방세포의 분화를 저해하고 골형성의 marker gene인 alkaline phosphatase (ALP) and osteocalcin (OC)의 발현을 증가시킴으로서 조골세포의 분화를 촉진한다 (*in vitro*, C3H10T1/2 mesenchymal stem cells).[12)]

확인시험 (1) 가루 0.5 g에 MeOH 10 m*l*를 넣어 2분간 조용히 끓이고 여과한다. 여액 5 m*l*에 Mg 가루 0.1 g 및 HCl 1 m*l*을 넣어 방치할 때 액은 적자색을 나타낸다 (flavonoid).

(2) 가루 및 지실표준생약 0.5 g을 달아 각각 EtOH 10 m*l*를 넣고 잘 흔들어 섞어 30분간 방치한 다음 여과한 여액을 검액 및 지실표준생약표준액으로 한다. 이들 액을 가지고 TLC법에 따라 시험한다. 검액, 지실표준생약표준액 10 *μl*씩을 TLC용 silica gel을 써서 만든 박층판에 점적한다. 다음 dichloromethane-MeOH-H_2O 혼합액(30 : 10.5 : 1)을 전개용매로 하여 약 10 cm 전개한 다음 박층판을 바람에 말린다. 여기에 묽은 H_2SO_4 시액을 고르게 뿌린 다음 105℃에서 10분간 가열할 때 검액에서 얻은 여러 개의 반점은 지실표준생약표준액에서 얻은 반점과 색상 및 R_f 값이 같고, 그 중 R_f 값 0.45 부근에서 naringin 및 R_f 값 0.6 부근에서 poncirin의 반점을 각각 확인할 수 있다.

규 격 회분 7.0% 이하

응 용 방향성 고미건위약으로 복부창만, 위장무력성 소화불량, 알러지성 체질, 위내 가스제거, 자궁하수 등에 쓴다.

처 방 배농산(排膿散), 사역산(四逆散), 지실도체환(枳實導滯丸)

용 량 3 ~ 9 g

관련생약

• 지각(Aurantii Fructus Immaturus)[KHP]

광귤나무 *Citrus aurantium* L., 하귤 *C. natsudaidai* Hayata 또는 그 재배변종의 덜 익은 열매이다.

참고문헌

1) Shim WS *et al.* (2010) J. Ethnopharmacol. 132: 328-333
2) Kim HM *et al.* (1999) J. Ethnopharmacol. 66: 283-288
3) Lee YM *et al.* (1997) Am. J. Chin. Med. 25: 51-56
4) Lee YM *et al.* (1996) J. Ethnopharmacol. 54: 77-84
5) Hong Yu Zhou *et al.* (2007) Eur. J. Pharmacol. 572: 239-248
6) Chung HJ *et al.* (2011) Food Chem. Toxicol. 49: 2942-2946
7) Yi JM *et al.* (2004) Clin. Chim. Acta. 340: 179-185
8) Lee CJ *et al.* (2003) Planta Med. 69: 523-526
9) Liu JC *et al.* (2002) Am. J. Chin. Med. 30: 629-636
10) Teng CM *et al.* (1992) Thromb. Res. 66: 549-557
11) Shim WS *et al.* (2009) J. Ethnopharmacol. 126: 294-299
12) Yoon HY *et al.* (2011) Eur. J. Pharmacol. 664: 54-59

진 피 Citri Unshiu Pericarpium KP CP JP

(陳皮, Jin Pi) citrus unshiu peel

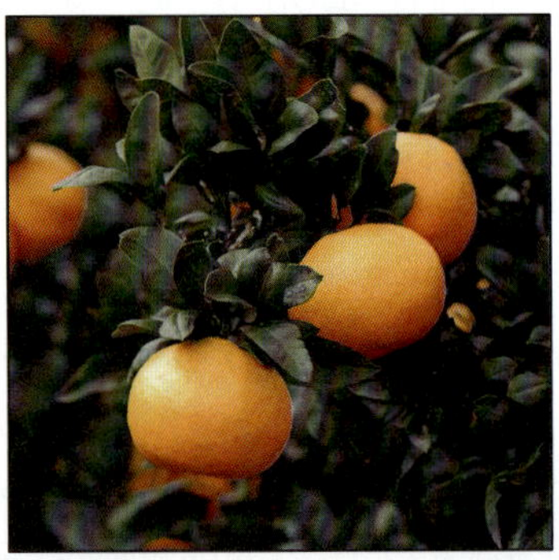

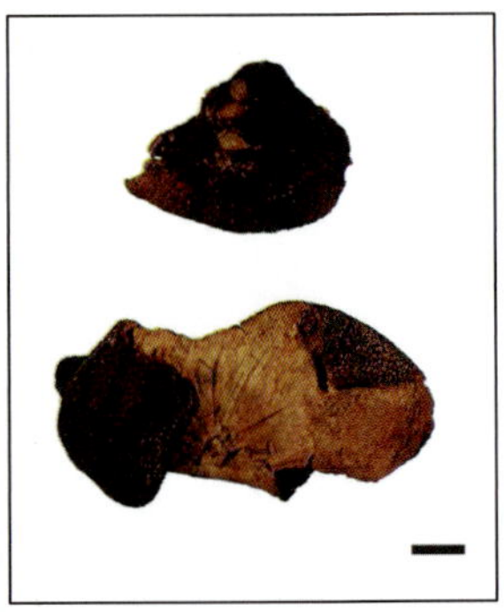

기 원 귤나무 *Citrus unshiu* Marcovich 또는 *Citrus reticulata* Blanco (운향과 Rutaceae)의 잘 익은 열매껍질이다. 중국에서는 橘(귤) *C. reticulata* Blanco의 과피를 쓴다.

건조한 것은 정량할 때 hesperidin 4.0% 이상을 함유한다.

성 상 형태가 일정하지 않은 판모양이며 두께 약 2 mm이다. 바깥면은 황적색 ~ 어두운 황갈색이고 유실에 의한 작은 오목한 자국이 많다.

안쪽은 흰색 ~ 연한 회갈색이다. 질은 가볍고 부스러지기 쉽다. 특유한 냄새가 있고 맛은 쓰면서 약간 자극성이 있다.

성 분 Flavonoid: hesperidin, rutin, naringin, neohesperidin, nobiletin, vitexin, poncirin, 5-hydroxy-3',4',6,7,8-pentamethoxyflavone, 3',4',5,6,7,8-hexamethoxyflavone

Limonoid: nomilinic acid 17-*O*-β-D-glucopyranoside, methyl nomilinate 17-*O*-β-D-glucopyranoside, obacunone 17-*O*-β-D-glucopyranoside 등

Alkaloid: synephrine

정유: (+)-limonene, linalool, linalylacetate, terpineol

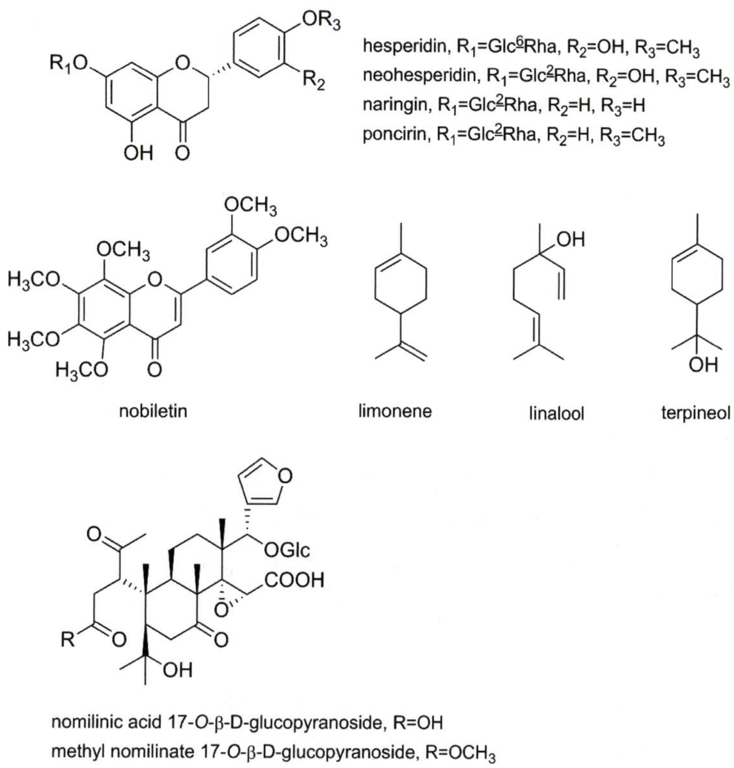

약 리 (1) 건위·구풍작용

- 정유 성분과 flavonoid 성분은 소화액의 분비와 연동운동을 촉진한다.
- (+)-limonene에는 진정, 중추억제작용이 있고, 적출한 회장과 자궁, 말초혈관에 대한 수축작용이 있다. 또한 점막과 국소를 자극하는 성질이 있으며, 담즙분비를 촉진하고 간과 혈청에서의 cholesterol농도를 낮춘다.
- polymethoxyflavonoid인 nobiletin을 함유한 식이요법은 azoxymethane으로 유도한 장내이상병소(colonic aberrant crypt foci, ACF)의 형성을 억제한다(*in vivo*, rat).[1]

(2) 항알러지작용

- 3',4',5,6,7,8-hexamethoxyflavone과 5-hydroxy-3',4',6,7,8-pentamethoxyflavone은 복부비만세포로부터의 histamine유리를 농도의존적으로 억제한다(*in vivo*, rat).[2]

• hesperidin은 type I 과민반응에 의한 알러지반응을 억제한다 (*in vitro*, *in vivo*).[3]

(3) 기 타

• 모세혈관강화작용: hesperidin에는 rutin, epicatechol, quercetin 등과 같은 모세혈관강화작용이 있다.

• 항염증작용, 항종양작용: nobiletin은 phorbol ester로 유도한 피부의 염증, oxidative stress, 종양발생을 억제한다 (*in vivo*, mouse).[4]

• 혈중지질저하작용: hesperidin은 돼지의 췌장에서 얻은 lipase의 작용을 억제함으로써 혈장 중의 triglyceride의 농도를 낮춘다.[5] naringin은 HMG-CoA reductase의 활성을 저해하여 혈장콜레스테롤을 저해한다.[6]

• 항당뇨작용: hesperidin과 naringin은 제 2형 당뇨 모델 rat에서 고혈당 유도 산화스트레스를 감소시키고 염증유발 cytokine (proinflammatory cytokine)의 생성을 감소시킨다 (in vivo, HFD/STZ-induced diabetic rats).[7]

• 이 밖에 구토와 딸꾹질을 억제하고 담 (痰)을 제거하는 작용이 있다.

확인시험 (1) 가루 0.5 g에 MeOH 10 m*l*를 넣고 수욕상에서 2분간 가온하고 여과한다. 여액 5 m*l*에 Mg 0.1 g 및 HCl 1 m*l*을 넣고 방치할 때 액은 적자색을 나타낸다 (flavonoid).

(2) 가루 및 진피표준생약 0.5 g에 MeOH 10 m*l*를 넣고 20분간 초음파추출을 한 다음 여과하여 검액으로 한다. 이들 액을 가지고 TLC법에 따라 시험한다. 검액 및 진피표준생약표준액 10 μl씩을 TLC용 silica gel (형광제 첨가)을 써서 만든 박층판에 점적한다. 다음에 ethyl acetate-MeOH-H2O 혼합액 (100 : 17 : 3)을 전개용매로 하여 약 10 cm 전개한 다음 박층판을 바람에 말린다. 여기에 aluminium chloride 시액을 고르게 뿌린 다음 자외선 (주파장 365 nm)을 쪼일 때 여러 개의 반점은 진피표준생약표준액에서 얻은 반점과 색상 및 R_f 값이 같다.

규 격 **건조감량** 13.0% 이하 (6시간) **회분** 4.0% 이하

응 용 소화불량증, 가래가 많은 기침을 하는 경우에 쓴다.

처 방 이진탕 (二陳湯), 이공산 (異功散), 귤피죽여탕 (橘皮竹茹湯)

용 량 3 ~ 9 g

주의 및 부작용 토혈, 실열이 있을 때에는 주의하여 사용한다.

금기사항 가래가 없는 마른기침을 하는 경우

● 참고문헌

1) Kohno H *et al.* (2001) Life Sci. 69: 901-913
2) Kim DK *et al.* (1999) Arch. Pharm. Res. 22: 642-645
3) Matsuda H *et al.* (1991) Yakugaku Zasshi 111: 193-198
4) Murakami A *et al.* (2000) Cancer Res. 60: 5059-5066
5) Kawaguchi K *et al.* (1997) Biosci. Biotechnol. Biochem. 61: 102-104
6) Kim HJ *et al.* (2004) Life Sci. 74: 1621-1634
7) Mahmoud AM *et al.* (2012) J. Diabetes Complicat. 26: 483-490

청 피 Citri Unshiu Pericarpium Immaturus KP CP

(靑皮, Cheong Pi) citrus unshiu immature peel

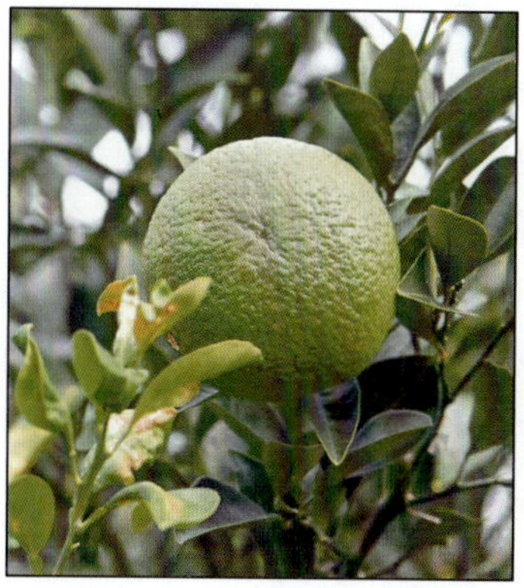

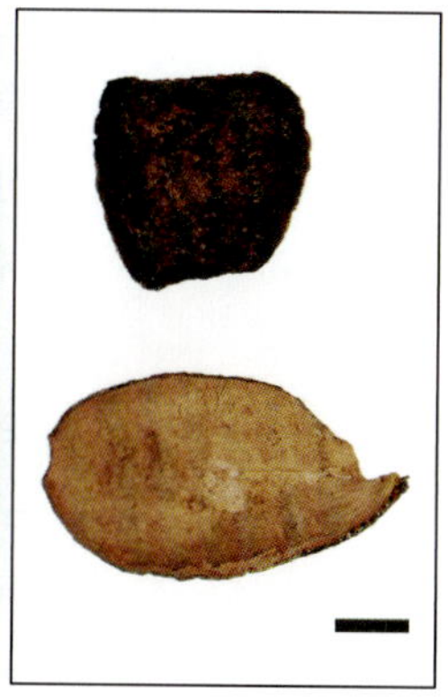

기 원 귤나무 *Citrus unshiu* Marcovich 또는 *Citrus reticulata* Blanco (운향과 Rutaceae)의 덜 익은 열매껍질이다. 중국에서는 *C. reticulata* Blanco 및 동속 근연식물의 덜 익은 열매껍질를 쓴다.

산 지 제주도, 경남, 전남 해안지대, 중국 남부. 청홍색이 두텁고 견실하며 향기가 짙은 것이 좋다.

성 상 구형에 가깝고 지름이 5 ~ 20 mm이다. 바깥면은 회색 ~ 청록색을 띠고, 엉성하며 쭈그러져 있다. 위쪽에 뾰족한 꽃대의 자국이 있고 아래쪽에는 둥근 과병의 흔적이 있다. 횡단면은 황백색 ~ 엷은 황갈색으로 두께는 15 ~ 40 mm이고 1 ~ 2줄의 분비유 세포가 배열되어 있다. 특이한 방향성의 청량감이 있고 맛은 쓰며 조금 맵다.

성 분 (+)-limonene, hesperidin, naringin, aspartic acid, citrusin I, D

약 리
- 건위작용과 발한작용이 있다.
- 시판되고 있는 추출액을 마취한 동물에게 주사하면 혈압이 상승하지만, 연속적으로 투여하면 내성이 급속하게 생긴다.
- 청피 추출물은 CYP3A4에 대하여 강한 억제활성을 가진다.

확인시험 (1) 가루 0.3 g을 달아 MeOH 10 m*l*를 넣고 20분간 환류추출하고 여과한다. 여액 1 m*l*에 소량의 Mg 가루를 넣고 HCl 3 ~ 5 방울을 넣을 때 천천히 선홍색을 나타낸다.

(2) (1)에서 얻은 여액 5 m*l*를 농축하여 약 1 m*l*로 하여 검액으로 한다. 따로 hesperidin 표준품의 MeOH 포화용액을 만들어 표준액으로 한다. 이들 액을 가지고 TLC법에 따라 시험한다. 검액 및 표준액 각각 5 μl씩을 TLC용 silica gel (형광제 첨가)을 써서 만든 박층판에 점적한다. 다음에 ethyl acetate · MeOH · formic acid 혼합액 (96 : 10 : 0.7)을 전개용매로 하여 약 10 cm 전개한 다음 박층판을 바람에 말린다. 여기에 묽은 H_2SO_4 시액을 고르게 뿌른 다음 105℃에서 가열할 때 검액에서 얻은 여러 개의 반점 중 1개의 형광반점은 표준액에서 얻은 반점과 색상 및 R_f 값이 같다.

규 격 **건조감량** 12.0% 이하 **회분** 5.0% 이하 **산불용성회분** 1.0% 이하 **정유함량** 0.2 m*l* 이상 (50.0 g) **엑스함량** 묽은 EtOH 엑스 12.0% 이상

응 용 흉협위동통 (胸脇胃疼痛), 식체, 유방동통, 어혈증 등에 쓴다.

처 방 청비음 (淸脾飮)

용 량 3 ~ 9 g, 환제나 산제로도 쓴다.

귤 핵 Citri Unshiu Semen KHP CP

(橘核, Gyul Haek) citrus unshiu seed

기 원 귤나무 *Citrus unshiu* Marcorvich 또는 *C. reticulata* Blanco (운향과 Rutaceae)의 잘 익은 씨이다. 중국에서는 *C. reticulata* Blanco의 씨만을 사용한다. 주로 중국의 절강, 강서, 사천, 복건 등에서 생산되며 수입하고 있다. 12월 하순경 과숙기(果熟期)에 채취하여 식품가공 공장에서 과육과 과피를 제거하고 얻은 대형의 씨(種子)를 건조한 다음 화력이 약한 불로 질그릇에서 미초(微炒), 즉 볶아서 사용한다. 중국에서는 대홍밀감을 귤, 황귤, 복귤, 녹귤, 홍귤이라 하여 약용하고, 그 밖에도 동속으로는 주홍귤 *C. erythrosa*, 온주밀감 *C. unshiu*, 황암밀귤 *C. subcompressa*, 천태밀귤 *C. succosa*, 구주밀감 *C. kinokuni*, 첨귤 *C. ponki*, 대홍감 *C. chochiensis*, 화주유 *C. grandis* var. *tomentosa*, 큰귤 *C. grandis* 등이 있다. 한국 제주도산 귤과 일본산 귤의 기원은 *C. unshiu* (=*C. aurantium L.* subsp. *nobilis* Makino var. *unshiu*)이고, 특히 일본의 Wakayamasan, Shisuoka, Hiroshima산은 *C. leiocarpa* [=*C. nobilis* Lour. subsp. *suntara* Engl. var. *kooji* (감자(柑子), 귤피)]이다. 우리 나라 산의 *Citrus*속의 자원식물은 주로 제주도에 국한되어 재배되고 있으며, 대부분 귤 *C. unshiu*, 당귤 *C. sinensis* 및 광귤(하피의 원료) *C. aurantium* var. *daidai*이다.

성 상 달걀모양에 가까우며 길이 8 ~ 12 mm, 지름 4 ~ 6 mm이다. 바깥면은 연한 황백색 ~ 연한 회백색이며 광택이 있다. 한쪽은 하나의 능선이 있고 그 끝은 둔한 원형이며 다른 한끝은 점점 뾰족해져서 작은 꼭지모양을 이룬다. 바깥 씨껍질은 얇고 질기며 벗겨보면 연한 갈색의 얇은 안쪽 씨껍질이 있다. 종인(種仁)은 2쪽이고, 황록색이며, 기름기가 있다. 냄새가 없고 맛은 쓰다.

성 분 [*Citrus tangerina*의 씨] 지방유, 단백질, limonin, obaculactone (고미 성분) 등

[*C. tangerina*의 **껍질**] 정유인 α-terpinene, β-pinene, linalool, *p*-cymene 및 flavonoid glycoside인 hesperidin 등

응 용 임상적으로 고환염, 음낭수종, 창독(瘡毒) 등에 초귤핵(씨를 잘 씻어 염수와 섞고, 황색이 될 때까지 볶는다(炒)), 해조, 곤포, 해대, 천련자, 도인, 후박(생강초), 목통, 지실(초), 현호색, 계심 등을 고운가루로 하여 오동나무씨 크기로 환제를 만들어 1회 70개를 공복에 염주(塩酒), 염즙에 복용한다.

대홍밀감의 과피의 외층 적색부분을 귤홍(橘紅)이라 하고 흉통창만(胸痛脹滿)에 응용한다. 또한 과피의 내층부분인 귤백은 비위의 보약으로 다용한다. 우리나라에서는 귤(또는 감귤)의 과피를 귤피로 사용하고, 중국 진피와 그 기원이 다르나 같은 처방에 응용되고 있다.

처 방 귤핵환(橘核丸)

용 량 3 ~ 9 g, 환제나 산제로 복용하기도 한다.

주의 및 부작용 신체허약자가 오랫동안 복용하면 위(胃)의 조화기능에 장애가 생길 수 있다.

등 피 Aurantii Pericarpium KHP JP
(橙皮, Deung Pi) bitter orange peel

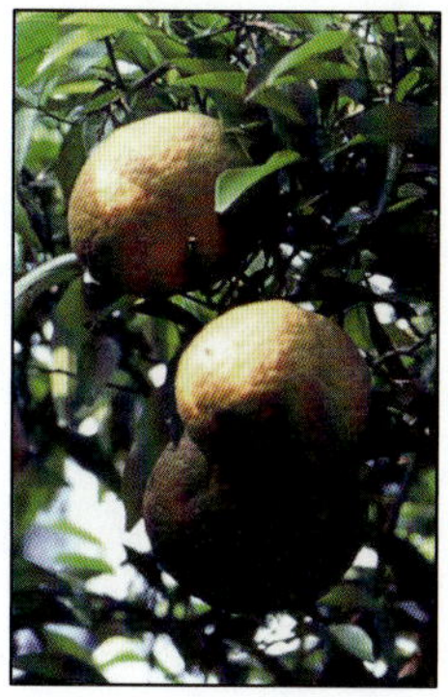

기 원 광귤나무 *Citrus aurantium* L. subsp. *amara* Engler (운향과 Rutaceae)의 잘 익은 열매껍질이다. 일본에서는 *C. aurantium* L., *C aurantirum* L. var. *daidai* Makino 의 열매껍질을 쓴다. 광귤나무의 미숙과일은 지각으로 규정하고 있다 (KHP).

산 지 인도 (원산), 온대 각지에서 재배 (일본, 제주도 소량 재배)

성 상 거의 공을 4개로 쪼갠 모양으로 비틀어져 있거나 또는 편평하게 펴져 있으며, 길이 4 ~ 8 cm, 너비 25 ~ 45 mm, 두께 5 ~ 8 mm이다. 바깥 면은 회황색 ~ 어두운 적갈색이며, 기름세포에 의한 작은 오목한 점이 많이 있다. 안쪽 면은 흰색 ~ 연한 회황적색이며, 근락의 자국이 그물눈과 같이 보인다. 질은 가볍고 부서지기 쉽다. 특유한 방향이 있고 맛은 쓰며, 점액성이고 약간 자극성이다.

성 분 Flavonoid: hesperidin, neohesperidin, naringin, poncirin

정유: (+)-limonene 등

Limonoid: limonin 등

Alkaloid: synephrine

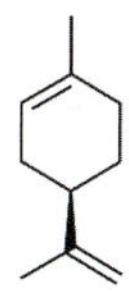

(+)-limonene

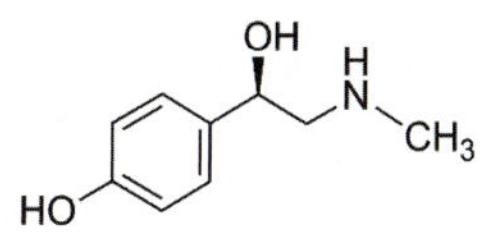

(-)-synephrine

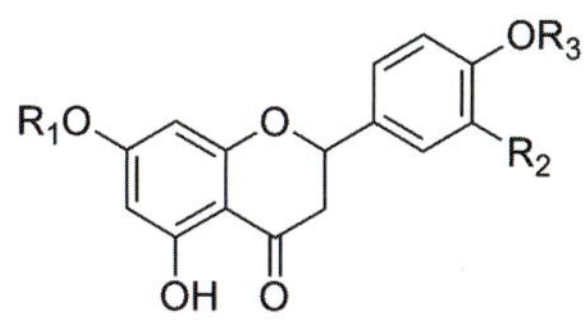

	R_1	R_2	R_3
hesperidin	-Glc $\overset{6}{-}$ Rha	OH	CH_3
neohesperidin	-Glc $\overset{2}{-}$ Rha	OH	CH_3
naringin	-Glc $\overset{2}{-}$ Rha	H	H
poncirin	-Glc $\overset{2}{-}$ Rha	H	CH_3

약 리

(1) 건위작용 70% EtOH 추출물은 타액 분비를 항진시키지만, 그 건위 식욕증진 효과는 구강 내 감각기에서 유래된 위액분비자극에 의한 것으로 보고 있다.

(2) hesperidin에는 항알러지작용, 모세혈관강화작용, 거담작용이 있으며, 혈중지질농도를 낮춘다. (자세한 내용은 지실과 진피 항목 참조)

(3) (+)-limonene의 진정작용, 중추억제, 적출회장과 적출자궁, 말초혈관의 수축, 점막 및 국소자극, 담즙분비촉진, 장관운동촉진, 간과 혈청 중의 cholesterol 저하작용 등이 보고되어 있으나 위운동에 대해서는 큰 영향이 없다.

(4) 기 타

• *Citrus* 속에서 분리된 limonoid계 성분 (limonin, obacunone) 및 반합성 유도체들은 밤나방의 유충

에 대해 섭식방해물질(antifeedant agent)로 작용한다.[1)]

확인시험 가루 1 g을 달아 EtOH 10 ml를 넣고 잘 흔들어 섞어 30분간 방치한 다음 여과한 여액을 검액으로 한다. 따로 naringin 표준품 10 mg을 EtOH 10 ml에 녹여 표준액으로 한다. 검액 및 표준액을 가지고 TLC법에 따라 시험한다. 검액 및 표준액 10 μl씩을 TLC용 silica gel(형광제 첨가)을 써서 만든 박층판에 점적한다. 다음 ethyl acetate · EtOH (99.5) · water 혼합액(8 : 2 : 1)을 전개용매로 하여 약 10 cm 전개시킨 다음 박층판을 바람에 말린다. 여기에 묽은 2,6-dibromoquinone chlorimide 시액을 고르게 뿌리고 ammonia 기체 중에 방치할 때 검액에서 얻은 여러 개의 반점 중 1 개의 반점은 표준액에서 얻은 반점과 색상 및 R_f 값이 같다.

규 격 **건조감량** 14.0% 이하(6시간) **회분** 5.5% 이하 **정유함량** 0.2 ml 이상(50.0 g, 실리콘수지 1 ml)

응 용 방향성 고미건위약, 구풍제

처 방 고미틴크, 등피틴크, 등피시럽

용 량 4.5 ~ 9 g, 외용하기도 한다.

유사생약

• 지각(Aurantii Fructus Immaturus)[KHP]

광귤나무 *Citrus aurantium* L. 여름귤나무 *Citrus natsudaidai* Hayata 또는 그 재배변종(운향과 Rutaceae)의 미숙과일이다. 구형 또는 절단되어 있는 반구형으로 지름 3 ~ 5 cm이고, 바깥면은 녹갈색 ~ 적갈색이며 과립상의 돌기가 있으며 돌기마다 그 위에 들어간 점이 있고 꽃대와 과병이 떨어진 자국이 있다. 과피의 두께는 6 ~ 13 mm로 황백색이며 질은 단단하고 꺾기가 어렵다. 꺾은 면은 매끈하나 약간의 돌기가 있으며 속에는 씨가 들어 있다. 방향이 있으며 맛은 쓰고 약간 시다.

참고문헌

1) Ruberto G *et al.* (2002) J. Agric. Food Chem. 50: 6766-6774

질려자 Tribuli Fructus [KP CP JP] (蒺藜子, Jil Ryeo Ja)

기 원 남가새 *Tribulus terrestris* L. (남가새과 Zygophyllaceae)의 과실이다.

성 상 5개의 분과가 방사상으로 배열한 5각 별모양이고, 지름 7 ~ 12 mm이며 소분과는 도끼 모양이고 길이 3 ~ 6 mm이다. 등 부위는 황록색이고 융기되어 있으며 세로로 달리는 모서리 및 다수의 작은 가시가 있다. 가시는 긴 가시와 작은 가시가 대칭으로 1쌍씩 있다. 두 옆은 거칠고 그물무늬가 있으며 회백색이다. 질은 단단하다. 횡단면을 현미경으로 볼 때 몇 개의 삼각형 모양의 분과가 열매껍질

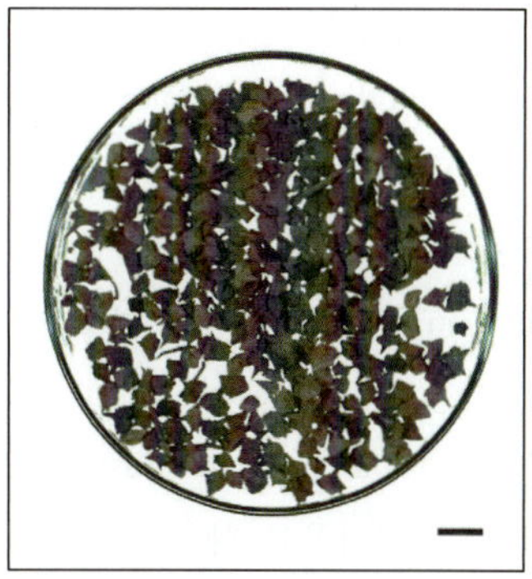

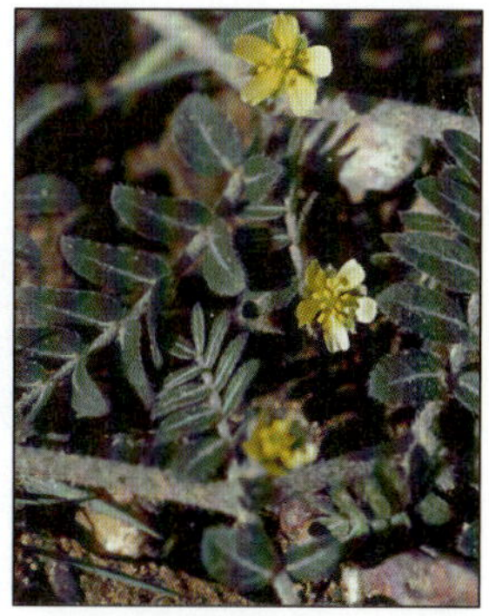

로 연결된 모양으로 되어있다. 열매껍질은 1층의 표피로 되었고, 중과피는 유조직과 후벽세포층으로 되었으며 내과피는 수층의 섬유세포층으로 되어 있다. 중과피와 내과피와의 사이에는 옥살산칼슘 단정을 함유하는 1층의 세포층이 있다. 유관속은 가늘고 작으며 여기저기 흩어져 있다. 분과의 세 모서리 중 밖으로 향한 두 모서리 쪽에는 원뿔모양의 큰 섬유속이 있고 그 아랫쪽에는 석세포군이 있다. 씨껍질은 세포가 1층이고 긴밀하게 배열되어 있다. 떡잎의 유세포에는 기름 방울이 들어 있다. 거의 냄새가 없고, 맛은 처음에 부드럽고 후에 쓰다.

성 분

Flavonoid: kaempferol, kaempferol-3-glycoside, kaempferol-3-rutinoside, tribuloside 등

Steroidal saponin: terrestrinin A ~ B, tribulosaponin A ~ B, isoterrestrosin B 등

Lignanamide: tribulusamide A ~ B, terrestribisamide

Alkaloid: harman, harmine, tribulusterine

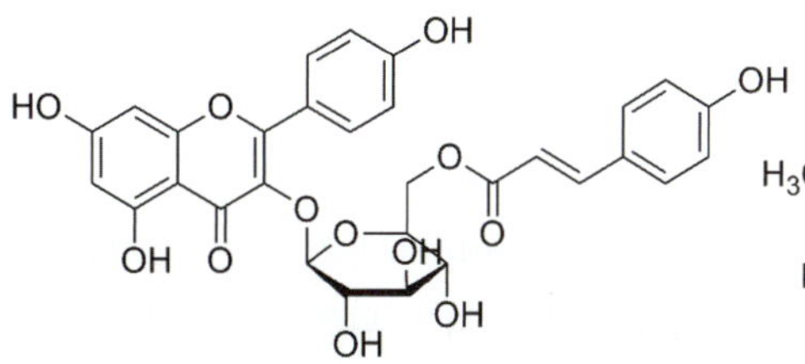

tribuloside

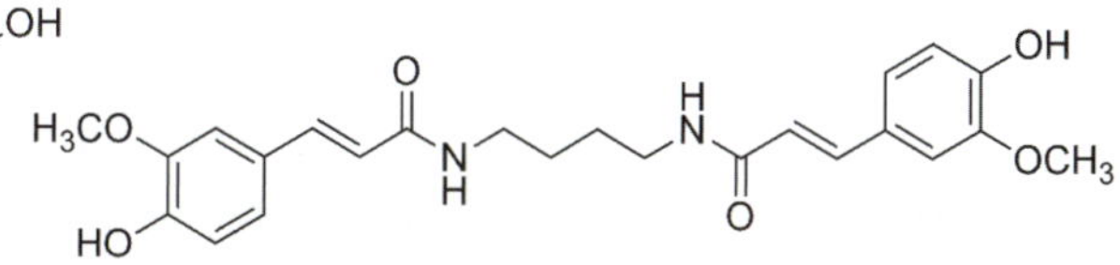

terrestribisamide

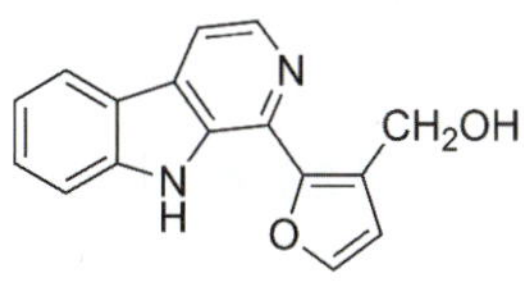

tribulusterine

약 리

(1) 혈압강하작용

- 수침액이나 EtOH·물의 침출액, 또는 30% EtOH 침출액은 마취동물의 혈압을 낮춘다.
- 물추출물은 혈청과 여러 조직에서의 angiotensin-converting enzyme (ACE)의 활성을 줄인다 (*in vivo*, 2K-1C hypertensive rat).[1)]

(2) 이뇨작용

- 인도의 민간에서는 백질려를 이뇨제로 쓴다. 임상적으로 복수 및 수종에 효과가 있다는 보고도 있다.[¶1]
- 물추출물에는 이뇨작용이 있어 Na^+, K^+, Cl^-의 배설량을 증가시킨다 (*in vivo*, rat). 요로결석에 사용되기도 했다.[2)]

(3) 성기능강화작용

- 추출물(protodioscin)은 androgen을 증가시키고 이로 인해 NO가 방출됨으로써 음경해면체 내의 압력을 증가시킨다(rat).[3]
- 추출물은 성기능을 강화한다(*in vivo*, male rat). 이러한 작용은 추출물 중의 protodioscin에 의한 androgen 활성의 증가로 보고 있다.[4]

(4) 기 타

- 구충작용: tribulosin과 β-sitosterol-D-glucoside는 기생충의 일종인 선충 *Caenorhabditis elegans*에 대해서 구충작용을 나타낸다(*in vitro*, ED_{50}, 76.25, 82.50 *μg/ml*).[5]
- MeOH 추출물은 COX-2의 활성을 저해한다(*in vitro*, LPS-induced mouse macrophages RAW264.7 cell, 10 *μg/ml*).[6]
- 남가새의 steroidal saponin은 사람의 여러 가지 암세포주에 대해서 세포독성을 나타내며 항진균작용도 가지고 있다(*in vitro*).[7]
- 백반증개선작용: 물추출물은 멜라닌 생성세포의 증식을 촉진한다(*in vitro*, melan-a cell, sulpho-rhodamine B assay).[8]
- 간세포보호작용: tribulusamide A와 B는 D-galactosamine/TNFα로 유도한 간세포 독성으로부터 간세포를 보호한다(*in vitro*).[9]
- 물추출물은 인간의 간암세포에서 NFκB의 signaling을 방해하여 증식을 막고 세포사멸을 유도한다(*in vivo*, HepG2 cells).[10]
- 진정작용, 항진균작용과 항과민성작용이 있다.

확인시험 가루 0.2 g을 달아 glacial HOAc 3 m*l*를 넣고 수욕에서 2분간 가온한 다음 여과한 여액 1 m*l*에 H_2SO_4 1 m*l*를 천천히 넣으면 그 접계면은 적갈색을 띠고 위층은 청자색 ~ 녹색을 띤다.

규 격 **열매꼭지** 이 약은 열매꼭지가 4.0% 이상 섞여 있지 않다. **이물** 이 약은 열매꼭지 이외의 이물이 1.0% 이상 섞여 있지 않다. **건조감량** 7.0% 이하 **회분** 13.0% 이하 **산불용성회분** 2.5% 이하 **엑스함량** 물엑스 12.0% 이상

응 용 이뇨, 소염, 정혈(淨血)약으로 두통, 안과질환, 유즙불통, 월경부조, 임파선종 등에 쓴다.

처 방 백질려산(白蒺藜散), 질려소풍음(蒺藜疏風飮)

용 량 3 ~ 9 g, 외용하기도 한다.

주의 및 부작용 steroidal saponin을 양에게 투여하면 geeldikkop이라는 질병이 발생한다.[10] 또한, alkaloid와 물 분획은 동시에 쥐의 소장운동을 억제할 수 있으며, acetylcholine과는 길항반응을 나타낸다. 식물 속에는 유독성 물질인 KNO_2이 포함되어 있어 methemoglobin에 의한 질식을 일으킬 수 있다.

● 참고문헌

1) Sharifi AM *et al.* (2003) Life Sci. 73: 2963-2971
2) Al-Ali M *et al.* (2003) J. Ethnopharmacol. 85: 257-260
3) Gauthaman K *et al.* (2003) J. Altern. Complement Med. 9: 257-265
4) Gauthaman K *et al.* (2002) Life Sci. 71: 1385-1396
5) Deepak M *et al.* (2002) Phytomedicine 9: 753-756
6) Hong CH *et al.* (2002) J. Ethnopharmacol. 83: 153-159

7) Bedir E *et al.* (2002) Pharmazie 57: 491-493
8) Lin ZX *et al.* (1999) J. Ethnopharmacol. 66: 141-150
9) Li JX *et al.* (1998) Planta Med. 64: 628-631
10) Kim HJ *et al.* (2011) J. Ethnopharmacol. 136: 197-203
11) Kellerman TS *et al.* (1991) Onderstepoort. J. Vet. Res. 58: 47-53

창이자

Xanthii Fructus KP CP
(蒼耳子, Chang I Ja) cocklebur fruit

기 원 도꼬마리 *Xanthium strumarium* L. (국화과 Compositae)의 잘 익은 열매이다. 중국에서는 *X. sibiricum* Patr.의 열매를 쓴다.

성 상 방추형 또는 난원형이며, 길이 10 ~ 15 mm, 지름 4 ~ 7 mm이다. 바깥면은 황갈색 ~ 황록색을 띠고 전체에 가시가 있으며 맨 위에는 비교적 두꺼운 2개의 가시가 분리되어 있거나 연결되어 있고 기부에는 열매꼭지 자국이 있다. 질은 단단하고 질기며 횡단면의 중앙은 세로방향의 격막에 의해 2방으로 나뉘어 있고 각 방에 수과가 1개씩 들어 있다. 수과는 대개 방추형이고 한쪽 면은 비교적 평탄하며 맨 위에는 돌기된 암술대 그루가 하나 있다. 열매껍질은 얇고 회흑색이며 세로무늬가 있다. 씨껍질은 막질이고 연한 회색이며 떡잎은 2개이고 유성이 있다.
이 약은 특유한 냄새가 있고 맛은 약간 쓰다.

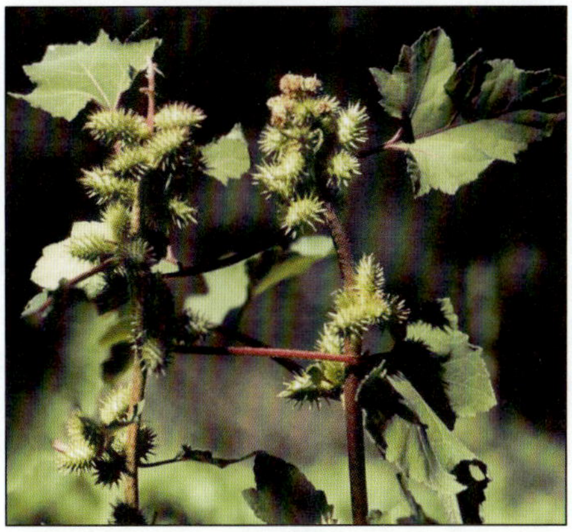
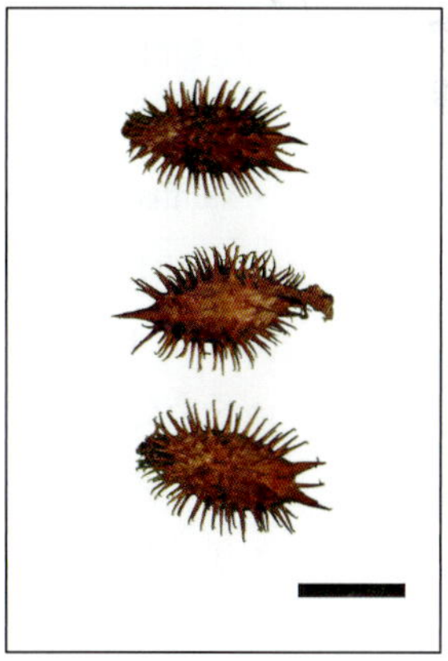

성 분 Sesquiterpenoid: zanthol, isozanthol, xanthanol, isoxanthanol, tomentosin (= xanthanolide), 8-*epi*-xanthatin, 2-hydroxytomentosin, 2-hydroxytomentosin-1β, 5β-epoxide, xanthatin, xanthumanol, xanthumin, 등
Alkaloid: thiazinedione, xanthiazone
Phenolic compound: 1,3,5-tri-*O*-caffeoylquinic acid, 3,5-di-*O*-caffeoylquinic acid, caffeic acid
기 타: xanthienopyran

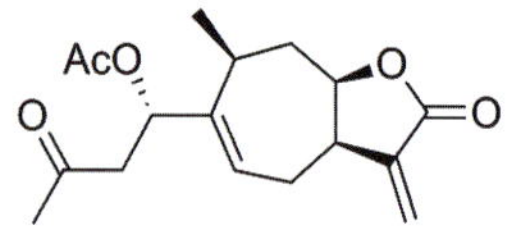

xanthumin

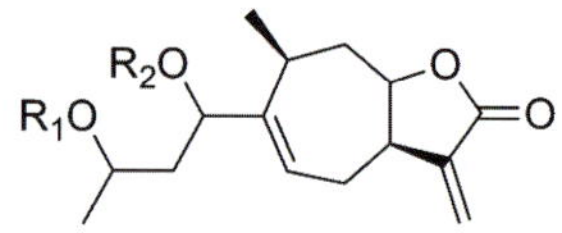

xanthanol, R_1=H, R_2=AC
isoxanthanol, R_1=AC, R_2=H

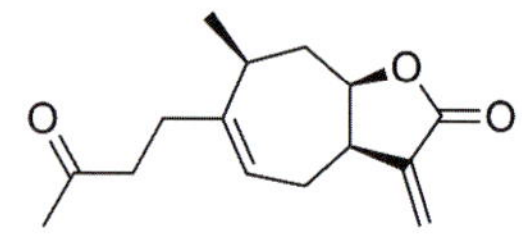

tomentosin

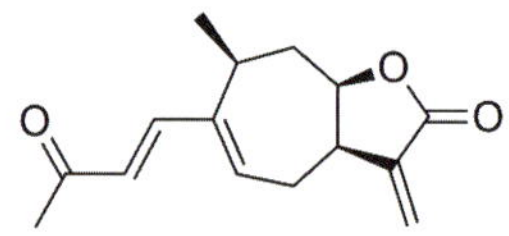

8-*epi*-xanthatin

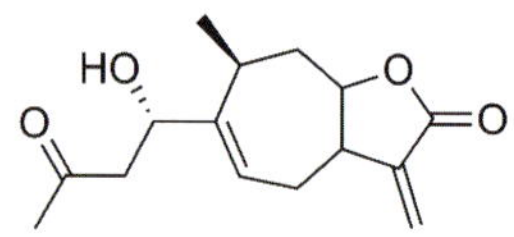

2-hydroxytomentosin

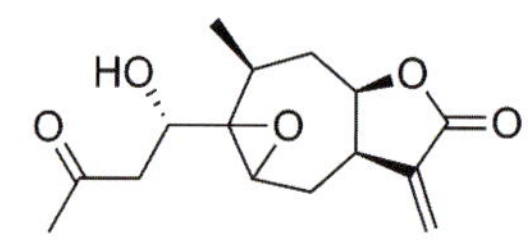

2-hydroxytomentosin-1β,5β-epoxide

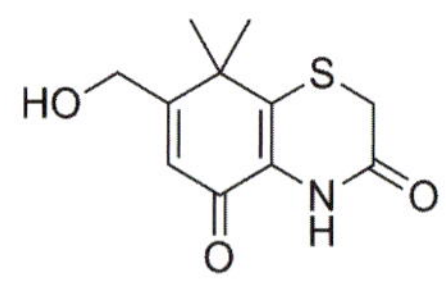

xanthiazone

약 리 **(1) 항염증 및 항알레르기 효과**

- 창이자 EtOH 추출물은 항염증 및 진통 작용을 가지는데, 이는 caffeoylquinic acid에 의한다.[6]
- 창이자에서 분리된 xanthienopyran의 경우는 superoxide의 생성을 억제한다.[7]
- 창이자의 MeOH 추출물 또는 xanthatin, xanthinosin 등은 iNOS 및 COX-2 발현억제를 통한 항염증 작용을 가진다.[8,9]
- 창이자의 물추출물은 비만세포 의존성 알레르기반응을 억제한다.[10]
- 인간 사구체간질세포를 이용한 실험에서 세포의 증식을 억제하고 IL-1β 및 TNFα의 생성을 감소시킨다.[11]

(2) 항미생물작용

- tomentosin에는 항균작용이 있다.[1]
- xanthatin은 methicillin저항성 황색 포도상 구균에서 항균 효능을 나타낸다.[12]
- 50% EtOH 추출물에는 항트리파노소마 활성이 있다.[2]

(3) 기 타

- 중추신경억제작용: xanthumin에는 중추신경억제작용이 있다.
- 항종양작용: xanthatin에는 항종양작용이 있다.
- 혈당강하작용: caffeic acid는 포도당의 소비를 증가시킴으로써 인슐린과는 무관하게 혈당을 낮춘다 (*in vivo*, rat, *i.v.*, streptozotocin-induced model, insulin-resistant model).[3]
- 발한작용과 진통작용이 알려져 있다.
- 잎에서 분리된 xanthanolide sesquiterpene lactone인 8-*epi*-xanthatin과 8-*epi*-xanthatin epoxide는 여러 가지 암세포주에 대한 세포독성이 있으며 farnesyltransferase에 의한 human lamin-B의 farnesylation을 억제한다 (*in vitro*).[4]

확인시험 가루 0.5 g을 달아 H_2O 10 m*l*를 넣고 온침한 여액에 $FeCl_3$ 1방울 넣을 때 회록색을 나타낸다.

규 격 **건조감량** 7.0% 이하 **회분** 7.0% 이하 **산불용성회분** 1.0% 이하

응 용 해열, 발한, 진경약으로 두통, 비염, 축농증, 류마티즘, 사지경련, 옴 등에 쓴다.

처 방 창이산(蒼耳散), 복방창이산(復方蒼耳子湯)

용 량 3 ~ 9 g

주의 및 부작용 창이자는 독성을 가지고 있다. 창이자유(120℃까지 가열한 것) 및 함유 단백질(수용성이 아니고 추출 과정에서 변질된 것)에는 명확한 독성이 없으나 탈지과정에서 얻어진 즙에 독성 성분이 있다. 물에 담근 다음에 남은 찌꺼기에는 독성이 감소되거나 없다. 간독성이 강하여 CCl_4에 의한 손상과 비슷한 양상을 나타낸다. 독성성분인 carboxyatractyloside의 LD_{50}은 13.5 mg/kg (*in vivo*, rat, *i.p.*)이다.[5)]

● **참고문헌**

1) Sato Y *et al.* (1997) J. Pharm. Pharmacol. 49: 1042
2) Talakal TS *et al.* (1995) J. Ethnopharmacol. 49: 141
3) Hsu FL *et al.* (2000) Planta Med. 66: 228-230
4) Kim YS *et al.* (2003) Planta Med. 69: 375-377
5) Hatch RC *et al.* (1982) Am. J. Vet. Res. 43: 111-116
6) Lee CL *et al.* (2008) Planta Med. 74: 1276-1279
7) Yoon JH *et al.* (2008) Bioorg Med Chem Lett. 18: 219-2182
8) Kim IT *et al.* (2005) Biol Pharm Bull. 28: 94-100
9) Han T *et al.* (2007) Phytomedicine 14: 825-829
10) Hong SH *et al.* (2003) J. Ethnopharmacol. 88: 229-234
11) Kuo YC *et al.* (1998) J. Lab. Clin. Med. 132: 76-85

천련자 Meliae Fructus KHP CP

(川楝子, Cheon Ryeon Ja) chinaberry

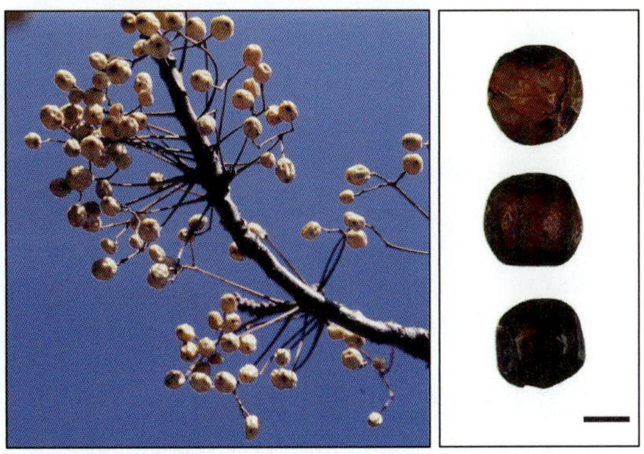

기 원 천련(川楝) *Melia toosendan* Siebold et Zuccarini 또는 멀구슬 나무 *Melia azedarach* L. (멀구슬나무과 Meliaceae)의 열매이다.

성 상 **천련**(川楝) 구형에 가까우며 지름은 20 ~ 30 mm이다. 바깥 면은 오목하게 들어가고 그 가운데에는 열매꼭지의 자국이 있으며 다른 끝도 약간 오목하게 들어가고 그 가운데에 갈색 반점이 하나 있다. 바깥열매껍질은 가죽질이고 과육과의 사이에는 빈 공간이 있다. 과육은 담황색이며 질이 단단하며 양끝은 편평하게 잘린 듯하다. 겉면에는 6 ~ 8줄의 세로 능선이 있고 그 안은 6 ~ 8개의 방으로 나누어져 있으며 각 방에는 기름기가 있는 긴 타원형의 씨가 1개 들어있다.

멀구슬나무 구형에 가까우며, 천련(川楝)에 비하여 크기가 작아 지름의 10 ~ 15 mm이고, 씨방은 4 ~ 5개로 나누어져 있다. 특유한 냄새가 있으며 맛은 시고 쓰다.

성 분 Limonoid: toosendanin, meliatoxin A_1, A_2, B_1, B_2, trichilin A, amoorastatin, amoorastatone, 12-hydroxyamoorastatin, melianoside B, melianone, toosendansterol A, B, toosendanoside, isotoosendanin, 21-*O*-acetyltoosendantriol, chuanliansu (= 28-acetylsendanin), 28-deacetylsendanin, isochuanliansu, lipomelianol, loliolide, 21-*O*-methyltoosendanpentol, meliaionoside A, meliartenin, Meliatoosenin E-S, 1-*O*-tigloyl-1-*O*-dehybenzoylochinal

Alkaloid: azaridine

기 타: resin, tannin, benzoic acid, vanillic acid 등

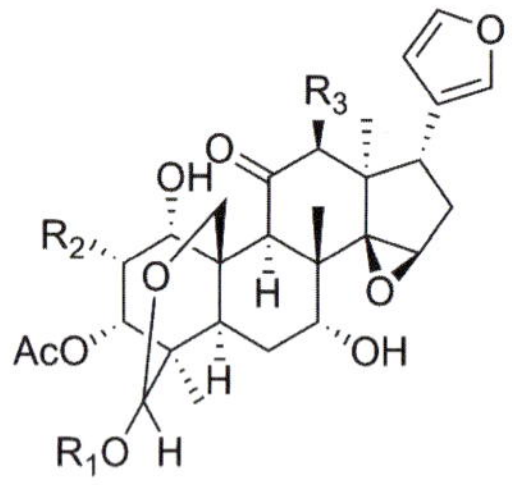

meliatoxin A_1, R_1=COMeCHCH$_2$Me, R_2=OAc, R_3=H
meliatoxin A_2, R_1=COCHMe$_2$, R_2=OAc, R_3=H
trichilin A, R_1=COMeCHCH$_2$Me, R_2=OAc, R_3=OH
amoorastatin, R_1=H, R_2=H, R_3=H

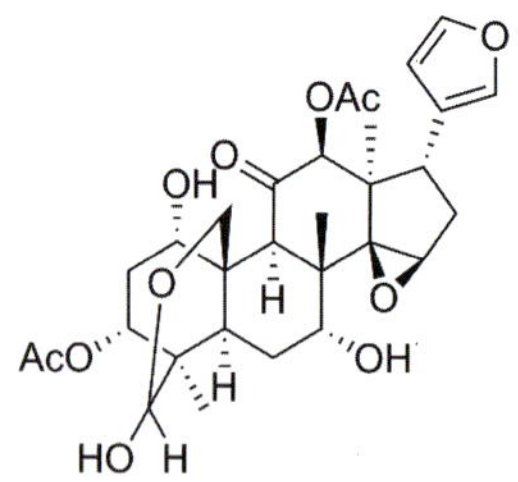

28-deacetylsendanin

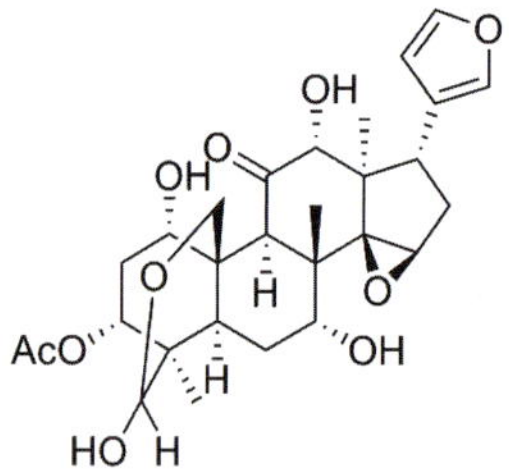

12-hydroxyamoorastatin

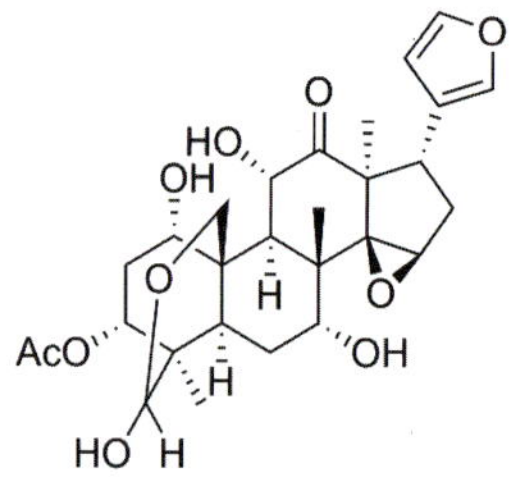

meliartenin

약 리 **(1) 구충작용**

- vanillic acid 및 coumarin 유도체에는 구충작용이 있다.
- $CHCl_3$ 추출물은 진드기 유충을 죽이고 암컷의 산란율을 떨어뜨린다.[1)]
- 추출물과 meliartenin은 여러 가지 곤충에 대해서 섭식방해작용과 살충작용을 나타낸다.[2)]
- *Melia azedarach L.*의 추출물은 모기 유충에 대하여 우수한 살충작용을 나타낸다.[6)]

(2) 항미생물작용

- 항세균작용: 천련자에서 분리된 limonoid계 성분은 그람음성균과 황색포도상구균의 성장을 억제한다.
- 항진균작용: 천련자의 추출물은 식물병원성진균의 성장을 억제한다 (*in vitro*).[3)]

(3) 기 타

- 28-deacetylsendanin에는 항HSV-1(herpes simplex virus) 작용이 있다 (*in vitro*, Vero cell).[4)]
- isotoosendanin과 1-*O*-tigloyl-1-*O*-debenzoylohchinal은 항염증 작용이 있다 (*in vivo*, mouse).[7)]
- 추출물에 포함된 다당류 (pMTPS-3)는 항산화 및 항암 작용이 있다 (*in vitro*).[8)]
- *Melia azedarach L*의 열매 및 잎의 추출물은 acetylcholinesterase (AChE), butyrylcholinesterase (BChE), tyrosinase에 대한 억제작용 (*in vitro)* 및 항산화 작용을 가진다.[9)]

확인시험 이 약의 가루 약 1.0 g을 달아 EtOH 30 m*l*에 넣어 30 분간 초음파추출한 다음 여과한다. 여액을 증

발건고한 다음 EtOH 1 m*l*에 녹여 검액으로 한다. 이 액을 TLC법에 따라 시험한다. 검액 2 μ*l*을 TLC용 silica gel (형광제 첨가)을 써서 만든 박층판에 점적한다. 다음에 cyclohexane·ethyl acetate혼합액 (1 : 1)을 전개용매로 하여 약 10 cm 전개한 다음 박층판을 바람에 말린다. 여기에 자외선(주파장 365 nm)을 쪼일 때 R_f 값 0.3부근에서 파란색 형광반점을 볼 수 있다.

규 격 **열매꼭지** 등 이물이 2.0% 이상 섞여 있지 않다. **건조감량** 10.0% 이하 **회분** 2.0% 이하 **저장법** 밀폐용기

응 용 살충, 진통약으로 장내 기생충의 제거, 머리의 건선피부염, 협늑통, 복통 및 고환염에 쓴다. 껍질은 살충력이 강하고, 과육은 진통작용이 강하다.

처 방 고련환 (苦楝丸), 금령자산 (金鈴子散), 가미오령산 (加味五苓散), 당귀사역탕 (當歸四逆湯)

용 량 9 ~ 15 g, 또는 환제나 산제로 사용한다.

주의 및 부작용 가축 (소, 돼지)에 대해서 독성 (간장애, 위장장애, 근무력, 우울증 등)을 나타낼 수 있다.[5]

관련생약

• 고련피[KHP]

● 참고문헌

1) Borges LM *et al.* (2003) Med. Vet. Entomol. 17: 228-231
2) Carpinella MC *et al.* (2003) J. Agric. Food Chem. 51: 369-374
3) Carpinella MC *et al.* (2003) J. Agric. Food Chem. 51: 2506-2511
4) Kim M *et al.* (1999) Antiviral Res. 43: 103-112
5) del Mendez MC *et al.* (2002) Vet. Hum. Toxicol. 44: 145-148
6) Wandscheer CB *et al.* (2004) Toxicon 44: 829-835
7) Xie F *et al.* (2008) J. Ethnopharmacol. 117: 463-466
8) He L *et al.* (2011) Int. J. Biol. Macromol. 49: 422-427
9) Orhan IE *et al.* (2012) Industrial Crop. Prod. 37: 213-218

치 자

Gardeniae Fructus KP CP JP

(梔子, Chi Ja) gardenia fruit

기 원 치자나무 *Gardenia jasminoides* Ellis (꼭두서니과 Rubiaceae)의 잘 익은 열매로서 그대로 또는 끓는 물에 데치거나 찐 것이다. 건조한 것을 정량할 때 geniposide 3.0% 이상 및 gardenoside 1.8% 이상을 함유한다.

성 상 달걀모양 ~ 긴 달걀모양으로 길이 1 ~ 3.5 cm, 너비 10 ~ 15 mm이다. 바깥면은 황갈색 ~ 적갈색이고, 보통 5 ~ 7 개의 날개 모양인 세로 능선이 뚜렷하다. 맨 위에는 꽃받침 또는 그 자국이 있으며, 아래쪽은 약간 뾰족하고 열매꼭지가 남아 있기도 한다. 열매껍질은 얇고 부스러지기 쉽다. 잘린 면의 안쪽이 색깔이 비교적 진하지 않으나 광택이 있으며, 2 ~ 3줄의 튀어나온 격막이 있고 그 안

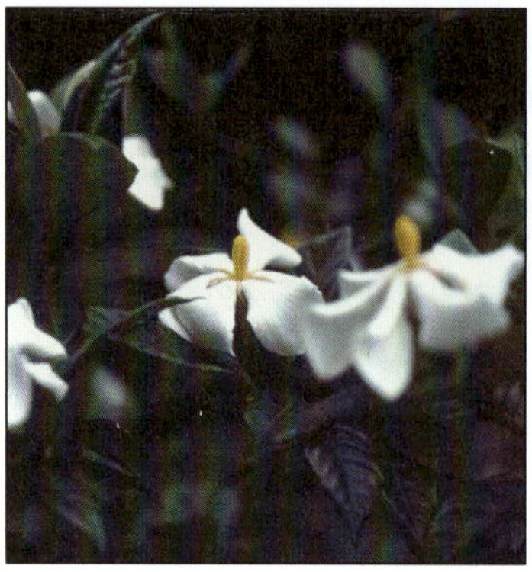

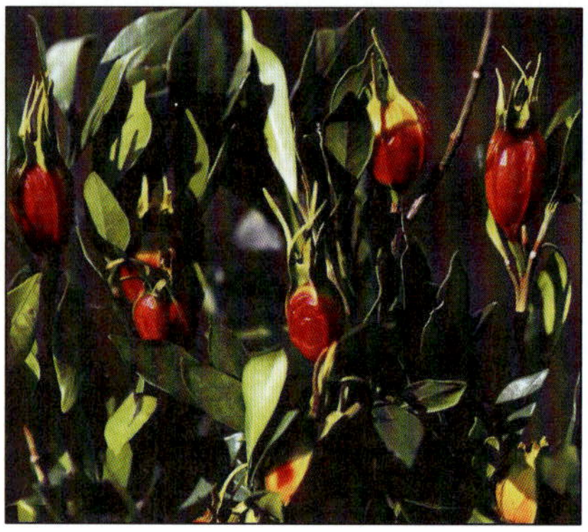

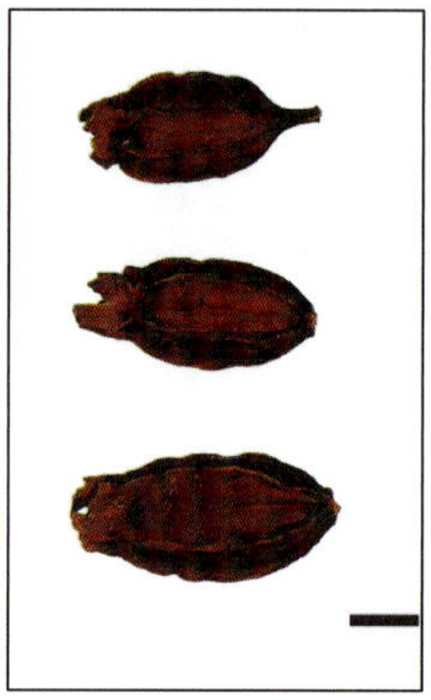

에는 씨가 들어있다. 씨는 납작하고 난원형이며 여러 개가 모여 덩어리를 이루고 있다. 진한 붉은색 또는 황적색이고, 바깥면에는 가늘고 작은 혹모양의 돌기가 빽빽하게 나 있다. 약간 특유한 냄새가 있고 맛은 쓰다.

성 분 Iridoid: genipin, geniposide, geniposidic acid, gardenoside, genipin-β-D-gentiobioside, gardoside, shanzhiside, 10-acetylgeniposide, deacetylasperulosidic acid methylester, scandoside methylester, geniposidic acid, 6β-hydroxygeniposide, gardeniside A-C

황색색소: crocin, crocetin

Monoterpenoid: gardenone, gardendiol

기 타: 3,4-dicaffeoyl-5-(3-hydroxy-3-methyl-glutaryl) quinic acid, 3-caffeoyl-4-sinapoyl quinic acid, nonacosane, rutin, quercetion, isoquercitrin, picrocrocinic acid, protocatechuic acid 등

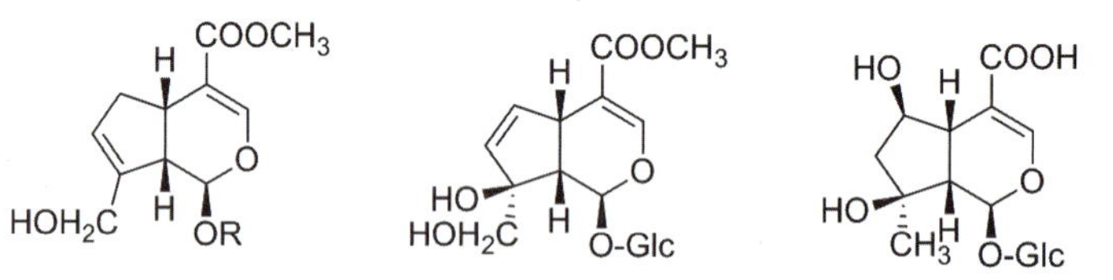

genipin, R=H
geniposide, R=Glc
genipin gentiobioside, R=gentiobiose

gardenoside

shanzhiside

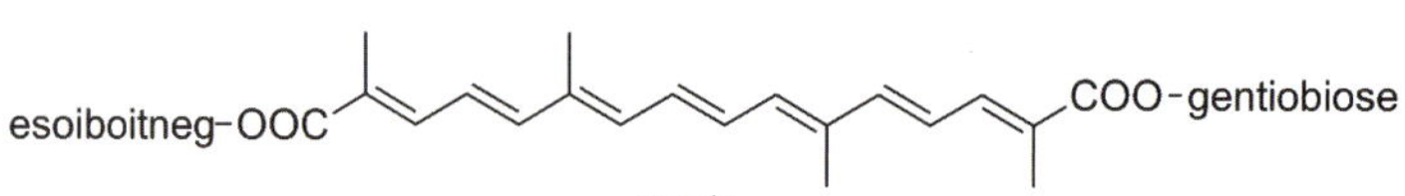

crocin

약 리 **(1) 이담작용**

- genipin에는 담즙분비촉진작용이 있으며, 치자추출물의 담즙분비촉진작용이 더 강하다 (*in vivo*, rat).
- crocin, crocetin (0.1 g/kg)에도 담즙분비촉진작용이 있다 (*in vivo*, rabbit, *i.v.*).

(2) 간기능강화·간세포보호작용

- geniposide는 GST (glutathione *S*-transferase)의 활성을 증가시킴으로써 간의 해독과정을 촉진한다 (*in vitro*, primary cultured rat hepatocytes).[1)]

• crocin은 aflatoxin B1과 dimethylnitrosamine으로 유도한 급성간독성으로부터 간세포를 보호한다 (*in vivo*, rat).[2)]

• geniposide는 α-naphthylisothiocyanate로 유도한 간독성실험에서 혈청 중의 *s*-bilirubin과 GOT, GPT 수치를 현저하게 낮춘다(*in vivo*, rat, *p.o.*).

• 고지방식에 의해 유도된 비알콜성 지방간 모델의 (NAFLD) rat에서 현저한 지질축적저하 및 염증성 간손상 억제효과를 나타낸다(*in vivo*, rat)[15)]

(3) 혈압강하작용

• EtOH 추출물은 교감신경중추에 작용하여 혈압을 내린다(*p.o.* 또는 *i.p.*).

(4) 항산화작용·항종양작용

• 부탄올 분획은 혈관신생작용을 억제한다(*in vitro*, chick chorioallantoic membrane assay).[3)]

• crocin (20 ppm)은 BHA (butlyated hydroxy anisole)에 견줄만한 항산화력을 가지고 있다(*in vitro*).[4)]

• crocetin의 항산화력은 TPA로 유도한 마우스의 피부암발생을 억제한다(*in vivo*).[5)]

• crocetin은 benzo[a]pyrene에 의한 유전독성과 종양으로의 형질전환을 억제한다. 이는 crocetin이 benzo[a]pyrene과 DNA간의 adduct형성을 억제하고 GST의 활성을 증가시키기 때문이다(*in vitro*).[6)] 또한, crocetin은 aflatoxin B1에 의한 세포독성과 DNA adduct형성도 억제한다(*in vitro*, C3H10T1/2 fibroblast cell).[7)]

(5) 항염증 작용

• genipin은 항산화작용과 용량 의존적인 혈관신생 및 NO생성 저해작용으로 소염작용을 가진다.[12)]

• crocin은 prostaglandin E2 등의 유리 억제를 통해 항염증 작용을 가진다.[13)]

(6) 기 타

• 해열작용이 있으며 지속시간이 길다.

• 췌장의 장간막내 혈류를 증가시켜 급성출혈성췌장염을 완화시킨다.

• geniposide와 genipin은 혈소판응집을 억제함으로써 항혈전작용을 나타내며(*in vivo*, *in vitro*, mouse),[8)] 물추출물은 내피세포의 증식을 선택적으로 증가시키므로 동맥경화증이나 혈전증에 유리하다(*in vivo*).[9)]

• deacetylasperulosidic acid methyl ester는 정상적인 실험동물의 혈당을 낮춘다. 6번 위치의 수산화기의 입체구조가 중요한 역할을 한다(*in vivo*, mouse).[10)]

• geniposide는 발목염좌와 같은 증상에 대해 유효한 효과를 갖는다(*in vivo*, rat)[14)]

확인시험 (1) 가루를 데시케이터(silica gel)에서 24시간 건조하고 그 약 1.0 g에 온탕 100 m*l*를 넣어 가끔 흔들어 섞으면서 60 ~ 70℃에서 30분간 가온한 다음 식히고 여과한다. 여액 1.0 m*l*에 물을 넣어 10 m*l*로 만든다. 이 액의 색은 노란색이고 다음의 비교액보다 연하지 않다(crocin 색소시험).

* 비교액: $K_2Cr_2O_7$ 2.0 mg을 물에 녹여 정확하게 10 m*l*로 한다.

(2) 가루 및 치자대조생약 1 g을 달아 각각 MeOH 20 m*l*를 넣고 수욕에서 3분간 가온하고 식힌 다음 여과하여 여액을 검액 및 치자표준생약표준액으로 한다. 이들 액을 가지고 TLC법에 따라 시험한다. 검액, 치자표준생약표준액 10 μ*l*씩을 TLC용 silica gel을 써서 만든 박층판에 점적한다. 다음에 ethyl acetate · MeOH 혼합액(3 : 1)을 전개용매로 하여 약 10 cm 전개한 다음 박층판을 바람에 말린다. 여기에 *p*-anisaldehyde · H_2SO_4시액을 고르게 뿌린 다음 105℃에서 10분간 가열할 때 검액

에서 얻은 여러 개의 반점은 치자표준생약표준액에서 얻은 반점과 색상 및 R_f 값이 같고, 그 중 1개의 반점은 표준액에서 얻은 어두운 자색의 반점과 색상 및 R_f 값이 같고, 그 중 R_f 값 0.5부근에서 geniposide의 반점을 확인할 수 있다.

규 격 **회분** 6.0% 이하

응 용 이담, 소염, 지혈, 해열, 진정약

처 방 치자시탕(梔子豉湯), 치자건강탕(梔子乾薑湯), 치자후박탕(梔子厚朴湯), 치자백피탕(梔子柏皮湯)

용 량 3 ~ 9 g

주의 및 부작용 crocin을 50 mg/kg, 8일간 투여하면 간기능에는 영향을 주지 않으나, 100 mg/kg, 2주 투여하면 간손상과 함께 흑색화가 일어난다. 그러나 저용량에서는 매우 낮은 독성을 보이고 이러한 증상들이 가역적이므로 crocin의 독성은 매우 낮다고 볼 수 있다(*in vivo*, rat, *p.o.*). genipin에 유전독성이 있다는 보고도 있다(*in vitro*, rec-assay, sister chromatid exchange, V79 cell).[11]

● **참고문헌**

1) Kuo WH *et al.* (2004) Pharmacology 70: 15-22
2) Lin JK, Wang CJ (1986) Carcinogenesis 7: 595-599
3) Park EH *et al.* (2003) Phytother. Res. 17: 961-962
4) Pham TQ *et al.* (2000) J. Agric. Food Chem. 48: 1455-1461
5) Hsu JD *et al.* (1999) Anticancer Res. 19: 4221-4227
6) Chang WC *et al.* (1996) Anticancer Res. 16: 3603-3608
7) Wang CJ *et al.* (1991) Cancer Lett. 56: 1-10
8) Suzuki Y *et al.* (2001) Planta Med. 67: 807-810
9) Kaji T *et al.* (1991) Chem. Pharm. Bull. 39: 1312-1314
10) Miura T *et al.* (1996) Biol. Pharm. Bull. 19: 160-161
11) Ozaki A *et al.* (2002) Food Chem. Toxicol. 40: 1603-1610
12) Koo HJ *et al.* (2004) Eur. J. Pharmacol. 495: 201-208
13) Xu GL *et al.* (2009) J. Agric. Food Chem. 57: 8325-8330
14) Chen QC *et al.* (2009) Phytochemistry 70: 779-784
15) Chen S *et al.* (2012) J. Tradit. Chin. Med. 32: 82-86

홉, 호프 Humuli Strobilus KHP

(忽布, Ho Peu) hops

기 원 홉 *Humulus lupulus* L. (삼과 Cannabaceae)의 잘 익은 구과(毬果)이다.

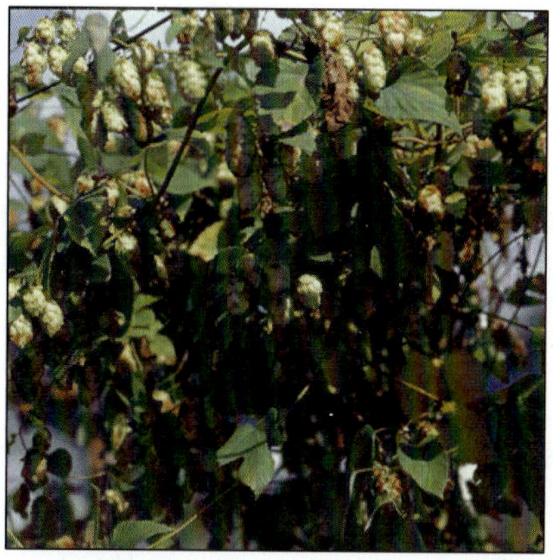

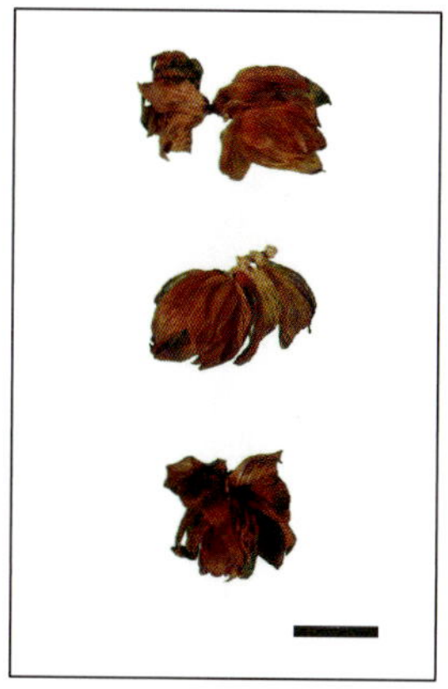

성　상　약간 찌그러진 방울모양이며 막질상의 많은 포엽으로 둘러 싸여 있다. 구과는 길이 2 ~ 4 cm, 너비 2 ~ 3 cm로 황록색 ~ 녹갈색이며 포엽은 달걀모양의 얇은 막편이고, 길이 15 ~ 30 mm, 너비 5 ~ 10 mm이며 꽃대에서 떨어지기 쉽다. 꽃대는 길이 15 ~ 20 mm이고, 10 ~ 15개의 포엽이 붙어있다. 포엽의 아랫부분에는 등색 ~ 등황색의 특유한 홉 선체(腺體)가 붙어 있다. 이 선체는 현미경으로 볼 때 다세포성의 컵 또는 공모양을 이루고 지름 140 ~ 230 μm의 입상이며 등황색의 분비물을 가진다. 이 약은 특유한 냄새가 있고 맛은 쓰다.

성　분　**고미질**: humulone, lupulone, cohumulone, adhumulone, colupulone, adlupulone

정유: myrcene, α-, β-humulene, humuladienone, α-corocalene 등

Flavonoid: xanthohumol, xanthohumol B-E, isoxanthohumol, 5'-prenylxanthohumol, xanthogalenol, 6-generanylnaringenin, 8-geranylnaringenin, 4'-*O*-methylxanthohumol, 4',6'-di-*O*-methylxanthohumol, 6,8-diprenylnaringenin, 6-prenylnaringenin, 2',4',6',4-tetrahydroxy-3'-*C*-prenylchalcone, dehydeocycloxanthohumol hydrate, 8-prenylnaringenin, B 등

기 타: tannin 등

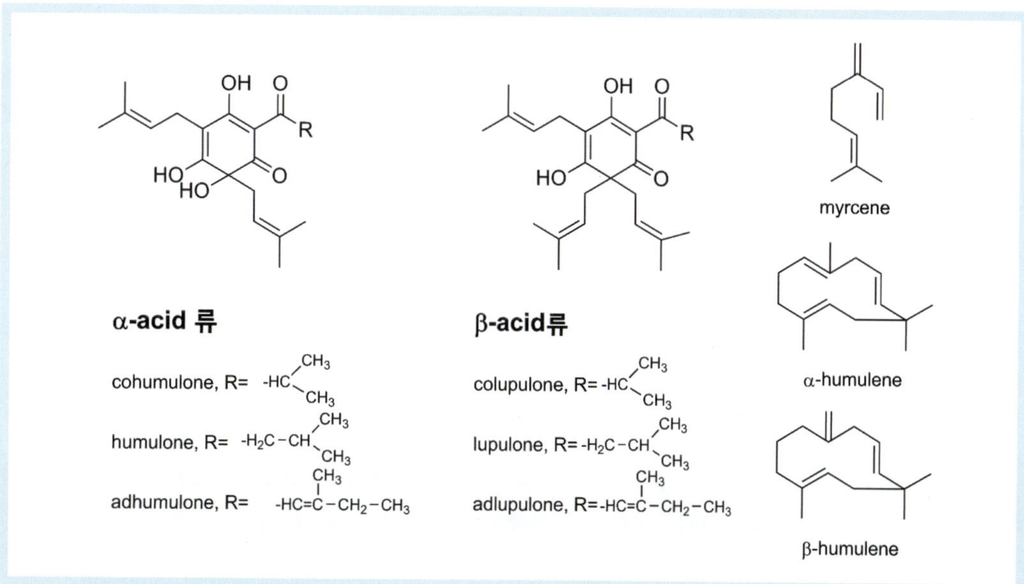

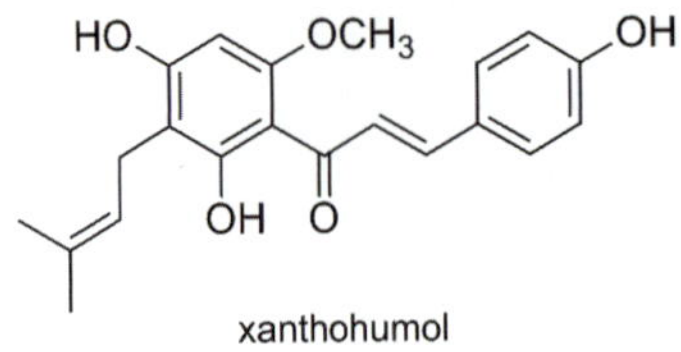

xanthohumol

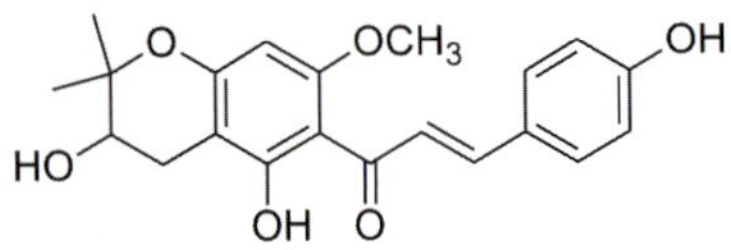

xanthohumol B

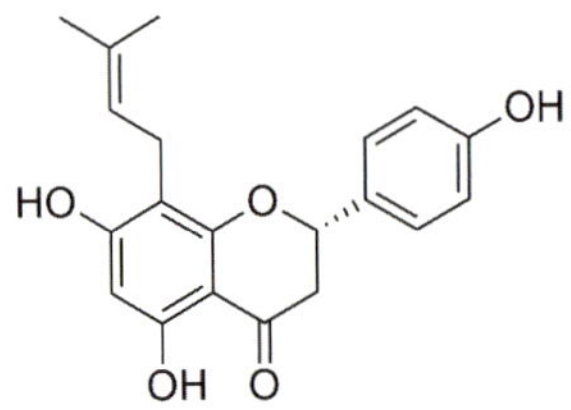

8-prenylnaringenin

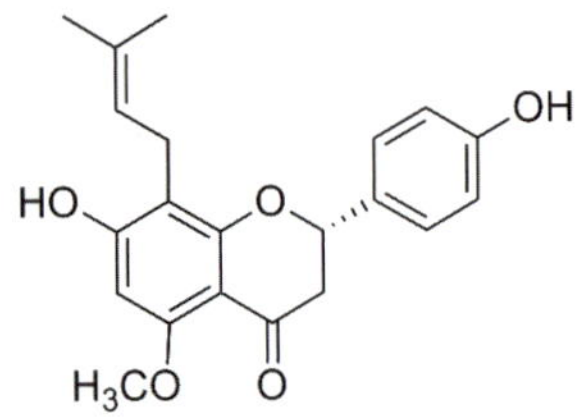

isoxanthohumol

약 리

(1) 항세균작용

- 광범위 항균제로 정유 성분과 $CHCl_3$추출물은 그람양성균(고초균, 황색포도상구균)과 *Trichophyton mentagrophytes*의 성장을 억제한다.[1)]

(2) 건위·식욕증진작용

- 방향성 고미건위약으로 식욕증진작용을 나타낸다.

(3) 진정작용

- methylbutenol에는 수면유도작용과 진정작용이 있다.[¶3]

(4) phytoestrogen으로서의 작용

- 8-prenylnaringenin은 강력한 phytoestrogen이다.[2-4)]
- MeOH 추출물은 estrogen 수용체(ERα, ERβ)에 경쟁적으로 결합하고, alkaline phosphatase의 활성을 증가시키며, progesterone 수용체 mRNA의 발현을 증가시킴으로써 estrogen 유사작용을 나타낸다(*in vitro*).[5)]

(5) 항암작용

- 쓴맛을 내며 맥주의 고유한 향을 내는 홉의 산성물질인 α-acid류와 β-acid류, 그리고 이들의 산화물질들은 Fas와 caspase cascade가 관여하는 암세포의 세포사멸과정을 촉진한다(*in vitro*).[6)]
- xanthohumol과 isoxanthohumol은 유방암세포(MCF-7)와 난소암세포(A-2780)에 대하여 세포독성을 나타낸다(*in vitro*).[7)]
- humulone은 TPA로 유도한 피부암발생을 억제하며, arachidonic acid로 유도한 귀의 부종을 억제한다(*in vivo*, mouse).[8)]

(6) 기 타

- 항염증작용: xanthohumol를 비롯한 홉의 chalcone 성분들은 iNOS의 발현을 억제함으로써 NO의 생성을 억제한다(*in vitro*, RAW 264.7 cell).[9)]
- 항산화작용: procyanidin B2는 neuronal nitric oxide synthase(nNOS)의 활성을 억제하며, procyanidin B3는 강한 항산화활성을 나타낸다(*in vitro*).[10)]

- 지방축적억제작용: xanthohumol과 xanthohumol B는 diacylglycerol acyltransferase의 활성을 억제한다 (*in vitro*).[11)]

규 격 이물 줄기 및 그 밖의 이물이 2.0% 이상 섞여 있지 않다. **회분** 5.0% 이하 **저장법** 차광한 기밀용기

응 용 방향성 고미건위약, 이뇨, 진정약, 맥주의 향미료 (방부작용)

주의 및 부작용 홉을 채취하거나 처리하는 과정에서 접촉하게 되면 접촉성 알러지가 발생하거나 생리과다가 일어날 수 있다.[12)] 호프에 접촉된 사람의 90 ~ 95%는 피부염을 일으키며, 이는 주로 신선한 화분에 의한 것이다. lupulone에 의한 부작용에서 가장 많이 나타나는 것은 위장의 반응인데 식욕부진, 작열감 (몹시 뜨거움), 오심, 복통, 설사 등이다. 사람에 따라서는 두통, 불면, 피부 알러지 등이 나타나기도 한다.¶1

● 참고문헌

1) Langezaal CR *et al.* (1992) Pharm. Weekbl. Sci. 14: 353-356
2) Nikolic D *et al.* (2004) Drug. Metab. Dispos. 32: 272-279
3) Milligan SR *et al.* (2000) J. Clin. Endocrinol. Metab. 85: 4912-4915
4) Milligan SR *et al.* (1999) J. Clin. Endocrinol. Metab. 84: 2249-2252
5) Liu J *et al.* (2001) J. Agric. Food. Chem. 49: 2472-2479
6) Chen WJ, Lin JK (2004) J. Agric. Food. Chem. 52: 55-64
7) Miranda CL *et al.* (1999) Food. Chem. Toxicol. 37: 271-285
8) Yasukawa K *et al.* (1995) Oncology 52: 156-158
9) Zhao F *et al.* (2003) Biol. Pharm. Bull. 26: 61-65
10) Stevens JF *et al.* (2002) J. Agric. Food. Chem. 50: 3435-3443
11) Tabata N *et al.* (1997) Phytochemistry 46: 683-687
12) Pradalier A *et al.* (2002) Allerg. Immunol. 34: 330-332

회 향

Foeniculi Fructus KP CP JP

(茴香, Hoe Hyang) fennel

기 원 회향 *Foeniculum vulgare* Miller (미나리과 Umbelliferae)의 잘 익은 열매이다.

성 상 긴 원기둥 모양의 쌍현과 열매이며 길이 3 ~ 8 mm, 너비 1 ~ 3 mm, 때로 2 ~ 10 mm의 열매꼭지가 붙어 있다. 바깥면은 회황록색 ~ 회황색이며 서로 밀착되어 있는 2개의 분과 (分果)에는 각각 5 개의 융기선 (隆起線)이 있다. 이 약의 횡단면을 현미경으로 볼 때 가장자리의 좌우능선은 다른 것보다 매우 융기되고 각 능선 사이에 1 개의 큰 유실이 있고 분과가 열매꼭지에 붙은면에는 2 개의 유실이 있다. 이 약은 특유한 냄새가 있고 맛은 처음에 달고 후에 쓰다.

성 분 Phenylpropanoid: anethole, dianethole, photoanethole, estragole, chavicol, dillapional, dillapiol 등

Monoterpenoid: (±)-limonene, (+)-fenchone, α-/β-pinene, camphene, α-terpinene, β-cymene, camphor 등

Coumarin: scopoletin, bergapten, imperatorin, psoralen 등

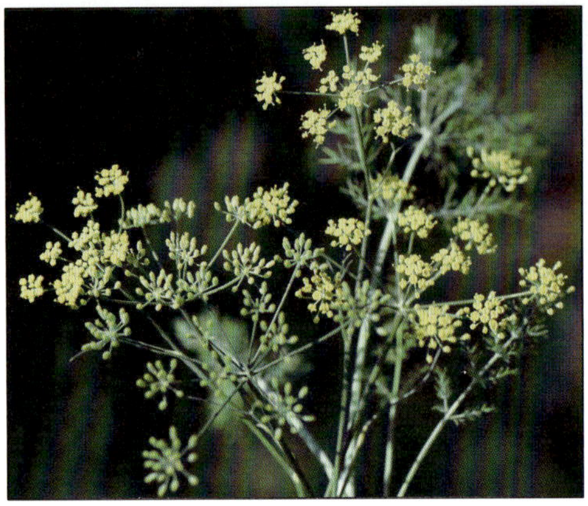

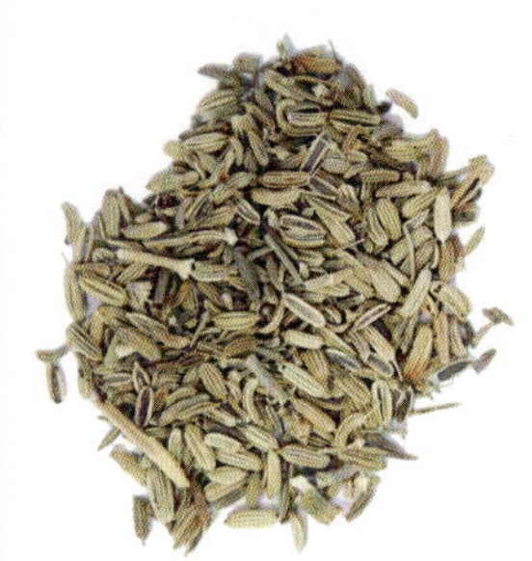

회향

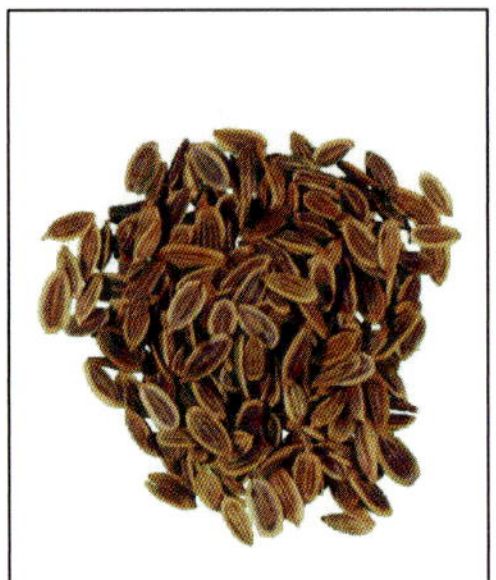

시라자(소회향)

Anisaldehyde는 신선한 생약 중에는 거의 함유되어 있지 않으나, 해가 지남에 따라 그 함량이 증가한다. 이는 anethole이 anisaldehyde로 변화하기 때문인 것으로 보고 있다.

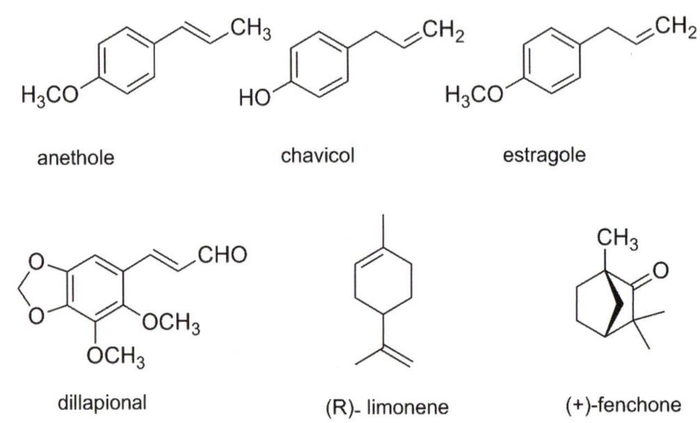

약 리

(1) 건위·진경작용

- 회향유는 소장의 운동을 촉진하며 경련을 억제하므로 어린아이의 복통에 효과가 있다.[1)]
- 물추출물은 위산의 분비를 촉진한다 (*in vivo*, rat).[2)]

(2) 항균작용, 살충작용

- 회향유에는 항진균작용이 있다 (*in vitro*).[3)]
- dillapional은 고초균, 흑색구균, *Cladosporium cladosporioides*에 항균력을 나타낸다. 대장균에 대해서는 항세균작용을 보이지 않는다 (*in vitro*).[4)]
- (+)-fenchone과 (*E*)-9-octadecenoic acid는 황열병을 매개하는 곤충인 *Aedes aegypti*를 쫓는다.[5)]
- (+)-fenchone과 (*E*)-anethole은 딱정벌레류에 대해서 살충작용을 나타낸다.[6)]

(3) 에스트로젠유사작용

- Acetone 추출물을 경구투여 (15일간, rat)하면 수컷의 경우 고환과 정관의 단백질함량이 줄어들며 암컷의 경우 estrogen 유사작용을 나타낸다.
- anethole의 polymer인 dianethole과 photoanethole 등이 estrogen 유사작용 (유즙분비촉진, 통경작용, 분만유도, 성적흥분 등)을 나타낸다.[7)]

(4) 기 타

- 항산화작용: 회향은 구리에 의한 지방의 과산화와 단백질의 산화적변형을 억제한다 (*in vitro*).[8)]

- 간세포보호작용: 회향유는 CCl_4로 유도한 간독성으로부터 간세포를 보호한다(*in vivo*, rat).[9]
- 혈압강하작용: 물추출물은 이뇨작용과 Na^+ 배설작용을 통하여 혈압을 내린다(*in vivo*, *ex vivo*, rat).[10]

확인시험 이 약의 가루 및 회향표준생약 0.5 g을 달아 각각 *n*-hexane 10 m*l*를 넣고 흔들어 섞은 다음 5분간 방치하고 여과하여 검액 및 회향표준생약표준액으로 한다. 이 액을 가지고 TLC법에 따라 시험한다. 검액 및 회향대조생약표준액 5 *μl*를 TLC용 silica gel (형광제첨가)을 써서 만든 박층판에 점적한다. 다음에 *n*-hexane · ethyl acetate 혼합액(20 : 1)을 전개용매로 하여 약 10 cm 전개한 다음 박층판을 바람에 말린다. 여기에 자외선(주파장 254 nm)을 쪼일 때 검액에서 얻은 여러 개의 반점은 회향표준생약표준액에서 얻은 반점과 색상 및 R_f 값이 같다.

규 격 **열매꼭지** 열매꼭지가 3.0% 이상 섞여 있지 않다. **이물** 열매 꼭지 이외의 이물이 1.0% 이상 섞여 있지 않다.

회분 10.0% 이하 **산불용성회분** 1.5% 이하 **정유함량** 0.7 m*l* 이상(50.0 g)

응 용 방향성 건위, 정장, 구풍, 거담, 진통약

처 방 안중산(安中散), 난간탕(暖肝湯)

용 량 3 ~ 9 g, 또는 환제나 산제로 사용하기도 한다.

금기사항 열증이 있거나 음허화왕의 증상이 있는 경우

약전수재품목 **회향유**

용법: 0.1 ~ 0.6 m*l*,¶4 드물게 피부나 호흡기계에 과민반응이 일어난다. 오랫동안(3,4주 이상) 계속하여 복용하지 않는다.

유사생약

- 시라자(蒔蘿子, Anethi Fructus)KHP

  시라 *Anethum graveolens* L. (미나리과 Umbelliferae)의 열매이다. 유럽, 미국, 일본, 한국(小茴香)에서 생산되고, 정유(精油)는 carvone, limonene, xanthone, glycoside, dinamoside를 함유하며 방향성 건위약, 구풍제로 쓰인다.
- 팔각회향(八角茴香, 大茴香, Illici Veri Fructus, Anisi Stellati Fructus)KP CP

참고문헌

1) Alexandrovich I *et al.* (2003) Altern. Ther. Health Med. 9: 58-61
2) Vasudevan K *et al.* (2000) Indian J. Gastroenterol. 19: 53-56
3) Mimica-Dukic N *et al.* (2003) Phytother. Res. 17: 368-371
4) Kwon YS *et al.* (2002) Arch. Pharm. Res. 25: 154-157
5) Kim DH *et al.* (2002) J. Agric. Food Chem. 50: 6993-6996
6) Kim DH, Ahn YJ (2001) Pest Manag. Sci. 57: 301-316
7) Albert-Puleo M *et al.* (1980) J. Ethnopharmacol. 2: 337-344
8) Toda S *et al.* (2003) Phytother. Res. 17: 546-548
9) Ozbek H *et al.* (2003) Fitoterapia 74: 317-319
10) El Bardai S *et al.* (2001) Clin. Exp. Hypertens. 23: 329-343

팔각회향 Illicii Veri Fructus, Anisi Stellati Fructus KP CP

(八角茴香, Pal Gak Hoe Hyang) star anise fruit

기 원 팔각회향 *Illicium verum* Hook. fil. (붓순나무과 Illiciaceae)의 열매로서 그대로 또는 끓는 물에 데쳐서 말린 것이다.

베트남 (북부), 중국 (남부)에서 생산된다.

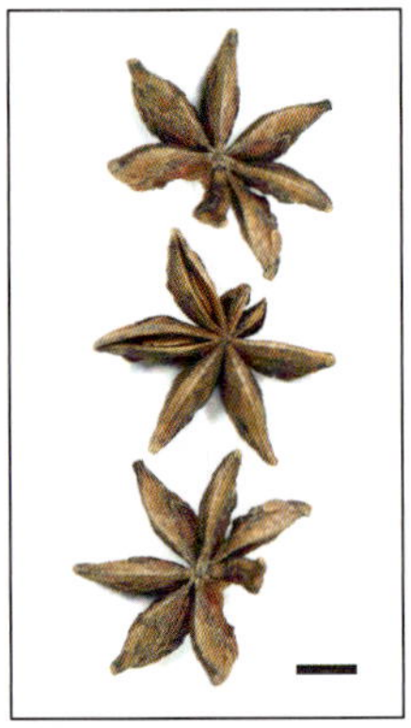

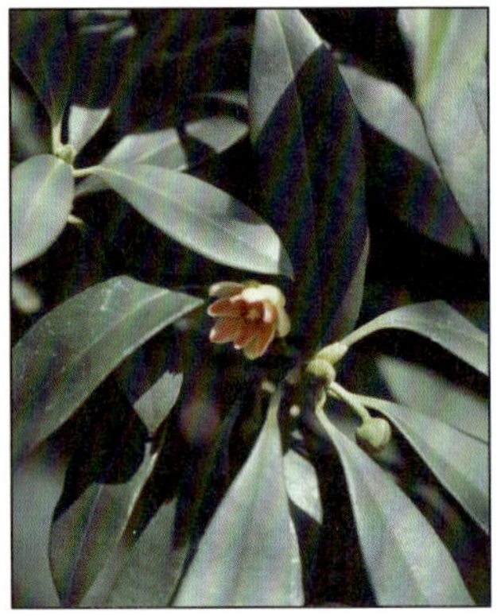

성 상 취합과이고 대개 8개의 골돌과가 중심에서 방사상으로 배열되어 있으며 각 골돌과는 길이 1 ~ 2 cm, 너비 3 ~ 5 mm, 높이 6 ~ 10 mm이다. 바깥면은 적갈색으로 불규칙한 주름이 있으며 위 끝은 새부리 모양이고 위쪽은 대부분 벌어져 있다. 안쪽 면은 연한 갈색이고 매끄러우며 광택이 있다. 질은 딱딱하고 잘 부서진다. 열매꼭지는 길이 3 ~ 4 cm이고 열매 아랫쪽의 중앙에 이어지며 구부러져 있고 보통은 탈락되어 있다. 각 골돌과에는 씨가 1개씩 들어 있고 납작한 난원형으로 길이 약 6 mm이고 적갈색 ~ 황갈색을 띠며 광택이 있고 끝부분에는 씨눈이 있다. 배젖은 흰색이고 기름기가 많다. 향기가 있고 맛은 맵고 달다.

성 분 **정유**: anethole, limonene, pinene, phellandrene, cineole 등

Sesquiterpenoid: veranisatin A, B

Triterpenoid: schizandronic acid, nigranoic acid, seco-cycloartanedioic acid 26-methyl ester 등

기 타: shikimic acid, 지방유, 4-ethoxyphenol, anisylketone, anisoxide protocatechuic acid 등

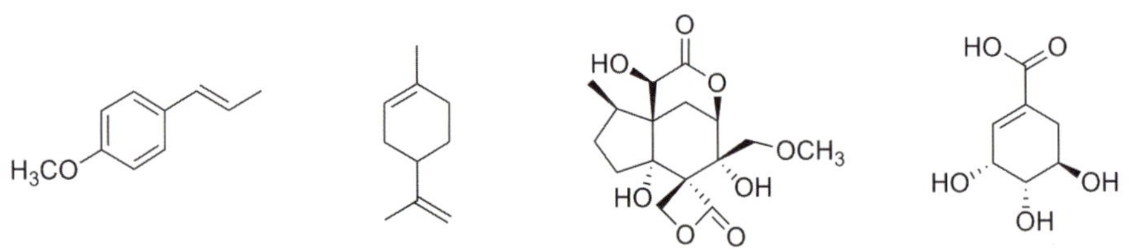

anethole (R)–limonene veranisatin A shikimic acid

약 리 **(1) 항세균·항진균작용**

• 알코올추출물은 그람 양성균, 그람 음성균, 진균의 성장을 억제한다 (*in vitro*).[¶1]

응 용 방향성건위, 진통약으로 배가 더부룩하거나 구토, 추위로 인한 복통, 한습각기 등에 쓴다.

처 방 은선산 (恩仙散)

용 량 3 ~ 6 g, 환제나 산제로 복용하기도 한다.[¶1]

주의 및 부작용 많이 복용할 경우에는 눈을 상하고 부스럼이나 종기가 생길 수 있다.

후 추 Piperis Nigri Fructus KHP CP

(胡椒, Hu Chu) black pepper

기 원 후추 *Piper nigrum* L. (후추과 Piperaceae)의 채 익기 전의 열매이다.

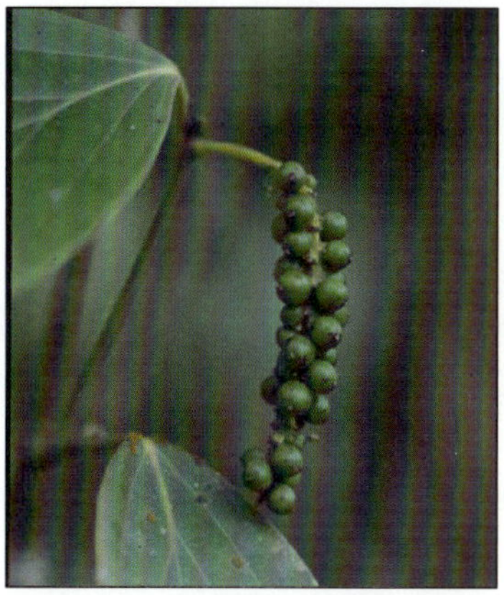

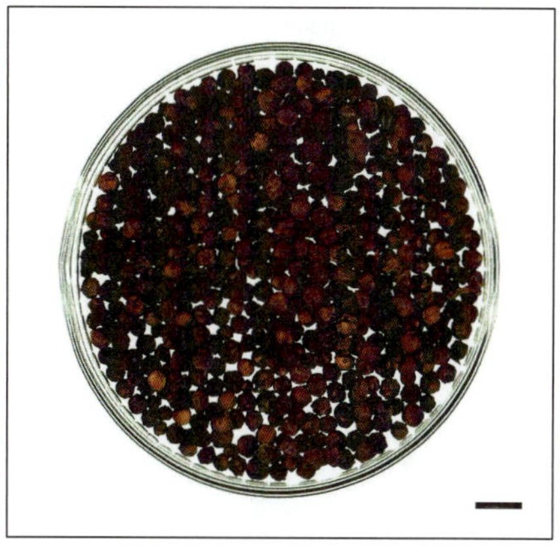

성 상 대개 구형으로 열매꼭지가 없고 지름 3.5 ~ 6 mm이다. 바깥 열매껍질은 얇고 바깥 면은 흑갈색이며 거친 그물같은 주름이 있고 속에는 과벽이 붙은 1개의 씨를 가지고 있다. 씨는 주로 겉씨젖으로 되어 있고 그 겉씨젖은 속이 비었고 회갈색의 각질모양이며, 안쪽은 희고 분말성이다. 특유의 냄새가 있고 맛은 강렬하고 혀끝이 타는 것같이 맵다.

성 분 **Alkamide 신미 성분**: piperine, chavicine, isochavicine, isopiperine, piperoleine A, piperoleine B, isopiperolein B, dipiperamide A ~ E, pipercyclo-butanamide A, pipercyclobutanamide B, pipericine, retrofractamide A, trichostachine

Lignan: (–)-cubebin

정유: (–)-α-phellandrene, α-,β-pinene, linalool 등

기 타: 지방유 등

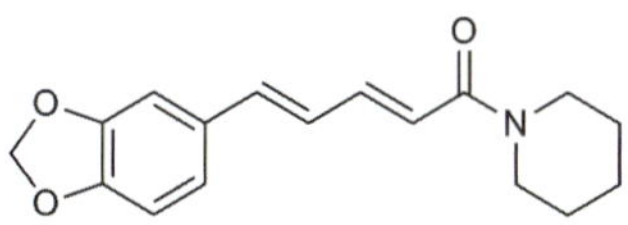

piperine

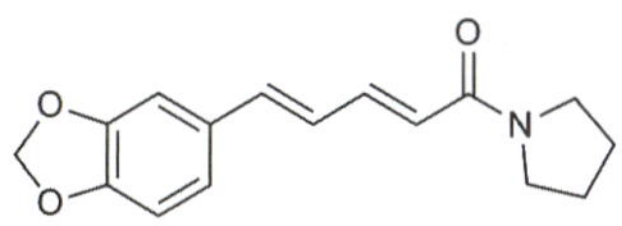

trichostachine

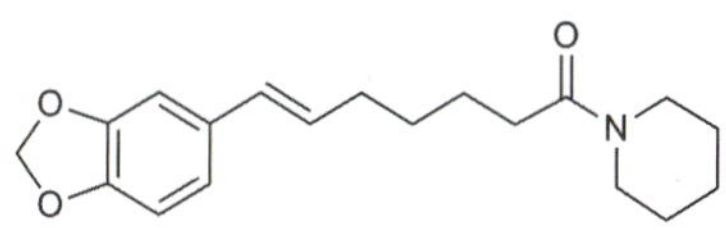

piperoleine A

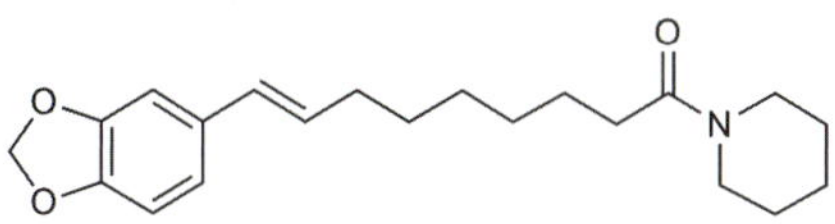

piperoleine B

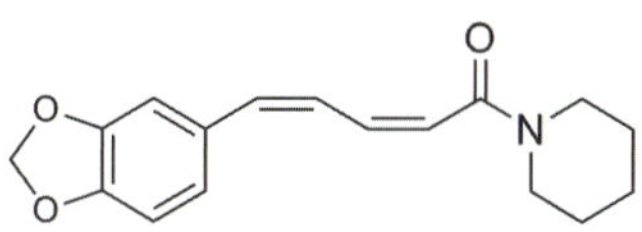

chavicine

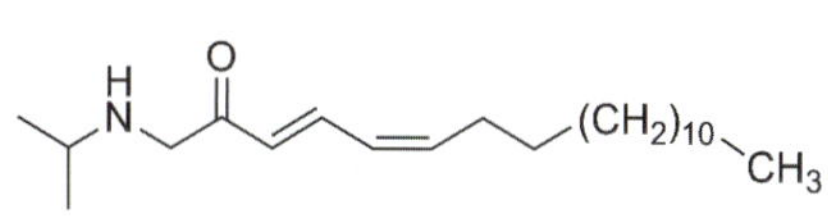

pipericine

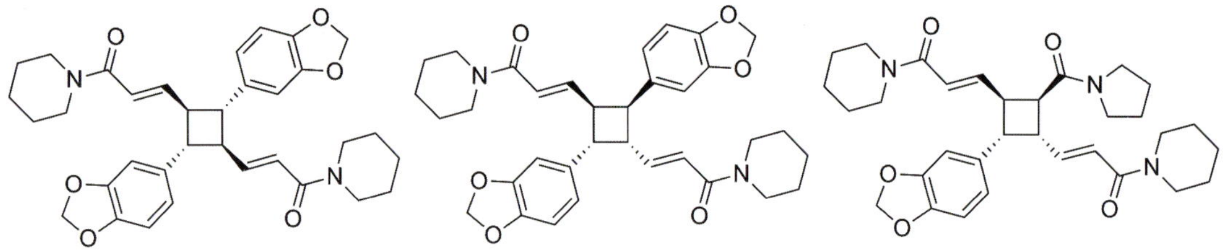

dipiperamide A　　dipiperamide B　　dipiperamide C

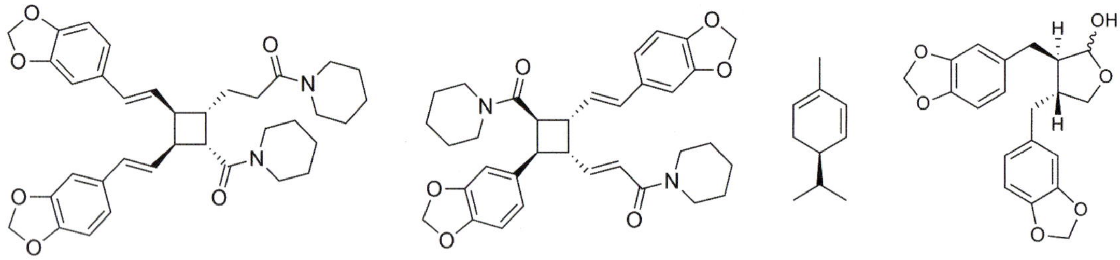

dipiperamide D　　dipiperamide E　　(-)- α- phellandrene　　(-)-cubebin

약 리

(1) 건위작용

• 위장을 자극하여 연동운동을 촉진한다.

• piperine은 소장 세포막의 유동성을 변화시켜 흡수를 촉진한다. 따라서 다른 약물의 생체이용율을 높인다.[1] 또한 소장에서의 γ-glutamyl transpeptidase의 활성을 높여서 아미노산의 흡수를 높인다.[2]

• 물추출물은 위산의 분비를 촉진한다(*in vivo*, rat).[3]

• 후추는 β-glucuronidase의 활성을 억제하여 대장에서의 독소생성을 줄이고, mucinase의 활성을 억제하여 장점막을 보호하는 mucin의 가수분해를 막음으로써 대장을 보호한다(*in vivo*, rat).[4]

(2) 항암작용

• piperine은 B16F-10 melanoma cell에 의한 폐암의 전이를 억제한다(*in vivo*, mouse).[5]

• 후추는 promutagen agent인 ethyl carbamate에 의한 초파리유충에 있어서의 돌연변이를 억제한다.[6]

(3) 살충작용, 항세균작용

• 상업적으로 사용되고 있는 piperine외에도 retrofractamide A와 같은 isobutylamide계 성분들은 모기유충에 대하여 살충작용을 나타낸다.[7]

• 휘발성 정유성분에는 항세균작용이 있다.[8]

(4) 기 타

• dipiperamide D와 E는 약물대사과정에 관여하는 cytochrome P450 3A4의 활성을 억제한다(IC_{50}, 0.79, 0.12 μM).[9]

• piperine은 melanocyte의 증식을 촉진하며 이러한 작용은 protein kinase C 억제제에 의해서 억제된다(*in vitro*, mouse melanocytes).[10]

• piperine은 capsaicin처럼 혈관의 수축과 혈관에서의 산소공급을 증가시킴으로써 발열작용을 나타낸다(perfused rat hindlimb).[11]

• piperine은 약한 간세포보호작용을 나타내나 silymarin에는 미치지 못한다(*in vitro*, *in vivo*, mouse).[12]

• phenolic amide류는 강한 항산화작용을 가지고 있다.[13)]

확인시험 가루 0.5 g을 달아 EtOH 5 ml를 넣어 30분간 초음파 추출한 다음 여과한 여액을 검액으로 한다. 따로 piperine 표준품 1 mg을 달아 EtOH 1 ml에 녹여 표준액으로 한다(차광보관). 이들 액을 가지고 TLC 법에 따라 시험한다. 검액 및 표준액 10 μl씩을 TLC용 silica gel을 써서 만든 박층판에 점적한다. 다음에 cyclohexane · ethyl acetate 혼합액(6 : 4)을 전개용매로 하여 약 10 cm 전개한 다음 박층판을 바람에 말린다. 여기에 bismuth potassium iodide (BiI_7K_4) 시액을 고르게 뿌릴 때 검액에서 얻은 여러 개의 반점 중 1개의 반점은 표준액에서 얻은 반점과 색상 및 R_f 값이 같다.

규 격 줄기 및 그 밖의 이물이 2.0% 이상 섞여 있지 않다. **회분** 7.0% 이하 **저장법** 밀폐용기

응 용 약용으로보다 대부분 향신료(香辛料)로 쓴다. 건위구풍작용과 소량에서 식욕증진작용이 있어, 방향성 신미(辛味)건위약, 구풍약으로 이용한다. 일반적으로 약용으로는 백후추(白胡椒)를 많이 쓴다.

용 량 1.5 ~ 3 g, 또는 가루로 하여 0.3 ~ 0.9 g을 복용하거나 외용하기도 한다.

주의 및 부작용 고농도로 오랫동안 복용하면 암이 유발될 수 있다(*in vivo*, Egyptian toad).[14)] piperine은 thyroxin과 triiodothyronine과 같은 갑상선호르몬의 수치와 혈당, hepatic 5'D enzyme의 활성을 낮추므로 고용량의 piperine은 정상적인 갑상선기능이나 혈당유지를 방해할 수 있다(*in vivo*, mouse).[15)]

● 참고문헌

1) Khajuria A *et al.* (2002) Phytomedicine 9: 224-231
2) Johri RK *et al.* (1992) Biochem. Pharmacol. 43: 1401-1407
3) Vasudevan K *et al.* (2000) Indian J. Gastroenterol. 19: 53-56
4) Nalini N *et al.* (1998) J. Ethnopharmacol. 62: 15-24
5) Pradeep CR, Kuttan G (2002) Clin. Exp. Metastasis. 19: 703-708
6) El Hamss R *et al.* (2003) Food Chem. Toxicol. 41: 41-47
7) Park IK *et al.* (2002) J. Agric. Food Chem. 50: 1866-1870
8) Dorman HJ, Deans SG *et al.* (2000) J. Appl. Microbiol. 88: 308-316
9) Tsukamoto S *et al.* (2002) Bioorg. Med. Chem. 10: 2981-2985
10) Lin Z *et al.* (1999) Planta Med. 65: 600-603
11) Eldershaw TP *et al.* (1994) Life Sci. 55: 389-397
12) Koul IB, Kapil A (1993) Planta Med. 59: 413-417
13) Nakatani N *et al.* (1986) Environ. Health Perspect. 67: 135-142
14) el-Moftymm *et al.* (1991) Oncology 48: 347-350
15) Panda S, Kar A (2003) Horm. Metab. Res. 35: 523-526

5 전초류

全草類

Herbae / Herba

광곽향 Pogostemonis Herba KP CP JP

(廣藿香, Gwang Gwak Hyang) pogostemon herb

기 원 광곽향 *Pogostemon cablin* (Blanco) Bentham (꿀풀과 Labiatae)의 지상부로 중국의 광동성(廣東省), 해남도(海南島)에서 재배되기 때문에 「광곽향(廣藿香)」이라고 한다. 그밖에 사천성(四川省)에서 생산되는 것은 배초향 *Agastache rugosa* (Fisch. et Mey.) O. Kuntze (= *Lophanthus rugosus* Fisch. et Mey.)의 전초를 건조한 것으로 「토곽향(土藿香)」, 「천곽향(川藿香)」이라고 한다. 일반적으로 중국 시장에서는 광곽향(廣藿香)이 많이 유통되고 있다. 우리나라에서는 배초향(방아잎)의 전초를 곽향(藿香)이라고 한다. 한편 방아풀 [*Rabdosia japonica* (Burm.) Hara]의 전초는 연명초(延命草)라고 하며 일본에서 민간약으로 개발되었다.

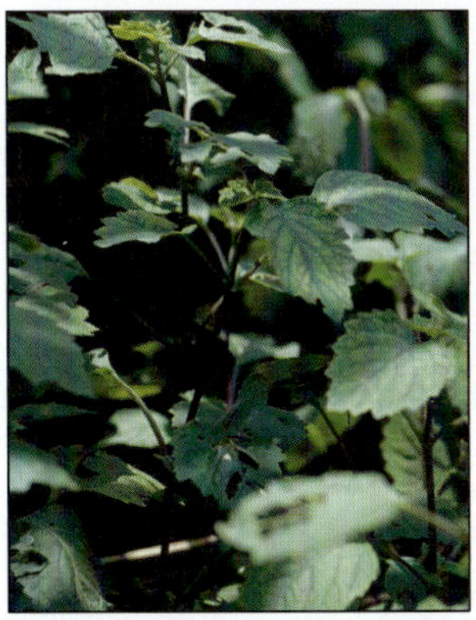

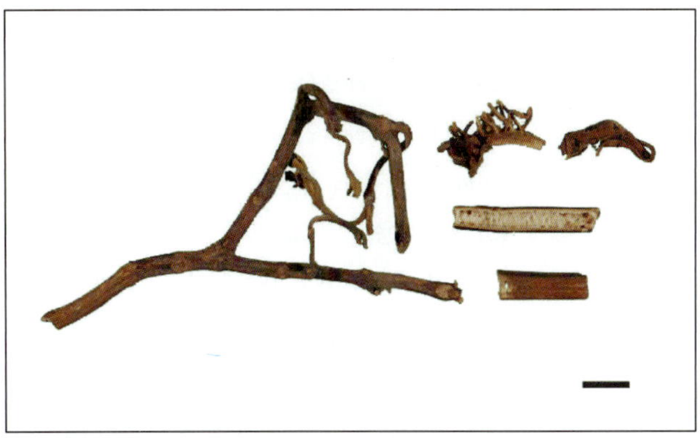

성 상 지상부로 줄기와 여기에 마주난 잎으로 되어있다. 줄기는 대개 네모기둥 모양이고 가지가 많이 갈

리며, 길이 30 ~ 60 cm, 지름 0.2 ~ 0.7 cm이다. 바깥면에는 부드러운 털이 덮여 있다. 질은 취약하며 꺾기 쉽다. 꺾인 면은 가운데에 수가 있다. 잎은 마주나고 구겨져서 덩어리를 이루며, 이를 펴보면 잎조각은 난형 또는 타원형이고, 길이 4 ~ 9 cm, 폭 3 ~ 7 cm이다. 잎의 양면에는 고르게 회백색 솜털이 덮여 있다. 잎은 잎끝이 짧고 뾰족하거나 둔한 원형이며, 기부는 쐐기 모양 또는 둔한 원모양이고, 잎 가장자리는 크기가 불규칙하면서 둔한 거치가 있다. 잎자루는 가늘며 길이 2 ~ 5 cm이고 부드러운 털이 덮여 있다. 특유한 냄새가 있고 맛은 약간 쓰다.

성 분 Sesquiterpenoid: patchouli alcohol, 1,12-patchoulanediol, α-, β-, *δ*-patchoulene, pogostol, cycloceychellene 등

Flavonoid: retusin, pachypodol, 4'-di-*O*-methyleriodictyol, licochalcone A, 3,7,4'-tri-*O*-methylkaempferol 등

Sterol: stigmast-4-en-3-one 등

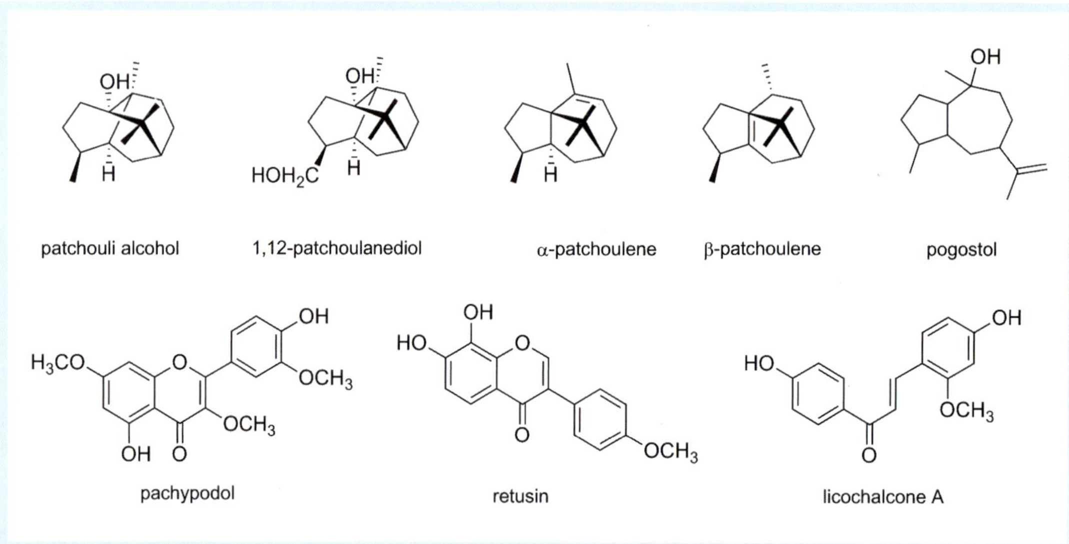

약 리 (1) 건위작용

- 소화액의 분비를 촉진하여 건위작용을 나타낸다.
- 헥산분획 중의 patchouli alcohol과 pogostol, stigmast-4-en-3-one, retusin, pachypodol 등은 $CuSO_4$로 유도한 구토를 억제한다(*in vivo*, chick).[1]

(2) 진정작용·해열작용

- MeOH 추출물은 HOAc유도 및 포르말린 유도 동물 모델에서 진통효과를 나타내었고, carrageenan 유도 동물모델에서 항염증 효능를 나타내었다(*in vivo*, mouse).[5]

(3) 항암작용

- 7,4'-di-*O*-methyleriodictyol과 3,7,4'-tri-*O*-methylkaempferol은 장티푸스균의 furylfuramide에 의한 SOS-inducing activity를 억제함으로써 돌연변이억제작용을 나타낸다(*in vitro*).[2]
- licochalcone A는 암세포주에 대해서 세포독성을 나타내며 PI-PLCg1을 억제한다. 또한 HL-60 leukemia cell의 분화를 유도한다(*in vitro*).[3]

(4) 기 타

- pogostone은 *Candida albicans*에 대한 억제활성이 있다(*in vivo, in vitro*).[4]

확인시험 가루 2 g에 물 20 m*l*를 넣고 잘 흔들어 섞은 후 가열 증류한다. 증류액 2 m*l*를 취하여 2,4-dinitrophenylhydrazine시액 0.5 m*l*를 가하여 잘 흔들어 섞을 때 액은 등색으로 되면서 혼탁해진다.

규 격 **건조감량** 13.0% 이하(6시간) **회분** 13.0% 이하 **정유함량** 0.3 m*l* 이상(50.0 g)

응 용 방향성건위약으로 소화불량, 여름철 식체, 여름철 감기, 두통, 구토, 설사 등에 쓴다.

처 방 곽향정기산(藿香正氣散)

용 량 3 ~ 9 g

● 참고문헌

1) Yang Y *et al.* (1999) Phytomedicine 6: 89-93
2) Miyazawa M *et al.* (2000) J. Agric. Food Chem. 48: 642-647
3) Park EJ *et al.* (1998) Planta Med. 64: 464-466
4) Li YC *et al.* (2012) Phytomedicine 20: 77-83
5) Lu T-C *et al.* (2011) Evid. Based Complement Alternat. Med. 671741

구절초 Chrysanthemi Zawadskii Herba KHP (九折草, Gu Jeol Cho)

기 원 구절초 *Chrysanthemum zawadskii* Herbich var. *latilobum* (Maxim.) Kitam. 또는 산구절초 *C. zawadskii* var. *coreanum* (Nakai) (국화과 Compositae)의 전초이다. 우리나라 전 지역에 야생하고 있으며, 동속으로는 바위구절초, 산구절초, 포천구절초, 서흥구절초 등이 있다.

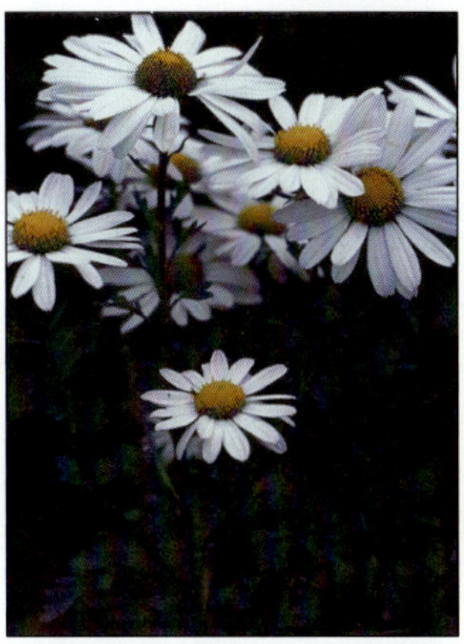

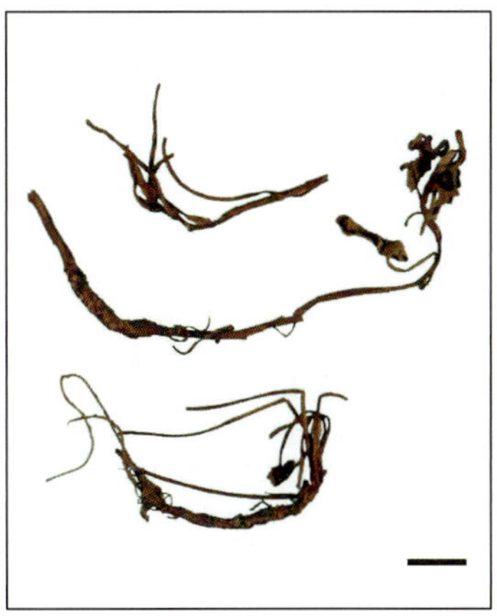

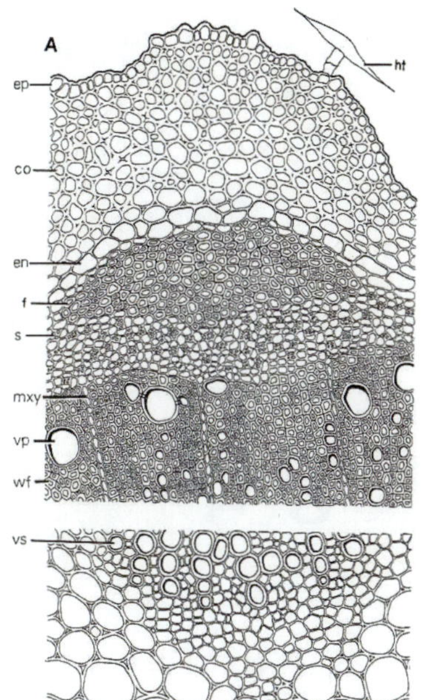

성 상 줄기는 둥글고 길이 20 ~ 40 cm이며 회록색 ~ 회갈색이다. 잎은 달걀모양 ~ 넓은 달걀모양으로 줄기에 어긋나게 달려 있고, 길이 3 ~ 4 cm, 너비 2 ~ 3 cm로 깊게 갈라졌으며, 잎자루는 길이 1 ~ 2 cm이다. 꽃은 두상화로 지름 2 ~ 6 cm이고, 설상화는 흰색이고, 관상화는 노란색이다.

특유한 향기가 있고 맛은 약간 쓰다.

성 분 Flavonoid: linarin

Polyacetylene: *Z,Z,Z*-octadeca-3,9,12-trienoic acid, crepenynic acid

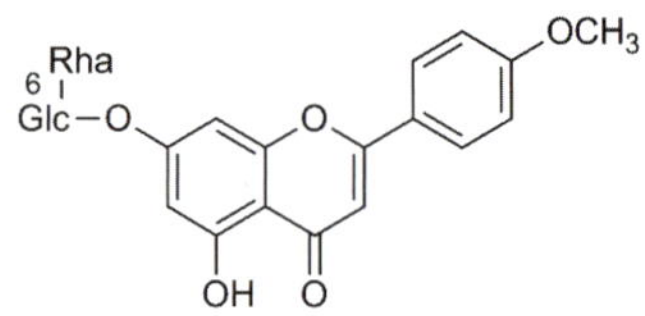

linarin

약 리 **(1) 진정작용**

• linarin에는 진정작용과 수면연장작용이 있다.[1)]

(2) 항염증작용

• linarin은 indomethacin보다 나은 항염증작용을 나타낸다(*in vivo*, rat).[2)]

• linarin은 cytokine의 유리를 촉진하여 대식세포를 활성화하며 NO의 생산을 억제한다(*in vitro*, RAW 264.7 cell).[3)]

(3) 간보호 효과

• CCl_4로 유도된 간염 마우스모델에서 간보호효과를 나타낸다(*in vivo*, mouse).[4)]

확인시험 구절초 10 g을 MeOH로 추출한 여액에 Mg-HCl 시액을 넣으면 적색을 띤다(flavonoid).

민간약으로 주로 부인의 냉증, 월경통, 월경불순 등에 1회 10 ~ 15 g을 달여서 복용한다.

용 량 30 ~ 60 g[¶1]

참고문헌

1) Fernandez S *et al.* (2004) Pharmacol. Biochem. Behav. 77: 399-404
2) Martinez-Vazquez M *et al.* (1998) Planta Med. 64: 134-137
3) Han S *et al.* (2002) Arch. Pharm. Res. 25: 170-177
4) Seo JY *et al.* (2010) Nutr. Res. Pract. 4: 93-98

당 약 Swertiae Herba [KP CP JP]

(當藥, Dang Yak) swertia herb

기 원 쓴풀 *Swertia japonica* Makino(용담과 Gentianaceae)의 꽃이 필 때의 전초이다. 중국에서는 *S. pseudochinensis* Hara를 사용한다.

건조한 것은 swertiamarin 2.0% 이상을 함유한다.

성 상 꽃, 마주나는 잎, 줄기 및 보통 짧은 목질의 뿌리로 되어 있으며 길이 20 cm에 이른다. 줄기는 원주

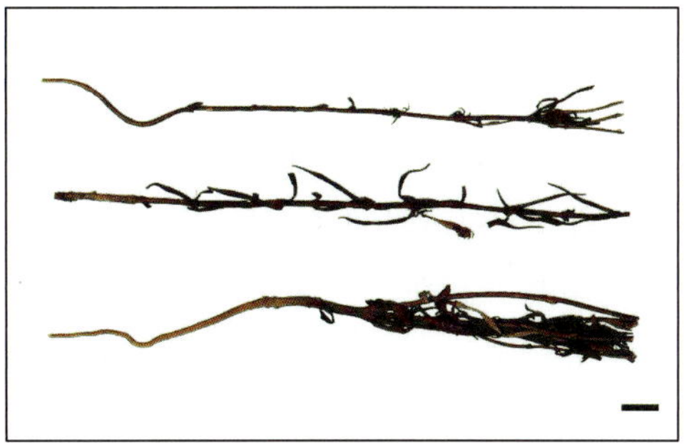

형이며 지름 약 0.2 cm이고 때로는 분지한다. 잎 및 줄기는 어두운 녹색 ~ 어두운 자색 또는 황갈색이며 꽃은 흰색 ~ 유백색, 뿌리는 황갈색을 나타낸다. 줄기는 원기둥 모양이며, 지름 약 2 mm이고, 때로 가지가 갈린다. 뿌리는 황갈색을 띤다. 잎은 구겨져 있고 물에 담가 주름을 펴면 선형 또는 좁은 피침형이며, 길이 1 ~ 4 cm, 너비 1 ~ 5 mm이다. 잎 가장자리에는 거치가 없으며 잎자루도 없다. 꽃은 꽃부리가 5개로 깊게 갈라지고 열편은 좁고 긴 타원형이며 꽃자루가 뚜렷하다. 수술은 5개이며, 꽃부리의 통부에 붙어있고 꽃부리의 열편과 엇갈려 배열한다. 꽃부리를 확대경으로 볼 때 안쪽의 아랫쪽에는 2개의 타원형 밀선이 병렬하고 그 주변은 속눈썹 모양을 나타낸다. 특유한 냄새가 약간 있으며 맛은 매우 쓰고 오래 남는다.

성 분 Secoiridoid glycoside (고미 성분): swertiamarin (2 ~ 10%), sweroside, gentiopicroside, amarogentin biphenoside, amaroswerin 등

Xanthone glycoside: swertianin, tetrahydroswertianolin, norswertianin, bellidifolin, methylbellidifolin, swertianolin, methylswertianin, swertanolin 등

Flavonoid: swertisin, swertiajaponin, homoorientin, isovitexin 등

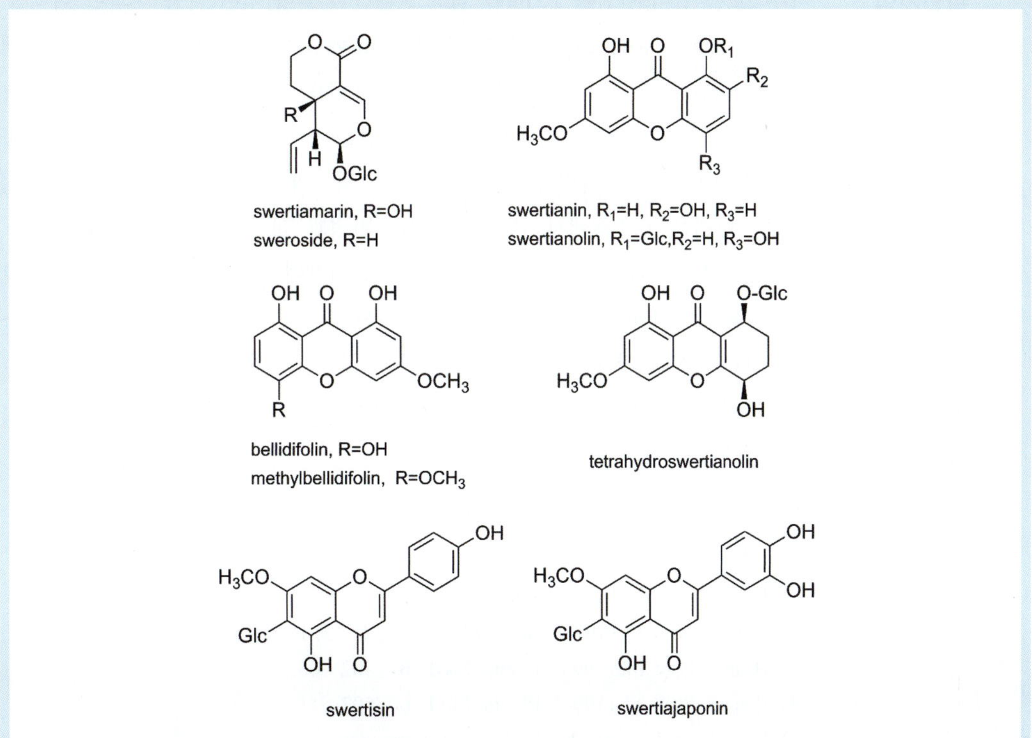

약 리 **(1) 소화기관에 대한 작용**

- 전제에는 위액분비항진, 산도상승, pepsin 작용저하, lipase 작용항진 등이 있다.
- swertiamarin을 십이지장 내에 투여하면 담즙과 췌액의 분비가 증가하고, 정맥 내에 투여하면 담즙분비의 증가가 현저하게 나타난다.
- EtOH 추출물 및 swertiamarin은 위 배출과 위장관 운동 촉진 효과를 나타낸다(*in vivo*, mouse).[7]

(2) 간세포보호작용

- tetrahydroswertianolin은 TNFα가 관여하는 간세포의 세포사멸(D-galactosamine과 LPS로 유도)을 억제한다(*in vivo*, 10 mg/kg, *i.p.*).[1,2] 이 작용은 glycyrrhizin보다 강하다.
- amarogentin, swertiajaponin, bellidifolin 등에는 간장애억제작용이 있다(*in vitro*).

(3) 혈당강하작용

- 70% EtOH 추출물에는 혈당강하작용이 있다(*in vivo*).
- bellidifolin은 rat 1 fibroblast에 의한 포도당의 흡수를 촉진하며 streptozotocin에 의한 당뇨증상을 개선한다(*in vitro*, *in vivo*, *i.p.*, *p.o.*).[3,4]

(4) 기 타

- 알코올추출물을 토끼에게 정맥주사할 경우, 산화환원반응을 촉진시켜 피부말초혈관액이 증가하고, 피부온도가 올라가며, 피부의 산화환원반응이 항진된다. 따라서 탈모증에 80% 정도의 효과가 있다.
- swertiamarin은 복강 내 투여에서 중추억제작용을 나타낸다.
- swertiamarin은 anti-choline 작용(진경작용)이 있다(*in vivo, p.o.*).[5]
- swertiamarin은 장내세균에 의하여 erythrocentaurin과 5-hydroxymethylisochroman-1-one으로 대사되며, 몇 종류의 장내세균에 의해서는 gentianine과 같은 질소화합물로도 대사된다.[6]

확인시험 가루 2 g을 달아 에탄올 10 m*l*를 넣고 5 분간 흔들어 섞은 다음 여과한 여액을 검액으로 한다. 따로 swertiamarin 표준품 2 mg을 달아 EtOH 1 m*l*에 녹여 표준액으로 한다. 이들 액을 가지고 TLC 법에 따라 시험한다. 검액 및 표준액 10 μ*l*씩을 TLC용 silica gel(형광제 첨가)을 써서 만든 박층판에 점적한다. 다음에 EtOAc · *n*-propanol · H_2O 혼합액(6 : 4 : 3)을 전개용매로 하여 약 10 cm 전개한 다음 박층판을 바람에 말린다. 여기에 자외선(광역파장)을 쪼일 때 검액에서 얻은 여러 개의 반점 중 1 개의 반점은 표준액에서 얻은 붉은색의 반점과 색상 및 R_f 값이 같다.

응 용 고미건위약으로 소화불량, 식욕부진에 쓴다. 민간에서는 결막염에 당약의 전제로 씻는 방법을 쓰기도 한다. 유럽에서는 간질환 치료제로 사용한다.

처 방 당약산(當藥散), 건위산(健胃散)

용 량 1 ~ 3 g을 달여서 복용하거나 산제로 쓴다.[¶1]

금기사항 허약자나 냉증이 심한 경우

● 참고문헌

1) Hase K *et al.* (1999) Biochem. Pharmacol. 57: 1431-1437
2) Hase K *et al.* (1997) Chem. Pharm. Bull. 45: 1823-1827
3) Basnet P *et al.* (1995) Planta Med. 61: 402-405
4) Basnet P *et al.* (1994) Planta Med. 60: 507-511
5) Yamahara J *et al.* (1991) J. Ethnopharmacol. 33: 31-35

6) El-Sedawy AI *et al.* (1989) Planta Med. 55: 147-150
7) Kimura Y, Sumiyoshi M (2011) Fitoterapia 82: 827-833

대 계 Cirsii Herba KHP CP (大薊, Dae Gye)

기 원 엉겅퀴 *Cirsium japonicum* DC. var. *ussuriense* (Regel) Kitamura 또는 기타 동속근연식물(국화과 Compositae)의 전초이다.

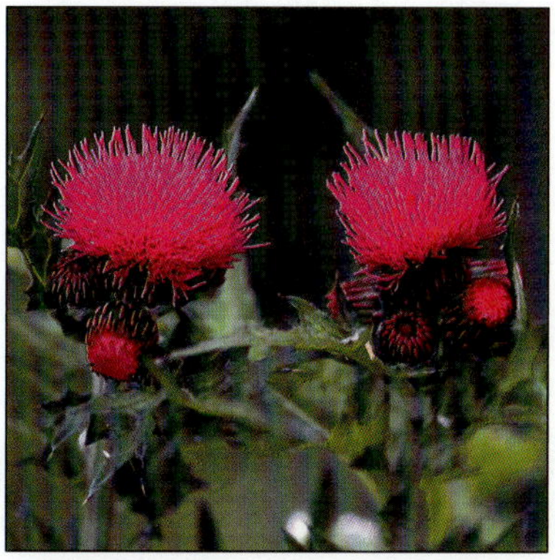

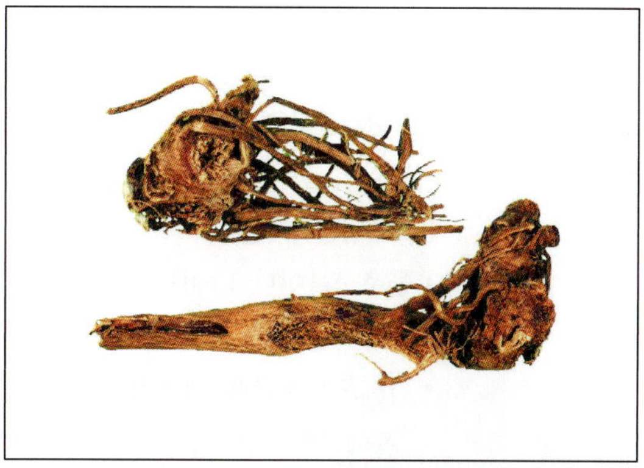

산 지 우리나라 전역 및 일본(대마도), 만주, 중국, 우수리에 자생한다.

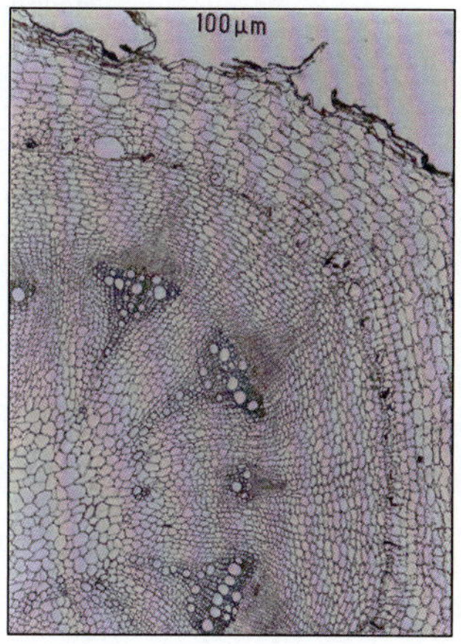

성 상 줄기는 원기둥모양이고 길이 50 ~ 100 cm, 지름 5 ~ 10 mm이다. 바깥면은 녹갈색 ~ 적갈색이며 세로주름이 있고 근두부는 회백색의 솜털로 덮여 있다. 줄기의 꺾은면은 황백색의 수가 있다. 잎은 거의 떨어졌지만 남아 있는 잎은 회록색 ~ 황갈색이고 쭈글쭈글하며 잎 가장자리에는 고르지 않은 가시가 나 있다. 꽃은 두상화서로 가지 끝에 남아 있고, 그 중 관상화는 오므라들었으며 적자색이고 흰색의 깃털모양의 관모가 나와 있다.

성 분 Flavonoid: linarin, pectolinarigenin-7-*O*-β-D-glucopyranoside, hispidulin 7-neohesperidoside, cirsimaritin-4'-glucoside, acacetin-7-rutinoside, pectolinarin, 5,7-dihydroxy-6,4'-dimethoxyflavone

Polyacetylene: *Z*-8,9-epoxy-heptadec-1-ene-11,13-diyne-10-ol, ciryneol A ~ C, H, ciryneone F, cireneol G, 8,9,10-triacetoxyheptadec-1-ene-11,13-diyne

Phenylpropanoid: *p*-coumaric acid, syringin

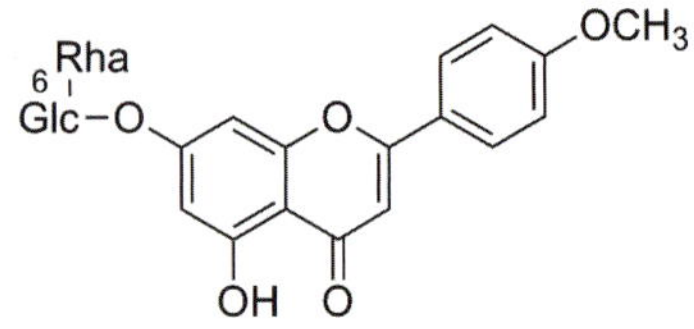
linarin

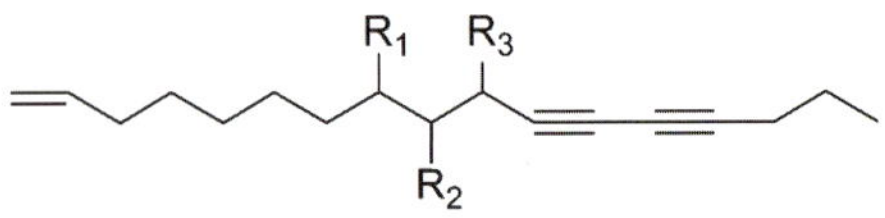
ciryneol A, R_1=OAc, R_2=OH, R_3=OH
ciryneol B, R_1=OCH_3, R_2=OH, R_3=OH
ciryneol C, R_1=Cl, R_2=OH, R_3=OH

약 리 (1) 지혈작용

- 한방에서는 열혈(熱血)에 의한 출혈, 토혈 등에 대한 지혈작용이 있는 것으로 보며, 일부는 실험적으로 인정된다.[1)]

(2) 항세균작용

- 뿌리의 전제 또는 전초의 증류액은 1:4000의 농도일 때 결핵균의 성장을 억제한다.[¶1]

(3) 혈압강하작용

- 물추출물이나 EtOH 추출물은 개, 고양이, 토끼의 혈압을 내린다.[¶1]

(4) 기 타

- 간세포보호작용: MeOH 추출물은 EtOH의 산화를 촉진하고 지방의 과산화를 억제함으로써, 알코올에 의한 간독성으로부터 간세포를 보호한다(*in vivo*, rat). 활성 성분으로 hispidulin 7-*O*-neohesperidoside가 분리되었다.[2)] 주요성분으로 알려진 luteolin은 D-galactosamine/LPS 유도 급성 간독성 모델에서 간손상을 억제한다(*in vivo*, mouse).[4)]
- 신경세포강화작용: 인삼과 마찬가지로 polyacetylenic alcohol류와 이들의 linoleate 유도체들은 신경돌기의 생성(neuritogenesis)을 촉진한다(*in vitro*, PC12h cell, Neuro2a cell).[3)]
- pectolinarin, 5,7-dihydroxy-6,4'-dimethoxyflavone는 streptozotocin 유도 당뇨모델에서 항당뇨효과를 나타낸다(*in vivo*, rat).[5)]
- pectolinarin, 5,7-dihydroxy-6,4'-dimethoxyflavone는 S180, H22 암세포로 이종이식 된 마우스의 종양을 억제하고 면역반응을 촉진한다(*in vivo*, mouse).[6)]

응 용 해열, 지혈, 구어혈약으로 토혈, 코피, 자궁출혈, 혈뇨 등에 쓴다.

처 방 십회산(十灰散)

용 량 9 ~ 15 g, 신선한 것은 30 ~ 60 g까지 사용하며 외용하기도 한다. 까맣게 볶아서(초탄하여) 사용하기도 한다.

유사생약

- 소계(小薊, Cephalonoplosi Herba)[KHP]

  조뱅이 *Cephalonoplos segetum* (Bunge) Kitam. (국화과 Compositae)의 전초이다.

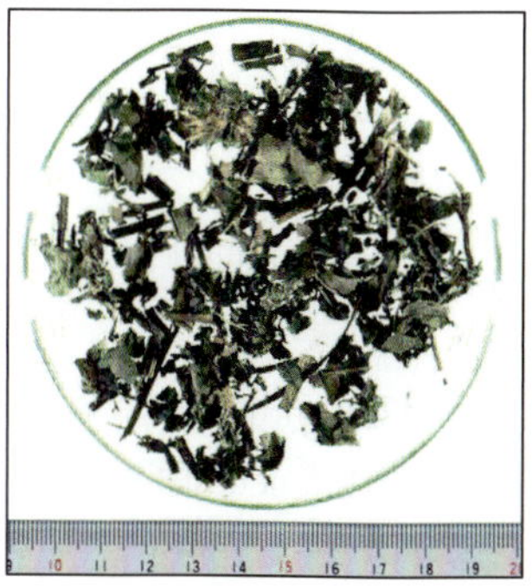

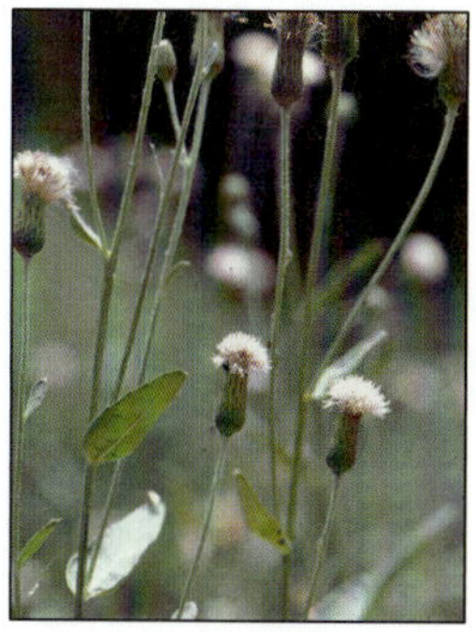

성상: 가는 줄기에 긴 타원상 피침형의 잎이 어긋나 붙었고 줄기 끝에는 꽃이나 꽃방울이 달려 있는 것도 있다. 줄기의 길이는 25 ~ 50 cm이고 잎은 길이 7 ~ 10 cm, 너비 2 ~ 4 cm이며 바깥면은 회록색이고 작은 가시털이 나 있다. 냄새가 거의 없고 맛은 조금 달다.

● 참고문헌

1) Ishida H *et al.* (1987) Chem. Pharm. Bull. 35: 861-864
2) Park JC *et al.* (2004) Phytother. Res. 18: 19-24
3) Yamazaki M *et al.* (2001) Biol. Pharm. Bull. 24: 1434-1436
4) Lee WC *et al.* (2011) J. Nat. Prod. 74: 1916-1921
5) Lia Z *et al.* (2010) Arch. Pharm. Res. 33: 353-362
6) Liu S *et al.* (2006) Int. Immunopharmcol. 6: 1387-1393

대 마 Cannabis Herba
(大麻, Dae Ma) cannabis, marihuana, marijuana

기 원 대마 *Cannabis sativa* L. (삼과 Cannabaceae)의 미숙 과수 및 잎이다.

산 지 인도, 멕시코, 콜롬비아, 자메이카, 모로코, 아프가니스탄, 파키스탄[3]

성 상 쭈그러진 잎, 포엽, 소포에 싸여 있는 미숙 수과를 갖는다. 가지 끝이 황록색 ~ 녹색이고 온탕에 부드럽게 하여 펴면 잎은 조거치연

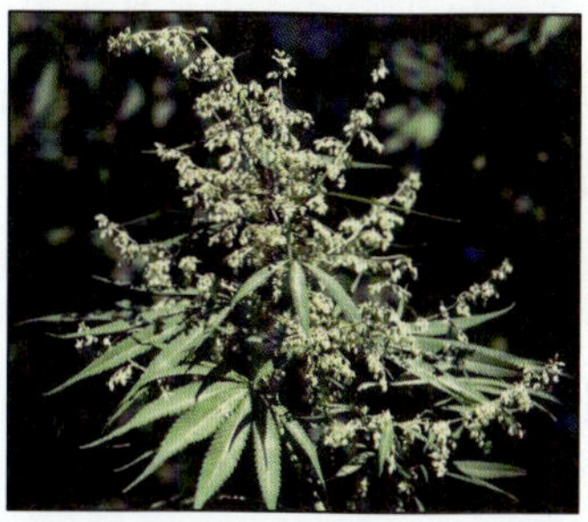

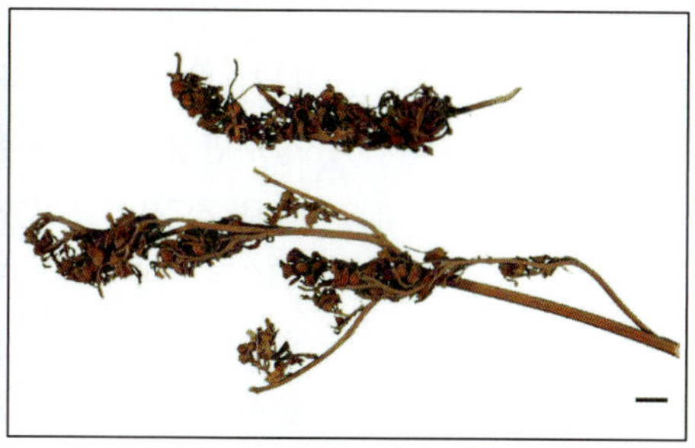

(粗鋸齒緣)과 강모(剛毛)를 갖는 3 ~ 7장의 장상복엽(掌狀複葉)으로 윗잎은 장엽(掌葉)이다. 약간 특이한 냄새가 있으며 맛은 없다.

성 분 [**Cannabinoid** 2 ~ 5%]

산성 cannabinoid: tetrahydrocannabinolic acid (THCA), cannabidiolic acid (CBDA), cannabichromenic acid (CBCA) 등

중성 cannabinoid: Δ^9-tetrahydrocannabinol (THC), cannabidiol (CBD), cannabichromene (CBC), cannabinol (CBN)

cannabinoid acid는 저장 중에 탈탄산작용 및 그 외의 작용을 받아서 neutral cannabinoid로 변화한다. 또한 pentyl기 대신에 propyl기나 methyl기를 가진 것도 있다. 환각작용을 갖는 것은 4종으로, THC가 가장 강하고, THCA는 THC의 1/100이며 CBC와 CBN 등은 거의 활성을 나타내지 않는다.

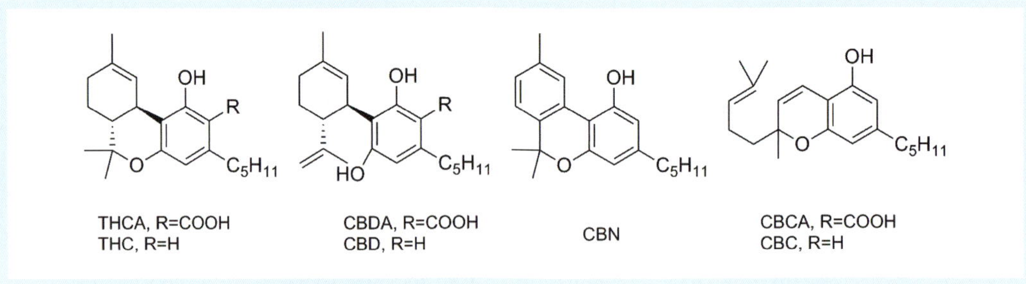

약 리

- 대마의 약리작용은 주로 THC에 있다. 다른 cannabinoid류는 생리활성이 없는 것으로 보이며 아주 소량으로 존재하고 있다. CBD는 과량의 THC에 의한 불안감과 초조감을 완화시킨다.[13]
- THC는 지용성이 크므로 흡수가 빠르고 수십 개의 수산화된 대사체 (예: 11-hydroxy-THC)로 전환된 다음 대소변으로 배설된다. THC와 그 대사체는 복용 후 일주일 후에도 요에서 검출이 가능하다. THC에 의한 급성독성은 아주 낮아서 THC로 인해 사망하는 경우는 거의 없다.[13]
- THC는 뇌에 존재하는 수용체에 결합하는데 이 과정에서 입체구조에 대한 선택성이 아주 높아 6a*R*, 10a*R*-(−)-Δ^9-THC만이 약리활성을 나타낸다. THC가 결합하는 수용체에 결합하는 생체 내 물질은 anandamide로 arachidonic acid의 ethanolamide 형태의 물질이다. 비장의 대식세포에도 THC가 결합하는 수용체가 있는데 이로 인해 THC가 면역조절에도 관여하는 것으로 보인다.[13]
- 소량의 THC는 행복감, 긴장완화, 환청, 거리감각이나 형태, 색깔감각의 이상, 수시간 동안 지속되는 운동조화상실과 같은 증상을 나타낸다. 또한 단기기억에 손상이 와서 말을 천천히, 짧게 하게 되며 만성복용자의 경우에는 운동실조가 되기 쉽다.
- 다량의 THC는 불안감, 초조감을 일으켜 공포상태를 유발하는데 복용자의 3분의 1이 이러한 상태를 경험한다. 환각이나 이명이 나타나기도 하며 환각의 경우 복용 후 오랜 기간이 지난 다음에 다시 환각이 나타나기도 한다 (LSD에 의한 금단증상으로 잘 알려진 환각의 재현, flashback 현상). 만성적인 사용은 편집증을 야기할 수도 있다.[13] 공격성, 자살이나 자해충동을 느낄 수도 있으므로 적절한 조치를 취해야 한다.
- THC는 기관지확장작용이 있다. 맥박수를 늘리고 기립성 저혈압을 일으키지만 반복 복용하면 내성이 생겨 이러한 현상은 줄어든다. THC는 안압을 내려준다. 따라서, 녹내장이나 천식, 경련, 통증에 효과가 있다. 그 외에 진토작용이 있어 진토제로서 2.5, 5, 10 mg 용액 (참기름에 녹여서)으로 판매되기도 한다 (상품명, Marinol).

응 용 환각제, 진정, 진통 (각종 신경통), 최면약

용 량 민간에서 짓찧어서 즙을 내어 복용하거나 환제, 산제로 하여 복용하기도 하였다. 짓찧어서 환부에

붙이기도 하였다.

주의 및 부작용 볶은 것을 다량 복용하면 오심, 구토, 설사, 사지마비, 정신착란, 수족진전, 동공산대로 혼수에 빠진다.

금기사항 대마의 재배와 판매, 대마관련 약물의 사용은 법으로 엄격하게 금지되어 있다. 불법으로 유통되고 있는 대마관련 약물에는 THC의 농도가 낮은(2 ~ 6%) 마리화나(marihuana, grass, pot, reefer, weed, Mary Jane)와 THC의 농도가 5 ~ 20%인 하쉬쉬(hashishi), 50% 이상인 하쉬오일(hash oil)이 있다.

유사생약

- 마인(麻仁, Cannabis Semen)[KHP]

  삼 *Cannabis sativa* L. (삼과 Cannabaceae)의 씨이다. 원구형 ~ 편난원구형으로 길이 4 ~ 5 mm, 지름 3 ~ 4 mm이다. 바깥면은 반들반들한 회록색 ~ 회황색으로 매우 작은 백색 ~ 갈색 또는 흑색의 무늬가 있고 양쪽에 1개씩의 능선이 있다. 양쪽 끝은 뭉특하고 다른 한쪽에는 과병이 떨어진 둥근 자국이 있다. 횡단면을 확대경으로 보면 외종피는 얇고, 배유는 회백색이며 2개의 자엽을 가지고 기름기가 많다. 특이한 냄새가 있고 맛은 덤덤하다. 유지 성분이 많아 노인이나 임산부 및 체질 허약으로 진액이 부족해서 일어나는 변비에 유효하다. 혈허로 인한 탈모에 외용하기도 하였다.

로베리아초(草) Lobeliae Herba
lobelia, Indian tabacco

기 원 *Lobelia inflata* L. (초롱꽃과 Campanulaceae)의 전초이다.

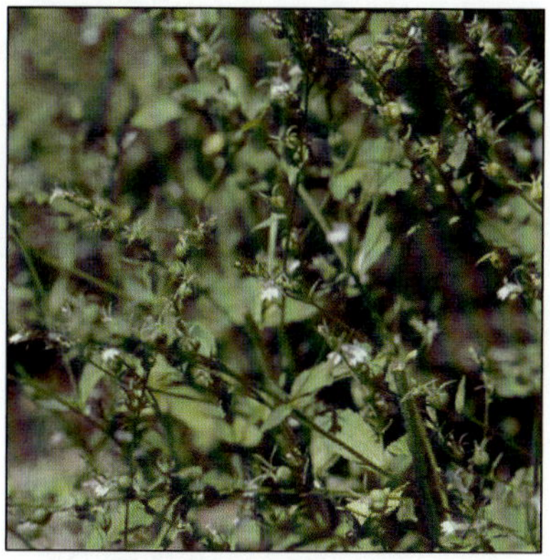

산 지 북미

성 상 줄기는 황록색 원주형으로 주름이 많고 털이 많으며, 잎은 대생한다. 윗부분의 잎에는 잎자루가 없고, 밑부분의 잎에는 짧은 잎자루가 있다. 엽신은 난형 또는 타원형이고, 전초에는 가는 강모가 있다. 과실은 난형 ~ 타원형으로 길이 5 ~ 8 mm, 지름 3 ~ 6 mm이다. 원형의 씨를 내장하고 있다.

성 분 Alkaloid 약 0.02%: lobeline, lobelidine, lobelanine, norlobelanine, norlobalanidine, lobinine, isolobinine, (+)-8-ethyl-norlobelol, 8-ethyl-10-phenyl-norlobelidiol, lobinanidine, isolobinanidine, (−)-lelobanidine, (±)-lobelanidine, (−)-lelobanidine-II, (+)-norlelobanidine 등

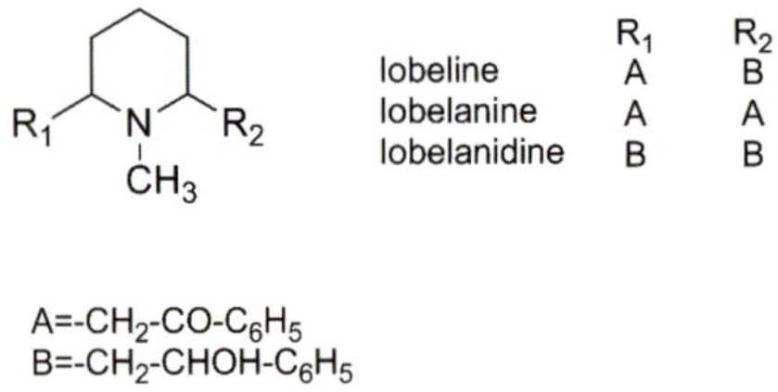

약 리 (1) 신경계에 대한 작용

- 호흡흥분작용: lobeline은 연수의 이산화탄소에 대한 반응성을 높이고, 경동맥의 화학수용체에 작용하여 호흡운동을 증가시킨다.[¶3]
- 진정작용: 잎에서 분리된 β-amyrin palmitate는 항우울제인 mianserin과 유사한 작용을 나타내며 진정작용도 가지고 있다.[1)]
- lobeline은 콜린성 수용체(니코틴성 수용체 포함)의 자극에 의한 catecholamine류의 분비를 억제한다(*in vitro*, isolated perfused rat adrenal gland). 이러한 작용은 lobeline이 부신수질의 크롬친화세포로의 Ca^{2+}의 유입을 억제하기 때문이라고 생각된다.[2)]
- lobeline은 *d*-amphetamine과는 달리 synaptic vesicle로부터의 dopamine의 유리를 촉진하는 것보다 더 강력하게 dopamine uptake를 억제한다. *d*-amphetamine의 경우에는 dopamine uptake 억제 정도와 synaptic vesicle로부터의 dopamine 유리촉진 정도가 거의 같다.[3)]

(2) 기 타

- 로베리아초는 북미원주민(인디언)들이 담배 대용으로 사용한 식물로, 주활성 성분인 lobeline은 nicotine과 같이 니코틴성 수용체의 작동약이기도 하면서 길항약이지만 구조적으로는 nicotine과 전혀 다르다.[4)]
- 기관지확장작용: lobeline은 ganglionic stimulant이면서 β-수용체성 기관지확장제이다. 이러한 이유로 19세기 유럽에서는 천식치료에 사용되었다. 그러나 부작용과 therapeutic index가 낮으므로 지금은 약으로 잘 사용되지 않는다.[¶3]
- lobeline은 강한 중독성이 없으므로 methamphetamine과 같은 향정신성 약물남용으로 인한 중독증상의 치료제로서의 가능성이 있다.[4,5)]
- lobeline은 다제내성과 관련된 P-glycoprotein 활성을 저해한다(*in vitro*)[6]

응 용 HCl lobeline(호흡흥분약)의 제조 원료, 이전에는 신생아의 호흡정지에 사용되었으나, 지금은 상업적으로 금연보조제에 사용된다.[¶3]

● **참고문헌**

1) Subarnas A *et al.* (1993) J. Pharm. Pharmacol. 45: 545-550
2) Lim DY *et al.* (2004) Auton. Neurosci. 110: 27-35
3) Teng L *et al.* (1998) J. Neurochem. 71: 258-265
4) Dwoskin LP, Crooks PA (2002) Biochem. Pharmacol. 63: 89-98
5) Neugebauer NM *et al.* (2007) Eur. J. Pharmacol. 571: 33-38
6) Ma Y, Wink M (2008) Phytomedicine 15: 754-758

마 황 Ephedrae Herba KP CP JP (麻黃, Ma Hwang) ephedra herb

기 원 초마황(草麻黃) *E. sinica* Stapf, 중마황(中麻黃) *E. intermedia* Schrenk et C. A. Mey., 목적마황(木賊麻黃) *E. equisetina* Bunge (마황과 Ephedraceae)의 초질경을 쓴다.

건조한 것은 정량할 때 총알칼로이드(ephedrine 및 pseudoephedrine)로서 0.7% 이상을 함유한다.

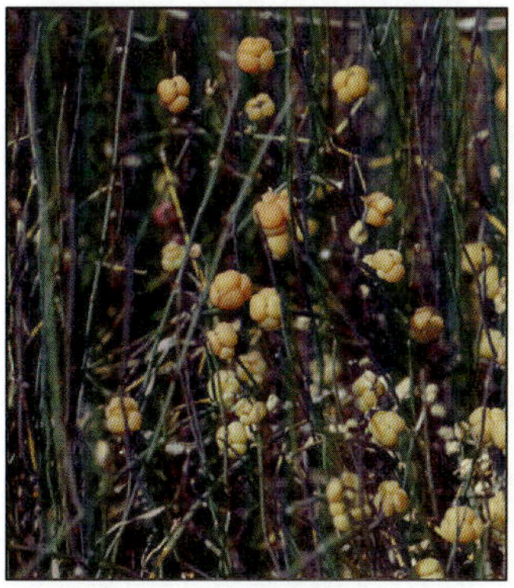

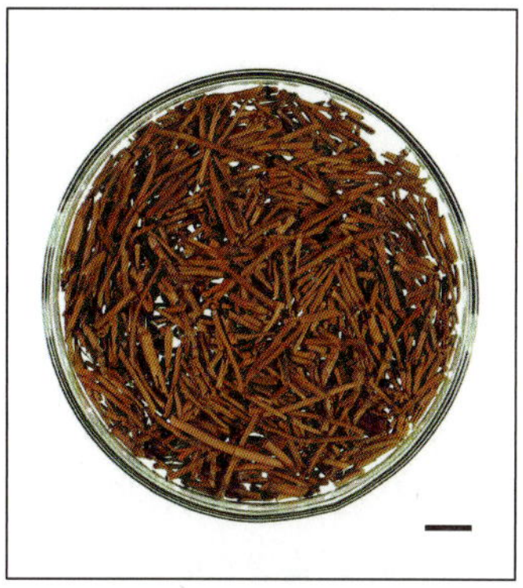

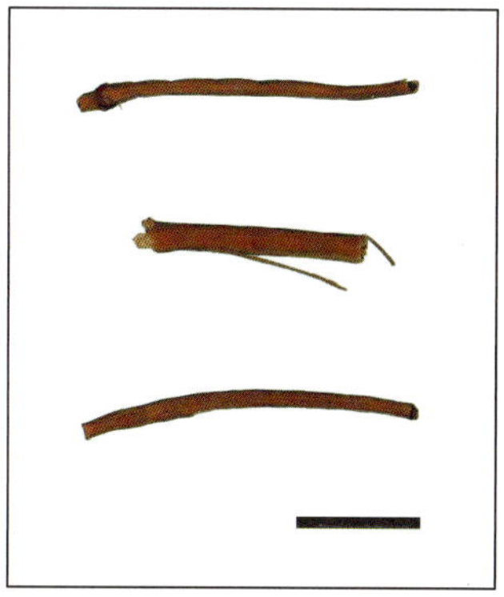

산 지 *E. sinica*는 중국의 산서성(山西省), *E. equisetina*는 내몽고의 산악지대, *E. distachya.*는 동북지역, 내몽고에서 주로 생산된다.

성 상 가는 원주상 ~ 타원주상으로 길이 5 ~ 25 cm, 지름 1 ~ 2 mm, 마디 사이의 길이 3 ~ 5 cm이다. 바깥면은 연한 녹색 ~ 황록색이며 많은 세로홈이 나란히 있다. 마디에는 보통 비늘 모양의 잎이 있다. 잎은 길이 2 ~ 4 mm이고 연한 갈색 ~ 갈색이며 보통 마주나고 그 아랫쪽은 모여서 통상을 이룬다.

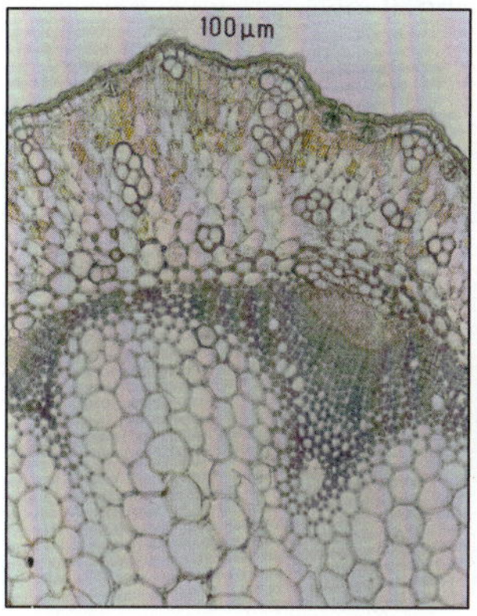

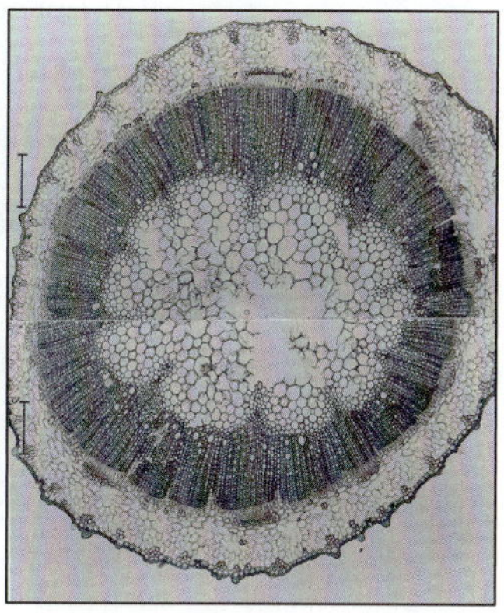

횡단면을 확대경으로 보면 원형 ~ 타원형이고 주변부는 회갈색 ~ 황록색이고 중심부는 적자색의 물질이 가득 들어 있거나 또는 속이 비어 있다. 꺾인 면의 주변은 섬유성이며 세로로 갈라지기 쉽다. 약간의 냄새가 있으며, 맛은 떫고 약간 쓰며 혀를 약간 마비시키는 성질이 있다.

성 분 Alkaloid: (−)-ephedrine, (+)-pseudoephedrine, ephedroxane(ephedrine 유도체가 폐환하여 생성된 oxazolidine 유도체)

부 alkaloid: (−)-norephedrine, (−)-*N*-methylephedrine, (+)-*N*-methylpseudoephedrine, (+)-norpseudoephedrine 등

마황근에서는 혈압강하작용과 지한작용이 있는 ephedradine A ~ C가 보고되었다.

Glycan: ephedran A ~ E

기 타: flavonoid, feruloyl histamine, tannin 등

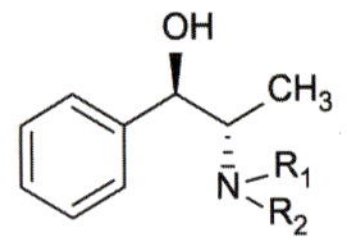

(-)-norephedrine, R_1=H, R_2=H
(-)-ephedrine, R_1=CH_3, R_2=H
(-)-methylephedrine, R_1=CH_3, R_2=CH_3

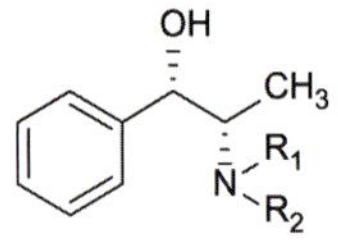

(+)-norpseudoephedrine, R_1=H, R_2=H
(+)-pseudoephedrine, R_1=CH_3, R_2=H
(+)-methylpseudoephedrine, R_1=CH_3, R_2=CH_3

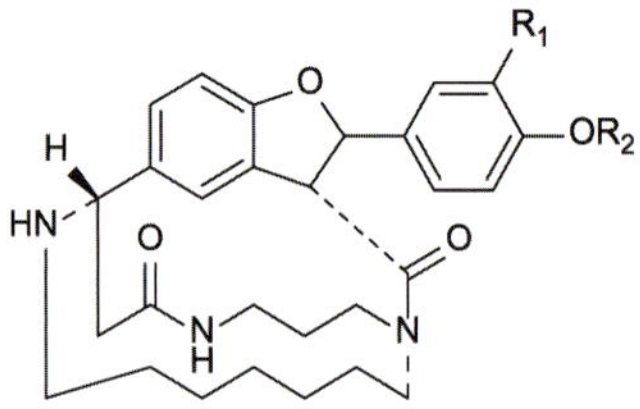

ephedradine A, R_1=H, R_2=H
ephedradine B, R_1=OCH_3, R_2=H
ephedradine C, R_1=OCH_3, R_2=CH_3

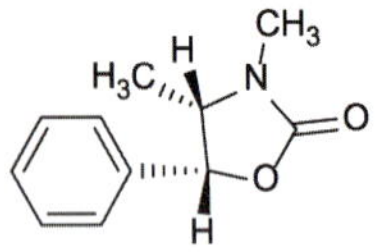

ephedroxane

약 리 **(1) 발한·해열작용, 기관지평활근이완(진해)작용, 이뇨작용, 혈압상승작용**

- 인체에서 발생하는 한기(寒氣)를 없애고 기관지의 기능을 활성화한다. ephedrine은 혈관을 수축하고 혈압을 천천히 지속적으로 올려 천식에 좋다. 정유성분은 발한을 목적으로 상용하며 유행성 감기에 대한 억제작용이 있다. 두통이나 맥이 긴(緊)하게 뛸 때에도 사용한다. 정상혈압인의 심장박동수를 증가시킨다.[1)]

(2) Ephedrine의 작용[¶1,¶3]

- 중추에 대한 작용: 구조적으로 adrenaline과 유사하여 간접적인 교감신경 흥분작용과 dopamine과 유사한 흥분작용이 있다. 대사가 빨리 되지 않아 작용시간이 adrenaline보다 길다. 재흡수가 잘되고 지용성이 높아 blood-brain barrier를 통과하여 중추에 작용한다. 즉, 교감신경절에서 catecholamine의 유리를 촉진하여 호흡 중추나 혈관 운동 중추를 흥분시키고, 각성작용이 있어 발작성 수면병에 사용할 수 있다.
- 심장혈관계에 대한 작용: 심장의 자율성을 강화하고 수축력을 증가시킨다. ephedrine의 혈관수축작용은 비교적 온화하고 또한 지구성이 있다. 심장박동수가 현저히 증가하지만 반복투여하거나 대량 투여하면 오히려 억제되며 부정맥을 일으키기도 한다. 그러나 adrenaline에 비하면 상당히 약하다. 고혈압을 일으키기도 하지만 그 작용은 비교적 약하고 또한 일시적이다.
- 평활근에 대한 작용: ephedrine에는 기관지 평활근 확장작용에 의한 지속적인 진경작용이 있으며, 특히 기관지가 경련상태에 있을 때에 그 작용이 더 세다. 눈의 괄약근에 작용해서 동공을 확대시키고 또 위장관의 근육을 이완한다. 그러나 방광에 대해서는 괄약근의 장력을 증가시키므로 유뇨증(遺尿症)에 효과가 있다.
- 골격근에 대한 작용: 근육의 피로를 완화시키며, curare에 의해 억제되는 신경근 접합부의 전도를 촉진하므로 중증 근무력증의 치료에 사용할 수 있다.
- 체중감소작용도 있다.

(3) (+)-Pseudoephedrine의 작용¶1

• (+)-pseudoephedrine에는 ephedrine보다 강한 이뇨작용이 있으며, 투여 농도에 따라 기관지 평활근을 이완시키거나 수축시킨다 (rabbit). methylephedrine은 농도에 상관없이 이완시킨다.
• (+)-pseudoephedrine은 비점막의 혈관을 수축시키므로 주로 anti-histamine drug와 함께 콧물감기약에 처방된다. 그러나 구강건조나 불면, 과도한 발한, 불안 등의 부작용이 일어날 수 있으므로 장기간 사용해서는 안 된다.¶3

(4) 기 타

• MeOH 추출물은 모세혈관 투과성 항진을 억제하고, 육아형성을 억제한다 (항염증작용). 활성성분은 (+)-pseudoephedrine이며 (−)-ephedrine에는 이러한 활성이 없다.
• 추출물은 5-hydroxytryptophan에 의해 유발되는 설사를 억제한다 (*in vivo*, mouse).[2)]
• ephedrine, pseudoephedrine, ephedroxane 및 pseudoephedroxane은 arachidonate 대사경로를 차단하여 항염증작용을 나타낸다.
• glycan인 ephedran A ~ E에는 혈당강하작용이 있다.
• 마황추출물은 급성간염모델에서 생존율을 높이는 효과가 있다 (*in vivo*, mouse)[3)]

확인시험 가루 0.5 g에 MeOH 10 m*l*를 넣어 2 분간 흔들어 섞은 다음 여과하여 검액으로 한다. 이 액을 가지고 TLC법에 따라 시험한다. 검액 1 0 μ*l*를 TLC용 silica gel (형광제첨가)을 써서 만든 박층판에 점적한다. 다음에 *n*-BuOH-H_2O-HOAc 혼합액 (7 : 2 : 1)을 전개용매로 하여 약 10 cm 전개한 다음 박층판을 바람에 말린다. 여기에 2% ninhydrin-EtOH 용액을 고르게 뿌린 다음 105℃에서 5 분간 가열할 때 R_f 값 0.35 부근에 적자색의 반점을 볼 수 있다.

규 격 **목질경** 이 식물의 목질경이 5.0% 이상 섞여 있지 않다. **이물** 속새과 Equisetaceae 또는 벼과 Gramineae 식물의 줄기 또는 그 밖의 이물이 섞여 있지 않다. **회분** 11.0% 이하 **산불용성회분** 2.0% 이하

응 용 발한, 진해, 거담약으로 피부배설기능장애에 의한 호흡곤란, 기침, 오한, 신체동통, 골절통 등에 쓴다. ephedrine HCl (천식발작치료제, 감기시럽)의 제조 원료. ephedrine과 pseudoephedrine은 근육강화제로 사용되나 금지약물이다 (doping control test).

처 방 갈근탕 (葛根湯), 소청룡탕 (小青龍湯), 마황탕 (麻黃湯), 마황부자세신탕 (麻黃附子細辛湯), 마행감석탕 (麻杏甘石湯), 마행의감탕 (麻杏薏甘湯)

용 량 1.5 ~ 6 g을 달여서 복용하는데, 먼저 달여 수면에 뜬 포말을 떠내는 것이 좋다. 환제 또는 산제로도 쓴다.¶1

주의 및 부작용 ephedrine을 치료량보다도 높게 약간 다량으로 사용하면, 대뇌 피질과 피질하의 중추를 흥분시켜서 정신의 흥분, 불면, 불안, 떨림 등의 증상을 일으킨다. 또한 중증의 기질성 심장병 환자가 ephedrine과 디기탈리스를 동시에 사용하면 쉽게 부정맥을 일으킨다. ephedrine의 독성이 가장 강하고 *dl*-ephedrine (ephetonine), *d*-pseudoephedrine의 순이다. LD_{50}, 689 mg/kg (ephedrine, 5주된 ICR mouse, 주로 심장과 간이 손상을 입는다).

금기사항 신체가 허약해서 항상 땀을 흘리거나 자면서 땀을 흘리며 기침하는 사람에게는 사용하지 않는다.¶1

약전수재품목 **에페드린염산염, 에페드린염산염 10 배산, 에페드린염산염 정, 에페드린염산염 주사액**

전초류

참고문헌

1) White LM *et al.* (1997) J. Clin. Pharmacol. 37: 116-122
2) Yoo JS *et al.* (1995) Kor. J. Pharmacogn. 26: 355-359
3) Yamada I *et al.* (2007) Cytokine 41: 293-301

박 하

Menthae Herba KP CP JP
(薄荷, Bak Ha) mentha herb

기 원 박하 *Mentha arvensis* L. var. *piperascens* Malinvaud ex Holmes (꿀풀과 Labiatae)의 지상부이다. 중국에서는 薄荷 (박하) *M. haplocalyx* Briq.의 지상부를 쓴다.

성 상 이 약은 지상부로 줄기와 여기에 마주 난 잎으로 되어 있다. 줄기는 네모기둥 모양이고 대생으로 갈리며, 길이 15 ~ 40 cm, 지름 0.2 ~ 0.4 cm이다. 표면은 자갈색 또는 옅은 녹색이고 모서리 근처에는 짧은 털이 있으며 마디사이는 길이 2 ~ 5 cm이다. 질은 취약하다. 잘린 면은 백색이고 수부는 가운데가 비어 있다. 잎은 마주나며 짧은 엽병이 있고, 잎조각은 찌그러지고 함께 말려있다. 온전한 잎을 펼쳐보면 긴 타원형 또는 난형이고, 길이 2 ~ 7 cm, 폭 1 ~ 3 cm이다. 잎의 윗면은 진한 녹색이고, 아랫면은 회녹색이며 드물게 짧은 털이 덮여있고, 오목한 점 모양의 선린이 있다. 꽃은 윤산화서로 액생하며, 꽃받침은 종 모양이고 끝은 5 개로 갈라지며, 화관은 옅은 자색이다. 이 약은 손으로 비비면 특유하게 맑은 향기가 나며, 맛은 맵고 시원하다.

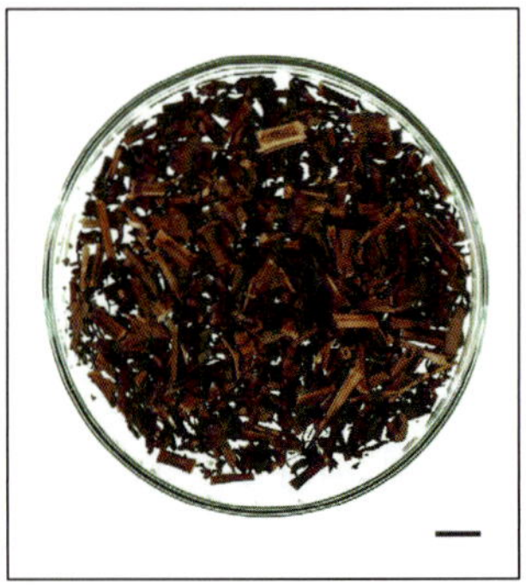

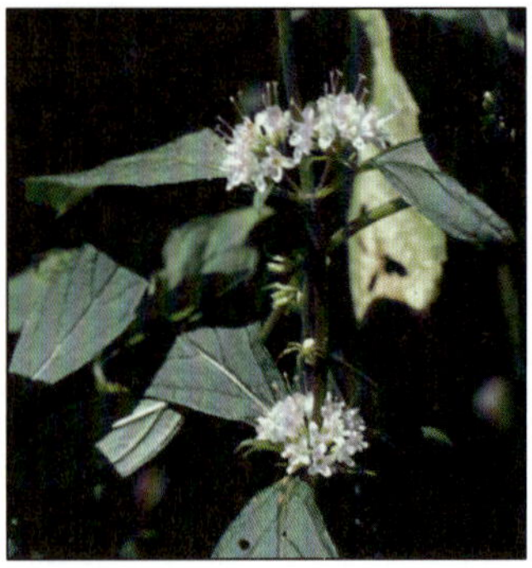

성 분 **정유 1% 내외** : (−)-menthol을 주성분으로 하고, (−)-menthone, isomenthone, camphene, (−)-limonene, piperitone, pulegone 등

배당체: (−)-menthol-β-D-glucoside를 함유한다.

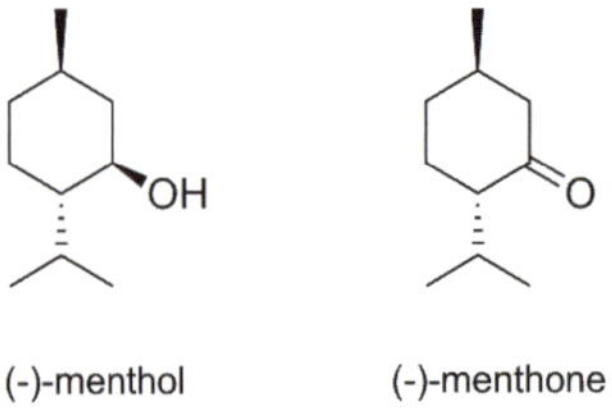

(-)-menthol (-)-menthone

약 리 **(1) 건위·구풍작용**

- 방향성 정유성분은 위운동을 항진시키고 위내 가스를 배출시키며 식욕을 증진한다.
- menthol에는 이담작용, 국소자극작용, 국소마취작용, 진경작용, 구풍작용, 구충작용이 있다. menthol의 이성질체 중에서 (–)-(1*R*,3*R*,4*S*)만이 이러한 활성을 가지고 있으며 일반적으로 (–)- menthol (levorotatory menthol)로 표기한다.[¶3]

(2) 진통작용

- 50% MeOH 추출물은 초산으로 유도한 실험동물의 통증을 억제한다 (*in vivo*, mouse, *p.o.*).

(3) 지양 (止癢)작용, 항알러지작용

- 물추출물은 면역학적 또는 비면역학적인 자극으로 인하여 발생하는 과민증 (anaphylaxis)을 감소시키며 복강비만세포에서의 TNFα 생성을 억제한다 (*in vivo*, rat, *i.p., p.o., i.v.*).[1)]

(4) 중추억제작용, 국소마취작용, 미주신경자극작용

- 정유는 중추억제작용, 혈관확장작용, 피부발적 작용, 약간의 curare 유사작용을 보인다.
- menthol과 menthone은 토끼의 장관운동을 억제한다. menthol은 camphor에 비하여 독성이 낮고, 생체흡수작용이 미약하지만 대량에서는 중추신경계에 작용하여 특히, 연수를 마비시킨다. 또한 camphor와 유사하게 혈압을 항진시킨다. menthol의 알코올 용액을 피부에 바르면 지각신경 중에서 차가움을 느끼는 미주신경을 자극하여 청량감을 느끼게 하며 나중에는 마취시킨다.

(5) 기 타

- 박하의 정유 성분은 피부진균의 성장을 억제한다 (*in vitro*, *in vivo*).[2)]
- 추출액은 X-ray에 의한 피부손상을 예방한다 (*in vivo*, mouse, 피부도포).[3)]
- 추출물은 실험동물의 임신율을 떨어뜨린다 (*in vivo*, rat, *s.c.*).[4)] MeOH 추출물을 실험동물에 20 일 이상 경구투여하면 체중이나 혈액인자들은 대조군과 차이가 없지만 고환과 생식기관의 무게가 줄어들며 정액이 묽어지고 정자의 운동성과 생존력이 떨어진다. 그러나 투여를 중단하면 한달 안에 정상으로 돌아온다 (*in vivo*, male albino mouse, 10 mg/day).[5)]
- 추출물은 급성 *Chlamydia pneumoniae* 감염에 의한 염증 및 균증식을 억제한다 (*in vitro*, *in vivo*, mice)[6)]

확인시험 정유함량 시험에서 얻은 정유와 xylene과의 혼합액 1 m*l*를 취하고 H_2SO_4 2 m*l*를 천천히 흘려 넣을 때 접계면은 진한 적색 ~ 갈색을 나타낸다.

규 격 **이물** 뿌리 및 그 밖의 이물이 2.0% 이상 섞여 있지 않다. **건조감량** 15.0% 이하 (6시간) **회분** 11.0% 이하 **산불용성회분** 2.5% 이하 **정유함량** 0.4 m*l* 이상 (50.0 g, 실리콘수지 1 m*l*)

응 용 방향성 건위, 구풍약으로 소화불량, 심복창만 (心腹脹滿), 두통, 목적 (目赤: 눈이 붉음), 인후통, 반진, 어지러움에 쓴다. Menthol의 제조 원료. 또한, 담배의 제조나 가려움증에 사용하는 연고나 크림 제제에, 또는 비염의 증상에 상기도의 울혈을 풀어주기 위한 처방에, 구강청결제, 면도용품, 식품 (사탕류) 등에 쓴다.[¶3]

처 방 시호청간탕 (柴胡淸肝湯), 형개연교탕 (荊芥連翹湯), 방풍통성산 (防風通聖散), 청열여성산 (淸熱如聖散), 박하탕 (薄荷湯)

용 량 2.4 ~ 4.5 g, 끓고 난 후에 넣는 것이 좋다. 오래 끓이지 않는다.

금기사항 몸이 허약하여 땀을 많이 흘리는 경우

약전수재품목 박하수, 박하유, *dl*-멘톨, *l*-멘톨

● 참고문헌

1) Shin TY (2003) Immunopharmacol. Immunotoxicol. 25: 273-283
2) Kishore N *et al.* (1993) Mycoses 36: 211-215
3) Sato Y *et al.* (1989) Yakugaku Zasshi 109: 113-118
4) Kanjanapothi D *et al.* (1981) Contraception 24: 559-567
5) Sharma N, Jacob D (2002) J. Ethnopharmcol. 80: 9-13
6) Salin O *et al.* (2011) J. Agric. Food Chem. 59: 12836-12842

백굴채

Chelidonii Herba KHP CP

(白屈菜, Baek Gul Chae) greater celandine, chelidonium herb

기 원 애기똥풀 *Chelidonium majus* L. var. *asiaticum* Ohwi (양귀비과 Papaveraceae)의 지상부이다. 중국에서는 애기똥풀 *C. majus* L.의 전초를 쓴다.

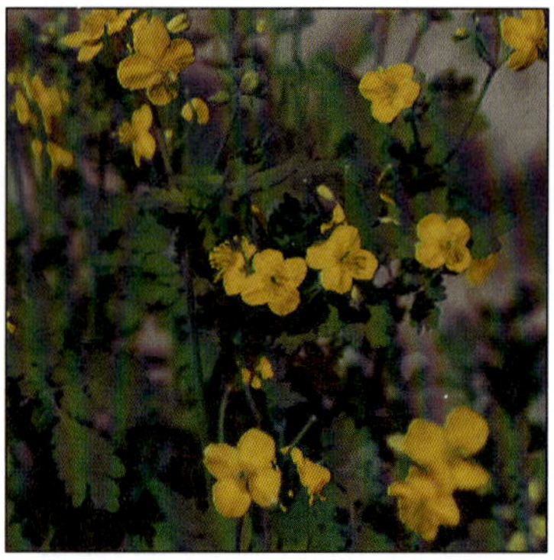

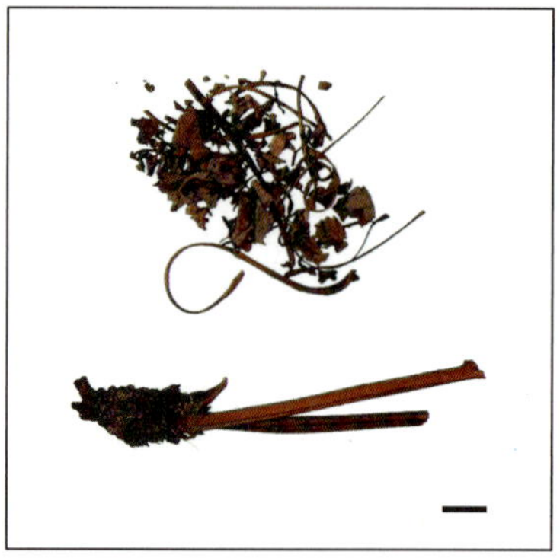

성 상 줄기는 속이 비어 있고 바깥면은 황록색으로 흰털이 있다. 잎은 마주나고 잎자루가 있으며 끝부분은 깃모양이고 갈래는 달걀모양 긴타원형으로 다시 갈라지며 가장자리에 둔한 톱니가 있다. 윗면은 황록색이고 아랫면은 회록색이며 흰색의 부드러운 털로 덮여 있다. 특유한 냄새가 약간 나고 맛은 쓰다.

성 분 Alkaloid 0.7 ~ 1.87%: chelidonine, protopine, (−)-stylopine, coptisine, allocrytopine, berberine, corysamine, chelerythrine, sanguinarine, oxysanguinarine, dehydrosanguinarine, sparteine, homochelidonine, methoxychelidonine, chelilutine, chelirubine 등

반합성 alkaloid: Ukrain[TH]

기 타: 사과산, 구연산, 호박산, saponine, flavonoid 등

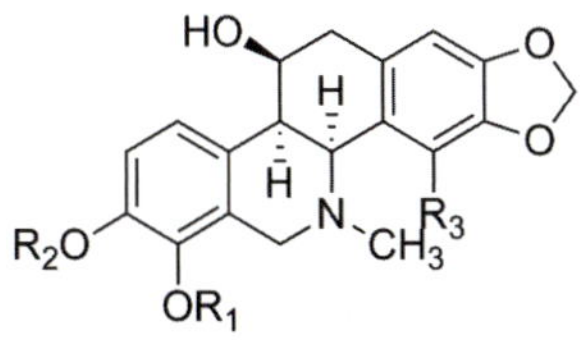

chelidonine, $R_1+R_2=CH_2$, $R_3=H$
homochelidonine, $R_1=CH_3$, $R_2=CH_3$, $R_3=H$
methoxychelidonine, $R_1+R_2=CH_2$, $R_3=OCH_3$

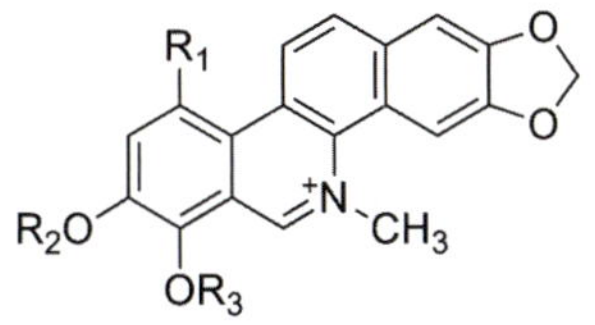

sanguinarine, $R_1=H$, $R_2+R_3=CH_2$
chelerythrine, $R_1=H$, $R_2=CH_3$, $R_3=CH_3$
chelilutine, $R_1=OCH_3$, $R_2=CH_3$, $R_3=CH_3$
chelirubine, $R_1=OCH_3$, $R_2+R_3=CH_2$

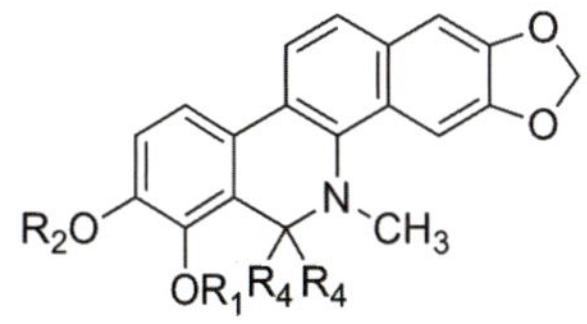

oxysanguinarine, $R_1+R_2=CH_2$ $R_3+R_4=O$
dehydrochelerythrine, $R_1=CH_3$, $R_2=CH_3$, $R_3=H$, $R_4=H$
dehydrosanguinarine, $R_1+R_2=CH_2$, $R_3=H$, $R_4=H$

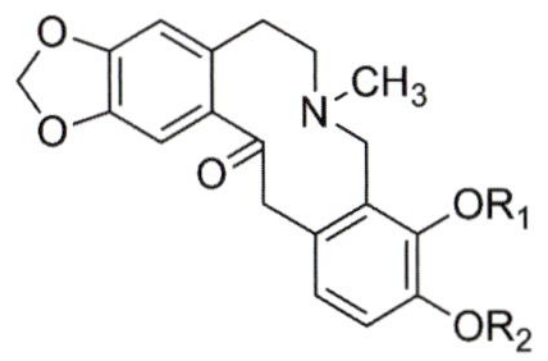

protopine, $R_1+R_2=CH_2$
allocryptopine, $R_1=CH_3$, $R_2=CH_3$

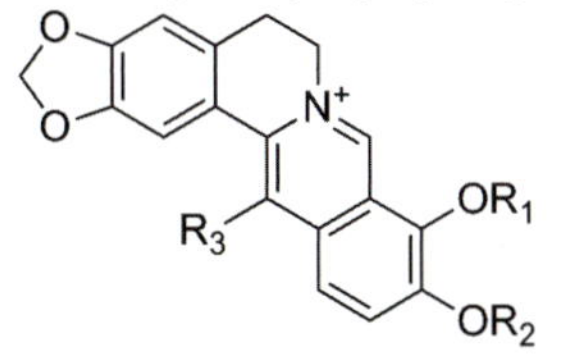

corysamine, $R_1+R_2=CH_2$, $R_3=CH_3$
berberine, $R_1=CH_3$, $R_2=CH_3$, $R_3=H$

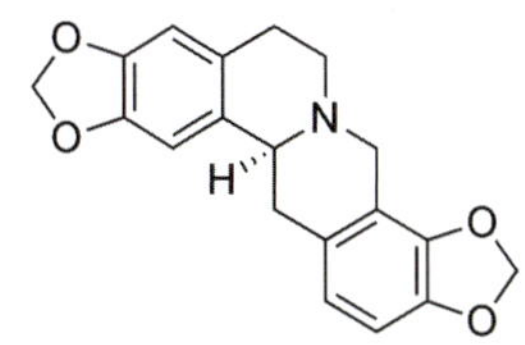

(-)-stylopine

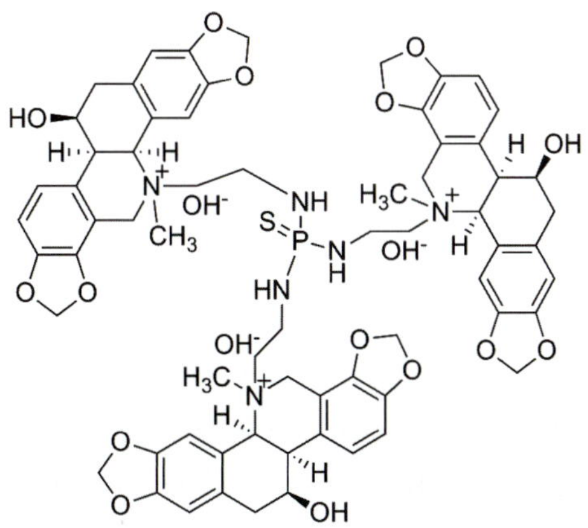

Ukrain™

약 리

(1) 진경작용·중추신경억제작용

- 추출물과 chelidonine, protopine, coptisine에는 진경작용과 완화작용이 있으며 그 정도는 protopine > coptisine > chelidonine의 순이다 (isolated guinea-pig ileum).[1)]
- chelidonine은 화학적으로 papaverine과 마찬가지로 isoquinoline류에 속하므로 작용도 유사하다. 각종의 평활근을 억제하며, 진경작용이 있으며, 독성이 비교적 적다.[2)]
- chelidonine은 protopine과 마찬가지로 중추도 억제한다.[2)] morphine과 비교하면 말초에 대한 작용은 강하지만, 중추에 대한 작용은 약하며, 어느 정도의 진통 및 최면작용이 있다.[2)] sanguinarine은 중독량에서 짧은 시간의 마취를 일으킨 후, 장의 연동운동과 침 분비를 증가시킨다.[2)]

(2) 항암작용

- chelidonine은 섬유아세포의 유사분열을 억제함으로써 악성종양의 성장을 억제한다 (*in vitro*).[¶1] 반합성 의약품인 Ukrain (NSC-631570)도 tubulin의 중합을 방해함으로써 암세포의 유사분열을 억제하며 (*in vitro*),[3)] 전립선암세포 (LNCaP)와 피부암세포의 세포사멸을 유도한다 (*in vitro*).[4,5)]
- ukrain은 방사선 조사로부터 정상섬유아세포를 보호하는 반면에 암세포에 대해서는 방사선 조사에 의한 세포독성을 증가시킨다 (*in vitro*).[6)] 그러나, ukrain을 장기간 투여하면 (3개월) 대퇴골의

강도가 줄어들며(13%) 골밀도도 약간 감소한다(*in vivo*, female rat).[7)]

- ukrain은 임상적으로 암환자에게 유효하고 독성을 나타내거나 알러지 반응을 나타내지 않는다. 면역기능을 정상화하는 데 도움을 주는 것으로 보인다.[8)]

(3) 기 타

- 항진균작용: methicillin 저항성 황색 포도상구균에 대한 저해 효능을 나타낸다(*in vitro*).[9)]
- benzophenanthridine계 알칼로이드인 sanguinarine과 chelerythrin은 사람의 피부각질세포의 성장을 억제한다(*in vitro*).[10)]
- chelerythrine과 sanguinaline은 독성이 약하며, 강한 항염증작용과 항균작용이 있다.
- chelidocystatin은 cysteine proteinase inhibitor이다.[11)]
- chelidonic acid는 궤양성 대장염에 효능을 보인다(*in vivo*, mouse).[14)]
- 70% EtOH 추출물은 아토피성 피부염에 효능을 보인다(*in vivo*, mouse).[15)]
- MeOH 추출물은 류머티스성 관절염에 효능을 보인다(*in vivo*, mouse).[16)]
- 이 외에도 혈압강하작용과 관상동맥확장작용이 알려져 있다.

확인시험 (1) 가루 10 g에 $CHCl_3$ 50 m*l*를 넣고 수욕상에서 환류냉각기를 달고 20분 가온 추출한 다음, 여과한 여액을 증발시킨 잔류물을 1% H_2SO_4 용액 10 m*l*에 녹이고, 용액 1 m*l*를 취하여 Dragendorff 시액을 넣으면 등황색 침전이 생긴다.

(2) (1)의 여액 1방울을 취하여 여지 위에 떨어뜨리고 자외선등 아래에서 관찰할 때에 형광이 나타난다.

(3) 가루 1.0 g에 2% HOAc용액 20 m*l*를 넣고 흔들어 추출한 다음 여과한 여액 2 m*l*에 K_2HgI_4 시액 2 ~ 3 방울을 넣을 때 노란색의 침전이 생긴다.

(4) 가루 1 g을 달아 aqueous NH_4OH 0.5 m*l*를 넣어 15 분간 방치한 다음 MeOH 15 m*l*를 넣고 3 시간 흔들어 섞은 다음 여과한다. 여액 5 m*l*를 0.5 m*l*로 농축하여 검액으로 한다. 따로 sanguinarine chloride 표준품 5 mg을 달아 MeOH 5 m*l*에 녹여 표준액으로 한다. 이들 액을 가지고 TLC 법에 따라 시험한다. 검액 및 표준액 각각 10 μl씩을 TLC용 silica gel(형광제 첨가)을 써서 만든 박층판에 점적한다. 다음에 *n*-hexane · EtOAc · MeOH 혼합액(4 : 1 : 0.3)을 전개용매로 하여 약 10 cm 전개한 다음 실온에서 말린다. 여기에 자외선(주파장 365 nm)을 쪼일 때 검액에서 얻은 여러 개의 반점 중 1개의 반점은 표준액에서 얻은 반점과 색상 및 R_f 값이 같다.

응 용 진통, 진해, 이뇨, 해독약으로 위장의 동통(疼痛), 황달, 수종(水腫) 및 뱀과 벌레에 물린 데에 사용한다.[¶5]

용 량 1.5 ~ 6 g, 또는 외용하기도 한다. 총 alkaloid (chelidonine으로서) 12 ~ 30 mg[¶4]

주의 및 부작용 유독. alkaloid 성분은 생쥐 간의 미토콘드리아의 호흡작용을 억제하며,[12)] 백굴채는 급성간염을 초래하기도 한다.[13)]

● 참고문헌

1) Hiller KO *et al.* (1998) Planta Med. 64: 758-760
2) Meyer (1892) Arch. Exp. Path. Pharm. 397
3) Panzer A *et al.* (2000) Cancer Lett. 160: 149-157
4) Roublevskaia IN *et al.* (2000) Drugs Exp. Clin. Res. 26: 141-147
5) Roublevskaia IN *et al.* (2000) Anticancer Res. 20: 3163-3167

6) Cordes N *et al.* (2002) Int. J. Radiat. Biol. 78: 17-27
7) Jablonski M *et al.* (2000) Drugs Exp. Clin. Res. 26: 321-325
8) Jagiello-Wojtowicz E *et al.* (1998) Drugs Exp. Clin. Res. 24: 213-219
9) Zuo GY *et al.* (2008) J. Pharm. Pharm. Sci. 11: 90-94
10) Vavreckova C *et al.* (1996) Planta Med. 62: 491-494
11) Rogelj B *et al.* (1998) Phytochemistry 49: 1645-1649
12) Barreto MC *et al.* (2003) Toxicol. Lett. 146: 37-47
13) Stickel F *et al.* (2003) Scand. J. Gastroenterol. 38: 565-568
14) Kim DS *et al.* (2012) Biol. Pharm. Bull. 35: 666-671
15) Yang G *et al.* (2011) J. Ethnopharmcol. 138: 398-403
16) Lee Y-C *et al.* (2007) J. Ethnopharmcol. 112: 40-48

빈 카 Vincae Herba

vinca, Madagascan periwinkle

기 원 일일초 *Catharanthus roseus* L. G. Don (= *Vinca rosea* L.) (협죽도과 Apocynaceae)의 전초이다. serpentine과 ajmalicine을 0.4% 이상 함유하여야 한다.[13]

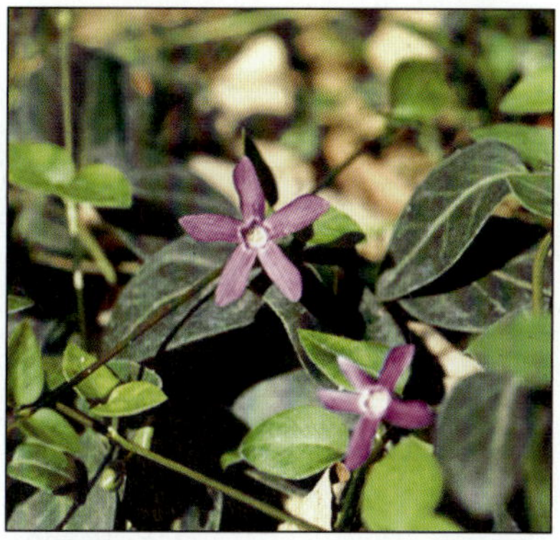

산 지 마다가스카르가 원산지이고, 아프리카, 인도, 오스트레일리아 등

성 상 초본성의 키가 작은 식물로 높이 40 ~ 80 cm에 이르고, 밑부분은 목화되는 경향이 있다. 잎은 대생하고 꽃은 자색, 장미색, 백색 (*V. alba*)인 것도 있으며, 흰꽃에 빨간 점이 있는 것 (*V. alba* var. *ocellatus*)도 있다.

성 분 Alkaloid: vinblastine, vincristine, vinorelbine, vindesine, ajmalicine, serpentine, vinflunine, strictosidine, vincamine, rindesine, tetrahydroalstonine, catharanthine, catharanthamine, lochnericine, vindoline, roseadine, leucocritine, vincaleukoblastine, carosidine, pleurosine, 16-*epi*-*Z*-isositsirikine
vincristine의 함량은 0.0003% 이하이고, vinblastine의 함량은 이보다 약간 더 많다.

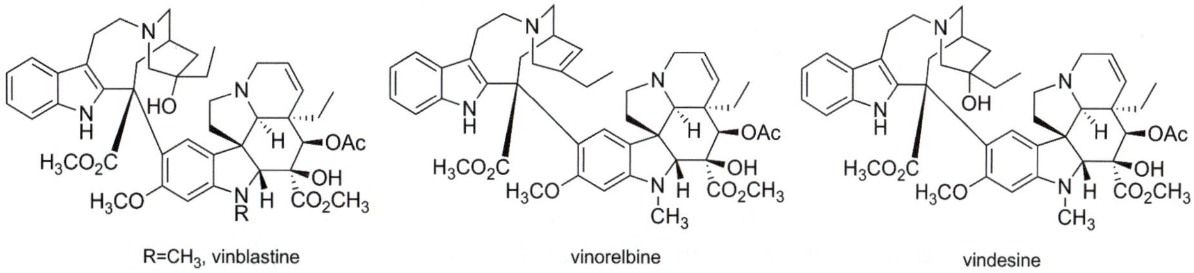

R=CH_3, vinblastine
R=CHO, vincristine

vinorelbine

vindesine

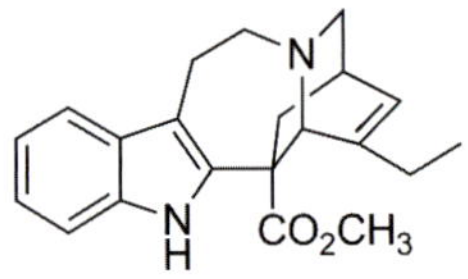

catharanthine

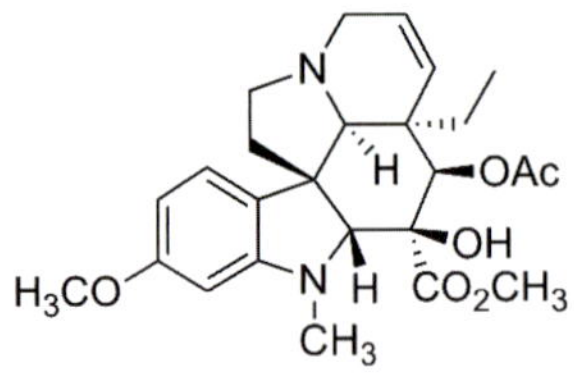

vindoline

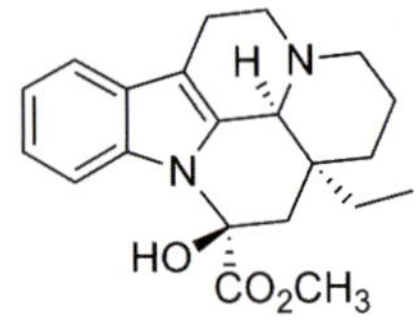

vincamine

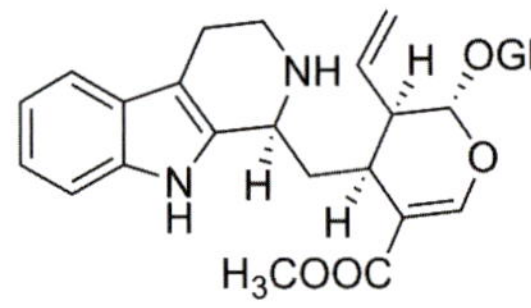

strictosidine

약 리 (1) 항암작용

- bisindole alkaloid인 vinblastine과 vincristine은 유사분열억제제 (antimitotic agent)로 tublin과 결합하여 세포분열시에 필요한 방추사 (mitotic spindle)의 형성에 관여하는 microtubule의 형성을 억제한다. 그러나 microtubule은 다른 작용, 특히 신경전달 (axon microtubule)에도 관여하므로 이들 alkaloid 성분들은 신경독성을 가지고 있다.[¶3]
- vinblastine은 백혈구 수치를 현저하게 떨어뜨리기 때문에 사용량에 제한이 있다. 또한 오심이나 구토, 변비와 같은 위장관 장애나 두통, 신경염, 우울, 호흡장애, 탈모 등과 같은 부작용이 있다.
- vincristine은 주로 중추신경 독성 (발작)과 감각신경 장애나 신경통, 근육통과 같은 말초신경 장애, 소화장애 (변비)가 있다. 이 외에도 탈모가 일반적이며 드물게는 호흡곤란이나 두통, 일시적인 시력장애, 구강궤양, 무월경, 정자운동성장애 등의 부작용이 나타난다.
- vinblastine과 vincristine 외에도 빈카에서 분리된 20 여 종의 bisindole alkaloid가 항종양작용을 나타낸다. 즉, pleurosine는 B-16 melanoma (흑색종)에 유효하며, roseadine과 16-*epi*-*Z*-isositsirikine은 P-388 lymphocytic leukemia에 유효하다 (*in vivo*).[1,2] catharanthamine도 항종양작용이 있다.[3]

(2) 기 타

- vincamine은 *Vinca minor* (common periwinkle)에서 분리된 성분이지만, 뇌혈류를 증대시키고 뇌의 활동에 필요한 포도당, 산소, 인지질의 공급을 원활하게 하여 뇌의 제반기능을 촉진한다. 또한 뇌대사촉진작용도 있어 뇌기능을 개선시킨다. 실제로 노인들에게 자주 처방되고 있으며 rutin과 같은 flavonoid 성분과의 복합처방제제가 나와 있다.[¶3]

응 용 vincristine sulfate, vinblastine sulfate 등은 호지킨병, 백혈병 치료에 쓴다. 반합성 항암제인 vindesine과 vinorelbine (noranhydrovinblastine)의 제조원료[¶3]

용 량 vincristine sulfate 1.4 mg, vincristine sulfate 5 ~ 7 mg (1회 체표면적당, m^2, 성인)

주의 및 부작용 정맥주사시 역류하게 되면 정맥염이나 조직괴사가 발생할 수 있고, 눈에 접촉하게 되면 영구적인 손상을 입을 수 있으므로 취급에 조심하여야 한다.[¶3]

금기사항 임부나 수유부

● 참고문헌

1) El-Sayed A *et al.* (1983) J. Nat. Prod. 46: 517-527
2) Mukhopadhyay S *et al.* (1983) J. Nat. Prod. 46: 409-413
3) El-Sayed A, Cordell GA (1981) J. Nat. Prod. 44: 289-293

사향초 Thymi Quinquecostati Herba, Thymi Herba KHP
(麝香草, Sa Hyang Cho) thyme

기 원 백리향 *Thymus quinquecostatus* Celakovski 또는 타임 *T. vulgaris* L. (꿀풀과 Labiatae)의 전초이다.

산 지 한국, 중국

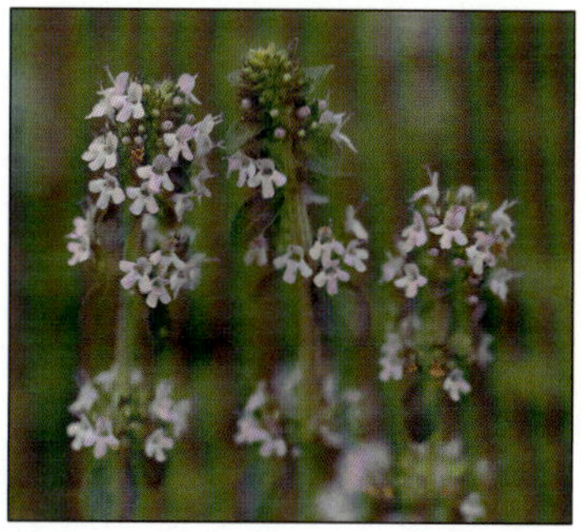

성 상 길고 가는 줄기에 타원형의 길이 5 ~ 12 mm, 너비 3 ~ 8 mm의 잎이 마주 붙어 있으며, 마디에 가는 뿌리가 남아 있는 것도 있다. 잎은 회록색이고 줄기는 갈색이다. 특이한 냄새가 있고, 맛은 매우며 혀를 찌른다. 향기가 짙으며 잎이 70% 이상인 것이 좋다.

성 분 **정유**: cymene, thymol, carvacrol, α-pinene, *p*-cymol, (+)-borneol, linalool

약 리 **(1) 항균작용, 구충작용, 거담작용**

(2) 유럽산 *Thymus vulgaris*의 약리

- 항세균작용: 물추출물은 *Helicobacter pylori*의 성장을 억제하며 (*in vitro*),[1] 정유 성분이나 thymol을 처리하면 장티푸스균의 성장이 바로 억제된다.[2] carvacrol에도 항세균작용이 있다.
- 항진균작용: thyme oil을 분무하여 *Aspergillus fumigatus*나 *Fusarium solani*와 같은 식물병원성 진균과 접촉하게 하면 진균의 포자형성과 성장이 억제된다.[3]
- 이 외에도 thyme의 항산화작용, 기관지에 대한 진경작용, 화상치유작용 등이 알려져 있다.[4] 진경작용은 thyme의 페놀류 화합물에 있으나 농도 측면에서 보면, 5,4'-dihydroxy-6,7,3'-trimethoxy-flavone과 같은 다른 성분들도 관여하는 것으로 보인다.[¶3]
- 유럽에서는 위장관 장애나 기침의 제증상에, 국소적으로는 상처의 치유, 구강청결제 등으로 사용하며, 정유와 thymol은 방부제나 상처치유 연고제, 감기시럽제, 호흡제와 같은 다양한 약제에 사용되고 있다.[¶3]
- 정유성분은 항진균 활성을 나타낸다 (*in vitro*).[5]

응 용 강장, 발한, 이뇨, 기침, 급성기관지염, 방부성세척약

용 량 3 ~ 6 g

유사생약

- 산자소 (Moslae Herba)

산들깨 *Mosla japonaca* Maxim. (또는 *Orthodon japonicum* Benth.) (꿀풀과 Labiatae)의 전초를 쓴다. 한국, 일본에서 재배한다. thymol, carvacrol, cymene, caryophyllene을 함유한다. 십이지장충 구제제, 구충방취, 치약, 흥분제로 쓰인다.

참고문헌

1) Tabak M *et al*. (1996) Appl. Bacteriol. 80: 667-672

2) Juven BJ *et al.* (1994) J. Appl. Bacteriol. 76: 626-631
3) Inouye S *et al.* (1998) Mycoses 41: 403-410
4) Meister A *et al.* (1999) Planta Med. 65: 512-516
5) Shin S, Kim JH (2004) Planta Med. 70: 1090-1092

삼백초 Saururi Herba KHP CP (三白草, Sam Baek Cho)

기 원 삼백초 *Saururus chinensis* (Lour.) Baill. (삼백초과 Saururaceae)의 지상부를 건조한 것이다.

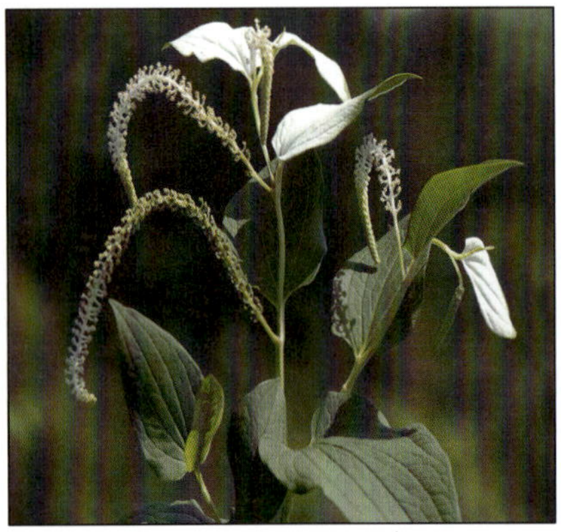
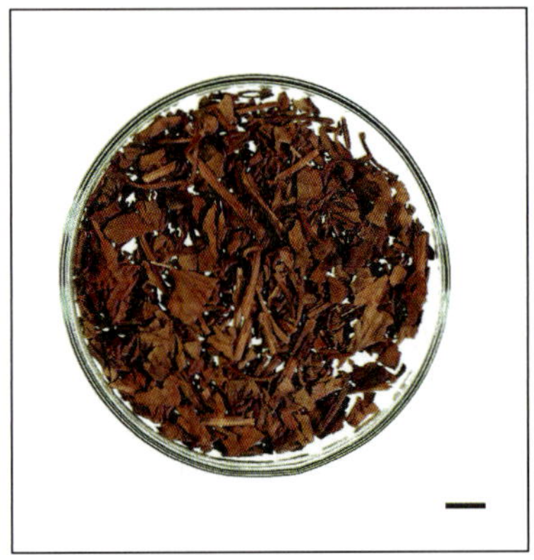

성 상 잎은 대부분 파쇄되어 있으며, 약모밀 (어성초) *Houttuynia cordata*와 혼동되는 경우가 종종 있다.

성 분 Lignan: sauchinone, sauchinone A, 1'-*epi*-sauchinone, machilin D, machilin D 4-methyl ether, saururin A, virolin, saucernetin, saucernetin-7,-8, saucerneol A ~ E, manassantin A, B, di-*O*-methyltetrahydrofuriguaiacin B, 등

Flavonoid: hyperoside, isoquercitrin, quercitrin, rutin

Alkaloid: aristolactam AII, BII, saurolactam 등

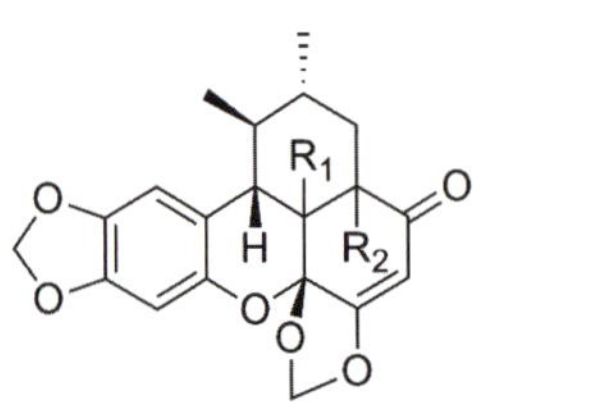

sauchinone, R_1=βH, R_2=αH
sauchinone A, R_1=αH, R_2=αH
1'-epi-sauchinone, R_1=βH, R_2=βH

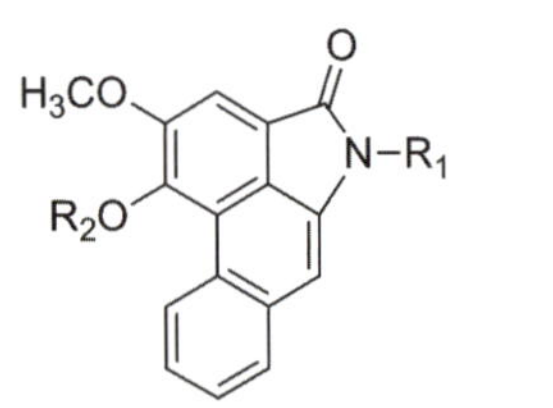

aristolactam AII, R_1=H, R_2=CH_3
saurolactam, R_1=CH_3, R_2=H

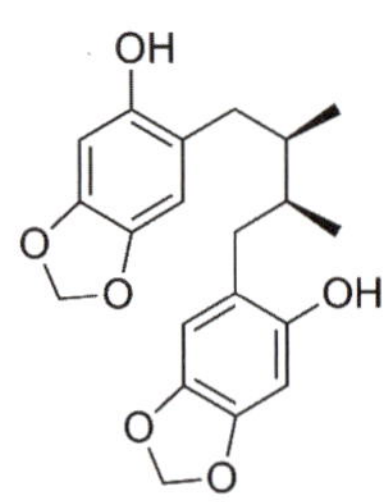

saururin A

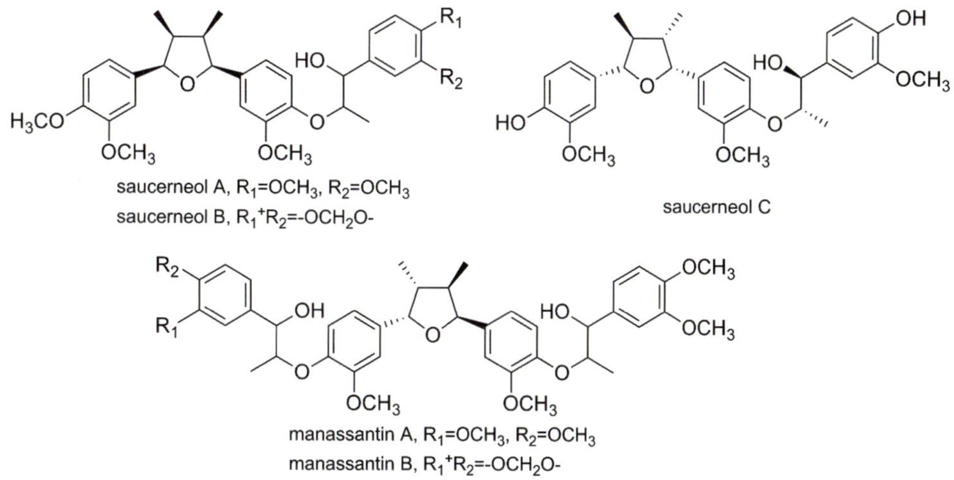

약 리

(1) 항염증작용

- sauchinone은 IκBα의 인산화를 억제함으로써 LPS로 유도한 iNOS, TNFα, COX-2의 발현을 억제한다 (*in vitro*).[1)]
- sauchinone과 뿌리에서 분리된 manassantin A, B는 NFκB의 RelA 부위의 transactivation activity를 억제함으로써 iNOS의 발현을 억제한다 (*in vitro*).[2,3)]
- MeOH 추출물과 saucernetin-7, saucernetin-8은 LPS로 유도한 NO와 prostaglandin E_2의 생산을 억제한다 (*in vitro*).[4,5)]

(2) 세포보호작용

- 뇌세포보호작용: aristolactam BII는 glutamte에 의한 신경독성으로부터 대뇌피질세포를 보호하며,[6)] sauchinone은 staurosporine에 의한 세포사멸로부터 신경교종세포 (C6 rat glioma cell)를 보호한다 (*in vitro*).[7)]
- 간세포보호작용: sauchinone, sauchinone A, 1'-*epi*-sauchinone은 CCl_4에 의한 세포독성으로부터 간세포를 보호한다 (*in vitro*, rat hepatocytes).[8)] EtOH 추출물은 CCl_4로 유도된 간섬유화를 저해하는 효능을 보인다.[15)]

(3) 기 타

- 항암작용: saucernetin-7은 백혈병 세포 (HL-60 cell)의 증식을 억제하고 (G0/G1 phase arrest), 분화를 유도한다 (*in vitro*).[9)] 또한, 뿌리에서 분리된 manassantin A와 B는 HL-60 세포의 세포간 부착에 관여하는 ICAM-1의 발현을 억제한다 (*in vitro*).[10)]
- 혈당강하작용: 뿌리에서 분리된 saurufuran A와 B는 인슐린 내성에 관여하는 PPAR-γ (peroxisome proliferator-activated receptor γ)를 활성화한다 (*in vitro*).[11)]
- 뿌리에서 분리된 saururin A와 machilin D, virolin은 low-density lipoprotein의 산화를 억제하여 동맥경화의 예방에 도움을 준다 (*in vitro*).[12)] 물추출물은 고지방식 쥐의 혈장 및 간의 지질을 낮추어 준다 (*in vivo*, mouse).[16)]
- EtOH 추출물 및 saucerneol D는 ovalbumin으로 유도한 천식모델에서 항천식 효과를 나타낸다 (*in vivo*, mouse).[13,14)]

응 용 해독약으로 부종, 각기, 황달, 대하 등에 쓴다. 뿌리는 삼백초근으로 각기, 임탁, 대하, 옹종(擁腫) 등에 쓴다.

용 량 9 ~ 15 g을 달여서 복용하거나 짓찧어서 즙을 내어 마신다. 짓찧어서 붙이거나 달인 액으로 씻는다.[1]

● 참고문헌

1) Lee AK *et al.* (2003) Br. J. Pharmacol. 139: 11-20
2) Hwang BY *et al.* (2003) Planta Med. 69: 1096-1101
3) Lee JH *et al.* (2003) Biochem. Pharmacol. 66: 1925-1933
4) Park HJ *et al.* (2003) Planta Med. 69: 947-950
5) Kim RG *et al.* (2003) Biol. Pharm. Bull. 26: 481-486
6) Kim SR *et al.* (2004) Planta Med. 70: 391-396
7) Song H *et al.* (2003) Biol. Pharm. Bull. 26: 1428-1430
8) Sung SH, Kim YC (2000) J. Nat. Prod. 63: 1019-1021
9) Seo BR *et al.* (2004) Carcinogenesis 25: 1387-1394
10) Rho MC *et al.* (2003) Planta Med. 69: 1147-1149
11) Hwang BY *et al.* (2002) J. Nat. Prod. 65: 616-617
12) Ahn BT *et al.* (2001) J. Nat. Prod. 64: 1562-1564
13) Jung JY *et al.* (2011) Int. Immunopharmcol. 11: 698-705
14) Quan *et al.* (2010) J. Ethnopharmacol. 132: 143-149
15) Wang L *et al.* (2009) J. Ethnopharmcol. 126: 487-491
16) Yun *et al.* (2007) J. Med. Food 10: 316-322

상기생

Loranthi Ramulus KHP CP (桑寄生, Sang Gi Saeng)

기 원 뽕나무 겨우살이 *Loranthus parasticus* Merr. 또는 상기생(桑寄生) *L. chinensis* Danser (겨우살이과 Loranthaceae)의 잎, 줄기, 가지이다. 중국에서는 상기생(桑寄生) *Viscum coloratum* Nakaivi의 전초를 사용한다.

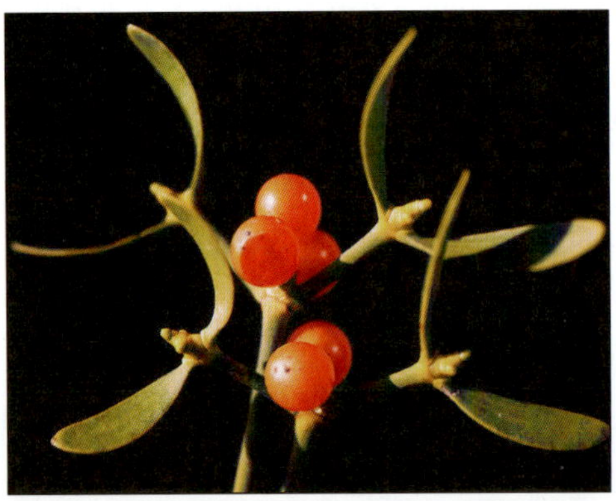
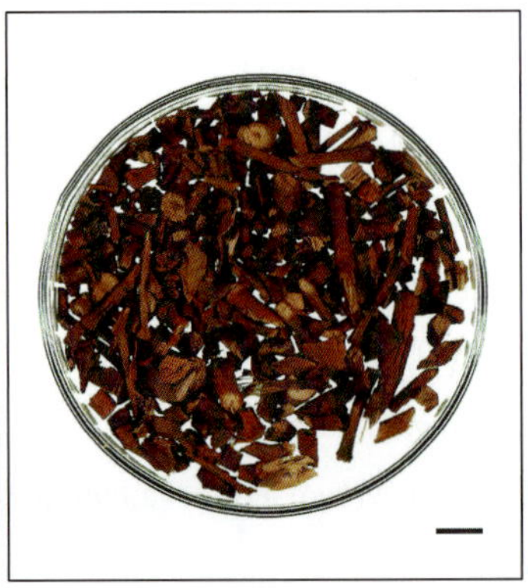
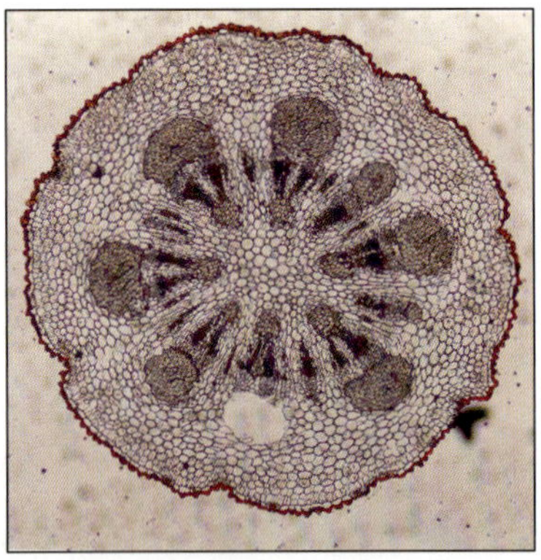

성 상 줄기와 가지는 원기둥모양이고 길이 3 ~ 4 cm, 지름 2 ~ 10 mm이다. 바깥면은 적갈색 혹은 회갈색이고 가는 세로무늬가 있으며 껍질눈은 가늘고 갈색이며 작은 돌기모양이다. 어린 가지에는 갈색의 융모가 있다. 질은 단단하다. 꺾인 면의 피부는 적갈색이고 목부는 색이 비교적 연하다. 잎은 말려 있고 달걀모양 또는 타원형이며 길이 3 ~ 8 cm, 너비 2 ~ 5 cm이다. 가죽질로서 윗면은 황갈색이며, 잎자루는 짧다. 냄새가 없으며 맛은 떫다.

성 분 Flavonoid: avicularin, quercitrin,

기 타: oleanolic acid, α-amyrin, corianin, inositol, lectin 등이 있다.

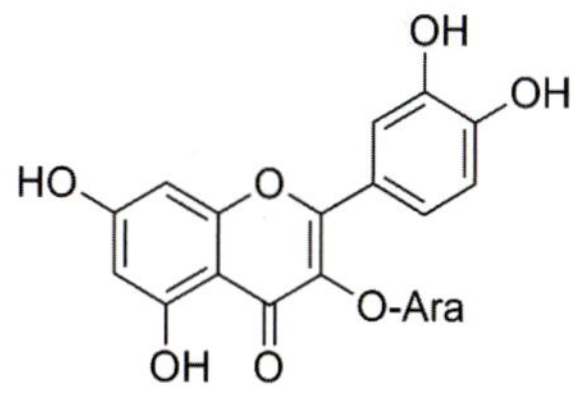

avicularin

약 리
- avicularin에는 이뇨작용과 혈압강하작용이 (*in vivo*, dog, *i.v.*), 추출물에는 항바이러스작용이 알려져 있다 (polio, entrero, coxsackie virus).¶5
- 상기생은 CCl_4와 galactosamine으로 유도한 간독성으로부터 간세포를 보호한다 (*in vitro*).[1]
- lectin은 면역조절효과를 보인다 (*in vivo*).[2]

응 용 류머티스, 신경통, 산후의 유즙부족, 울혈성신염, 월경곤란, 자궁탈수 (子宮脫垂) 등에 쓴다.

처 방 수태환 (受胎丸), 독활기생탕 (獨活寄生湯)

용 량 10 ~ 15 g, 산제로 하거나 생즙, 또는 술에 담가 복용하기도 한다.¶1

주의 및 부작용 avicularin의 LD_{50}은 1.173 g/kg (*in vivo*, rat, *i.p.*)으로 독성은 매우 적으나 중독되면 발작성 경련으로 인하여 호흡이 정지되어 사망한다.

● 참고문헌

1) Yang LL *et al.* (1987) J. Ethnopharmacol. 19: 103-110
2) Lee *et al.* (2009) Int. Immunopharmacol. 13-14: 1555-1561

석 곡 Dendrobii Herba KHP CP
(石斛, Seok Gok)

기 원 금채석곡 (金釵石斛) *Dendrobium nobile* Lindley, 환초석곡 (環草石斛) *D. loddigesii* Rolfe., 마편석곡 (馬鞭石斛) *D. fimbriatum* Hook. var. *oculatum* Hook., 황초석곡 (黃草石斛) *D. chrysanthum*

Wall. ex Lindley 또는 철피석곡(鐵皮石斛) *D. candidum* Wall. ex Lindley(난초과 Orchidaceae)의 지상부이다. 중국에서는 *D. nobile, D. chrysotoxum, D.fimbriatum*의 전초를 사용한다.

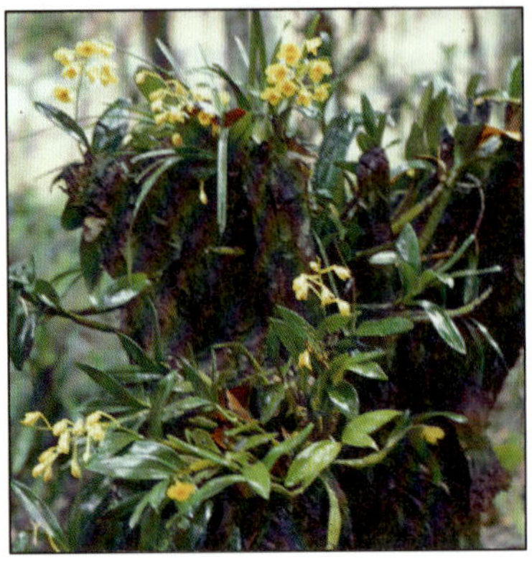

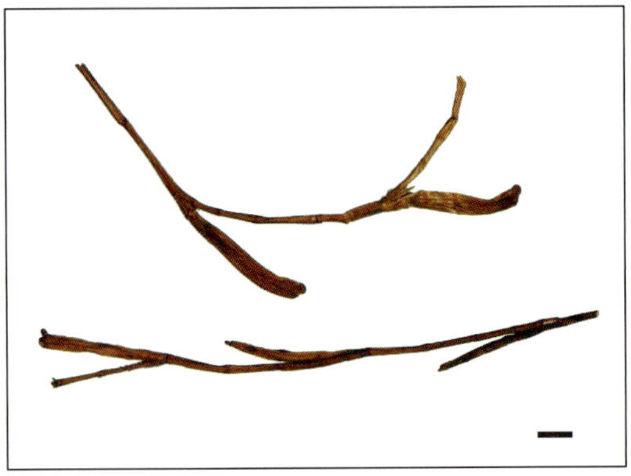

성 상 **금채석곡**(金釵石斛) 납작한 원기둥모양이고 길이 20 ~ 40 cm, 지름 4 ~ 6 mm, 마디 사이가 25 ~ 30 mm 이다. 바깥면은 황금색이고 녹색을 띤 부분도 있으며 세로주름이 있다. 질은 단단하나 쉽게 부스러진다. 냄새가 거의 없고 맛은 쓰다.

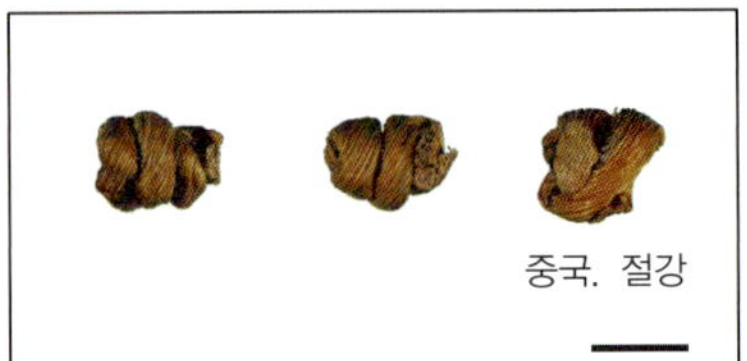

중국, 절강

환초석곡(環草石斛) 가늘고 긴 원기둥모양이고 구부러졌으며 길이 15 ~ 35 cm, 지름 1 ~ 3 mm, 마디 사이가 1 ~ 2 cm이다. 바깥면은 황금색이고 광택이 나며 세로주름이 있다. 질은 부드러우면서 질기고 속은 충실하다. 냄새가 없고 맛은 담담하다.

마편석곡(馬鞭石斛) 원기둥모양이고 길이 40 ~ 120 cm, 지름 5 ~ 8 mm, 마디 사이가 30 ~ 45 mm 이다. 바깥면은 노란색 ~ 어두운 노란색이고 세로주름이 있다. 질은 성글고 자른 면은 섬유성이다. 맛이 약간 쓰다.

황초석곡(黃草石斛) 길이 30 ~ 80 cm, 지름 3 ~ 5 mm, 마디 사이가 20 ~ 35 mm이다. 바깥면은 황금색 ~ 연한 황갈색이고 세로주름이 있다. 질은 견실하고 가벼우며 꺾이기 쉽다. 꺾인 면은 대체로 섬유성이다. 씹으면 점성을 나타낸다.

철피석곡(鐵皮石斛) 원기둥모양이고 길이 15 ~ 50 cm, 지름 1.5 ~ 3 mm, 마디 사이가 1 ~ 4 cm이다. 바깥면은 노란색이고 아랫부분의 일부에는 광택이 나며 세로주름이 있다. 마디 위에는 꽃차례자루 자국 및 남아있는 엽초가 있다. 보통 마디 사이의 위에는 1개의 간극이 있고 갈색이다. 엽초의 입구는 많이 벌어져 있다. 질은 단단하나 부서지기 쉽다. 꺾인 면은 섬유성이다. 냄새가 거의 없고 씹으면 끈적끈적하다.

성 분 Sesquiterpene alkaloid: dendrobine, dendrine, dendramine (= 6-oxydendrobine), dendroxine, 6-oxydendroxine

Sesquiterpene glycoside: dendroside A ~ G, dendronobiloside A, B

Phenanthrene: 4,7-dihydroxy-2-methoxy-9,10-dihydrophenanthrene, denbinobin

Bibenzyl compound: moscatilin

기 타: mucin, starch 등

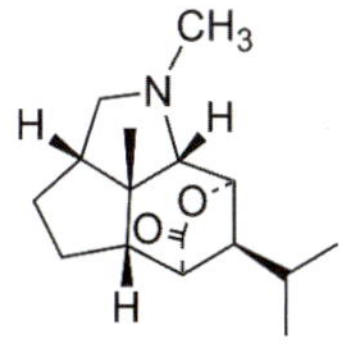
dendrobine

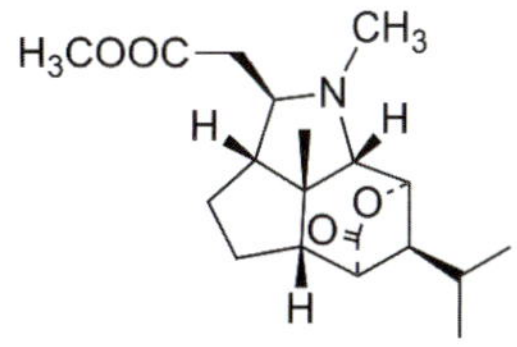
dendrine

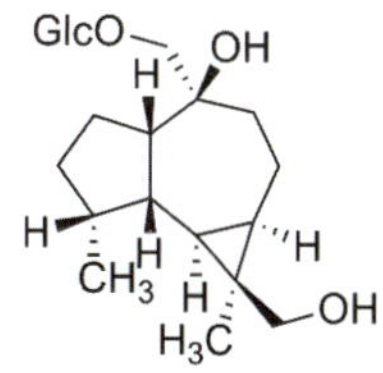
dendroside A

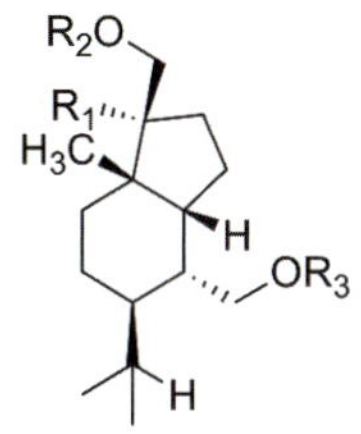
dendronobiloside A, R_1=H, R_2=R_3=Glc
dendronobiloside B, R_1=OH, R_2=H, R_3=Glc

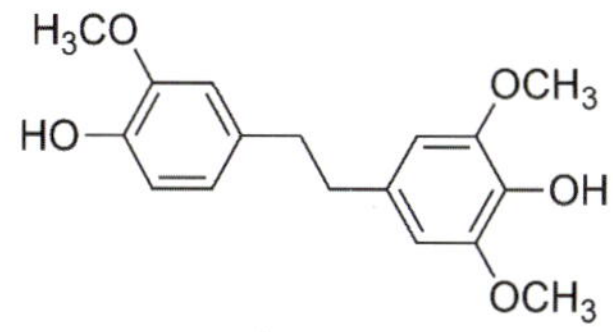
moscatilin

약 리 **(1) 해열작용·진통작용·건위작용**

- dendrobine에는 약간의 해열작용과 진통작용이 있다.[¶1]

(2) 항종양작용

- phenanthrene계 성분인 4,7-dihydroxy-2-methoxy-9,10-dihydrophenanthrene과 denbinobin은 A549 (human lung carcinoma), SK-OV-3 (human ovary adenocarcinoma), HL-60와 같은 암세포주에 대하여 세포독성을 나타내며 (*in vitro*), sarcoma 180으로부터 흰쥐의 수명을 연장시킨다 (*in vivo*).[1)]
- bibenzyl기를 가진 화합물인 moscatilin은 aflatoxin B를 비롯한 여러 발암물질에 의한 돌연변이를 강하게 억제한다 (*in vitro*).[2)]

(3) 기 타

- 중추신경흥분작용: dendrobine은 β-alanine이나 taurine이 일차 구심성 말단 (primary afferent terminal)을 탈분극시키는 데 길항하며, presynaptic inhibition을 가역적으로 억제한다 (frog spinal cord). 이러한 작용은 strychnine과 유사하지만, 같은 picrotoxane skeleton을 가지고 있는 picrotoxinin과는 조금 다르다.[3)]
- 석곡의 alkaloid들은 LPS에 의해 유도된 기억력 손상을 완화하는 효능을 보인다 (*in vivo*, rat).[6)]
- sesquiterpene glycoside 성분들에는 면역조절작용이 있다 (*in vitro*).[4)] 즉, dendroside A와 dendronobiloside A는 murine T와 B 임파구의 증식을 유도하지만, dendronobiloside B는 증식을 억제한다 (*in vitro*).[5)]

응 용 해열, 건위, 강장, 발기장애 치유를 목적으로 쓴다.

처 방 석곡청위탕 (石斛淸胃湯), 석곡탕 (石斛湯)

용 량 3 ~ 9 g, 신선한 석곡은 그 양을 두 배로 한다.

주의 및 부작용 중독량에서 경련을 일으킬 수 있다.[¶1]

● 참고문헌

1) Lee YH *et al.* (1995) Planta Med. 61: 178-180
2) Miyazawa M *et al.* (1999) J. Agric. Food Chem. 47: 2163-2167
3) Kudo Y *et al.* (1983) Br. J. Pharmacol. 78: 709-715
4) Ye Q *et al.* (2002) Phytochemistry 61: 885-890
5) Zhao W *et al.* (2001) J. Nat. Prod. 64: 1196-1200
6) Li *et al.* (2011) Planta Med. 77: 117-121

용 규 Solani Nigri Herba KHP
(龍葵, Yong Gyu) black nightshade

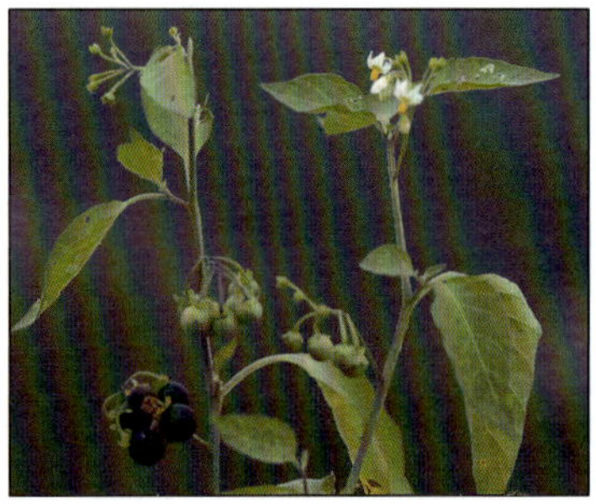

기 원 까마중 *Solanum nigrum* L. (가지과 Solanaceae)의 지상부이다.

성 상 줄기와 잎으로 구성되며 때로는 꽃도 포함된다. 줄기는 원기둥모양이고 갈라져 있으며, 지름 2 ~ 10 mm이고, 가로로 자른 면은 황백색이며 속이 비어 있다. 잎은 쭈그러져 있고 펴보면 달걀모양이고 끝부분은 뾰족하거나 둔하고, 아래부분은 둥글거나 살짝 파였으며 긴 잎자루의 윗부분까지 흐르며 길이 6 ~ 10 cm, 너비 4 ~ 6 cm이고 가장자리가 밋밋하거나 물결모양의 톱니가 있다. 꽃은 흰색이고 잎보다 위에서 나오며 길이 3 ~ 8 mm의 산형화서이다. 특유한 냄새가 약간 있고, 맛은 담담하다.

성 분 Steroidal alkaloid: solasodine, solamargine, solanine을 함유하며,[1] 소량의 atropine과 saponin이 들어 있다. 잘 익은 열매에는 alkaloid 성분이 없다.[3]

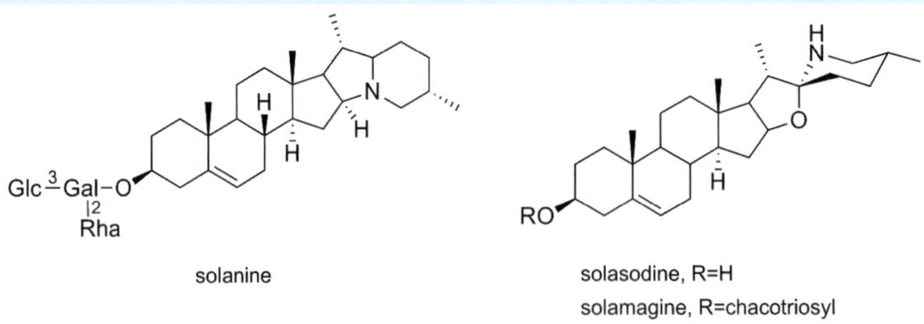

약 리

(1) 진해·거담작용

• 열매에는 진해 · 거담작용이 있다.

(2) 항염증작용

• solasodine은 토끼와 흰쥐를 이용한 부종시험에서 항염증효과를 나타낸다.[1]

• solasodine에는 cortisone과 같은 작용이 있어 혈관의 투과성 및 hyaluronidase의 활성을 저하시킨다.

• $CHCl_3$ 추출물은 해열, 소염, 진통효과를 나타낸다(*in vivo*, mouse, rat).[14]

(3) 세포보호작용

• 위세포보호작용: 용규의 분말이나 MeOH 추출물은 aspirin으로 유도한 위궤양에 유효하다(*in vivo*, rat).[2]

• 간세포보호작용: 열매의 EtOH 추출물은 CCl_4에 의한 간독성으로부터 간세포를 보호한다(*in vivo*, rat).[3] thioacetamide 유도 간섬유화를 억제하는 효능을 보인다(*in vivo*, mouse).[13]

• 신장세포보호작용: 전초의 50% EtOH 추출물은 gentamicin에 의한 신장독성으로부터 신장세포를 보호한다(*in vitro*).[4]

• 추출물은 자유 라디칼에 의한 DNA의 당부위의 손상으로부터 DNA (calf thymus)를 농도의존적으로 보호한다(*in vitro*).[5]

(4) 중추에 대한 작용

• 열매의 EtOH 추출물은 pentobarbital에 의한 수면시간을 늘리고, 운동성을 줄여주며 공격력을 줄여주는 등의 중추신경억제작용을 나타낸다.[6]

• 물추출물에 들어있는 acetylcholine (250 μg/g)이 중추에 작용을 나타낸다.[7]

(5) 기 타

• 진통 · 해열작용: solasodine은 실험동물에서 진통작용과 해열작용을 나타낸다.[1]

• 항암작용: β–2-solamargine, solamargine, degalactotigonin은 HT-29 (colon), HCT-15 (colon), LNCaP (prostate), PC-3 (prostate), T47D (breast)와 같은 암세포주에 대해서 세포독성을 나타내며, solamargine의 활성이 가장 크다.[8]

• 항알러지작용: solanine (0.1 mg/kg)은 말의 혈청으로 유도한 알러지반응을 억제한다(*in vivo*, guinea pig).[1]

• 항세균작용: 전제는 황색포도상구균, 장티푸스균, 콜레라균 등에 대하여 항균작용을 나타낸다.[1]

• 잎의 EtOH 추출물에는 살연체동물(molluscicidal)작용과 살유충(larvicidal)작용이 있다.[9] 열매는 유방암세포(MCF-7)의 성장을 억제하고 세포사멸을 촉진한다(*in vitro*).[10]

• 열매추출물은 만성 EtOH 독성으로 유도된 쥐 모델에서 고지혈증을 억제한다(*in vivo*, rat).[11]

• 다당체 분획물은 항암효과를 나타낸다(*in vivo*, mouse).[12]

응 용 해열, 이뇨, 강정, 강장약으로 쓴다.

용 량 9 ~ 15 g, 30 g까지 사용하기도 하며, 외용하기도 한다.

주의 및 부작용 solanine은 saponin과 유사하여 적혈구 용혈작용이 있다. 과량에 의한 중독 시에는 두통, 복통, 구토, 설사, 동공산대, 심장박동이 처음에는 빨라졌다가 나중에는 느려짐, 정신착란, 심할 경우에는 혼수상태가 될 수도 있다. 덜 익은 열매를 먹고 사망한 경우도 있다. 이는 싹이 난 감자에 의한 중독증상과 같다.

● 참고문헌

1) Chang H-M, But PP-H (1986) Pharmacology and Applications of Chinese Materia Medica, World Scientific, Singapore pp. 343-353
2) Akhtar MS, Munir M (1989) J. Ethnopharmacol. 27: 163-176
3) Lin HM *et al.* (2008) Chem. Biol. Interact. 171: 283-293

4) Prashanth KV *et al.* (2001) Fitoterapia 72: 481-486
5) Sultana S *et al.* (1995) J. Ethnopharmacol. 45: 189-192
6) Perez RM *et al.* (1998) J. Ethnopharmacol. 62: 43-48
7) De Melo AC *et al.* (1978) Acta Physiol. Lat. Am. 28: 19-26
8) Hu K *et al.* (1999) Planta Med. 65: 35-38
9) Ahmed AH *et al.* (2001) J. Egypt. Soc. Parasitol. 31: 843-852
10) Son YO *et al.* (2003) Food Chem. Toxicol. 41: 1421-1428
11) Arulmozhi V *et al.* (2010) Pharmacogn. Mag. 6: 42-50
12) Li *et al.* (2009) Phytother. Res. 23: 1524-1530
13) Hsieh CC *et al.* (2008) J. Ethnopharmcol. 119: 117-121
14) Zakaria ZA *et al.* (2006) Yakugaku Zasshi 126: 1171-1178

육종용

Cistanchis Herba KHP CP
(肉蓯蓉, Yuk Jong Yong)

기 원 육종용 *Cistanche deserticola* Y. C. Ma 및 동속 근연식물 [열당과(列當科) Orobanchaceae]의 육질경(肉質莖)이다. 충실하고 갈색이며 부드러운 것이 좋다. 중국에서는 *C. deserticola*와 관화육종용(管花肉蓯蓉) *C. tubulosa* (Schrenk) Wight를 사용한다.

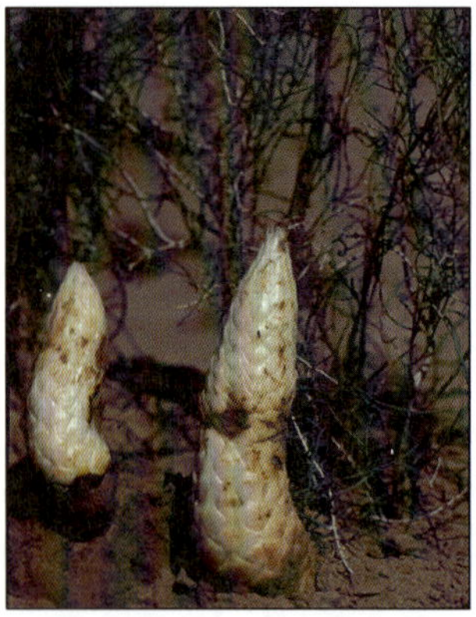

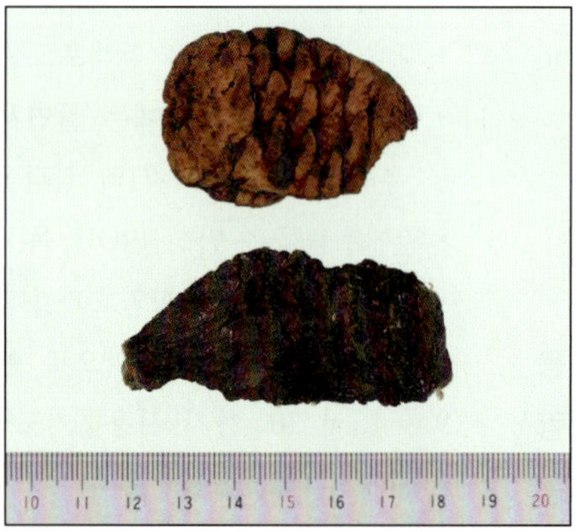

성 상 원기둥모양으로 밑부분이 약간 굵으며 약간 구부러졌고 길이 3 ~ 15 cm, 지름이 3 ~ 6 cm이다. 바깥면은 황갈색 ~ 어두운 갈색이고 흔히 세로로 잘려 있고 육질경의 바깥면은 기와장을 엎어 놓은 것 같은 비늘조각으로 싸여 있다. 질은 약간 부드럽고 잘 꺾어지지 않으나 꺾인 면은 연한 갈색의 유관속이 점모양으로 배열되어 있다. 특유한 냄새가 있고 맛은 달고 뒤에 약간 쓰다.

성 분 Phenylethanoid glycoside: echinacoside, acteoside, 2'-*O*-acetylacteoside, cisacteoside, isoacteoside, tubuloside B, cistanoside A, osmanthuside B 등

Iridoid glycoside: 8-*epi*-loganic acid

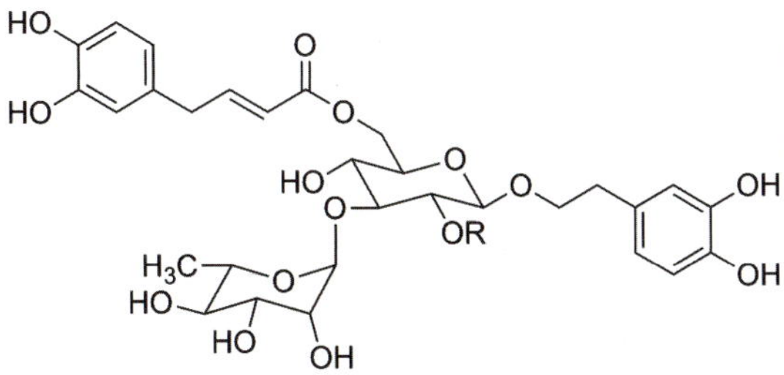

isoacteoside, R=H
tubuloside B, R=Ac

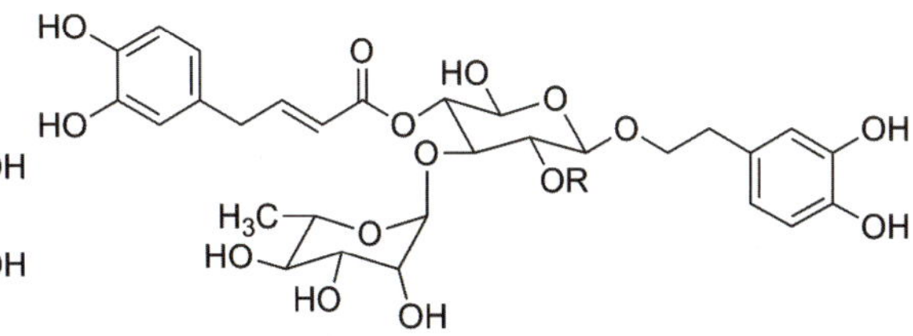

acteoside, R=H
2'-*O*-acetylacteoside, R=Ac

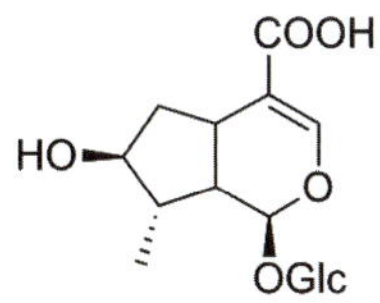

8-*epi*-loganic acid

약 리 **(1) 강장작용**

• 추출물은 실험동물의 체중증가, 수영시간 연장, 무산소 상태에서의 내성증가 등의 효능을 나타낸다(*in vivo*, mouse).

(2) 혈압강하작용

• 수침액, EtOH 추출액은 마취한 실험동물의 혈압을 내린다.

(3) 기 타

• 타액분비촉진작용: 일본산 육종용(*Boschniakia rossica*)의 추출물에는 타액분비촉진작용이 있다(*in vivo*, mouse).

• 전립선비대개선작용: daucosterol에서는 전립선비대증의 치료효과가 인정된다.

• 진통작용, 항염증작용: 50% EtOH 추출물과 *n*-BuOH 분획에는 진통작용과 항염증작용이 있으며, 부탄올 분획의 이러한 작용에는 opium 수용체나 면역계가 관여하지 않는다(*in vivo*).[1)]

• 진정작용: EtOH 추출물과 물분획은 hexobarbital에 의한 수면시간을 연장시키는 등의 진정효과를 나타낸다.[2)]

• 줄기에서 분리된 acteoside, 2'-acetylacteoside, isoacteoside, tubuloside B와 같은 육종용의 phenylethanoid 성분들은 NADPH/CCl_4로 유도한 지방의 과산화를 억제한다(*in vitro*, rat liver microsome). 특히, acteoside는 CCl_4로 유도한 간독성으로부터 간세포를 보호한다(*in vivo*).[3)]

• 줄기에서 분리된 phenylethanoid계 성분에는 자유 라디칼 소거활성과 같은 항산화작용이 있고 이로 인해 항염증효과를 나타내는 것으로 보고 있다(*in vitro*).[4,5)]

• Phenylethanoid 함유 분획물은 항피로효과를 나타낸다(*in vivo*).[6)]

응 용 강장, 보정(補精)약으로 발기부전, 요슬냉통(腰膝冷痛), 빈뇨, 불임증, 혈붕, 대하, 노인성변비에 쓴다. 또한 지혈약으로 방광출혈이나 신장출혈에도 쓴다.

처 방 육종용환(肉葰蓉丸)

용 량 9 ~ 15 g

유사 생약

- 열당[KHP]

참고문헌

1) Lin LW *et al.* (2002) J. Ethnopharmacol. 83: 177-182
2) Lu MC (1998) J. Ethnopharmacol. 59: 161-165
3) Xiong Q *et al.* (1998) Planta Med. 64: 120-125
4) Xiong Q *et al.* (2000) Eur. J. Pharmacol. 400: 137-144
5) Xiong Q *et al.* (1996) Biol. Pharm. Bull. 19: 1580-1585
6) Cai RL *et al.* (2010) Phytother. Res. 24: 313-315

열 당 Orobanchis Herba [KHP] (列當, Yeol Dang)

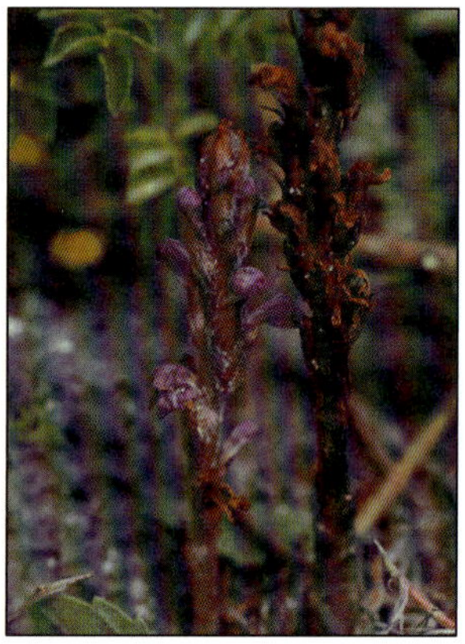

기 원 초종용(사철쑥더부살이) *Orobanche coerulescens* Stephani 또는 *O. pychnostachya* Hance (열당과 Orobanchaceae)의 전초이다.

성 상 줄기는 굵고 거친 원기둥모양이고 줄기 끝에 촘촘히 난 꽃이삭과 어긋난 비늘잎이 붙어있다. 줄기와 비늘잎은 황갈색 ~ 어두운 황갈색이고 줄기길이 15 ~ 40 cm, 비늘잎의 길이는 8 ~ 20 cm이다. 전초는 흰색의 긴 융모로 덮여 있으며 뿌리줄기는 굵고 육질(肉質)이다. 냄새가 약간 있고 맛은 약간 쓰다.

성 분 동속식물의 *O. rapum genistae* Thuill의 신선한 괴경 속에는 orobanchin이 들어 있다.

응 용 강장, 강정약으로 요슬냉통(腰膝冷痛), 양위(陽痿), 유정(遺精) 등에 쓴다.

용 량 4.5 ~ 9 g, 술에 담가 복용하기도 한다. 달인 액으로 발을 씻기도 한다.¶1

음양곽 Epimedii Herba [KP CP JP] (淫羊藿, Eum Yang Gwak)

기 원 삼지구엽초 *Epimedium koreanum* Nakai, 음양곽(淫羊藿) *E. brevicornum* Maximowicz, 유모음양곽(柔毛淫羊藿) *E. pubescens* Maximowicz, 무산음양곽(巫山淫羊藿) *E. wushanense* T. S. Ying 또

는 전엽음양곽(箭葉淫羊藿) *E. sagittatum* Maximowicz (매자나무과 Berberidaceae)의 지상부이다. 일본에서는 이 외에도 *E. grandiflorum* Morren var. *thunbergianum* Nakai 및 *E. sempervirens* Nakai의 지상부 또한 사용한다.

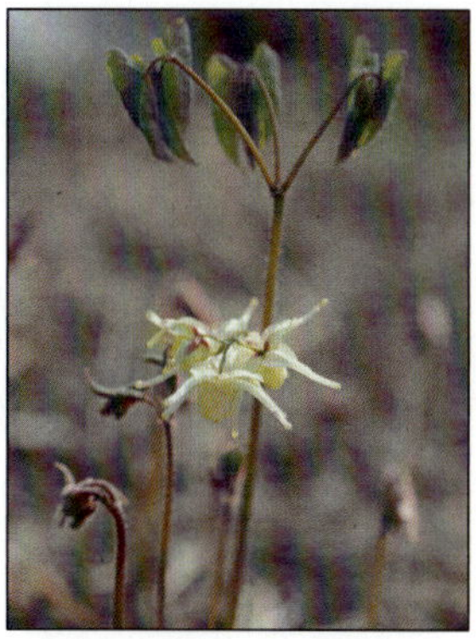

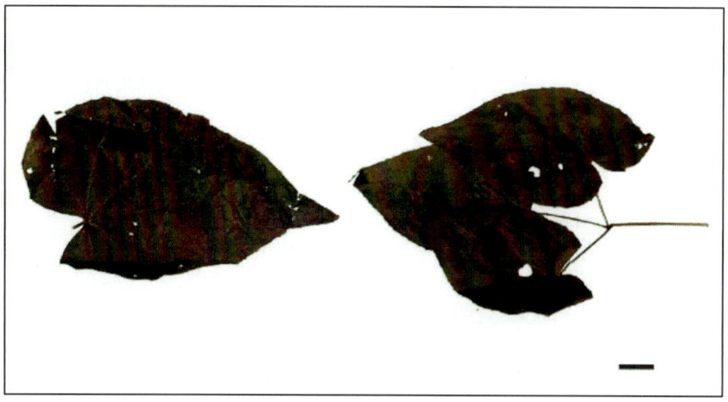

성 상 **삼지구엽초** 줄기와 2회3출 복엽으로 되어있다. 줄기는 가늘고 길며 원기둥 모양이고, 길이 20 ~ 30 cm이다. 세로 능선이 있고 자르기 쉽다. 기부는 가운데가 비어있고, 중상부는 백색의 수가 있으며 바깥쪽은 갈색 또는 황갈색이다. 소엽은 난상 심형이며 길이 4 ~ 9.5 cm, 너비 3 ~ 8.5 cm이다. 선단은 길게 뾰족하고 엽기는 심형이며 양쪽 소엽의 외열편은 내열편보다 크고 잎 가장자리에는 황갈색이고 가시 모양인 거치가 있다. 바깥쪽은 진한 녹색 또는 황록색이며 매끄럽고 광택이 있다. 뒷면은 회록색이고 잎맥은 돌출하며 황갈색의 부드러운 털이 성글게 나있고 가운데 맥상의 털은 비교적 촘촘하다. 잎은 얇고 질은 종이 모양이다.

음양곽 (淫羊藿) 2회3출 복엽이고 삼지구엽초와 비슷하나 잎이 가죽질에 가까운 것이 다르다.

유모음양곽 (柔毛淫羊藿) 1회3출 복엽이고 잎의 아래쪽 및 잎자루에는 부드러운 섬모 모양의 털이 빽빽하게 덮여 있다.

무산음양곽 (巫山淫羊藿) 1회3출 복엽이고 소엽은 피침형 ~ 좁은 피침형이며 길이 9 ~ 23 cm, 너비 1.8 ~ 4.5 cm로 길이가 너비의 5 ~ 6배가 된다.

전엽음양곽 (箭葉淫羊藿) 1회3출 복엽이고 소엽편은 길이 4 ~ 12 cm, 너비 2.5 ~ 5 cm이며 선단은 점점 뾰족하고 양쪽의 소엽은 기부가 뚜렷하게 한 쪽으로 치우쳐지고 바깥쪽은 화살 모양이다. 잎의 아래쪽에는 짧은 털이 성글게 나 있거나 털이 없고 잎은 가죽질이다.

특유한 냄새가 약간 있고 맛은 조금 쓰다.

성 분 [지상부]

Flavonoid glycoside: icariin, icariside, icarisid II, icaritin, epimedoside A ~ E, epimedin A ~ C, ikarisoside A ~ E, epimedokoreanoside-I

[지하부]

Flavonoid: des-*O*-methylicariin

Lignan: (−)-olivil, (−)-olivil-4'-β-D-glucopyranoside, icariresinol, icariresinol-4'-β-D-glucopyranoside, syringaresinol

Alkaloid: magnoflorine

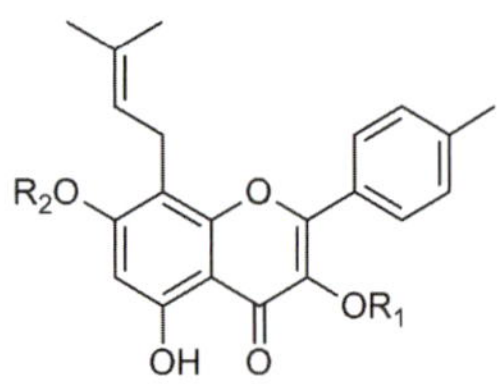

icariin, R_1=Rha, R_2=Glc, R_3=CH_3
icariside, R_1=H, R_2=Glc, R_3=CH_3
epimedoside A, R_1=Rha, R_2=Glc, R_3=H
epimedoside B, R_1=H, R_2=H, R_3=Rha
epimedoside C, R_1=H, R_2=Glc, R_3=H
epimedoside D, R_1=Xyl-Rha, R_2=Glc, R_3=H
epimedoside E, R_1=Rha-Xyl, R_2=Glc, R_3=H

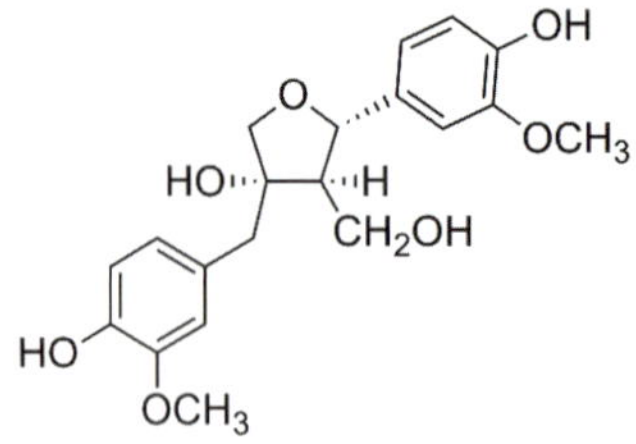

olivil

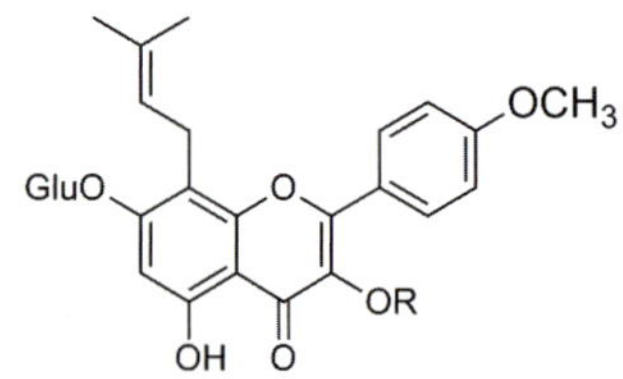

epimedin A, R=Rha^2-Glu
epimedin B, R=Rha^2-Xyl
epimedin C, R=Rha^2-Rha

약 리 **(1) 혈압강하작용**

- 지속적인 관상동맥확장에 의하여 혈압을 낮춘다.

(2) 성기능흥분작용

- epimedin은 개의 정액분비를 촉진한다. 당이 떨어져 나간 epimedin의 가수분해물에는 이러한 작용이 없다.
- 하복부, 요천부(腰遷部)의 혈관을 선택적으로 확장시켜 성기(性器)에 자극을 준다.

(3) 기 타

- 간세포보호작용: 음양곽의 주성분인 icariin은 CCl_4로 유도한 세포독성으로부터 간세포를 보호한다(*in vitro*, rat hepatocyte).[1)]
- 면역증강작용: 전엽음양곽의 70% MeOH 추출물은 간에 있는 세망내피계(reticuloendotherial system)의 식작용을 증가시키며 이러한 작용은 icariin과 epimedin에도 있다(*in vivo*, mouse).[2)]
- 항종양작용: icariin은 암세포주인 HL-60 cell의 분화를 촉진한다(*in vitro*).[3)]
- 신경분화촉진작용: 전엽음양곽에서 분리된 flavonol glycoside인 ikarisoside A와 icariside II, epimedoside A, icariin, epimedin B, epimedokoreanoside-I에는 신경분화촉진작용(neurite outgrowth activity)이 있다(*in vitro*, PC12h cell).[4)] 또한, 배당체를 포함한 syringaresinol도 PC12 cell과 같은 방신경원(paraneuron)의 분화를 촉진한다(0.24 ~ 24 μM, *in vitro*).[5)]
- 추출물과 icaritin은 estrogenic/antiestrogenic 효능을 나타낸다(*in vivo*).[6)]

확인시험 이 약의 가루 및 음양곽대조생약 2 g을 각각 달아 MeOH 20 m*l*를 넣고 15 분간 흔들어 섞은 다음 여과한 액을 검액 및 음양곽대조생약표준액으로 한다. 이들 액을 가지고 TLC 법에 따라 시험한다. 검액 및 음양곽대조생약표준액표준액 10 μl씩을 TLC용 silica gel(형광제 첨가)을 써서 만든 박층판에 점적한다. 다음에 ethyl acetate · EtOH · H_2O 혼합액(8 : 2 : 1)을 전개용매로 하여 약 10 cm 전개한 다음 박층판을 바람에 말린다. 여기에 자외선(주파장 254 nm)을 쪼일 때 검액에서 얻은 여러 개의 반점은 음양곽대조생약표준액에서 얻은 반점과 색상 및 R_f 값이 같다.

규 격 **건조감량** 12.0% 이하 **회분** 8.0% 이하 **산불용성회분** 1.0% 이하 **엑스함량** 묽은 EtOH 엑스 15.0% 이상

응 용 강정, 강심, 이뇨, 신경성 강장제로 갱년기 고혈압, 소아마비 초기, 발기부전, 요슬연약(腰膝軟弱), 반신불수(半身不隨), 류마치스 등에 쓴다. 일반적으로 술로 복용한다.

처 방 찬육단(贊育丹), 이선탕(二仙湯), 장양단(壯陽丹), 선령비산(仙靈脾散)

용 량 9 ~ 15 g

● 참고문헌

1) Lee MK *et al.* (1995) Planta Med. 61: 523-526
2) Iinuma M *et al.* (1990) Yakugaku Zasshi 110: 179-185
3) Zhao Y *et al.* (1997) Zhonghua Zhong Liu Za Zhi 19: 53-55
4) Kuroda M *et al.* (2000) Planta Med. 66: 575-577
5) Chiba K *et al.* (2002) Biol. Pharm. Bull. 25: 791-793
6) Kang HK *et al.* (2012) Food Chem. Toxicol. 50: 2751-2759

익모초 Leonuri Herba KP CP JP
(益母草, Ik Mo Cho) leonurus herb

기 원 익모초 *Leonurus japonicus* Houttuyn (꿀풀과 Labiatae)의 꽃이 피었을 때의 지상부이다. 일본에서는 *L. sibiricus* L.의 지상부도 쓴다. 건조한 것은 정량할 때 leonurine 0.05% 이상을 함유한다.

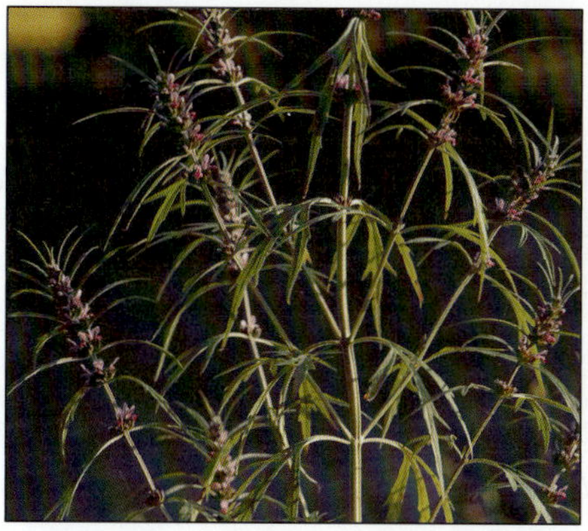

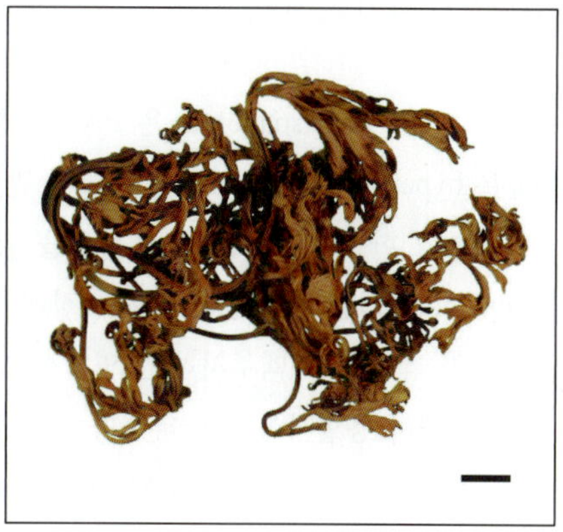

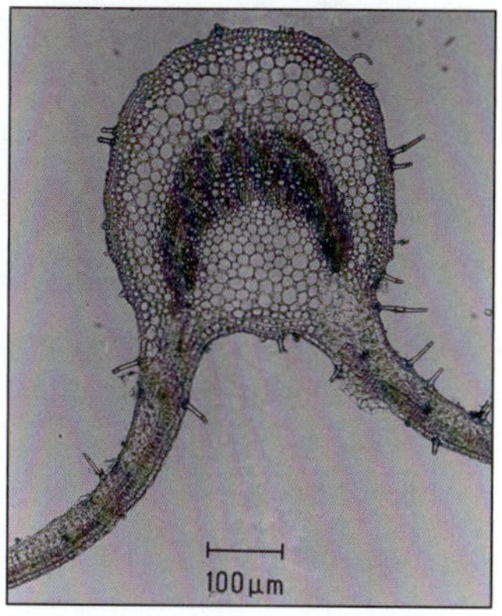

성 상 네모난 줄기와 여기에 달린 잎과 꽃으로 되어 있으며 줄기는 길이 30 ~ 60 cm, 지름 1 ~ 5 mm이고 바깥면은 황록색 ~ 녹갈색을 띠며 희고 짧은 털이 밀생되어 있다. 줄기의 꺾은 면에는 흰색의 커다란 수가 있고 질은 가볍다. 잎은 3 심열 ~ 전열로 줄기에 대생으로 붙어 있고 윗면은 연한 녹색을 띠며 아랫면은 흰색의 짧은 털이 밀생하고 회록색이다. 꽃은 엽액에 윤생으로 밀생되고 꽃받침은 통상으로 끝이 5 갈래로 갈라지며 연한 녹색 ~ 녹갈색이다. 특유한 냄새가 약간 있고 맛은 쓰고 수렴성이 있다.

성 분 Flavonoid: rutin 등

Alkaloid: leonurine, stachydrine, 4-guanidinobutanol, 4-guanidinobutyric acid 등

Labdane diterpenoid: leosibirin, isoleosibirin, leosibiricin, ballotenol, isoballotenol acetate, pregaleopsin, prehispanolone 등

기 타: protocatechol, benzoic acid, 지방산(脂肪酸) 등

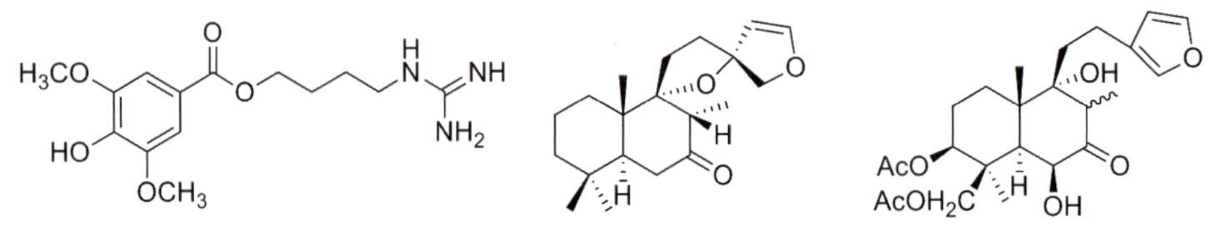

약 리 **(1) 자궁수축작용**

• 익모초의 각종 추출물 및 leonurine(자궁강화성분)은 실험동물의 적출자궁을 흥분시킨다(rabbit, guinea pig, dog).[1]

• 물추출물은 자궁의 H1-수용체와 α-수용체를 자극한다(*in vitro*, mouse).[2]

(2) 이뇨작용

• leonurine을 마취한 개에게 정맥주사하면 요량이 현저하게 증가한다.

(3) 혈관에 대한 작용

• 물추출물은 phenylephrine으로 유도한 대동맥의 수축력을 강화한다(*in vitro*, isolated rat aorta).[3]

• leonurine은 Ca^{2+}의 세포내유입과 세포내 Ca^{2+}의 유리를 억제함으로써 대동맥의 혈관평활근의 긴장을 완화한다(*in vitro*).[4]

(4) 기 타

• 중국익모초에서 분리된 prehispanolone은 PAF 수용체에 길항약로 작용한다(*in vitro*).[5]

• MeOH 추출물은 hyperplastic alveolar nodule과 관련된 유방암의 진행을 늦추고, 자궁선근증(adenomyosis, 월경통의 한 가지 원인)의 발생율을 낮춘다(*in vivo*, mouse).[6]

• leonurine이 guanidine 화합물로 당의 대사과정에 영향을 주어 혈당저하작용을 나타낸다.

• leonurine을 마취한 개에게 정맥주사하면 일과성으로 혈압강하가 일어나고, 익모초의 진한용액은 토끼의 혈액에 대해서 용혈작용을 나타낸다. 물추출물(1: 4)은 각종 피부진균의 생장을 억제한다.

확인시험 가루 및 익모초표준생약 3 g을 달아 각각 MeOH 30 m*l*를 넣고 1 시간 초음파추출한 다음 여과한 액을 검액 및 익모초표준생약표준액으로 한다. 이들 액을 가지고 TLC 법에 따라 시험한다. 검액 및 익모초표준생약표준액 10 μ*l*씩을 TLC용 silica gel을 써서 만든 박층판에 점적한다. 다음에 *n*-BuOH · formic acid · H_2O 혼합액(4 : 1 : 0.5)을 전개용매로 하여 약 10 cm 전개한 다음 박층판을 바람에 말린다. 여기에 K_4BiI_7 시액을 고르게 뿌릴 때 검액에서 얻은 여러 개의 반점은 익모초표준생약표준액에서 얻은 반점과 색상 및 R_f 값이 같고, 그 중 R_f 값 0.15 부근에서 stachydrine HCl의 반점을 확인할 수 있다.

규 격 **건조감량** 13.0% 이하(6시간) **회분** 10.0% 이하 **산불용성회분** 2.0% 이하 **엑스함량** 묽은 EtOH 엑스

8.0% 이상

응 용 조경(調經), 이뇨약으로 월경부조(月經不調), 통경(通經), 타박상, 복통에 쓴다. 민간약으로 많이 쓴다.

처 방 익모환(益母丸)

용 량 9 ~ 30 g

금기사항 임부

● 참고문헌

1) Kong YC *et al.* (1976) Am. J. Chin. Med. 4: 373-382
2) Shi M *et al.* (1995) Zhongguo Zhong Yao Za Zhi 20: 173-175, 192
3) Pang S *et al.* (2001) Jpn. J. Pharmacol. 86: 215-222
4) Chen CX, Kwan CY (2001) Life Sci. 68: 953-960
5) Lee CM *et al.* (1991) Br. J. Pharmacol. 103: 1719-1724
6) Nagasawa H *et al.* (1990) Anticancer Res. 10: 1019-1023

인진호 Artemisiae Capillaris Herba KHP CP JP (茵蔯蒿, In Jin Ho)

기 원 사철쑥 *Artemisia capillaris* Thunb. (국화과 Compositae)의 지상부이다. 중국은 인진호(茵蔯蒿) *A. capillaris* 및 빈호(濱蒿) *A scoparia* Waldst. et Kit.의 지상부를 사용하며, 일본은 *A. capillaris* Thunb.의 화수(花穗)를 쓴다. 봄에 채취한 것을 '면인진(綿茵蔯)'이라 하고, 가을에 채취한 것을 '인진호(茵蔯蒿)'라 한다.

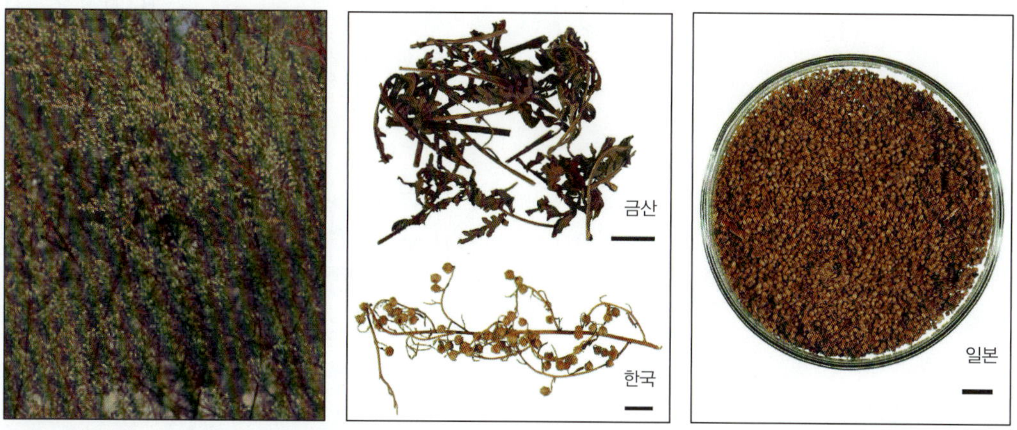

산 지 한국, 중국, 일본

성 상 **면인진**(綿茵蔯) 말린 덩어리 모양이고 회백색 ~ 회록색이며 전체에는 흰색의 털이 덮여있고 섬유처럼 부드럽다. 줄기는 가늘고 길이 15 ~ 25 mm, 지름 1 ~ 2 mm이며 겉면의 흰색의 털을 제거하면 세로무늬를 선명하게 볼 수 있고 질은 부드럽다. 잎에는 잎자루가 있고 1 ~ 3 회 우상으로 갈라져 있으며 길이 1 ~ 3 cm, 지름 약 1 cm이다. 소열편은 달걀모양 또는 도피침형이고 조형이며 선단은 예첨두이다. 맑은 향기가 있고 맛은 약간 쓰다.

인진호 (茵蔯蒿) 줄기는 원기둥모양이고 가지가 많으며 길이 30 ~ 100 cm, 지름 2 ~ 8 mm이다. 겉은 갈색 또는 보라색이고 세로무늬가 있으며 짧은 유모로 덮여있다. 질은 약하며 가볍고 자른 면은 유백색이다. 잎은 밀집되어 있거나 탈락되어 있다. 아래쪽의 잎은 1 ~ 2 회 우상으로 갈라져 있고 아랫쪽은 줄기를 싸고 있으며 열편은 가는 실 모양이다. 두상화는 달걀모양이고 여럿이 모여 원뿔모양을 이루며 길이 1.2 ~ 1.5 mm, 지름 1 ~ 1.2 mm이며 짧은 잎자루가 있다. 총포편은 3 ~ 4 층이고 달걀모양이며 포편은 셋으로 갈라진다. 바깥층의 암꽃은 6 ~ 10개이고 많은 것은 15개까지이며 안쪽의 양성화는 2 ~ 10개이다. 수과는 타원형이고 황갈색이다. 특유한 냄새가 있고 맛은 약간 쓰다.

성 분 Polyacetylene: capillin, capillene, norcapillene, capillone, capillarin (isocoumarin)

Coumarin: esculetin, esculetin 6,7-dimethyl ether, artemicapin B, scopoletin, isoscopoletin, scoparone

Chromone: capillarisin, 4'-methoxycapillarisin, 7-methylcapillarisin, 6-demethoxy-4'-methylcapillarisin, 6-demethoxycapillarisin

Flavonoid: cirsilineol, cirsimaritin, genkwanin, rhamnocitrin, gueroetin, isorhamnetin, arcapillin, hyperoside

기 타: *p*-hydroxyacetophenone, chlorogenic acid

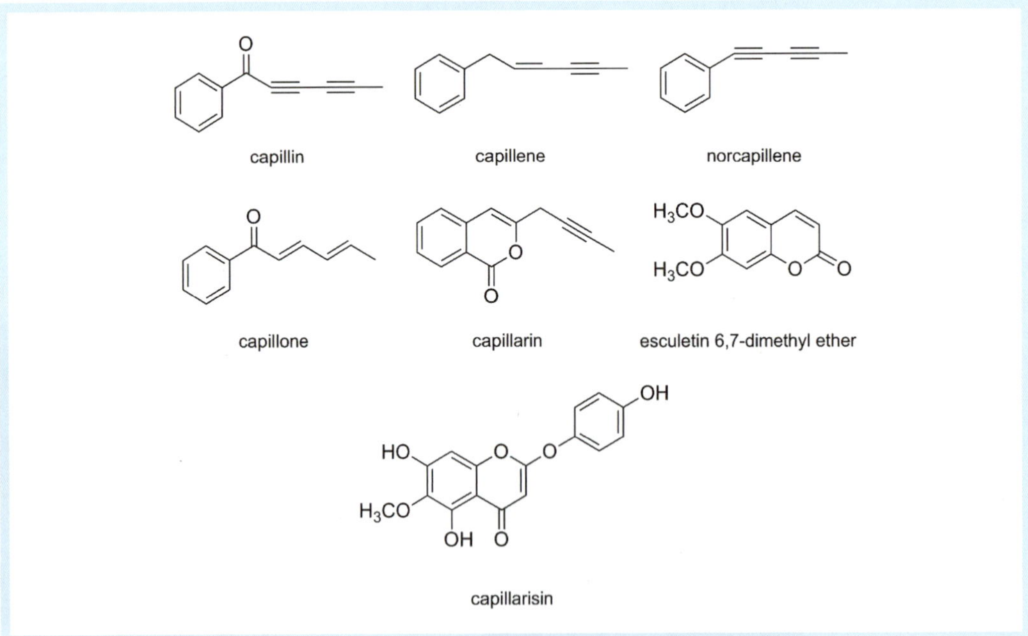

약 리 (1) 간세포보호작용

- 물추출물은 NFκB의 활성화를 억제함으로써 LPS로 유도한 염증반응을 억제한다 (human hepatoma cell line, rat liver).[1)]

• 전제는 핵 수용체인 간의 constitutive androstane 수용체(human)를 활성화시킴으로써 bilirubin clearance를 높인다(*in vivo*, mouse).[2)]
• 물추출물은 EtOH로 유도한 cytokine (TNFα, IL-1α)의 분비를 억제한다(*in vitro*, Hep G2 cell).[3)]
• 수용성 고분자물질은 간암세포주의 세포사멸을 촉진한다(*in vitro*, human hepatoma cell line SMMC-7721).[4)]
• capillarisin은 GSH system을 안정화하고 자유 라디칼을 소거함으로써 *tert*-butylhydroperoxide에 의한 산화적 손상으로부터 간세포를 보호한다(*in vitro*, rat primary hepatocytes).[5)]
• hyperoside는 CCl_4로 유도되는 간손상을 억제한다(*in vivo*, mouse).[13)]

(2) 이담작용

• esculetin 6,7-dimethylether에는 담즙분비촉진작용이 있다(*in vivo*, dog, *i.v.*).
• 담즙분비촉진작용을 가지고 있는 capillarisin과 esculetin 6,7-dimethylether의 함량은 꽃봉오리가 생기기 시작할 때부터 꽃이 피기 시작할 때 각각 최고가 된다.[6)]
• 급성담낭염에 내시경적 유문(幽門) 괄약근 절개술과 동시에 인진호의 전제를 투약하면 임상적인 효과가 더 좋다는 보고가 있다.[7)]
• *p*-hydroxyacetophenone과 chlorogenic acid는 담즙분비의 증가와 함께 담즙 중의 고형물을 이루는 cholic acid와 bilirubin의 배설도 증가시킨다.[¶1]
• 임상적으로 인진호탕은 전염성 간염이나 황달에 유효하다는 보고가 많다.

(3) 기 타

• 혈소판응집억제작용: artemicapin B와 isoscopoletin, scopoletin, esculetin, capillarisin, capillene, capillin, 그리고 quercetin을 비롯한 인진호의 15가지 이상의 화합물에는 혈소판응집억제작용이 있다.[8)]
• 항바이러스작용: arcapillin, isorhamnetin, esculetin은 HIV의 복제를 현저하게 억제한다(*in vitro*, H9 lymphocytic cell).[8)]
• 관상동맥확장작용: scoparone은 협심증에 사용되는 nitroglycerin처럼 norepinephrine을 경쟁적으로 저해함으로써 관상동맥 확장작용을 나타낸다(rabbit thoracic aorta).[9,10)]
• esculetin 6,7-dimethylether는 혈압을 떨어뜨려 관상동맥의 혈류량을 증가시킨다. 기침에도 효과가 있다.[9)]
• 구충작용: 정유 성분은 사람의 기생충을 마비시켜 구충작용을 나타낸다.
• 항세균·항진균작용: 정유 성분에는 항세균·항진균작용이 있고, 특히, capillin은 피부진균인 *Tric hophyton purpureum*의 성장을 완전히 저지한다.
• 해열작용: 침출제에는 강한 해열작용이 있지만 전제로 하면 해열작용이 약하다.[¶1]
• cholesterol 저하작용: 혈관벽에 지방질이 축적하는 것을 방지한다.[¶1]
• capillarisin은 항염증효과를 나타낸다(*in vivo*, mouse).[11)]
• capillarisin은 발기능에 효능을 보인다(*in vivo*, rabbit).[12)]
• ethyl acetate 분획물은 항비만효과를 나타낸다(*in vivo*, mouse).[14)]

응 용 소염성이뇨, 이담약으로 황달, 전염성간염, 담낭염 등에 쓴다.

처 방 인진호탕(茵蔯蒿湯), 인진오령산(茵蔯五苓散)

용 량 9 ~ 15 g, 30 ~ 60 g까지 사용하기도 한다.

유사생약

- 고애(苦艾, *A. absinthium* L.)

  유럽, 서부 아시아, 시베리아에 분포한다. 고미질 artabasin, absinthin, ketopeol, anolide, thujone, thujyl alcohol anabsinthin, artemisin 등과 정유 0.5%를 함유하고, flavonoid 화합물로서 artemisetin이 있다. 다제(茶劑) 또는 틴크는 위기능 항진, 식욕증진, 이담작용이 강하여 황달, 담석증에 쓰인다.
- 한인진(韓茵蔯, Artemisae Iwayomogii Herba)KHP

  더위지기 *A. iwayomogi* Kitamura의 지상부로 인진호의 대용으로 쓰인다.
- 애엽KHP, 청호KHP

참고문헌

1) Hong SH *et al.* (2004) Int. J. Mol. Med. 13: 717-720
2) Huang W *et al.* (2004) J. Clin. Invest. 113: 137-143
3) Koo HN *et al.* (2002) Immunopharmacol. Immunotoxicol. 24: 441-453
4) Hu YQ *et al.* (2000) Jpn. J. Cancer. Res. 91: 113-117
5) Chu CY *et al.* (1999) Arch. Toxicol. 73: 263-268
6) Ikenaga T *et al.* (1994) Biol. Pharm. Bull. 17: 150-151
7) Shang D *et al.* (1998) World J. Gastroenterol. 4: 443-445
8) Wu TS *et al.* (2001) Bioorg. Med. Chem. 9: 77-83
9) Yamahara J *et al.* (1989) J. Ethnopharmacol. 26: 129-136
10) Yamahara J *et al.* (1989) Chem. Pharm. Bull. 37: 1297-1299
11) Khan S *et al.* (2013) J. Ethnopharmacol. 145: 626-637
12) Kim HK *et al.* (2012) Phytother. Res. 26: 800-805
13) Choi JH *et al.* (2011) J. Nat. Prod. 74: 1055-1060
14) Hong JH *et al.* (2009) J. Med. Food 12: 736-745

애 엽 Artemisiae Argyi Herba KHP CP
(艾葉, Ae Yeop) artemisia herb

기 원 황해쑥 *Artemisia argyi* Lev. et Vant., 쑥 *A. princeps* Pampanini 또는 산쑥 *A. montana* Pamp. (국화과 Compositae)의 잎 및 어린줄기이다. 중국에서는 *A. argyi* 만을 사용하고 있다.

성 상 잎은 오그라져 있으나 펴보면 길이 4 ~ 10 cm, 너비 2 ~ 10 cm이며 깃꼴로 갈라져 어긋나게 붙어 있다. 잎의 윗면은 녹색 ~ 어두운 녹갈색이고 아랫면은 회백색의 가는 솜털이 촘촘히 나며 부드러운 촉감을 준다. 횡단면을 현미경으로 볼 때 주맥은 위와 아래 쪽으로 불록하게 나와 있고 표피의 안쪽에는 후각조직이 있다. 측립유관속으로 반달모양이며 그 위와 아래에는 주로 섬유로 이루어진

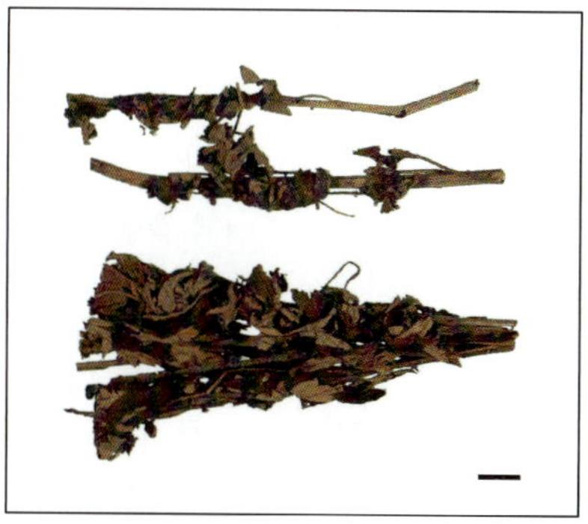

후벽조직이 있다. 엽육은 비교적 얇고 울타리조직과 갯솜조직이 각각 절반씩 차지한다. 표피세포는 1열이고 바깥쪽에는 각질층이 덮여 있다. 엽육조직에는 calcium oxalate집정과 단정 및 전분립이 많이 들어 있다. 잎맥의 유세포에는 보통 연한 노란색 ~ 선황색 물질이 들어 있고 목부유세포에는 보통 갈색물질이 들어 있다. 특유한 방향이 있고 맛은 쓰다.

성 분 **Flavonoid**: eupatilin, 4',5-dihydroxy-3',6,7-trimethoxyflavone, jaceosidin

정유성분: 1,8-cineole, selin-11-en-4α-ol, α-pinene, camphene, camphor, borneol phellandrene, cadinene, thujyl alcohol 등

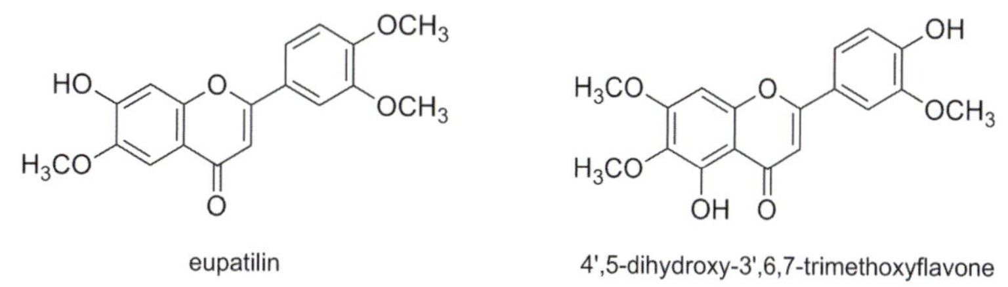

약 리 **(1) 지혈작용**

- 물추출물에는 혈액응고 촉진작용이 있다 (*in vivo*, rabbit, *p.o.*).¶5

(2) 세포보호작용

- 건위작용: 추출물은 위궤양 발생에 관여하는 xanthine oxidase의 활성을 저해함으로써 EtOH로 유도한 위궤양의 발생을 억제한다 (*in vivo*, rat).[1)]
- 신경세포보호작용: 4',5-dihydroxy-3',6,7-trimethoxyflavone은 amyloid β protein으로 유도한 산화적 스트레스에 의해 발생하는 신경세포의 세포사멸로부터 신경세포를 보호한다 (*in vitro*).[2)]
- 간세포보호작용: EtOH 추출물 (DA-9601)은 지질의 과산화를 억제하고 간조직에서의 glutathione의 농도를 유지함으로써 CCl_4나 acetaminophen에 의한 간손상으로부터 간세포를 보호한다 (rat).[3)]

(3) 항세균·항진균작용

- 정유 성분에는 항세균·항진균작용이 있으며 monoterpene alcohol 분획의 활성이 가장 크다 (*in vitro*).[4)]
- 열탕추출물은 황색 포도상구균, 용혈성 연쇄상구균, 폐렴상구균 등에 대하여 상당한 억제작용을 나타낸다.¶5

(4) 항염증작용

- EtOH 추출물은 TPA로 유도한 귀의 부종과 피부 유두종 (papilloma)의 형성을 억제한다 (mouse).[5)]
- 애엽은 췌장의 포도상선의 세포사멸을 촉진함으로써 cerulein으로 유도한 췌장염의 진행을 늦춘다 (rat).[6)]
- jaceosidin, eupatilin은 carrageenan 유도 염증반응을 억제한다 (*in vivo*, mouse).[9)]
- eupatilin은 cimetidine 보다 5배 정도 강한 항위염 및 항위궤양 작용을 나타낸다.[10)]

(5) 기 타

- 항암작용: eupatilin은 백혈병 세포주(HL-60 cell)의 세포사멸을 유도한다(*in vitro*).[7)]
- 자궁흥분작용: 추출물은 적출자궁(guinea pig)에 대하여 뚜렷한 흥분작용을 갖고 있다.[¶5]
- 추출물은 scopolamine 유도 인지장애를 개선하는 효능을 보인다(*in vivo*, mouse).[8)]
- EtOH 추출물은 LDL 결핍 마우스에서 죽상경화 억제효과를 보인다(*in vivo*, mouse).[11)]
- EtOH 추출물은 항당뇨 효과를 보인다(*in vivo*, mouse).[12)]

확인시험 가루 1.0 g에 MeOH 20 m*l*를 넣고 수욕상에서 5 분간 가온한 다음 여과한 여액을 증발건조한 잔류물에 물 10 m*l*를 넣고, 흔들어 섞은 다음 여과한 여액 5 m*l*는 자외선등 아래에서 청색형광을 나타낸다. 이에 NH_4OH 시액 2 ~ 3방울을 넣으면 황색으로 변한다.

응 용 지혈 또는 소염을 목적으로 쓰인다.

처 방 궁귀교애탕(芎歸膠艾湯)

용 량 3 ~ 9 g, 외용하거나 즙을 내어 복용하기도 한다.

● 참고문헌

1) Huh K *et al.* (2003) J. Ethnopharmacol. 88: 269-273
2) Heo HJ *et al.* (2001) Amyloid 8: 194-201
3) Ryu BK *et al.* (1998) Arch. Pharm. Res. 21: 508-513
4) Kalemba D *et al.* (2002) Phytother. Res. 16: 288-291
5) Seo HJ *et al.* (2002) Int. J. Cancer. 100: 456-462
6) Thatte U *et al.* (2000) Cell Mol. Biol. 46: 199-214
7) Seo HJ, Surh YJ (2001) Mutat. Res. 496: 191-198
8) Liu X *et al.* (2012) Am. J. Chin. Med. 40: 993-1005
9) Min SW *et al.* (2009) J. Ethnopharmcol. 125: 497-500
10) Lee EB, Kang SS (1995) 대한민국 특허 1001277770000
11) Han JM *et al.* (2009) J. Agric. Food Chem. 57: 1267-1274
12) Jung UJ *et al.* (2007) Food Chem. Toxicol. 45: 1400-1409

청 호 Artemisiae Annuae Herba KHP CP
(靑蒿, Cheong Ho)

기 원 개똥쑥 *Artemisia annua* L. 또는 개사철쑥 *A. apiacea* Hance(국화과 Compositae)의 지상부이다. 중국에서는 *A. annua*만을 사용하고 있다.

산 지 우리나라 중부이남 각지에 자생한다.

성 상 **개똥쑥** 줄기는 원기둥모양이고 위쪽에서 분지되었으며 길이 30 ~ 80 cm, 지름 2 ~ 6 mm이다. 겉은 황록색 ~ 황갈색이고 세로 능선이 있다. 질은 단단하고 잘 절단되며 절단면의 가운데에는 수(髓)가 있다. 잎은 마주나고 진한 녹색 ~ 녹갈색이며 부서지기 쉽다. 온전한 것은 펴면 3회 우상으로 심열하고 열편 및 소열편은 원형 또는 긴 타원형이며 양면에는 단모가 덮여 있다. 특유한 향기가 있고 맛은 약간 쓰다.

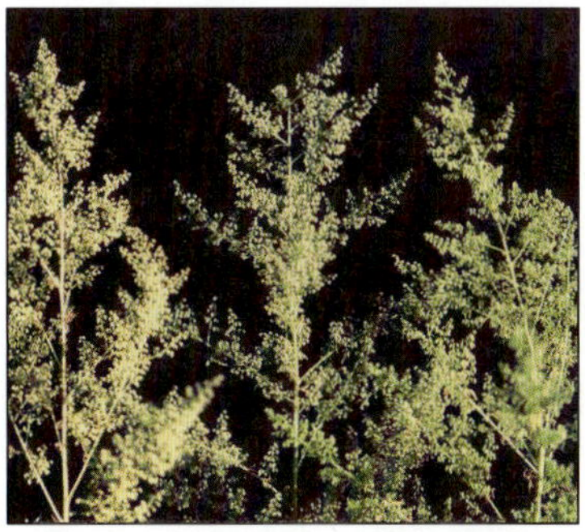

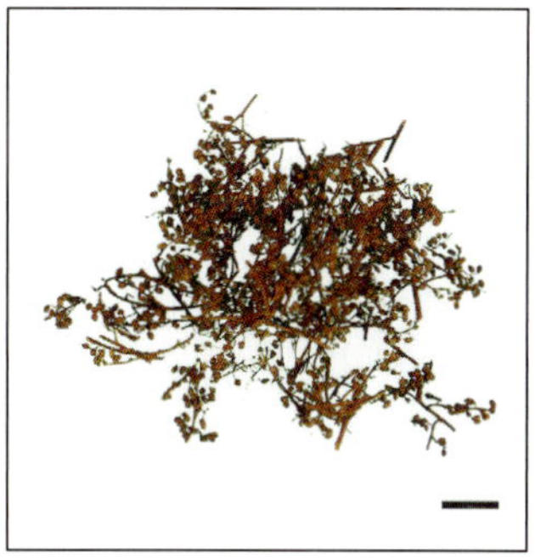

개사철쑥 잎이 거의 없는 꽃대가 있는 줄기이며 길이 60 ~ 90 cm이다. 줄기의 바깥면은 황갈색이며 질은 단단하며 꺾은면은 섬유상이다. 잎은 녹갈색이고 잔주름이 많고 말려졌으며 부서지기 쉽고 꽃대는 황록색이다. 횡단면을 현미경으로 볼 때 줄기의 모서리 부위 표피세포는 외측으로 두드러져 나와 있고 그 속은 후각조직으로 되어 있다. 유관속은 모서리 부위에 집중되어 있고 사부의 주위에는 섬유속이 반달모양으로 배열되어 있다. 특유한 냄새가 있고 맛은 담담하다.

성 분 Coumarin: 6,7-dimethoxycoumarin, 6-methoxy-7,8-methylenedioxycoumarin, 5,6-dimethoxy-7,8-methylenedioxycoumarin, herniarin, daphnetin dimethyl ether 6-hydroxy-7,8-methylenedioxycoumarin, 5-hydroxy-6,8-dimethoxycoumarin, 7,8-methylenedioxycoumarin, 5,6,7-trimethoxycoumarin, 6-methoxy-7,8-methylenedioxycoumarin

Sesquiterpene lactone: artemisinin

Flavonoid: apigenin, cacticin 등

정유 성분: β-urbonene, farnesyl acetate, caryophyllene, β-humulene, ε-cadinene, δ-cadinene, α-pinene, β-pinene, camphene, limonene, 1,8-cineole, artemisia ketone, α-thujone, copaene, γ-cadinene 등

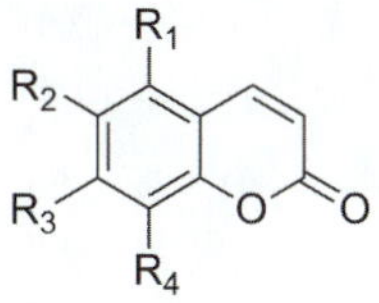

6,7-dimethoxycoumarin, R_1=H, R_2=OCH_3, R_3=OCH_3, R_4=H
6-methoxy-7,8-methylenedioxycoumarin, R_1=H, R_2=OCH_3, R_3 + R_4=-OCH_2O-
5,6-dimethoxy-7,8-methylenedioxycoumarin, R_1=OCH_3, R_2=OCH_3, R_3 + R_4=-OCH_2O-
6-hydroxy-7,8-methylenedioxycoumarin, R_1=H, R_2=OH, R_3 + R_4=-OCH_2O-
5-hydroxy-6,8-dimethoxycoumarin, R_1=OH, R_2=OCH_3, R_3=H, R_4=OCH_3

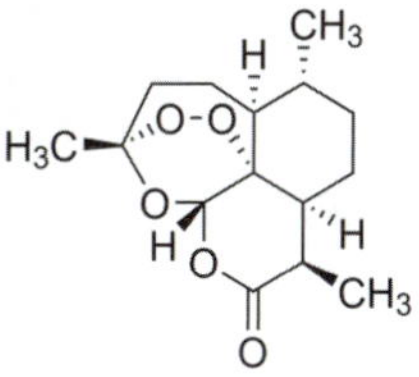

artemisinin

약 리 (1) 해열작용, 발한작용, 지혈작용

(2) 항균작용

- 수침제 (1 : 3)는 피부진균에 대한 억제작용이 있다. EtOH 추출물은 *Leptospira*의 성장을 억제하는데, 그 효과는 연교, 황백과 비슷하고 황련, 황금, 금은화보다는 약하다 (*in vitro*).[¶1]

(3) 항산화작용

- *n*-hexane 분획과 *n*-BuOH 분획은 DPPH에 대해서 현저한 자유 라디칼 소거활성을 나타낸다 (*in vitro*). 특히, *n*-BuOH 분획은 CCl_4로 간독성을 유발시킨 실험동물의 간조직에서의 항산화 효소의 수치를 증가시킨다 (*in vivo*, rat).[1]

응 용 해열약으로 더위 먹은데, 산욕열, 황달, 각종 신경성열병, 골증열, 말라리아 등에 쓰며 지혈약으로도

쓴다. 살충약으로 옴 등에 외용하기도 한다.

처 방 호금청담탕(蒿芩淸膽湯), 청호별갑탕(靑蒿鼈甲湯), 청골산(淸骨散), 청호삼맥고(靑蒿參麥膏)

용 량 3 ~ 10 g

● **참고문헌**

1) Kim KS *et al.* (2003) J. Ethnopharmacol. 85: 69-72

자소엽

Perillae Herba KP CP JP
(紫蘇葉, Ja So Yeop) perilla herb

기 원 이 약은 차즈기 *Perilla frutescens* Britton var. *acuta* Kudo 또는 주름소엽 *Perilla frutescens* Britton var. *crispa* Decaisne (꿀풀과 Labiatae)의 잎 및 끝가지이다.

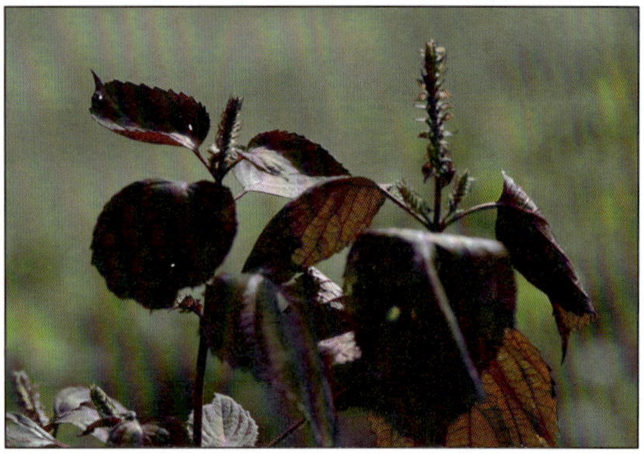

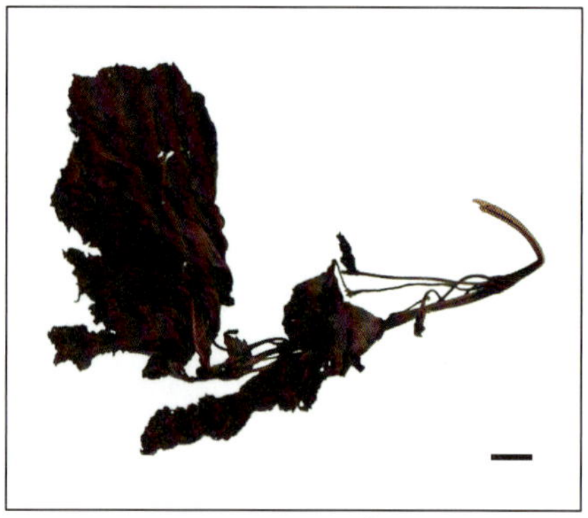

성 상 잎 및 끝가지로 잎은 양면이 모두 갈색을 띤 자색이거나 윗면은 회록색 ~ 녹갈색이고 뒷면은 갈색을 띤 자색을 띤다. 형체가 고른 잎을 물에 담가 주름을 펴 보면 엽신은 넓은 난형 ~ 도심장형이고 끝 쪽은 약간 뾰족하며 길이 5 ~ 12 cm, 너비 5 ~ 8 cm이고 엽연에는 톱니가 있다. 기부는 넓은 창 모양을 하고 길이 3 ~ 5 cm의 잎자루를 갖고 있다. 잎 및 잎자루의 횡단면은 방형이다. 잎을 확대경으로 볼 때 잎의 양면에 드문드문 털이 있고 특히 엽맥 위에 더욱 많으며 뒷면에는 가는 선모를 볼 수 있다. 특유한 냄새가 있고 맛은 약간 쓰다.

성 분 **정유성분**: perillaldehyde (= perilla aldehyde, 특유의 방향성분), (−)-limonene (10%), elsholtziaketone, naginataketone, perillalcohol, perillaketone, α-pinene, β-pinene, linalool, caryophyllene, citral

Monoterpene glycoside: perilloside A ~ D

Phenylpropanoid: caffeic acid, elemicin, myristicin, dillapiol, rosmarinic acid

Phenylpropanoid glycoside: perilloside E, eugenyl β-D-glucopyranoside

Neolignan: magnosalin, andamanicin

색소: cyanin, cyanin *p*-coumarate

glycoprotein: Pf-gp6

Flavonoid: luteolin, apigenin

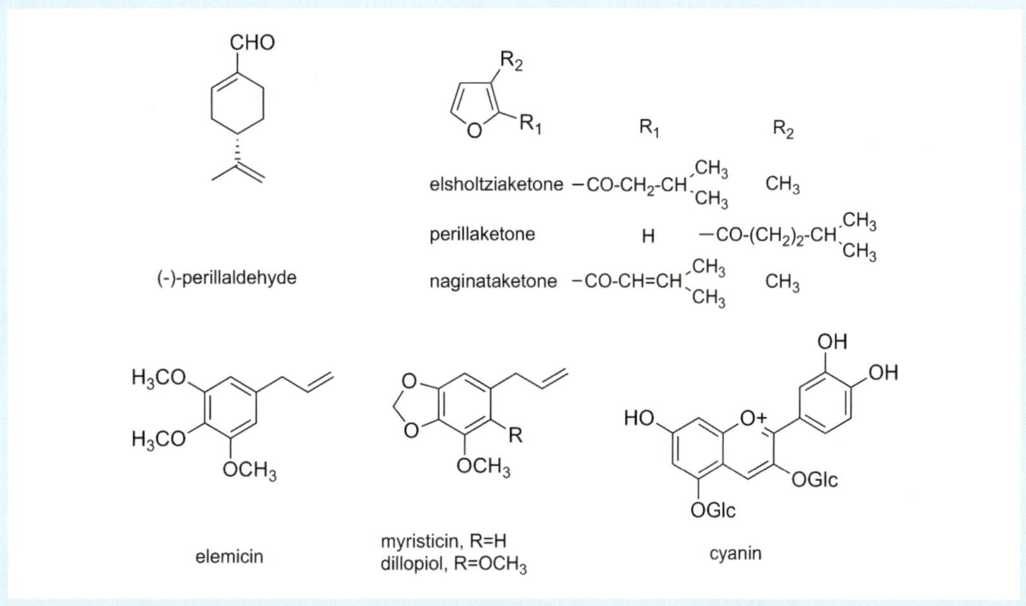

전초류

약 리 **(1) 발한·해열작용**

- 물추출물에는 발한· 해열작용이 있다(*in vivo*, *p.o.*).

(2) 위장운동촉진작용

- perillaketone은 소장의 연동운동을 촉진한다.

(3) 항미생물작용

- 자소엽에서 분리된 당단백질인 Pf-gp6은 HIV-1 바이러스의 흡착단계에서보다는 바이러스의 침입과 초기복제단계를 방해한다(*in vitro*, cellular assay, IC_{50}, 1.3 ~ 71.0 *μg/ml*).[1]
- perillaldehyde와 citral에는 항백선균작용이 있으며, 정유성분에는 강한 방부작용이 있다.

(4) 항염증작용

- rosmarinic acid에는 fibrin을 분해하는 작용과 항산화작용이 있어 사구체 혈관간세포(mesangial cell)의 과다증식에 의한 사구체신염(glomerulonephritis)의 발생을 억제한다(*in vivo*, rat).[2]
- *in vitro*에서는 luteolin과 rosmarinic acid, caffeic acid가 TNFα의 생산을 억제하지만, *in vivo*에서는 luteolin만이 여러 가지 항염증작용을 나타낸다.[3]

(5) 기 타

- 항종양작용: 자소엽의 추출물은 TPA로 유도한 피부암의 발생을 줄인다(*in vivo*, mouse).[4]
- 항우울작용: apigenin은 dopamine유사작용을 통하여 항우울작용을 나타내며,[5] rosmarinic acid와 caffeic acid에도 항우울작용이 있다(*in vivo*, mouse, forced swimming test).[6]
- 항알러지작용: 물추출물과 rosmarinic acid에는 항알러지작용이 있고, rosmarinic acid의 항알러지 효과는 항알러지약으로 사용되고 있는 tranilast보다 더 크다(*in vivo*, mouse).[7]
- 간세포보호작용: rosmarinic acid는 superoxide나 peroxynitrite와 같은 과산화물을 줄여줌으로써

LPS로 유도한 간독성을 줄인다 (*in vivo*, mouse).[8]

- 혈관계질환예방작용: 물추출물은 platelet derived growth factor (PDGF) 또는 TNFα로 유도한 혈관평활근배양세포의 증식을 억제한다 (*in vitro*, murine cell).[9]
- 물추출물과 EtOH 추출물은 hexobarbital에 의한 수면시간을 연장한다 (perillaldehyde와 stigmasterol의 상호작용).
- 물추출물은 *t*-butylhydroperoxide로 유도한 간독성을 억제한다 (*in vivo*, mouse).[10]

확인시험 정유함량시험에서 얻은 정유와 xylene과의 혼합액 0.3 m*l*를 취하여 glacial HOAc 1 m*l*를 넣어 흔들어 섞은 다음 H_2SO_4 1방울을 넣을 때 액은 적자색 ~ 어두운 적자색을 띤다 (perillaldehyde 등의 terpene류).

규 격 **줄기** 지름 3 mm 이상의 줄기가 3.0% 이상 섞여 있지 않다. **이물** 줄기 이외의 이물이 1.0% 이상 섞여 있지 않다. **건조감량** 13.0% 이하 (6시간) **회분** 16.0% 이하 **산불용성회분** 2.5% 이하 **정유함량** 0.2 m*l* 이상 (50.0 g, 실리콘수지 1 m*l*)

응 용 발한, 이뇨, 해열, 진해, 건위약 (항궤양작용)으로 쓴다.

처 방 곽향정기산 (藿香正氣散), 삼소음 (蔘蘇飮), 향소산 (香蘇散)

용 량 3 ~ 9 g

● 참고문헌

1) Kawahata T *et al.* (2002) Antivir. Chem. Chemother. 13: 283-288
2) Makino T *et al.* (2002) Nephron. 92: 898-904
3) Ueda H *et al.* (2002) Biol. Pharm. Bull. 25: 1197-1202
4) Ueda H *et al.* (2003) Biol. Pharm. Bull. 26: 560-563
5) Nakazawa T *et al.* (2003) Biol. Pharm. Bull. 26: 474-480
6) Takeda H *et al.* (2002) Eur. J. Pharmacol. 449: 261-267
7) Makino T *et al.* (2003) Phytother. Res. 17: 240-243
8) Osakabe N *et al.* (2002) Free Radic. Biol. Med. 33: 798-806
9) Makino T *et al.* (2002) Phytother. Res. Suppl. 1: S19-23
10) Kim MK *et al.* (2007) Food Chem. Toxicol. 45: 1738-1744

어성초

Houttuyniae Herba KHP CP JP
(魚腥草, Eo Seong Cho), **즙채**(Jeup Chae), **중약** (重藥, Jung Yak)
houttuynia herb

기 원 약모밀 *Houttuynia cordata* Thunb. (삼백초과 Saururaceae)의 지상부이다.

산 지 한국, 중국, 일본

성 상 지상부로 줄기는 길이 20 ~ 35 cm, 지름 2 ~ 3 mm로 세로로 주름이 있고 마디가 명료하다. 밑의 마디에는 가는 뿌리가 남아 있고 질은 무르며 꺾어지기 쉽다. 잎은 말려 있거나 쭈그러져 있으나,

펴면 심장형으로 되어 있다. 잎은 길이 3 ~ 5 cm, 너비 3 ~ 4 cm이고 끝은 뾰족하다. 윗면은 어두운 황록색 ~ 황갈색이고 아랫면은 회록색 ~ 회갈색이다. 잎을 비벼서 부수면 생선비린내가 있고 맛은 약간 떫다.

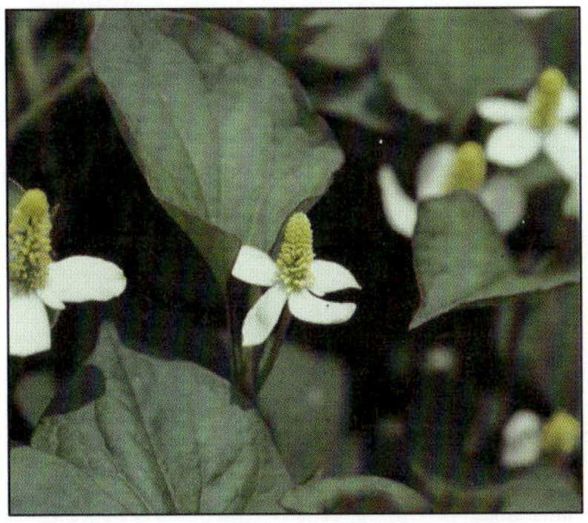

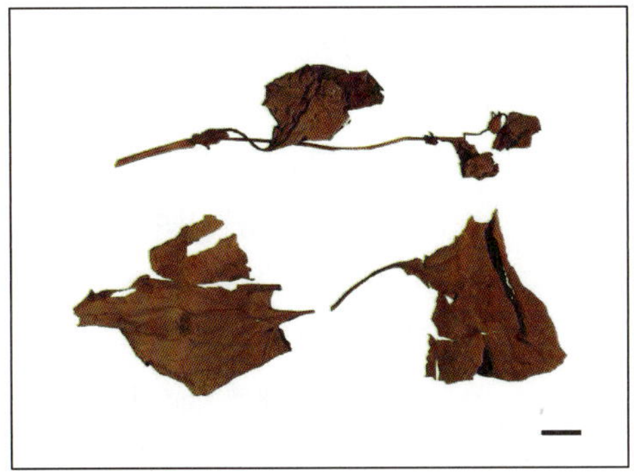

성 분 Flavonoid: quercetin, quercitrin, isoquercitrin, afzelin, rutin 등

Alkaloid: aristolactam A, AII, B, BII, piperolactam A, norcepharadione B, cepharadione B, splendidine

기 타: decanoylacetaldehyde, methyl *n*-nonyl ketone, lauryl aldehyde, capryl aldehyde, sodium houttuyfonate 등

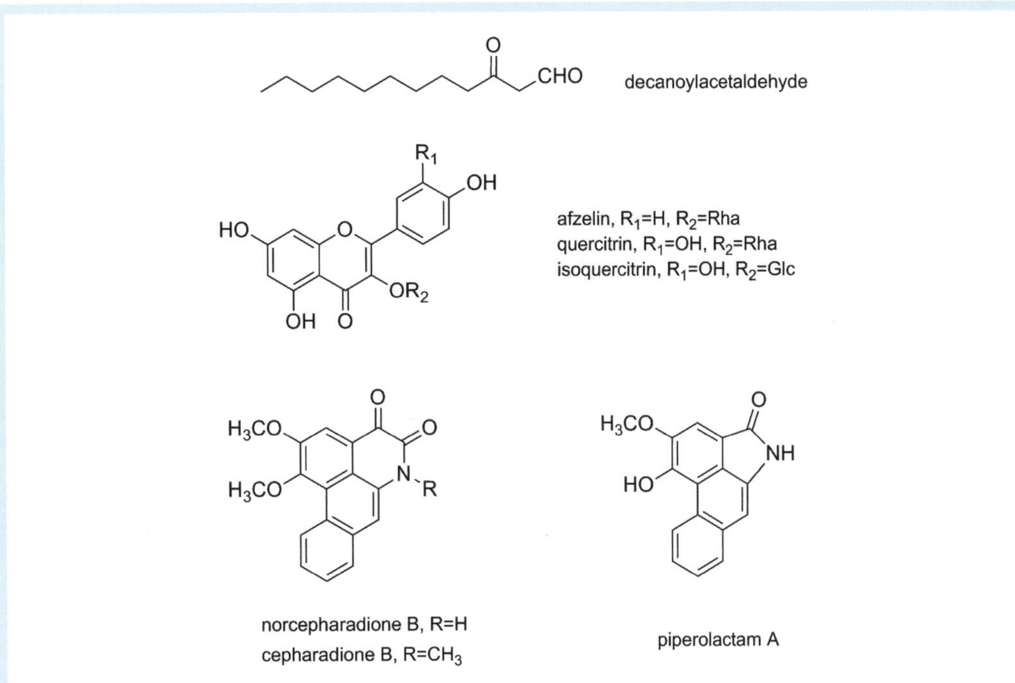

약 리

(1) 항세균·항진균작용

- decanoylacetaldehyde는 포도상구균 및 항산성세균, 피부사상균에 대한 항균성을 나타낸다.[1,2)]

(2) 항바이러스작용

- 열탕추출물은 HSV-2에 대하여 유효한 항바이러스작용을 나타낸다(*in vitro*).
- 신선한 어성초에서 수증기 증류로 얻은 정유 성분과 정유 성분의 구성 성분인 methyl *n*-nonyl ke-

tone, lauryl aldehyde, capryl aldehyde는 HSV-1과 influenza virus, HIV에 대하여 항바이러스 작용을 나타낸다 (*in vitro*).[3]

(3) 항산화작용, 항염증작용

• 추출물과 polyphenol 화합물은 지질과산화를 억제하고 자유 라디칼 (DPPH) 소거작용을 나타낸다 (*in vitro*).[4,5]

• polyphenol 성분은 쉽게 흡수, 대사되어 산화된 튀김기름으로 유도한 산화적 손상과 돌연변이에 대해서 항산화작용과 항돌연변이작용을 나타낸다 (*in vivo*-rat, *in vitro*-Ames test).[6]

• 추출물은 항염증작용이 있다 (*in vivo*, mouse).[7]

(4) 이뇨작용

• 전제에는 이뇨작용이 있다. 이는 칼륨염 외에 quercitrin과 같은 flavonoid 성분에 의한 것으로 보고 있다. 실제로 quercitrin 수용액에는 강한 이뇨작용이 있고, isoquercitrin에도 이뇨작용이 있다. 3,4'-dioxyflavonol 유도체 (rutin 포함)에는 모세혈관 강화작용이 있다.

(5) 기 타

• 면역보조제: sodium houttuyfonate를 항원과 같이 주사하면 항체생산이 증가한다 (adjuvant).[8]

• 항암작용: alkaloid 성분인 aristolactam A와 B, piperolactam A, norcepharadione B, cepharadione B, splendidine은 암세포주에 대한 세포독성을 나타낸다 (*in vitro*).[9]

• 혈관확장작용: 일시적으로 혈관을 수축했다가 확장함으로써 혈압을 떨어뜨린다 (*in vivo*, cat).

• ethyl acetate 분획물은 CCl_4에 의한 간독성유발을 저해한다 (*in vivo*, mouse).[10]

• 물추출물은 항비만효과를 지방산과 글리세롤 흡수저해를 통해 나타낸다 (*in vivo*, mouse).[11]

확인시험 (1) 가루 1.0 g에 MeOH 10 m*l*를 넣고 수욕중에서 3 분간 가열하고 여과한다. 여액 2 m*l*에 Mg 가루 소량과 HCl 3방울을 넣고 수욕중에서 가열하면 홍적색을 나타낸다 (flavonoid).

(2) 가루 1 g을 달아 MeOH 10 m*l*에 넣어 30 분간 초음파추출한 다음 여과하여 검액으로 한다. 이 액을 가지고 TLC 법에 따라 시험한다. 검액 10 μl를 TLC용 silica gel (형광제첨가)을 써서 만든 박층판에 점적한다. 다음에 EtOAc · H_2O · formic acid · HOAc 혼합액 (100 : 15 : 7 : 7)을 전개용매로 하여 약 10 cm 전개한 다음 박층판을 바람에 말린다. 여기에 자외선 (주파장 254 nm)를 쪼일 때 R_f 값 0.7 부근에서 반점을 볼 수 있다.

응 용 해열, 해독, 소염약으로 토혈, 치질, 옹종 (擁腫), 악창 (惡瘡)에 쓴다. 민간에서는 변비, 축농증에 쓴다.

처 방 오물해독탕 (五物解毒湯)

용 량 9 ~ 30 g, 외용하기도 한다.

주의 및 부작용 정유를 함유하고 있으므로 오래 달이지 않아야 한다.

● 참고문헌

1) Suzuki *et al.* (1952) Yakugaku Zasshi 72: 1277
2) Suzuki *et al.* (1953) Yakugaku Zasshi 73: 435
3) Hayashi K *et al.* (1995) Planta Med. 61: 237-241
4) Cho EJ *et al.* (2003) Am. J. Chin. Med. 31: 907-917
5) Cho EJ *et al.* (2003) Phytomedicine 10: 544-551
6) Chen YY *et al.* (2003) J. Nutr. Sci. Vitaminol. 49: 327-333
7) Lu HM *et al.* (2006) J. Ethnopharmcol. 104: 245-249

8) Wang D *et al.* (2002) Int. Immunopharmacol. 2: 1411-1418
9) Kim SK *et al.* (2001) Arch. Pharm. Res. 24: 518-521
10) Tian L *et al.* (2012) J. Agric. Food Chem. 60: 4641-4648
11) Miyata M *et al.* (2010) J. Nutr. Sci. Vitaminol. 56: 150-156

포공영 Taraxaci Herba KHP CP

(蒲公英, Po Gong Yeong), **황화지정** (黃花地丁, Ja Hwa Ji Jeong) dandelion

기 원 민들레 *Taraxacum platycarpum* Dahlst, 흰민들레 *T. coreanum* Nakai, 서양민들레 *T. officinale* Weber ex F. H. Wigg., 털민들레 *Taraxacum mongolicum* Handel-Mazzetti (국화과 Compositae)의 전초이다. 뿌리는 포공영근 (蒲公英根)이라 한다. 중국에서는 포공영 (蒲公英) *T. mongolicum* 및 감지포공영 (碱地蒲公英) *T. borealisinense* Kitam. 의 전초를 사용한다.

산 지 한국, 중국, 일본

성 상 긴 방추형의 뿌리와 근두부에 긴 타원형이며 날개 모양으로 갈라진 잎이 여러 개 붙어 있다. 길이 5 ~ 30 cm, 뿌리의 지름 5 ~ 20 mm이다. 잎의 바깥면은 황록색 ~ 회록색이고, 뿌리는 연한 갈색 ~ 흑갈색이며 꽃과 열매가 달려 있는 것도 있다. 냄새가 거의 없고 맛은 쓰다.

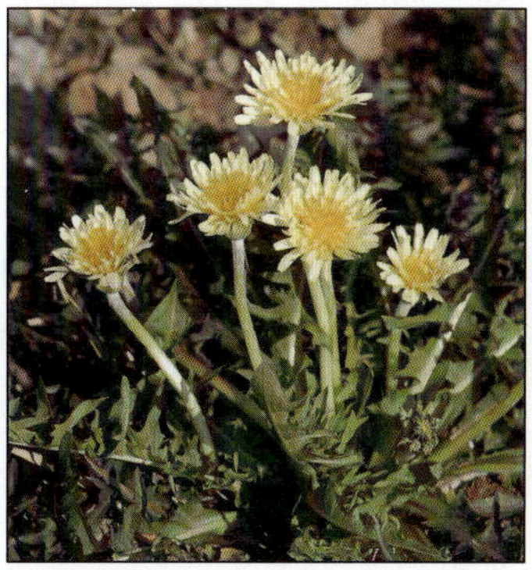

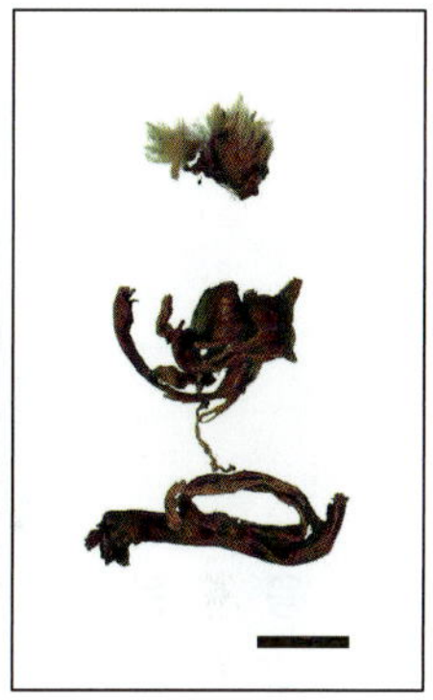

성 분 [*T. platycarpum*]

Guaianolide sesquiterpenoid: desacetylmatricarin (= austricin)

[*T. officinale*]

Flavonoid: luteolin, chrysoeriol, quercetin, luteolin 7-glucoside, apigenin 7-*O*-β-D-glucoside, luteolin 4'-glucoside, luteolin 7-rutinoside, quercetin 7-glucoside, isorhamnetin 3-glucoside, isorhamnetin 3,7-diglucoside

Phenolic compound: caffeic acid, chlorogenic acid

Coumarin: scopoletin, esculetin, cichoriin 등

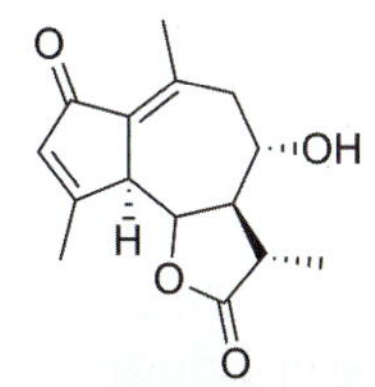

deacetylmatricarin
(=desacetylmatricarin)

약 리 **(1) 항세균·항진균작용**

- 포공영의 수침액은 포도상구균, 용혈성연쇄구균, 폐렴쌍구균, 뇌막염균, 디프테리아균, 녹농간균, 변형간균, 티푸스균 등에 대하여 살균작용을 나타낸다. 또 각종 피부진균의 성장을 억제한다.
- 전제는 쉽게 흡수되어 요중에서 항균작용을 나타낸다(*in vivo*, mouse).

(2) 면역증강작용, 항암작용

- 다당류 분획에는 항종양작용과 더불어 강한 면역증강작용이 있으며, 단백질 함유 분획은 고형암의 성장을 억제하고, 면역기관의 무게를 늘린다(*in vivo*, mouse).[1]
- 서양민들레(*T. officinale*)의 전제는 면역증강작용과 항암작용을 나타낸다.[2]

(3) 기 타

- desacetylmatricarin은 항알러지 작용과 밀접한 관련이 있는 β-hexosaminidase의 유리를 억제한다(*in vitro*, RBL-2H3 cells).[3]
- 포공영에서 혈액응고과정을 억제하는 단백질이 분리되었다. 이 단백질은 열에 약하다.[4]
- 임상적으로는 이담작용이 있고 만성 담낭경련 및 결석증에 유효하며, 이뇨작용이 있다. 이뇨작용은 포공영에 다량으로 존재하는 K^+에 의한 것으로 보고 있다.
- 건위작용, 완하작용 등이 있다.
- acetaminophen에 의한 간독성과 CCl_4에 의한 간섬유화를 억제한다(*in vivo*, mouse).[5),7] 또한 알코올에 의한 간독성을 저해한다(*in vivo*, mouse).[9]
- 물 추출물은 수컷쥐의 생식능을 저하시키는 보고가 있다(*in vivo*, rat).[6]
- 열탕 물추출물은 LPS 투여에 의한 폐질환을 억제한다(*in vivo*, mouse).[8]
- EtOH 추출물은 이뇨효과를 나타낸다(human).[10]
- EtOH 추출물은 항염증효과를 나타낸다(*in vivo*, mouse).[11] 열탕 추출물은 cholecystokinin-octapeptide에 의한 급성 췌장염발생을 억제한다(*in vivo*, mouse).[12]

응 용 해열, 발한, 소염, 건위, 이뇨, 최유약으로 위염, 이담, 황달 등에 쓴다.

처 방 포공영탕(蒲公英湯)

용 량 소화불량과 습관성 변비, 급성 유선염, 급성 황달성 간염 및 급성 편도선염에는 150 g을 물에 달여서 매일 먹는다.[1] 외용하기도 한다.

● 참고문헌

1) Jeong JY *et al.* (1991) Arch. Pharm. Res. 14: 68-72
2) Baba K *et al.* (1981) Yakugaku Zasshi 101: 538-543
3) Cheong H *et al.* (1998) Planta Med. 64, 577-578
4) Yun SI *et al.* (2002) Biosci. Biotechnol. Biochem. 66: 1859-1864
5) Colle D *et al.* (2012) J. Med. Food 15: 549-556
6) Tahtamouni LH *et al.* (2011) J. Ethnopharmacol. 135: 102-109
7) Domitrovic R *et al.* (2010) J. Ethnopharmacol. 130: 569-577
8) Liu *et al.* (2010) J. Ethnopharmacol. 130: 392-397
9) You *et al.* (2010) Food Chem. Toxicol. 48: 1632-1637
10) Clare BA *et al.* (2009) J. Altern. Complement Med. 15: 929-934
11) Jeon HJ *et al.* (2008) J. Ethnopharmcol. 115: 82-88
12) Seo SW *et al.* (2005) World J. Gasteroenterol. 11: 597-599

향 유 Elsholtziae Herba KHP CP (香薷, Hyang Yu)

기 원 향유 *Elsholtzia ciliata* (Thunb.) Hyl. 또는 기타 동속식물(꿀풀과 Labiatae)의 꽃필 때의 전초이다. 중국에서는 석향유(石香薷) *Mosla chinensis* Maxim.의 지상부를 쓴다.

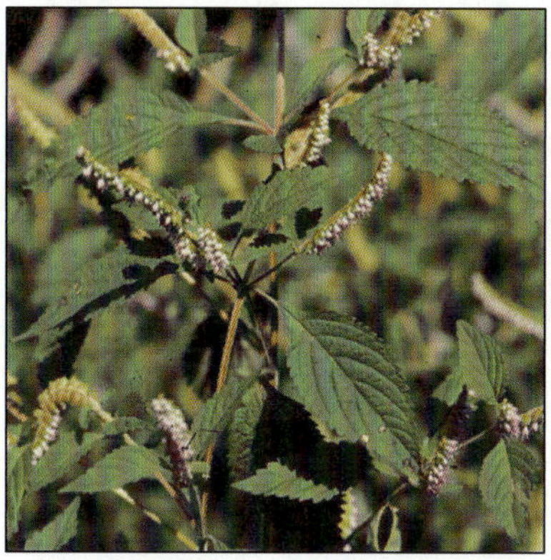

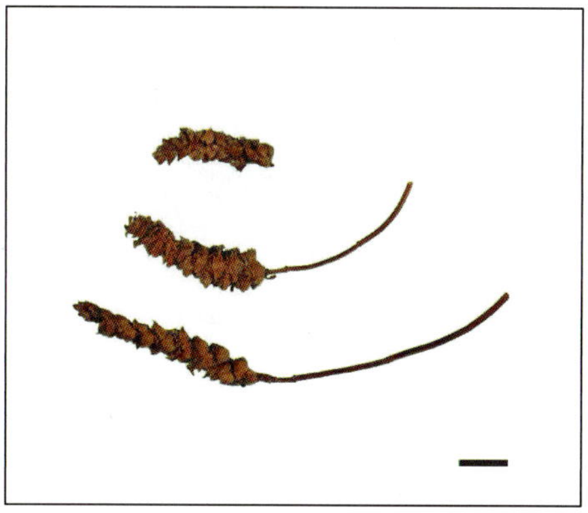

성 분 *E. ciliata*에는 정유가 함유되어 있고, 그 주성분은 elsholtziaketone (약 50%)이다. *Mosla chinensis*의 정유에는 *p*-cymene, carvacrol이 함유되어 있다.

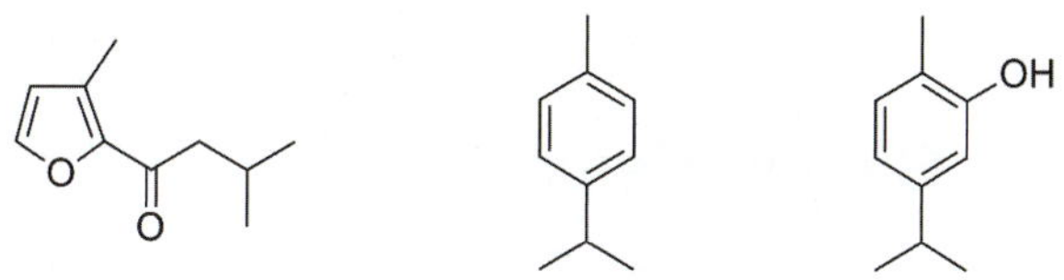

elsholtziaketone *p*-cymene carvacrol

약 리 **(1) 발한해열·이뇨작용**

(2) 항염증·진통작용

- 꽃향유의 75% EtOH 추출물은 염증작용을 억제하며, 유의성 있는 진통작용을 나타낸다 (*in vivo*).[1]

(3) 기 타

- 항바이러스작용: 꽃향유로부터 분리된 fluoranthene은 장파장 자외선 조사 하에서 모기바이러스인 Sindbis와 쥐의 cytomegalovirus에 대한 억제작용을 나타낸다 (*in vitro*).[2]

응 용 발한, 해열, 이뇨약으로 감기로 인한 오한발열, 두통, 복통, 토사(吐瀉), 전신부종, 소변불리(小便不利)에 쓴다.

처 방 향유음(香薷飮)

용 량 3 ~ 9 g

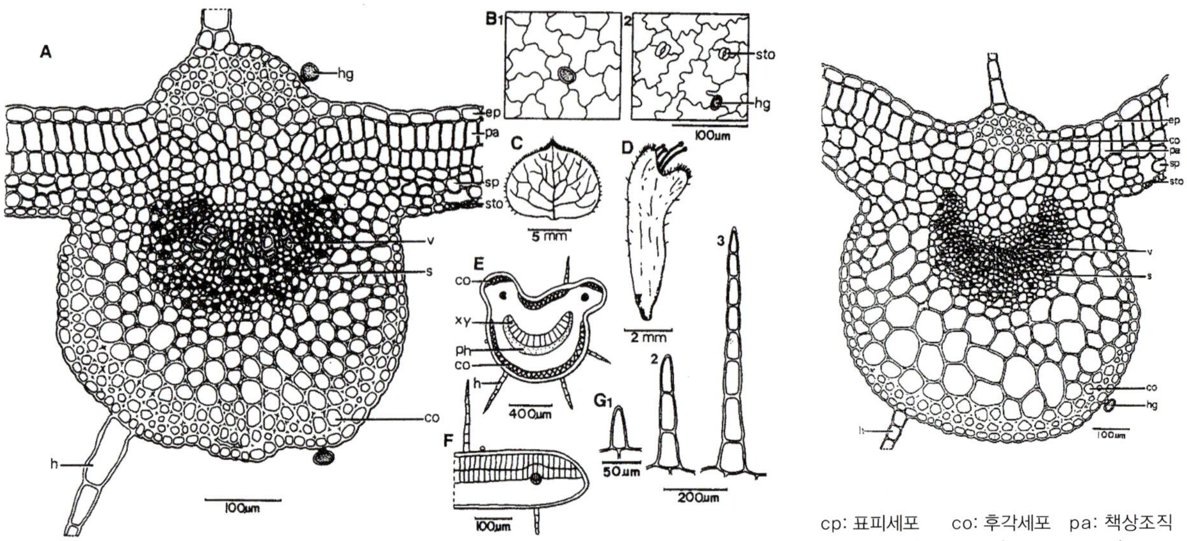

A: 향유 주맥의 횡단면　B: 표피(1. 상층, 2. 하층)　C: 포엽　D: 화관
E: 잎자루의 횡단면　F: 잎의 횡단면　G: 잎의 털

cp: 표피세포　co: 후각세포　pa: 책상조직
sp: 해면조직　sto: 기공　v: 도관
s: 사관　hg: 선린　h: 털

● 참고문헌

1) Kim DW *et al.* (2003) Arch. Pharm. Res. 26: 232-236
2) Yip L *et al.* (1995) Planta Med. 61: 187-188

현 초　Geranii Herba KP CP JP

(玄草, Hyeon Cho), **이질풀**　geranium herb

기　원　이 약은 이질풀 *Geranium thunbergii* Siebold et Zuccarini 또는 기타 동속근연식물(쥐손이풀과 Geraniaceae)의 지상부로서 꽃이 피기 전 또는 꽃이 필 때 채취한 것이다. 중국에서는 방우아묘(牻牛兒苗) *Erodium stephanianum* Willd., 노관초(老鸛草) *Geranium wilfordii* Maxim., 또는 야노관초(野老鸛草) *Geranium carolinianum* L.의 지상부를 노관초(老鸛草)라는 이름으로 사용한다.

성　상　**이질풀** 줄기와 여기에 대생한 잎이다. 줄기는 가늘고 길며 녹갈색을 띠고 잎과 줄기에 연한 털이 있다. 잎은 손바닥 모양으로 3 ~ 5 갈래로 갈라져 있으며 길이 2 ~ 4 cm이다. 긴 잎자루가 있고 회황록색 ~ 회갈색을 띠며 열편은 긴 타원형 또는 도란형이고 둔한 거치가 있다. 냄새가 거의 없고 맛은 떫다.
방우아묘 줄기는 길이 30 ~ 50 cm, 지름 0.3 ~ 0.7 cm이고, 가지가 많이 갈리며 마디는 팽대되어 있다. 표면은 회록색 또는 자색을 띠고, 세로 홈 무늬 및 솜털이 드문드문 덮여 있다. 질은 취약하다. 절단면은 황백색이며, 어떤 것은 가운데가 비어 있다. 잎은 마주나기이며, 가늘고 긴 엽병이 있고, 잎조각은 쭈글쭈글하면서 말아져 굽어 있고, 질은 취약하여 부서지기 쉽다. 온전한 잎은 2회 우상으로 깊게 갈라지고, 열편은 피침상 선형이다. 열매는 긴 원형이고, 길이 0.5 ~ 1 cm이다. 숙존하는 화

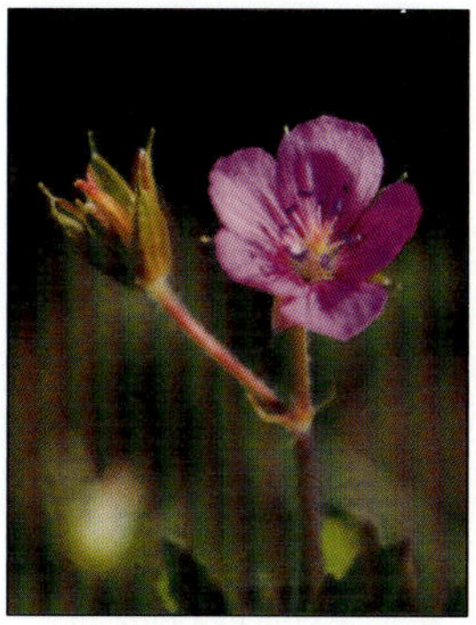

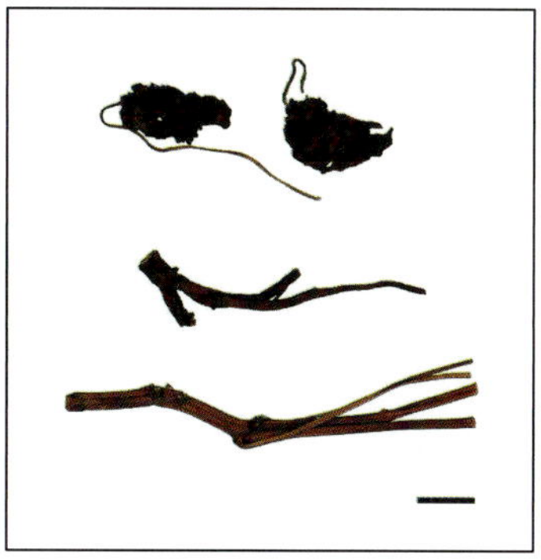

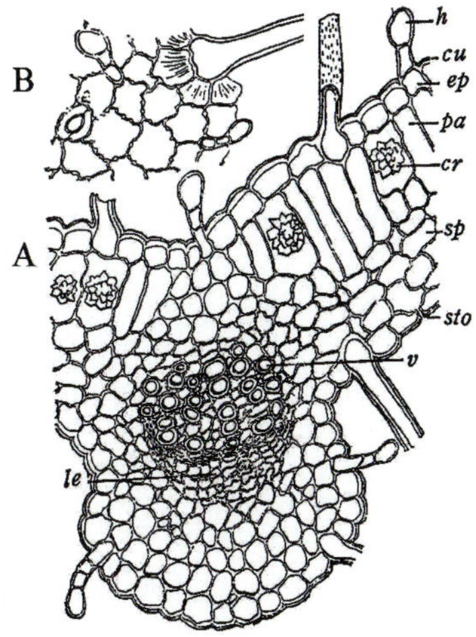

A:현초 주맥의 횡절면
B:현초의 표피

주는 길이가 2.5 ~ 4 cm이고, 황새 부리와 유사한 모양이다. 화주는 5 개로 갈라져 있으며, 나선형으로 말려서 굽어 있다. 냄새는 거의 없고, 맛은 덤덤하다.

노관초 및 야노관초줄기는 비교적 가늘고, 약간 짧다. 잎조각은 원형이고, 3 개 또는 5 개로 깊게 갈라지며, 열편은 비교적 넓고, 잎 가장자리는 결각이다. 열매는 구형이고, 길이 0.3 ~ 0.5 cm이다. 화주는 길이 1 ~ 1.5 cm이고, 위를 향하여 5 개로 갈라지고 말아져 휘어있으며 우산 모양을 나타낸다. 야노관초 잎조각은 손바닥 모양으로 5 ~ 7로 심열하고 열편은 막대 모양이고 매 열편은 다시 3 ~ 5 개로 심열한다.

성 분 Tannin: geraniin, elaeocarpusin, corilagin, brevifolin, ellagic acid, ellagitannin, gallic acid, pyrogallol
Flavonoid: quercetin, kaempferol-7-rhamnoside, kaempferitrin

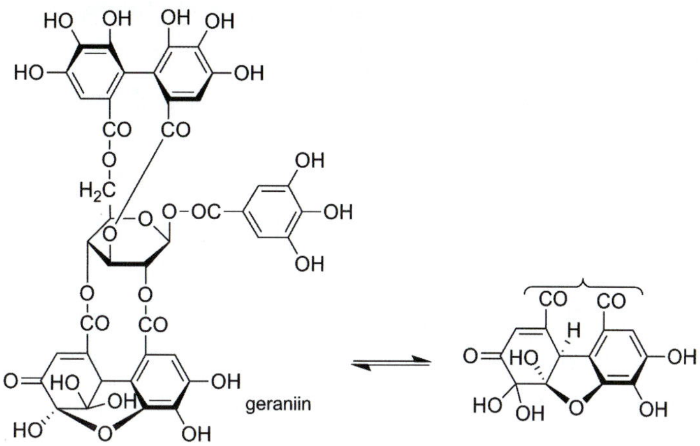

geraniin

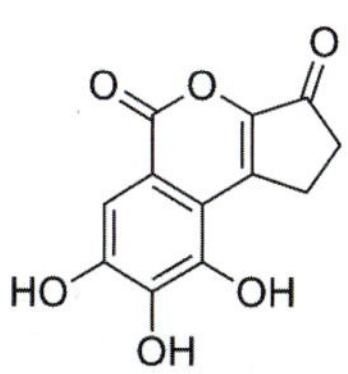

brevifolin

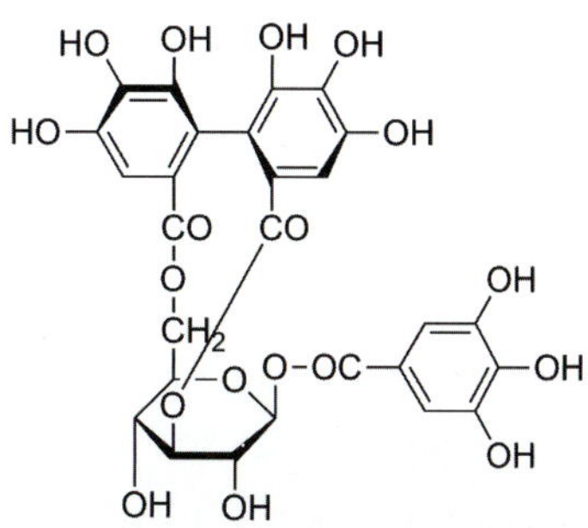

corilagin

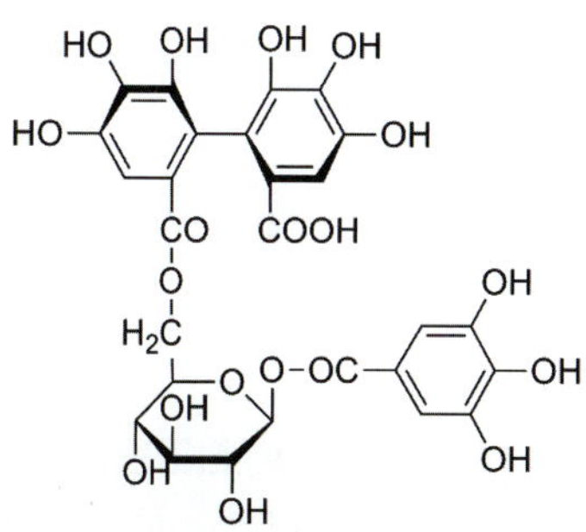

corilaginic acid

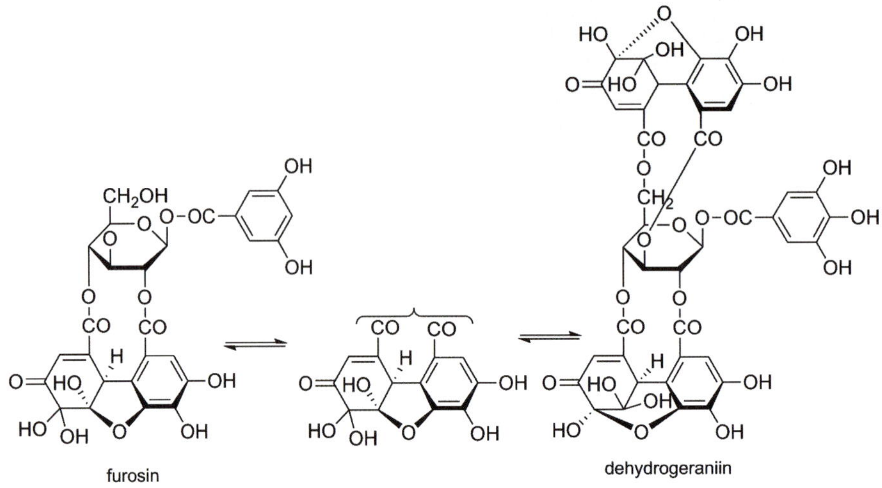

약 리 **(1) 정장작용**

• 물추출물은 부교감신경을 흥분시켜 장의 종주근의 운동을 억제하고 십이지장과 소장의 연동운동을 억제함으로써 정장작용(지사작용)을 나타낸다. 그러나 짙은 용액에서는 오히려 연동운동을 촉진하는 경향이 있다.

(2) 살균작용

• 물추출물은 이질균, 장티푸스균, 대장균, 여러 장염균에 대한 살균작용을 나타낸다(*in vitro*).

(3) 기 타

• geraniin과 corilagin은 TNFα의 유리를 억제함으로써 암예방에 효과가 있다(*in vitro,* IC_{50}, 43 μM, 76 μM).[1,2]

• geraniin은 sulfhydryl group을 보호함으로써 산화적 손상으로부터 세포를 보호한다(*in vitro*, 생쥐의 접안렌즈).[3]

• EtOH 추출물은 항비만효과를 나타낸다(*in vivo*, mouse).[4]

확인시험 0.1 g에 물 10 ml를 넣고 끓여서 여과한 여액에 $FeCl_3$ 시액 1방울을 넣으면 액은 흑청색을 띤다(tannin).

규 격 **이물** 뿌리 및 그 밖의 이물이 2.0% 이상 섞여 있지 않다.

회분 10.0% 이하 **산불용성회분** 1.5% 이하 **엑스함량** 묽은 EtOH 엑스 15.0% 이상

응 용 주로 민간에서 건위, 정장약으로 다제(茶劑)로 애용된다. 일반적으로 대장염 등의 설사에 잎과 줄기를 약 15 ~ 20 g을 물 600 ml로 끓여서 반량이 되도록 하여 하루 3 ~ 4회 나누어 마신다. 변비에 현초를 하제(下劑)로 복용할 때는 오래 끓이지 않고 차게 하여 복용하는 것이 좋다. 또한 수렴작용이 있어 부인의 대하(帶下)에도 쓴다.

관련생약

• 용아초[KHP]

● 참고문헌

1) Fujiki H *et al.* (2003) Mutat. Res. 523-524: 119-125
2) Okabe S *et al.* (2001) Biol. Pharm. Bull. 24: 1145-1148

3) Fukaya Y *et al.* (1988) Jpn. J. Ophthalmol. 32: 166-175
4) Sung YY *et al.* (2011) Mol. Med. Report 4: 1107-1113

용아초 Agrimoniae Herba KHP CP

(龍芽草, Yong A Cho) **선학초**(仙鶴草, Sun Hak Cho), **낭아**(狼牙, Nang A)

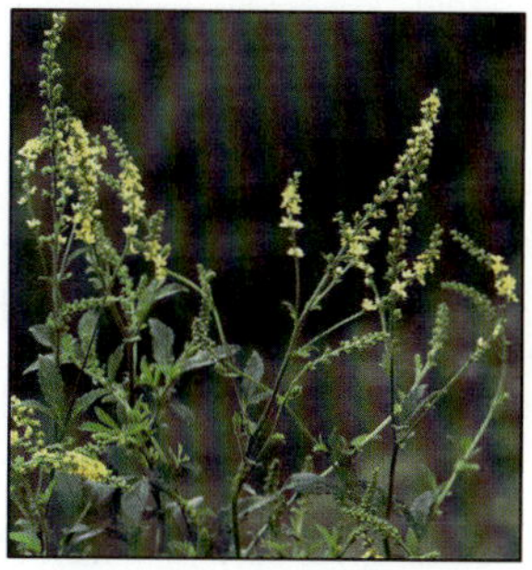

기 원 짚신나물 *Agrimonia pilosa* Ledebour 및 기타 동속식물(장미과 Rosaceae)의 전초이다.

성 상 지상부 전체에 흰색의 부드러운 털이 있다. 줄기의 아랫부분은 원기둥모양이고 지름 4 ~ 6 mm이며 적갈색이다. 윗부분은 네모기둥 모양이고 사면이 약간 오목하며 녹갈색이고 세로 고랑 및 능선과 마디가 있다. 우상복엽은 어긋나있고 어두운 녹색이며 쭈글쭈글하고 질은 무르며 쉽게 부서진다. 잎은 펴보면 어긋나며 우상복엽으로서 5 ~ 7개의 소엽이 있으나 밑부분의 소엽은 점차 작아지고 중앙부에 소엽같은 것이 끼어 있으며 끝에 달려 있는 소엽 3개는 크기가 거의 비슷하고 장타원형, 도란형 또는 난상 장타원형이며 길이 3 ~ 6 cm, 너비 1.5 ~ 3.5 cm로서 양면에 털이 있고 양끝이 좁으며 가장자리에 톱니가 있고 턱잎은 반달모양이며 한쪽 가장자리에 큰 톱니가 있다. 총상화서는 가늘고 길며 원줄기 끝과 가지 끝에 달리고 길이 10 ~ 20 cm이다. 꽃받침의 아랫부분은 통모양이고 끝은 5개로 갈라지며 꽃잎은 노란색 ~ 황갈색이다. 냄새가 거의 없고 맛은 약간 쓰며 떫다.

성 분 Isocoumarin: agrimonolide

Flavonoid: (2*S*,3*S*)-(−)-taxifolin-3-*O*-β-D-glucopyranoside, luteolin 7-*O*-β-D-glucoside, apigenin 7-*O*-β-D-glucoside 등

Catechin: pilosanol A-C

Tannin: agrimoniin, agrimonic acid A, ellagic acid-4-*O*-β-D-xylopyranoside, ellagic acid 등

Phenolic compound: agrimophol

Triterpenoid: tormentic acid 등

기 타: 비타민 C 및 K

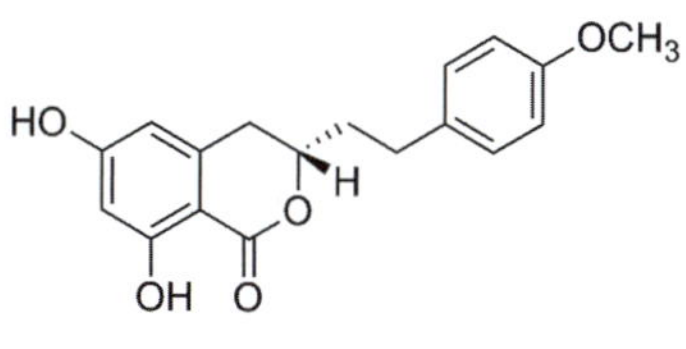

agrimonolide

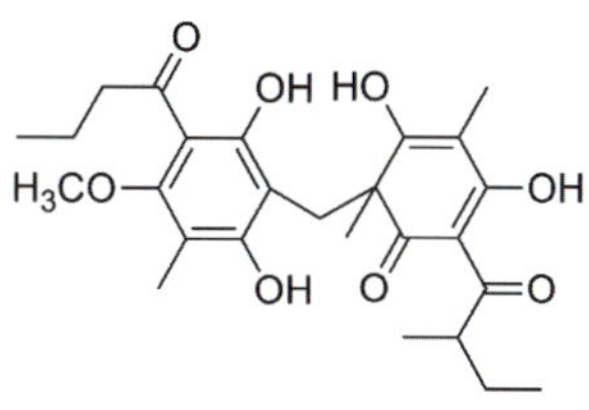

agrimophol

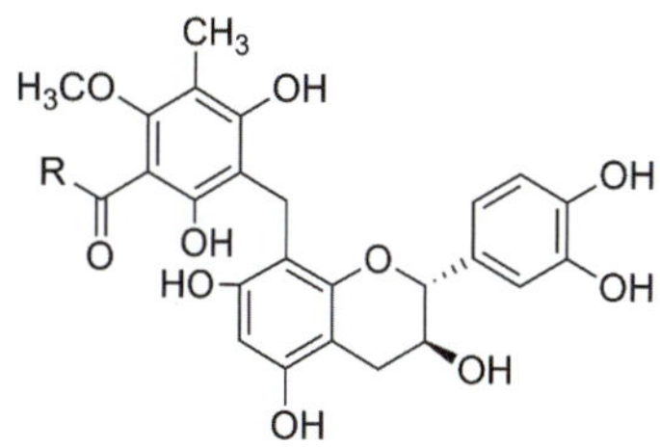

pilosanol A, R=$CH(CH_3)CH_2CH_3$
pilosanol B, R=$CH(CH_3)_2$
pilosanol C, R=$CH_2CH_2CH_3$

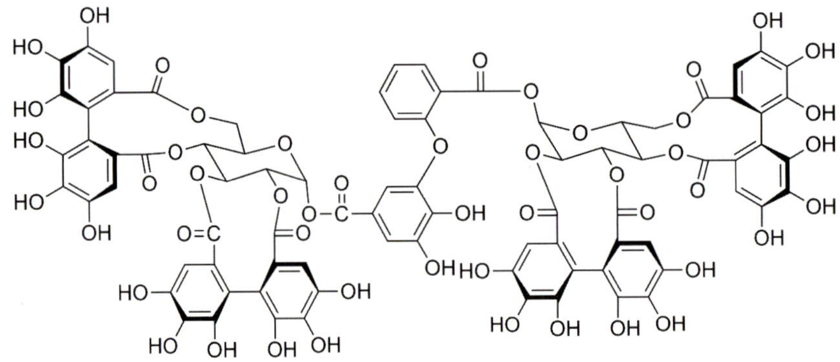

agrimoniin

약 리 **(1) 지혈작용**

- agrimoniin은 혈소판의 형성을 촉진하여 혈액응고 시간을 줄인다. 이 외에도 다량으로 존재하는 tannin류와 비타민 K 등의 유효 성분이 지혈작용에 관여한다.[¶1]

(2) 항종양작용

- 항종양작용을 가지고 있는 tannin류인 agrimoniin은 cytokine의 일종인 IL-1의 분비를 촉진한다 (*in vitro*, *in vivo*).[1)]
- 뿌리의 MeOH 추출물에는 항종양작용이 있다 (*in vivo*, mouse).[2)]

(3) 기 타

- 구충작용: 뿌리의 싹 (agrimophol)은 촌충 감염증에 유효하여 중국에서는 임상적으로 응용되고 있다.
- 알칼리성 물추출물에는 중추성 마비효과가 있어서 개구리 적출심장을 마비시키며, 말초혈관을 수축시키거나 대량에서는 확장한다. 토끼에 대해서는 혈압만 하강시키고, 호흡운동에는 영향이 없다.
- 항세균작용: *A. eupatoria*의 씨에는 항세균작용과 자유 라디칼 소거 작용이 있다 (*in vitro*).[3)]
- 다음과 같은 지혈작용과 반대되는 활성도 보고되었다. 즉, 물추출물은 출혈시간 (bleeding time)을 증가시키며, ADP로 유도한 급성폐혈전색전증에 유효하다 (*in vivo*, mouse, *p.o.*).[4)] 물추출물은 collagen으로 유도한 혈소판의 응집을 억제한다 (*in vitro*).[5)]
- MeOH 추출물은 ovalbumin에 의한 기관지 염증을 억제한다 (*in vivo*, mouse).[6)]

응 용 지혈, 지사, 소염, 강장약. 지혈에 특효가 있으며, 모든 출혈에 특히, 부인의 월경부조, 적백대하, 혈리, 토혈, 혈변, 혈뇨에 쓴다.

용 량 9 ~ 15 g, 30 ~ 60 g을 사용하기도 한다.

● 참고문헌

1) Murayama T *et al.* (1992) Anticancer Res. 12: 1471-1474
2) Koshiura R *et al.* (1985) Jpn. J. Pharmacol. 38: 9-16
3) Copland A *et al.* (2003) Fitoterapia 74: 133-135
4) Hsu MF *et al.* (1987) Am. J. Chin. Med. 15: 43-51
5) Wang JP *et al.* (1985) Am. J. Chin. Med. 13: 109-118
6) Kim JJ *et al.* (2012) J. Ethnopharmacol. 140: 213-221

히페리시초 Hyperici Herba Saint John's Wort

기 원 *Hypericum perforatum* L. (물레나물과 Hypericaceae)의 전초이다. 물레나물과에 속하는 *Hypericum* 속의 식물은 200종 이상이 존재하는데, 유럽에서는 주로 *H. perforatum*이 약으로 이용되고, 러시아에서는 공정약품으로 취급되고 있다(1969). 우리나라에는 고추나물 *H. erectum*이 있으며, 이 식물의 잎에 hypericin이 들어 있다. 이 식물은 유럽뿐만 아니라 아시아, 북아프리카에도 분포하는 다년초로 높이 1 m이고, 7 ~ 8월경에 5장의 꽃잎을 가진 꽃이 핀다. 꽃은 Flos Hyperici로, 꽃 또는 과실이 달려 있는 전초는 Hyperici Herba로 쓰인다.

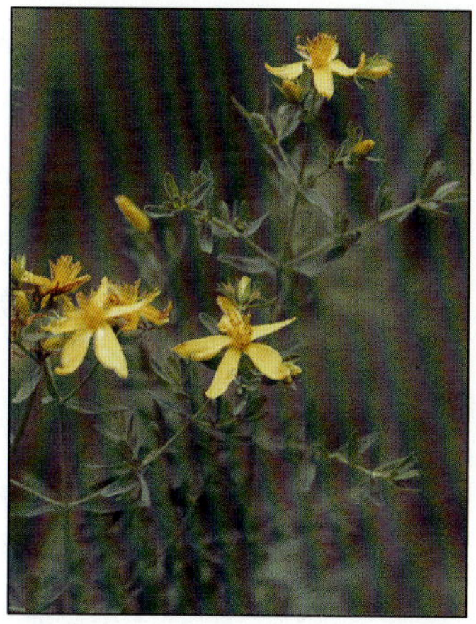

성 상 잎은 타원형 또는 무병이고, 투시해 보면 다수의 검은 점이 보이는데, 이 검은 점은 hypericin으로 이루어져 있다. hypericin은 대부분의 유기용매에는 녹지 않고 pyridine에 잘 녹으며 짙은 홍색을 나타낸다.

성 분 **색소 성분**: hypericin, proto-hypericin, φ -hypericin, *iso*-hypericin이며, hypericin은 꽃잎 및 잎에 들어 있는 색소로, 강한 홍색의 형광을 나타낸다.

Flavonoid: hyperin (= quercetin 3-galactoside), rutin, hyperoside

기 타: hyperforin, tannin, 1%의 정유 성분

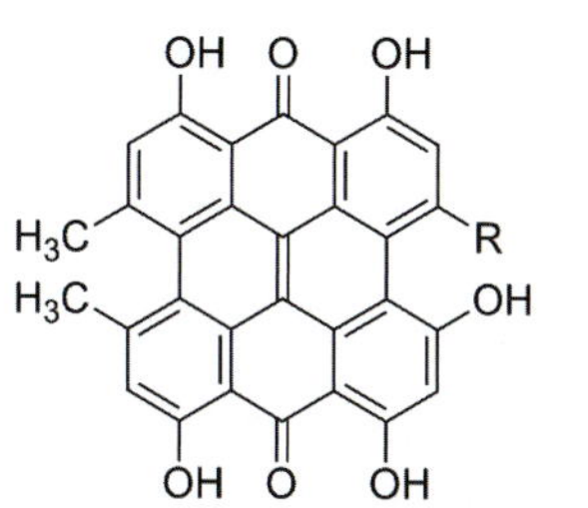

hypericin, R=OH
pseudohypericin, R=CH_2OH

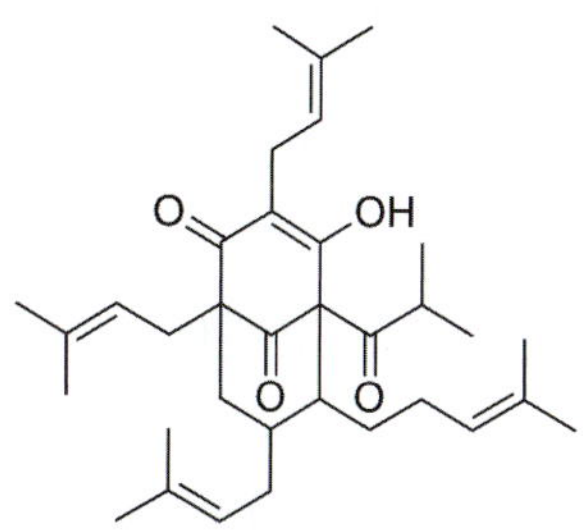

hyperforin

약 리 **(1) 상처치유·방부작용**

- 상처치유작용과 방부작용이 있다.[13]
- 항세균작용은 hyperforin에 의한 것으로 보고 있다. hyperforin은 살균작용을 나타내는 keto-enol류(호프의 성분)와 그 구조가 유사하다.[13]

(2) 항우울작용

- 물-알코올추출물은 세포 외의 dopamine의 농도를 선택적으로 증가시킨다(*in vivo*, rat prefrontal cortex).[1)]

- 추출물에는 monoamine oxidase 억제작용이 있다(*in vitro*). hypericin에는 이러한 작용이 없으며 xanthone류를 포함하는 분획에 활성이 있다.[¶3] 그러나, 실제로는 monoamine의 재흡수나 대사를 억제하는 것 이상의 다양한 작용에 의하여 항우울작용이 나타나는 것으로 보인다.

(3) 광감작작용(photodynamic action)

- hypericin은 광감작작용이 있는 것으로 유명하며 singlet oxygen을 발생시켜 HIV-1을 비롯한 여러 retrovirus에 대하여 억제활성을 나타낸다.[¶3]
- hypericin, fagopyrin (*Fagopyrum esculentum*) 등의 특수한 색소들은 태양광선하에서 그 광학적 동적작용(강한 형광과 같은)에 의하여 현저한 생물학적 반응을 나타낸다. 현재 이러한 성질을 이용한 살충제나 항암제의 개발이 시도되고 있다.

(4) 기 타

- 항암작용: MeOH 추출물은 사람의 전립선암세포(*in vivo*, mouse)와 백혈병 세포의 성장을 억제한다(*in vitro*).[2)]
- 항바이러스작용: polycyclic quinone류(hypericin)에는 항바이러스작용이 있다.[¶3]
- 추출물은 influenza A virus에 감염된 마우스에서 치료효과를 나타낸다(*in vivo*, mouse).[3)]
- 추출물은 고지혈증 및 비만치료에 효능을 나타낸다(*in vivo*, rat).[4)]
- 추출물은 과민성대장증후군에 효능을 나타낸다(*in vivo*, rat).[5)]
- 추출물은 진통효과를 나타낸다(*in vivo*, mouse).[6)]
- 추출물은 항당뇨효과 당뇨병성 통증에 효능을 나타낸다(*in vivo*, mouse).[7)]

응 용 피부연화작용, 피부소양증의 완화, 피부의 갈라짐, 타박상, 동상, 벌레물린 데, 햇볕에 탄 데, 국소화상, 치통, 인후염 등에 쓴다. 독일에서는 추출물을 항우울제로 처방하고 있다.[¶3]

용 량 2 ~ 4 g, hypericin으로 0.2 ~ 1 mg[¶4]

금기사항 광감작작용이 있으므로 햇볕에 노출되기 전에 사용해서는 안 된다. 그러나, 통상의 복용량으로는 광과민증을 일으킬 가능성은 낮다.[¶3]

● 참고문헌

1) Yoshitake T *et al.* (2004) Br. J. Pharmacol. 142: 414-418
2) Martarelli D *et al.* (2004) Cancer Lett. 210: 27-33
3) Xiuying P *et al.* (2012) Can. J. Physiol. Pharmacol. 90: 123-130
4) Husain GM *et al.* (2011) ISRN Pharmacol. 2011: 505247
5) Mozaffari S *et al.* (2011) Pharmacogn. Mag. 7: 213-223
6) Hatanaka J *et al.* (2011) Drug Metab. Pharmacokinet. 26: 551-558
7) Can OD *et al.* (2011) Fitoterapia 82: 576-584

6 엽류

葉類

Folia / Folium

엽류생약은 식물의 잎(leaf) 또는 소엽(leaflet)을 약용부분으로 사용하는 것이다.

잎은 엽신(葉片, blade), 엽병(葉柄, petiole), 탁엽(托葉, stipule)의 3부분으로 되어 있으나 엽신 이외의 부분이 없는 것도 있다. 엽초(葉鞘, sheath of leaves)는 원시엽(原始葉)의 기부가 발달하여 초상(鞘狀)으로 줄기를 둘러싸는 것으로 벼과, 여뀌과, 사초과, 미나리과 등에서 볼 수 있다.

잎이 줄기에 착생하는 위치에 따라 호생(互生, alternate), 대생(對生, opposite), 윤생(輪生, verticillate) 등이 있고, 그 배열에도 일정한 법칙이 있는데, 특히 호생의 경우 개도(開度, divergence)가 특징적이다. 엽신(엽편)은 엽면(葉面, leaf surface), 엽연(葉緣, margin), 엽단(葉端, 葉尖, apex), 엽각(葉脚, leaf base)으로 구별되고, 엽면에는 엽맥(葉脈, nerve, vein)이 분포한다.

망상맥(網狀脈, netted vein)에는 주맥(主脈, midrib), 지맥(支脈, lateral vein), 세맥(細脈, veinlet)이 있는데, 평행맥(parallel vein)에 있어서는 그 구별이 뚜렷하지 않는 경우가 있다. 한 장의 잎이 분열하여 각 열편(裂片)이 잎모양을 하고 각각 공통의 중륵(中肋) 또는 엽병에 마디(節)를 가지고 착생하는 잎을 복엽(複葉, compound leaf)이라 하고, 그 각 열편을 소엽(leaflet), 그 자루를 소엽병(petiolule), 줄기에 이어지는 엽병을 총엽병(whole petiole)이라고 부른다.

이것에 대하여 복엽이 아닌 잎을 단엽(單葉, simple leaf)이라고 한다. 각 소엽이 손바닥 모양을 한군데에 모여 착생하는 것을 장상복엽(掌狀複葉, palmately compound leaf), 총엽병에 계속되는 중축(中軸), 즉 엽축(rachis)의 양쪽에 배열하는 것을 우상복엽(羽狀複葉, pinnately compound leaf)이라고 한다. 소엽의 수에 따라 우수우상(偶數羽狀, even pinnate)과 기수우상(奇數羽狀, odd pinnate)으로 구별한다.

전형(全形)을 갖춘 엽류생약은 육안이나 확대경(lupe)으로 그 정형, 대소, 변연(邊緣), 선단(先端), 기각(基脚), 엽맥, 털 등을 조사 구별할 수 있으나, 부서진 것이나 가루는 현미경으로 내부구조를 검사하지 않으면 안 된다.

잎의 내부구조는 전체를 싸고 있는 표피(epidermis)와 그 안쪽을 채우고 있는 엽육(葉肉, mesophyll), 그리고 엽육 속을 관통하고 있는 엽맥으로 나누어진다.

표피는 일반적으로 잎의 위아래에 1층의 표피세포로 되어 있고, 그 표면은 각피(角皮, cuticle)로 덮여 있으며, 표피세포가 변형한 기공(氣孔, stoma, stomata)이 있고 또한 여러 종류의 털(hair)이 있는 경우가 있다.

기공은 일반적으로 잎의 밑면에 많고 윗면에는 적거나 없는 것도 있으며, 잎이 수직에 가까운 위치를 가진 것에는 기공도 양면에 고르게 거의 같은 수로 존재한다. 물 위에 뜨는 잎에는 윗면에만 있는 것도 있다.

털은 표피세포가 연장된 것으로 단세포모(unicelluar hair), 다세포모(multicelluar hair) 또는 털의 끝이 부풀어 점액, 수지, 정유 등을 분비하는 선모(線毛, glandular hair) 등 여러 종류가 있어 식물에 따라 서로 다르므로 중요한 특징이 될 수 있다.

일반적으로 엽육은 상면표피(upper epidermis) 아래에 있으며, 직각으로 연장되어 책상(柵狀)으로 배열되어 있는 책상조직(palisade tissue, palisade parenchyma)과 그 아래에 세포간극(세포사이의 틈)이 많은 불규칙적인 모양의 세포로 형성된 해면조직(spongy tissue, spongy parenchyma)으로 이루어져 있다.

책상조직에는 많은 엽록체(chloroplast)가 있다. 유카리엽, 센나엽 등은 수직에 가까운 위치를 하고 있어서, 양면이 거의 똑같이 햇빛을 받기 때문에 책상조직이 잎의 양면에 발달하고 있다.

해면조직에는 광합성에 필요한 CO_2를 가진 바깥공기를 흡수하기 위한 공극(空隙, 빈터)이 많다.

엽육의 세포, 특히 해면조직의 세포 속에는 수산칼슘의 결정이 있고, 그 모양과 분포가 감별하는 데 특징이 된다. 또한 엽육 속에는 여러 종류의 이형세포(異形細胞, idioblast)를 가진 것이 있다.

다엽, 동백잎, 하마멜리스엽 등의 잎에는 거의 상하표피까지 이르는 크고 불규칙한 후막세포(厚膜細胞)를 관찰할 수 있는데 이것이 이형세포의 한 예다.

엽맥은 일반적으로 위쪽이 목부, 아래쪽이 사부인 폐쇄측립성 유관속(closed collateral vascular bundle)이나 여러 가지 복잡한 구조인 것도 있다. 또한 유관속의 위아래 또는 주위 전체를 섬유가 보호하고 그 위아래에 다시 후각조직(厚角組織, chollenchyma)이 보호하고 있는 경우가 많다.

엽류생약을 검경하는 데는 절편을 만들어 색소, 시약 등을 써서 염색, 반응 등을 관찰하는 방법 외에 투명법과 회상법에 의하여 수산칼슘의 결정, 규산체, 규화한 세포막 등을 검사하고 SUMP법으로 잎 표면의 특징을 관찰하는 방법도 있다. 또한 palisade ratio나 stomatal number, stomatal ratio를 통계적으로 응용하는 방법도 개발되어 있다.

감 다 Hydrangeae Folium Dulcis JP
(甘茶, Gam Da) sweet hydrangea leaf

기 원 수국 *Hydrangea macrophylla* var. *thunbergii* Makino (= *Hydrangea serrata* var. *thunbergii* Sugomoto) (범의귀과 Saxifragaceae)의 잎 및 가지끝이다.

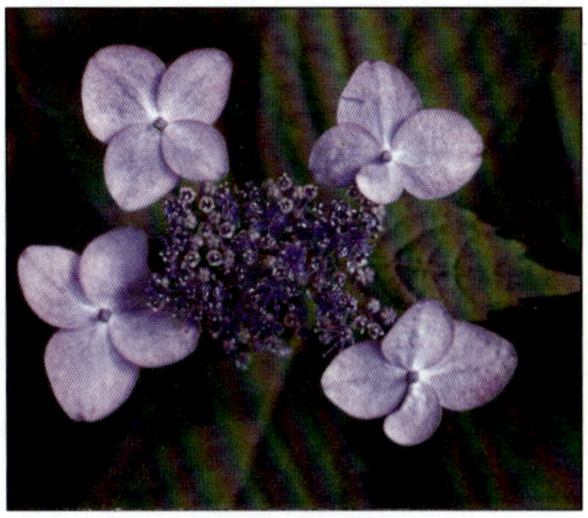

산 지 일본

성 상 암록색 ~ 암황록색으로 주름이 많다. 물에 담궈서 주름을 펴면 엽신(葉身)은 피침형 ~ 예두(銳頭) 난형으로 길이 약 12cm, 폭 약 5cm의 거치록(鋸齒錄), 망상맥이고, 기부는 약간 쐐기 모양이며, 조모가 잎맥 위에 많다. 잎자루는 짧고, 약한 냄새와 특이한 감미가 있다.

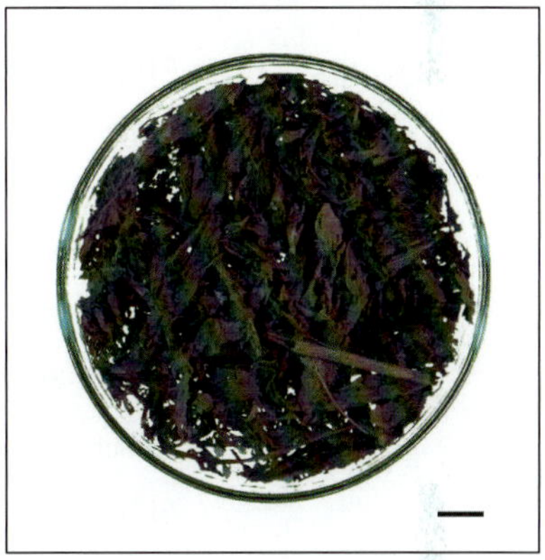

성 분 Isocoumarin: (+)-phyllodulcin [단맛은 sucrose의 400배이지만 생약 중에는 phyllodulcin-8-glucoside (고미)로 함유되어 있고 가공조제시에 가수분해된 것이다], hydrangenol (무미), thunberginol A ~ G

Phenolic glycoside: hydrangea glucoside A, B, C

Flavonoid: kaempferol, quercetin, isoquercitrin, rutin

Iridoid glycoside: hydramacroside A, B 등

Alkaloid: febrifugine, isofebrifugine

기 타: *p*-hydroxybenzoic acid, gallic acid, chlorogenic acid, umbelliferon 등

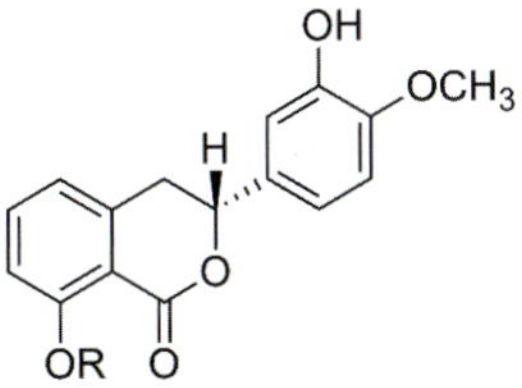

(+)-phyllodulcin R=H
phyllodulcin 8-glucoside R=Glc

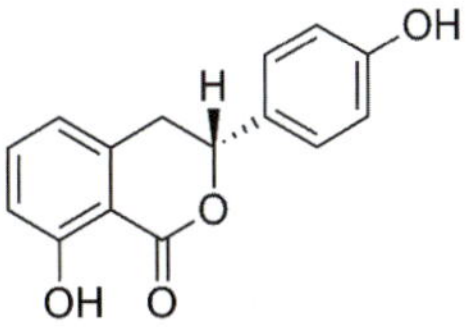

hydrangenol

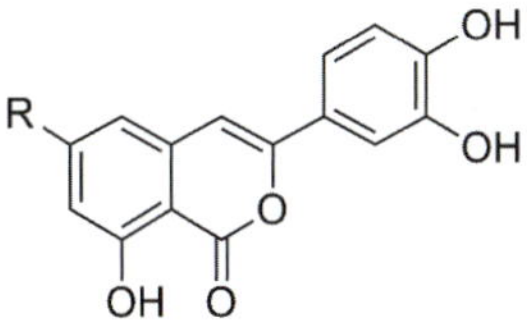

thunberginol A, R=H
thunberginol B, R=OH

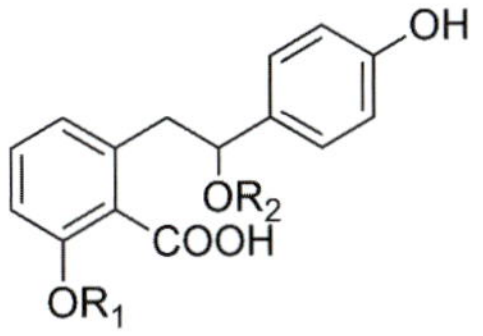

hydrangea glucoside A, R_1=Glc, R_2=H
hydrangea glucoside B, R_1=H, R_2=Glc

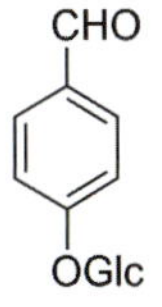

hydrangea glucoside C

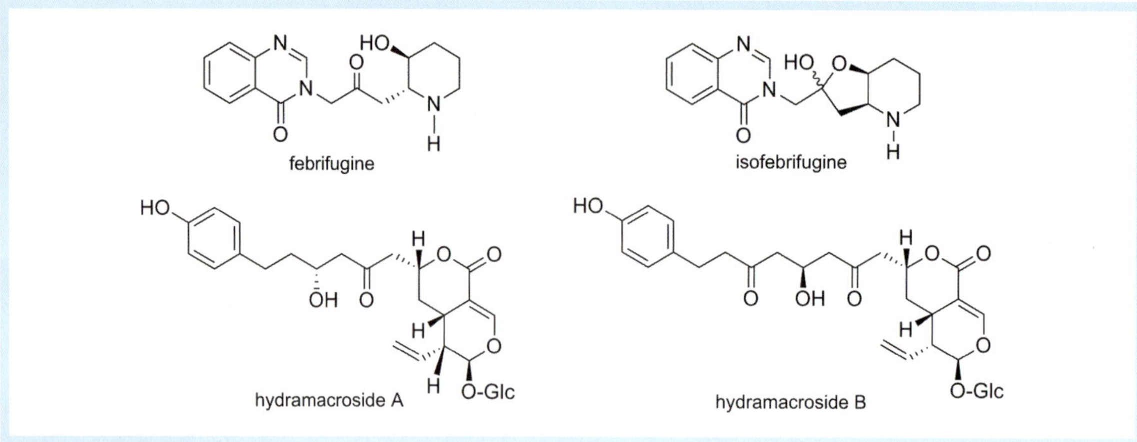

약 리 phyllodulcin을 감미료로 사용하며, 간질환과 말라리아 치료에 활용하는 연구가 진행 중이다.

(1) 항말라리아작용

- febrifugine과 isofebrifugine의 혼합물(열탕추출물 포함)에는 말라리아 원충의 종류에 따라 다르지만 항말라리아 작용이 있다(*Plasmodium yoelii* 17XL, *in vivo*, mouse).[1,2] 뿌리의 열탕추출물은 이러한 작용이 없다.[3]
- alkaloid 분획은 *Plasmodium yoelii*에 감염된 mouse에 대하여 항말라리아 활성을 나타낸다.[1),2),4)]

(2) 면역억제작용

- hydramacroside A와 B는 histamine의 유리를 억제한다(*in vitro*, rat mast cell).[5]
- 건조한 잎과 법제한 잎에서 분리된 hydrangenol과 hydrangenol-8-*O*-glucoside, thunberginol A, F는 피동적 피부과민반응을 억제한다(*in vivo*).[6]
- thunberginol A와 hydrangenol은 concanavalin A로 유도한 T 임파구의 증식과 LPS로 유도한 B 임파구의 증식을 억제한다(*in vivo*, mouse).[7]

(3) 기 타

- 항비만작용: hydrangenol은 adiponectin, PPAR(peroxisome proliferator-activated receptor)-γ2, GLUT4(glucose transporter)의 수준을 높이고 IL-6의 수준을 낮추어 항비만작용을 나타낸다.[8]
- phyllodulcin과 hydrangenol은 식물 병원진균의 성장을 억제한다.

확인시험 diethyl ether와 petroleum ether 혼액으로 추출하여 그 여액을 건조한 후 묽은 EtOH에 용해하여 묽은 $FeCl_3$ 시액을 가하면 적자색을 나타내고, 묽은 H_2SO_4을 가하면 색깔이 없어진다(phyllodulcin).

규 격 **줄기** 3% 이하 **이물** 1.0% 이하 **건조감량** 13.0% 이하 **회분** 12.0% 이하 **산불용성회분** 2.5% 이하

응 용 감미료, 교미제, 구내 청량제

용 량 9 ~ 12 g[¶1]

● **참고문헌**

1) Ishih A *et al.* (2003) Phytother. Res. 17: 650-656
2) Ishih A *et al.* (2001) Parasitol. Int. 50: 33-39
3) Ishih A *et al.* (2003) Phytother. Res. 17: 633-639
4) Kamei K *et al.* (2000) Acta. Med. Okayama 54: 227-232

5) Matsuda H *et al.* (1999) Chem. Pharm. Bull. 47: 1753-1758
6) Matsuda H *et al.* (1999) Biol. Pharm. Bull. 22: 870-872
7) Matsuda H *et al.* (1998) Bioorg. Med. Chem. Lett. 8: 215-220
8) Zhang H *et al.* (2007) Bioorg. Med. Chem. Lett. 17: 4972-4976

다 엽 Theae Folium
(茶葉, Dae Yeop) tea leaves

기 원 차나무 *Camellia sinensis* L. (= *Thea sinensis*) (차나무과 Theaceae) 또는 그 재배변종의 잎을 사용한다.

산 지 인도 앗샴지역이 원산지이다. 중국을 거쳐 우리나라에 전래된 것은 고려조 덕흥왕 때이다. 이때 입수된 종자를 지리산 산록에 심은 것이 우리나라에 있어서의 재배의 효시이다. 우리나라, 인도, 방글라데시, 스리랑카, 인도네시아, 중국, 대만, 태국, 일본에서 산출된다. 중국차는 *C. sinensis* var. *bohea*, 앗삼차는 *C. sinensis* var. *assamica*가 주종이다.

차나무는 보통 옮겨 심은 지 3년이 경과되면 잎을 딸 수 있다. 4월 상순 전후에 가지의 선단에 생긴 어린 잎을 따는 것이 제일 좋다. 그 후 1개월이 지나서 이번다(二番茶)를 따고, 또 1개월이 지나서 삼번다(三番茶)를 딴다. 8월 상순경에 채취하는 사번다(四番茶)도 있지만, 채취 시기가 늦으면 늦을수록 품질이 나쁘게 된다. 채집한 신선한 잎을 고온 가열하여 잎 속의 산화효소 작용을 방지한 후 비벼서 부드럽게 하고, 건조, 정제 등의 가공을 하여 녹차를 만든다. 홍차는 잎이 시든 후에 부드럽게 하고, 발효, 건조, 정제 등의 가공을 한 것이다.

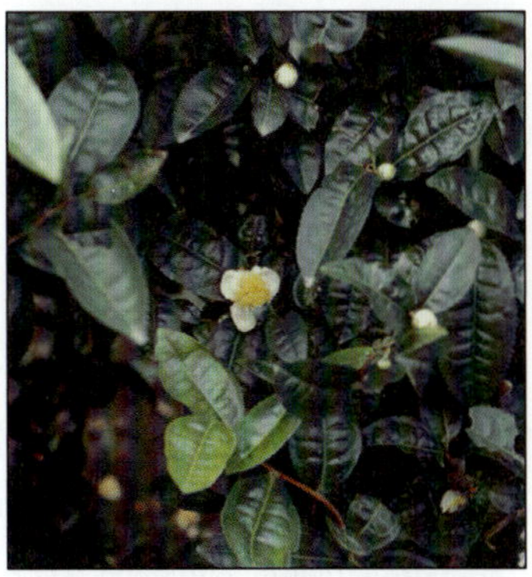

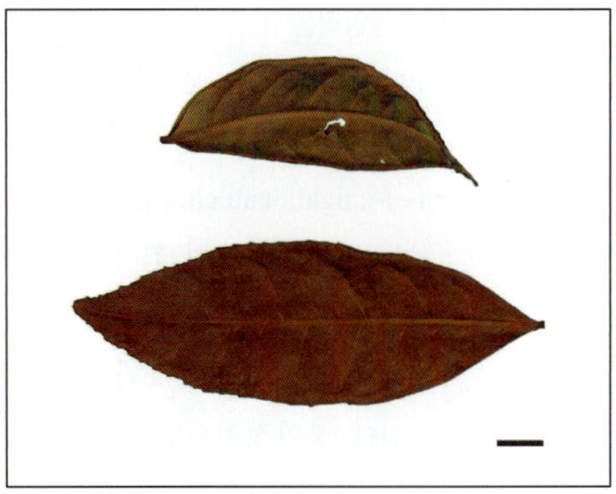

성 상 피침형, 타원형 또는 긴 난원형으로 잎끝은 다소 날카로우며, 잎자루는 짧고, 엽신은 길이 10 cm, 너비 5 cm로, 둔한 톱니가 있다. 어린잎은 그 선단에 손톱 모양의 돌기가 있고, 윗면 표피에는 단세포모(毛)가 있다. 측맥은 주맥에 대하여 약간 둔각을 이루고, 맛은 수렴성이며 쓰다. 잎의 내부구조는 책상조직이 잎의 윗면에 2층으로 배열되어 있고, 엽육에는 수산칼슘의 집정 및 이형세포가 흩어져 있다. 주맥의 유관속은 방사조직을 가지고 있고 그 위아래에는 거의 목화된 내초(內鞘, pericycle)의 섬유군이 있다.

성 분 Phenolic compound: (+)-catechin, (−)-epicatechin, (−)-epicatechin gallate, (−)-epigallocatechin gallate, (−)-epigallocatechin, theaflavin 등

Purine alkaloid: caffeine, xanthine, theophylline

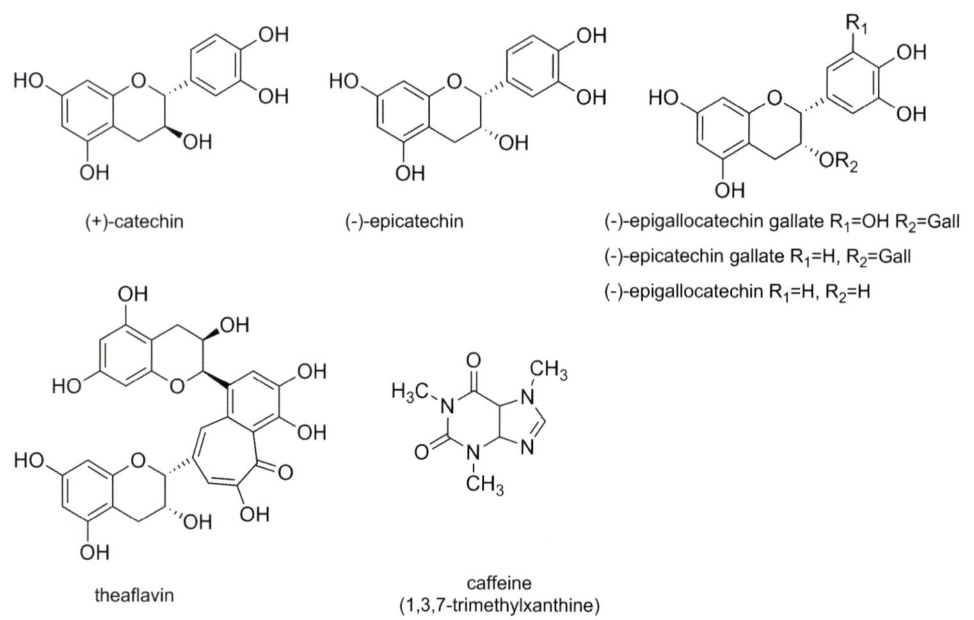

약 리 **(1) 일반적인 작용**

- 항염증, 항산화, 항돌연변이, 항암작용이 있다.[1,2]
- caffeine은 중추신경계, 심장, 신장에 작용하여 신경흥분, 강심, 이뇨작용을 나타내고 tannin류는 지사작용을 나타낸다.

(2) 항암작용

- polyphenol류는 암세포의 세포사멸을 억제하는 Bcl-2 family 단백질을 억제함으로써 암세포의 세포사멸을 유도한다(*in vitro*).[3]
- (−)-epigallocatechin gallate를 포함한 차의 polyphenol류는 항암제에 대하여 다제내성을 보이는 암세포주에 대하여 감수성을 나타내게 한다(*in vitro*).[4]
- 주성분인 catechin에는 항암작용과 혈관신생억제작용이 있다. 그러나 이러한 작용은 catechin 단독에서보다는 caffeine과 같은 차의 다른 성분과 상승작용을 한다.[5] 순수하게 분리된 catechin은 산화에 불안정하지만 차에 있어서는 다른 항산화 물질과 더불어 좀더 안정하게 존재한다.[6]
- epigallocatechin, epicatechin gallate, epigallogatechin gallate는 사람 흑색종 세포주에 대하여 분화억제 작용이 있다.[7]
- epigallocatechin gallate는 위상이성질화효소 type II에 대한 억제 작용이 있다.[8]

(3) 약물효능상승작용

- 녹차의 polyphenol은 HIV에 감염된 대상에 있어서 약물치료의 효과를 연장시킨다(*in vivo*, rat).[9]
- caffeine과 catechin, epicatechin은 인슐린의 활성을 증가시킨다. 차에 레몬을 넣는 것은 이러한 작

용에 변화를 주지 않지만 우유나 두유, 크림을 첨가하면 이러한 작용이 감소한다(*in vitro*).[10]

(4) 기 타

- 항고혈압작용: saponin 성분에는 항고혈압작용이 있다.[11]
- 항미생물작용: catechin, (−)-epigallocatechin gallate에는 항미생물작용이 있으며, polyphenol류는 구강 내 박테리아(*Porphyromonas gingivalis*)의 성장과 세포간 부착성을 저해한다(*in vitro*).[12]
- 항산화작용: 추출물은 쥐의 간과 심장에서의 지질 과산화를 감소시킨다.[13]
- 모세혈관강화작용 및 항혈전작용이 있다.

응 용 caffeine의 제조원료, 기호성 음료, 두통, 눈이 잘 보이지 않는 데, 가슴이 답답하고 목이 마르는 데, 소화불량, 말라리아, 이질 등에 쓴다. 출혈성 질환, 방사선병, 고혈압에도 쓴다.

용 량 3 ~ 9 g, 또는 환제나 산제로 복용하기도 한다.¶

금기사항 불면증이 있는 경우

동류생약

- 중국산(唐茶 *Thea macrophylla* Makino)
- 인도산(앗삼茶 *T. sinesis* var. *assamica* Pierre)
- 대만산(烏龍茶 *T. sinesis* var. *viridis* Szkzyl)

● 참고문헌

1) Benelli R *et al.* (2002) Biol. Chem. 383: 101-105
2) Weisburger JH, Chung FL (2002) Food Chem. Toxicol. 40: 1145-1154
3) Leone M *et al.* (2003) Cancer Res. 63: 8118-8121
4) Mei Y *et al.* (2003) J. Chemother. 15: 260-265
5) Weisburger JH *et al.* (1998) Mutat. Res. 41: 125-128
6) Tedeschi E *et al.* (2004) Mol. Pharmacol. 65: 111-120
7) Ravindranath MH *et al.* (2009) Evid. Based. Complement. Alternat. Med. 6: 523-530
8) Bandele OJ *et al.* (2008) Chem. Res. Toxicol. 21: 936-943
9) McCarty MF (1997) Med. Hypotheses 48: 215-220
10) Anderson RA, Polansky MM (2002) J. Agric. Food Chem. 50: 7182-7186
11) Sagesaka-Mitane Y *et al.* (1996) Yakugaku Zasshi 116: 388-395
12) Sakanaka S *et al.* (1996) Biosci. Biotechnol. Biochem. 60: 745-749
13) Sano M *et al.* (1995) Biol. Pharm. Bull. 18: 1006-1008

디기탈리스 Digitalis Folium [KHP]
(洋地黃葉) digitalis leaf, purple foxglove

기 원 디기탈리스 *Digitalis purpurea* L. 또는 털디기탈리스 *D. lanata* L. (현삼과 Scrophulariaceae)의 잎을 60℃ 이하에서 말리고 잎자루 및 주맥을 제거하여 세절한 것이다. 건조한 것은 정량할 때 1.0 g당

8 ～ 15 digitalis unit을 함유한다.

성 상 회록색 ～ 회황록색으로 얇은 잎몸을 잘게 썬 것이다. 잎몸의 윗면은 털이 적고 엽맥에 따라 오목하게 들어갔으며 아래면은 털이 많고 엽맥이 돌출되어 있다. 현미경으로 보면 윗면의 표피세포는 거의 직선 또는 약간 파상인 막벽으로 되고 기공은 드물다. 아래면 표피세포의 막벽은 뚜렷하게 파상을 이루며 기공이 많고 각 기공은 3 ～ 4개의 부세포를 가지고 있다. 또 2 ～ 8개의 세포로 되고 끝이 뾰족한 다세포모와 선모가 잎의 양면에 있으며 특히 아래면의 엽맥 위에 많다. 냄새가 약간 있고 맛은 매우 쓰다.

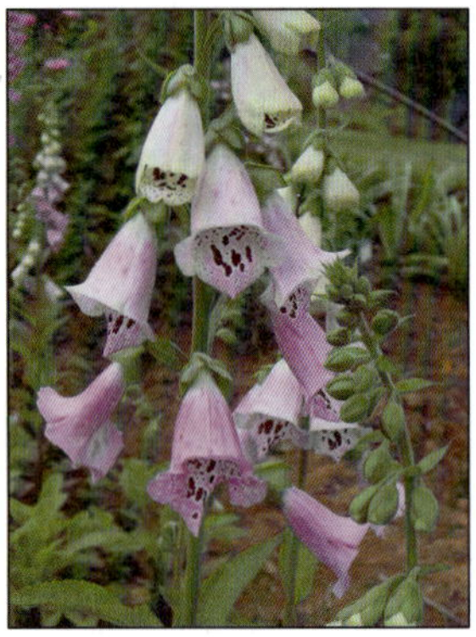

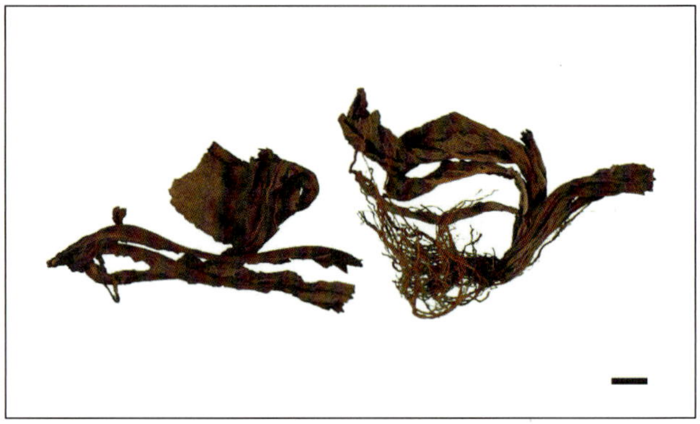

성 분 **Cardiac glycoside**: 유효성분으로서의 강심배당체는 digitoxin, gitoxin, gitaloxin이고, 이들은 생약 조제 중에 purpureaglycoside A, B, glucogitaloxin에서 생성된 것이다.

Pregnane glycoside: purpnin, purpronin, diginin

Saponin: F-gitonin, desgalactotigonin, digitonin

Flavonoid: luteolin, luteolin-7-glucoside, digicitrin, hesperidin

Phenylethanoid glycoside: desrhamnosylacteoside, forsythiaside, purpureaside A, B 등

기 타: digipurolactone (= loliolide) 등

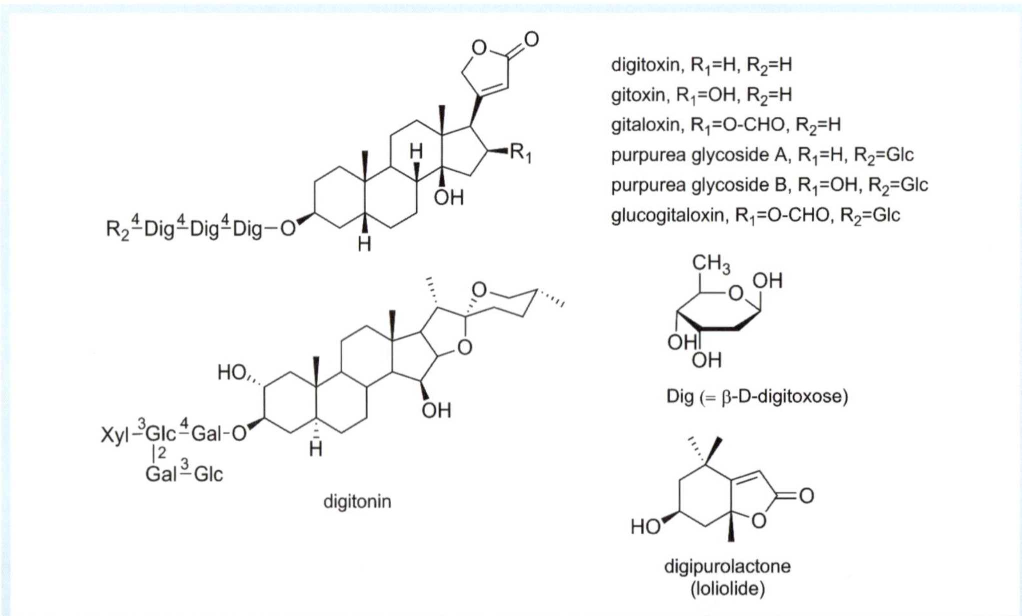

약 리 **(1) 강심작용**

- 디기탈리스의 가장 중요한 약리활성은 심근에 직접 작용하여 심근의 수축력을 증강시킨다는 것이다. 이것은 디기탈리스 배당체가 근섬유막에서의 Na^+-K^+ATPase의 활성을 저해하여 Na^+-K^+ pump를 억제한 결과, Na^+의 농도를 상승시키고, Ca^{2+}의 유입을 촉진하기 때문이다. 심장질환시에 확장 비대해진 심실은 디기탈리스에 의해 수축력이 증가되므로 심장박출량이 늘어난다.
- 심박수를 감소시켜 서맥(徐脈)을 일으키는 것도 중요한 작용인데, 이것은 방실간 자극전도계를 억제하고 또한 미주신경을 자극하기 때문이다. 또한 방실간의 불응기도 연장시킨다.
- digitoxin은 소화관에서 흡수되기 쉽고, 흡수된 후에는 혈액 중에서 대부분이 albumin과 결합하므로 신장의 요세관에서의 재흡수률이 높아져 축적작용을 일으키기 쉽다.

(2) 이뇨작용

- 심기능이 개선되면 2차적으로 강하된 혈압을 상승시키고, 신장에서의 이뇨효과를 높여 부종을 경감시킨다.

(3) 항암작용

- phenylethanoid glycoside류는 PKCa의 활성을 억제한다(*in vitro*).[1)]
- MeOH 추출물과 gitoxigenin, gitoxin은 암세포의 세포사멸을 유도한다[*in vitro*, sulphodamine B (SRB) assay, IC_{50}, 0.13 ~ 2.8 μM].[2)]

확인시험 Keller 반응: 가루 1.0 g에 희석시킨 EtOH (7 → 10) 10 m*l*를 넣고 2 분간 끓인 다음 여과한다. 여액 5 m*l*에 물 10 m*l* 및 $Pb(OAc)_2 \cdot Pb(OH)_2$ 시액 0.5 m*l*를 넣고 흔들어 섞은 다음 여과한다. 이 여액에 $CHCl_3$ 5 m*l*를 넣어 흔들어 섞고 $CHCl_3$을 취하여 수욕상에서 조심하여 증발시킨다. 이것을 식힌 다음 잔류물에 $FeCl_3$/glacial HOAc (1 → 10000) 1 m*l*를 넣어 흔들어 섞고 이 용액에 조심하여 H_2SO_4 1 m*l*를 흘려 넣어서 2층으로 할 때 접계면은 적갈색의 돌림띠를 나타내며 접계면 부근의 위층은 천천히 어두운 녹색을 나타내고 방치하면 어두운 색으로 된다(digitoxose, Keller-Killiani 반응).

규 격 **이물** 갈색의 잎, 엽병, 주맥 및 그 밖의 이물이 2.0% 이상 섞여 있지 않다.

건조감량 5.0% 이하 **회분** 12.0% 이하 **산불용성회분** 5.0% 이하

응 용 강심이뇨약, 울혈성심부전, 고혈압, 허혈성심질환(심근경색, 협심증), 심장판막장애, 심부전 등의 여러 증상에 쓰인다. 유럽에서는 민간약으로 보통 단미(單味)로 사용한다. digitoxin (digitalin), digoxin, acetyldigitoxin의 제조 원료

용 량 digitoxin의 경우 정제나 정맥주사제로 처방되며, 초회량으로는 0.8 mg에서 1.2 mg / 2 ~4일, 유지량으로는 0.4 ~0.8 mg/3 ~4일, digoxin의 경우 초회량으로 1 ~2 mg/day, 유지량으로 0.25 mg/day 처방된다. Digitoxin (digitalin), digoxin, acetyldigitoxin, desacetyllanatoside C (INN: deslanoside), β-methyldigoxin (medigoxin, 반합성유도체)와 같은 디기탈리스유래 성분이나 유도체들이 실제로 유통되고 있다.[¶3]

주의 및 부작용 축적작용, 오심, 구토, 부정맥, 빈맥 등이 있다. 신장기능이 떨어지거나 크레아틴뇨증이 나타나는 환자에게는 용량을 줄여야 한다.[¶3]

동류생약

- Digitalis (Lanatae Folium, Grecian foxglove)

  기원: 털디기탈리스 *Digitalis lanata* Ehrh. (현삼과 Scrophulariaceae)의 잎을 사용한다.

  성상 및 성분: 다년초이고 형상은 디기탈리스와 유사하지만, 소형으로 잎은 작고 피침형, 꽃은 미

황백색이다. 유럽이 원산. 각국에서 재배되며, cardiac glycoside인 lanatoside (= digilanid) A, B, C, 그리고 digoxin 등을 함유한다. deslanoside는 lanatoside C를 알칼리로 분해해서 만든다. 디기탈리스에 비해 강심효과가 빠르고 축적작용이 적다고 한다.

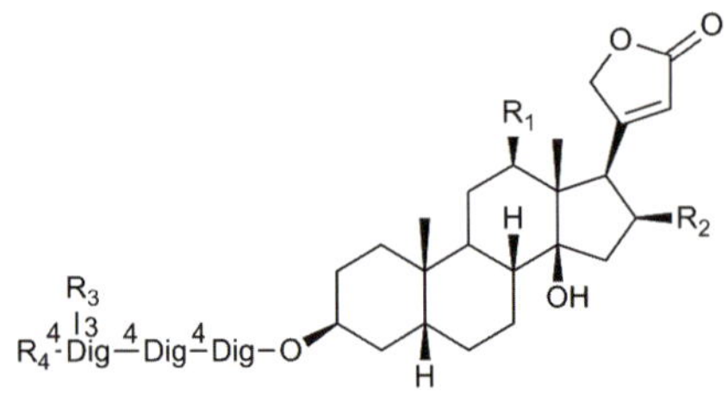

lanatoside A, R_1=H, R_2=H, R_3=Ac, R_4=Glc
lanatoside B, R_1=H, R_2=OH, R_3=Ac, R_4=Glc
lanatoside C, R_1=OH, R_2=H, R_3=H, R_4=Glc
digoxin, R_1=OH, R_2=H, R_3=H, R_4=H
deslanoside, R_1=OH, R_2=H, R_3=H, R_4=Glc

관련생약

• 복수초, 영란, 해총, 스트로판투스, 섬수[KP]

● 참고문헌

1) Zhou B-N *et al.* (1998) J. Nat. Prod. 61: 1410-1412
2) Lopez-Lazaro M *et al.* (2003) Planta Med. 69: 701-704

복수초 Adonisi Rhizoma
(福壽草根, Bok Su Cho Geun)

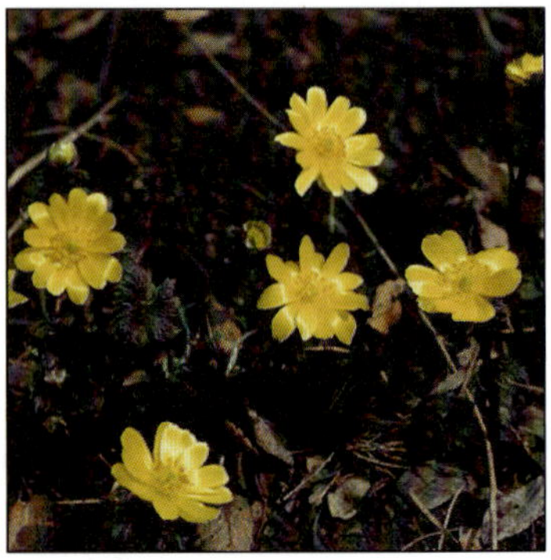

기 원 복수초 *Adonis amurensis* Regel et Radde (미나리아재비과 Ranunculaceae)의 뿌리줄기를 쓴다.

성 상 뿌리는 가늘고도 긴 원기둥 모양으로 표면이 갈색이다. 지름은 약 1 mm 정도이고 가느다란 세로홈이 있으며 취약하여 꺾어지기 쉽다. 뿌리의 단면은 백색이고 평탄하며, 목질부의 도관이 담갈색의 작은 반점으로 되어 있다. 냄새는 약하고 뿌리는 극히 쓰며 약간 맵다.

성 분 뿌리에는 강심배당체, 비강심 배당체, coumarin계 물질이 함유되어 있다.

Cardiac glycoside: cymarin, somalin, cymarol, convallatoxin, strophanthin 등이 있다.
비강심 배당체의 aglycon에는 lineolone, adonilide 등이 있다.
지상부에는 aglycon으로 digitoxigenin, strophanthidin 등이 있다.
Coumarin: umbelliferone, scopoletin이 있다.
Flavonoid: orientin, isoorientin, vitexin
그리고 당에는 α-cymarose, α-sarmentose 등이 있다.

약 리 (1) 강심·이뇨작용

- 복수초의 강심성 스테로이드 성분으로는 digitoxigenin과 cymarin, K-strophanthin, convallatoxin 등이 있으며, digitoxigenin 유도체 중에서 arginine과 suberic acid기를 가지고 있는 화합물의 Na^+, K^+-ATPase 억제활성이 더 높다 (*in vitro*).[1]
- 전초의 침제 및 조배당체는 강심배당체의 독특한 작용을 나타낸다.[¶1]
- 이뇨작용이 있어 실험적 동맥염에도 효과가 있고, 실험적 심근영양불량에 대하여 심장, 간장의 탄수화물 대사를 정상으로 회복시킨다.

(2) 중추에 대한 작용

- 배당체는 생쥐의 자발운동을 억제하고 투여량을 높이면 최면현상을 일으킨다. 대량투여에서는 caffeine의 흥분작용에 길항하며 복수초근의 침제도 진정작용을 나타낸다.[¶1]

(3) 기 타

- 항암작용: cymarin과 cymarol은 사람의 고형암세포주인 A549 (human lung carcinoma)세포에 대하여 강한 세포독성을 나타내며, cymarilic acid는 혈관신생을 억제한다 (*in vitro*).[2]

응 용 강심, 이뇨효과가 있다. 동계 (動悸), 수종, 전간 (癲癎), 울혈성 심부전, 심장기능 쇠약으로 인한 부종에 쓴다.

용 량 1.5 ~ 3 g[¶1]

주의 및 부작용 축적작용이 있어 중독증상이 나타날 수 있다. 중독증상으로 오심, 구토, 기면 (嗜眠), 심박동 이상 (혈압상승, 혈관수축)이 일어난다.

● 참고문헌

1) Jeong DR *et al.* (1990) Kor. J. Pharmacog. 21: 130-136

2) You YJ *et al.* (2003) Phytother. Res. 17: 568-570

영 란 Convallariae Herba

(鈴蘭, Yeong Ran) lily of the valley

기 원 은방울꽃 *Convallaria keiskei* Miq. (= *C. majalis* L.) (백합과 Liliaceae)의 전초를 말린 것이다.

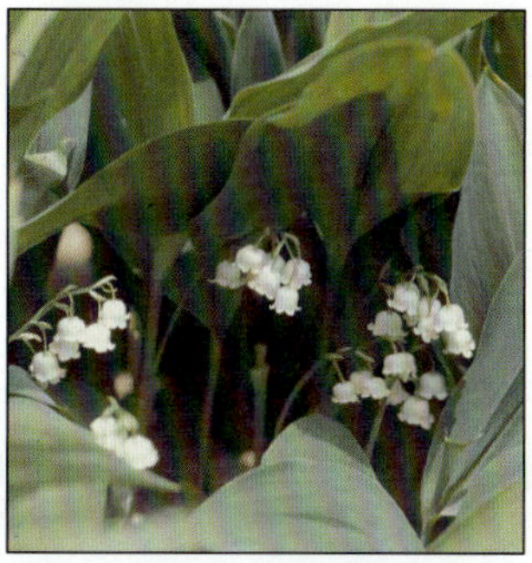

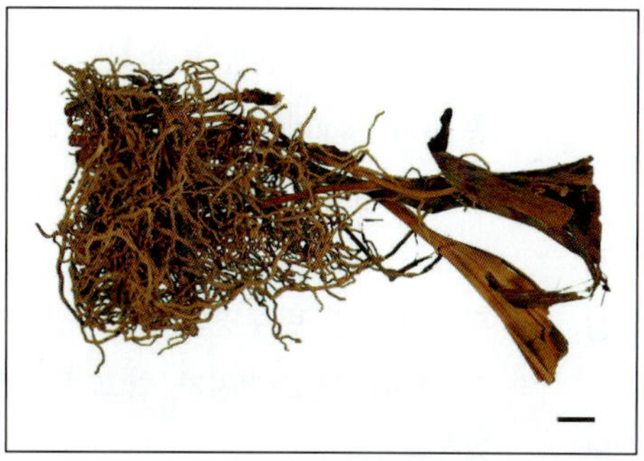

성 상 냄새는 없으며, 맛은 쓰고 맵다.

성 분
강심배당체: convallatoxin, convallatoxol, convalloside 등

Saponin: convallasaponin A ~ C 등

기 타: 소량의 strophanthidiol-*O*-α-L-rhamnosyl-D-glucoside 등

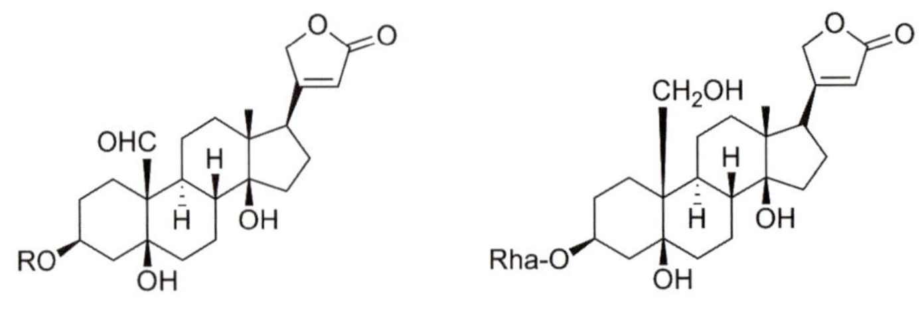

약 리
(1) 강심작용

• 물추출물이나 알코올추출물은 모두 디기탈리스와 비슷한 작용이 있어 심근의 수축력을 높인다.

• convallatoxin은 아주 강한 강심배당체이나 장관에서의 흡수율은 아주 낮다. 또한, convallatoxin의 약물동태학적 특징은 K-strophanthin과 매우 흡사하다. 즉, 배설이 매우 빨라 축적량이 극히 적다.¶3

(2) 이뇨작용

• 심질환 환자에 대한 이뇨작용은 digitalis 배당체나 strophanthin보다 우수하여 수종을 해소시켜 준다.¶1

(3) 기 타

• 진정작용: 수면을 개선하고 정서불안을 감소시킨다.¶1

응 용 강심, 이뇨약으로 심부전 등에 쓴다.

주의 및 부작용 유독하므로 정해진 용량을 초과하여 사용해서는 안 되며, 급성심근염이나 심장내막염에는 사용하지 않는다. 중독 증상으로는 오심, 구토, 위장관 장애 등이 있지만 심각한 부작용은 드물다.¶3

해 총 Scillae Bulbus
(海葱, Hae Chong) squill

기 원 해총 *Urginea scilla* Steinhe. (= *U. maritima* Baker) (백합과 Liliaceae)의 육질의 비늘잎이다. 백색해총(white squill)과 적색해총(red squill)의 두 종이 있는데 약용되는 것은 백색해총이고 적색해총은 독성이 심하여 살서제로 쓰인다.

산 지 지중해 연안

성 상 황백색을 띤 반투명의 각질 모양의 절편인데, 너비 5 mm, 길이 3 ~ 5 cm, 두께 5 mm 정도이다. 약간 연하나 부스러지기 쉽고 물로 적시면 연화한다. 냄새는 거의 없고 맛은 점성이 있으나 쓰다.

성 분
강심배당체

[백색해총] scillaren A 0.6%, scilliglaucoside, scillicyanoside, proscillaridin A, glucoscillaren A 등

[적색해총] scilliroside, scillaren A, proscillaridin A, scilliglaucoside, scillirubroside 등

기 타: 점액질, stearin, citric acid 등

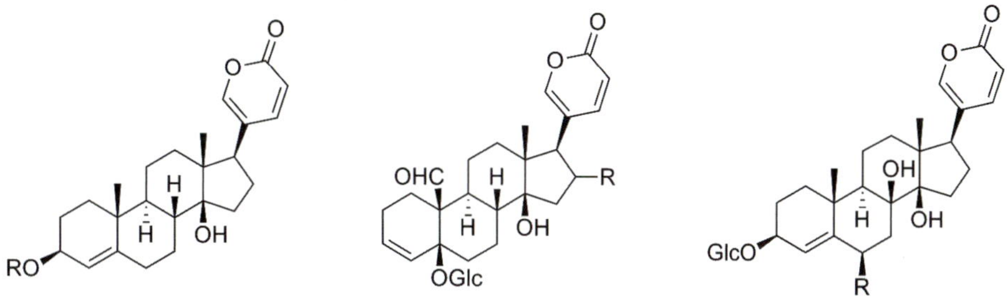

scillaren A, R= Rha$\frac{4}{}$Glc
glucoscillaren A, R=Rha$\frac{4}{}$Glc$\frac{4}{}$Glc
proscillaridin A, R=Rha

scilliglaucoside, R=H
scillicyanoside, R=OAc

scilliroside, R=OAc
scillirubroside, R=H

약 리 • 강심작용: proscillaridin A는 강심배당체로 경구로 흡수되어 빨리 배설되므로 안전하다. 심장의 수축력을 향상시키며 그에 따른 이뇨효과를 나타낸다. 그러나 심장박동수나 자극전도에 대한 영향은 적다.[13]

응 용 강심이뇨약으로 심장쇠약, 부종 등에 쓰인다. 유럽에서는 거담제로 사용되기도 하였다.[13]

용 량 proscillaridin A는 처음에는 경구로 1.5 ~ 2.5 mg/1일, 유지량으로는 1 ~ 2 mg/1일[13]

센나엽

Sennae Folium KP CP JP

센나엽 (番瀉葉, Sen Na Yeop) senna leaf

기 원 협엽번사(狹葉番瀉) *Cassia angustifolia* Vahl 또는 첨엽번사(尖葉番瀉) *C. acutifolia* Delile (콩과 Leguminosae)의 작은 잎이다. 건조한 것은 총 sennoside (sennoside A 및 sennoside B)로서 1.0% 이상을 함유한다.

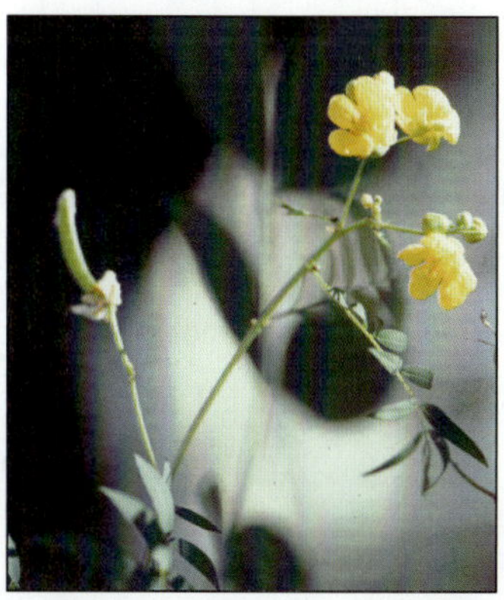

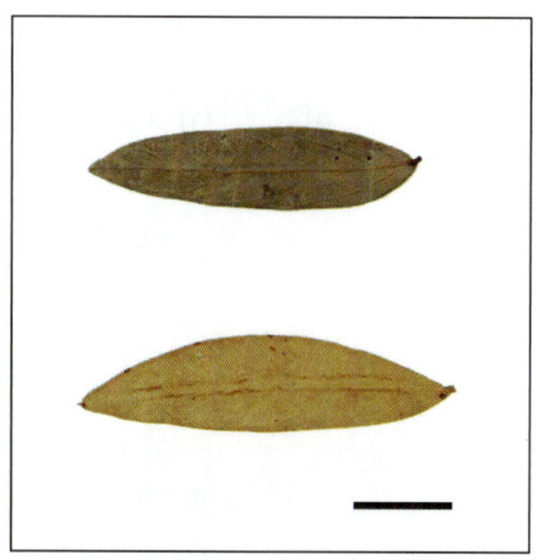

역 사 Senna의 어원은 아랍 토속어로 영어의 drug을 의미한다. 9세기경부터 아랍인들에 의해 약으로 사용되었으며, Mecca로부터 Egypt로, 그리고 유럽에 전파되었다고 한다. 아랍에서는 이 약을 sena라 하였기 때문에 후일 senna라는 이름이 붙게 되었고,[1)] 이들 생약의 하제(下劑)로서의 기능이 유럽에서는 중세 이후

에 확인되었고, 보통 침제(浸劑)의 형태로 이용되었는데 그 중에서도 유명한 것은 Wienertrank(비인의 침제)였다.

성 상 긴 달걀모양 ~ 난상 피침형이고, 길이 15 ~ 50 mm, 너비 4 ~ 20 mm이다. 바깥면은 연한 회황색 ~ 연한 회황록색이며 전연이고 잎끝은 급히 뾰족해진다. 엽각은 비대칭이며, 1차 지맥은 가장자리를 따라 위로 올라가 하나로 합쳐진다. 윗면은 평활하나 아랫면은 약간의 털이 있으며 잎맥이 돌출되어 있다. 작은 잎은 잎자루가 짧다. 횡단면을 현미경으로 볼 때 양면의 표피세포는 두꺼운 각질층으로 덮여있고 많은 기공이 있으며 후막화되고 겉으로 알맹이와 같이 돌출한 단세포모가 있다. 표피세포는 잎면에 평행인 격벽에 의해 2 방으로 나누어지고 그 안쪽에는 점액을 함유하고 있다. 상하 양면의 표피 아래에는 1 층의 책상조직이 있고 해면상 조직은 3 ~ 4 층으로 되어 있으며 calcium oxalate집정 및 단정이 있다. 유관속에 접한 세포는 결정세포열을 이루고 있다. 약간 특유한 냄새가 있고 맛은 쓰다.

수 집 Alexandria senna는 4월과 9월에 야생 또는 재배종을 수집한다. 줄기 밑둥에서 15 cm되는 지상부를 잘라서 양건한다. 그 후 이를 체로 쳐서 분별하고 3등급으로 등급을 매겨 포장한다. Tinnevelly senna는 주로 재배에 의해 공급되는데 수집 후에 양건하여 포장된다.

성 분 Dianthrone glycoside: sennoside A ~ B (2 ~ 3%), sennoside C ~ G, aloe-emodin-dianthrone

Anthraquinone: rhein, aloe-emodin, chrysophanol 및 배당체

Flavonoid: kaempferol, kaempferin, isorhamnetin 등

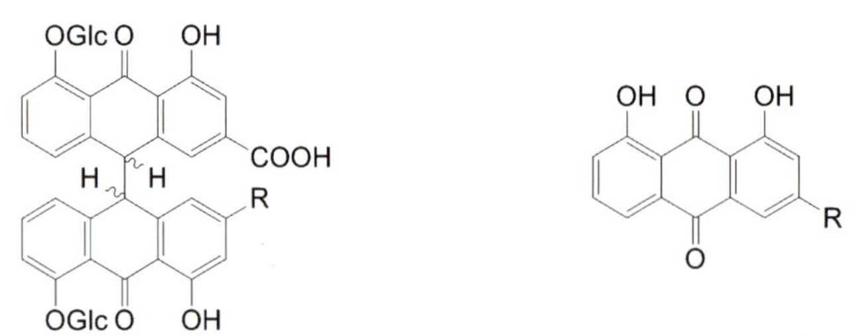

	R	10-10'
sennoside A	COOH	*threo*
sennoside B	COOH	*erythro*
sennoside C	CH_2OH	*threo*
sennoside D	CH_2OH	*erythro*

chrysophanol, R=CH_3
aloe-emodin, R=CH_2OH
rhein, R=COOH

약 리 (1) 사하작용

- Senna anthraquinoid류는 대기 중에서 변화하는 율이 낮아서 유효한 사하작용을 유지시킬 수가 있다. 사하작용을 일으키는 기전은 대황의 경우와 같으며 사하작용의 주성분은 rhein anthrone과 그 배당체, sennoside C 및 aloe-emodin dianthrone 배당체이다. 센나는 소량에서는 고미건위약로 소화를 촉진하지만, 적량(3 ~ 6 g/1일)을 사용하면 완하작용을 나타내고, 음식물의 적체, 흉복창만(胸腹脹滿), 변비 등을 치료한다. 특히 열결변비(熱結便秘)에 사용된다.

(2) 기 타

• sennoside B와 rhein은 골수세포에 경미한 유전독성을 보인다(Swiss albino mouse).[2)]

• 물추출물은 과산화수소로 독성을 준 대장균 IC203, IC205 균주에 대하여 항돌연변이 활성을 보인다.[3)]

확인시험 (1) 가루 0.5 g에 diethyl ether 10 m*l*를 넣고 2 분간 냉침하여 여과한 여액에 NH_4OH 5 m*l*를 넣을 때 물층이 황적색을 나타낸다. 또 diethyl ether로 추출한 잔류물에 물 10 m*l*를 넣고 2 분간 냉침하여 여과한 여액에 NH_4OH 5 m*l*를 넣으면 물층이 황적색을 나타낸다.

(2) 가루 2.0 g에 THF-H_2O (7 : 3) 40 m*l*를 넣고 30 분간 흔들어 섞은 다음 원심분리한다. 상징액을 분액깔때기에 옮기고 NaCl 13 g을 넣고 30 분간 흔들어 섞는다. 분리된 물층을 녹지 않은 NaCl과 같이 따로 취하고 1N HCl 시액을 넣어 pH 1.5로 조정한다. 이 액을 다른 분액깔때기에 옮기고 THF 30 m*l*를 넣어 10분간 흔들어 섞은 다음 분리된 THF층을 따로 취하여 검액으로 한다. 따로 TLC용 sennoside A 1 mg을 THF-H_2O (7 : 3) 1 m*l*에 녹여 표준액으로 한다. 이들 액을 가지고 TLC법에 따라 시험한다. 검액 및 표준액 10 μl씩을 TLC용 실리카 겔을 써서 만든 박층판에 점적한다. 다음에 ethyl acetate-*n*-PrOH-H_2O-HOAc (40 : 40 : 30 : 1)을 전개용매로 하여 약 15 cm 전개한 다음 박층판을 바람에 말린다. 여기에 자외선(주파장 365 nm)을 쪼일 때 검액에서 얻은 몇 개의 반점 중 1개의 반점은 표준액에서 얻은 적색의 형광을 나타내는 반점과 색상 및 R_f 값이 같다.

규 격 **엽병 및 열매** 엽병 및 열매가 5.0% 이상 섞여 있지 않다. **이물** 엽병 및 열매 이 외의 이물이 1.0% 이상 섞여 있지 않다. **회분** 12.0% 이하 **산불용성회분** 2.0% 이하

응 용 완하제, sennoside A, B에 alginic acid 또는 그 염을 배합하여 제품화하고 있다.

용 량 3 ~ 6 g, 달인 액에 넣을 경우에는 나중에 넣어야 하며, 고운 가루로 할 경우에는 3 ~ 5 g을 그대로 복용하거나 물에 불린 후 복용한다. sennoside로서 25 mg.[¶3]

주의 및 부작용 체질이 허약하거나 임부는 복용하지 말아야 하고 용량이 많을 경우에는 오심, 구토, 복통 등의 부작용이 생길 수 있는데, 이 때에는 곽향, 목향을 같이 쓰면 부작용을 경감시킬 수 있다.

약전수재품목 **센나엽가루** (Pulvis Sennae Folii, Powdered Senna Leaf)

● 참고문헌

1) Robbers JE *et al.* (1996) Pharmacognosy and Pharmacobiotechnology Lea & Febiger, 54
2) Mukhopadhyay MJ *et al.* (1998) Food. Chem. Toxicol. 36: 937-940
3) Silva CR *et al.* (2008) Toxicol. in Vitro 22: 212-218

야보란디 Jaborandi Folium
jaborandi

기 원 *Pilocarpus jaborandi* Holmes (= *Pernambuco jaborandi*) 또는 *P. pennatifolius* Lem. (Paraguay jaborandi) (운향과 Rutaceae)의 작은 잎이다.

성 상 소엽은 녹갈색이고 타원형으로 길이 약 15cm, 너비 6cm이고, 전연(全緣)·둔두(鈍頭) 또는 요두

(凹頭)이며 혁질(革質)이다. 많은 유실이 있고 좋은 향기와 쓴맛이 있다.

성 분 **Alkaloid 약 0.5%**: pilocarpine, isopilocarpine, pilocarpidine, pilosine (= carpidine), isopilosine
정유 약 1%: methyl heptyl ketone, methyl nonyl ketone

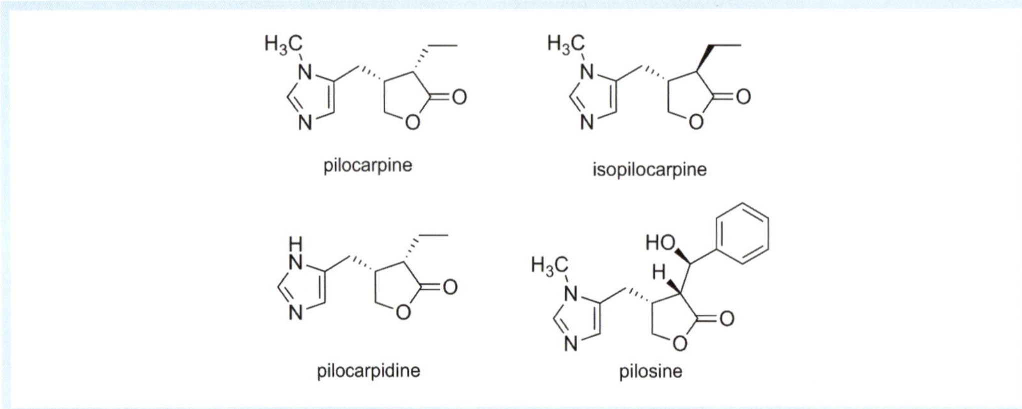

약 리 pilocarpine은 부교감신경 말초를 흥분시켜서 땀샘, 침샘, 눈물샘의 분비를 항진시킨다. 동안신경(動眼神經) 말초를 자극해서 동공축소를 일으키므로 atropine의 작용에 길항한다.

응 용 발한 · 축동약, pilocarpine · HCl (부교감신경말초흥분약)의 제조 원료이다. 녹내장 치료(질산염이나 염산염의 형태로, 1 ~ 3% 점안액)에 사용된다. 특히, β-수용체 차단제인 timolol과의 복합제제로 시판되고 있다. 구강암이나 인후암의 방사선 치료로 생긴 구강건조증에 타액분비 촉진제로 처방되기도 한다(15 mg/day, *p.o.*).¶3

주의 및 부작용 일시적인 두통이나 눈물과다와 같은 부작용이 나타날 수 있다.

연 초 Nicotianae Folium
(煙草, Yeon Cho) tobacco leaf

기 원 담배 *Nicotiana tabacum* L. (가지과 Solanaceae)의 잎을 건조한 것이다. 일년초로, 가늘고 작은 종자가 세계 각지에 분포되어 귀화 또는 재배되고 있으며, 현재는 100여 종 이상 된다.

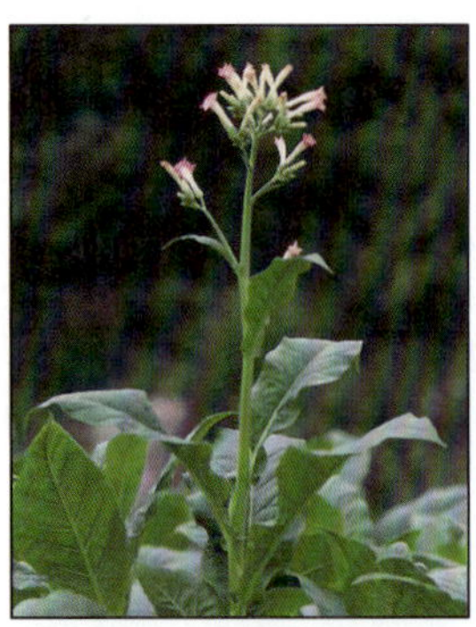

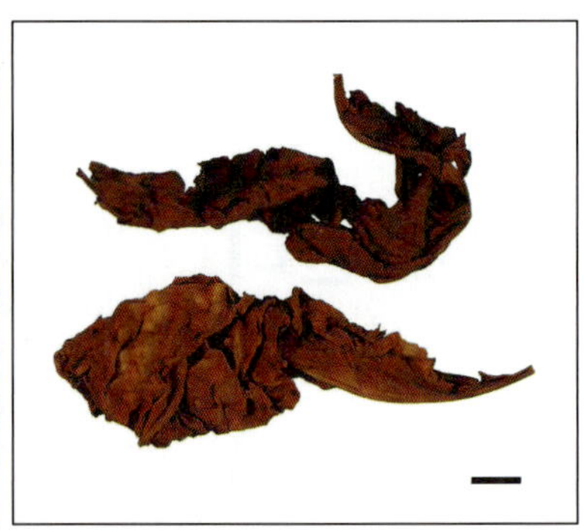

산 지 남미 ~ 중미가 원산지,[1] 세계 각지에서 재배

성 상 잎은 피침형의 예두(銳頭), 전연(全緣)이며, 길이 60 cm 정도이다. 엽병은 매우 짧고 주맥이 크다.

잎은 황록색이며, 발효한 잎은 짙은 갈색이다. 독특한 마취성의 냄새가 있으며 맛은 맵고 쓰다.

성 분 Alkaloid 0.6 ~ 9%: nicotine, nornicotine, anabasine, anatabine 등

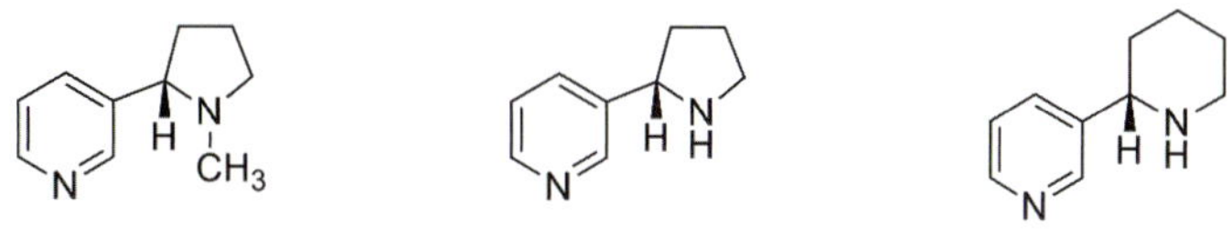

nicotine nornicotine anabasine

약 리 연초의 효능은 대부분 nicotine에 의한 것이다. nicotine은 콜린효능신경계 차단제 중의 하나로 다음과 같은 다양한 활성을 나타낸다.

(1) 중추신경계에 대한 작용

• 진전 (tremor), 호흡억제, 항이뇨호르몬의 유리 등을 일으킨다.

(2) 심혈관계에 대한 작용

• 교감신경계의 흥분과 유사한 작용, 즉 심장박동과 박출증가, 혈압상승 등이 일어난다.

(3) 호흡기계에 대한 작용

• 호흡을 촉진시키나, 중독량에서는 호흡중추를 억제한다.

(4) 기 타

• 위산분비의 증가, 위장관운동의 증가 등과 같은 부교감신경흥분작용이 있다.

응 용 기호흡연료, nicotine sulfate (농업용살충제)의 제조 원료

주의 및 부작용 *l*-nicotine은 맹독성으로 치사량은 20 ~ 160 mg이고 중독량은 1 ~ 4.5 mg이다. 중독증상으로 오심, 현기증, 구토, 두통, 냉한, 소화장애, 부정맥, 시력장애가 일어난다. 중추신경과 운동신경, 말초신경절을 처음에는 흥분시킨 후 마비시킨다. 심장억제, 동공축소, 혈압항진, 타액분비 촉진작용이 있다. 흡수와 배설이 빨라 진딧물과 같은 흡액곤충에 대해서 접촉독 또는 가스독으로 작용하고, 그 작용기전은 신경시냅스에서의 acethyl choline과의 길항작용에 의한 것으로 보고 있다.

● 참고문헌

1) 정시련 (2003) 담배 오백년의 이야기, 영남대출판부, pp. 23-26

우바우르시 Uvae Ursi Folium JP
bearberry leaf

기 원 *Arctostaphylos uva-ursi* Spreng. (진달래과 Ericaceae)의 잎을 개화기 (4 ~ 6월경)에 수집하여 양건 또는 화건 (火乾)한 것이다.

산 지 북아메리카, 스페인, 노르웨이, 스위스

엽류

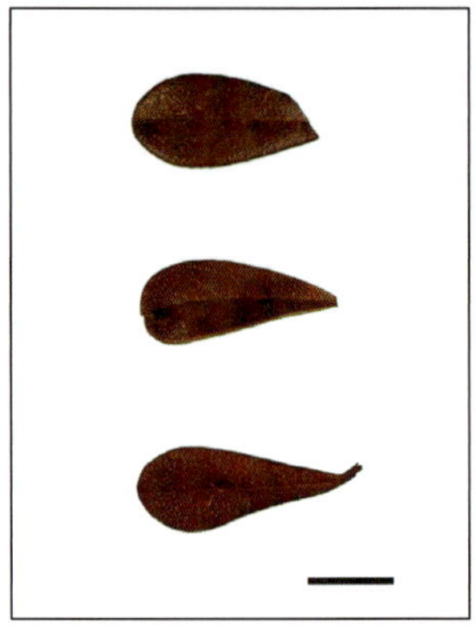

성 상 등도란형(等倒卵形) 또는 구두주걱 모양이며 길이 10 ~ 30 mm, 너비 5 ~ 15 mm이고, 전연이며 가장자리는 말려 있지 않고, 꼭대기 끝은 둔두(鈍頭) 또는 원형이며 엽체(葉體)는 두껍고, 잎자루는 짧다. 윗면은 녹색 ~ 어두운 황록색이다. 그물 모양의 엽맥을 가지며 잎 뒷면은 편평하고 색은 옅고 털은 없다. 특이한 냄새가 있고 맛은 쓰고 떫다. 잎 내부의 특징은 큐티클라층이 두텁고 유관속 중에는 방사상으로 배열된 수선조직이 2 ~ 7열이 있어 마치 부채살 모양으로 뻗어 있고, 그 안에 색소를 채우고 있다. 유관속 위아래 세포에는 다각형의 단정, 사정 및 집정이 소수 존재하지만 엽육 조직에는 없다.

성 분 Phenolic compound: arbutin 5 ~ 7.5%, methylarbutin, (+)-catechol, (−)-epicatechol, gallic acid, *p*-methoxyphenol(재배, 신선품) tannic acid, caffeic acid, chlorogenic acid, *p*-coumaroylquinic acid

Flavonoid: quercetin, myricetin 및 이들 flavonoid들의 배당체

Iridoid: piceoside, unedoside [= 10-decarboxyl iridoid glycoside(뿌리)]

Triterpenoid: β-amyrin, erythrodiol, oleanolic acid, ursolic acid

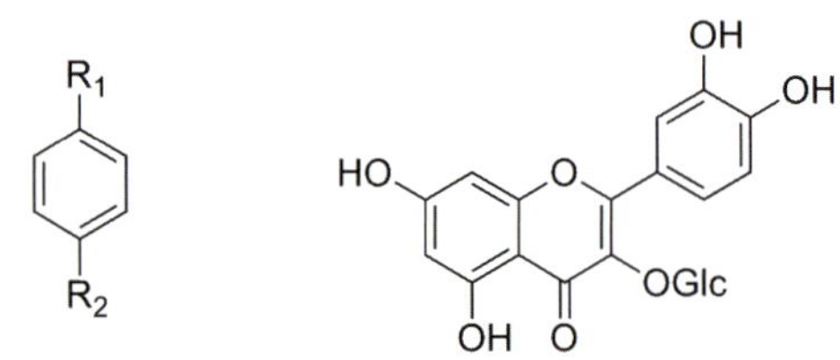

arbutin, R_1=OH, R_2=OGlc
methylarbutin, R_1=OCH_3, R_2=OGlc
hydroquinone, R_1=OH, R_2=OH

hyperoside

약 리 (1) 요로방부작용·이뇨작용

- arbutin은 위에서 분해되어 hydroquinone이 되고, hydroquinone은 glucuronide나 sulfate와 결합한 후에 요로 배설된다. hydroquinone이 황색 포도상구균 및 대장균 등에 발육저지 작용을 가지고 있으므로 요로방부의 효과를 나타낸다. 그러나 요로방부 효과가 나타나기 위해서는 요가 알칼리성이 되어야 한다. 알칼리상태에서 hydroquinone이 free from으로 존재하기 때문이다. 따라서 중탄산소다(sodium bicarbonate)와 함께 복용하여 요를 알칼리화시키는 것이 바람직하다.[¶3]
- 물추출물은 요량을 증가시키며(*in vivo,* rat),[1] hydroquinone이 arbutin보다 강하게 신장세포를 자극하여 이뇨효과를 나타낸다. quercetin에도 이뇨작용이 있다.

(2) 기 타

- 항알러지작용, 항염증작용: 물추출물은 dexamethasone의 항알러지작용과 항염증작용을 증강시키며 arbutin은 prednisolone과 indomethacin의 항염증작용을 증강시킨다(*in vivo*).[2,3]
- 멜라닌합성억제작용: hydroquinone과 그 유도체는 melanin 합성저해제다.[¶3] 50% MeOH 추출물과 arbutin은 멜라닌 생성에 관여하는 tyrosinase의 활성을 억제한다(*in vitro*).[4]
- 항바이러스작용: 물추출물에는 herpes, influenza virus에 대한 항바이러스작용이 있다.[5]

확인시험 (1) 열탕침출 여액을 여지상에 점적하고 여기에 $FeCl_3$ 시약을 가해 주면 어두운 자색을 나타낸다.

(2) 가루의 70% EtOH 추출액을 TLC법에 의해 검정한다(표준 arbutin의 R_f값과 비교).

(3) 70% EtOH 추출액을 TLC법에 의해 전개하고(ethylformate-formic acid-water, 8:1:1 v/v) vanillin-H_2SO_4 시약을 분무했을 때 녹색의 반점을 나타낸다(catechol류).

(4) 승화시험에 의해 깃털 모양의 hydroquinone의 결정을 볼 수 있다.

응 용 우바우르시 유동엑스의 제조원료. 전제는 요로방부의 목적으로 쓰인다. 잔뇨감, 배뇨시의 불쾌감이 있을 때 복용한다.

유사생약

- 월귤엽

참고문헌

1) Beaux D *et al.* (1999) Phytother. Res. 13: 222-225
2) Matsuda H *et al.* (1992) Yakugaku Zasshi 112: 673-677
3) Matsuda H *et al.* (1991) Yakugaku Zasshi 111: 253-258
4) Matsuda H *et al.* (1992) Yakugaku Zasshi 112: 276-282
5) May G, Willuhn G (1978) Arzneimittelforschung 28: 1-7

월귤엽 Vitis Idaeae Folium
(越橘葉, Wol Gyul Yeop) lingonberry leaf

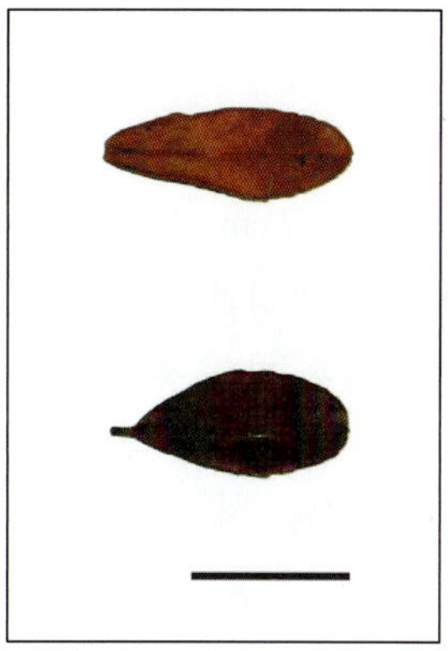

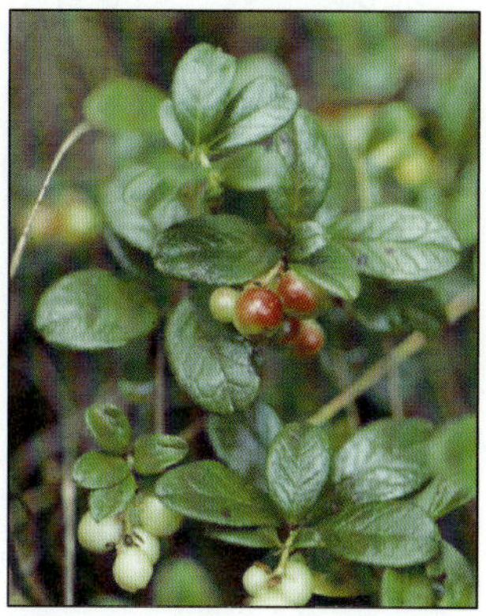

기 원 월귤나무(땃들쭉나무) *Vaccinium vitis-idaea* L.(진달래과 Ericaceae)의 잎을 가열 건조한 것이다.

산 지 우리나라의 고산지대, 일본 북부, 사할린

성 상 잎의 모양은 길이 1 cm 내외로 타원형이며 약간의 거치연을 갖고 있고, 잎가는 반곡되어 있어 우바우르시와 다르다. 떫은 맛이 강하고, 내형에서는 유관속의 수선이 방사선형으로 배열되어 있어 소위 부채살 모양의 수선을 지닌다.

성 분 arbutin 5% (4 ~ 6%), tannin 10% 내외, ursolic acid, vaccinin, pyroside, 수용성 다당류 2.4%, 과실은 7종의 monosaccharide를 함유한다. 또 6-*O*-acetylarbutin, 2-*O*-caffeoylarbutin, hyperin, salidroside, gallic acid, quinic acid, quercetin, kaempferol, (+)-catechin, (−)-epicatechin, epigallocatechin, procyanidin B-1, A-1, cinnamtannin B, D_2, epicatechin-(4β → 8)-epicatechin-(4β → 8, 2β → 7)-catechin를

함유한다.

약 리 **(1) 요로방부작용·이뇨작용**

- arbutin이 가수분해되어 생성되는 hydroquinone이 방부작용 및 이뇨작용을 나타낸다(우바우르시 항목 참조).
- 공존하는 flavonoid 성분에도 이뇨작용이 있다.

(2) 기 타

- 항균작용: epicatechin-(4β → 8)-epicatechin-(4β → 8, 2β → 7)-catechin은 *Porphyromonas gingivalis* 및 *Prevotella intermedia*에 대하여 항균작용이 있다.[1)]

확인시험 승화시험에 의해 hydroquinone은 장침상의 결정을 석출시키며 $FeCl_3$ 용액에 의해 암자색을 나타내는데, 이는 tannin의 함량이 많기 때문이다.

응 용 요로질환(요로결석), 우바우르시의 대용품

용 량 10 ~ 15 g

● 참고문헌

1) Ho KY *et al.* (2001) J. Pharm. Pharmacol. 53:187-191

은행엽 Ginkgo Folium KP CP
(銀杏葉 Eun Haeng Yeop) ginkgo leaf

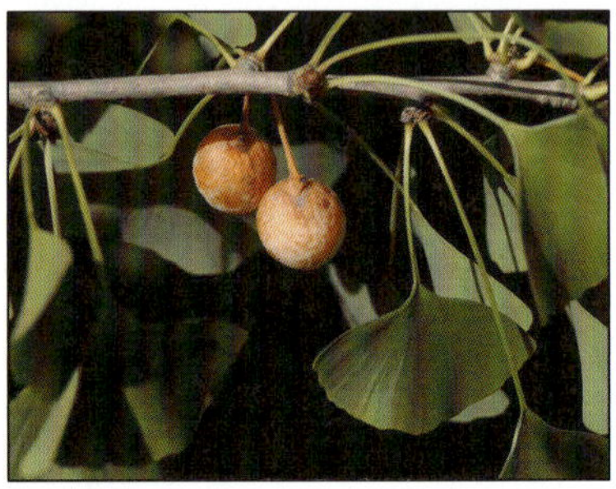

기 원 은행나무 *Ginkgo biloba* L. (은행나무과 Ginkgoaceae)의 잎이다.

성 상 대부분 쭈글쭈글하거나 부서져있고, 완전한 것은 부채 모양이며, 길이 3 ~ 12 cm, 폭은 5 ~ 15 cm이다. 바깥면은 초록색이고, 잎 가장자리의 윗부분은 불규칙한 물결모양으로 구부러졌으며, 어떤 것은 중간이 오목하게 들어가 있고, 깊이 팬 것은 잎 길이의 4/5에 달하기도 한다. 잎맥은 2개의 삼지창 모양으로 나란히 갈라진 차상맥이다. 매끈매끈하고 털이 없으며, 잎 가장자리는 끝 부분이 3개로 갈라졌고 세로 방향으로 찢어지기 쉽다. 잎자루는 쐐기모양이며, 길이 2 ~ 8 cm이다. 특유한 냄새가 있고 맛은 약간 떫다.

성 분 Biflavonoid: amentoflavone, ginkgetin (= amentoflavone 4''',7''- dimethylether), isoginkgetin, bilobetin, sciadopitysin

Flavonoid: apigenin, kaempferol, acacetin, quercetin, isorhamnetin, astragalin, myricetin, tamarixetin 및 배당체

Sesquiterpenoid: bilobalide, bilobalide A, bilobanone

Diterpenoid: ginkgolide A, B, C, J, M (terpene lactone)

Alkaloid: ginkgotoxin

Benzenoid: ginkgolic acid, anacardic acid 등

Lignan: syringaresinol-4'-*O*-β-D-glucopyranoside

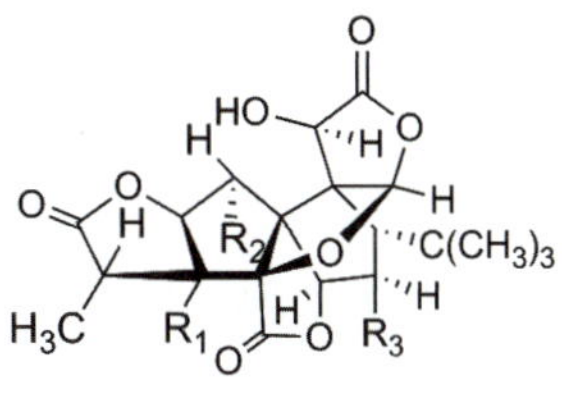

ginkgolide A, R_1=OH, R_2=H, R_3=H,
ginkgolide B, R_1=OH, R_2=OH, R_3=H,
ginkgolide C, R_1=OH, R_2=OH, R_3=OH
ginkgolide J, R_1=OH, R_2=H, R_3=OH

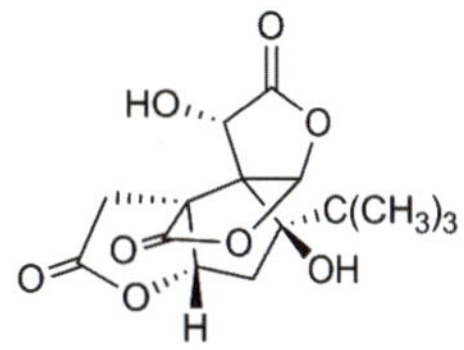

bilobalide

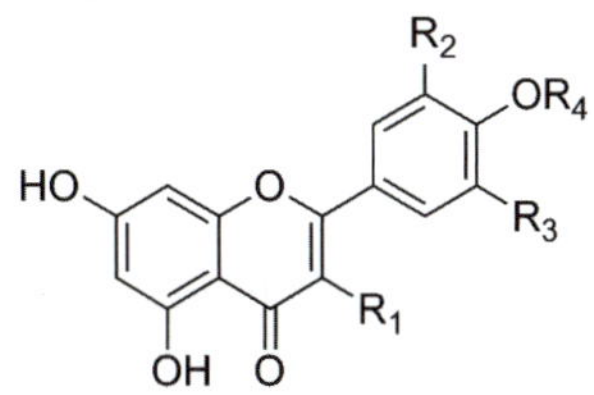

kaempferol, R_1=OH, R_2=H, R_3=H, R_4=H
quercetin, R_1=OH,R_2=OH, R_3=H, R_4=H
apigenin, R_1=H, R_2=H, R_3=H, R_4=H
4'-methoxy apigenin, R_1=H, R_2=H, R_3=H, R_4=OCH_3
myricetin, R_1=OH, R_2=OH, R_3=OH, R_4=H
tamarixetin, R_1=OH, R_2=H, R_3=OH, R_4=CH_3
kaempferol 3-glucoside, R_1=Glc, R_2=H, R_3=H, R_4=H
kaempferol 3-rhamnoglucoside R_1=Glc-Rha, R_2=H, R_3=H, R_4=H
quercetin 3-glucoside, R_1=Glc, R_2=OH, R_3=H, R_4=H
quercetin 3-rhamnoglucoside, R_1=Glc-Rha, R_2=OH, R_3=H, R_4=H
3'-*O*-(β-D-glucopyranosyl)luteolin, R_1=H, R_2=O-Glc, R_3=H, R_4=H

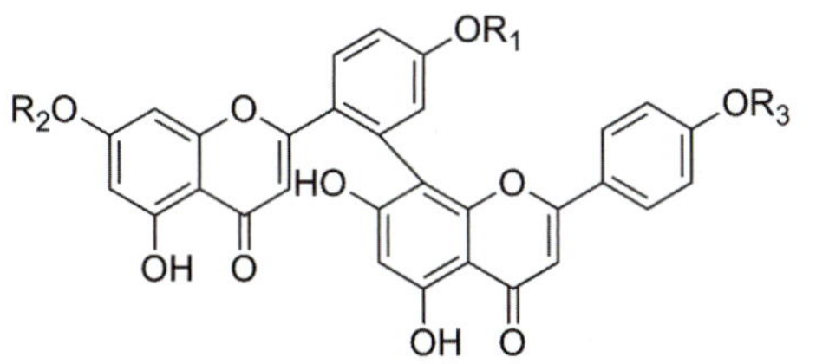

amentoflavone, R_1=H, R_2=H, R_3=H
bilobetin, R_1=CH_3, R_2=H, R_3=H
ginkgetin, R_1=CH_3, R_2=CH_3, R_3=H
sciadopitysin, R_1=CH_3, R_2=CH_3, R_3=CH_3

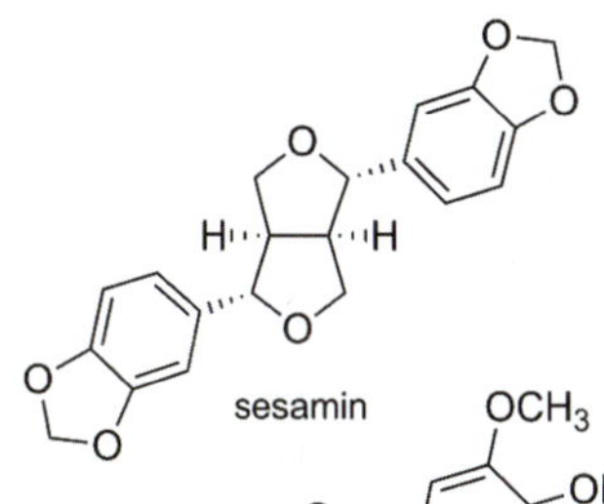

sesamin

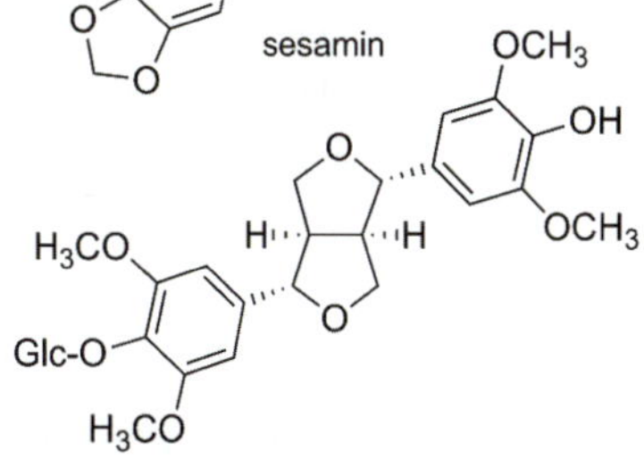

syringaresinol-4'-*O*-β-D-glucopyranoside

약 리 (1) 관상동맥확장작용

- 동맥 혈관은 확장시키고, 정맥 혈관은 수축시킨다. 모세혈관의 신축성을 증진시키고 혈소판이나 적혈구의 응집을 억제한다. 또한 모세혈관의 과다투과성을 줄여주고, 조직으로의 혈행을 원활하게 하여 세포대사를 촉진한다.¶3
- quercetin, kaempferol, isorhamnetin 등의 ginkgogenin은 심부전증상이 있는 관상동맥을 확장한다.
- 은행엽 추출물(EGb 761)은 phosphodiesterase (PDE4)를 억제하고 사람의 혈관상피세포에서의 세포내 칼슘농도의 증가를 억제한다(*in vitro*, HUVECs).[1]

(2) 혈액순환개선작용

- ginkgolide B는 혈소판응집인자(PAF, 혈소판과 백혈구, 대식세포, 혈관상피세포 등에서 분비되는 인지질로 세포 간 매개인자)의 작용을 억제한다. PAF는 혈소판응집, 혈전증, 염증반응과 알러지반응에 관여한다.¶3
- 혈중 cholesterol치를 낮춘다(ginkgetin).

(3) 기 타

- 은행엽 추출물에는 항산화, 혈관벽의 이완, 혈소판응집억제, 말초혈관순환촉진, 신경전달촉진, 항염증, LDL 분해촉진, 신경세포보호작용이 있다.[2]
- 뇌세포보호작용: 은행잎 추출물(EGb761)은 amyloid-β의 응집과 caspase-3의 활성화를 억제함으로써 뇌신경세포를 보호한다(*in vitro*).[3]
  - 추출물은 amyloid-β 25-35로 산화성 스트레스를 준 mouse에 대하여 치매개선효과가 있다(*in vivo*, Morris water maze test).[4]
  - 추출물은 trimethyltin으로 유발된 해마 신경 및 인지기능의 저해를 약화시킨다(*in vivo*).[5]
- 간세포보호작용: 추출물은 thioacetamide로 유발된 간섬유화를 약화시킨다.[6]
- 항바이러스작용: 추출물은 influenza virus에 감염된 Madin-Darby canine kidney (MDCK) 세포주에 대하여 항바이러스 작용이 있다.[7]

확인시험 가루 0.5 g에 EtOH 10 m*l*를 가한 후 가온 추출하여 여과한 여액 1 m*l*에 Mg-HCl 1방울 떨어뜨릴 때 홍색을 나타낸다(flavonoid).

응 용 진해, 거담, 활혈약(活血藥)으로 고지혈증, 심장질환(협심증) 등에 쓴다.

처 방 은천홍편(銀川紅片)

용 량 5 ~ 10 g¶1

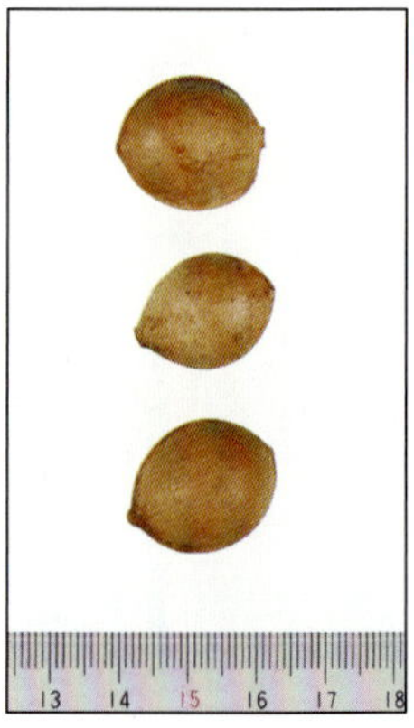

관련생약

- 백과(百果, Ginkgonis Semen)KHP

  은행나무 *Ginkgo biloba* L. 의 종자로, 천식, 기침 등에 쓴다.

● 참고문헌

1) Campos-Toimil M *et al.* (2000) Arterioscler. Thromb. Vasc. Biol. 20: E34-E40
2) Yoshikawa T *et al.* (1999) Antioxid. Redox. Signal. Winter 1: 469-480
3) Luo Y *et al.* (2002) Proc. Natl. Acad. Sci. USA 99: 12197-12202

4) Tian XQ *et al.* (2013) Behav. Brain Res. 242: 1-8
5) Kaur S *et al.* (2013) Phytomedicine 20: 178-186
6) Al-Attar AM (2012) J. Biomed. Biotechnol. 761450
7) Haruyama T, Nagata K (2013) J. Nat. Med. 67: 636-642

청 대 Indigo Pulverata Levis KHP CP (青黛, Cheong Dae)

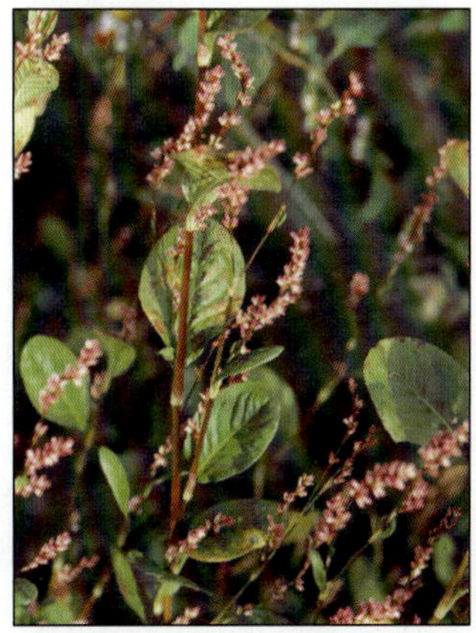

기 원 쪽 *Persicaria tinctoria* (Ait.) H. Gross 및 마람(馬藍) *Baphicacanthus cusia* (Nees) Bremek. (마디풀과 Polygonaceae)의 잎을 발효시켜 얻은 가루이다. 중국에서는 마람(马藍) *B. cusia* (Nees)와 요람(蓼藍) *Polygonum tinctorium* 또는 숭남(菘藍) *Isatis indigotica* Fort. (십자화과 Cruciferae)의 잎을 사용하고 있다.

산 지 중국 원산의 1년초로서 염료자원으로 국내에서도 재배한다. 우리나라 경남, 전남 해안지대, 제주도와 중국 남부에서 생산된다.

성 상 아주 고우며 질은 가볍고 진한 파란색이다. 또는 불규칙한 다공성 덩어리 형태로서 손을 사용하여 비비면 즉시 고운 가루가 된다. 약한 풀비린내가 있고, 맛은 담담하다.

성 분 색소: indigo, indirubin

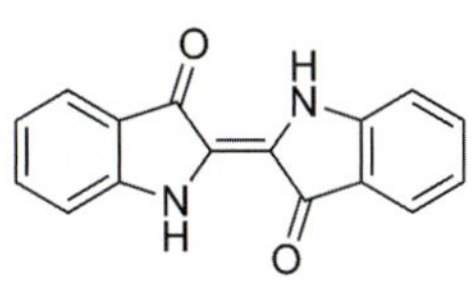

indigo

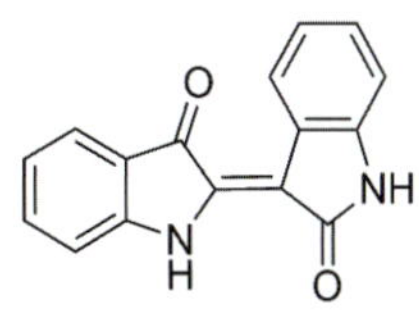

indirubin

약 리
- indirubin은 만성과립구백혈병에 효과가 있다.[1]
- indirubin은 Walker 종양의 형성을 억제한다(*in vivo*, rat, *s.c.* 또는 *p.o.*).

확인시험 물, EtOH, 약산 및 약알칼리에 녹지 않으며, 햇빛이나 공기 중에서 변화되지 않는다. 건조감량은 0.4% 이하(6시간)

응 용 해독약으로 발진, 토혈, 객혈, 구창, 습진, 오래된 기침 등에 쓴다.

처 방 해혈방(咳血方)

용 량 9 ~ 15 g, 30 g까지 사용하기도 한다.

측백엽 Thujae Orientalis Folium KHP (側柏葉, Cheuk Baek Yeop)

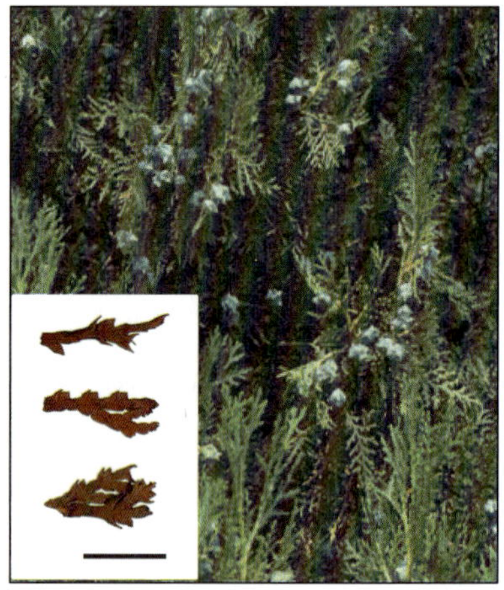

기 원 측백나무 *Thuja orientalis* L. (측백나무과 Cupressaceae)의 어린 가지와 잎이다.

산 지 우리나라 각지

성 상 가지는 많이 갈라져 있고 작은 가지는 납작하다. 잎은 비늘 모양이며 엇갈려 마주나 있고, 진한 녹색 또는 황록색이다. 질은 바삭거려 절단하기 쉽다. 특유한 냄새가 있고 맛은 쓰고 약간 떫으며 맵다.

성 분 정유 (0.6 ~ 1%): thujene, thujone, fenchone, pinene caryophyllene, cedrol 등

Flavone: aromadendrin, quercetrin, quercetin, rutin, myricetin, hinokiflavone, amentoflavone 등

Diterpene: pinusolide, pinusolidic acid, 15-methoxypinusolidic acid, lambertianic acid, totarol, isopimara-8(14),15-dien-19-oic acid

Lignan: deoxypodophyllotoxin

Phenylpropanoid: ethyl-*p*-methoxy-*trans*-cinnamate

• 신선한 측백엽 조제제의 총 flavone 함량은 1.72%이다.

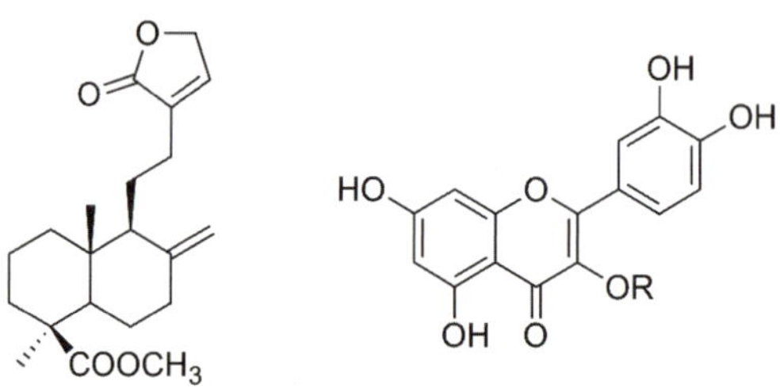

pinusolide

quercetin, R=H
rutin, R=rutinose

약 리 (1) 지혈작용

• quercetin에는 지혈작용이 있다.[1)]

(2) 진해·거담작용

• 추출물에는 진해 · 거담작용이 있다.[¶1]

(3) 항혈전작용

• 헥산 분획에서 분리된 cedrol과 pinusolide의 두 성분이 다른 성분에 비해 항혈전작용이 강하다.[2,3)]

• pinusolide는 강력한 혈소판응집인자 (PAF) 억제제 (IC_{50} 약 5 μM)이며, pinusolide의 합성유도체에도 억제작용이 있다.[4)]

- pinusolidic acid는 혈소판응집인자(PAF)가 수용체에 결합하는 것을 억제한다.[5)]

(4) 기 타

- 암세포독성: deoxypodophyllotoxin과 ethyl-*p*-methoxy-*trans*-cinnamate는 암세포주에 대한 세포독성을 나타낸다(*in vitro*).[6)]
- 뇌세포보호작용: pinusolide 유도체인 15-methoxypinusolidic acid는 glutamate로 유도한 뇌신경손상으로부터 대뇌피질 세포를 보호한다(*in vitro*, primary culture of rat cortical cell).[7)]
- 지상부 추출물은 6-hydroxydopamine으로 유도되는 뇌세포 독성을 약화시킨다(in vitro, SH-SY5Y cell).[8)]
- 항염증작용: pinusolide는 BMMC cell에서 immunoglobulin E로 유도된 5-lopoxygenase 의존성 leukotriene C4의 생성을 저해한다.[9)]
  - 물추출물은 TNFα로 유도되는 혈관 염증을 약화시키며 이는 활성산소 종 및 NFκB의 생성을 억제하는데서 기인한다.[10)]
- 항알러지작용: lambertianic acid는 BMMC cell에서 phorbol 12-myristate 13-acetate 및 calcimycin으로 유도되는 알러지 반응을 억제한다.[11)]
- 간보호작용: diterpene인 totarol과 isopimara-8(14),15-dien-19-oic acid는 간 성상세포의 섬유화를 억제한다.[12)]

규 격 가는 가지가 섞여도 지름 2 mm 이하이며, 줄기 및 그 밖의 이물이 2.0% 이상 섞여 있어서는 안 된다.
건조감량 10.0% 이하 **회분** 6.0% 이하 **산불용성 회분** 1.0% 이하 **엑스함량** 묽은 EtOH 엑스 18.0% 이상

수렴, 진통, 지혈약으로 토혈, 객혈, 혈변, 혈뇨, 자궁출혈 등에 쓴다.

처 방 백엽탕(柏葉湯)

용 량 3 ~ 9 g

● 참고문헌

1) Kosuge T *et al.* (1985) Chem. Pharm. Bull. 33: 206-209
2) Yang HO, Han BH (1998) Planta Med. 64: 72-74
3) Yang HO *et al.* (1995) Planta Med. 61: 37-40
4) Kim KA *et al.* (1999) Planta Med. 65: 39-42
5) Yang HO, Han BH (1998) Planta Med. 64: 72-74
6) Kosuge *et al.* (1985) Chem. Pharm. Bull. 33: 5565-5567
7) Koo KA *et al.* (2002) Chem. Pharm. Bull. 50: 834-836
8) Ju MS *et al.* (2010) Toxicol. *In Vitro* 24: 759-765
9) Jin Y *et al.* (2012) Biol. Pharm. Bull. 35: 1374-1378
10) Lee YJ *et al.* (2010) Phytother. Res. 24: 1489-1495
11) Chae HS *et al.* (2012) Immunopharmacol. Immunotoxicol. 34: 250-255
12) Lee MK *et al.* (2008) Arch. Pharm. Res. 31: 866-871

코 카 Cocae Folium coca leaf

기 원 코카 *Erythroxylum coca* Lamarck 및 그 재배 변종(코카과 Erythroxylaceae) 잎을 사용한다. 중요한 재배 변종은 다음과 같다.

(A) *E. coca* var. *bolivianum* Burck (= *E. coca* Lam.)

(B) *E. coca* var. *spruceanum* Burck (= *E. truxillense* Rusby)

(C) *E. coca* var. *novogranatense* Burck (= *E. novogranatense* Hier.)

(A) 종의 잎이 가장 크고, 도란형으로 Huanuco Coca (Bolivian coca)라고 하며, (B) 종은 잎이 가장 작고, 원형으로 Truxillo Coca (Peruvian coca), (C) 종은 잎이 약간 크고 가늘며 Java Coca라고 불려진다.

산 지 (A) 종은 남미 볼리비아 고지에서, (B) 종은 남미 페루 고지에서, (C) 종은 인도네시아, 대만 등지에서 재배된다. 식물의 재배는 열대 및 아열대가 적당하다. 묘상(苗床)에 종자를 뿌리고 1년 후에 밭에 주간 1 m 간격으로 옮겨 심는다. 새 잎이 5 ~ 6개 붙은 가지 끝을 따서 처음에는 양건하고 다음에는 50 ~ 60℃로 화력 건조한다. 1년에 2 ~ 3회 잎을 딸 수 있으며 3 헥타르에서 마른 잎 500 kg을 수확할 수 있다.

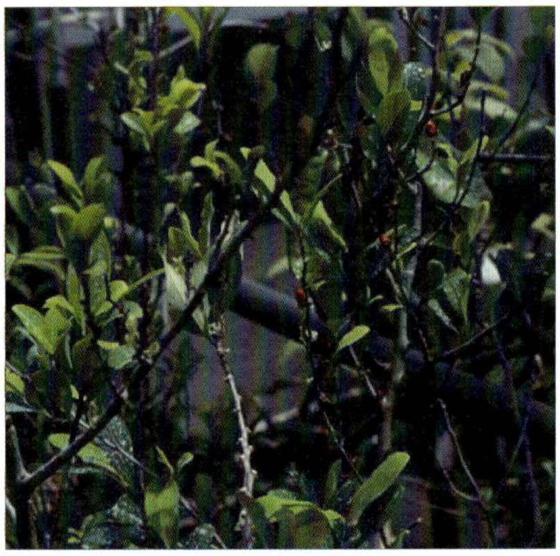

성 상 녹갈색이며 길이 8 ~ 9 cm, 너비 4 cm이며 주걱 모양이다.

성 분 Alkaloid 0.5 ~ 2.5%: (–)-cocaine, cinnamoylcocaine,

α-truxilline, β-truxilline, tropacocaine, hygrine, cuscohygrine, benzoylecgonine, methylecgonine

기 타: cocacitrin, cocaflacine, cocatannic acid, methyl salicylate, phytosterol, 정유

cocaine, cinnamoylcocaine 및 truxilline은 가수분해에 의하여 모두 ecgonine을 생성한다. Java산 코카엽은 남미산에 비하여 cocaine 함량은 적으나, ecgonine 함량이 많으므로 일단 ecgonine으로 분해해서 이것을 methyl화, benzoyl화하여 cocaine을 제조한다.

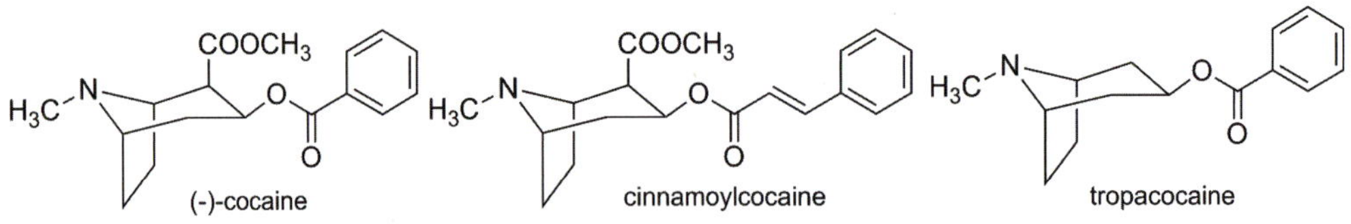

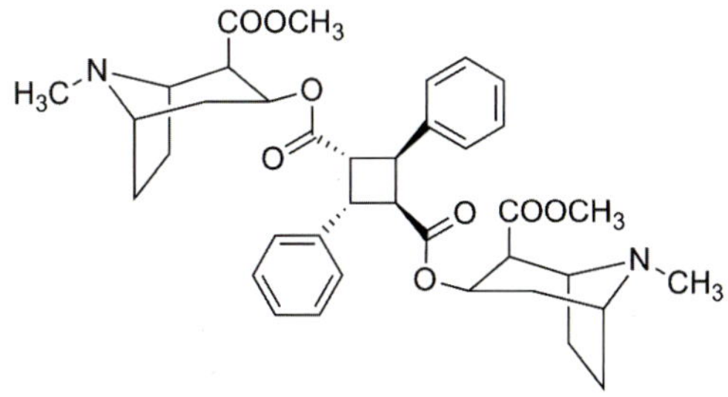

α-truxilline

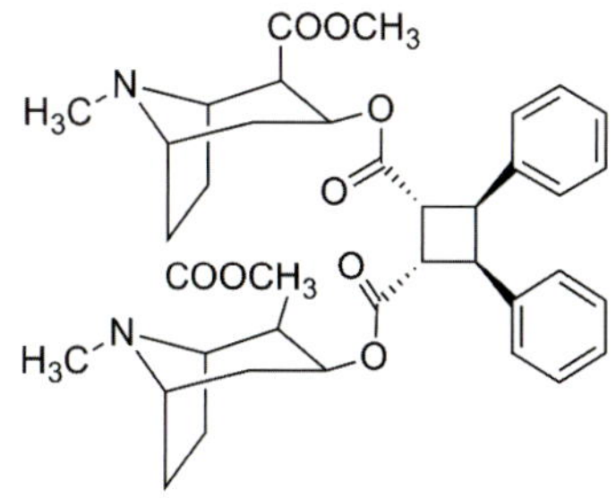

β-truxilline

약 리

(1) 국소마취·표면마취작용

- cocaine은 국소마취작용 및 표면마취작용이 강하다.
- cocaine은 신경세포의 세포막에 있는 이온채널을 막음으로써 신경전달을 차단한다.[¶3]

(2) cocaine에 의한 의존성

- 중추에 대해서 강한 흥분작용을 나타내고 근육의 피로감을 일시적으로 감퇴시키며 계속 사용하면 약물의존이 일어나기 쉽다. 과량을 복용하면 말이 많아지고, 정신이 혼미해지며, 경련이나 호흡 촉박 및 순환기능의 억제현상이 일어나서 사망하는 일이 있다.
- 신체적인 의존성은 없지만 정신적 의존성은 강하고 환각, 망상상태 등의 정신병이 나타난다. 극약, 마약으로 취급된다.

응 용 cocaine·HCl, tropacocaine의 제조 원료. cocaine은 국소마취, 진통, 동공 확대의 목적에 사용하며 tropacocaine은 cocaine보다 생리적으로 독성은 적고, 마취작용이 지속적이다. 그러나 지금은 거의 쓰지 않는다. 남미 페루의 토인은 코카 잎을 석회(石灰) 또는 목회(木灰)와 혼합하여 기호료로 씹는다. 석회와 같은 알칼리 성분은 cocaine의 유리를 촉진한다.[¶3]

금기사항 극약, 마약

피류

7 皮類 Cortices / Cortex

피류 생약은 겉씨식물 및 쌍자엽 식물의 줄기, 가지, 뿌리 및 뿌리줄기 중 형성층보다 바깥쪽을 약용으로 하는 생약이다. 해부학적으로 정확히 피(stem bark)라 함은 표피(epidermis)와 내피(endodermis) 사이에 있는 부분을 가리킨다.

1기 생장에 의하여 생성된 피부를 1차 피층(primary bark), 또는 외피층(outer bark)라 하고 2기 생장에 의하여 내피 안쪽의 형성층에서 후생적으로 만들어진 피부를 2차 피층(secondary bark) 또는 내피층(inner bark)라 한다.

외피부를 싸고 있는 표피는 내부가 비대생장을 함에 따라서 표피가 탈락하고 표피 대신에 체표면을 보호하기 위하여 만들어진 2차 조직인 주피(周皮, periderm)를 이루는데, 주피는 코르크층(cork layer, phellem), 코르크 형성층(cork cambium, phellogen) 및 코르크피층(cork cortex, phelloderm)으로 되어 있다. 지상부에 있어서 코르크피층은 보통 엽록소를 함유하므로 이를 녹피층이라 부르기도 한다.

주피의 안쪽에는 후각세포(collenchyma cell)로 이루어진 후각조직(collenchyma)이나 석세포, 섬유, 기름 세포, 점액 세포 등을 가지고 있는 것이 많다.

내피는 줄기에 있어서는 구별되지 않는 경우도 있으며, 때때로 전분립을 함유하는 전분초(starch sheath)로서 확인될 경우가 있다. 내피의 안쪽에 있는 내초(內鞘, pericycle)도 줄기에서는 확실하지 않으나 가끔 섬유군이나 석세포군이 환상으로 배열하는 경우가 있다.

내초의 안쪽에서 형성층까지 차지하는 내피부도 외피부에서와 마찬가지로 유세포(柔細胞)로 되어 있고 사부요소, 전분립, 수산칼슘의 결정 및 수선을 볼 수 있다. 2차 수선은 1차 수선보다 폭과 높이가 작다.

계피(육계) Cinnamomi Cortex KP CP JP

(桂皮, Gyeo Pi) cinnamon bark, cassia bark, chinese cinnamon

기 원 계피나무 *Cinnamomum cassia* Presl (녹나무과 Lauraceae)의 줄기껍질로서 그대로 또는 주피를 약간 제거한 것이다. 건조한 것은 정량할 때 cinnamic acid 0.03% 이상을 함유한다. 우리나라에서는 계피나무의 두꺼운 수피를 육계(肉桂)KP라 하여 온리약(溫裏藥)으로 사용하며, 어린가지를 계지(桂枝)KHP라 하여 해표약(解表藥)으로, 줄기껍질에서 주피와 내피를 벗겨낸 것을 계심(桂心)KHP이라 하여 심장질환에 사용한다. 일본에서는 어린 가지의 껍질을 계지로 사용한다. 동속식물에는 다음과 같은 것이 있는데, 외형이나 성분 함량에서 차이가 있고, 나라에 따라 기원 식물이 다른 경우도 있다.

- *C. zeylanicum* Nees (실론계피): 스리랑카산으로 현재는 자바, 수마트라, 인도 등지에서 이식 재배되고 있다. 향기나 맛이 가장 좋은 것으로 세계적으로 널리 거래된다.
- *C. obtusifolium* Nees (안남계피): 베트남 방면에서 생산되고 중국산 다음으로 많이 쓰인다.
- *C. burmanni* Blume (자바계피): 자바 등지에서 생산되지만 향기와 맛은 다른 것에 비하여 떨어지고 주로 가루로 이용된다.
- *C. sieboldii* Meisn (일본계피): 일본에서 소량 생산되고 뿌리껍질을 쓴다. 향기와 맛이 다르다. 생산지는 중국 남부, 베트남이다. 시장성이 없다.

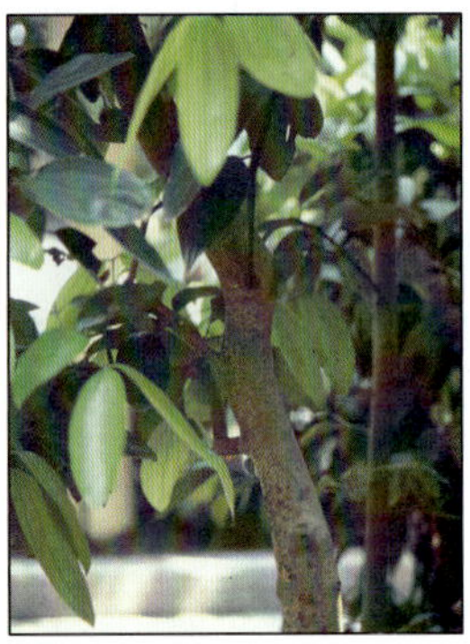

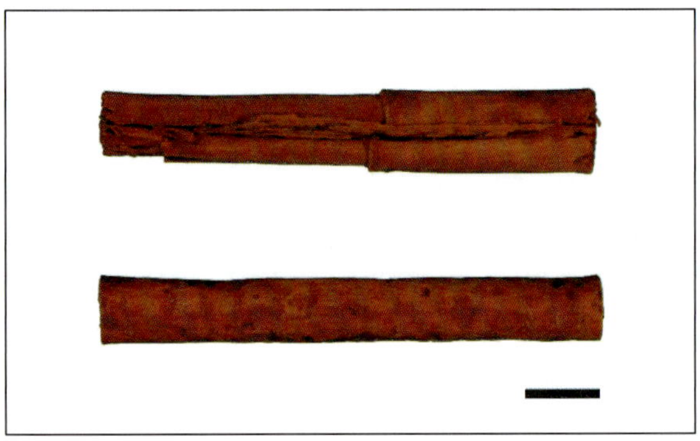

성 상 반관상 또는 말려 들어간 관상을 이룬다. 바깥면은 어두운 적갈색, 안쪽 면은 적갈색을 띠며 매끈하다. 질(質)은 꺾이기 쉬우며 꺾어진 면은 적갈색을 띠고 엷은 갈색의 엷은 층이 있으며 약간 섬유성이다. 횡단면을 현미경으로 보면 1차 피층과 2차 피층은 거의 연속된 석세포 환층으로 되며, 환층의 바깥쪽에는 거의 원형으로 모여 있는 섬유속이 있고 환층을 이루고 있는 각 석세포의 막은 대개가 U자

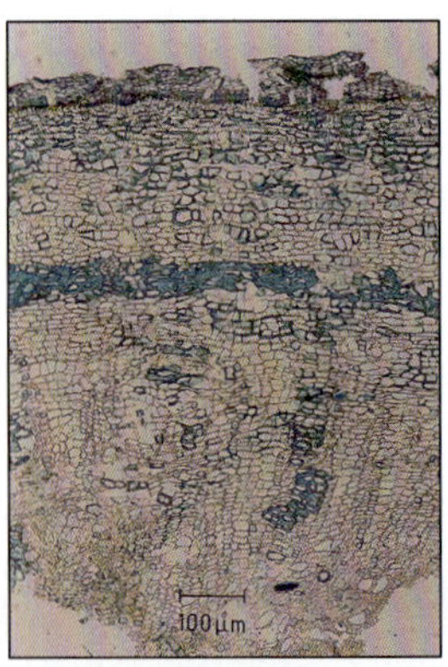

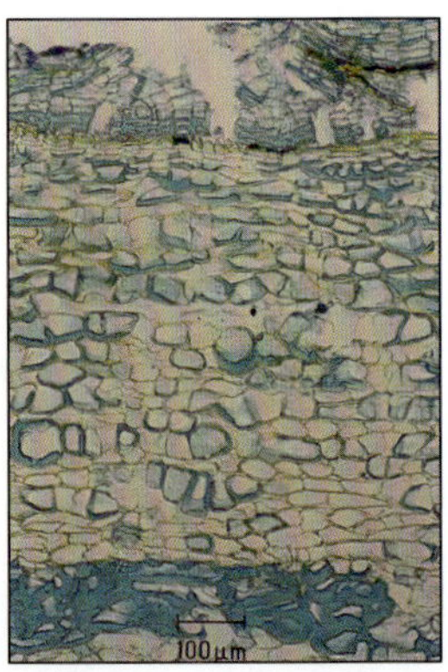

형으로 두터워져 있다. 2차 피층 중에는 석세포를 볼 수 없고 군데군데 소수의 후막섬유가 있다. 유조직 중에는 기름세포, 점액세포 및 미세한 수산칼슘의 침상결정을 지닌 세포가 있고 유세포에는 전분립이 있다. 특이한 냄새가 있으며 맛은 조금 달고 매우며 나중에는 약간 점액성이고 수렴성이다.

성 분 **정유 1–3%**: phenylpropanoid인 cinnamaldehyde를 주성분으로 하여 cinnamyl acetate, phenylpropyl acetate, cinnamic acid, salicylaldehyde, anhydrocinnzeylanol, 2'-hydroxycinnamaldehyde 등을 주성분으로 한다.

Diterpenoid: cinnzeylanine, cinnzeylanol, cinncassiol A, B, $C_{1\sim3}$, $D_{1\sim4}$, E, anhydrocinnzeylanine 등

Tannin: (–)-epicatechin, procyanidin B_2, B_5, C_1, cinnamtannin $A_{2\sim4}$ 등

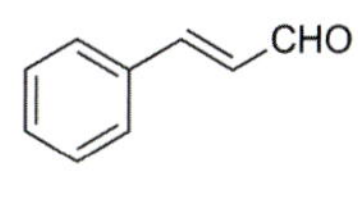

cinnamaldehyde

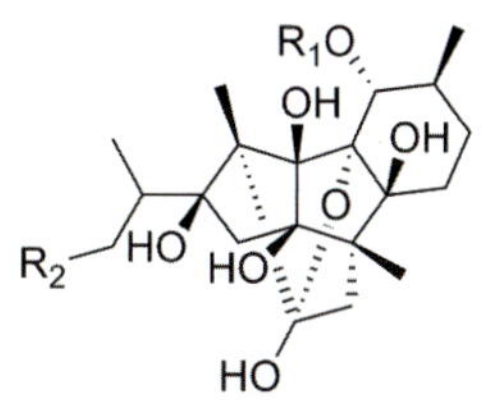

cinnzeylanine, R_1=Ac, R_2=H
cinnzeylanol, R_1=H, R_2=H
cinncassiol C, R_1=H, R_2=OH

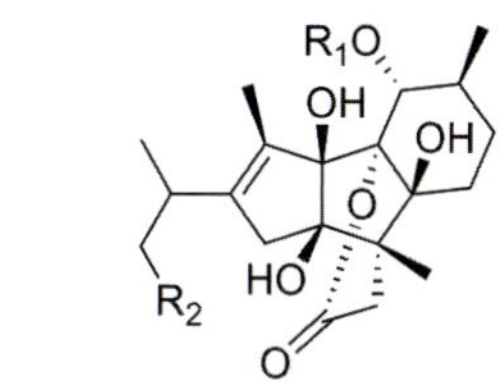

anhydrocinnzeylanine, R_1=Ac,R_2=H
anhydrocinnzeylanol, R_1=H, R_2=H
cinncassiol A, R_1=H, R_2=OH

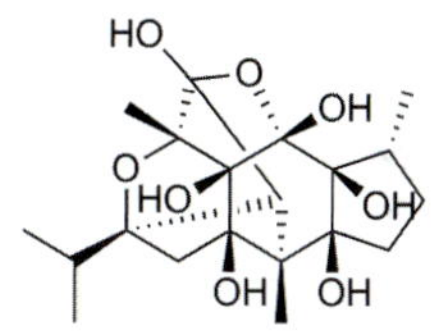

cinncassiol E

약 리 **(1) 혈액순환개선작용**

- cinnamaldehyde는 부신(副腎)에 직접 작용하여 혈중 catecholamine의 농도를 상승시키며, 혈압강하, 심박수 감소, 혈당상승을 유발한다.
- cinnamaldehyde에는 지속적인 말초혈관 확장작용(혈압강하), 혈소판 응집억제작용, 완화한 중추작용(소량에서 각성적, 다량에서 억제적), 진경작용, 국소 자극작용, 항매작용 등이 있다.

(2) 건위작용

- 물추출물은 serotonin으로 유도한 위궤양의 형성을 억제한다. 이러한 작용은 계피의 물추출액이 위산의 분비를 억제하면서 동시에 위점막으로의 혈류량을 증가시킴으로써 일어난다(*in vivo*, rat, *p.o.*).[1] 물추출물의 활성분획으로부터 cassioside, cinnamoside, trimethoxyphenol 배당체가 분리되었다.
- 정유는 생체 위장관의 운동을 항진시키고, 긴장도를 높인다(*in vivo*).

(3) 항암작용

- cinnamaldehyde(4.8 $\mu g/ml$)의 알데하이드기가 leukemia cell(L1210)의 thiol기에 작용하여 leukemia cell의 성장을 억제하며(*in vitro*), SV-40으로 유도한 W2K-11 tumor의 성장을 억제한다(*in vivo*, mouse).
- cinnamaldehyde는 대장균에 돌연변이를 일으키는 몇 가지의 물질과 UV조사에 대해 항돌연변이작용을 나타낸다(*in vitro*).[2]

• cinnamaldehyde와 이의 유도체인 2'-benzoyloxycinnamaldehyde를 10주 투여했을 경우 H-ras12V에 의해 유도되는 간암세포의 성장을 억제한다.[3)]

(4) 기 타

• 물추출물을 신염(腎炎)을 일으킨 실험동물에게 경구투여하면 뇨중의 단백질함량이 줄어든다(*in vivo*, rat).

• 물추출물에는 항알러지작용이 있으며, 활성분획에는 diterpenoid 성분이 많다(*in vivo*).

• 항염증작용: cinnamic aldehyde, cinnamic acid, cinnamic alcohol은 LPS로 염증을 유발한 RAW264.7 세포주와 carrageenan으로 처리한 mouse 모델에서 항염증작용을 나타낸다. 이는 염증 유발인자인 TNFα, NO, PGE2의 수준이 저해되는 데서 기인한다.[4)]

- 2'-hydroxycinnamaldehyde는 LPS로 염증이 유도된 RAW264.7 세포주에 대하여 NFκB, iNOS, NO의 수준을 낮추어 항염증반응을 나타낸다.[5)]

• 항알러지작용: 추출물은 antigen-treated NC/Nga 흰쥐 모델에 대하여 serum IgE, histamine, TNFα의 수준을 낮추어 아토피성 피부염을 억제한다.[6)]

확인시험 가루 2.0 g에 diethyl ether 10 m*l*를 넣고 3 분간 흔들어 섞은 다음 여과한 액을 검액으로 한다. 검액 10 μl를 TLC용 silica gel(형광제 첨가)을 써서 만든 박층판에 점적한다. 다음에 *n*-hexane · $CHCl_3$ · ethyl acetate 혼합액(4: 1: 1)을 전개용매로 하여 약 10 cm 전개한 다음 박층판을 바람에 말린다. 여기에 자외선(주파장 254 nm)을 쪼일 때 R_f 값 0.4 부근에 자색의 반점을 볼 수 있다. 그 반점에 2, 4-dinitrophenylhydrazine 시약을 뿌리면 황갈색을 나타낸다(cinnamaldehyde).

규 격 **건조감량** 15.0% 이하(6시간) **회분** 5.0% 이하

응 용 방향성 건위약으로 식욕부진, 소화불량 등에 가루로 쓴다. 한방처방용 약으로 감기약, 진통진경약, 진통약, 보건강장약, 부인약 등에 배합된다.

처 방 온경탕(溫經湯), 갈근탕(葛根湯), 계지탕(桂枝湯), 계지복령환(桂枝茯苓丸), 오령산(五苓散), 소건중탕(小建中湯), 영계출감탕(苓桂朮甘湯), 소청룡탕(小青龍湯), 안중산(安中散)

용 량 1 ~ 1.5 g, 물로 우려내거나 환제 또는 산제로 하여 복용한다.

주의 및 부작용 cinnamaldehyde는 일반적으로 식품첨가물이나 향료로 쓰이는 농도에서는 안전하며 과민반응을 잘 일으키지 않으나 피부나 점막에 과민반응을 일으킬 수 있다.[¶4]

● 참고문헌

1) Akira T *et al.* (1986) Planta Med. 52: 440-443
2) Ohta T *et al.* (1983) Mutat. Res. 107: 219-227
3) Moon *et al.* (2006) Eur. J. Pharmacol. 530: 270-275
4) Liao JC *et al.* (2012) Evid. Based. Complement. Alternat. Med. 429320
5) Lee SH *et al.* (2005) Biochem. Pharmacol. 69: 791-799
6) Sung YY *et al.* (2011) J. Ethnopharmacol. 133: 621-628

고련피

Meliae Cortex KHP CP
(苦楝皮, Go Ryeon Pi) melia bark

기 원 멀구슬나무 *Melia azedarach* L. var. *japonica* Makino 또는 천련(川楝) *Melia toosendan* Sieb. et Zucc. (멀구슬나무과 Meliaceae)의 나무껍질 또는 뿌리껍질이다.

산 지 한국, 중국, 일본

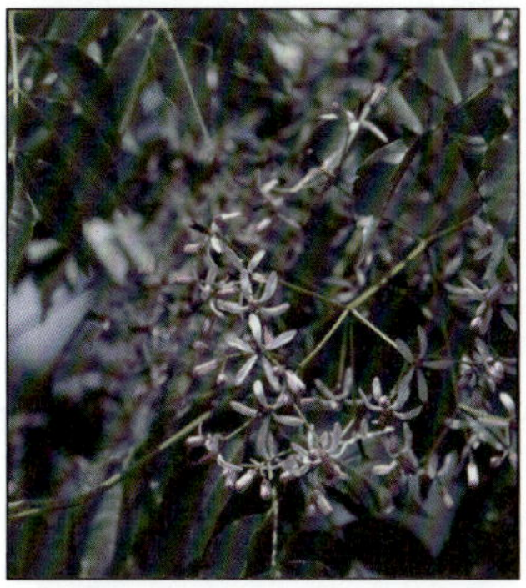
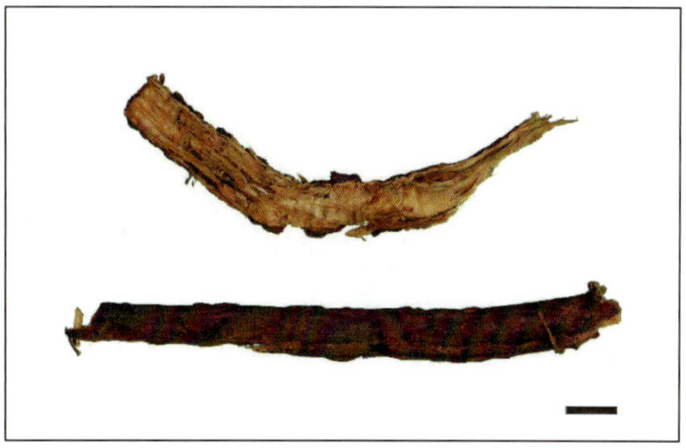

성 상 **멀구슬나무** 나무껍질은 나무통모양이고 소수는 말려 있는 통모양이며 두께는 2 ~ 6 mm이다. 바깥면은 회갈색이고 거칠며 세로로 찢어진 무늬 및 가로무늬가 있다. 가로로 난 껍질눈을 볼 수 있고 노목의 껍질에서는 껍질눈이 뚜렷하지 않다. 어린나무의 껍질은 평탄하고 껍질눈이 많고 뚜렷하다. 거친 껍질을 벗긴 것은 연한 노란색이고 안쪽 겉면은 황백색이다. 질은 질기고 절단하기 어렵다. 절단면은 섬유성이고 층으로 된 조각모양이며 이를 떼어내면 수십 개의 얇은 층이 생긴다. 뿌리껍질은 전체적으로 좁고 고르지 않으며 통모양으로 말려 있거나 나무통모양이고 두께 2 ~ 3 mm이다. 코르크층은 비늘모양을 나타내고 떨어진 다음에는 황갈색 ~ 황적색을 띤다. 질은 나무껍질과 같다. 냄새가 없고 맛은 쓰다.

천련(川楝) 불규칙한 판편상(板片狀), 조상(槽狀) 및 반이 말려 있는 통모양(半卷筒狀)이며 길이와 너비는 일정하지 않으며 두께는 2 ~ 6 mm이다. 바깥면은 회갈색이고 거칠며 교직(交織)하는 세로주름 및 점상으로 회갈색인 껍질눈이 있으며 코르크피층을 제거한 것은 연한 노란색이며 내면은 흰색에 가깝거나 연한 노란색이다. 질은 질기고 쉽게 꺾이지 않으며 단면은 섬유성이고 층편상(層片狀)이며 쉽게 박리된다. 특유한 냄새가 약간 있고 맛은 쓰다.

성 분 Limonoid: azedarachin A, 12-*O*-acetylazedarachin A, azedarachin B, 12-*O*-acetylazedarachin B, azedarachin C, 12-*O*-acetylazedarachin C, salannal, salannin, deacetylsalannin, nimbolinin B, nimbolidin B, toosendanin, nimbolin A, B, gedumin, fraxinellone, kulinone, kulactone, santonum, meliacarpinin E, meliantriol, sandolactone, ochinalol, ochinine acetate, sandanol, melianone, meldenin, lipomelianol, melianol, 12-acetyltrichilin, tridnilin A ~ D, meliatoxin A_2 등

β-carboline alkaloid: 4,8-dimethoxy-1-vinyl-β-carboline, 4-methoxy-1-vinyl-β-carboline

기 타: vanillic acid, catechin, triacontane, sugar, 지방산 등

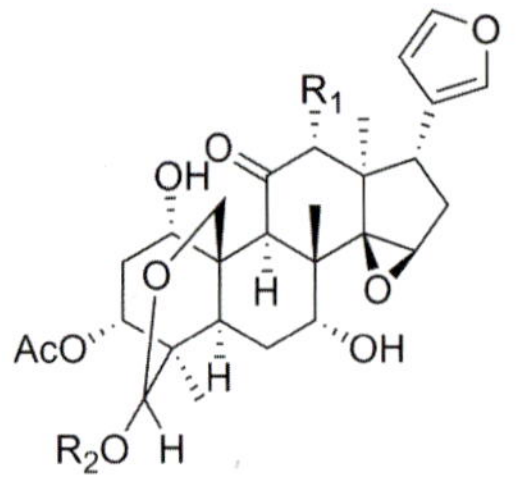

azedarachin A, R_1=OH, R_2=COCHMeCH$_2$Me
azedarachin C, R_1=H, R_2=COCHMe$_2$

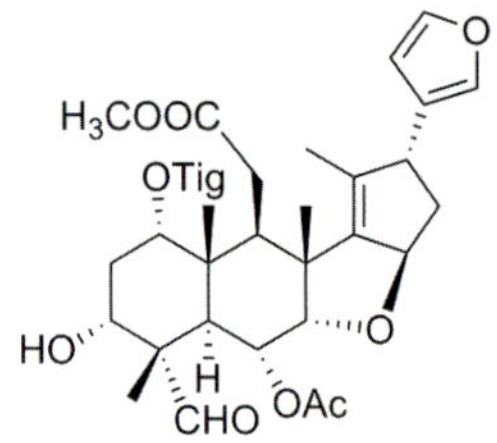

salannal

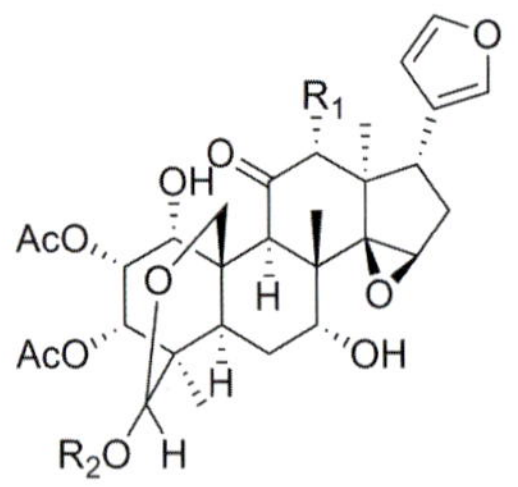

12-acetyltrichilin B, R_1=OAc, R_2=COCHMeCH$_2$Me
trichilin B, R_1=OH, R_2=COCHMeCH$_2$Me
trichilin D, R_1=H, R_2=COCHMeCH$_2$Me
meliatoxin A$_2$, R_1=H, R_2=COCHMe$_2$

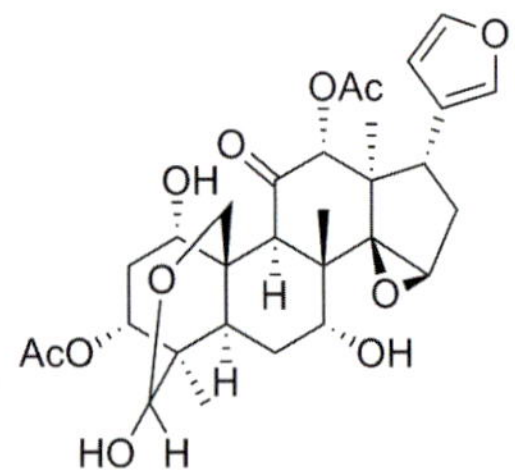

toosendanin

약 리

(1) 구충·살충작용

- 알코올추출물과 중성수지 성분은 가축의 기생충에 대한 구충작용을 나타낸다.
- vanillic acid와 coumarin 유도체에도 구충작용이 있다.
- toosendanin에는 피부기생충에 대한 살충작용이 있다.[1]

(2) 항말라리아작용

- 추출물에는 약한 항말라리아작용이 있다 (*in vitro*, IC_{50}, 299.7 *μg/ml*).[2]

(3) 피임작용

- 뿌리의 EtOH 추출물과 EtOH 추출물의 $CHCl_3$ 분획에는 피임작용이 있다 (*in vivo*, 250 mg/kg/day, rat).[3]

(4) 항세균작용

- 수피의 MeOH 추출물에는 광범위한 항세균작용이 있으며 CH_2Cl_2 분획의 활성이 더 크다 (*in vitro*).[4]
- MeOH 추출물은 황색포도상구균에 감염된 토끼에 대하여 항박테리아작용이 있다 (*in vivo*).[5]
- 종자에서 분리된 vanillin, 4-hydroxy-3-methoxycinnamaldehyde, (+/-)-pinoresinol은 *Fusarium verticillioides*에 대하여 항진균작용이 있다.[6]

(5) 항암작용·항염증작용

- 근피에서 분리된 trichilin-type limonoid류와 azadirachtin-type limonoid류, tetranortriterpenoid류에는 백혈병 세포에 대한 세포독성이 있다 (*in vitro*, P388 cell).[7~9]
- 4,8-dimethoxy-1-vinyl-β-carboline과 4-methoxy-1-vinyl-β-carboline은 iNOS의 발현을 억제한다 (항염증작용, *in vitro*, RAW 264.7 cell).[10,11]

(6) 기 타

- 잎에서 분리된 meliacine은 HSV-1에 의한 각막염에 대해서 치료 효과를 나타내며(*in vivo*, mouse),[12,13] Junin virus와 foot and mouth disease virus (FMDV)에 대해서 항바이러스작용을 나타낸다(*in vitro*).[14] 한편, 잎에서 분리된 1-cinnamoyl-3,11-dihydroxymeliacarpin에는 vesicular stomatitis virus에 의한 구내염을 예방, 치료하는 작용이 있다(*in vitro*).[15]

규 격 **회분** 1.4% 이하 **묽은 MeOH 엑스** 5.0% 이하

응 용 정장약, 조충구제약으로 쓰이고 말라리아열에도 이용된다.

처 방 담도회충탕(胆道回虫湯)

용 량 3 ~ 9 g, 외용하기도 한다.

유사생약

- 열매는 천련자 Meliae Fructus[KHP]라 하며, 정장약, 진통약으로 복통, 산통(疝痛)에 쓰이고, 중국에서는 구충약으로 쓴다. 한방에서 입탕에 배합된다.
- 종자는 고련자 Meliae Semen로 같은 용도로 이용된다.

● 참고문헌

1) Cespedes CL *et al.* (2001) Z. Naturforsch. 56: 603-613
2) Ofulla AV *et al.* (1995) Afr. J. Health Sci. 2: 309-311
3) Keshri G *et al.* (2003) Contraception 68: 303-306
4) Khan MR *et al.* (2001) Fitoterapia 72: 423-427
5) Saleem R *et al.* (2002) Phytother. Res. 16: 762-764
6) Carpinella MC *et al.* (2003) J. Agric. Food. Chem. 51: 2506-2511
7) Takeya K *et al.* (1996) Bioorg. Med. Chem. 4: 1355-1359
8) Takeya K *et al.* (1996) Phytochemistry 42: 709-712
9) Itokawa H *et al.* (1995) Chem. Pharm. Bull. 43: 1171-1175
10) Lee BG *et al.* (2000) Eur. J. Pharmacol. 406: 301-309
11) Kwon HC *et al.* (1999) Arch. Pharm. Res. 22: 410-413
12) Pifarre MP *et al.* (2002) Exp. Eye Res. 75: 327-334
13) Alche LE *et al.* (2000) J. Med. Virol. 61: 474-480
14) Castilla V *et al.* (1998) Int. J. Antimicrob. Agents 10: 67-75
15) Barquero AA *et al.* (2004) J. Gen. Virol. 85: 483-493

두 충

Eucommiae Cortex KP CP JP

(杜仲, Du Chung) eucommia bark

기 원 두충 *Eucommia ulmoides* Oliver (두충과 Eucommiaceae)의 줄기껍질로서 주피를 제거한 것이다. 정량할 때 환산한 건조물에 대하여 pinoresinol diglucoside 0.05% 이상을 함유한다.

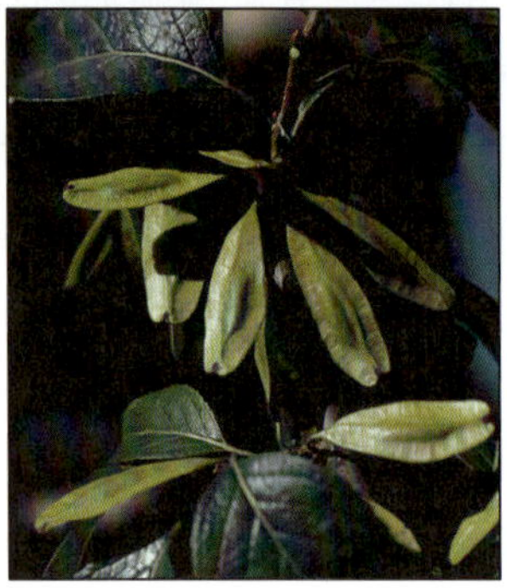

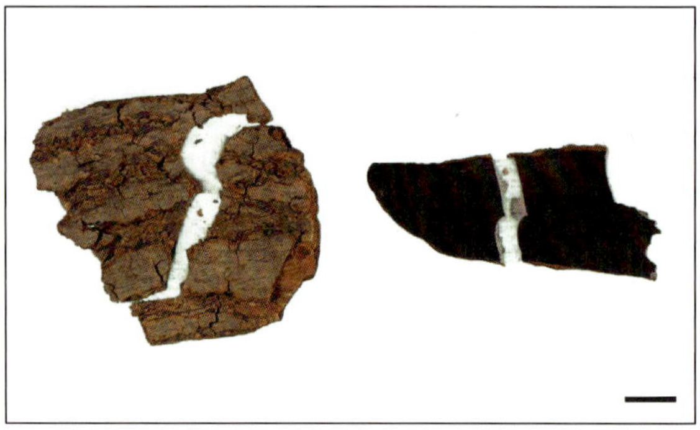

산 지 중국에서 주로 생산되며 사천(四川), 협서(陜西), 호북(湖北), 하남(河南), 귀주(貴州), 운남(雲南)이 주산지이고, 한국이나 일본에서도 재배한다.

성 상 널빤지 모양이고 양쪽 가장자리가 안쪽으로 약간 말려있으며, 길이와 너비는 일정치 않고 두께는 3 ~ 7 mm이다. 바깥면은 연한 갈색 또는 회갈색이고, 어떤 것은 뚜렷한 주름 무늬 또는 세로로 갈라진 홈 무늬가 있으며, 어떤 것은 비교적 얇다. 거친 껍질이 제거 되지 않은 것에서는 뚜렷한 껍질눈을 볼 수 있다. 안쪽 면은 평활하고 갈색 또는 어두운 갈색을 띠며 가는 세로주름이 있다. 안쪽 면은 질이 약하고 쉽게 꺾어진다. 이 약을 꺾으면 가늘고 은백색의 세밀하고 탄성이 풍부한 수지의 실들이 나온다. 횡단면을 현미경으로 볼 때 가장 바깥에는 두꺼운 낙피층이 있다. 낙피층은 내측에 수층의 코르크세포가 정연하게 배열되어 있다. 이 세포들의 세포벽은 목화되었고 그 아래에는 코르크피층이 있다. 사부는 대부분을 차지하고 5 ~ 7줄의 가로로 배열한 석세포 고리가 있으며 각각의 고리 띠에는 3 ~ 5개의 석세포가 있다. 수선은 2 ~ 3열의 세포로 되었고 코르크층 가까이에 붙어있으며 때로 한 쪽으로 기울어져 있다. 수 근처에서는 흰색의 굳타펠카(gutta percha)를 함유한 유세포를 볼 수 있고 이러한 유세포는 특히 사부 안쪽에 많다. 특유한 냄새가 있고 맛은 약간 쓰다.

성 분 Lignan: pinoresinol di-*O*-β-D-glucoside, pinoresinol, cycloolivil, olivil, (±)-*erythro*-, (±)-*threo*-guiacylglycerol, eucommin A 등을 비롯하여 olivil, hydroxypinoresinol 및 syringaresinol 등의 배당체

Iridoid: aucubin, harpagide acetate, ajugoside, reptoside, ulmoside 등

Cyclopentenoid: eucommiol, eucommioside, bisdeoxyeucommiol, bisdeoxyeucommioside

Monoterpenoid: loliolide

기 타: flavonoid, phenol류, chlorogenic acid, sugar 등

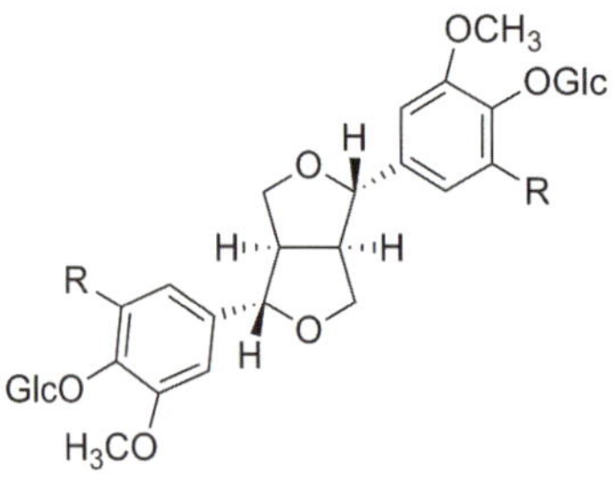

pinoresinol-diglucoside R=H
liriodendrin R=OCH_3

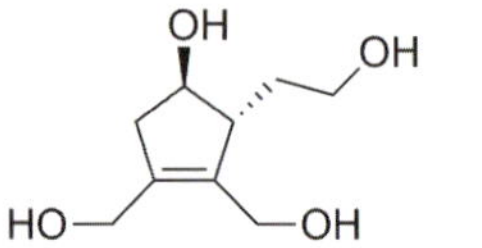

eucommiol

약 리 **(1) 혈압강하작용**

• 물추출물은 실험동물의 혈압을 현저하게 낮추며, 귀동맥을 확장시키고, 내장과 자궁의 긴장도를 높인다(*in vivo*, rabbit). 흰쥐의 혈압과 심장박동수를 낮추고(*in vivo*, *p.o.*), 요량을 증가시키나, 전해질농도와 뇨의 pH에는 영향을 주지 않는다. 2 ~ 4개월간 두충차나 두충주를 복용한 고혈압 환자의 94%에게서 혈압개선효과가 나타났다. 이러한 작용은 pinoresinol di-*O*-β-D-glucopyranoside에 의한 것으로 본다.[¶2]

• pinoresinol di-*O*-β-D-glucopyranoside는 사람의 장내세균에 의하여 lignan인 pinoresinol로 전환된다. (+)-pinoresinol도 장내세균인 *Enterococcus faecalis* (PDG-1)에 의하여 (+)-lariciresinol로 전환된다.[1)]

• 추출물 및 lignan 함유물은 고혈압을 유발한 흰쥐에 대하여 혈압강하작용을 나타낸다.[2)]

(2) 진정작용·진통작용

• 요통 및 무릎관절의 신경통을 경감시킨다.

(3) 기 타

• 물추출물은 혈장에서의 cAMP와 cGMP의 농도를 증가시키며, 부교감신경흥분작용을 가지고 있다.

• eucommiol은 콜라겐합성을 촉진한다(*in vivo*, rat).[3)]

• 골다공증치유작용: 추출물은 비만이 유도된 흰쥐에서 ovariectomy로 유도되는 골다공증을 예방한다.[4)]

• EtOH 추출물은 과산화수소로 유발되는 osteoblastic MC3T3-E1세포주의 세포사멸을 억제하며 이는 caspase 3, 6, 7. 9를 억제하는데서 기인한다.[5)]

• 뇌세포보호작용: 추출물은 H_2O_2로 유발한 독성에 대해 뇌신경세포를 보호한다(*in vitro*, SH-SY5Y cell).[6)]

• 항비만작용: 추출물은 고지방식이를 한 흰쥐에 대하여 체중감소 및 지방세포 조직, 혈중 중성지방, total cholesterol 수준을 낮추어 항비만효과를 나타낸다.[7)]

규 격 **건조감량** 10.0% 이하 **회분** 8.0% 이하 **산불용성회분** 6.0% 이하 **엑스함량** 묽은 EtOH 엑스 9.0% 이상

응 용 강장, 강정, 진통약으로 허리와 무릎의 동통, 요중(腰重), 하지연약, 고혈압 및 유산방지, 현기증, 빈뇨, 탈력감 등에 쓴다.

처 방 청아환(青娥丸), 두충환(杜仲丸), 천금보잉환(千金保孕丸), 십보환(十補丸), 가미사물탕(加味四物湯), 대방풍탕(大防風湯)

용 량 9 ~ 15 g

● 참고문헌

1) Xie LH *et al.* (2003) Chem. Pharm. Bull. 51: 508-515
2) Luo *et al.* (2010) J. Ethnopharmacol. 129: 238-243
3) Li Y *et al.* (2000) Biol. Pharm. Bull. 23: 54-59
4) Zhang W *et al.* (2012) Am. J. Chin. Med. 40: 735-752
5) Lin J *et al.* (2011) J. Zhejiang. Univ. Sci. B 12: 47-54
6) Kwon SH *et al.* (2012) J. Ethnopharmacol. 142: 337-345
7) Hirata T *et al.* (2011) Bioorg. Med. Chem. Lett. 21: 1786-1791

목단피 Moutan Radicis Cortex KP CP JP

(牧丹皮, Mok Dan Pi) moutan root bark

기 원 목단 *Paeonia suffruticosa* Andrews (작약과 Paeoniaceae)의 뿌리껍질이다. 건조한 것은 정량할 때 paeonol 1.0% 이상을 함유한다.

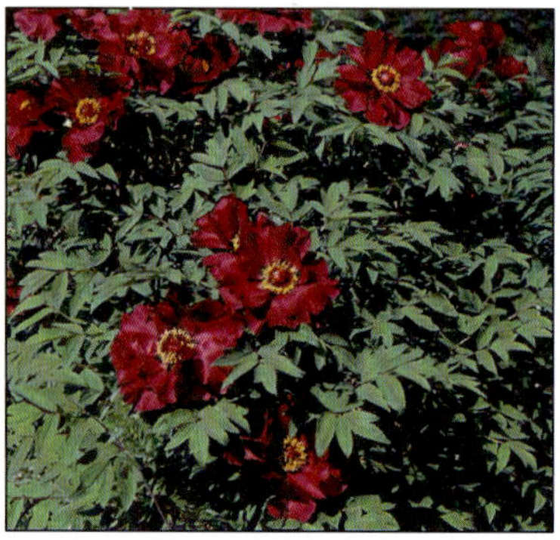

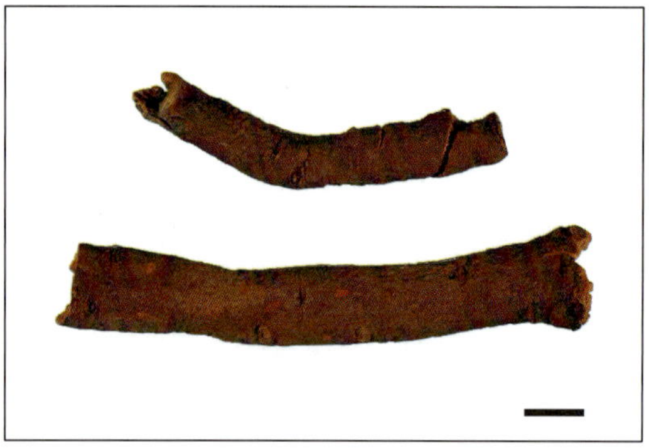

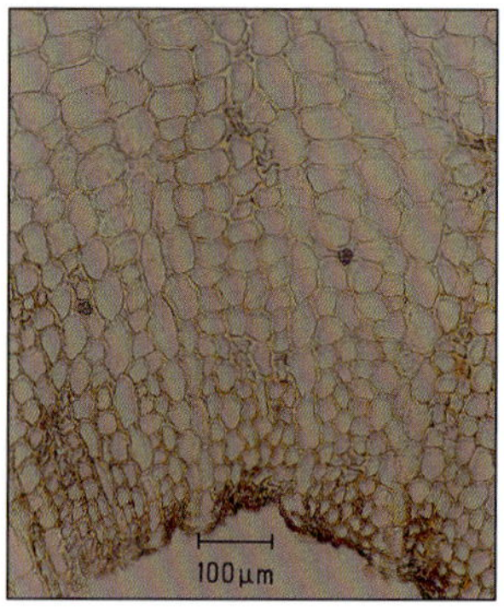

성 상 원통모양 ~ 반원통모양이며 세로로 쪼개서 벌려 놓으면 안으로 약간 굽어 있거나 길게 벌어져 있고, 길이 5 ~ 20 cm, 지름 0.5 ~ 1.2 cm, 두께 0.1 ~ 0.4 cm이다. 바깥면은 회갈색 또는 황갈색이고, 가로로 긴 껍질눈 및 가는 뿌리의 자국이 많이 있다. 겉껍질을 벗겨낸 것은 바깥쪽이 분홍색이다. 안쪽은 연한 회황색 또는 진하지 않은 갈색이고, 보통 반짝거리는 결정을 볼 수 있다. 질은 단단하면서 자르기 쉽다. 잘린 면은 연한 분홍색이며 가루성이다. 특유한 냄새가 있고 맛은 약간 맵고 쓰다.

성 분 Phenol류 및 그 배당체: paeonol, paeonoside, apiopaeonoside, paeonolide, suffruticoside A ~ E 등

Monoterpene glycoside: paeoniflorin, oxypaeoniflorin, albiflorin, benzoylpaeoniflorin, benzoyloxypaeoniflorin, paeoniflorigenone 등

Tannin: tetragalloylglucose, pentagalloylglucose, hexagalloylglucose, (+)-catechin, procyanidin B_1 등

Stilbene: *cis*-resveratrol, suffruticosol A ~ C

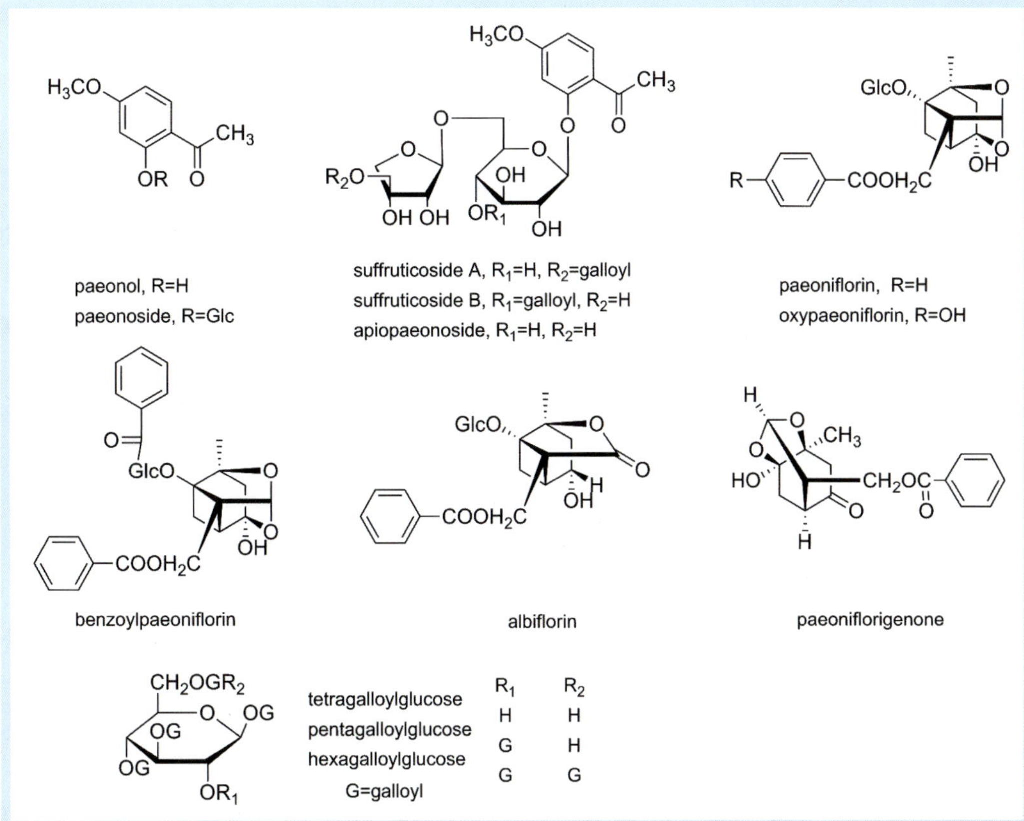

약 리

(1) 항세균·항바이러스작용

- paeonol에는 충수돌기염에 대한 항세균작용이 있다.
- 목단피의 tannin 성분에는 항바이러스작용이 있으며, MeOH 추출물은 HSV의 부착과 침투 과정을 억제한다(*in vitro*, plaque reduction assay).[1)]

(2) 항염증작용

- benzoylpaeoniflorin, benzoyloxypaeoniflorin 등의 monoterpene 배당체 분획과 paeonol은 모세혈관 투과성을 억제함으로써 항염증작용을 나타낸다. 70% MeOH 추출물에도 항염증작용이 있으며 항알러지작용도 나타낸다.
- MeOH 추출물은 사람의 백혈구 세포(U937 cell)로부터 IL-8과 대식세포 chemoattractant인 protein-1의 분비되는 과정을 억제한다(*in vitro*).[2)]

(3) 통경작용

- 어혈을 없애 주며, 생리불순 등을 치료한다.
- 혈소판응집억제작용: paeoniflorin과 benzoylpaeoniflorin은 혈소판의 응집을 억제하며, plasminogen과 plasmin에 대해서도 억제 효과를 나타낸다(*in vitro*).[¶3] 또한 70% MeOH 추출물은 실험적 혈전증을 개선하고, paeonol은 ADP 또는 콜라겐으로 유도한 혈소판의 응집을 농도 의존적으로 억제한다(antithrombic effect, *in vitro*).

(4) 진경작용

- 실험동물(rabbit)의 위와 자궁평활근의 긴장과 운동성을 완화시킨다.[3)]

- 목단피(paeoniflorin)는 진경(근육의 긴장도를 낮추는 것으로 보인다), 진통을 목적으로 사용되어 왔으며 부작용이 거의 없다.¶3
- paeonol에는 진정작용, 위액분비억제작용, 진경작용 등이 있다.

(5) 기 타

- 항산화작용: monoterpene glycoside인 α-benzoyloxypaeoniflorin은 자유라디칼 소거 활성을 가지고 있으며,[3] suffruticoside A ~ D와 galloyl-oxypaeoniflorin, galloyl-paeoniflorin은 α-tocopherol보다 더 강력한 자유라디칼 소거 활성를 가지고 있다(*in vitro*).[4]
- 혈압강하작용: paeoniflorin은 실험동물의 말초혈관을 확장시켜 혈압을 낮추며(*in vivo*, guinea pig), 관상동맥과 뒷다리 혈관을 확장시킨다(*in vivo*, dog).[3]
- 돌연변이억제작용: 추출물은 phenylhydroquinone으로 유도한 산화적 DNA 손상을 억제한다(*in vitro*).[5]
- *cis*-resveratrol과 resveratrol trimer인 suffruticosol A, B, C는 *Drosophila melanogaster*에 대하여 ecdysteroid 길항약 활성을 나타낸다.[6]

확인시험 가루 및 목단피표준생약 2 g을 달아 각각 *n*-hexane 10 m*l*를 넣고 3 분간 흔들어 섞은 다음 여과하여 검액 및 목단피표준생약표준액으로 한다. 이들 액을 가지고 TLC 법에 따라 시험한다. 검액 및 목단피표준생약표준액 10 μ*l*씩을 TLC용 silica gel(형광제 첨가)을 써서 만든 박층판에 점적한다. 다음에 *n*-hexane · EtOAc 혼합액(1 : 1)을 전개용매로 하여 약 10 cm 전개한 다음 박층판을 바람에 말린다. 여기에 자외선(주파장 254 nm)을 쪼일 때 검액에서 얻은 여러 개의 반점은 목단피표준생약표준액에서 얻은 반점과 색상 및 R_f 값이 같다.

규 격 **목부** 5.0% 이하 **이물** 목부 이외의 이물 1.0% 이하 **회분** 6.0% 이하 **산불용성 회분** 1.0% 이하

응 용 진정, 진통, 구어혈약으로 두통, 복통, 배농, 통경, 월경불순, 월경곤란 등에 쓴다. 특히 혈행장해가 있는 부인과 질환에 유효하다.

처 방 대황목단피탕(大黃牧丹皮湯), 계지복령환(桂枝茯苓丸), 온경탕(溫經湯)

청열양혈(淸熱涼血)에는 그대로의 목단피를 사용하고, 활혈산어(活血散瘀)에는 주초(酒炒)한 것을, 지혈(止血)에는 초탄(焦炭)한 것을 쓴다.

용 량 3 ~ 9 g

주의 및 부작용 부작용은 거의 없으나 월경과다, 임산부에게는 사용하지 않는다.

● 참고문헌

1) Hsiang CY *et al.* (2001) Am. J. Chi. Med. 29: 459-467
2) Oh GS *et al.* (2003) J. Ethnopharmacol. 84: 85-89
3) Ryu G *et al.* (2001) Arch. Pharm. Res. 24: 105-108
4) Matsuda H *et al.* (2001) Chem. Pharm. Bull. 49: 69-72
5) Okubo T *et al.* (2000) Biol. Pharm. Bull. 23: 199-203
6) Sarker SD *et al.* (1999) Tetrahedron 55: 513-524

백선피 Dictamni Radicis Cortex KP (白蘚皮, Baek Seon Pi) 북선피(北鮮皮)

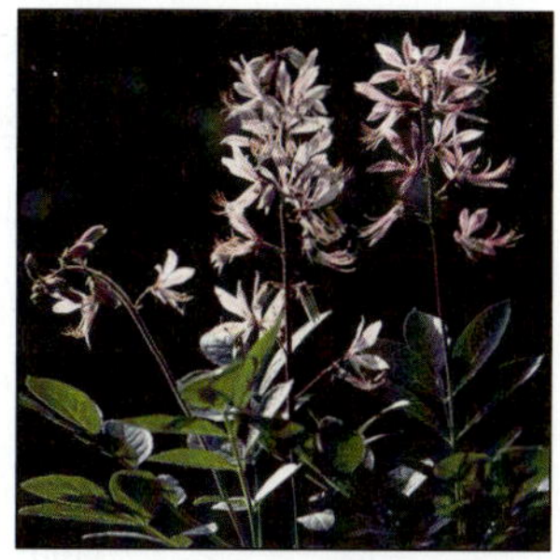

기 원 백선 *Dictamnus dasycarpus* Turcz. (＝*D. albus*) (운향과 Rutaceae)의 뿌리껍질(根皮)을 건조한 것으로, 『신농본초경』의 중품(中品)에 수재되어 있다. 백선의 뿌리를 시중에서 「봉황삼(鳳凰蔘)」이라고 하여, 비싼 값에 거래하고 있는데, 이것은 위품이며 잘못된 것이다.

성 상 원통모양으로 말려 있으며, 길이 5 ～ 15 cm, 지름 1 ～ 2 cm, 두께 2 ～ 5 mm이다. 바깥면은 회백색 또는 회황색이며 가는 세로주름과 가는 뿌리 자국이 있고 보통 돌기된 과립 모양의 작은 점이 있다. 안쪽은 연한 노란색이며 질은 약하여 꺾기 쉽고 가루성이다. 꺾인 면은 평탄하지 않으며 대개 조각들이 층을 이룬 것 같고 바깥층을 벗겨서 빛을 비추면 반짝이는 작은 점이 보인다. 횡단면을 현미경으로 볼 때 남아있는 코르크층은 3 ～ 10 여열의 납작한 직사각형 또는 타원형의 코르크세포로 되어 있다. 피부는 좁으며 타원형의 유세포로 되어 있고, 유세포에는 보통 기름 방울이 들어 있는 것을 볼 수 있다. 가로로 긴 대형의 세포간극이 있다. 사부는 넓어 전체의 대부분을 차지하고 세포는 쪼그라진 원형이거나 또는 원형에 가까우며 성글게 배열되었고 대형의 찢긴 틈새가 있다. 사부수선은 구부러졌으며 1 ～ 3열의 세포로 되어 있다. 피부와 사부에는 섬유가 대부분 낱개로 흩어여있고 그 모양은 다각형 또는 사각형이며 세포벽이 매우 두꺼워 석세포 모양을 하고 있다. 유세포에는 소형의 전분립, calcium oxalate 집정 및 기름방울이 들어 있다. 특유한 냄새가 있고 맛은 약간 쓰다.

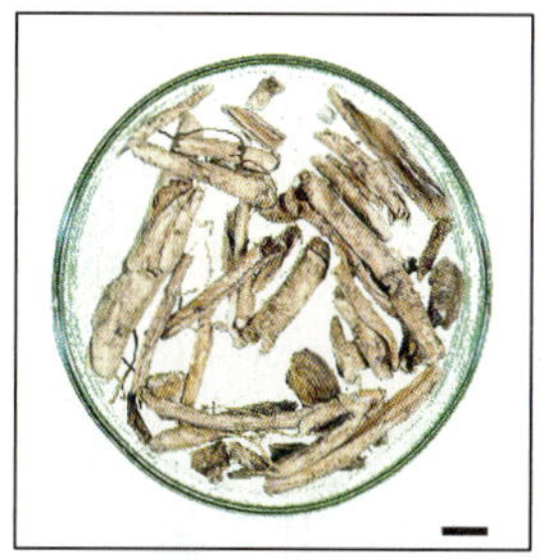

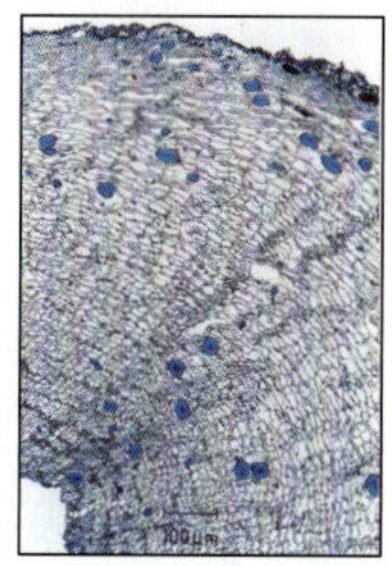

성 분 Alkaloid: dictamine (= dictamnine), skimmianine (β-fagarine), γ-fagarine, haplopine, 8-methoxy-*N*-methylflindersine

Limonoid derivative: fraxinellone, 6β-hydroxyfraxinellone, isofraxinellone, limonin, calodendrolide, obacunone, obacunonic acid, dasycarpuside A, B

Sesquiterpenoid: dictamnol, β-elemol, dictamnoside A ～ E

Phenolic glycoside: 2-methoxy-4-acetylphenol-1-*O*-α-rhamnopyranosyl-(1''→6')-β-glucopyranoside, 2-methoxy-4-(8-hydroxyethyl)-phenol-1-*O*-α-rhamnopyranosyl-(1''→6')-β-glucopyranoside

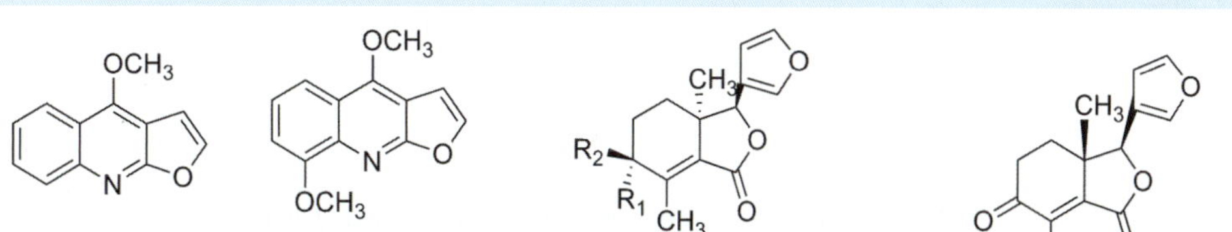

fraxinellone, R_1=H, R_2=H

dictamine γ-fagarine 6β-hydroxyfraxinellone, R_1=H, R_2=OH fraxinellonone, R_1+R_1=O

약 리 (1) 해열작용

• 전제에는 해열작용이 있다(*in vivo*, rabbit).

(2) 항진균작용

• 수침제(1 : 4)는 여러 종류의 병원성 진균의 성장을 억제한다(*in vitro*).

• alkaloid 성분과 limonoid 유도체에는 식물의 병원성 곰팡이인 *Cladosporium cucumerinum*의 성장을 억제한다(*in vitro*).[1]

(3) 항암작용

• dasycarpuside A는 human lung adenocarcinoma (A549) 세포주에 대하여 약한 세포독성을 나타낸다(*in vitro*).[2]

• limonoid triterpene인 obacunone은 adriamycin이나 cisplatin, 5-fluorouracil과 같은 항암제의 효력은 증가시키지 않으나, 세포분열시의 미세소관 형성을 억제하는 vincristine(약 10배)이나 vinblastine, taxol의 효력을 증가시킨다(*in vitro*).[3]

(4) 기 타

• dictamine은 소량에서 개구리의 적출심장을 흥분시키며, 자궁평활근(*in vivo*, rabbit, mouse)을 수축한다.

• 면역억제작용: 2-methoxy-4-acetylphenol-1-*O*-α-rhamnopyranosyl-(1"→6')-β-glucopyranoside와 2-methoxy-4-(8-hydroxyethyl)-phenol-1-*O*-α-rhamnopyranosyl-(1"→6')-β-glucopyranoside는 T임파구의 증식을 억제한다(*in vitro*).[2]

• **백반증치유작용**: 물추출물은 멜라닌을 합성하는 세포인 melanocyte의 증식을 촉진한다[*in vitro*, sulphorhodamine B (SRB) assay].[4]

• **항염증작용**: 8-methoxy-*N*-methylflindersine, skimmianine은 LPS로 유도된 염증 반응을 억제하며 이는 NO의 생성이 저해되는데서 기인한다(*in vitro*, BV2 cell).[5]

• **뇌세포보호작용**: EtOH 추출물은 glutamate로 유발된 독성에 대하여 뇌신경세포를 보호한다(*in vitro*, mouse hippocampal HT22 cell).[6]

• **항알러지반응**: 70% EtOH 추출물은 아토피성 피부염에 대한 항알러지작용을 가진다(*in vivo, in vitro*).[7]

응 용 해열, 해독, 진통, 이담약으로 류머티즘, 신경통, 황달, 개선(疥癬) 등의 피부질환에 응용한다.

처 방 백선피산(白蘚皮散), 백선피탕(白鮮皮湯)

용 량 3 ~ 9 g, 외용하기도 한다.

● 참고문헌

1) Zhao W *et al.* (1998) Phytochemistry 47: 7-11
2) Chang J *et al.* (2002) Planta Med. 68: 425-429
3) Jung H *et al.* (2000) Planta Med. 66: 74-76
4) Lin ZX *et al.* (1999) J. Ethnopharmacol. 66: 141-150
5) Yoon JS *et al.* (2012) J. Enzyme Inhibit. Med. Chem. 27: 490-494
6) Jeong GS *et al.* (2010) Arch. Pharm. Res. 33: 1269-1275
7) Jiang *et al.* (2008) Biosci. Biotechnol. Biochem. 72: 660-665

상백피 Mori Radicis Cortex KP CP JP

(桑白皮, Sang Baek Pi) mulberry root bark

기 원 뽕나무 *Morus alba* L. (뽕나무과 Moraceae)의 뿌리껍질로서 주피를 제거한 것이다.

성 상 원통모양, 반원통모양 또는 띠 모양을 이루고 때때로 가늘게 세로로 잘라져 있으며, 두께 1 ~ 6 mm이다. 바깥면은 흰색 ~ 연한 황갈색이며 주피가 있는 것은 황갈색이고 떨어지기 쉬우며 세로주름이 많이 있고 껍질눈은 적갈색을 띠며 많다. 안쪽은 황백색 또는 회황색이고, 가느다란 세로무늬가 있다. 몸체는 가볍고 질기며 섬유성이 강하고 자르기 어렵다. 잘린 면은 흰색 ~ 연한 갈색이고 섬유성이다. 횡단면을 현미경으로 볼 때 수선은 뚜렷하고 2 ~ 6열의 세포로 되어있다. 유관은 곳곳에 흩어져 있고 세포벽은 약간 두껍다. 섬유는 한 개씩 또는 무리를 이룬다. 유세포에는 전분립 및 calcium oxalate 방정과 능정이 들어있다. 년수가 오래 된 뿌리껍질에는 소수의 석세포 무리가 있고 세포강 내에는 대부분 방정이 들어있다. 사부 안쪽에는 석세포 무리가 단속적으로 배열하여 고리 띠 모양을 이루고 있다. 약간 특유한 냄새가 있고 맛은 거의 없다.

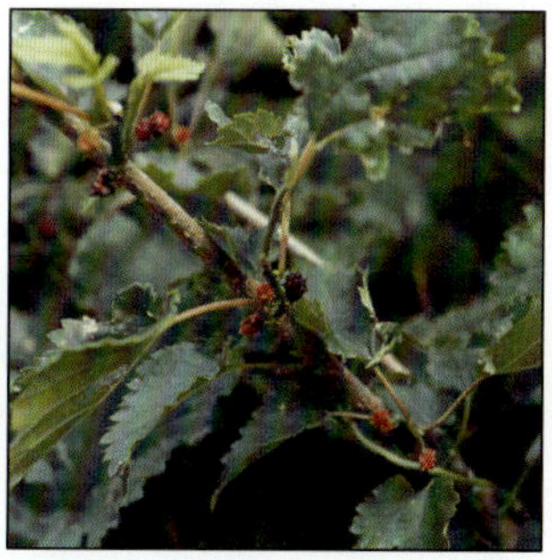

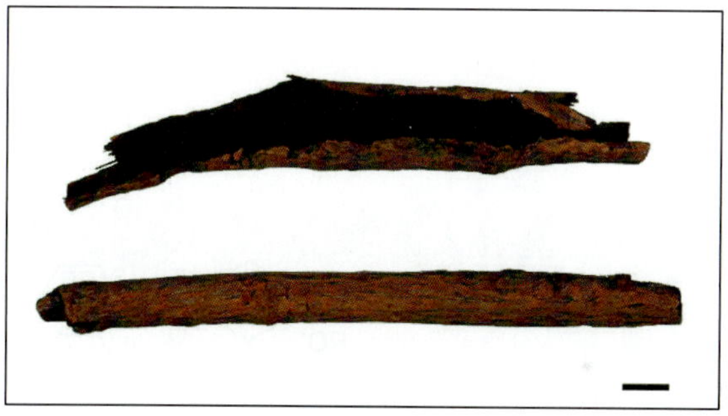

성 분 [*M. alba*]

Flavonoid: mulberrin (= kuwanon C), cyclomulberrin, mulberrochromene (= morusin), cyclomulberrochromene (= cyclomorusin), melberranol, oxydihydromorusin (= morusinol), kuwanon A ~ F, kuwanon G (= albanin F, moracenin B), kuwanon H (= albanin G, moracenin A), kuwanon I ~ L, V, sanggenone A ~ P, moracenin C, moracenin D, cudraflavone B

Stilbene: kuwanon P, Y, Z, oxyresveratrol, piceatannol

Benzofuran: mulberrofuran A, B, E, M ~ Q, albanol B, albafuran A ~ C, A ~ M, dimoracin, chalcomoracin

Glycoprotein: moran A

Polysaccharide: morusan

Amino sugar: 1,4-dideoxy-1,4-imino-D-ribitol, 1-deoxynojimycin

[*M. lhou*]

Flavonoid: kuwanon M ~ T, W

Stilbene: kuwanon X

Benzofuran: mulberrofuran F, G (= albanol A), H ~ L

[*M. bombycis*]

Flavonoid: kuwanol B

Stilbene: kuwanol A

Benzofuran: mulberrofuran C

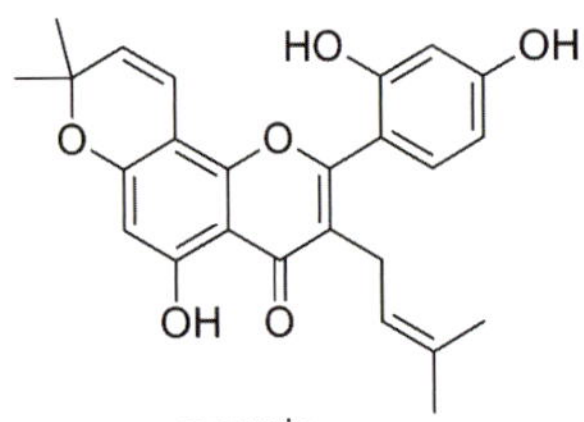

morusin

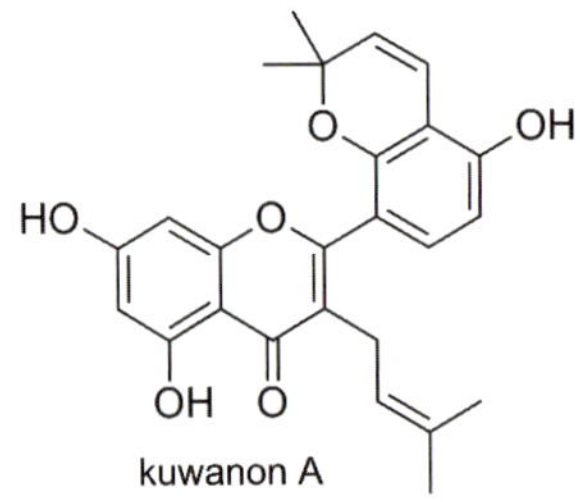

kuwanon A

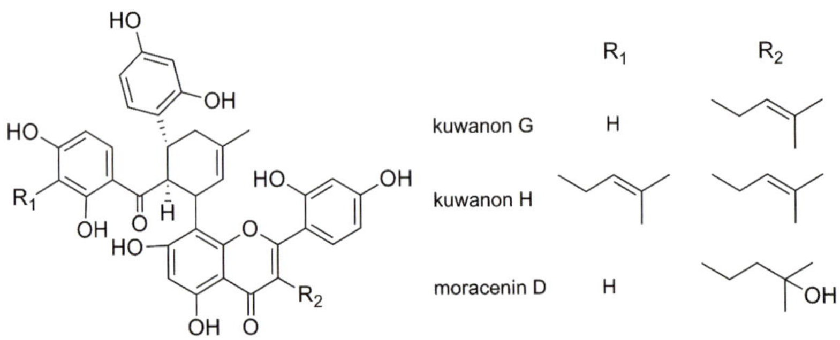

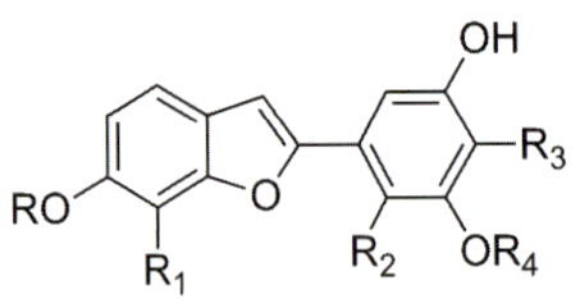

moracin M, R=R_1=R_2=R_3=R_4=H
moracin C, R=R_1=R_2=H, R_3=prenyl, R_4=H
albafuran A, R=R_1=R_3=R_4=H, R_2=geranyl
moracin I, R=R_1=R_3=H, R_2=prenyl, R_4=CH_3
mulberrofuran B, R=CH_3, R_1=geranyl, R_2=R_3=R_4=H

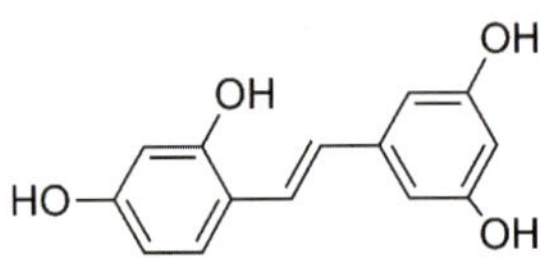

oxyresveratrol

약 리

(1) 이뇨·혈압강하작용

- 수층과 *n*-BuOH층은 설치류와 개에 대해 진경, 이뇨, 진해, 항부종, 진정, 혈압강하작용을 나타낸다.[¶2]
- kuwanon G와 H, sanggenone C와 D, mulberrofuran C에는 현저한 혈압강하작용이 있으며, sanggenone C와 D는 저혈압을 일으키기도 한다(*in vivo*, rabbit, *i.v.*). mulberrofuran F와 G(*in vivo*, rabbit), moracenin A와 B, C, D(*in vivo*, rat)도 혈압강하작용을 보인다.[¶2]

(2) 혈당강하작용

- 물추출물 및 EtOH 추출물을 토끼에게 경구투여하면 혈당이 처음에는 올라가나 약 6시간 후에는 현저하게 떨어진다.
- moran A는 현저한 혈당강하작용을 나타낸다(*in vivo*, mouse, *i.p.*).[1)]
- 상백피에서 분리된 *N*-containing sugar류는 glycosidase의 활성을 억제한다(*in vitro*).[2)]

(3) 항균작용

- mulberrofuran A는 그람양성균에 대해서 항균작용(MIC, 6.3 ~ 1.6 *μg/ml*)을 나타낸다. kuwanon I와 L은 황색 포도상구균에 대해서 항균작용을 나타낸다(MIC, 3.1, 6.1 *μg/ml*).¶2
- kuwanon G는 구강병원균에 대하여 항균작용을 나타낸다(*in vitro*).[3]

(4) 미백작용

- oxyresveratrol은 mushroom tyrosinase의 활성을 억제한다(*in vitro*).[4]
- mulberroside A, oxyresveratrol, oxyresveratrol-3-*O*-glucoside는 UVB에 유도되는 melanogenesis를 억제한다.[5]

(5) 항암작용·항염증작용

- 1,4-dideoxy-1,4-imino-D-ribitol은 진핵세포의 DNA 중합효소의 활성을 억제한다(*in vitro*).[6]
- phenol성 성분에는 cAMP phosphodiesterase에 대한 저해작용이 있다.
- MeOH 추출물은 iNOS의 활성을 억제한다(*in vitro*, mouse macrophages RAW264.7 cell).[7]
- 물추출물은 미세소관의 조립을 억제함으로써 암세포의 세포사멸을 유도한다(*in vitro*).[8]
- 다당류인 morusan은 인터페론의 유리를 촉진한다.¶2

(6) 기 타

- 90% EtOH 추출물에는 부교감신경 말초흥분작용이 있다.
- 간세포보호작용: cudraflavone B와 oxyresveratrol은 tacrine으로 유도한 간독성으로부터 간세포를 보호한다(*in vitro*).[9]
- 항바이러스작용: moralbanone과 kuwanon S, mulberroside C 등의 flavonoid 성분은 HSV-1에 대해 억제활성을 나타낸다(*in vitro*).[10]
  - leachianone G는 HSV-1에 대하여 항바이러스작용을 나타낸다.[11]
- 항산화작용: 5,7-dihydroxycoumarin 7-methyl ether와 oxyresveratrol은 superoxide 소거 활성을 나타낸다.[12]

확인시험 (1) 가루 1.0 g에 *n*-hexane 20 m*l*를 넣어 환류냉각기를 달고 수욕상에서 15 분간 끓인 다음 여과한 여액을 증발 건고하여 잔류물에 $CHCl_3$ 10 m*l*를 넣어 녹이고 이 액 0.5 m*l*를 시험관에 취하여 glacial HOAc 0.5 m*l*를 넣어 흔들어 섞은 다음 H_2SO_4 0.5 m*l*를 천천히 넣을 때 접계면은 적갈색을 나타낸다(Liebermann-Burchard 반응).

(2) 가루 및 상백피표준생약 1.0 g에 MeOH 10 m*l*를 넣어 수욕에서 30 분간 가열하여 식힌 다음 여과한다. 여액을 증발건고하고 잔류물을 EtOH 1 m*l*에 녹여 검액 및 상백피표준생약표준액으로 한다. 이들 액을 가지고 TLC 법에 따라 시험한다. 검액 및 상백피표준생약표준액 각각 10 *μl*씩을 TLC용 실리카겔을 써서 만든 박층판에 점적한다. 다음에 cyclohexane · EtOAc 혼합액(3 : 1)을 전개용매로 하여 약 10 cm 전개한 다음 박층판을 바람에 말린다. 여기에 묽은 H_2SO_4 시액을 고르게 뿌린 다음 105℃에서 10 분간 가열할 때 검액에서 얻은 여러 개의 반점은 상백피표준생약표준액에서 얻은 반점과 색상 및 R_f 값이 같고, 그 중 R_f 값 0.5 부근에 보라색 반점을 나타낸다.

규 격 **이물** 뿌리의 목부 및 그 밖의 이물이 1.0% 이상 섞여 있지 않다.

회분 11.0% 이하 **산불용성회분** 1.0% 이하

응 용 혈압강하와 소염성 이뇨에 사용하고, 해열 · 진해약으로 기관지염, 천식 등에 쓴다.

처 방 향소산(香蘇散), 청폐산(淸肺散), 오호탕(五虎湯)

용 량 9 ~ 15 g

금기사항 차가운 기운으로 인한 기침에는 사용하지 않는다.

관련생약

- 상엽KHP

참고문헌

1) Hikino H *et al.* (1985) Planta Med. 159: 160
2) Asano N *et al.* (1994) Carbohydr. Res. 259: 243-255
3) Park KM *et al.* (2003) J. Ethnopharmacol. 84: 181-185
4) Shin NH *et al.* (1998) Biochem. Biophys. Res. Commun. 243: 801-803
5) Park KT *et al.* (2011) Food Chem. Toxicol. 49: 3038-3045
6) Mizushina Y *et al.* (2003) Biochem. Biophys. Res. Commun. 304: 78-85
7) Hong CH *et al.* (2002) J. Ethnopharmacol. 83: 153-159
8) Nam SY *et al.* (2002) Arch. Pharm. Res. 25: 191-196
9) Oh H *et al.* (2002) Planta Med. 68: 932-934
10) Du J *et al.* (2003) Phytochemistry 62: 1235-1238
11) Du J *et al.* (2003) Phytochemistry 62: 1235-1238
12) Oh H *et al.* (2002) Planta Med. 68: 932-934

상 엽

Mori Folium KHP CP

(桑葉, Sang Yeop) mulberry leaf

기 원 뽕나무 *Morus alba* L. 및 산뽕나무 *Morus bombycis* Koidz (뽕나무과 Moraceae)의 잎이다.

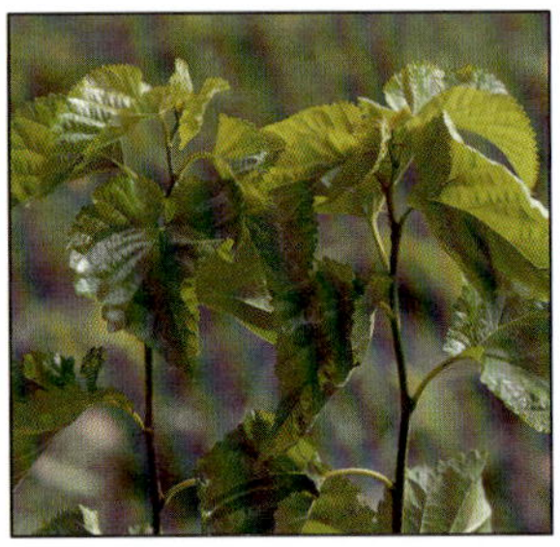

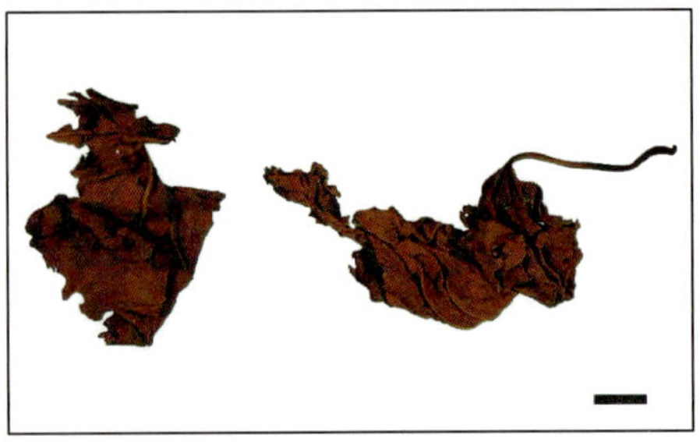

성 상 달걀모양 또는 넓은 달걀 모양이고 3 ~ 5개로 갈라진 것도 있으며 길이 8 ~ 15 cm, 너비 7 ~ 13 cm이다. 윗면은 황록색 ~ 연한 황갈색이다. 잎 끝은 뾰족하고 아랫부분은 심장형으로 되어 있으며, 잎 가장자리는 거치가 있다. 아랫면에는 엽맥이 돌출되어 있고 작은 엽맥은 그물 모양이며 그 위에 털이 나 있다. 질은 부스러지기 쉽고 가볍다. 횡단면을 현미경으로 볼 때 주맥의 상하 표피세포 안쪽에는 후각조직이 있고 유관속은 측립유관속이다. 사부는 비교적 좁고 바깥쪽에 후각조직이 있다. 목부는 초승달 모양이고 유관속의 위쪽에 작은 유관속이 있을 때도 있는데 그 모양은 비슷하다. 유조직 중에는 많은 calcium oxalate 집정이 들어 있고 엽육조직 중에는 calcium oxalate 집정이 많으며 잎맥의 유조직에는 calcium oxalate 단정이 많다.

성 분 Flavonoid: isoquercitrin, astragalin, kaempferol-3-*O*-(6"-*O*-acetyl)-β-D-glucopyranoside quercetin-3-*O*-(6"-*O*-acetyl)-β-D-glucopyranoside, quercetin-3-*O*-β-D-glucopyranoside, kaempferol-3-*O*-α-L-rhamnopyranosyl-(1 → 6)-β-D-glucopyranoside, rutin, quercetin-3-*O*-β-D-glucopyranosyl-(1 → 6)-β-D-glucopyranoside, quercetin-3,7-di-*O*-β-D-glucopyranoside, quercetin, prenylflavane

Coumarin: scopolin, skimmin

Alkaloid (amino sugar): 1-deoxynojirimycin, fagomine, 1,4-dideoxy-1,4-imino-D-arabinitol, 2-*O*-α-D-galactopyranosyl-1-deoxynojirimycin

기 타: mulberroside F, roseoside II, benzyl D-glucopyranoside 등

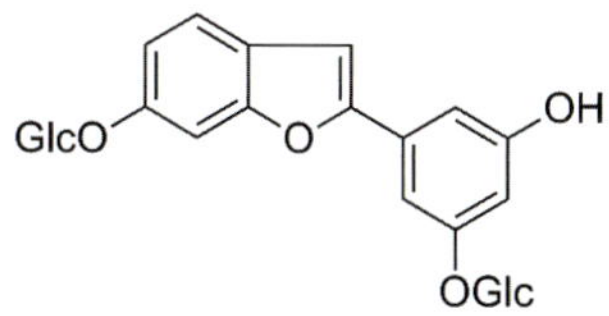

mulberroside F

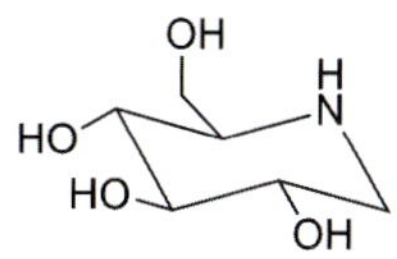

1-deoxynojirimycin

약 리

(1) 해열작용, 진해·거담작용

- 한방에서는 폐열을 발산시켜 발열과 두통, 기침을 억제하는 것으로 보고 있다.

(2) 혈당강하작용

- 상엽의 전제는 glucose uptake를 증가시킴으로써 혈당강하작용을 나타낸다(*in vivo*, streptozotocin-induced diabetic mouse).[1)]
- 상엽의 전제는 흰쥐의 지방세포에서 glucose uptake와 glucose transporter 4 protein (GLUT4)의 translocation을 증가시켜 혈당강하작용을 나타낸다.[2)]
- 1,4-dideoxy-1,4-imino-D-arabinitol, fagomine, 2-*O*-α-D-galactopyranosyl-1-deoxynojirimycin과 같은 질소함유당들은 streptozotocin으로 당뇨를 일으킨 실험동물(*in vivo*, mouse)에 대하여 pilocarpine으로 유도한 타액분비를 촉진한다. 이러한 작용은 상엽의 추출물과 이들 당들에 의한 혈당강하작용과 관련이 있다.[3)]
- 추출물은 장내 α-glucosidase를 강하게 억제한다(*in vitro,* Caco-2 cell).[4),5)]
- 상백피와 상엽에서 분리된 질소함유당류는 glycosidase의 활성을 억제한다(*in vitro*).[6)]

(3) 항암작용

- quercetin-3-*O*-β-D-glucopyranoside와 quercetin-3,7-di-*O*-β-D-glucopyranoside는 HL-60의 세포분화를 유도하고, 세포성장을 억제한다(*in vitro*).[7)]
- quercetin-3-*O*-β-D-glucopyranosyl-(1→6)-β-D-glucopyranoside와 quercetin에는 강한 항산화 작용이 있다(*in vitro*).[8)]
- 페놀성화합물 분획물은 HepG2 hepatoma cell에 대하여 G2/M phase arrest, 세포사멸 유도, 위상이성질화효소 type IIa 억제를 통해 성장을 저해한다.[9)]

(4) 기 타

- 미백작용: 잎에서 분리된 mulberroside F는 tyrosinase의 활성을 억제함으로써 멜라닌 생성을 저해

한다 (*in vitro*).[10]

- 항세균작용: 새로난 잎의 추출물은 티푸스균이나 포도상구균의 성장을 억제한다.
- 발모작용: 뽕나무의 가지에서 분리된 판상의 결정성물질 (polyphenol)과 다당류, 펩틴, adenine, glucose 등의 혼합액은 현저한 발모효과를 나타낸다 (*in vivo*, rabbit, sheep).

확인시험 가루 2 g을 달아 MeOH 20 m*l*에 넣어 환류냉각기를 달고 수욕에서 30 분간 가열한 다음 여과한다. 여액을 cyclohexane 10 m*l*로 세척하고, MeOH층을 증발건고한다. 잔류물에 MeOH 2 m*l*를 넣어 검액으로 한다. 따로 rutin 1 mg을 달아 MeOH 1 m*l*에 녹여 표준액으로 한다. 이들 액을 가지고 TLC 법에 따라 시험한다. 검액 및 표준액 3 μ*l*씩을 TLC용 silica gel (형광제첨가)을 써서 만든 박층판에 점적한다. 다음에 Ethyl acetate · H_2O · formic acid · HOAc 혼합액 (100 : 15 : 7 : 7)을 전개용매로 하여 약 10 cm 전개한 다음 박층판을 바람에 말린다. 여기에 자외선 (주파장 254 nm)을 쪼일 때 검액에서 얻은 여러 개의 반점 중 1개의 반점은 표준액에서 얻은 반점과 색상 및 R_f 값이 같다.

응 용 한방에서 해열, 진해, 청혈, 명목 (明目)약으로 감기, 기침, 두통, 안과질환, 각기, 수종, 복통하리 등에 쓴다.

처 방 상국음 (桑菊飮)

용 량 3 ~ 9 g

● **참고문헌**

1) Chen F *et al.* (1995) Yakugaku Zasshi 115: 476-482
2) Naowaboot J *et al.* (2012) Am. J. Chin. Med. 40: 163-175
3) Chen F *et al.* (1995) Biol. Pharm. Bull. 18: 1676-1680
4) Kim GN *et al.* (2011) J. Med. Food 14: 712-717
5) Hansawasdi C *et al.* (2006) Fitoterapia 77: 568-573
6) Asano N *et al.* (1994) Carbohydr. Res. 259: 243-255
7) Kim SY *et al.* (2000) Biol. Pharm. Bull. 23: 451-455
8) Kim SY *et al.* (1999) Arch. Pharm. Res. 22: 81-85
9) Naowaratwattana W *et al.* (2010) J. Med. Food 13: 1045-1056
10) Lee SH *et al.* (2002) Biol. Pharm. Bull. 25: 1045-1048

석류피

Granati Cortex KHP CP
(石榴皮, Seok Ryu Pi) granate bark

기 원 석류나무 *Punica granatum* L. (석류나무과 Punicaceae)의 줄기, 가지 및 뿌리의 껍질로 될 수 있는 대로 신선한 것을 쓴다. 이 약의 총 alkaloid (pelletierine 및 methyl isopelletierine)는 0.4% 이상을 함유한다.

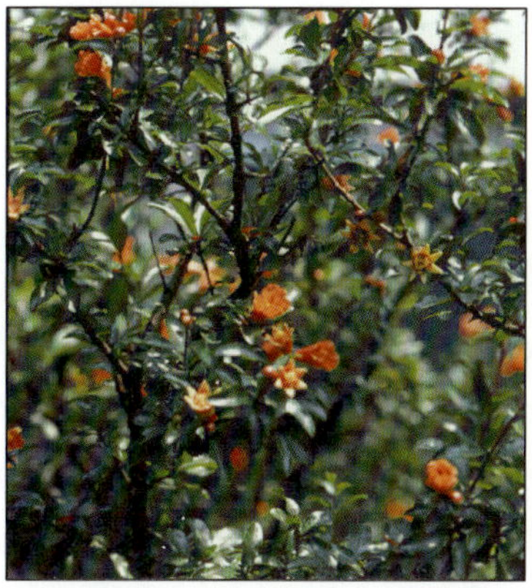

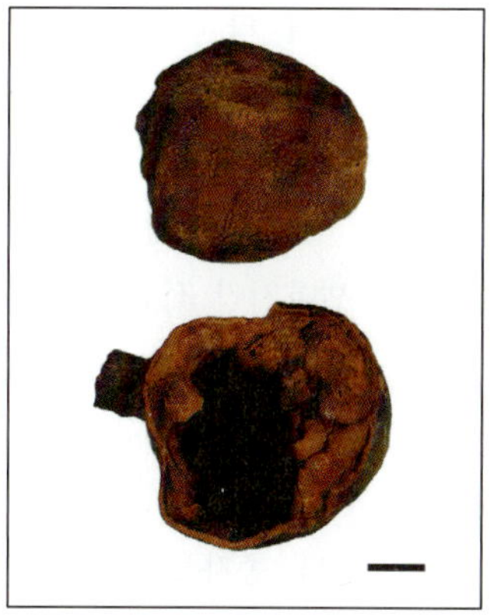

성 상 원통모양 또는 뒤로 휘어진 껍질의 조각이다. 길이 3 ~ 8 cm, 두께 1 ~ 3 mm이다. 줄기와 가지껍질의 바깥면은 어두운 회갈색이고 자른 면은 연한 노란색이며, 뿌리껍질의 바깥면 및 꺾은면은 모두 연한 회갈색이다. 이 약의 횡단면을 현미경으로 볼 때 열매껍질은 1열의 표피세포로 되어 있고 비교적 치밀하게 배열되어 있으며 밖에는 각질층이 덮여 있다. 중과피는 비교적 두껍고 유세포에는 전분립과 calcium oxalate 집정 또는 단정이 들어 있다. 석세포는 하나씩 흩어져 있고 유원형, 직사각형 또는 불규칙한 형이며 소수는 분지되어 있으며 벽은 비교적 두텁다. 내과피의 유세포는 비교적 작다. 도관은 방사상으로 배열하고 있다. 냄새가 없고 맛은 수렴성이고 약간 쓰며 불쾌하다.

성 분 Piperidine alkaloid: pelletierine, isopelletierine, pseudopelletierine, methyl isopelletierine이며, 근피의 총 알칼로이드 함량은 0.6%, 줄기껍질 0.5%, 가지껍질은 0.4%

Tannin: punicalin, terchebin, granatin B, punicacortein A ~ D, casuarinin, 2-*O*-galloylpunicalin, 종자에는 punic acid, 수피에는 mannitol, sorbitol 등

Flavonoid: daidzein, genistein 등

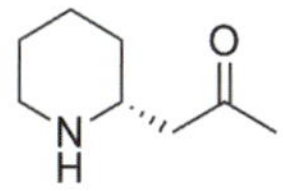

pelletierine

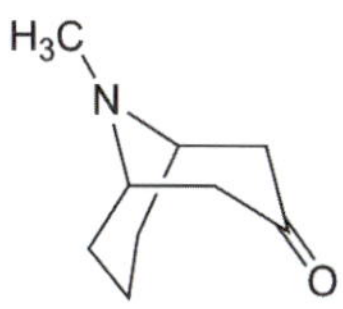

pseudopelletierine

약 리 (1) 조충구제작용·수렴작용·항influenza작용

- 0.01%의 pelletierine 용액은 조충을 마비시켜 치사하게 한다. 그러나 조충 이 외의 다른 장내 기생충에 대한 효과는 훨씬 약하다. isopelletierine과 pseudopelletierine에도 유사한 구충효과가 있으나 pelletierine에 비해 아주 약하다. 또한 총 alkaloid보다는 전제의 조충구제작용이 더 크다.
- EtOH 추출물에는 살(殺)연체동물작용이 있다.[1]

(2) 항미생물작용

- 수침제(1 : 4)는 그람음성균과 여러 종류의 피부진균의 성장을 억제한다. MeOH 추출물에는 항세균작용이 있다(*in vitro*).[2]
- 추출물(gel상)은 임상적으로 국소 칸디다증(구내염)에 대하여 항진균작용을 나타낸다.[3]

(3) 기 타

- 수렴작용이 있어 지사작용을 나타내며,[4] carbonic anhydrase 억제활성도 있다.[5]
- 열매의 EtOH 추출물 [석류주 (酒)]에는 항산화작용이 있어 동맥경화와 같은 혈관질환에 관여하는 혈관내피 세포에서의 NFκB의 활성화를 억제한다.[6]
- 발효시킨 석류열매의 과즙이나 열매껍질의 polyphenol 성분, 종자유는 estrogen의 합성에 관여하는 aromatase와 17β-hydroxysteroid dehydrogenase Type 1의 활성을 억제하며 후자에 대한 억제 활성은 종자유 > 발효과즙 > 열매껍질의 폴리페놀 성분의 순이다. 발효시키지 않은 신선한 과즙보다는 발효시킨 과즙의 estrogen-dependent 유방암세포주인 MCF-7 세포주에 대한 억제활성이 높다. 종자유도 MCF-7의 증식과 침윤과정을 억제하며, estrogen-independent 세포주인 MDA-MB-435의 세포사멸을 촉진한다.[7]
- 열매의 껍질가루는 세포성 면역을 촉진한다 (*in vivo*, 100 mg/kg, rabbit).[8]

확인시험 (1) 잘게 쪼갠 것 또는 가루 1 g을 달아 물 100 m*l* 및 묽은 HCl 2 ~ 3 방울을 넣고 1 시간 방치한 다음 여과하고 노란색의 여액에 $FeCl_3$ 시액 2 ~ 3 방울을 넣으면 검은색을 땐 남색을 나타낸다 (tannin).

(2) (1)의 여액에 5 배 용량의 KOH 시액을 넣을 때 황색을 띤 적색을 나타내며 혼탁하고 오래 놔두면 등황색의 솜 같은 침전이 형성되고 액은 무색으로 된다 (tannin).

(3) 가루 0.5 g에 Et_2O 5 m*l*와 NaOH 용액 (1 → 6) 1 m*l*를 넣어 가끔 흔들면서 10 시간 냉침하여 여과한 여액에 희석시킨 HCl (1 → 70) 2 방울을 넣고 수욕에서 Et_2O를 날려보내고 잔류물을 여과지 상에 점적하고 dragendorff 시액을 뿌릴 때 황적색을 나타낸다. (alkaloid).

규 격 **순도시험** 목부 외의 이물 2.0% 이하 **회분** 15.0% 이하

응 용 수렴, 지사, 조충구제약, alkaloid의 tannate가 제제화되고 있으며, 전제 (煎劑)가 더 유효하다.

처 방 황련탕 (黃連湯)

용 량 3 ~ 9 g, 외용하기도 한다.

주의 및 부작용 부작용으로는 오심, 구토, 망막장애, 허탈 등이 있다.

관련생약

- 석류과피 (石榴果皮, Punicae Pericarpium)[CP]
  석류의 과피를 중국에서는 석류피라고 하고 수렴, 지사약으로 쓴다.
- 석류 열매 (石榴, Granati Fructus)[KHP]

참고문헌

1) Tripathi SM, Singh DK (2000) Braz. J. Med. Biol. Res. 33: 1351-1355
2) Prashanth D *et al.* (2001) Fitoterapia 72: 171-173
3) Vasconcelos LC *et al.* (2003) Mycoses 46: 192-196
4) Pillai NR *et al.* (1992) Int. J. Pharmacogn. 30, 201
5) Satomi H *et al.* (1993) Biol. Pharm. Bull. 16, 787
6) Schubert SY *et al.* (2002) FASEB J. 16: 1931-1933
7) Kim ND (2002) Breast Cancer Res. Treat. 71: 203-217
8) Gracious Ross R *et al.* (2001) J. Ethnopharmacol. 78: 85-87

오가피 Acanthopanacis Cortex KP CP

(五加皮 O Ga Pi) Acanthopanax bark

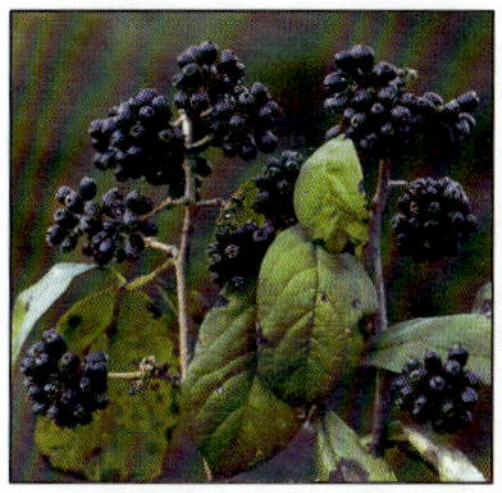

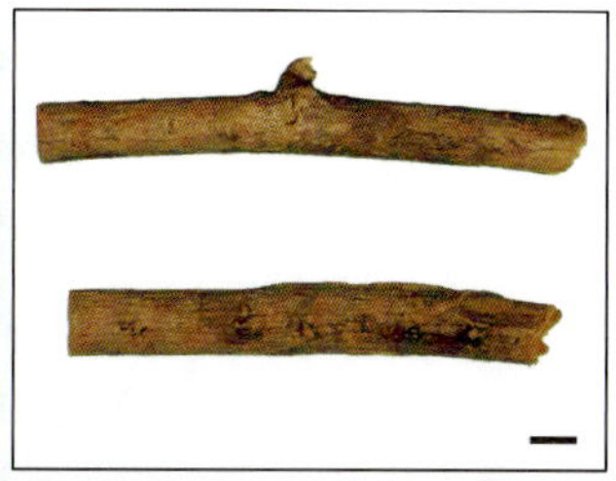

기 원 오갈피나무 *Acanthopanax sessiliflorum* Seeman 또는 기타 동속식물(두릅나무과 Araliaceae)의 뿌리, 줄기 및 가지의 껍질이다. 중국에서는 세주오가(細柱五加) *A. gracilistylus* W. Smith의 껍질을 쓰며, 중국의 북오가피는 *Periploca sepium* Binge (박주가리과 Asclepiadaceae)의 껍질이다.

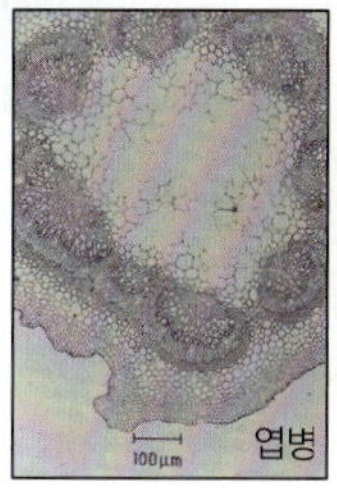

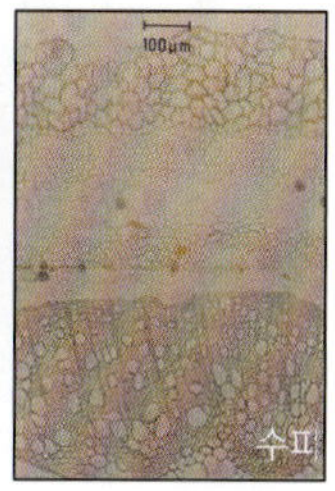

성 상 원통모양 또는 반원통모양이고 길이 5 ~ 10 cm, 지름 5 ~ 8 mm, 두께 1 mm 정도이다. 바깥면은 황갈색 ~ 어두운 회색으로 평탄하며 줄기껍질에는 군데군데 가시가 있거나 또는 그 자국이 있다. 안쪽면은 황백색이며 쉽게 꺾이지 않고 섬유성이다. 특유한 냄새가 있고 맛은 약간 쓰다.

성 분 Lignan: (−)-syringaresinol, acanthoside B, eleutheroside E (= acanthoside D), (−)-syringaresinoldiglucoside), (−)-sesamin 등

Triterpenoidal saponin: eleutheroside I (= mussenin B), eleutheroside K, eleutheroside L, eleutheroside M (= hederasaponin B), acanthosessilioside A, B, D

Triterpene: acanthosessiligenin I, II

Coumarin: eleutheroside B_1 (= isofraxidin-7-α- glucoside)

Flavonoid: antoside, kaempferitrin, kaempferol-7-rhamnoside, quercetin-7-rhamnoside, isoquercitrin 등

Phenylpropanoid: syringin (= eleutheroside B), coniferin, coniferyl alcohol, caffeic acid 등

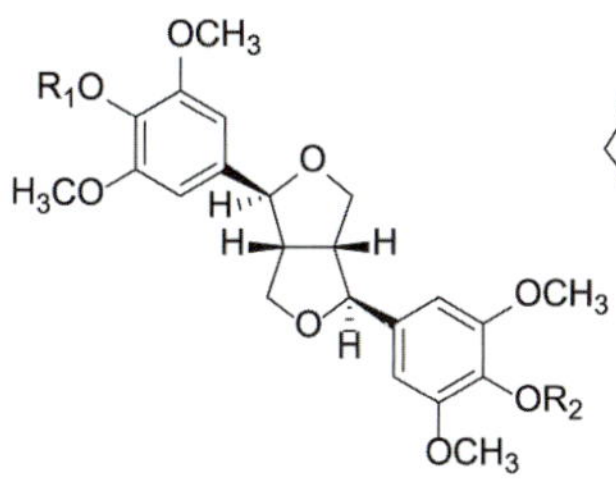

syringaresinol, R_1=H, R_2=H
acanthoside B, R_1=Glc, R_2=H
eleutheroside E, R_1=Glc, R_2=Glc
(= acanthoside D, liriodendrin)

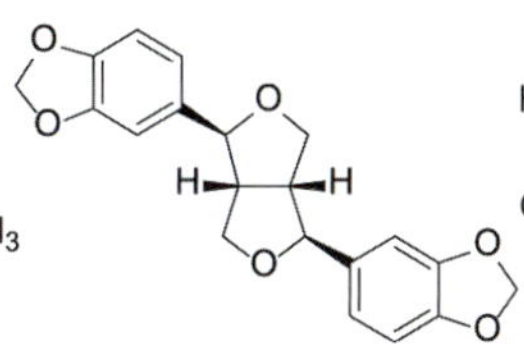

(-)-sesamin

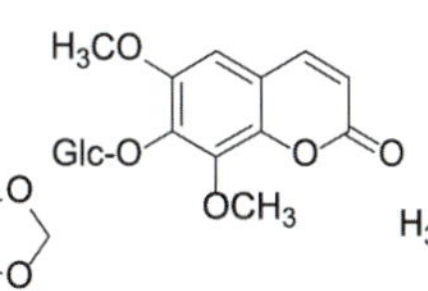

eleutheroside B_1
(= isofraxidine-7-α-glucoside)

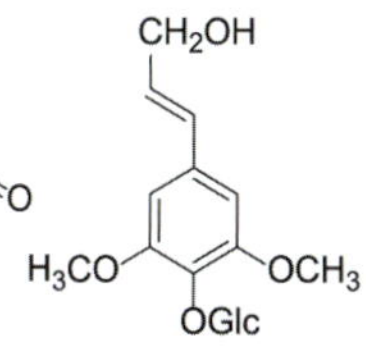

syringin
(= eleutheroside B)

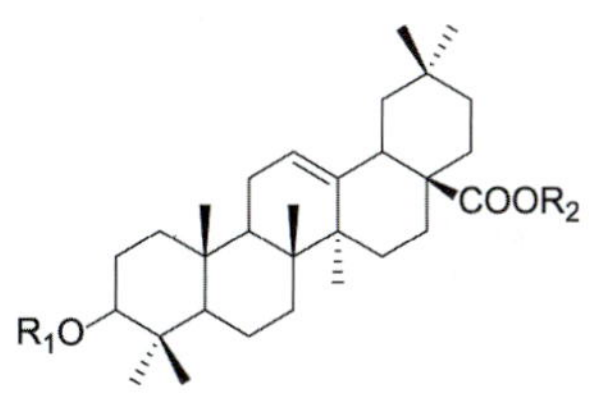

eleutheroside I (= mussenin B), R_1=Ara^{4}Rha, R_2=H
eleutheroside K, R_1=Ara^{2}Rha, R_2=H
eleutheroside L, R_1=Ara^{4}Rha, R_2=Glc^{6}Glc^{4}Rha
eleutheroside M (= hederasaponin B), R_1=Ara^{2}Rha, R_2=Glc^{6}Glc^{4}Rha

약 리 **(1) 강장작용**

- 인삼과 더불어 대표적인 강장약이며, adaptogenic activity가 강하다. 전체적인 효능은 가시오가피가 더 강한 것으로 알려져 있다.
- syringaresinol은 스트레스로 인한 성욕저하를 방지한다(*in vivo*, mouse).[1)]
- lignan류는 아미노산의 incorporation을 증가시켜 단백질의 합성을 촉진시킨다.

(2) 강심작용

- *A. gracilistylus*의 배당체분획을 관상동맥폐색에 의한 급성심근허혈증상을 일으킨 실험동물에게 정맥주사하면 심장박동수와 혈압이 정상화된다(*in vivo*, rabbit). 또한 혈중 젖산농도와 creatine kinase 활성이 현저하게 감소한다.[¶2]

(3) 간세포보호작용

- acanthoside B, D는 sGOT, sGPT의 비정상적인 상승을 정상화한다(*in vivo*, mouse).
- acanthoside D에는 항지간(抗脂肝)작용이 있다(*in vivo*).

(4) 기 타

- 항염증작용: *A. koreanum*의 CH_2Cl_2분획에서 분리된 acanthoic acid는 TNFα로 자극한 사람의 대장암세포주인 HT-29로부터 IL-8의 분비를 억제한다. 또한 trypsin으로 자극한 백혈병세포주인 HMC-1로부터의 TNFα의 분비를 억제한다(*in vitro*).[2)]
  - acanthosessiligenins I and II, acanthosessiliosides A, B, D는 LPS로 유도한 염증반응을 억제하며 이는 NO 생산 저해에 기인한다.[3)]
- 항종양작용: *A. giraldii*로부터 얻은 다당류를 고형암을 일으킨 실험동물에 투여하면 생체면역반응이 촉진되어 sarcoma 180의 성장이 억제되고 생존기간이 길어진다(*in vivo*, mouse).[4)]
- *A. obovatus*의 뿌리에서 얻는 다당류에는 면역조절작용이 있다(*in vivo*, mouse).[5)]

규 격 **목부조직 및 가는 가지** 목부조직 및 가는 가지가 2.0% 이상 섞여 있지 않다. **이물** 목부조직 및 가는 가지 이외의 이물이 1.0% 이상 섞여 있지 않다.

엑스함량 물엑스 8.0% 이상 **산불용성회분** 1.0% 이하

응 용 한방에서 강장, 이수, 거습, 진통약으로 류마티스, 신경통 등의 요슬동통(腰膝疼痛), 각기(脚氣), 피부풍습(皮膚風濕), 수종(水腫), 임포텐츠, 음낭습양(陰囊濕痒) 등에 쓴다.

처 방 오가피환(五加皮丸), 오가피산(五加皮散)

용 량 3 ~ 9 g

동류생약

- 가시오가피(*Acanthopanax senticosus* Maxim.)

● 참고문헌

1) Nishiyama N *et al.* (1985) Shoyakugaku Zasshi 39: 238-242
2) Cai XF *et al.* (2003) Chem. Pharm. Bull. 51: 605-607
3) Lee DY *et al.* (2012) J. Nat. Prod. 75: 1138-1144
4) Wang JZ *et al.* (1992) Cancer Lett. 65: 79-84
5) Wang JZ *et al.* (1991) Planta Med. 57: 335-336

가시오가피(자오가) Acanthopanacis Senticosi Radix et Rhizoma KHP JP
(刺五加, Ga Si O Ga Pi)

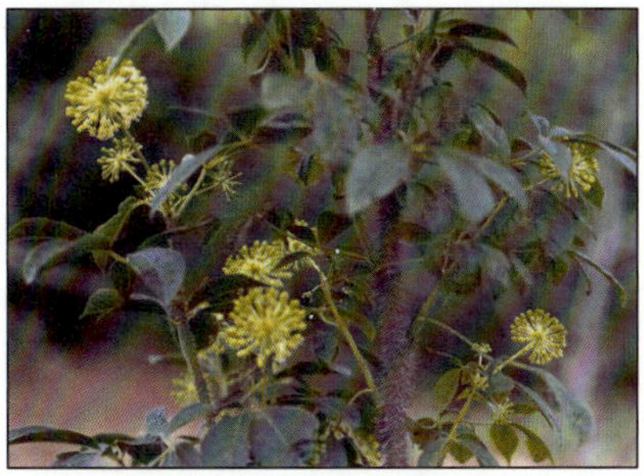

기 원 가시오가피나무 *Acanthopanax* (= *Eleutherococcus*) *senticosus* Maxim. (두릅나무과 Araliaceae)의 뿌리 및 뿌리줄기를 건조한 것이다.

산 지 한국, 중국, 일본 및 러시아

성 분 Lignan: syringaresinol, acanthoside B (= syringaresinol monoglucoside), eleutheroside E (= syringaresinol diglucoside, acanthoside D, liriodendrin), (−)-sesamin

Triterpene: eleutheroside I (= mussenin B), eleutheroside K, eleutheroside L, eleutheroside M (= hederasaponin B)

Coumarin: eleutheroside B_1 (= isofraxidin-7-α-glucoside)

Flavonoid: antoside, kaempferitrin, kaempferol-7-rhamnoside, quercetin-7-rhamnoside, isoquercitrin 등

Phenylpropanoid: syringin (= eleutheroside B), chlorogenic acid, coniferin, coniferyl alcohol, caffeic acid 등

약 리 (1) 강장작용

- 가시오가피의 주된 효과는 사포닌 성분의 강장작용이며 이 효과는 인삼이나 오가피보다 큰 것으로 알려져 있다.
- 사포닌 성분은 심근경색을 예방하며, 고혈당증 동물에서 혈당강하작용을 나타낸다.
- (+)-syringaresinol-di-*O*-β-D-glucoside의 경우 실험동물(rat)의 수영시간을 연장시킨다.[1)]
- eleutheroside A, B, B_1, C, E에는 adaptogenic activity와 gonadotropic action이 있다.
- eleutheroside B는 alloxan으로 유도한 당뇨에 의해 유리되는 hexokinase의 activity를 억제하여 혈당을 낮추며, 동물실험에서 체력 및 번식력의 증강에 유효하다.

(2) 항염증작용

- 추출물은 피부과민성(mast cell-dependent anaphylaxis)과 histamine의 유리를 억제한다(설치류, *in vivo*, *in vitro*).[2)]
- 줄기껍질에서 분리된 liriodendrin을 경구투여하면 초산으로 유도한 혈관투과성의 증가가 억제되며(*in vivo*, mouse), carrageenan으로 유도한 발부위의 급성부종이 감소한다(*in vivo*, rat). liriodendrin의 가수분해산물인 syringaresinol이 liriodendrin보다 NO와 PGE_2, TNFα의 생성(LPS로 유도)을 더 강력하게 억제하는 것으로 보아 liriodendrin이 syringaresinol로 전환되어 이러한 항염증, 진통작용을 나타내는 것으로 보인다.[3)]
- chlorogenic acid와 syringaresinol-di-*O*-β-D-glucoside는 스트레스에 의한 위궤양의 발생을 억제한다(*in vivo*, rat).[4)]

(3) 기 타

- 가시오가피의 배양세포에서 분리된 다당류는 TLRs (= toll-like receptors)에 작용하여 mitogen- activated protein kinase와 NFκB를 활성화시킴으로써 B 세포와 수용체의 작용을 활성화한다(면역

증강작용, *in vitro*).[5]

- 뿌리껍질의 추출물은 스트레스나 파킨슨병과 관련된 뇌조직에서의 noradrenaline과 dopamine의 양을 조절하는 작용을 가지고 있다.[6]
- 추출물은 MPTP로 파킨슨병을 유발한 흰쥐에 대한 항파킨슨병 작용을 나타낸다.[7]
- 고온이나 과산화물, 중금속(구리, 카드뮴)과 같은 스트레스로부터 태아(물뱀, *Lymnaea stagnalis*)를 보호한다.[8]
- liriodendrin에는 진통작용이 있다.

응 용 강장, 강정, 진정약

용 량 3 ~ 9 g

● 참고문헌

1) Nishibe S *et al.* (1990) Chem. Pharm. Bull. 38: 1763-1765
2) Yi JM *et al.* (2002) J. Ethnopharmacol. 79: 347-352
3) Jung HJ *et al.* (2003) Planta Med. 69: 610-616
4) Fujikawa T *et al.* (1996) Biol. Pharm. Bull. 19: 1227-1230
5) Han SB *et al.* (2003) Int. Immunopharmacol. 3: 1301-1312
6) Fujikawa T *et al.* (2002) Phytother. Res. 16: 474-478
7) Liu S *et al.* (2012) Phytomedicine 19: 631-638
8) Boon-Niermeijer EK (2000) Phytomedicine 7: 389-399

요힘바 Yohimbae Cortex
yohimbe bark

기 원 요힘바나무 *Pausinystalia yohimba* Pierre ex Beille (꼭두서니과 Rubiaceae)의 줄기껍질을 말린 것이다. 아프리카 남부의 카메룬, 나이지리아, 콩고 등에서 야생

성 장 관상이며 두께 3.5 ~ 20 mm 길이 75 cm 내외. 너비 16 cm이며 바깥면은 회갈색의 주피로 싸여 있고, 지의류가 붙어 있을 때는 흰색 ~ 회색의 반점이 보인다. 안쪽은 밋밋하고 색깔은 적갈색이고 맛은 쓰다.

성 분 Carboline alkaloid: yohimbine, pseudoyohimbine, ajmalicine

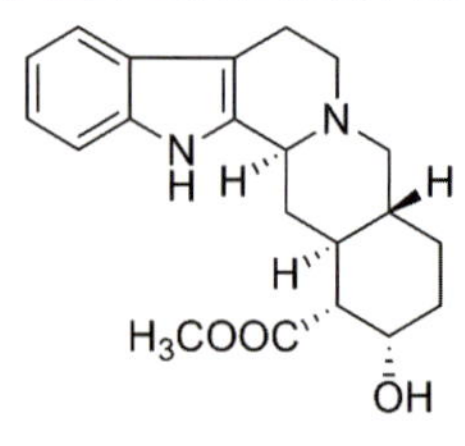

yohimbine

약 리 (1) 교감신경차단작용

- yohimbine은 선택적인 시냅스전 α_2-수용체 길항제로 교감신경 차단제이다. 저농도에서는 혈압을 올리나 고농도에서는 혈압을 내리며, 말초혈관 확장작용을 가지고 있다. 특히, 요도해면체(corpus cavernosum)에 분포하고 있는 말초혈관을 확장시키므로 최음제(aphrodisiac)로 사용되었다.[¶3]
- 물추출물과 yohimbine은 α-adrenergic 길항제이면서 endothelin 유사작용도 가지고 있어 NO의 생산을 증가시킨다(*in vitro*).[1]

(2) 기 타

- yohimbine은 평활근에도 작용하여 장관의 긴장성과 운동을 증가시킨다.[¶3]
- yohimbine은 지방세포에 있는 α_2-수용체에도 작용하므로 지방분해를 증가시킬 수도 있다.[¶3]
- yohimbine을 발기부전 치료제로 사용하는 데에는 논란이 있으며, 비만치료 효과도 의문시되고 있다.[¶3]

응 용 원주민에 의하여 최음제로 사용되어 왔다. yohimbine HCl(최음제)의 제조 원료

발기부전(특히, 당뇨환자), 기립성저혈압(특히, 삼환계 우울제로 인한), 만성변비 등에도 사용할 수 있다.[¶3]

용 량 최대 용량은 0.01 g/1회, 0.02 g/1일[¶3]

주의 및 부작용 고농도에서 저혈압이나 지속적인 발기, 과민, 불면, 진전, 현기증, 편두통, 오심, 구토, 설사를 일으킬 수 있다.

금기사항 심한 간기능 장애나 신장장애가 있는 경우

● 참고문헌

1) Ajayi AA *et al.* (2003) Methods Find Exp. Clin. Pharmacol. 25: 817-822

저백피

Ailanthi Radicis Cortex KHP CP

(樗白皮, Jeo Baek Pi) **저근백피** (樗根白皮), **저피** (樗皮)

기 원 가죽나무 *Ailanthus altissima* Swingle(소태나무과 Simaroubaceae)의 주피를 제거한 수피 또는 근피이다.

성 상 고르지 않은 모양으로 관상 또는 반관상으로 길이와 너비가 같지 않으며, 두께 2 ~ 5 mm이다. 바깥면은 회백색 ~ 엷은 갈색으로 엉성하

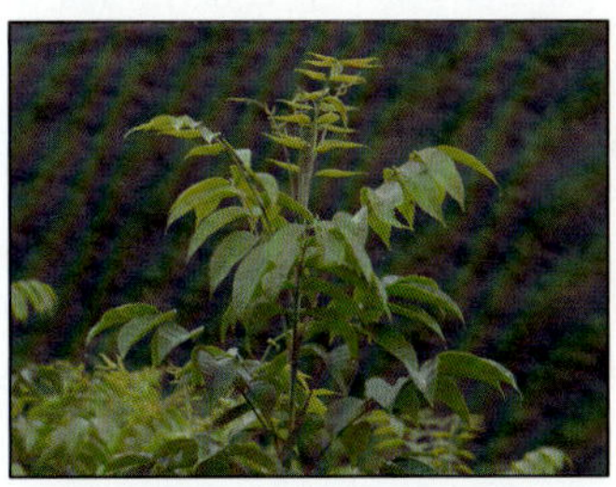

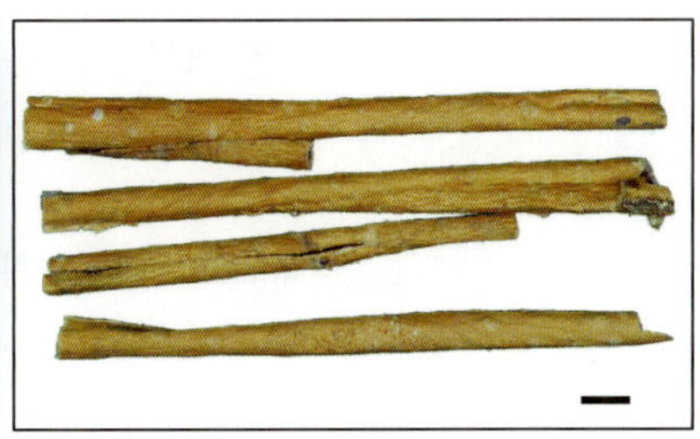

며 때로는 코르크층이 떨어져 황백색을 나타내기도 한다. 안쪽은 엷은 황색 ~ 엷은 갈색으로 매끄럽고 점 모양의 혹 또는 작은 혹이 많이 배열되어 있고, 때로는 파열하여 작은 구멍을 이룬 것도 있다. 질은 단단하면서도 연하며, 꺾인 면은 매끄럽지 않고 섬유성이다. 꺾을 때 강렬한 냄새가 있으

며 맛은 매우 쓰다.

성 분 Quassinoid 고미성분: ailanthone, chapparinone, amarolide, shinjulactone A ~ N, 13,18-dehydroglaucarubinone, 13,18-dehydroglaucarubolone, ailantinol A ~ G, 6α-tigloyloxychaparrinone

Indole alkaloid: canthin-6-one, 1-methoxycanthin-6-one, 5-methoxycanthin-6-one, canthin-6-one-3-*N*-oxide, 1-(1,2-dihydroxyethyl)-4-methoxy-carboline

근피에는 mersosin, tannin 등이 들어 있다.

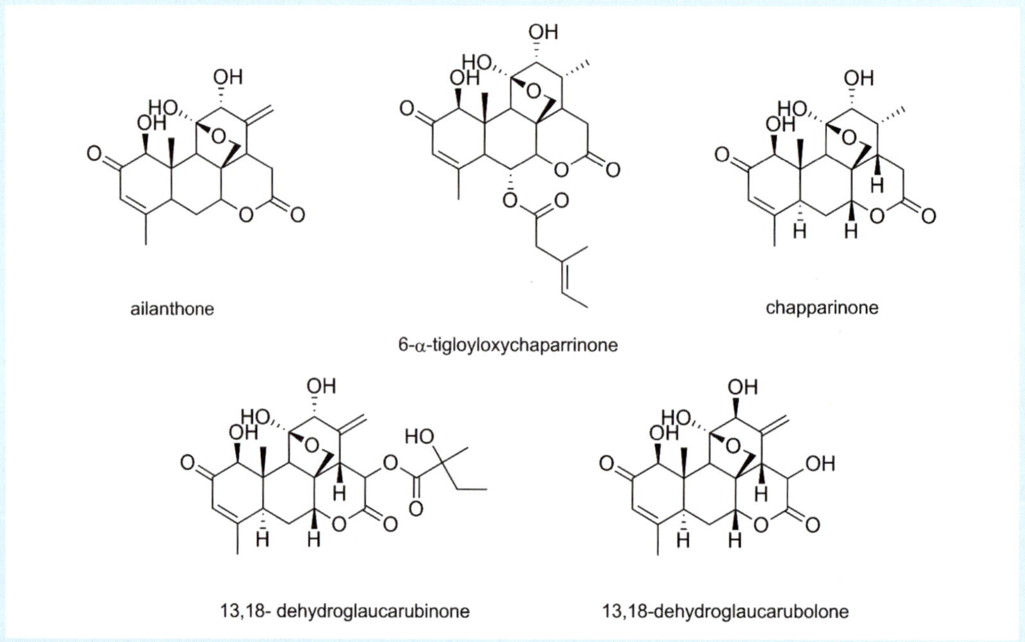

약 리 **(1) 항미생물작용**

- 항아메바작용: ailanthone은 아메바에 대하여 항아메바작용을 나타낸다.
- 항원충작용: quassinoid인 ailanthone과 6α-tigloyloxychaparrinone은 chloroquine에 내성을 가진 말라리아 원충(*Plasmodium falciparum*: 열대열 원충)의 생장을 억제한다(*in vitro*). ailanthone의 경우 숙주세포(Vero cell line)에 대한 세포독성이 낮다.[1)]
- 항바이러스작용: MeOH 추출물은 HIV-1의 envelope glycoprotein인 gp120/41과 T 임파구(숙주세포)의 세포막 단백질인 CD4와의 반응을 억제하여 virus에 의한 fusion(syncytia formation) 과정을 억제한다(*in vitro*).[2)]
- 항결핵작용: shinjulactone K와 ailanthone에는 항결핵작용이 있다.[3)]

(2) 기 타

- ailanthone에는 항궤양작용이 있다.
- 저근백피에서 분리된 quassinoid계 성분에는 종양의 발생을 억제하는 작용이 있다(Epstein-Barr virus activation test).[4)]
- 암세포독성: alkaloid 함유 추출물은 HeLa 세포주에 대해 세포독성을 보이며 SAOS, U87MG, U-937 세포주에 대하여 세포사멸을 유발한다.[5)]
- 항염증작용: 지상부의 EtOH 추출물은 COX-2를 억제한다. [*in vitro*, bone marrow-derived mast

cell (BMMC)].[6]

응 용 지사, 지혈, 적백대하(赤白帶下)의 치료에 쓴다.

처 방 저백피산(樗白皮散)

용 량 3 ~ 9 g

● 참고문헌

1) Okunade AL *et al.* (2003) Phytother. Res. 17: 675-677
2) Chang YS, Woo ER (2003) Phytother. Res. 17: 426-429
3) Rahman S *et al.* (1997) Chem. Pharm. Bull. 45: 1527-1529
4) Kubota K *et al.* (1997) Cancer Lett. 113: 165-168
5) De Feo V *et al.* (2005) Phytother. Res. 19: 226-230
6) Jin MH *et al.* (2006) Biol. Pharm. Bull. 29: 884-888

주 목 Taxi Cortex
(朱木, Ju Mok) yews

기 원 주목 *Taxus cuspidata* Siebold et Zucc., 눈주목 *T. caespitosa* Nakai (주목과 Taxaceae)의 주피이다. 서양에서는 태평양주목 *T. brevifolia* Nutt의 주피이다.

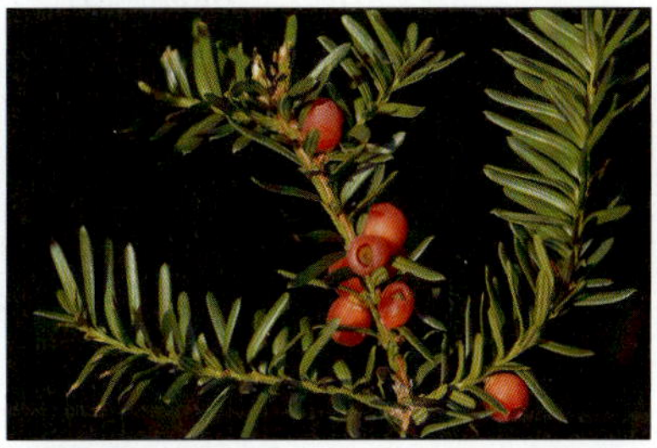

성 상 상록교목으로 높이 17 ~ 20 m에 달하며, 수피는 적갈색으로 얇게 갈라지고, 가지가 밀생(密生)하며, 작은 가지는 호생한다. 잎의 밑부분은 좁고 짧은 대가 있으며, 끝이 뾰족하고 표면은 짙은 녹색으로 되어 있다.

성 분 Diterpene alkaloid: paclitaxel (= taxol), docetaxel (반합성품), cephalomannine, 10-deacetylcephalomannine

Diterpenoid (taxoid): baccatin (*T. baccata*), taxezopidine A ~ L, taxuspine A ~ Z, taxinine A ~ L, taxinine A 11, 12-epoxide 등

Steroid: ecdysterone, ponasterone, taxisterone 등

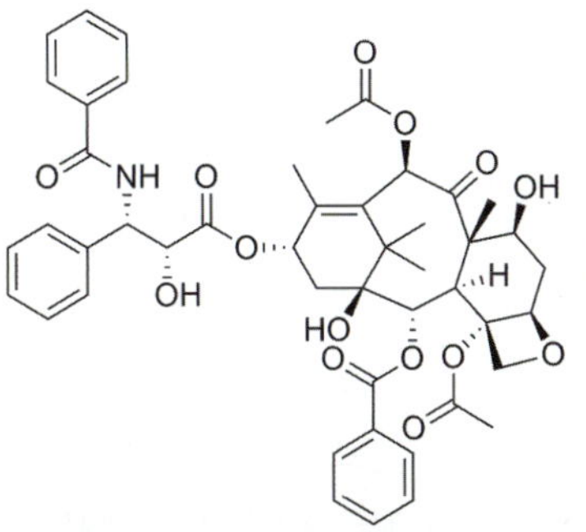

paclitaxel (= taxol)

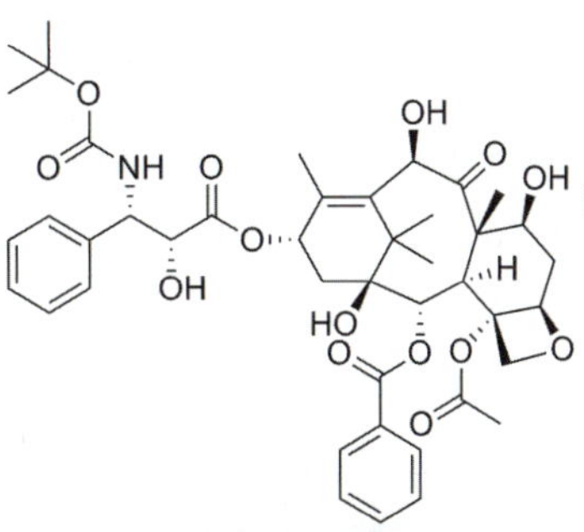

docetaxel (= taxotere)

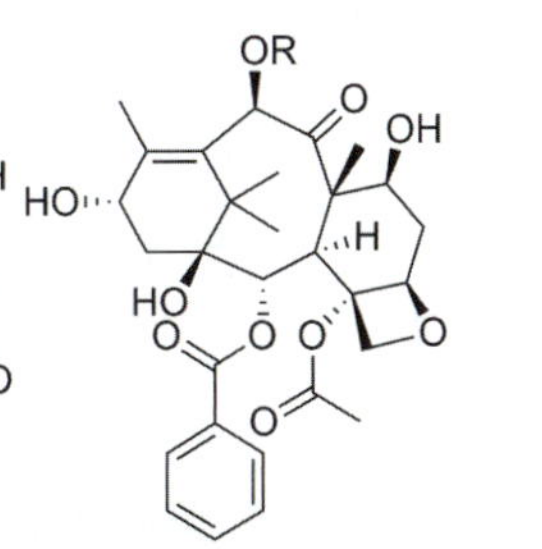

baccatin III, R=Ac
10-deacetylbaccatin III, R=H

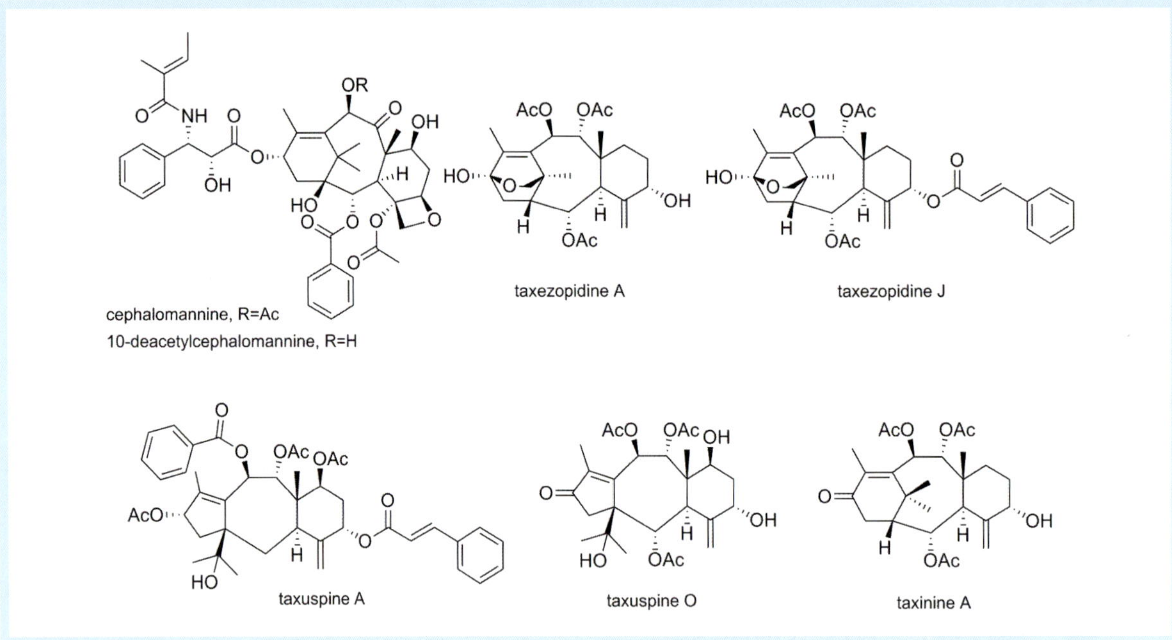

약 리 **(1) 항암작용**

- taxol은 방추사의 polymerization에 의한 미세소관의 형성을 촉진하는 반면에 일단 형성된 미세소관이 tubulin으로 해체되는 과정을 억제함으로써 세포분열을 막는다.[¶3] taxuspine D를 비롯한 taxoid류에도 이런 작용이 있다.[1)]
- paclitaxel type이 아닌 taxuspine C를 비롯한 taxoid 계열의 화합물은 다제내성(MDR)을 나타내는 암세포에서의 vincristine의 축적을 증가시킨다.[2,3)]

(2) 기 타

- 혈당강하작용: taxine을 고혈당을 일으킨 실험동물에 주사하면 혈당이 내려간다(*in vivo*, rat, *s.c. i.v.*, 1 ∼ 5 mg/kg).[¶1]
- 다당류는 streptozotocin으로 당뇨를 유발한 mouse에 대하여 혈당강하작용을 나타낸다(*in vivo*).[4)]
- taxine에는 마취작용이 있다(*in vivo*, frog, mouse, rabbit).[¶1]
- 100년 된 한 그루의 주목에서 약 3 kg의 수피를 얻을 수 있고, 이로부터 단지 300 mg의 taxol을 얻을 수 있다. 따라서 식물조직배양을 통하거나 전합성 또는 반합성적으로 taxoid계열의 화합물을 얻고자 하는 연구가 계속되고 있다.[5,6)]

응 용 이뇨, 통경의 효능이 있어 신장병과 당뇨병에 쓴다.[¶1] Taxol® (=paclitaxel, INN)과 반합성품인 Taxotere® (=docetaxel (INN), *N*-debenzoyl-*N*-*tert*-butoxycarbonyl-10-deacetyltaxol)는 전이된 난소암이나 유방암, 폐암 등의 증상에 처방되고 있다.[¶3]

용 량 9 ∼ 15 g, 잎의 경우 3 ∼ 6 g,[¶1] taxol의 경우 175 mg/m²을 3 시간 동안 3주마다 정맥주사한다.

주의 및 부작용 오심, 구토 등의 증상이 나타날 수 있다.[¶1] taxol의 부작용으로는 가역적이기는 하지만 신경통이 빈번하게 일어나며, 말초신경통을 비롯한 근육통, 관절통, 탈모, 소화기관의 궤양발생 등이 있다.[¶3]
주목은 독성이 강한 식물로 그 열매나 씨를 먹으면 가볍게는 오심, 구토, 복통, 설사 등의 증상이 나타나지만, 중독되면 진전, 현기증, 심박동 이상, 혼수, 경련 등의 증상도 나타날 수 있다.[¶3]

● 참고문헌

1) Kobayashi J *et al.* (1995) Experientia 51: 592-595
2) Shigemori H, Kobayashi J (2004) J. Nat. Prod. 67: 245-256
3) Kobayashi J *et al.* (2000) Jpn. J. Cancer Res. 91: 638-642
4) Zhang *et al.* (2012) Int. J. Macromol. 50: 720-724
5) Bai J *et al.* (2004) J. Nat. Prod. 67: 58-63
6) Fett-Neto AG *et al.* (1992) Biotechnology 10: 1572-1575

카스카라사그라다피 Rhamni Purshianae Cortex
cascara sagrada

기 원 카스카라사그라다나무 *Rhamnus purshiana* DC. (갈매나무과 Rhamnaceae)의 줄기 및 가지의 껍질을 건조하여, 1년이 경과된 것을 사용하거나 100℃에서 1시간 가열처리하여 사용한다.

산 지 북미의 캘리포니아, 오리건, 워싱턴, 브리티시 콜롬비아

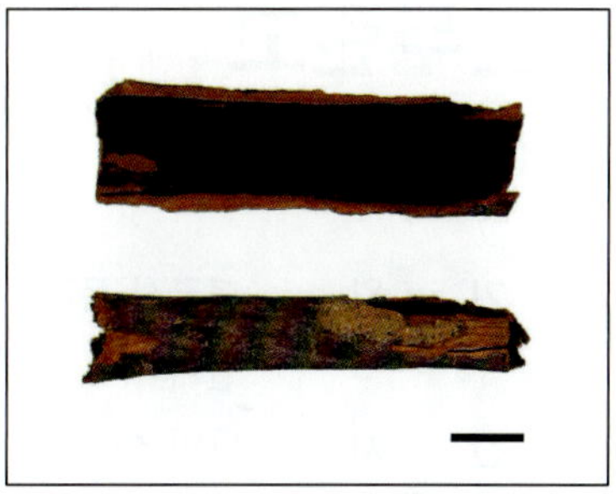

성 상 두께 1 ~ 3 mm, 길이 3 ~ 10 cm. 통상 또는 평상의 껍질로 바깥면은 암갈색 ~ 암회색이나 지의가 붙어 있어 회색 ~ 흰색을 띤다. 파절 면은 섬유성이고 내부형태의 특징은 1차 피층과 2차 피층 사이에 석세포의 무리가 흩어져 있고, 2차 피층에는 1 ~ 4 세포열의 수선이 방사상으로 배열한다. 수선 사이에는 결정세포열을 지닌 섬유속이 배열한다. 유세포는 갈색의 내용물을 가지고 있으며, 전분과 수산칼슘의 결정을 함유하고 특이한 냄새와 맵고 쓴맛이 난다.

성 분 emodin을 genin으로 하는 *O*-glycoside (10 ~ 20%)와 *C*-glycoside (80 ~ 90%)를 함유한다. *C*-glycoside는 barbaloin, chrysaloin, cascaroside A, B, C, D 등이 보고 되고 있다. 신선품에는 anthranol이나 anthrone과 같이 환원체가 들어 있어, 복용하면 점막을 자극하여 최토작용과 복통을 유발하기 때문에 1년 경과품 (1년이 지나면 anthraquinone으로 산화됨)을 사용하거나 가열처리하여 사용한다.
기 타: tannin, 고미질 (cascarin), rhamnol 지방유 등

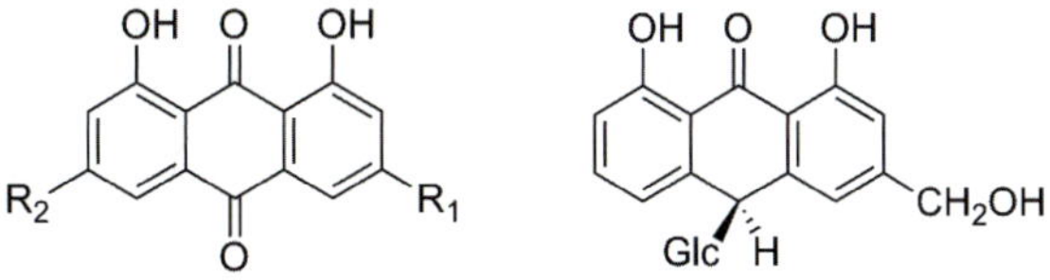

chrysophanol, R_1=CH_3,R_2=H
emodin, R_1=CH_3, R_2=OH
rhein, R_1=COOH, R_2=H
physcion, R_1=CH_3, R_2=OCH_3

barbaloin

약 리 anthraquinone 배당체에 의한 사하작용을 나타낸다. 즉, 내복하면 장운동을 항진시키나 장운동이 병적으로 항진되어 있을 경우에는 정상상태로 복귀시킨다(자세한 사항은 대황 항목을 참조).

응 용 완하제로 1 ~ 4 g, 건위약으로 쓸 경우에는 이보다 적은 양을 쓴다.

주의 및 부작용 반드시 1년이 경과된 것을 사용하거나 100℃에서 1시간 가열처리한 후에 사용한다.

유사생약

- 후랑굴라피(Frangulae Cortex, Rhamni Frangulae Cortex)

  후랑굴라나무 *Rhamnus frangula* L.(갈매나무과 Rhamnaceae)의 가지껍질을 건조한 것으로 적어도 1년 이상 경과품을 쓴다. 아프리카 북부, 중앙 아시아, 러시아에서 생산된다.

  Anthraquinone: frangulin, emodin, physcion, chrysophanol, *iso*-emodin, anthranol 등을 함유하며, 완하제로 쓴다.

콘두란고 Condurango Cortex KP JP

condurango, condurango bark

기 원 덩굴성 목본인 콘두란고나무 *Marsdenia condurango* Rchb. f.(박주가리과 Asclepiadaceae)의 줄기껍질이다.

산 지 남미 안데스 산맥의 북부가 원산지로 주산지는 페루와 에콰도르

성 상 관상 또는 반관상으로 길이 4 ~ 15 cm, 두께 1 ~ 6 mm이다. 바깥면은 회갈색 ~ 어두운 갈색이며 거의 매끈하고 많은 피목이 있거나 또는 약간 인편상이어서 거친 것도 있다. 안쪽면은 엷은 회갈색이며 세로줄이 있다. 꺾인 면의 바깥쪽은 긴 섬유성이고 안쪽은 대개 입상이다. 횡단면을 현미경으로 볼 때 코르크층은 수층의 엷은 막의 세포로 되고 2차 피층은 한 층의 전분초에 내접하여 군데군데 사부섬유속이 있으며 1차 피층에는 많은 석세포군이 있고, 양피부에는 연합유관이 산재한다. 유세포에는 지름 3 ~ 20 μm의 전분립 또는 수산칼슘의 집정을 함유한다. 약간 특이한 냄새가 있고 맛은 쓰다. 회갈색으로 두껍고 질이 단단하며 특이한 방향이 있는 것이 좋다.

성 분 Pregnane glycoside 고미 성분: condurangoglycoside A, A_0, A_1, B_0, C, C_0, C_1, D_0 condurangoside A, A_0, B, B_0, C, C_0, sarcostin, drevogenin-D, dihydrodrevogenin-D, marsdenin, marsdenin 20-*O*-methyl-condurangoglycoside D_0, 20-iso-*O*-methyl-condurangoglycoside D_0 등

기 타: conduritol, 정유, 지방유 등이 있다.

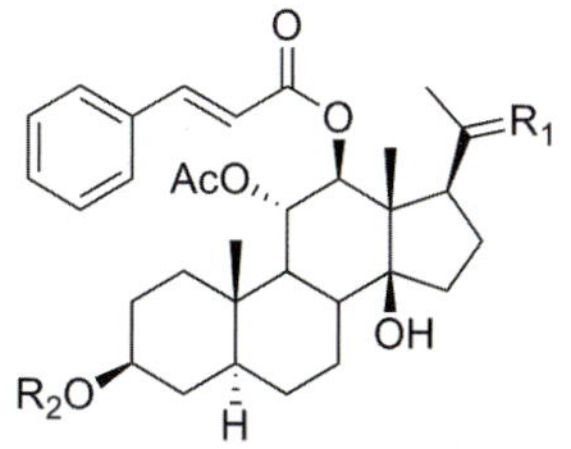

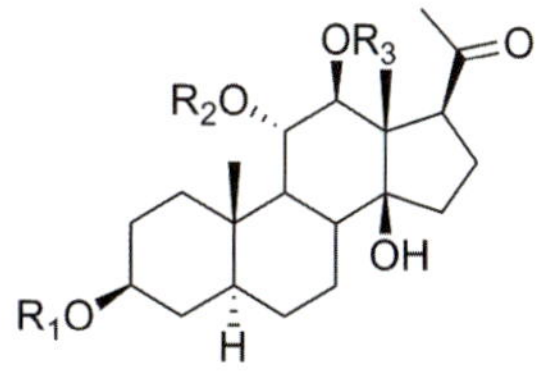

condurangoglycoside A, R_1=O, R_2=S
condurangoglycoside A_0, R_1=O, R_2=S$^{\underline{4}}$Glc
condurangoglycoside A_1, R_1=O, R_2=S$^{\underline{4}}$Glc$^{\underline{1}}$Glc
condurangoglycoside C, R_1=OH, R_2=S
congurangoglycoside C_0, R_1=OH, R_2=S$^{\underline{4}}$Glc
congurangoglycoside C_1, R_1=OH, R_2=S$^{\underline{4}}$Glc$^{\underline{1}}$Glc

condurangoside A, R_1=S, R_2=Ac, R_3=Ac
condurangoside Ao, R_1=S$^{\underline{4}}$Glc, R_2=Ac, R_3=Ac
condurangoside B, R_1=S, R_2=benzoyl, R_3=Ac
condurangoside Bo, R_1=S$^{\underline{4}}$Glc, R_2=Ac, R_3=cinnamomyl

S=-D-cym$^{\underline{4}}$D-oleandrose$^{\underline{4}}$6-deoxy-3-*O*-methyl-allose

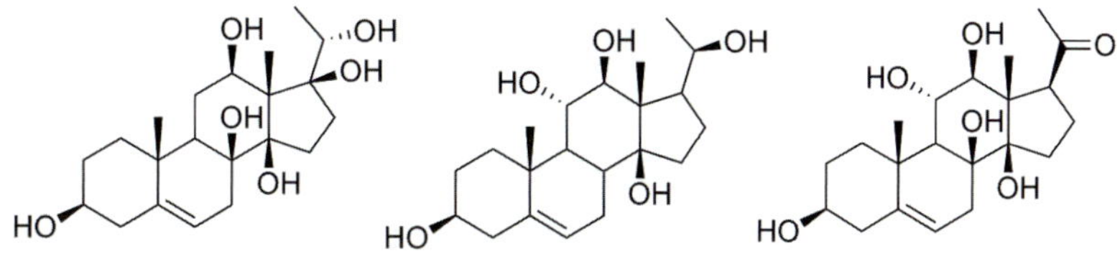

sarcostin drevogenin-D marsdenin

약 리 **(1) 고미건위작용**

•타액과 위액의 분비를 촉진하며 lipase의 기능을 항진시키나 pepsin의 작용은 억제한다.

(2) 항암작용

• condurangoglycoside A_0, B_0, C_0, D_0, 20-*O*-methyl-condurangoglycoside D_0 및 20-iso-*O*-methyl-condurangoglycoside D_0는 Ehlich 복수종양 또는 Sarcoma 180에 대하여 항종양효과를 나타낸다(*in vivo*).

• cinnamoyl기를 가지고 있는 condurangoglycoside A와 C는 골수성백혈병세포주[myeloid leukemia(M1) cell line]의 분화를 강력하게 유도한다(*in vitro*).[1)]

확인시험 가루 1.0 g을 물 5 m*l*로 냉침하여 여과한 맑은 액을 가열할 때 액은 혼탁하고 이를 식히면 다시 맑게 된다(condurangoglycoside).

규 격 **이물** 목부 및 그 밖의 이물이 2.0% 이상 섞여 있지 않다. **회분** 12.0% 이하

응 용 방향성 고미건위약. 일반적으로 유동 엑스로 사용한다. 고미건위약, 식욕증진제

용 량 2 ~ 4 g, 물추출물로서는 0.2 ~ 0.5 g, EtOH 추출물로서는 2 ~ 5 g[¶3]

약전수재품목 **콘두란고유동엑스** (Condurango Fluid Extract): 콘두란고가루 1,000 g을 alcohol, 증류수 및 glycerin (3 : 5 : 2)으로 된 제 1침출제 적당량과 alcohol 및 증류수(1 : 3)로 된 제 2침출제 적당량을 써서 만든다. 건위제로 소화불량, 식욕부진에 쓰며 염산레모네이드제에 배합하여 사용한다.

● 참고문헌

1) Umehara K *et al.* (1994) Chem. Pharm. Bull. 42: 611-616

키 나 Cinchonae Cortex
(規那皮) cinchona bark

기 원 키나나무 *Cinchona succirubra* Pav. ex Kloizsch, *C. ledgeriana* Moensh (꼭두서니과 Rubiaceae) 및 동속식물의 줄기껍질을 말린 것이다. *C. succirubra*는 적색키나라고 하는데 alkaloid 함량이 6 ~ 7%로 비교적 일정하며 전제용으로 사용하고, *C. ledgeriana*는 황색키나라 하여 alkaloid 함량이 15%에 달하고, 그 중 10% 정도가 quinine이어서 quinine 제조용으로 사용한다.
말린 것은 total alkaloid (quinine, cinchonine)로 4% 이상을 함유하여야 한다.

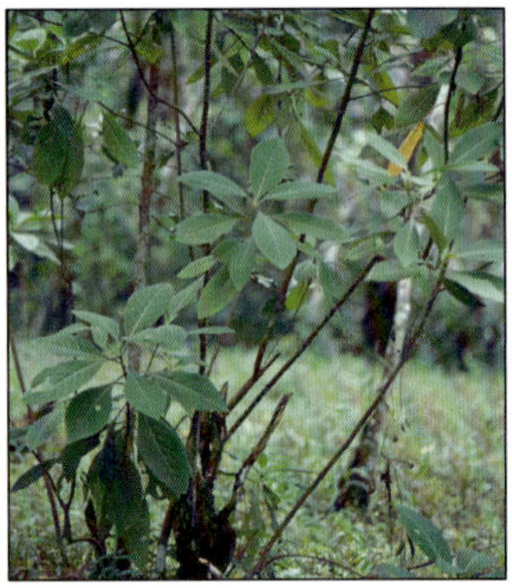

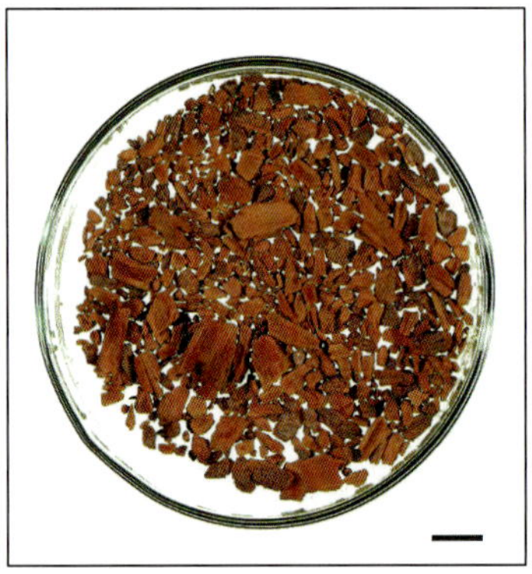

산 지 원산지는 남미 안데스 산맥 해발 1500 ~ 2500 m의 고지이나 인도네시아에서 재배하여 주산지를 이루고 있다.

성 상 키나피는 품종에 따라 색상 등 성상이 다르다.

(1) *Succirubra* sp.: 지름 6 cm의 반관상의 암적갈색의 껍질로서, 겉에는 지의(地衣) 등이 붙어 있는 경우가 많고 내부는 적갈색을 띠고 있다.

(2) *Ledgeriana* sp.: 바깥면은 대갈황색을 띠고 있고 적은 부스러기가 많다. 키나피는 내부구조에 칼 모양의 섬유를 가지고 있는 것이 특징이며, 맛은 수렴성이고 쓰며 약간 냄새가 난다.

성 분 Alkaloid 5 ~ 8% (최고 15%): quinine, quinidine, cinchonine, cinchonidine, quinamine 등 26종

기 타: cinchona tannin (20 ~ 30%) 홍색소 cinchona red, quinic acid, quinovin, quinovic acid 등
quinovin을 glycosidase로 가수분해하면 quinovic acid와 D-quinovose로 된다.

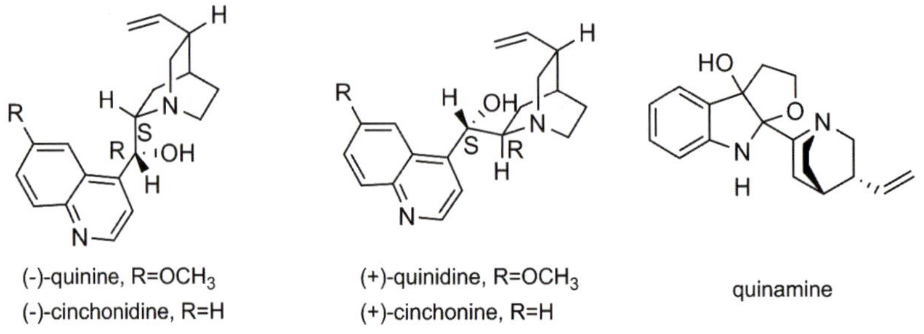

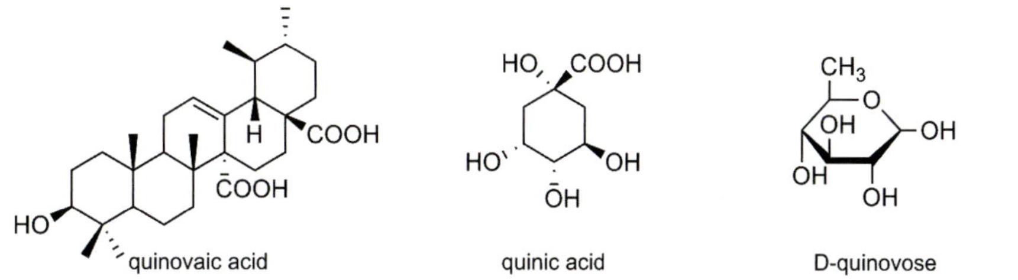

약 리 **(1) 말라리아치료작용**

• quinine은 말라리아의 원충의 무성생식체(schizont)의 생육을 억제한다. *Plasmidium falciparum*보다는 *P. vivax*에 더 유효하다.¶3

• quinine과 quinidine은 적혈구의 세포탈수 과정에 중요한 역할을 하는 K^+-Cl^- cotransport를 억제한다(*in vitro*, Low K (LK) sheep red blood cell).[1)]

(2) 기 타

• quinine은 원형질독으로 세균, 효모, 동물의 정자 등을 죽이는 작용이 강하다. 이 때문에 quinine이 주성분인 좌약이 피임약으로 사용된 적이 있다.

• quinine에는 고미건위작용(식욕증진작용), 해열작용, 진통촉진작용이 있다.

• 부정맥치유작용: quinidine은 심근의 흥분성과 수축력을 억제하기 때문에 부정맥 치료제로 쓰인다.

• 혈소판응집억제작용: cinchonine은 혈소판 세포질로의 Ca^+ 유입을 차단함으로써 사람의 혈소판응집을 억제한다(*in vitro*).[2)]

확인시험 (1) Grahe 반응: 분말 0.5 g을 시험관에 넣고 가열하면 자적색의 증기가 나오고, 시험관의 상부에 부착하면 적색 tar가 된다. 이것은 묽은 EtOH에 녹는다(cinchona tannin).

(2) Thalleioquin 반응: 가루에 NaOH, $CHCl_3$를 넣어 흔들어 섞은 다음, 여과하여 여액을 증발시킨 다음 묽은 Br_2수와 NH_4OH를 넣어 주면 녹색을 나타낸다(quinine, quinidine).

(3) alcohol 추출액은 강한 청색 형광을 나타낸다(quinine, quinidine).

응 용 고미건위약으로 산제, 전제, 엑스제(키나 유동엑스), 틴크제로 하여 이용한다. 주된 용도는 quinine HCl과 quinine sulfate의 제조원료로 말라리아 치료제로 사용된다. 해열제, 양모제, 진통촉진제로도 쓰인다.

용 량 급성 말라리아의 치료에 10 mg/kg을 8시간 동안 정맥주사한다. 내성을 지닌 말라리아나 비급성일 경우에는 경구로 25 mg/kg (1.5 ~ 2 g/day)을 10 ~ 14일간 복용한다.¶3

주의 및 부작용 quinine에 의한 피부알러지 반응이나 발열이 있을 수 있다. 드물게는 혈소판 감소로 인한 출혈현상이 있을 수 있다.¶4

약전수재품목 **퀴닌염산염수화물, 퀴닌황산염수화물, 퀴니딘황산염수화물**

● 참고문헌

1) Adragna NC, Lauf PK (1994) J. Membr. Biol. 142: 195-207
2) Shah BH *et al.* (1998) Biochem. Pharmacol. 56: 955-960

해동피 Kalopanacis Cortex KP
(海桐皮, Hae Dong Pi)

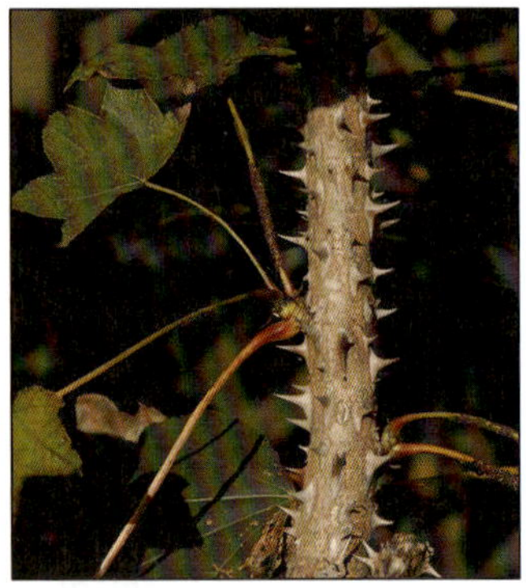

기 원 음나무 *Kalopanax pictus* Nakai (두릅나무과 Araliaceae)의 줄기껍질이다.

성 상 긴 판모양 또는 반원통모양 이고 길이는 일정하지 않으며, 두께 1 ~ 4 mm이다. 바깥면은 회백색 ~ 회갈색이고 거칠며 회흑색의 세로로 갈라진 틈새 및 가로로 향해 벌어진 무늬가 있다. 또한, 노란색이 둥근 점모양의 껍질눈이 흩어져 있으나 뚜렷하지 않다. 껍질에는 못처럼 생긴 가시가 있고, 길이 1 ~ 3 cm이며 그 아랫쪽은 지름이 1 ~ 1.7 cm이며 세로로 긴 타원형을 나타낸다. 가시가 떨어져 나간 속껍질은 노란색이다. 안쪽은 황갈색 또는 자갈색이고 매끄러우며 가는 세로무늬가 뚜렷하다. 질은 단단하고 질기며 절단하기 어렵다. 자른 면은 외부가 회갈색이고 내부는 회황색이며 섬유성이 강하여 뚜렷한 조각층을 나타낸다. 약간의 향기가 나고 맛은 쓰다.

성 분 Triterpene saponin: kalopanaxsaponin A, B, G, K, pericarpsaponin P13, hederasaponin B, pictoside A

Lignan: liriodendrin

Phenolic compound: syringin, protocatechuic acid, coniferin, glucosyringic acid, chlorogenic acid, kalopanaxin A, B, C

기 타: polyacetylene 화합물, tannin, flavonoid, coumarin glycoside류, alkaloid류, essential oil, resin, starch 등

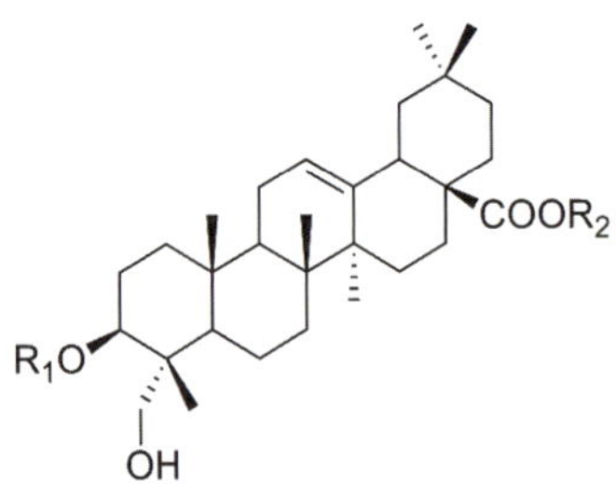

	R$_1$	R$_2$
kalopanaxsaponin A	Rha^{2}Ara	H
kalopanaxsaponin B	Rha^{2}Ara	Rha^{4}Glc^{6}Glc
kalopanaxsaponin I	Xyl^{3}Rha^{2}Ara	H
kalopanaxsaponin H	Glc^{3}Rha^{2}Ara	H
kalopanaxsaponin K	Glc^{4}Xyl^{3}Rha^{2}Ara	Rha^{2}Glc^{6}Glc

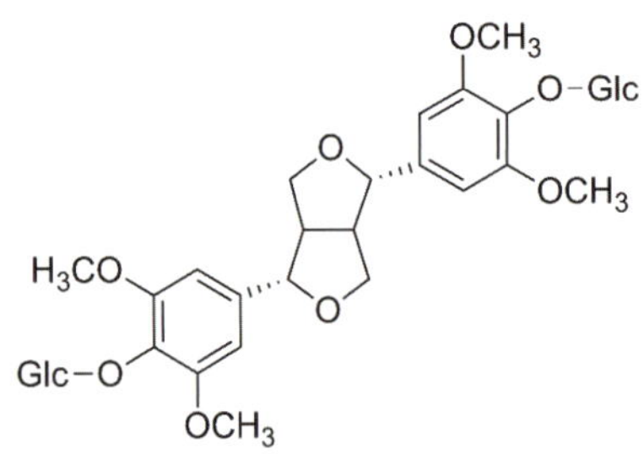

liriodendrin

약 리 (1) 진통작용

• liriodendrin에는 간보호활성이 있고, 약한 부종억제효과와 진통작용이 있다 (writhing test).

(2) 항미생물작용

- 항진균작용: kalopanaxsaponin A와 I는 *Candida albicans*와 *Cryptococcus neoformans*의 성장을 억제한다 (paper disc diffusion method, MIC, 25 *μg/ml*).[1]
- 항말라리아작용: 물추출물은 *Plasmodium falciparum*에 대해서 항말라리아작용을 나타낸다 (*in vitro*, EC_{50}, 4.6 *μg/ml*, selective toxicity > 4).[2]

(3) 항염증작용, 항산화작용

- MeOH 추출물은 carrageenan으로 염증을 유발한 흰쥐에 대하여 항염증작용을 나타낸다.[3]
- 부탄올에 가용성인 혼합물을 알칼리 가수분해하여 얻은 α-hederin methyl ester는 염증반응을 억제하고 항관절염작용을 나타낸다 (*in vivo*, rat, mouse).[4]
- saponin인 kalopanaxsaponin A와 pictoside A에는 항염증작용이 있다 (*in vivo*, vascular permeability test, 50 mg/kg, *p.o.*).[5] kalopanaxsaponin A는 항산화작용을 통하여 관절염에 효과를 나타내는 것으로 보인다.[6]
- kalopanaxsaponin K가 장내 미생물에 의하여 대사를 받아 주로 kalopanaxsaponin H를 거쳐 kalopanaxsaponin I가 되며 다시 kalopanaxsaponin A와 hederagenin이 된다. kalopanaxsaponin A의 류머티스 관절염에 대한 효과가 kalopanaxsaponin K보다 더 좋다.[7]
- hederagenin monodesmoside류는 지질의 과산화를 억제한다 (*in vitro*).[8]

(4) 기 타

- 항종양작용: kalopanaxsaponin A에는 항종양작용이 있다 (*in vivo*, mouse).[9] 또한 hederagenin과 hederagenin-3-*O*-glycoside류는 *N*-methyl-*N'*-nitro-*N*-nitrosoguanidine에 의한 돌연변이를 억제하고 여러 암세포주에 대한 세포독성을 나타낸다 (*in vitro*).[10]
- 지질저하작용, 혈당강하작용: kalopanaxsaponin A와 hedearagenin은 혈중 콜레스테롤과 지질의 수치를 낮춘다. kalopanaxsaponin A에는 혈당강하작용이 있다 (streptozotocin-induced diabetic rat).[11]

응 용 수렴, 진통약으로 거풍습, 살충, 활혈의 효능이 있고, 류머티즘에 의한 근육마비, 근육통, 관절염, 옴 등에 쓴다. 타박상에 짓찧어서 붙이기도 한다.

처 방 해동피산 (海桐皮散)

용 량 3 ~ 9 g, 외용하기도 한다.

주의 및 부작용 MeOH 추출물의 LD_{50}은 4,033 mg/kg로 비교적 독성이 낮다 (rat).[12]

● 참고문헌

1) Kim DW *et al.* (1998) Arch. Pharm. Res. 21: 688-691
2) Park H *et al.* (2003) Biol. Pharm. Bull. 26: 1623-1624
3) Lee EB *et al.* (2001) J. Ethnopharmacol. 77: 197-201
4) Li DW *et al.* (2003) Biol. Pharm. Bull. 26: 429-433
5) Li DW *et al.* (2002) Chem. Pharm. Bull. 50: 900-903
6) Choi J *et al.* (2002) J. Ethnopharmacol. 79: 113-118
7) Kim DH *et al.* (2002) Biol. Pharm. Bull. 25: 68-71
8) Choi L *et al.* (2001) Arch. Pharm. Res. 24: 536-540
9) Park HJ *et al.* (2001) Planta Med. 67: 118-121

10) Lee KT *et al.* (2000) Planta Med. 66: 329-332
11) Park HJ *et al.* (1998) Arch. Pharm. Res. 21: 24-29
12) Choi J *et al.* (2001) Arch. Pharm. Res. 24: 119-125

황 백 Phellodendri Cortex KP CP JP

(黃柏, Hwang Baek) phellodendron bark

기 원 황벽나무 *Phellodendron amurense* Ruprecht 또는 황피수(黃皮樹) *P. chinense* Schneider (운향과 Rutaceae)의 줄기껍질로서 주피를 제거한 것이다.

건조한 것은 berberine 0.6% 이상을 함유한다.

산 지 한국, 중국, 일본

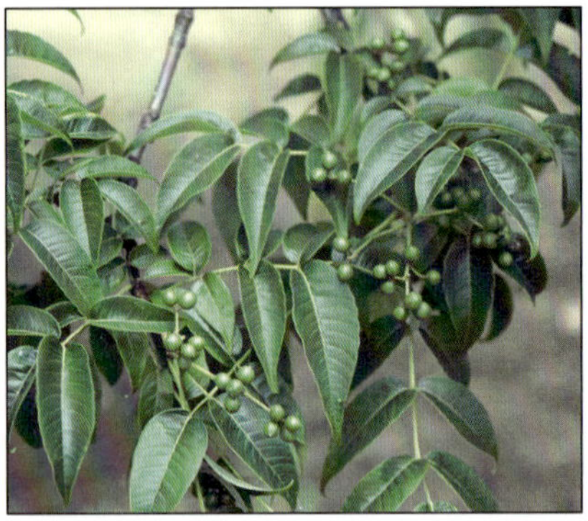

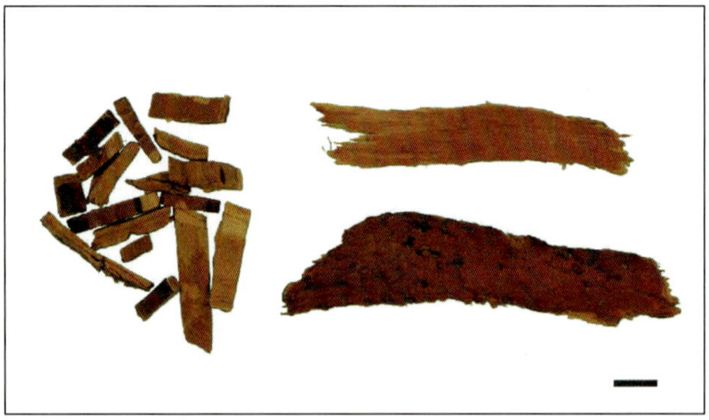

성 상 판모양 ~ 반원통모양의 조각으로 두께 2 ~ 4 mm이다. 바깥면은 회황갈색 ~ 회갈색이고 껍질눈 자국이 많이 있다. 안쪽 면은 노란색 ~ 어두운 황갈색으로 가는 세로 줄이 있고 매끈하다. 꺾인 면은 섬유성이고 밝은 노란색을 띤다. 횡단면을 확대경으로 볼 때 피부의 바깥층은 노란색으로 얇고, 석세포가 황갈색의 점모양을 이루어 분포한다. 피부의 안층은 두껍고, 1 차 방사조직은 바깥쪽으로 뻗어감에 따라 너비가 넓어지며 2 차 피부의 1 차 방사조직 사이는 약간 삼각형을 이루고 그 정점에 후생 방사섬유가 모여 있다. 이 조직에 갈색을 나타내는 사부섬유군은 계단상으로 나란히 배열하고 수선이 교차하여 격자모양을 나타낸다. 약간 특유한 냄새가 있고 맛은 매우 쓰며 점액성으로 침을 노랗게 물들인다.

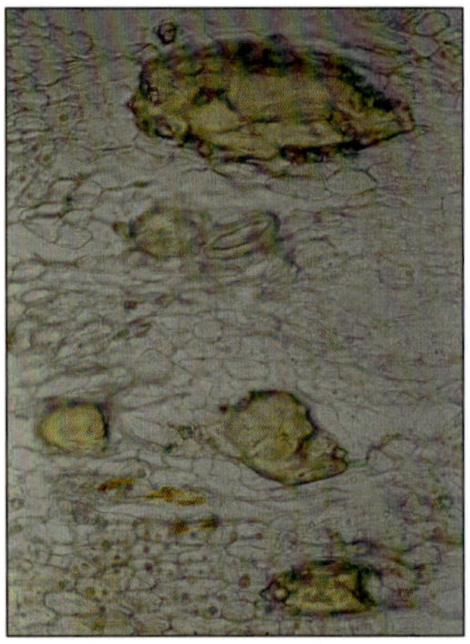

성 분 Alkaloid 1–3%: berberine (isoquinoline alkaloid), palmatine, jateorrhizine, phellodendrine, cadicine, menispermine, magnoflorine, *N*-methyl-higenamine, canthin-6-one 등

Furoquinoline–type alkaloid: dictamine, γ-fagarine, skimmianine (= β-fagarine)

Indolopyridoquinazolin type alkaloid: rutaecarpine, 7,8-dehydrorutaecarpine

Limonoid 고미질: obacunone, limonin 등.

Phenolic compound: (±)-lyoniresinol, syringin, coniferin, syringaresinol-di-*O*-β-D-glucopyranoside, sinapic aldehyde-4-*O*-β-D-glucopyranoside, vanilloloside, methyl 5-*O*-feruloyl-quinate, 3-*O*-feruloylquinic acid

Phytosterol: campesterol, β-sitosterol, 7-dehydrostigmasterol 및 이들의 고급지방산 에스테르 등

[잎]

Flavonoid: phellodensin A ~ C, amurensin, quercetin 3-*O*-β-D-glucoside, quercetin, kaempferol, kaempferol-3-*O*-β-D-glucoside, kaempferol-3-*O*-β-D-galactoside, phellamuretin, neophellamuretin, phellamurin 등

Coumarin: phellodenol A ~ C

Phenylacetate: (2*R*)-sodium 3-phenylacetate

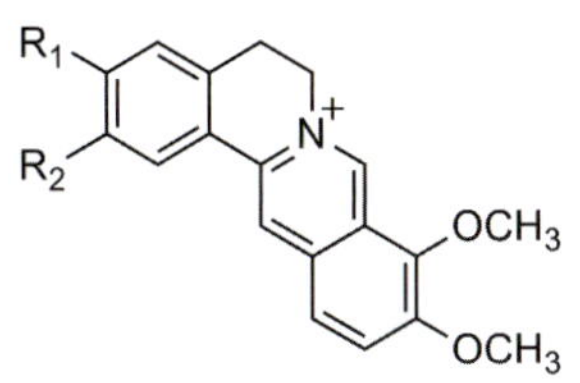

berberine, $R_1{}^+R_2$=-OCH_2O-
palmatine, R_1=OCH_3, R_2=OCH_3
jateorrhizine, R_1=OH, R_2=OCH_3

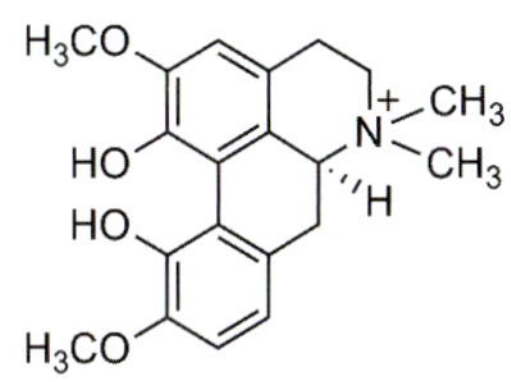

magnoflorine

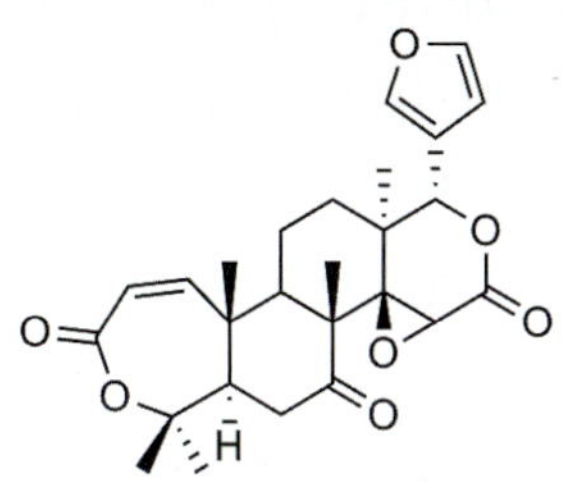

obacunone

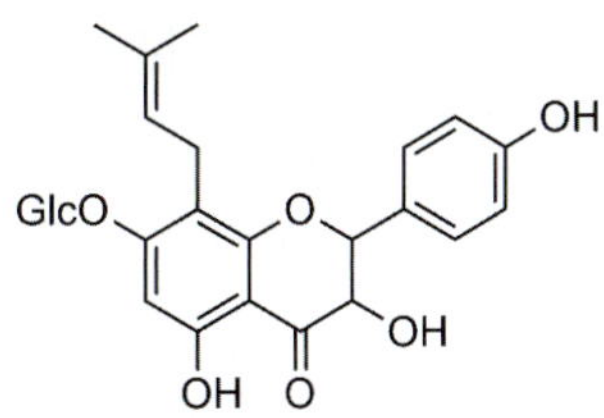

phellamurin

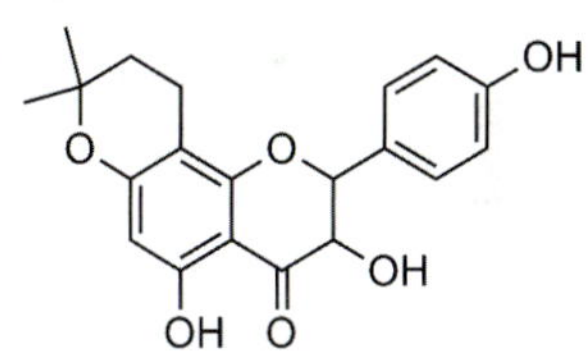

phellamuretin

약 리

(1) 항미생물작용

- protoberberine류의 성분들은 칸디다균주들의 sterol과 chitin의 생합성을 억제하여 항진균 작용을 나타낸다(*in vitro*).[1]
- 주성분인 berberine에는 항균작용(황색 포도상구균, 적리균, 콜레라균, 임균 등), 항콜레라 독소작용이 있다.

(2) 수렴작용, 피하출혈흡수촉진작용(외용)

- 콜레라균 및 대장균의 enterotoxin에 의한 소장내 수분 및 전해질 분비항진을 억제하는데, 이러한 작용은 황백의 지사작용(수렴작용)에 의한 것으로 볼 수 있다.

(3) 항염증작용

- 황백의 성분 중에는 항산화작용이나 tyrosinase 억제활성(미백작용)을 가지고 있는 성분들이 있다.[2]

• 추출물은 TPA로 유도한 부종을 억제한다.[3)]

(4) 기 타

• 치매개선작용: 추출물과 berberine은 scopolamine으로 건망증을 유도한 흰쥐에 대하여 기억력개선 효과를 나타낸다.[4)]

• 관절보호작용: EtOH 추출물은 골관절 연골 및 연골세포의 사멸을 억제한다. 이는 proteoglycan의 분비억제, type II collagen의 분해억제, aggrecanase 및 MMP 활성, phospho-ERK1/2, JNK, p38 MAPK의 수준을 저해하는데서 기인한다.[5)]

• 주성분인 berberine에는 항미생물작용 외에도 건위작용, 혈압강하작용, 근수축력증강작용(positive inotropic action), anti-heparin 작용, acetylcholine 증강작용, 항염증작용, 해열작용, 담즙분비 및 bilirubin 배출촉진작용, 혈청 cholesterol 저하작용이 있다.[6)] 또한, berberine은 caspase-3가 관여하는 경로를 통하여 암세포의 세포사멸을 촉진한다(*in vitro*, HL-60 cell).[7)]

• phellodendrine은 prednisolone이나 cyclophosphamide와는 달리 항체생산에는 영향을 주지 않으면서 delayed type hypersensitivity나 이식거부반응을 억제한다(*in vivo*, mouse). 즉, 체액성면역에는 영향을 주지 않고 세포성면역을 선택적으로 억제한다. 이러한 작용은 magnoflorine에도 있다.[8,9)]

• berberine을 함유하지 않은 분획에 항궤양작용이 있다(*in vivo*, rat, mouse).[10)]

확인시험 (1) 가루 1 g에 diethyl ether 10 m*l*를 넣고 때때로 흔들어 섞으면서 10분간 방치하고 여과한다. 여과지 위의 가루를 모아 EtOH 10 m*l*를 넣고 때때로 흔들어 섞으면서 10분간 방치한 다음 여과한다. 여액 2 ~ 3방울에 HCl 1 m*l*를 넣고 H_2O_2 1 ~ 2방울을 넣어 흔들어 섞을 때 액은 적자색을 나타낸다.

(2) (1)에서 얻은 EtOH 액을 검액으로 한다. 따로 염화 berberine 1 mg을 MeOH 1 m*l*에 녹여 표준액으로 한다. 이들 액을 가지고 TLC법에 따라 시험한다. 검액 및 표준액 5 μ*l*씩을 TLC용 silica gel을 써서 만든 박층판에 점적한다. 다음에 *n*-BuOH · H_2O · HOAc 혼합액(7 : 2 : 1)을 전개용매로 하여 약 10 cm 전개한 다음 박층판을 바람에 말린다. 여기에 자외선(주파장 365 nm)을 쪼일 때 검액에서 얻은 몇 개의 반점 중 1개의 반점은 표준액에서 얻은 황색 ~ 황록색의 형광을 내는 반점의 색상과 R_f 값이 같다.

(3) 가루에 물을 넣어 저어 섞을 때 액은 점액으로 인한 겔상을 나타낸다.

규 격 **건조감량** 11.0% 이하(60℃, 8시간) **회분** 7.5% 이하

응 용 고미건위, 정장, 소염성수렴약으로 위장염, 복통, 황달, 설사 등의 증상에 사용한다. 또한 타박상에 외용하기도 한다. berberine의 제조 원료

처 방 온청음(溫淸飮), 황련해독탕(黃連解毒湯), 치자벽피탕(梔子蘗皮湯), 자음강화탕(滋陰降火湯)

용 량 3 ~ 9 g, 외용하기도 한다.

● **참고문헌**

1) Park KS *et al.* (1999) J. Antimicrob. Chemother. 43: 667-674
2) Wu TS *et al.* (2003) J. Nat. Prod. 66: 1207-1211
3) Cuellar MJ *et al.* (2001) Fitoterapia 72: 221-229
4) Lee B *et al.* (2012) Korean J. Physiol. Pharmacol. 16: 79-89
5) Kim JH *et al.* (2011) J. Ethnopharmacol. 134: 234-242
6) Uchiyama T *et al.* (1989) Yakugaku Zasshi 109: 672-676

7) Nishida S *et al.* (2003) Am. J. Chin. Med. 31: 551-562
8) Mori H *et al.* (1995) Planta Med. 61: 45-49
9) Mori H *et al.* (1994) Planta Med. 60: 445-449
10) Uchiyama T *et al.* (1989) Yakugaku Zasshi 109: 672-676

후 박

Magnoliae Cortex KP CP JP
(唐厚朴, Hu Bak) magnolia bark

기 원 일본목련 *Magnolia obovata* Thunberg, 후박 *M. officinalis* Rehder et Wilson 또는 요엽후박(凹葉厚朴) *M. officinalis* Rehder et Wilson var. *biloba* Rehder et Wilson (목련과 Magnoliaceae)의 줄기껍질이다.

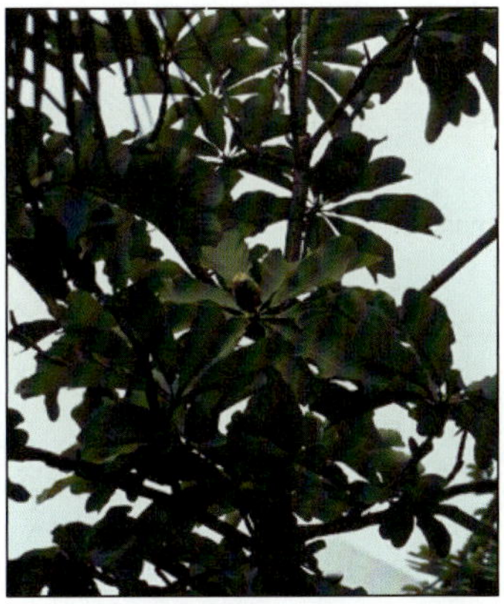

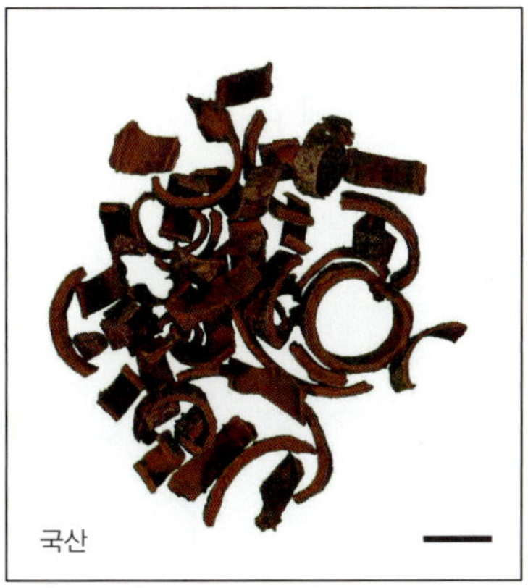

국산

중국산은 *M. officinalis* Rehder et E. H. Wilson의 수피를 건조한 것 [상품명: 천박(川朴), 호북후박(湖北厚朴) 등], 및 근피(根皮)를 건조한 것 [근박(根朴)이라고 함], 또는 *M. officinalis* Rehder et E. H. Wilson var. *biloba* Rehder et E. H. Wilson의 수피를 건조한 것 [상품명: 온박(溫朴), 온주후박(溫州厚朴)이라고 함]이다. 중국산 후박은 모두 생약 절단면에 불순한 magnolol 결정이 석출되며, 온주후박의 품질이 가장 좋다. 중국에서는 후박의 꽃을 후박화(厚朴花)라고 하며, 같은 목적으로 사용한다. 일본산은 *M. obovata* Thunb.의 줄기 및 가지의 수피를 건조한 것으로 화후박(和厚朴)이라고 한다. 중국산을 상품(上品)으로 보고 있다. 건조한 것은 정량할 때 magnolol 0.8% 이상을 함유한다.

성 상 판모양 또는 반원통모양의 피편(皮片)으로 두께 2 ~ 7 mm이다. 바깥면은 회백색 ~ 회갈색을 띠고 조잡하나 때로 코르크층이 떨어져 나가 적갈색을 띠는 것도 있다. 안쪽 면은 연한 갈색 ~ 어두운 자갈색이며 자른 면은 매우 섬

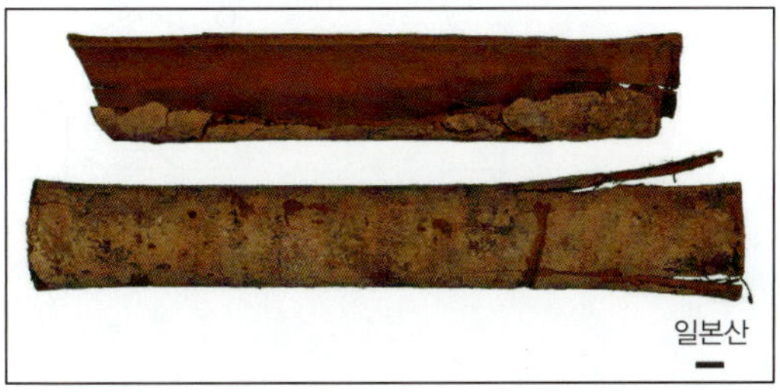

일본산

유성이고 연한 적갈색 ~ 자갈색을 띤다. 횡단면을 현미경으로 볼 때 코르크층은 두껍거나 얇은 층이 반복하여 나타난다. 코르크층에 내접해서 거의 등경성인 석세포가 환상으로 나타난다. 1차 피부는 좁고 내초부에는 섬유군이 점상으로 나타난다. 2차 피부의 수선 사이에는 사부섬유군이 계단상으로 배열되어 뚜렷한 격자상을 나타낸다. 기름세포가 1차 피부 및 2차 피부에 흩어져 있고 좁은 수선 내에도 나타난다. 냄새가 약간 있고 맛은 쓰다.

성 분 Sesquiterpenoid 정유 약 1%: β-eudesmol (= machilol) α-eudesmol, γ-eudesmol, caryophyllene epoxide, cryptomeridiol 등

Monoterpenoid: α-pinene, β-pinene, camphene, limonene, bornyl acetate 등

Neolignan: magnolol, honokiol, obovatol, 3-3'-bisallylmagnolol

Sesquiterpene-neolignan: eudesobovatol A, B, eudeshonokiol A, B, eudesmagnolol, clovanemagnolol, caryolanemagnolol

Alkaloid: magnocurarine, magnoflorine, anonaine, michelalbine 등

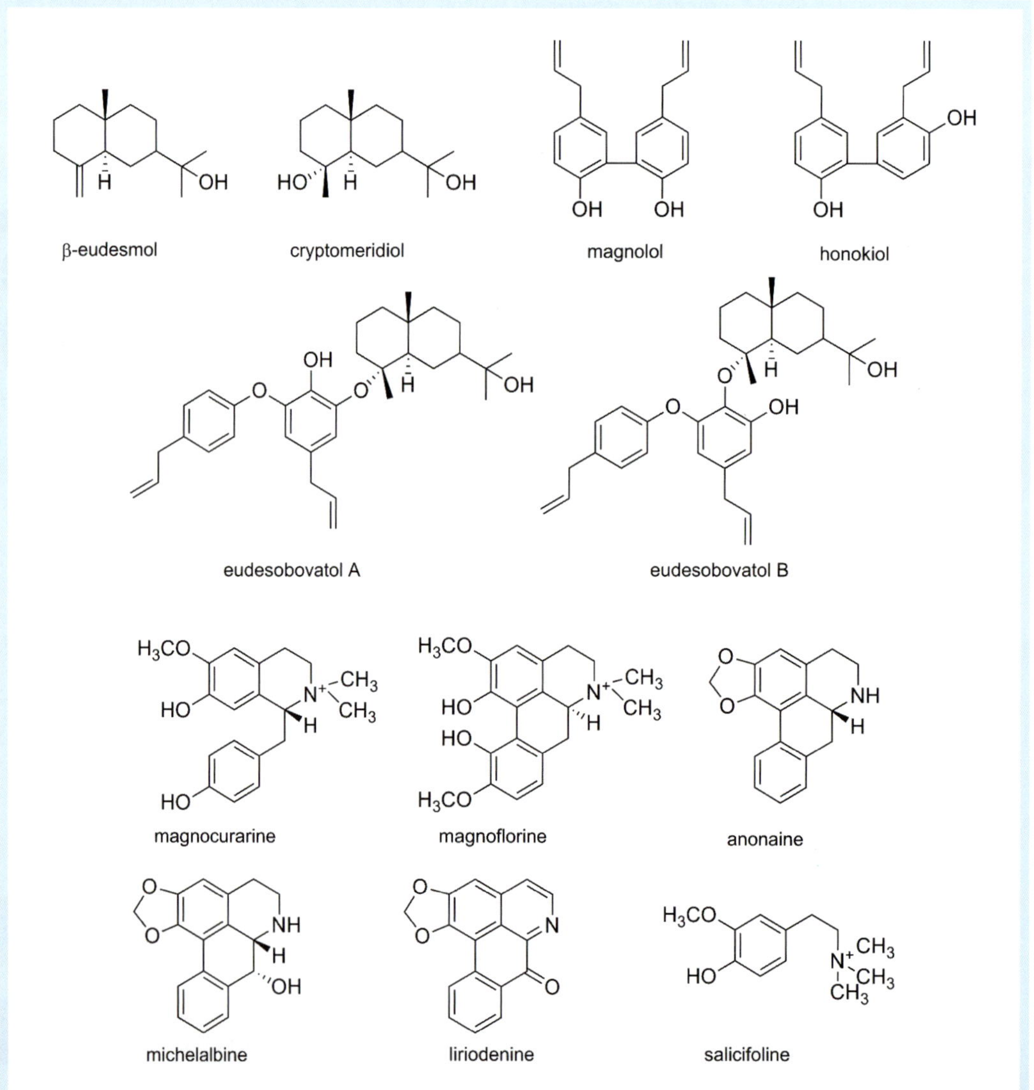

약 리

(1) 건위작용

• 정유와 alkaloid 의 쓴 맛은 타액과 위액의 분비를 촉진하고, 장연동운동을 반사적으로 항진시킨다.

• magnolol은 스트레스에 의한 위궤양에 대한 보호작용을 나타내며 이러한 작용은 cimetidine이나 atropine과는 달리 중추억제에 의한 것으로 보고 있다.[1)]

(2) 항균작용

• magnolol과 honokiol은 그람양성균 [특히, 식원성균 (食原性菌)]과 진균의 성장을 억제한다.[2)]

• magnolol과 honokiol은 *Actinobacillus actinomycetemcomitans, Porphyromonas gingivalis, Prevotella intermedia, Micrococcus luteus,* 고초균에 대한 항균활성을 가진다.[3)]

(3) 진해작용

• magnolol은 11β-hydroxysteroid dehydrogenase의 활성을 억제함으로써 prednisolone metabolism을 억제하므로, steroid-dependent bronchial asthma에 유효하다.[4)]

• magnolol과 honokiol은 고농도의 K^+, Ca^{2+}으로 유도한 돼지 기관지의 평활근수축을 억제한다.[5)]

(4) 진정·진경·진통작용

• magnolol과 honokiol은 지속적인 근육완화작용을 나타낸다 (*in vivo*, mouse).

• honokiol은 diazepam과는 다른 기전으로 (diazepam의 운동신경부조화와 같은 부작용없이) 불안완화작용을 나타낸다 (*in vivo*, mouse, elevated plus-maze test).[6)]

• β-eudesmol은 electroshock seizure를 완화하고 (*in vivo*, mouse), 해마부위의 경련을 완화한다 (*in vitro*, rat hippocampal slice) (간질치유작용).[7)]

(5) 세포보호작용·항산화작용

• honokiol은 호중구에 의한 침윤과정과 활성산소종의 생산 (지질의 과산화촉진)을 억제함으로써 대뇌의 일시적인 허혈성 (국소빈혈, ischemia)손상으로부터 대뇌를 보호한다 (*in vivo*, rat).[8,9)]

• α-tocopherol보다 더 강한 (1000배 이상, rat mitochondria) 지질과산화억제작용을 가지고 있는 magnolol은 heatstroke에 의한 허혈성손상으로부터 대뇌를 보호한다 (*in vivo*, rat).[10)]

• 3,3'-bisallylmagnolol은 magnolol보다 더 강한 항산화작용을 나타낸다 (*in vitro*).[11)]

• honokiol은 국소빈혈에 의한 심근의 손상으로부터 심근세포를 보호하며, 국소빈혈에 의한 심실의 부정맥현상을 억제한다 (*in vivo*, rat).[12)]

(6) 항암작용

• magnolol은 B16-BL6 cell (melanoma, 폐암)의 주위조직으로의 침윤과정을 억제한다 (암전이억제작용, *in vivo*).[13)]

• honokiol은 암세포의 혈관신생을 억제하고 (*in vitro*), 혈관육종의 성장을 억제한다 (*in vivo*, mouse).[14)]

• honokiol은 배아줄기세포 유래 내피세포의 혈관형성을 억제한다. 이는 PECAM 및 MAPK/mTOR를 억제하는데서 기인한다.[15)]

(7) 기 타

• 신장질환개선작용: 물추출물은 사구체경화증 (glomerulosclerosis)의 원인인 혈관사이세포 (mesangial cell)의 증식을 억제한다 (*in vitro*, PDGF-BB, TGF-β1, CDK1, CDK2의 발현억제).[16)]

• 순환계질환개선작용: magnolol은 혈관평활근세포의 세포사멸을 촉진함으로써 동맥경화증이나 협

착증의 재발에 도움을 줄 수 있다 (*in vitro*, rat VSMCs).[17]

- 해열작용: magnolol은 시상하부로부터 유리되는 5-hydroxytryptamine의 양을 줄임으로써 체온을 떨어뜨린다 (*in vivo*, rat).[18]
- 혈소판응집억제작용: magnolol과 honokiol은 콜라겐으로 유도한 혈소판응집반응을 억제한다 (*in vitro*, 1.9 μM, 아스피린보다 3배 이상 강하다).[19]
- 항염증작용: magnolol과 honokiol은 *Propionibacterium acnes*가 유발하는 염증반응에 대하여 저해 활성을 가진다. 이는 MEKK-1 경로를 억제하는데서 기인한다.[20]
- 항치매작용: obovatol은 amyloid-β (1-42)로 인지능력에 손상을 준 흰쥐 및 human amyloid precursor protein (K670N, M671L)을 발현하는 Tg2576 생쥐에 대하여 기억력개선작용을 가진다.[21]

확인시험 가루 1.0 g에 MeOH 10 m*l*를 넣어 10 분간 흔들어 섞은 다음 원심분리하고 상징액을 검액으로 하여 TLC법에 따라 시험한다. 검액 10 μ*l*를 TLC용 silica gel을 써서 만든 박층판에 점적한다. 다음에 *n*-BuOH · H_2O · HOAc 혼합액 (4 : 2 : 1)을 전개용매로 하여 약 10 cm 전개한 다음 박층판을 바람에 말린다. 여기에 Dragendorff 시액을 고르게 뿌릴 때 R_f 값 0.3 부근에 황색의 반점이 나타난다.

규 격 **회분** 6.0% 이하 **엑스함량** 묽은 EtOH 엑스 12.0% 이상

응 용 한방처방용 약으로 건위소화약, 사하약, 진해거담약으로 쓰이는 처방에 배합된다. 또한 방향성 건위, 복통 등에도 쓴다.

처 방 반하후박탕 (半夏厚朴湯), 대승기탕 (大承氣湯), 치자후박탕 (梔子厚朴湯)

용 량 3 ~ 9 g

주의 및 부작용 허약한 사람과 임산부는 주의하여 사용한다.

유사생약

- 한후박

참고문헌

1) Watanabe K *et al.* (1981) Wakanyaku Shinpojumu 13: 1-6
2) Clark AM *et al.* (1981) J. Pharm. Sci. 70: 951-952
3) Ho KY *et al.* (2001) Phytother. Res. 15: 139-141
4) Homma M *et al.* (1994) J. Pharm. Pharmacol. 46: 305-309
5) Ko CH *et al.* (2003) Planta Med. 69: 532-536
6) Kuribara H *et al.* (1998) J. Pharm. Pharmacol. 50: 819-826
7) Chiou LC *et al.* (1997) Neurosci. Lett. 231: 171-174
8) Liou KT *et al.* (2003) Brain Res. 992: 159-166
9) Liou KT *et al.* (2003) Eur. J. Pharmacol. 475: 19-27
10) Chang CP *et al.* (2003) Clin. Exp. Pharmacol. Physiol. 30: 387-392
11) Li CY *et al.* (2003) Bioorg. Med. Chem. 11: 3665-3671
12) Tsai SK *et al.* (1996) Planta Med. 62: 503-506
13) Ikeda K *et al.* (2003) Phytother. Res. 17: 933-937
14) Bai X *et al.* (2003) J. Biol. Chem. 278: 35501-35507
15) Kim GD *et al.* (2012) Cell Physiol. Biochem. 30: 758-770

16) Lee BC *et al.* (2004) J. Pharmacol. Sci. 94: 81-85
17) Chen JH *et al.* (2003) Naunyn Schmiedebergs Arch. Pharmacol. 68: 127-133
18) Hsieh MT *et al.* (1998) Clin. Exp. Pharmacol. Physiol. 25: 813-817
19) Tengcm *et al.* (1988) Thromb. Res. 50: 757-765
20) Lee J *et al.* (2005) Planta Med. 71: 338-343
21) Choi DY *et al.* (2012) J. Neurochem. 120: 1048-1059

한후박 Machili Cortex
(韓厚朴, Han Hu Bak)

기 원 후박나무 *Machilus thunbergii* Siebold et Zucc. (녹나무과 Lauraceae)의 줄기껍질을 말린 것이다. 우리 나라의 남쪽 바닷가, 울릉도, 제주도의 산기슭에 자라며, 늘 푸른 키 큰 나무로 일본 남부, 대만, #중국에도 분포한다. 후박나무에 비하여 잎이 넓은 것을 왕후박나무 *M. thunbergii* S. var. *obovata* Nakai라 하며 진도와 홍도에 분포한다.

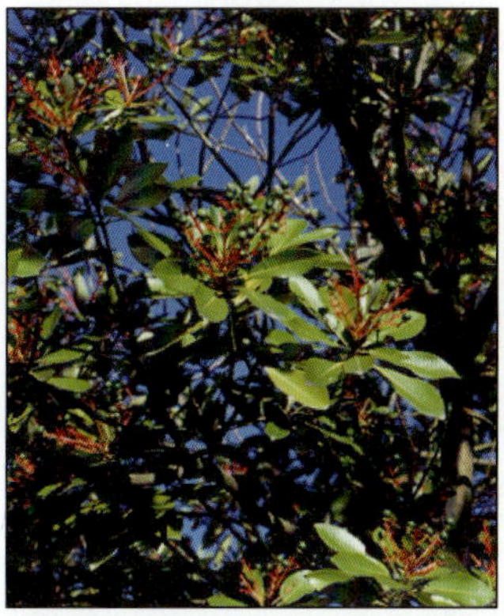

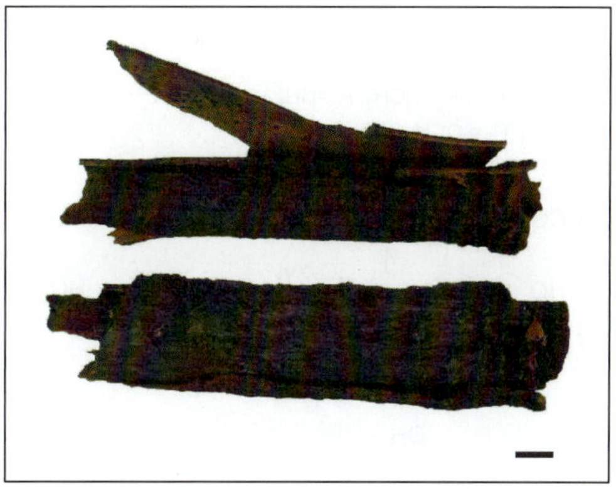

* 우리 나라에서는 한후박 (*M. thunbergii*의 줄기껍질)을 후박으로 사용하고 있으나 이는 잘못이며, 당후박 *M. officinalis* Rehder et E. H. Wilson (목련과 Magnoliaceae) 또는 일본후박 *M. obovata* Thunb.의 줄기껍질을 후박으로 사용해야만 한다. 중국산 후박과는 기미 (氣味)가 완전히 다르므로 후박으로 사용해서는 안 된다.

성 상 관상 또는 반관상이고 때로는 고르지 않은 조각들이다. 두께는 2 ~ 5 mm, 길이 10 ~ 30 cm에 이르고, 바깥면은 회갈색 또는 어두운 갈색이며 곳곳에 엷은 회백색의 반점과 세로 또는 가로로 거친 주름이 있고, 안쪽면은 적갈색이며 약간 매끈하다. 꺾인 면은 어두운 적갈색이며 다소 섬유상이다. 횡단면을 현미경으로 보면 코르크층은 두껍고 석세포의 환층이 안쪽으로 접해 있고, 1차 피층은 좁고 섬유군이 흩어져 있으며, 2차 피층에는 인피섬유군이 유세포 사이에 있고 3 ~ 4세포로 된 수선이 뻗어 있다. 향기가 강하고, 맛은 쓰고 떫으며, 점액성이다.

성 분 Lignan: (−)-acuminatin, (−)-isoguaiacin, *meso*-dihydroguaiaretic acid, (+)-galbacin, (−)-sesamin, (+)-galbelgin, machilin A ~ I, licarin A, B, nectandrin A, B, lynoside, ssioriside, syringaresinol,

9,9'-*O*-diferuloylsecoisolariciresinol, nudiposide 등

Butanolide: litsenolide A2, B1, B2

Flavonoid: naringenin, aromadendrin, quercetin, arzelin, guijaverin, quercitrin, isoquercitrin, rutin, kaempferol

Alkaloid: (−)-*N*-norarmepavine

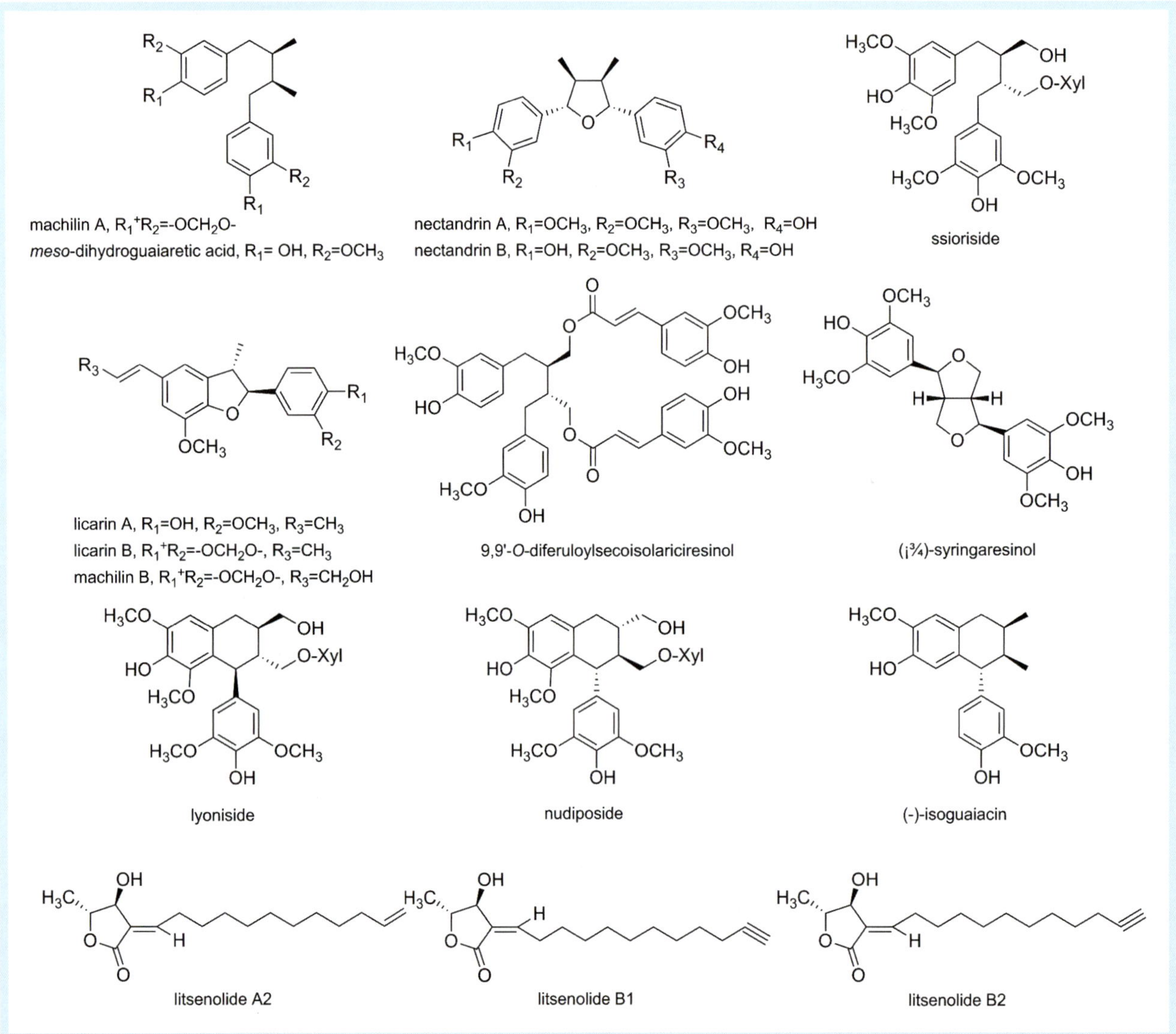

약 리 **(1) 세포보호작용**

- (−)-acuminatin과 (−)-isoguaiacin, *meso*-dihydroguaiaretic acid는 항산화효소를 활성화하고 지질과산화를 억제함으로써 CCl_4에 의한 간세포 독성으로부터 간세포를 보호한다(*in vitro*, primary culture of rat hepatocytes).[1]
- isoguaiacin과 *meso*-dihydroguaiaretic acid, licarin A, (+)-guaiacin (0.1 μM ~ 10.0 μM)은 glutamate에 의한 신경세포 손상으로부터 대뇌피질 세포를 보호한다(*in vitro*, primary culture of rat cortical cells).[2]

(2) 기 타

- machilin A와 *meso*-monomethyl dihydroguaiaretic acid, nectandrin A, nectandrin B는 멜라닌의 합성을 억제한다(*in vitro*, IC_{50}, 39.9, 15.1, 19.4, 37.8 μM).[3)]
- butanolide류인 litsenolide A2, B1, B2는 NO의 합성을 억제한다(*in vitro*, IC_{50}, 3.36, 3.70, 6.19 μM).[4)]
- *meso*-dihydroguaiaretic acid는 돌연변이원인 Trp-P-1이나 aflatoxin B1에 의한 SOS response를 억제한다(항돌연변이작용, *in vitro*).[5)]
- 조골세포분화 촉진작용: arylnaphthalene type lignan인 isoguaiacin, isoguaiacin dimethylether는 alkaline phosphatase 활성과 콜라겐 합성을 촉진하며 조골세포의 분화를 촉진한다.[6)]
- 뇌신경세포 보호작용: CH_2Cl_2 가용물에서 분리한 (+)-9'-hydroxygalbelgin, isogalcatin B, (7S,8S,8'R)-3',4'-dimethoxy-3, 4,-methylenedioxylignan-7-ol, 1-hydroxy-7-hydroxymethyl-6-methoxyxanthone, 5,7-dimethoxy-3',4'-methylenedioxyflavan-3-ol, (+)-(3S,4S,6R)-3,6-dihydroxypiperitone, protocatechuic acid methyl ester는 glutamate로 독성을 준 뇌신경세포에 대하여 보호활성을 가진다.[7)]

확인시험 가루 2 g을 묽은 HOAc 10 m*l*로 추출하여 여과, 여액을 여과지에 1방울 떨어뜨리고 그 위에 Dragendorff 시액을 분무하면 황적색 반점이 나타난다.

응 용 복부팽만, 소화불량, 간염, 변비 등에 쓰며 후박나무의 심재는 모기향의 원료로 쓴다.[¶1]

● **참고문헌**

1) Yu YU *et al.* (2000) J. Pharm. Pharmacol. 52: 1163-1169
2) Ma CJ *et al.* (2004) Planta Med. 70: 79-80
3) Li G *et al.* (2003) Biol. Pharm. Bull. 26: 1039-1041
4) Kim NY, Ryu JH (2003) Phytother. Res. 17: 372-375
5) Miyazawa M *et al.* (1998) Biosci. Biotechnol. Biochem. 62: 1425-1427
6) Lee MK *et al.* (2007) Biol. Pharm. Bull. 30: 814-817
7) Ma CJ *et al.* (2009) J. Enzyme Inhib. Med. Chem. 24: 1117-1121

화류

8 花類 Flores /Flos

화류생약은 식물의 꽃 또는 꽃이삭을 약용 부위로 하는 것이다. 국화과(Compositae)에 소속되는 제충국, 카모밀, 시나화 등과 같이 꽃과 함께 소두화(小頭花)를 그대로 쓰는 생약도 있고, 코소화와 같이 꽃이 핀 후의 암꽃을 쓰는 것, 정향이나 괴화와 같이 꽃봉오리를 쓰는 것, 또는 사프란과 같이 꽃이 필 때의 암술만을 채취하여 생약으로 사용하는 것도 있다. 꽃은 식물의 번식을 위하여 특이한 형상으로 발육한 기관으로 형태적으로는 마디 사이(節間, internode)가 단축된 가지로, 이것에 잎의 변형인 화엽(花葉)이 규칙적인 일정한 배열로 착생하고 있다. 꽃이 착생하는 작은 가지(小枝)를 꽃자루[화병(花柄) 또는 화경(花梗), peduncle]라고 한다.

꽃은 줄기 위에 한 개 또는 여러 개가 산발적으로 나는 것도 있으나, 많은 경우에는 특별한 줄기, 즉 화축(花軸, rachis) 위에 일정한 규칙을 이루어 군집한다. 이러한 규칙을 화서(花序, inflorescence)라고 한다. 각각의 꽃에는 많은 경우 소형의 잎이 함께 있다. 이것을 포엽(苞葉, bract)이라 한다. 꽃은 단축된 한 개의 가지이고 가지는 엽액(葉腋)에서 나오는 것이 보통의 경우이다. 화서의 기부(基部)에 있는 고엽(高葉)을 총포(總苞, involucre)라고 한다.

화서의 중요한 것을 예를 들면

(I) 무한화서(無限花序, indefinite inflorescence)

꽃이 화축의 밑에서부터 위로, 바깥쪽에서부터 안쪽으로 피는 것으로, 화축은 위쪽으로 뻗어 차례차례 꽃이 붙는다.

수상화서(穗狀花序) spike
총상화서(總狀花序) raceme
산형화서(散形花序) umbel - 미나리과
육수화서(肉穗花序) spadix - 천남성
두상화서(頭狀花序) capitulum - 국화과

(II) 유한화서 (有限花序, definite inflorescence)

꽃이 위에서부터 아래로 피는 화서로, 화축은 뻗지 않고 아래쪽에 새롭게 화축이 생기는 것이다.

단정화서 (單頂花序) solitary inflorescence - 튤립, 양귀비꽃

집산화서 (集散花序, 취산화서) cymose inflorescence

단출집산화서 (單出集散花序) monochasium

화엽은 꽃받침 (악, 萼, calyx), 화관 (花冠, corolla), 수술 (stamen), 암술 (pistil)의 총칭으로, 꽃받침과 화관을 합하여 화피 (花被, perianth)라고 부른다. 또한 꽃받침과 화관의 구별이 뚜렷하지 않은 것을 화개 (花蓋, perigon)라고 구별할 때도 있으나 화피에 포함시킬 때도 있다. 꽃에는 화관이 없는 것 (할미꽃), 또한 화관과 꽃받침이 모두 없는 것이 있는데 이것을 나화 (裸花)라고 한다 (삼백초, 등대풀).

꽃받침은 보통 녹색의 화엽으로 꽃의 가장 바깥쪽을 환상으로 둘러싸고 있으며 각편 (各片)을 악편 (萼片, sepal)이라고 한다. 화관은 흔히 선명한 색깔을 띤 화엽으로 꽃받침의 안쪽에 한 개에서 여러 개가 환상을 이루어 배열하고 있다. 그 각편 (各片)을 화변 (花弁, petal)이라고 한다. 이들의 각편이 따로 떨어져 있는 것과 합쳐 있는 것이 있다. 떨어져 있는 꽃받침을 이편악 (離片萼, choripetalous calyx), 그 화변을 이변화관 (離弁花冠, choripetalous corolla), 겹쳐서 합친 꽃받침을 합편악 (合片萼, sympetalous calyx), 그 화변을 합변화관 (合弁花冠, sympetalous corolla)이라고 한다.

감 국 Chrysanthemi Indici Flos KHP CP
(甘菊, Gam Guk) Chrysanthemum flower

기 원 감국 *Chrysanthemum indicum* L. (국화과 Compositae)의 꽃이다.

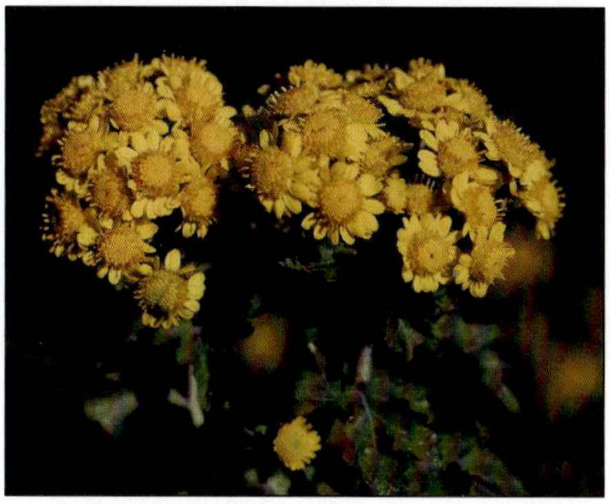

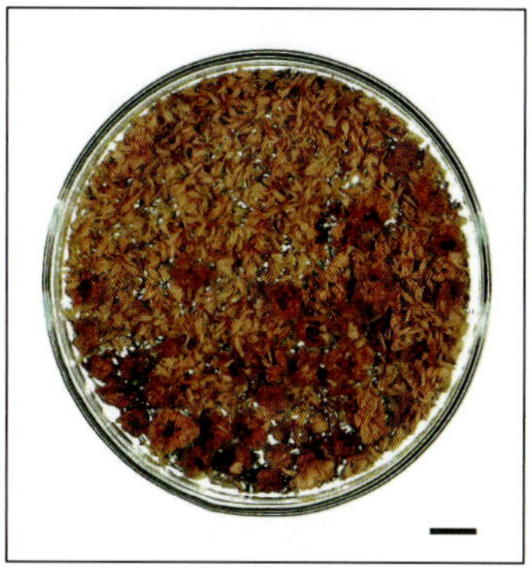

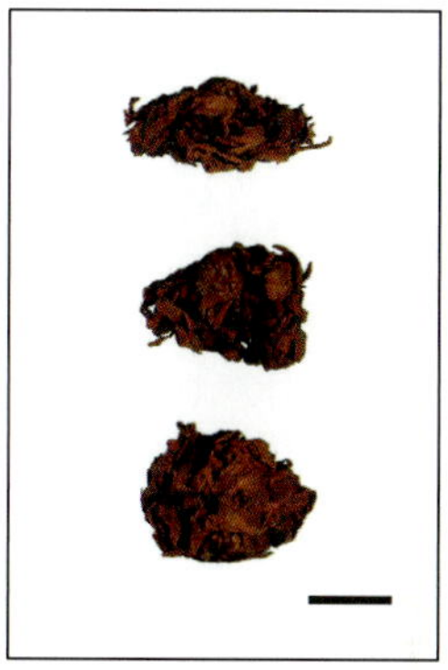

성 상 지름 0.3 ~ 3 cm의 두상화로서 총포는 4 ~ 5겹으로 되어 있고, 바깥쪽의 총포는 선모양 ~ 침모양이고 안쪽의 총포는 달걀모양을 나타낸다. 설상화는 1줄이고, 노란색이며 쭈글쭈글하고 말아져 있으며, 관상화는 여러 개이고, 진한 노란색이다. 특유한 향기가 있고 맛은 쓰다.

성 분 [*C. morifolium*]

Sesquiterpene: chlorochrymorin, chrysandiol, chrysartemin A

기 타: 2,2,4-trimethyl-3-cyclohexene-1-carboxylic acid (방향 성분)

[*C. indicum*]

Flavonoid: acacetin, acacetin-7-*O*-β-D-galactopyranoside

Sesquiterpene: arteglasin A, chrysetunone, tunefulin

기 타: chrysindin A-D, chrysanthemin, hexacosane, adenine, choline, 단당류, 이당류 등

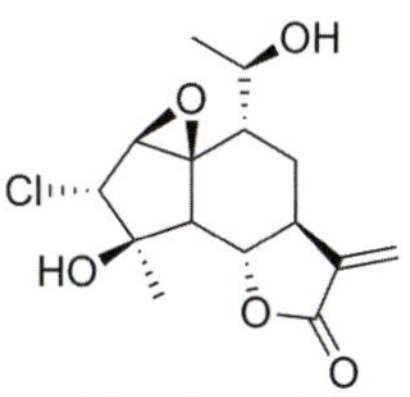
chlorochrymorin

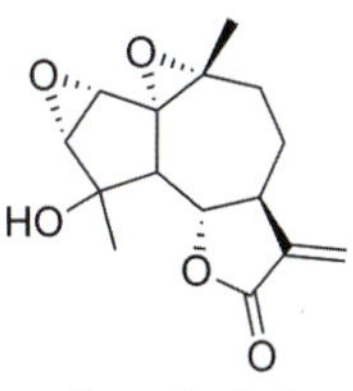
chrysartemin A

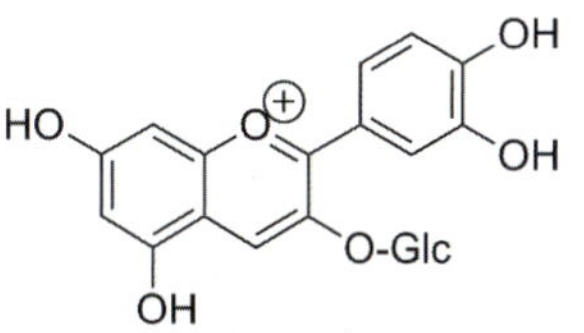
chrysanthemin

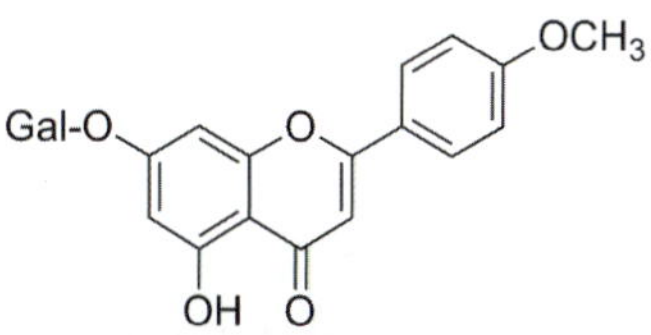
acacetin-7-*O*-β-D-galactopyranoside

약 리 **(1) 해열작용**

- 수침액에는 해열작용이 있으며 모세혈관(*in vivo*, mouse)의 저항성을 증강시킨다.

(2) 항미생물작용

- 항균작용과 항바이러스작용이 있다.[¶1,1-2)]

(3) 혈압강하작용

- EtOH 추출물은 실험동물의 혈압을 내리고(*in vivo*, cat, *i.p.*), 물추출물은 관상동맥혈관을 확장시킨다(*in vivo*, dog).[3)]

(4) 기 타

- MeOH 추출물은 통풍과 관련이 있는 xanthine oxidase의 활성을 억제한다(*in vitro*).[4)]
- acetylene기를 가지고 있는 화합물과 flavonoid류는 LPS로 유도한 대식세포에서의 NO 생성을 억제한다(*in vitro*).[5)]
- flavone류와 그 배당체는 aldose reductase의 활성을 억제한다(*in vitro*, rat lens).[6)]
- *C. indicum* 추출물은 2,4-dinitrochlorobenzene으로 유도한 아토피성 피부염에 효과가 있다(*in vitro*, HaCaT cells, *in vivo*, NC/Nga mouse).[7)]
- *C. indicum* 추출물은 human prostate cancer DU145 cells에서 STAT3의 활성화를 저해함으로서 세포사멸을 유도한다(*in vitro*).[8)]
- *C. indicum* 물추출물은 진통작용이 있다(*in vivo*, mouse).[9)]
- *C. indicum* 추출물은 1-methyl-4-phenylpyridinium ion(SH-SY5Y cells), LPS(BV-2 microglial cells), cisplatin(renal epithelial cells)으로 유발한 독성에 대한 보호작용을 나타낸다(*in vitro*).[10,11)]
- *C. indicum*의 EtOH 추출물은 암세포독성이 있다(*in vitro*, MHCC97H hepatocellular carcinoma cells).[12)]
- *C. indicum* 추출물은 항염증작용이 있다(*in vitro*, RAW264.7 cells, *in vivo*, mouse).[13,14)]
- *C. morifolium* 추출물은 Cl^-채널 활성화를 통해 phenobarbital로 유도한 수면을 증가시킨다(*in vivo*, mouse)[15)]
- *C. morifolium* 추출물은 뇌허혈보호작용이 있다(*in vivo*, rat)[16)]
- *C. morifolium* 추출물은 심혈관보호작용이 있다(*in vitro*, human umbilical vein endothelial cells).[17)]

확인시험 가루 1.0 g을 시험관에 넣어 EtOH 10 m*l*로 수욕상에서 잠시 가열하여 여과하고 그 여액에 Mg 가루 300 mg과 HCl 3 ~ 5 방울을 넣으면 적자색을 나타낸다.

규 격 **이물** 꽃대 및 잎 등의 이물이 3.0% 이상 섞여 있어서는 안 된다.

건조감량 10.0% 이하 **회분** 10.0% 이하 **산불용성회분** 1.5% 이하 **엑스함량** diethylether 엑스 5.0% 이상

응 용 해열, 해독, 진통, 소염약으로 감기, 발열, 오한, 두통, 목적종통(目赤腫痛), 어지러움, 옹종(擁腫) 등에 쓴다. 동맥경화, 고콜레스테롤혈증에 금은화와 배합하여 사용한다. 차(茶)로도 이용된다.

처 방 국화다조산(菊花茶調散), 국화산(菊花散), 상국음(桑菊飮)

용 량 6 ~ 12 g, 신선한 것은 30 ~ 60 g, 또는 생즙을 복용하거나 외용하기도 한다.[¶1]

주의 및 부작용 sesquiterpene lactone류는 접촉성 알러지를 일으키기도 한다.[18)]

● 참고문헌

1) Aridogan BC *et al.* (2002) Arch. Pharm. Res. 25: 860-864
2) Kim *et al.* (2012) Food Chem. Toxicol. 50: 1524-1528
3) Kato T *et al.* (1987) Arch. Int. Pharmacodyn. Ther. 285: 288-300
4) Kong LD *et al.* (2000) J. Ethnopharmacol. 73: 199-207
5) Yoshikawa M *et al.* (2000) Chem. Pharm. Bull. 48: 651-656
6) Yoshikawa M *et al.* (1999) Chem. Pharm. Bull. 47: 340-345
7) Park S *et al.* (2012) Evid. Based Complement. Alternat. Med. 821967
8) Kim C *et al.* (2013) Phytother. Res. 27: 30-38
9) Chen *et al.* (2011) Pharmazie 66: 538-542
10) Pongjit K *et al.* (2011) Hum. Exp. Toxicol. 30: 1931-1944
11) Kim IS *et al.* (2011) Food Chem. Toxicol. 49: 963-973
12) Wang ZD *et al.* (2010) Oncol. Rep. 23: 413-421
13) Lee DY *et al.* (2009) J. Ethnopharmacol. 123: 149-154
14) Cheon MS *et al.* (2009) J. Ethnopharmacol. 122: 473-477
15) Kim JW *et al.* (2011) Evid. Based Complement Alternat. Med. 109164
16) Lin GH *et al.* (2010) J. Med. Food 13: 306-311
17) Lii CK *et al.* (2010) J. Ethnopharmacol. 128: 213-220
18) Hausen BM, Schulz KH (1976) Arch. Dermatol. Res. 255: 111-121

괴 화

Sophorae Flos KP CP

(槐花, Goehwa) sophora flower

기 원 회화나무 *Sophora japonica* L. (콩과 Leguminosae)의 꽃봉오리와 꽃이다. 전자를 괴미(槐米)라 하고 후자를 괴화(槐花)라고 한다. 성숙한 열매를 건조한 것을 괴각(槐角), 줄기의 껍질을 괴목피(槐木皮)라 한다.

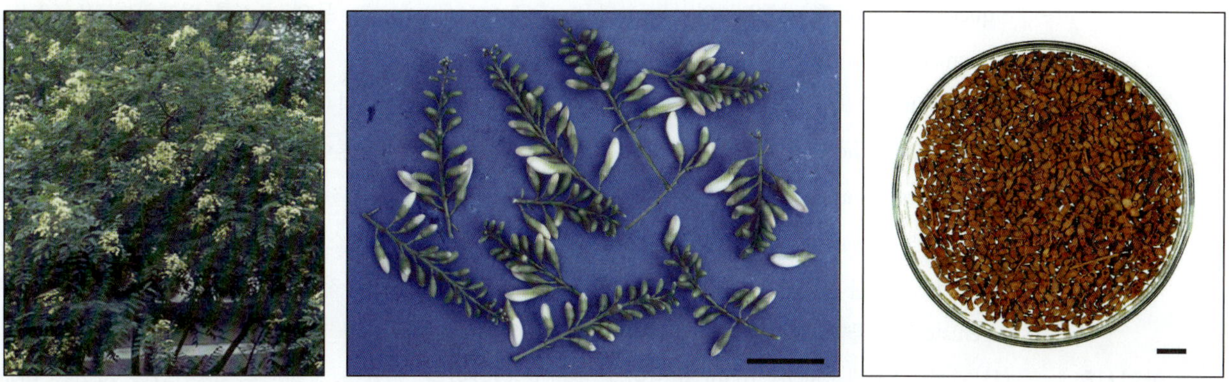

괴미 달걀모양 또는 타원형이고 길이 2 ~ 6 mm, 지름 약 2 mm이다. 꽃받침 아래쪽에는 여러 줄의 세로무늬가 있고, 위쪽에는 아직 피지 않은 황백색의 꽃잎이 있다. 꽃대는 가늘고 작다. 몸체는 가볍고 손으로 비비면 부서진다. 특유한 냄새가 약간 있고 맛은 약간 쓰고 떫다.

괴화 주름져 말려 있으며 꽃받침은 종모양이고 황록색이며 선단은 5개로 얕게 갈라져 있다. 꽃잎은 5개이고 노란색 또는 황백색이며 그 중 하나는 비교적 크고 원형에 가까우며 선단부가 약간 오목하고, 나머지 4개는 긴 원형이다. 수술은 10개로 그 중 9개는 아랫쪽에서 합생하고 수술대는 가늘고 길다. 암술은 원기둥모양이고 휘어져 있다. 특유한 냄새가 약간 있고 맛은 약간 쓰다.

성 분

Flavonoid: rutin (10 ~ 30%), quercetin, isorhamnetin, kaempferol-sophoroside, genistein, tectoridin, biochanin A 등

Isoflavonoid: biochanin A, sophorol, sophoricoside, sophorabioside, maackiain 등

Triterpenoid: betulin, betulinic acid, sophoradiol 등

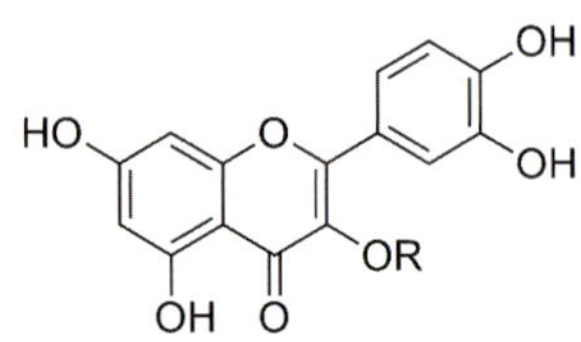

rutin, R=rutinose
quercetin, R=H

약 리

(1) 모세혈관강화작용·지혈작용

- rutin은 모세혈관을 수축시켜 모세혈관의 투과성을 낮춘다 (삼투성출혈방지, 모세혈관강화작용).
- rutin이 위장관에서 glucosidase에 의해 가수분해 되어 생성되는]quercetin (rutin의 aglycone)에는 지혈작용이 있다.
- isorhamnetin도 지혈작용을 나타낸다.[1)]

(2) 항알러지작용

- rutin에는 항 anaphylaxis작용이 있어 histamine쇼크에 대한 예방작용이 약간 있다.
- quercetin은 사람의 호염구에서 유리되는 histamine의 유리를 강하게 억제한다.[¶2]

(3) 기 타

- quercetin은 Na^+/K^+-ATPase와 protein kinase C, tyrosine kinase 등의 효소를 억제하며 HL-60 leukemia cell의 성장을 억제한다.[2)]
- quercetin은 iNOS의 발현을 억제함으로써 LPS로 유도한 NO의 생성을 저해한다.
- quercetin을 cholesterol 함유식으로 사육한 실험동물에게 경구투여하면 혈중지질농도가 낮아진다 (*in vivo*, mouse).[¶2]
- 추출물과 genistein은 비만쥐의 몸무게 증가를 막고 지방을 감소시킨다 (*in vivo*, mouse).[3,4)]
- MeOH 추출물과 biochanin A, genistein, tectoridin은 항혈소판작용이 있다.[5)]
- genistein은 골다공증에 효과가 있다 (*in vivo*, SD rat).[6)]

확인시험

(1) 가루 0.5 g에 MeOH 10 m*l*을 넣어 추출하고 여과한다. 여액을 검액으로 하여 다음 시험을 한다.

(가) 검액 2 m*l*에 Mg 가루 소량 및 HCl 2 ~ 3방울을 넣을 때 적색을 나타낸다.

(나) 검액 2 ～ 3방울을 여과지 위에 떨어뜨리고 이것에 1% 백반용액을 떨어뜨릴 때 접촉 부위가 노란색을 나타내며, 자외선을 쪼일 때 검액의 부위는 황갈색, 접촉부위는 빛나는 노란색의 형광을 나타낸다.

(2) 가루 0.2 g을 달아 메탄올 5 m*l*를 넣고 10 분간 흔들어 섞은 다음 여과하여 검액으로 한다. rutin 표준품 8 mg을 달아 메탄올 1 m*l*에 녹여 표준액으로 한다. 이들 액을 가지고 TLC 법에 따라 시험한다. 검액 및 표준액 10 *μl*씩을 TLC용 silica gel (형광제 첨가)을 써서 만든 박층판에 점적한다. 다음에 ethyl acetate · formic acid · H_2O 혼합액(8 : 1 : 1)을 전개용매로 하여 약 10 cm 전개한 다음 박층판을 바람에 말린다. 여기에 $AlCl_3$ 시액을 고르게 뿌린 다음 자외선(주파장 365 nm)을 쪼일 때 검액에서 얻은 여러 개의 반점 중 1개의 반점은 표준액에서 얻은 반점과 색상 및 R_f 값이 같다.

규 격 **이물** 꽃자루 및 기타 이물이 10% 이상 섞여 있지 않다. **회분** 9.0% 이하

응 용 혈관보강약, 모세혈관성 지혈약으로 고혈압, 뇌일혈, 혈압의 이상항진, 출혈증의 치료 및 예방에 쓴다. 최근에는 방사선 상해에 의한 괴저방지, 알러지성 질환, 동맥경화, 동상에도 응용한다.

처 방 괴화산(槐花散), 괴각환(槐角丸)

용 량 0.5 ～ 1 g 또는 2 ～ 3 g

● **참고문헌**

1) Ishida H *et al.* (1989) Chem. Pharm. Bull. 37: 1616-1618
2) Kang TB, Liang NC (1997) Biochem. Pharmacol. 54: 1013-1018
3) Park KW *et al.* (2009) Nutr. Res. 29: 819-824
4) Jung SR *et al.* (2012) J. Med. Food 14: 360-368
5) Kim JM, Yun-Choi HS (2008) Arch. Pharm. Res. 31: 886-890
6) Wang *et al.* (2006) Phytomedicine 13: 718-723

금은화 Lonicerae Flos KP CP
(金銀花, Geum Eun Hwa) lonicera flower

기 원 인동덩굴 *Lonicera japonica* Thunberg (인동과 Caprifoliaceae)의 꽃봉오리 또는 막 피기 시작한 꽃이다. 인동덩굴의 줄기 또는 잎이 부착한 줄기를 인동(忍冬)이라고 한다. 중국에서는 忍冬 (인동) *L. japonica* Thunb의 꽃봉오리를 금은화로 쓰며 회전모인동(灰毡毛忍冬) *L. macranthoides* hand. -Mazz., 紅腺忍冬 (홍선인동) *L. hypoglauca* Miq., 화남인동(華南忍冬) *L. confusa* DC., 황갈

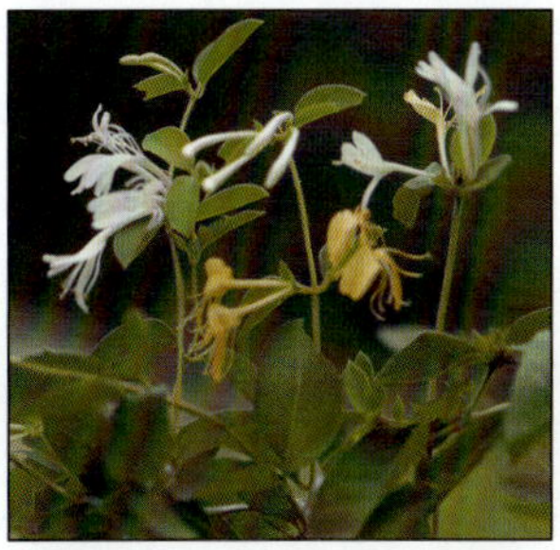

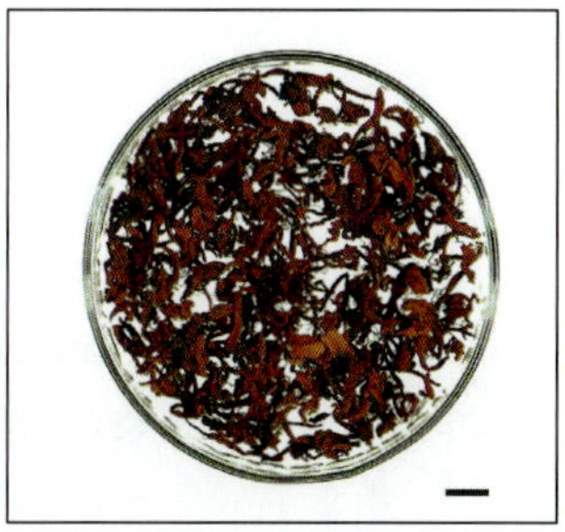

화 류

모인동(黃褐毛忍冬) *L. fulvotomentosa* Hsu et S. C. Cheng은 산은화(山銀花)로 사용한다.

성 상 꽃봉오리는 작은 막대 모양 또는 깔때기 모양이고 꽃은 입술모양이며, 길이 15 ~ 35 mm이고 윗부분은 지름이 약 3 mm이며, 아랫부분은 지름이 약 1.5 mm이다. 바깥면은 황백색 또는 녹백색이고 오래 저장한 것일수록 색은 진하다. 확대경으로 볼 때 연한 갈색의 털이 밀생하고 꽃받침은 녹색으로 끝이 5 개로 갈라져 있으며 갈라진 조각은 털이 있고 길이 약 2 mm이다. 수술은 5 개로 노란색이고 암술은 1개이며 씨방에는 털이 없다. 특유한 냄새가 약간 있고 맛은 담담하며 약간 쓰다.

성 분 Iridoid: loganin, secologanin, secologanin dimethylacetal, sweroside, secologanoside 7-methyl ester, loniceracetalide A, B, phenylalaninosecologanin 등

Flavonoid: luteolin, lonicerin, luteoloside, ochnaflavone (biflavonoid)

Triterpenoid (saponin): hedragenin, loniceroside A, B, C 등

Phenolic compound: 꽃봉오리의 주성분은 chlorogenic acid, isochlorogenic acid이다.

꽃의 단맛은 inositol에 기인한다. 그 밖에 auroxanthin, veronicastroside, ginnol, 10-nonacosanol, *(Z,Z)*-farnesole, lanalool을 함유한다.

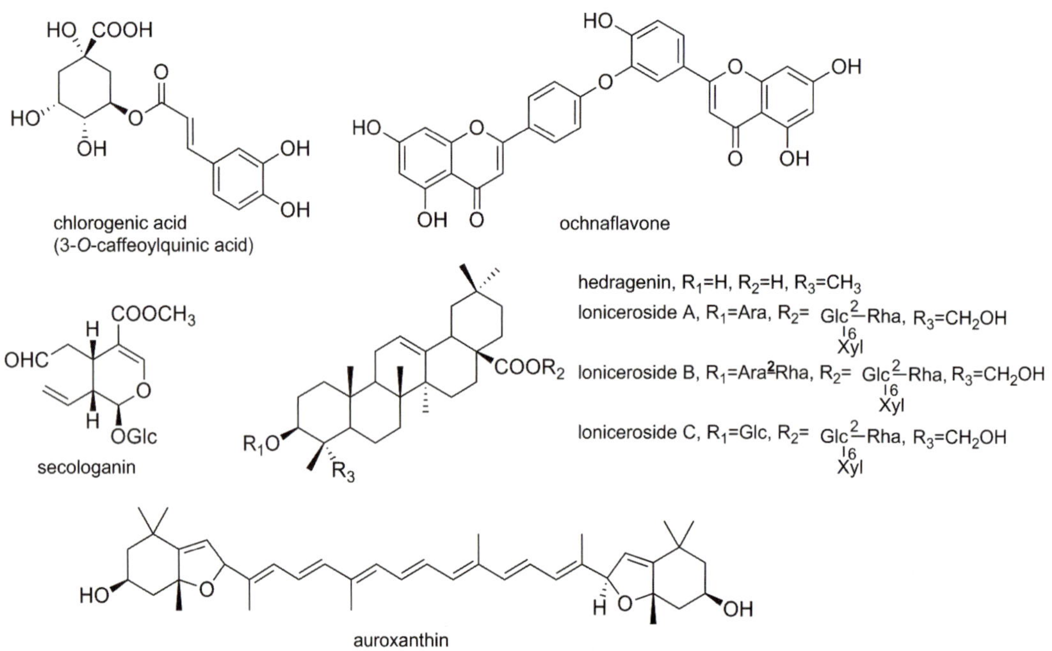

약 리 **(1) 항세균작용**

- 알코올추출물은 장티푸스균, 파라티프스균, *Proteus* 균, 녹농균, 대장균, 폐렴쌍구균, 황색 포도상구균, *Streptococcus*균 등의 성장을 억제한다.

(2) 항바이러스작용

- chlorogenic acid를 influenza virus를 감염시킨 실험동물에 투여하면 증상이 호전된다(*in vivo*, mouse).¶2

(3) 항염증작용

- 물추출물은 발의 부종을 억제한다(*in vivo*, PAR2-mediated paw edema, mouse).[1)]

- loniceroside C는 croton oil로 유도한 귀의 부종을 억제한다 (*in vivo*, mouse).[2]
- 물추출물은 간에서의 IκBα의 분해를 줄여 NFκB의 활성을 억제함으로써 항염증작용을 나타낸다 (*in vivo*, rat).[3]
- ochnaflavone은 phospholipase A_2의 활성을 억제한다 (*in vitro*).[4]
- polyphenols은 NFκB와 p38 MAPK의 활성을 억제함으로써 proinflammatory mediator의 발현을 감소시킴으로서 항염증작용을 나타낸다 (*in vitro,* RAW264.7 cells).[5]
- 물추출물은 dextran sulphate sodium으로 유도한 결장염에 효과가 있다 (*in vivo*, mouse).[6]

(4) 기 타

- 추출물에는 경미한 소화성위궤양예방효과가 있으며, 장관운동에 대해서는 교감신경을 흥분시키고 부교감신경을 억제시킨다.
- MeOH 추출물은 흰쥐 대뇌피질 세포에 glutamate로 유도한 독성에 보호 효과가 있다 (*in vitro*).[7]
- 추출물은 6-hydroxydopamine 또는 H_2O_2로 유도한 독성에 보호 효과가 있다 (*in vitro*, SH-SY5Y cells).[8,9]

확인시험 (1) 가루 0.5 g에 물 10 m*l*를 넣고 끓여 여과한 여액에 $FeCl_3$ 시액 1 ~ 2방울을 넣으면 액은 남색을 띤다.

(2) 가루 2.0 g에 EtOH 10 m*l*를 넣고 수욕상에서 2 분간 끓여 여과한 여액에 Mg 0.1 mg 및 HCl 2 ~ 3방울을 넣으면 액은 엷은 황갈색 ~ 적갈색을 나타낸다.

(3) 가루 및 금은화표준생약 약 1 g을 달아 70% EtOH 10 m*l*을 넣고 60 분간 초음파추출한 다음 여과하여 검액 및 금은화표준생약표준액으로 한다. 이들 액을 가지고 TLC 법에 따라 시험한다. 검액 및 금은화표준생약표준액 각각 2 μ*l*씩을 TLC용 silica gel (형광제 첨가)를 써서 만든 박층판에 점적한다. 다음에 ethyl acetate · MeOH · H_2O 혼합액 (8 : 2 : 1)을 전개용매로 하여 약 10 cm 전개한 다음 박층판을 바람에 말린다. 여기에 자외선 (주파장 365 nm)을 쪼일 때 검액에서 얻은 여러 개의 반점은 금은화표준생약표준액에서 얻은 반점과 색상 및 R_f 값이 같고 그 중 R_f 값 0.3 부근에서 chlorogenic acid의 반점을 나타낸다.

규 격 **줄기 및 잎** 줄기와 잎이 5.0% 이상 섞여 있지 않다.

건조감량 15.0% 이하 (6시간) **회분** 9.0% 이하 **엑스함량** 묽은 EtOH 엑스 16.0% 이상

응 용 해열, 해독약으로 감기 초기의 발열, 옹종 (癰腫), 창독 (瘡毒)에 쓴다. 또한 검게 구운 것은 지혈약으로 사용한다. 특히 버섯 중독의 해독약으로 민간약으로 사용된다.

인동엽 (忍冬葉) 또는 금은화 100 g을 소주 1.8 *l*에 넣고 꿀 350 g을 넣은 후 1개월 정도 냉암소에서 보관한 후, 1일 30 ~ 50 g을 복용하면 일반적으로 신장과 방광의 질환에 효과가 있다.

처 방 은교산 (銀翹散)

용 량 1회 4.0 ~ 12.0 g을 달여서 복용한다.

관련생약

- 인동KP

● 참고문헌

1) Tae J *et al.* (2003) Clin. Chim. Acta 330: 165-171
2) Kwak WJ *et al.* (2003) Chem. Pharm. Bull. 51: 333-335
3) Lee JH *et al.* (2001) Int. J. Mol. Med. 7: 79-83
4) Chang HW *et al.* (1994) Biochem. Biophys. Res. Commun. 205: 843-849
5) Park KI *et al.* (2012) Evid. Based Complement Alternat. Med. 828521
6) Park JW *et al.* (2013) Br. J. Nutr. 109: 283-292
7) Weon JB *et al.* (2011) Pharmacogn. Mag. 7: 284-288
8) Kwon SH *et al.* (2012) Food Chem. Toxicol. 50: 797-807
9) Kwon SH *et al.* (2012) Food Chem. Toxicol. 49: 1011-1019

인 동 Lonicerae Folium et Caulis KP CP JP
(忍冬, In Dong)

기 원 인동덩굴 *Lonicera japonica* Thunb. (인동과 Caprifoliaceae)의 잎 및 덩굴성 줄기이다. 건조한 것은 정량할 때 loganin 0.1% 이상을 함유한다.

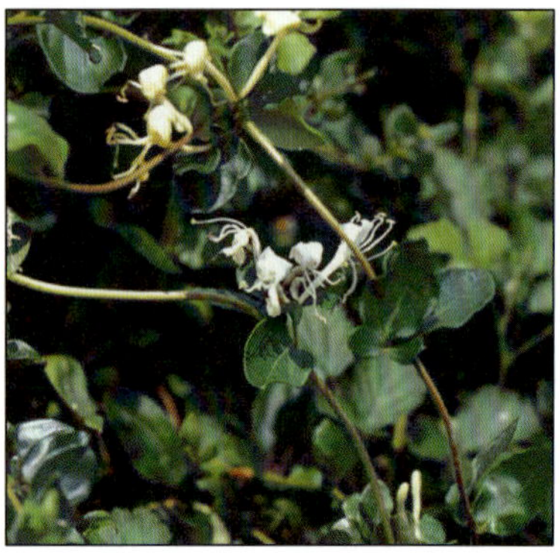

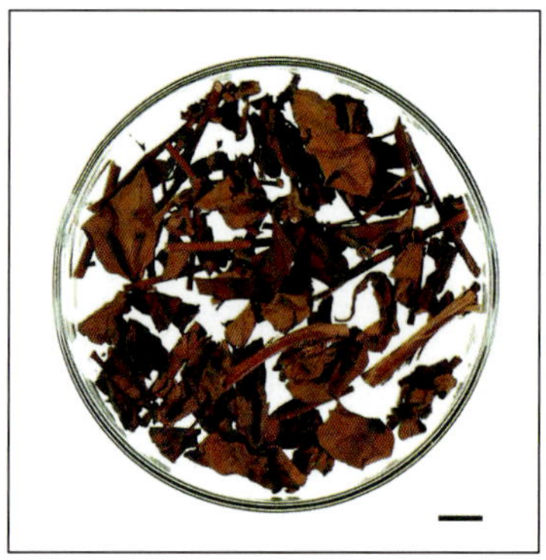

성 상 잎은 원형으로 전연이며 길이 3 ~ 7 cm, 너비 1 ~ 3 cm로 짧은 잎자루가 붙어있다. 윗면은 녹갈색, 아랫면은 연한 회록색을 띠고 확대경으로 볼 때 양면에 부드러운 털을 볼 수 있다. 줄기는 긴 원기둥모양이고, 가지가 많이 갈리며, 보통 이리저리 얽혀서 다발을 이루고 있으며, 지름 1.5 ~ 6 mm이다. 바깥면은 적갈색 ~ 어두운 갈색이고, 회녹색인 것도 있다. 겉껍질은 벗겨져 떨어져 나가기 쉽다. 가지 위에는 마디가 많고, 마디사이는 길이 6 ~ 9 cm이다. 질은 약하여 자르기 쉽다. 잘린 면은 황백색이고 가운데가 비어 있다. 횡단면을 현미경으로 볼 때 줄기는 수선이 1 ~ 2열의 세포로 되어 있다. 도관은 지름이 약 160 μm에 이르고 황갈색 또는 적갈색 물질이 들어있다. 목부섬유는 다각형이고 세포벽은 아주 두껍다. 목부유세포는 벽이 매우 두껍고 목화 되었으며 calcium oxalate 방정이 들어있는 것도 있다. 수부는 유세포가 불규칙한 다각형이고 크기가 일정하지 않으며 벽은 약간 목화되었고 벽공이 있다. 거의 냄새가 없고 맛은 약간 떫고 후에 쓰다.

성 분 Iridoid glycoside: loganin, secologanin, secologanin dimethylacetal, sweroside, secologanoside 7-methyl ester, kingiside, morroniside, 8-epiloganin, vogeloside, epi-vogeloside, loniceracetalide A, B

Flavonoid: luteolin, lonicerin, apigenin

Triterpene saponin: loniceroside A ~ C

Phenolic compound: 3-caffeoylquinic acid methyl ester, 3,5-dicaffeoylquinic acid, vanillic acid, eugenol, chlorogenic acid, 2-phenylethanol, benzyl alcohol, caffeic acid methyl ester 등

기 타: *cis*-2,6,6-trimethyl-2-vinyl-5-hydroxytetrahydropyran, choline, auroxanthin, β-carotene, ε-carotene, cryptoxanthin, zeaxanthin, phytofluene, acetylcholine, lycopene, γ-carotene, venoterpine, α-pinene, geraniol, linalool, α-terpineol, carvacrol

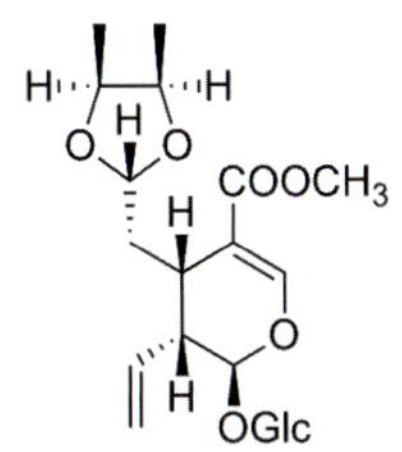

loniceracetalide A

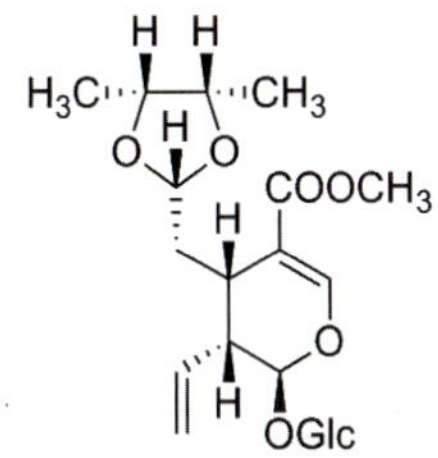

loniceracetalide B

약 리 **(1) 항균작용**

• 전제는 황색포도상구균과 대장균의 발육을 억제한다.[1)]

(2) 항염증작용

• 전제에는 항염증작용이 있다.[2)]

(3) 콜레스테롤 흡수저해작용

• EtOH 추출물에는 항고지혈증효과가 있다.[3)]

• 물추출물은 cholecystokinin 수용체에 대하여 강력하게 결합한다.[4)]

(4) 기 타

• MeOH 추출물은 L1210 암세포주에 대하여 세포독성을 나타낸다.[5)]

• 이 외의 생리활성은 금은화와 유사하다 (금은화 항목 참조).

확인시험 가루 및 인동표준생약 1 g을 달아 희석시킨 MeOH (1 → 2) 10 m*l*를 넣어 약 10 분간 초음파추출한 다음 여과한 여액을 검액 및 인동표준생약표준액으로 한다. 이들 액을 가지고 TLC 법에 따라 시험한다. 검액 및 인동표준생약표준액 10 μ*l*씩을 TLC용 silica gel에 점적하여 ethyl acetate · MeOH · formic acid 혼합액 (96 : 10 : 0.7)을 전개용매로 하여 약 10 cm 전개한 다음 박층판을 바람에 말린다. 여기에 묽은 H_2SO_4을 고르게 뿌린 다음 105℃에서 가열할 때 검액에서 얻은 여러 개의 반점은 인동표준생약에서 얻은 반점과 색상 및 R_f 값이 같고, 그 중 R_f 값 0.25 부근에서 loganin의 반점을 각각 확인할 수 있다.

규 격 줄기 약 5 mm 이상의 줄기가 섞여 있지 않다.

건조감량 12.0% 이하 (6시간) **회분** 9.0% 이하 **산불용성회분** 1.0% 이하 **엑스함량** 묽은 EtOH 엑스 12.0% 이상 해열, 해독 (버섯중독), 이뇨, 소염약. 주로 민간약으로 쓴다.

처 방 인동탕 (忍冬湯), 인동등탕환 (忍冬藤湯丸)

용 량 9 ~ 15 g

● 참고문헌

1) Yang HC *et al.* (1953) Mosa Med. Ass. 52: 109
2) Ye WY *et al.* (1979) I Hsueh Yuan Hsueh Pao 8: 96
3) Onishi E *et al.* (1984) Chem. Pharm. Bull. 32: 646
4) Han G Q *et al.* (1991) Int. J. Chinese Med. 16: 1
5) Nam SH, Yang MS (1995) J. Kor. Soc. Appl. Brol.Chem. 38: 273

사프란 Crocus, Croci Stigma KP CP JP (蕃紅花, Sa Peu Ran) saffron

기 원 사프란 *Crocus sativus* L. (붓꽃과 Iridaceae)의 암술머리이다.

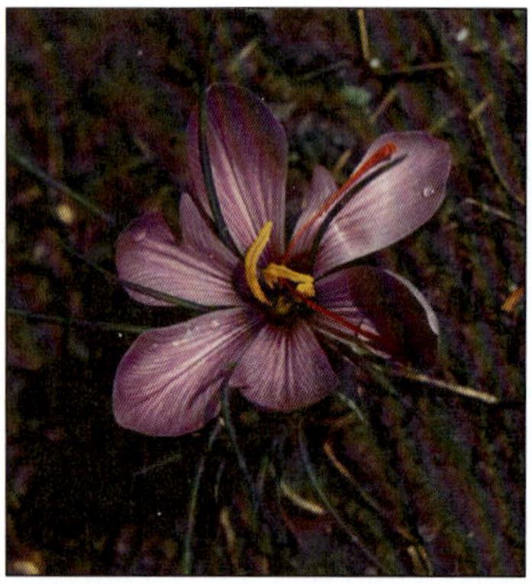

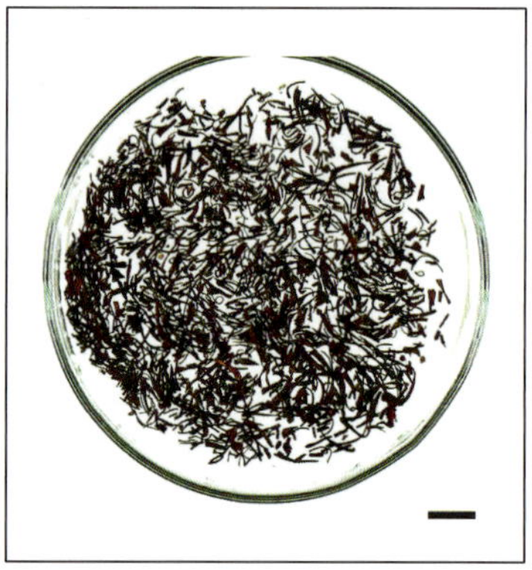

성 상 가는 실모양이며 길이 20 ~ 35 mm이다. 3갈래로 갈라져 있거나 분리되어 있으며, 전체는 어두운 황적색 ~ 적갈색이고, 상부는 비교적 넓으면서 약간 납작하다. 정단은 가장자리가 가지런하지 않은 치아 모양이고, 안쪽에는 한 개의 짧게 벌어진 틈이 있다. 하단에는 때때로 1개의 작고 노란색인 암술대 토막이 남아 있다. 몸체는 가볍고 질은 연하며 광택은 없다. 건조한 것은 질이 취약하여 절단하기 쉽다. 특유한 냄새가 강하고 맛은 쓰며 침을 노랗게 물들인다.

성 분 **Carotenoid 홍색 색소 약 2%**: crocin (= crocetin digentiobioside ester), crocetin, crocetin diglucose ester, crocetin gentiobiose ester, crocetin glucose ester, crocetin dimethyl ester

고미성분: picrocrocin

정유 0.4 ~ 1%: safranal, pinene, cineole. 방향성정유 성분인 safranal은 고미성분인 picrocrocin이 가수분해되어 생성되므로, 사프란이 오래 되면 쓴맛은 적어지는 대신에 방향이 강해지는 이유가 여기에 있다.

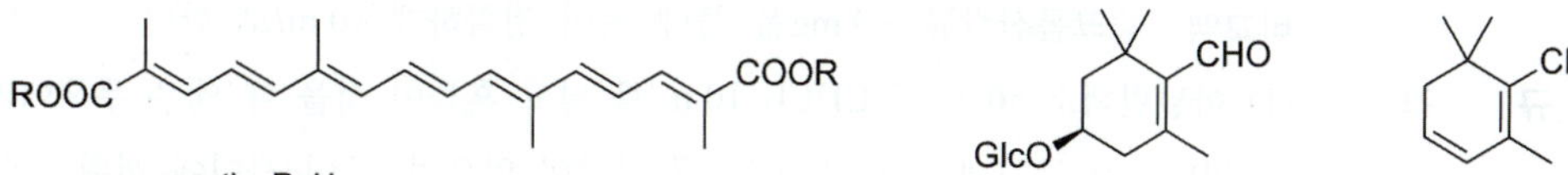

crocetin, R=H
crocetin dimethyl ester, R=CH_3
crocetin diglucose ester, R=Glc
crocetin digentiobiose ester, R=-Glc-Glc (=crocin)

picrocrocin

safranal

약 리 **(1) 진통작용**

- 치통, 생리통 등에 대한 진통작용이 있다.

(2) 통경작용

- 전제 또는 EtOH 추출물, diethyl ether 추출물은 실험동물의 자궁을 흥분시키며 대량에서는 경련성수축을 일으킨다. 이러한 자궁흥분작용은 자궁벽에 직접 작용하는 것뿐만 아니라 신경계와도 관련이 있는 것으로 보인다.
- 사프란가루 0.23 ~ 2%를 함유한 사료를 실험동물(*in vivo*, mouse)에 3주간 투여하면 질상피가 완전히 각질화되는 데 소요되는 기간이 연장된다.

(3) 뇌세포보호작용

- crocin은 EtOH에 의한 해마부위의 손상(기억력, 학습능력의 손상)을 막아준다(*in vivo*, rat).[1]
- crocin은 TNFα 또는 daunorubicin으로 유도한 신경분화세포인 PC12세포의 세포사멸을 억제한다(뇌신경세포보호효과, *in vitro*).[2,3]

(4) 항암작용

- crocetin은 여러 고형암세포주에서의 핵산합성을 저해한다(*in vitro*).[4]
- crocin과 safranal, picrocrocin은 HeLa cell(인간 암세포주)의 성장을 억제한다(*in vitro*).[5]
- 물추출물은 항산화작용과, 해독과정을 통하여 암예방작용을 나타낸다(*in vivo*, mouse).[6]

(5) 기 타

- crocin류는 aflatoxin B1과 dimethylnitrosamine에 의한 급성간독성을 예방한다(*in vitro*, rat hepatocyte).[7]
- 사프란의 추출물은 cisplatin의 투여로 인하여 발생하는 체중감소와 헤모글로빈과 백혈구수치의 감소를 억제하며 수명을 3배정도 연장한다(*in vivo*, mouse).[8]
- crocin은 연골악화효소, 염증관련인자, 항산화시스템을 조절하여 관절염을 완화시킨다.[9]
- safranal은 망막변성을 약화시키고(*in vivo*, P23H rat),[10] crocetin은 N-methyl-D-aspartate로 유도한 망막손상을 보호한다(*in vivo*, mouse).[11]
- 추출물은 acetylcholinesterase 저해 활성이 있다(*in vitro*).[12]
- 추출물과 safranal은 폐염증에 효과가 있다(*in vivo*, guinea pigs).[13]

확인시험 (1) H_2SO_4 1방울을 떨어뜨리면 어두운 청색을 나타내고 자색으로 되었다가 점차 적갈색으로 변화된다(crocin, crocetin).

(2) 데시케이터(silica gel)에서 24시간 건조한 다음 가루로 하여 그 0.1 g에 온탕 150 ml를 넣고 때때로 흔들어 섞으면서 60 ~ 70℃에서 30 분간 가온하고 식힌 다음 여과한다. 여액 1.0 ml에 물을 넣어 10 ml로 한다. 이 액의 색은 다음의 비교액 보다 엷어서는 안 된다(crocin).

비교액 중크롬산칼륨 5.0 mg을 물에 녹여 정확하게 10 ml로 한다.

규 격 (1) 아닐린색소 50 mg에 $CHCl_3$ 10 ml를 넣고 흔들어 섞을 때 액은 무색이거나 황색을 띠더라도 매우 엷다. (2) 글리세린, 설탕 또는 꿀 단맛이 없으며, 종이 사이에 끼워서 압착했을 때 반점을 남기지 않는다. (3) 암술대의 황색부 암술대의 황색부분이 10.0% 이상 섞여 있지 않다. **건조감량** 12.0% 이하(6시간) **회분** 7.5% 이하

응 용 진정, 진통(치통제), 통경약으로 대개 민간약 및 가정약의 원료로 쓰이며, 그 밖에 식품, 화장품, 약품의 착색료로 다량 사용된다.

용 량 1회 0.5 g, 1일 1.5 g

금기사항 통경작용이 강하므로 임신 중에는 금기이다.

● 참고문헌

1) Zhang Y *et al.* (1994) Biol. Pharm. Bull. 17: 217-221
2) Soeda S *et al.* (2001) Life Sci. 69: 2887-2898
3) Ochiai T *et al.* (2004) Neurochem. Int. 44: 321-330
4) Abdullaev FI *et al.* (1994) Toxicol. Lett. 70: 243-251
5) Escribano J *et al.* (1996) Cancer Lett. 100: 23-30
6) Premkumar K *et al.* (2003) Phytother. Res. 17: 614-617
7) Lin JK, Wang CJ (1986) Carcinogenesis 7: 595-599
8) Nair SC *et al.* (1991) J. Ethnopharmacol. 31: 75-83
9) Hemshekhar M *et al.* (2012) Biochimie 94: 2723-2733
10) Fernandez-Sanchez L *et al.* (2012) PLoS One 7: e43074
11) Ohno Y *et al.* (2012) Eur. J. Pharmacol. 690: 84-89
12) Geromichalos GD *et al.* (2012) J. Agric. Food Chem. 60: 6131-6138
13) Boskabady MH *et al.* (2012) Phytomedicine 19: 904-911

선복화

Inulae Flos KHP CP

(旋覆花, Seon Bok Hwa) inula flower

기 원 금불초 *Inula japonica* Thunb. [= *Inula britannica* subsp. *japonica* (Thunb.) Kitam.] 또는 구아선복화(歐亞旋覆花) *I. britannica* L. (국화과 Compositae)의 꽃이다.

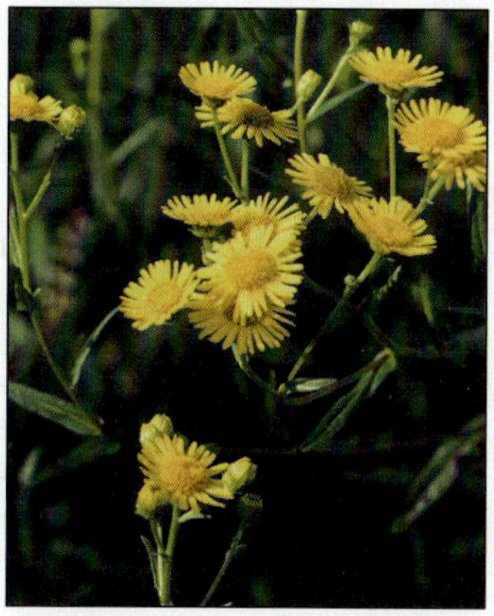

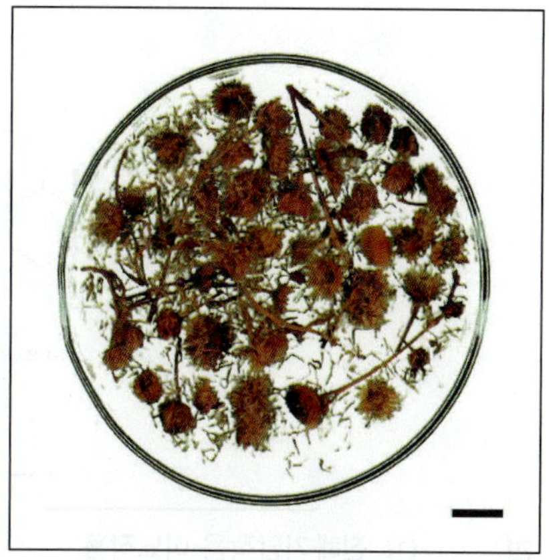

성 상 납작한 구형 ~ 구형이며 지름 1 ~ 2 cm이다. 총포는 여러 개의 포편으로 이루어져 있고 엎어놓은 기와모양으로 배열되어 있다. 포편은 피침형 또는 막대모양으로 회황색이며 길이 4 ~ 11 mm이다. 총포의 밑 부분에는 꽃줄기의 자국이 있고 포편과 꽃줄기의 겉면에는 흰색 융모로 덮여 있다. 한 줄의 설상화는 미황색 ~ 노란색으로 길이가 약 7 mm이며 대개 말려 있거나 탈락되어 있고 위끝에는 3 개의 치열이 있다. 관상화는 여러 개로 황갈색이며 길이 5 mm이며 위끝에는 5 개의 치열이 있다. 자방의 끝에는 여러 개의 흰색 관모가 있고 길이 5 ~ 6 mm이다. 어떤 것은 타원형의 작은 수과가 있다. 가볍고 쉽게 부서진다. 냄새가 약간 있고 맛은 약간 쓰다.

성 분 Sesquiterpene lactone: inuchinenolide A ~ C, xanthanolide (= tomentosin), 4-*epi*-isoinviscolide, eudesmanolide, ivalin, britannilactone, 1-*O*-acetylbritannilactone, deacetylinulicin, inulicin, 1,6-*O*,*O*-diacetylbritannilactone, 1β-hydroxy-8β-acetoxycostic acid methyl ester, eupatolide, 1β-hydroxy-8β-acetoxyisocostic acid methyl ester, 1β-hydroxy-4α,11α-eudesm-5-en-12,8α-olide, 1,6α-dihydroxy-4α*H*-1,10-secoeudesm-5(10),11(13)-dien-12,8β-olide, 8-*epi*-helenalin, bigelovin, ergolide, 2,3-dihydroaromaticin, 5α*H*-eudesma-4(15),11(13)-dien-12,8β-olide 등

Dimeric sesquiterpene lactone: japonicone A ~ T

Diterpenoid: 17-*O*-β-D-glucopyranosyl-16β*H*-*ent*-kauran-19-oic acid, 17-*O*-β–D-glucopyranosyl-16β*H*-*ent*-kauran-19-oic acid-19-*O*-β-D-glucopyranoside

Flavonoid: patuletin 7-*O*-(6"-isobutyryl)glucoside, patuletin 7-*O*-〔6"-(2-methylbutyryl)〕glucoside, kaempferol 3-glucoside, isorhamnetin 3-glucoside, patulitrin, nepitrin, kaempferol, axillarin, patuletin, luteolin 등

기 타: taraxasterol, taraxasteryl acetate, inusterol B, C 등

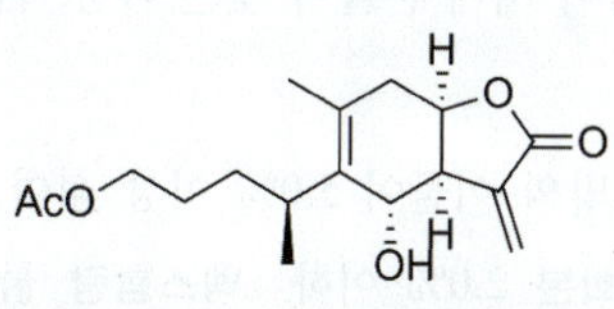

1-O-acetylbritannilactone

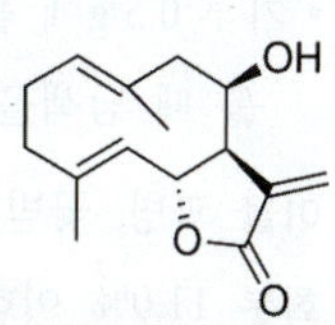

eupatolide

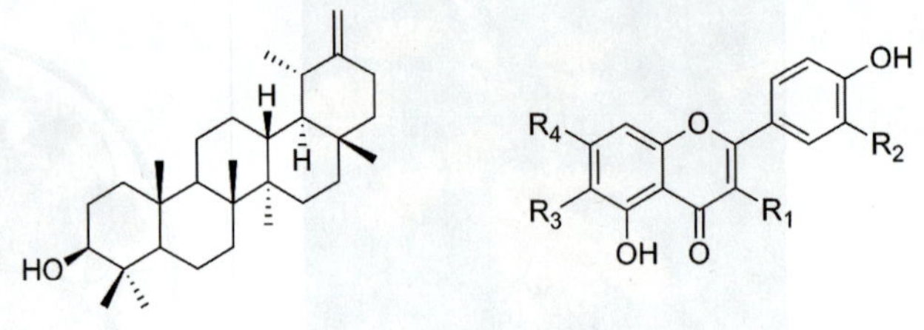

taraxasterol

patulitrin, R_1=OH, R_2=OH, R_3=OCH_3, R_4=OGlc
nepitrin, R_1=H, R_2=OH, R_3=OCH_3, R_4=OGlc
axillarin, R_1=OCH_3, R_2=OH, R_3=OCH_3, R_4=OH

약 리 (1) 진해·거담작용·이뇨작용

(2) 간세포보호작용·뇌신경세포보호작용

- 물추출물은 interferon-γ의 생산을 억제함으로써 면역학적으로 유도한 간염의 발생을 예방한다 (*in vivo*, mouse).[1)]
- 전제와 taraxasteryl acetate는 *Propionibacterium acnes*와 LPS로 유도한 급성간염과, CCl_4나 galactosamine과 같은 독성물질로 유도한 간염에 의한 치사율을 낮춘다 (*in vivo*, mouse).[2)]
- patuletin, nepetin, axillarin과 같은 flavonoid 성분들은 glutamate로 유도한 세포괴사로부터 대뇌피질 세포를 보호한다 (*in vitro*).[3)]

(3) 항염증작용

- 1-*O*-acetyl-4*R*,6*S*-britannilactone (IC_{50}, 22.1 μM)은 iNOS의 활성을 억제한다.[4)] bigelovin (0.46 μM)과 2,3-dihydroaromaticin, ergolide (1.05, 0.69 μM)와 같은 pseudoguaianolide에도 iNOS 저해활성이 있다.[5)]
- ergolide는 NFκB를 억제함으로써 iNOS와 COX-2의 발현을 저해한다 (*in vitro*, RAW 264.7 macrophages).[6)]
- japonicones E-L, Q-T는 LPS로 유도한 NO 생성을 억제한다 (*in vitro*).[8,9)]

(4) 기 타

- 4α,6α-dihydroxyeudesman-8β,12-olide와 ergolide, 8-*epi*-helenalin, bigelovin은 암세포주에 대한 세포독성을 나타낸다 (*in vitro*).[7)]
- 물추출물은 interferon-γ와 같은 cytokine의 생산을 억제함으로써, 소량의 streptozotocin을 반복투여하여 인위적으로 일으킨 자가면역성 당뇨의 발생을 줄인다.[1)]

확인시험
- 가루 1.0 g에 EtOH 10 m*l*를 넣고 약 2 분간 가열하여 여과한 여액 5 m*l*에 Mg-HCl 2 ~ 3방울을 넣을 때 홍색을 나타낸다.
- 가루 0.5 g에 물 10 m*l*를 넣어 세게 흔들어 씻은 다음, 여과한 여액 2 m*l*에 $FeCl_3$ 시액 1방울을 넣을 때 남색을 나타낸다.

규 격 **이물** 과병, 꽃받침, 잎과 그 밖의 이물이 5.0% 이상 섞여 있어서는 안 된다. **건조감량** 8.0% 이하 **회분** 11.0% 이하 **산불용성회분** 2.0% 이하 **엑스함량** 묽은 EtOH 엑스 7.0% 이상

응 용 건위, 거담, 진해, 이뇨약

처 방 금불초산 (金佛草散), 선복대자탕 (旋覆代赭湯)

용 량 3 ~ 9 g, 포전 (包煎, 주머니에 싸서 달임)한다.

금기사항 마른기침이 있는 경우

● **참고문헌**

1) Kobayashi T *et al.* (2002) Phytother. Res. 16: 377-382
2) Iijima K *et al.* (1995) Planta Med. 61: 50-53
3) Kim SR *et al.* (2002) Free Radic. Biol. Med. 32: 596-604
4) Je KH *et al.* (2004) Arch. Pharm. Res. 27: 83-85
5) Lee HT *et al.* (2002) Arch. Pharm. Res. 25: 151-153
6) Han WJ *et al.* (2001) Br. J. Pharmacol. 133: 503-512
7) Park EJ, Kim J (1998) Planta Med. 64: 752-754
8) Qin *et al.* (2010) Planta Med. 76: 278-283
9) Zhu *et al.* (2013) Fitoterapia. 84:40-46

시나화 Cinae Flos

wormseed, santonica

기 원 시나 *Artemisia cina* Berg (국화과 Compositae)의 완전히 피기 전의 소화두(小花頭)를 수집하여 말린 것이다.

산 지 러시아의 Turkestan 지방의 Kirgis 평원의 일부에 한해서 자생 또는 재배되며, 그 종묘는 국외 유출을 금지하고, 같은 지방의 Tashkent에서 집산된다.

성 상 긴 난형의 소화두에 길이 2 ~ 4 mm, 지름 1 ~ 1.5 mm이고, 12 ~ 20조각의 총포(總苞)가 고기비늘 모양으로 포개어지며, 각 총포는 3 ~ 5개의 작은 관상화를 둘러싸고 있다. 각 총포조각은 긴 타원형으로 녹갈색이고, 외측으로 팽기하여 작은 배 모양을 이루며, 주변은 엷은 막질이다. 바깥쪽 가운데는 유기된 세로선이 있고, 그 양측에 불규칙한 2 ~ 3열의 선모가 점재하고 또 장모가 있다. 약간 방향성이고 맛은 쓰다. 총포조각의 횡단면은 거의 반월형이며 안쪽 표피의 세포막은 현저하게 후막화(厚膜化)되고, 바깥쪽 표피의 주맥 부근에는 두상의 선모와 단세포성의 장모가 있다. 장모의 자루는 2 ~ 3개의 세포로 되어 있고, 丁자형이다.

성 분 santonin 2 ~ 3.5%, artemisin, 정유 2 ~ 3% 중 cineol이 77 ~ 84%, limonene, terpinene, terpineol 등

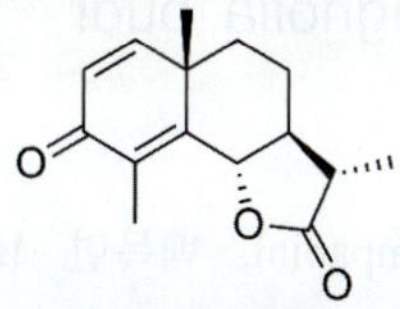

(-)-α-santonin

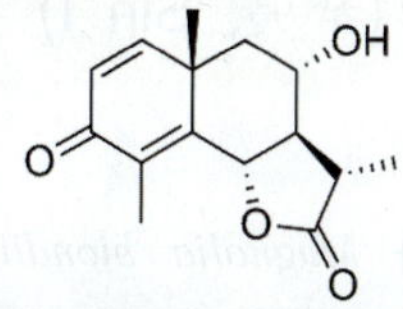

artemisin

약 리 구충작용: 회충에 대한 구충작용은 충체의 머리 부분의 신경중추에 작용하여 마비를 일으켜 몸 밖으로 배설시킨다. santonic acid sodium염을 피하주사해도 유효한 것으로 보아 sesquiterpenoid lactone 성분인 santonin이 체내에서 1차 대사를 받은 후에 장관에서 구충작용을 나타내는 것으로 보인다.

확인시험 시계접시에 시나화 1 개 내지 2 개를 넣고 NaOMe / MeOH (약 30%) 1방울을 넣고, 유리막대로 비벼서 약을 부수면 진한 홍색이 나타난다 (santonin).

응 용 santonin의 제조 원료, 회충·요충구제제

주의 및 부작용 척추동물에 다량 투여했을 경우에는 중추성의 경련독으로 작용하고, 소량 투여에 의해서는 위장관 장애나 시각장애[일과성 황시(黃視)현상], 두통, 현기증과 같은 부작용이 나타나므로 사람에게 사용하는 것이 금지되어 있다.[13]

동류생약

- *A. maritima* L.

  유럽의 서부와 북부의 해안 및 내륙에서 자라고 일본 북부에서도 재배한다. Santonin의 함량이 0.3 ~ 0.6%이며, 기타 maritimin,[1] sesquiterpene, peroxysemiketal[2] 등이 분리되어 있다.
- *A. brevifolia* Wall

  파키스탄, 티벳에서 난다. Kashimir santonica라고도 한다. santonin 0.5 ~ 1.0%
- *A. monogyna* Waldst. et Kit.

  헝가리, 러시아 남부, 남시베리아의 소금기 있는 땅에서 자란다. 전초에서 santonin의 함량은 0.66 ~ 1.6%, 꽃봉오리에서 2 ~ 3%이다.
- *A. kuramensis* Quazilbash

  Kuram santonica라고 한다. 파키스탄 서북부 Kuram 지방 및 해발 1500 m 이상의 파키스탄 남부의 사막지대에서 야생하는데 재배하기도 한다. santonin의 함량은 최고 2 ~ 4%에 이른다.

참고문헌

1) Gonzaiez G *et al.* (1981) Phytochemistry 20: 2367
2) Pathak VP *et al.* (1987) Phytochemistry 26: 2103

신 이

Magnoliae Flos KHP CP JP

(辛夷, Sin I) magnolia budr

기 원 망춘화 *Magnolia biondii* Pampanini, 백목련 *M. denudata* Desrousseaux, 목련 *M. kobus* De Candolle 및 무당옥란(武當玉蘭) *M. sprengeri* Pampanini (목련과 Magnoliaceae)의 꽃봉오리이다. 중국에서는 *M. biondii, M. denudata, M. sprengeri*를 쓰며 일본에서는 *M. salicifolia* Maximowicz,

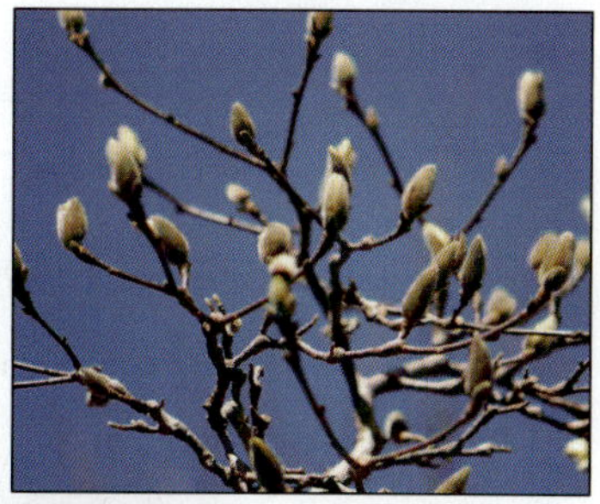

M. kobus, *M. biondii*, *M. sprengeri*, *M. heptapeta* Dandy (= *M. denudata* Desr.)의 꽃봉오리를 건조한 것을 쓴다.

성 상 **망춘화** 장란형으로 붓머리 모양이며 길이 12 ~ 25 mm, 직경 8 ~ 15 mm이다. 아랫부분에는 대개 짧은 줄기가 있고 길이는 약 5 mm이다. 줄기 위에는 유백색의 점상 껍질눈이 있다. 꽃받침은 2 ~ 3층으로 각 층마다 2편씩 있고 양층 꽃받침 사이에는 작은 비늘싹이 있다. 꽃받침의 겉면은 회백색 또는 회록색 융모로 빽빽하게 덮여 있고 안면은 유갈색으로 털이 없다. 꽃잎은 9장으로 유갈색이다. 바깥의 꽃잎 3장은 막대모양으로 대략 내륜 길이의 1/4정도이며 꽃받침모양이다. 2 개의 안쪽의 꽃잎이 6장으로 각 륜마다 3장씩이며 바퀴모양으로 배열되어 있다. 수술과 암술은 여러 개로 나선모양으로 배열되어 있다. 가볍고 질은 취약하다. 방향이 있고 맛은 맵고 서늘하며 약간 쓰다.

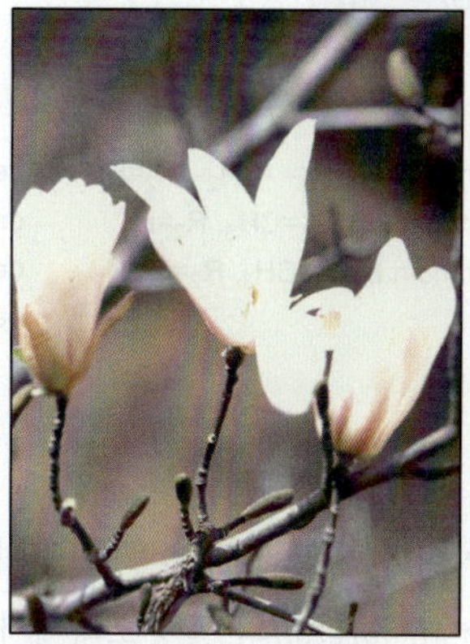

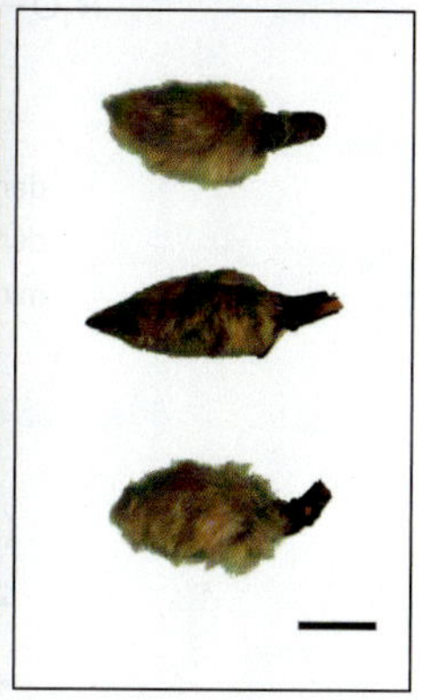

백목련 길이 2 ~ 4 cm, 직경 1 ~ 2 cm이다. 아랫부분의 가지줄기는 거칠고 껍질눈은 홍갈색이다. 꽃받침의 겉면은 담황색 또는 담황록색 융모로 덮여 있고 어떤 것은 가장 바깥층의 꽃받침에 붙은 융모가 탈락되어 흑갈색을 띠는 것도 있다. 꽃잎은 10 ~ 12장(15장)이며 내외륜에 뚜렷한 차이가 없다.

목련 끝 쪽이 약간 뾰족한 털붓(毛筆)의 붓털 비슷한 달걀모양 ~ 방추형을 이루고 길이 1 ~ 4 cm, 중간의 지름이 7 ~ 20 mm이다. 바깥면은 황백색 ~ 녹갈색의 부드럽고 윤이 있는 5 mm 가량의 털이 밀생하고 안쪽의 아랫쪽에 흑갈색의 거칠은 비늘 모양의 인편이 복와상(覆瓦狀)으로 겹쳐져 있다. 이 약은 3장의 포엽(包葉)이 있고 세로로 잘라보면 9장의 화피(花被)와 여러 개의 연한 황갈색의 수술 및 갈색의 암술이 1개 있으며 부서지기 쉽다. 특유한 향기가 있고 맛은 맵고 시원하며 약간 쓰다.

무당옥란 길이 15 ~ 30 mm, 직경 10 ~ 15 mm이다. 아랫부분의 가지경은 약간 거칠고 껍질눈은 연한 갈색이다. 꽃받침의 겉면은 회백색 또는 회록색의 가는 융모로 덮여 있다. 꽃잎은 9장이고 내외륜이 같은 모양이다.

성 분 Lignan: magnosalin, magnosalicin, magnone A, B, eudesmin, magnolin, lirioresinol-B dimethylether

정유 3 ~ 4%: α-pinene, cineole, citral, methylchavicol, eugenol, capric acid, oleic acid, limonene, camphor, sabinene, α-terpineol, *t*-asarone, euasarone, asarylaldehyde

Alkaloid: (−)-coclaurine, (−)-*N*-methylcoclaurine, (+)-reticuline, yuzirine, liriodenine, remerine, anonaine, glaucine, isolaurenine *N*-oxide

[가지]

Lignan: denudanolide A ~ D, denudadione A ~ C, denudatin A ~ B, kadsurin A, brucellin, nirandin A ~ B, acuminatin, veraguensin, grandisin, yangambin, syringaresinol, isodihydrofutoquinol A ~ B, mirandin B 등

기 타: denudalide, denudaquinol

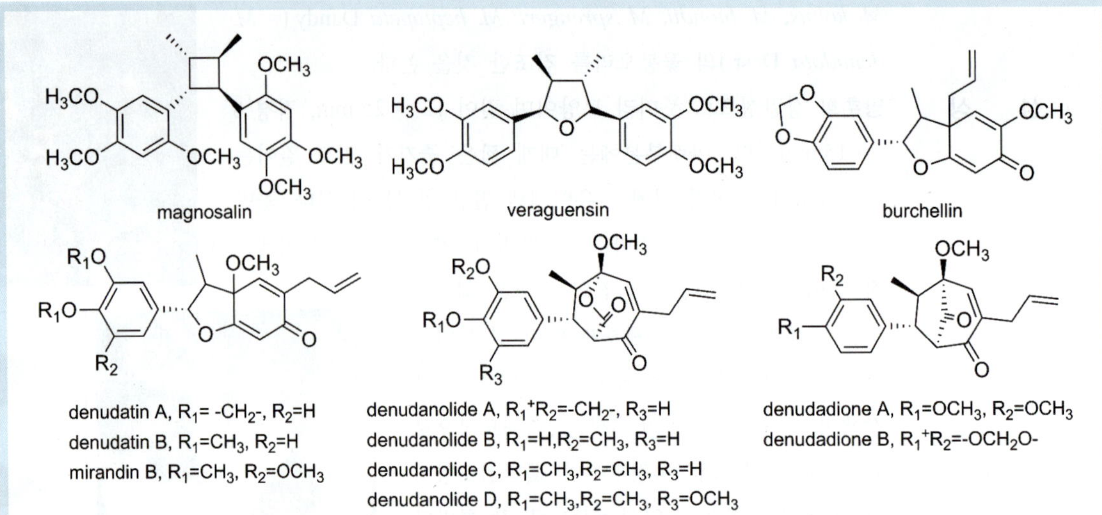

약 리

(1) 항알러지작용

- 신이는 알러지 반응에 관여하는 비만세포의 세포사멸을 촉진한다.[1)]
- *M. fargesii*의 꽃봉오리에서 분리된 lignan류인 eudesmin과 magnolin, lirioresinol-B dimethylether는 LPS로 유도한 TNFα의 생산을 억제하며 (*in vitro*),[2)] tiliroside에는 rosmarinic acid보다 강한 항보체활성이 있다.[3)]
- *M. salicifolia*의 추출물과 magnosalicin을 비롯한 화합물들은 비만세포로부터의 histamine의 분비를 억제한다 (*in vitro*).[4)]

(2) 심혈관계에 대한 작용

- 마취된 동물에 정맥주사나 경구투여하면 혈압이 약간 낮아진다.
- denudatin B (*M. fargesii*)은 Ca^{2+} 이온의 유입을 억제함으로써 혈관평활근 (rat thoracic aorta)을 이완시키며 혈소판의 응집을 억제한다.[5,6)]
- *M. fargesii*의 꽃봉오리에서 분리된 lignan류인 magnone A와 B는 PAF의 활성을 억제한다 (*in vitro*).[7)]

(3) 기 타

- 골격근수축작용: 수침액에는 골격근 수축작용이 있으며 중국산이 일본산에 비해 작용이 더 강하다. *d*-tubocurarine과 유사한 작용을 가진 alkaloid 성분에 의한 것으로 보고 있다.
- 자궁흥분작용: 중국산 신이의 전제는 적출자궁 (rat, rabbit)을 흥분시킨다. 물이나 EtOH에 녹는 비휘발성 물질이 관여한다.
- 항진균작용: 전제는 병원성 피부진균의 성장을 강하게 억제한다 (*in vitro*).
- 중추억제작용: MeOH 추출물 (중성 분획)의 중추억제작용이 인정된다.[1)]
- 항비만작용: *n*-hexane, 80% MeOH 분획물과 lignan은 지방 축적을 감소시키며 adipogenic transcriptional factor를 조절한다 (*in vitro*, 3T3-L1 cells).[8)]
- polyphenol 유도체인 denudalide, denudaquinol은 세포독성을 나타낸다 (*in vitro*, SFME, r/mHM-SFME-1 cells).[9)]

• machilin G, denudatin A, B, denudadione B는 LPS로 유도한 NO 생성을 저해한다(*in vitro*, murin macropharge cells J774.1).[10]

확인시험 가루 0.5 g에 묽은 HOAc 10 m*l*를 넣고 5 분간 흔들어 섞은 다음, 여과한 여액 2 m*l*에 Mayer 시액 2 ~ 3방울을 넣을 때 액은 혼탁하고, 이것을 방치할 때 백색의 솜 같은 침전이 생긴다.

규 격 **꽃대 및 꽃받침** 꽃대 및 꽃받침이 섞여 있어도 5.0% 이상이어서는 안 된다.

회분 5.5% 이하 **산불용성회분** 1.5% 이하 **정유함량** 0.5 m*l* 이상(50 g) **엑스함량** 묽은 EtOH 엑스 15.0% 이상

응 용 진정, 진통약으로 두통, 머리무거움, 축농증, 코막힘, 치통 등에 쓴다.

처 방 신이청폐탕(辛夷清肺湯), 신이산(辛夷散)

용 량 3 ~ 6 g

● 참고문헌

1) Kim GC *et al.* (2003) Int. Arch. Allergy Immunol. 131: 101-110
2) Chae SH *et al.* (1998) Arch. Pharm. Res. 21: 67-69
3) Jung KY *et al.* (1998) Biol. Pharm. Bull. 21: 1077-1078
4) Tsuruga T *et al.* (1991) Chem. Pharm. Bull. 39: 3265-3271
5) Yu SM *et al.* (1990) Eur. J. Pharmacol. 187: 39-47
6) Teng CM *et al.* (1990) Thromb. Res. 59: 121-130
7) Jung KY *et al.* (1998) J. Nat. Prod. 61: 808-811
8) Kong CS *et al.* (2011) J. Agric. Food Chem. 59: 5665-5670
9) Noshita T *et al.* (2009) Biosci. Biotechnol. Biochem. 73: 726-728
10) Noshita T *et al.* (2008) Biosci. Biotechnol. Biochem. 72: 2775-2778

원 화

Genkwa Flos KHP CP
(芫花, Won Hwa) daphne flower

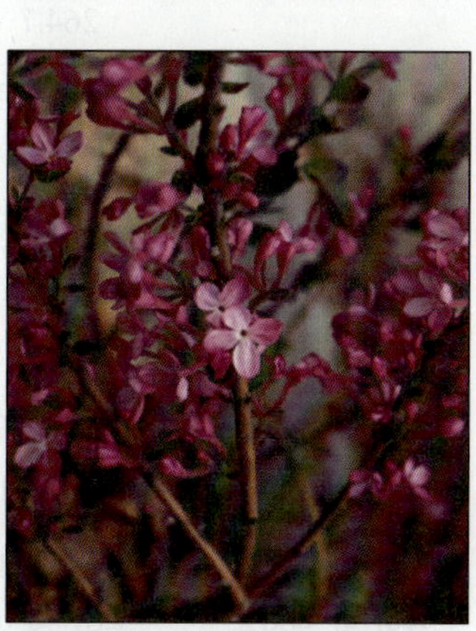

기 원 팥꽃나무 *Daphne genkwa* Siebold et Zuccarini (팥꽃나무과 Thymeleaceae)의 꽃봉오리이다. 대개가 야생으로 주로 중국의 안휘, 산동, 사천, 절강 등지에서 난다. 봄에 꽃이 피기 전에 따서 볕에 말리거나 불에 말린 것을 쓰거나 초초(醮炒)하여 쓴다. 잘 마르고 엷은 자색을 띤 것이 좋다.

성 상 짧은 꽃대에 3 ~ 7 개의 봉오리가 달려 있고, 꽃봉오리는 길이 10 ~ 17 mm, 지름 약 2 mm로 원통형이며 약간 눌려 있다. 겉면은 회황색 ~ 회갈색이며 짧고 부드러운 털로 덮여 있으며, 끝은 4 개로 갈라졌고, 갈라진 조각은 연한 보라색 ~ 황갈색이다. 냄새가

약간 있고 맛은 맵고 아리다.

성 분 Flavonoid: genkwanin, 3'-hydroxygenkwanin, apigenin, luteolin

Biflavonoid: genkwanol A ~ C (spirobiflavonoid) – 뿌리에서 발견

Diterpenoid: genkwadaphnin, yuanhuadine

Lignan: zuonin B

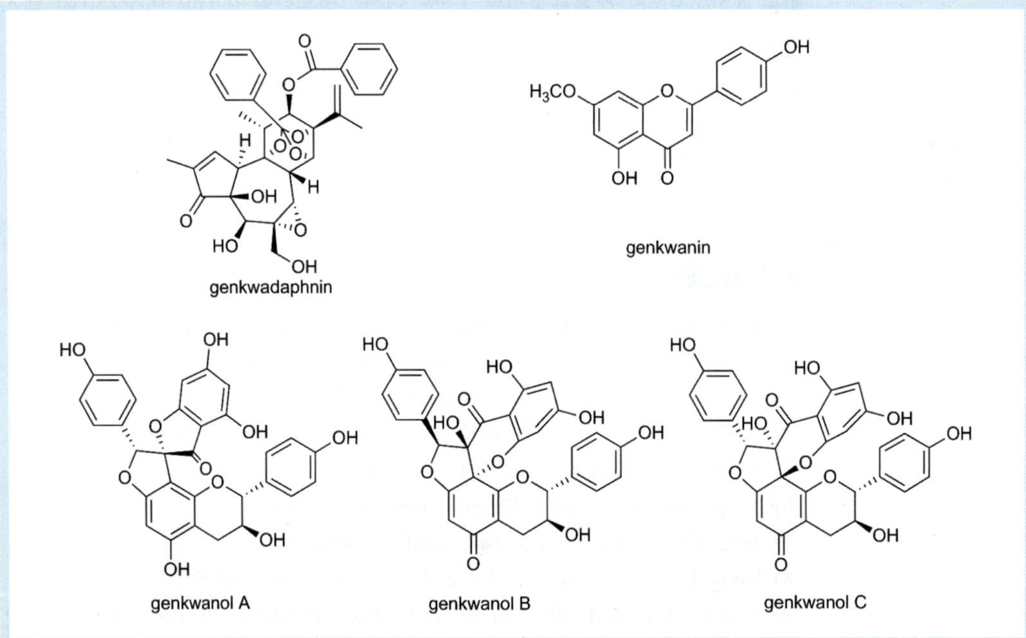

약 리 **(1) 사하작용·이뇨작용**

• 체내에서 물을 몰아내는 축수(逐水)작용이 감수나 대극과 유사하다. 주로 상부의 흉협에 있는 체내 수분을 밖으로 내보낸다.[¶1]

(2) 기 타

• 항세균작용: 폐렴구균이나 연쇄상구균, 인플루엔자간균의 성장을 억제한다.[¶1]

• 항바이러스작용: 물추출물은 enterovirus 71에 대한 항바이러스작용이 있다.[1)]

• zuonin B는 ERK1/2와 JNK pathway를 경유하여 LPS로 유도한 염증을 보호한다(*in vitro*, RAW 264.7 cells).[2)]

• yuanhuadine은 사람 폐암 세포주의 증식을 억제하고 암세포독성을 나타낸다(*in vitro*).[3)]

확인시험 (1) 가루 1.0 g에 EtOH 10 m*l*를 넣어 1 시간 동안 환류추출하고 식힌 다음 여과한 여액에 1% $FeCl_3$ 용액을 넣을 때 곧 짙은 녹색의 침전이 생긴다.

(2) 여액 2 m*l*에 Mg 가루 0.1 g을 넣고 HCl 3방울을 넣을 때 붉은색을 나타낸다.

규 격 **건조감량** 8.0% 이하 **회분** 5.0% 이하 **산불용성회분** 1.0% 이하 **엑스함량** 묽은 EtOH 엑스 12.0% 이상

응 용 준하, 이수, 거담약으로 심장성천식이나 수종창만(水腫脹滿), 살충, 욕창에 쓴다.

처 방 십조탕(十棗湯)

용 량 1.5 ~ 3 g. 가루로 하여 0.6 g을 삼키거나 외용하기도 한다.

주의 및 부작용 독이 많고 약성(藥性)이 맹열(猛烈)하므로 법제하지 않은 것을 복용하거나 과량을 사용하면 심한

설사와 복통을 일으킬 수 있다.

금기사항 허약자, 임부

● 참고문헌

1) Chang CW *et al.* (2012) Viruses 4: 539-556
2) Lee MY *et al.* (2012) Evid. Based Complement Alternat. Med. 728196
3) Hong JY *et al.* (2011) J. Nat. Prod. 74: 2102-2108

정 향 Syzygii Flos KP CP JP
(丁香, Jeong Hyang) clove

기 원 정향나무 *Syzygium aromaticum* (L.) Merr. et L. M. Perry (= *Eugenia caryophyllata* Thunb.) (정향나무과 Myrtaceae)의 꽃봉오리이다.

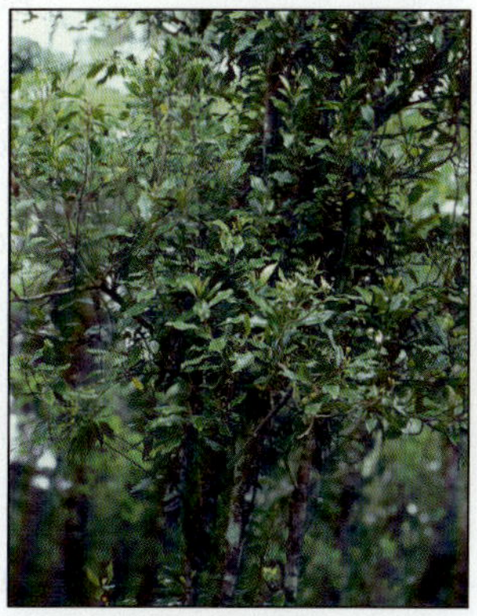

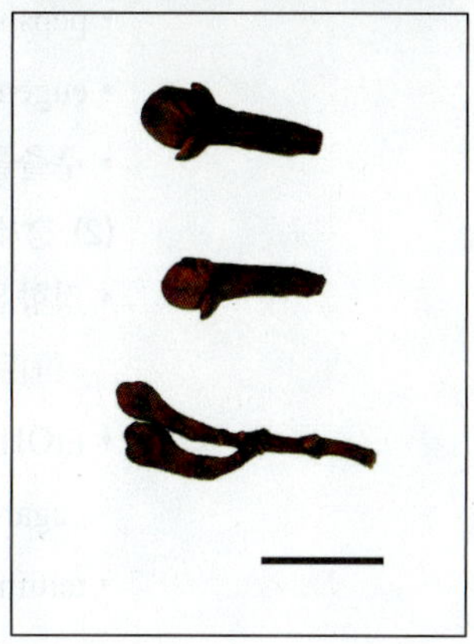

성 상 약간 다듬은 몽둥이 모양이고, 길이 1 ~ 2 cm이다. 꽃부리는 구형이고 지름 0.3 ~ 0.5 cm이다. 꽃잎은 4장이고 겹쳐진 병 모양으로 감싸고 있으며, 밤색 ~ 황갈색이다. 꽃잎 안에는 수술과 암술대가 있으며 비벼서 깨뜨려 보면 매우 많은 노란색의 미세한 알갱이 모양의 꽃가루를 볼 수 있다. 약통은 원기둥모양이고 약간 납작하며, 어떤 것은 약간 구부러졌고, 길이 0.7 ~ 1.4 cm, 지름 0.3 ~ 0.6 cm이다. 바깥면은 적갈색 또는 밤색이고 상부의 꽃받침은 4개로 갈라지며 열편은 삼각형이다. 질은 견실하고 유성이 풍부하다. 횡단면을 현미경으로 볼 때 외측주변에 상하로 긴 장란형의 이생유실이 불규칙하게 분포되어 있으며 내측에는 후각조직으로 싸인 양측립성 유관속이 2 층으로 배열되어 있다. 사부에는 인피섬유가 있고 유관속 안쪽에는 통기조직이 발달한 해면상 조직이 있다. 유관속 주위의 유세포에는 calcium oxalate 집정이 있고, 정유의 기름방울을 볼 수 있다. 특유한 냄새가 강하고 맛은 맵고 자극적이며 후에 혀를 약간 마비시킨다.

성 분 정유 15 ~ 20%: eugenol (70 ~ 85%)

Phenylpropanoid: eugenol, acetyleugenol, chavicol, eugenol salicylate 등

Sesquiterpenoid: α-,β-,γ-caryophyllene, β-caryophyllene oxide, humulene, α-humulene epoxide I 등

Triterpenoid: oleanolic acid, 2α-hydroxyoleanolic acid 등

Chromone glycoside: biflorin, isobiflorin, eugenoside I, II,

5,7-dihydroxy-2-methylchromone-8-*C*-β-D-glucopyranoside

Tannin: eugeniin, 1-desgalloyleugeniin, syzyginin A, syzyginin B, gallic acid, ellagic acid tellimagrandin 등

Alkaloid: higenamine

Flavonoid: rhamnetin, kaempferol, myricetin, rhamnocitrin 등

기 타: methyl salicylate, vanillin, 지방유, 납 및 phytosterol

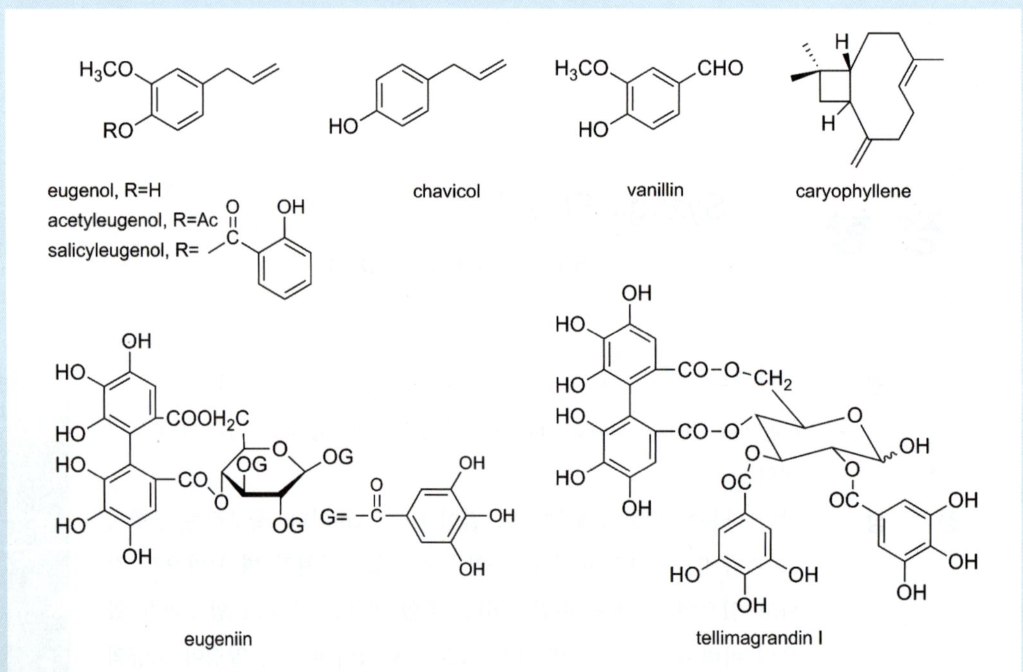

약 리

(1) 건위작용

- pepsin의 분비를 증가시켜 건위작용을 나타낸다.
- eugenol과 acetyleugenol에는 이담작용이 있다.
- 추출물은 *Helicobacter pylori*로 유도한 세포독성 및 염증반응을 억제한다 (*in vitro*).[1)]

(2) 항세균·항진균·항바이러스작용

- 정향유와 eugenol에는 살균·방부작용이 있고, 브루셀라균, 결핵균, 피부병원성 백선균, 황선균 (黃癬菌) 등에 대하여 항미생물작용을 나타낸다 (*in vitro*).
- EtOH 추출물은 penicillin G에 내성을 보이는 포도상구균에 대하여 항균작용을 나타낸다 (*in vitro*, agar-well diffusion method).
- tellimagrandin은 바이러스가 세포에 융합되는 과정 (syncytia formation)을 억제한다 (*in vitro*).[2)] eugeniin에도 항바이러스작용이 있다.

(3) 기 타

- 정향유는 강력한 혈소판응집 저해작용을 가지고 있다. 국소마취와 약한 진통작용이 있어 치과에서는 오래전부터 eugenol을 산화아연과 paste상태 (ZOE)로 혼합하여 사용해 왔으나, 조직손상을 일으킬 수 있다는 이유로 지금은 선호되지 않는다. 정향유의 주성분 (84 ~ 95%)인 eugenol에는 중

추신경 억제작용이 있다. 정향은 약으로보다는 향료로 사용되며 산업적으로는 vanillin의 제조원료로 사용된다. eugenol은 빠른 시간내에 대사되어 배설되므로 1,500 ppm까지 음식에 첨가할 수 있다.

- 항염증 작용: eugenol은 LPS로 유도한 COX-2의 발현을 억제하고(*in vitro*), collagen으로 유도한 관절염에 효과가 있다(*in vivo*, mouse).[3]
- 암세포독성: eugenol은 human MCF-7 breast cancer cells의 증식을 억제하고 apoptosis를 유도한다 (*in vitro*).[4]
- 살충작용: eugenol과 acetyleugenol, isoeugenol, methyleugenol에는 진드기에 대한 살충효과가 있다.
- 간질치료작용: maximal electroshock에 의한 경련을 억제하고 pentylenetetrazole의 복강투여로 인한 경련에서는 그 역치를 높인다(*in vivo*).
- β-caryophyllene과 β-caryophyllene oxide, α-humulene, α-humulene epoxide I, eugenol은 마우스의 간과 소장에서의 glutathione *S*-transferase의 활성을 증가시킨다.
- EtOH 추출물은 항당뇨 작용이 있다(*in vivo*, mouse).[5]
- 추출물은 뼈보호 작용이 있다(*in vivo*, rat).[6]

확인시험 정유와 xylene과의 혼합액 0.1 m*l*에 EtOH을 넣어 흔들어 섞고 $FeCl_3$ 용액 1 ~ 2방울을 넣을 때 액은 녹색 ~ 파란색을 띤다(phenol, tannin).

줄기 줄기 5.0% 이상 섞여 있지 않다. **이물** 줄기 이외의 이물이 1.0% 이상 섞여 있지 않다.

회분 7.0% 이하 **산불용성회분** 0.5% 이하 **정유함량** 1.6 m*l* 이상(10.0 g) **저장법** 기밀용기

응　용 방향성 건위약으로 소화불량, 급만성 위장염, 구토, 설사에 쓴다. 또 항균작용이 있어 백선균에 의한 피부질환에 물추출물을 바르면 가려움증이 감소한다고 한다. 정향유는 치과에서 충치의 국소마취, 진통의 목적으로 국소적으로 사용되기도 한다. 기타 살균, 방부, 향료의 목적으로 구강청정제 및 치약 등에 널리 쓰인다.

처　방 정향시체탕(丁香柿蒂湯), 정향복령탕(丁香茯苓湯), 여신산(女神散)

용　량 1.5 ~ 4.5 g 또는 환제, 산제로 사용한다.

금기사항 비위의 열로 인하여 토하고 설사하는 경우

● **참고문헌**

1) Zaidi SF *et al.* (2012) J. Ethnopharmacol. 141: 403-410
2) Kim HJ *et al.* (2001) Planta Med. 67: 277-279
3) Grespan R *et al.* (2012) Biol. Pharm. Bull. 35: 1818-1820
4) Vidhya N, Devaraj SN (2011) Indian J. Exp. Biol. 49: 871-878
5) Kuroda M *et al.* (2012) J. Nat. Med. 66: 394-399
6) Karmaker S *et al.* (2012) Nat. Prod. Res. 26: 500-509

제충국 Pyrethri Flos (除蟲菊, Je Chung Guk) insect flower

기 원 제충국 *Chrysanthemum cinerariaefolium* Vis. (국화과 Compositae)의 개화기의 두상화를 건조한 것이다. 살충효과가 있다는 사실은 페르시아, 코카서스 사람들에 의해서 알려지게 되었다. 오랫동안 사용하여 온 원식물로 *C. coccineum* Willd., *C. marshalli* 등이 있으나, 19세기 이후 유고슬라비아종이 기원식물로 고정되었다.

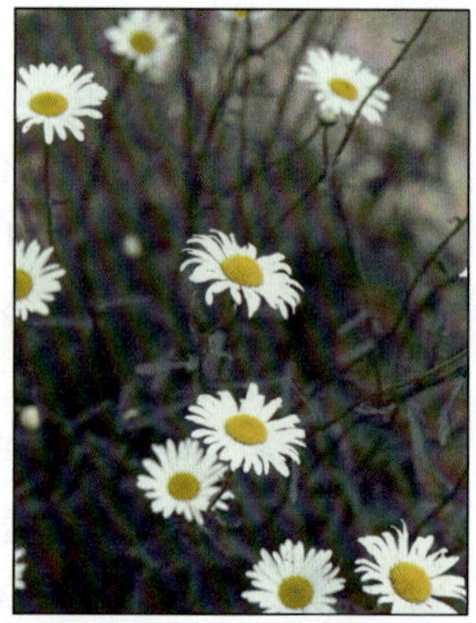

산 지 유고슬라비아의 달마티아가 원산지이고 일본, 케냐, 콩고, 유럽, 캘리포니아 등지에서 재배된다. 우리나라에서는 1900년대 부산지방에서 처음으로 재배되었고, 송정리, 제주도에서도 재배되었으며 백화종(白花種)과 적화종(赤化種)이 있다.

유효 성분은 꽃이 완전히 핀 후에는 감소하고 건조가 늦어지면 분해된다. pyrethrin이 가수분해되면 살균력이 상실되고, 1년이 지나면 효력이 거의 반감된다. pyrethrin의 함량은 만개 때가 최대이며 수과부에 집중되어 있다. 경엽(莖葉)도 모기향에 혼합된다.

성 상 설상화(舌狀花) 및 관상화(冠狀花)로 지름 1.0 cm 내외의 화상에 붙어 있다. 한 꽃에는 설상화 10 ~ 20 개가 모여 있고, 길이는 1.0 cm 내외이며 노란색이다. 화관은 통모양이다. 특이한 냄새가 나는데 현미경으로 관찰할 때 총포 및 꽃자루에 정자모(丁字毛)가 있다. 꽃가루는 황갈색이고 둥근 모양이며, 지름 28 ~ 40 μm이며 특수한 돌기가 있다. 이 모든 성상은 국화과 식물 중 *Chrysanthemum* spp.의 꽃의 모양과 흡사하고 거의 차가 없다.

성 분 **Pyrethrinoid 살충 성분**: 0.3 ~ 1.6%이고, pyrethrin I, II, cinerin I, II, jasmolin I, II (액상).

이들은 pyrethrosin, cinerone (= ketoalcohol), chrysanthemum-mono, -dicarboxylic acid 등과 ester화되어 있고, 대단히 불안정한 화합물들이다.

[잎]

apigenin, luteolin, quercetin의 glucoside 및 glucuronide가 있고 pyrethrinoid도 소량 함유, 모기향 제조의 원료로 쓰인다.

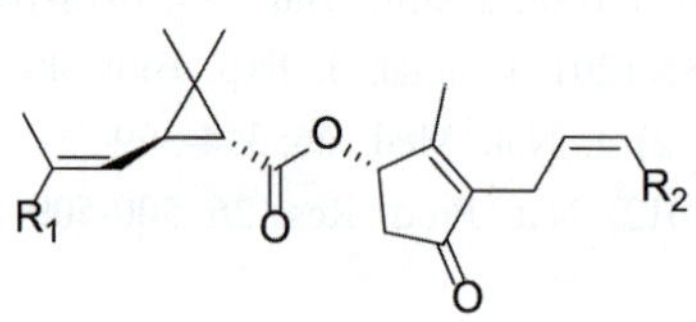

	R_1	R_2
pyrethrin I	CH_3	$CH{=}CH_2$
pyrethrin II	$COOCH_3$	$CH{=}CH_2$
cinerin I	CH_3	CH_3
cinerin II	$COOCH_3$	CH_3
jasmolin I	CH_3	CH_2CH_3
jasmolin II	$COOCH_3$	CH_2CH_3

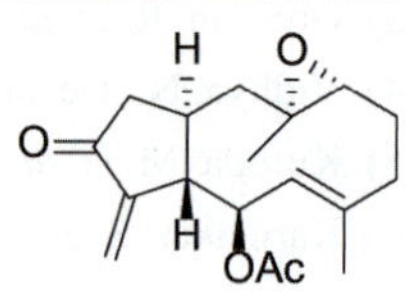

pyrethrosin

약 리 pyrethrinoid는 온혈동물에는 해가 없지만 곤충류에는 접촉독으로 작용한다. 집파리 *Musca domestica*에 대한 실험에서 살충효과는 pyrethrin I이 강하나 운동억제도는 pyrethrin II가 강하다. 한편, ester type의 pyrethrinoid가 유효하고, ester 결합이 분해되면 살충효과가 낮아지거나 소실된다.

응 용 농업용 살충제(pyrethrin 1.5 ~ 3.0%), 방역용(防疫用)(0.14% 이상), 모기향(0.55% 이상), 가정용 살충제로서 모기, 벼룩, 파리 등에 유제, 액제, 분말제로 사용한다. 생약으로 저장할 경우에는 이상적인 조건하에서도 분해가 진행되어 1년에 25 ~ 50% 정도씩 효력이 감소하나, 휘발유나 석유 등을 용제로 하여 pyrethrin의 함량을 6% 이하로 조절하면 장기간 보존할 수 있다.

카모밀라 Chamomillae Flos
german chamomile

기 원 *Matricaria chamomilla* L. (국화과 Compositae)의 활짝 핀 두상화이다.

산 지 유럽 북부와 서아시아가 원산지, 유럽 각국, 일본 등

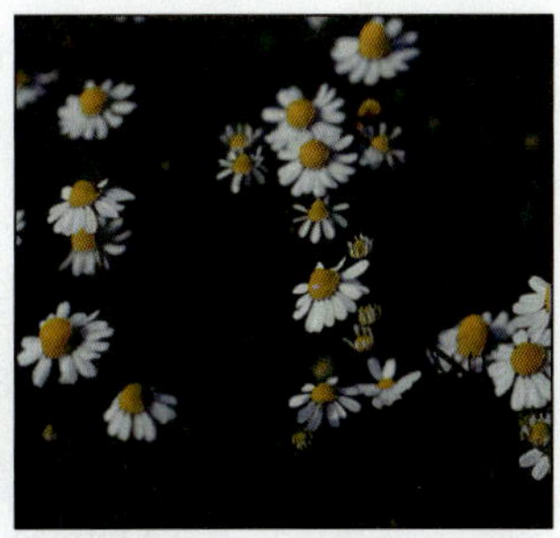

성 상 설상화(舌狀花)는 옅은 갈색으로 10 ~ 20개가 일렬로 되어 있고 관상화는 황색이며 그 수는 많다. 화상(花床)은 성숙시에 매우 융기되어서 지름 2 ~ 2.5 mm, 높이 5 mm 내외의 원추형이 되고 내부는 비어 있다. 방향성이고 맛은 쓰다.

성 분 정유 0.5 ~ 0.9%: (–)-α-bisabolol (약 50%), α-farnesene, matricin, chamazulene (matricin이 증류(蒸溜)될 때 분해해서 생성), matricarin

Coumarin: herniarin, umbelliferone, esculetin 등

Flavonoid: apigenin, quercetin, patulitrin, polycladin 등

기 타: taraxasterol, chammomilla-ester, tetracoumaroyl spermine 등

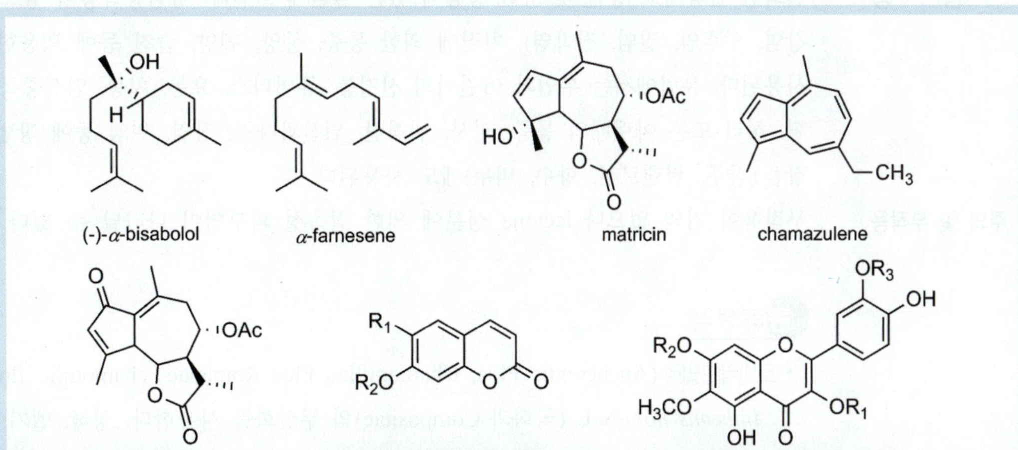

약 리 **(1) 항염증작용**

- chamazulene과 (–)-α-bisabolol에는 항염증작용이 있다(*in vivo*, carrageenan-induced edema, arthritis).¶3

(2) 진경작용

- 물과 알코올의 혼합액으로 추출한 추출물에는 평활근에 대한 진경작용이 있다(guinea pig ileum). 이러한 작용은 apigenin과 같은 flavonoid류와 bicyclic ether류, 그리고 papaverine과 유사한 진경작용을 나타내는 (–)-α-bisabolol에 의한 것으로 보고 있다.¶3
- herniarin에는 항경련작용이 있다.

(3) 항궤양작용

- (–)-α-bisabolol은 EtOH이나 스트레스, indomethacin에 의한 위궤양의 발생을 억제한다(*in vivo*, rat, *p.o.*).¶3

(4) 기 타

- 항미생물작용: 정유 성분은 세균과 진균의 성장을 억제한다.¶3
- 진정작용: apigenin은 진정작용을 나타낸다. 하지만 불안완화작용이나 근육완화작용, 진경작용은 나타내지 않는다(*in vivo*, rat, *i.p.*).[1)]
- 면역조절작용: 70% 추출물에는 면역조절작용이 있다(*in vitro*).[2)]
- 항산화작용: chamazulene은 농도의존적으로, 시간의존적으로 지질의 과산화를 억제한다. DPPH 라디칼에 대한 반응성은 적다.[3)]
- 항바이러스작용: EtOH 추출물은 human herpesvirus 1과 poliovirus 2의 성장을 억제한다(*in vitro*).[4)]
- 추출액은 morphine에 대한 의존성을 억제하며 금단증상을 줄여준다(*in vivo*, rat).[5)]
- 정유 성분은 daunorubicin이나 methyl methanesulfonate에 의한 염색체 돌연변이(sister chromatid exchange)를 억제한다(*in vitro*, mouse bone marrow cell).[6)]
- tetracoumaroyl spermine은 nonpeptide tachykinin NK1 수용체 길항약이다. tachykinin NK1 수용체는 천식이나 기침과 같은 호흡기 감염증에 관여한다.[7)]
- 항암작용: 추출물은 DNA 중합효소 저해 작용이 있다(*in vitro*).[8)]

응 용 완화한 진정제로 경련 및 강한 통증이 있는 질환에 쓰인다. 항염증작용이 있으므로 점막의 염증(구강염, 인후염, 질염, 결막염), 치질에 의한 통증, 종양, 궤양, 습진 등에 외용한다. 또한 욕탕료로도 사용된다. 유럽에서는 부인과 어린이의 신경통, 류머티스, 요통, 치통, 임신중독증, 월경곤란, 자궁출혈, 허리 또는 아랫배의 통증, 설사, 위경련, 위산과다증, 장염, 위염 등에 광범위하게 사용된다. 화장품(샴푸, 썬탠로션, 향수, 비누)에도 사용된다.

주의 및 부작용 부작용이 거의 없으나 lactone 성분에 의한 접촉성 피부염이 나타날 수 있다.¶3

동류생약

- 로마카모밀라(Anehemidis Flos, Chamomillae Flos Romanae / chamomile flower)

  Anthemis nobilis L.(국화과 Compositae)의 두상화를 사용한다. 영국, 벨기에, 프랑스, 헝가리 등에서 생산되고 정유 0.8 ~ 1.0%: chamazulene, anthemol, angelic acid, tiglic acid, isobutyl alcohol, amyl alcohol의 ester, anthemene, 고미질인 anthemic acid, 황색물질인 apigenin과 그 배당체를 함유한다.

● 참고문헌

1) Avallone R *et al.* (2000) Biochem. Pharmacol. 59: 1387-1394
2) Amirghofran Z *et al.* (2000) J. Ethnopharmacol. 72: 167-172
3) Rekka EA *et al.* (1996) Res. Commun. Mol. Pathol. Pharmacol. 92: 361-364
4) Suganda AG *et al.* (1983) J. Nat. Prod. 46: 626-632
5) Gomaa A *et al.* (2003) J. Pharmacol. Sci. 92: 50-55
6) Hernandez-Cerulelos A *et al.* (2002) Toxicol. Lett. 135: 103-110
7) Yamamoto A *et al.* (2002) Chem. Pharm. Bull. 50: 47-52
8) Kanazawa K *et al.* (2012) J. Agric. Food Chem. 60: 11343-11350

하고초

Prunellae Spica KP CP JP

(夏枯草, Ha Go Cho) prunella spike

기 원 꿀풀 *Prunella vulgaris* L. var. *lilacina* Nakai 또는 하고초 *P. vulgaris* L. (꿀풀과 Labiatae)의 꽃대(花穗)이다. 대구 지방에서는 제비꿀 *Thesium chinensis* Turcz.의 전초(全草)를 「토하고초(土夏枯草)」라고 하며, 하고초의 대용으로 쓴다.

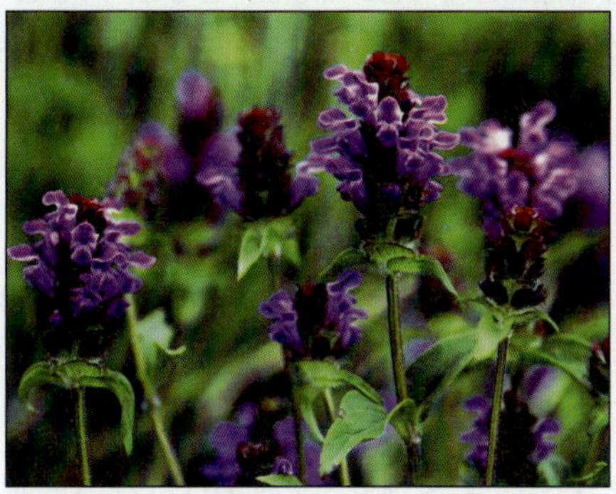

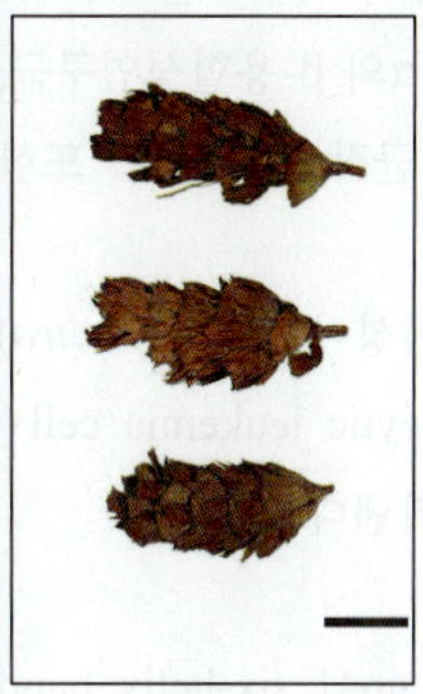

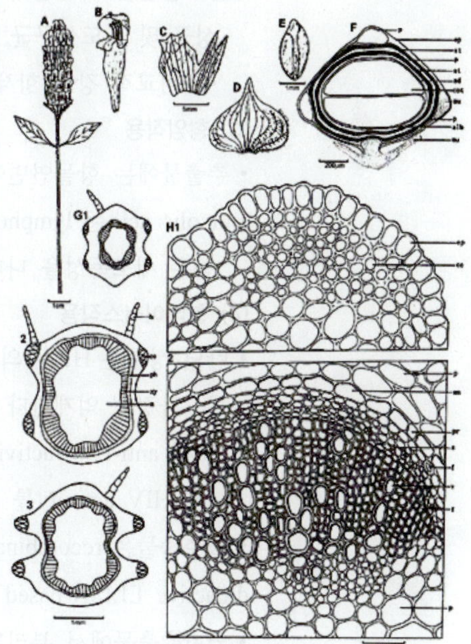

A. 화수 B. 회관 C. 꽃받침 D. 포 E. 열매
F. 열매의 횡단면 G. 줄기의 횡단면 G1. 포복지
G2. 중간부 G3. 기저부 H. 줄기의 횡단면(확대)
H1. 끝부분 H2 유관속

성 상 많은 포엽 및 꽃받침이 붙어있고 원기둥모양에 가깝고 길이 3 ~ 6 cm, 지름 10 ~ 15 mm이다. 바깥면은 회갈색 ~ 적갈색이고 질은 가볍다. 위쪽에는 꽃부리가 남아 있으며 아래쪽에는 줄기가 있고 꽃받침 속에 4분과가 있다. 포엽은 심장형 ~ 편심형이며 꽃받침과 맥상에는 흰색의 털이 있다. 냄새와 맛이 거의 없다.

성 분 Triterpenoid: ursolic acid, oleanolic acid, methyl ursolate, methyl oleanolate, 2α,3α-dihydroxyursan-12-en-28-oate, methyl 3-*epi*-maslinate, methyl 2α-hydroxyursolate, methyl maslinate, methyl

2α,3α,23-trihydroxyolean-12-en- 28-oate, methyl 2α,3α,24-trihydroxyurs-12-en- 28-oic acid, methyl 2α,3α,-dihydroxyursa-12,20(30)-dien-28-oate, methyl 2α,3α,24-trihydroxyursa-12,20(30)-dien-28-oate, methyl 2α,3α,24-trihydroxyoleana-11,13 (18)-dien-28-oate, methyl 2α,3α,24-trihydroxyolean-12-en-28-oate, methyl betulinate 등

기 타: rutin, hyperoside, rosmarinic acid, caffeic acid, vitamin류, carotenoid류, tannin류, 정유, alkaloid류, 꽃에는 delphinidin과 cyanidin의 배당체, (+)-camphor, (+)-fenchone 등이 존재한다.

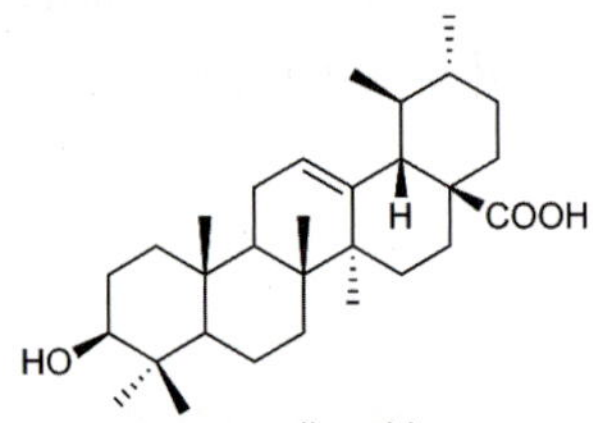

ursolic acid

약 리

(1) 이뇨·혈압강하작용

• 하고초에서 분리한 무기염 (주로 K^+염)을 마취한 실험동물 (*in vivo*, rabbit)에 정맥투여하면 혈압강하, 호흡증대, 호흡량 증가, 이뇨작용 등이 나타난다.

• 물추출물, EtOH 추출물, 30% EtOH 추출물은 마취동물에 대하여 혈압강하작용을 보이며, 그 작용은 전초에서 강하고 꽃대에서는 약하다.

(2) 항균작용

• 물추출물은 시험관내에서 티푸스균, 파라티푸스균, 콜레라균, 대장균, 변형균, 녹농균 등의 그람음성균 및 포도상구균, α와 β-용혈성연구균, 폐렴쌍구균 또는 백일해 간균 등의 그람양성균에 대하여 비교적 강한 항세균작용이 있다. 또한 각종 피부진균의 발육을 억제한다.

(3) 항암작용

• 추출물에는 항돌연변이성이 있다 (*in vitro*).[1)]

• ursolic acid는 lymphocytic leukemia cell (P-388, L-1210)과 사람의 폐암세포주 (A-549)에 대해서 높은 세포독성을 나타낸다.[1)]

(4) 항바이러스작용

• 탄닌 성분은 HIV-1의 gp41 six-helix bundle의 형성을 방해함으로써 HIV-1가 숙주세포로 들어가는 과정을 억제한다 (*in vitro*).[2)] 또한, 추출물은 HIV-1이 CD4 receptor에 부착하는 것을 막음으로써 anti-HIV activity를 나타내며, 그 활성 성분을 경구투여하면 장에서 흡수가 가능하다.[3~5)] anti-HIV activity를 가지고 있는 하고초의 성분으로 다당류인 prunellin이 분리되었다.[6)]

• 물추출물은 recombinant HIV-1 protease (> 90% inhibition, 200 *μg/ml*)와 HIV-I integrase (non-radioactive ELISA-based assay, EC_{50}, 45 *μg/ml*)를 억제한다 (*in vitro*).[7,8)]

• 열탕추출물에서 분리된 산성다당류는 anti-HSV activity를 가지고 있다 (*in vitro*, vero cell).[9)]

(5) 항산화작용

• 물추출물에는 항산화작용과 자유 라디칼 소거 활성이 있다 (*in vitro*).[10)]

• 하고초의 항산화력은 rosmarinic acid의 양에 비례하며 rosmarinic acid의 함량은 건조된 하고초의 약 6.1%에 해당한다 (*in vitro*).[11)]

(6) 기 타

- rosmarinic acid나 caffeic acid, 3-(3,4-dihydroxyphenyl)lactic acid를 단독으로 사용할 때보다 추출액으로 할 경우의 항산화작용, 항미생물작용, 항바이러스작용이 더 크다.[12)]
- 항알러지작용: rosmarinic acid는 lymphocyte cell-specific kinase (Lck)가 기질과 결합하는 것을 방해함으로써 TCR-signaling을 억제하고 결과적으로 T 세포의 증식을 억제한다 (면역억제 작용, *in vitro*).[13,14)] 또한, 물추출물은 복부비만세포로부터 immediate type 알러지 반응에 관여하는 anti-DNP IgE-mediated TNFα의 생산을 억제한다 (*in vivo*, rat).[15)]
- 항염증작용: 2α,3α-dihydroxyursolic acid는 RBL-2H3 cell로부터 β-hexosaminidase의 유리를 억제하고 (IC_{50}, 57 μM), ursolic acid와 2α-hydroxyursolic acid는 RAW 264.7 cell로부터 NO의 생성을 억제한다 (IC_{50}, 17, 27 μM).[16)] 또한 EtOH 추출물은 LPS로 유도한 RAW 264.7 cells에서 heme oxyganase-1을 induction함으로써 HMGB1 (high mobility group box)의 분비를 저해한다.[17)]
- EtOH 추출물은 약물로 유도한 기억력저하를 개선시킨다 (*in vivo*, mouse).[18)]

확인시험 가루 1 g을 달아 EtOH 20 m*l*를 넣고 환류냉각기를 달고 1 시간동안 수욕상에서 가온한 다음 여과한 여액을 증발건고한다. 잔류물에 petroleum ether 15 m*l*로 2 분간 흔들어 섞은 다음 petrolium ether 층은 버리고 잔류물을 EtOH 1 m*l*에 녹여 검액으로 한다. 따로 ursolic acid 표준품 1 mg을 달아 EtOH 1 m*l*에 녹여 표준액으로 한다. 이들 액을 가지고 TLC 법에 따라 시험한다.

검액 및 표준액 2 μ*l*씩을 TLC용 silica gel을 써서 만든 박층판에 점적한다. 다음에 ethyl acetate · MeOH 혼합액 (40 : 1)을 전개용매로 하여 약 10 cm 전개한 다음 박층판을 바람에 말린다. 여기에 H_2SO_4 시액을 고르게 뿌린 다음 105℃에서 가열할 때검액에서 얻은 여러 개의 반점 중 1개의 반점은 표준액에서 얻은 적자색의 반점과 색상 및 R_f 값이 같다.

규 격 **줄기** 줄기가 5.0% 이상 섞여 있지 않다. **이물** 줄기 이외의 이물이 1.0% 이상 섞여 있지 않다.
회분 13.0% 이하 **산불용성회분** 5.0% 이하

응 용 눈이 붉고 아픈 데, 어지럼증, 두통, 갑상선염증, 임파선염, 결핵성경부림프선염 등에 쓴다. 중국에서는 결막염에 향부자와 같이 사용하며, 임파선종에는 향부자, 패모, 원지 등과 배합하여 사용한다.

처 방 하고초탕 (夏枯草湯), 하고초고 (夏枯草膏)

용 량 3 ~ 15 g

● **참고문헌**

1) Lee H, Lin JY (1988) Mutat. Res. 204: 229-234
2) Liu S *et al.* (2002) Life Sci. 71: 1779-1791
3) Kageyama S *et al.* (2000) Antivir. Chem. Chemother. 11: 157-164
4) Yamasaki K *et al.* (1998) Biol. Pharm. Bull. 21: 829-833
5) Yao XJ *et al.* (1992) Virology 187: 56-62
6) Tabba HD *et al.* (1989) Antiviral Res. 11: 263-273
7) Lam TL *et al.* (2000) Life Sci. 67: 2889-2896
8) Au TK *et al.* (2001) Life Sci. 68: 1687-1694
9) Xu HX *et al.* (1999) Antiviral Res. 44: 43-54
10) Liu F, Ng TB (2000) Life Sci. 66: 725-735
11) Lamaison JL *et al.* (1991) Pharm. Acta Helv. 66: 185-188

12) Psotova J *et al.* (2003) Phytother. Res. 17: 1082-1087
13) Won J *et al.* (2003) Eur. J. Immunol. 33: 870-879
14) Ahn SC *et al.* (2003) Planta Med. 69: 642-646
15) Shin TY *et al.* (2001) Immunopharmacol. Immunotoxicol. 23: 423-435
16) Ryu SY *et al.* (2000) Planta Med. 66: 358-360
17) Jun MS *et al.* (2012) Phytother. Res. 26: 605-612
18) Park SJ *et al.* (2010) Food Chem. Toxicol. 48: 1671-1676

형 개 Schizonepetae Spica KP CP JP (荊芥, Hyeong Gae) schizonepeta spike

기 원 형개 *Schizonepeta tenuifolia* Briquet (꿀풀과 Labiatae)의 꽃이삭(花穗)이다.

성 상 가늘고 긴 보리이삭 모양이고 길이 5 ~ 10 cm이며 보라색을 띤 녹갈색 ~ 녹갈색이다. 작은 순형화(脣形花)와 때로 열매를 가지는 꽃받침 통이 붙어 있다. 또한 전주(全株)에 유백색의 짧은 털을 볼 수 있다. 특유한 냄새가 있고 입속에 넣으면 약간 시원한 느낌이 있다.

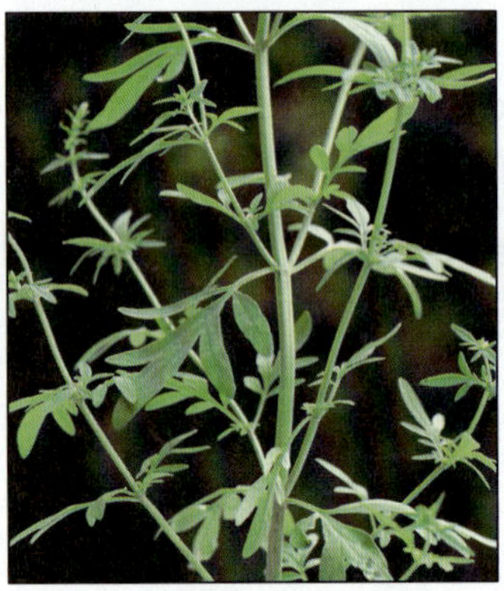
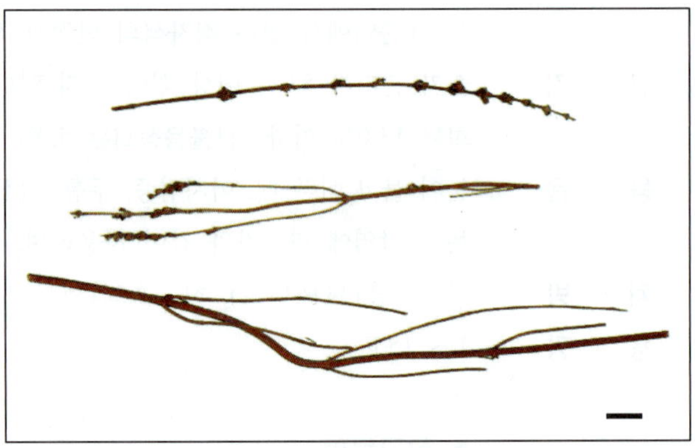

성 분 정유 (1.8%): (+)-menthone, (−)-pulegone을 주성분으로 하여 (−)-isomenthone, (+)-limonene, isopulegone, α-,β-pinene, camphene, piperitone, piperitenone 등

Sesquiterpenoid: caryophyllene, β-elemene, β-humulene 등

Flavonoid: apigenin 7-*O*-β-D-glucoside, luteolin-7-*O*-glucoside, hesperidin, luteolin, diosmetin 등

Monoterpene glycoside: schizonepetoside A ~ C를 비롯하여 32종의 monoterpenoid glycoside류 (수용성 분획)

(−)-pulegone 등은 꽃이 피면 그 함량이 감소하지만, (+)-menthone의 함량은 증가한다.

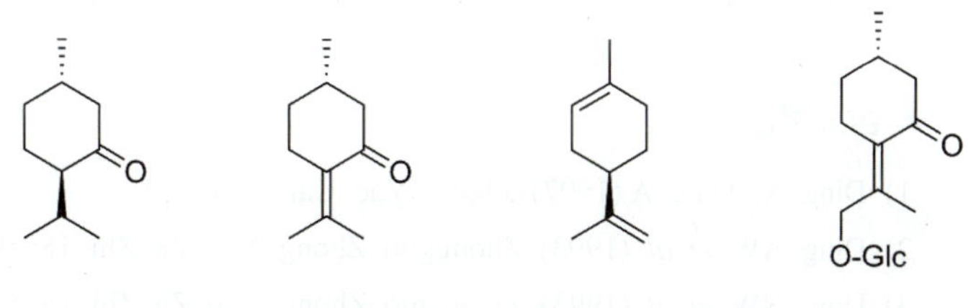

(+)-menthone (-)-pulegone (+)-limonene schizonepetoside C

약 리 **(1) 발한·해열작용**

• 발한에 의해서 체온을 내린다.

(2) 항균작용

• 결핵균의 성장을 억제한다 (*in vitro*).

(3) 지혈작용

• 검게 태운 형개의 지용성 분획에는 혈액응고촉진에 의한 지혈작용이 있다.[1~3)]

(4) 기 타

• 진통작용, 항염증작용: 50% MeOH 추출물이나 ethyl acetate 추출물은 HOAc로 유도한 통증을 억제하며 (*in vivo*, mouse, *p.o.*), ethyl acetate 추출물은 HOAc으로 유도한 복막염에 있어서 혈관투과성을 억제한다. 이러한 진통작용 (writhing 억제)에는 (+)-menthone이, 혈관투과성억제작용에는 (−)-pulegone이 관여하는 것으로 보고 있다.

• MeOH 추출물은 substance P로 유도한 가려움증을 개선한다 (*in vivo*, mouse).[4)]

• 물추출물은 compound 48/80 또는 anti-DNP IgE로 유도한 histamine의 유리를 억제한다 (*in vitro*, rat peritoneal mast cell).[5)]

• 추출물은 2,4-dinitrochlorobenzene으로 유발한 아토피성 피부염에 효과가 있다 (*in vivo*, BALB/c mouse).[6)]

• 물추출물은 항산화, 항염증작용이 있다 (*in vitro*, *in vivo*, mouse).[7,8)]

확인시험 (1) 가루 2.0 g에 물 20 m*l*를 넣고 잘 흔들어 섞은 다음, 증류한 유액 3 m*l*를 취하여 이에 2, 4-dinitrophenylhydrazine · EtOH 시액 2 ~ 3방울을 넣으면 등적색의 침전이 생긴다 (aldehyde 및 ketone 등의 침전반응).

(2) 가루 0.8 g을 달아 petroleum ether 20 m*l*를 넣고 밀봉하여 때때로 흔들고 실온에서 10시간 방치한 다음 여과한 여액을 증발건고 한다. 잔류물을 petroleum ether 1 m*l*에 녹여 검액으로 한다. 이 액을 가지고 TLC 법에 따라 시험한다. 검액 10 μ*l*을 TLC용 silica gel (형광제 첨가)을 써서 만든 박층판에 점적한다. 다음에 *n*-hexane · ethyl acetate 혼합액 (17 : 3)를 전개용매로 하여 약 10 cm 전개한 다음 박층판을 그늘에서 말린다. 여기에 분무용 H_2SO_4 시액을 고르게 뿌린 다음 자외선 (주파장 365 nm)를 쪼일 때, R_f 값 0.4 부근에서 녹색의 반점을 볼 수 있다.

규 격 **회분** 11.0% 이하 **산불용성회분** 3.0% 이하 **엑스함량** 묽은 EtOH 엑스 8.0% 이상

응 용 발한, 해열, 진경, 구풍약으로 한방에서는 감기처방약, 피부질환용약, 소염배농약으로 보이는 처방에 배합된다. 산후 (産後)의 중풍, 토혈, 혈변, 자궁출혈 등에도 쓴다.

처 방 형개연교탕 (荊芥連翹湯), 형방패독산 (荊防敗毒散), 소풍산 (消風散), 십미패독산 (十味敗毒散)

용　　량　　3 ~ 9 g, 오래 끓이지 말아야 하며, 지혈에는 검게 구워서 쓴다.

● 참고문헌

1) Ding X, Ding A (1997) Zhong Yao Cai 20: 81-83
2) Ding AW *et al.* (1993) Zhongguo Zhong Yao Za Zhi 18: 598-600, 638
3) Ding NW *et al.* (1993) Zhongguo Zhong Yao Za Zhi 18: 535-538, 573-574
4) Tohda C *et al.* (2000) Biol. Pharm. Bull. 23: 599-601
5) Shin TY *et al.* (1999) Immunopharmacol. Immunotoxicol. 21: 705-715
6) Choi YY *et al.* (2013) Phytother. Res. 27: 1131-1135
7) Wang BS *et al.* (2012) Food Chem. Toxicol. 50: 526-531
8) Kang H *et al.* (2010) J. Pharm. Pharmacol. 62: 1069-1076

홍 화 Carthami Flos KP CP JP
(紅花, Hong Hwa) safflower

기　　원　　잇꽃 *Carthamus tinctorius* L. (국화과 Compositae)의 관상화이다.

산　　지　　이집트가 원산지이며, 중국 하남성(河南省)과 인도, 일본 등지에서도 재배된다.

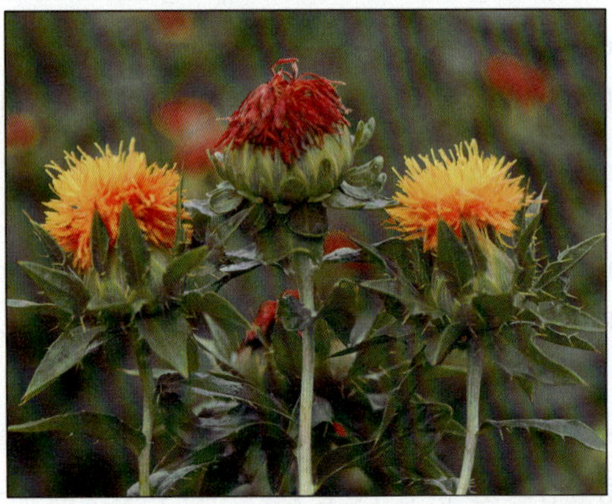

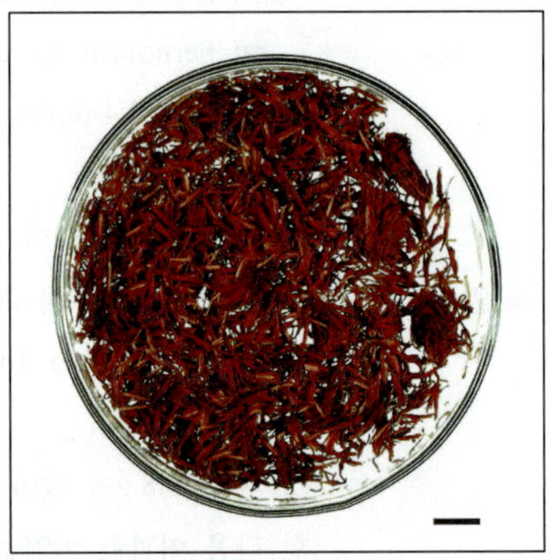

성　　상　　씨방이 붙어있지 아니하며, 길이 1 ~ 2 cm이다. 겉면은 붉은색 ~ 적갈색이다. 꽃부리통은 가늘고 길며 선단은 5개로 갈리며, 갈린 조각은 좁은 줄 모양이고 길이 5 ~ 8 mm이다. 수술은 5개이고 꽃밥은 취합하여 통모양을 이루며 황백색이다. 암술머리는 긴 원기둥모양이고 정단은 포크 모양으로 약간 갈라진다. 질은 유연하다. 특유한 냄새가 있고 맛은 약간 쓰다.

성　　분　　Chalcone: carthamin (홍색색소), safflor yellow A (황색색소), safflor yellow B, safflomin A, safflomin C, isocarthamin, cartormin, tinctormine 등

Flavonoid: carthamidin, isocarthamidin, neocarthamin, 6-hydroxykaempferol, 6-hydroxykaempferol

3-glucoside, 6-hydroxykaempferol 3,6-diglucoside, apigenin, quercetin, kaempferol, (−)-driodictyol, scutellarein 등

Polyacetylene: 3*E*,11*E*-tridecadiene-3,7,9-triyne-1,2-diol, 1,8,11,14-heptadecatetraene, 1-tridecene-3,5,7,9,11-pentayne, 11*Z*-trideca-1,11-diene-3,5,7,9-tetrayne, 11*E*-trideca-1,11-diene-3,5,7,9-tetrayne, 3*Z*,11*Z*-trideca-1,3,11-triene-5,7,9-triyne 등

Cycloheptenone oxide: cartorimine

Lignan: tracheloside, matairesinol glucoside

Serotonin 유도체: *N*-(*p*-coumaroyl)serotonin, *N*-feruroylserotonin

기 타: kinobeo A, C_{31}, alkanediol, helianol 및 triterpene 등

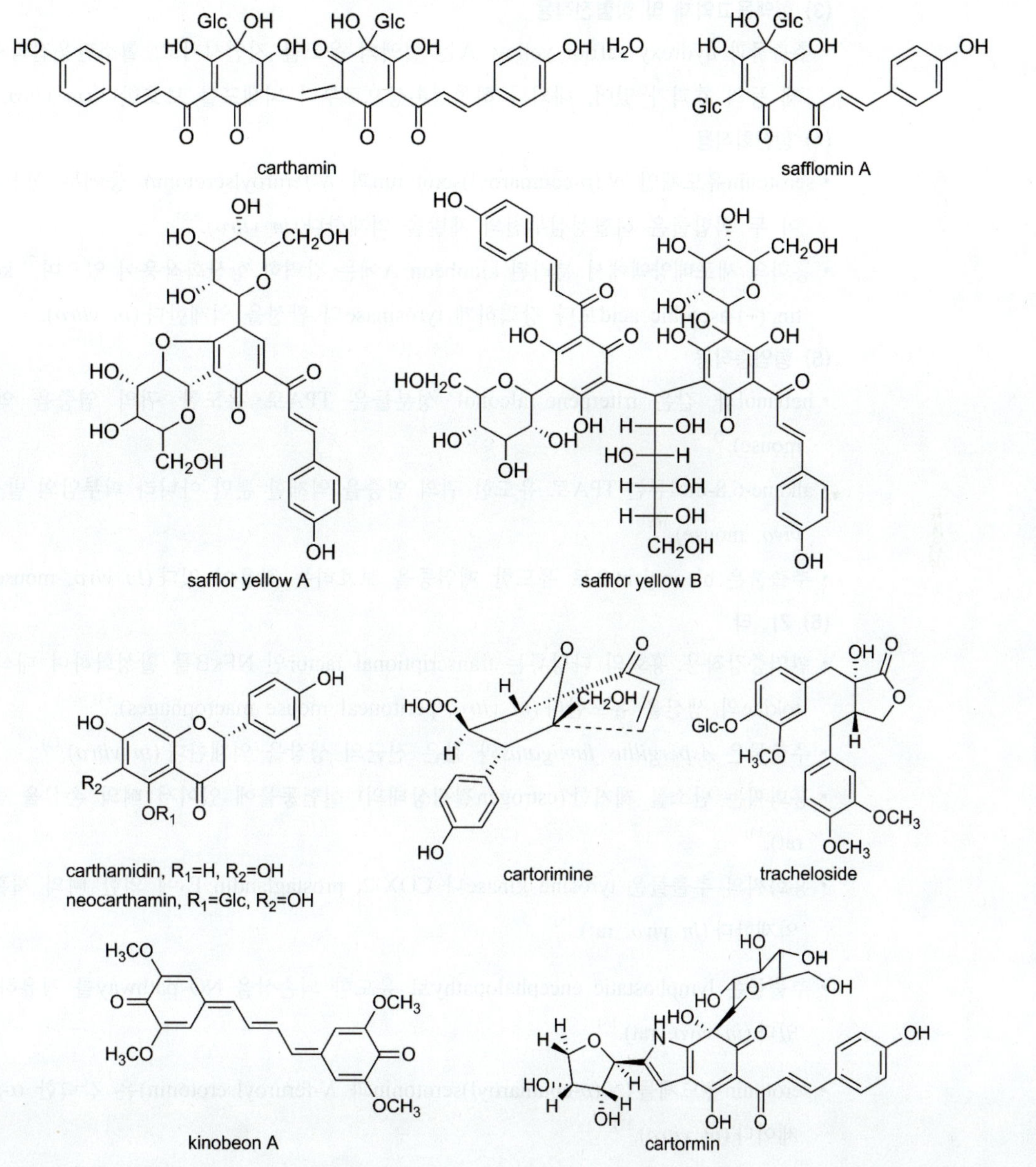

carthamin, safflomin A, safflor yellow A, safflor yellow B, carthamidin, R_1=H, R_2=OH; neocarthamin, R_1=Glc, R_2=OH; cartorimine, tracheloside, kinobeon A, cartormin

약 리

(1) 자궁수축작용

- 물추출물은 동물의 자궁에 대하여 현저한 흥분작용을 보이며 지속적인 수축작용을 나타낸다. 용량이 증가하면 수축력도 증가하며, 지나치면 경련상태에 이르기도 한다.

(2) 혈관확장 및 혈압강하작용

- tinctormine에는 Ca^{2+}길항작용이 있어서 혈압강하효과를 나타낸다.[1,2]
- 95% EtOH 추출물을 관상동맥결찰에 의한 심근경색증상을 보이는 실험동물에 투여하면(*i.v.*), 심전도소견상 경색의 범위가 감소한다.
- 75% EtOH 추출물은 adrenaline 또는 *nor*-adrenaline의 혈관수축에 길항하여 확장작용을 나타낸다.
- 추출물은 BK (Ca)과 K (ATP) 채널을 활성화하여 혈압과 심박동수를 감소시킨다(*in vivo*, spontaneously hypertensive rat).[3]

(3) 혈액응고억제 및 항혈전작용

- 추출물과 hydroxy safflor yellow A는 혈액의 응고를 지연시키고, 혈소판응집억제 및 혈전생성억제 등의 효과가 있어, 대뇌의 허혈성손상으로부터 뇌세포를 보호한다(*in vitro*, *in vivo*, rat).[4]

(4) 항산화작용

- serotonin유도체인 *N*-(*p*-coumaroyl)serotonin과 *N*-feruroylserotonin 등에는 항산화작용이 있으며 이 두 화합물은 허혈성심부전의 재발을 억제한다(*in vitro*).[5,6]
- 홍화의 세포배양액에서 분리된 kinobeon A에는 강력한 항산화작용이 있으며,[7] kojic acid나 arbutin, (−)-ascorbic acid보다 강력하게 tyrosinase의 활성을 억제한다(*in vitro*).[8]

(5) 항염증작용

- helianol과 같은 triterpene alcohol 성분들은 TPA로 유도한 귀의 염증을 억제한다(*in vivo*, mouse).[9]
- alkane-6,8-diol류는 TPA로 유도한 귀의 염증을 억제할 뿐만 아니라 피부암의 발생도 억제한다(*in vivo*, mouse).[10]
- 추출물은 bleomycin으로 유도한 폐염증을 보호하는 작용이 있다(*in vivo*, mouse).[11]

(6) 기 타

- 면역증강작용: 홍화의 다당류는 transcriptional factor인 NFκB를 활성화하며 대식세포에 의한 cytokine의 생산을 유도한다(*in vitro*, peritoneal mouse macrophages).[12]
- 추출물은 *Aspergillus fumigatus*와 같은 진균의 생장을 억제한다(*in vitro*).[13]
- 홍화씨는 난소를 제거한(estrogen결핍상태의) 실험동물에 있어서 뼈의 손실을 줄여준다(*in vivo*, rat).[14]
- 홍화씨의 추출물은 tyrosine kinase나 COX-2, prostaglandin E_2에 의한 뼈의 재흡수(resorption)를 억제한다(*in vivo*, rat).[15]
- 추출물은 lymphostatic encephalopathy로 유도한 뇌손상을 NO pathway를 경유하여 뇌보호작용이 있다(*in vivo*, rat).[16]
- serotonin유도체들(*N*-(*p*-coumaroyl)serotonin과 *N*-feruroylserotonin)은 강력한 α-glucosidase 억제제이다(*in vitro*).[17]

확인시험 (1) 0.2 g을 달아 60% (v/v) EtOH 10 m*l*를 넣어 환류냉각기를 달고 15분간 끓여 식힌 다음 여과한다. 여액을 안지름, 높이 각 3 cm의 유리용기에 넣고 이것에 너비 2 cm, 길이 30 cm의 여과지의 한 쪽 끝을 용기 밑바닥에 닿게 매달고, 액을 1시간 흡수, 상승시킨 다음 꺼내어 즉시 H_2O 3 m*l*를 넣은 다른 같은 모양의 용기 속에 넣어서 1시간 후에 꺼내어 검사하면, 위쪽은 대부분이 연한 노란색 (safflor-yellow), 아래쪽은 연한 붉은색 (carthamin)을 나타낸다.

(2) 가루 및 홍화표준생약 0.5 g을 달아 각각 80% acetone 5 m*l*를 넣고 15 분간 흔들어 섞은 다음 여과한 여액을 검액 및 홍화표준생약표준액으로 한다. 이들 액을 가지고 TLC 법에 따라 시험한다. 검액 및 홍화표준생약표준액 5 μl씩을 TLC용 silica gel (형광제 첨가)을 써서 만든 박층에 점적한다. 다음에 ethyl acetate·formic acid · H_2O · MeOH 혼합액 (7 : 2 : 3 : 0.4)을 전개용매로 하여 약 10 cm 전개한 다음 박층판을 바람에 말린다. 여기에 자외선 (주파장 365 nm)을 쪼일 때 검액에서 얻은 여러 개의 반점은 홍화표준생약표준액에서 얻은 반점과 색상 및 R_f 값이 같다.

이물 자방, 줄기, 잎 및 **그 밖의 이물**이 2.0% 이상 섞여 있지 않다.

회분 18.0% 이하 **저장법** 차광한 밀폐용기

응 용 통경, 정혈약 (浄血藥)으로 부인병, 냉증, 갱년기장애 등의 혈행장애의 치료에 쓴다. 그밖에 입술 연지의 제조와 같은 화장품의 착색료로, 식용 색소로 쓴다. 홍화씨는 홍화유의 주원료이며, 홍화씨를 추출하여 얻는 리놀산은 콜레스테롤저하약으로 쓴다.

처 방 활혈통경탕 (活血通經湯), 홍화산 (紅花散)

용 량 3 ~ 9 g, 또는 환제나 산제로 사용하기도 한다.

주의 및 부작용 고농도 (1.6 ~ 2 mg/kg/day)의 물추출물은 최기형성을 나타내며 (*in vivo*, mouse), 신경세포에 대한 세포독성을 나타낸다 (*in vitro*, rat nervous cell culture).[18]

금기사항 월경과다, 임부

관련생약

• 홍화유 (紅花油) Oleum Carthami

잇꽃 *Carthamus tinctorius* L. (국화과 Compositae)의 종자에서 얻은 것이다. 주로 불포화산의 glyceride 혼합물로 구성되어 있으며, linoleic acid (75%), oleic acid (18%)와 포화산의 혼합물 (6%)을 함유한다. 홍화유는 cholesterol 과다로 인한 죽상동맥경화증의 예방과 치료에 유용한 식품으로 알려져 있다.

● 참고문헌

1) Meselhy MR *et al.* (1993) Chem. Pharm. Bull. 41: 1796-1802
2) Meselhy MR *et al.* (1992) Chem. Pharm. Bull. 40: 3355-3357
3) Nie PH *et al.* (2012) J. Ethnopharmacol. 139: 746-750
4) Zhu H *et al.* (2003) Planta Med. 69: 429-433
5) Hotta Y *et al.* (2002) Mol. Cell Biochem. 238: 151-162
6) Zhang HL *et al.* (1997) Chem. Pharm. Bull. 45: 1910-1914
7) Kanehira T *et al.* (2003) Life Sci. 74: 87-97
8) Kanehira T *et al.* (2003) Planta Med. 69: 457-459
9) Akihisa T *et al.* (1996) Phytochemistry 43: 1255-1260

10) Yasukawa K *et al.* (1996) Oncology 53: 133-136
11) Wu Y *et al.* (2012) Biol. Pharm. Bull. 35: 515-522
12) Ando I *et al.* (2002) Int. Immunopharmacol. 2: 1155-1162
13) Blaszczyk T *et al.* (2000) Phytother. Res. 14: 210-212
14) Kim HJ *et al.* (2002) Calcif. Tissue Int. 71: 88-94
15) Yuk TH *et al.* (2002) Am. J. Chin. Med. 30: 95-108
16) Pan Y *et al.* (2012) Phytother. Res. 26: 1500-1506
17) Takahashi T, Miyazawa M (2012) Phytother. Res. 26: 722-726
18) Nobakht M *et al.* (2000) J. Ethnopharmacol. 73: 453-459

9 목류 木類 Ligna / Lignum

목류 생약은 목본 식물의 줄기나 뿌리 중에서 형성층으로 둘러싸인 재부(材部)를 약용으로 하는 생약이다. 재부에는 목부(xylem)와 수(髓, medullar)가 있고, 이 중 목부는 도관(vessel), 가도관(tracheid), 목부 유세포(xylem parenchyma), 목부 섬유(wood fiber) 및 목부 방사조직으로 이루어져 있다.

수선에는 수에서 시작되는 1차 수선과 재의 도중에서 생겨서 방사상으로 퍼져나가는 2차 수선이 있으며, 전분립이나 수산칼슘 결정 등이 들어 있는 경우가 많다. 봄과 여름에 자란 춘재(春材, spring wood)는 세포가 크고 막도 얇으며 일반적으로 유세포로 되어 있고 도관도 훨씬 큰 데 비하여, 여름에서 가을에 걸쳐 자란 추재(秋材, summer wood)는 세포와 도관이 작고 각 조직이 치밀하다. 따라서 이들 춘재와 추재와의 경계는 확실히 구별되어 나이테(年輪, annual ring)를 이룬다.

보통 2차 목부(secondary xylem)의 중심부에 있는 노화된 세포는 목화(lignification)되어 있고 수지 등이 침착하여 방부작용을 나타내지만 생활기능은 없는데 이를 심재(心材, heart wood)라 부르고 생활기능이 있는 외부는 변재(邊材, splint wood)라고 부른다. 생약으로 이용되는 것은 대부분 심재에 속한다.

고 목 Picrasmae Lignum KP CP JP
(苦木, Go Mok) picrasma wood

기 원 소태나무 *Picrasma quassioides* Bennet (= *P. ailanthoides* Planchon) (소태나무과 Simaroubaceae)의 심재 (心材)이다.

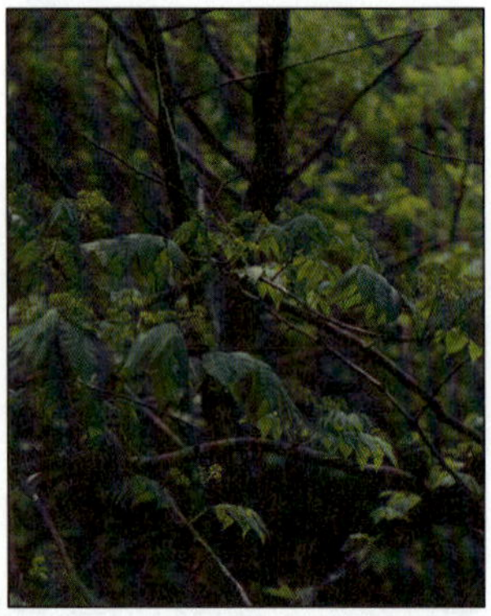

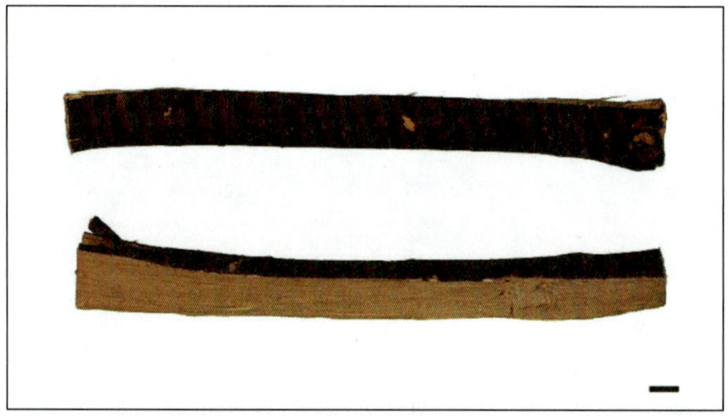

성 상 자른 조각, 부서진 조각 또는 짧은 나무조각이다. 바깥면은 연한 노란색이며 질은 치밀하다. 횡단면을 확대경으로 볼 때 뚜렷한 나이테 및 방사상의 가는 줄을 볼 수 있다. 횡단면을 현미경으로 볼 때 수선은 너비 1 ~ 5 세포열, 종단면은 높이 5 ~ 50 세포층으로 되어 있다. 춘재의 도관은 지름 약 150 μm에 이르지만 추재의 도관은 그 1/5에 지나지 않는다. 이들 도관은 어느 것이든지 단독 또는 여러 개가 서로 접하여 목부 유조직 중에 들어 있다. 목부섬유는 뚜렷하게 후화되어 있으며 수선 및 목부유세포에는 옥살산칼슘결정 또는 전분립이 들어 있고 도관에는 때때로 선황색 또는 적갈색의 수지상 물질을 함유하는 것이 있다. 냄새가 없고 맛은 몹시 쓰며 오래 남는다.

성 분 Quassinoid: nigakilactone D (= quassin), nigakilactone G (= picrasin A), nigakilactone F, kumijian A, B, G, picrasin A ~ G, N, O, Q, kusulactone, picrasinoside A, B 등

Carboline alkaloid: 1-carboxy-β-carboline, picrasidine A, B, H, L, M, N, P, R, 4-methoxy-5-hydroyxathin-6-one 등

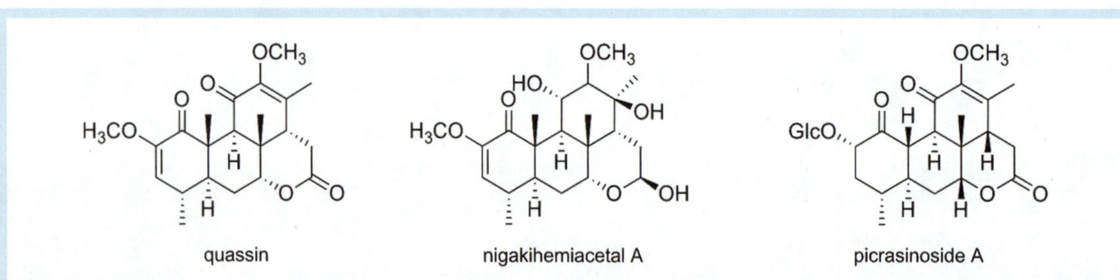

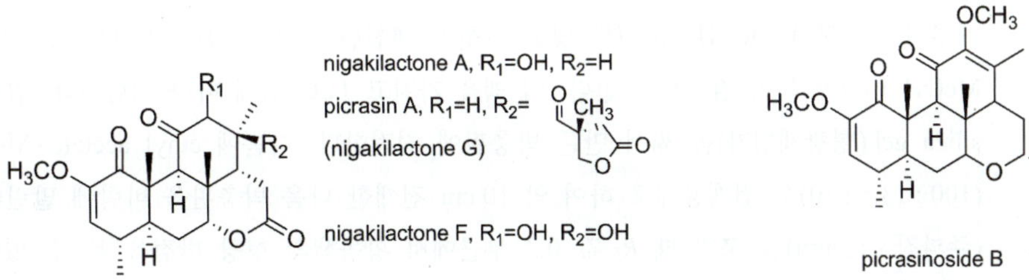

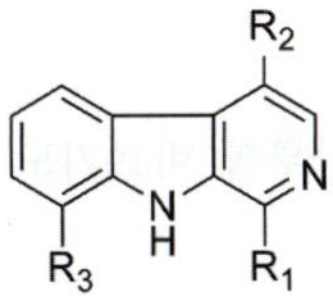

	R_1	R_2	R_3
1-acetyl-β-carboline	$COCH_3$	H	H
1-carbamoyl-β-carboline	$CONH_3$	H	H
1-formyl-β-carboline	CHO	H	H
1-hydroxylmethyl-β-carboline	CH_2OH	H	H
1-vinyl-4-methoxy-β-carboline	$CH{=}CH_2$	OCH_3	H
1-ethyl-4,8-dimethoxy-β-carboline	C_2H_5	OCH_3	OCH_3
kumujancine	CHO	OCH_3	H
picrasidine I	$CH{=}CH_2$	OCH_3	OH
picrasidine J	C_2H_5	OCH_3	OH

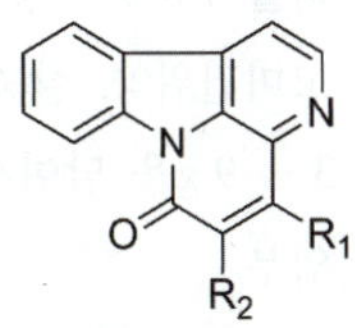

	R_1	R_2
canthin-6-one	H	H
5-methoxycanthin-6-one	H	OCH_3
nigakinone	OCH_3	OH
5-hydroxymethylcanthin-6-one	H	CH_2OH
4,5-dimethoxycanthin-6-one	OCH_3	OCH_3
picrasidine Q	OH	OCH_3

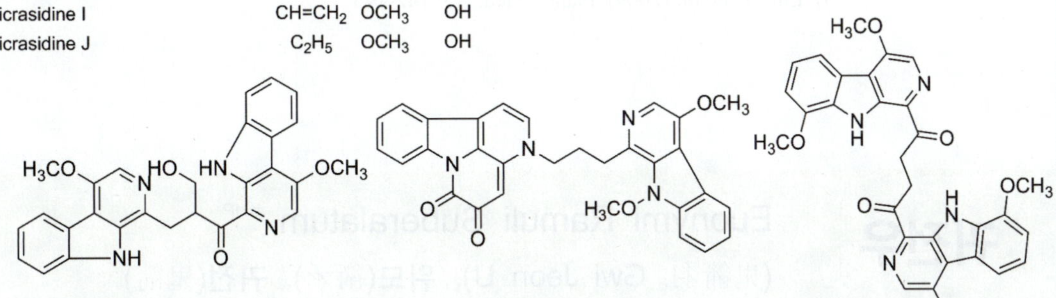

picrasidine-H picrasidine-N picrasidine-R

약 리 (1) 건위작용

• 물추출물에는 위기능항진작용이 있다.

• 1-methoxycarbonyl-β-carboline 등은 위장관의 혈류량을 증가시킨다.

(2) 항균작용

• 적리(赤痢)균인 아메바에 대한 억제작용이 있어 emetine 대용으로 쓴다.

(3) 항염작용

• β-carboline alkaloid는 LPS로 유도한 NO 생성 및 TNFα와 IL-6를 포함한 proinflammatory cytokines의 분비를 억제한다. 또한 iNOS의 발현을 억제시키나 COX-2의 발현에는 영향이 없다(*in vitro*, macrophage RAW 264.7 cells).[1)]

(4) 기 타

• β-carboline alkaloid는 tobacco mosaic virus 억제활성을 나타낸다(*in vitro*).[2)]

• 4-methoxy-5-hydroxycanthin-6-one은 dextran sulfate sodium으로 유발한 궤양성 대장염에 효과를 나타낸다(*in vivo*, rat).[3)]

• 총 alkaloid에는 혈압강하작용이 있다.

확인시험 가루 1 g을 달아 MeOH 10 m*l*를 넣고 하룻밤 냉침한 다음 여과한 여액을 증발건고한다. 잔류물을 MeOH 1 m*l*에 녹여 검액으로 한다. 이 액을 가지고 TLC 법에 따라 시험한다. 검액 10 μ*l*을 TLC용 silica gel (형광제첨가)을 써서 만든 박층판에 점적한다. 다음에 ethyl acetate · MeOH · H_2O 혼합액 (100 : 13.5 : 10)을 전개용매로 하여 약 10 cm 전개한 다음 박층판을 바람에 말린다. 여기에 자외선 (주파장 365 nm)을 쪼일 때 R_f 값 0.2 부근에서 황녹색의 형광 반점을 볼 수 있다.

규 격 **이물** 1.0% 이상 섞여 있지 않다. **회분** 4.0% 이하 **산불용성회분** 1.0% 이하

응 용 고미건위약, 살충약, 옴 (민간약)

용 량 3 ~ 9 g을 달여서 복용하거나 달인 액으로 씻는다. 가루를 바르기도 한다.¶1

금기사항 임부

약전수재품목 **고목가루** (Pulvis Picrasmae Ligni, Powdered Picrasma Wood)

● 참고문헌

1) Zhao F *et al.* (2012) Planta Med. 78: 1906-1911
2) Chen J *et al.* (2009) J. Agric. Food Chem. 57: 6590-6595
3) Liu JF *et al.* (2009) Planta Med. 75: 142-145

귀전우

Euonymi Ramuli Suberalatum KHP
(鬼箭羽, Gwi Jeon U), 위모(衛矛), 귀전(鬼箭)

기 원 화살나무 *Euonymus alatus* (Thunb.) Siebold (노박덩굴과 Celastraceae)의 줄기에 생긴 날개 모양의 코르크이다. 우리나라 저지대의 야산에 자생한다.

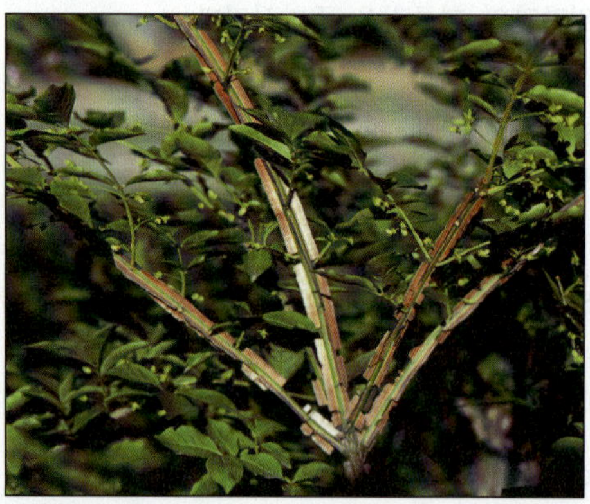
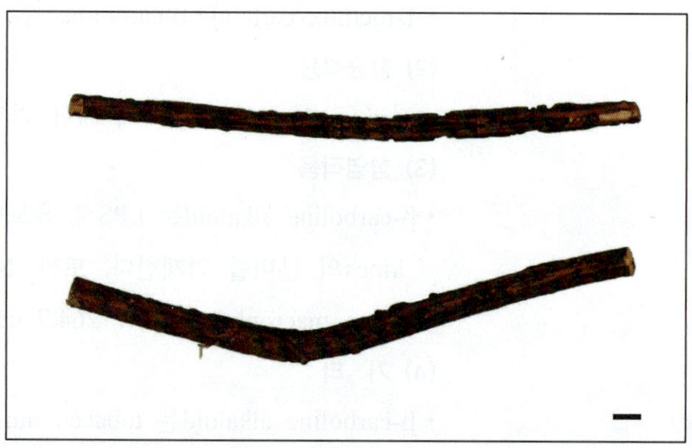

성 상 칼날같은 날개 모양이고 길이 약 4 cm, 너비 4 ~ 10 mm이다. 바깥면은 연한 회갈색이며 가지에서

떨어진 면은 색이 비교적 연하고 광택이 약간 나며 가늘고 빽빽한 세로무늬가 있다. 가볍고 꺾어지기 쉽다. 꺾인 면은 고르지 않고 회갈색이다.

성 분 **Flavonoid 잎**: leucocyanidin, leucodelphinidin, quercetin, kaempferol, kaempferol-3-rhamnosylxyloside 등

Alkaloid 열매: alatamine, alatusinine, euonymine, evonine, neoevonine, evorine, neoalatamine, wilfordine 등

Cardenolide: acovenosigenin A 3-*O*-α-L-rhamnopyranoside, euonymoside A, euonymusoside A

Lignan: (−)-threo-4,9,4',9'-tetrahydroxy-3,7,3',5'-tetramethoxy-8-*O*-8'-neolignan, (−)-threo-4,9,4',9'-tetrahydroxy-3,5,7,3'-tetramethoxy-8-*O*-8'-neolignan, (7*R*,8*R*,7'*R*)-(+)-lyoniresinol, (+)-simulanol, (+)-dehydrodiconiferyl alcohol, (−)-simulanol, (−)-dehydrodiconiferyl alcohol, (+)-dihydrodehyrodiconiferyl alcohol, 7*R*,8*S*-guaiacylglycerol-8-*O*-4'-(coniferyl alcohol) ether, 7*S*,8*R*-guaiacylglycerol-8-*O*-4'-(coniferyl alcohol) ether, 7*S*,8*R*-syringylglycerol-8-*O*-4'-(synapyl alcohol) ether,14 7*S*,8*S*-guaiacylglycerol-8-*O*-4'-(synapyl alcohol) ether, 7*S*,8*S*-4,9,9'-trihydroxy-3,3'-dimethoxy-8-*O*-4'-neolignan, 7*R*,8*R*-4,9,9'-trihydroxy-3,3'-dimethoxy-8-*O*-4'-neolignan, (+)-syringaresinol, De-4'-methylyangabin, hedyotol C, *threo*-buddlenol B, hedyotisol C, hedyotisol B 등

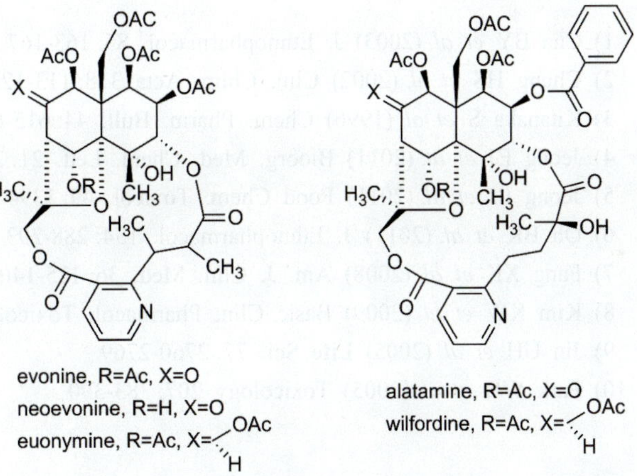

약 리 **(1) 항암작용**

- *n*-BuOH 분획물은 암세포의 침입과 전이과정에 관여하는 MMP-9의 활성을 억제한다 (*in vitro*).[1)]
- 귀전우는 재조합 interferon-γ로 유도한 mouse의 복강 대식세포로부터의 NO와 TNFα의 합성을 촉진한다 (*in vitro*).[2)]
- cardenolide계 성분인 acovenosigenin A 3-*O*-α-L-rhamnopyranoside와 euonymoside A, euonymusoside A는 몇 종류의 암세포주에 대해서 세포독성을 나타낸다 (*in vitro*).[3)]

(2) 항염작용

- 80% MeOH 추출물 및 lignans은 LPS로 유도한 NO 생성을 억제한다 (*in vitro*, RAW 264.7 cells).[4,5)]

- 추출물은 LPS로 유도한 NFκB 활성화를 억제시키고 IKKβ를 저해한다 (*in vitro*, RAW 264.7 cells).[6]

(2) 기 타

- sodium oxalate는 alloxan으로 유도한 당뇨 (*in vivo*, rabbit)에 대하여 혈당이나 요당을 낮추며 체중을 증가시킨다. 당뇨환자에서도 혈당강하작용을 보였다는 보고가 있다.[¶5]
- Ethyl acetate 분획물은 혈당강하작용 및 항산화작용을 나타낸다 (*in vivo*, mouse, alloxan-induced diabetic mouse).[7]
- 추출물은 H_2O_2로 유도한 oxidative stress에 항산화활성을 나타낸다 (*in vitro,* rat hepatocyte).[8]
- caffeic acid, chlorogenic acid는 MMP-9 저해활성을 나타낸다 (*in vitro*).[9,10]

응 용 자궁출혈, 정체복통, 피부병, 대하, 심통 등에 쓴다. 최근 민간에서는 암보조요법으로 응용하고 있다.

용 량 6 ~ 15 g

금기사항 신체허약자, 임부

● 참고문헌

1) Cha BY *et al.* (2003) J. Ethnopharmacol. 85: 163-167
2) Chung HS *et al.* (2002) Clin. Chim. Acta 318: 113-120
3) Kitanaka S *et al.* (1996) Chem. Pharm. Bull. 44: 615-617
4) Jeong EJ *et al.* (2011) Bioorg. Med. Chem. Lett. 21: 2283-2286
5) Jeong EJ *et al.* (2011) Food Chem. Toxicol. 49: 1394-1398
6) Oh BK *et al.* (2011) J. Ethnopharmacol. 134: 288-293
7) Fang XK *et al.* (2008) Am. J. Clin. Med. 36: 125-140
8) Kim KW *et al.* (2009) Basic Clin. Pharmacol. Toxicol. 104: 60-70
9) Jin UH *et al.* (2005) Life Sci. 77: 2760-2769
10) Park WH *et al.* (2005) Toxicology 207: 383-390

목 통 Akebiae Caulis KP CP JP (木通, Mok Tong) akebia stem

기 원 으름덩굴 *Akebia quinata* Decaisne (으름덩굴과 Lardizabalaceae)의 줄기로 주피를 제거한 것이다. 중국에서는 목통 (木通) *A. quinata* Decne., 삼엽목통 (三叶木通) *C. trifoliata* (Thunb.) Koidz., 백목목통 (白木木通) *A. trifoliata* (Thunb.) Koidz. var. *australis* (Diels) Rehd.의 줄기를 사용한다. 일본에서는 *A. quinata*와 *A. trifoliata*의 줄기를 사용한다.

- 대통초 (大通草): Araliaceae의 통탈목 *Tetrapanax papyrifera* (Hook) Koch의 줄기의 수이다.

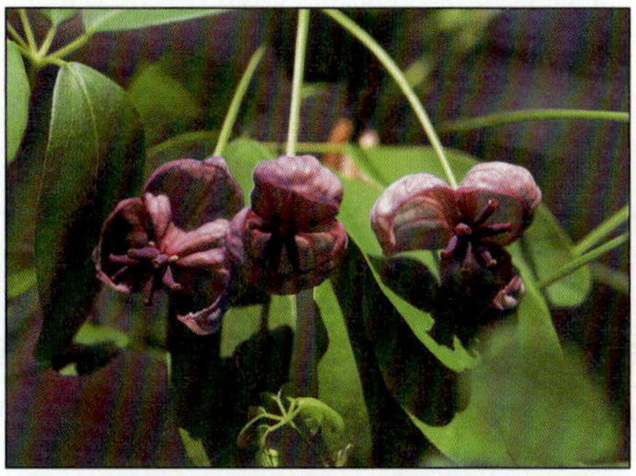

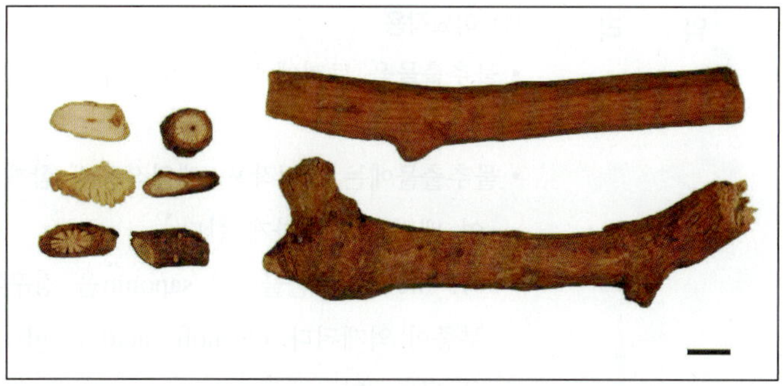

• 소통초(小通草): Stachyuraceae의 *Stachyurus himalacius* Hook. fil et Thoms.의 줄기의 수이다.

• 천목통(川木通): Ranunculaceae의 *Clematis armandi* Fr. 및 동속 식물의 줄기이다.

성　상　원기둥모양이며 보통 비틀려 굽어 있고, 길이 30 ~ 70 cm, 지름 0.5 ~ 2 cm이다. 바깥쪽은 황백색 ~ 황갈색이고, 세로로 난 골이 아주 많으며, 마디가 있는 곳은 팽대되어 있기도 하고 곁가지가 절단된 자국이 보이기도 한다. 주피가 남아있는 것은 회갈색이고 원형 또는 세로로 긴 타원형의 껍질눈이 있다. 질은 가볍고 견실하며 자르기 어렵다. 양 쪽에 잘린 면은 피부가 어두운 회갈색이고 목부는 연한 갈색의 도관부와 회백색의 수선이 번갈아가며 방사상으로 배열하고 있다. 수는 연한 회황색이고 뚜렷하다. 횡단면을 현미경으로 볼 때 주로 결정세포열을 수반하는 섬유속과 석세포군으로 된 바퀴모양의 고리가 비교적 넓은 사부의 바깥쪽을 활모양으로 둘러싸고 있다. 피부의 수선은 단정을 함유하는 후막세포로 되어 있다. 형성층은 뚜렷하고 수 주변의 세포는 매우 두껍다. 목부에는 비교적 잘 발달된 크고 작은 도관이 방사상으로 배열되어 있고 수선은 4 ~ 5열이며 목부의 수선 및 수 주변의 유세포에는 옥살산칼슘단정 및 전분립이 들어있다. 냄새가 거의 없고 맛은 약간 아리다.

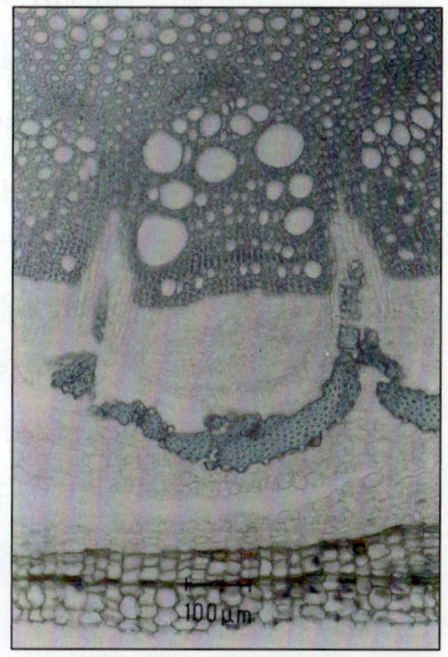

성　분　**Saponin**: hederagenin 및 oleanolic acid를 genin으로 하는 akeboside $St_{b\sim f,\ h\sim k}$, quinatoside A ~ D 등

Triterpenoid: norajunolic acid, mesenbryanthemoidigenic acid, akebonoic acid, 3β-hydroxy-30-nor-olean-12,20(29)-dien-28-oic acid, 3-*epi*-30-norolean-12,20(29)-dien-28-oic acid 등

기 타: stigmasterol, sitosterol, 물 엑스 중의 회분은 약 8.0%이고 그 중 칼륨염은 30% 정도이다.

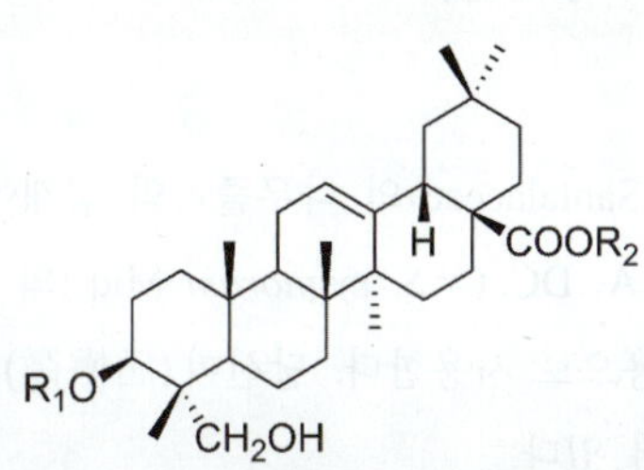

	R_1	R_2
akeboside St_e	Rha-Glc-Ara-	H
akeboside St_j	Rha-Glc-Ara-	Rha-Glc-Glc-
akeboside St_b	Ara-	H
akeboside St_c	Rha-Ara-	H
akeboside St_d	Glc-Ara-	H
akeboside St_h	Rha-Ara-	Rha-Glc-Glc

약 리 **(1) 이뇨작용**

• 물추출물을 토끼에게 경구투여하거나 귀에 정맥주사하면 이뇨작용을 나타낸다.

(2) 기 타

• 물추출물에는 진정작용, 해열작용과 함께 약한 진통효과가 있으며 장운동과 회장수축력을 자극하여 배변을 용이하게 한다.¶2

• 50% MeOH 추출물이나 saponin을 경구투여하면 스트레스성 위궤양의 발생이 예방되고, 울혈성 부종이 억제된다. oleanolic acid를 aglycone으로 하는 saponin은 항염증작용, 위액분비 억제작용을 나타낸다.

• 30% EtOH 추출물은 혈청 중의 총 cholesterol과 유리 cholesterol, 인지질 및 triglyceride의 농도상승을 억제한다.

• MeOH 추출물, *n*-BuOH 분획물, oleanic acid, hederagenin은 항통각/항염증작용을 나타낸다(*in vivo*, rat).[1]

확인시험 가루 0.5 g에 물 10 m*l*를 넣고 잠시 끓인 다음 식히고 세게 흔들어 섞으면 지속성의 미세한 거품이 생긴다(saponin).

규 격 회분 10.0% 이하

응 용 한방처방용약으로 소변불리(小便不利, 소염성 이뇨), 류마치스성관절염, 신경통, 월경불통, 통유(通乳) 등에 쓴다.

처 방 오림산(五淋散), 가미해독탕(加味解毒湯), 소풍산(消風散), 용담사간탕(龍膽瀉肝湯), 통도산(通導散), 당귀사역가오생탕(當歸四逆加吳生湯)

용 량 3 ~ 6 g

금기사항 임산부

● **참고문헌**

1) Choi J *et al.* (2005) J. Med. Food 8: 78-85

백단향 Santali Albi Lignum KHP CP

(白檀香, Baek Dan Hyang) sandalwood

기 원 단향 *Santalum album* L.(단향과 Santalaceae)의 나무줄기의 심재이다. 오스트레일리아의 서부에서 생산되는 동속식물인 *S. spicatum* A. DC.(=*S. cygnorum* Miq.)의 정유는 Swan River Sandal oil이라고 하며, 백단유(白檀油)의 대용으로 사용한다. 당신미(唐愼微)의 『증류본초(證類本草)』에는 「단향(檀香)」의 이름으로 수재되어 있다.

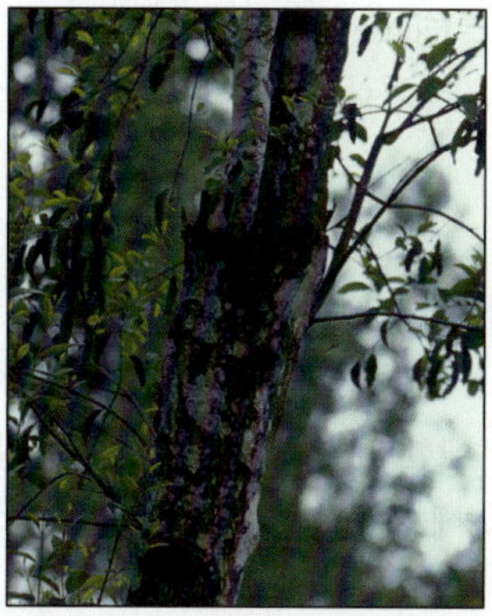

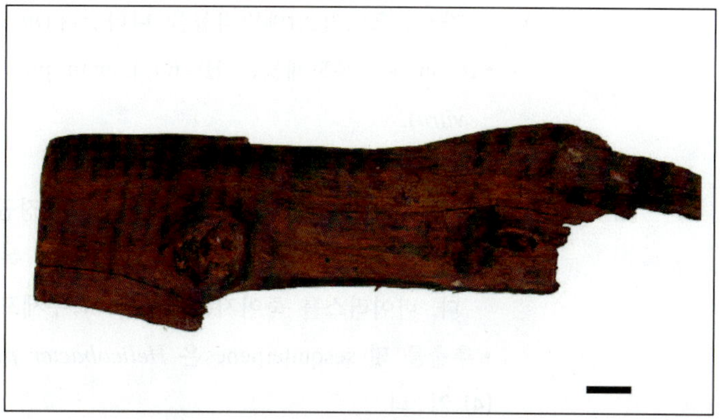

성 상 원기둥모양 ~ 납작한 막대모양이며 때로는 구부러진 것도 있으며, 길이는 일정하지 않으며, 지름 10 ~ 20 cm이다. 바깥면은 연한 노란색 ~ 황갈색으로 세로무늬가 있고 질은 치밀하면서 굳고 잘 꺾어지지 않는다. 가로로 자른 면은 기름자국이 선명하며, 종색의 나이테가 있고, 세로 방향으로 갈라진 무늬가 곧게 뻗어 있다. 질은 견실하여, 절단하기 쉽지 않다. 맑은 향기가 나고, 불에 태우면 향기가 더욱 진해진다. 이 약의 횡단면을 현미경으로 볼 때 도관은 낱개로 흩어져 있지만 때로 2 ~ 3개 붙어있는 것도 있다. 목부수선은 1 ~ 2열의 아래로 긴 세포로 되어 있고 목부섬유와 가도관은 뚜렷하게 구별되지 않는다. 목부유세포는 낱개로 흩어져 있거나 여러 개가 연결되어 존재한다. 옥살산칼슘 단정을 함유한 세포는 섬유를 둘러싸서 결정세포열을 이룬다. 도관, 수선세포 목부유세포 안에는 모두 기름방울이 들어 있다. 특유한 냄새가 진하게 있고 맛은 맵다.

성 분 정유 1.6 ~ 6.0%: α, β-santalol (약 90%), teresantalol, acetylsantalol, santene, santenone, α, β-santalene, santenon alcohol, santalic acid, teresantalic acid 등

색소: santalin A, B, deoxysantalin 등

Flavonoid: vitexin, isovitexin 등

Lignan: (7*R*,8*R*)-5-*O*-demethylbilagrewin, bilagrewin, dihydrodehydrodiconiferyl alcohol, (–)-syringaresinol, (–)-secoisolariciresinol 등

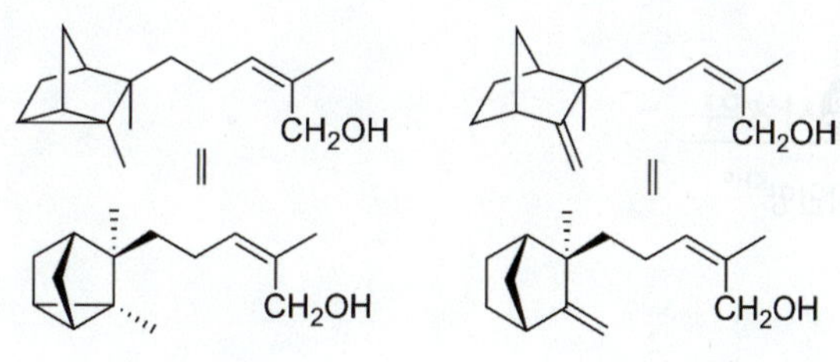

α-santalol β-santalol

약 리 (1) 건위작용

(2) 암예방작용

- 백단유는 피부암의 예방에 효과가 있다 (*in vivo*, mouse).[1)]
- 백단유는 간에서의 GST (glutathione S-transferase)의 활성을 높이고, acid-soluble SH의 수치를 증

가시킴으로써 암예방작용을 나타낸다(*in vivo*, mouse).[2)]

- α-santalol 유도체들은 HL-60 human promyeocytic leukemia cells에서 세포독성을 나타낸다(*in vitro*).[3)]

(3) 항균·항바이러스작용

- 백색 포도상구균의 성장은 억제하나 대장균에 대해서는 항균작용을 나타내지 않는다.
- 백단유(sandalwood oil)는 HSV-1과 2의 복제를 억제한다(*in vitro*). HSV-1에 대한 작용이 더 크다. 바이러스를 죽이지는 않으며 숙주세포에 대한 세포독성도 나타내지 않는다.[4)]
- 추출물 및 sesquiterpenes은 *Helicobacter pylori*에 대한 항균작용을 나타낸다.[5)]

(4) 기 타

- 백단유에는 마비작용이 있으며(*in vivo*, rabbit, mouse), 국소 자극성을 나타내고, 피하주사하면 화농하고 있는 조직의 괴사를 일으킨다.
- 토끼의 적출장관에 대해서 마비작용, 이뇨작용, 백혈구수 증가작용이 있다.
- Petroleum. ether 분획물은 streptozotocin으로 유도된 당뇨쥐에서 항당뇨, 항고지혈증 작용을 나타낸다(*in vivo*, rat).[6)]

확인시험 정유함량에서 얻은 정유 및 Indian sandalwood oil 10 μl를 에테르 1 ml에 녹여 검액 및 표준액으로 한다. 이들 액을 가지고 TLC 법에 따라 시험한다. 검액 및 표준액 10 μl씩을 TLC용 silica gel을 써서 만든 박층판에 점적한다. 다음에 toluene · ethyl acetate 혼합액(93 : 7)을 전개용매로 하여 약 10 cm 전개한 다음 박층판을 바람에 말린다. 여기에 vinyline – H_2SO_4 시액을 고르게 뿌린 다음 105℃에서 가열할 때 검액에서 얻은 여러 개의 반점 중 1개의 반점은 표준액에서 얻은 청록색의 반점과 색상 및 R_f 값이 같다.

응 용 건위, 진통약으로 동통(疼痛), 구토 등에 쓴다. 현재는 일반적으로 향수의 원료인 백단유의 제조원료로 사용된다.

처 방 소합향환(蘇合香丸), 단삼음(丹蔘飮)

용 량 0.9 ~ 3 g, 또는 환제나 산제로 사용한다.

유사생약

- 자단향[KHP]

● 참고문헌

1) Dwivedi C, Abu-Ghazaleh A (1997) Eur. J. Cancer Prev. 6: 399-401
2) Banerjee S *et al.* (1993) Cancer Lett. 68: 105-109
4) Matsuo Y, Mimaki Y (2012) Phytochemistry 77: 304-311
4) Benencia F, Courreges MC (1999) Phytomedicine 6: 119-123
5) Ochi T *et al.* (2005) J. Nat. Prod. 68: 819-824
6) Kulkarni *et al.* (2012) Pharm. Biol. 50: 360-365

자단향 Santalini Lignum Rubrum KHP
(紫檀香, Ja Dan Hyang) red sandal wood

기 원 자단 *Pterocarpus santalinus* L. (콩과 Leguminosae)의 나무줄기의 심재(心材)이다. 적갈색이고 방향이 강한 것이 좋다.

성 상 변재(邊材)를 벗겨버린 긴 방형의 덩어리 또는 작은 조각으로 길이 1 m, 너비 7 ~ 15 cm이며 바깥면은 황갈색 ~ 황등색이다. 횡단면은 깊고 얕은 연륜이 아닌 층상이 있으며 질이 단단하고 잘 꺾어지지 않으며 섬유성이다. 특유한 향기가 있고 맛은 없다.

성 분 색소: santalin A, B, AC, Y

Isoflavonoid: 4',5-dihydroxy-7-*O*-methylisoflavone-3'-*O*-(3"-cinnamoyl) glucoside, 4',5-dihydroxy-7-*O*-methyl isoflavone 3'-*O*-β-D-glucoside, 6-hydroxy-7,2',4',5'-tetramethoxyisoflavone, liquiritigenin, pterolinus F-J

Chalcone: isoliquiritigenin, pterolinus L

Lignan: savinin, calocedrin

Flavonoid: quercetin, rutin

기 타: pterolinus A-E, pterolinus K, phenylpropanoid, triterpene 및 coumarin 등

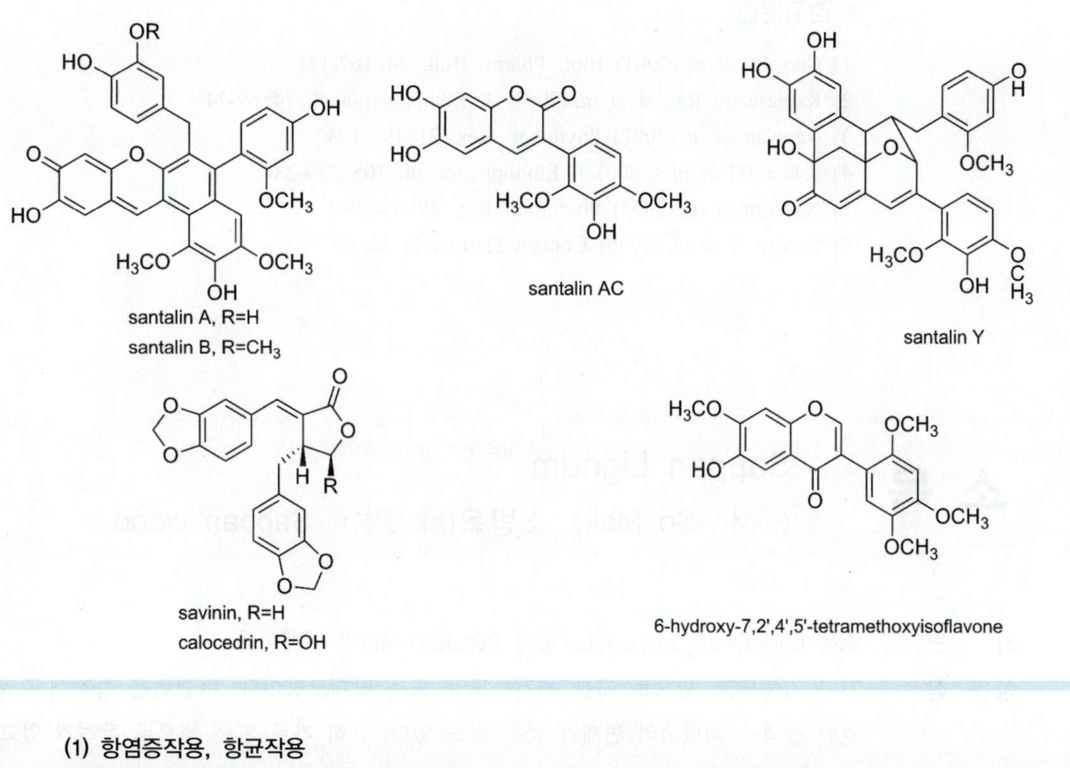

약 리 **(1) 항염증작용, 항균작용**

• dibenzyl butyrolactone lignan인 savinin은 TNFα의 생산과 T 세포의 증식을 억제한다(*in vitro*, LPS-stimulated RAW 264.7 cell).[1)]

목류

• EtOH 추출물은 황색포도상구균과 대장균의 성장을 억제한다.

(2) 기 타

• EtOH 추출물에는 진경작용이 있으며, barbiturate류에 의한 수면을 연장한다.[2]

• 혈당강하작용: EtOH 추출물은 정상적인 실험동물의 혈당은 낮추지 않으나 당뇨 증상을 보이는 실험동물에 대해서는 당뇨약인 glibenclamide보다 더 효과적으로 혈당을 낮춘다 (*in vivo*, rat).[2]

• 추출물은 *Helicobacter pylori*에 대한 억제활성을 나타낸다 (*in vitro*).[3]

• MeOH 추출물은 암세포독성을 나타낸다 (*in vitro*).[4]

• EtOH 추출물에는 항궤양작용이 있다 (*in vivo*, rat).[5]

확인시험 1) 물에 끓여도 붉은색이 용출되지 않는다.

2) 0.5 g에 EtOH 10 m*l*를 넣고 흔들면 붉은색의 색소가 용출된다.

3) 0.5 g에 diethyl ether 10 m*l*를 넣고 흔들면 등황색 (橙黃色)의 색소가 용출되며, 햇빛에 두면 녹색의 형광이 나타난다.

응 용 지혈, 진통 등을 목표로 창상에 의한 출혈이나 곽란, 종통 (腫痛) 등에 쓴다.

처 방 자단향탕 (紫檀香湯)

용 량 곱게 갈아서 내복하거나 달여서 복용한다.

주의 및 부작용 접촉성 알러지를 일으킬 수 있다.[6] 결막에 대한 자극성이 있으며, 구토를 유발할 수 있다.

금기사항 농이 이미 터졌거나 많은 경우

참고문헌

1) Cho JY *et al.* (2001) Biol. Pharm. Bull. 24: 167-171
2) Kameswara Rao B *et al.* (2001) J. Ethnopharmacol. 74: 69-74
3) Narayan *et al.* (2007) Phytother. Res. 21: 190-193
4) Kwon HJ *et al.* (2006) J. Ethnopharmacol. 105: 229-234
5) Narayan *et al.* (2005) Phytother. Res. 19: 958-962
6) Sandra A *et al.* (1996) Contact Dermatitis 34: 69

소 목

Sappan Lignum KP CP JP

(蘇木, So Mok), **소방목**(蘇方木) Sappan wood

기 원 소목 *Caesalpinia sappan* L. (콩과 Leguminosae)의 심재이다.

성 상 긴 원기둥모양, 반으로 자른 원기둥모양 또는 막대모양이다. 바깥면은 등적색 ~ 회갈색이나 때로 연한 갈색 ~ 회백색의 변재가 붙은 것도 있다. 흔히 가로 또는 세로로 잘려져 있고 질은 딱딱하나 세로로 잘린 것은 부스러지기 쉽다. 횡단면은 나이테를 뚜렷하게 볼 수 있다. 횡단면을 현미경으로 볼 때 수선은 1 ~ 2열의 세포로 되어 있다. 도관은 지름이 약 160 μm에 이르고, 황갈색 또는 적갈색

물질이 들어있다. 목부섬유는 다각형이고, 벽은 아주 두껍다. 목부유세포는 벽이 매우 두껍고 목화되었으며 옥살산칼슘 방정이 들어있는 것도 있다. 수부는 유세포가 불규칙한 다각형이고 크기가 일정치 않으며 벽은 약간 목화되었고 벽공이 있다. 냄새가 거의 없고 맛은 약간 떫다.

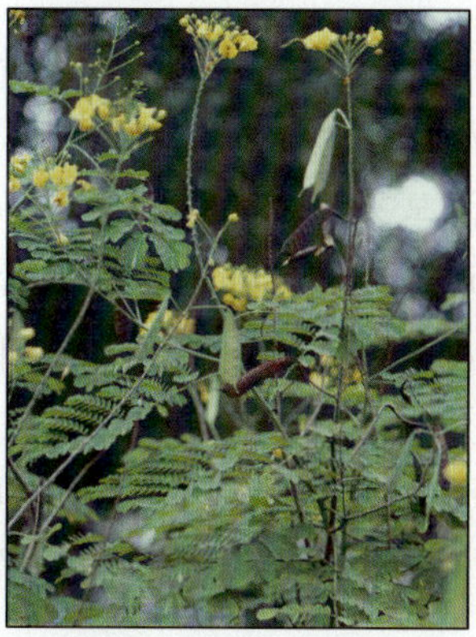
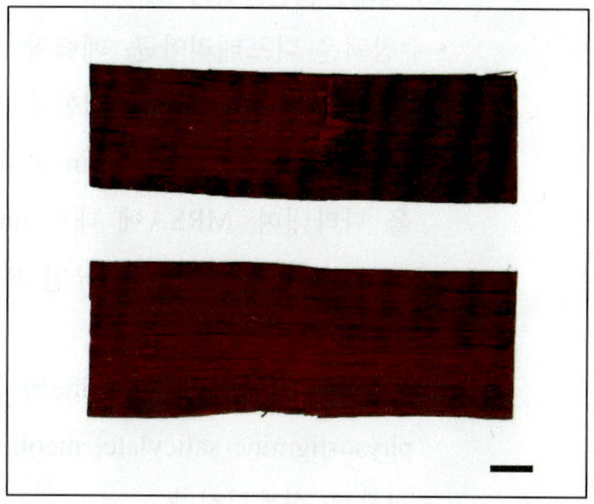

성 분 Homoisoflavonoid: brazilin, protosappanin A, E, sappanone A, hematein, 4-*O*-methylsappanol, caesalpin J, 7-hydroxy-3-(4'-hydroxybenzylidene)-chroman-4-one, 3,7-dihydroxy-3-(4'-hydroxybenzyl)-chroman- 4-one 등

Chalcone: 4,4'-dihydroxy-2-methoxychalcone, 3-deoxysappanchalcone 등

Flavonoid: quercetin, rhamnetin 등

Lactone: brazilide A

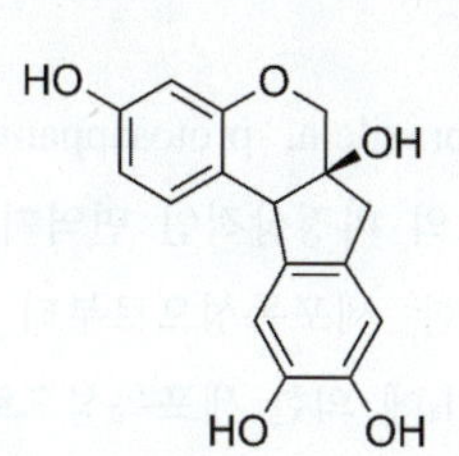
brazilin

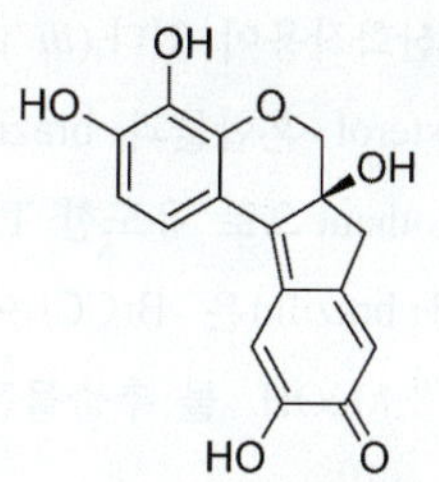
hematein

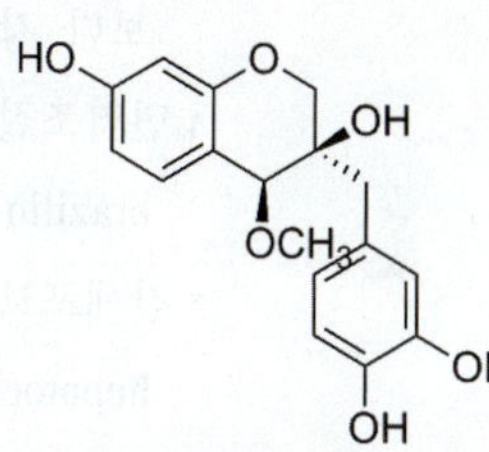
4-*O*-methylsappanol

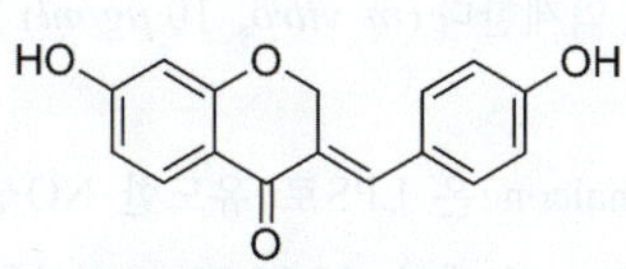
7-hydroxy-3-(4'-hydroxybenzylidene)-chroman-4-one

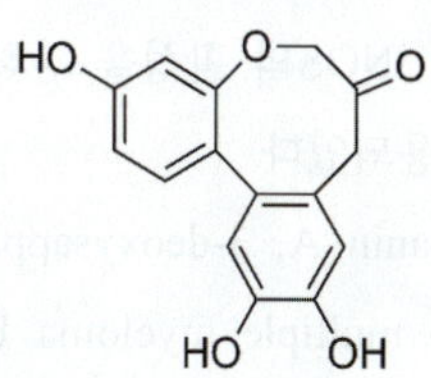
protosappanin A

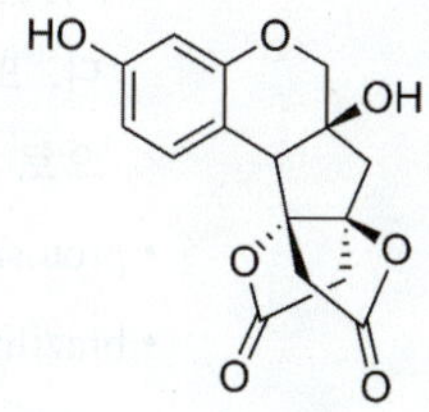
brazilide A

약 리 (1) 심혈관계에 대한 작용

- 실험동물의 적출심장의 수축력을 증가시키며 이러한 작용은 심장기능이 쇠약한 경우에 현저하게 나타난다.

- brazilin은 혈관내피 세포에서의 NO 합성을 증가시킴으로써 혈관을 확장한다(*in vitro*).[1]
- hematein은 혈중의 지질 성분에는 영향을 주지 않으나 혈관내피세포에 단핵구와 같은 혈중 성분들이 부착되는 것을 방해함으로써 동맥경화증을 개선한다(*in vitro*).[2]

(2) 항세균·항진균작용

- 수침액은 디프테리아균, 폐렴쌍구균, C형 파라티푸스균, 이질간균, 황색포도구균, 용혈성연쇄균 등의 성장을 현저하게 억제한다(*in vitro*).
- MeOH 추출물은 methicillin에 내성을 보이는 *Staphylococcus aureus* (MRSA)에 대해서 항균작용을 나타내며, MRSA에 대한 ampicillin과 oxacillin의 항균작용을 증강시킨다(*in vitro*).[3]
- 4-*O*-methylsappanol은 진균인 *Beauveria bassiana*의 성장을 억제한다(*in vitro*).[4]

(3) 중추신경억제작용

- 수침액은 strychnine, cocaine의 중추신경 흥분작용에 길항하며, HCl quinine, pilocarpine acetate, physostigmine salicylate, nicotine sulfate 등이 일으키는 중독증상으로부터 적출심장의 기능을 정상으로 회복시킨다.
- 진경작용을 나타내는 80% MeOH 추출물의 ethyl acetate 분획은 GABA 분해효소인 succinic semialdehyde dehydrogenase와 succinic semialdehyde reductase의 활성을 억제한다. 이 분획에서 분리된 sappanchalcone과 brazilin은 후자의 활성을 농도의존적으로 억제한다(*in vitro*).[5]

(4) 기 타

- 항산화작용: 추출물에는 항산화작용이 있으며(*in vitro*, *in vivo*),[6] 1',4'-dihydro-spiro[benzofuran-3(2*H*),3'-[3*H*-2]benzopyran]-1',6',6',7'-tetrol과 3-[[4,5-dihydroxy-2 (hydroxymethyl)phenyl]-methyl]-2,3-dihydro-3,6-benzofurandiol에는 α-tocopherol이나 β-carotene, BHT(t-butyl hydroperoxy toluene)보다 강한 항산화작용이 있다(*in vitro*).[7]
- 면역조절작용: sterol 혼합물과 brazilin, brazilein, protosappanin E에는 항보체 활성이 있으며,[8] brazilin은 halothane으로 유도한 T 세포의 비정상적인 면역기능을 정상화시킨다(*in vitro*).[9]
- 간세포보호작용: brazilin은 $BrCCl_3$에 의한 세포독성으로부터 간세포를 보호하고(*in vitro*, rat hepatocytes),[10] MeOH, 물 추출물은 CCl_4에 의한 세포독성으로부터 간세포를 보호한다(*in vitro*, rat hepatocytes).[11]
- 추출물은 사람의 정자의 운동성을 떨어뜨리며(*in vitro*, EC_{50}, 2.5 *μg/ml*),[12] 혈액의 응고를 촉진한다. 또한 iNOS의 활성을 강하게 억제한다(*in vitro*, 10 *μg/ml*).[13] hematein은 진통제와 항염증약으로 사용되었다.
- protosappanin A, 3-deoxysappanchalcone은 LPS로 유도한 NO생성을 저해한다(*in vitro*).[14]
- brazilin은 multiple myeloma U266 cells에서 G2/M arrest와 histone deacetylase를 불활성화하여 세포사멸을 유도하고,[15] 사람 피부 섬유아세포에서 ultraviolet B로 유도한 MMP-1/3의 발현을 NFκB pathway를 억제함으로써 저해한다(*in vitro*).[16]
- sappanone A는 melanogenesis를 억제하며,[17] neuraminidase를 저해한다.[18]
- 3-deoxysappanchalcone은 influenza virus로 유도한 세포사멸과 염증을 보호한다(*in vitro*).[19]
- EtOH 추출물은 항염증작용을 나타낸다(*in vitro*, human chondrocytes, SW1353 chondrocytes, THP-1 macrophages, in vivo, collagen-induced arthritis in rat).[20,21]

확인시험 가루 0.5 g에 묽은 EtOH 10 m*l*를 넣어 흔들어 섞은 다음 여과한 여액 5 m*l*에 NaOH 시액 2 ~ 3방울을 넣으면 액은 진한 붉은색을 나타낸다.

규 격 **변재** 심재 이 외의 변재가 3.0% 이상 섞여 있어서는 안 된다.

건조감량 13.0% 이하(6시간) **회분** 2.5% 이하 **엑스함량** 묽은 EtOH 엑스 5.0% 이상

응 용 구어혈, 항염증, 통경, 진통약으로 산후어체, 생리불통, 복통, 월경부조, 타박상 등에 쓴다. 염료로도 많이 쓰인다.

처 방 팔리산(八厘散)

용 량 3 ~ 9 g

주의 및 부작용 소량에서는 작은 동물에 대해서 구토, 사하, 최면을 일으키며, 대량에서는 마취작용을 일으켜 사망에 이르게 할 수 있다. 빈혈이 있으며, 어혈증상이 없는 경우에는 적합하지 않다.

금기사항 임부, 설사하는 경우

● **참고문헌**

1) Hu CM *et al.* (2003) Eur. J. Pharmacol. 468: 37-45
2) Oh GT *et al.* (2001) Atherosclerosis 159: 17-26
3) Kim KJ *et al.* (2004) J. Ethnopharmacol. 91: 81-87
4) Niranjan Reddy VL *et al.* (2003) Fitoterapia 74: 600-602
5) Baek NI *et al.* (2000) Arch. Pharm. Res. 23: 344-348
6) Badami S *et al.* (2003) Biol. Pharm. Bull. 26: 1534-1537
7) Safitri R *et al.* (2003) Biofactors 19: 71-77
8) Oh SR *et al.* (1998) Planta Med. 64: 456-458
9) Choi SY *et al.* (1997) Planta Med. 63: 405-408
10) Moon CK *et al.* (1992) Drug Chem. Toxicol. 15: 81-91
11) Srilakshmi VS *et al.* (2010) Indian J. Exp. Biol. 48: 905-910
12) Shih IM *et al.* (1990) J. Formos. Med. Assoc. 89: 466-469
13) Hong CH *et al.* (2002) J. Ethnopharmacol. 83: 153-159
14) Min BS *et al.* (2012) Bioorg. Med. Chem. Lett. 22: 7436-7439
15) Kim B *et al.* (2012) J. Agric. Food Chem. 60: 9882-9889
16) Lee YR *et al.*, (2012) Eur. J. Pharmacol. 674: 80-86
17) Chang *et al.* (2012) Int. J. Mol. Sci. 13: 10359-10367
18) Jeong HJ *et al.* (2012) Biol. Pharm. Bull. 35: 786-790
19) Yang F *et al.* (2012) Planta Med. 78: 968-973
20) Wu SQ *et al.* (2011) J. Ethnopharmacol. 138: 364-372
21) Wang YZ *et al.* (2011) J. Ethnopharmacol. 136: 271-278

조각자

Gleditsiae Spina KP CP
(皂角刺, Jo Gak Ja) Gleditsia Spine

기 원 주엽나무 *Gleditsia japonica* Miquel var. *koraiensis* Nakai 또는 조각자나무 *Gleditsia sinensis* Lamark (콩과 Leguminosae)의 가시이다. 열매(과실의 莢)는 조협(皂莢)으로 약용된다. 중국에서는 *G. sinensis* Lam.의 가시를 쓴다.

목류

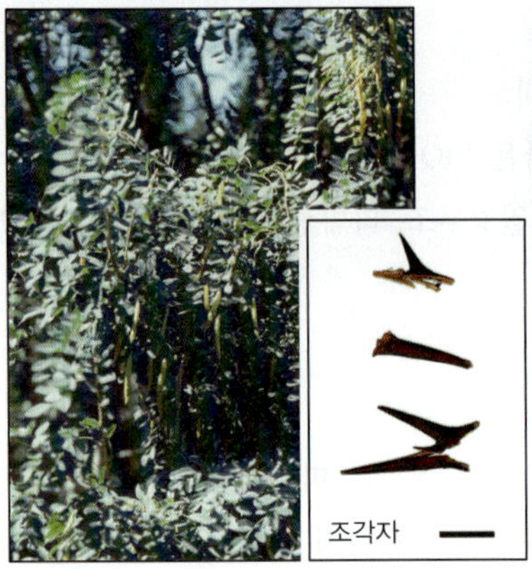

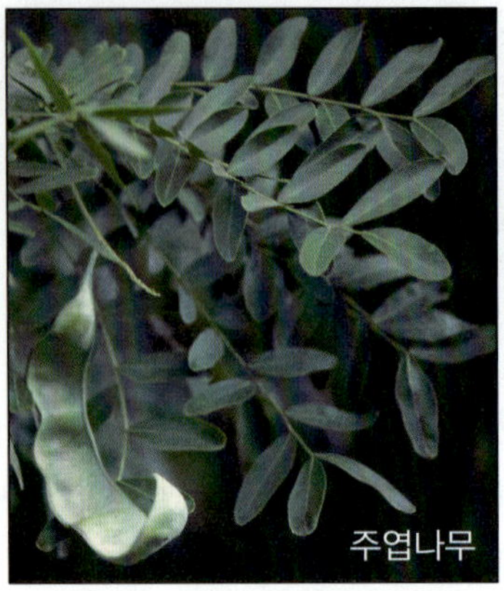

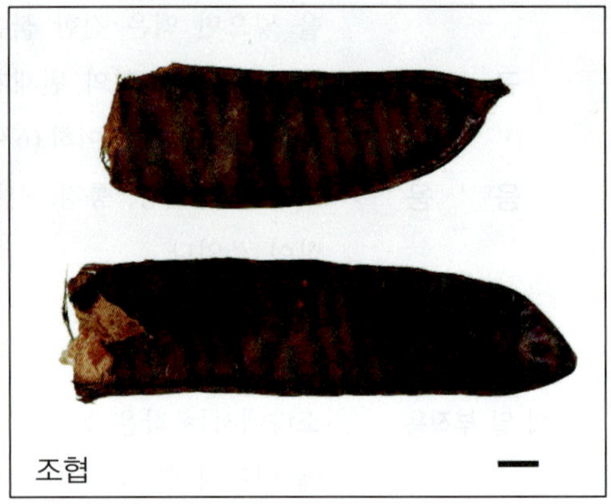

성 상 **주엽나무** 큰 가시와 1 ~ 2 차로 갈라진 작은 가시로 되어 있다. 큰 가시는 납작하게 눌린 긴 원뿔모양 또는 원뿔모양이고 길이 3 ~ 15 cm이거나 그 이상이며 너비 3 ~ 10 mm이고, 갈라진 작은 가시는 길이 1 ~ 6 cm이며 그 끝은 뾰족하다. 바깥면은 자갈색 ~ 진한 갈색이다. 가볍고 질은 단단하며 쉽게 꺾이지 않는다. 꺾인 면은 두께 1 ~ 3 mm이며 가시 끝은 날카롭고 가늘다. 목부는 황백색이고 수부는 성글며 연한 적갈색이고 질은 약하며 쉽게 꺾인다. 냄새가 없고 맛은 담담하다.

조각자나무 주엽나무에 비해 큰 가시와 작은 가시가 전체적으로 둥글고 보다 단단하다.

성 분 Saponin: gleditsia saponin A ~ D, gleditsioside A-K, N-Q 등

Alkaloid: triacanthine

Phenolic compound: ethyl gallate, 3-*O*-methylellagic acid-4'-(5''-acetyl)-α-L-arabinofuranoside 3-*O*-methylellagic acid-4'-*O*-α-L-rhamnopyranoside caffeic acid, dihydrokaempferol, eriodictyol, quercetin, 3,3',5',5,7-pentahydroflavanone, (−)-epicatechin

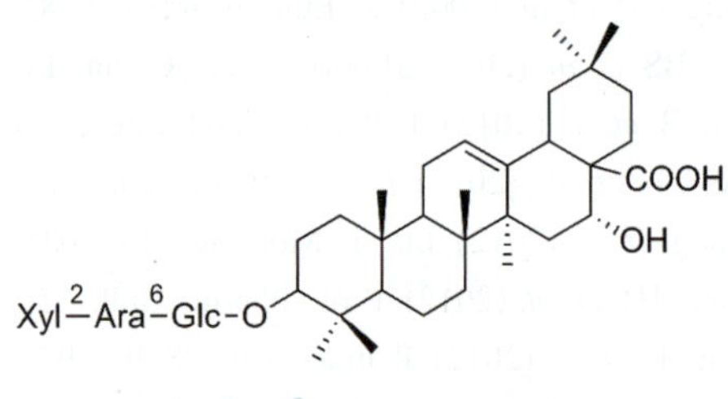

prosapogenin of gleditsia saponin B~D

약 리

- 임상적으로 조각자가 급성편도선염에 효과가 있다는 보고가 있다.
- 조협 추출물은 HL-60이나 여러 가지 고형암세포주에 대하여 암세포독성을 나타내거나 혈관신생을 억제한다.[1~3] 또한, 조협의 *n*-BuOH 추출물은 알러지성 비염을 억제하고 EtOH 추출물에는 항알러지작용과 항염증작용이 있다.[4,5] gleditsia saponin C에는 항 HIV 활성이 있다(*in vitro*).[6]
- 주엽나무 추출물은 유충제거작용이 있다.[7]
- 조협 추출물은 LPS로 유도한 급성폐독성을 보호한다(*in vivo*, C57BL/6 mouse).[8]
- 조협 추출물은 혈관 평활근 세포의 증식과 TNFα로 유도된 MMP-9의 발현을 억제한다(*in vitro*).[9]
- 조협 추출물은 항천식작용이 있으며(*in vivo*, BALB/c mouse),[10] 혈청과 간의 lipid profile을 개선

하여 죽상경화증을 약화시킨다(*in vivo*, rabbit).[11]

• 조협 물추출물은 LPS로 유도한 NO 생성을 저해한다(*in vitro*, RAW 264.7 cells).[12]

규 격 **이물** 줄기 및 그 밖의 이물이 3.0% 이상 섞여 있지 않다.

건조감량 10.0% 이하 **회분** 2.0% 이하 **엑스함량** 묽은 EtOH 엑스 10.0% 이상

응 용 소염, 거담, 활혈, 배농, 살충약으로 옹종(擁腫), 악성종기 등에 사용하고, 조협은 중풍으로 인한 안면신경마비, 인사불성, 결핵성경부림프선염, 옴에 쓴다.

처 방 진인활명음(眞人活命飮), 투농산(透膿散)

용 량 3 ~ 9 g, 환제나 산제로도 쓴다.

금기사항 임부

● **참고문헌**

1) Zhong L *et al.* (2003) Planta Med. 69: 561-563
2) Chow LM *et al.* (2003) Int. J. Mol. Med. 12: 269-273
3) Chow LM *et al.* (2002) Chemotherapy 48: 303-308
4) Fu LJ *et al.* (2003) Biol. Pharm. Bull. 26: 974-977
5) Dai Y *et al.* (2002) Biol. Pharm. Bull. 25: 1179-1182
6) Konoshima T *et al.* (1995) J. Nat. Prod. 58: 1372-1377
7) Seo SM, Park IK (2012) Parasitol Res. 110: 1849-1853
8) Choi JY *et al.* (2012) Evid. Based Complement. Alternat. Med. 974713
9) Lee *et al.* (2012) Am J. Chin. Med. 40: 373-386
10) Lee *et al.* (2011) Int. J. Toxicol. 30: 528-537
11) Lai *et al.* (2011) J. Ethnopharmacol. 137: 1061-1066
12) Ha HH *et al.* (2008) J. Ethnopharmacol. 118: 429-434

조구등 Uncariae Ramulus cum Uncus KHP CP JP
(釣鉤藤, Jo Gu Deung)

기 원 화구등(華鉤藤) *Uncaria sinensis* (Oliv.) Haviland 및 기타 동속 근연식물(꼭두서니과 Rubiaceae)의 가시가 달린 어린 가지이다. 중국에서는 구등(鉤藤) *U. rhynchophylla* (Miq.) Miq. ex Havil., 대엽구등(大叶鉤藤) *U. macrophylla* Wall., 모구등(毛鉤藤) *U. hirsuta* Havil., 화구등(화鉤藤) *U. sinensis* (Oliv.) Havil., 무병과구등(无柄果鉤藤) *U. sessilifructus* Roxb.의 가지

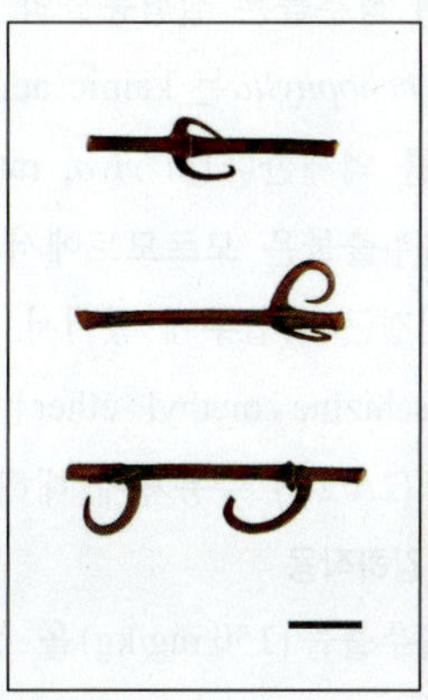

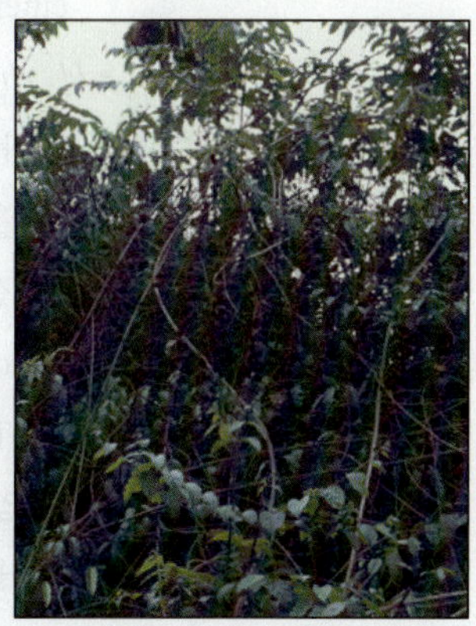

를 구등(鉤藤)으로 사용한다. 일본에서는 *U. rhynchophylla, U. sinensis, U. macrophylla* 의 가지를 사용한다.

성 상 짧은 가지줄기에 2 개의 구부러진 낚시 바늘모양의 가시가 마주나며 때로는 한쪽에만 달려있다. 가시는 길이 1 ~ 3 cm, 너비 약 2 mm이며 바깥면은 적갈색 ~ 어두운 적갈색이고 횡단면은 긴 타원형 ~ 타원형이며 연한 갈색을 띤다. 질은 단단하며 쉽게 꺾어지지 않고 꺾인 면은 적자색이며 속은 연한 노란색의 거친 해면상이다. 냄새가 없고 맛은 약간 떫다.

성 분 [*U. rhynchophylla*]

Indole alkaloid: rhynchophylline, isorhynchophylline, corynoxeine, isocorynoxeine (전체 alkaloid의 97%), geissochizine, vallesiachotamine, akummigine, geossoschizine methyl ether

Indole alkaloid glucoside: cadambine, 3α-dihydrocadambine, 3β-isodihydrocadambine

木部에 corynantheine, dihydrocorynantheine, 뿌리껍질에 hirsuteine, hirsutine 등

[*U. sinensis*]

Oxindole alkaloid: isopteropodic acid, pteropodic acid, mitraphyllic acid, rhynchophyllic acid, isorhynchophyllic acid

Phenolic compound: epicatechin, catechin, procyanidin B-1, procyanidin B-2, hyperin, caffeic acid

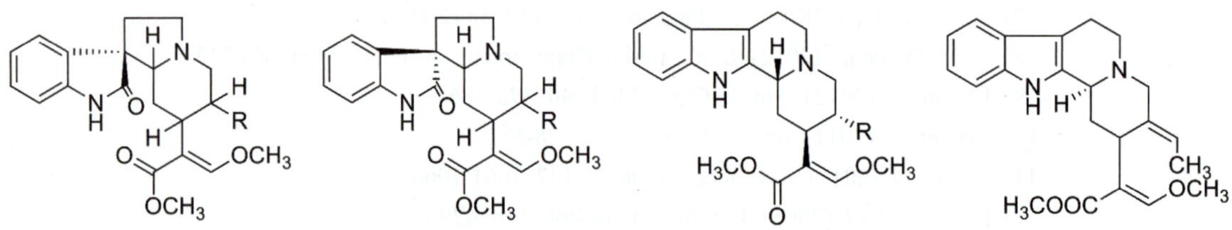

corynoxeine, R=CH=CH_2
rhynchophylline, R=CH_2CH_3

isocorynoxeine, R=CH=CH_2
isorhynchophylline, R=CH_2CH_3

hirsuteine, R=CH=CH_2
hirsutine, R=CH_2CH_3

geissoschizine methyl ether

약 리 **(1) 진정·진경작용**

- 알코올추출물은 개구리와 생쥐에 대해 가벼운 진정작용을 나타낸다. 소량에서 호흡흥분, 대량에서 호흡억제를 나타낸다. rhynchophylline은 운동마비, 호흡억제를 일으킨다.
- 물추출물과 indole alkaloid류 (corynoxine, corynoxine B, isorhynchophylline, geissoschizine methyl ether) 성분들은 실험동물의 활동량 (locomotor activity)을 줄여 준다 (*in vivo*, mouse, *p.o.*).[1)]
- *U. rhynchophylla*는 kainic acid로 유도한 간질발작에 대해서 항경련작용을 나타내며 뇌지질의 과산화를 억제한다 (*in vivo*, rat).[2)]
- 알코올추출물은 모르모트에서 일어나는 경련발작을 억제한다. isorhynchophylline은 흰쥐의 뒷다리 신경근 접합부에 있어서, 신경-근 자극에 의한 골격근의 수축을 억제한다.
- geissoschizine methyl ether는 중추 serotonin 신경의 5-HT (1A) 수용체에 대해서는 작동약로 5-HT (2A/2C) 수용체에 대해서는 길항약으로 작용한다 (*in vivo*, *in vitro*, mouse).[3)]

(2) 혈압강하작용

- 알코올추출물 (150 mg/kg)을 정맥 내에 투여하면 토끼의 혈압이 약간 내려간다. 추출물의 분획은

토끼의 귀뒤 혈관과 개구리 뒷다리의 혈관을 확장시키고, 개구리의 적출심장을 억제하므로, 이들의 종합적인 작용으로 혈압강하가 나타난다고 생각된다. 이러한 혈압강하반응은 atropine과 양측 미주신경의 절단으로는 억제되지 않는다. rhynchophylline은 토끼혈압에 있어서 단시간의 강하 후, 길게 지속하는 상승작용을 나타낸다. 관류이개 혈관은 rhynchophylline에 의하여 확장하는데, 심박수는 감소하고 심수축력은 억제된다. 혈압강하는 이러한 반응의 결과라고 생각되나 혈압상승은 설명할 수 없다.

- hirsutine과 dihydrocorynantheine은 혈압을 떨어뜨리고 심박동수를 줄이며 부정맥을 억제한다. 여러 가지 이온채널을 억제함으로써 심근세포의 활동전위에 직접적으로 영향을 미치는 것으로 보인다.[4,5]

(3) 뇌세포보호작용

- *U. sinensis*의 물추출물과 oxyindole alkaloid류 (isorhynchophylline, isocorynoxeine, rhynchophylline), indole alkaloid류 (hirsuteine, hirsutine), 페놀성 화합물 (epicatechin, catechin, procyanidin B-1, B-2)들은 Ca^{2+}의 유입을 억제함으로써 glutamate로 유도한 세포손상으로부터 소뇌과립 세포를 보호한다 (*in vitro*, rat cerebellar granule cell).[6,7]
- *U. rhynchophylla*의 MeOH 추출물과 alkaloid 분획은 NMDA (N-methyl-D-aspartic acid)로 유도한 세포사멸로부터 해마부위를 보호한다 (*in vitro*, rat hippocampal slice).[8,9]
- *U. rhynchophylla*의 MeOH 추출물은 국소빈혈에 의한 대뇌손상으로부터 해마부위를 보호한다 (*in vivo*, rat).[10]
- *U. sinensis*의 *n*-hexane 추출물은 Akt/eNOS signaling 조절을 통해 뇌허혈손상 (cerebral ischemic damage)을 보호한다 (*in vivo,* mouse).[11]

(4) 기 타

- 추출물은 azo 자유라디칼 initiator로 유도한 적혈구의 용혈현상을 줄여준다 (*in vivo*, rat). 혈장에서 검출된 항산화제인 caffeic acid가 이러한 과정에 관여하는 것으로 보인다.[12]
- 암세포 독성: *U. rhynchophylla*로부터 분리된 pentacyclic triterpene ester류 (uncarinic acid C, D, E는 phospholipase Cγ1의 활성을 저해하고 (IC_{50}, 9.5 ~ 44.6 μM), 암세포의 증식을 억제한다 (IC_{50}, 0.5 ~ 6.5 *μg/ml*).[13,14]
- 항산화작용: 물추출물은 강한 superoxide anion 라디칼 소거활성을 나타낸다 (*in vitro*).[15]
- 추출물은 MMP-9의 활성과 사람 대동맥 평활근 세포의 이동을 억제한다 (*in vitro*).[16]

확인시험 가루 1.0 g에 MeOH 20 m*l*를 넣어 환류냉각기를 달고 유욕상에서 5분간 끓인 다음 여과한 여액을 증발건조한 잔류물에 묽은 HOAc 5 m*l*를 넣고, 수욕상에서 1분 동안 가온하여 여과한다. 여액 1방울을 여지 위에 떨어뜨리고 풍건한 다음 Dragendorff 시액을 뿌리고 방치하면 황적색을 나타낸다 (alkaloid).

규 격 **가지** 어린 가지가 2.0% 이상 섞여 있어서는 안된다

건조감량 10.0% 이하 **회분** 4.0% 이하 **엑스함량** 묽은 EtOH 엑스 15.0% 이상

응 용 해열, 진정, 진경약으로 발열로 인한 신경계로부터 발생하는 두통, 고혈압 환자의 두통, 현기증, 뇌동맥의 경화, 소아경련, 소아 야제 (夜啼, 밤에 움), 고혈압 등에 쓴다.

처 방 조등산 (釣藤散), 억간산 (抑肝散)

용 량 9 ~ 15 g, 나중에 넣어 달이는 게 좋다.

주의 및 부작용 혈압강하작용을 나타내는 성분이 열에 약하여 20분 이상 끓이면 유효 성분의 일부가 파괴되므로 오래 달이지 않는다.[1]

● 참고문헌

1) Sakakibara I *et al.* (1999) Phytomedicine 6: 163-168
2) Hsieh CL *et al.* (1999) Am. J. Chin. Med. 27: 257-264
3) Pengsuparp T *et al.* (2001) Eur. J. Pharmacol. 425: 211-218
4) Masumiya H *et al.* (1999) Life Sci. 65: 2333-2341
5) Horie S *et al.* (1992) Life Sci. 50: 491-498
6) Shimada Y *et al.* (1999) J. Pharm. Pharmacol. 51: 715-722
7) Shimada Y *et al.* (2001) Am. J. Chin. Med. 29: 173-180
8) Lee J *et al.* (2003) Neurosci. Lett. 348: 51-55
9) Lee J *et al.* (2003) J. Pharmacol. Sci. 92: 70-73
10) Suk K *et al.* (2002) Life Sci. 70: 2467-2480
11) Park SH *et al.* (2011) J. Ethnopharmcol. 138: 774-779
12) Sekiya N *et al.* (2002) Phytomedicine 9: 636-640
13) Lee JS *et al.* (2000) J. Nat. Prod. 63: 753-756
14) Lee JS *et al.* (1999) Bioorg. Med. Chem. Lett. 9: 1429-1432
15) Ohsugi M *et al.* (1999) J. Ethnopharmacol. 67: 111-119
16) Ha KT *et al.* (2007) Environ. Toxicol. Pharmacol. 24: 218-222

침 향 Aquilariae Lignum KHP CP
(沈香, Chim Hyang)

기 원 침향나무 *Aquilaria agallocha* Roxburgh (팥꽃나무과 Thymelaeaceae)의 수지가 침착된 수간목이다. 중국에서는 백목향(白木香) *A. sinensis* (Lour.) Gilg의 수간목을 쓴다.

산 지 히말라야 산맥이 원산지이며, 중국에서는 온난 다습한 지역인 광동, 광서지방에서 재배된다.

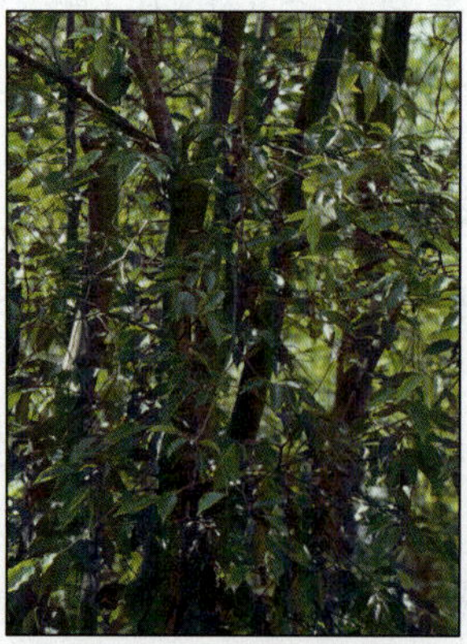

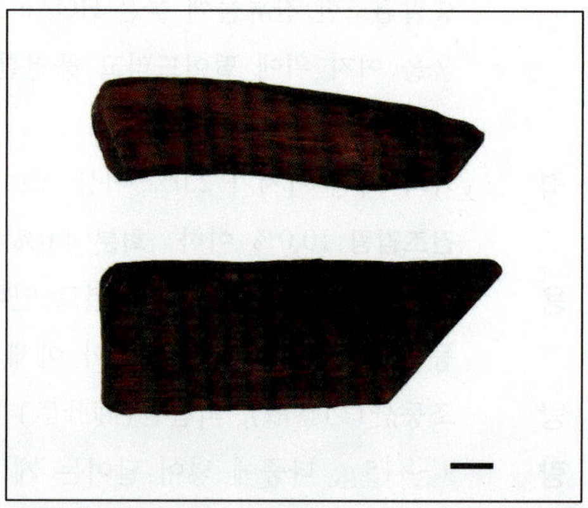

성 상 불규칙한 덩어리 모양 또는 요철, 칼자국이 있거나 바깥면은 흑갈색을 띠며 수지를 함유하고 많은 평행 섬유질로 되어 있다. 이것을 불 속에 넣으면 상쾌한 향기를 내며 탄다. 이 약의 횡단면을 현미경으로 볼 때 목부 수선은 넓고 1 ~ 2열의 유세포가 축선방향으로 배열하고 있다. 수선 주위의 유조직은 수지가 많이 들어 있어 세포벽이 파손되어 파생세포간극을 이루고 있다. 도관은 원형이고 2 ~ 10개가 뭉쳐서 배열하며 그 속에서 갈색의 수지를 볼 수 있다. 섬유는 다각형을 이루고 사부를 둘러싸고 있다. 태우면 특유한 향기가 있고 맛은 쓰다.

성 분 Sesquiterpenoid: α-agarofuran, 4-butyl-α-agarofuran,(–)-10-*epi*-γ-eudesmol, oxo-agrospirol, (–)-guaia-1(10),11-dien-15-ol, (–)-guaia-1(10),11-dien-15-al, (–)-rotundone, gmelofuran, agarol, (–)-selina-3,11-dien-14-al, (+)-selina-4,11-dien-14-al, selina-3,11-dien-14-oic acid, neopetasane, agarospirol, dihydroagarofuran, 4-hydroxy-dihydroagarofuran, norketoagarofuran, 3,4-dihydroxy-dihydroagarofuran, norketoagarofuran 등

Chromone: flindersiachromone, AH_3, AH_4, AH_5, AH_6, AH_{10}, AH_{14}, 5-hydroxy-6-methoxy-2-(2-phenylethyl)chromone, 6-methoxy-2-[2-(3-methoxy-4-hydroxyphenyl)ethyl]chromene, 6,8-dihydroxy-2-(2-phenylethyl)chromone, 6-hydroxy-2-((2-hydroxy-2-phenylethyl)chromone 등

Coumarinolignan: aquillochin

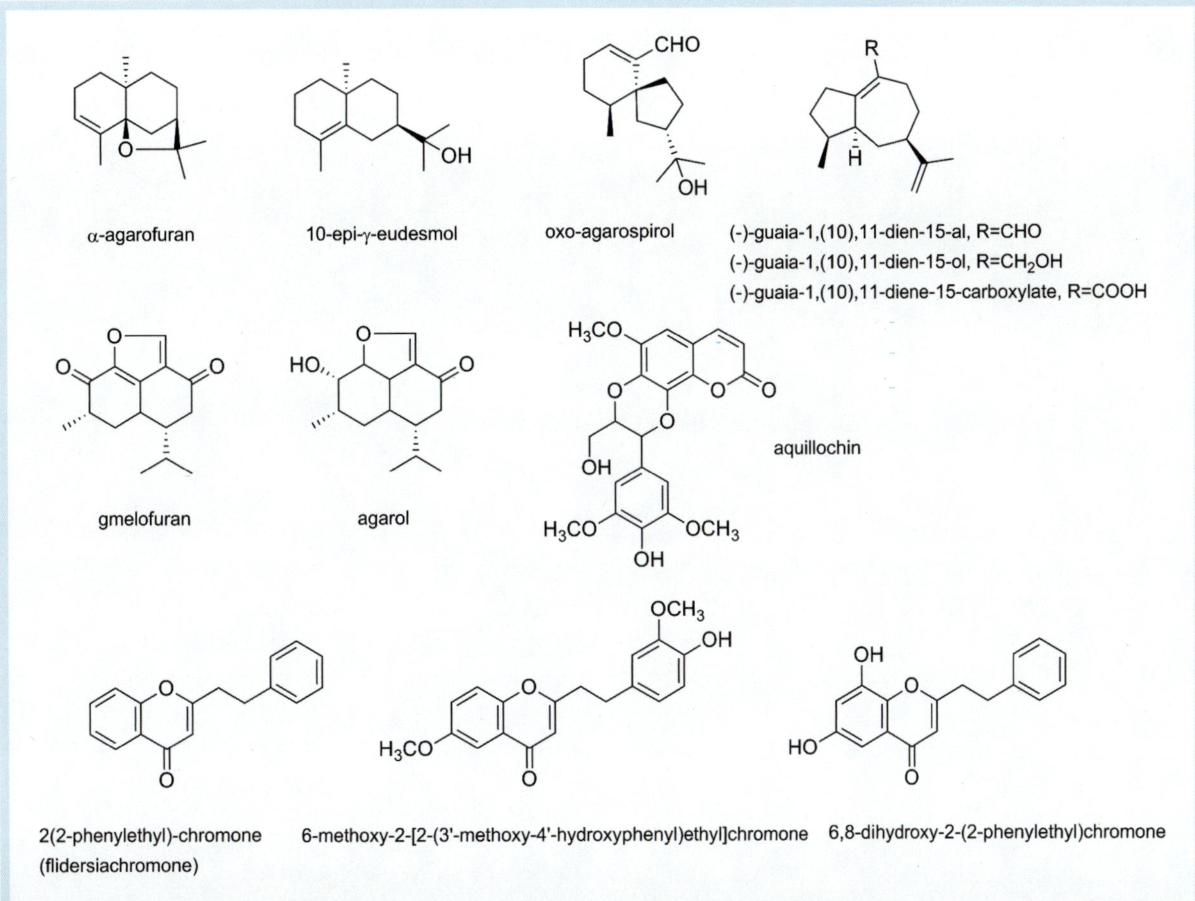

약 리 **(1) 진정작용**

(2) 항세균작용

• 결핵균의 성장을 완전히 억제하며 티푸스균에 대해서도 강한 항균작용을 나타낸다.

(3) 기 타

• 임상적으로 침향과 측백엽으로 이루어진 침백산을 자기 전에 복용하면 기관지 천식에 유효하다.

• 물추출물은 복부비만 세포로부터의 histamine의 유리를 억제함으로써 과민반응을 억제한다(*in vitro*).[1)]

규 격 **건조감량** 8.0% 이하 **회분** 2.0% 이하 **엑스함량** 묽은 EtOH 엑스 18.0% 이상

응 용 진정, 해독, 건위약으로 히스테리, 기체, 천식, 신장쇠약 등에 쓴다. 고급 향료의 재료로도 쓰인다.

처 방 침향강기탕(沈香降氣湯), 침향천마탕(沈香天麻湯), 기응환(奇應丸)

용 량 0.9 ~ 3 g, 또는 가루로 해서 0.6 ~ 0.9 g을 복용한다. 달일 때에는 뒤에 넣는 것이 좋다.

● 참고문헌

1) Kim YC *et al.* (1997) J. Ethnopharmacol. 58: 31-38

10 수지류·엑스류·유액류

樹脂類·엑스類·乳液類

▮ 수지류(樹脂類) Resina et Balsami / Resina et Balsamum

수지(resin)는 부정형의 천연복합 화합물로 보통은 고형이고 투명 또는 반투명이다. 열을 가하면 반고형으로 되었다가 마지막에는 녹는다. 화학적으로는 resenes의 복합체 또는 terpene의 산화생성물로 보고 있지만, 편의상 resin류, Oleoresin류, gum-resin류, oleo-gum-resin Balsam류 및 latex-containing substance로 나눈다.

resin에는 resin acid, resin alcohol, glycoresin이 있으며, 이를 함유하는 생약에는 로진(abietic acid, sylvic acid), 포도필름근, 코로신트실(實)(colosynthin), 야랍근(phytoresinol), Kava근(根)(Piper methysticum Forst, kawain, methysticin, 향정신작용), 인도대마초 등을 들 수 있다.

Oleoresin이란 resin에 volatile oil이 균일하게 섞인 것으로 테레빈티나, 관중, 고추, 건강, 코파이발삼이 이에 속한다. gum-resin과 oleo-gum-resin은 resin과 gum의 혼합물이며 몰약, 아위가 이에 속한다. Balsam은 resin에 cinnamic acid나 benzoic acid 또는 이 두 물질이 혼합된 것으로 안식향, 페루발삼, 토루발삼에 함유되어 있다.

유액류(latex-containing substance)는 milk와 같은 복잡한 혼합물질로 유관(乳管)이 있는 식물에 함유되어 있다. 굿타페르카가 이에 속한다.

▮ 엑스류 Extracta / Extractum

엑스류는 식물의 물추출액을 증발 농축한 것이다. 특히 원산지에서 엑스(extract)로 제조하여 수출하는 제품이 생약으로 취급되고 있다.

▮ 유액류(乳液類) Latex

10-1. 수지류(樹脂類, resin and balsam)

몰 약

Myrrha KP CP
(沒藥, Mol Yak) myrrh

기 원 몰약수(沒藥樹) *Commiphora myrrha* Engler 또는 합지수(哈地樹) *C. molmol* Engler (감람나무과 Burseraceae)에서 얻은 고무수지이다. 전자를 천연몰약(天然沒藥) Gum Myrrh이라 하고, 후자를 교질몰약(膠質沒藥) Gum Opoponax이라 한다.

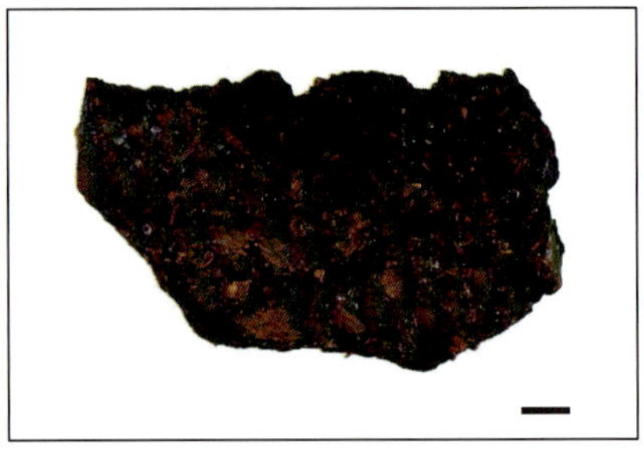

성 상 **천연몰약** 불규칙한 과립상 덩어리로 크기가 일정치 않고, 큰 것은 지름이 6 cm 이상에 달한다. 겉면은 황갈색 또는 적갈색이고 반투명에 가까운 것은 흑갈색을 띠며 노란색의 분진이 덮여있다. 질은 무르고 부서진 면은 가지런하지 않으며 광택이 없다. 특유한 향기가 있고 맛은 쓰면서 약간 맵다.

교질몰약 불규칙한 덩어리 모양과 과립상이고 대부분 서로 붙어있어 크기가 다른 뭉쳐진 덩어리를 이루며 큰 것은 지름이 6 cm에 이르기도 한다. 겉면은 황갈색 내지 밤색이고 불투명하다. 질은 견실하거나 성글다.

성 분 **수지 약 20%**: α-,β-,γ-commiphoric acid (수지산), heerabomyrrholic acid, α-,β-heerabomyrrhol (phenol성 수지), heeraboresene, *Z*-,*E*-guggulsterones 등

정유 약 9%: α-pinene, β-pinene, camphene, limonene, cuminaldehyde, eugenol, *m*-cresol, pinene, dipentene, limonene, heerabolene, cinnamic aldehyde, formic acid, acetic acid, myrrholic acid 등

Sesquiterpene: furanoelemane, furanoeudesmane, furanogermacrane 등

Triterpene: dammarane, cycloartane, polypodane, octanordammarane 등

기 타: mansumbionic acid

고무질 alcohol 불용성, 약 65%: 산화효소를 함유하며 가수분해에 의해 arabinose, galactose, xylose 등을 생성한다.

약 리 **(1) 항염증작용**

- *C. mukul*의 ethyl acetate 추출물과 guggulsterol은 염증성 cytokine인 Interferon-γ, TNFα, IL-1β, IL-12의 생성을 억제한다. 단, 총 추출물은 MAPK family인 ERK, JNK, p38의 인산화를 모두 억제하지만, guggulsterol은 ERK에 대해서는 효과를 나타내지 않는다.[1)]
- *Z*-,*E*-guggulsterones은 β-세포에서 염증성 cytokine인 IL-β 및 IFN-γ로 유도한 염증반응에 대해 NFκB 및 JAK/STAT의 활성화를 억제하고 NFκB를 조절하는 유전자의 발현을 억제함으로써 β 세포의 정상적인 기능을 유지시킨다(*in vitro*).[2,3)]
- *Z*-,*E*-guggulsterones는 rewis rat의 안구조직에서 염증성 지표인 MMP-2, NO의 발현을 억제하여 포도막염(홍채의 염증질환)에 대한 치료 효과가 있다(*in vivo*).[4)]

• *C. erythraea* 수지 추출물과 furanogermacrane계 화합물들은 croton oil로 유발한 mouse의 귀 부종을 억제한다(*in vivo*).[5)]

(2) 항미생물작용

• Commiphora속 식물 중 *C. berry*와 *C. caudata*는 녹농균에 대하여 우수한 항균작용을 나타낸다.[6)]

• Epicurzerenone 및 (1E)-8,12-epoxygermacra-1,7,10,11-tetraen-6-one는 *Fusarium culmorum, Phytophtora cryptogea, Alternaria solani*에 대하여 항균작용을 나타낸다.[4)]

• Mansumbinoic acid는 다제내성 황색포도상구균의 성장을 억제한다.[7)]

• Furanodiene-6-one과 2-methoxyfuranoguaia-9-ene-8-one의 혼합물은 대장균, 황색포도상구균, 녹농균, *Candida albicans*에 대하여 MIC value 0.18 ~ 2.8 μg/m*l*의 저해활성을 가진다.[8)]

(3) 기생충감염치유작용

• *C. molmol*의 정제된 수지 추출물 300 mg을 함유하는 의약품인 Mirazid는 항기생충약으로 개발되어 시판되고 있다. Mirazid는 *Eimeria stiedae* 감염에 의한 간 구포자충증(hepatic coccidiosis)을 치료하는데 효과적이며(*in vivo*, rabbit),[9)] *Giardia lamblia*에 감염된 mouse의 대장 및 분변 속 기생충을 100% 제거한다(*in vivo*).[10)]

(4) 기 타

• 수렴작용, 진통작용이 있다.

• 몰약 특유의 향은 furanoelemane (= curzerenone), furanoeudesmane, furanogermacrane과 같은 furanosesquiterpene류에 의한 것이다.

확인시험 (1) 물을 넣고 으깨면 엷은 황갈색의 유화액(乳化液)으로 된다.

(2) 가루 1.0 g에 Et_2O 5 m*l*를 넣고 흔들어 섞은 다음 여과한 여액을 증발건고하여 얻은 잔류물에 Br_2가스를 접촉시킬 때 자홍색을 나타낸다.

규 격 **EtOH 불용물** 고운 가루 약 2.0 g을 정밀하게 달아 EtOH 30 m*l*를 넣고 때때로 흔들어 섞으면서 30분간 온침한다. 추출액을 미리 무게를 단 작은 여과기를 써서 여과하고 잔류물을 EtOH 15 m*l*씩으로 5 분간씩 3회 온침하는 조작을 반복한다. 다만, 여과기 속의 잔류물을 더운 EtOH 5 m*l*씩으로 충분히 씻은 다음 불용물을 100℃에서 1시간 건조하여 데시케이터(silica gel) 중에서 식힌 다음 무게를 달 때 그 양은 70% 이하이다. **회분** 9.0% 이하 **산불용성회분** 5.0% 이하 **저장법** 밀폐용기

응 용 방부작용이 있어 화농성 궤양, 아구창, 치은염, 가글액 등에 쓰인다. 고대 이집트의 미라 제작시 방부제로 사용되었던 약이다. 화장품, 식품, 의약품, 향의 원료로 사용된다. 한방에서는 건위, 통경, 강장약으로 타박상, 혈종(血腫), 요통, 좌골신경통, 피부염, 건선 등에 처방된다.

처 방 몰약유향산(沒藥乳香散), 활락단(活絡丹)

용 량 3 ~ 9 g을 달여서 마시거나 환제, 산제로 복용한다.[¶1]

금기사항 임부

● 참고문헌

1) Manjula N *et al.* (2006) Int. Immunopharmacol. 6: 122-132
2) Shishodia S, Aggarwal BB (2004) J. Biol. Chem. 279: 47148-47158
3) Lv N *et al.* (2008) Mol. Cell. Endocrinol. 289: 49-59
4) Kalariya NM *et al.* (2010) Invest. Ophthalmol. Vis. Sci. 51: 5105-5113

5) Fraternale D *et al.* (2011) Fitoterapia 82: 654-661
6) Kumari R *et al.* (2011) J. Ethnopharmacol. 138: 256-259
7) Rahman MM *et al.* (2008) Phytother. Res. 22: 1356-1360
8) Dolara R *et al.* (2000) Planta Med. 66: 356-358
9) Baghdadi HB, Al-Mathal EM (2010) J. Egypt. Soc. Parasitol. 40: 653-668
10) Fathy FM (2011) J. Egypt. Soc. Parasitol. 41: 155-177

송 지

Resina Pini KP JP
(松脂, Song Ji) rosin

기 원 *Pinus* 속 식물(소나무과 Pinaceae)의 분비물에서 정유를 제거하여 얻은 수지이다.
원료가 되는 생송지는 주로 북반구에 분포하는 약 90종의 *Pinus* 속 식물 중 *P. palustris* Mill.(북미), *P. pinaster* Ait.(프랑스), *P. sylvestris* L.(유럽 전역), *P. laricio* Poiret(오스트리아), *P. longifolia* Roxb.(인도), *P. densiflora* Siebold et Zucc.(한국, 일본) 및 *P. thunbergii* Parlatore(한국, 일본)의 7종에서 채취한다.

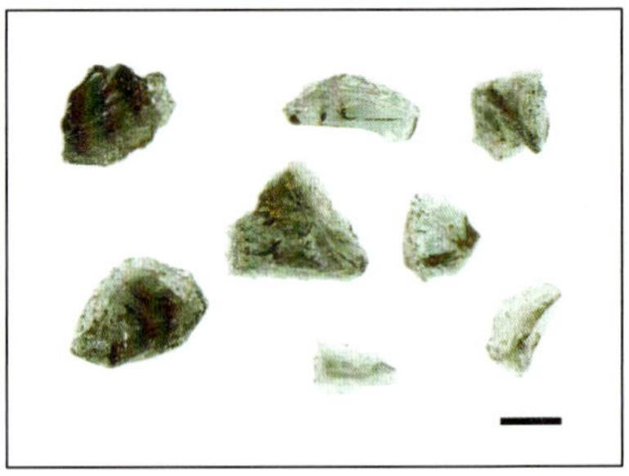

산 지 북미, 유럽(프랑스, 독일)산이 대부분이다. 각 산지별 및 휘발 성분의 증산 정도에 따라 이름이 다양하며, 혼동되기도 한다.

생 산 소나무속(*Pinus* 속)의 제종식물에 인공적으로 상처를 주어 흘러나온 oleoresin을 그릇에 모은 것이 생송지(Terebinthina, turpentine)이고, 여기에서 테레핀유가 자연적으로 증발하여 굳어진 것이 송지(Resina Pini Cruda, burgundy pitch)이다. 생송지에 물을 가하여 증류하고 얻은 정유는 테레핀유(Oleum Terebinthinae, turpentine oil)이며, 잔류물에 다시 물을 가하여 증발 건고하여 얻은 것이 로진(Resina Pini, rosin)으로 대한약전에서는 이를 송지로 수재하고 있다.

성 상 엷은 황색 ~ 엷은 갈색이며 유리 모양의 광택이 나며 투명한 고체로 부스러지기가 쉬우며 바깥면에 가끔 황색의 가루가 붙어 있는 것도 있으며 부서진 면은 조개껍질 모양을 이루며 광택이 있다. 약한 냄새가 있다. 융해하기 쉬우며 황갈색의 불꽃을 내면서 탄다. glacial HOAc, EtOH 또는 Et_2O에 잘 녹는다.

성 분 송지의 EtOH 용액은 산성이다. 산지, 기원식물종 및 휘발 성분의 잔류 정도에 따라 다르나 정유 10% 내외, 수지 90% 내외이다.

정유: α-pinene, β-pinene, *dl*-limonene, β-camphene, γ-terpinene, *p*-cymene, terpinolene, bornyl acetate 등

수지: pimaric acid, levopimaric acid, abietic acid, palustric acid, neoabietic acid, isopimaric acid 등

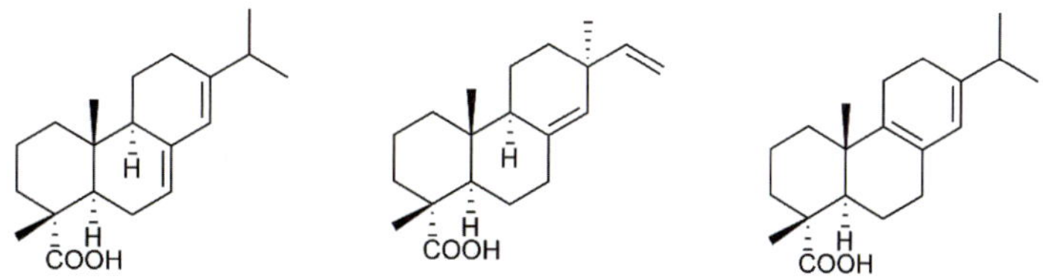

약 리 (1) 진경작용

• abietic acid와 dehydroabietic acid의 혼합물은 토끼소장의 연동운동을 느리게 하며, 소장의 수축을 완화시킨다.[1)]

(2) 상처치유작용

• 송지가 들어 있는 연고제는 상처치유효과를 나타낸다.[2)]

규 격 **산가** 150 ~ 177 **회분** 0.1% 이하

응 용 반창고, 피부자극약 등 경고제의 기제, 기타 도료, 제지, 인쇄용 잉크 등 공업적 용도가 크며 농약의 제조에도 사용된다. 한방에서는 조습, 배농, 해독, 지통, 생기(生肌)의 효능이 있다고 본다.

처 방 환제, 산제로 복용하거나 또는 술에 담가서 복용한다. 가루를 내어 살포하거나 고루 바른다. 주로 외용약으로 사용한다.

용 량 5 ~ 6 g, 환제나 산제로 복용하거나 또는 술에 담가서 복용한다. 가루내어 산포하거나 고루 바르기도 한다.[¶1]

주의 및 부작용 소에 투여했을 때 신장과 신경의 손상, 식욕부진, 약한 위산증, 호흡곤란, 질소성 고온증, 고크레아틴혈증 등의 독성이 나타난다.[3)] 정제된 resin acid류(isopimaric, levopimaric, neoabietic acid)는 천연 resin보다 더 강한 독성을 갖는다. 내복할 경우에는 신장에 대해 유해한 부작용을 일으킨다. 단독으로 많은 양을 복용하면 급성위장염이 발생할 수 있다.

● 참고문헌

1) Olechnowicz-Stepien W *et al.* (1981) 27: 145-152
2) Simbirtsev AS *et al.* (2002) Bull. Exp. Biol. Med. 133: 141-143
3) 생약학연구회(1992) 현대생약학, 학창사, p. 561

아 위 Ferulae Resina KHP CP
(阿魏, A Wi) assafoetida

기 원 아위 *Ferula assafoetida* L. 및 동속 근연식물(미나리과 Umbelliferae)의 줄기를 자른 부위에서 삼출된 수지이다.

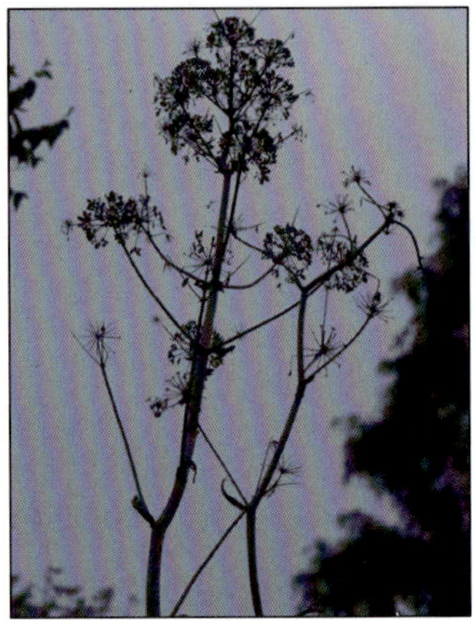

성 상 수지로 덩어리 또는 연고 모양으로 크기와 모양이 일정하지 않다. 덩어리 모양의 약은 바깥면이 노란색 ~ 황갈색이고 밀납같다. 무게는 가벼우며 자른 면은 구멍이 약간 있고, 신선한 것은 흰색 ~ 연한 황갈색이나 공기 중에 방치하면 붉은색 ~ 적갈색으로 진해진다. 연고모양의 약은 회백색이고 끈적거린다. 물에 넣고 갈면 황등색의 유제(乳劑)가 된다. 마늘같은 강렬한 냄새가 오래가고 맛은 매우며 씹으면 작열감이 있다.

성 분 Sesquiterpene−coumarin: asacoumarin A ~ B, fernesiferol A ~ C, foetidin, colladonin, asfoetidin, ferocolicin, assafoetidnol A ~ B, gummosin, polyanthin, badrakemin, neveskone, samarcandin,
galbanic acid 등

황 함유 화합물: asasisulphide

기 타: pinene, 2-butyl-propenyl disulfide, sodium ferulate, 수지, 고무 등을 함유한다.

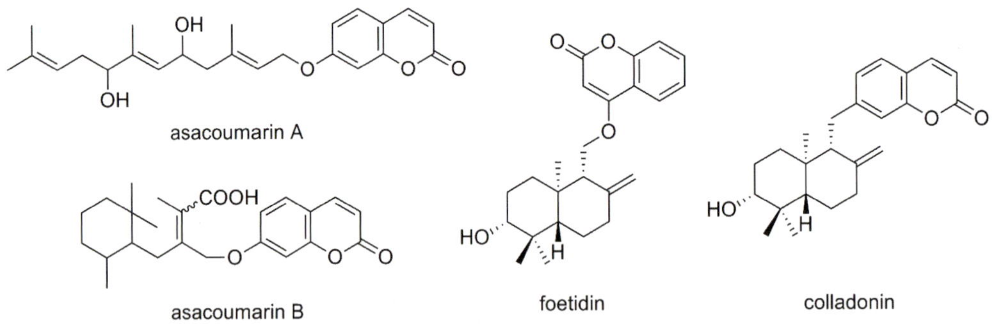

약 리 (1) 건위작용

• 위에서 흡수되어 구풍작용을 나타내며 가벼운 사하작용도 가지고 있다.

(2) 항미생물작용

• 항세균작용: 전제(1 : 1600)는 사람형 결핵균의 성장을 억제한다.

• *Trichomonas vaginalis*에 대하여 metronidazole에 견줄만한 항원충작용을 나타낸다(*in vitro*).[1)]

(3) 기 타

• 특유의 불쾌한 냄새가 후각신경을 자극하여 반사적으로 신경을 안정시켜 준다.

• 정유 성분은 폐로 배출되므로 기관지염이나 백일해, 천식환자의 자극성 거담제로 사용할 수도 있다.

• 수침제는 혈액응고 시간을 연장시킨다.

• 전제(1 : 1000)는 적출자궁을 강하게 수축하나, 물, EtOH 추출물에는 이러한 작용이 없다.

• 항산화작용이 있는 sodium ferulate는 과산화수소로 유도한 사람의 임파구의 세포괴사를 억제한다(*in vitro*).[2)]

확인시험 1) 이 약의 가루 소량에 HCl 3 ~ 5 방울을 넣어 녹이면 홍갈색을 나타내고, 여기에 다시 NH_3시액을 넣어 알칼리성으로 하면 남자색의 형광을 나타낸다.

2) 이 약의 가루 소량에 HCl 0.5 m*l*를 넣어 끓이면 홍색을 나타내고, 여기에 다시 phloroglucinol 소량을 넣으면 바로 색이 없어지나 계속해서 끓이면 홍자색으로 변한다.

규 격 **회분** 7.0% 이하, **정유** 0.5 m*l* 이하 (50.0 g)

응 용 건위, 소화, 구어혈약으로 식적정체, 어혈 (瘀血) 등에 쓴다.

처 방 아위화비산 (阿魏化痞散)

용 량 0.9 ~ 1.5 g, 외용하기도 한다. 달여서 고약을 만들거나 가루고약과 섞어 바른다.

금기사항 임부, 위가 약한 경우

● 참고문헌

1) Ramadan NI, Al Khadrawy FM (2003) J. Egypt Soc. Parasitol. 33: 615-630
2) Lu Y *et al.* (1998) Zhongguo Yi Xue Ke Xue Yuan Xue Bao 20: 44-48

안식향 Benzoinum KP CP JP
(安息香, An Sik hyang) benzoin

기 원 안식향나무 *Styrax benzoin* Dryand. 또는 백화수 (白花樹) *Styrax tonkinensis* Craib ex Hartwich (때죽나무과 Styracaceae)에서 얻은 수지이다.

산 지 우리나라에서는 전적으로 수입에 의존하고 있다. 우리나라에는 싱가폴에서 수입되는 수마트라안식향 계열의 *S. benzoin*만이 시중에 유통되고 있어 이것만을 대표종으로 규정하고 있다.

성 상 회갈색 ~ 어두운 적갈색의 고르지 않은 덩어리조각으로 깨어진 면의 실질중에 흰색 ~ 엷은 황적색의 알갱이가 박혀 있다. 상온에서는 단단하면서 무르고 가열하면 연화된다. 특이한 냄새가 있고 맛은 약간 매우면서 아리다.

Siam Benzoin: *S. tonkinensis* Craib.의 몸통에 상처를 내어 얻는 balsam형 resin으로 이 나무는 주로 라오스, 태국, 베트남 북부에서 자란다. 60 ~ 80%가 coniferyl benzoate, 10 ~ 20%가 benzoic acid이며 그 외 benzyl cinnamate, vanillin, triterpene 등으로 이루어져 있다. 황백색이나 적백색으로 강한 바닐라향이 난다. 이것의 알코올틴크와 $FeCl_3$를 반응시키면 수마트라벤조인은 황록색을 나타내는 반면에 시암벤조인은 녹색을 나타낸다. 벤조인 (안식향)은 주로 화장품, 향수, 식품산업에 사용되며 방부, 상처치유, 거담작용이 있기는 하지만 약으로는 거의 사용되지 않는다.[13]

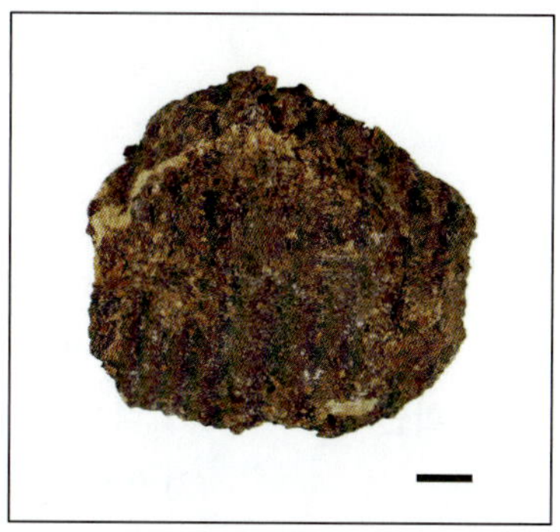

Sumatra Benzoin: *S. benzoin* Dryander과 *S. paralleloneurus* Perkins의 상처부위에서 얻는 수지로, 말레이시아와 인도네시아에서 야생하며, 수마트라에서는 재배되고 싱가포르에서 수출되고 있다. 투명한 적갈색의 물질로 냄새는 약하고 맛은 약간 맵다. $KMnO_4$ 하에 가열하면 벤즈알데하이드 냄새 (cinnamic acid의 산화)가 나므로 시암벤조인과 쉽게 구별할 수 있다. benzoic acid와 cinnamic acid가 20% 이상을 차지하며 cinnamic acid가 주성분으로 80%일 경우도 있다. benzoate와 cinnamate의 ester형태로도 존재하며 triterpene과 vanillin도 있다. 약으로는 사용되지 않는다.[¶3]

성 분 [Siam Benzoin]

수지 70 ~ 80%: coniferylalcohol benzoate, benzoic acid (20%), vanillin (2%)

Triterpenoid: siaresinolic acid

[Sumatra Benzoin]

수지 90%: coniferyl, cinnamyl 및 phenylpropyl cinnamate (3 ~ 5%)

Triterpenoid: sumaresinolic acid

Total benzoic acid 10 ~ 20%, total cinnamic acid 10 ~ 30%, 시암안식향에 비해 cinnamic acid가 많다.[1)]

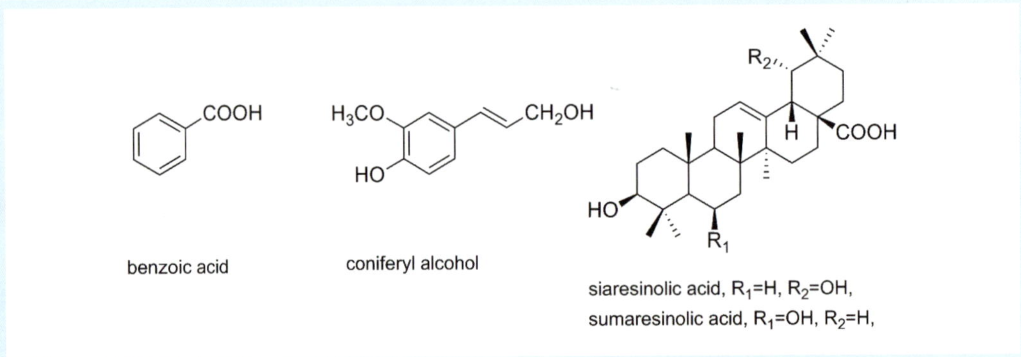

약 리 **(1) 일반적인 약리 활성**

- 한방에서는 중추흥분약, 거담약으로 사용한다.
- benzoic acid (안식향산)에 항세균 및 항진균작용, 해열작용, 항염증작용 등이 있다는 실험결과는 있으나 미약하고, 그 작용기전이 불확실하여 의약품으로서의 이용은 적다. 이전에는 수마트라안식향을 승화시켜서 얻었으나 지금은 합성품을 사용하며 주로 음식물이나 드링크제, 약제 등의 보존제로 사용된다. 무좀연고나 액제의 성분으로 사용하기도 한다. 또한 복용 후 간에서 glycine과 결합하여 hyaluronic acid로 되어 오줌을 통해 배설되므로 간기능 검사에 쓰이는 경우도 있다.[¶3]
- EtOH 추출물은 세망내피계 (*in vivo*, mouse)의 식작용을 활성화한다.[1)]
- cinnamic acid는 자외선차단제품에 배합되어 UVB (290 ~ 320 nm)를 흡수하여 피부를 보호한다.[¶3]

확인시험 (1) 작은 조각을 시험관내에서 가열할 때 자극성의 증기가 나며 결정성의 승화물이 생긴다.

(2) 0.5 g을 diethyl ether 10 ml로 냉침한 액 1 ml를 증발접시에 취하고 H_2SO_4 2 ~ 3방울을 떨어뜨릴 때 진한 적갈색 ~ 진한 적자색을 나타낸다.

순도시험 EtOH 불용물 1.0 g에 EtOH 30 ml를 넣고 환류냉각기를 달아 수욕상에서 15 분간 조용히 끓이고 식힌 다음 불용물을 미리 무게를 달아 둔 유리여과기(G3)로 여과하고 잔류물을 EtOH 5 ml씩으로 3회 씻고 105℃에서 4시간 건조할 때 그 양은 0.30 g 이하이다.

규　　격 회분 2.0% 이하 산불용성회분 1.0% 이하

응　　용 보존제, 향료. 옛날에는 자극, 거담을 목적으로 흡입하여 사용하거나 훈향료(薰香料), 방부제(防腐劑)로 이용하였으나 현재는 주로 향료로 쓴다.

처　　방 안식향환(安息香丸)

용　　량 0.3 ~ 0.9 g

● 참고문헌

1) Delaveau P *et al.* (1980) Planta Med. 40: 49-54

용뇌 Borneolum KHP CP

(龍腦, Yong Noe), 빙편(氷片) borneol

기　　원 용뇌향(龍腦香) *Dryobalanops aromatica* Gaertn. (용뇌향과 Dipterocarpaceae)의 수간 창구에서 흘러나온 수지 또는 수간과 가지를 썰어 수증기로 증류하여 얻은 백색의 결정체이다. isoborneol 및 norborneol로서 94.1% 이상을 함유한다. 중국에서는 녹나무 *Cinnamomum camphora* (L.) Presl (녹나무과 Lauraceae)의 수지를 天然氷片(천연빙편)으로 사용한다.

성　　상 무색 투명하거나 백색 반투명한 판모양 또는 입상을 이루고 결정편이 부스러져 가루로 된 것도 있다.

성　　분 Monoterpenoid: (+)-borneol, isoborneol, norborneol, cineole, α-camphor 등

Triterpenoid: oleanolic acid acetate, hedragonic acid, dryobalanoic acid, dryobalanone, dipterocarpol 등

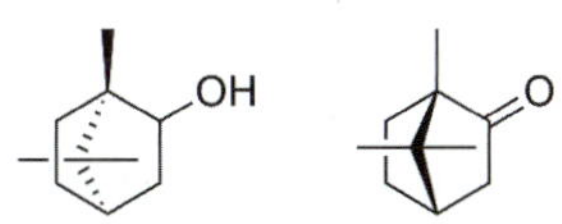

borneol　　camphor

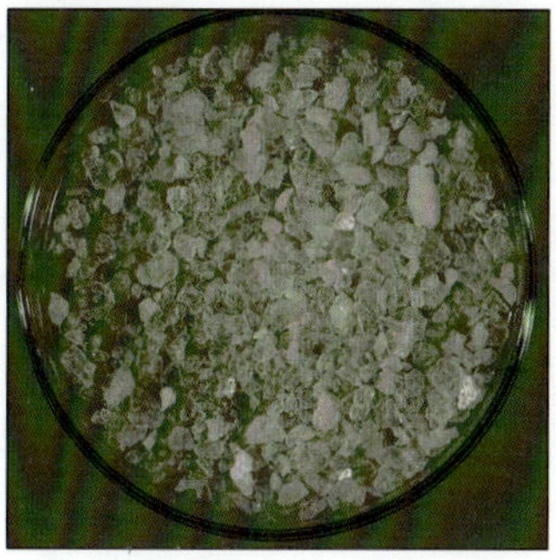

약　　리 (1) 중추신경흥분작용·항균작용

• 장뇌와 유사하게 국소에 응용하여도 흡수가 잘 되어 지각신경을 가볍게 자극한다. 약간의 진통작용이 있으며 완화한 방부작용과 고농도에서의 항균작용을 가지고 있다. 체내에서 glucuronic acid와 결합한 뒤에 체외로 배출된다.[1]

(2) 기 타

• borneol은 국소마취제로 쓰이는 lidocaine보다 더 강력하게 니코틴성 수용체를 비경쟁적으로 억제함으로써 catecholamine의 유리를 저해한다(*in vitro*, bovine adrenal chromaffin cell).[1,2]

응 용 급성열병의 심장쇠약, 혼미, 난산, 곽란, 흉복통에 복용하며, 외용으로는 비점막염, 목적, 구강염, 치질 등에 쓴다.

처 방 용뇌안신환(龍腦安神丸)

용 량 0.03 ~ 0.09 g, 환제나 산제로 해서 내복하기도 하며 외용하기도 한다.

금기사항 허약자, 임부

● 참고문헌

1) Park TJ *et al*. (2003) Biochem. Pharmacol. 65: 83-90
2) Oh KS *et al*. (2000) Pharmacol. Res. 42: 559-564

유 향 Olibanum KHP CP
(乳香, Yu Hyang) frankincense

기 원 유향나무 *Boswellia carterii* Birdw. 및 동속식물(감람나무과 Burseraceae)의 줄기에 상처를 내어 얻은 수지(樹脂)이다. 엷은 황색의 과립상으로 반투명하고 이물이 없으며, 가루를 만질 때 점착성이고 방향이 강한 것이 좋다. 중국에서는 *B. carterii* 및 *B. bhaw-dajiana* Birdw.의 수지를 사용한다.

성 상 구형 또는 불규칙한 모양이고 길이 5 ~ 30 mm이다. 바깥면은 연한 노란색 ~ 황백색 또는 붉은색, 회색 등 여러 가지 색을 띠며 겉에 흰색의 고운 가루가 묻어 있고 반투명이다. 부서진 면은 광택을 나타내며 나무껍질이 섞여 있는 것도 있다. 질은 단단하나 부서지기 쉽다. 방향성의 냄새가 있고 맛은 약간 쓰며 점액성이다.

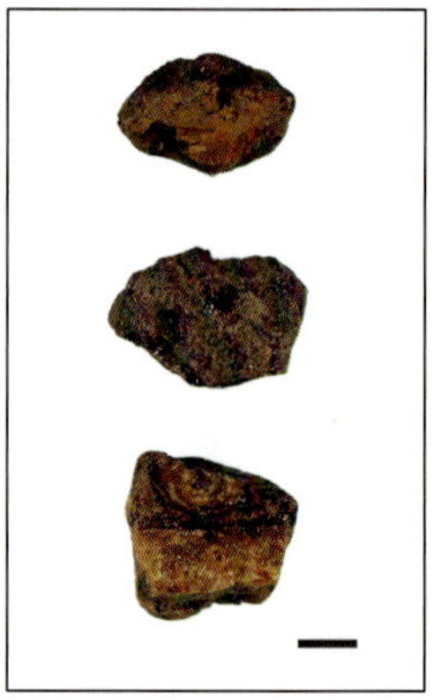

성 분 수지 60 ~ 70%

Triterpene: α-boswellic acid, β-boswellic acid, 11-keto-β-boswellic acid, acetyl-boswellic acid, lupeol, acetyl 11-keto-β-boswellic acid, 3α-acetyl-11-keto-α-boswellic acid, acetyl-α-boswellic acid, 3-oxo-tirucallic acid, 3-hydroxy-tirucallic acid, 3-oxotirucalla-7,9(11),24-trien-21-oic acid, 18Hα,3β,20β-ursanediol, olibanumols E—N, C(28)-hydroxylated lupeolic acid

Monoterpene: olibanumol A—C

Diterpene: olibanumol D

기 타: 고무질 20 ~ 30%, 정유 5 ~ 7%

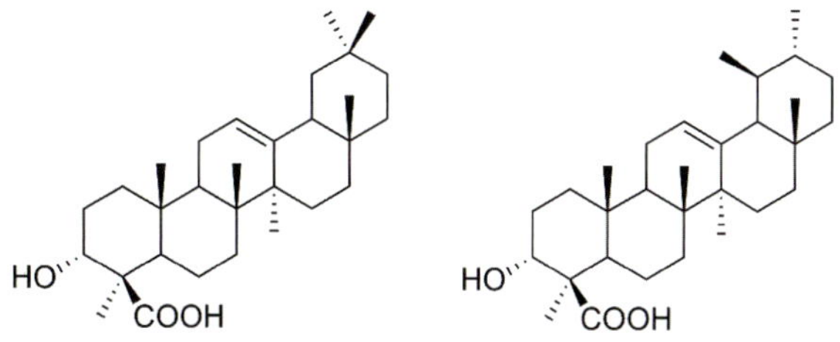

α-boswellic acid β-boswellic acid

약 리

(1) 항염증작용·진통작용

- *B. carterii* 수지의 acetone 추출물은 Freund's adjuvant로 유도한 염증반응에 대해 항염증작용 및 진통작용을 나타내며, 이러한 효과는 척수 배각측 신경(spinal dosal horn neuron) 내 fos 단백질의 발현 억제와 관련이 있다(*in vivo*, rat paw edema).[1]
- *B. carterii* 수지의 acetone 추출물은 보조제 관절염 모델(Lewis rat adjuvant arthritis model)에서 발 부종을 가라앉히고, 조직 내에 TNFα와 IL-1β의 생성을 감소시킨다(*in vivo*).[2]
- *B. serrata*의 추출물에는 항염증작용, 항관절염작용, 진통작용이 있으며, 골관절염에도 임상적으로 효과가 있다.[3]
- 수지 성분은 높은 농도(>10 ~ 15 *μg/ml*)에서는 5-lipoxygenase의 활성을 억제하여 leukotriene의 합성을 저해함으로써 항염증작용을 나타내나, 낮은 농도에서는 오히려 5-lipoxygenase의 활성을 증강시킨다(*in vitro*, polymorphonuclear leukocyte).[4]
- C(28)-hydroxylated lupeolic acid는 활성화된 혈소판, 중성구, 단핵구에서 cPLA2a (cytosolic phospholipase)의 저해제로 작용함으로써, arachidonic acid로부터 COX, 5-lipoxygenases 및 12-lipoxygenases를 경유하여 생성되는 eicosanoid의 양을 감소시킨다(*in vitro*, human blood).[5]

(2) 항암작용

- boswellic acid는 여러 백혈병 세포주와 뇌종양 세포주의 성장을 억제하거나 세포독성을 나타내며, 세포사멸을 유도한다(*in vitro*).[6]
- boswellic acid는 직장암 세포주에 대해서 caspase-8을 경유하여 세포사멸을 유도한다. 이 경우 Fas/Fas ligand interaction과는 무관하다(*in vitro*).[7]
- acetyl-11-keto-β-boswellic acid는 수막종(meningioma) 세포에 대하여 Erk signal transduction pathway를 억제함으로써 세포독성을 나타내며(*in vitro*),[8] 전립선암 세포주의 androgen 수용체를 경유하는 신호전달을 저해함으로써 세포분화를 억제한다(*in vitro*).[9]
- acetyl-boswellic acid는 DNA가 사람 위성이성질화효소 type I이나 IIα에 결합하는 것을 경쟁적으로 억제한다(*in vitro*, 70.6 nM, 7.6 nM).[10]

(3) 기 타

- 면역증강작용: 11-keto-β-boswellic acid는 MAPK를 활성화시키고 세포 내 칼슘 농도를 변화시킴으로써 human polymorphonuclear leukocyte를 활성화한다.[11]
- 결핵에 대한 치료 효과가 있다(*in vivo*, mouse).

응 용 진통, 소염약으로 월경통, 타박상, 한습에 의한 비통(痺痛) 등에 쓴다. 고약의 원료로 배합되며, 한방에서는 활혈거어약(活血祛瘀藥)으로 분류하고 있다.

처 방 오금환(烏金丸), 유몰편(乳沒片), 소활락환(小活絡丸), 성소환(醒消丸)

용 량 3 ~ 9 g, 외용하기도 한다.

금기사항 어혈(瘀血)이 없거나 농이 이미 성한 경우, 월경과다, 임부

● 참고문헌

1) Fan AY *et al.* (2005) J. Altern. Complement. Med. 11: 323-331
2) Fan AY *et al.* (2005) J. Ethnopharmacol. 101: 104-109
3) Kimmatkar N *et al.* (2003) Phytomedicine 10: 3-7
4) Safayhi H *et al.* (2000) Planta Med. 66: 110-113
5) Verhoff M *et al.* (2012) Biochem. Pharmacol. 84: 681-691
6) Hostanska K *et al.* (2002) Anticancer Res. 22: 2853-2862
7) Liu JJ *et al.* (2002) Carcinogenesis 23: 2087-2993
8) Park YS *et al.* (2002) Planta Med. 68: 397-401
9) Yuan HQ *et al.* (2008) Biochem. Pharmacol. 75: 2112-2121
10) Syrovets T *et al.* (2000) Mol. Pharmacol. 58: 71-81
11) Altmann A *et al.* (2002) Biochem. Biophys. Res. Commun. 290: 185-190

10-2. 엑스류 (extracts)

아선약

Gambir KP JP

(阿仙藥, A Seon Yak) gambir, pale catechu

기 원 아선약나무 *Uncaria gambir* Roxb. (꼭두서니과 Rubiaceae)의 잎 및 어린 가지에서 얻은 건조수성 추출물이다. 중국에서는 유사생약인 콩과에 속하는 *Acacia catechu* (폐구아선약, 콩과 Leguminosae)를 기원식물로 보고 있다.

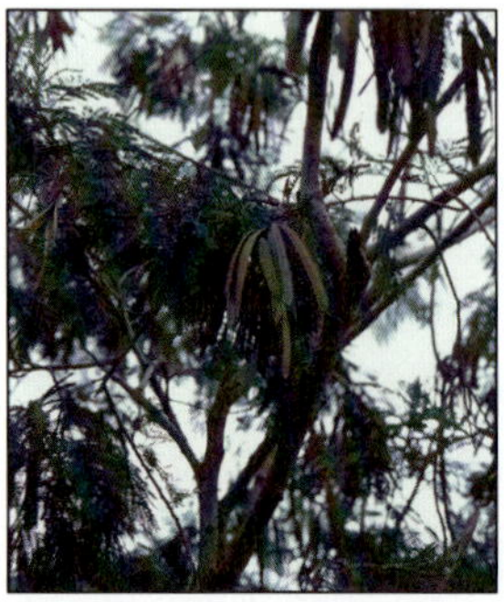

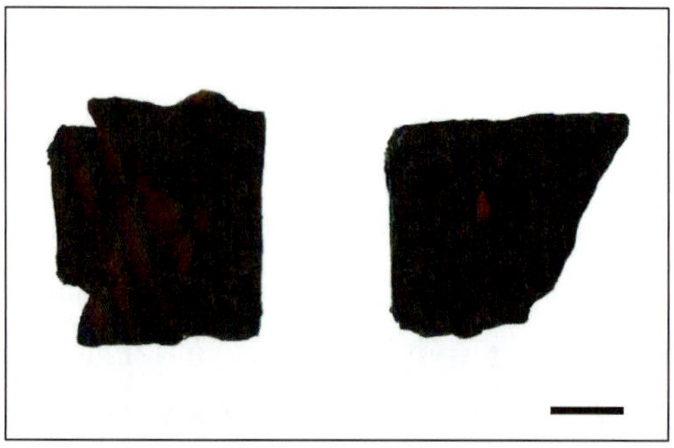

성 상 갈색 ~ 어두운 갈색의 부서지기 쉬운 덩어리이며 안쪽의 색은 엷은 갈색을 띤다. 특이한 냄새가 약간 있고 맛은 매우 떫고 쓰다.

성 분 Catechin 20 ~ 40%: (+)-catechin, (+)-epicatechin, gambiriin A_1 ~ A_3, B_1 ~ B_3, C 등

β-carboline alkaloid: gambirtannin, gambirene, rotundifoline, isorhynchophylline, rhynchophylline 등

기 타: quercetin, gambir-fluorescein, 수지, 점액 등

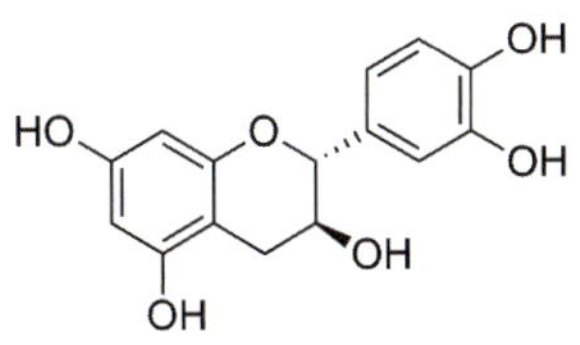
(+)-catechin

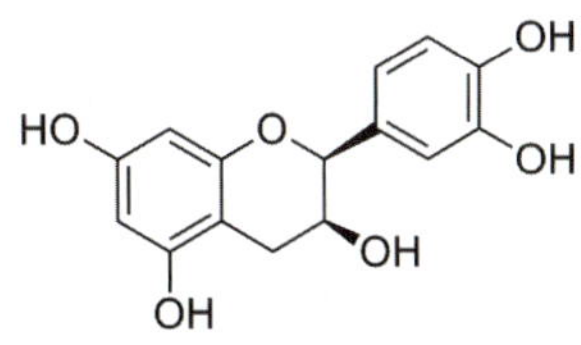
(+)-epicatechin

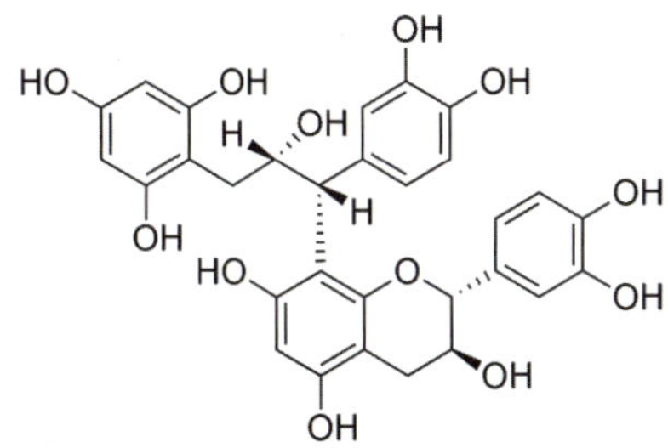
gambiriin A_1

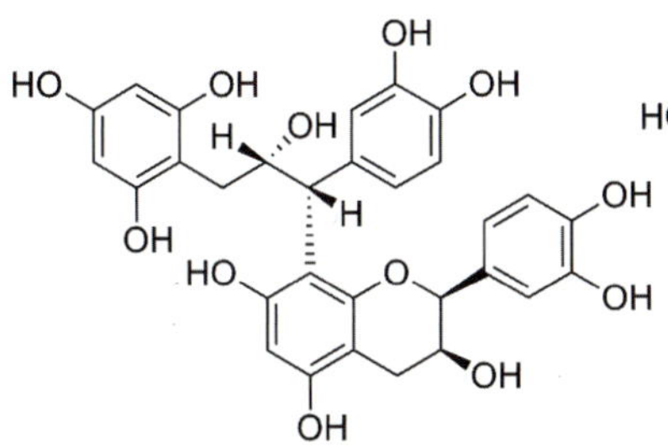
gambiriin A_2

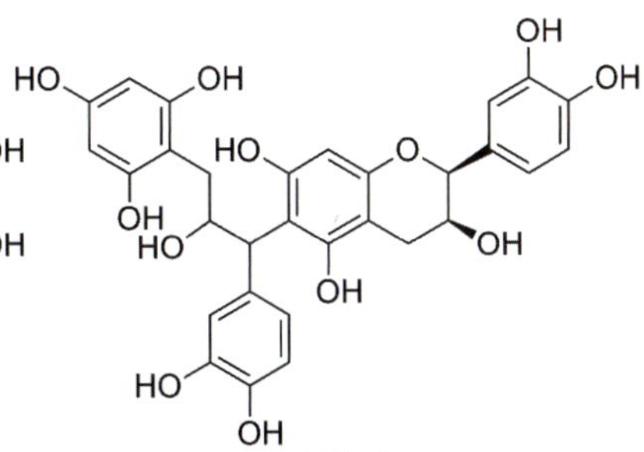
gambiriin A_3

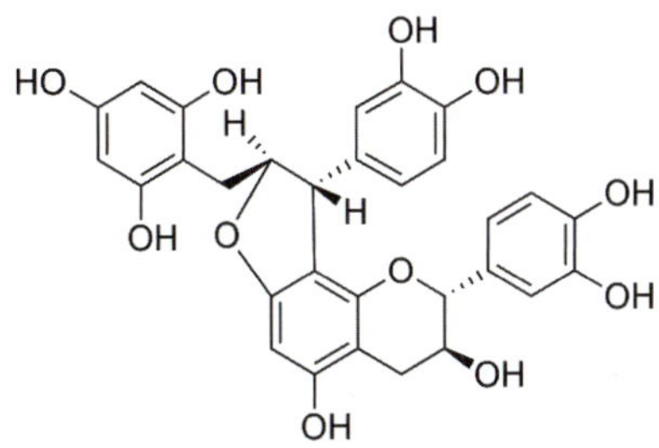
gambiriin B_1

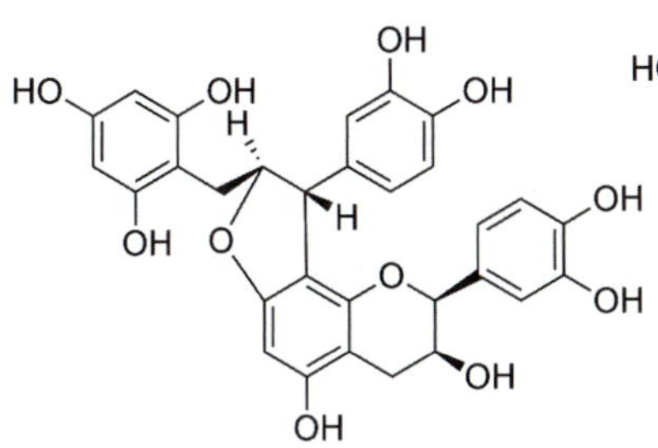
gambiriin B_2

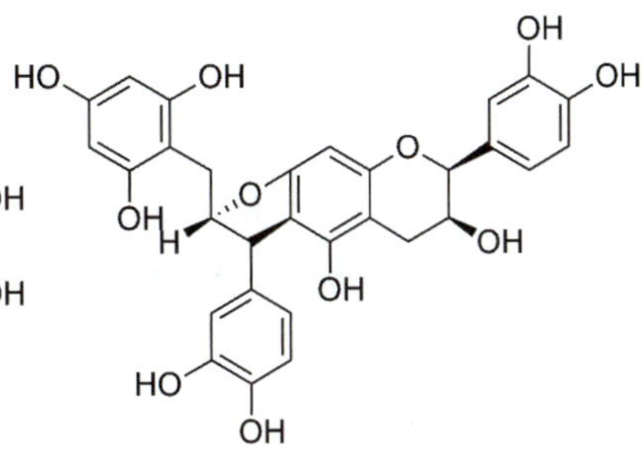
gambiriin B_3

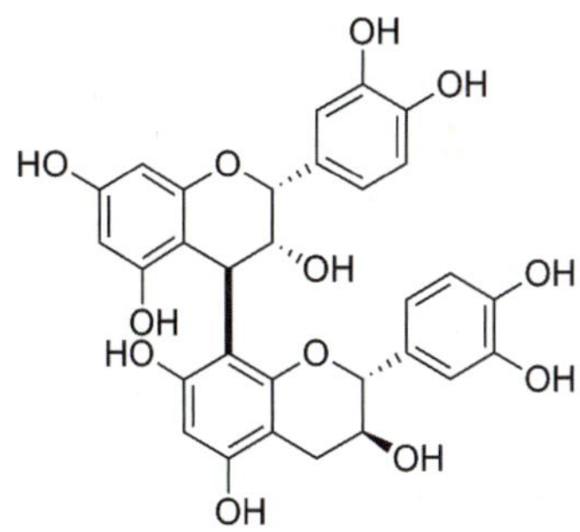
gambiriin C

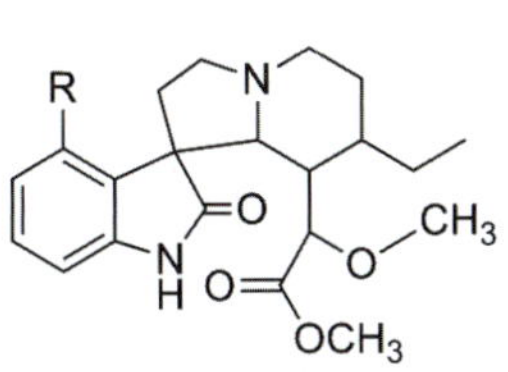
rotundifoline, R=OH
isorhynchophylline, R=H
rhynchophylline, R=H

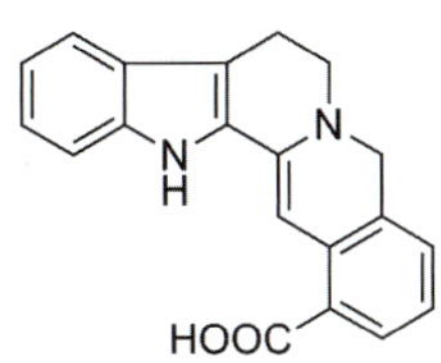
gambirtannin

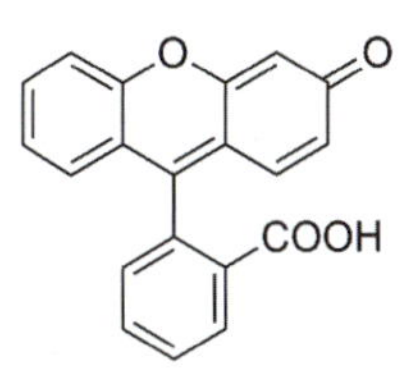
gambir-fluorescein

약 리 (1) 지사작용

• 5 ~ 20% 수용액을 토끼에게 경구투여하면, 대장에는 거의 작용하지 않는 반면에, 십이지장이나

소장의 연동운동이 억제되고 맹장의 역연동 운동이 촉진되어 지사작용을 나타낸다.

(2) 항궤양작용

• (+)-catechin은 대장균에 의한 amine류와 H_2S 및 indole의 생산을 비가역적으로 억제한다. 또한, catechin류는 항궤양작용을 나타내는데 이는 catechin류가 histamine의 형성과, 방출을 억제하기 때문이다.

(3) 항염증작용

• 아선약에는 NO 소거작용이 있다 (감염방지 작용, *in vitro*).[1)]

(4) 기 타

• black catechu라고 하는 *Acacia catechu*와는 알코올추출물을 비교하면 구별할 수 있다. 즉, NaOH으로 알칼리화한 알코올추출물의 여액을 다시 petroleum ether로 재추출하면 *Uncaria gambir* (pale catechu라고도 한다)의 경우 녹색의 형광을 나타낸다.[2)]

확인시험 (1) 가루 0.2 g에 물 10 m*l*를 넣고 수욕 중에서 때때로 흔들어 섞으면서 5 분간 가온한 다음 여과하고 식힌 다음 여액에 젤라틴 시액 2 ~ 3방울을 넣을 때 액은 백탁되거나 백색의 침전이 생긴다.
(2) 가루 0.1 g에 묽은 EtOH 20 m*l*를 넣고 2 분간 흔들어 섞은 다음 여과한 여액 1 m*l*에 묽은 EtOH 9 m*l*를 넣은 액 1 m*l*에 vanillin-HCl 시액 1 m*l*를 넣을 때 액은 엷은 적색 ~ 적갈색을 나타낸다.

규 격 **회분** 6.0% 이하 **산불용성회분** 1.5% 이하 **엑스함량** 묽은 EtOH 엑스 70.0% 이상

응 용 수렴성지사약. 지금은 구강청량제 〔은단 (銀丹)〕, 지사정장제로 쓰인다.

처 방 용골아다산 (龍骨兒茶散), 향성파적환 (響聲破笛丸)

약전수재품목 **아선약가루** (Pulvis Gambir, Powdered Gambir)

유사생약

• 페구아선약 (Pegucatechu, Catechu)[CP]

버마, 인도 등에 분포하는 *Acacia catechu* Willd. (콩과 Leguminosae)의 心材에서 추출한 물엑스로 epicatechin, catechin, quercetine 등을 함유한다.

또, 타이, 버마에서는 *Pentace burmanica* Kurcz. (피나무과 Tiliaceae)의 줄기 껍질에서 얻은 물추출물을 Catechu로 생산하고 있는데, 성분은 페구아선약과 거의 같다.

● 참고문헌

1) Yokozawa T *et al.* (2000) Phytomedicine 6: 453-463

알로에(노회)

Aloe KHP CP JP

(蘆薈, No Hoe) aloe

기 원 *Aloe barbadensis* L., *A. ferox* Miller, *A. africana* Miller 또는 *A. spicata* Baker의 잡종(백합과 Liliaceae)의 잎에서 얻은 즙액을 건조한 것이다.

산 지 아프리카가 원산지로 현재 100 여 종이 세계 각지에 분포 또는 재배되고 있다.

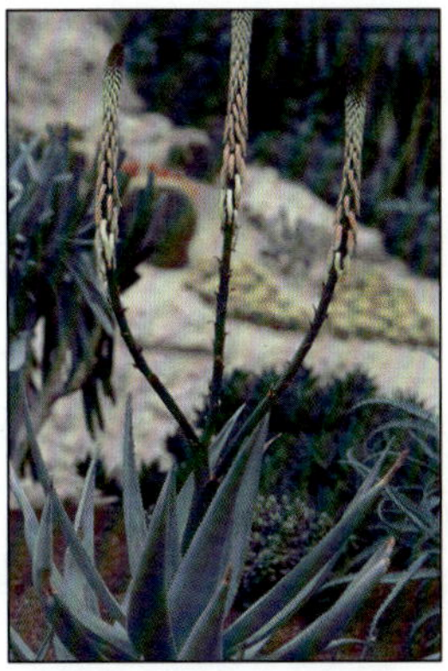

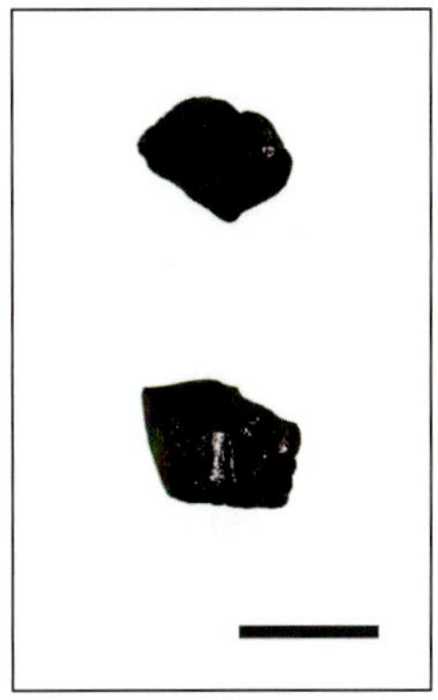

성 상 흑갈색 ~ 어두운 갈색의 고르지 않은 덩어리로 바깥면에 황색의 가루가 붙어 있을 때도 있다. 파절면은 평활하고 유리봉의 광택이 있는 것이 품질이 좋다. 특이한 냄새가 있고 맛은 매우 쓰다.

성 분 점액질의 다당체를 다량 함유

Anthrone *C*-glycoside: barbaloin (= aloin A), isobarbaloin (= aloin B), aloinoside A ~ B, 5-hydroxyaloin A, homonataloin 등

Anthraquinone: aloe-emodin, 1,3,6-trihydroxy-8-methyl-anthraquinone, nataloe-emodin, chrysophanol 등

Chromone: aloesone, aloeresin A ~ D 등

기 타: acemannan

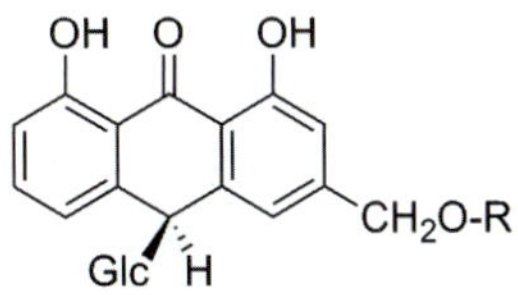

barbaloin, R=H
aloinoside A, R=Rha

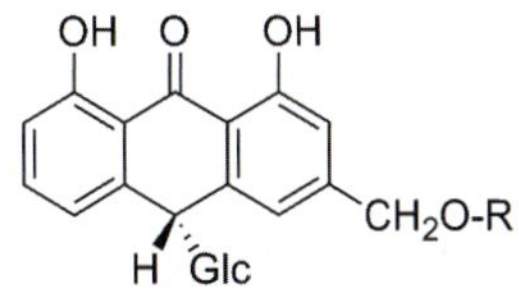

isobarbaloin,R=H
aloinoside B, R=Rha

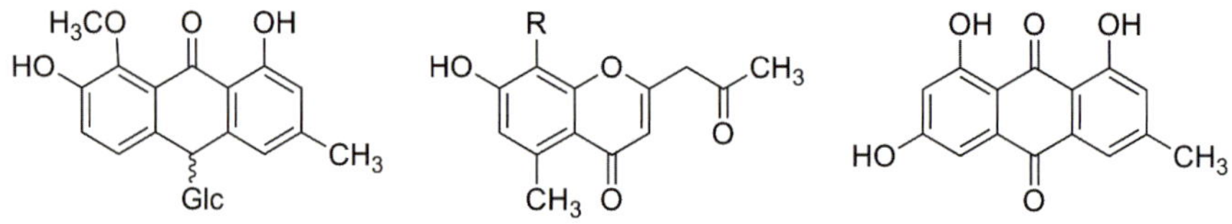

homonataloin aloesone, R=H aloeresin C, R=Glc emodin

약 리 **(1) 건위·사하작용**

- 알로에 베라의 중합체 분획(분자량 > 50 kDa)은 EtOH로 유도한 iNOS, nNOS (neuronal nitric oxide synthase), MMP-9의 mRNA 발현을 감소시킴으로써 위궤양을 치료하는 효과가 있다(*in vivo*, *p.o.*).[1)]
- 알로에 베라는 *Helicobacter pylori*균의 감염으로 유도한 위염 모델에서 균에 의해 상승한 백혈구와 내피세포간의 상호작용을 저해하고, TNFα의 생성을 억제한다(*in vivo*, rat, *b.w.*).[2)]
- barbaloin은 소량에서 고미건위작용을 나타내며, 대량에서는 대장을 자극하여 연동운동을 항진한다.
- 알로에 가루에 의한 사하효과는 barbaloin의 함량에 비례하고, tetracycline을 미리 투여하면 사하작용이 현저하게 약화된다(*in vivo*, rat, *p.o.*).
- barbaloin은 담즙에 의하여 aloe-emodin으로 변화하여 강한 사하작용을 일으킨다고 알려져 있다.

(2) 상처치유작용

- polyuronide와 같은 다당류는 육아형성 촉진작용이 있어 상처치유효과를 나타낸다.
- 알로에의 다당류 총 추출물인 acemannan을 구강 아프타성 궤양(oral aphthous ulceration) 환자의 점막에 도포하면 궤양 크기가 감소하고 통증을 가라앉힌다.[3)]
- 알로에 베라는 재발성 아프타성 구내염 환자의 통증 및 염증을 가라앉히고 궤양 치료기간을 단축시켜 준다.[4)]

(3) 기 타

- 알코올추출물에는 항암작용, 항진균작용이 있다.[5,6)]
- 현재 우리나라에서 건강기능식품의 원료로 사용되고 있는 알로에 종류에는 알로에 베라(*A. barbadensis* Mill. 또는 *Aloe vera* L.)와 알로에 아보레센스(*A. arborescens* Mill.), 알로에 사포나리아(*A. saponaria* Haw)가 있다. 이들 알로에는 모두 정도의 차이는 있으나 항염증작용, 항궤양 및 세포재생 작용, 항균 및 항진균작용, 건위작용, 사하작용, 면역조절기능(다당류의 항암작용), 피부보습작용, 미백작용, 혈행촉진작용 등을 가지고 있다. 알로에 아보레센스는 특히 혈액순환 촉진과 혈관개선, 심장기능항진작용이 다른 알로에보다 강하고, 알로에 사포나리아는 가장 순해서 알러지를 일으키는 일이 적어 미용 재료로 적합하다.[7), ¶1]

확인시험 (1) 이 약의 가루 0.5 g에 물 50 m*l*를 넣고 가온하여 녹이고, 식힌 다음 규조토(硅藻土) 0.5 g을 넣고 여과한 여액을 검액으로 하여 다음 시험을 한다.

가) 검액 5 m*l*에 붕사 0.2 g을 넣고 수욕중에서 가온하여 녹인다. 이 액 몇 방울을 물 30 m*l*에 떨어뜨리고 흔들어 섞을 때 액은 녹색의 형광을 나타낸다(anthrone 및 anthranol형 화합물에 기인한 Schoutelen 반응).

나) 검액 2 ml에 질산 2 ml을 넣고 흔들어 섞으면 액은 황갈색을 나타내고 점차 녹색으로 되었다가 이를 수욕중에서 가온하면 적갈색으로 변한다.

(2) 이 약의 가루 0.2 g에 MeOH 10 ml를 넣고 5 분간 흔들어 섞은 다음 여과한 액을 검액으로 한다. 따로 barbaloin 표준품 1 mg을 MeOH 1 ml에 녹여 표준액으로 한다. 이 액을 가지고 TLC 법에 따라 시험한다. 검액 및 표준액 10 μl씩을 TLC용 silica gel (형광제첨가)을 써서 만든 박층판에 점적한다. 다음 ethyl acetate · acetone · H_2O · HOAc 혼합액 (20 : 5 : 2 : 2)을 전개용매로 하여 약 10 cm 전개시킨 다음 박층판을 바람에 말린다. 여기에 자외선 (주파장 365 nm)을 쪼일 때 검액에서 얻은 여러 개의 반점 중 1개의 반점은 표준액에서 얻은 붉은색 반점과 색상 및 R_f 값이 같다.

응 용 완하약, 강장약

처 방 갱의환 (更衣丸), 노회환 (蘆薈丸)

용 량 0.9 ~ 1.8 g, 환제나 산제로만 사용하고 전제로는 사용하지 않는다.

주의 및 부작용 emodin은 직접적으로 자궁의 수축을 촉진하므로 월경과다나 조산, 유산을 일으킬 수 있다. 대량 복용시 복부의 선통과 골반 내 장기의 충혈을 일으키므로 임신중이거나 월경중, 출혈성질병 (예:치질)이 있는 사람은 알로에를 삼가는 것이 좋고 드물게 알러지 반응이 있을 수 있다.

금기사항 임부

● **참고문헌**

1) Park CH *et al.* (2011) Int. J Mol. Med. 27: 511-518
2) Prabjone R *et al.* (2006) Clin. Hemorheol. Microcirc. 35: 359-366
3) Bhalang K *et al.* (2013) J. Altern. Complement. Med. 19: 429-434
4) Babaee N *et al.* (2012) Dent. Res. J. 9: 381-385
5) Coopoosamy RM *et al.* (2013) J. Altern. Complement. Med. 19: 425-428
6) Dorsey JF *et al.* (2007) Cancer Biol. Ther. 6: 89-90
7) 노완섭, 허석현 (1999) 건강보조식품과 기능성식품, 효일문화사, p. 270-285

오배자 Galla Rhois KP CP

(五倍子, O Bae Ja) rhus galls

기 원 붉나무 *Rhus javanica* L., 청부양 (青麩楊) *R. potaninii* Maximowicz 또는 홍부양 (紅麩楊) *R. punjabensis* Stew. var. *sinica* Rehder et Wilson (옻나무과 Anacardiaceae)의 잎 위에 주로 오배자면충 *Schlechtendalia chinensis* Bell (면충과 Pemphigidae)이 기생하여 만든 벌레집이다. 외형에 따라 두배 (肚倍)와 각배 (角倍)로 나뉜다. 중국에서는 염부목 (鹽膚木) *R. chinensis* Mill., *R. potaninii* Maxim., *R. punjabensis* var. *sinica*의 잎에 생긴 벌레집을 쓴다.

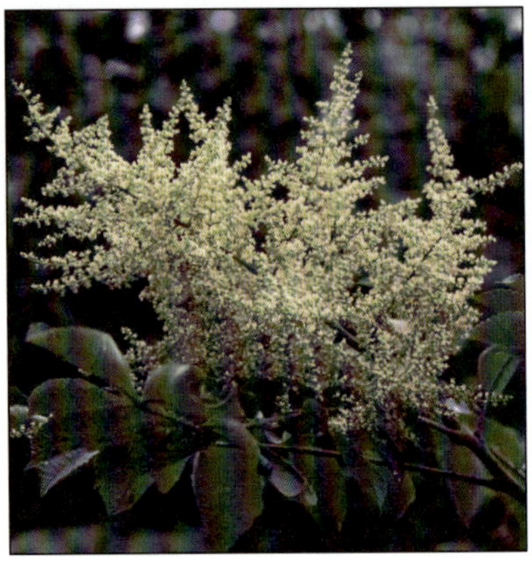
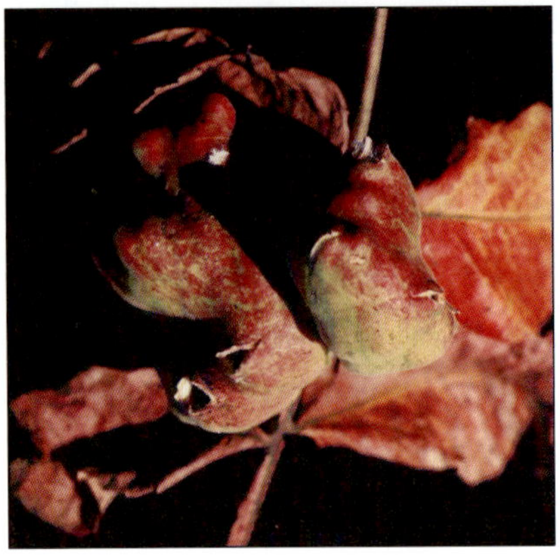
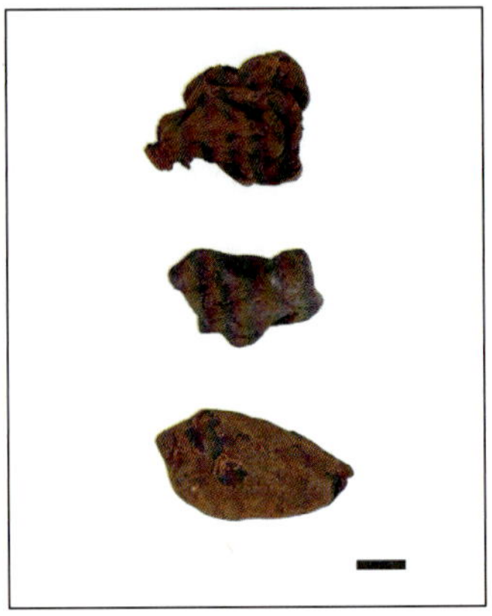

성 상 **두배**(肚倍) 긴 원형 또는 방추형의 주머니 모양이고 길이 25 ~ 90 mm, 지름 15 ~ 40 mm이다. 바깥면은 회갈색이고 약간의 부드러운 털이 있다. 질은 딱딱하면서 무르고 쉽게 부서지며, 횡단면은 각질 모양이고 광택이 있으며 벽의 두께는 2 ~ 3 mm이다. 안쪽 벽은 매끈하고 부드러우며 흑갈색의 진딧물과 가루 모양인 회색의 배설물이 있다. 특유한 냄새가 있고 맛은 떫다.

각배(角倍) 마름모꼴이고 고르지 않은 둔각상(鈍角狀)의 분지가 있다. 부드러운 털이 뚜렷하며 벽은 비교적 얇다.

성 분 Gallotannin 50 ~ 70%: penta-*m*-digalloyl glucose, pentagalloyl glucose, gallic acid 등

기 타: riccionidin A, cucupine, indole-3-acetic acid, octopinic acid, lysopine, nopalinic acid 등

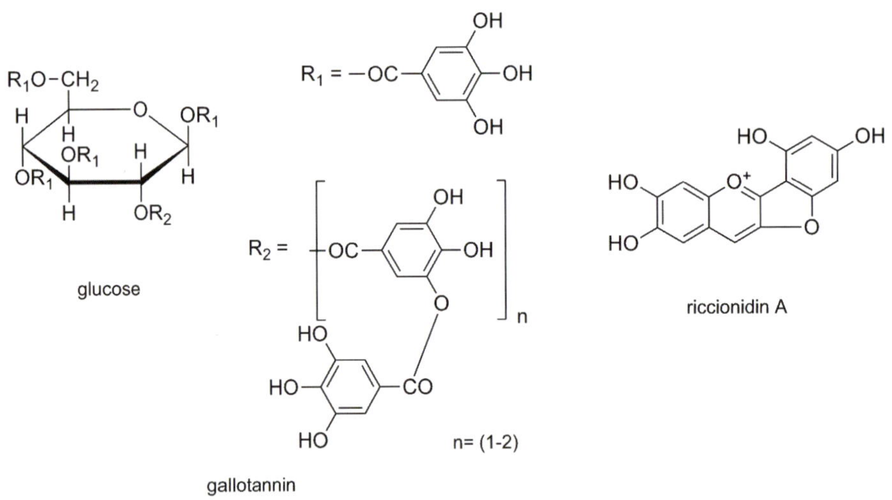

약 리 **(1) 수렴·지사작용**

- 단백질에 대한 수렴작용으로, 장점막에 불용성의 보호막을 형성함으로써 장연동운동을 억제하여 지사효과를 나타낸다.

(2) 항세균작용

- 물추출물은 녹농균, 이질균, 고초균, 대장균, 황색포도상구균 등에 대한 항균작용을 나타낸다(*in vitro*).[1)]

• methyl gallate와 gallic acid는 장내유산균의 생육에는 큰 영향을 미치지 않는 반면에 *Clostridium perfringens*, *C. paraputrificum*과 같은 무산소성세균, 대장균 등의 유해세균에 대해서는 강한 저해작용을 나타낸다.[2)]

• methyl gallate는 Salmonella균에 대한 항균작용이 있으며, ciprofloxacin와 함께 사용하면 ciproflaxacin의 항균력을 높여준다.[3)]

• 항균작용을 가지고 있는 tannin류는 주로 오배자의 바깥면에 분포하고 있으며, 중심부에는 항균작용이 없다.

(3) 지혈작용

• 출혈성외상에 지혈제로 사용한다.

(4) 기 타

• gallotannin의 구성단위인 tannic acid는 장내 독성물질과 결합하여 독성물질을 불용성으로 만들어 흡수를 방해함으로써 해독작용을 나타낸다.

• gallotannin은 NOO^- 소거작용(5 *μg/ml*)과 항산화작용을 나타낸다(*in vitro*).[1)]

• galloylglucose (GG6-10)는 MMP-2와 MMP-9에 의한 젤라틴분해과정을 억제하고 MMP의 생산을 억제함으로써, 악성종양의 전이에 관여하는 암세포의 세포외조직으로의 침윤(invasion)과정을 억제한다(*in vitro*).[4)]

• gallotannin은 $NaNO_2$와 aminopyrine에 의한 *s*GPT의 상승을 억제한다. 그러나 CCl_4에 의한 간독성에 대한 보호작용은 없다(*in vivo*, mouse, *p.o.*).[1)]

확인시험 가루 0.5 g을 물 10 m*l*로 온침한 여액에 $FeCl_3$ 시액을 넣을 때 남색을 나타낸다(tannin).

규 격 회분 5.0% 이하

응 용 수렴지사, 진해, 지혈, 지한약(止汗藥). 현재 약용으로는 거의 사용하지 않으며, tannic acid, 몰식자산(gallic acid), pyrogallol의 제조원료로, 공업용으로는 염료나 피혁, 잉크제조원료로 사용한다.

처 방 옥쇄단(玉鎖丹)

용 량 1.5 ~ 4.5 g, 외용하기도 한다.

유사생약

• 몰식자(沒食子) Galla Halepensis, nutgall

Quercus infectoria Olivier (너도밤나무과 Fagaceae)의 어린 가지에 *Cynips gallae-tintoria* Oliv. (Cynipidae)가 만든 벌레집으로 이란, 그리스, 지중해 연안에서 생산된다.

몰식자 tannin: penta-*m*-galloylglucose 등을 함유하며, 오배자와 같은 용도로 쓰인다.

참고문헌

1) Zhu YP (1998) Chinese Materia Medica, Harwood academic publishers: Amsterdam, pp. 659-660
2) Ahn YJ *et al.* (1998) J. Appl. Microbiol. 84: 439-443
3) Choi JG *et al.* (2008) J. Microbiol. Biotechnol. 18: 1848-1852
4) Ata N *et al.* (1996) Oncol. Res. 8: 503-511

큐라레 Curare
curare

기 원 *Chondrodendron tomentosum* Reiz et Pavion 및 기타 동속식물(방기과 Menispermaceae)의 수피에서 얻은 수성(水性) 추출물이다.

산 지 페루, 브라질, 콜롬비아

성 분 Bisbenzyltetrahydroisoquinoline alkaloid: (+)-tubocurarine, (−)-curine, (+)-(*R*,*R*)-isochondrodendrine

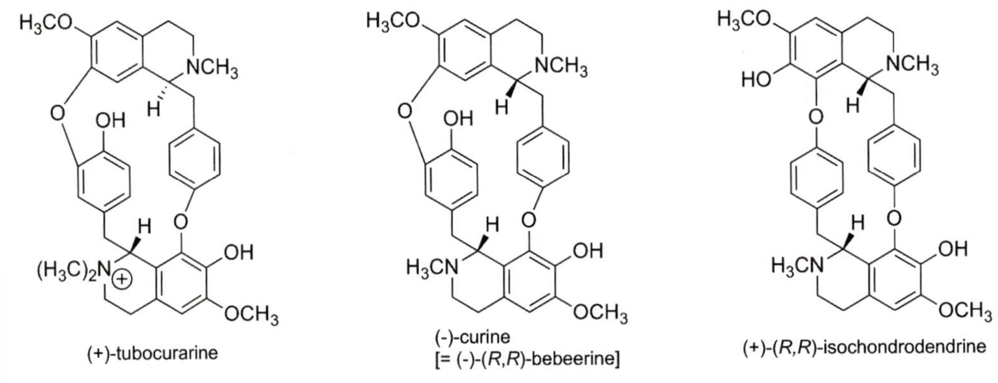

약 리 **(1) 말초성 골격근 이완작용**

- 염화 tubocurarine은 말초성 골격근 이완약의 대표적인 약물이다. 즉, 신경근 접합부에 작용하여 시냅스에 대한 acetylcholine의 작용에 선택적으로 길항함으로써(acetylcholine 대신에 결합함으로써) 신경전달을 차단하고 골격근을 이완시킨다.
- 골격근의 이완순서는 먼저 눈언저리를 포함한 얼굴과 목 부위이고, 다음으로 팔다리, 복부, 호흡근육, 횡경막이 마비되어 사망하게 된다. 그러나 이러한 마비는 일시적이어서 인공호흡으로 호흡마비를 막아주면 근육이 다시 정상으로 돌아온다.[¶3]
- 남미 원주민들은 다음과 같은 이유로 큐라레를 화살독으로 사용하였다. 첫째, 효과가 바로 나타나므로 사냥하고자 하는 동물이 도망을 가지 못한다. 둘째, 높은 나무에 있는 동물도 쉽게 잡을 수 있다. 셋째, 경구투여로는 분해되어 독을 나타내지 못하므로 잡은 동물을 안전하게 먹을 수 있다.[¶3]

응 용 말초성근이완약. tubocurarine chloride 대신에 반합성품인 alcuronium chloride를 마취(15 ~ 25분마다 0.05 ~ 0.15 mg/kg 주사)나 수술 등에 사용하고 있다.[¶3]

주의 및 부작용 치료 용량을 벗어나지 않도록 한다.

아편가루 Pulvis Opii [JP]

(阿片末) powdered opium

기 원 양귀비(앵속, 罌粟) *Papaver somniferum* L. (양귀비과 Papaveraceae)의 미숙과실의 과피에 상처를 내어 얻은 유액이 말라서 굳은 아편을 균일한 가루로 한 것 또는 여기에 전분 또는 유당을 넣은 것이다. 건조한 것은 정량할 때 morphine으로서 9.5 ~ 10.5% 함유한다.

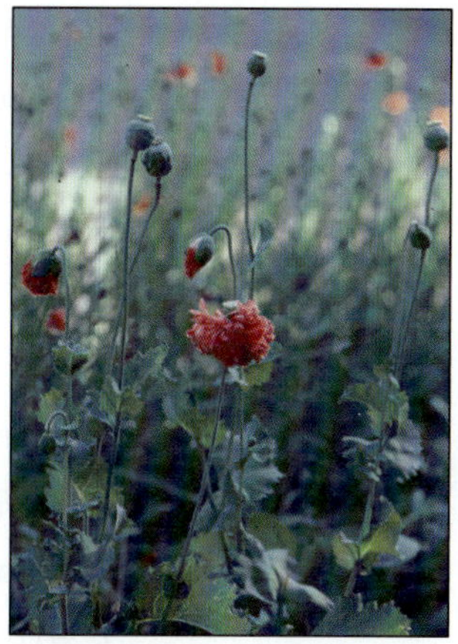

성 상 황갈색 ~ 어두운 갈색의 가루이다. 현미경으로 보면 많은 갈색의 과립과 때로는 조제에 쓰여진 전분립, 양귀비 열매의 표피 및 잎 조직의 조각 등이 있다. 특이한 냄새가 있고 맛은 매우 쓰다.

성 분 Alkaloid 20%: 20종류 이상

Phenanthrene alkaloid: morphine (5 ~ 15%), codeine (0.4 ~ 1%), thebaine (0.4 ~ 0.8%)

Isoquinoline alkaloid: papaverine (0.4 ~ 0.8%), narcotine (noscapine, 4 ~ 7%) narceine (0.2 ~ 0.5%)이며, 이들 이외는 극히 함량이 적다.

기 타: meconic acid (약 10%), meconin, wax, lipid류, pectin, gum류, dye, tannin, resin, 당류, mucilage 등

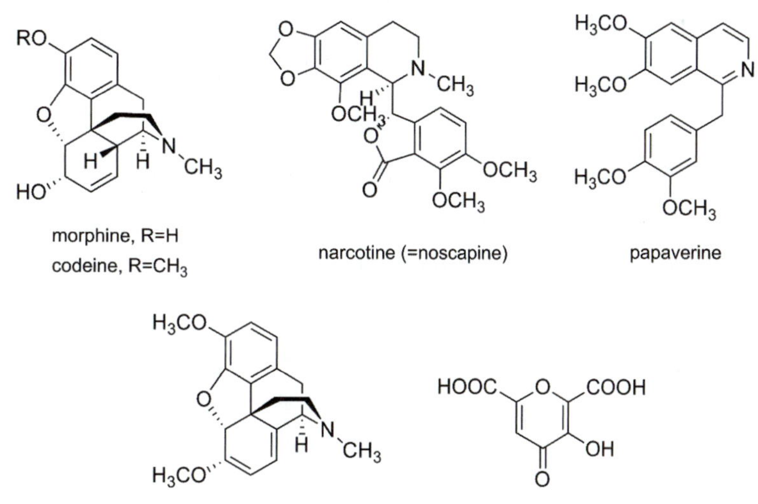

morphine, R=H
codeine, R=CH_3

narcotine (=noscapine)

papaverine

thebaine

meconic acid

약 리 아편의 효능은 주로 함유된 알칼로이드가 중추신경계 및 말초신경계의 특정수용체에 강한 친화력을 가지고 결합함으로써 발휘된다. 이들 알칼로이드 성분들은 서로 협력하기도 하며 길항하기도 한다. 또한 알칼로이드 외의 성분들은 알칼로이드 성분의 흡수를 지연시키는데 이로써 약물의 효과를 높

이고 지속시킨다. 소량의 알칼로이드는 진통작용보다 소화관에 대한 작용을 먼저 나타낸다.

(1) morphine: ① 중추신경계에 작용하여 하향성 마비, 특히 대뇌피질 통각중추를 마비시켜 불안, 괴로움을 줄여준다(강력한 진통작용). ② 약용량에서는 심장에 대한 작용이 없으나 다량에서는 심장억제 작용이 있다. ③ 연수의 호흡중추를 마비시켜 호흡을 느리게 하고 호흡량을 증가시킨다. 다량에서는 호흡이 불규칙하게 되고 이어 호흡정지가 일어난다. 약용량에서 기침을 관장하는 중추도 마비되므로 임상적으로 진해작용을 목적으로 이용되고 있다. ④ 평활근에 작용하여 위장의 연동운동을 항진시키고 유문, 수담관, 방광, 괄약근과 자궁근, 기관지근 등을 수축시킨다. ⑤ 뇌하수체에 작용하여 FSH, LH 및 ACTH 등의 호르몬분비를 억제한다.

(2) papaverine: 대뇌 및 연수에 대한 작용은 약하나, 평활근의 긴장 증가나 경련의 이완작용이 강하고(진경작용), 혈관확장작용도 있다.

(3) codeine: 일반적으로 morphine과 유사하나 대뇌 및 연수에 미치는 작용은 약하고 진해작용이 강하다. 내복흡수 후 체내에서 파괴되어 대부분 소변으로 배설되므로 내성이나 습관성은 약하다.

(4) narcotine (= noscapine): codeine보다는 약하나 강력한 진해작용이 있고 기관지 평활근을 이완시킨다. 속효성이다.

확인시험 (1) 0.1 g에 EtOH 5 m*l*를 넣고 10분간 초음파처리한 다음 묽은 EtOH를 넣어 10 m*l*로 한다. morphine · HCl, papaverine · HCl, codeine · H_3PO_4, noscapine · HCl을 각각 25 mg, 2 mg, 12 mg, 12 mg을 달아 묽은 EtOH 25 m*l*에 녹여 표준액으로 한다. 검액 및 표준액을 10 μ*l*씩 TLC하여 acetone · toluene · EtOH · NH_4OH 혼합액(20 : 20 : 3 : 1)을 전개용매로 하여 전개한 후 Dragendorff 시액을 뿌릴 때 검액에서 얻은 반점은 표준액에서 얻은 반점의 R_f와 색상이 같다.

(2) 0.1 g에 물 5 m*l*를 넣어 5분간 흔들어 섞은 다음 여과한 여액에 hydroxylamine · HCl용액(3 → 10) 1 m*l* 및 $FeCl_3$ 시액 1방울을 넣어 섞을 때 액은 적갈색을 나타낸다. 이 액에 곧 diethyl ether 5 m*l*를 넣어 흔들어 섞을 때 diethyl ether층은 적자색을 나타내지 않는다(meconic acid).

규 격 **건조감량** 0.8% 이하(1 g, 105℃, 5시간)

응 용 진통, 진정, 진경, 지사약. 아편가루, 아편틴크제로 하여 진통, 진정, 진경약으로 쓴다.

아편관련 반합성 또는 전합성 알칼로이드 성분으로는 ethylmorphine, pholcodine, dihydrocodeine, nalorphine, naltrexone, naloxone, levophanol, hydrocodone, hydromorphone, nalbuphine, buprenorphine, *O*,*O*-diacetylmorphine (heroin) 등이 있다.

용 량 극량 1회 0.15 g, 1일 0.5 g

금기사항 5세 이하의 어린이는 morphine에 대해 극히 민감하므로 절대 금기이다. 탐닉성이 있기 때문에 오랫동안 계속하여 복용해서는 안 된다. 또한 간장기능장애, 폐인성 심장병환자, 기관지천식환자 및 영아, 수유기의 부인은 복용에 주의하여야 한다.[11]

주의 및 부작용 morphine의 부작용으로는 두통, 목현, 오심, 구토, 변비, 빈뇨, 배뇨곤란, 발한 등이다. 그러나 가장 위험한 것은 호흡억제이며, 급성 morphine 중독의 3대 특징은 혼수, 동공축소, 호흡억제이다.

약전수재품목 **아편가루** (Pulvis Opii, Powdered Opium) **아편 10배산, 염산아편알칼로이드, 염산아편알칼로이드주사액, 아편토근산, 아편알칼로이드·스코폴라민주사액, 약아편알칼로이드·스코폴라민주사액, 아편알칼로이드·아트로핀주사액, 아편틴크, 염산 모르핀, 염산 파파베린, 노스카핀, 인산 코데인, 인산 코데인정, 인산 코데인 10배산, 인산 코데인 100배산**

천축황 Bambusae Concretio Silicea KHP CP (天竺黃, Cheon Chuk Hwang)

기 원 왕대 *Phyllostachys bambusoides* Siebold et Zucc. 또는 청피죽(青皮竹) *Bambusus textilis* McClure 또는 화사노죽(華思簩竹) *Schizostachyrum chinense* Rendle(벼과 Gramineae) 마디속에 생긴 덩어리나 작은 알맹이이다. 보통 이들 식물에 기생하는 죽황(竹黃)이 손상을 입힌 부위에서 액즙(液汁)이 분비되어 죽절간(竹節間)에 쌓여 건조 응결된 결정괴, 즉 죽병(竹病)으로 인한 산물이다. 중국의 운남, 광동, 광서 등지에서 생산되는데, 가을과 겨울에 채취하여 양건한 것을 쓴다. 엷은 황색이며 상아질과 같은 광택이 있는 것이 좋다.

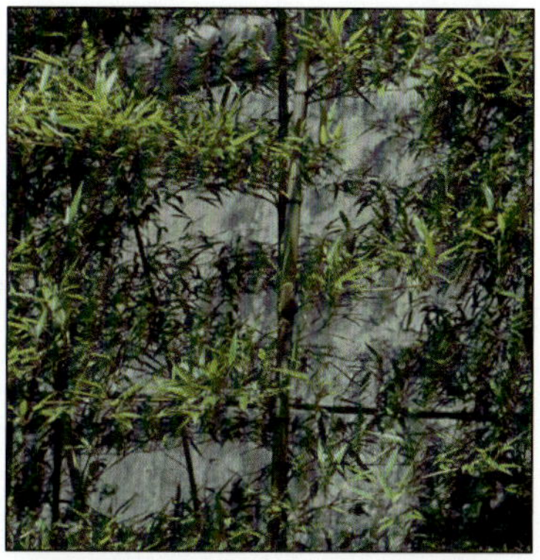

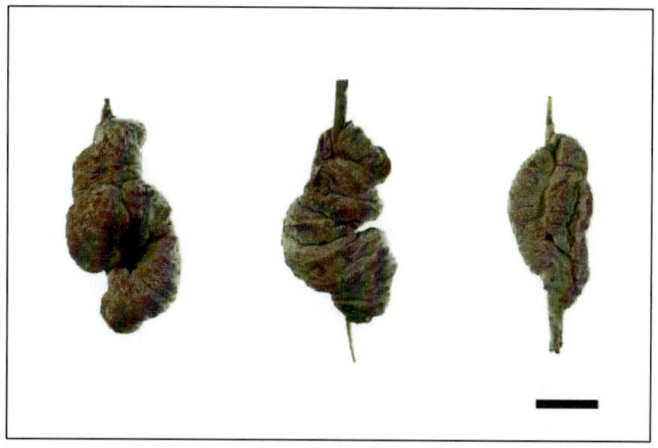

성 상 불규칙한 덩어리이거나 작은 알맹이로 직경 2 ~ 10 mm, 바깥면은 엷은 황색이고 광택이 난다. 질은 부스러지기 쉬우며, 부서진 면은 평탄하고 광택이 나며 혀를 대면 달라붙는다.

성 분 silicic acid (H_4SiO_4), K, Ca, Al_2O_3, Fe_2O_3, KOH

약 리 **(1) 뇌세포보호작용**

- 추출물은 지질과산화를 억제하고 항산화효소의 활성을 회복시킴으로써 amyloid-β로 유도한 세포독성으로부터 뇌신경세포를 보호한다(*in vitro*, cultured astrocyte cells).[1)]
- 추출물은 비아밀로이드성 amyloid precursor protein(APP)의 생성을 증가시키고, amyloid-β의 배출을 감소시킴으로써 뇌신경세포를 보호한다(*in vitro*, neuroblastoma cells).[2)]

(2) 진정작용 및 거담작용이 있다.

응 용 한방에서 어린아이의 담연해천, 경풍추축을 치료하는 요약으로, 주로 어린아이의 담연옹성(痰涎壅盛), 기급해천, 경간추축(驚癇抽縮) 등에 쓴다.

처 방 천축황단(天竺黃丹), 우황포룡환(牛黃抱龍丸), 축황탕(竺黃湯), 소담치풍방(消痰治風方)

용 량 3 ~ 9 g, 외용하기도 한다.

● 참고문헌

1) Jeong JC *et al.* (2005) J. Ethnopharmacol. 98: 259-266
2) Jeong JC *et al.* (2003) Neurochem. Res. 28: 1785-1792

크리사로빈 Chrysarobinum goa powder

기 원 *Andira araroba* Aguiar (콩과 Leguminosae)의 나무에 생긴 구멍에서 석출된 분말(goa powder)을 정제한 중성물질의 혼합물이다.

산 지 브라질

성 상 정제하지 않은 것은 갈색의 가루이며, 현미경하에서 많은 결정과 무정형 물질, 세포 및 조직의 파편이 보인다. 정제된 것은 황색의 가벼운 가루이며, 현미경하에서 가는 침상 결정으로 보인다.

성 분 chrysophanol anthrone, emodin anthrone 등

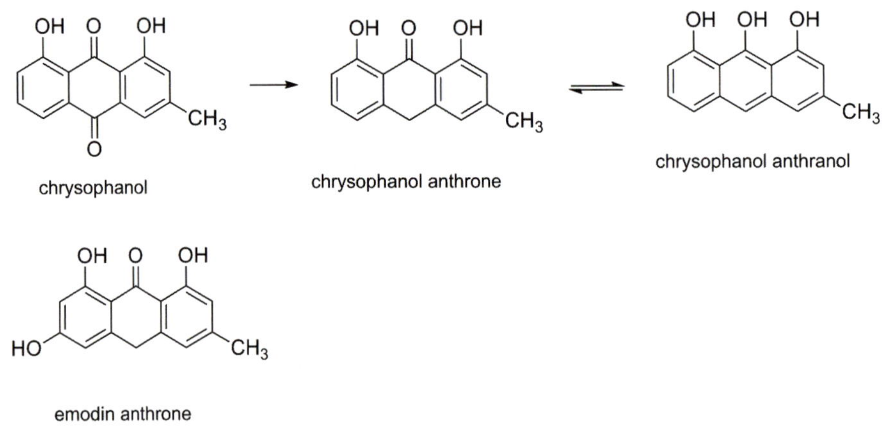

응 용 무좀, 건선, 기타 기생충성 피부질환에 외용한다.

은화식물류

11 隱花植物類
Cryptogamae / Cryptogamia

은화식물(隱花植物)은 현화식물(顯花植物, flowering plants)에 상대되는 분류용어로서 꽃이 피지 않는 식물, 즉 민꽃식물을 총칭한다. 이들은 A. Bronquist (1843년) 이래 고등식물에 대립되는 하등식물로 취급하는 것이 일반화되어 있고 선류(musci)와 양치류를 제외하면 유관속이 없다.

은화식물은 보통 균조류(Thalleophyta), 선태류(Bryophyta) 및 양치류(Pteridophyta)로 나누지만 Engler 분류체계에 따르면 나자식물문(Gymnospermatophyta)과 피자식물문(Angiospermatophyta)을 제외한 나머지 15문 전체이기 때문에 여러 가지 면에서 이용가치가 많다고 할 수 있다.

건조효모 Saccharomyces Siccatum KP JP
(乾燥酵母, Geon Jo Hyo Mo) dried yeast

기 원 *Saccharomyces*에 속하는 효모의 균체를 건조하여 가루로 한 것이다. 1 g중에 단백질 0.4 g 이상 및 thiamine (thiamine · HCl로서) 100 μg 이상을 함유한다.

성 상 옅은 황백색 ~ 갈색의 가루로 특이한 냄새 및 맛이 있다.

성 분 함질소화합물 40 ~ 60%: 단백질 (80%), 아미노산 (10%), RNA (8%), DNA, glutathione 및 각종 효소 등

당질 30 ~ 40%: glycogen, 점액성다당류, pentosan 등

지질 1 ~ 3%: ergosterol (10%), 인지질 등

회분 5 ~ 10%: 인산염, K염, Ca염, Mg염 등

비타민류: B_1 (50 ~ 360 mg), B_2 (35 ~ 40 mg), B_6 (25-100 mg), B_{12}, nicotinic acid, pentothenic acid

약 리 각종 성분에 의한 영양 보급, 대사 기능 촉진, 식욕 증진, 정장 (整腸) 등의 효과가 있으며 비타민 (특히 비타민 B 복합체) 및 단백질 공급원으로서 중요하다.

확인시험 현미경으로 볼 때 긴 지름 약 6 ~ 12 μm의 원형 또는 계란형의 단세포로 되어 있다.

순도시험 (1) 변패-불쾌하거나 변패한 냄새나 맛이 없다.

(2) 전분-요오드시액을 넣고 검경할 때 흑자색으로 염색되는 알갱이를 볼 수 없거나 보이더라도 조금밖에 없다.

규 격 **건조감량** 8.0% 이하 (1 g, 100℃, 8시간) **회분** 9.0% 이하 (1 g, 생약시험법의 회분 항에 따라 시험한다)

응 용 비타민 B 복합체, 단백질 등 영양분 보급제, 식욕부진, 위장장애, 변비 (완하제), 간장질환, 신경염, 발육불량, 당뇨병, 고혈압, 빈혈, 구루병, 발진, 여드름, 피부병 등에 쓴다.

용 량 6 g[¶4]

주의 및 부작용 민감한 사람의 경우 편두통과 같은 두통이 나타날 수 있다. 배양 가능한 효모의 복용으로 헛배가 부를 수 있다.[¶4]

동류생약

- 맥아[KHP]
- 신곡 (神穀, Massa Medicata Fermentata)[KHP]

  밀가루, 밀기울 팥가루, 행인니 (杏仁泥), 개똥쑥즙 (菁蒿汁), 버들여뀌즙 (野蓼汁) 등의 재료를 반죽하여 누룩같이 만들어 짚이나 마대 또는 삼잎으로 싸서 온실에서 발효시킨 것이다. 모양이 일정하지 않은 황갈색 ~ 갈색의 덩어리이다. 질은 분질 (粉質)로 가볍고 엉성하여 부스러지기 쉽고 갈색의 실질 (實質)중에 갈색을 띤 섬유상의 물질이 섞여있다. 쉰 냄새가 있고 맛은 조금 쓰다. 정유 배당체, 효모, 각종당류, 단백질, 비타민 등을 함유하며, 맥아와 같은 용도로 쓰인다.

맥 아 Hordei Fructus Germinatus KHP CP

(麥芽, Maek A) malt, malt barley, germinated barley

기 원 보리 *Hordeum vulgare* L. var. *hexastichon* Aschers (벼과 Gramineae)의 잘 익은 열매를 발아시킨 것이다.

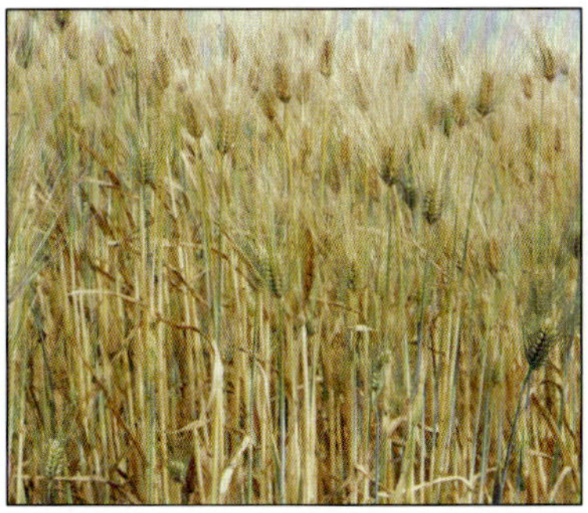

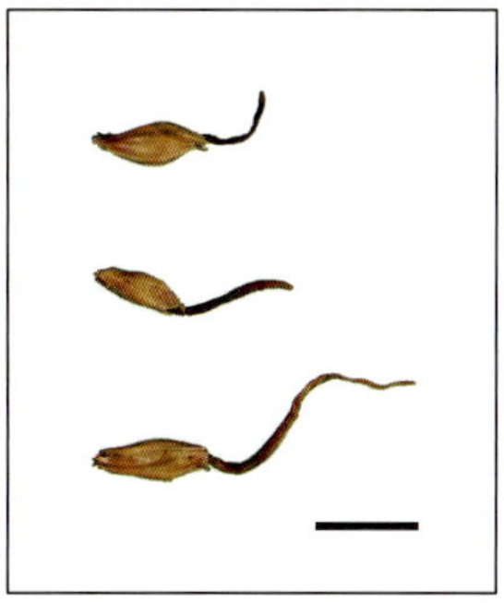

성 상 긴 방추형으로 길이 10 ~ 15 mm, 너비 3 ~ 4 mm이다. 한쪽 끝에 싹(유아 幼芽)이 있고 다른 쪽에 뿌리(유근, 幼根)가 있다. 겉은 담황색이며 씨젖은 유백색이다. 질은 단단하며 부서지기 쉽다. 달콤한 냄새가 나며 맛은 약간 달다. 질이 단단하고 싹이 2 cm이내이며 황색인 것이 좋다.

성 분 효소류, vitamine류, 필수지방산

Alkaloid: hordatine A, B, hordatine B glucoside, hordenine (= *N*,*N*-dimethyltyramine), distichonic acid A, distichonic acid B, mugineic acid, isomugineic acid, 3-hydroxymugineic acid, 2'-deoxy-mugineic acid, *N*-carbamolyputrescine 등

Flavonoid: orientin, lutomarin 등

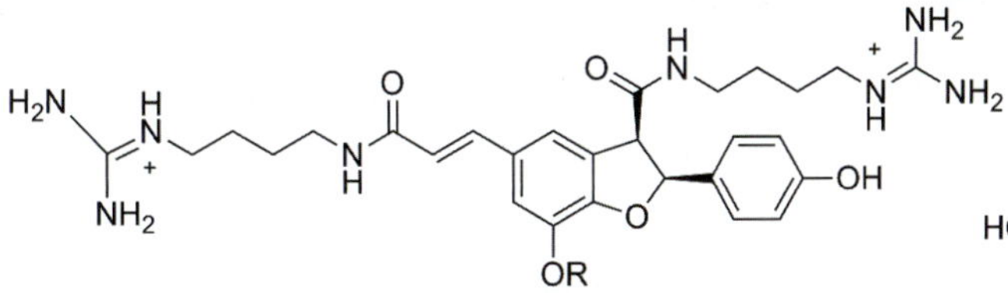

hordatine A, R=H
hordatine B, R=CH_3

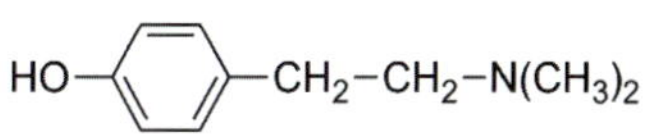

hordenine

약 리 (1) 건위·정장작용

- 전분, 단백질 및 이들의 분해효소, 맥아당 등과 소화효소를 다량 함유하고 있어 소화력을 증강시키고 위의 기능을 돕는다.
- 비타민 B군과 E (tocopherol) 및 필수지방산을 다량 함유하고 있어 건강기능식품으로서 다양한 효과를 나타낸다.
- hordenine은 어린아이와 어른의 설사에 유효하다.¶3

응 용 소화, 건위약으로 소화불량, 식욕감퇴, 복부팽만 등에 쓴다. 민간에서는 젖을 삭히는 약으로 사용한다

(74 g, 볶은 후 가루로 하여 4번 복용).[¶5]

처 방 반하백출천마탕(半夏白朮天麻湯), 보비탕(補脾湯)

용 량 9 ~ 15 g, 30 ~ 60 g까지 사용한다.

주의 및 부작용 hordenine에는 약간의 교감신경유사작용이 있으므로 혈압이 높거나 monoamine oxidase억제제를 복용하고 있는 사람은 주의하여 사용하여야 한다.[¶3]

금기사항 임부

골쇄보 Drynariae Rhizoma [KP CP] (骨碎補, Gol Swae Bo), 모강(毛薑)

기 원 곡궐(槲蕨) *Drynaria fortunei* (Kze.) J. Sm. (고란초과 Polypodiaceae)의 뿌리줄기로서 그대로 또는 비늘조각을 태워 제거한 것이다.

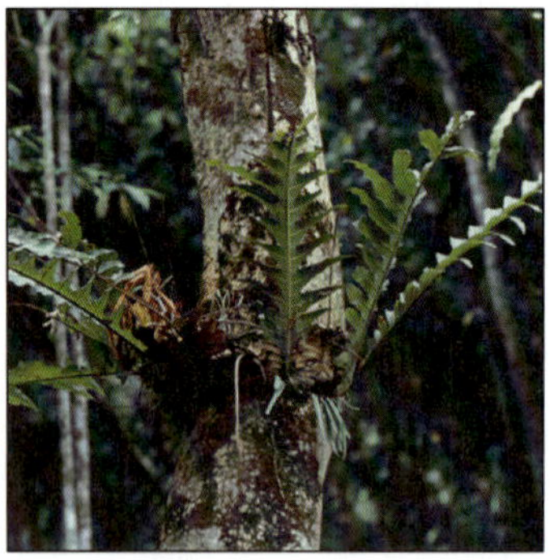

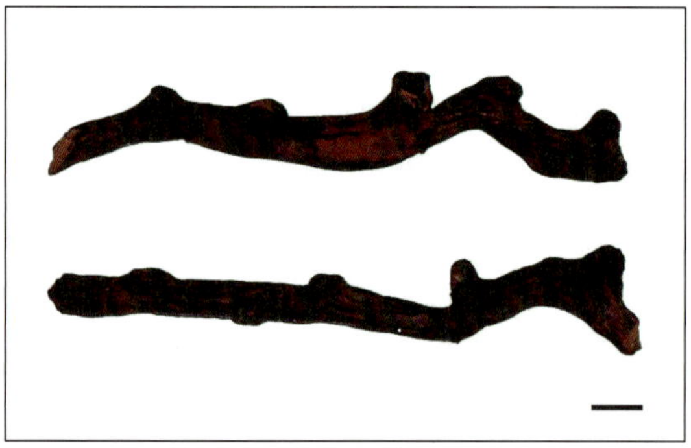

성 상 납작한 원기둥모양이며 대부분 구부러져 있고 가지가 갈라져 있으며, 길이 5 ~ 15 cm, 너비 10 ~ 15 mm, 두께 2 ~ 5 mm이다. 바깥면은 진한 갈색 ~ 어두운 갈색의 작은 비늘 조각이 가득 덮여있으며 솜털같이 부드럽다. 불에 그슬린 것은 적갈색 또는 어두운 갈색이고 양측 및 위 겉면에는 오목하거나 볼록한 둥근 잎 자국이 고르게 있으며 소수는 잎자루의 잔기 및 수염뿌리가 남아 있다. 몸체는 가볍고 질은 물러서 꺾기 쉽다. 꺾인 면은 적갈색이고 유관속은 노란 점모양이며 고리를 이루고 있다. 특유한 냄새가 약간 있고 맛은 담담하며 약간 떫다.

성 분 Flavonoid: (–)-epiafzelechin, naringin, (–)-epiafzelechin-3-*O*-β-D-allopyranoside, (–)-epiafzelechin-3-*O*-(6''-*O*-acetyl)-β-D-allopyranoside, 4β-carboxymethyl-(–)-epiafzelechin methyl ester, 4β-carboxymethyl-(–)-epiafzelechin sodium salt, (–)-epiafzelechin-(4β→8)-4β-carboxymethylepiafzelechin methyl ester, (–)-epiafzelechin-(4β→8,2β→*O*→7)-epiafzelechin-(4β→8)-epiafzelechin

Chromone glycoside: drynachromoside A, B

약 리 (1) 진통작용

(2) 강근골(强筋骨)작용(골형성촉진작용)

- 추출물은 파골세포(osteoclast)에 의한 뼈의 흡수를 억제하며, 파골세포의 세포사멸을 유도한다(*in vitro*).[1,2]
- 추출물은 치조골의 골밀도 감소 속도를 낮추어주고(*in vivo*, rat, *p.o.*),[3] 항산화 작용과 함께 tryptophane과 phenylalanine의 생성을 촉진시킴으로써 골다공증을 예방하는 효과가 있다(*in vivo*, rat, *p.o.*).[4]
- 골쇄보의 물추출물과 naringin은 MC3T3-E1(전구 조골세포)의 분열을 촉진하는 반면, EtOH 추출물과 naringin은 조골세포의 분화를 촉진한다(*in vitro*). 물추출물과 EtOH 추출물, naringin은 모두 치주조직의 bone mineral density를 높이고, 파골세포의 수를 감소시킨다(*in vivo*, rat).[5]
- 골쇄보의 총 flavonoid 분획은 뼈의 흡수에 관여하여 cathepsin K의 발현을 억제한다.[6]
- 골쇄보의 flavan-3-ol류와 propelargonidin dimer와 trimer류는 조골세포(osteoblast)의 증식을 촉진한다(*in vitro*).[7] 또한, 물추출물은 조골세포에 대해서 항산화작용을 나타내어 조골세포를 보호한다(*in vitro*, 10 *μg/ml*).[8]
- drynachromoside A는 MC3T3-E1의 분열을 촉진하는 반면, drynachromoside B는 저해 효과를 나타낸다(*in vitro*).[9]
- 근력을 키워주는 작용이 있다.

응 용 접골, 지통, 구어혈, 소염, 강장약으로 요슬동통, 타박상이나 어혈의 정체에 의한 통증, 만성설사(腎虛), 이명, 치통 등에 쓴다.

처 방 골쇄보환(骨碎補丸), 안신환(安腎丸)

용 량 3 ~ 15 g

● 참고문헌

1) Jeong JC *et al.* (2003) Int. Immunopharmacol. 3: 1685-1697
2) Lin CY *et al.* (2002) Am. J. Chin. Med. 30: 271-285
3) Cong SM *et al.* (2012) Shanghai Kou Qiang Yi Xue. 21: 361-365
4) Liu X *et al.* (2012) J. Ethnopharmacol. 139: 311-317
5) Chen LL *et al.* (2011) Arch. Oral Biol. 56: 1655-1662
6) Shi XL *et al.* (2011) Chin. J. Integr. Med. 17: 556-560
7) Chang EJ *et al.* (2003) Arch. Pharm. Res. 26: 620-630
8) Liu HC *et al.* (2001) J. Formos. Med. Assoc. 100: 383-388
9) Shang ZP *et al.* (2012) Fitoterapia 84C: 130-134

동충하초 Cordyceps KHP CP (冬蟲夏草, Dong Chung Ha Cho)

기 원 동충하초균 *Cordyceps sinensis* Berk. Sacc (맥각균과 Hypocreaceae)이 박쥐나방과(Hepialidae) 곤충의 유충에서 기생하여 자란 자실체와 유충의 몸체이다.

성 상 충체의 머리부위로부터 길게 나온 진균자실체가 충체와 서로 붙어 있다. 충체는 누에와 비슷하고 길이 3 ~ 5 cm, 지름 3 ~ 8 mm이다. 바깥면은 짙은 황색 ~ 황갈색으로 20 ~ 30개의 마디가 있고 머리쪽은 마디가 가늘며, 머리는 홍갈색이고 다리는 8쌍으로 몸통 가운데의 4쌍은 뚜렷하다. 질은 부스러지기 쉽고 꺾이며, 꺾인 면은 평탄하고 엷은 황백색이다. 자실체는 가늘고 긴 원주형으로 길이 4 ~ 7 cm, 지름 3 mm이다. 바깥면은 짙은 갈색 ~ 흑갈색으로, 가늘고 작은 세로 주름이 있고 위쪽은 조금 불룩하다. 질은 부드러우면서도 질기고 자른 면은 유백색이다. 굵고 충실하며 꺾은 면이 황백색이고 균체가 짧고 작은 것이 좋다.

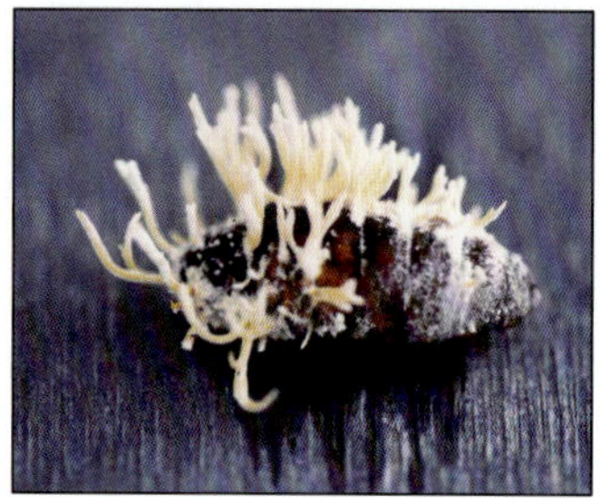

성 분 Nucleic acid 유도체: adenine, adenosine, cordycepin, hypoxanthine 등

Steroid: 5α,8α-*epi*-dioxy-24(*R*)-methylcholesta-6,22-dien-3β-D-glucopyranoside, 5,6-epoxy-24(*R*)-methylcholesta-7,22-dien-3β-ol, 5α,8α-epoxy-24(*R*)-methylcholesta-6,22-dien-3β-D-glucopyranoside, 22,23-dihydroergosteryl-3-*O*-β-D-glucopyranoside, ergosteryl-3-*O*-β-D-glucopyranoside 등

다당류(CS-F10), 단백질을 포함한다.

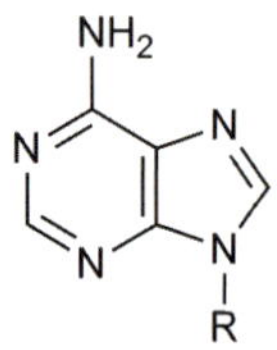

adenine, R=H
adenosine, R=Ribose

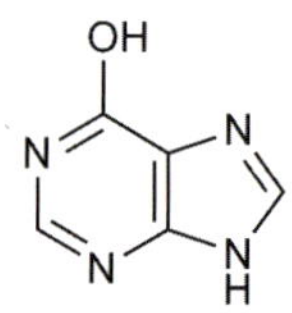

hypoxanthine

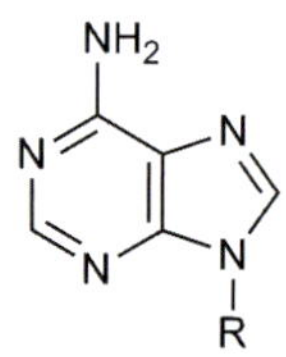

cordycepin, R=3-deoxyribose

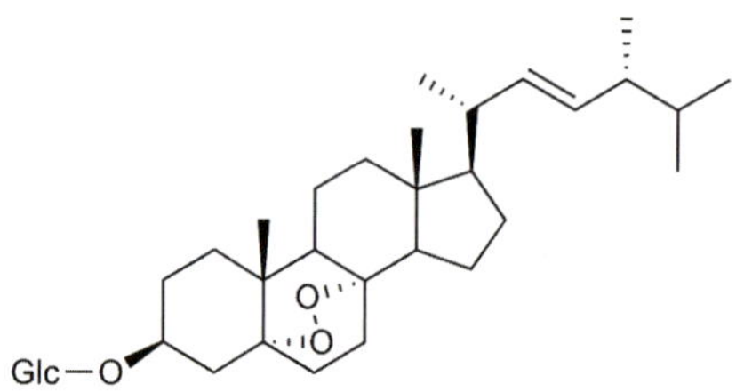

5α,8α-epi-dioxy-24(*R*)-methylcholesta-6,22-dien-3β-D-glucopyranoside

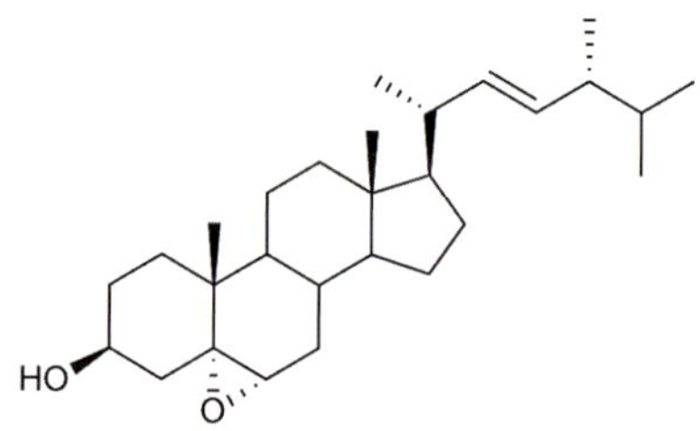

5α,8α-epoxy-24(*R*)-methylcholesta-6,22-dien-3β-ol

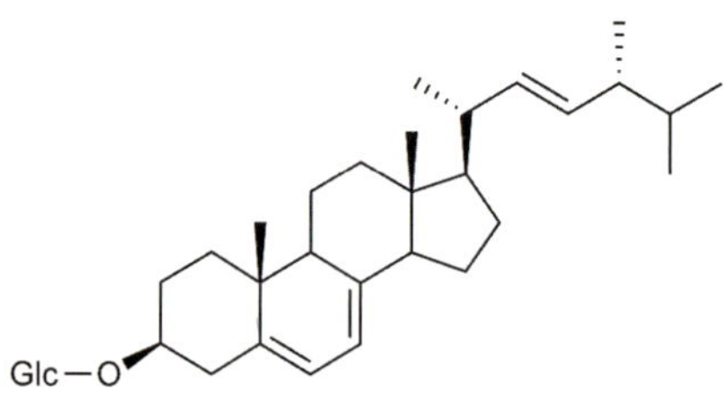

ergosteryl-3-*O*-β-D-glucopyranoside

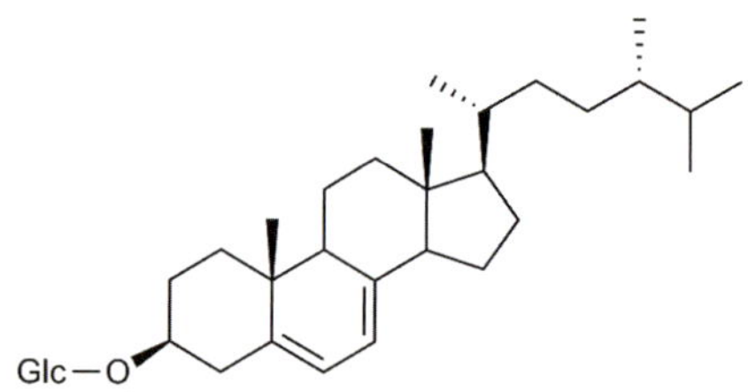

22,23-dihydroergosteryl-3-*O*-β-D-glucopyranoside

약 리 (1) 강장작용

- 성기능강화작용: 동충하초와 수용성 단백질, 물에 잘 녹지 않는 다당류와 단백질은 용량과 시간의 존적으로 testosterone의 생산을 촉진한다(*in vitro*, *in vivo*).[1]

- 추출물은 정자의 생산 및 운동성을 증가시키고 testosterone과 estradiol-17 (E2)의 분비는 증가시키는 반면, FSH, LH, prolactin 등의 성호르몬 분비에는 영향을 미치지 않는다.[2)]
- 동충하초의 비수용성 단백질은 progesterone을 비롯한 steroid 호르몬의 생산을 촉진한다.[3)]
- 열탕 추출물에는 피로회복작용이 있으며 스트레스에 대한 저항을 높여준다 (*in vivo*, mouse).[4)]

(2) 면역계에 대한 작용

- 추출물이나 HA-1은 자가면역 질환의 하나인 IgA에 의한 mesangial nephropathy (신장염, 버거씨병)에 효과를 보인다 (*in vivo*).[5)]
- 동충하초는 자가면역 질환인 전신성 홍반성낭창에 대해서도 수명을 연장하며 anti-dsDNA 항체의 생산을 억제한다 (*in vivo*, mouse).[6)]
- 다당류 분획은 (60)Co에 노출된 BALB/c mice의 림프구 분열을 촉진하고 대식세포의 식세포능을 증가시킨다. 또한 항산화효과와 함께 IL-4, IL-5, IL-17의 생성을 촉진함으로써 면역력을 증강시킨다 (*in vivo*, *p.o.*).[7)]
- 추출물은 대식세포의 NFκB를 활성화시킴으로써 염증성 단백질의 발현을 촉진하고 IL-1β, IL-6, TNFα, PGE2의 생성을 증가시킨다 (*in vitro*).[8)]
- MeOH 추출물은 기관지의 Th1, Th2 세포의 면역기능을 조절하는 작용이 있으며, 이러한 작용은 동충하초가 천식이나 기관지염, 폐렴에 유효한 사실과 연관이 있다 (*in vitro*).[9)]

(3) 항암작용

- 물추출물은 caspase-3 활성 촉진과 Akt 비활성을 통해 유방암세포 (MDA-MB-231 cell)의 세포사멸을 유도한다 (*in vitro*).[10)]
- 물추출물은 caspase pathway 조절을 통해 세포사멸을 유도하고, telomerase 역전사효소 (hTERT)의 전사능을 억제시켜 telomerase를 비활성시킴으로써 폐암세포 (A549 cell)에 대해 항종양활성을 나타낸다 (*in vitro*).[11)]
- NCI-H406 세포를 이식한 nude mouse에 동충하초 물추출물을 투여했을 때 종양크기가 감소하고 mouse의 수명을 연장시킨다 (*in vivo*, *p.o.*).[12)]
- 물추출물은 간에서의 쿠퍼 세포를 활성화하며 폐암세포와 흑색종이 간으로 전이되는 과정을 억제한다 (*in vivo*, mouse).[13,14)]
- Cordycepin은 Akt의 활성화를 저해함으로써 전립선암세포의 전이 및 침윤을 억제한다 (*in vitro*, LNCaP cells).[15)]
- Cordycepin은 유방암세포에 대한 항종작용이 있으며, 이는 자가포식 촉진을 통한 세포사멸 유도 (*in vitro*),[16)] DNA 이중나선 절단 (*in vitro*, MCF7, T47D cells),[17)] MMP-9 발현 억제 (*in vitro*, MCF7 cells)[18)] 활성에 기인한다.
- sterol 배당체인 5α,8α-epidioxy-24(*R*)-methylcholesta-6,22-dien-3β-D-glucopyranoside과 5,6-epoxy-24(*R*)-methylcholesta-7,22-dien-3β-ol에는 항종양작용이 있다.[19)]

(4) 심혈관계에 대한 작용

- Cordycepin은 고열량식이를 통해 유도한 고지혈증모델에서 혈중 총 cholesterol, triglyceride, LDL-cholesterol의 수치를 낮추어 주고, 간과 후복벽 백색 지방조직 내 AMPK를 활성화시킨다 (*in vivo*, hamster, *p.o.*).[20)]
- 열탕 추출물에는 혈중 cholesterol 저하작용이 있다.[21)]

- 물추출물은 혈중의 지질과산화 정도를 낮추며 콜레스테롤이 대동맥에 축적되는 것을 억제한다(*in vivo*, mouse).[22]
- 단백질 성분이 동충하초의 혈압강하작용과 혈관확장작용에 관여한다(*in vivo*, rat).[23]
- 개구리의 적출심장 및 생체 내 심장, 토끼의 적출심장에 대하여 억제작용이 있으며 심장박동을 늦춘다.

(5) 혈당강하작용

- 동충하초는 nicotinamide와 streptozotocin으로 유도한 당뇨에 대해서 혈당강하작용을 나타내며 당뇨로 인한 체중감소를 지연시킨다(*in vivo*, rat).[24]
- 추출물은 streptozotocin으로 당뇨를 유발한 흰쥐의 혈당 및 혈중 콜레스테롤과 triglyceride를 감소시킨다. 또한 인슐린 저항성을 낮추고 β세포의 기능을 회복함으로써 혈중 인슐린 농도를 증가시킨다. 동충하초 추출물의 전반적인 항당뇨효과는 glibenclamide보다 약하지만, 항산화효과 및 인슐린 저항성 저해능은 더욱 강력하다.[25]

(6) 세포보호작용

- 간세포보호작용: 동충하초는 CCl_4와 EtOH로 유도한 간섬유화를 억제하며(*in vivo*, rat),[26] 추출물은 간으로의 혈류량을 증가시킴으로써 간조직에서의 에너지 대사를 활성화한다(*in vivo*, dietary hypoferric anaemic mouse).[27]
- 신경세포보호작용: 분자량이 210kDa 정도인 다당류는 H_2O_2로 유도한 세포독성으로부터 신경세포를 보호한다(*in vitro*, PC12 cell).[28]

(7) 기 타

- 기관지확장작용: 수침제는 적출기관지(guinea pig)에 대하여 현저한 확장작용을 나타내며, 아드레날린의 작용을 증강시킨다.
- 평활근억제작용: 적출장관(rabbit)이나 적출한 자궁평활근(guinea pig)에 대하여 억제작용이 있다.
- 항염증작용: 항산화작용이 있으며(*in vitro*),[29] MeOH 추출물은 NFκB의 활성화를 억제함으로써 항염증작용을 나타낸다(*in vitro*, *in vivo*).[30]
- EtOH 침출액(1 : 4000 ~ 1 : 100000)은 결핵간균인 $H_{37}RV$의 성장을 현저하게 억제한다.

응 용 강장, 진정, 진해약으로 병후의 허약증, 임포텐스, 폐결핵에 의한 토혈, 노인성 만성기침, 도한, 자한, 빈혈증, 신장염 등에 쓴다.

용 량 3 ~ 9 g

주의 및 부작용 수침제의 경우 30 ~ 50 g/kg의 용량에서는 전부 죽으나 5 g/kg에서는 한 마리도 죽지 않았다(*in vivo*, mouse, *i.p.*). 중독증상으로는 활동이 적어지고 호흡이 깊고 느리게 되며, 경련이 일어나고 곧바로 호흡이 억제되어 사망한다. 투여량이 적을 때에는 정도가 다른 진정 또는 수면상태가 발생하여 몇 시간 동안 지속된다.

● 참고문헌

1) Hsu CC *et al.* (2003) Life Sci. 73: 2127-2136
2) Chang Y *et al.* (2008) Am. J Chin Med. 36: 849-859
3) Huang BM *et al.* (2001) J. Androl. 22: 831-837
4) Koh JH *et al.* (2003) Biol. Pharm. Bull. 26: 691-694
5) Lin CY *et al.* (1999) J. Lab. Clin. Med. 133: 55-63

6) Chen JR *et al.* (1993) Am. J. Chin. Med. 21: 257-262
7) Zhang J *et al.* (2011) Int. Immunopharmacol. 11: 2251-2257
8) Shin S *et al.* (2010) Immune Netw. 10: 55-63
9) Kuo YC *et al.* (2001) Life Sci. 68: 1067-1082
10) Jin CY *et al.* (2008) J. Microbiol. Biotechnol. 18: 1997-2003
11) Park SE *et al.* (2009) Food Chem. Toxicol. 47: 1667-1675
12) Park SE *et al.* (2009) J. Acupunct. Meridian Stud. 2: 294-300
13) Nakamura K *et al.* (1999) Jpn. J. Pharmacol. 79: 505-508
14) Nakamura K *et al.* (1999) Jpn. J. Pharmacol. 79: 335-341
15) Jeong JW *et al.* (2012) Int. J. Oncol. 40: 1697-1704
16) Choi S *et al.* (2011) Toxicol. Appl. Pharmacol. 257: 165-173
17) Lee HJ *et al.* (2012) Invest. New Drugs 30: 1917-1925
18) Noh EM *et al.* (2012) Int. J. Mol. Med. 25: 255-260
19) Bok JW *et al.* (1999) Phytochemistry 51: 891-898
20) Guo P *et al.* (2010) J. Pharmacol. Sci. 113: 395-403
21) Koh JH *et al.* (2003) Biol. Pharm. Bull. 26: 84-87
22) Yamaguchi Y *et al.* (2000) Phytother. Res. 14: 650-652
23) Chiou WF *et al.* (2000) Life Sci. 66: 1369-1376
24) Lo HC *et al.* (2004) Life Sci. 74: 2897-2908
25) El Zahraa Z El Ashry F *et al.* (2012) Food Chem. Toxicol. 50: 1159-1165
26) Liu YK, Shen W (2003) World J. Gastroenterol. 9: 529-533
27) Manabe N *et al.* (2000) Br. J. Nutr. 83: 197-204
28) Li SP *et al.* (2003) Life Sci. 73: 2503-2513
29) Li SP *et al.* (2002) Phytomedicine 9: 319-324
30) Kim KM *et al.* (2003) Toxicol. Appl. Pharmacol. 190: 1-8

맥 각 Secale Cornutum, Ergota (麥角, Maek Gak) ergot

기 원 호밀 *Secale cereale* L. 및 *Hordeum vulgare* L. *var. hexastichon* Asch, *Triticum aestivum* L. (벼과 Gramineae)의 자방(子房)에 맥각균 *Claviceps purpurea* Tulasne (맥각균과 Hypocreaceae)이 기생하여 생긴 균핵(菌核)이다.

역 사 유럽에서는 16세기부터 산부인과 영역에서 사용하였으며, 1836년에 영국약전에 처음으로 수재되었다. 유럽에서는 맥각균이 혼입된 전분이나 빵을 먹고 맥각중독(ergotism)을 일으키는 예가 많았다.

생 활 사 맥각균과에는 약 60여 종의 기생균이 있으며 *Claviceps* 속은 많은 벼과나 사초과에 기생한다. 병증(病症)은 함유된 맥각 alkaloid에 의하여 탈저(脫疽) 및 경련의 두 가지 형이 있다. 타이맥각의 발생에 대하여는 맥각균의 명명자인 Tulasne에 의하여 명확하게 밝혀졌다. 땅에 떨어져 월동한 균은 이듬해 많은 자루가 달린 과체(果體, stroma)를 형성한다. 과체두부(果體頭部)의 표면에 많은 병 모양의 피자기(被子器)가 포함되어 있고, 피자기 중에는 많은 자낭(子囊, ascus)이 있는데, 각 자낭

중에는 8개의 포자가 들어 있다. 이 포자가 바람에 날려 벼과식물의 자방에 이르면, 균사가 자방 내부에 침투하여 왕성한 분열을 해서 분생포자(分生胞子, conidium)를 발생시킨다. 이때 균사는 당을 함유한 액을 분비하여 곤충을 유혹하므로, 곤충이 매개하여 다른 자방에 전파된다. 초여름이 되면 균사는 지방을 축적하여 월동에 적합한 균핵(ergot)이 되어 땅에 떨어져 월동한다.

산 지 스페인, 포르투갈, 러시아

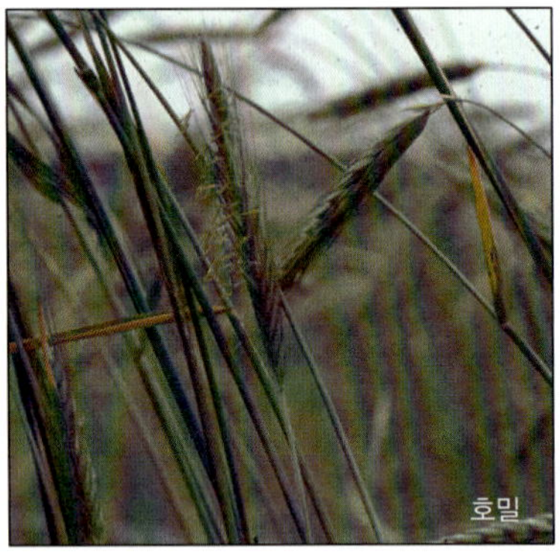

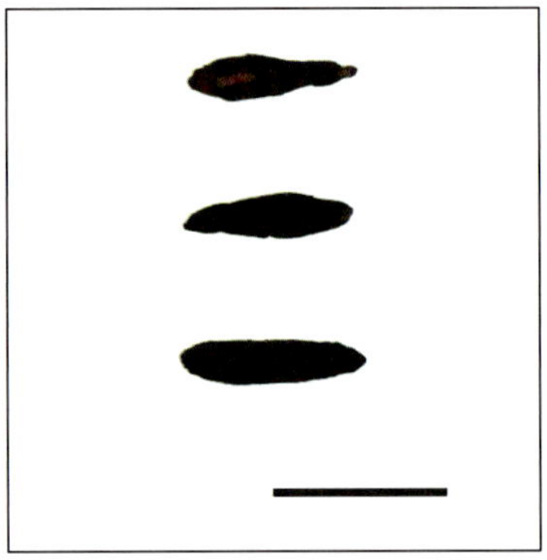

성 상 길이 10 ~ 45 mm, 지름 2.5 ~ 5 mm의 구부러진 방추체로 외면은 암자색 ~ 대갈자색이며, 종으로 갈라진 홈이 있다. 상단에는 분생자군(分生子群)의 잔재가 있고 말린 것은 쉽게 부서진다. 횡단하면 주변은 자색이고, 내부도 백색을 띤 자색의 띠가 별 모양의 선문(線紋)을 나타낸다.

성 분 alkaloid: 0.01 ~ 0.04%, D-lysergic acid와 D-isolysergic acid계 유도체의 생리활성이 인정된다. 이들은 8번 탄소의 입체 이성체이며, 측쇄의 종류에 따라 acid amide형(수용성 alkaloid)과 peptide형(비수용성 alkaloid)으로 분류된다.

[수용성 alkaloid (amide alkaloid)]

Ergobasine (ergometrine)계: ergometrine (ergonovine, ergobasine), ergometrinine, ergobasinine

[비수용성 alkaloid (peptide alkaloid)]

Ergotamine 계: ergotamine, ergotaminine, ergosine, ergovaline, ergobine

Ergoxine 계: ergostine, ergoptine, ergonine, ergobutine

Ergotoxine 계: ergocristine, α-ergocryptine, β-ergocryptine, ergocornine, ergobutyrine, ergocornine

기 타: ergochrome A ~ E, secalonic acid A ~ D, ergoflavin, ergochrome B, ergochrome C 등

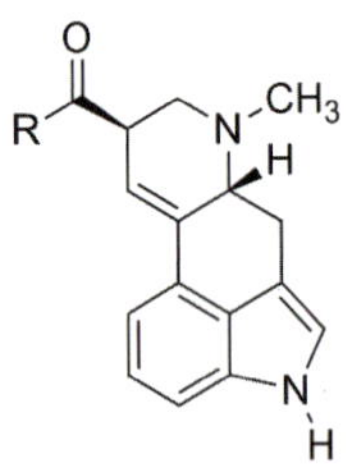

I

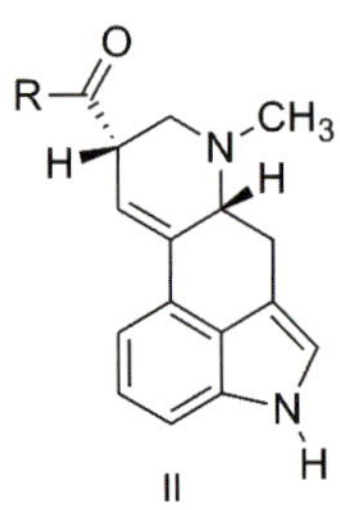

II

(+)-lysergic acid	R=OH	(+)-isolysergic acid
lysergic acid amide (ergine)	R=-NH_2	isolysergic acid amide (erginine)
lysergic acid diethylamide (LSD)	R=-$N(C_2H_5)_2$	

lysergic acid methylcarbinolamine R= —NH–CH(CH_3)–OH

ergonovine (ergometrine) R= —NH–C(CH_3)(CH_3)–OH ergometrinine

methylergonovine R=—NH–C(CH_3)(CH_2CH_3)–CH_2OH

ergotamine R=

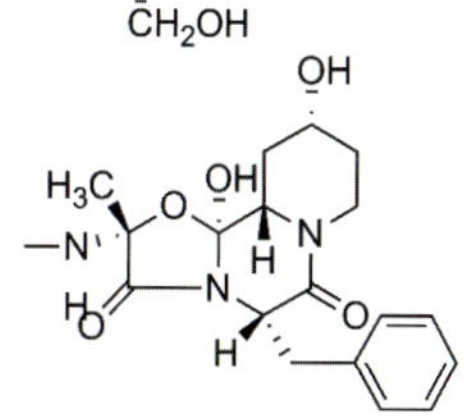

ergotaminine

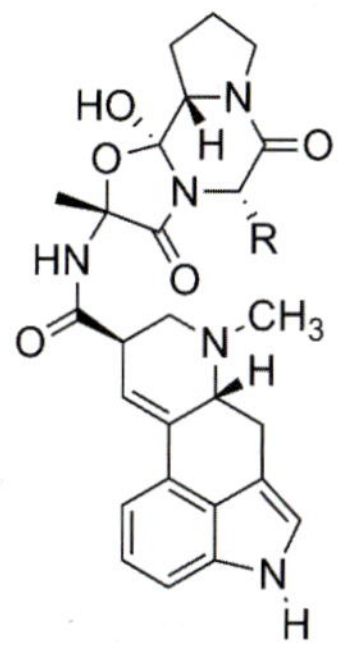

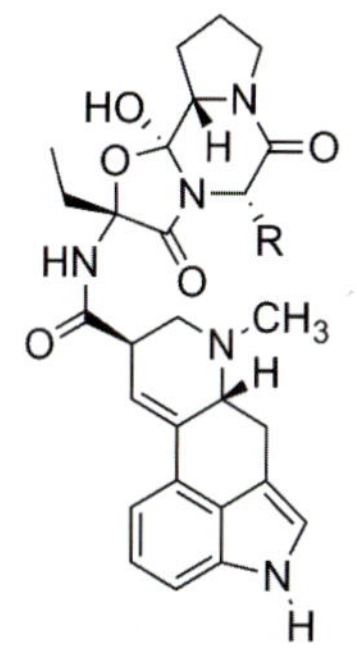

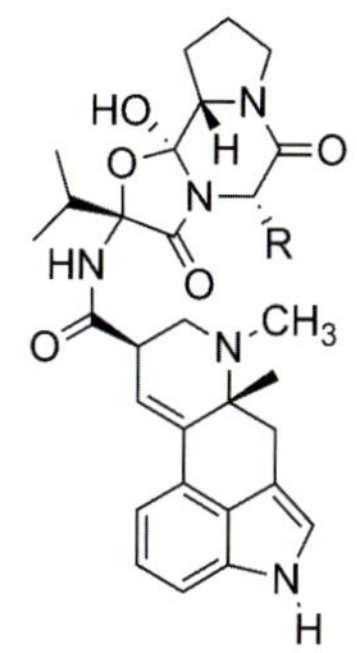

	ergotamine group	**ergoxine group**	**ergotoxine group**
R=CH_2Ph	ergotamine	ergostine	ergocristine
R=$CH_2CH(CH_3)_2$	ergosine	ergoptine	α-ergocryptine
R=$CH(CH)CH_2CH_3$	[β-ergosine]	[β-ergoptine]	β-ergocryptine
R=$CH(CH_3)_2$	ergovaline	ergonine	ergocornine
R=CH_2CH_3	ergobine	ergobutine	ergobutyrine

[ ] not yet known in nature

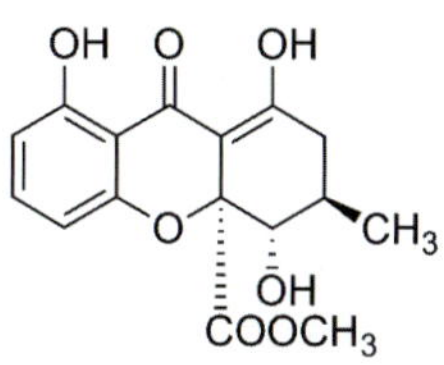

ergochrome A

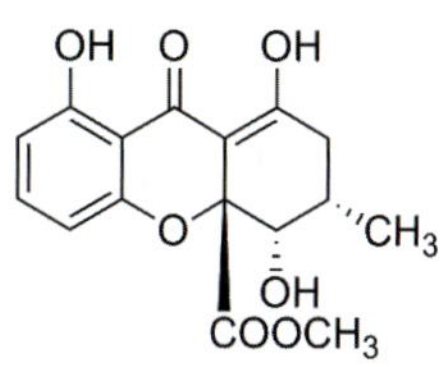

ergochrome B

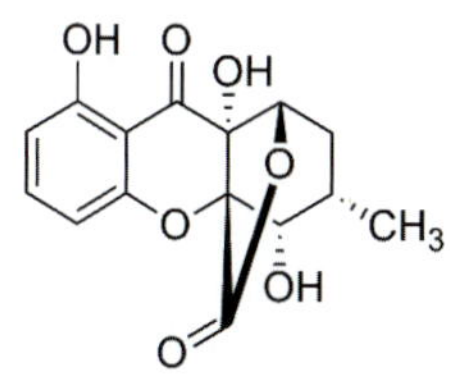

ergochrome C

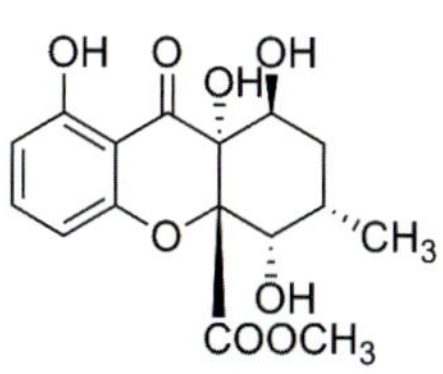

ergochrome D

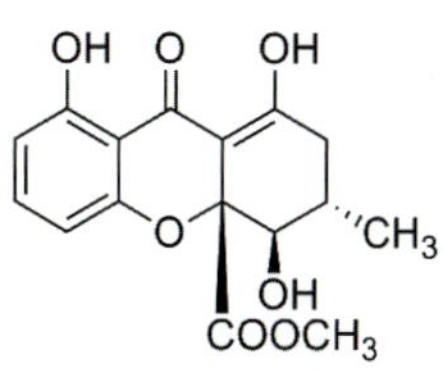

ergochrome E

	ergochrome	결합위치
secalonic acid A	A-A	2-2
secalonic acid B	B-B	2-2
secalonic acid C	A-B	2-2
secalonic acid D	E-E	2-2
ergoflavin	C-C	2-2
ergochrysin A	A-C	2-2
ergochrysin B	B-C	2-2

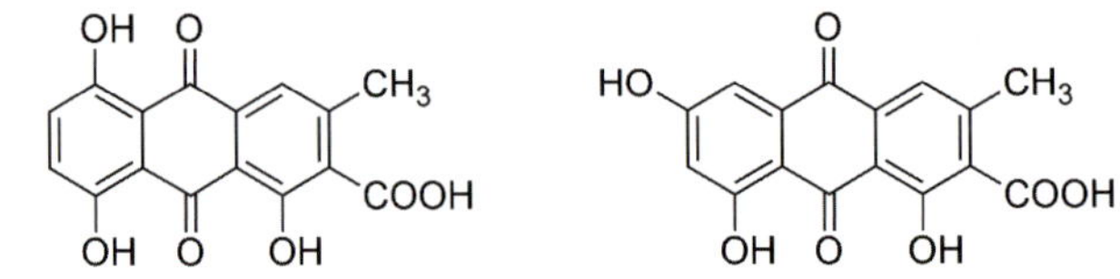

clavorubin endocrocin

약 리 • 맥각 알칼로이드는 교감신경을 마비시켜 혈관수축, 자궁근의 긴장 등을 일으킨다. 성분 계열로 보면 lysergic acid계가 isolysergic acid계보다 작용이 강하며, 추출조작 과정에서 전자는 후자로 전환하기 쉽다. 따라서 실용되는 것은 lyserigc acid계의 반합성품이 많다.

(1) 자궁수축작용

• 맥각 알칼로이드는 교감신경 차단에 의한 자궁수축작용을 나타낸다. 그 작용은 ergometrine이 가장 강하고 ergotamine이 그 다음이다. ergometrine은 속효성이며 지속적으로 평활근을 수축시킨다.

(2) 심혈관계에 대한 작용

• ergotamine은 적출한 말초혈관의 평활근을 수축시킨다. 살아 있는 동물에서는 혈관이 수축되고 혈압이 오르며, 아울러 대상성(代償性) 심장 고동이 늦어진다.

• 다량의 ergotamine 또는 ergotoxine은 교감신경 전달물질의 유리를 억제하지는 않지만, α-수용체를 차단하여 adrenalin에 의한 혈압상승 작용을 반전시킨다. 그러나 맥각 alkaloid의 심장에 대한 작용은 혈관에 대한 작용보다 강하지 않다.

(3) 기 타

• ergotoxine (ergocornine, ergocryptine 및 ergocrystine의 동량 혼합물)군은 ergotamine의 작용과 유사하며 작용은 가장 강력하나 구토, 빈혈유발 등의 부작용도 강하다.

응 용 진통촉진, 지혈약으로 주로 산부인과에서 쓰인다. 정제 또는, 주사제로 ergonovine maleate, methyl ergonovine maleate, ergotamine tartarate 등의 제제가 있다.

저 장 법 맥각은 대량의 지방을 함유하므로 부패 또는 충해를 받기 쉽다. 맥각말은 petroleum ether로 탈지하고 건조하여 냉소에 저장한다. ergotamine은 공기, 광선에 의하여 변색되므로, 습도 6 ~ 8% 이하의 냉암소가 적당하다.

주의 및 부작용 소량에서는 연수를 흥분시키고(미주신경성 심장박동수 감소, 호흡 증가, 경련 등), 다량에서는 연수를 마비시켜 사망에 이르게 하기도 한다.

금기사항 임부

약전수재품목 **에르고타민타르타르산염, 에르고타민타르타르산염정, 디히드로에르고타민메실산염**

복 령

Poria Sclerotium KP CP JP
(茯苓, Bok Ryeong) hoelen

기 원 복령 *Poria cocos* Wolf (= *Wolfiporia cocos* Ryvarden et Gilbertson) (구멍장이버섯과 Polyporaceae)의 균핵이다.

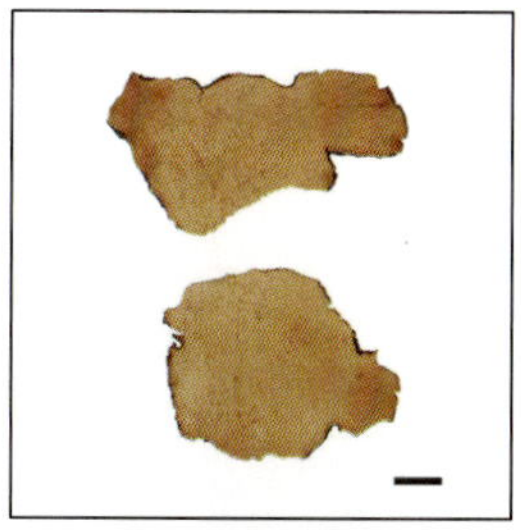

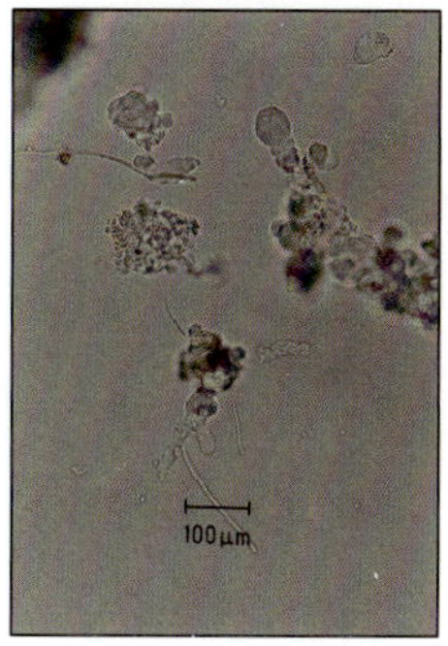

성 상 덩어리로 지름 10 ~ 30 cm, 무게 0.1 ~ 2 kg이고, 대부분 그 부스러진 조각 또는 자른 조각으로 되어 있다. 남아 있는 외피는 어두운 갈색 ~ 어두운 적갈색으로 거칠고 갈라진 틈이 있다. 속은 백색 또는 엷은 적색을 띤 백색으로 질은 단단하나 부스러지기 쉽다. 냄새가 거의 없고, 맛은 없으나 조금 점액성이다. 백색 ~ 회백색이고 견실하며 씹을 때 진액이 많은 것이 좋다.

성 분 **다당체**: pachyman, heteropolysaccharide류

Triterpenoid: pachymic acid, eburicoic acid, dehydroeburicoic acid, tumulosic acid, dehydrotumulosic acid, 3β-*p*-hydroxybenzoyldehydrotumulosic acid, poricoic acid A, G, H 등

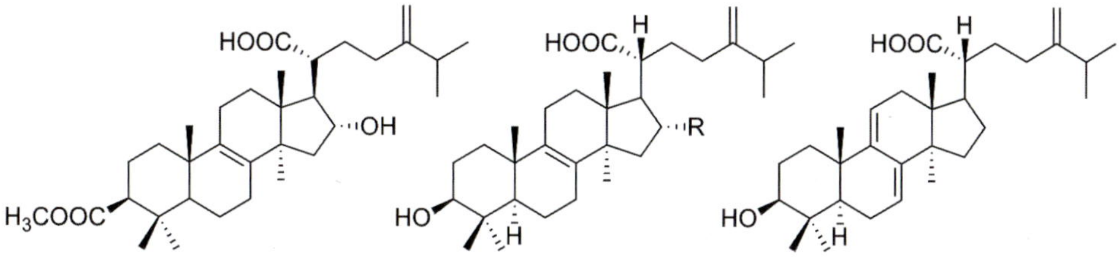

pachymic acid　　eburicoic acid, R=H　tumulosic acid, R=OH　　dehydroeburicoic acid

약 리 **(1) 이뇨작용**

- 물추출물을 실험동물에 경구투여하면 약한 이뇨작용이 나타난다(*in vivo*, rabbit, rat, mouse). 일시적으로 혈당이 상승하기는 하나 곧 정상으로 돌아온다.
- Ethanol추출물은 Na^+ 배출 증가와 함께 이뇨작용이 있다. 하지만 물추출물은 그러한 효과가 상대적으로 미약하다(*in vivo*, rat, *p.o.*).[1)]
- 추출물은 고용량의 NaCl 투여로 유도한 신장의 긴장과다에 의한 스트레스로부터 신장수집관 세포의 사멸을 억제한다(*in vitro*).[2)]

(2) 항염증작용

- 3β-*p*-hydroxybenzoyldehydrotumulosic acid는 TPA나 arachidonic acid로 유도한 귀의 염증을 억제한다(*in vivo*, mouse).[3)]
- 추출물은 sodium lauryl sulphate로 유도한 자극성 접촉성 피부염에 대해 항염증활성이 있으며, 이는 phospholipase A_2의 억제와 관련이 있다(*in vivo*, topical application).[4)]
- dehydrotumulosic acid와 pachymic acid는 피부염과 같은 염증성질환에 효과가 있다(phospholipase A_2 억제, *in vivo*).[5,6)]

(3) 자양작용, 진정작용

- 물추출물에는 약한 소화성 위궤양예방효과가 있고 교감신경을 흥분, 평활근마비, 자율운동감소, 긴장저하작용이 있다. 또한 위산을 감소시킨다(*in vivo*).

(4) 항암작용

- 복령의 triterpenoid계 화합물은 여러 암세포주에 대해서 세포독성을 나타내거나, 다제내성 암세포주의 항암제에 대한 감수성을 높여준다(*in vitro*).[7~10)]

• 여러 종류의 당과 단백질로 이루어진 heteropolysaccharide류는 Sarcoma 180에 의한 종양생성을 억제한다 (*in vivo*).[11]

(5) 기 타

• 적혈구용해억제작용: 복령의 triterpene 성분들은 AAPH에 의하여 적혈구세포가 용해되는 것을 막아준다 (자유라디칼 소거 작용, *in vitro*).[12]

• 진토작용: 24번 탄소에 exomethylene기가 있는 triterpene은 $CuSO_4$에 의한 구토를 억제한다 (*in vivo*, frog).[13]

확인시험 (1) 1 g에 acetone 5 m*l*를 넣고 수욕상에서 흔들어 섞으면서 2 분간 가온한 다음 여과한다. 여액을 증발건고하고 잔류물을 glacial HOAc 0.5 m*l*에 녹이고 H_2SO_4 1방울을 넣을 때 엷은 적색을 나타내고 곧 어두운 녹색으로 변한다 (Lieberman-Burchard 반응, triterpenoid 및 ergosterol).

(2) 횡단면 또는 가루에 요오드시액 1방울을 넣을 때 진한 적갈색을 나타낸다 (pachyman).

규 격 회분 1.0% 이하

응 용 건위, 이뇨, 진정약으로 위내정수 (胃內停水), 심계항진 (心悸亢進), 소변불리 (小便不利), 구갈 (口渴), 현기증 등에 쓰인다.

처 방 위령탕 (胃苓湯), 인진오령탕 (茵蔯五苓湯), 가미온담탕 (加味溫膽湯), 계지복령환 (桂枝茯苓丸), 오적산 (五積散), 오림산 (五淋散), 오령산 (五苓散), 십전대보탕 (十全大補湯), 소반하가복령탕 (小半夏加茯苓湯), 저령탕 (猪苓湯), 영계출감탕 (苓桂朮甘湯), 복령음 (茯苓飮)

용 량 9 ~ 15 g

관련생약

• 복신[KHP]

• 복령피: 복령의 외피이다.

• 적복령: 복령의 마른 균핵의 외피 속에 담적색의 부분이다.

• 복신목: 복령의 균핵 속에 있는 소나무의 뿌리이며 겉에 복신이 남아서 붙어 있고 부목 (腐木)과도 같다.

참고문헌

1) Zhao YY *et al.* (2012) J. Ethnopharmacol. 144: 775-758
2) Lee SM *et al.* (2012) J. Ethnopharmacol. 141: 368-376
3) Yasukawa *et al.* (1998) Phytochemistry 48: 1357-1360
4) Fuchs SM *et al.* (2006) Skin Res. Technol. 12: 223-227
5) Cuellar *et al.* (1997) Chem. Pharm. Bull. 45: 492-494
6) Cuellar *et al.* (1996) J. Nat. Prod. 59: 977-979
7) Shan H *et al.* (2012) Planta Med. 78: 428-433
8) Kikuchi T *et al.* (2011) J. Nat. Prod. 74: 137-144
9) Zhou L *et al.* (2008) Chem. Pharm. Bull. (Tokyo). 56: 1459-1462
10) Ling H *et al.* (2011) Breast Cancer Res. Treat. 126: 609-620
11) Jin Y *et al.* (2003) Carbohydr. Res. 338: 1517-1521
12) Sekiya *et al.* (2003) Phytother. Res. 17: 160-162
13) Tai *et al.* (1995) Planta Med. 61: 527-530

복 신

Poria Sclertum Cum Pini Radix KHP
(茯神, Bok Sin) Wolf

기 원 소나무 뿌리에 기생하는 복령 *Poria cocos* Wolf (구멍장이버섯과 Polyporaceae)의 균핵(菌核) 속에 있는 송근(松根)의 백색부분이다.

성 상 형체가 복령과 같으나, 소나무 뿌리가 가운데에 관통되어 있는 것이 특징이다. 질은 단단하고 분질(粉質)이다. 절단된 솔뿌리는 단면이 황갈색이고 표면에 나이테가 있다. 육질이 두껍고 충실하고, 솔뿌리가 작은 것이 좋다.

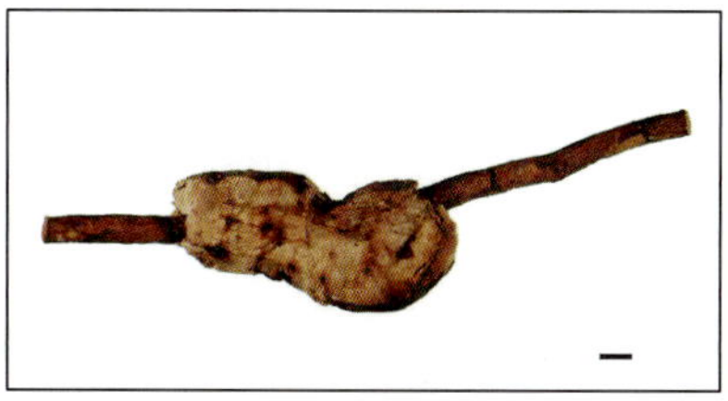

성 분 β-pachymose, pachymic acid, ergosterol, protein, fat 등을 함유한다.

약 리 **(1) 진정작용**

- 실험동물의 위에 복신 10 ~ 20 g/kg을 관류하면 진정작용이 나타나며 경면(傾眠) 상태가 일어난다. 안식향산나트륨카페인으로 흥분시킨 생쥐의 복강에 복신의 전제 5 g/kg을 주사하면 진정률은 90%, 진정지수는 3.11이다.
- 한방에서는 복신의 진정작용이 복령보다 더 좋은 것으로 본다.

(2) 기 타

- 이 외에도 복령의 경우에서와 같이 이뇨작용, 자양작용이 있으며 혈당강하작용도 알려져 있다.

응 용 경계, 건망, 불면, 소변불리(小便不利) 등에 쓴다.

처 방 복신탕(茯神湯), 귀비탕(歸脾湯), 황련청심음(黃連淸心飮)

용 량 9 ~ 15 g, 또는 환제나 산제로 해서 쓴다.

영 지

Ganoderma KHP CP
(靈芝, Yeong Ji) Reishi mushroom, holy mushroom

기 원 영지 *Ganoderma lucidum* Leyss. ex Fr. Karsten (구멍장이버섯과 Polyporaceae) 및 기타 근연종의 자실체이다. 색에 따라 홍지(紅芝), 황지(黃芝), 자지(紫芝), 백지(白芝), 흑지(黑芝)라고도 불린다. 중국 약전에서는 홍지(紅芝)를 *G. lucidum* karst., 자지(紫芝)를 *G. sinense* Zhao, Xu et Zhang으로 규정하고 있다.

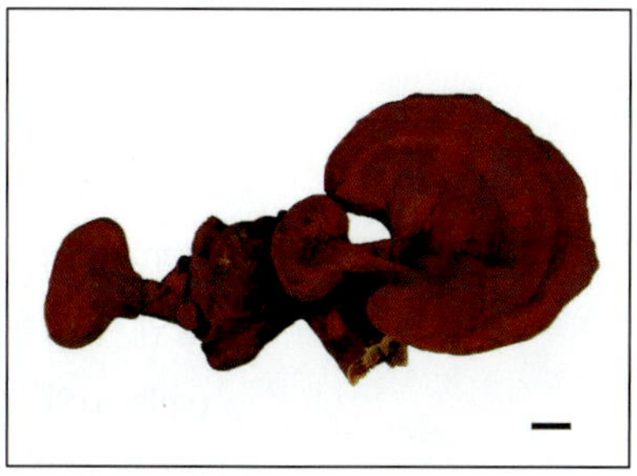

성 상 삿갓은 반원형 또는 콩팥 모양이고 목질화되어 딱딱하다.

바깥면은 종에 따라 붉은색, 검은색, 푸른색, 흰색, 노란색, 자주색 등 각각 다른색을 띠고, 칠(漆)과 같은 광택이 있으며 안쪽면의 관공면(管孔面)은 흰색 또는 연한 갈색이다. 자루는 6 ~ 10 cm로 특히 삿갓의 지름보다 길고 윤기가 있는 검은색이다. 횡단면을 현미경으로 볼 때 표피는 붉은색을 띤 표피세포로 되어 있고 그 안쪽으로는 가늘고 긴 균사체로 되어 있다. 냄새가 거의 없고 맛은 약간 쓰다.

성 분 Triterpene: ganoderic acid A ~ T, ganoderic acid β, ganoderiol F, ganodermanondiol, lucidenic acid A ~ P, lucialdehyde A ~ S, methyl lucidenate F, lucidenolactone, methyl ganoderate E, F, methyl lucidenate P, Q, L, 26-hydroxy-5α-lanosta-7,9(11),24-triene-3,22-dione 등

Steroid: ganoderol A, B, ganoderal A, ganoderic acid Y, ganodermic acid S

다당류: GL-1, ganoderan B, C 등

Proteoglycan: GLIS

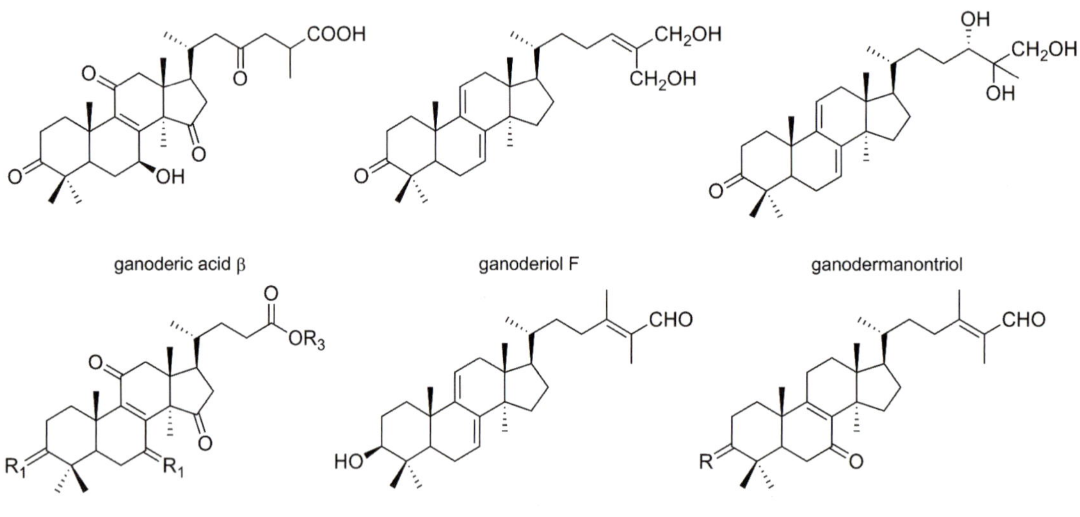

ganoderic acid β　ganoderiol F　ganodermanontriol

lucidenic acid N, R_1=αH,OH, R_2=αH, OH, R_3=H
methyl lucidenate F, R_1=R_2=O, R_3=CH_3

lucialdehyde A

lucialdehyde B, R=O
lucialdehyde C, R=αH, OH

약 리 **(1) 항종양작용**

- 영지에는 NFκB와 AP-1의 활성을 억제하고 암세포에서 나타나는 세포간 부착과 침윤과정을 억제하는 등의 명백한 항암활성이 있다. 그러나, 그 기원에 따라 이러한 활성이 달라질 수 있다.[1)]
- 추출물은 유방암세포의 분열을 억제하고 세포사멸을 유도하며,[2)] 이는 항염증성 기작과 관련이 있다(*in vitro*).[3)]
- ganoderic acid 및 ganoderic acid Me는 NFκB의 활성화를 억제함으로써 유방암세포주의 세포분열 및 혈관신생을 억제하고 세포사멸을 유도한다(*in vitro, in vivo*).[4,5)]
- triterpene이 다량으로 들어 있는 분획은 간암세포의 성장을 억제하며(*in vitro*),[6)] 대장염 연관 대장암 발생을 낮추어준다(*in vivo*).[7)] 또한 ganoderic acid F를 비롯한 triterpenoid 분획은 비장(spleen)의 고형암과 간으로의 전이과정에 유효하다(*in vivo*, mouse).[8)]
- lanostanoid류인 ganoderic acid의 유도체 ganoderic acid A, DM, T 등은 다양한 암세포주에 대하

여 세포독성을 나타낸다(*in vitro*).[9~11]

• lucidenic acid P, Q, methyl lucidenate P를 비롯한 triterpenoid류 성분들은 Epstein-Barr virus의 활성화를 억제한다.[12]

• 26-hydroxy-5α-lanosta-7,9 (11),24-triene-3,22-dione은 quinone oxidoreductase의 활성을 증가시킨다(*in vitro*, hepa1c1c7 murine hepatoma cell).[13]

• 임상적으로, 영지의 다당류 분획은 항암작용을 나타내며, 특히 암이 어느 정도 진행된 환자에 있어서 면역기능을 강화시킨다.[14]

• 내분비요법을 받은 유방암 환자가 치료 후 한 달간 영지의 포자분말을 섭취했을 때, TNFα 및 IL-6의 수치가 감소하고 간과 신장의 기능이 향상된다. 또한 수술 후 느끼는 심리적 불안 또는 우울증, 피로감이 효과적으로 개선된다.[15]

(2) 심혈관계에 대한 작용

• 영지는 혈중 LDL 콜레스테롤 수치를 낮추며(*in vivo*, hamster, minipig),[16] ganoderic acid와 그 유도체들은 cholesterol의 합성을 억제한다(*in vitro*).[17]

• 26-oxygenosterol계인 ganoderol A, B, ganoderal A, ganoderic acid Y은 lanosterol 14α-demethylase의 활성을 저해함으로써 콜레스테롤의 합성을 억제한다(*in vitro*).[18]

• ganodermic acid S는 prostaglandin E (1)에 의한 cAMP의 생성을 촉진함으로써 혈소판응집억제작용을 나타낸다(*in vitro*).[19]

• 추출물은 교감신경을 억제하여 혈압강하작용을 나타낸다(*in vivo*, rabbit, mouse).[20]

• 알코올추출물은 개구리의 심장에 대해서 현저한 강심효과를 나타낸다.

(3) 세포보호작용

• 간세포보호작용: 영지의 포자는 카드뮴으로 유도한 간조직의 손상으로부터 간세포를 보호한다(*in vitro*).[21] 다당류는 BCG 감염으로 유도한 간독성에 대해 보호효과가 있으며(*in vivo*, mouse),[22] 담즙관 결찰로 유도한 간섬유화를 억제한다(*in vivo*, rat).[23] ganoderenic acid A에는 β-glucuronidase 억제작용이 있고, 이러한 작용은 이 화합물의 간세포보호작용(*in vivo*)과 연관이 있는 것으로 보인다.[24]

• 열탕 추출물에는 항산화작용이 있으며 간세포와 신장세포보호작용이 있다(*in vivo*, mouse).[25] 영지의 terterpene류에는 항산화작용이 있다.[26]

• 뇌세포보호작용: 영지 추출물은 amyloid-β로 유도한 뇌세포독성으로부터 신경세포를 보호하고 synapse의 형태 및 기능을 유지시킨다(*in vitro*).[27] 또한, 뇌염증반응 억제를 통해 dopanine성 신경의 손실을 막아준다(*in vitro*).[28]

• 위세포보호작용: 다당류는 indomethacin으로 유도한 위궤양으로부터 위세포를 보호한다(*in vivo*. rat).[29]

• 췌장세포보호작용: 다당류는 alloxan으로 유도한 췌장선(pancreatic islet)의 손상으로부터 췌장을 보호한다(*in vitro*, *in vivo*, mouse).[30]

(4) 면역계에 대한 작용

• 면역증강작용: proteoglycan인 GLIS는 B임파구를 활성화시키며(*in vitro*),[31] 다당류 분획은 T 임파구도 활성화시킨다.[32]

• 면역조절작용: ganoderiol F와 ganodermanondiol을 비롯한 terpenoid류에는 항보체활성이 있으며,[33]

LZ-8에는 면역조절작용이 있어 전신성 과민증(systemic anaphylaxis)을 억제한다(*in vivo*, mouse).[34) histamine의 유리를 억제하는 ganoderic acid C와 D가 분리되었다.[35)]

(5) 항바이러스작용

- ganoderic acid B는 구조적으로 HIV-1 protease에 효과적으로 작용한다.[36)] 다당류에 결합된 산성 단백질에는 항 HSV작용이 있으며,[37)] acyclovir, vidarabine, interferon과 같은 바이러스 치료제의 작용을 증강시킨다(*in vitro*, Vero cell).[38)]
- 수용성 물질인 GLMe-4는 선택적으로 vesicular stomatitis virus(VSV)에 대한 항바이러스작용을 나타낸다(*in vitro*).[39)]
- lucidenic acid O와 lucidenic lactone은 DNA polymerase α(calf), DNA polymerase β(rat), HIV 역전사 효소의 활성을 억제한다(*in vitro*).[40)] ganoderic acid β를 비롯한 triterpene류는 HIV-1 protease의 활성을 억제한다(*in vitro*).[41)]

(6) 기 타

- 혈당강하작용: 영지의 물추출물 및 다당류 분획은 (+db/+db) mouse 및 streptozotocin으로 유도한 흰쥐의 당뇨모델에서 혈당강하작용이 있으며(*in vivo*),[42,43)], PTP(protein tyrosine phosphatase) 1B의 활성화를 억제함으로써 인슐린 수용체의 인슐린에 대한 감수성을 높여준다.[44)]
- 진통작용: ganoderic acid A, B, G, H와 compound C6에는 진통작용이 있다(*in vivo*, acetic acid-induced writhing method).[45)]
- 물추출물은 진정작용을 나타내며(*in vivo*, mouse), 현저한 진해 · 거담효과를 나타낸다.
- 추출물은 방사선 조사로 인한 장애를 줄여 주며, 조사 전후의 투여에 대한 영향은 적다(*in vivo*, mouse).[46)]
- 추출물은 항생제의 작용을 증강시킨다(*in vitro*).[47)]

확인시험 (1) 가루 0.5 g에 glacial HOAc 5 m*l*를 넣고 수욕상에서 5 분간 가온하여 얻은 여액 2 m*l*에 H_2SO_4을 넣을 때 접계면은 엷은 홍색을 띠고, 놓아두면 어두운 녹색으로 변한다(Liebermann-Burchard 반응).
(2) 가루 0.5 g에 7% HOAc 10 m*l*을 넣어 가끔 흔들면서 수욕에서 5 분간 가온, 여과한 여액에 Mayer 시액을 가하면 황백색의 침전이 생긴다.

응 용 강장, 진정약으로 불면, 신경쇠약증, 소화불량, 노인성 기관지염에 의한 기침 등의 만성질환에 쓴다. 민간에서는 건강식품으로 고지혈증, 협심증, 부정맥, 간염, 소화성궤양, 당뇨 등에 쓴다.

처 방 영지환(靈芝丸)

용 량 3 ~ 15 g, 추출물로 만든 캡슐제제(606 mg)로는 3 ~ 6캡슐

주의 및 부작용 수개월간 계속해서 복용할 경우, 드물게 현기증, 가려움, 위의 동통, 혈변, 코피, 구강건조, 알러지반응 등이 나타날 수 있다.[40)]

● 참고문헌

1) Sliva D (2003) Integr. Cancer Ther. 2: 358-364
2) Wu G *et al.* (2013) Am. J. Chin. Med. 40: 631-642
3) Martínez-Montemayor MM *et al.* (2011) Nutr. Cancer 63: 1085-1094
4) Li F *et al.* (2012) Int. J. Clin. Pharmacol. Ther. 50: 712-721
5) Jiang J *et al.* (2008) Int. J. Mol. Med. 21: 577-584

6) Lin SB *et al.* (2003) Life Sci. 72: 2381-2390
7) Sliva D *et al.* (2012) PLoS One 7: e47873
8) Kimura Y *et al.* (2002) Anticancer Res. 22: 3309-3318
9) Liu RM *et al.* (2012) Eur. J. Pharmacol. 681: 23-33
10) Chen NH *et al.* (2010) Pharmacol. Rep. 62: 150-163
11) Yue QX *et al.* (2010) Phytomedicine 17: 606-613
12) Iwatsuki K *et al.* (2003) J. Nat. Prod. 66: 1582-1585
13) Ha TB *et al.* (2000) Planta Med. 66: 681-684
14) Gao Y *et al.* (2003) Immunol. Invest. 32: 201-215
15) Zhao H *et al.* (2012) Evid. Based Complement Alternat. Med.
16) Berger A *et al.* (2004) Lipids Health Dis. 3: 2
17) Komoda Y *et al.* (1989) Chem. Pharm. Bull. 37: 531-533
18) Hajjaj H *et al.* (2005) Appl. Environ. Microbiol. 71: 3653-3658
19) Su C *et al.* (2000) Thromb. Res. 99: 135-145
20) Lee SY and Rhee HM (1990) Chem. Pharm. Bull. 38: 1359-1364
21) Jin H *et al.* (2012) Food Chem. Toxicol. 52C: 171-175
22) Zhang GL *et al.* (2002) World J. Gastroenterol. 8: 728-733
23) Park EJ *et al.* (1997) Biol. Pharm. Bull. 20: 417-420
24) Kim DH *et al.* (1999) Biol. Pharm. Bull. 22: 162-164
25) Shieh YH *et al.* (2001) Am. J. Chin. Med. 29: 501-507
26) Zhu M *et al.* (1999) Phytother. Res. 13: 529-531
27) Lai CS *et al.* (2008) Brain Res. 1190: 215-224
28) Zhang R *et al.* (2011) Evid. Based Complement. Alternat. Med.
29) Gao Y *et al.* (2002) Life Sci. 72: 731-745
30) Zhang HN *et al.* (2003) Life Sci. 73: 2307-2319
31) Zhang J *et al.* (2002) Life Sci. 71: 623-638
32) Bao XF *et al.* (2002) Chem. Pharm. Bull. 50: 623-629
33) Min BS *et al.* (2001) Planta Med. 67: 811-814
34) Kino K *et al.* (1991) Int. J. Immunopharmacol. 13: 1109-1115
35) Kohda H *et al.* (1985) Chem. Pharm. Bull. 33: 1367-1374
36) Akbar R *et al.* (2011) Bioinformation 7: 413-417
37) Eo SK *et al.* (2000) J. Ethnopharmacol. 72: 475-481
38) Oh KW *et al.* (2000) J. Ethnopharmacol. 72: 221-227
39) Eo SK *et al.* (1999) J. Ethnopharmacol. 68: 129-136
40) Mizushina Y *et al.* (1999) Bioorg. Med. Chem. 7: 2047-2052
41) Min BS *et al.* (1998) Chem. Pharm. Bull. 46: 1607-1612
42) Li F *et al.* (2011) Int. J. Mol. Sci. 12: 6135-6145
43) Seto SW *et al.* (2009) Phytomedicine 16: 426-436
44) Wang CD *et al.* (2012) Br. J. Nutr. 108: 2014-2025
45) Koyama K *et al.* (1997) Planta Med. 63: 224-227
46) Hsu HY *et al.* (1990) Am. J. Chin. Med. 18: 61-69
47) Yoon SY *et al.* (1994) Arch. Pharm. Res. 17: 438-442

저 령 Polyporus Sclerotium [KP CP JP]

(猪苓, Jeo Ryeong) chuling

기 원 저령 *Polyporus umbellatus* Fries (구멍장이버섯과 Polyporaceae)의 균핵이다. 오리나무속 *Alnus* spp., 참나무속 *Quercus* spp. 및 자작나무속 *Betula* spp. 등의 살아 있는 뿌리에 부착하여 자란다.

성 상 막대 모양, 원형에 가까운 모양 또는 납작한 덩어리 모양이고 가지가 갈린 것도 있으며, 길이 5 ~ 25 cm, 지름 2 ~ 6 cm이다. 바깥면은 검은색, 회색 또는 흑갈색이고 쭈글쭈글 하거나 혹모양의 돌기가 있다. 몸체는 가볍고 질은 단단하다. 잘린 면은 흰색에 가깝거나 황백색이고 대개 과립 모양이다. 냄새와 맛이 없다.

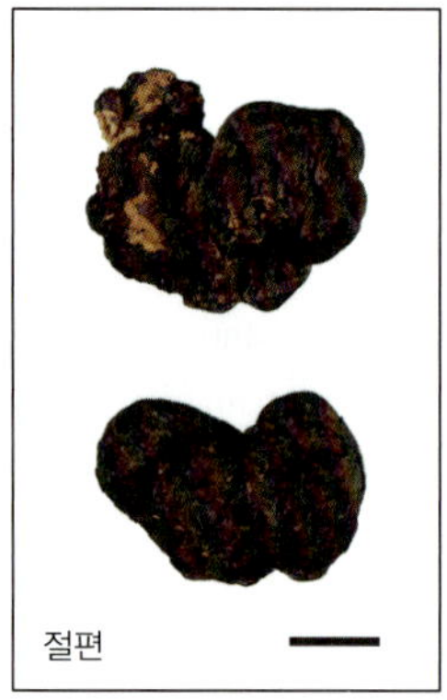

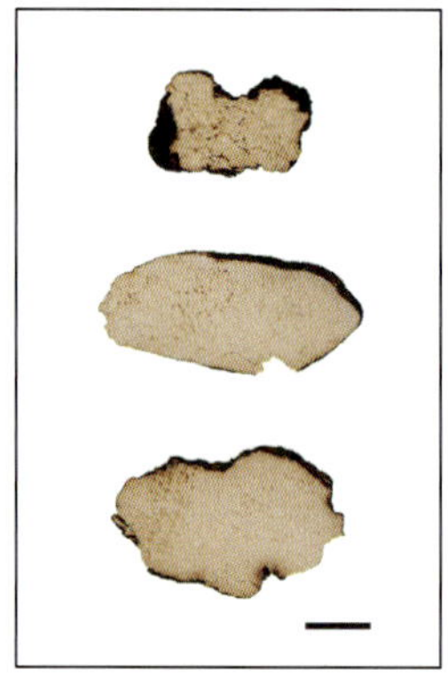

성 분 Sterol: ergosterol, ergosta-4,6,8(12),22-tetraen-3-one, polyporusterone A ~ G

다당체: glucan

지방산: L-α-hydroxytetracosanoic acid

기 타: acetosyringone, 3,4-dihydroxybenzaldehyde, biotin 등

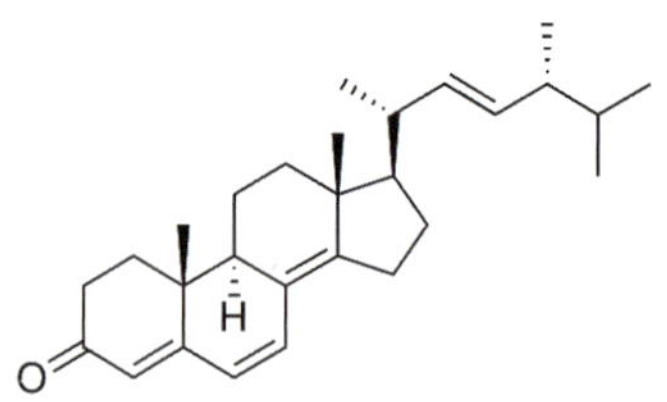

ergosta-4,6,8(12),22-tetraen-3-one

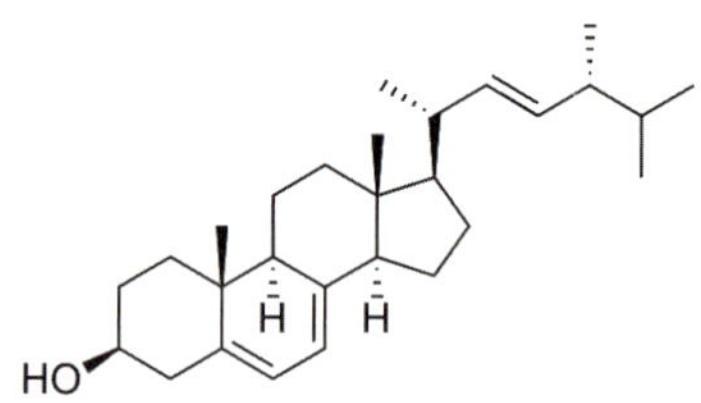

ergosterol

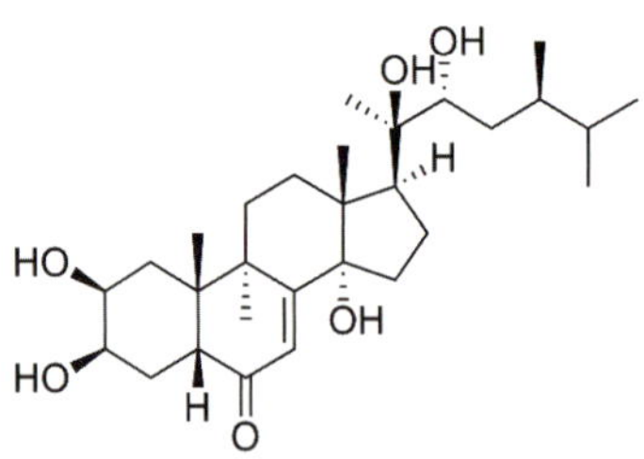

polyporusterone A

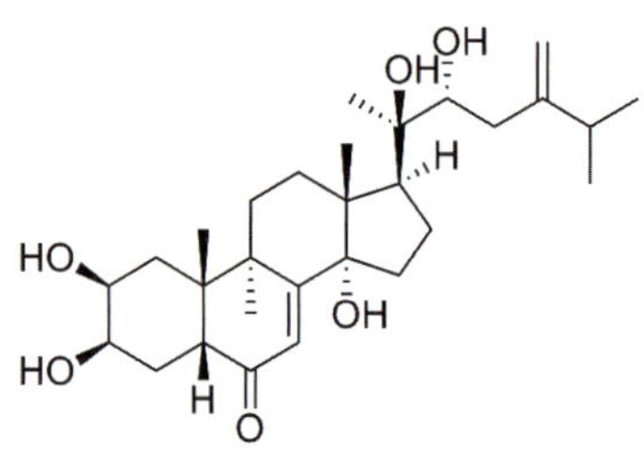

polyporusterone B

약 리 (1) 이뇨·혈압강하작용

- 물추출물은 세뇨관에서의 전해질과 물의 재흡수를 억제함으로써, 정상인이나 실험동물 (*in vivo*, rabbit- *p.o.*, dog- *i.v.*)에 대해서 이뇨작용을 나타내는 것으로 보인다. 그러나 사람에게 있어 상용량인 3 g의 물추출물로는 이뇨작용 (Na^+, K^+, Cl^-의 배설증가)을 실증할 수 없다.

- ergosta-4,6,8(14),22-tetraen-3-one은 deoxycoricosterone acetate를 투여한 부신적출동물의 뇨 속 Na^+/K^+ ratio를 정상치로 회복시키는 반면 정상동물의 Na^+ K^+ 배출량에는 영향을 미치지 않는 것으로 보아, 항이뇨호르몬인 aldosterone에 대한 저해효과가 있는 것으로 보인다 (*in vivo*, rat, *p.o.*).[1]

(2) 항종양작용

- 다당류인 glucan에는 항종양작용이 있다.
- 저령의 추출물과 mitomycin C를 병용하면 Sarcoma-180 (간암유도)을 이식한 실험동물의 생존기간이 연장된다 (*in vivo*, mouse, *p.o.*).[2]
- polyporusterone A ~ G는 leukemia 1210 cell의 증식을 억제한다 (*in vitro*).[3]

(3) 기 타

- 발모촉진작용: acetosyringone과 polyporusterone A, B에는 발모촉진작용이 있다 (*in vivo*, C3H/He mouse).[4,5]
- 항세균작용: 알코올추출물은 황색포도상구균과 대장균에 대한 억제작용이 있다.

확인시험 가루 0.5 g에 acetone 5 m*l*를 넣어 수욕상에서 흔들어 섞으면서 2 분간 가온한 다음 여과한다. 여액을 증발건조하고 잔류물에 glacial HOAc 5방울을 넣어 녹이고 H_2SO_4 1방울을 넣으면 액은 적자색을 나타내며, 곧 어두운 녹색으로 변한다 (Liebermann-Buchard 반응, ergosterol).

규 격 **회분** 16.0% 이하 **산불용성회분** 4.0% 이하

응 용 이뇨, 소염, 해열, 지갈 (止渴), 지사약으로 소변불리 (小便不利), 구갈, 신장질환에 쓴다.

처 방 저령탕 (猪苓湯), 오령산 (五苓散), 저령산 (猪苓散)

용 량 6 ~ 12 g

● 참고문헌

1) Yuan D *et al.* (2004) Biol. Pharm. Bull. 27: 867-870
2) You JS *et al.* (1994) Am. J. Chin. Med. 22: 19-28
3) Ohsawa T *et al.* (1992) Chem. Pharm. Bull. 40: 143-147
4) Ishida H *et al.* (1999) Biol. Pharm. Bull. 22: 1189-1192
5) Inaoka Y *et al.* (1994) Chem. Pharm. Bull. 42: 530-533

한 천 Agar KP JP
(寒天, Han Cheon) agar

기 원 우뭇가사리 *Gelidium amansii* Lamouroux 및 그 밖의 동속식물 (우뭇가사리과 Gelidiaceae) 또는 여러 종류의 홍조류 (Rhodophyta)에서 얻은 점액을 동결 탈수, 건조한 것이다. 일본약전은 *G. elegans* Kuetzing 및 동속식물과 여러 홍조류들을 그 기원으로 수록하고 있다.

산 지 한국 남부, 일본, 아프리카 서북부 해안, 인도양 및 태평양 제도의 난류유역 (5 ~ 20 m의 해저 암석변에 생육)

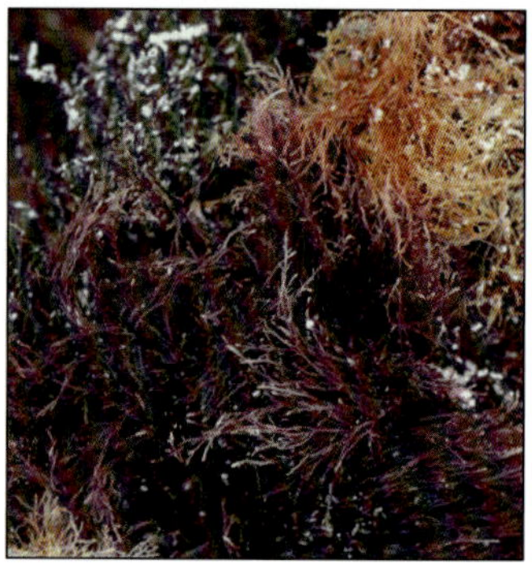

성 상 반투명 백색으로 사면주체, 선상 또는 인편상의 가는 조각으로 되고 사주체의 것은 길이 약 26 cm, 자른면은 4 cm^2, 선상의 것은 길이 약 35 cm, 너비 약 3 mm, 인편상의 것은 길이 약 3 mm의 가는 조각으로 표면에는 주름 및 광택이 다소 있으며 질은 가볍고 질기며 부드럽다. 유기용매에 거의 녹지 않으며, 끓는 물(1 → 100)에서는 녹아 액성은 중성을 나타낸다. 냄새와 맛은 없으며 점활성이다.

성 분 다당류(50.1% ~ 76.2%). 주성분으로 agarose (60 ~ 80%)와 agaropectin (20 ~ 40%)으로 구성되어 있다. agarose는 중성의 galactose polymer로서 3,6-anhydro-L-galactose와 D-galactose가 β1 → 4 결합하고 있는 agarobiose가 기본단위이며, agaropectin은 sulfated polysaccharide로 이루어져 있다.

이 외에 cholesterol, boric acid 등을 함유한다.

약 리 위장관에서 소화, 흡수되지는 않으나, 대량의 수분을 흡수하여 팽윤하므로 팽창성 하제로서의 작용이 있다.

규 격 (1) H_2SO_4: 1.0 g에 물 100 m*l*를 넣어 끓여서 용해 시킬 때 액이 산성을 나타내지 않는다.

(2) 아황산 및 전분: (1)의 액 5 m*l*에 요오드 시액 2방울을 가할 때 시액의 색이 곧 없어지지 않는다.

(3) 불용물: 7.5 g에 물 500 m*l*를 넣고 15 분간 끓인 다음 넣어 정확히 500 m*l*로 만든다. 이 액 100 m*l*를 정확히 취하여 열탕 100 m*l*를 넣어 끓을 때 까지 가열하여 무게를 미리 잰 유리여과기 (G3)를 써서 뜨거울 때 여과한 다음 잔류물을 소량의 열탕으로 씻어 105℃에서 3시간 건조할 때 그 양은 15.0 mg 이하이다.

(4) 수분흡수도: 5.0 g에 물을 넣어 100 m*l*로 하여 잘 흔들어 섞어 25℃에서 24시간 방치한 다음 물로 적신 유리섬유를 써서 100 m*l*의 메스실린더에 여과할 때 여액의 양은 75 m*l* 이하이다.

건조감량 22.0% 이하 **회분** 4.5% 이하 **산불용성회분** 0.5% 이하(6시간) **기타 불용물** 1% 이하

응 용 점활제, 완하약으로 만성변비에 물 또는 우유와 섞어 쓴다. 연고, 좌약의 기제로, 미생물배양배지, 제과원료 및 직물공업에 사용되는 호료(糊料) 등 광범위하게 쓰인다.

해인초

Digenea KHP JP
(海人草, Hae In Cho) digenea

기 원 해인초 *Digenea simplex* C. Agardh (해인초과 Rhodomelaceae)의 전조(全藻)이다.

성 상 굵은 노끈 모양을 이루며 지름 2 ~ 3 mm이고 짧은 털 같은 작은 가지로 덮여 있으며, 불규칙한 두 갈래로 여러 번 갈라져 있다. 바깥면은 어두운 적자색 ~ 어두운 회자색 또는 회갈색이며, 때때로 석회나 소형의 해조류가 붙어 있다. 해조냄새가 나며, 맛은 약간 짜며 불쾌하다.

성 분 α-kainic acid (주성분), α-allokainic acid, domoic acid 등
기 타: 아미노산, 유기산, 당류, 펩티드, 다당류 등

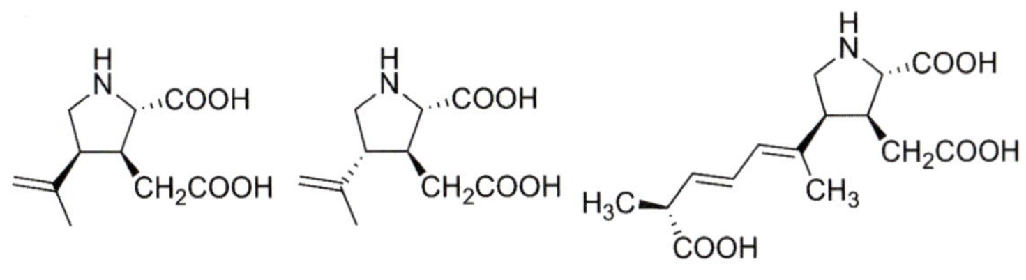

α-kainic acid α-allokainic acid domoic acid

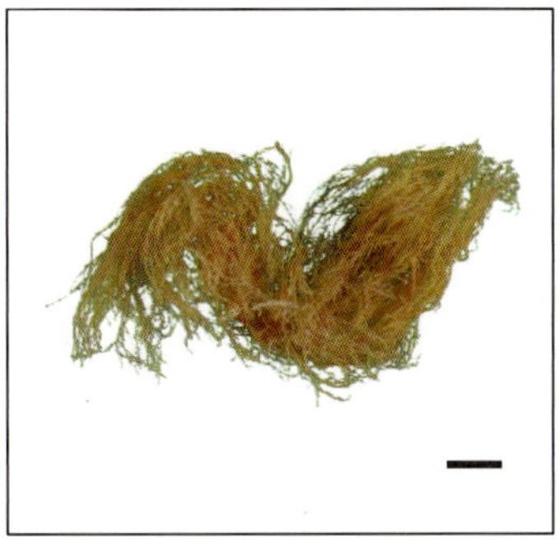

약 리 **(1) 구충작용**

- 경구투여하면 구충작용을 나타내나 피하주사하면 구토 등의 부작용이 나타난다.
- 돼지회충과 사람의 회충에 대해서도 구충작용을 나타내며 kainic acid 단독보다는 물추출물의 작용이 더 강하다.

(2) 기 타

- 물추출물은 HIV-1 저해활성을 나타낸다 (*in vitro*).[1)]
- kainic acid는 신경세포에 선택적인 독성을 나타내므로 여러 가지 퇴행성 신경질환 모델의 실험도구로 사용된다.[2)]

확인시험 5 g에 물 50 m*l*를 넣어 50 ~ 60℃에서 1시간 침출한 뒤 여과한다. 잔류물에 위와 같은 조작을 한 번 더하여 여과하고, 두 여액을 합하고 수욕상에서 증발시켜 약 25 m*l*를 만들어 검액으로 한다. 따로 kainic acid 50 mg을 물 10 m*l*에 녹여 표준액으로 한다. 검액 및 표준액 20 μ*l*씩을 TLC용 silica gel 박층판에 점적한다. 다음에 *n*-BuOH · H_2O · HOAc 혼합액 (5 : 4 : 1)의 상층액을 전개용매로 하여 약 10 cm 전개한 다음, 박층판을 바람에 말린다. 여기에 ninhydrin의 불포화 *n*-BuOH용액 (1 → 500)을 고르게 뿌려 90℃에서 10 분간 가열할 때, 검액 및 표준액에서 얻은 반점은 엷은 황색을 나타내고 각각의 R_f 값과 같다.

규 격 **이물** 다른 조류 등이 20.0% 이상 섞여 있지 않다. **건조감량** 22.0% 이하 **산불용성회분** 8.0% 이하

응 용 회충구제약으로 전제로 사용한다. 센나, 대황 또는 santonin과 함께 사용하는 경우가 많다.

용 량 6 ~ 10 g, 또는 산제로 복용한다.[¶1]

주의 및 부작용 임상에서 사용하는 약용량으로는 사람에게 특별한 부작용은 없다.[¶1]

유사생약

- kainic acid와 일부 구조가 공통되는 domoic acid를 함유한 생약 역시 회충구제 효능을 가지고 있어 같은 용도로 쓰인다. 지중해산 홍조류의 일종인 *Alsidium helminthochorton* Kuetzing과 일본산 녹조류인 *Codium fragile* Sringar 및 오키나와산 홍조류 *Chondria armata* Okamura 등이 있다.

● 참고문헌

1) Sekine H *et al.* (1995) Chem. Pharm. Bull. 43: 1580-1584
2) Coyle JT (1987) Ciba Found Symp. 126: 186-203

12 동물류 動物類 Animalis

간 유 Oleum Jecoris KP JP
(肝油, Gan Yu) cod liver oil

기 원 대구 *Gadus macrocephalus* Tilesius 또는 명태 *Theragra chalcogramma* Pallas (대구어과 Gadidae)의 신선한 간장 및 유문수(幽門垂)로부터 얻은 지방유로, 냉각과정을 통하여 석출되는 고형의 납(wax)을 제거한 것이다. 1 g에 대하여 비타민 A, 2000 ~ 5000 unit를 함유한다.

산 지 각 국. 우리나라에서는 동서남해 특히, 동해 북부 수역에 많다.

성 상 노란색 ~ 주황색의 기름으로 생선 비린내와 비슷한 특유의 냄새가 있다. 맛은 부드럽고 덤덤하다. EtOH에 잘 녹지 않으며, diethyl ether, $CHCl_3$ 또는 petroleum ether와 섞인다. 공기 또는 광선에 의하여 분해가 촉진된다.

성 분 retinol (vitamin A), cholecalciferol (vitamin D_3)

지방유 (구성지방산: palmitic acid 약 15%, oleic acid 7%, stearic acid, physetoleic acid, cetoleic acid 등)

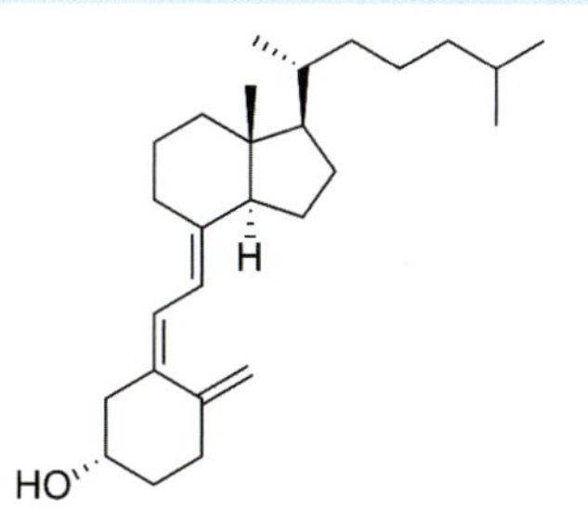
cholecalciferol (vitamin D_3)

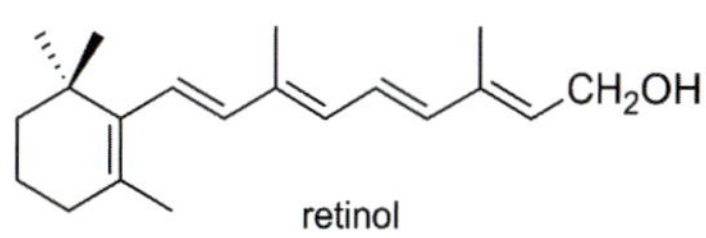
retinol

$H_3C-(CH_2)_5-CH=CH-(CH_2)_7-COOH$ physetoleic acid

$H_3C-(CH_2)_9-CH=CH-(CH_2)_2-COOH$ cetoleic acid

약 리 간유는 비타민 A와 D의 결핍증에 대해서 예방 또는 치료작용이 있다. 또한 혈소판의 응집을 억제하며 약물의 피부침윤을 향상시킨다. 혈장 중의 지질 성분과 지단백, lipase 활성에 영향을 미치며, 구루병, 각막연화증, 골경화증, 야맹증, 각막건조증, 빈혈, 선병질(scrofula, 허약아), 결핵, 영양장애 등에 대한 치료 효과가 있다.

확인시험 Carr-Price 반응: 0.1 g에 $CHCl_3$ 10 m*l*를 넣어 녹이고 이 액 1 m*l*를 취하여 삼염화안티몬($SbCl_3$) 시액 3 m*l*를 넣을 때 곧 청색으로 되지만 이 색은 빠르게 퇴색한다(Vitamin A).

규 격 **비누화가** 180 ~ 192 **비비누화물** 3.0% 이하 **비중** d^{20}_{20} : 0.918 ~ 0.928 **산가** 1.7 이하 **요오드가** 130 ~ 170

변패 가온할 때 불쾌한 패유성 냄새가 나지 않는다.

정량법 0.5 g을 정밀하게 달아 비타민 A 정량법의 제 2법에 따라 시험한다.

응 용 비타민 A, D 결핍증의 치료, 어린이와 임산부, 병후의 자양제로 쓴다. 10 ~ 33% 간유바셀린은 비타민 A 결핍, 창상 또는 수포가 터진 미란면에 외용한다. 외용약으로 쓸 때에는 그대로 바르거나 기초(약)제에 섞어서 바른다.

용 량 예방약으로는 하루에 1 ~ 2 g을, 치료약으로는 하루에 2 ~ 5 g을 쓴다.

주의 및 부작용 임신한 여성인 경우 간유를 과량 섭취해서는 안 된다(1 g 이하). 밀폐된 용기에 넣어서 직사일광을 피해 어둡고 찬 곳에 보관한다. 그렇지 않으면 비타민 A는 쉽게 산화되어 없어진다. 그리고 차광한 기밀용기에 넣고 거의 가득 채우든가 또는 공기를 질소로 치환하여 보존한다.

계내금 Galli Gigeriae Endothelium Corneum KHP CP (鷄內金, Gyeo Nae Geum), 계순피(鷄肫皮)

기 원 닭 *Gallus domesticus* Brisson (꿩과 Phasianidae)의 모래주머니의 내막(內膜)이다.

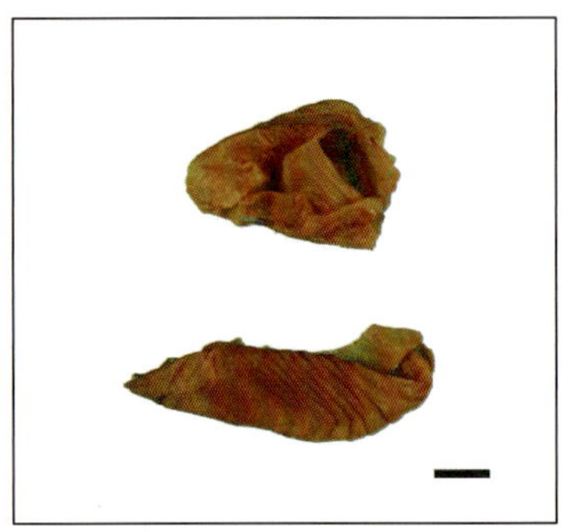

성 상 불규칙하게 말려 있는 주머니모양이고, 두께 약 2 mm이다. 바깥면은 황금색 ~ 황록색이고, 반투명하며 물결모양의 주름이 여러개 있다. 질은 가볍고 부서지기 쉬우며, 꺾은면은 각질이고 광택이 있다. 비린내가 약간 있고 맛은 약간 쓰다. 크고 얇으며 황금색으로 구멍이 나지 않고 윤상(輪狀)의 돌기가 많은 것이 좋다.

성 분 ventriculin, cystine, arginine, tryptophan 등을 주로 하는 단백질, biliverdin 유사물질 등

약 리 건위작용, 자양·강장작용, 수렴작용 등이 있으며, 폐결핵에 의한 유정의 증상에 유효하다.

응 용 건위, 소화, 지사약으로 소화불량, 구토, 복부팽만감, 이질, 유뇨(遺尿) 등에 쓴다.

처 방 익비환(益脾丸), 유유신집방(幼幼新集方)

용 량 3 ~ 9 g, 또는 가루로 하여 0.5 ~ 3 g을 삼킨다.

귀 판 Testudinis Chiemis Plastrum et Carapax KHP CP
(龜板, Gwi Pan) 귀갑(龜甲)

기 원 남생이 *Chinemys reevesii* Gray (남생이과 Emydidae)의 배딱지(복갑, 腹甲) 또는 등딱지(배갑, 背甲)이다.

성 상 **배딱지** 앞쪽은 무딘 원형이고 뒤쪽은 둔한 삼각형이다. 바깥면은 어두운 노란색이고, 광택이 있으며, 12조각이 결합된 자국이 있다. 안쪽은 황백색이고 질은 매우 딱딱하다.

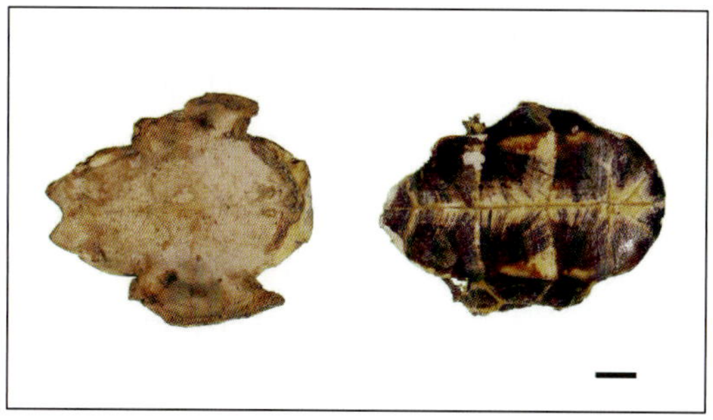

등딱지 장타원형이고, 길이 7 ~ 22 cm, 너비 6 ~ 18 cm이다. 바깥면은 갈색 혹은 흑갈색이고 척릉(脊稜)이 3개이며, 가운데줄은 앞에서부터 경순(頸盾), 추순(椎盾), 둔순(臀盾)이고, 양쪽에 늑순(肋盾)이 있고, 바깥쪽에 연순(緣盾)이 있다. 경순(頸盾)은 1개로 앞은 좁고 뒤는 넓으며, 추순(椎盾)은 5개로 제 1 추순의 길이는 너비보다 길거나 비슷하고, 제 2 ~ 4 추순의 길이는 너비보다 짧으며, 둔순(臀盾)은 좌우 각 1개이고, 늑순(肋盾)은 좌우 각 4개이고, 연순(緣盾)은 좌우 각 11개다.

비린내가 약간 있고 맛은 약간 짜다. 잘 마르고 살이 붙어 있지 않으며 광택이 있는 것이 좋다.

성 분 Ca염, 지방, 교질 등

약 리 결핵균억제, 면역기능강화, 간 및 비장에서의 핵산합성조절 등의 약리작용을 뒷받침하는 연구결과가 있다.

응 용 보신(補腎), 폐결핵의 만성소모열, 기침, 유정, 자궁출혈, 대하, 요통, 만성설사, 치질, 지혈, 혈뇨, 객혈, 토혈, 해열 등에 쓴다.

처 방 대보음환(大補陰丸), 구녹이선교(龜鹿二仙膠)

용 량 9 ~ 15 g

꿀 Mel KP CP JP
(蜂蜜, Kkul) honey

기 원 양꿀벌 *Apis mellifera* L. 또는 재래꿀벌 *A. indica* Radoszkowski (꿀벌과 Apidae)이 벌집에 모은 감미물을 채취한 것이다. 중국과 일본에서는 中華蜜蜂(중화밀봉) *A. cerana* Fabricus, 意大利蜂(의

대리봉) *A. mellifera* L.이 벌집에 모은 감미물을 쓴다.

성 상 엷은 황색 ~ 엷은 황갈색의 시럽과 같은 액으로 대개 투명하지만 때때로 결정이 생겨서 불투명하게 된다. 특이한 냄새가 있고 맛은 달다.

성 분 **당류**: invertose (65 ~ 85%), sucrose (2 ~ 10%), maltose, isomaltose, fructomalonate 등

아미노산: 약 3%: lysine, histidine, arginine, aspartic acid 등

유기산: 0.1 ~ 0.2%: butylic acid, lactic acid, succinic acid 등

기 타: acetylcholine, flavonoid류, ferulic acid, caffeic acid 등

약 리 **(1) 항미생물작용·상처치유작용**

- 포도상구균에 대하여 항생작용을 나타내며 밀원식물에 따라 효력에 많은 차이가 난다 (*in vitro*).[1] 또한 꿀은 구강에 상주하는 구균들에 대해서도 항생작용을 나타낸다.[2]
- 항미생물작용을 나타내는 물질로는 H_2O_2 외에 flavonoid류와 caffeic acid, ferulic acid와 같은 페놀류가 있다.[3]
- 상처난 부위에 꿀을 바르면 항생제사용기간을 줄일 수 있고 상처치유가 촉진된다 (*in vivo*, rabbit).[4]
- 꿀은 *Rubella* 바이러스에 대하여 항생작용을 나타낸다 (*in vitro*, 감기시럽에 배합되는 근거).[5]

(2) 기 타

- 꿀은 체액성면역에 의한 알러지를 감소시킨다 (*in vivo*, mouse).[6]
- 꿀을 한 달에 한 번 정도 눈에 점적하면 노인성백내장의 진행을 늦출 수 있다 (*in vivo*).[7]

순도시험 (1) **산** (酸) 10.0 g에 물 50 m*l*를 섞은 다음 1M KOH로 중화하였을 때 그 소비량은 0.5 m*l* 이하이다 (지시약: 페놀프탈레인 시액 2방울).

(2) **황산염** 1.0 g에 물 2.0 m*l*를 섞은 다음 여과한 여액에 $BaCl_2$ 시액 2방울을 넣을 때 곧 변하지 않는다.

(3) **암모니아정색물** 1.0 g에 2.0 m*l*를 섞은 다음 여과한 여액에 NH_4OH 시액 2 m*l*를 넣을 때 액은 곧 변색하지 않는다.

(4) **레소르신정색물** 5.0 g에 diethyl ether 15 m*l*를 넣고 흔들어 섞은 다음 여과한다. 여과한 diethyl ether 용액을 상온에서 증발하고 그 잔류물에 레소르신 시액 1 ~ 2방울을 넣을 때 잔류물 및 용액은 황적색을 나타내는 일이 있더라도 1시간 이상 지속되는 적색 ~ 적자색을 나타내지 않는다.

(5) **전분 및 덱스트린**

가) 7.5 g에 물 15 m*l*를 넣어 흔들어 섞은 다음 수욕상에서 가온하여 여기에 tannic acid 시액 0.5 m*l*를 넣고 식힌 다음 여과한 여액 1.0 m*l*에 HCl 2방울을 넣은 무수 EtOH 1.0 m*l*를 넣을 때 용액은 혼탁되지 않는다.

나) 2.0 g에 물 10 m*l*를 넣고 수욕중에서 가온한 다음 섞어 식히고 이 용액 1.0 m*l*에 요오드 시액 1방울을 넣고 흔들어 섞었을 때 용액은 청색, 녹색 또는 적갈색을 나타내지 않는다.

규 격 **이물** 1.0 g에 물 2.0 m*l*를 넣어 섞고 원심분리하여 얻은 침전물을 현미경으로 보면 화분 이외의 이물이 없다. **회분** 0.4% 이하 **저장법** 기밀용기 **비중** 50.0 g에 물 100 m*l*를 섞은 액의 비중은 d^{20}_{20} 1.111 이상을 나타낸다.

응 용 영양제, 감미료, 환제의 결합제, 식용. 위화물로 인공전화당이나 서당 (설탕) 등을 섞는 경우가 있다.

처　방　대반하탕(大半夏湯)

용　량　9 ~ 30 g, 변비에는 한번에 40 ~ 80 g까지도 쓴다. 또는 산제, 환제로 사용한다.

금기사항　유아의 경우 botulism이 발생하므로 돌 이전의 유아에게 꿀을 처방해서는 안 된다.

관련생약

• 로열젤리(royal jelly)KHP

여왕벌과 일벌의 차이는 부화 뒤의 먹이에 의한 것으로 부화 6 ~ 12, 13일 사이의 젊은 일벌의 인두선에서 분비된 유상사료[乳狀飼料, 왕유(王乳), royal jelly]로 성장된 것이 여왕벌이 된다. 로열젤리는 여왕벌의 방[왕대(王臺), queen cell]으로부터 채집된다. 현재는 인공적으로 납(wax)으로 작은 컵모양의 왕대를 만들어 로열젤리를 분비 저장시켜 채집한다. 약간 특이한 냄새가 있는 유백색의 반유동체로, 은근한 산미(酸味)와 감미(甘味)가 있고 수렴성이 있다. 단백질, 당, 밀납, 무기질, 수분, 미량성분으로 acetylcholine, pantothenic acid, 10-hydroxy-dec-2-enoic acid 등. 강장효과가 있다고 한다.

• 프로폴리스(propolis)

꿀벌이 나무의 수액과 꽃의 암술과 수술에서 모은 화분과 꿀벌자신의 분비물(밀납 등)을 이용하여 만든 것으로 일반적으로 탈왁스공정을 거쳐 왁스를 제거하여 얻은 프로폴리스추출물을 사용한다. 프로폴리스를 주원료로 하여 섭취가 용이하도록 만든 정제, 페이스트상, 액상, 캅셀 등으로 만든 제품이 유통되고 있다. 항세균 · 항진균 · 항바이러스작용 및 항종양작용이 알려져 있으며 상대적으로 독성이 없고 알러지를 일으키는 경우도 드물다.[8]

● 참고문헌

1) Allen KL *et al.* (1991) J. Pharm. Pharmacol. 43: 817-822
2) Basson NJ *et al.* (1994) J. Dent. Assoc. S. Afr. 49: 339-341
3) Wahdan HA (1998) Infection 26: 26-31
4) Oryan A, Zaker SR (1998) Zentralbl. Veterinarmed. A 45: 181-188
5) Zeina B *et al.* (1996) J. Altern. Complement. Med. 2: 345-348
6) Duddukuri GR *et al.* (1997) Int. Arch. Allergy. Immunol. 114: 385-388
7) Golychev VN *et al.* (1990) Vestn. Oftalmol. 106: 59-62
8) Burdock GA (1998) Food Chem. Toxicol. 36: 347-363

노봉방　Vespae Nidus KHP CP
(露蜂房, No Bong Bang)

기　원　어리별쌍살벌 *Polistes mandarinus* Saussure et Geer 또는 기타 동속 근연벌(말벌과 Vespidae)이 만

는 집이다. 각 지역에서 산출된다. 중국에서는 과마봉(果马蜂) *P. olivacous* (DeGeer), 일본장각호봉(日本长脚胡蜂) *P. japonicus* Saussure, 이복호봉(异腹胡蜂) *Parapolybia varia* Fabricius의 집을 사용한다.

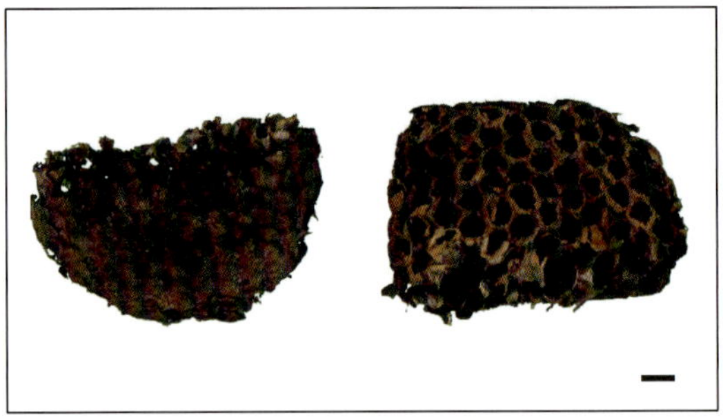

성 상 원반형 ~ 불규칙하고 납작한 덩어리 모양이나, 때로 연방(蓮房)모양에 가까우며, 지름 3 ~ 20 cm이다. 바깥면은 회색 ~ 회갈색이고, 한쪽으로 지름 3 ~ 8 mm의 6각형 구멍이 규칙적으로 뚫려 있으며, 검은색의 꼭지가 붙어 있는 것도 있다. 무게는 가볍고, 질은 탄성이 있어 비벼도 부서지지 않는다. 특유한 냄새가 나며, 맛은 담담하다.

성 분 주로 밀랍과 수지를 함유하고 있으며, 그 밖에 칼슘, 철, 단백질 및 정유를 함유한다.

Sesquiterpene: fengfangin A, tutin

Diarylheptanoid: alnusone, centrolobol, muricarpone B, 1-(3,4-dihydroxyphenyl)-7-(4-hydroxyphenyl)heptan-3-one, (3S)-1-(3,4-dihydroxyphenyl)-7-(4-hydroxyphenyl)heptan-3-ol, (3S)-1-(4-hydroxyphenyl)-7-(3,4-dihydroxyphenyl)heptan-3-ol

Flavonoid: quercetin, kaempferol

약 리 **(1) 혈액응고작용**

- 알코올, diethyl ether, acetone 추출물은 혈액응고작용을 촉진하는데, acetone 추출물의 작용이 가장 강하다.

(2) 순환계에 대한 작용

- 침출물은 심장의 운동을 증강시키고, 혈압을 일시적으로 내리며 이뇨작용을 나타낸다.

(3) 구충 및 살균작용

- 정유 성분은 조충(絛蟲)을 구제(驅除)하고 지렁이에게 유독성이 인정되나, 독성이 대단히 강해서 급성신염을 일으키므로 구충약으로 적당하지 않다.
- 추출물 및 분획은 구강 우식 유발 포도상구균(Oral cariogenic *Streptococcus mutans*)에 대해 강력한 산(acid) 생성 억제 및 살균효과가 있다.[1,2]

응 용 퇴종(退腫), 소염 및 해독작용이 있으므로 외과적으로 종기, 결핵성경부림프선염, 치루(痔瘻), 두선(頭癬)에 사용하고, 진경약으로 신생아의 강직증(强直症), 어린아이의 열성경련 등에 쓴다.

용 량 2.4 ~ 4.5 g

금기사항 허약자

● 참고문헌

1) Xiao J *et al.* (2007) Lett. Appl. Microbiol. 45: 547-552

2) Guan X *et al.* (2012) Microbiol. Res. 167: 61-68

녹 용 Cervi Parvum Cornu KHP CP (鹿茸, Nok Yong)

기 원 매화록(梅花鹿) *Cervus nippon* Temminck, 마록(馬鹿) *C. elaphus* L. 또는 대록(大鹿) *C. canadensis* Erxleben (사슴과 Cervidae)의 숫사슴의 털이 밀생되고 아직 골질화되지 않았거나 약간 골질화된 어린 뿔을 자른 다음 말린 것이다.

성 상 **화녹용**(花鹿茸) 주지와 분지로 이루어져 주지의 길이는 17 ~ 40 cm, 둘레는 12 cm 이상이고 주지와 1분지의 간격은 5 ~ 10 cm이며, 주지의 끝에서 1분지까지의 길이는 15 cm 이하이고 1 ~ 2개의 분지를 가지며, 주지 및 분지의 끝은 둔한 원형으로 되어 있다. 바깥면은 황갈색에서 갈색의 바탕에 적황색에서 갈황색의 부드럽고 짧은 털이 밀생되어 있다. 절단면은 위쪽으로 갈수록 미세한 구조의 해면상을 이룬다.

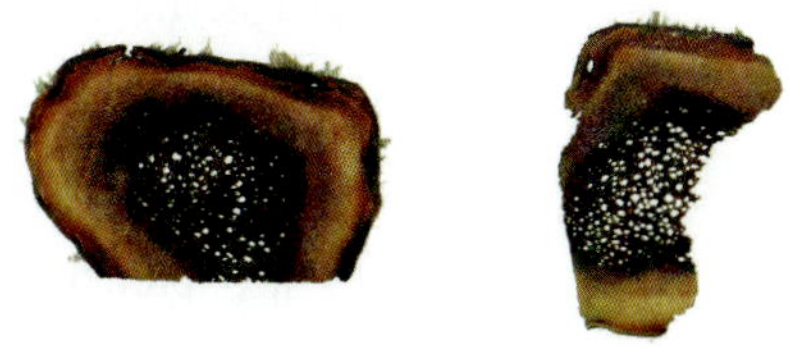

녹용

마녹용(馬鹿茸) **및 대녹**(大鹿茸) 주지와 분지로 이루어져 주지의 길이는 25 ~ 70 cm, 둘레는 12 cm 이상이고 주지와 1분지와의 간격은 10 ~ 25 cm이며, 주지의 끝에서 1분지까지의 길이는 25 cm 이하이고 1 ~ 4개의 분지를 가지며, 주지 및 분지의 끝은 둔한 원형으로 되어 있다. 바깥면은 황갈색에서 갈색의 바탕에 적황색, 회흑색, 또는 갈황색의 부드러운 털이 밀생되어 있다. 절단면은 위쪽으로 갈수록 미세한 구조의 해면상을 이룬다.

성 분 lysophosphatidylcholine (LPC), $Ca_3(PO_4)_2$, $CaCO_3$, collagen, estrone, proteolipid, sphingomyelin, uridine, ganglioside, cholesterol 유도체, uracil, hypoxanthine, creatinine, nicotinic acid, urea, *p*-hydroxybenzaldehyde, *p*-hydroxybenzoic acid, putrescine, spermidine 등을 함유한다.

약 리 **(1) 발육촉진작용, 강장작용**

- 조직의 성장, 특히 세망내피계와 백혈구의 증식을 촉진한다.
- 녹용을 첨가한 사료로 사육한 실험동물은 대조군에 비해서 체중이 증가하며 그 정도는 첨가한 녹용의 양에 비례한다(*in vivo*, mouse).
- 추출물은 신체의 활동기능을 높이고, 수면과 식욕을 개선하고 근육의 피로를 저하시킨다.
- 노화방지작용: 전제는 혈장 중의 testosterone의 수치를 높이고, 간과 뇌에서의 malondialdehyde의 수치를 낮추며, 간의 단백질 함량과 superoxide dismutase의 활성을 증가시킨다. 또한, 간과 뇌세포의 세포막의 monoamine oxidase B의 활성을 감소시킨다(*in vivo*, male senile-prone mouse).[1)]
- 전제는 간과 신장에서의 단백질의 합성을 촉진시킨다(*in vivo*, male senile-prone mouse).[2)] polyamine류인 putrescine이나 spermidine이 RNA polymerase II를 활성화시킴으로써 이러한 작용을 나타낸다.

(2) 조혈작용

- 토끼에 녹용분말을 투여하면 적혈구수와 혈색소량이 증가된다. 또한 망상적혈구(網狀赤血球)도 증가한다.

(3) 강심작용

- 물추출물은 일반적인 칼슘농도(2.1 mM)에서는 심장에 별다른 영향을 끼치지 않으나, 비정상적인 칼슘농도(0.5 mM)에서 심장박동이 감소한 경우에 있어서는 심장박동의 세기를 증가시킨다(*in vitro*). 70% EtOH 가용성 분획과 70% EtOH 비가용성 분획에도 유사한 작용이 있다.[3]
- 녹용의 70% 알코올추출물로 만든 제제인 Pantocrin은 심장혈관 및 심근에 특이적으로 작용해서 심장기능을 정상상태로 회복시킨다.

(4) 기 타

- EtOH분획은 NO의 생산을 억제하고 세포 내 칼슘농도를 증가시킴으로써 복막대식 세포의 식작용(phagocytic activity)을 강화한다(*in vivo*, murine peritoneal macrophage).[4]
- 알코올추출물에서 분리된 lysophosphatidylcholine(LPC)에는 혈압강하작용이 있다(*in vivo*, *i.v.*).[5]
- 다당류인 proteoglycan DWA-2에는 항보체활성이 있다.[6]
- pantocrin은 부교감신경을 흥분시키고, 신경과 근육계의 기능을 개선시키며 내분비계의 활성을 항진시키고 그 운동을 증가시킨다. 그 밖에 면역기능을 향상시키며 상처의 치유를 돕는다. 또한 소화기계와 신장기능을 촉진하고, 신경쇠약이나 스트레스에 대한 감수성을 높여주며 정력감퇴, 무기력증, 성기능장애 등을 개선시킨다. pantocrin에는 신경계의 구성단위이자 choline 유사 작용을 가지고 있는 proteolipid, ganglioside, sphingomyelin류의 복합지질 성분이 많이 함유되어 있다.

확인시험 가루 0.1 g에 물 4 m*l*를 넣고, 수욕중에서 15 분간 가열하고, 식힌 다음에 여과하고 다음 시험을 한다. (1) 여액 1 m*l*에 2% ninhydrin 용액 3방울을 넣고 흔들어 섞어 5 분간 끓이면 남자색을 나타낸다(amino acid). (2) 여액 1 m*l*에 10% NaOH 용액 2방울을 넣고 흔들어 섞은 후, 0.5% $CuSO_4$ 용액을 떨어뜨리면 남자색을 나타낸다(peptide).

응 용 강장, 보혈, 강정, 강심 흥분약으로 쇠약, 무기력, 현기증, 요슬의 위약(痿弱), 두통, 두중(頭重), 자율신경실조증, 저혈압증, 갱년기장애 등에 쓴다.

처 방 녹용환(鹿茸丸), 녹용대보환(鹿茸大補丸)

용 량 0.3 ~ 0.9 g, 환제나 산제로도 사용한다.

금기사항 발열이나 감기가 완전히 치료되지 않은 경우나 평소에 원기가 왕성한 사람에게는 사용하지 않는다. 또한 고혈압이나 동맥경화증과 같이 피의 응고성이 높아진 경우나 중증의 신염 등에는 사용하지 않는 것이 좋다.

동류생약

- 녹각(鹿角, Cervi Cornu)KHP

  매화록(梅花鹿) *Cervus nippon* Temminck, 마록(馬鹿) *C. elaphus* L. 또는 대록(大鹿) *C. canadensis* Erxleben (사슴과 Cervidae)의 숫사슴의 골질화된 뿔이다. 이것을 분말, 편(片), 교(膠), 상(霜)으로 해서 쓴다.

- 녹각교(鹿角膠, Cervi Cornu Colla)KHP

  녹각(鹿角)을 절단하여 물로 끓여서 농축하여 만든 아교질 덩어리이다. 대개는 길이 3 ~ 4 cm,

두께 4 ~ 6 mm의 모가 난 편상(片狀)으로 되고, 바깥면은 황갈색 ~ 적갈색으로서 광택이 있고 반투명상이다. 질은 무르고 부서지기 쉽다. **건조함량** 16.0% 이하 **회분** 1.5% 이하 **산불용성회분** 0.5% 이하

• 녹각상(鹿角霜)KHP

녹각교를 만들고 난 녹각의 골편(骨片)이다.

※ 녹각, 녹각교, 녹각상은 녹용의 용도에 준하여 사용된다.

참고문헌

1) Wang B *et al.* (1988) Chem. Pharm. Bull. 36: 2587-2592
2) Wang B *et al.* (1988) Chem. Pharm. Bull. 36: 2593-2598
3) Huang SL *et al.* (1991) Chem. Pharm. Bull. 39: 384-387
4) Suh JS *et al.* (1999) Biol. Pharm. Bull. 22: 932-935
5) Tsujibo H *et al.* (1987) Chem. Pharm. Bull. 35: 654-659
6) Zhao Q *et al.* (1992) Carbohydr. Res. 230: 361-372

모 려　Ostreae Testa KP CP JP

(牡蠣, Mo Ryeo) oyster shell

기 원 굴 *Ostrea gigas* Thunb., 대연만모려(大連灣牡蠣) *O. tailenwhanensis* Crosse, 근강모려(近江牡蠣) *O. rivularis* Gould(조개과 Ostreidae)의 껍질이다. 일본에서는 *O. gigas*의 껍질만을 쓴다.

성 상 **굴** 긴 조각모양이고 배면과 복면의 가장자리는 거의 평행이며, 길이 10 ~ 50 cm, 높이 4 ~ 15 cm 이다. 우각은 비교적 작으며 인편은 단단하고 두꺼우며, 층상 또는 층문상으로 배열하고 있다. 굴껍질의 바깥면은 평탄하거나 여러 개의 오목한 홈을 가지고 있고 연한 보라색, 회백색, 또는 황갈색이며, 안쪽은 새하얗고 굴껍질의 꼭대기 2곳은 모두 작은 거치가 없다. 좌각은 깊이 패여 있고, 우각의 인편은 비교적 거칠면서 크며, 조개껍질의 꼭대기가 서로 붙어있는 부위는 작다. 질은 취약하며 단면은 층상을 이루고, 새하얗다. 냄새가 거의 없고, 맛은 약간 짜다.

대련만모려(大連灣牡蠣) 삼각형에 가깝고, 배면과 복면의 가장자리는 팔(八)자 모양이다. 우각의 외표면은 연한 노란색이고 성근 동심성 인편이 있으며, 인편의 아랫쪽은 물결모양을 이루며 안쪽은 흰색이다. 좌각은 동심성 인편이고 단단하면서도 두껍다. 굴껍질의 꼭대기에서부터 시작된 방사상 등머리는 여러 개이고 뚜렷하며, 안쪽은 아래로 오목한 상자 모양을 나타내고, 교차하여 합해지는 면은 작다.

근강모려(近江牡蠣) 원형, 난원형 또는 삼각형 모양을 하고 있다. 우각은 외표면이 평탄하지 않고, 회색, 보라색, 갈색, 노란색 등의 색을 나타낸다. 인편은 고리처럼 생긴 동심성이고, 어린 모려의 인편은 얇으면서 취약하다. 다년간 생장한 후의 인편은 여러 층이 서로 겹쳐져 있고, 안쪽은 흰색이며,

어떤 것의 가장자리는 연한 보라색이다.

성　분　탄산칼슘(主), 인산칼슘, 규산염 및 미량의 gelatin질, glycogen, betaine, taurine 등

약　리　**(1) 제산작용**

• 위산을 중화시켜 산도를 낮춘다.

(2) 진정작용

• 한방에서 정신안정약으로 이용한다.

확인시험　(1) 가루 1.0 g에 묽은 HCl 10 ml를 넣고 가열하여 녹이면 가스를 발생시키면서 엷은 적색을 띤 혼탁액으로 되고, 투명한 얇은 조각과 같은 부유물이 남는다. 이 가스를 $Ca(OH)_2$ 시액에 통하면 백색의 침전물이 생긴다.

(2) (1)의 혼탁액은 특이한 냄새를 내고 여과한 다음 NH_4OH 시액으로 중화한 용액은 칼슘염의 정성반응을 나타낸다.

(3) 가루 1.0 g을 가열할 때 처음에는 흑갈색으로 변하면서 특이한 냄새를 내다가 강열을 계속하면 거의 백색으로 된다(미량의 유기물).

규　격　바륨염 가루 1.0 g에 묽은 HCl 10 ml를 넣고 녹인 용액은 Ba염의 정성반응 (1)을 나타내지 않는다.

건조감량 4.0% 이하(1 g, 180℃, 4시간)

응　용　일반적으로 골다공증의 치료나 예방을 위한 칼슘공급원으로 이용되며, 한방에서는 제산, 지갈(止渴), 지한, 해열, 진통, 진정약으로 위산과다, 도한, 몽정, 정신불안증 등에 쓴다.

처　방　안중산(安中散), 시호가용골모려탕(柴胡加龍骨牡蠣湯), 시호강계탕(柴胡薑桂湯), 계지가용골모려탕(桂枝加龍骨牡蠣湯), 모려탕(牡蠣湯), 모려산(牡蠣散)

용　량　15 ~ 30 g, 먼저 넣어서 달인다.

반 묘　Cantharides KHP CP

(斑描, Ban Myo)　blister beetle, cantharides

기　원　띠띤가뢰 *Mylabris cichorii* L., 남방대반모(南方大斑蝥) *M. phalerata* Pallas 또는 줄먹가뢰 *Epicauta gorhami* Marseul (가뢰과 Meloidae)의 몸체이다. 건조한 것은 정량할 때 cantharidin으로서 0.6% 이상을 함유한다. 중국에서는 *M. cichorii* 및 *M. phalerata*의 몸체를 사용한다.

산　지　중국(띠띤가뢰, 남방대반모), 한국과 일본(줄먹가뢰), 유럽(spanish fly, 독청가뢰 *Lytta vesicaforia* Latreille)

성　상　**띠띤가뢰** 긴 원형이고, 길이 12 ~ 20 mm, 너비 3 ~ 6 mm이다. 등판 날개에 등황색의 굵은 가로줄이 3 개 있다. 머리는 심장형에 가깝고, 회갈색이며, 광택이 있고, 더듬이는 대개 분리되어 있다. 배는 검은색이고, 광택이 있으며, 다리가 3 쌍 있다. 각 복판의 뒷부분에 회황색의 털이 많은 윤대가 5 줄 있다.

남방대반모 (南方大斑蝥) 긴 원형이고, 길이 15 ~ 30 mm, 너비 5 ~ 10 mm이다.

줄먹가뢰 긴 원형이고, 길이 15 ~ 18 mm, 너비 4 ~ 5 mm이다.

불쾌한 자극성 냄새가 있고 맛은 약간 맵다.

성　분 cantharidin (1 ~ 1.5%), norcantharidine, 지방, 방향물질

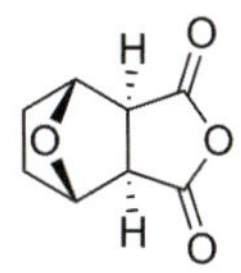

cantharidin

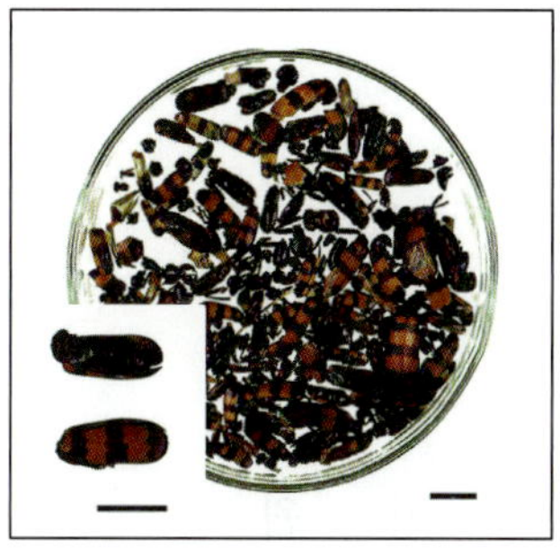

약　리 **(1) 피부인적작용 (발포작용)**

- cantharidin은 피부나 점막을 자극하여 물집을 생기게 함으로써 관절염 등을 치료하는 것으로 알려져 있다.[¶5]

(2) 항진균작용

- 수침액 (1 : 4)은 피부진균의 성장을 억제한다 (*in vitro*).

(3) 항암작용

- 항종양작용이 있으며 활성 성분인 cantharidin보다는 demethylated cantharidin의 부작용이 더 적다.[1)]
- cantharidine과 norcantharidine은 다양한 암세포주에 대하여 항종양활성을 나타낸다.[2-5)]
- Qinin® (Cantharidin sodium)을 대장암 환자의 화학요법과 병행하여 투여했을 때 화학요법의 부작용이 감소하고 환자의 수술 후 경과가 호전되었다.[6)]
- *Mylabris phalerlata*의 *n*-BuOH 분획은 cytochrome c의 유리와 Bid cleavage를 촉진하고 caspase를 활성화시켜 암세포주의 세포사멸을 유도한다 (*in vitro*).[7)]

(4) 기　타

- 홍콩과 중국에서 낙태약으로 과량의 반묘추출물을 먹어서 사망한 경우가 발생하여 사회적인 문제가 되었다.[8)]

응　용 외용으로 인적발포제 (tincture) 또는 발모제 (發毛劑)에 배합되기도 한다.

용　량 0.06 g을 가루로 하여 환제나 산제로 사용한다. 외용하기도 한다.

주의 및 부작용 내복하면 흡수되어 위장장애나 요로의 자극에 의한 신장장애를 일으킨다.

금기사항 임부, 신장질환이 있거나 허약한 경우

● 참고문헌

1) Wang GS (1989) J. Ethnopharmacol. 26: 147-162
2) Deng L *et al.* (2011) Expert Opin Ther Pat. 21: 1743-1753
3) Verma AK *et al.* (2012) Cell Biol. Toxicol. 28: 133-147
4) Huang WW *et al.* (2011) Int. J. Oncol. 38: 1067-1073
5) Liu D, Chen Z (2009) Anticancer Agents Med. Chem. 9: 392-396

6) Zhan YP *et al.* (2012) Asian Pac. J. Cancer Prev. 13: 4773-4776
7) Huh JE *et al.* (2003) Life Sci. 73: 2249-2262
8) Cheng KC *et al.* (1990) Med. Sci. Law. 30: 336-340

백강잠 Batryticatus Bombyx [KHP CP]

(白殭蠶, Baek Gang Jam), 강잠(姜蠶)

기 원 누에 *Bombyx mori* L. (누에과 Bombycidae)의 유충이 백강병균 *Beauveria bassiana* (Bals.) Vuill. (모닐리아과 Moniliaceae)의 감염에 의한 백강병으로 경직사한 몸체이다.

성 상 기둥모양 ~ 반원형이고 길이 2 ~ 5 cm, 지름 4 ~ 7 mm이다. 바깥면은 회백색 ~ 연한 갈색이며 흰 가루로 덮여 있다. 질은 단단하여 쉽게 부러지며 꺾인면은 평탄하고 회흑갈색이다. 비린내가 약간 있고 맛은 약간 짜다.

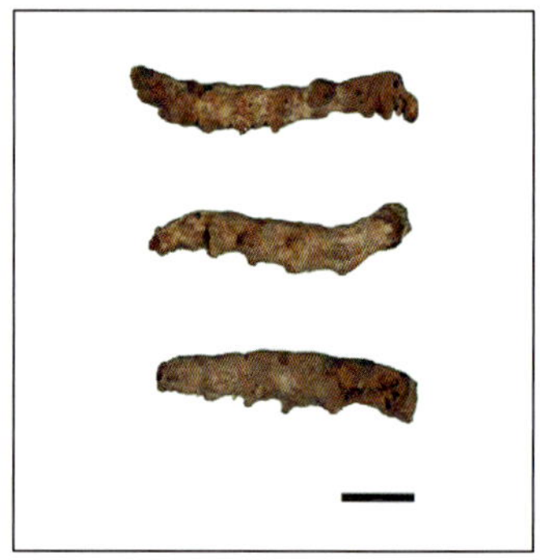

성 분 Phospholipid:

1,2-di-*O*-hexadecanoyl-*sn*-glycero-3-phosphorylcholine

Sphingolipid: (4*E*,2*S*,3*R*)-2-*N*-octadecanoyl-4-tetradecasphingenine

기 타: ammonium oxalate

약 리 **(1) 일반적으로 알려진 작용**

- 현저한 진경작용이 있으며, 함유 단백질에는 부신피질 자극작용이 있다. 또한 대장균, 녹농균, 포도상균에 대한 항세균작용을 나타내며, 고형암에 의한 사망률을 낮춘다 (*in vivo*, mouse). 임상적으로 해열, 진해, 거담, 진정, 항종양, 신경조절작용, 지방대사촉진작용이 있다. 인위적으로 백강병균을 이식하여 얻은 백강잠도 자연적으로 얻는 백강잠과 동일한 작용을 나타낸다.
- 진경작용: 백강잠의 표면에 있는 흰가루에는 ammonium oxalate가 함유되어 있는데 이 성분은 strychnine에 의한 경련에 길항한다. 암모늄 이온이 진경작용에 관여 하는 것으로 보인다.[¶5]

(2) 신경세포강화작용

- 1,2-di-*O*-hexadecanoyl-*sn*-glycero-3-phosphorylcholine과 같은 phospholipid류는 성상세포 (astrocyte)에서의 성장인자 (NGF)의 합성을 촉진한다 (*in vitro*).[1] 또한, 추출물은 amyloid-$\beta_{25\text{-}35}$에 의한 세포독성으로부터 성상세포를 보호하고, superoxide dismutase의 활성을 증가시킨다 (*in vitro*).[2]
- 또한, (4*E*,2*S*,3*R*)-2-*N*-octadecanoyl-4-tetradecasphingenine를 비롯한 sphingolipid류는 신경세포 (PC-12 cell)의 성장 (neurite outgrowth)을 촉진한다 (*in vitro*).[3]
- 추출물은 NMDA (N-Methyl-D-aspartic acid), AMPA (2-amino-3-(3-hydroxy-5-methyl-isoxazol-4-yl)propanoic acid), kainic acid와 같은 신경독성 물질로부터 해마부위의 신경세포를 보호한다 (*in vitro*).[4]

확인시험 가루 0.5 g에 EtOH 10 m*l*를 넣어 수욕상에서 가열한 다음 추출한 액을 증발농축하고 glacial HOAc

2 ml/를 넣어 용해시키고 기벽에 따라 H_2SO_4 1방울을 서서히 넣으면 접계면은 홍색 ~ 자색을 거쳐 오록색을 나타낸다.

규　격 **이물** 전분 및 그 밖의 이물이 2.0% 이상 섞여 있어서는 안 된다.

건조감량 12.0% 이하 **회분** 12.0% 이하 **산불용성회분** 2.0% 이하

엑스함량 물엑스 16.0% 이상, 묽은 EtOH 엑스 25.0% 이상, $CHCl_3$엑스 8.0% 이상

응　용 진경, 진통약으로 소아경련, 편도염, 두통, 치통에 쓴다. 이 밖에도 중풍에 의한 언어장애나 반신불수 등에 쓴다. 소아의 경간에는 선퇴와 함께 사용하면 그 효과가 빠르다. 습진과 같은 피부병에 의한 반흔을 없애는 데 외용하기도 한다.

처　방 백강잠산(白殭蠶散), 천축황산(天竹黃散)

용　량 3 ~ 9 g, 또는 가루로 하여 0.9 ~ 1.5 g을 삼킨다.

주의 및 부작용 상용량에서는 별다른 부작용이 없으며 드물게 오심, 식욕감퇴, 피곤 등의 반응이 나타날 수 있다.

● **참고문헌**

1) Kwon HC *et al.* (2003) Arch. Pharm. Res. 26: 471-477
2) Kim HJ *et al.* (2001) Pharmacol. Res. 43: 11-16
3) Kwon HC *et al.* (2003) J. Nat. Prod. 66: 466-469
4) Koo BS *et al.* (2003) Immunopharmacol. Immunotoxicol. 25: 191-201

사 향 Moschus KHP CP (麝香, Sa Hyang) musk

기　원 사향노루 *Moschus moschiferus* L., 산사향노루 *M. chrysogaster* Hodgson 또는 난쟁이사향노루 *M. berezovskii* (사향노루과 Moschidae)의 수컷의 사향선 분비물로서 그 내용물을 꺼내어 말린 것을 가루사향이라 하고, 주머니 모양의 사낭(麝囊)을 그대로 잘라내어 말린 것을 주머니사향이라고 한다. 중국에서는 임사(林麝) *M. berezovskii* Flerov, 마사(馬麝) *M. sifanicus* Przewalski, 원사(原麝) *M. moschiferus* L.을 기원 동물로 사용한다. 건조한 것은 정량할 때 *l*-muscone 2.0% 이상을 함유한다. 몸길이 약 1 m, 어깨높이 70 cm에 이르며, 온몸은 회갈색, 두 줄의 백반이 머리부터 발까지 달한다. 이 각은 크고 직립되며, 뿔은 없고, 위턱의 송곳니가 길고 안쪽으로 굽었다. 입을 다물어도 외부에 노출된다. 옛날에는 야생종을 살해하여 사향낭을 채취했으나, 최근에는 사육 중인 것을 겨울에서 이른 봄에 걸쳐 특수한 기구를 사용하여 긁어모은다. 1마리 1회당 10 ~ 50 g을 얻을 수 있다.

산　지 네팔, 인도, 중국 남부와 중부의 산악지대

성　상 **주머니사향** 원형 ~ 타원형의 주머니 모양으로 직경 3 ~ 7 cm, 두께 2 ~ 4 cm이며 무게는 약 10 ~ 30 g이다. 바깥면은 직경 2 ~ 3 mm의 작은 구멍이 있고 회백색 ~ 연한 갈색 또는 갈색의 털이 치밀하게 나 있으며 그 작은 구멍을 중심으로 둘러싸고 있다. 안쪽면은 진한 갈색에 자주색을 띤 피막

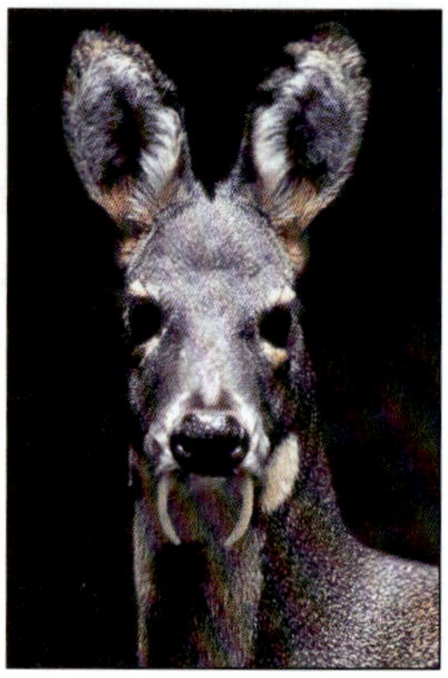

으로 약간의 주름이 있다. 이 피막을 잘라보면 반투명의 내층 피막이 내용물을 싸고 있고 내용물과 피막은 분리되어 있지 않다. 내용물은 축축하고 황갈색 또는 적갈색의 가루 때로는 흑자색을 띤 크고 작은 알갱이가 들어 있으며, 알갱이를 으깨면 적갈색의 가루가 되고 손끝에 묻지 않는다. 특유한 냄새가 있고 맛은 처음에는 없으나 나중에는 좀 쓰다.

가루사향 황갈색 ~ 적갈색의 가루로 건조된 것은 흑자색을 나타내고 때로는 흑자색을 띤 크고 작은 알갱이가 섞여 있다. 질은 부드럽고 기름기가 있으며 손끝에 묻지 않는다. 특유한 냄새가 있고 맛은 처음에는 없으나 나중에는 좀 쓰다.

성 분 **향기 성분**: muscone (0.5 ~ 2%), muscopyridine

Steroid류 (11종류의 androstan계 화합물): cholesterol, cholesterol ester 등

약 리 **(1) 뇌신경계에 대한 작용**

- 호흡중추와 심장을 흥분시킨다. 토끼의 혈압을 내린다.
- muscone은 glutamate로 유도한 뇌세포독성으로부터 PC12 및 대뇌피질세포를 보호한다 (*in vitro*). 중대뇌동맥폐쇄 (middle cerebral artery occlusion)로 허혈을 유발시킨 흰쥐에게 muscone을 투여했을 때 뇌경색 부위가 감소하고 caspase-8과 fos의 발현을 저해함으로써 대뇌세포를 보호한다.[1)]

(2) 항염증작용

- 항염증작용: 정제하지 않은 사향은 염증의 모든 단계에서 항염증작용을 보이며, 특히 초기나 중기 단계의 염증에 대한 작용이 더 크다.
- muscone은 염증성 단백질의 발현 및 cytokine의 생성을 억제하고, IL-1으로 유도한 ERK1/2 및 JNK의 인산화를 억제함으로써 항염증효과를 나타낸다 (*in vitro*, end-plate cartilage cultures). 또한 추간판 퇴화를 유발한 동물모델에서 염증성 cytokine의 발현을 감소시킴으로써 추간판 디스크의 구조왜곡을 회복시킨다 (*in vivo*, rat, *p.o.*).[2)]
- 백혈구유주를 억제하고 모세혈관의 투과성을 억제한다.

(3) 자율신경계에 대한 작용

- 사향은 β-adrenaline이 지배하는 조직 (trachea 포함)에 대해서 catecholamine의 반응을 증가시킨다.
- 자궁의 자발적인 운동성을 증가시킨다 (rat). 또한 적출회장 (rabbit)의 자발적인 운동성을 억제한다. muscone이나 allantoin에는 이러한 작용이 없다.[3)]

(4) 기 타

- 남성호르몬유사작용이 있다. 사향의 androstane 유도체에 의한 것으로 보고 있다.
- muscone (3-methylcyclopentadecanone)은 약물대사에 관여하는 간의 microsomal cytochrome P-450과 효소들의 활성을 높인다 (*in vivo*, rat).[4)]
- 사향은 HOAc으로 유도한 통증에 대해서 진통작용을 나타내나, muscon이나 allantoin에는 이러한 작용이 없다.[5)]

확인시험 (1) 소량을 슬라이드글라스에 가지고 glycerin시액 2 ~ 3 방울을 떨어뜨려 현미경으로 보면 노란색 ~ 적갈색의 균질한 무정형 과립모양과 특유한 마름모꼴 또는 사각형의 사면체 결정을 볼 수 있다.

(2) 소량을 가열된 도가니에 넣으면 깨어지면서 녹아 부풀어오르고 구슬모양이 된다. 냄새는 진하고 사방으로 흩어지지만, 털이나 고기 타는 냄새는 나지 않는다. 또한 불꽃이 나지 않고 그대로 회화시

키면 백색 또는 회백색의 회분이 남는다.

(3) 0.1 g에 희석시킨 EtOH (3 → 5) 10 ml를 넣고 환류냉각기를 달아 15 분 끓인 다음 여과한다. 여액 3 ml를 안지름 및 높이 각각 약 3 cm의 작은 비커에 넣고 폭 2 cm, 길이 30 cm의 여과지의 한쪽 끝을 비커 바닥에 닿도록 매달아 용액을 1시간 전개한 다음 꺼내어 바람에 말리고 암실에서 자외선(주파장 약 365 nm)을 쪼이면 윗부분은 맑은 노란색, 가운데 부분은 청자색의 형광을 나타내며 때로는 윗부분과 가운데 부분 모두 맑은 노란색 ~ 녹색을 띤 노란색의 형광을 나타낸다.

(4) 정량법에 따라 시험할 때 l-muscone의 피크가 확인되어야 한다.

규 격 위화물이나 증량제로 털이나 식물성·광물성 이물, 또는 착색제가 들어 있을 수 있으므로 이를 규제하고 있다. **건조감량** 35.0% 이하 (0.3 g, 감암, 오산화인, 24시간) **회분** 6.5% 이하

응 용 흥분, 강심, 강장, 진정, 진경, 배농, 해독약

처 방 지보단 (至寶丹)

용 량 환제나 산제로 하여 매번 0.03 ~ 0.15 g을 내복하거나 외용한다.

금기사항 임부, 허탈증을 보이는 경우

유사생약

- 영묘향 (Civer, Zivet): *Viverra civetta* Schreber의 향남의 내용물로 civetone, civetol을 함유하고, 강장제 및 향료로 쓰인다.
- 해리향: *Castor fiber* L. (캐나다, 시베리아산), 암수의 어느 것에도 있는 향낭이다.
- 사향쥐: *Fiber zibethius* L. (아프리카산)
- 인조사향 (Artificial musk): 사향의 향기를 닮은 합성품으로 화학적으로는 전혀 다른 것이다. xylene-musk, ketone-musk, ambrette-musk (di- 또는 tri-nitrobenzene 유도체) 외에 cyclopentadecanone과 같은 화합물이 쓰인다.

● 참고문헌

1) Wei G *et al.* (2012) Nat. Prod. Commun. 7: 1069-1074
2) Liang QQ *et al.* (2010) Clin. Orthop. Relat. Res. 468: 1600-1610
3) Morishita S-I *et al.* (1987) General Pharmacol. 18: 253-261
4) Tanaka E *et al.* (1987) Biochem. Pharmacol. 36: 4263-4267
5) Morishita S-I *et al.* (1987) General Pharmacol. 18: 253-261

상표초 Mantidis Ootheca KHP CP (桑螵蛸, Sang Pyo Cho)

기 원 사마귀 *Paratenodera sinensis* De Saussure, 좀사마귀 *Statilia maculata* (Thunberg) 또는 넓적배사마

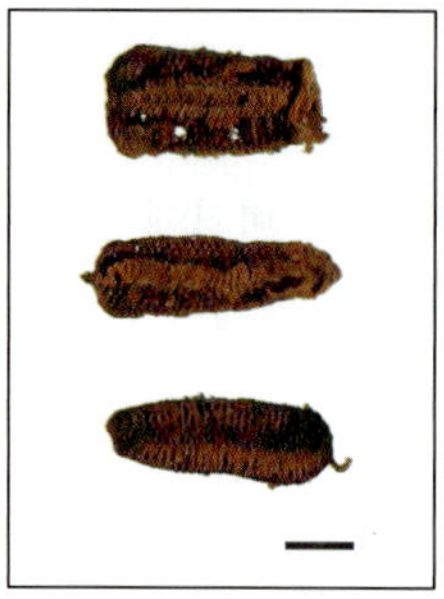
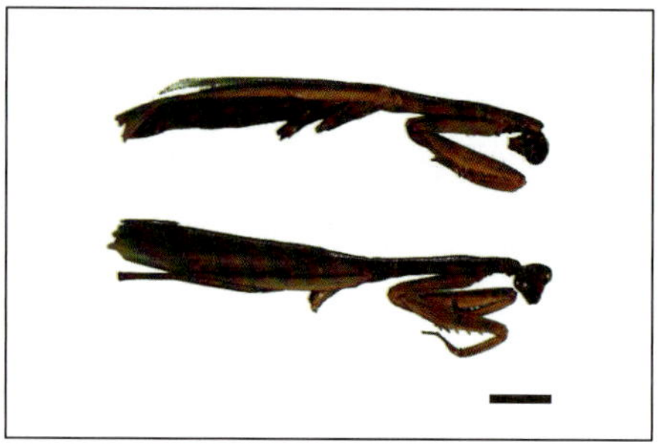

귀 *Hierodula patellifera* (Serville) (사마귀과 Mantidae)의 알이 들어 있는 알집을 찐 것이다.

성 상 **사마귀** 원기둥모양 ~ 반원형으로 여러 개의 막으로 된 연한층이 쌓여 배열되어 있고 길이 25 ~ 45 mm, 너비 2 ~ 3 cm, 두께 15 ~ 20 mm이다. 바깥면은 연한 갈색 ~ 황갈색이고 윗쪽면은 약간 융기되어 있으며 아랫면은 평탄하거나 식물의 줄기에 붙었던 자국이 있다. 횡단면의 바깥쪽 층은 해면상을 나타내고 안쪽층은 여러 개의 방사상으로 배열된 작은 방이 있다. 각 방에는 짙은 갈색을 나타내고 광택이 있는 1개씩의 작은 타원상의 알을 가지고 있다. 몸체는 가볍고 푸석푸석하다.

좀사마귀 긴막대형으로 한쪽 끝은 비교적 가늘며 길이 2.5 ~ 5 cm, 너비 1 ~ 1.5 cm이다. 겉면은 회황색으로 상면은 띠모양으로 융기되어 있으며 띠의 양쪽에는 각각 1줄의 어두운 녹색의 얕은 홈과 비스듬한 주름이 있다. 몸체는 단단하고 잘 부스러진다.

넓적배사마귀 평행으로 된 사각형으로 길이 2 ~ 4 cm, 너비 1.5 ~ 2 cm이다. 겉면은 회갈색으로 윗면은 띠모양의 융기가 뚜렷하고 양쪽에는 비스듬한 주름이 있으며 꼬리 끝 근처에는 위로 향한 날개가 있다. 몸체는 단단하고 질기다.

비린내가 약간 있고 맛은 약간 짜다.

성 분 glycoprotein, lipoprotein, fat

응 용 유정(遺精)이나 빈뇨, 다한(多汗) 등에 쓴다.

처 방 상표초산(桑螵蛸散)

용 량 6 ~ 18 g, 환제나 산제로도 사용한다.

서 각 Rhinocerotis Cornu
(犀角, Seo Gak) rhinoceros horn

기 원 코뿔소(오서 烏犀) *Rhinoceros unicornis* L. (코뿔소과 Rhinocerotidae) 및 자바코뿔소 *R. sondaicus* Desmarest (벵갈, 보르네오, 쟈바, 스마트라 생산)의 뿔을 원형대로 또는 세로로 자른 것이다.

생 산 국제야생동물보호협약(CITES)에 의해 생산과 유통이 금지되어 있다.

성 상 끝부분이 약간 굽은 원추형으로 길이 40 ~ 60 cm, 밑 부분의 지름이 10 ~ 20 cm이다. 밑 부분에서 위로 갈수록 점점 가늘어진다. 중간 부분 이하는 회갈색, 끝은 회흑색이다. 바깥면은 가끔 가늘게 갈라진 무늬가 있으며 세로로 쪼갠 면은 섬유성이다.

약 리 (1) 해열작용

- 물추출물 (1 *g/ml*)은 turpentine oil (*s.c.*)로 유도한 발열에 대하여 해열작용을 나타낸다 (*in vivo*, rat, *i.p.*).[1]
- 산양 (1 *μg/ml*)이나 물소, 젖소의 뿔 (5 *g/ml*)에도 해열작용이 있다.[2]

응 용 해열, 진정, 지혈의 목적으로, 특히 담마진 (蕁痲疹, 두드러기, urticaria)의 치료에 사용되었다 (용량, 2 ~ 5 g)

● 참고문헌

1) But PP *et al.* (1991) J. Ethnopharmacol. 33: 45-50
2) But PP *et al.* (1990) J. Ethnopharmacol. 30: 157-168

석결명 Nardotidis seu Sulculi Concha KHP (石決明, Seok Gyeol Myung) abalone shell

기 원 말전복 *Nardotis gigantea* Gmelin 또는 기타 동속근연동물 또는 오분자기 *Sulculus diversicolor super texta* (Lischke) (전복과 Haliotidae)의 껍질 (貝殼)이다.

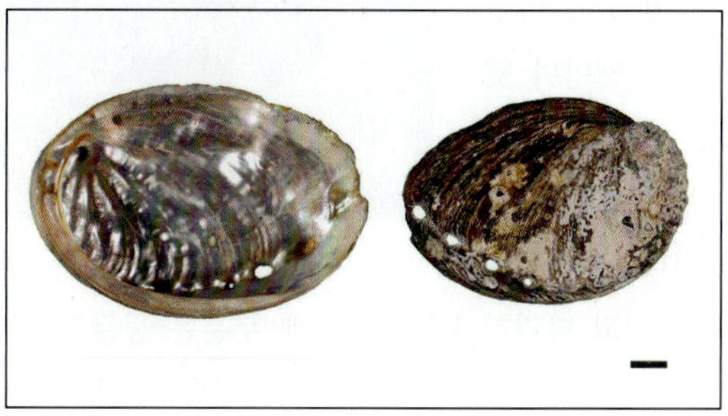

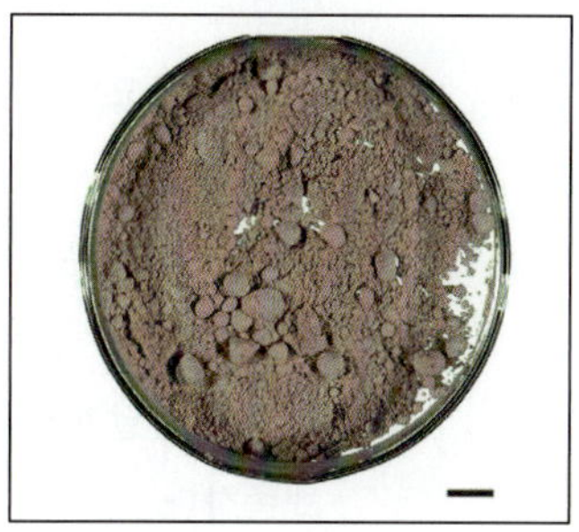

성 상 **말전복** 전복껍질로 타원형 또는 반달모양이고, 길이 5 ~ 15 cm, 너비 3 ~ 10 cm이다. 바깥면은 회백색 ~ 회흑색이고 거칠며, 나선상의 갈빗대 무늬가 돌출해 있고, 뚜렷하거나 뚜렷하지 않은 돌기 20 여개가 끝에서부터 오른쪽 방향으로 배열되어 있으며, 마지막 4 ~ 9 개는 구멍이 뚫려 있다. 안쪽은 진주같은 광택이 있고 매끄럽다. 질은 단단하고 부서지기 어렵다.

오분자기 긴 난원형이고 길이 7 ~ 9 cm, 너비 5 ~ 6 cm, 높이 약 2 ~ 3 cm이다. 바깥면은 어두운 붉은색이고 불규칙한 나선상의 갈빗대 무늬와 가늘고 촘촘한 성장선이 여러 개 있다. 나선부는 작고 체나부 (體螺部)는 크며, 나선부에서 오른쪽으로 사마귀 모양의 돌기가 20여 개 있고, 마지막 6 ~ 9 개는 구멍이 뚫려 있으며, 구멍의 입구와 껍질면은 평행하다. 안쪽은 매끈하고 진주같은 광택이 있다. 오분자기껍질은 전복껍질보다 비교적 두껍다.

냄새가 약간 있고 맛은 약간 짜다.

성 분 $CaCO_3$, conchiolin

약 리 진경작용

응 용 눈의 충혈, 급성결막염, 백내장, 소모성질환에 의한 발열, 임질 등에 쓰며, 이뇨제, 제산제, 지혈약으로도 쓴다.

처 방 석결명산(石決明散)

용 량 15 ~ 30 g, 다른 생약보다 먼저 넣어서 달인다.

선 퇴 Cicadidae Periostracum KHP CP (蟬退, Seon Toe)

기 원 말매미 *Cryptotympana dubia* (Haupt) 또는 흑책(黑蚱) *Cryptotympana pustulata* Fabricius (매미과 Cicadidae)의 성충이 될 때의 허물

성 상 매미모양이고, 길이 3 ~ 4 cm, 너비는 약 2 cm이다. 바깥면은 황백색 ~ 황갈색이고 반투명하며 광택이 있다. 머리부분에는 실 모양의 촉각이 한 쌍 있고, 옆으로 눈이 2 개 돌출되었으며, 이마도 돌출하고, 입은 갈고리 모양이며 윗입술은 짧고 아랫입술은 좀 길다. 가슴부분의 등쪽은 십자 모양으로 갈라지고 안쪽으로 구부러져 있다. 흉배부는 양쪽으로 날개자국이 2 쌍 있고 다리가 3 쌍 있다. 배 부분은 둥글고 마디는 9 개이며 꼬리끝은 약간 뾰족하다. 무게는 가볍고 속은 비어 있으며 쉽게 부서진다. 냄새가 거의 없고 맛은 담담하다.

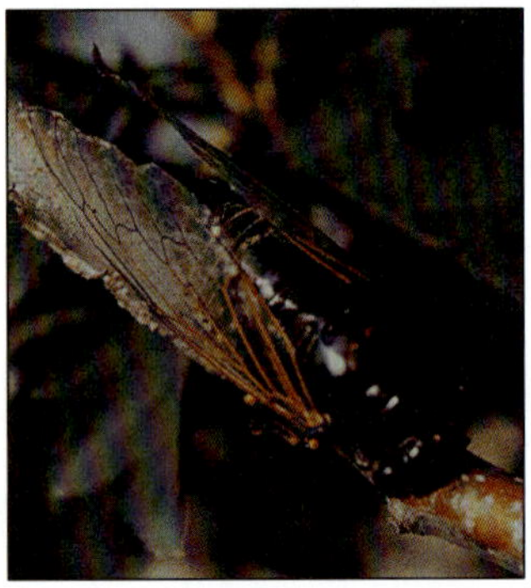

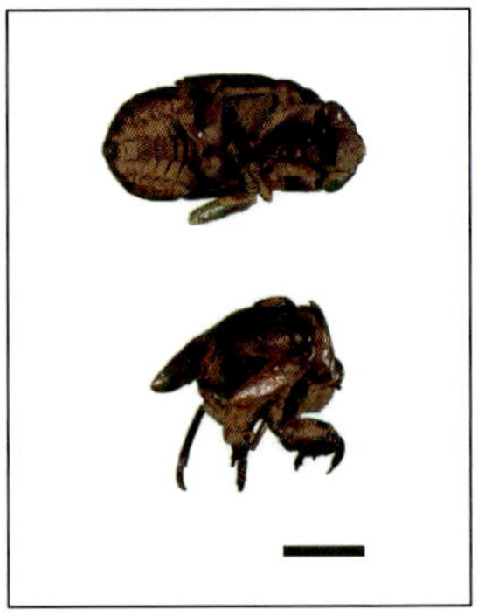

성 분 chitin

약 리
- 선퇴는 한방에서 해열·진경·진정약으로 사용되었으며, 동물실험에서 strychnine이나 cocaine, nicotine 등에 의해 일어난 경련에 길항하며 nicotine에 의한 근육의 떨림을 부분적으로 감소시키는 것으로 밝혀졌다. 그러나 pentamethylenetetrazol에 의한 경련에 대해서는 진경작용을 나타내지 않는다.
- 신경절 차단작용을 가지고 있어서 횡문근의 긴장을 저하시키며 반사반응을 억제한다. adrenaline과 acetylcholine에 대해서는 영향을 끼치지 않는다.

응 용 감기의 해열약 또는 피부가려움이나 인후염, 결막염에 쓴다.

처 방 선퇴산(蟬退散), 선화산(蟬花散)

용　　량 3 ~ 6 g, 파상풍(破傷風)에는 15 ~ 30 g을 사용한다.

주의 및 부작용 임부는 주의하여 사용한다.

섬 수 Bufonis Venenum KP CP JP
(蟾酥 Seom Su) toad venom

기　　원 두꺼비 *Bufo bufo gargarizans* Cantor 또는 흑광섬서(黑眶蟾蜍) *Bufo melanostictus* Schneider (두꺼비과 Bufonidae)의 독선(毒腺)의 분비물을 모은 것이다. 건조한 것은 bufo-steroid 5.8% 이상을 함유한다.

산　　지 중국의 하북성(河北省), 산동성(山東省), 사천성(四川省)

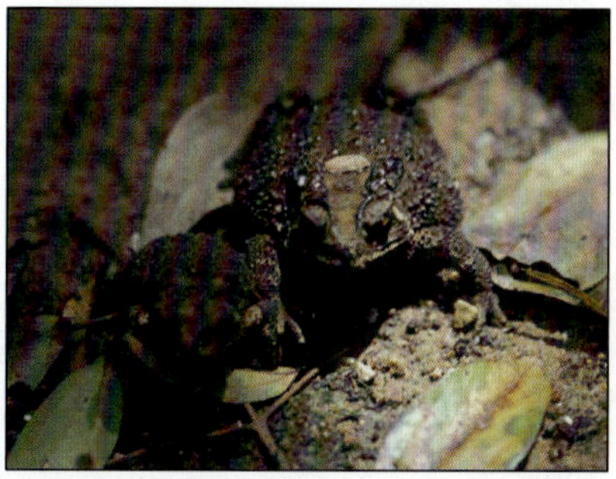 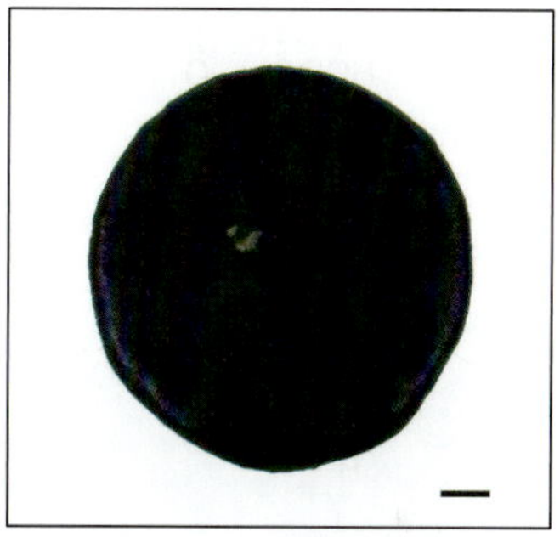

성　　상 납작한 원형의 덩어리 또는 조각이고 길이, 너비 등은 일정하지 않다. 바깥면은 밤색 또는 적갈색이다. 덩어리 모양의 것은 단단하여 자르기 어렵다. 잘린 면은 밤색이고 각질상이며 약간 광택이 있다. 조각 모양의 것은 취약하여 부서지기 쉽다. 잘린 면은 적갈색이고 반투명하다. 비린내가 나고 맛은 처음에는 달콤하나 후에는 톡톡 쏘는 듯하며 지속적인 마비감이 있다. 가루는 후각을 자극하여 재채기를 일으킨다.

성　　분 Bufadienolide계 강심 steroid: cinobufogenin, resinobufogenin, bufalin, cinobufagin, cinobufotalin, bufotalin, telocinobufagin, gamabufotalin, arenobufagin, ψ-bufarenogin, bufotalidin, cinobufaginol, marinobufagin, bufotoxin

Cardenolide계 강심 steroid: digitoxigenin, sarmentogenin을 함유

Indole alkaloid: bufotenine, dehydrobufotenine, bufotenidine, serotonin 등을 함유

동물류

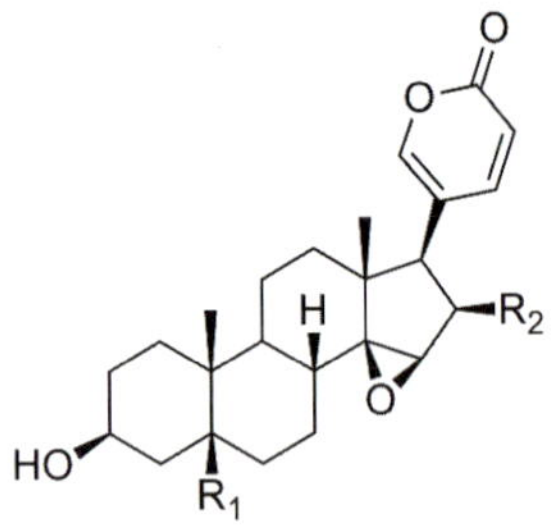

cinobufogenin, R_1=H, R_2=OAc (=cinobufagin)
cinobufotalin, R_1=OH, R_2=OAc
resibufogenin, R_1=H, R_2=H (=bufogenin)

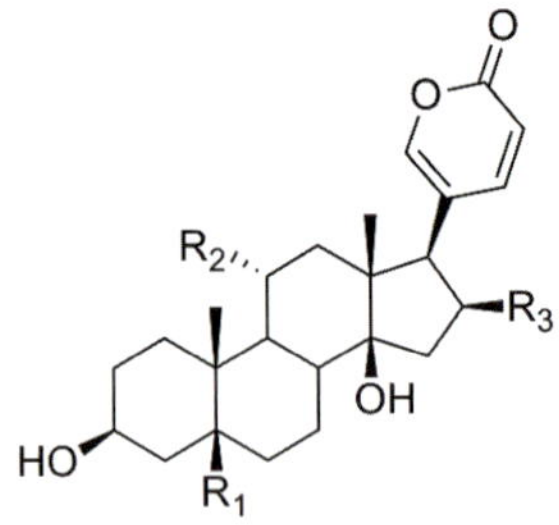

bufalin, R_1=H, R_2=H, R_3=H
bufotalin, R_1=H, R_2=H, R_3=OAc
telocinobufagin, R_1=OH, R_2=H, R_3=H
gamabufotalin, R_1=H, R_2=OH, R_3=H

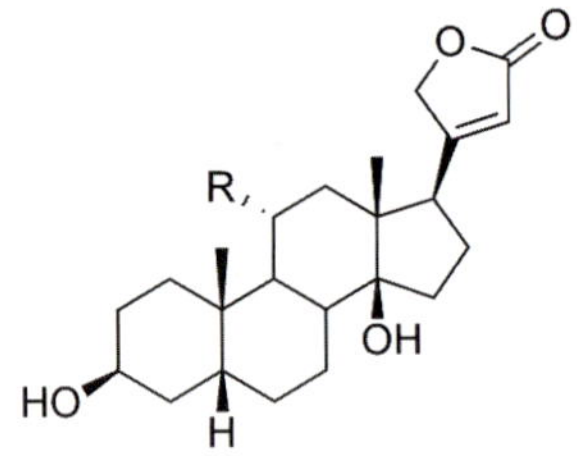

digitoxigenin, R=H
sarmentogenin, R=OH

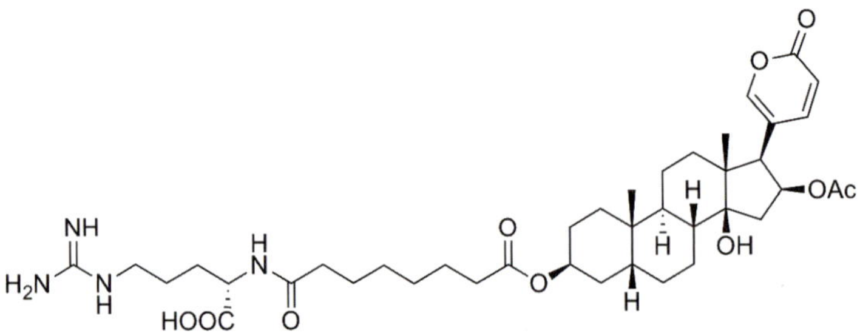

bufotoxin

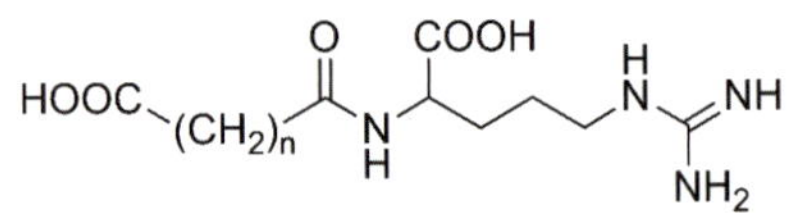

suberylarginine, n=6
pimelylarginine, n=5
succinylarginine, n=2

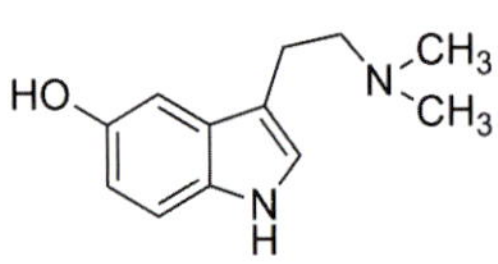

bufotenine

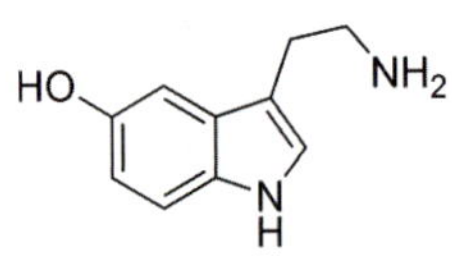

serotonin

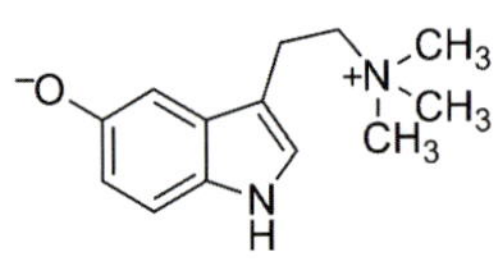

bufotenidine

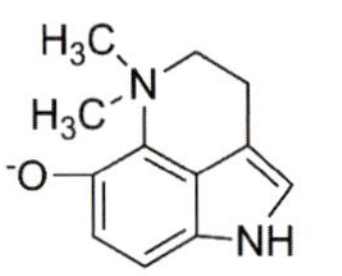

dehydrobufotenine

약 리

(1) 강심작용

• bufadienolide류 성분에는 디기탈리스 배당체류와 유사한 강심작용(Na^+, K^+-ATPase의 작용을 억제함으로써 심부전증에서 오는 부종을 개선)이 있다. 즉, 심실의 수축 및 확장력 증가, 관상동맥확장작용이 있다. 그러나 디기탈리스 배당체류에 비하여 효력이 빨리 나타나며 축적작용은 적다.[1]

(2) 국소마취작용

• bufalin, cinobufagin, cinobufotalin 등에는 cocaine보다 100배 이상 강한 국소마취작용이 있으며,[2] 이중에서 bufalin의 작용이 가장 강하다. bufotenine에는 환각작용이 있다.

(3) 이뇨작용

• 배당체에 결합되어 있는 suberic acid는 이뇨작용을 나타낸다.

(4) 호흡 또는 중추신경흥분작용

• resinobufogenin은 호흡률을 증가시키나 투여량이 증가하면 발작을 유발한다.[3]

(5) 기 타

• bufalin은 적출장관을 수축시키며, bufotenine에는 nicotine 유사작용이 있다.

• 이 외에도 항염증작용, 지혈작용, 항백혈병작용, 항종양작용, 항바이러스작용이 있으며, 담즙이나 췌장액의 분비를 촉진하나 위액의 분비는 억제한다. 또한 모세혈관 투과성 억제작용이 있으며 백혈구유주 촉진작용 및 혈전증개선작용이 있다.

확인시험 (1) 가루 0.1 g을 달아 $CHCl_3$ 5 m*l*를 넣고 환류냉각기를 달고 수욕에서 10 분간 가온하여 여과한다. 여액을 검액으로 하여 다음의 시험을 한다.

가) 검액 1 m*l*에 H_2SO_4 m*l*를 천천히 흘려 넣었을 때 접계면은 노란색을 띠며 15 ~ 20 분간 방치할 때 접계면의 색은 붉은색으로 변하고 $CHCl_3$층은 연한 붉은색을 띤다.

나) 검액 1 m*l*를 수욕에서 증발건고한 잔류물에 MeOH 25 m*l*를 넣어 녹인 액을 가지고 자외가시부흡광도측정법에 따라 시험할 때 파장 300 nm 부근에서 흡수극대를 나타낸다.

(2) 이 약의 가루 0.1 g을 달아 tartaric acid 용액 (1 → 100) 5 m*l*를 넣고 수욕에서 10 분간 가온하여 여과한다. 여액 1 m*l*에 4-dimethylaminobenzaldehyde 시액 1 m*l*를 천천히 흘려 넣고 수욕에서 10 분간 가열한 다음 물 10 m*l*를 넣을 때 액은 파란색을 띤다.

규 격 **회분** 5.0% 이하 **산불용성회분** 2.0% 이하

응 용 축적작용이 약하기 때문에 강심, 이뇨작용을 목적으로 디기탈리스 배당체의 휴약기에 투여하여, 임상적으로 좋은 효과를 얻는다. 진통약, 지혈약으로, 치질이나 염증성질환 및 각종 피부질환의 치료에도 이용된다. 강심약의 제조원료

처 방 육신환 (六神丸), 구심 (救心), 기응환 (奇應丸)

용 량 0.003 ~ 0.006 g을 환제로 하여 복용한다. 외용으로도 사용한다.

● **참고문헌**

1) Chen KK *et al.* (1967) J. Pharm. Sci. 56: 1535
2) Yoshida S *et al.* (1987) Chem. Pharm. Bull. 35: 2300
3) Shigel *et al.* (1978) Oyo Yakuri 15: 437

연지충 Cochineal (臙脂蟲, Yeon Ji Chung)

기 원 *Nopalea cochenillifera* (= *Opuntia coccinellifera*) (선인장과 *Cactaceae*)에 기생하는 연지충 (臙脂蟲) *Coccus cacti* L. (깍지벌레과 Coccidae)의 충체 (암컷벌레와 유충)이다.

산 지 멕시코, 페루 중앙 및 남미, 서인도, 카나리아섬, 남스페인, 알제리이다.

성 상 크기가 소두대 (小豆大)이고, 고온에서 처리한 것은 wax의 외피가 제거되어 농적갈 (濃赤褐) ~ 유흑색의 과립이고, 저온에서 처리한 것은 파쇄가 용이하다. 타액을 심홍색으로 염색하며, 맛은 약간 쓰고 수렴성이다.

성 분 Anthraquinone: carminic acid (carmine red, 색소 9 ~ 10%), fat (10%), wax (2%)

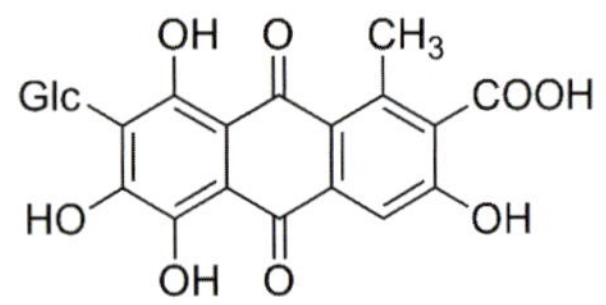

carmine red

응 용 한방에서는 활혈(活血), 지혈약으로 쓰인다. cochineal은 색소로 제조방법에 따라 여러 등급이 있다. Carmine이란 이름은 cochineal의 aluminium lake를 말하고, 식품공업 등에서도 광범위하게 응용된다.

영양각 Gazellae seu Saigae Cornu KHP CP
(羚羊角, Yeong Yang Gak) gazelle horn, antelope

기 원 영양 *Gazella subgutturosa* 또는 고비영양 *Saiga tatarica* L. (소과 Bovidae)의 뿔이다. 중국에서는 *S. tatarica*의 뿔만을 사용한다.

산 지 중국

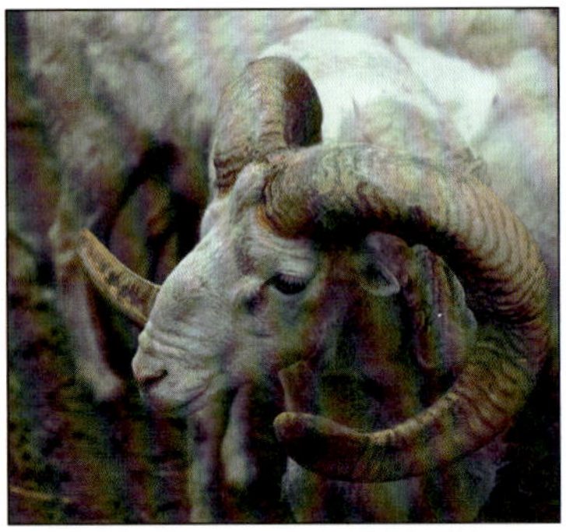

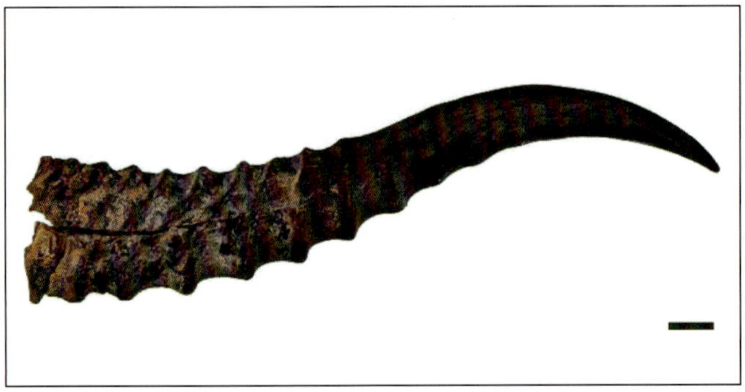

성 상 구부러진 원추형의 뿔로 길이 10 ~ 30 cm, 기부의 지름은 2 ~ 5 cm이다. 바깥면은 회황색 ~ 엷은 회흑색이며, 뾰족한 윗부분을 제외하고 기부로부터 10 ~ 20개의 고르지 않게 두드러진 마디 모양의 윤척(輪脊)이 있다. 매우 딱딱하고 굳어 꺾기 힘들며, 냄새와 맛은 거의 없다. 유백색이고 매끈하며 갈라진 것이나 무늬가 없는 것이 좋다.

성 분 keratin, gelatin, calcium phosphate, vitamin A 등

약 리 (1) 진정작용

- EtOH 추출물은 중추신경을 억제하여, barbital이나 diethyl ether에 의해 빠르게 마취되도록 하며 strychnine과 같은 자극에 대한 민감성을 떨어뜨린다.

(2) 해열작용

• 전제와 EtOH 추출물을 토끼에게 투여하면 현저한 해열효과가 나타낸다 (*in vivo*, *i.v.*).[1]

(3) 기 타

• 저산소 상태에서의 저항성을 증가시키며, 진통효과를 나타낸다.[2]

응 용 고열에 의한 두통이나 의식장애, 경련, 고혈압의 치료에 쓴다.

처 방 영각구등탕 (羚角鉤藤湯), 영양각산 (羚羊角散), 자설단 (紫雪丹)

용 량 0.3 ~ 0.9 g을 삼킨다.

● 참고문헌

1) Li YG *et al.* (1979) Chin. Trad. Herb. Drugs Commun. 5: 12
2) Brekhman I I, Farmakologiia I (1971) Toksikologiia 34: 36

오 공 Scolopendra KHP CP (蜈蚣, O Gong)

기 원 왕지네 *Scolopendra subspinipes multilans* L. Koch (왕지네과 Scolopendridae)의 충체이다.

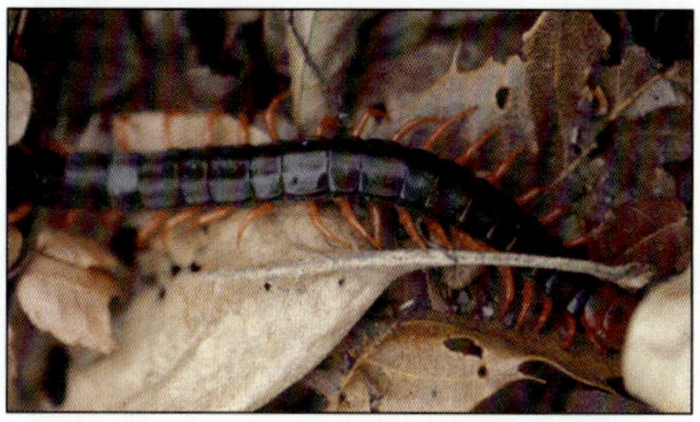

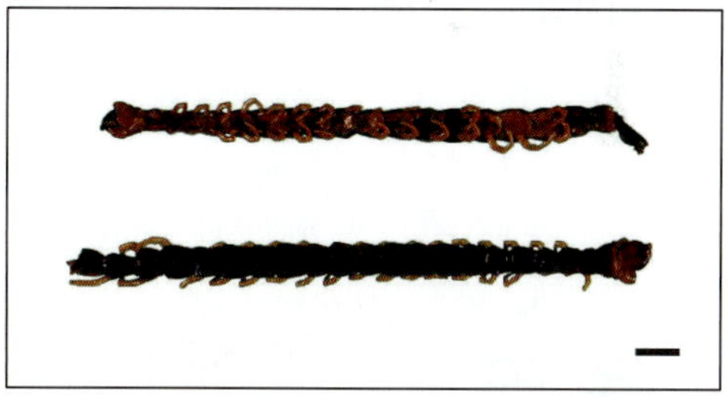

성 상 편평하고 긴 막대모양이고, 마디가 있으며, 길이 10 ~ 14 cm, 너비 5 ~ 10 mm이다. 등은 어두운 녹색이고, 윤이 나며, 배는 연한 노란색 또는 황갈색이나, 머리와 첫째마디 배는 암적색 또는 적갈색이다. 다리는 노란색 또는 적갈색이고, 때로 황백색이다. 머리는 길이가 몸마디 너비와 거의 같고, 더듬이가 한 쌍 있다. 몸통에는 마디가 22 개 있고, 2 번째 마디부터 다리가 2 개씩 나와 총 21 쌍이다. 확대경으로 보면 다리는 17 ~ 18 절이며 첫째부터 여섯째 마디에는 털이 없고 그 다음 마디에는 잔털이 있어 회색으로 보인다. 등쪽에는 뚜렷하지 않은 구선이 2 줄 있으며, 안구는 단구 4 개로 되고 이빨은 아래 위 각각 5 개로 되어 있다. 특유한 냄새가 있고 맛은 매우면서 약간 짜다.

성 분 Quinoline alkaloid: scolopendrine 1, scolopendrine 2

Protein: 봉독 (蜂毒)과 유사한 2 종의 유독 성분 (histamine 유사 물질, 용혈 단백질) 등을 함유한다.

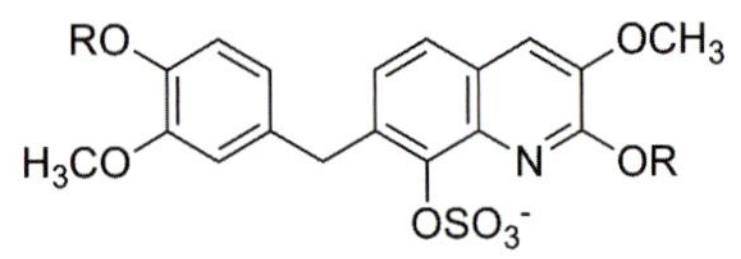

scolopendrine 1, R=H
scolopendrine 2, R=CH_3

약 리 (1) 항경련작용

- 근육의 경련에 대하여 길항한다.

(2) 항세균·항진균작용

- 수침액은 결핵균의 성장을 억제하며, 피부진균(*Trichophyton violaceum*)에 대해서도 억제작용을 나타낸다.

(3) 기 타

- 10% EtOH 추출물은 혈압강하작용을 나타낸다.
- 항종양작용을 나타낸다(*in vitro*, 엘리히 복수암).¶5

확인시험 가루 5.0 g을 diethyl ether 25 *m*l로 2회 탈지하고, 그 잔류물을 MeOH 25 *m*l로 가온 추출하여 TLC법에 따라 silica gel G에 전개용매로 *n*-BuOH · H_2O · HOAc 혼합액(10 : 3 : 1)을 써서 전개하면, 파장 365 nm에서 10 개의 형광성의 반점이 나타나며, ninhydrin 시액에서 분홍색의 반점을 나타낸다.

응 용 파상풍, 소아의 경풍, 안면 신경마비, 결핵성경부림프선염, 창양종독, 독사에 의한 교상 등에 쓴다.

처 방 오공산(蜈蚣散), 오공성풍산(蜈蚣星風散)

용 량 0.9 ~ 3 g, 외용하기도 한다.

금기사항 임부

용 골 Fossilia Ossis Mastodi KP JP

(龍骨, Yong Gol) longgu

기 원 큰 포유동물의 화석화된 뼈로 주로 탄산칼슘으로 구성되어 있다.

성 상 고르지 않은 덩어리 또는 조각이며 때로는 원주상의 덩어리도 있다. 바깥면은 엷은 회백색을 띠고 군데군데 회흑색 또는 황갈색의 반점이 붙어 있는 것도 있다. 바깥쪽은 질이 치밀한 2 ~ 10 mm의 층으로 되어 있고 그 안쪽은 엷은 갈색을 띤 해면질로 되어 있다. 질은 무겁고 단단하나 부서지기 쉽고 깨뜨리면 작은 조각과 가루로 된다. 냄새와 맛은 없다. 핥으면 혀에 강하게 흡착된다.

성 분 $CaCO_3$ 해면질부 46 ~ 82%, 치밀층부 5 ~ 12%, hydroxyapatite, SiO_2(미량)

약 리 (1) 일반적으로 알려진 약리

- 수렴작용, 항염증작용, 거담작용, 지혈작용, 진정작용이 있다.

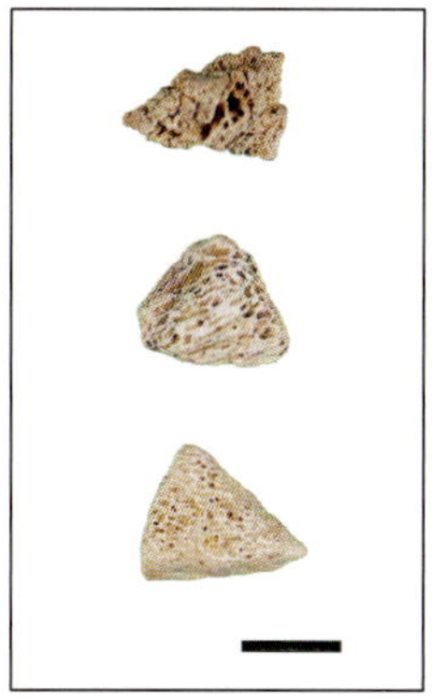

(2) 기 타

• 시호가용골모려탕은 적관동맥성형술(percutaneous coronary intervention, PCI)의 시술 후에 나타나는 부작용인 재협착을 방지하는 데 유효할 수 있다. 즉, 이와 유사한 동물실험에서 관상동맥이 굵어지면서 경직화되는 현상을 억제한다.[1] 또한, 시호가용골모려탕은 catecholamine으로 유도한 심혈관계의 손상을 억제한다.[2]

확인시험 (1) 가루 0.5 g을 묽은 HCl 10 m*l*에 녹일 때 가스가 발생되며 약간 엷은 갈색을 띤 혼탁한 액이 된다. 이 가스를 $Ca(OH)_2$ 시액에 통할 때 백색의 침전이 생긴다.

(2) (1)에서 얻은 혼탁액은 특이한 냄새를 낸다. 이 액을 여과한 여액에 NH_4OH 시액을 넣어 중화한 액은 칼슘염의 정성반응을 나타낸다.

(3) 가루 0.1 g에 HNO_3 5 m*l*를 넣어 가온하여 녹이고 molybedenammonium 시액을 넣을 때 황색의 침전이 생긴다.

규 격 (1) **중금속** 가루 2.0 g에 물 5 m*l*를 넣고 흔들어 섞은 다음 천천히 HCl 6 m*l*를 넣고 수욕상에서 증발건고한 잔류물에 물 50 m*l*를 넣어 녹이고 여과한다. 여액 25 m*l*에 묽은 HOAc 2 m*l*와 NH_4OH 시액 1방울 및 물을 넣어 50 m*l*로 하고 이것을 검액으로 하여 시험한다. 비교액은 HCl 3 m*l*를 수욕상에서 증발건고하고 묽은 HOAc 2 m*l*, 납표준액 2.0 m*l* 및 물을 넣어 50 m*l*로 한다(20 ppm 이하).

(2) **비소** 가루 0.20 g을 달아 약전의 제 2법에 따라 검액을 만들고 약전에 명시된 장치 B를 써서 시험한다(10 ppm 이하).

응 용 한방에서 수렴성진정약으로 심계항진, 정신불안, 불면, 유정 등의 증상에 모려와 함께 처방한다.

처 방 계지가용골모려탕(桂枝加龍骨牡蠣湯), 시호가용골모려탕(柴胡加龍骨牡蠣湯)

용 량 15 ~ 30 g

주의 및 부작용 인삼, 우황과 배합하면 효과가 좋은 반면에 석고와는 배합하지 않는다.

● 참고문헌

1) Kim DW *et al.* (2002) J. Pharm. Pharmacol. 54: 571-575

2) Tang CS *et al.* (1986) J. Tradit. Chin. Med. 6: 34-36

우 황

Bovis Calculus(Bezoar Bovis) KP CP JP

(牛黃, U Hwang) oriental bezoar

기 원 소 *Bos taurus* L. var. *domesticus* Gmelin(소과 Bovidae)의 담낭중에 생긴 결석이다.
건조한 것은 결합형 bilirubin 10.0% 이상을 함유한다.

성 상 달걀모양이거나 구형에 가깝거나 삼각형 또는 네모기둥 모양인 것이 많고, 크기는 일정치 않으며

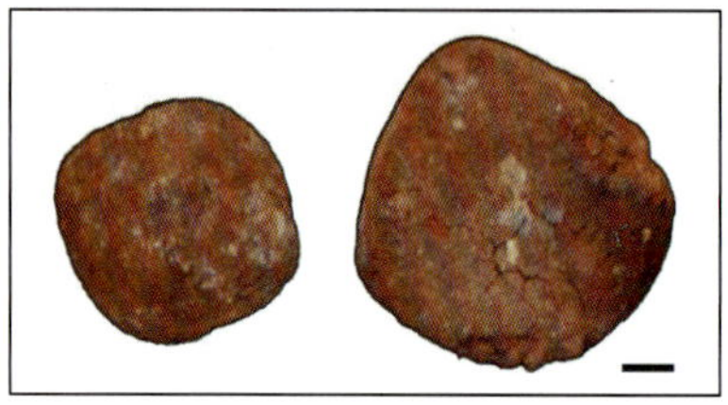

소수는 원통모양 또는 부서진 조각이며, 지름 0.6 ~ 4.5 cm 이다. 바깥면은 붉은색 내지 황갈색이고, 어떤 것은 바깥면에 검은색의 빛나는 박막이 덮여 있는데 이것을 "오금의(烏金衣)"라 한다. 어떤 것은 거칠고 혹모양의 돌기를 가지고 있고, 어떤 것은 갈라진 무늬가 있다. 몸체는 가볍고 질은 취약하며 층별로 떨어져 나가기 쉽다. 잘린 면은 황금색이며 세밀한 동심성 층문을 볼 수 있고, 어떤 것은 좁은 백심(白心)이 있다. 맑은 향기가 나며, 맛은 처음에 약간 쓰고 후에 달고 청량감이 있다. 이것을 씹으면 부서지기 쉽고, 이에 달라붙지 않는다.

성 분 Bile pigment: bilirubin, biliverdin

Bile acid: cholic acid 5 ~ 11%, deoxycholic acid 2%, chenodeoxycholic acid

기 타: cholesterol, taurine, glycine, aspartic acid, lysine, glutamine과 미지의 peptide를 함유한다.

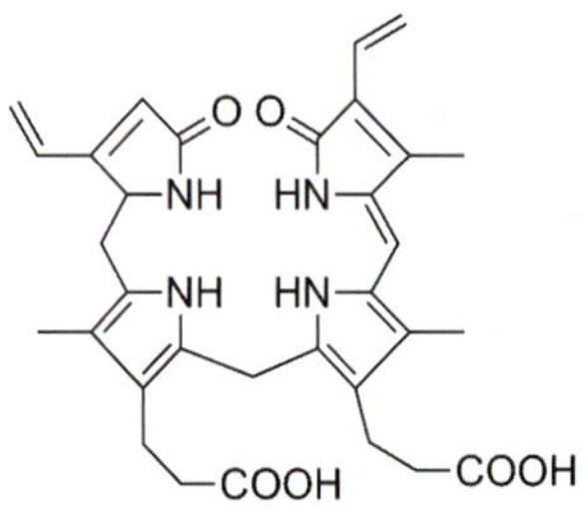

bilirubin

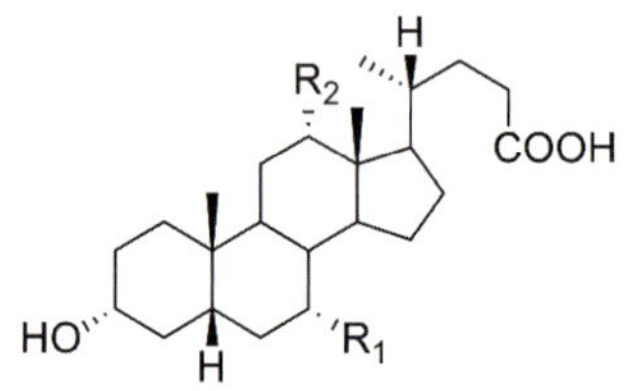

cholic acid, R_1=OH, R_2=OH
deoxycholic acid, R_1=H, R_2=OH
chenodeoxycholic acid, R_1=OH, R_2=H

약 리 **(1) 진경·진정작용**

- cocaine이나 caffeine에 의한 중추항진에 길항한다. 그러나 strychnine에 의한 중추항진에 대해서는 영향을 미치지 않는다.

(2) 조혈작용

- 적혈구의 생성을 촉진한다.

(3) 기 타

- 혈압강하작용: calcium cholate는 혈압을 지속적으로 내리며(*in vivo*, rat), bilirubin도 혈압을 내리고 심장에 대해 강한 억제작용을 나타낸다.[¶5] 또한, 물추출물에서 분리된 taurine은 심수축항진에 의한 심장박동을 정상화한다.
- 담즙의 분비를 촉진하고, cholesterol계 담석을 녹인다.[¶5]
- 이 밖에도 해열작용, 항염증작용(육아형성 억제, 모세혈관투과성 억제, 백혈구유주 억제), 실험적 혈전증개선작용 등이 있다.

확인시험 (1) 가루 0.1 g에 petroleum ether 10 m*l*를 넣어 30 분간 흔들어 섞은 다음 여과하고 잔류물을 petroleum ether 10 m*l*로 씻는다. 잔류물 10 mg을 달아 Ac_2O 3 m*l*를 넣고 1 ~ 2 분간 흔들어 섞은 다음 Ac_2O 0.5 m*l*에 H_2SO_4 2방울을 넣은 혼합액을 넣어, 흔들어 섞을 때 액은 황적색 ~ 진한 적색을 나타내고 뒤에는 어두운 적자색을 거쳐 어두운 적갈색으로 변한다.

(2) 가루 0.01 g에 $CHCl_3$ 10 m*l*를 넣어 잘 흔들어 섞은 다음 $CHCl_3$ 추출액은 버린다. 잔류물에 HCl

1 m*l* 및 $CHCl_3$ 10 m*l*를 넣어 잘 흔들어 섞고 $CHCl_3$층이 황갈색으로 될 때 이것을 따로 취하여 $Ba(OH)_2$ 시액 5 m*l*를 넣고 흔들어 섞으면 황갈색의 침전이 생긴다.

규 격 (1) 울금, 강황 등의 가루가 섞여 있으면 안 된다. (2) 소, 돼지 쓸개즙 성분이 검출되어서는 안 된다. **회분** 10.0% 이하

정량법 bilirubin (측정파장 436 nm, MeOH-H_2O-HOAc (900 : 98 : 2), ODS)

응 용 강심, 진정, 진경, 해열, 해독약으로 열병, 경간(驚癎), 심계항진 등에 응용된다. 또한 항염증으로 옹종(擁腫), 인후종통에 내복하거나 외용한다.

처 방 육신환(六神丸), 우황청심환(牛黃淸心丸), 구명환(救命丸)

용 량 0.15 ~ 0.6 g

금기사항 열이 성(盛)하여 생긴 질환이 아닌 경우

웅담 Fel Ursi KHP JP
(熊膽, Ung Dam) bear bile

기 원 불곰 *Ursus arctos* L. 또는 기타 근연동물(곰과 Ursidae)의 담즙을 말린 것이다. 근연동물(한국권)로는 *Ursus arctos lasiotus* Grey 불곰(큰곰), *U. thibetanus ussuricus* Heade 곰(가슴반달곰) 등이 있다.

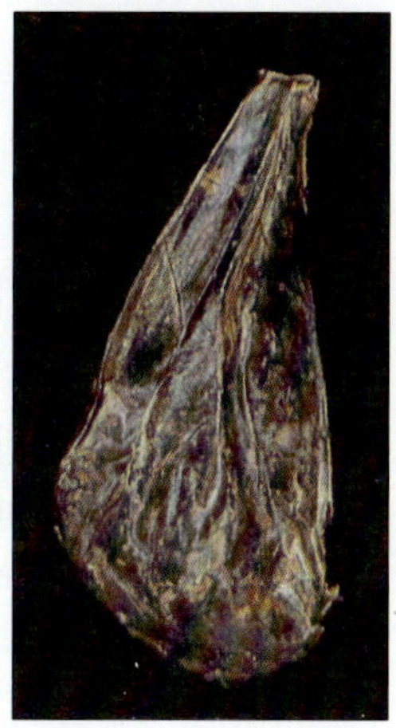

산 지 중국 동북부, 시베리아, 티벳, 몽고, 북이란, 인도, 소아시아, 북미, 일본 북해도 등에 넓게 분포 서식하고 있으며, 중국 운남성산이 우량으로 알려지고 있다.

성 상 주머니 모양이고, 길이 9 ~ 15 cm, 너비 7 ~ 9 cm이다. 외투막은 어두운 갈색이고, 반투명하며, 주름져 있고, 섬유성의 질긴 막질이다. 외투막을 제거한 것은 황갈색 ~ 어두운 황갈색이고, 부서지기 쉽다. 부서진 면은 유리같은 광택이 있고, 습윤되어 있지 않다. 특유한 냄새가 있고 맛은 매우 쓰나 뒷맛은 약간 달다.

성 분 **담즙산**: tauro-ursodeoxycholic acid 20%, 소량의 chenodeoxycholic acid (ursodeoxycholic acid의 isomer) 및 cholic acid를 함유한다.

미량원소: Na, K, mg, Ca, Ge, Zn, Fe

기 타: cholesterol, bilirubin, taurine 등을 함유한다.

* tauro-ursodeoxycholic acid를 가수분해하면 taurine과 ursodeoxycholic acid로 된다.[1)]

약 리 **(1) 이담작용**

- 수용액에는 이담작용 및 약한 이뇨작용이 있다. 이담작용의 세기는 deoxycholate > ursodeoxycholate > chenodeoxycholate의 순이다.

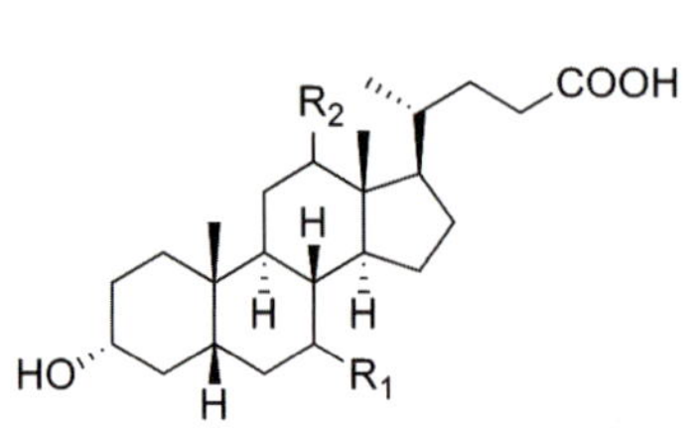

cholic acid, R_1=α-OH, R_2=α-OH
chenodeoxycholic acid, R_1=α-OH, R_2=H
ursodeoxycholic acid, R_1=β-OH, R_2=H

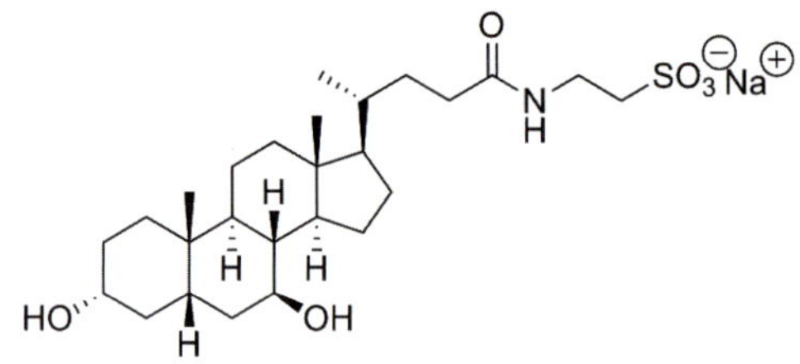

sodium tauro-ursodeoxycholate

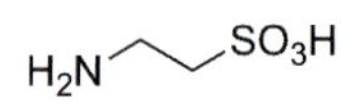

taurine

(2) 진경·진정작용

- 수용액 및 tauro-ursodeoxycholic acid, ursodeoxycholic acid (UDCA)에는 papaverine과 유사한 진작용이 있고 그 효력은 유리형이 강하다.[¶5]
- Na-ursodeoxycholate (UDCA의 Na salt)는 strychnine이 일으킨 중독 (강직성 경련 포함)에 대하여 해독작용을 나타낸다.[¶5]

(3) 기 타

- ursodeoxycholic acid는 chenodeoxycholic acid에 비교하여 용혈작용이 약하다.
- ursodeoxycholic acid는 lipase의 활성을 증강시키고, 근육의 긴장을 풀어주며, vitamin D와 칼슘이의 흡수를 도와준다.
- taurine에는 inotropic, 항부정맥작용, 신경조절작용 및 삼투압조절작용이 있다.
- chenodesoxycholic acid에는 cholesterol 용해작용이 있어 제제화에 이용된다 (예: chenodesoxych-o-lic acid, hydroxy alkyl cellulose/ surfactant/ H_2O-organic solvent/ disintegrating agent/ M-cel-lulose/ CM-cellulose/ lubricating-stearated/ encapsulated tablet)
- 이 외에도 항염증작용, 진통작용이 있다.

확인시험 가루 0.3 g에 petroleum ether 50 m*l*를 넣어 환류냉각기를 달고 수욕상에서 약 1시간 가온한 다음 여과한다. 잔류물 20 mg에 HCl 0.5 m*l*, Ac_2O 2 m*l* 및 $CHCl_3$ 2 m*l*를 넣어 2 분간 세게 흔들어 섞은 다음 여과한다. 여액에 H_2SO_4 0.5 m*l*를 가만히 넣을 때 접계면은 적색을 나타내고 이어 적색을 띤 갈색으로 되며, 상층의 액은 약간 적색을 띠나 그 액을 가만히 흔들어 섞어 방치하면 액은 적색을 띤 갈색으로 되어 오래 지속된다.

응 용 고미건위, 진통, 진경, 이담, 소염, 해열약으로 위통, 설사, 황달, 장내 기생충에 의한 복통 등에 쓴다.

처 방 기응환 (奇應丸), 구명환 (求命丸)

용 량 0.15 ~ 0.3 g, 결막염이나 치질, 종통 (腫痛)에 외용하기도 한다.

금기사항 소화기관의 장애가 아닌 다른 원인으로 발생한 눈의 질병이 있는 경우

자하거

Hominis Placenta
(紫河車, Ja Ha Geo) human placenta

기 원 건강한 사람 *Homo sapiens* L.의 태반을 건조한 것이다. 신선한 태반을 취하여 양막과 탯줄을 떼어 버리고 혈액을 깨끗하게 씻은 다음 뜨거운 물 속에서 조금 삶아 건조한다.

성 상 원형 ~ 첩상 타원형을 이루고, 지름 9 ~ 15 cm, 두께는 일정하지 않다. 바깥면은 황색 ~ 황갈색으로 한쪽면은 불룩하고 주름이 있으며 다른 쪽면은 비교적 반드럽고 탯줄이 붙어 있는 것도 있다. 질은 굳은 편이나 잘 부스러진다. 1개의 무게는 35 ~ 70 g이다. 비린내가 있는 맛은 덤덤하다 완전하고 황색이며 혈관 속에 피가 없는 것이 좋다.

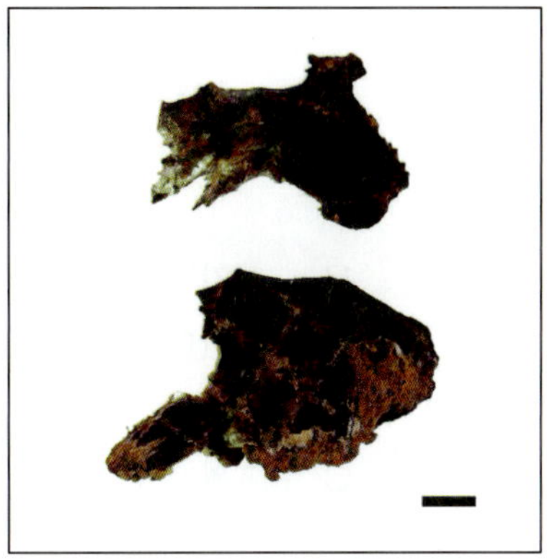

성 분 폴리펩타이드, 아미노산, 다당류, 효소 (lysozyme, kininase, histaminase, exytocinase 등), 호르몬류 (성선자극 호르몬, 난포호르몬, 최유성 물질, 황체호르몬 등), 함질소 다당체, lecithin 등

약 리

(1) 강장작용

- 추출물은 실험동물의 수영시간을 늘린다 (*in vivo*, mouse, *s.c.*).
- 자하거에는 면역조절 작용과 γ-globulin 유사물질이 함유되어 있어 전염병 예방에 도움을 줄 수 있다. 그러나, 이들 성분은 단백질이기 때문에 내복하면 효과가 없으므로, 주사로 투여해야 한다.

(2) 간기능개선작용

- 태반을 탈지한 후 HCl으로 가수분해하여 얻은 물질인 cyclo-trans-4-l-hydroxyprolyl-l-serine (JBP485)은 concanavalin A로 유도한 간독성에 대하여 일차 배양한 간세포를 보호한다 (*in vitro*).[1] 또한 동물실험에서도 concanavalin A 투여로 상승한 TNFα와 ICAM-1(intercellular adhesion molecule-1)의 수치를 낮추고 DNA 손상 및 bcl-2/bax의 mRNA 발현을 억제한다 (*in vivo*, mouse, *p.o.*).[2]
- 추출물은 α-naphthylisothiocyanate에 의한 간손상으로부터 간의 재생을 촉진한다 (*in vivo*, rat, *i.m.*). 이러한 작용에는 열에 불안정한 성분이 관여하나, 열에 안정한 성분에도 간세포 보호작용이 있다.[3]
- polydeoxyribonucleotide 분획은 생체조직의 재생을 촉진한다.[4]

(3) 멜라닌생성촉진작용

- 추출물은 멜라닌 색소의 형성을 촉진하므로 백반증에 유효할 수 있다 (*in vitro*, *in vivo*).[5]
- 자하거의 지질 성분은 멜라닌 생성세포 (B16F10 melanoma cell)의 분열을 촉진하고 (*in vitro*),[6] tyrosinase 유전자의 발현 증가와 p38 MAPK 활성화를 통해 멜라닌 생성을 촉진한다.[7,8]
- 추출물 중의 glycosphingolipid는 B 세포와 T 세포의 기능조절에 관여하는 물질로 멜라닌 생성세포를 활성화하며, endothelin (21 a.a.)은 멜라닌 생성세포의 성장에 반드시 필요한 물질이다.[9]

(4) 기 타

- 상처치유작용: 상처치유작용이 있으며, 임상적으로 추출물 (Placentrex)은 방사선 치료에 의한 구강이

나 인후의 점막염에 유효하다 (*i.m.*).[10] 위궤양의 예방 및 치유작용도 있다 (*in vivo*, rat, *i.m.*).

- 항산화작용: 콜라겐 유래 peptide 성분에는 항산화작용이 있으며,[11] L-tryptophan은 자하거 추출물의 지질의 과산화를 억제한다 (*in vitro*).[12]
- 학습장애개선작용: 추출물은 뇌에서의 monoamine류의 농도를 증가시키고 monoamine oxidase의 활성을 억제한다 (*in vivo*, rat).[13]
- 최유작용: 추출물은 실험동물의 2차생식기와 유선발달을 촉진하고 최유작용을 나타내며 자궁의 자발운동을 강화한다. 부신과 갑상선, 뇌하수체를 발달시키는 경향이 있다. 임상적으로도 추출물은 최유작용을 나타낸다.[14]
- 출혈억제작용: 저분자량의 혈액응고 인자 VIII (당단백)가 함유되어 있어 VIII 인자가 결핍된 환자의 출혈시에도 사용된다. 또한, 추출물은 urokinase의 활성을 억제하며 임신시의 섬유단백 용해효소의 작용을 낮춘다.

응 용 강정, 강장약으로 발기부전, 불임증, 습관성유산, 허로, 유정 등에 쓴다. 최유를 목적으로 사용하기도 한다. 화장품의 제조에도 사용된다.

처 방 하거환 (河車丸), 대조환 (大造丸)

용 량 환제나 산제로 해서 1.5 ~ 3 g을 내복한다.

참고문헌

1) Wu J *et al.* (2008) Eur. J. Pharmacol. 589: 299-305
2) Yang T *et al.* (2009) J. Pharm. Pharmacol. 61: 767-774
3) Liu KX *et al.* (1998) Biol. Pharm. Bull. 21: 44-49
4) Tonello G *et al.* (1996) J. Pharm. Biomed. Anal. 14: 1555-1560
5) Pal P *et al.* (2002) Int. J. Dermatol. 41: 760-767
6) Mallick S *et al.* (2002) J. Biosci. 27: 243-249
7) Sarkar C *et al.* (2006) Mol. Cell. Biochem. 285: 133-142
8) Singh SK *et al.* (2005) Pigment Cell Res. 18: 113-121
9) Pal P *et al.* (1995) Int. J. Dermatol. 34: 61-66
10) Kaushal V *et al.* (2001) Int. J. Tissue React. 23: 105-110
11) Togashi S *et al.* (2002) Placenta 23: 497-502
12) Watanabe S *et al.* (2002) J. Nutr. Sci. Vitaminol. 48: 36-39
13) Banerjee KK *et al.* (1995) Tohoku J. Exp. Med. 176: 17-24
14) Keldenich H *et al.* (1976) Minerva Ginecol. 28: 1015-1020

저 담

Suis Fel KHP CP

(猪膽, Jeo Dam) pig bile

기 원 멧돼지 *Sus scrofa* L. 또는 돼지 *S. scrofa domestica* Brisson (멧돼지과 Suidae)의 담즙이다.

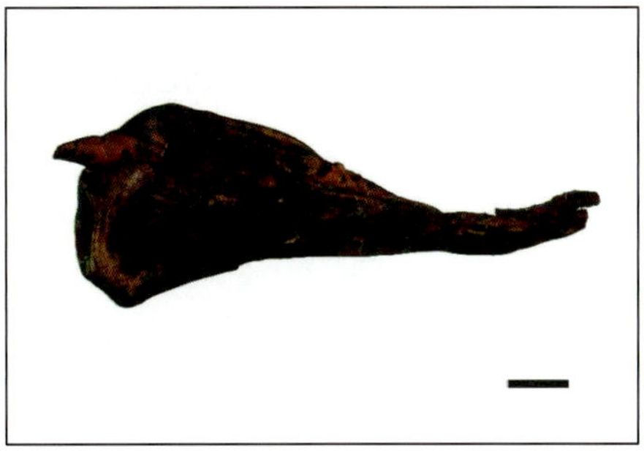

성 상 길이 8 ~ 15 cm, 너비 5 ~ 8 cm의 담낭 속에 들어 있으며, 담낭은 섬유성의 질긴 막질로 되어 있고 바깥면은 어두운 갈색이며 반투명이다. 약간의 비린내가 나며 맛은 매우 쓰다. 크기가 크고 담인(膽仁)이 황색이고 투명하며, 맛이 매우 쓰고 후에 단맛이 있는 것이 좋다.

성 분 담즙의 주요 성분은 담즙산류, bilirubin, mucoprotein, 지방, 무기질 등이다. 담즙산에는 cholic acid, deoxycholic acid가 주이고, chenodeoxycholic acid 및 lithocholic acid가 함유되어 있다. 이들은 주로 glycine과 결합되어 존재한다.

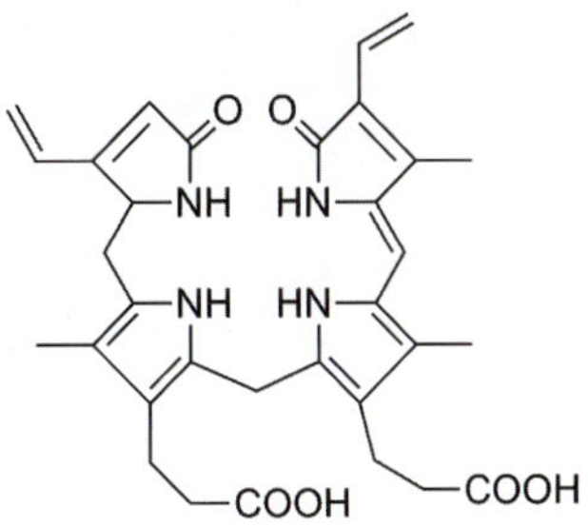

bilirubin

약 리 저담에는 웅담과 같이 항염증작용, 진경작용 및 진통작용이 있으며, 저산소 상태에서의 실험동물의 생존기간을 늘린다(*in vivo*, mouse). 웅담의 대용생약이다.[1)]

확인시험 가루 0.3 g에 petroleum ether 50 m*l*를 넣어 환류냉각기를 달고 수욕상에서 약 1시간 가온한 다음 여과한다. 잔류물 20 mg에 HCl 0.5 m*l*, Ac_2O 2 m*l* 및 $CHCl_3$ 2 m*l*를 넣어 2 분간 세게 흔들어 섞은 다음 여과한다. 여액에 H_2SO_4 0.5 m*l*를 가만히 넣을 때 접계 면은 적색을 나타내고 이어 적색을 띤 갈색으로 되며, 상층의 액은 약간 적색을 띠나 그 액을 가만히 흔들어 섞어 방치하면 액은 적색을 띤 갈색으로 되어 오래 지속된다.

응 용 황달, 백일해, 안과질환에 쓴다.

용 량 10 ~ 15 g

● 참고문헌

1) Li YW *et al.* (1995) J. Ethnopharmacol. 47: 27-31

전 갈 Scorpio KHP CP
(全蝎, Jeon Gal), 전충(全虫) scorpion

기 원 감갈 *Buthus martensii* Karsch (전갈과 Buthidae)의 몸체를 끓는 물이나 또는 끓는 소금물에 잠깐 담갔다가 말린 것이다.

산 지 중국 전역에 분포하며, 장강(長江) 이북지역에 많다.

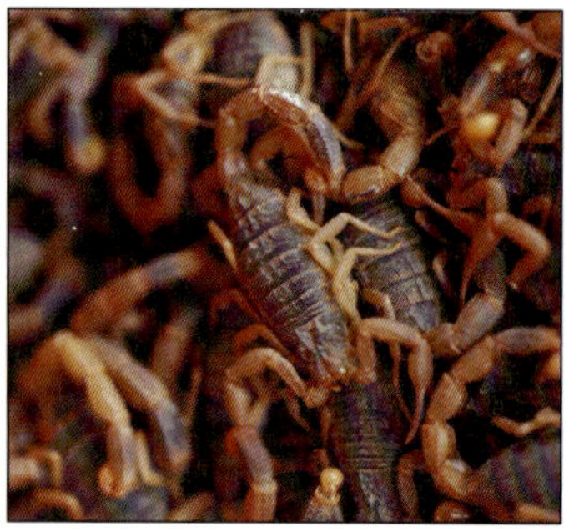

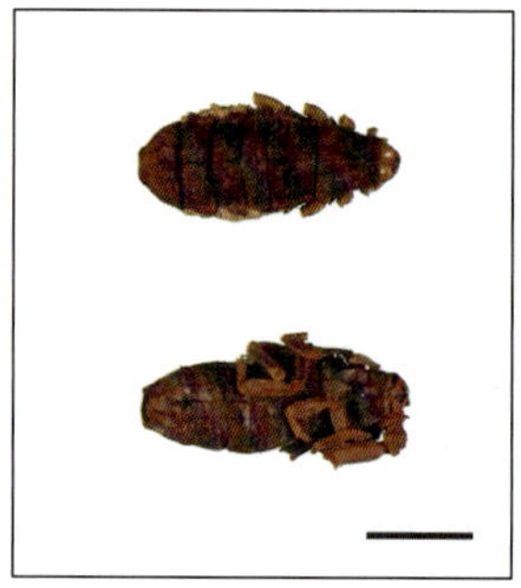

성 상 두부와 흉부 및 전복부는 편평한 긴 타원형을 나타내고, 후복부는 꼬리 모양으로 구부러져 있다. 전체가 완전한 것은 길이 6 ~ 7 cm이고 전체가 녹갈색이며, 복부와 다리는 황색 ~ 황갈색, 꼬리 끝은 갈색을 띠고 있다. 복부를 절단하면 내부는 흑색 ~ 갈황색의 잔류물을 볼 수 있으며, 후복부의 꼬리 부분은 비어 있다. 질은 연하고 가볍다. 비린 냄새가 있고 맛은 짜다.

성 분 peptide (신경독): BmkI4, BmkI6, BmkAngP1, BmkdITAP3, AGAP, BMK 9, BMK AGP-SYPU 2 갈독(蝎毒) butaotoxin (= katsutoxin)이라고 하는 신경독물의 독성단백을 함유한다. 독선(毒腺)중에 hydroxylamine이 공존하며 그 밖에 lecithin, cholesterol, stearic acid, palmitic acid, trimethylamine, betaine, taurine 등을 함유한다.

유럽 및 북아프리카산 전갈(*Androctonus australis*)의 독액 중에는 신경독 I 및 II를 함유하는데, II는 64개의 아미노산으로 된 연쇄상 펩티드이다.

약 리 **(1) 진통·진경작용**

- 전갈의 신경독(neurotoxin)으로는 Na^+, K^+, Cl^- 및 Ca^{2+}-channel에 작용하는 신경독의 4종류가 알려져 있다.[1)]
- 신경독인 BmkI4와 BmkI6 (peptide)에는 강한 진통작용이 있으며, BmkAngP1과 BmkdITAP3에도 진통작용이 있다.[1)]
- 전갈의 독에서 분리된 peptide 성분인 AGAP에는 항종양작용과 진통작용(mouse twisting model, hot-plate procedure)이 있다.[1)]
- BmK9의 Ser54 잔기와, BmK AGP-SYPU2의 C-terminal에 위치한 glycine 잔기는 각 BmK 신경독소가 진통작용을 발휘함에 있어 구조적으로 중요한 작용을 한다.[2,3)]
- 전갈의 독에서 항간질작용을 나타내는 peptide가 분리되어 그 구조 및 작용기전에 밝혀졌다[4)]

(2) 심혈관계에 대한 작용

- 전갈의 수침제나 전제는 혈압운동중추를 억제하고 혈관을 확장하여 혈압을 낮춘다(*in vivo*,

rabbit, *i.v.*). 그러나, 전갈의 독은 교감신경 말단부위에서의 noradrenaline 분비를 증가시킴으로써 혈압을 상승시킨다 (*in vitro*, *in vivo*).[5]

(3) 기 타

- 전갈독의 화학적 성질과 약리작용은 뱀독의 신경독과 유사하다.
- 진정작용도 있다고 한다.

응 용 진경작용 및 진통작용이 있어 소아경련, 성인의 근육경련, 관절통, 근육통, 반신불수, 두통 등과 파상풍, 경부임파선, 결핵에 쓰이며, 치루, 창상, 종기에 외용한다.

처 방 촬풍산 (撮風散), 가미견정산 (加味牽正散)

용 량 1.5 ~ 3 g, 또는 0.6 ~ 0.9 g을 가루로 하여 복용한다.

주의 및 부작용 전갈독은 주로 호흡마비를 일으킨다.

● 참고문헌

1) Liu YF *et al.* (2003) Protein Expr. Purif. 27: 253-258
2) Wang Y *et al.* (2011) Toxicon. 58: 527-532
3) Zhao YS *et al.* (2012) J. Mol. Model.
4) Wang Z *et al.* (2009) Mol. Cell Biochem. 330: 97-104
5) Foucart S *et al.* (1994) Can. J. Physiol. Pharmacol. 72: 855-861

정제쉘락 Lacca Depurata [KP] purified shellac

기 원 개각충 (介殼蟲) *Laccifera lacca* Kerr. (= *Coccus lacca* Kerr.) (깍지벌레과 Coccidae)의 수충 (雌蟲)의 분비물을 정제하여 얻은 수지상의 물질이다. 이 곤충은 *Acacia* sp. (콩과 Leguminosae), *Ficus* sp. (뽕나무과 Moraceae), *Ziziphus jujuba* (갈매나무과 Rhamnaceae) 등에 기생한다.

성 상

- 제조방법: 산지에 따라 Bar Lacca와 Lacca Depurata로 나눈다.
- Bar Lacca: 자갈색 (紫褐色) 괴상 ~ 부정봉상편으로서 lacca pigment 6%, wax 5%이고, 기타 충체, 나무조각 등이 섞여 있다.
- 정제쉘락 (purified shellac, Lacca Depurata): 담갈 ~ 갈색으로 투명하며 윤기 있는 비늘 모양의 세편이다. 질 (質)은 굳으나 부서지기 쉽다. wax 0.2% 이하이며 EtOH, NaOH에는 잘 녹고 석유에텔에는 난용 (難溶)이며, 물에는 녹지 않고, 가열하면 경화한다.
- 백색쉘락 (white shellac, White Lacca, Lacca Alba)[KP]: 정제쉘락을 표백한 것이며, 표백에는 HCl, H_2SO_3 등이 이용된다. 황백색 ~ 엷은 황색의 알갱이로 단단하나 부서지기 쉬우며, 냄새는 없거나 또는 특이한 냄새가 있다. 정제쉘락과 같이 이용된다.

성 분 색소 성분 laccaic acid A, B (6% 내외), resin (70 ~ 85%)

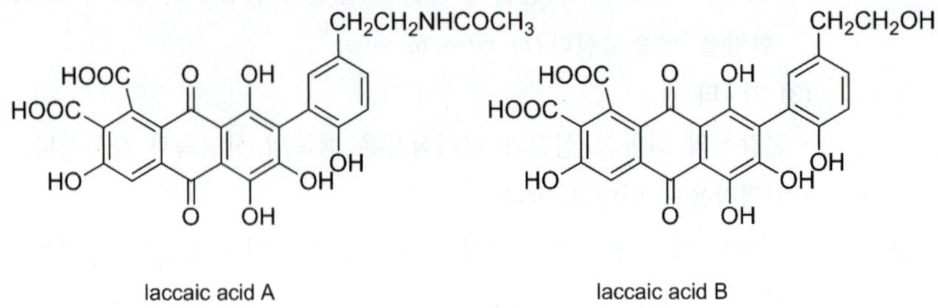

규 격 **중금속** 10 ppm 이하 **비소** 5 ppm 이하 **EtOH 불용물** 2.0% 이하 **산가** 60 ~ 80
로진 (Halphen-Hicks 변법에 의한 정성반응) 함유되어서는 안 된다. **왁스** 20 mg (10.0 g중) 이하
건조감량 2.0% 이하 (40℃, 4시간) **회분** 1.0% 이하

응 용 정제, 환제, 베렛트제의 enteric coating제, 연고, 경고의 경도조절제. 주로 제제용으로 쓰는 외에 과자류의 경도조절제, 전기 절연 재료, 레코드, 필름 등 공업상의 이용도가 넓다. 광택제나 sealing wax (varnish-니스, 알코올 용액)로도 쓰인다.

약전수재품목 **정제쉘락** (purified shellac, Lacca Depurata), **백색쉘락** (White Shellac, White Lacca, Lacca alba)

젤라틴 Gelatinum [KP]

(阿膠) gelatin

기 원 동물의 뼈, 피부, 인대 또는 건(腱)을 산 또는 알칼리로 처리하여 얻은 조 collagen을 물로 가열 추출하여 제조한 것이다.

산 지 프랑스, 벨기에, 독일, 미국, 중국, 일본

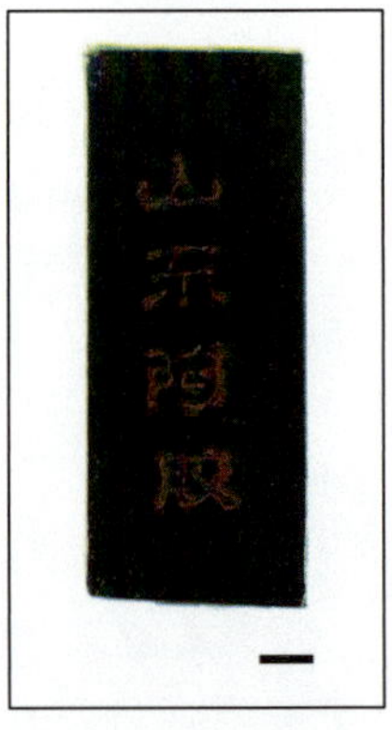

성 상 무색 또는 흰색 ~ 엷은 황갈색의 박판, 세편, 알갱이 또는 가루로 냄새 및 맛은 없다. 열탕에 썩 잘 녹으며 EtOH 또는 diethyl ether에는 거의 녹지 않는다. 물에 녹지 않으나 물을 넣을 때 천천히 부풀어 연화하여 5 ~ 10배량의 물을 흡수한다. 산으로 처리하여 얻은 이 약의 등전점은 pH 7.0 ~ 9.0이며 또 알칼리로 처리하여 얻은 이 약의 등전점은 pH 4.5 ~ 5.0이다.

제 법 여러 가지 동물(소, 말, 돼지, 고래 등)이 쓰이나 소의 가죽과 뼈를 쓰는 경우가 가장 많다. 가죽을 포화석회수에 2 ~ 3개월간 담가두었다가 불필요한 단백질이나 지방을 녹여 제거하고, 물로 씻은 후에 H_2SO_4 또는 HCl으로 중화시킨 다음, 다시 물로 씻는다. 투명하게 된 가죽을 pH 5 ~ 6의 물로 따뜻하게 해서 추출하면 collagen이 젤라틴이 된다. 추출액을 감압 농축시켜 gel로 만들고 건조시킨다. 뼈는 유기용매로 탈지시킨 다음 묽은 HCl에 담가 K_3PO_4을 녹여 제거하고, 가죽의 경우와 같이 석

회수로 처리해서 제조한다. 30, 40, 50, 60℃로 온도가 올라갈수록 수분은 더 잘 제거되며 건조에는 몇 주가 걸린다.

성 분 **단백질**: glutin, glutin의 아미노산 조성은 proline이 약 50%를 차지하고, tryptophan은 없다.

약 리 **(1) 지혈작용**

- 젤라틴은 혈액의 응고를 촉진하므로 지혈을 목적으로 정맥 내 투여하거나 또는 국소에 적용한다.

(2) 약물의 보조제

- 젤라틴 자체에는 약리작용이 없으나 주사제에 혼입시켜 투여하면, 약리작용을 나타내는 물질의 흡수를 지연시켜 지속성으로 만들기 때문에 epinephrine이나 heparine 등의 주사약에 혼입시키는 경우가 있다.

(3) 적혈구증가작용

- 빈혈을 일으킨 개에게 아교(젤라틴 혼합물)를 투여하면 적혈구와 헤모글로빈이 증가한다.

확인시험 (1) 수용액(1 → 100) 5 ml에 CrO_3 시액 또는 picric acid 시액을 적가할 때 침전이 생긴다.

(2) 수용액(1 → 5000) 5 ml에 tannic acid 시액을 적가할 때 액은 혼탁된다.

규 격 이취(異臭) 및 불용물, 아황산염, 중금속, 비소, 수은에 관한 규정이 있다.

건조감량 15.0% 이하 **강열잔분** 2.0% 이하(0.5 g)

응 용 캅셀제, 정제, 트로키(troche)제, 좌약의 기제 또는 유화제, 백신보조제, 지혈제(출혈증), 그 밖에 식용, 외과수술시 보조제, 사진의 감광막 등으로 쓴다. 한방에서는 보혈, 지혈제로 분류하여 보혈익기약에 배합하며 자궁출혈이나 혈뇨, 혈변, 객혈 등의 출혈증에 사용한다.

처 방 궁귀교애탕(芎歸膠艾湯), 황련아교탕(黃連阿膠湯), 저령탕(猪苓湯), 자감초탕(炙甘草湯)

용 량 5 ~ 10 g을 끓은 물이나 황주(黃酒)로 복용한다. 지혈에는 포황으로 초(炒)한 것을 쓰고, 윤폐(潤肺)에는 합분으로 초(炒)한 것을 쓴다.

주의 및 부작용 varicellar나 MMR(measles, mumps, rubella) 백신에 관련된 gelatin allergy에 의한 두드러기 현상이 드물게 나타난다.

금기사항 음식물을 소화하지 못하고 구토하고 설사할 경우에는 쓰지 않는 것이 좋다.

유사생약

- 정제젤라틴(Gelatinum Purificatum, purified gelatin)[KP]
  젤라틴을 아황산가스 등을 써서 표백한 것으로 젤라틴과 같은 용도로 쓴다.
- 어 교[KHP]: 여러 종류의 어류의 부레(魚鰾)로 만든 것이다.

어 교 Piscis Colla [KHP]

(魚膠, Eo Gyo)

기 원 대구 *Gadus macrocephalus* Tilesius(대구과 Gadidae), 철갑상어 *Acipenser sinensis* Gray(상어과 Acipenseridae) 또는 기타 근연동물의 신선한 부레를 꺼내어 혈관 및 점막을 제거하고 씻은 다음 말

리어 편평하게 한 것이다.

응 용 강장, 강정, 지혈, 구어혈약으로 유정, 산후풍, 파상풍, 토혈, 혈붕, 외상출혈, 치질 등에 쓴다.

용 량 9 ~ 15 g, 환제나 산제로 사용한다. 외용하기도 한다.

지 룡 Lumbricus KHP

(地龍, Ji Ryong), 구인(蚯蚓), 토룡(土龍) earthworm

기 원 지렁이 *Pericaeta* (=*Ipheretima*) *communissima* Gete et Hatai, 갈색지렁이 *Allolobophora caliginosa* var. trapezoides Anton (낚시지렁이과 Lumbricidae) 및 흰목지렁이 *Pheretima aspergillum* E. Perrier (지렁이과 Megascolecidae) 또는 기타 동속근연동물의 몸체이다. 현재 아시아 지역 특히 중국에서 쓰고 있는 것은 *Pheretima asiatica*와 *Allolobophora caliginosa* var. *trapezoides* 가 주류이며, 후자는 일본에서도 약용으로 응용되기도 한다. 우리나라에는 붉은지렁이 *Lumbricus rubellus*가 제약의 자원으로 사용된 적이 있다. 그밖에 삼환모지렁이 *P. aspergillum*, 염주지렁이 *Drawida japonica* (염주지렁이과 Moniligastridae)가 있고, 유럽에서는 *Lumbricus terrestris*가 민간에서 약용된다.

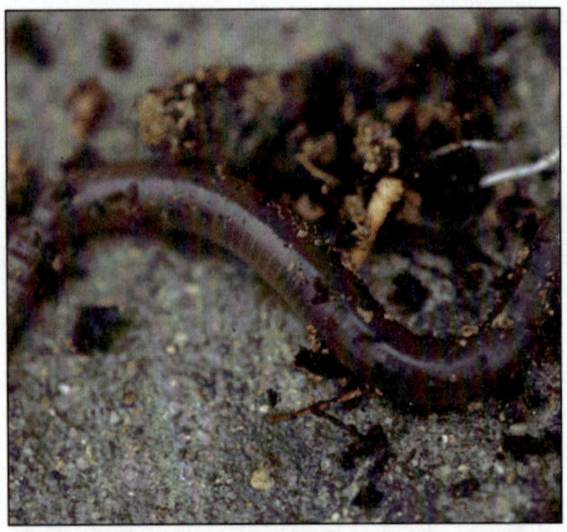

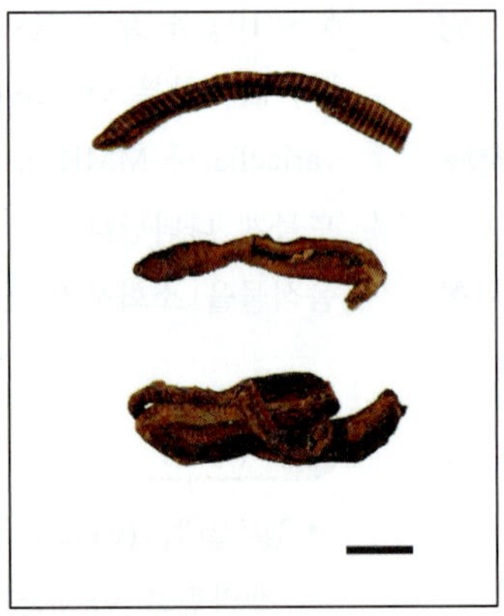

산 지 우리나라 및 중국의 비옥한 저습지에 서식하는데 붉은지렁이, 흰목지렁이를 중부지방에서 양식한다.

성 상 구부러진 긴 원주형으로 길이 10 ~ 15 cm, 너비 5 ~ 8 mm이다. 몸체의 등면은 어두운 갈색이며 아래쪽은 엷은 적색이다. 머리 부분은 뾰족하고 귀, 눈, 코는 없으며, 100 ~ 150개의 고리모양의 마디(환절, 環節)가 있고 여기에 강모가 환열(環列)을 이루고 있다. 흔히 흙이 붙어 있으며, 연하여 부서지기 쉽고, 부러진 속에는 흙이 많이 들어 있다. 비린내가 있고 맛은 조금 짜다.

성 분 [*Pheretima asiatica*]

hypoxanthine, *l*-riboflavin, lumbritin (용혈작용), terrestro-lumbrilysin (유독성분), lumbrofebrin (해열물질)

[*Lumbricus kwangtungensis*] 함질소 성분

그 밖에 $C_5H_4ON_4 \cdot AuCl_3$, $C_5H_4ON_4 \cdot HCl \cdot AuCl_3 \cdot H_2O$ 등이 있다.

약 리 **(1) 해열작용**

• 물추출물(수침액)은 체온조절 중추에 작용하여 열을 내리며, aspirin에 의한 해열지속시간을 연장시킨다(*in vivo*, rat).

(2) 혈압강하작용

• EtOH 추출물은 완만하면서도 지속적인 혈압강하작용을 나타낸다.

(3) 기관지확장작용

• *Pheretima asiatica*의 질소함유 화합물을 폐에 관주(灌注)하면 현저한 기관지 확장작용을 나타낸다(*in vivo*, mouse, rabbit).

(4) 진정작용, 항경련작용

• 열탕추출물과 알코올추출물은 진정작용이 있으며 caffeine이나 전기에 의한 경련에 길항한다(*in vivo*, mouse, rabbit).

(5) 기 타

• 항결핵균작용이 알려져 있으나 속, 종에 따라 활성의 차이가 매우 크다.

• 유독 성분으로는 색소인 terrestro-lumbrilysin이 알려져 있다. 수태 시기인 7 ~ 8월에 독성 성분의 함량이 최고가 된다.

응 용 해열, 진경, 이뇨, 해독약으로 민간에서 많이 쓴다.

처 방 지룡산(地龍散)

용 량 4.5 ~ 9 g, 환제 또는 산제로 복용하기도 한다.

금기사항 황달 또는 결핵증상이 있거나 비위가 허약한 사람에게는 적합하지 않다.

천산갑 Manitis Squama KHP CP (穿山甲, Cheon San gap)

기 원 천산갑 *Manis pentadactyla* L.또는 기타 동속근연동물(천산갑과 Manidae)의 인갑(鱗甲, 비늘)과 껍데기이다.

성 상 부채모양의 세모꼴 또는 마름모꼴을 이루고. 길이 3 ~ 5 cm, 너비 4 ~ 6 mm이다. 바깥면은 엷은 갈색 ~ 흑갈색을 나타내고, 반투명한 광택이 있고, 피부에 부착된 뒷면은 돋아나와 두껍고 주변은 얇다. 바깥면의 기부로부터 뒷면을 향하여 방사상으로 뻗은 많은 선이 있고 뒷면에 평행하여 조금 가늘고 긴 선이 있다. 뒷면의 속은 평평하고 반들하며 질은 각질이고 단단하다. 냄새는 거의 없고 맛은 조금 짜다.

성 분 protein, amino acid, 교질(膠質), 회분(灰分) 등

약 리 갑편(甲片)을 토끼에 주사하면 백혈구의 식작용이 높아진다.

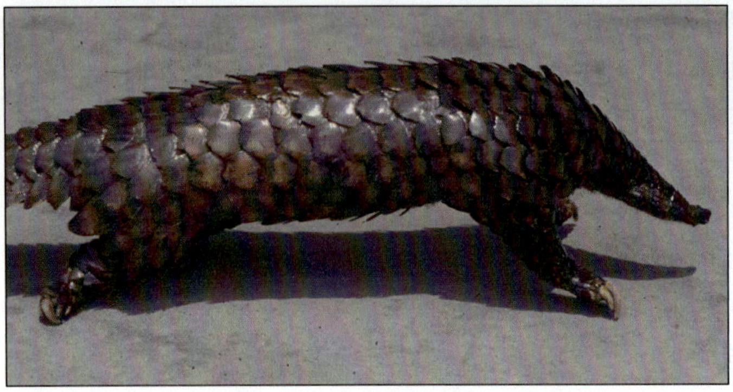

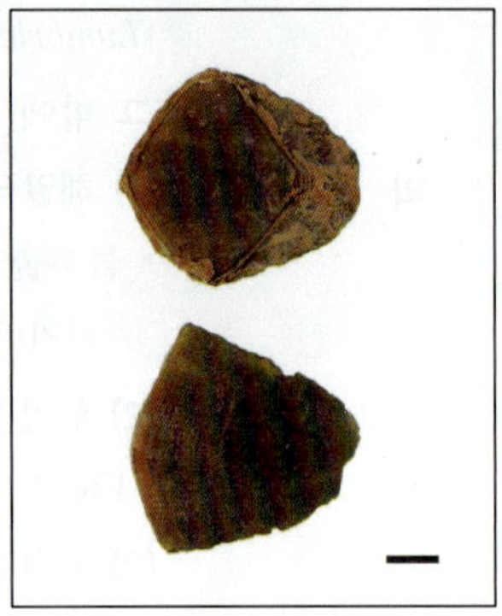

응 용	활혈, 통경, 최유(催乳), 소종배농(消腫排膿)약
처 방	화독산(火毒散)
용 량	3 ~ 9 g, 또는 가루로 하여 0.9 ~ 1.5 g을 삼킨다.

유지류

13 乳脂類 Olea Pingua

유지는 식물에서는 종자에, 동물에서는 지방조직 중에 널리 분포하고 있는 지방산의 glyceryl ester로서 상온에서 액체인 것은 지방유(脂肪油, oils), 고체인 것은 지방(fat)이라고 한다.

이들은 알칼리 가수분해에서 지방산의 알칼리염과 glycerol을 생성하며, 이 지방산은 몇 가지 예를 제외하면 탄소수가 C6 ~ C24이고 짝수이며 직쇄상이다.

이 중 포화지방산(saturated fatty acid)에서는 palmitic acid와 stearic acid가 가장 많고, 불포화지방산(unsaturated fatty acid)에서는 oleic acid, linoleic acid, linolenic acid가 가장 많다. 지방유 중의 불포화지방산은 불포화도가 높으면 공기 중에서 산화중합하여 표면에 피막을 형성하고, 오래되면 수지와 같은 모양을 하는데, 이 현상을 지방유의 건조라 하고, 이와 같은 경향이 강한 지방유를 건성유(乾性油)라고 부른다.

지방유의 건조도는 구성지방산과 밀접한 관계에 있고 요오드가(價)로 표시된다. 요오드가가 100 이하인 것을 불건성유(non-drying oil: oleic acid 계열), 100 ~ 140인 것을 반건성유(semi-drying oil: oleic-linoleic acid 계열), 그리고 140 이상인 것을 건성유(drying oil: linolenic acid 계열)라고 한다. 또한 지방유는 Ni을 촉매로 하여 접촉환원 시키면 불포화지방산이 포화됨으로써 굳어지는데, 이렇게 얻은 지방유를 경화유(硬化油, hydrogenated oil)라고 한다.

지방유의 제법은 압착법과 추출법으로 나누어지고 이 중 압착법에서는 압착기, 수압기 및 나선추진기(oil expeller)를 이용하여 냉압하거나 온압하는 방법을 쓰며, 추출법에서는 사염화탄소, 벤젠, 알코올 등을 용매로 하는 온침법이 이용된다.

이들 지방유는 식용, 비누, 화장품 제조, 주사용 용제, 완화제 등으로 널리 쓰인다.

주사용 용제나 pomade 등의 제조에는 응고점이 낮고 안정한 올리브유, 참기름 및 동백유가 흔히 쓰이고, 비누의 제조에는 비교적 가격이 저렴한 야자유, 면실유, 경화유 등이 쓰인다. 또한 지방유는 MnO_2나 PbO에 의해 산화가 촉진되지만 참기름, 면실유 및 올리브유에는 각각 sesamin, gossypol, oleuropic acid 등의 항산화제(antioxidant)가 함유되어 있어서 안정하다.

13-1. 지방유류(脂肪油類, oils)

겨기름

Oleum Oryzae

(糠 油, Gyeo Gi Reum) rice oil (rice polishing oil, rice bran oil)

기 원 벼 *Oryza sativa* L. (벼과 Gramineae)의 쌀겨를 압착하여 얻은 기름(지방유)이다.

산 지 한국, 중국, 일본

성 상 정제하지 않은 기름은 황갈색이다. 약간 녹색을 띤다. 유리산이 많은(산도가 높은) 기름은 실온에서 반 정도는 굳어져 있다. 정제한 기름은 황색이고 맑다. 정제유는 d^{15}_{15} 0.915 ~ 0.925, 산가 5 이하, 비누화가 185 ~ 195, 요오드가 103 ~ 110, 비비누화물 3 ~ 4.8%이다.

성 분 **지방산**: oleic acid, linoleic acid, palmitic acid

Triterpene: γ-oryzanol, tocotrienol, cycloartenol ferulic acid ester

Glycolipid: steryl glycoside, monogalactosyl diglyceride, cerebroside, digalactosyl diglyceride

Phospholipid: diphosphatidyl glycerol, phophatidyl ethanolamine, phosphatidyl inositol, phosphatidyl serine류, phophatidyl choline류, lysophophatidyl choline

기 타: gadoleic acid, eicosadienoic acid, sinapic acid, syringic acid, *p*-coumaric acid, vanillic acid, myricyl alcohol

응 용 연고기제, 식용유 및 비누제조 원료

독 성 농약 성분이 많이 잔류되어 있는 쌀겨로 만든 겨기름에는 농약 성분이 축적되어 있을 수 있으므로 주의하여야 한다.[1)]

● **참고문헌**

1) Guo YL *et al.* (1997) Arch. Environ. Contam. Toxicol. 33: 104-108

경화유

Oleum Hydrogenatum KP

(硬化油, Gyeong Hwa Yu) hydrogenated oil

기 원 어유, 고래기름 및 동물성 또는 식물성 지방유에 수소를 첨가하여 얻은 지방이다.

성 상 백색의 덩어리이며 diethyl ether, $CHCl_3$ 또는 benzene에 잘 녹고 EtOH에 잘 녹지 않으며 물에는 거의 녹지 않는다. 산가 2.0 이하

응 용 연고기제, 비누 원료

낙화생유 Oleum Arachidis KP JP

(落花生油, Nak Hwa Saeng Yu)

기 원 땅콩 *Arachis hypogaea* L. (콩과 Leguminosae)의 씨를 압착하여 얻은 지방유이다.

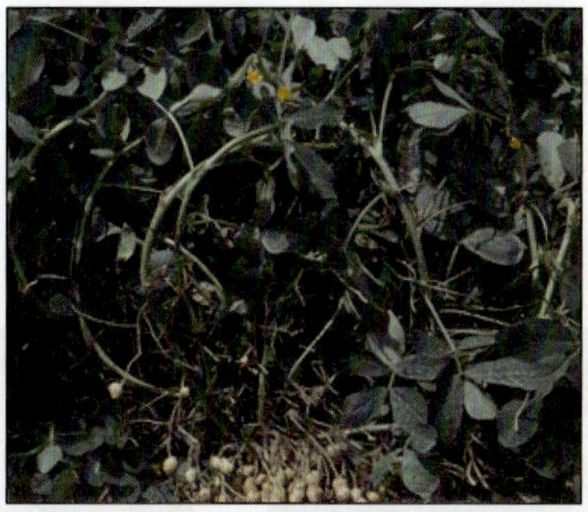

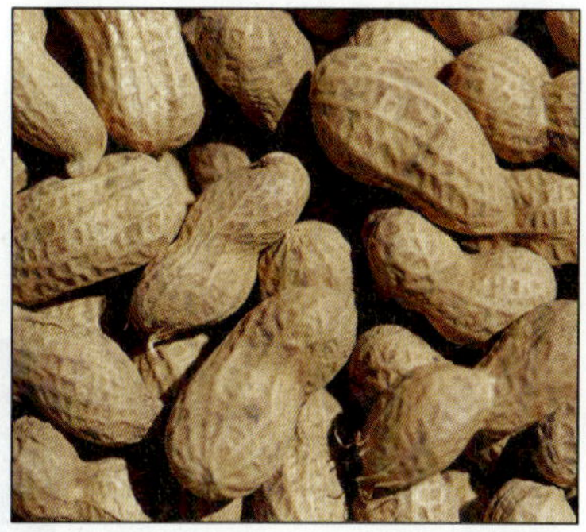

성 상 미황색의 맑은 기름이며, 불건성유이다. -3 ~ -7℃에서 응고하며, d^{15}_{15} 0.909 ~ 0.916 산가 0.2 이하, 요오드가 84 ~ 103, 비누화가 188 ~ 196이다.

성 분 oleic acid 53 ~ 71%, linoleic acid 13 ~ 27%, arachidonic acid 2 ~ 4%, palmitic acid 6 ~ 9%, stearic acid 3 ~ 6%, hypogaeic acid 등의 glyceride 등

확인시험 5 g에 NaOH 용액 (3 → 10) 2.5 m*l* 및 EtOH 12.5 m*l*를 넣고 끓여서 비누화한 다음 증발하여 에탄올을 제거하고 잔류물을 온탕 50 m*l*에 녹이고 여기에 과량의 묽은 HCl을 넣어 지방산을 유리시킨다. 이 액을 식혀 분리된 지방산을 취하여 diethyl ether 75 m*l*에 녹이고 $Pb(Ac)_2$ 1 g을 EtOH 40 m*l*에 녹인 액을 넣어 18 시간 방치한 다음 액을 여과기에 기울여서 여과하고 침전은 diethyl ether를 써서 이 여과기에 씻어 넣고 흡인여과한다. 침전을 비커에 옮기고 묽은 HCl 40 m*l* 및 물 20 m*l*를 넣어 가열하고 기름층이 모두 맑게 되었을 때 이것을 식히고 물층은 기울여서 버린다. 지방산에 희석시킨 HCl (1 → 100) 50 m*l*를 넣어 끓인 다음 식히고 물층을 제거한다. 희석시킨 HCl (1 → 100) 50 m*l*를 써서 다시 1 회 이 조작을 반복한 다음 지방산 0.1 g을 취하여 EtOH 10 m*l*에 녹이고 Na_2S 시액 2 방울을 넣어도 어두운 색이 나타나지 않을 때 지방산을 응고시킨다. 이것을 여과지 사이에 끼워 눌러 수분을 제거하고 희석시킨 EtOH (9 → 10) 25 m*l*를 넣어 약간 가온하여 녹이고 15℃로 식혀 지방산을 석출한 다음 여취하고 희석시킨 EtOH (9 → 10) 20 m*l*로 씻는다. 희석시킨 EtOH (9 → 10) 25 m*l* 및 20 m*l*를 써서 다시 1 회 이 조작을 반복한 다음 데시케이터 (P_2O_5, 감압)에서 4 시간 건조할 때 그 융점은 73 ~ 76℃이다.

(비누화시켜 arachidonic acid를 분리하고 재결정하여 그 융점을 측정함. Bernard 반응).

규 격 면실유를 함유해서는 안 된다 (Halphen 반응).

응 용 연고, 경고, 리나멘트 등의 제제용 기제

동백유

Oleum Camelliae KP JP
(冬柏油, Dong Baek Yu) camellia oil, Tsubaki oil

기 원 동백나무 *Camellia japonica* L. 또는 기타 동속 근연식물(차나무과 Theaceae)의 씨껍질을 벗긴 씨에서 얻은 지방유이다.

산 지 한국, 일본

성 상 무색 ~ 엷은 황색의 맑은 기름으로 냄새 및 맛은 거의 없다. diethyl ether 또는 petroleum ether에 섞이며, EtOH에 녹기 어렵다. -10℃에서 일부분 -15℃에서 전부 응고한다.

비중 d^{20}_{20} : 0.910 ~ 0.914이다. 비누화가 188 ~ 194, 비비누화물 1.0%, 산가 2.8 이하, 요오드가 78 ~ 83

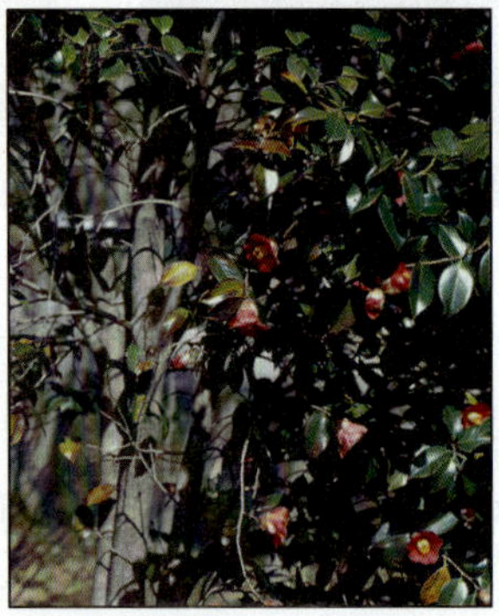
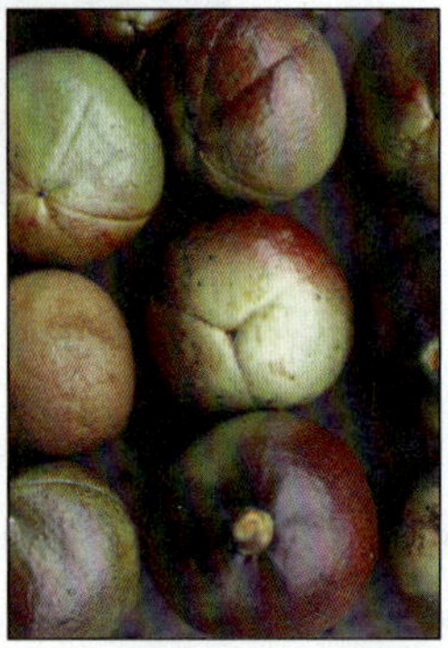

성 분 olelic acid계의 지방유로 그 triglyceride는 olelic acid 85.6 ~ 89.4%, linoleic acid 1.3 ~ 2.9%, 포화지방산 9.1 ~ 11.5%를 함유한다.

약 리 동백유에서 분리된 triterpene alcohol류는 TPA로 유도한 귀의 염증을 경감시킨다(*in vivo*, mouse).[1)]

확인시험 동백유에 HNO_3-H_2SO_4-H_2O 혼합액(1 : 1 : 1)을 넣을 때 접계면은 청색을 띤 녹색을 나타낸다(Bieber 반응).

응 용 연고, 경고, 리니멘트제 등의 제제용 기제

● **참고문헌**

1) Akihisa T *et al.* (1997) Chem. Pharm. Bull. 45: 2016-2023

들기름

Oleum Perillae
(荏油, Deul Gi Reum) perilla oil

기 원 들깨 *Perilla frutescens* var. *japonica* Hara (= *P. ocymoides* L.) (꿀풀과 Labiatae)의 씨를 압착하여

얻은 지방유이다.

산 지 한국, 중국, 일본

성 상 엷은 황색 ~ 어두운 황색의 건성유로 겨울에는 약간 혼탁해진다. 비중 $d_{15.5}$: 0.9330 ~ 0.9370, 비누화가 189 ~ 196, 요오드가 190 ~ 207, 비비누화물 1.5% 이하, 산가 6.0 이하

성 분 linoleic acid-linolenic acid 계열로 다음과 같은 지방산의 triglyceride을 함유한다. linoleic acid 53%, linolenic acid 23%, oleic acid 4%, palmitic acid 및 stearic acid 12%

응 용 paint 용제, 장판지 도포제, 인쇄잉크, 비누, 식용. 불포화지방산의 함량이 높아 건강식품으로 권장된다.

면실유 Oleum Gossypii

(綿實油, Myeon Sil Yu) cotton seed oil

기 원 흰꽃목화 *Gossypium herbaceum* L. 및 분홍꽃목화 *G. barbadense* L.를 비롯한 기타 동속식물(아욱과 Malvaceae)의 씨를 압착하여 얻은 지방유이다. 동속식물에는 남경목화 *G. nanking* Meyen, 육지목화 *G. hirsutum* L. 등이 알려져 있다.

산 지 인도, 중국, 미국을 주로 하여 한국, 일본에서도 생산된다.

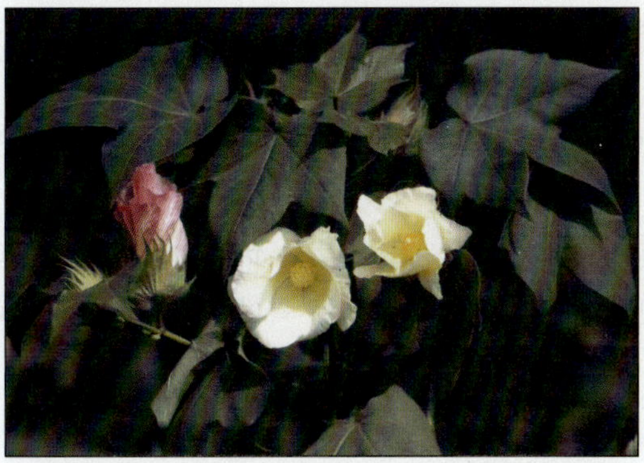

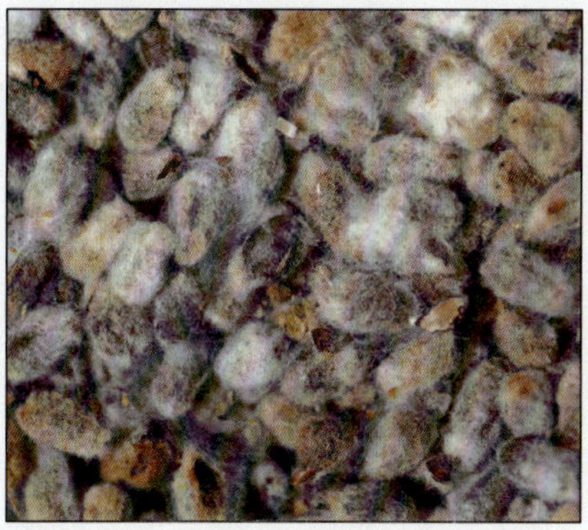

성 상 정제하지 않은 기름은 황갈색 ~ 적갈색으로 약간 쓰며, 유독한 gossypol을 함유하고 있으므로(약 1.5%), 식용할 경우에는 알칼리로 세척하여 정제하여야 한다. 정제유는 엷은 황색으로 맛이 없다. 비중 d_{15} 0.918 ~ 0.932, 비누화가 191 ~ 199, 요오드가 101 ~ 121, 비비누화물 0.7 ~ 1.6%, 산가 0.3% 이하

성 분 Sesquiterpene dimer: (+),(−)-gossypol, 6-methoxygossypol, 6,6'-dimethoxygossypol

지방산: sterculic acid 등

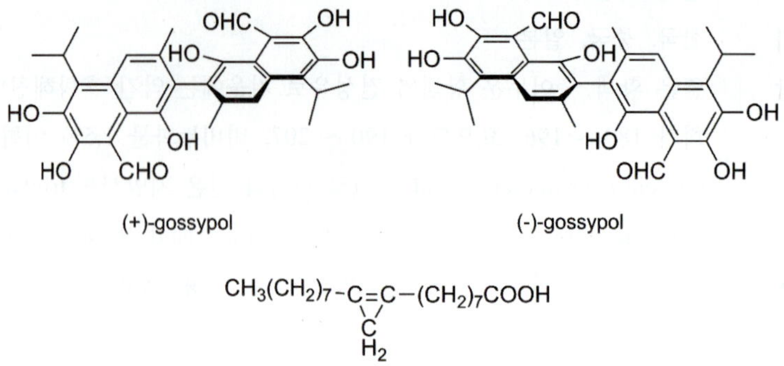

약 리 (1) gossypol의 작용

- 피임작용: (±)-gossypol 성분은 남성에게 있어서는 현저한 정자감소증을 일으키며 정자의 운동성을 비정상적으로 변화시킨다 (두 달간 복용). 여성의 경우에도 임신율을 저하시킨다.
- 항바이러스작용: (+), (−) gossypol, 두 종류의 enantiomer나 이 둘의 혼합물, gossypol의 유도체에는 anti-HIV-1 activity가 있다.[1)]
- 암세포독성: gossypol은 여러 가지 암세포주의 성장을 억제하며 (*in vitro*),[2)] (−)-gossypol이 (±)-gossypol보다 유방암세포주에 대해서 더 강한 항암작용을 나타낸다 (*in vitro*).[3)]
- (+)-gossypol은 저칼륨혈증, 위장관 장애, 성욕 이상, 불임기간의 연장과 같은 부작용을 나타낸다.[¶3]

(2) 기 타

- gossypol은 단백질의 lysine의 말단 amine기와 반응하여 독성을 나타낸다. 그러나 gossypol이 열에 약하기 때문에 가열하면 독성이 약해진다.[¶3]
- gossypol과 6-methoxygossypol, 6,6'-dimethoxygossypol에는 항세균작용이, gossypol에는 약한 항진균작용이 있다.

확인시험 면실유, amylalcohol, 유황의 CS_2용액 (1%)을 각각 2 m*l*씩 시험관에 취하고 수욕상에서 20 분간 가열하면 홍색이 된다. 이 반응은 면실유에 들어 있는 특이한 지방산인 sterculic acid를 확인하는 것이다 (Halphen 반응).

응 용 비누, 경화유, 도료, 식용

주의 및 부작용 정제하지 않은 면실유에는 유독한 gossypol이 있으므로 사용에 주의하여야 한다.

● 참고문헌

1) Lin TS *et al.* (1993) Biochem. Pharmacol. 46: 251-255
2) Le Blanc M *et al.* (2002) Pharmacol. Res. 46: 551-555
3) Liu S *et al.* (2002) Anticancer Res. 22: 33-38

아마인유 Oleum Lini
(亞麻仁油, A Ma In Yu) linseed oil, flaxseed oil

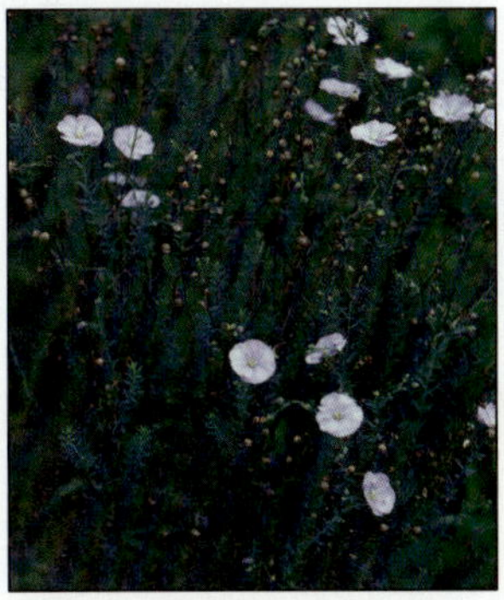

기 원 아마 *Linum usitatissimum* L. (아마과 Linaceae)의 씨를 압착하여 얻은 지방유이다.

산 지 섬유 원료용은 벨기에, 러시아가, 제유용은 북미, 남미가 주산지.

성 상 황색의 맑은 건성유로 공기 중에 방치하면 색이 진해진다. 건조하면 투명하고 탄력이 있는 점착성의 피막이 형성된다. 비누화가 187 ~ 195, 요오드가 170 ~ 190, 산가 3.2 이하, 냄새는 없음.

성 분 linoleic-linolenic acid 계열로 다음과 같은 지방산의 glyceride를 함유한다. linoleic acid 25 ~ 50%, linolenic acid 20 ~ 45%, oleic acid 10 ~ 15%

응 용 아마인유는 불포화도가 높은 linoleic acid 및 linolenic acid를 많이 함유하므로 건조성이 좋아, 페인트, 인쇄용 잉크 등의 공업용으로 사용된다.

야자유 Oleum Cocois KP JP
(椰子油, Ya Ja Yu) coconut oil

기 원 야자 *Cocus nucifera* L. (야자과 Palmae)의 씨에서 얻은 지방유이다.

산 지 열대 각지의 해안 및 섬에서 생산된다. 실론, 하와이, 필리핀, 아프리카 동서 해안, 열대 남아메리카의 해안제국, 인도, 남양제도

성 상 흰색 내지 엷은 황색의 덩어리 또는 무색 내지 엷은 황색의 맑은 기름으로 약간 특이한 냄새가 있고 맛은 부드럽다. diethyl ether에 잘 녹으며 물에는 거의 녹지 않는다. 15℃ 이하에서 응고하여 단단하고 부서지기 쉬운 덩어리로 된다. 융점 20 ~ 28℃ (제 2법), 비누화가 246 ~ 264, 비비누화물 1.0% 이하, 산가 0.2 이하, 요오드가 7 ~ 11, 저장법 기밀용기

성 분 lauric acid를 다량으로 함유하고 저급산이 비교적 많은 glyceride이다. 그 주된 지방산 및 함량은 lauric acid 44 ~ 52%, myristic acid 13 ~ 19%, palmitic acid 8 ~ 11%, capric acid 6 ~ 10%, caprylic acid 5 ~ 9%, oleic acid 5 ~ 8%, 기타 caproic acid, stearic acid, arachic acid, linoleic acid 등. 야자유의 특유한 향기는 methyl heptyl ketone, methylnonyl ketone 등의 휘발 성분 때문이다.

약 리 **(1) 일반적인 활성**

야자유를 먹인 쥐의 혈장 중의 유리 cholesterol의 수치가 콩기름을 먹인 경우보다 높았다는 보고가 있다.

응 용 연고기제, 식용, 라우린지 Sevum Laurinum나 비누(경수에서도 거품이 잘나게 한다)의 제조원료

유사생약

- 라우린지 Sevum Laurinum, Laurin Butter라고도 한다. Oleum Cocois를 분해해서 얻은 것으로 불포화산이 환원됐기 때문에 융점 30 ~ 37℃이고, 요오드가 6.0 이하이다. Oleum Cacao의 대용으로 좌약기초제 등에 쓰인다.

옥수수기름 Oleum Maydis KP JP
maize oil, corn oil

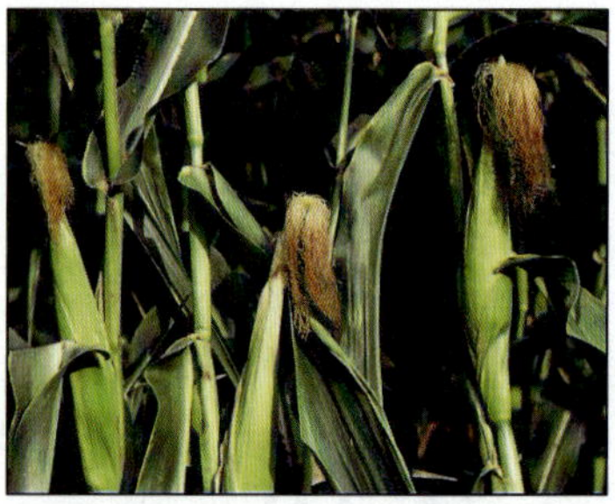

기 원 옥수수 *Zea mays* L.(벼과 Gramineae)의 배아에서 얻은 지방유이다.

산 지 북미에서 가장 많이 생산되고, 그 외에 러시아, 중국, 브라질, 아프리카 여러 나라에서 생산된다.

제 법 습식법과 건식법이 있으나 습식법이 비교적 많다. 옥수수를 SO_2 0.2%가 함유된 물에 하루나 이틀 동안 담그고 팽윤시켜 부순 후 물에 뜨는 배아를 분리한다. 이것을 물로 씻고 급히 가열하여 lipase의 활성을 잃게 한 다음 압착한다. 찌꺼기는 *n*-hexane 등으로 추출한 후 지방유를 정제한다.

성 상 엷은 황색의 맑은 기름으로 냄새는 없든가 또는 약간 냄새가 있으며 부드러운 맛이 있다. diethyl ether나 petroleum ether와 섞이며 EtOH에는 녹기 어렵다. 물에는 거의 녹지 않는다. -7℃에서 연고처럼 응고한다. 비중 d^{25}_{25} 0.915 ~ 0.921, 비누화가 187 ~ 195, 비비누화물 1.5% 이하, 요오드가 103 ~ 130, 산가 0.2% 이하

응 용 연고, 경고, 리니멘트 등의 제제용 기제, 식용

올리브유 Oleum Olivae KP JP
olive oil

기 원 올리브나무 *Olea europaea* L.(물푸레나무과 Oleaceae)의 익은 과실을 압착해서 얻은 지방유이다.

지중해 연안에서 재배된다.

성 상 미황색 또는 연한 녹색을 띤 황색의 액체상 기름으로 특이한 냄새가 있으며, 맛은 약간 맵다. diethyl ether, CS_2, $CHCl_3$ 등과 잘 섞이고, alcohol에는 약간 녹는다. 10℃ 이하에서는 응고가 시작되고 0℃에서 흰색의 과립형 물질로 변한다. 비중은 25℃에서 0.910 ~ 0.915이다.

성 분 oleic acid, linoleic acid, palmitic acid의 glyceride

Phenolic compound: hydroxytyrosol, tyrosol

Lignan: (+)-hydroxypinoresinol, africanal, (+)-1-acetoxypinoresinol-4'-β-D-glucoside, (–)-olivil, (+)-cycloolivil 등

Coumarin: esculetin, esculin

Iridoid: oleuropein, demethyloleuropein, oleuroside, verbascoside, ligstroside, cornoside

Flavonoid: rutin, apigenin, luteolin 7-glucoside, apigenin 7-*O*-β-D-glucoside 등

Triterpenoid: oleanolic acid, ursolic acid, erythrodiol, uvaol, maslinic acid 등

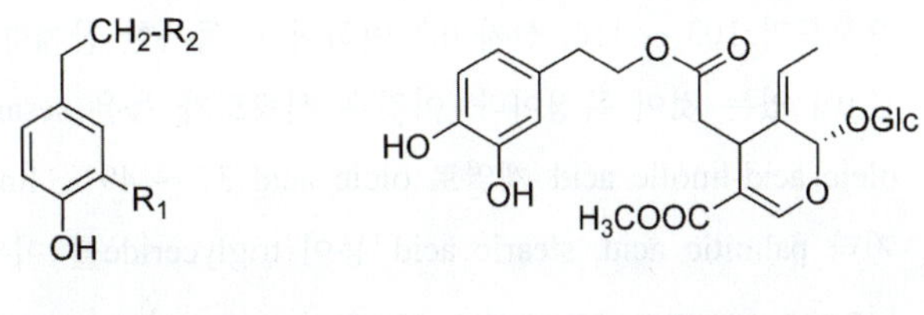

tyrosol, R_1=H, R_2=OH
hydroxytyrosol, R_1=OH, R_2=OH

oleuropein

약 리 (1) 항산화작용

- 임상적으로 올리브유에 들어 있는 hydroxytyrosol이나 oleuropein의 aglycone과 같이 catechol 구조를 가지고 있는 페놀성화합물들은 산화성 스트레스의 biomarker인 8-*iso*-PGF2α의 뇨중 배설량을 줄여준다.[1)]
- hydroxytyrosol은 LDL의 과산화 과정에 관여하는 F2-isoprostanes의 생성을 억제한다(*in vitro*).[2)]

(2) 기 타

- hydroxytyrosol은 콜라겐이나 ADP로 유도한 혈소판응집반응과 백혈구에 의한 leukotriene B_4의 생성을 억제한다.

응 용 의약품의 유제, 연고, 리니멘트제, 관장제, 화장품, 비누 등의 제조원료로 쓰이며, 식용으로 쓴다.

주의 및 부작용 피부에 바를 경우 드물게 알러지 반응이 일어날 수 있다.¶

● 참고문헌

1) Visioli F *et al.* (2000) Biochem. Biophys. Res. Commun. 278: 797-799
2) Salami M *et al.* (1995) Pharmacol. Res. 31: 275-279

참기름 Oleum Sesami KP CP JP

(胡麻油, Cham Gi Reum) sesame oil

기 원 참깨 *Sesamum indicum* L. (참깨과 Pedaliaceae)의 씨에서 얻은 지방유이다.

산 지 중국, 인도에서 많이 생산되고 기타 중미, 남미, 아프리카, 동남아시아 각국에서 생산된다.

생 산 온압법과 냉압법의 2가지가 있다. 전자는 참깨를 볶은 후 쪄서 압착하는 방법으로, 짠 기름은 빛깔이 짙고 특유의 향미를 가진다. 참기름은 향미가 중시되므로 정제는 거의 하지 않는다. 또한 탈산, 탈색하면 약전품이 되지만 정제에 의해 거의 무색인 기름은 항산화물이 제거되기 때문에 안정성이 적다. 후자는 냉압하여 채유하는 방법인데, 주로 다른 나라에서 이 방법을 쓰며, 기름은 빛깔이 엷고 향미도 덜하다.

성 상 등황색 ~ 황금색의 반건성유이며, 0 ~ 5도에서 황백색 연고상으로 응고한다 비누화가 187 ~ 194, 요오드가 103 ~ 116, 산가 0.2 이하이다. 독특한 참깨향이 나며 다른 식물유에 비하여 선광성(旋光性)이 있는 것이 특징이다. 이것은 선광도가 높은 sesamin이 함유되어 있기 때문이다. .

성 분 oleic acid-linolic acid 계열로 oleic acid 37 ~ 49%, linoleic acid 35 ~ 47%가 주요한 지방산이고, 기타 palmitic acid, stearic acid 등이 triglyceride를 이루고 있다.

Lignan: sesamin, sesamolin, sesamol, sesamolinol, samin

특유한 방향 성분: acetylpyrazin

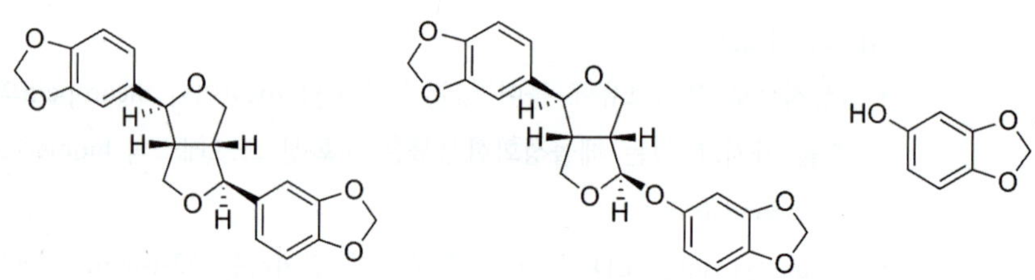

약 리 sesamolin과 그 대사체인 sesamol, sesamolinol은 간과 신장에서의 지방의 과산화를 억제한다(항산화작용, *in vivo*, rat).[1)]

확인시험 1 ml에 백당 0.1 g 및 HCl 10 ml를 넣고 30 초간 흔들어 섞을 때 산층은 엷은 적색이 되고 방치하면 적색으로 변한다(Baudouin 반응). sesamolin은 HCl에 의해 samin과 sesamol로 분해되는데, sesamol은 sucrose와 반응하여 적색을 띤다.

규 격 면실유가 들어 있어서는 안 된다(Halphen 반응).

응 용 연고, 경고, 리니멘트제의 제제용 기제, 주사용 용제, 식용

금기사항 변이 묽은 경우

관련생약

• 흑지마(黑脂麻, Sesami Semen)[KHP]

참깨 *S. indicum* L(참깨과 Pedalidaceae)의 씨로, 처방에는 흑지마산(黑脂麻散)이 있다.

● 참고문헌

1) Kang MH *et al.* (1998) J. Nutr. 128: 1018-1022

채종유
Oleum Rapae [KP JP]
(菜種油, Chae Jong Yu)rape seed oil

기 원 유채 *Brassica campestris* subsp. *napus* Hook. f. et Anderson var. *nippo-oleulreifera* Makino(십자화과 Cruciferae)의 씨에서 얻은 지방유이다.

산 지 한국, 중국, 일본 기타 동인도, 프랑스, 독일, 이탈리아, 캐나다 등에서 생산된다.

성 상 무색의 맑은 불건성유로 약간 점성이 있고, 냄새는 없거나 또는 약간 있으며 맛은 부드럽다. diethyl ether, petroleum ether, $CHCl_3$ 또는 benzene에 섞인다. EtOH에 조금 녹는다. 비누화가 169 ~ 195, 비비누화물 1.5% 이하, 요오드가 95 ~ 127, 산가 0.2% 이하

성 분 지방산으로 구성된 triglyceride를 함유한다. oleic acid 12 ~ 18%, linoleic acid 12 ~ 16%, linolenic acid 7 ~ 9%, elucic acid 45 ~ 55%, 포화지방산 3 ~ 13% 등, 탄소수 22인 monounsaturated fatty acid 인 elucic acid가 채종유의 주성분이다. 그러나 elucic acid는 rat에 다량 투여할 경우에 심근의 지방증 및 선유증을 주로 하는 여러 가지 장해가 있다는 보고가 있은 후에 캐나다에서는 품질개량을 시도하고 있고, 이미 캐나다에서는 elucic acid를 5% 이하로 규제하고 있다.

규 격 면실유가 들어 있어서는 안 된다(Halphen 반응).

응 용 연고, 경고, 리니멘트제 등의 제제용 기제

콩기름
Oleum Sojae [KP JP]
(大豆油, Kong Gi Reum) soybean oil

기 원 콩 *Glycine max* Merill(콩과 Leguminosae)의 씨에서 얻은 지방유이다.

산 지 미국, 중국에서 가장 많이 생산되고, 캐나다, 브라질, 한국, 중국, 일본, 인도네시아, 타이 등에서도

생산된다.

성 상 엷은 황색의 맑은 기름으로 냄새는 없든가 또는 약간의 냄새가 있으며 맛은 부드럽다. diethyl ether 또는 petroleum ether와 섞이고, EtOH에는 녹기 어려우며 물에는 거의 녹지 않는다. −10 ~ −17℃에서 응고한다. 지방산의 응고점은 22 ~ 27℃이다. d $^{25}_{25}$: 0.915 ~ 0.922, 비누화가 188 ~ 195, 요오드가 126 ~ 140, 산가 0.2 이하이다

생 산 콩을 빻은 후 냉압 또는 온압하여 생산하지만, 현재는 큰 공장의 경우 용매(*n*-hexane) 추출법을 쓰고 있다.

성 분 oleic acid−linoleic acid 계열: oleic acid 15 ~ 33%, linolic acid 43 ~ 56%, linoleic acid 5 ~ 11%, myristic acid 7 ~ 11%

약 리 국소에 바르면 자극을 완화시키고, 궤양 및 창상면을 보호하며 건조를 방지한다.

응 용 연고, 경고 및 리니멘트제 기제, 화장품의 제조 원료

피마자유 Oleum Ricini KP CP JP
(蓖麻子油, Pi Ma Ja Yu) castor oil

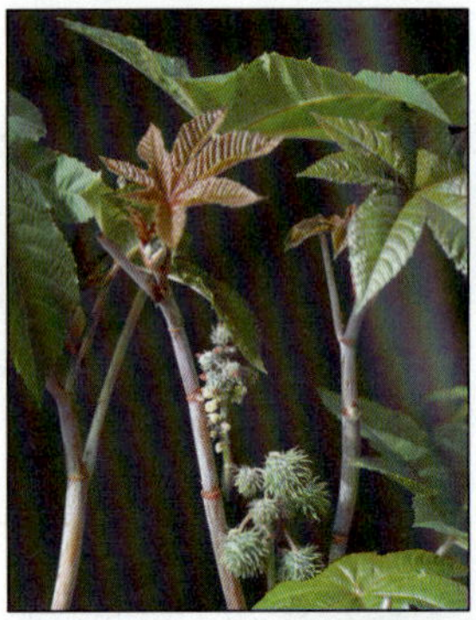

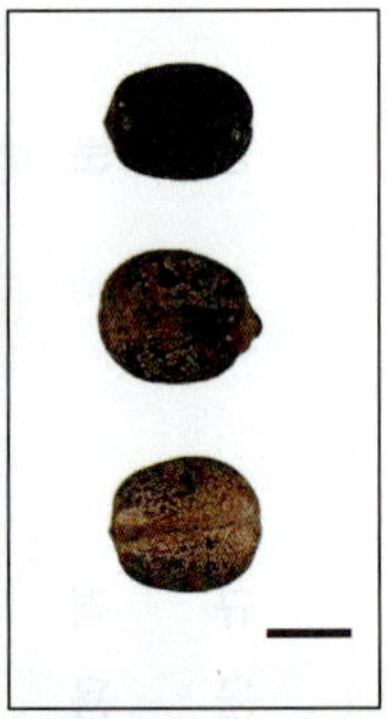

기 원 아주까리 *Ricinus communis* L. (대극과 Euphorbiaceae)의 씨를 압착하여 얻은 지방유이다.

산 지 인도, 중국, 멕시코, 브라질 등 열대, 아열대, 온대에 걸쳐 널리 생육된다. 한국, 중국, 일본에서도 재배 생산된다.

성 상 무색 ~ 엷은 황색의 맑은 점성의 기름으로 약간 특이한 냄새가 있고 맛은 처음에는 부드럽고 나중에는 약간 아리다. 무수 ethyl acetate 또는 diethyl ether와 섞인다. EtOH에 잘 녹으며 물에는 거의 녹지 않는다. 0℃로 식힐 때 점성이 증가하고 천천히 혼탁한다.

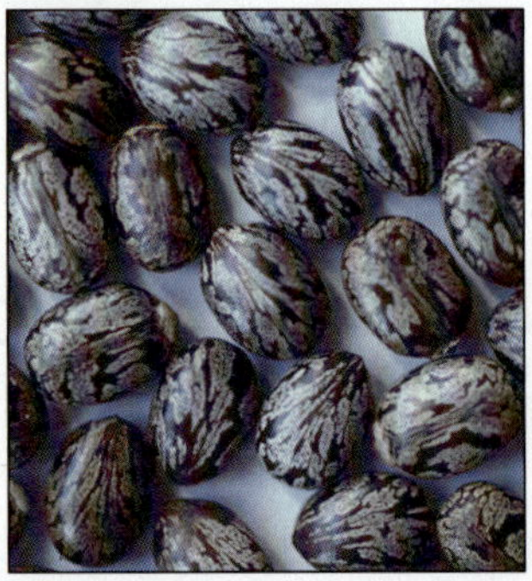

성 분 ricinoleic acid의 glyceride를 주성분으로 한다. ricinoleic acid 87%, oleic acid 7%, linoleic acid 3%, palmitic acid 2%, stearic acid 1%로 구성되어 있음. 기타 독성단백질인 ricin과 독성 alkaloid인 α-ricinine 등이 함유되어 있다. ricinoleic acid는 피마자의 특유한 산으로 선광성이 있고 200℃ 이상으로 가열하면 oenanthol과 undecylenic acid로 분해된다. 전자는 향료의 합성원료로, 후자는 항진균제로 사용된다. 비누화가 176 ~ 187, 비중 d $^{25}_{25}$ 0.953 ~ 0.965, 산가 1.5 이하, 수산기가 155 ~ 177, 요오드가 80 ~ 90

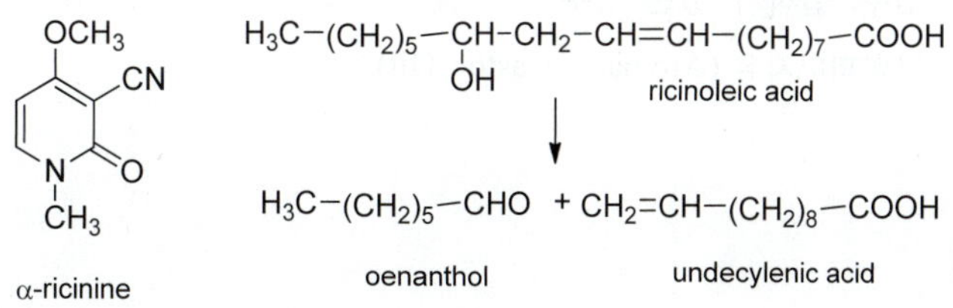

약 리 **(1) 준하작용**

• 피마자유는 동물실험에서 소장 내에서 담즙공존하에 lipase에 의해 가수분해되어 sodium ricinoleate를 생성하고, 결장에는 영향을 주지 않으면서 소장 및 맹장을 수축시켜 사하작용을 나타낸다고 알려져 있다. 그러나, 소량에서는 효과가 없다.

• 피마자유와 sodium ricinoleate는 위와 적출결장의 활동전위에 영향을 준다. 피마자유는 윤상평활근의 활성을 저하시키며, sodium ricinoleate는 적출회장(guinea pig), 적출공장(rabbit), 적출결장(rat)의 자발성 또는 유발성 수축을 억제한다.

• sodium ricinoleate는 수분 및 Na^+, Cl^- 등의 전해질 흡수를 저해한다.

(2) 항진균작용

• ricinoleic acid는 *Micrococcus pyrogens, Alternaria* sp., *Penicillium* sp., *Aspergillus* sp. 등의 증식을 저지한다(*in vitro*).

확인시험 약 3 g에 KOH 1 g을 넣고 조심하여 가열, 융해할 때 특이한 냄새가 난다. 이 융해물에 물 30 m*l*를 넣어 녹인 다음 과량의 MgO를 넣어 여과하고, 여액에 HCl을 넣어 산성으로 할 때 흰색의 결정이 석출된다(sebacic acid).

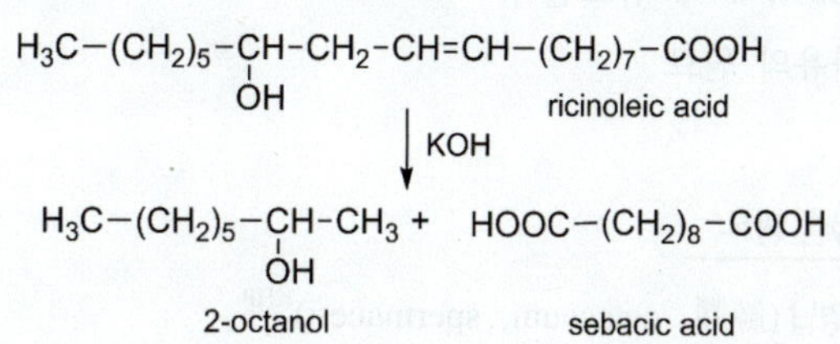

규 격 위화물 약 1.0 g에 EtOH 4.0 m*l*를 넣어 흔들어 섞을 때 맑게 녹고 EtOH 15 m*l*를 더 넣을 때 액은 혼탁하지 않는다.

응 용 준하약, 항진균약, 피부완화약(외용). 현재는 약용보다 공업용으로 인쇄용 잉크, 비행기의 엔진윤활유, 항진균제인 undecylenic acid의 제조원료 등으로 쓰인다.

주의 및 부작용 피마자에 들어 있는 독성단백질인 ricin 7 mg 또는 독성알칼로이드 성분인 ricinine 0.16 g은 성인의 치사량에 해당한다. 어린아이가 피마자 5개 정도를 먹으면 사망한다. 그러나, 이 두 성분은 가열에 의해서 쉽게 분해된다. ricin은 진핵세포의 28S ribosome을 불활성화시켜 단백질 합성을 억제하며, adenyl기를 가수분해함으로써 독성을 일으킨다. 오심, 구토, 심한 설사(bloody diarrhea), 탈수, 간세포괴사, 의식곤란 등의 증세를 보인다. 최근에는 ricin의 항종양작용과 선택적인 신경세포 괴사작용 등이 연구되고 있다.[¶3]

금기사항 임부, 설사가 있는 경우

약전수재품목 **가향피마자유** (Aromatic Castor Oil)

13-2. 지방류 (脂肪類, fats)

경 유 Oleum Cetacea (鯨油, Gyeong Yu) whale oil

기 원 Cetaceae (고래목) Balaenopteridae (고래과)에 속하는 고래류, 긴수염고래, 흰긴수염고래, 흑등고래 등의 피하지방층, 내장, 뼈 등에 함유된 기름이다. 머리는 크고 유강 (油腔)이 두개 (頭蓋) 밑에 있어서 많은 기름을 저장하고 있으므로 고래를 잡으면 곧 머리를 절개하여 채유한다. 기름은 황색 ~ 황갈색을 띤다.

산 지 각 해역, 특히 남극 해역

성 분 **포화지방산**: 10 ~ 20% (주로 palmitic acid)

불포화지방산: 75 ~ 90% (주로 oleic acid, 기타 zoomaric acid, clupnodonic acid 등)

약 리 경유를 보조식품으로 섭취하면, 심혈관계질환 및 thrombin 관련질환과 관련이 있는 혈액 중의 prothrombin fragment 1+2가 30% 감소하고, LPS로 유도한 TNFα와 thromboxane B2의 농도가 각각 30%, 44% 감소한다.[1)]

응 용 경화유의 원료

동류생약

- 경납 (鯨臘, cetaceum, spermaceti)[KHP]

  기 원: 향유고래 *Physeter macrocephalus* L. (향유고래과 Physeteridae)의 머리 부분에 있는 납 (wax) 부분을 정제한 것이다. 향유고래 머리 윗부분의 유강실로부터 선뇌유를 뽑아내어 식히면 납 (wax) 부분이 굳어진다. 이것을 압착하면 기름 부분 (油分) sperm oil과 분리된다. 납은 열탕으로 씻고 묽은 EtOH로 처리한 후 열 EtOH에 재결정하여 정제한다.

  산 지: 세계 온난한 해역 (한국 근해에는 나타나지 않음)

  성 상: 눈빛과 같은 백색의 윤이 나는 결정성 덩어리이다. 부서지기 쉽고 부서진 면은 결정성이며 조금 특이한 향기와 완화한 맛이 있다. 융점 42 ~ 45℃, 비중 약 0.94, 고온의 EtOH이나 $CHCl_3$, CS_2에 녹는다. benzene에 잘 녹지 않고, 냉 EtOH, 물에는 거의 녹지 않는다. NaOH 수용액에서 거의 비누화되지 않는다.

  성 분: cetin (cetyl palmitate), 그 밖에 유리된 cetyl-, decyl-, tetradecyl-, octadecyl, alcohol 및 이들의 lauric, myristic, palmitic 및 stearic acid의 ester

  응 용: 연고, 화장품의 기제. 양초, 직물류의 마무리 작업에 쓰이고, 화장품의 원료인 cetanol의

제조 원료로도 쓰인다.

● **참고문헌**

1) Osterud B *et al.* (1995) Lipids 30: 1111-1118

돈 지

Adeps Suillus [KP JP]
(豚 脂, Don Ji)) lard

기　원　돼지 *Sus scrofa* var. *domesticus* Gray (멧돼지과 Suidae)의 지방이다.

제　법　주로 돼지의 복부 대망막, 늑골 및 신장 주위에 있는 지방조직을 취하고, 피막 등의 부착물을 제거한 다음 잘게 자르고 얼음물로 잘 씻어 물과 분리한다. 이를 쟈켓이 달린 용기에 넣고 40 ~ 50℃로 가열하여 섬유조직에서 녹여 낸 다음 침하법으로 섬유 및 물기를 분리시킨다. 처음 얼음물에 소금을 넣으면 분리하기가 쉽지만 가끔 염분이 남을 수가 있으므로 주의를 요한다.

산　지　각 국

성　상　백색의 연하고 부드러운 덩어리로 약간의 특이한 냄새가 있고 맛은 완화하다.
융점 36.42℃, 지방산의 응고점 36 ~ 42℃, 산가 2.0 이하, 비누화가 195 ~ 203, 요오드가 46 ~ 70

성　분　지방: β-palmito-diolein (약 50%), 돈지의 구성지방산: oleic acid (41 ~ 51%), palmitic acid (20 ~ 28%), linoleic acid (2 ~ 15%), myristic acid (1 ~ 4%) 등. 채유부위와 사료 등에 따라 지방산의 조성은 현저하게 달라진다.

확인시험　(1) 수분 및 착색도: 무색 ~ 연한 황색 (2) 알칼리: phenolphthalein 시약에 무색 (3) 염화물: $AgNO_3$ 시액을 적가할 때 비교액인 0.01N-HCl 1.0 m*l* in EtOH보다 탁도가 높아서는 안 된다. (4) 우지: 5 g을 diethyl ether에 녹이고 마개를 하여 20℃에서 18시간 방치 후 석출하는 결정을 EtOH에 담가 200배 현미경으로 볼 때, 마름모꼴의 판상결정은 있어도 주상 또는 침상의 결정이 부채꼴 모양으로 모인 것은 없다.

응　용　연고, 리니멘트제의 기제, 유성 주사제의 용제, 식용, 공업용 (비누, 윤활유 등)

목 납

Cera Rhois
(木蠟, Mok Nap) japan wax

기　원　검양옻나무 *Rhus succedanea* L. (옻나무과 Anacardiaceae)의 과피 및 과육에서 얻은 지방을 일광으로 표백한 것이다. 우리 나라에서는 산검양옻나무 *R. sylbestris* Sieb. et Zucc.가 자생하지만 품질이 떨어진다.

산 지 일본

생 산 잘 익은 과실을 11월경에 채취하여 반년 이상 저장한 후 온압법에 의해 얻은 지방을 생납이라고 한다. 이 생납을 큰 솥에 넣어 녹인 다음 묽은 NaOH 시액을 가하여 잘 저으며 유화시킨다. 이 액을 높은 곳에 두고 찬물 중에 흘러내리면 불규칙한 얇은 조각[납화(蠟花)]으로 응고되는데, 이것을 나무상자에 얇게 깔고 약 20일간 일광에 쪼인 다음, 다시 솥에 넣어 용해시켜 앞에서와 같이 납화를 얻는다. 이것을 다시 10일간 표백하여 녹여서 일정한 모양으로 만든다.

성 상 생납은 담록색 또는 담녹갈색으로 보통 한쪽은 평평하고 다른 면은 공 모양을 한 원형이다. 표백한 납은 백색 또는 약간 황색을 띤 덩어리이다.

	d_{100}	융점	산가	요오드가	비누화가
생 납	0.8554 ~ 0.8669	52.0 ~ 53.5℃	1.9 ~ 22.6	205.2 ~ 211.0	10.3 ~ 13.8
표백한 납	0.8714 ~ 0.8779	52.8 ~ 53.4℃	16.1 ~ 33.8	214.9 ~ 219.2	3.5 ~ 10.6

응 용 연고기제, 포마드 원료

우 지 Sevum Bovinum KP JP
(牛脂, U Ji) beef tallow

기 원 소 *Bos taurus* var. *domesticus* Gmelin (소과 Bovidae)의 신선한 지방 조직에 물을 넣고 가열용출시켜 정제하여 얻은 지방이다.

산 지 미국, 호주

성 상 배색의 균질성 덩어리로 특이한 냄새가 있고 맛은 부드럽다. 저온에서는 고체이고 30도 이상이면 연화된다. EtOH에 녹지 않고, diethyl ether, $CHCl_3$에 잘 녹는다. 물에는 거의 녹지 않는다.
융점 42 ~ 50도, 산가 2.0 이하, 비누화가 193 ~ 200, 요오드가 33 ~ 50

성 분 **지 방**: 구성 지방산은 oleic acid (40 ~ 50%), palmitic acid (24 ~ 37%), stearic acid (14 ~ 29%) 그러나 채유부위, 사료 등에 따라 달라진다.

확인시험 수분 및 착색도, 알칼리 및 염화물에 대해 돈지항에서와 같이 규정하고 있다.

응 용 연고, 경고의 기제, 비누 원료, 식용

카카오지 Oleum Cacao KP JP
(Ka Ka O Ji) cacao butter

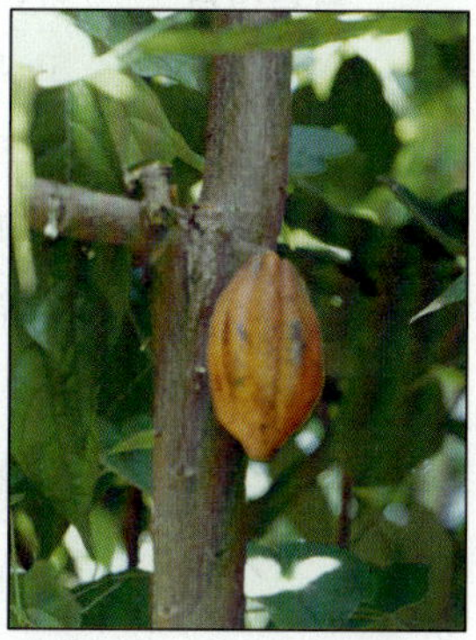

기 원 카카오나무 *Theobroma cacao* L. (벽오동과 Sterculiaceae)의 씨에서 얻은 지방이다.

생 산 과실을 깨고 종자를 모은 후 여러 가지 방법으로 발효시킨다. 발효온도는 40 ~ 45℃로 하고 흔들어 섞으면서 발효를 조절하여 고르게 발효시킨 다음, 물로 잘 씻고 햇빛에 말리거나 화건(火乾)하면 광택이 있고 적갈색인 카카오지가 얻어진다. 카카오자를 120 ~ 150℃로 하여 씨껍질을 벗겨 온압하면 약 50% 수량의 카카오지를 얻을 수 있다.

산 지 케냐, 나이지리아, 아이보리코스트, 브라질이 주산지이고, 기타 에콰도르, 베네수엘라, 세일론 등에서 생산된다.

성 상 황백색의 단단하나 부서지기 쉬운 덩어리로 약간의 초콜릿과 같은 냄새가 있고 패유성의 냄새는 없다. diethyl ether 또는 $CHCl_3$에 잘 녹으며, 끓는 무수 EtOH에 녹으나 EtOH에는 녹기 어렵다. 지방산의 응고점: 45 ~ 50℃, 융점 31 ~ 35℃, 비누화가 188 ~ 195, 비중 d^{40}_{20} 0.895 ~ 0.904, 산가 3.0 이하, 요오드가 35 ~ 43

성 분 oleic acid (39 ~ 43%) stearic acid (31 ~ 35%) palmitic acid (23 ~ 25%), linoleic acid의 glyceride, 소량의 유리지방산및 비비누화물 (stigmasterol, β-sitosterol)

응 용 좌제의 기제, 제과용

13-3. 납류(蠟類, waxes)

정제(精製)라놀린 Adeps Lanae Purificatus KP JP
purified lanolin, anhydrous lanolin, wool fat

기 원 양 *Ovis aries* L. (소과 Bovidae)의 털에서 얻은 지방 모양의 물질을 정제한 것이다.

산 지 영국, 일본, 미국, 이탈리아

성 상 정제 라놀린은 엷은 황색 ~ 황색을 띤 갈색의 점성인 연고 모양의 물질로 패유성이 아닌 약간 특이한 냄새가 있다. diethyl ether 또는 cyclohexane에 썩 잘 녹으며 THF 또는 toluene에 잘 녹고 EtOH에는 매우 녹기 어렵다. 물에 거의 녹지 않으나 2배량의 물을 섞어도 물이 분리되지 않으며 연고와 같은 점성이 있다. 융점 37 ~ 43℃, 산가 1.0 이하, 요오드가 18 ~ 36

성 분 고급 알코올과 고급 지방산의 ester이다. 이 ester를 가수분해하면 알코올(대부분은 1개의 수산기를 갖는 사슬상의 알코올)과 sterol류(cholesterol이 주성분), 지방산이 얻어진다. 지방산은 수산기가 있는 hydroxyfatty acid와 수산기가 없는 fatty acid로 되어 있다. lanolin의 성분적인 특징은 특히 주성분이라고 할 수 있는 성분은 없고, 가장 많은 것은 cholesterol이다. 또 탄소수 14 ~ 33의 분지 알코올, 분지 지방산을 많이 함유하고 있다.

확인시험 cyclohexane용액(1 → 50) 1 m*l*를 조심하여 H_2SO_4 2 m*l* 위에 층적할 때 접계 면은 적갈색을 나타내고 황산층은 녹색의 형광을 나타낸다(Salkowski 반응).

규 격 **건조감량** 0.5% 이하(1 g, 105℃, 2시간) **회분** 0.1% 이하

응 용 연고 및 안연고의 기초제, 약전제제로서 정제 라놀린은 백색 연고, 아연화 연고, 붕산 연고 등의 연고류와 화장품, 비누에 배합된다. 가수 라놀린은 치과용 파라포름파스타의 원료로 쓰인다.

유사생약

• 가수(加水) 라놀린(Adeps Lanae Hydrosus, hydrous lanolin, hydrous wool fat) KP

가수라놀린은 정제라놀린에 물을 넣은 것으로 정제라놀린 70 ~ 75%를 함유한다. 가수라놀린은 물에는 거의 녹지 않으나, diethyl ether 또는 cyclohexane에 녹으며 이때 수분이 분리된다. 융점 39℃, 산가 1.0 이하, 요오드가 18 ~ 36

카르나우바납 Cera Carnauba KP JP carnauba wax

기 원 카르나우바야자나무 *Copernicia cerifera* Mart.(야자과 Palmae)의 잎에서 얻은 납이다.

생 산 어린 잎의 표면에서 얻은 납을 열탕에 넣어 녹이고 일정한 모양으로 굳힌다. 잎 200매에서 약 1 kg의 납을 얻는다. 품질은 1호, 2호, 3호 등으로 구별하는데, 1호는 담황색이고 냄새도 적다. 표백한 것에는 파라핀이 위화물로 들어 있을 수 있다.

산 지 브라질, 아프헨티나의 건조지역

성 상 엷은 황색 ~ 엷은 갈색의 단단하나 부서지기 쉬운 덩어리 또는 흰색 ~ 엷은 황색의 가루로 약간 특이한 냄새가 있고 맛은 거의 없다. 물, EtOH, diethyl ether 또는 xylene에 거의 녹지 않는다.

비중 d^{20}_{20} 0.990 ~ 1.002, 융점 80 ~ 86℃, 산가 10.0 이하, 요오드가 5 ~ 14, 비누화가 78 ~ 95

성 분 wax(84 ~ 85%): myricyl cerotinate를 주성분으로 하여 cerotic acid, arachidic acid, behenic acid 등의 acid와 myricyl, montanyl alcohol 등과의 ester을 함유한다. free monohydric alcohol(10%), lactone, resin 등

응 용 정제의 방습피포제, 광택제, 연고와 경고의 기제

황 납 Cera Flava KP CP JP

(黃臘, 蜜臘, Hwang Nap) yellow beeswax, yellow wax

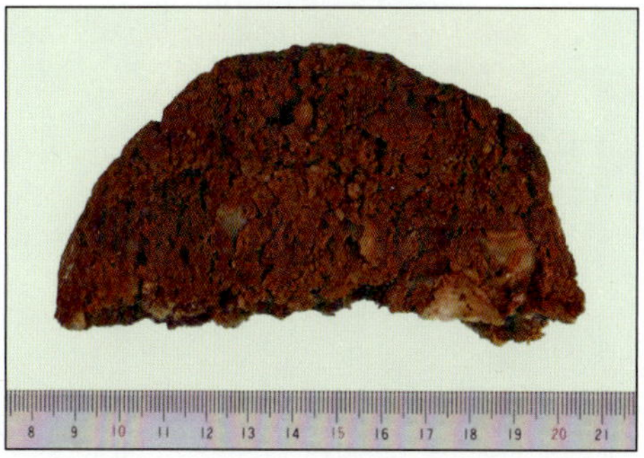

기 원 동양꿀벌 *Apis indica* Radoszkowski 또는 서양꿀벌 *A. mellifera* L. (꿀벌과 Apidae)등의 꿀벌의 집에서 얻은 납을 정제한 것이다. 꿀벌은 膜翅目(막시목, hymenoptera), 細腰亞目(세요아목, apocrita), 꿀벌과(apidae)에 속하는 곤충이다. 동양 꿀벌은 동양 각지에, 서양꿀벌은 유럽, 북미, 남미, 아프리카 등지에서 사육되고, 한국, 중국, 일본에서도 사육하고 있다.

산 지 서양황납은 남미, 북미, 아프리카 등지에서, 동양황납은 중국, 인도네시아, 인도, 타이 등 동양 각지에서 생산된다.

성 상 엷은 황색 ~ 갈색을 띤 황색의 덩어리로 패유성이 아닌 특이한 냄새가 있다. 차가울 때는 비교적 부서지기 쉽고 부서진 면은 비결정입상성(非結晶粒狀性)이다. 일반적으로 서양황납이 동양황납보다 색이 짙다. 비누화가 80 ~ 100, 산가 5 ~ 9 또는 17 ~ 22, 융점 60 ~ 67℃

제 법 벌집에서 꿀을 채취한 뒤 벌집을 열탕에 넣고 끓여서 원납을 융해시키고 위쪽에 분리된 납을 뜨거울 때 열과하거나 또는 뜨거운 물로 반복하여 씻어 불순물을 제거하고 냉각 고화하여 만든다.

성 분 동양밀납과 서양밀납은 성분이 조금씩 다르지만 주성분은 고급지방산과 고급알콜의 ester (myricylpalmitate, cerylpalmitate, laccerylpalmitate, ceryl-16-hydroxy palmitate 등)이고, 기타 유리 지방산(cerotic acid, melissic acid 등), 유리알콜, 고분자의 탄화수소(pentacosane, heptacosane, nonacosane, hentriacontane 등), 향기 성분(nonyl-, decyl-, lauryl-, myristic aldehyde 등)을 함유한다.

순도시험 파라핀, 지방, 목납 또는 수지 ~ 이약을 될 수 있는대로 저온에서 융해하여 EtOH 중에 떨어뜨려 알갱이로 만들고 24시간 공기 중에 방치한 다음 이것을 비중 0.95 및 0.97로 만든 EtOH 및 물의 혼합액에 각각 투입할 때 알갱이는 비중 0.95의 혼합액에서는 가라앉거나 중간에 떠 있고, 비중 0.97의 혼합액에서는 뜨거나 중간에 떠 있다.

응 용 연고, 경고, 좌제, 유납제(油臘劑), 화장품 등의 기초제, 기타 윤을 내는 데, 양초, 구두크림 등 공업적으로 널리 이용되고 있다. 의약품이나 화장품에는 백납이 적합하다.

약전수재품목 단미 연고 (simple ointment)

유사생약

• 백납(白臘) (Cera Alba, white beeswax, white wax)KP

백납은 황납을 표백한 것으로 주로 화장품과 의약품에 쓰인다.

14 식물정유류

植物精油類

Olea Aetherea

식물정유는 식물의 기관을 수증기 증류하여 분리한 기름모양의 물질로, 뿌리, 줄기껍질, 잎, 꽃, 과실 등의 유실, 유선 및 수지도 등에 분포한다. 이들은 Rutaceae, Myrtaceae, Lauraceae, Umbelliferae, Zingiberaceae, Rosaceae 및 Labiatae 등의 식물에 많이 함유되어 있다.

정유의 성분은 terpenoid 중 monoterpenoid와 sesquiterpenoid, 그리고 phenylpropanoid계 화합물이 주종을 이루고 있지만 기타 질소 및 유황화합물도 있다. 정유 성분의 비등점은 80℃에서부터 300℃ 이상까지 다양하고, 비중은 1 이하인 것으로 물보다 가벼운 것이 보통이지만 정향유에서처럼 1 이상으로 물보다 무거운 것도 있다. 또 정유 성분 중에는 상온에서 결정성이어서 그 함량이 많은 경우에는 정유를 방치하면 다량의 결정을 석출하는 경우가 있는데, 이 때 결정분을 뇌분(腦分, stearopten, 예 : camphor, menthol)이라고 하고, 그 잔여분을 유분(油分, oleopten)이라고 한다. 정유는 주로 약제, 과자, 음료, 치마분, 화장품, 향수 등에 이용되고, 기타 테레핀유와 같이 값이 싼 것은 paint 용제 및 선광유(選鑛油) 등으로 이용된다. 정유의 제법에는 다음과 같이 수증기 증류법, 압착법, 추출법 및 포마드법이 있다.

1) 수증기 증류법(steam distillation): 가장 일반적이고 값이 싼 제법으로 100℃의 수증기에 의해 일부분의 성분이 변화하기 때문에 향료로서의 가치가 감소할 우려가 있다.

2) 압착법(press method): Citrus 속 식물의 과피에서처럼 정유함량이 풍부하고 원료가 저렴할 경우에 이용되는 방법인데, 향기가 가장 신선한 장점이 있다.

3) 추출법(extraction): 정유의 함량이 적고 제품이 고가인 경우에 비점이 낮은 석유에테르 등을 용매로 하여 추출하는 방법이다. 꽃 중에 함유된 정유의 추출에 많이 이용되는데, 이런 방법으로 얻은 정유는 지방모양으로 부드러운 덩어리가 되기 때문에 향정(香精, essence concrete)이라 부르기도 한다. 그러나 향정은 wax를 함유하고 있기 때문에 향수용으로 적합하지 않아 알코올로 침출한 후 그 침출액을 진공증발하고, 다시 알코올에 맑게 녹여 향수에 쓰는 경우가 있는데, 이를 absolute 또는 essence absolute라고 한다.

4) 포마드법(pomade method): 정유가 지방에 잘 흡수되는 성질을 이용하여 유리판의 양면에 우지와 돈지의 혼합물을 도포하고 여기에 나무조각을 10cm의 간격으로 쌓아 올린다. 이 사이사이에 신선한 꽃을 흩어놓고 하룻밤 지난 후, 다시 신선한 꽃을 흩어놓는 것을 반복한다. 그런 후에 꽃의 향기 성분이 충분히 흡수된 지방을 취하여 85% 알코올로 추출하여 absolute를 제조한다. 이 방법은 꽃 중의 정유를 추출하는 데만 이용되며, 다른 방법과는 달리 신선한 꽃에서 추출하기 때문에 수량이 많다. 재스민유를 보면 포마드법으로는 0.174%, 석유에테르 추출법으로는 0.0445%, 수증기 증류법으로는 0.0194%로, 포마드법이 우수하지만 잔손이 많이 가기 때문에 현재는 거의 이용되지 않는다.

계피유(육계유) Oleum Cinnamomi KP CP JP

(桂皮油, Gyeo Pi Yu) cassia oil, cinnamon oil

기 원 계피나무 *Cinnamomum cassia* Blume의 잎 및 작은 가지 또는 줄기껍질 또는 실론계피나무 *C. zeylanicum* Nees (녹나무과 Lauraceae)의 줄기껍질을 수증기 증류하여 얻은 정유이다. 정량할 때 총 aldehyde 60 v/v% 이상을 함유한다.

산 지 중국남부, 실론, 자바

성 상 황색 ~ 갈색의 투명한 액으로 특이한 계피향이 있으며 맛은 매우면서 단맛이 있다. EtOH 또는 diethyl ether와 섞인다. 물에 거의 녹지 않는다. 약산성이며 오래 보존하거나 공기 중에 방치하면 색이 진해지고 점성이 증가한다. 비중은 d^{20}_{20} : 1.010 ~ 1.065이다.

성 분 cinnamaldehyde (약 85%), 기타 cinnamic alcohol, dihydrocinnamic alcohol acetic acid ester 등

확인시험 계피유 4방울에 질산 4방울을 넣고 흔들어 섞을 때, 5℃ 이하에서 흰색 ~ 옅은 황색의 결정이 생긴다 (주성분인 cinnamaldehyde가 질산에 의해 결정성인 $C_9H_8O \cdot NO_3H$를 생성하기 때문이다).

규 격 **로진** 계피유 1.0 m*l*를 EtOH 5 m*l*에 섞고 여기에 새로 만든 초산납의 EtOH 포화용액 3 m*l*를 넣을 때 침전이 생기지 않는다. **중금속** 납 (40 ppm 이하)

응 용 방향성 건위약, 구풍약, 향료, 교미교취제

용 량 0.05 ~ 0.2 g[¶4]

동록유 Oleum Gaultheriae

(冬綠油, Dong Rok Yu) winter green oil

기 원 *Gaultheria procumbens* L. (진달래과 Ericaceae)의 신선한 잎을 수증기 증류하여 얻은 정유이다.

산 지 북미

성 상 무색 또는 옅은 황색의 액체로, 향기가 강하고 특이하다. 비중 d_{15}: 1.180 ~ 1.193이다.

성 분 methylsalicylate (약 90%), 잎에는 배당체 gaultherin이 함유되어 있다. gaultherin은 3% H_2SO_4으로 가수분해하면 methylsalicylate, glucose 및 xylose가 각각 1 mol씩 생성되고, 효소로 가수분해하면 methylsalicylate와 primeverose (glucoxylose)가 각각 1 mol씩 생성된다.

약 리
- 국소를 자극하여 적용부위 및 그 아래조직의 혈류를 개선한다. 내장이나 근육, 관절, 기타 심부조직에 동통이 있을 경우, 그 조직에서 척수신경절에 이르는 신경과 연합된 지각신경의 지배를 받는 말초부위에 대해 반사자극약으로 작용하여 진통효과를 높인다.
- 일반적인 약리작용은 다른 salicylate와 같지만 동록유는 외용에만 쓰인다. 피부로 잘 흡수되어, 피

부에 바른 다음 15분 후에는 소변 중에 methylsalicylate가 검출된다.

확인시험 동록유 1방울에 물 5 m*l*를 가하여 1분간 잘 흔들어 섞은 다음 $FeCl_3$ 시액 1방울을 가하면 액은 자색을 나타낸다(phenol성 수산기에 의한 정색반응이지만 ortho-위치에 치환기가 있을 때 자색을 나타낸다.

응 용 진통, 해열, 소염약으로 외용도포제로 사용되며, 공업용으로는 과자, 치마용(齒磨用), 향료로 쓰인다. 합성 methylsalicylate는 천연동록유보다 방향이 훨씬 떨어진다.

박하유 Oleum Menthae Japonicae KP JP

(薄荷油, Bak Ha Yu) mint oil, mentha oil, peppermint oil (M. piperita)

기 원 박하 *Mentha arvensis* L. var. *piperascens* Malinvaud (꿀풀과 Labiatae)의 신선한 줄기와 잎(지상부)을 수증기로 증류하여 얻은 기름을 냉각하여 고형분을 제거한 정유이다. 정량할 때 총 menthol로서 50% 이상을 함유한다. 영국과 유럽의 약전에서는 *M. piperita* L.를 원식물로 지정하고 있다. 정량할 때 총 menthol로서 50.0% 이상을 함유한다.

제 법 수증기 증류하여 얻은 기름을 냉각하여 고형분을 제거한 정유이다.

산 지 한국, 일본, 러시아, 중국, 인도, 브라질, 파라과이 등

성 상 무색 ~ 황색의 맑은 액으로 특이하고 상쾌한 향기를 가지고 있으며, 그 맛은 쓰나 나중에는 시원하다. alcohol에 섞이며, 비중은 0.885 ~ 0.910이다.

성 분 박하 항목 참조

약 리 박하 항목 참조

규 격 위화물로 함유되는 paraffin류의 혼입을 시험하는 용해상태와 제조 용기에서 유래되는 중금속 시험을 규정하고 있다.

응 용 내복으로는 복부팽만, 위장관이나 담낭의 기능장애, 콧물(상기도질환) 등에 쓰이고, 외용으로는 근육통이나 신경통에 쓰인다.[14] 방향성건위약, 국소자극약의 제조 원료

용 량 내복으로는 하루에 3 ~ 6방울, 흡입으로는 뜨거운 물에 3 ~ 6방울을 떨어뜨린다. 외용으로도 사용한다.[14]

주의 및 부작용 담관이나 담도에 염증이 생길 수 있고 심한 경우에는 간장애가 발생한다. 어린 아이의 얼굴, 특히 코 주위에 사용해서는 안 된다. 민감한 사람에게는 위장장애가 올 수 있다.[14]

유사생약

- 녹박하유(Oleum Menthae Viridis, spearmint oil)

  녹박하 *Mentha viridis* L. (꿀풀과 Labiatae)의 전초를 수증기 증류하여 얻은 정류로 미국, 일본에서 생산되고, (−)-carvone 56 ~ 66%, (−)-limonene, (−)-pinene을 함유하지만 menthol은 함유하지 않는다. 치마분, 과자, 츄잉검 등의 향료로 이용된다.

● 참고문헌

1) Kishore N *et al.* (1993) Mycoses 36: 211-215

오렌지유 Oleum Aurantii KP JP orange oil

기 원 *Citrus* 속 식물 (운향과 Rutaceae) 중 식용으로 쓰이는 종류의 과피를 냉압하여 얻은 정유이다. 오렌지유에는 당귤나무 (*C. sinensis* Dsbeck)에서 얻는 sweet orange oil과 광귤나무 (*C. aurantium* L. subsp. *amara* L.)에서 얻는 bitter orange oil의 2종류가 잘 알려져 있다. 한국과 일본에서는 주로 여름귤나무 (*C. aurantium* L. subsp. *natsudaidai* Hayata)에서 얻는 sweet orange oil과 참귤나무 (*C. unshiu* Mark)에서 얻는 등피유가 생산되지만 생산량도 적고 품질도 나쁘다.

산 지 주산지는 브라질, 미국, 스페인, 아르헨티나, 이탈리아, 일본 등이다.

성 분 (+)-limonene (약 90%), *n*-decylaldehyde, linalool, citral 등을 함유. 과피를 압착하여 얻은 오렌지유에는 불휘발성 furanocoumarin (umbelliferone, auraptene) 등이 들어 있다.

성 상 황색 ~ 황갈색의 액으로 특이한 냄새가 있고 맛은 약간 쓰다. 같은 용량의 EtOH에 혼탁하게 섞인다. 굴절률: n_D^{20} 1.472 ~ 1.474 비선광도: $[\alpha]_D^{20}$ +85 ~ +99° (100 mm) 비중: d_{20}^{20} 0.842 ~ 0.848

약 리 **항암작용**: (+)-limonene이나 오렌지유 (레몬유)는 폐암세포의 증식속도를 현저하게 떨어뜨리며,[1] (+)-limonene은 유방암세포의 증식을 억제한다 (*in vivo*, mouse).[2] 오렌지유와 (+)-limonene은 신경교세포의 분화를 촉진할 수 있다 (*in vitro*, PC-12).[3]

규 격 중금속 1.0 m*l*를 취하여 제 2법에 따라 조작하여 시험한다. 비교액에는 납표준액 4.0 m*l*를 넣는다 (40 ppm 이하). 저장법 차광한 기밀용기

응 용 주로 맛과 향을 좋게 하는 데 사용되며, 0.05 ~ 0.15 g (1 ~ 3방울)을 내용하거나 외용제의 부향료로 사용된다. 청량음료나 화장품에 널리 쓰인다.

유사생약

• 레몬유 (Oleum Limonis, lemon oil)

● 참고문헌

1) Wattenberg LW, Coccia JB (1991) Carcinogenesis 12: 115-117
2) Maltzman TH *et al.* (1989) Carcinogenesis 10: 781-783
3) Shinomiya M *et al.* (2012) Acta. Med. Okayama. 66: 111-118

유칼리유(油) Oleum Eucalypti KP CP JP
eucalyptus oil

기 원 유칼리나무 *Eucalyptus globulus* Labillardiere또는 기타 근연식물(정향나무과 Myrtaceae)의 잎을 수증기로 증류해서 얻은 정유이다. 중국에서는 녹나무 *Cinnamomum camphora* (L.) Presl의 정류를 대신 사용하기도 한다.

산 지 오스트레일리아, 알제리, 콩고, 남아프리카공화국, 스페인, 우루과이, 아르헨티나 등

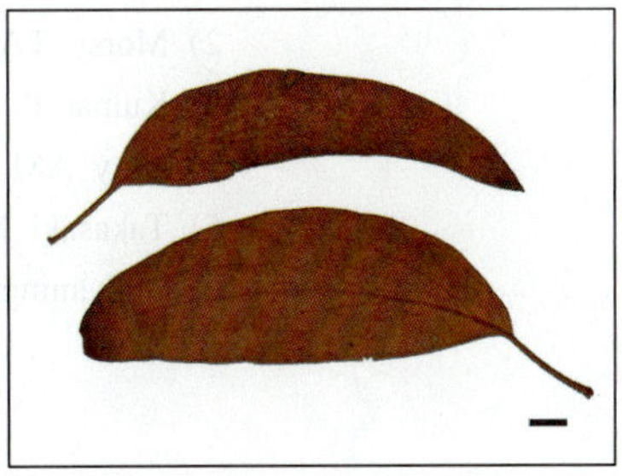

성 상 무색 ~ 담황색의 투명한 액으로 특이한 방향 및 자극성인 맛으로 청량감이 있다. 비중은 0.91 ~ 0.93이다.

성 분 정유: cineole (eucalyptol, 약 70 ~ 85%),[1] *p*-cymene, terpineol, cuminal, pinene 등이 있으며, cineole 이외의 성분 함량은 품종에 따라 차이가 많다.

기 타: 저급지방산 aldehyde, phellandrene, phellandral 및 sesquiterpene 등이 있다.

확인시험 유칼리유 1 m*l*에 동량의 phosphoric acid를 넣고 세게 흔들어 섞은 후 방치하면 30분 이내에 굳어진다(cineole phosphate의 백색 결정덩어리가 석출됨).

약 리 (1) 거담작용

- 유칼리유를 하루에 0.05 ~ 0.2 m*l*씩 복용하면 가래가 쉽게 나오며, 기관지 분비물이 분해되고, 기관지 상피세포가 자극을 받게 된다. 유칼리유도 멘톨의 경우처럼 상기도의 울혈을 풀어주어 호흡을 부드럽게 해준다. 주성분인 cineole은 소화관이나 피부, 직장에서 쉽게 흡수되어 호흡이나 요로 배설된다.[¶3]

(2) 진통작용·항염증작용

- 유칼리유에는 진통작용(mouse)과 항염증작용(rat paw edema)이 있다.[1]

(3) 방부작용·살충작용

- 유칼리유는 방부작용을 나타낸다. 즉, 여러 미생물의 성장을 억제한다(*in vitro*).[¶3] 또한, 진드기나 옴에도 유효하다(*in vivo*).[2] 유칼리유는 집파리의 유충 및 성충에 대해 살충효과가 있다.[3]

(4) 기 타

- 당뇨에 유효하다(*in vivo*, mouse).[4]
- 유칼리나무에서 분리된 euglobal류는 피부암을 일으키는 Epstein-Barr virus의 활성화를 억제한다(*in vitro*).[5]
- 유칼리유와 그 주요 정유 성분은 methicilin 내성 균주에 대한 뛰어난 항균 활성을 보였다.[6]

응 용 소염, 방부, 거담제, 함수제(含漱劑, gargling agent), 방충작용이 있으므로 찰제(擦劑)에 배합하여 쓴다. 또한 향료로도 쓰인다. 유칼리유나 cineole은 감기시럽제나 정제, 코점안액, 흡입제에 사용되고, 외용으로는 cineole을 다른 약제의 흡수를 촉진시키기 위한 목적으로 쓴다.[¶3]

용 량 0.3 ~ 0.6 g, 또는 몇 방울을 피부에 바른다.[¶4]

주의 및 부작용 고용량(LD_{50}, 1.7 ml/kg, rat, *i.p.*)에서 신경독성을 나타낸다. 또한 cineole은 산소의 소비를 억제하고 뇌조직 사이의 이온농도 구배를 억제함으로써 간질성 발작을 일으킬 수 있으며, 간의 microsomal enzyme을 유도한다. 유칼리유를 10 ~ 30 ml를 복용하면 치명적일 수 있다. 저용량에서도 소화관장애나 저혈압, 체온강하, 정신혼란 등이 일어날 수 있다. 그러나 일반적인 치료용량에서는 이러한 부작용은 나타나지 않는다.[3]

금기사항 신생아나 유아의 경우, 얼굴 특히 코에 사용하지 않는다. 또한 위장관이나 담관의 염증이 있거나 심한 간질환 환자의 경우 사용을 금한다.[4]

● **참고문헌**

1) Silva J *et al.* (2003) J. Ethnopharmacol. 89: 277-283
2) Morsy TA *et al.* (2003) J. Egypt. Soc Parasitol. 33: 47-53
3) Kumar P. *et al.* (2012) Acta. Trop. 122: 212-218
4) Gray AM, Flatt PR (1998) J. Nutr. 128: 2319-2323
5) Takasaki M *et al.* (1990) Chem. Pharm. Bull. 38: 2737-2739
6) Mulyaningsih S. *et al.* (2011) Pharm. Biol. 49: 893-899

장 뇌 Camphorum KHP
(樟腦, Jang Noe) camphor

기 원 녹나무 *Cinnamomum camphora* Presl. (녹나무과 Lauraceae)의 목부 가지를 절단하여 수증기로 증류해서 얻은 장뇌유(樟腦油)를 냉각시켜 석출한 결정체이다. 조제장뇌(粗製樟腦)를 다시 승화정제하면 고순도의 판상(板狀) 및 분말상의 정제장뇌가 되며 이를 빙편(氷片)이라 한다. Camphor를 제조하고 난 다음의 원유를 Oleum Camphorae라 한다.

성 상 무색 또는 백색 반투명의 가는 입자, 더러는 결정성 분말, 덩어리 모양으로 실온에서 천천히 휘산한다. 특이한 방향이 있으며 혀끝에 닿으면 약간 쓰고 시원한 맛이 있다.

성 분 녹나무에 정유 약 1% 함유되어 있으며 그 주성분은 *d*-camphor이다.
기타 α-pinene, camphene, phellandrene, 1,8-cineole, safrole 등이 함유되어 있다.
장유를 감압분류하면 백유(비점 200℃ 이하)는 1,8-cineole이 주이고, 적색유(비점 210 ~ 250℃)는 safrol, 남색유(비점 250 ~ 300℃)는 cadinene 등이다.

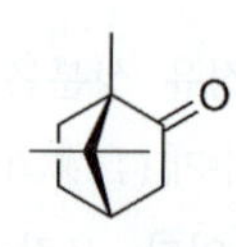

camphor

약 리 **(1) 국소자극작용, 방부작용, 중추신경흥분작용**
• *d*-camphor에는 국소자극작용과 방부작용이 있다. 그러나, 중추신경 전반을 흥분시키므로 부작용

도 수반한다. 즉, 연수의 호흡중추와 혈관운동 중추를 흥분시켜 호흡량을 늘리며, 혈관을 수축하여 혈압을 높인다. 심장에는 직접적으로는 억제작용을 나타내나, 중추성 심장흥분작용은 보고되지 않았다. camphor의 생체대사 산물인 *trans-π*-oxocamphor는 심박동을 늘리고 호흡을 촉진하며 혈관을 수축한다. 그러나 glucuronic acid 포합체에는 이러한 작용이 없다.

- 강심흥분제로는 camphor 자체보다는 부작용이 적은 부분산화물인 *trans-π*-oxocamphor나 10-oxocamphor가 쓰인다.

응 용 위를 자극하므로 내복하는 경우는 드물다. 주사액(25%, *s.c., i.m.*)으로 호흡중추나 혈관중추 심장을 흥분시키는 목적으로 사용한다. 외용약으로는 연고제에 배합되어 신경통이나 타박상, 피부병에 사용되며, 가글제나 관장약, 흡입약에도 배합된다.

용 량 0.3 ~ 0.6 g, 외용하기도 한다.

주의 및 부작용 대량(*d*-camphor)에서는 지나친 정신흥분 상태와 함께 경련을 일으킬 수 있다.

약전수재품목 *d*–캄파, *dl*–캄파

관련생약

- 장목

장 목 Cinnamomi Camphorae Lignum

(樟木, Jang Mok) camphor wood

기 원 녹나무 *Cinnamomum camphora* Presl. (녹나무과 Lauraceae)의 심재이다.

약 리 장뇌 항목을 참조할 것

응 용 camphor의 제조 원료

백유: 방취, 방충약, 선광유, 도료용제, cineole의 제조 원료

적유: safrol의 제조 원료, 비누, 기타 향료

남유: 방충약, 소독약

정향유 Oleum Syzygii KP JP

(丁香油, Jeong Hyang Yu) clove oil

기 원 정향나무 *Syzygium aromaticum* (L.) Merr. et Perry (= *Eugenia caryophyllata* Thunb.) (정향나무과

Myrtaceae)의 꽃봉오리 또는 잎을 수증기 증류하여 얻은 정유이다.

산 지 정향항과 같다.

성 상 무색 ~ 엷은 황갈색의 맑은 액으로 특이한 방향이 있으며, 맛은 타는 듯하다. EtOH 또는 diethyl ether와 섞인다. 물에 녹기 어려우며 오랫동안 보존하거나 공기 중에 방치하면 갈색으로 변한다.

성 분 정향 항목 참조

약 리 정향 항목 참조

확인시험 (1) 5방울에 $Ca(OH)_2$ 시액 10 m*l*를 넣고 세게 흔들어 섞으면 솜 모양의 침전이 생기며 액은 백색 ~ 엷은 황색을 나타낸다. (2) 2방울을 EtOH 4 m*l*에 녹이고 $FeCl_3$ 시액 1 ~ 2방울을 넣으면 액이 녹색을 나타낸다.

응 용 방부, 국소마취약, vanillin의 제조 원료, 치과용, 현미경실험용, 징명제(澄明劑) 등으로 쓰인다.

테레빈유 Oleum Terebinthinae [KP CP JP]

turpentine oil

기 원 소나무(*Pinus*) 속 (소나무과 Pinaceae) 식물의 재 또는 발삼(balsam)을 수증기 증류하여 얻은 정유이다. 생송지를 채취해 내는 *Pinus* 속 식물은 *P. palustris* Mill. (미국), *P. pinaster* Ait. (프랑스), *P. sylvestris* L. (독일), *P. laricio* Poir. (오스트리아), *P. longifolia* Roxb. (인도), *P. densiflora* S. et Z. (한국, 일본) 및 *P. thunbergii* Parl. (한국, 일본) 등 7종이 주를 이룬다.

산 지 미국, 캐나다, 프랑스, 러시아, 포르투갈, 스페인, 인도, 그리스 등

성 상 무색 ~ 엷은 황색의 맑은 액으로 특이한 냄새가 있고 맛은 쓰고 자극성이다. 테레핀유 1 m*l*는 EtOH 5 m*l*에 섞이고 그 액은 중성이다. 굴절률 n_D^{20} : 1.465 ~ 1.478, 비중 d_{20}^{20} : 0.860 ~ 0.875

성 분 주성분은 (–)-α-pinene, (–)-β-pinene이고 기타 dipentene, limonene, terpinene 등을 함유

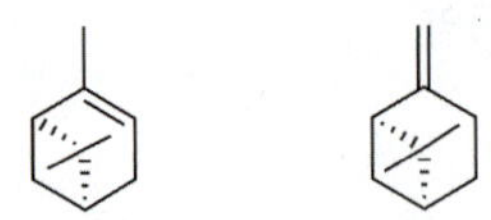

(-)-α-pinene (-)-β-pinene

약 리
- 충혈발적작용: 인체 피부에 도포하면 피부를 자극하여 충혈발적시킨다.
- 실험동물에 경구투여하면, 기도액의 분비가 증가한다.
- 항미생물작용: 피부사상균류, 석고상황선균, 지간백선균의 포자생성을 억제하고 조형(鳥型)결핵균의 성장을 억제한다.

규 격 이물, 염산정색물, 광유에 대해 규정하고 있다. 증류시험 150 ~ 170℃, 90% 이상

응 용 피부자극약, 인적약으로 류머티스, 신경통, 개선 등에 외용한다.

주의 및 부작용 피부접촉에 의한 습진이 생길 수 있다. 광범위한 부위에 사용하지 않도록 한다(신장과 중추신경계의 손상 우려).[14]

헤노포디유 Oleum Chenopodii american wormseed oil

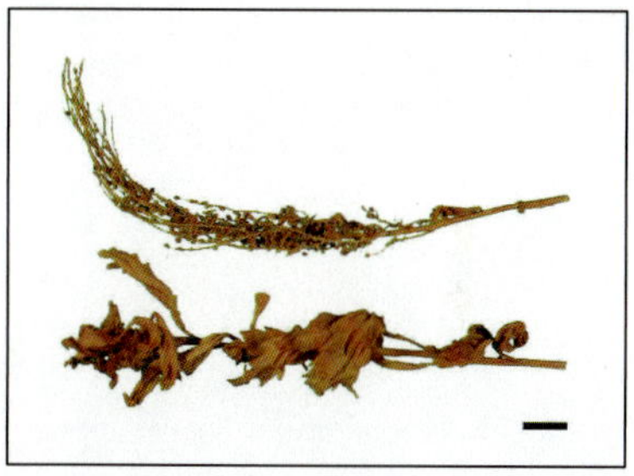

기 원 헤노포디 *Chenopodium ambrosioides* L. var. *anthelminticum* Asa Gray(명아주과 Chenopodiaceae)의 열매가 있는 신선한 전초를 수증기 증류하여 얻은 정유이다.

산 지 북미

성 상 담황색 ~ 등적색으로 약간 점성이 있는 기름으로 특이하고 강한 냄새가 있으며, 맛은 쓰고 찌르는 것 같다.

성 분 ascaridol (40 ~ 70%), *p*-cymene

Diterpenoid: *l*-limonene, α-terpinene, ascaridolglycol, ascaridolglycol anhydride

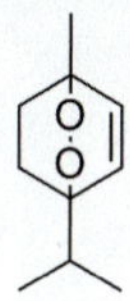

ascaridol

확인시험 헤노포디유 EtOH 용액(0.5 → 10)에 구아약지 EtOH 용액(1 → 100)을 가하여 흔들어 섞고, $CuSO_4$ 용액(1 → 50) 2방울을 가하여 흔들어 섞은 후 50 ~ 60℃의 수욕상에서 가온하면 액은 즉시 청자색으로 된다(ascaridol).

약 리 **(1) 구충작용**

- 10,000배 희석액으로도 회충구제가 가능하며 충체의 근육에 대하여 강직성 경련을 일으켜 마비시킨다.
- 정유의 주성분인 ascaridol의 구충작용은 강하지만 부작용 또한 크다. 그러나, 헤노포디 전초를 달인 전제에는 ascaridol의 함량은 낮은 대신에 ascaridol과는 다른 수용성 물질에 의한 구충작용을 발휘한다. 따라서, 정유보다는 전제 쪽이 구충제로서 더 안전하다고 할 수 있다.[1]

(2) 살충작용

- 정유 성분은 녹색병 파리의 구더기에 대해서 살충작용을 나타낸다.[2]

응 용 구충제(십이지장충, 회충, 요충, 편충 등)

주의 및 부작용 독성이 강해서 적은 양으로 오심, 구토, 복통, 두통, 이명, 난청의 부작용을 일으킬 수 있으며, 다량에서는 적혈구 파괴, 황달유발, 중추신경마비, 혼수상태, 사망에 이른다.

● 참고문헌

1) MacDonald D *et al.* (2004) J. Ethnopharmacol. 92: 215-221

2) Morsy TA *et al.* (1998) J. Egypt Soc. Parasitol. 28: 503-510

탄수화물류 15

炭水化物類

Carbohydrata

약효 성분으로서의 탄수화물류는 전화당(invert sugar)을 제외하면 다당류가 거의 전부이다.

이러한 다당류는 세포막다당류(cell-membrane polysaccharide)인 pectin과 cellulose, 저장 다당류(storage polysaccharide)인 starch와 inulin, 보호다당류(protective polysaccharide)인 고무질(gum류)와 점액질(mucilage류) 및 해조다당류(sea-weed polysaccharide)인 agaropectin(한천), alginic acid(곤포, 昆布), laminaran(라미나리아축)이 잘 알려져 있다.

이 중 생약으로 이용되는 것에는 cellulose와 starch가 대부분인데 전자는 탈지면, 정제탈지면, 가제, 멸균가제의 구성 성분이고, 후자는 감자전분, 쌀전분, 밀전분, 고구마전분, 옥수수전분, 칡전분, 얼레지전분의 구성 성분이다.

전분류는 부형제, 결합제, 붕해제 등 제제학적으로 널리 이용된다.

보호다당류인 고무질과 점액질은 성상에 근거한 분류이고, 화학적으로는 보다 복잡한 구조를 가지는 다당류 유도체의 혼합물이라 할 수 있다. 이들을 함유한 생약에는 아라비아고무, 트라가칸타, 몰약, 유향, 스테르쿨리야고무 등의 고무질 생약과 아마인, 차전자, 알테아근, 노회, 천문동, 산약, 황정, 동규자, 백급, 황촉규근 등의 점액질 생약이 있으며, 대부분이 점활제(demulcents)로 이용된다.

그리고 복령 중의 lentinan, pachymaran, CM-pachymaran과 석위 중의 GE-3 및 세균 기원인 lipopolysaccharide-peptide complex, endotoxin 등에는 항종양작용이 있는데, 이와 같이 항종양성이 있는 다당류는 구조에 관계없이 항종양성 다당류(antitumor polysaccharide)로 따로 분류하기도 한다.

아라비아고무 Gummi Arabicum KP JP acacia

기 원 아라비아고무나무 *Acacia senegal* Willd. 또는 기타 동속식물 (콩과 Leguminosae)의 줄기 및 가지에서 얻은 분비물이다.

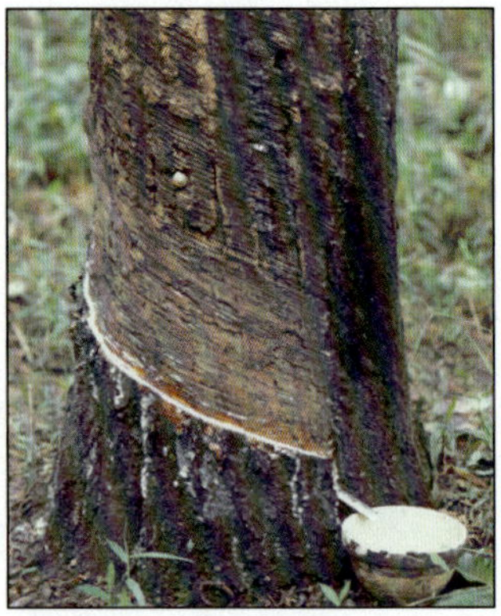

성 분 주성분은 polysaccharide인 arabic acid (L-arabinose, D-galactose, D-glucuronic acid, L-rhamnose를 구성당으로 하는 다당체)가 79 ~ 81%이고, Ca, Mg 및 K 염 (arabin)으로 존재한다. 기타 당, 수지, 함 질소화합물, 산화효소 (oxidase, peroxidase) 및 가수분해 효소 (amylase, emulsin) 등을 함유한다.

약 리 점막의 염증완하작용이 있어 위장 카타르에 내복하는 외에 뚜렷한 생리작용은 없다. 이화학적 성질을 이용하여 피부염증, 피부질환에 산포제로 사용한다. 아라비아고무의 탄수화물 성분에 의한 알러지 반응이 관찰되기도 한다.[1] 당으로 코팅된 정제의 갈변을 방지한다는 보고도 있다.[2]

확인시험 가루 1 g에 H_2O 5 m*l* 및 H_2SO_4 1 m*l*를 넣고 환류냉각기를 달아 끓는 수욕에서 60 분간 가열한다. 식힌 다음, 무수 Na_2CO_3 2.0 g을 가만히 넣는다. 이 액 1 m*l*에 MeOH 9 m*l*를 넣어 흔들어 섞고 원심분리하여 위의 맑은 액을 검액으로 한다. 따로 D-galactose 10 mg을 물 1 m*l*에 녹이고 MeOH을 넣어 10 m*l*로 하여 표준액 (1)로 한다. L-arabinose 및 L-rhamnose 수화물에 대하여 각각 같은 방법으로 조작하여 표준액 (2) 및 표준액 (3)으로 한다. 이들 액을 가지고 TLC 법에 따라 시험한다. 검액, 표준액 (1), 표준액 (2) 및 표준액 (3) 10 μl씩을 TLC용 silica gel을 써서 만든 박층판에 점적한다. 다음에 acetone · H_2O 혼합액 (9 : 1)을 전개용매로 하여 약 10 cm 전개한 다음 박층판을 바람에 말린다. 여기에 1-naphtol·H_2SO_4 시액을 고르게 뿌린다음 105℃에서 5 분간 가열할 때 검액에서 얻은 3 개의 반점은 표준액의 D-galactose, L-arabinose 및 L-rhamnose의 반점과 색상 및 R_f 값이 같다.

규 격 (1) 불용물 (품질이 나쁜 것, 대용 고무 등): 분말 5.0 g에 물 100 m*l* 및 묽은 HCl 10 m*l*를 가하고 15 분간 조심스럽게 가열 용해할 때 녹지 않는 것은 10.0 mg 이하이어야 한다.

(2) tannin 함유 고무질: $FeCl_3$ 시액을 넣을 때 액은 어두운 녹색을 띠지 않아야 한다.

건조감량 17.0% (원약) 15.0% (가루) 이하 (6시간 건조 후) **회분** 4.0% 이하 **산불용성회분** 0.5% 이하

응 용 물에 녹지 않는 약품의 유화제 [예 : 간유유제 (肝油乳劑), 환제, 정제의 결합제, 공업용 糊料 (풀칠용) 등]

● 참고문헌

1) Fotisch K *et al.* (1998) Allergy 53: 1043-1051
2) Tomida Y *et al.* (1999) Drug Dev. Ind. Pharm. 25: 21-27

전 분 Amylum CP JP
(澱粉, Jeon Bun) starch

기 원 약으로 이용되는 전분은 약전수재품 4종 이외에 고구마전분 Amylum Batatae와 칡전분 Amylum Puerariae의 6종이 알려져 있다. 이들의 성분 조성, 확인시험, 순도시험 및 응용은 밀전분과 같으며 단지 기원과 산지 그리고 현미경하에서의 성상이 다를 뿐이다.

밀 *Triticum aestivum* L. (벼과 Gramineae)의 씨에서 얻은 전분이다.

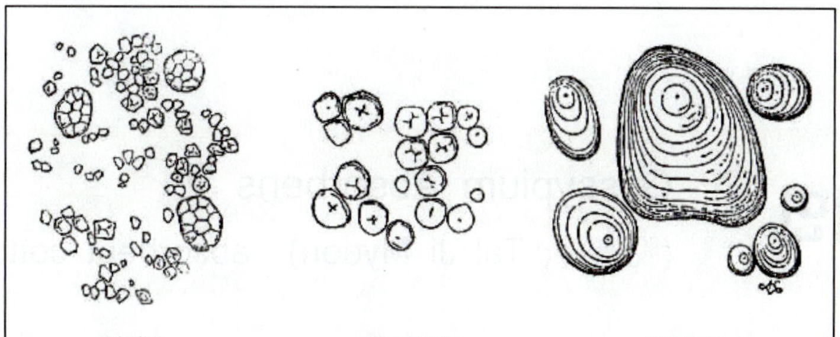

산 지 세계 각국

성 상 흰색의 덩어리 또는 가루로 냄새 및 맛은 없다. 현미경으로 보면 크기가 고르지 않은 구형 또는 렌즈형으로 긴 지름은 5 ~ 60 μm이나 거의가 25 ~ 35 μm의 알갱이로 되어 있고, 배꼽점(臍點, hilum) 및 층문은 뚜렷하지 않다. 물 또는 EtOH에 거의 녹지 않는다.

성 분 전분은 식물 각 부위(주로 저장기관)의 저장물질로 maltose (4[α-D-glucosyl]-D-glucose)단위로 구성되어 있으며, 직쇄(直鎖)분자 amylose (α, 1 → 4 결합) 20 ~ 25%와 분지(分枝)분자 amylopectin (α, 1 → 4, α, 1 → 6 결합) 75 ~ 85%으로 되어 있다. 묽은 HCl으로 가수분해하면 D-glucose가 생성되고, 가수분해효소를 작용시키면 glucose와 maltose로 된다.

확인시험 (1) 1 g을 물 50 ml에 넣어 끓여 식힐 때 중성의 혼탁한 이상의 액이 된다.

(2) 요오드 시액을 넣을 때 어두운 청자색을 나타낸다.

규 격 **이물** 현미경으로 볼 때 다른 전분립은 없다. 또 원식물의 조직파편이 있더라도 극히 적다.

건조감량 15.0% 이하(6시간) **회분** 1.0% 이하

응 용 부형제, 결합제, 붕해제, 살포제

약전수재품목

- **밀전분** (Amylum Tritici, wheat starch)KP
- **쌀전분** (Amylum Oryzae, rice starch)KP: 벼 *Oryza sativa* L. (벼과 Gramineae)의 씨에서 얻은 전분이다. 산지는 한국, 중국, 일본을 비롯한 동남아 각 지역이다. 현미경으로 보면 배꼽점과 층문이 없는 전전분립(fill starch grain)으로 관찰된다.
- **옥수수전분** (Amylum Maydis, corn starch)KP: 옥수수 *Zea mays* L. (벼과 Gramineae)의 씨에서 얻은 전분이다. 산지는 세계 각지에서 생산되지만 미국이 가장 많고 다음이 브라질, 중국, 유고, 루마니아, 아르헨티나이다. 현미경으로 보면 대부분은 단립(simple starch grain)으로 되어 있고, 배꼽점은 중심성이며 가끔 방사상으로 찢어져 있지만 층문은 분명치 않다.

• **감자전분** (Amylum Solani, potato starch)[KP]: 감자 *Solanum tuberosum* L. (가지과 Solanaceae)의 씨에서 얻은 전분이며 산지는 세계 각국이다. 현미경으로 보면 2 개의 복립, 반복립으로 되어 있고 배꼽점은 한쪽으로 치우쳐 있으며 층문이 뚜렷하다.

▶ 가용성전분

전분에 묽은 산을 가하여 상온에서 수일간 방치하여 비결정성 부분만을 가수분해한 것이다. 찬물에 잘 녹지 않고, 온수 또는 끓는 물에 녹아 투명하고 점성이 적은 용액이 되며 Fehling 용액을 환원시키지 않는다. 요오드 시액에는 청색을 띤다.

탈지면 Gossypium Absorbens [KP]

(脫指綿, Tal Ji Myeon) absorbent cotton

기 원 목화 *Gossypium herbaceum* L. 또는 기타 동속식물 (아욱과 Malvaceae)의 종자의 털을 탈지하고 표백한 것이다.

성 상 흰색의 섬유상의 연모(軟毛)로 냄새 및 맛은 없다. 현미경으로 볼 때 편평하고 줄이 있으며 꼬인 속이 빈 리본상으로 가장자리는 약간 두텁다. 암모니아동 시액에 녹고 보통의 용매에는 녹지 않는다.

산 지 인도, 중국, 이집트, 미국

응 용 위생재료 (의약외품)

약전수재품목 **멸균탈지면** (Sterile Absorbent Cotton), **정제탈지면** (Purified Absorbent Cotton), **멸균정제탈지면** (Sterile Purified Absorbent Cotton)

트라가칸타 Tragacantha [KHP JP]

tragacanth

기 원 *Astragalus gummifer* Labillardiere 또는 기타 동속식물 (콩과 Leguminosae)의 줄기에서 얻은 분비물 (응결된 고무질)이다. *Astragalus* 속은 10여 종이 알려져 있는데, 대표종은 *A. gummifer*이고, 그 외에 *A. adscendes*, *A. brachycalyx*, *A. heratensis*, *A. microcephalus*, *A. pycnocladus* 및 *A. sarcocolla*가 있으나, 고무의 질은 종류에 따라 다소 다르다.

산 지 편의상 두 종류로 구분된다.

Persian tragacanth: 소아시아, 시리아, 아르메니아, 쿠르디스탄, 이라크, 이란, 러시아 Smyrna,

Anatolian tragacanth: 소아시아

성 상 흰색 ~ 엷은 황색의 반투명한 각질 모양의 구부러진 평판 또는 얇은 조각이며 두께는 0.5 ~ 3 mm 이며, 부러지기 쉬우며 물에 담그면 부푼다. 약 50℃로 가온해 주면 가루로 되기 쉬우며 흡수성이 강하고 물에 담그면 겔 상태로 되나 녹지는 않는다. 물 또는 glycerin 중에 방치하면 박편으로 많이 분리되면서 전분립을 방출한다. 냄새와 맛이 없고 점활성이다.

성 분
- bassorin: D-galactose, L-arabinose로 된 pectin과 비슷한 중성 다당류이다. polymethoxycated acid 로 구성되며, 60 ~ 70%를 함유하는데, 이는 물에 녹지 않고 팽화성만을 띠어 소위 tragacanth mucilage를 형성한다.
- tragacanthin (= tragacanthic acid): D-galacturonic acid, D-xylose, L-fucose, D-galactose 등으로 된 산성 다당류이다. glucuronic acid, arabinose와 side chain에 두 분자의 arabinose가 결합된 형태로 약 30%를 차지하며, 이 물질은 물에 녹는 성분이다.
  기타 소량의 전분과 cellulose가 함유되어 있지만, 산화효소는 함유되어 있지 않다.
- *A. tragacantha*의 줄기에서 배당체의 형태로 분리된 cyclocanthogenin은 24*S*-cycloartan-3α,6β,16β,24,25-pentol이며, 지상부로부터 분리된 cyclocanthoside D는 3-β-D-xylo-24(*S*)-cycloartan-3β,6α,16β,24,25-pentol이다.
- *astragalus* 속의 모든 종에 hydroxyproline과 proline이 많이 함유되어 있다. 어떤 종은 histidine과 serine양도 많다. 높은 점도를 갖는 gum에 galacturonate, xylose, fucose, methoxyl content가 많고, arabinose와 질소의 함량은 적다.
  cyclocanthogenin, cyclocanthoside A ~ G

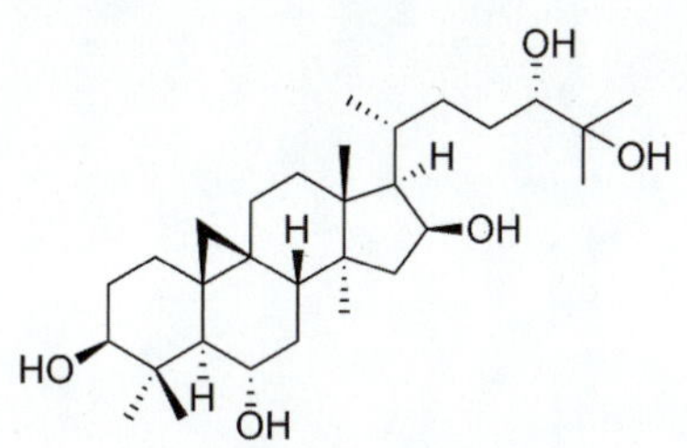

cyclocanthogenin

약 리 트라가칸타검은 사람의 LDL의 산화를 억제하는 작용이 있으며(*in vitro*),[1] *A. brachycentrus*와 *A. echidnaeformis*로부터 분리된 다당류는 Punta Toro virus (bunyavirus와 hantavirus와 관련)에 의한 감염률을 낮춘다(*in vivo*, mouse, *i.p.*).[2]

확인시험 (1) 1.0 g에 물 50 m*l*를 넣으면 거의 균등하나 약간 혼탁한 점조성이 있는 액(gel상)으로 된다(아라비아 고무는 물에 용해, 투명한 액으로 됨).

(2) 가루에 묽은 요오드 시액을 가하고 현미경으로 보면 청색으로 정색되는 전분립이 있다(아라비아 고무의 경우에는 전분이 없음).

규 격 **카라야 고무** 1 g에 물 20 m*l*를 넣고 끓여서 점조성이 있는 액으로 하고 여기에 HCl 5 m*l*를 넣고 다시 5분간 끓일 때 액은 엷은 적색 ~ 적색을 나타내지 않는다. **회분** 4.0% 이하

응 용 크림제제, 리니멘트제제 등의 부형제. 화장품의 원료로도 쓰이며, 점활제, 현탁화제 및 정제와 환제의 결합제 또는 붕해제로도 쓰인다.

● 참고문헌

1) Andrikopoulos NK *et al.* (2003) Phytother. Res. 17: 501-507
2) Smee DF *et al.* (1996) Chemotherapy 42: 286-293

16 광물류 鑛物類 Metallum

백 반　Alumen, Aluminii Kalii Sulfas KHP CP JP
(白礬, Myeong Ban), **명반**(明礬) alum, potassium aluminium sulfate

기　원　황산염광물 명반석을 가공하여 얻은 결정체이다. 정량할 때 황산알루미늄칼륨수화물 [$KAl(SO_4)_2 \cdot 12H_2O$]을 99.0% 이상을 함유한다. 천연산 명반은 8면형의 백색 결정이나 때로는 실모양으로도 된다. 다른 광석면에 부착되어 있어 그 양이 적으므로 거의 인공적으로 제조한다.

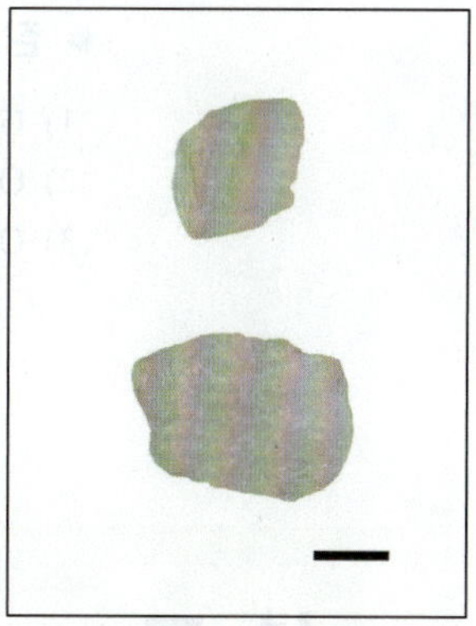

제　법　명반석 alumite를 분쇄하고 구워서 가스의 발생이 끝나면, 물에 녹여 여과한다. 여액을 증발, 결정시키고 다시 정제한다.

성　상　크기가 고르지 않은 8면형의 결정 덩어리로 무색 ~ 백색의 투명 ~ 반투명체이다. 바깥면은 평탄하거나 그렇지 않으면 광택이 있다. 질은 연하며 잘 부서지고 물에 잘 녹는다. 원광석의 경도 3.5 ~ 4.0, 비중 2.6 ~ 2.8이다. 강열하여 결정수를 잃으면 해면상의 덩어리로 된다(고반, 枯礬). 물에 매우 잘 녹으며 그 수용액은 단백질이나 교질(膠質) 등을 응고시킨다.

성　분　$AlK(SO_4)_2 \cdot 12H_2O$

약　리　**(1) 수렴·지사작용, 최토작용(과량), 거담작용**

(2) 지혈작용, 항염증작용

- 악성혈액종양으로 cyclophosphamide에 의한 출혈성방광염을 앓고 있는 환자에게 백반을 방광에 주입하면 효과가 있다.[1)]

(3) 기　타

- 백반을 주성분으로 한 구강청결제는 매일 사용해도 안전하며, 플라그의 제거와 구강박테리아의 감소에 현저한 효과가 있다(*in vivo*, children).[2)]

확인시험 이 약의 수용액(1 → 10)은 알루미늄염의 정성반응, 칼륨염의 정성반응 1), 3) 및 4) 또 황산염의 정성반응 1) 및 3)을 나타낸다(대한약전 일반시험법 정성반응항 참조).

순도시험 1) 비소: 이 약의 가루 0.6 g을 달아 제1법에 따라 조작하여 시험한다(3.3 ppm 이하).

2) 중금속: 이 약의 가루 1 g을 달아 대한약전 일반시험법 제1법에 따라 조작하여 시험한다. 비교액에는 납(鉛)표준액 2 ml를 넣는다(20 ppm 이하).

3) 철: 이 약의 가루 0.5 mg을 달아 치오시안산암모늄시액 5 ml을 넣어 흔들어 섞은 다음 *n*-BuOH 15 ml를 넣어 30초간 세게 흔들어 섞을 때 *n*-BuOH층의 액은 다음 비교액보다 진하지 않다.

비교액: 철표준액 1 ml에 묽은질산 6 ml 및 물을 넣어 20 ml로 하여 이하 같은 방법으로 조작한다.

규 격 **중금속** 20 ppm 이하 **비소** 3.3 ppm 이하

응 용 수렴약으로 점막, 피부의 염증에 사용. 물을 맑게 하는 청징제(淸澄劑)로 정수장에서 이용한다.

처 방 희연산(稀涎散)

용 량 1.5 ~ 3 g, 외용하기도 한다.

주의 및 부작용 백반은 종양의 생성이나 다른 독성반응을 유발하지 않으나(*in vivo*, mouse, 20개월간 식이투여),[3] 과량을 내복할 경우에 구토가 일어날 수 있다.

금기사항 허약한 경우, 신장을 상할 수 있으므로 많은 양을 쓰거나 오랫동안 복용하여서는 안 된다.

수 치 고백반-증발접시에 넣고 사욕상에서 가열하여 결정수를 제거한 것으로 백색의 구멍이 많은 가벼운 덩어리가 되면 가루로 하여 사용한다. 온도가 200℃ 이상이 되면 분해하므로 주의하여야 한다.

● 참고문헌

1) Gattegno B *et al.* (1990) Ann. Urol. 24: 190-192
2) Olmez A *et al.* (1998) J. Clin. Pediatr. Dent. 22: 335-340
3) Oneda S *et al.* (1994) In Vivo 8: 271-278

석 고 Gypsum Fibrosum KHP CP JP
(石膏, Seok Go) gypsum

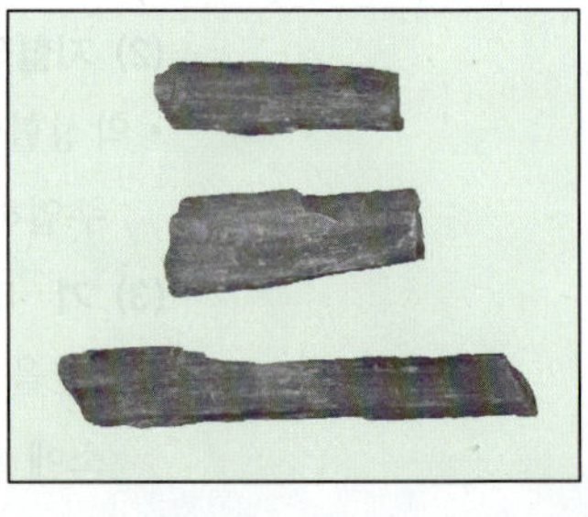

기 원 천연의 함수황산칼슘으로 그 조성은 거의 $CaSO_4 \cdot 2H_2O$이다. 보통 섬유석고라고 한다. 정량할 때 황산칼슘수화물($CaSO_4 \cdot 2H_2O$: 172.17) 95.0% 이상을 함유한다.

산 지 중국

성 상 광택이 있는 흰색의 무거운 섬유상 결정덩어리로 부수면 쉽게 침상-미세한 결정성 가루가 된다. 냄새 및 맛은 없으며 물에 녹기 어렵다.

성 분 $CaSO_4 \cdot 2H_2O$, 소량의 $CaSO_4$

약 리 (1) 일반적으로 알려진 약리활성

- 목이 마른 실험동물의 갈증을 해소하여 먹는 물의 양을 줄어들게 한다 (*in vivo*, mouse, *p.o.*).
- 마른기침과 천식, 고열이 있는 환자에게 ephedrine과 함께 투여하면 ephedrine을 단독 투여했을 때보다 효과가 더 좋다.

확인시험 가루 1 g에 물 20 m*l*를 넣고 때때로 흔들어 섞으면서 30분간 방치한 다음 여과한다. 여액은 칼슘염의 정성반응 2), 3) 및 황산염의 정성반응을 나타낸다 (대한약전 일반시험법 정성반응항 참조).

순도시험 **중금속시험** 가루 4.0 g에 glacial HOAc 4 m*l* 및 물 96 m*l*를 넣고 10 분간 끓이고 식힌 다음 물을 넣어 정확하게 100 m*l*로 한 다음 여과한다. 여액 50 m*l*를 검액으로 하여 시험한다. 비교액은 납 표준액 4.0 m*l*에 묽은 HOAc 2 m*l* 및 물을 넣어 50 m*l*로 한다 (20 ppm 이하).

응 용 해열, 진정, 지갈 (止渴)약으로 구갈, 천식, 위통 등에 쓴다.

처 방 월비가출탕 (越婢加朮湯), 마행감석탕 (麻杏甘石湯), 목방기탕 (木防己湯), 백호가인삼탕 (白虎加人蔘湯)

용 량 10 ~ 30 g

동류생약

- 소석고 (燒石膏, Gypsum Exsiccatum, Exsiccated Gypsum)[KP]

주 사 Cinnabaris [KHP CP]

(朱砂, Ju Sa), **단사**(丹砂), **진사**(辰砂) cinnabar

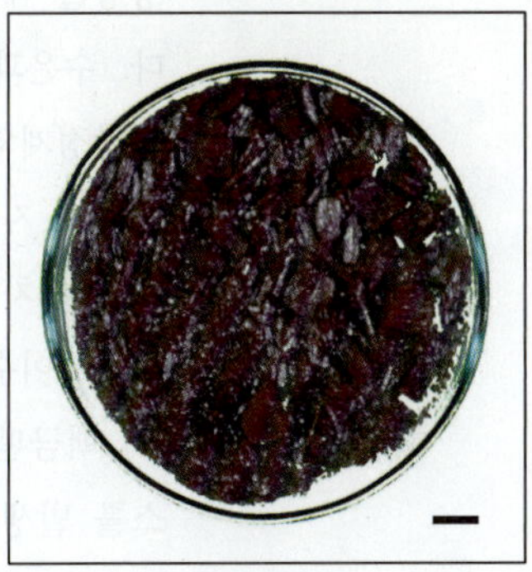

기 원 육방정계 (六方晶系)의 진사의 광석으로 황화수은 (HgS: 232.65) 96.0% 이상을 함유한다. 천연 진사광석을 부수어 평상덩어리의 주사를 부유선 공법으로 얻은 주사를 경면사 (鏡面砂)라 한다.

성 상 판상 (板狀), 섬유상 (纖維狀) 또는 괴상 (塊狀)으로 크기가 고르지 않은 덩어리, 과립 또는 가루로 밝은 적색 또는 어두운 적색으로 광택이 있으며, 질은 무겁고 부스러지기 쉬우며 편상으로 된 것은 파쇄하기가 더욱 쉽다. 경도 2.5 ~ 3.5, 비중 8.0 ~ 8.2이다.

성 분 수은 (Hg) 86.2%, 황 (S) 13.8%, 유화수은 (HgS)의 천연품으로 소량의 토질 (土質)과 유기물이 협잡되어 있다.

확인시험

- 가루 0.1 g에 HCl 2 m*l*를 넣고 습윤하게 한 다음 동편 (銅片) 위에 마찰하면 표면에 은백색의 광택이 나타나며, 열을 가하면 은백색이 소실된다.
- 백금판상에서 가열하면 남색의 불꽃을 내면서 타고 아황산가스를 발생한다.
- 왕수 (王水)에 녹인 것은 수은염의 특이한 반응 및 황산반응을 나타낸다.

약 리 **(1) 진정작용**

• 유화수은은 물에 녹지 않기 때문에 독성이 거의 없고, 약리학적 작용도 거의 없다. 그러나, 천연 주사에는 진정작용이 있어 동물의 대뇌중추신경의 흥분성을 떨어뜨린다.

(2) 기 타

• 집토끼에게 소량씩 경구로 연속 투여하면 요중의 총질소량이 증가하고 체중도 증가한다. 혈액의 성분이나 모양에는 변화가 없다.

• 외용하면 피부세균의 성장이 억제된다.

응 용 진정, 진통, 해독약으로 정신불안증, 불면증 등에 사용하고, 개선에도 쓴다.

처 방 주사안신환(朱砂安神丸), 적환(赤丸), 소아청심환(小兒清心丸)

수치: 수비(곱게 갈아 물에 현탁시켜서 밑에 가라앉는 고운 가루를 취한다)하거나 고운 가루로 한 다음 자석으로 철분을 제거한다.

용 량 0.3 ~ 0.6 g을 삼키거나 환제 또는 산제로 사용한다. 외용하기도 한다.

주의 및 부작용 과량을 쓰거나 오랜 기간 복용하면 수은중독을 일으킬 수 있으므로 주의해야 한다.

유사생약

• 영사(Vermilion, artificial cinnabar, HgS)

영 사 Vermilionum

(靈砂, Yeong Sa), **기사**(氣砂), **심홍**(心紅), **이기단**(二氣

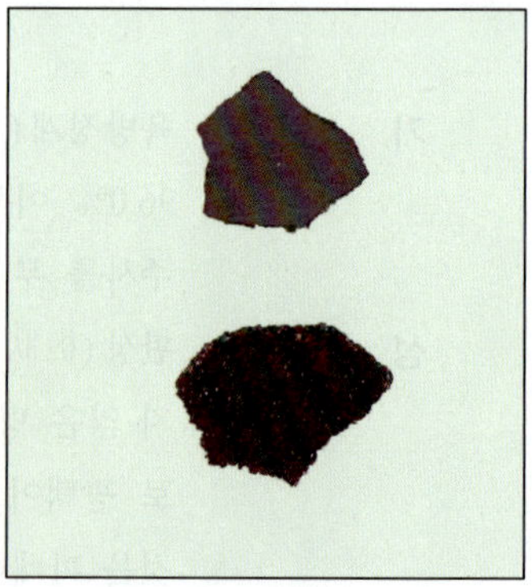

기 원 육방정계에 속하는 적색 황화제이수은의 결정으로 건조한 것을 정량할 때 적색 황화제이수은(HgS: 232.65) 98% 이상을 함유한다. 수은과 황으로 만든 합성품이다.

성 상 육방정계의 적색 결정으로 바깥면이 밝은 홍색으로 광택이 나며, 가로로 자른 면은 침상으로 어두운 적갈색을 띠나 제조 방법에 따라서 차이가 있다. 비중은 8.0 ~ 8.1이다.

성 분 황화제이수은(HgS)을 98.0% 이상 함유한다.

확인시험 (1) 백금판상에서 가열하면 남색의 불꽃을 내면서 타고 아황산가스를 발생한다.

(2) 왕수에 녹인 것은 수은염의 특이한 반응 및 황산반응을 나타낸다.

응 용 진정, 진통, 해독약으로 한방에서 정신불안증, 불면증, 두현, 심복통(心腹痛, 내복), 개선악창(疥癬惡瘡, 외용) 등에 쓴다.

용 량 외용한다. 또는 미량을 환제나 산제로도 쓴다.

주의 및 부작용 유독하므로 내복에 주의하여야 한다.

천연규산알루미늄 Aluminii Silicas Naturalis KP

natural aluminum silicate

기　원 산성백토에서 광물질을 선별한 후 정제하여 얻은 흰색 또는 약간 착색된 가루이다.

성　상 냄새와 맛은 없다. 물, EtOH 또는 diethyl ether에 거의 녹지 않는다. 1 g에 NaOH 용액 (1 → 5) 20 ml을 넣어 가열하면 일부분은 분해되어 녹으나 대부분은 녹지 않는다 (합성품과의 차이점).

확인시험 알루미늄염 확인

규　격 (1) 물에 섞었을 때 그 상징액은 중성이다.

(2) 약전 규정에 따라 시험할 때 **염화물** 0.021% 이하 **황산염** 0.48% 이하 **중금속** 40 ppm 이하 비소 2 ppm 이하 **가용성염** 40 mg 이하 **불화물** (불소의 양) 0.01% 이하 **건조감량** 20.0% 이하 (1 g, 105℃, 3시간)

약　리 위장관 내의 유해물질, 수분 및 점액을 흡착제거하고, 점막에 보호피막을 형성한다.

응　용 지사제

용　량 하루에 3 ~ 10 g을 3 ~ 4회로 나누어 복용한다.

카올린 Kaolinum KP JP

(Ka Ol Rin) kaolin

기　원 천연산의 함수규산알루미늄이다.

성　상 흰색 ~ 흰색에 가까운 부서지기 쉬운 덩어리 또는 가루로 약간의 점토와 같은 냄새가 있다. 물, 무수EtOH 또는 diethyl ether에 거의 녹지 않는다. HCl 또는 NaOH 시약에 녹지 않는다. 물에 적실 때 어두운 색을 띠고 가소성으로 된다.

제　법 천연품을 수비 (水飛)하여 토사분을 제거하고 미세한 가루로 만들어 소위 콜로이드카올린이라 하여 약용에 쓴다. 장석을 포함하는 암석이 풍화에 의하여 이차적으로 생긴 것이며, 가장 중요한 것은 고령토 Kaolinite이다.

산　지 우리나라를 비롯하여 각국에서 산출된다.

약　리 흡착작용이 있으므로 내복용으로는 설사, 대장염, 이질, 콜레라 등에 적용되지만 효력은 확실하지 않다. 외용으로는 카올린파프로하여 소염제로 쓴다.

규　격 **중금속** 50 ppm 이하 **비소** 2 ppm 이하 **강열감량** 15.0% 이하

응　용 소염제 (카올린파프제), 약품의 부형제, 정제품은 화장품에 이용되며 공업적으로는 청정제, 여과제 탈색제로 널리 쓰인다.

활 석

Talcum [KP CP JP]
(滑石, Hwal Seok) talc

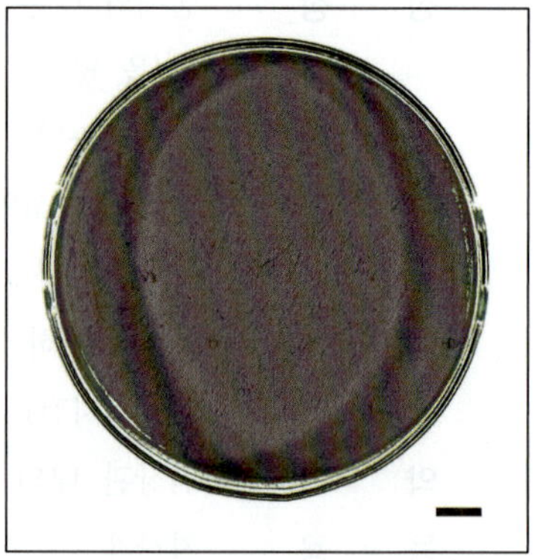

기 원 천연의 함수규산마그네슘으로 소량의 규산알루미늄을 함유하기도 한다.

산 지 중국, 이탈리아, 프랑스, 미국 등

성 상 사방정계에 속하는 결정체로 대개는 입상(粒狀), 엽상(葉狀) 등을 이루고, 은회색, 청백색, 회록색, 황백색, 백색 등을 띠며, 진주와 같은 광택이 있다. 질은 연하며 냄새와 맛은 없다.

성 분 함수규산마그네슘 $3MgO \cdot 4SiO_2 \cdot H_2O$

약 리 흡착작용과 수렴작용이 있어 장관을 보호하고 지사작용을 나타낸다. 또한 활석의 가루는 상처부위를 보호하고, 분비물을 흡수하여 딱지의 생성을 촉진한다.

규 격 **경도** 1.0 **비중** 2.6 ~ 2.8 **강열감량** 5.0% 이하

응 용 소염, 이뇨, 지갈(止渴)약으로 한방에서 구갈, 요빈삭(尿頻數), 배뇨통, 급성방광염 등에 쓴다.

처 방 저령탕(猪苓湯)

용어해설

- 각기(脚氣) : 완풍(緩風), 각약(脚弱), 각질(脚疾), 연각풍(軟脚風)이라고도 한다. 다리힘이 약해지고 저리거나 붓는 현상이 생기며 지각이상이 생겨 제대로 걷지 못하는 병증. 비타민 B_1의 부족이 주된 원인이다.
- 강직증(剛直症) : 강한 근수축으로 사지가 긴장되어 움직이기 힘든 증상.
- 개선(疥癬) : 옴과 버짐을 합해서 이르는 말. 즉, 개는 옴을, 선은 버짐을 말한다. 일반적으로 개선이라 하면 옴을 말한다.
- 경간(驚癎) : ① 급경풍에 의한 발작 정도를 가리킨 말. 급경풍이 가벼우면 열이 나고 얼굴이 벌개지며 잠을 편히 자지 못하고 놀라면서 눈을 치뜨는 증상이 나타나나 경련은 일어나지 않는데 이것을 경이라 하고, 증상이 심하면 눈을 치뜨고 목이 뻣뻣해지며 손발에 경련이 이는데 이것을 간이라 한다. ② 전간(epilepsy)의 하나. 무섭고 놀라서 크게 울면서 전간발작이 나타나는 것. ③ 넓은 의미에서 경풍, 전간의 여러 가지 병증을 가리킨 말.
- 경간추축(驚癎抽縮) : 경간에 의한 근육의 강직성수축(뒤틀림)현상.
- 경계(驚悸) : 놀라서 가슴이 두근거리거나 잘 놀라고 무서워하며 불안해하는 증상.
- 경풍(痙風) : 갑자기 의식을 잃고 경련이 이는 병증. 어린이에게 많이 나타남.
- 경풍추축(痙風抽縮) : 경풍에 의한 근육의 강직성수축(뒤틀림)현상.
- 골증열(骨蒸熱) : 몸이 허약하여 뼛속이 후끈후끈 달아오르는 것 같은 느낌을 받는 증상.
- 곽란(霍亂) : 음식이 체하여 토하고 설사를 하는 급성 위장병을 이르는 말.
- 교상(咬傷) : 독충이나 뱀에 물림.
- 구어혈(驅瘀血) : 체내의 혈액이 일정한 장소에서 막히는 증상을 없앰.
- 구창(口瘡) : 입 안이 허는 병증.
- 구풍제(驅風劑) : 장(腸)의 연동을 촉진하고, 소화관 내에 찬 가스를 배설시키는 약.
- 굴신불리(屈身不利) : 팔다리를 움직이기 힘든 증상.
- 기급해천(氣急咳喘) : 기운의 순환이 원활하게 이루어지지 않아 기침과 숨가쁨(천식)이 함께 나타나는 병증.
- 기면(嗜眠) : 고열이나 극도의 쇠약, 또는 기면성 뇌염 따위로 말미암아 외계의 자극에 응하는 힘이 약해져서 수면 상태에 빠져 드는 일.
- 내상(內傷) : ① 내부장기가 상하여 병을 일으키는 원인이 된 경우, ② 외상이나 기타 요인으로 내부장기와 기혈이 상한 경우, ③ 내손(內損)과 같은 뜻으로도 쓰인다.
- 담연해천(痰涎咳喘) : 가래와 침이 많은 기침과 천식.
- 담연옹성(痰涎壅盛) : 담연(담 또는 가래, 침)이 가슴속에 몰려 있는 증상.
- 동계(動悸) : 가슴이 두근거리고 불안해하는 증상.
- 두선(頭癬) : 머리에 나는 부스럼.
- 두중(頭重) : 머리 무거움

- 매핵기(梅核氣) : 목안에 무엇인가 맺혀 있는 것 같은 증상. 뱉어도 나오지 않고 삼켜도 넘어가지 않으며 가슴이 답답하고 우울해지며 메스껍거나 딸꾹질을 한다.
- 목적동통(目赤腫痛) : 눈의 흰자위에 피가 맺히고 아픈 증상.
- 번열소갈(煩熱消渴) : 가슴이 답답하고 열이 나며, 입 안이 마르고 갈증이 나는 증상.
- 비통(痺痛) : 저리면서 아픈 증상. 예 관절비통
- 산통(疝痛) : 심한 발작성의 간헐적 복통.
- 생기(生肌) : ① 헌데가 생긴 부위에서 새살이 살아나는 것, ② 새살이 살아나게 치료하는 것.
- 소변불리(小便不利) : 소변량이 감소하고 배뇨가 곤란한 경우이거나 완전히 막혀 통하지 않는 증상.
- 소종배농(消腫排膿) : 종기나 상처가 부은 것을 삭아 없어지게 하고, 염증으로 인한 고름을 밖으로 빼냄.
- 수종창만(水腫脹滿) : 몸이 붓고 배가 몹시 불러 오르면서 속이 그득한 감을 주 증상으로 하는 병증.
- 심번(心煩) : 가슴이 답답한 증상.
- 심복창만(心腹脹滿) : 명치와 배가 불러 오르는 증상.
- 악창(惡瘡) : 잘 낫지 않는 악성 부스럼.
- 안태(安胎) : 임신부의 태를 안정시킴.
- 어통(瘀痛) : 어혈로 인한 통증.
- 어혈증(瘀血症) : 체내의 혈액이 일정한 장소에서 막힘(어혈)으로 인해 오는 두통, 손발저림, 어깨결림 등의 병적인 증상.
- 옹저(癰疽) : 옹과 저를 한꺼번에 이르는 말, 옹(癰)은 몸의 겉층과 장부들이 곪는 병증을, 주로 악성종기를 말하며, 저(疽)는 창면이 깊고 잘 낫지 않는 병증을 말한다. 합하여 크게 번지는 악성종기를 말한다.
- 옹저창독(癰疽瘡毒) : 크게 번지는 악성종기와 그로 인한 독기.
- 옹종(癰腫) : 옹(癰)은 악성종기를, 종(腫)은 종기, 부기, 혹을 말한다.
- 위내정수(胃內停水) : 위속에 물이 괴어 있어 출렁거리는 소리가 나는 것을 말함.
- 유정(遺精) : 정액이 절로 나오는 병증.
- 음낭습양(陰囊濕痒) : 음낭이 축축하고 가려운 병증.
- 음허화왕(陰虛火旺) : 체내의 음액이 과도하게 소모되어 나타나는 내열. 주된 표현은 조열이 있고 밤중에 열이 나며, 손과 발은 뜨겁고 대개 식은땀이 있으며 혀가 붉고 입이 마르며, 맥이 가늘고 빠른 등의 증상이 겸해서 나타난다.
- 전간(癲癎) : 발작적으로 의식장애가 오는 것을 주요증상으로 하는 병증. 간질.
- 종통(腫痛) : 붓고 아픔.
- 징명제(澄明劑) : 용액을 맑게 할 목적으로 가하는 약제.
- 창독(瘡毒) : 헌데나 상처, 부스럼, 종기로 인한 독.
- 창양종독(瘡瘍腫毒) : 여러 가지 외과적 질병과 피부 질병을 통틀어 말한다.
- 치루(痔漏) : 치질이 터져서 홍문직장주위에 누공이 생겨 오래동안 아물지 않고 피고름이나 진물이 나오는 증상.
- 통유(通乳) : 약이나 침으로 산모의 젖을 나오게 하는 방법, 최유(催乳), 하유(下乳)와 같은 말.
- 퇴종(退腫) : 종기를 치료함.
- 피부풍습(皮膚風濕) : 풍습이 피부에 울체되어 나타나는 부종, 발진 등의 증상을 동반하는 여러 가지 피부질환을 통틀어 일컫는 말.
- 해수(咳嗽) : (의방유취)에 가래는 나오지 않고 기침소리만 나는 것을 해, 기침소리는 나지 않으면서 가래만 나오는 것을 수, 기침소리와 가래가 다 있는 것을 해수라고 하였다. 그러나 지금은 해와 수를 구별하지 않고 해수(해소)로 쓴다.
- 허사(虛邪) : 인체의 정기부족이나 저항력 감퇴가 각종 질병을 일으키는 요인이 되는 경우.
- 효천(哮喘) : 가래 끓는 소리가 나는 것을 효, 숨결이 가쁜 것을 천이라 하며, 효는 언제나 천과 같이 일어나나, 천은 효없이도 나타날 수 있다.
- 흉만(胸滿) : 가슴이 그득한 증상.
- 흉통창민(胸痛脹滿) : 가슴과 배가 불러오르고 그득하며 통증이 있음.
- 흉협위동통(胸脇胃疼痛) : 앞가슴과 양쪽 옆구리, 위가 있는 부위가 아픈 증상.

찾아보기(영문)

A

B

C

D

F

G

H

I

J

K

L

M

N

O

P

Q

R

S

T

U

V

찾아보기(국문)

ㄱ

ㄴ

ㄷ

ㄹ

ㅁ

ㅂ

ㅅ

ㅇ

ㅊ

ㅋ

ㅌ

ㅍ

ㅎ